W. Hepp, H. Kogel (Hrsg.)

Gefäßchirurgie

Wolfgang Hepp, Helmut Kogel (Hrsg.)

Gefäß-chirurgie

Mit Beiträgen von

Ali Azizzadeh, Rüdiger G. H. Baumeister, Hanswerner Bause, Thomas Bürger, E. Sebastian Debus, Anthony L. Estrera, Heinz-Dieter Göhmann, Horst Hamann, Malte Hegenscheid, Wolfgang Hepp, Andreas Hirner, Peter Hohenberger, Rudolf Jakob, Frank Johnsen, Helmut Kogel, Helmut Kortmann, Stephan Langer, Bernd Luther, Ernst-Joachim Malzfeldt, Charles C. Miller, Emile Paes, Hanno Riess, Bertram Rodemeier, Hazim J. Safi, Gerhard Salzmann, Albrecht Scholz, Matthias Schwarzbach, Fragiska Sigala, Otto Henning Wegener, Hilke Weichert, Doris Welger, Martin Wolff, Klaus Dieter Wölfle, Tom-Philipp Zucker

2., aktualisierte und erweiterte Auflage

ELSEVIER
URBAN & FISCHER

URBAN & FISCHER
München · Jena

Zuschriften und Kritik an:
Elsevier GmbH, Urban & Fischer Verlag, Lektorat Medizin, Hackerbrücke 6, 80335 München
E-Mail: medizin@elsevier.com

Herausgeber:
Prof. Dr. med. Wolfgang Hepp
Vaskuläre und Endovaskuläre Chirurgie
Kplus Gefäßzentrum Haan
St. Josef Krankenhaus Haan GmbH
Robert-Koch-Str. 16
42781 Haan

Prof. Dr. med. Helmut Kogel
Abt. für Allgemein- und Gefäßchirurgie
Gefäßzentrum Lippstadt
Dreifaltigkeits-Hospital
Klosterstr. 31
59555 Lippstadt

Bibliografische Information der Deutschen Nationalbibliothek
Die Deutsche Nationalbibliothek verzeichnet diese Publikation in der Deutschen Nationalbibliografie; detaillierte bibliografische Daten sind im Internet über http://dnb.d-nb.de abrufbar.

07 08 09 10 11 5 4 3 2 1

Um den Textfluss nicht zu stören, wurde bei Patienten und Berufsbezeichnungen die grammatikalisch maskuline Form gewählt. Selbstverständlich sind in diesen Fällen immer Frauen und Männer gemeint.

Planung: Jörg Engelbrecht, München
Lektorat: Dr. Yvonne Klisch, München
Redaktion: Eva Bielecki, Karlsruhe; Dr. Vera Pedersen, München
Register: Dr. Ursula Osterkamp-Baust, Ottobrunn
Zeichnungen: Rüdiger Himmelhan, Heidelberg
Herstellung: Kadja Gericke, Arnstorf
Satz: Kösel, Krugzell
Druck und Bindung: Printforce, Alphen aan den Rijn/NL
Umschlaggestaltung: SpieszDesign, Büro für Gestaltung, Neu-Ulm

ISBN-13: 978-3-437-31308-0

Aktuelle Informationen finden Sie im Internet unter **www.elsevier.de** und **www.elsevier.com**

Vorwort der 2. Auflage

Die rasante Entwicklung in der Gefäßchirurgie, vor allem was endovaskuläre Methoden betrifft, hat in den letzten Jahren zu indikatorischen und operativen Neuerungen geführt. Zu nennen sind Kombinationseingriffe und Hybridprozeduren. Die große Nachfrage nach unserem Buch „Gefäßchirurgie", das absichtlich wie ein „Kochbuch" verfasst ist und zwischen Operationslehre und wissenschaftlichem Werk steht, hat den Verlag und uns veranlasst, eine neue Auflage herauszugeben. Die Beiträge der verschiedenen Autoren wurden zum Teil wesentlich überarbeitet und beinhalten die Weiterentwicklung der Gefäß- und endovaskulären Chirurgie, so dass sie den aktuellen Stand von Klinik und Forschung wiedergeben. Nach wie vor sprechen wir mit diesem Buch interessierte Chirurgen verschiedener Schwerpunkte und angehende Gefäßchirurgen an, zumal das Buch sich an den Leitlinien der Deutschen Gesellschaft für Gefäßchirurgie orientiert. Darüber hinaus soll das Buch dem erfahrenen Gefäßchirurgen als Nachschlagewerk für spezielle praktische Probleme dienen. Auch Leser aus anderen kooperierenden Disziplinen wie internistische Angiologen, Radiologen, endovaskulär tätige Kollegen, Kardiologen und Kardiochirurgen können sich Einblick in die indikatorische Denkweise und operative Taktik von Gefäßchirurgen verschaffen.

Wir möchten den Mitarbeitern des Verlages, Frau Dr. Klisch, sowie den zahlreichen Mitautoren für die hervorragende Zusammenarbeit danken. Wir freuen uns, dass wir für neue Beiträge kompetente Gefäßchirurgen wie die Kollegen Safi (thorako-abdominelle Aortenaneurysmen), Wölfle (diabetischer Fuß) und Debus (Wundmanagement) gewinnen konnten.

Mittlerweile ist die in der ersten Auflage prognostizierte Bildung von so genannten interdisziplinären Gefäßzentren Realität geworden. Die Zertifizierungsinitiativen der Deutschen Gesellschaft für Gefäßchirurgie, Gesellschaft für vaskuläre und endovaskuläre Chirurgie haben wesentlich hierzu beigetragen. Jeder Gefäßchirurg muss aus unserer Sicht nicht nur offene, sondern auch endovaskuläre Techniken gründlich erlernen und beherrschen. Auch hierzu hat die Deutsche Gesellschaft für Gefäßchirurgie fundierte Weiterbildungskonzepte erarbeitet. In unserem Werk haben die endovaskulären Techniken einen breiteren Raum eingeräumt bekommen, weil sie aus unserer Sicht die Zukunft der Gefäßchirurgie wesentlich prägen werden.

Haan/Lippstadt, im September 2006
W. Hepp, H. Kogel

Vorwort der 1. Auflage

Das Konzept des vorliegenden Buchs verfolgt das Ziel, den interessierten Leser schnell und prägnant in die schwierige Materie der modernen Gefäßchirurgie im Jahr 2000 einzuführen. Das Werk richtet sich an den jungen Chirurgen in gefäßchirurgischer Ausbildung, an den Allgemeinchirurgen mit gefäßchirurgischem Interesse und als Nachschlagewerk an den etablierten Gefäßchirurgen. Es bietet auch kooperierenden Disziplinen (Angiologie, interventionelle Radiologie, Kardiochirurgie) Einblick in die notwendige Denkweise des Gefäßchirurgen. Wir haben Wert darauf gelegt, unsere jahrzehntelange Erfahrung didaktisch übersichtlich und in konzentrierter Form in Text und in ca. 700 Abbildungen darzustellen. Somit steht das Werk gewissermaßen wie ein „Kochbuch" zwischen Operationslehre und wissenschaftlichem Einstieg. Insofern stellt das Buch für den Spezialisten eine sinnvolle Ergänzung zur Operationslehre (Hrsg. U. Brunner) des gleichen Verlags dar. Das Literaturverzeichnis beinhaltet die wesentlichen Zitate und ermöglicht es dem interessierten Leser, noch tiefer in die wissenschaftliche Fragestellung einzusteigen, sofern er dies wünscht. Ohne in der Therapieplanung eine Fesselung vornehmen zu wollen, wird eine Art von Gefäßchirurgie dargestellt, die man sicher, einfach und schnell zum Wohle des Patienten einsetzen kann. Moderne Diagnostik und neue gefäßchirurgische sowie endovaskuläre Techniken sind ausführlich dargestellt, weil sie die kommenden Jahre prägen und sich weiterentwickeln werden. Dennoch kann das Buch verständlicherweise nur eine Momentaufnahme darstellen.

Unsere Art, Gefäßchirurgie zu betreiben, wurde von der Schule Jörg Vollmars geprägt, dem wir zu großem Dank verpflichtet sind. Der chirurgische Weg von W. Hepp wurde darüber hinaus begleitet von den chirurgischen Lehrern E. S. Bücherl und klinikübergreifend als geistiger Mentor von R. Häring.

H. Kogel erhielt wesentliche allgemeinchirurgische Impulse durch die Lehrer M. Reifferscheid, H. Pichlmaier und H. R. Willmen. Besonderer Dank gilt auch den Koautoren des Buches, die kompetent durch ihr Spezialwissen das Werk abrundeten und uns selbst ein wesentliches Stück in unserem Wissen weitergebracht haben. Ohne die Initiative und Unterstützung des Urban & Fischer Verlags und seiner Mitarbeiter, Herrn Dr. B. Scheele, Herrn Dr. T. Hopfe, der Hilfe des Lektors, Herrn H. Fritz sowie des Grafikers, Herrn R. Himmelhan, wäre dieses Buch nicht möglich gewesen. Auch unseren Sekretärinnen, Frau B. Kespe und Frau M. Matuszczyk, sei für das Schreiben der Manuskripte herzlich gedankt. Viele Abbildungen wurden der Operationslehre von Urs Brunner, erschienen im gleichen Verlag, entnommen, deren Autoren wir ebenfalls unseren Dank aussprechen.

Die Veränderung der Alterspyramide in unserer Gesellschaft wird uns in den nächsten Jahren durch Zunahme multifokaler arteriosklerotischer Läsionen und Multimorbidität des Gefäßpatienten intensiver fordern. Schon jetzt zeichnet sich ab, daß mehr denn je eine interdisziplinäre Zusammenarbeit zwischen internistischen Angiologen, Radiologen, endovaskulär tätigen Kollegen, Kardiologen, Kardiochirurgen und v. a. notwendig ist, um die Herausforderung zum Wohle unserer Patienten zu meistern. Zu wünschen ist eine kollegiale Zusammenarbeit, die nicht von Gedanken einer Besitzstandswahrung geprägt sein sollte, denn diese steht einem wirklichen Fortschritt diametral entgegen. Die Bildung von sog. interdisziplinären Gefäßzentren ist möglicherweise ein guter Weg.

Wir trauern um unseren verstorbenen, verehrten Kollegen Hans-Martin Becker, dem wir in tiefer Dankbarkeit verbunden sind und dem wir großen Respekt zollen.

Haan/Lippstadt, im August 2000
W. Hepp, H. Kogel

Inhaltsverzeichnis

Allgemeiner Teil

Spezieller Teil

Autorinnen und Autoren

Ali Azizzadeh, M.D.
Department of Cardiothoracic and Vascular Surgery
The University of Texas at Houston Medical School
UTH Medical Center
6410 Fannin Street, Suite 450
Houston, TX 77030

Prof. Dr. Dr. med. Rüdiger G. H. Baumeister
Chirurgische Klinik
Klinikum Großhadern
Marchioninistr. 15
81377 München

Prof. Dr. med. Hanswerner Bause
Abt. für Anästhesiologie u. operative Intensivmedizin
Allg. Krankenhaus Altona
Paul-Ehrlich-Str. 1
22763 Hamburg

PD Dr. med. Thomas Bürger
Diakonissen-Krankenhaus
Diakonie-Gesundheitszentrum Kassel GmbH
Goethestr. 85
34119 Kassel

Prof. Dr. med. E. Sebastian Debus
Allgemein-, Gefäß- und Visceralchirurgie
ASKLEPIOS-Klinik Harburg
Eißendorfer Pferdeweg 52
21075 Hamburg

Anthony L. Estrera, M.D.
Department of Cardiothoracic and Vascular Surgery
The University of Texas at Houston Medical School
UTH Medical Center
6410 Fannin Street, Suite 450
Houston, TX 77030

Dr. med. Heinz-Dieter Göhmann
Klinikum Traunstein
Abteilung für Anästhesie, Intensivmedizin und Schmerztherapie
Cuno-Niggl-Str. 3
83278 Traunstein

Prof. Dr. med. Horst G. Hamann
Obere Tannenbergstr. 18/1
71229 Leonberg

Dr. med. Malte Hegenscheid
Bundeswehrkrankenhaus Berlin
Chirurgische Abteilung
Scharnhorststr. 13
10115 Berlin

Prof. Dr. med. Wolfgang Hepp
Vaskuläre und Endovaskuläre Chirurgie
Kplus Gefäßzentrum Haan
St. Josef Krankenhaus Haan GmbH
Robert-Koch-Str. 16
42781 Haan

Prof. Dr. med. Andreas Hirner
Chirurgische Universitäts-Klinik und Poliklinik
Sigmund-Freud-Str. 25
53127 Bonn

Univ.-Prof. Dr. med. Peter Hohenberger
Chirurgische Universitätsklinik
Fakultät Klinische Medizin Mannheim der Universität
Sektion chirurgische Onkologie und Thoraxchirurgie
Heidelberg
Theodor Kutzer Ufer 1
68167 Mannheim

Dr. med. Rudolf Jakob
Klinik für Gefäß- und Thoraxchirurgie
Zentralklinikum Augsburg
Stenglinstr. 2
86156 Augsburg

Dr. med. Frank Johnsen
Abt. Chirurgie II / Thorax- und Gefäßchirurgie
Allg. Krankenhaus Altona
Paul-Ehrlich-Str. 1
22763 Hamburg

Prof. Dr. med. Helmut Kogel
Abt. für Allgemein- und Gefäßchirurgie
Dreifaltigkeits-Hospital
Klosterstr. 31
59555 Lippstadt

Prof. Dr. med. Helmut Kortmann
Abt. Chirurgie II / Thorax- und Gefäßchirurgie
Allg. Krankenhaus Altona
Paul-Ehrlich-Str. 1
22763 Hamburg

Dr. med. Stephan Langer
Universitätsklinikum Aachen
Klinik für Gefäßchirurgie
Pauwelsstr. 30
52074 Aachen

Prof. Dr. med. Dr. phil. Bernd Luther
Zentrum für Chirurgie
Klinik für Gefäßchirurgie
Klinikum Krefeld
Lutherplatz 40
47805 Krefeld

Dr. med. Ernst-Joachim Malzfeldt
Abt. für Strahlendiagnostik und Nuklearmedizin
Allg. Krankenhaus Altona
Paul-Ehrlich-Str. 1
22763 Hamburg

Charles C. Miller, PhD
Department of Cardiothoracic and Vascular Surgery
The University of Texas at Houston Medical School
UTH Medical Center
6410 Fannin Street, Suite 450
Houston, TX 77030

Professor Dr. med. Emile Paes
Klinik für Vaskuläre und Endovaskuläre Chirurgie
Marienhospital Aachen
Zeise 4
52066 Aachen

Prof. Dr. med. Hanno Riess
Medizinische Klinik und Poliklinik
Charité-Virchow-Klinikum
Augustenburger Platz 1
13353 Berlin

Dr. med. Bertram Rodemeier
St. Josef Hospital
Abteilung Chirurgie
Elmarstr. 38
33014 Duisburg

Hazim J. Safi, M.D.
Professor and Chairman
Department of Cardiothoracic and Vascular Surgery
The University of Texas at Houston Medical School
UTH Medical Center
6410 Fannin Street, Suite 450
Houston, TX 77030

Dr. med. Gerhard Salzmann
William Harvey Klinik
Am Kaiserberg 6
61231 Bad Nauheim

Dr. med. Albrecht Scholz
Abt. für Anästhesiologie u. operative Intensivmedizin
Allg. Krankenhaus Altona
Paul-Ehrlich-Str. 1
22763 Hamburg

Priv.-Doz. Dr. med. Matthias Schwarzbach
Chirurgische Universitätsklinik
Fakultät Klinische Medizin Mannheim der Universität
Sektion chirurgische Onkologie und Thoraxchirurgie
Heidelberg
Theodor Kutzer Ufer 1
68167 Mannheim

Dr. med. Fragiska Sigala
Universitätsklinikum Aachen
Klinik für Gefäßchirurgie
Pauwelstr. 30
52074 Aachen

Prof. Dr. med. Otto Henning Wegener
Allg. Krankenhaus Altona
Abt. für Strahlendiagnostik und Nuklearmedizin
Paul-Ehrlich-Str. 1
22763 Hamburg

Dr. med. Hilke Weichert
Abt. Chirurgie II / Thorax- und Gefäßchirurgie
Allg. Krankenhaus Altona
Paul-Ehrlich-Str. 1
22763 Hamburg

Dr. med. Doris Welger
Allg. Krankenhaus Altona
Abt. für Strahlendiagnostik und Nuklearmedizin
Paul-Ehrlich-Str. 1
22763 Hamburg

Prof. Dr. med. Martin Wolff
Klinik für Allgemein-, Visceral- und Thoraxchirurgie
Klinikum Stadt Hanau
Leimenstr. 20
63450 Hanau

Prof. Dr. med. Klaus Dieter Wölfle
Klinik für Gefäß- und Thoraxchirurgie
Zentralklinikum Augsburg
Stenglinstr. 2
86156 Augsburg

Priv.-Doz. Dr. med. Tom-Philipp Zucker
Klinikum Traunstein
Abteilung für Anästhesie, Intensivmedizin und Schmerztherapie
Cuno-Niggl-Str. 3
83278 Traunstein

Allgemeiner Teil

1 Gefäßchirurgische Aspekte zu Anatomie, Physiologie und Pathophysiologie des Gefäßsystems

H. Kogel

1.1 Einführung

Der anatomische Bau des Gefäßsystems, die physiologischen Grundlagen und pathophysiologischen Veränderungen würden, ebenso wie die topographische Anatomie, in ihrer komplexen Gesamtheit den Rahmen des vorliegenden Buches sprengen. Daher soll im Folgenden auf die wesentlichen Gesichtspunkte eingegangen werden, die für den Gefäßchirurgen von klinischer Relevanz und für das Verstehen krankhafter Veränderungen notwendig sind.
Phylogenetisch sind das Venen- und das Lymphsystem die ältesten Gefäßbildungen und stehen auch ontogenetisch an erster Stelle. Arterien und Venen entwickeln sich ebenso wie Lymphgefäße aus so genannten Gefäßsprossungen, bei denen sich Endothelzellen so aneinanderlegen, dass kapilläre Hohlräume entstehen, die die erste Form eines Gefäßes darstellen. Derartige Gefäßsprossungen sind auch beim Erwachsenen noch in späterer Zeit zu beobachten und treten bei verschiedenen reparativen Vorgängen (z.B. Wundheilung, reaktive Entzündung mit Umbauprozessen, autoimmuninduzierte Gewebereaktionen) auf. Derartige Vorgänge können experimentell beim Tier am Omentum majus, an der Kornea oder in anderen experimentellen Modellen untersucht werden. Die Mikroarchitektur der Blutgefäße ist so spezifisch, dass erfahrene Untersucher anhand von mazerierten Ausgusspräparaten die einzelnen Organe aufgrund des typischen Gefäßgerüsts wiedererkennen können. Im Folgenden soll nun auf die einzelnen Gefäßbausteine, nämlich Arterien, Venen, Lymphgefäße, Gefäßnerven- und Kapillarsysteme eingegangen werden.

1.2 Arterielles System

1.2.1 Mikroskopische Anatomie

Das Arteriensystem weist je nach Organversorgung eine sehr variationsreiche Bauweise auf. Zwei unterschiedliche Bauarten von Arterien lassen sich unterscheiden:
- Arterien vom elastischen Typ, die sich vorwiegend herznah befinden und eine Windkesselfunktion wahrnehmen
- Arterien vom muskulären Typ, die vorwiegend in der Peripherie des Körpers, vor allem in den Extremitäten, gefunden werden.

Der Schichtaufbau einer Arterie ähnelt dem einer Vene, unterscheidet sich jedoch quantitativ. So differenziert man Intima, Media und Adventitia.

Intima. Die Endothelzellen der Intima, die sich weitgehend in Flussrichtung orientieren, erscheinen im Arteriensystem spindelförmig und liegen einschichtig einer Basalmembran auf (Abb. 1-1). Sie sind verbunden durch Interzellularfugen (junction zones), die nicht als statische Elemente zu verstehen sind, sondern als dynamische Haftungsbereiche, die ihre Lokalisation bei Bewegungen der Zelle und beim Transport verschiedener Substanzen verändern können. Auch die Aufnahme und das Ausstoßen von Bestandteilen ist über sogenannte Pinozytosevesikel möglich (Abb. 1-2 und 1-3).

Bei Arterien vom muskulären Typ findet sich eine stark ausgebildete Tunica elastica interna, die bei der Thrombendarteriektomie als natürliche Grenzschicht für die intimanahe Ausschälung einer arteriosklerotischen Arterie dient. Bei Gefäßkontraktion kann sich die gesamte Intima in längs verlaufende Falten legen. Elastische Fasern reichen bis in die Zwischenzellschicht hinein. Innerhalb der Endothelzelle finden sich Filamente aus Aktin, Myosin und anderen Substanzen, die es der Endothelzelle ermöglichen, ihre Form zu verändern. Zwischen den Endothelzellen und der Elastica interna liegen vereinzelt Fibrozyten, Histiozyten und Muskelzellen.

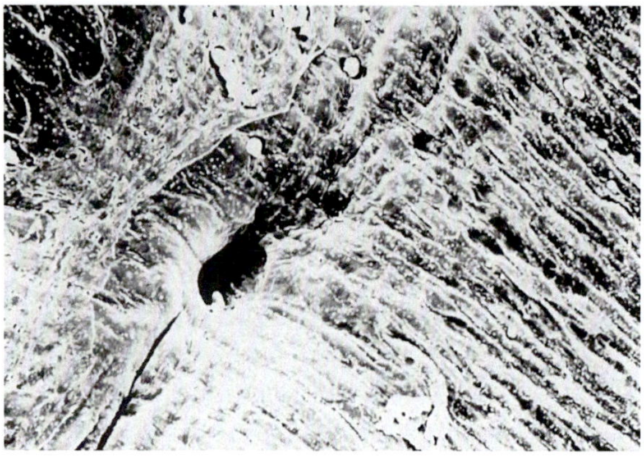

Abb. 1-1 Spindelartige Endothelzellen, orientiert in Flussrichtung, mit einmündendem Endothelkanal in Anastomosennähe. Zustand nach Implantation einer PTFE-Prothese in A.-femoralis-Position beim Hund. REM-Aufnahme, Originalvergrößerung 640fach.

Media. Die Media besteht aus dichten spindelförmigen, glatten Muskelzellen mit zirkulärem oder spiraligem Verlauf. Auch hier besteht ein geordnetes Netz von Kollagen- und elastischen Fasern, zwischen denen sich die Muskelzellen derart anordnen, dass je nach Beanspruchung autonom eine differenzierte Spannung der Wand erfolgt. Erstaunlicherweise ändert sich der Windungssinn der Muskelschrauben je nach Körperseite. So dreht die „Schraube" der Muskelzellen an den Arterien der rechten Körperhälfte im Uhrzeigersinn, an der linken entgegengesetzt. Bei unpaarigen Arterien entspricht die Drehung derjenigen der linken Körperseite.

Angrenzend an die Media findet sich die Membrana elastica externa, an die sich die Tunica externa mit einem Scherengittersystem von Kollagenfasern, elastischen Fasern und Muskelzellen anschließt. Die Membrana elastica externa gilt als natürliche Grenzschicht bei der Thrombendarteriektomie, wenn sie adventitianah erfolgt.

Adventitia. Die Adventitia stellt ein hochelastisches Netz dar, das die Arterie fest mit der Gefäßscheide und dem perivaskulären Bindegewebe verbindet. Arterien vom elastischen Typ (Aorta, herznahe Gefäße und A. iliaca communis) zeichnen sich durch ein starkes,

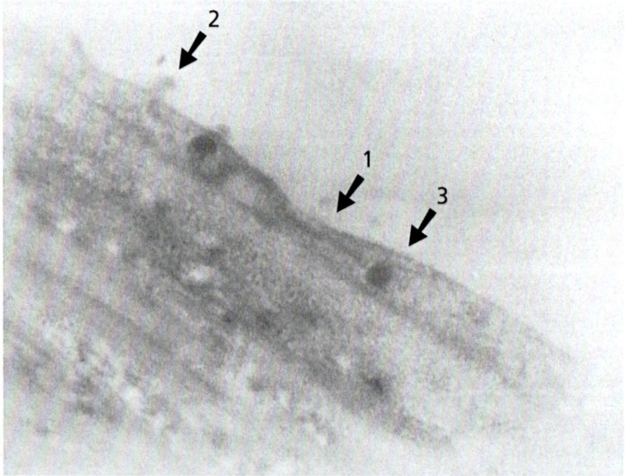

Abb. 1-2 Endothelzellen der V. cava beim Hund. TEM-Aufnahme, Originalvergrößerung 20000fach. 1: junction zone 2: Waibel-Pallade-Bodys (enthalten v.-Willebrand-Faktor) 3: Mikrovilli.

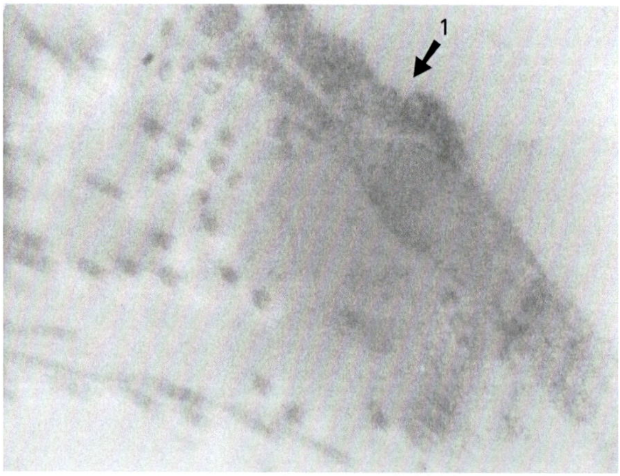

Abb. 1-3 Endothelzellen der V. cava beim Hund. Detailaufnahme, TEM, Originalvergrößerung 31000fach. 1: junction zone.

elastisches Grundgerüst aus. Auch der Anteil des elastischen Faserwerks in der Media ist wesentlich kräftiger mit konzentrischen Schichtungen ausgeprägt. Die Arteriolen weisen ein Lumen von 10–30 µm auf. Sie sind besonders muskelkräftig, obgleich sie nur eine einzige Muskelschicht besitzen. Sie funktionieren als eigentliche Widerstandsgefäße und übernehmen damit einen wichtigen Anteil an der autonomen Kreislaufregulation.

Auf die Spezialeinrichtungen des Arteriensystems soll nur kurz eingegangen werden. Hierbei handelt es sich z. B. um präkapilläre Sphinkteren, epitheloide Muskelzellen, intramurale Nervengeflechte, die als Rezeptoren dienen (z. B. Glomus caroticum u. a.), oder um physiologische arteriovenöse Kurzschlussverbindungen, vor allem im Finger- und Zehenbereich, die wichtige Aufgaben für die Temperaturregulation wahrnehmen. In jüngster Zeit wurden auch arteriovenöse Kurzschlussverbindungen, vor allem bei langjährigem Diabetes mellitus, vermutet, die zu einer Malnutrition des Gewebes führen können. Weiterhin sind arteriovenöse Wundernetze (Glomerulus der Niere, arteriovenöse Formationen in der Lunge) zu nennen.

1.2.2 Physiologie

Die Hämodynamik des Arteriensystems wird bestimmt durch den Perfusionsdruck, die Flussgeschwindigkeit und den peripheren Widerstand. Entsprechend dem Ohm-Gesetz ist die Blutströmung Q abhängig von dem Gradienten zwischen zentralem und peripherem Druck innerhalb des Gefäßsystems (P1 – P2) sowie dem peripheren Widerstand (R). Die Blutströmung errechnet sich nach der Formel $Q = (P1 - P2) : R$.

Da das Prinzip der laminären Strömung sich nur teilweise auf das Blutgefäßsystem übertragen lässt (Vorhandensein von unterschiedlichen korpuskulären Elementen, unterschiedliche Wandspannung und Wanddurchmesser durch autonome Regulation), ist das Hagen-Poiseuille-Gesetz nur teilweise auf physiologische Bedingungen übertragbar. Für Aortenaneurysmen ist das Laplace-Gesetz von Bedeutung, nach dem die Wandspannung direkt proportional dem Druck aus dem Radius und dem gegen die Wand gerichteten Innendruck ist. Dies erklärt die vermehrte Perforationsgefahr größerer Aortenaneurysmen (>5 cm).

Hauptwiderstandsgefäße stellen die Arteriolen dar, die über das vegetative Nervensystem eigenständig konstriktorisch und dilatatorisch geregelt den peripheren Blutdruck maßgeblich bestimmen. Als Überträgersubstanzen fungieren Katecholamine und Acetylcholin, und über präkapilläre Sphinktergefäße können Kapillarbezirke wahlweise ein- oder ausgeschaltet werden. Die eigentliche Mikrozirkulation findet in den Kapillaren statt. Hier finden sowohl die nutritive als auch die nicht-nutritive Gewebedurchblutung statt. Die Aufgabe des Kapillarsystems besteht in der Filtration, der Absorption und Diffusion sowohl von Flüssigkeit als auch von Nährstoffen und Stoffwechselprodukten. Über spezielle Regelmechanismen wird das zirkulierende zentrale Blutvolumen konstant gehalten. Da im kapillären Bereich Erythrozyten nur einzeln die Kanäle passieren können, sind die Fließeigenschaften des Kapillarbluts von entscheidender Bedeutung, was sich bei pathologisch erhöhtem Hämatokriten in Form einer Erythrozyanose sichtbar auswirken kann.

1.2.3 Pathologie

Degenerative Veränderungen des Gefäßsystems, vor allem der Arterien, finden schon während der Embryonalzeit statt. Bereits pränatal wird auf dem Boden derartiger degenerativer Veränderungen (Aufquellen von Muskelzellen und Zwischenzellgewebe) der Ductus arteriosus Botalli verschlossen. Schon beim Kleinkind sind in den ersten Lebensjahren an den Nierenarterienabgängen vereinzelt atheromatöse Veränderungen sichtbar. Bei der Arteriosklerose fallen Mediaverkalkungen, mukoide Degeneration und geschwürige Aufbrüche im Sinne einer Atheromatose auf.

Die Arteriosklerose ist abhängig von verschiedenen Risikofaktoren, wie z. B. Diabetes mellitus, arteriellem Hypertonus, chronischem Rauchen sowie Hyperlipidämie, Hyperurikämie und anderen. Familiäre Belastung, Geschlechtsspezifität, körperliche Inaktivität und Stress sind als fördernde Mechanismen bekannt. Weiterhin können hämodynamische Faktoren eine Arteriosklerose begünstigen. Hierbei sind die Bifurkationen sowie Regionen mit physiologisch auftretenden Turbulenzen besonders gefährdet. So konnte z. B. beobachtet werden, dass bei einseitig Oberschenkelamputierten als Kriegsfolge nach ca. 20 Jahren vermehrt infrarenale Bauchaortenaneurysmen auftraten. Weitere degenerative Erkrankungen der Arterien stellen z. B. die Amyloidose, die Medianekrose sowie die Medianekrose nach Erdheim-Gsell dar. Als besondere Veränderung gilt die fibromuskuläre Dysplasie, die vornehmlich an den Nierenarterien, aber auch an den Karotiden auftreten kann (subintimal, subadventitiell und adventitiell). Eine weitere degenerative Erkrankung stellt die zystische Adventitiadegeneration dar, z. B. im Bereich der A. poplitea.

Auch entzündliche Erkrankungen können als Panangiitiden das Gefäßsystem (vornehmlich die Arterien) verändern. Hierzu gehören nekrotisierende Panangiitiden verschiedener Ursache (Vasculitis allergica, Purpura thrombotica, Thrombozytopenia Moschcowitz, Panarteriitis nodosa, Hypersensitivitätsangiitis Zeek u. a.).

Weiterhin gehören die proliferativ-granulomatösen Angiitiden, pathergische Granulomatosen, Riesenzellarteriitiden, die unspezifische Aortoarteriitis (Takayashu), die Thrombangiitis obliterans Winiwarter-Buerger sowie die verschiedenen Panangiitiden und Vaskulitiden bei Kollagenosen dazu. Auch bakteriell oder viral bedingte Infektionskrankheiten können das Gefäßsystem befallen (z. B. Lues, Salmonellen u. a.).

1.3 Venöses System

1.3.1 Mikroskopische Anatomie

Bei den Venen handelt es sich um ein Kapazitätssystem, das durch eine wesentlich dünnere Wand auffällt. Der geringe intraluminale Druck, die verminderte Kompressionsstabilität sowie die dünne Wand verursachen für den Gefäßchirurgen technisch erhebliche Schwierigkeiten und erfordern gegenüber Eingriffen am arteriellen System ein anderes technisches Vorgehen. Auch der Aufbau der Venen variiert je nach anatomischer Region.

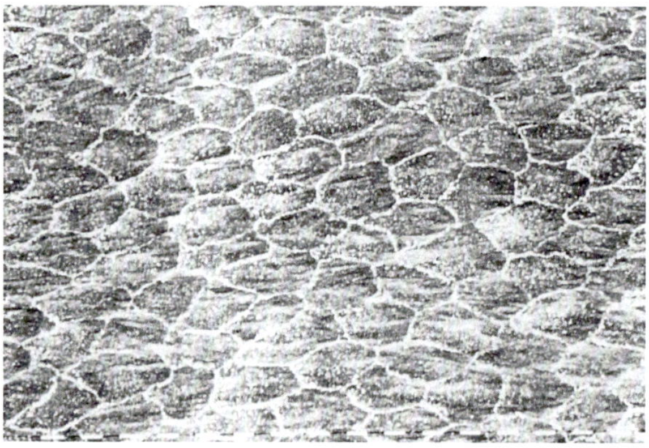

Abb. 1-4 Endothelzellen der V. cava beim Hund. Ein Jahr nach Implantation einer Polyurethanprothese. REM-Aufnahme, Originalvergrößerung 320fach.

Venen weisen eine einschichtige *Intima* mit größeren Endothelzellen als im Arteriensystem auf, sie besitzen eine weitgehend längsgerichtete Muskulatur, die in spiraligen Zügen mit einem großen Steigungswinkel angeordnet ist (Abb. 1-4). Im kontrahierten Zustand können Polster entstehen, die dann das Venenlumen zum großen Teil verschließen. Es finden sich meist zweisegelige Venenklappen, wobei es sich hier um Intimafalten mit einer starken Anreicherung von Kollagen handelt. Die *Media* ist meist sehr schwach ausgebildet und besteht aus lockeren Muskelschichten, die zwischen einem scherenartig angeordneten Kollagenfasergerüst und einem maschigen, elastischen Fasersystem ausgespannt sind. Die *Tunica externa* geht kontinuierlich in das umgebende Bindegewebe über und ist damit entweder in den gemeinsamen Gefäßnervenscheiden, in den umgebenden Organstrukturen oder aber im Bindegewebe aufgehängt. Werden diese bindegewebigen Aufhängefasern während der Präparation durchtrennt, geht das ursprüngliche Lumen der Vene verloren und es entstehen sanduhrähnliche Stenosen, die im späteren Verlauf narbig fixiert werden.

Vasa vasorum finden sich sowohl an den großen Venen als auch an den Arterien. Lediglich im Bereich der Koronararterienabgänge finden sich Vasa vasorum, die direkt aus der Aortenwand entspringen und diese selbst auch versorgen. In allen anderen anatomischen Regionen treten die Vasa vasorum, von größeren Begleitarterien ausgehend, von außen in Form kleinster Arterienendäste an das Gefäß heran und verteilen sich als ausgedehntes Netz zwischen Adventitia und Media (Abb. 1-5 und 1-6). Die Vaskularisation über die Vasa

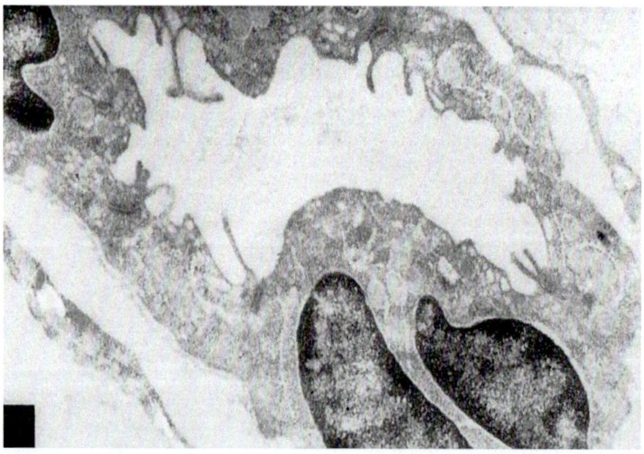

Abb. 1-5 Subendotheliales Gefäß in der Wand der V. cava beim Hund im Querschnitt, nur bestehend aus Endothelzellen und Perizyten. TEM-Aufnahme, Originalvergrößerung 7100fach.

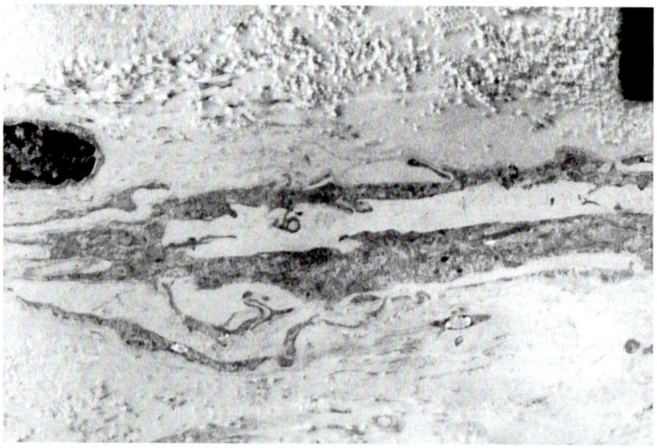

Abb. 1-6 Subendotheliales Gefäß in der Wand der V. cava beim Hund im Längsschnitt. TEM-Aufnahme, Originalvergrößerung 16000fach.

vasorum ist ebenfalls organspezifisch unterschiedlich. Bei Entzündungsreaktionen oder bei Vorliegen einer fortgeschrittenen Arteriosklerose, insbesondere beim Diabetes mellitus, kommt es zu einer stärkeren Vaskularisation über die Vasa vasorum. Hier können bei der Präparation, selbst bei weitgehend verschlossenen Gefäßen, erhebliche Blutungen aus den Vasa vasorum und den entzündlich anhaftenden Begleitvenen entstehen, die die Präparation erheblich erschweren.

1.3.2 Physiologie

Als Kapazitätsgefäße sind die Venen in erster Linie für den Rücktransport des langsam fließenden, nicht pulsierenden Bluts verantwortlich. Sie beinhalten enorm große Blutvolumina, was sich besonders bei akzidentellen Verletzungen großer Körperleitvenen während der Präparation dramatisch bemerkbar machen kann. Da sie keine muskelstarken Wände besitzen, ist der Rücktransport einzig und allein aufgrund der peripheren Muskelpumpe und der Vis a tergo durch die Sogwirkung des Herzens gewährleistet. Um den Rücktransport zu erleichtern, weisen die Venen der unteren und oberen Extremitäten Venenklappen auf, die die einzelnen Kapazitätsbereiche abhängig von der Herzaktion separieren können. Die thorakale Sogwirkung bei Inspiration wird als Vis a fronte bezeichnet. In den großen intraabdominellen Leitvenen und im Pfortadersystem befinden sich keinerlei Venenklappen. Daher ist in diesen anatomischen Regionen eine Thrombektomie leicht durchführbar.

1.3.3 Pathologie

Auch im Venensystem können, abgesehen von seltenen Tumorbildungen, degenerative Veränderungen und entzündliche Erkrankungen unterschieden werden. Degenerative Veränderungen umfassen vorwiegend Wandinsuffizienzen (vorwiegend mit familiärer Disposition oder postthrombotisch erworben), Krampfaderbildung sowie die Bildung von venösen Aneurysmen (selten). Durch Überlastung des Venensystems infolge arteriovenöser Kurzschlussverbindungen (angeboren: F. P.-Weber-Syndrom, Klippel-Trenaunay-Syndrom, Servelle-Matorell-Syndrom; iatrogen durch traumatische oder artefizielle a.v.-Fistel) kann es zur sekundären Varizenbildung kommen. Unter den entzündlichen Erkrankungen sind die Thrombophlebitis und die Phlebitis migrans sive saltans (besonders bei Morbus Winiwarter-Buerger) zu nennen. Weitere Entzündungen können durch eine systemische Panangiitis wie bei Morbus Buerger, Wegener-Granulomatose, lymphomatoide Granulomatose, Morbus Paget und Panarteriitis nodosa ausgelöst werden. Darüber hinaus sind bakteriell und viral ausgelöste Phlebitiden und die iatrogen bedingte Katheterphlebitis zu nennen. Auch exogene Schädigung durch chemische Einflüsse, Bestrahlung oder toxisch verursachte Veränderungen sind zu berücksichtigen. Autoimmunerkrankungen wie Kollagenosen können nicht nur das Arteriensystem, sondern auch das Venensystem befallen.

1.4 Lymphsystem

Vor ca. 440 Millionen Jahren fand sich bei Fischen ein nur rudimentär ausgebildetes Lymphsystem. Erst bei Amphibien entstanden vor ca. 400 Millionen Jahren als Ausdruck der Entwicklung eines Lymphsystems 2 bis 100 paarig angelegte primitive Lymphherzen; voll ausgebildete Lymphherzen wiesen erst die Reptilien auf. Bei Vögeln und Säugetieren reifte schließlich vor 180–220 Millionen Jahren ein Lymphgefäßsystem mit Klappen und Lymphknoten heran.
Beim Menschen entwickelt sich das Lymphgefäßsystem im Embryonalstadium ungefähr gleichzeitig mit dem Venensystem; das Arteriensystem differenziert sich erst später.

1.4.1 Mikroskopische Anatomie

Die Lymphkapillaren beginnen in der Peripherie des Gewebes als blindsackartig erweiterte Röhren, gebildet von Endothelzellen mit interzellulärer Poren- und Spaltbildung. In Haut und Subkutis ist das Lymphsystem besonders stark ausgeprägt, geringer in der Muskulatur. Die Lymphkapillaren sammeln sich in Präkollektoren und dann schließlich in Sammelrohren. Man spricht auch von Lymphgefäßen erster, zweiter und dritter Ordnung. Eine Dreischichtung der Gefäßwand weist erst der Ductus thoracicus auf mit klappenarmer Intima, spärlich vorhandener Lamina elastica interna, elastisch-muskulärer Media, die aus schraubenförmigen Muskelfasern besteht und schließlich einer lockeren Bindegewebshülle. Während die Klappen im Venensystem zipfelig konfiguriert sind, weisen sie im Lymphgefäßsystem halbmondförmige Formationen auf. Im Lymphgefäßbett der Organe finden sich irisblendenähnliche Klappensysteme. In den oberen Extremitäten enthält das Lymphsystem etwa 60–80, im unteren Körperbereich 80–100 Klappen. Auch die Lymphgefäße besitzen Vasa vasorum und eine plexusähnliche Innervation. Neben der Einmündung des Ductus thoracicus finden sich zusätzlich vereinzelt lympho-venöse Anastomosen, die architektonisch als Vorbild in speziellen Verfahren der rekonstruktiven Lymphchirurgie gelten.

1.4.2 Physiologie der Lymphe

Die Lymphe besitzt weit weniger Plasmaproteine als das Blutserum. Über die Lymphgefäße werden interstitielle Gewebsflüssigkeit, korpuskuläre Elemente und Zelldetritus aufgenommen. Die Aufnahme derartiger Stoffe wird durch die wesentlich dünnere Basalmembran der Lymphgefäße und durch die Dünnwandigkeit der Gefäße erleichtert. Die genauen Mechanismen sind jedoch noch nicht ausreichend bekannt. Offenbar spielen Kapillareffekt, Hydrophilie und Änderung der elektrischen Oberflächenspannung bei den Transportmechanismen eine entscheidende Rolle. Ähnlich wie beim Venensystem erfolgt der Transport vorwiegend beschleunigt über die Faszienmuskelpumpe sowie über die thorakale Sogwirkung. Zwischengeschaltet sind oberflächliche und tiefe Lymphknoten, die als sogenannte Filtersysteme für korpuskuläre Elemente und infektiöse Bestandteile wie auch für Tumorzellen dienen. Die Transportgeschwindigkeit der Lymphe beträgt 5–10 cm/Min., die gesamte Tagesproduktion liegt zwischen 0,5 und 3 Litern. Durch resorptive Vorgänge des Darms sind starke Fettbelastungen der Lymphe möglich, emulgierte Fetttröpfchen geben ihr ein trübes, milchiges Aussehen.

1.4.3 Pathologie

Das Lymphödem stellt eines der Leitsymptome bei Lymphgefäßerkrankungen dar. Der Eiweißgehalt der interstitiellen Gewebsflüssigkeit ist dabei mit 1–4 g/100 ml im Vergleich zu 0,1–0,9 g/100 ml bei kardialen und venösen Schwellungszuständen sehr hoch. Das Lymphödem kann unterschiedliche Ursachen haben, wie z. B.

- Verödung des Lymphsystems nach entzündlichen Erkrankungen
- Verlegung des Lymphgefäßsystems durch Tumoren (Lymphangiosarkome, Kaposi-Sarkome, Stuart-Trews-Syndrom, sekundäre Tumorbildung durch Metastasen, Hodgkin- und Non-Hodgkin-Lymphome und andere)
- Stenosen durch narbige Veränderungen, vor allem nach Radiatio
- iatrogen postoperativ, z. B. nach Entnahme der V. saphena magna, die von den Hauptlymphkollektoren des Beins begleitet wird
- seltene angeborene Veränderungen mit Hypo- oder Aplasie des Lymphgefäßsystems.

Außerdem sind entzündliche Veränderungen, lymphangitische Schübe bei Erysipel, pathologische Veränderungen der Lymphe selbst durch Hyperkoagulabilität sowie Dyskrasie zu nennen. Eine seltene Ursache für das Lymphödem sind Angiodysplasien des Lymphgefäßsystems, die auch kombiniert mit Fehlbildungen des Arterien- und Venensystems vorkommen können.

1.5 Gefäßnerven

Die Gefäße werden durch parasympathische und sympathische Nervengeflechte versorgt, die sich zwischen Adventitia und Media ausbreiten und die Gefäße über begleitende periphere Nerven erreichen. Infolge kardiovaskulärer Pressorezeptoren findet sich ein sehr sensibles efferent-afferentes Regulationssystem, das als Überträgersubstanzen Noradrenalin, Adrenalin (Vasokonstriktion) und cholinergische Transmitter wie Acetylcholin (Vasodilatation) besitzt. Durch die unterschiedliche Verteilung von Alpha-, Beta- und Gamma-Rezeptoren ist ein sehr differenziertes Ansprechen der Gefäße innerhalb der Regulationssysteme möglich.
Die Hirnzirkulation wird beim Erwachsenen im Wesentlichen unabhängig von der peripheren Zirkulation autoregulatorisch auf einem Niveau konstant gehalten, das einer Durchblutung von 55–58 ml/100 ml Gewebe/Min. entspricht. Die Autoregulation des Gehirns ist in erster Linie von der CO_2-Spannung des Bluts abhängig, eine medikamentöse Beeinflussung der Hirndurchblutung ist praktisch nicht möglich oder von untergeordneter Bedeutung. Die Autoregulation ist erst bei einem Abfall des systemischen Blutdrucks unter 70 mmHg, bei einer massiven Hypoxie bzw. selten bei einer hochgradigen stenosierenden Erkrankung sämtlicher hirnversorgender Arterien beeinträchtigt.

1.6 Kapillaren

1.6.1 Mikroskopische Anatomie

Die Kapillaren besitzen ein einschichtiges Endothel, eine Basalmembran sowie Gitterfasern und Perizyten. Das Endothel ist lediglich 0,2–0,3 µm dick und weist 10–15 µm breite Interzellularfugen auf, was aktive und passive Diffusions- und Resorptionsvorgänge ermöglicht. Der Durchmesser der Kapillaren gestattet Erythrozyten den Durchtritt nur einzeln, gewissermaßen im „Gänsemarsch". Die Verformbarkeit der Erythrozyten und die Oberflächenstruktur von Endothel und Erythrozyten sind jedoch so ausgebildet, dass nur eine verschwindend geringe Reibung auftritt. Eine eigene Muskulatur ist in der Kapillarwand nicht vorhanden.

1.6.2 Physiologie

Durch die Vorschaltung von Metarteriolen, arteriovenösen Anastomosen, präkapillären Sphinkteren und anderen Mechanismen ist eine rasche Anpassung der kapillären Durchblutung möglich. Die Hauptaufgaben des Kapillarsystems bestehen in der Filtration und Diffusion sowie der Rückresorption von Stoffwechselprodukten und Blutgasen, der Wärmeregulation und durch Ausschalten ganzer Kapillarsysteme auch der Veränderung des zirkulierenden Blutvolumens.

1.6.3 Pathologie

Vaskuläre Erkrankungen können auch die kapilläre Strombahn befallen (entzündlich, autoimmun, degenerativ). Als bekannte Erkrankung des Kapillarsystems gelten vaskuläre Purpura, Urtikaria und das angioneurotische Ödem. Diesen Erkrankungen liegt eine Störung der Stoffwechselaustauschvorgänge, der Pinozytose und der Membranstabilität zugrunde. Ein erhöhter Venendruck kann sich retrograd auf das Kapillarsystem dergestalt auswirken, dass eine gesteigerte Permeabilität mit Ödembildung auftritt. Eine Verminderung der Kapillarresistenz führt zu Diapedeseblutungen und Kapillarwandrupturen. Auf allergischer Grundlage (Antigen-Antikörper-Reaktion) können plötzliche Permeabilitätsveränderungen zu lokaler Ödembildung (Urtikaria) führen. Sie kommen sowohl als Überreaktion auf Kälte, Wärme, Licht oder andere Noxen vor.

1.7 Schlussbemerkung

Bei der täglichen Arbeit am Gefäßsystem sind viele Faktoren zu berücksichtigen, die anatomische, physiologische und pathoanatomische bzw. pathophysiologische Kenntnisse erfordern. Für den Erwerb dieses Spezialwissens ist das Studium der einschlägigen Literatur zu empfehlen.

1.8 Literatur

Amselgruber W, Kogel H: Construction of the Vascular Walls and Angioarchitecture of Terminal Blood Vessels. In: Kogel H (ed.): The Prosthetic Substitution of Blood Vessels – Actual State and Future Development. Quintessenz, München 1991 (19–27)

Bargmann W: Histologie und mikroskopische Anatomie des Menschen, 6. Aufl. Thieme, Stuttgart–New York 1967

Ferner HW, Staubesand J: Benninghoff, Goertler Lehrbuch der Anatomie des Menschen, 9. Aufl. Urban & Schwarzenberg, München–Wien–Baltimore 1971

Kappert A: Lehrbuch und Atlas der Angiologie, 12. Aufl. Huber, Bern–Toronto–Stuttgart 1989

Schnittler HJ, Franke RP, Fuhrmann R et al.: Influence of Various Substrates on the Actin Filament System on Cultured Human Vascular Endothelial Cells Exposed to Fluid Shear Stress. In: Zilla PP, Fasol RD, Deutsch M (eds.): Endotheliazation of Vascular Grafts. Karger, Basel–Freiburg 1987 (183–188)

Schnittler HJ: Functional Structure and Molecular Anatomy of Endothelial Cells. In: Kogel H: The Prosthetic Substitution of Blood Vessels. Actual State and Future Development. Quintessenz, München 1991 (37–45)

Straubesand J: Normale Anatomie der Gefäße. In: Heberer G, Rau G, Schoop W (Hrsg.): Angiologie, 2. Aufl. Thieme, Stuttgart–New York 1974

Straubesand J: Versorgungssysteme der Gefäßwand. In: Heberer G, Rau G, Schoop W (Hrsg.): Angiologie, 2. Aufl. Thieme, Stuttgart–New York 1974 (11–21)

2 Diagnostische Maßnahmen

B. Rodemeier

2.1 Anamnese

2.1.1 Allgemeine Anamnese

Die Basis jeglicher angiologischer Diagnostik ist eine ausführliche Anamnese, die neben speziellen Fragenstellung hinsichtlich angiologischer Erkrankungen das allgemeine Risikoprofil des Patienten mit seinen *internistischen Begleiterkrankungen* erfasst (Tab. 2-1). Hierzu gehören v.a. die Eruierung von kardiovaskulären Erkrankungen, wie koronarer Herzkrankheit, Herzinfarkt, Apoplex und Hypertonus. Aber auch Stoffwechselerkrankungen, wie Diabetes mellitus, Hypercholesterinämie und Hyperurikämie, spielen eine wichtige Rolle bei der Entstehung z.B. einer obliterierenden Arteriopathie. Das Erheben der *Familienanamnese* gibt Hinweise auf eine genetische Disposition zur Entstehung einer Erkrankung aus dem angiologischen Formenkreis. So kann z.B. das gehäufte Auftreten von Thrombosen in der Familie einen Anhaltspunkt für einen genetisch bedingten Gerinnungsdefekt sein, der einer weiterführenden subtilen Gerinnungsanalyse bedarf. Weiterhin kann eine positive Familienanamnese Hinweise für eine familiäre Disposition zur Arteriosklerose – im Sinne einer arteriellen Verschlusskrankheit (AVK) – zur Aneurysmaerkrankung (v.a. Marfan-Syndrom) und anderes ergeben. Die *berufliche Anamnese* kann Aufschluss über Faktoren geben, die ein angiologisches Krankheitsbild durch eine entsprechende Exposition begünstigen. Dies ist v.a. bei der Endangiitis obliterans durch Einwirkung von Kälte und Nässe der Fall, Schultergürtelsyndrome können durch ständiges Lastentragen oder übermäßiges Muskeltraining ausgelöst werden, stehende Tätigkeiten führen häufig zum Auftreten einer chronisch venösen Insuffizienz.

Auch aus internistischer Sicht vorliegende Hinweise für Kollagenosen, wie z.B. ein Lupus erythermatodes, oder entzündliche Gefäßerkrankungen, wie z.B. systemische Vaskulitiden verschiedener Ursachen, sollten in die weitere Differenzialdiagnostik mit einbezogen werden. Insbesondere eine längere immunsuppressive Therapie kann zu akralen Durchblutungsstörungen führen.

Tab. 2-1 Angiologische Diagnostik: allgemeine und spezielle Anamnese.

allgemeine Anamnese	– Familienanamnese – Eigenanamnese mit angiologischen Risikofaktoren
spezielle Anamnese	– Schmerz – Parästhesien – abnormale Kälteempfindungen – neurologische Symptome – Potenzstörungen

Gezielt ist nach dem Vorliegen von Noxen und Medikamenteneinflüssen zu fragen. Insbesondere langjähriger exzessiver Nikotinabusus ist für die Entstehung sowohl einer Endangiitis als auch einer obliterierenden Makroarteriopathie von Bedeutung. Medikamentöse Risikofaktoren bestehen z. B. in der Einnahme von oralen Kontrazeptiva, die v. a. in Verbindung mit einem Nikotinabusus die Entstehung und Progredienz einer Arteriosklerose wie auch das Auftreten einer tiefen Venenthrombose begünstigen können. Der Abusus ergotaminhaltiger Präparate kann Ursache von nekrotisierenden Arteriopathien sein. Andere Medikamente sind in der Lage, bei entsprechender Disposition des Patienten, hyperergische allergische Angiitiden auszulösen.

2.1.2 Spezielle Anamnese

Schmerz

Die symptomorientierte Anamnese setzt sich bei den meisten Gefäßpatienten überwiegend mit Schmerzsensation verschiedenster Genese und Lokalisation auseinander.

Arterielles System

Chronisch-arterielle Verschlussprozesse der extremitätenversorgenden Arterien verursachen aufgrund der belastungsabhängigen Erschöpfung der Durchblutungsreserve Beschwerden im Sinne einer *Claudicatio intermittens.* Von dem Patienten werden Schmerzen angegeben, die in Abhängigkeit von der Schwere des Krankheitsbildes ganz unterschiedliche Gehstrecken zulassen und schließlich zum Stehenbleiben zwingen („Schaufensterkrankheit").

> **!**
> Ruheschmerzen mit vorwiegend nächtlichem Auftreten sind bereits Ausdruck einer Dekompensation des Kollateralsystems und weisen auf eine unmittelbare Bedrohung der Extremität hin.

Plötzlich auftretende Schmerzen in Kombination mit weiteren klinischen Ischämiezeichen treten als Folge eines akuten arteriellen Verschlusses auf und werden entweder durch eine arterielle Thrombose oder ein embolisches Ereignis verursacht. Anfallsartige vasokonstriktorische Ischämieschmerzen der Akren treten bei primärem oder sekundärem Raynaud-Syndrom auf, wohingegen die Angiitis obliterans zu chronischen Ruheschmerzen im Finger- oder Zehenbereich führt. Abdominelle Beschwerden als Folge pathologischer Gefäßprozesse treten bei Stenosen oder Verschlüssen der Viszeralarterien sowie bei expandierenden Aortenaneurysmen auf. Im ersten Fall resultiert das klinische Bild einer postprandialen Angina abdominalis; dilatierende Prozesse der Aorta können benachbarte Organe verdrängen und so abdominale Schmerzen unterschiedlicher Intensität mit Ausstrahlung in den Rücken verursachen.

Venöses System

Die tiefe Venenthrombose äußert sich klinisch in akut oder allmählich einsetzenden dumpfen Missempfindungen mit Spannungsgefühl in der betroffenen Extremität. Die chronisch-venöse Insuffizienz bei fortgeschrittener Varikose oder postthrombotischem Syndrom führt typischerweise zu Stauungsbeschwerden nach längerem Stehen, die sich im Liegen deutlich bessern. Schmerzen aufgrund einer Phlebitis nehmen bei herabhängender Extremität zu und gehen zudem mit typischen Entzündungszeichen wie Rötung und Überwärmung einher.

Schultergürtelkompressionssyndrom

Schultergürtelkompressionssyndrome äußern sich durch dumpfe, tief im Schultergelenk lokalisierte Schmerzen mit Ausstrahlung über die Innenseite des Armes nach distal bis zum 4. oder 5. Finger. Ähnlich wie beim Karpaltunnelsyndrom kommt es nachts häufig zu einer deutlichen Schmerzzunahme.

Parästhesie

Das Auftreten von Parästhesien beim akuten arteriellen Verschluss ist Ausdruck eines unvollständigen Ischämiesyndroms. Weiterhin treten Parästhesien beim Raynaud-Syndrom sowie bei Schultergürtelsyndromen im Verlauf des N. ulnaris auf. Differenzialdiagnostisch sind orthopädische und neurologische Krankheitsbilder (z. B. diabetische Polyneuropathie), die oftmals ähnliche Symptome imitieren, abzugrenzen. Häufig ist z. B. eine Claudicatio intermittens mit einer gleichzeitig bestehenden Spinalkanalstenose (mit dem Symptom der Claudicatio spinalis) zu verwechseln.

Abnorme Kälteempfindung

Häufig handelt es sich hierbei um funktionelle vasospastische Syndrome bei jugendlichen Patienten (primäres Raynaud-Syndrom) oder um einen radikulären Reizzustand, der zu einem peripheren arteriellen Vasospasmus bei erhaltenem Pulsstatus führen kann. Eine AVK muss jedoch in jedem Fall ausgeschlossen werden, bevor differenzialdiagnostisch an andere Ursachen gedacht wird.

Neurologische Symptome

Als Ausdruck einer Durchblutungsinsuffizienz der hirnversorgenden Arterien kommt es zu neurologischen Symptomen, die sich bei Stenosen oder Verschlüssen vom Karotistyp durch kontralaterale Halbseitensymptome, unilaterale Sehstörung und Fazialisparesen äußern. Bei der Durchblutungsinsuffizienz vom Vertebralistyp dominieren bilaterale oder gekreuzte neurologische Ausfallserscheinungen komplexer Symptomatik, intermittierende Schwindelanfälle, bilaterale Gesichtsfeldausfälle und eventuell passagere Innenohrschwerhörigkeit.

Potenzstörungen

Eine arterielle Minderperfusion bei Verschlüssen im aortoiliakalen Bereich kann bei mangelnder Kollateralisation eine Durchblutungsinsuffizienz im Stromgebiet der A. iliaca interna hervorrufen. Es resultiert eine Impotentia coeundi, wobei jedoch Begleitfaktoren wie Hormonstörungen, psychogene oder neurologische Erkrankungen abgegrenzt werden müssen.

2.2 Inspektion

Eine Zusammenfassung findet sich in Tabelle 2-2.

2.2.1 Hautfarbe

Die Hautfarbe wird sowohl durch den Kontraktionszustand der Arteriolen als auch durch präkapilläre Sphinkteren und arteriovenöse Kurzschlüsse sowie durch die Füllung der subpapillären Venenplexus bestimmt. Die Inspektion der Hautfarbe wird sinnvollerweise mit einer Prüfung der Hauttemperatur kombiniert.

Tab. 2-2 Angiologische Diagnostik: Inspektion.

Hautfarbe	– Leichenblässe – Hautrötung – Hautzyanose – Hautpigmentierung
trophische Hautveränderungen	– Ulzerationen – Hauteffloreszenzen – Nekrosen – Malum perforans
Ödeme	– venöse Ödeme – Lymphödeme – Ödembildung bei arterieller Verschlusskrankheit

Es zeigen sich folgende Befundkonstellationen:

- Leichenblässe der Haut: Diese findet sich beim akuten arteriellen Verschluss sowie bei chronischer AVK mit schlechter Verschlusskompensation nach Hochlagern der erkrankten Extremität. Im vasospastischen Anfall tritt sie auch beim Raynaud-Phänomen auf.
- Hautrötung bei Überwärmung: Sie ist meist Ausdruck entzündlicher Erkrankung und kann bei einer Phlebitis, einer Phlegmone oder einem Erysipel auftreten.
- Hautzyanose mit kühler Extremität: Ursächlich kommt ein schlecht kompensierter arterieller Verschluss in Frage. Bei Vorliegen einer Akrozyanose kann es sich um rein funktionelle, vasospastisch bedingte Durchblutungsstörungen handeln. Jedoch ist auch an ein sekundäres Raynaud-Phänomen mit organisch fixierten Digitalarterienveränderungen zu denken.
- Hautzyanose bei warmer Extremität: Zugrunde liegt hier meist ein venöses Abflusshindernis, wobei jedoch eine kardial oder pulmonal bedingte Zyanose auszuschließen ist.
- Braunverfärbung der Haut: Sie tritt als Folge von interstitiellen Hämosiderinablagerungen auf und deutet auf eine chronisch-venöse Insuffizienz hin.

2.2.2 Trophische Hautveränderungen

Venöse Ulzerationen finden sich typischerweise über der Innenseite der Knöchelregion. Sie weisen häufig begleitende Hauteffloreszenzen wie schuppende Ekzeme, eine Dermatosklerose und Hyperpigmentierungen auf. Abgeheilte venöse Ulzera hinterlassen zudem blasse Hautatrophien (Pseudoatrophie blanche). Bei gleichzeitigen vaskulitischen Veränderungen ist gelegentlich eine Probeexzision indiziert, um dermatologische Erkrankungen auszuschließen. Trophische *Hautveränderungen bei fortgeschrittener AVK* äußern sich meist als Zehen- oder Interdigitalnekrosen. Gelegentlich treten jedoch ausgeprägte prätibiale Ulzerationen auf. *Druckulzera* über den Köpfchen der Os metatarsale I und IV (Malum perforans) sowie über der Ferse treten bei diabetischer Grunderkrankung auf, v. a. wenn diese mit einer AVK kombiniert ist. Sie sind als neuropathische Ulzera zu verstehen, bei denen infolge fortgeschrittener Neuropathie die Tiefensensibilität aufgehoben ist, so dass die Patienten eine chronische lokale Überlastung nicht spüren.

2.2.3 Ödeme

Bei Ödembildungen an den Extremitäten sollten vor weiteren angiologisch-differenzialdiagnostischen Überlegungen zunächst eine kardiale Insuffizienz, ein Nierenleiden sowie eine Hypoproteinämie ausgeschlossen werden.

Venöse Ödeme

Venöse Rückflussstörungen stellen die weitaus häufigste Ursache von Ödemen dar. Rein funktionell bedingt treten sie bei prädisponierten, häufig adipösen Personen, nach längerem Sitzen oder Stehen auf. Bei Vorliegen einer chronisch-venösen Insuffizienz sind sie meist mit Venektasien sowie den oben erwähnten trophischen Hautveränderungen kombiniert. Typischerweise finden sich epifaszial eindrückbare Ödeme, die nach längerem Liegen wieder verschwinden.

Lymphödeme

Diese wesentlich selteneren Ödeme treten häufig seitendifferent auf. Die Konsistenz des epifaszialen Gewebes ist deutlich härter als bei venösen Ödemen, am Fuß findet sich ein Fußrückenpolster. Bei massiv aufgetriebenen Zehen kann die dorsale Haut nicht gefaltet werden (Stemmer-Zeichen). Ein Rückgang des Ödems tritt im Liegen nicht auf, Zeichen einer chronisch-venösen Insuffizienz fehlen hierbei.

Ödembildung bei arterieller Verschlusskrankheit

Ödeme bei arterieller Durchblutungsstörung treten vor allem hypostatisch bedingt auf, wenn aufgrund von Ruheschmerzen die Extremität dauernd tief gelagert wird. Ödembildungen im Stadium der Gangrän sind entzündlicher Natur.

2.3 Palpation

Eine Zusammenfassung findet sich in Tabelle 2-3.

Tab. 2-3 Angiologische Diagnostik: Palpation und Auskultation.

Palpation	venöses System: – Ödeme – Gewebskonsistenz – Thrombosezeichen arterielles System: – Pulsstatus – Pulsqualität
Auskultation	– Strömungsgeräusche – Maschinengeräusche (a.v.-Fistel)

2.3.1 Venöses System

Besonders bei der Untersuchung des venösen Systems kommt der Palpation eine besondere Bedeutung zu. Die Gewebskonsistenz ist im Falle phlebitischer Veränderungen durch strangförmige Indurationen gekennzeichnet. Die Prüfung des Gewebsturgors dient der Differenzierung von epi- und subfaszialen Ödemen. Neben den bereits genannten epifaszialen Ödemen tritt bei der akuten tiefen Venenthrombose ein subfasziales Ödem auf, das mit einer deutlichen Erhöhung des Kompartmentdruckes und einem schmerzhaften Waden-Ballottement einhergeht. Typische Druckschmerzpunkte werden ebenfalls bei V.a. Vorliegen einer tiefen Venenthrombose geprüft. Klinisch am zuverlässigsten sind die Meier-Druckpunkte entlang der medialen Tibiakante sowie der Payr-Druckpunkt an der Medialseite der Plantarmuskulatur. Druckschmerz über dem Hiatus saphenus lässt sich zudem bei Beckenvenenthrombosen auslösen. Abzugrenzen sind Druckschmerzhaftigkeiten bei Phlebitis, Myogelosen und Muskelfaserrissen.

2.3.2 Arterielles System

Pulsstatus

Die Palpation folgender Pulse erfolgt standardmäßig:

- supraaortisch: A. temporalis, A. carotis beidseits des Kehlkopfs mit Richtung auf den Kieferwinkel, A. subclavia proximal und distal der Klavikula, A. radialis sowie A. ulnaris.
- infraaortisch: A. femoralis, A. poplitea, A. dorsalis pedis und A. tibialis posterior.
- Aorta und Beckenarterien (je nach Ernährungszustand des Patienten palpabel).

Pulsqualität

Niedrige systolische Blutdruckwerte unter 100 mmHg beeinträchtigen die Beurteilung der Pulsqualität und müssen zuvor ausgeschlossen werden. Abgeschwächte Pulsationen geben Hinweise auf einen stenosierenden Gefäßprozess, wobei die Berücksichtigung des Seitenvergleiches von Bedeutung ist.

→ Verbreitete Pulsationen können Ausdruck einer dilatierenden Arteriopathie sein und sollten ebenso wie im Falle abgeschwächter oder fehlender Pulse zur weiterführenden Diagnostik Anlass geben (z. B. sonographische Methoden).

Auskultation

Auskultatorisch kann lediglich das arterielle System erfasst werden. Die Auskultation erfolgt an folgenden Orten:
- Hals: A. carotis
- Supraklavikulargrube: A. subclavia
- medianer Oberarm: A. brachialis
- Thorax: thorakale Aorta (z.B. Aortenisthmusstenose, Coarctatio aortae, traumatische Aortenruptur)
- Abdomen: Aorta, Beckenarterien
- Lumbosakralgegend: Nierenarterien
- Leistenbeugen: A. femoralis.

Kurze, raue Strömungsgeräusche können sowohl rein funktioneller Natur sein als auch Ausdruck nichtstenosierender Intimaveränderungen der Gefäßachse. Je höher der Grad eines stenosierenden Prozesses ist, umso hochfrequenter ist das auskultierbare Gefäßgeräusch. Systolisch-diastolische Gefäßgeräusche („Maschinengeräusch") lassen sich beim Vorlegen von a.v.-Fisteln auskultieren.

➡ Gefäßgeräusche über gesunden Arterien treten bei Hyperthyreose, Fieber und körperlicher Anstrengung als Folge eines gesteigerten Herzminutenvolumens auf. Strömungsgeräusche bei Anämie entstehen aufgrund der reduzierten Blutviskosität.

2.4 Funktionsuntersuchungen

Eine Zusammenfassung findet sich in Tabelle 2-4.

2.4.1 Venöses System

Die früher üblichen klinischen Funktionsuntersuchungen des venösen Klappenapparates wie Perthes- oder Trendelenburg-Test werden heute standardmäßig durch sonographische Verfahren ersetzt.

Tab. 2-4 Angiologische Diagnostik: Funktionsuntersuchungen.

venöses System	– klinische Untersuchung
arterielles System	– Lagerungsprobe nach Ratschow – Faustschlussprobe – Allen-Test – Roos- oder AER-Test – Gehstreckentest

2.4.2 Arterielles System

Lagerungsprobe nach Ratschow

Die Methode dient neben dem Erkennen eines arteriellen Strombahnhindernisses auch dem Erfassen des Kompensationsgrades des betreffenden Verschlusses. Der liegende Patient führt bei möglichst senkrecht nach oben gestrecktem Bein ca. 40 kreisende Fußbewegungen durch. Beim Gesunden kommt es zu einem allenfalls mäßigen Abblassen von Fußrücken und -sohle und am wieder herunterhängenden Bein zu einer reaktiven Hyperämie innerhalb von 3 bis 5 Sekunden.

Im Falle einer Stenose oder eines Verschlusses tritt eine deutliche Abblassung der Haut bis hin zu beginnenden Ischämieschmerzen auf. Am herunterhängenden Bein kommt es in der Folge zu einer verzögerten reaktiven Hyperämie. Kompensatorisch ist die reaktive Hyperämie massiv verstärkt und durch tiefrote und fleckförmige Hautverfärbung gekennzeichnet. Kapilläre und venöse Auffüllzeiten über 15 Sekunden sprechen für ein relevantes Strömungshindernis.

➡ Falsch-negative Ergebnisse können bei gut kollateralisierten proximalen Verschlüssen auftreten. Falsch-positive Ergebnisse werden beim primären Raynaud-Syndrom oder beim degenerativen Wirbelsäulensyndrom mit ausgeprägter vasospastischer Komponente erhalten.

Faustschlussprobe

Analog zum Ratschow-Test dient die Faustschlussprobe der Erfassung von arteriellen Verschlussprozessen der oberen Extremität. Bei erhobenen Armen werden ca. 10 Faustschlussübungen durchgeführt, anschließend werden die Arme herabgelassen. Die Interpretation der Testergebnisse erfolgt analog zum Ratschow-Test.

Allen-Test

Dieser Test dient der Erfassung peripherer Verschlüsse im Unterarmbereich. Bei isolierter Kompression der Aa. radialis bzw. ulnaris im Handgelenksbereich und bei Durchführung von Faustschlussübungen kommt es bei vorbestehendem Verschluss der nicht komprimierten Arterie zur Weißverfärbung der Hand. Isolierte Weißverfärbungen der radialen oder ulnaren Handseite sind außerdem als Hinweis für die Unterbrechung der Hohlhandbögen aufzufassen (anatomische Varianten oder anatomische Verschlüsse).

Roos- oder AER(abduction elevation external rotation)-Test

Diese Funktionsuntersuchung kommt als Screening-Test bei der Diagnostik von Schultergürtelsyndromen zur Anwendung. Bei rechtwinklig abduziertem Arm und rechtwinkliger Beugung des Ellenbogengelenks werden die Handflächen nach außen rotiert. Es folgen Faustschlussübungen über 3 Minuten. Im positiven Fall kommt es zu einer Schmerzsymptomatik in der Schulter mit Ausstrahlung entlang dem Versorgungsgebiet des N. ulnaris. Entsprechend werden Parästhesien im 4. oder 5. Finger angegeben. Je nach Überwiegen der arteriellen oder venösen Komponente des Schultergürtelsyndroms erfolgt zudem eine Abblassung der Hand oder eine blau-livide Verfärbung mit praller Venenfüllung.

→ Das alleinige Verschwinden des Radialispulses bei Elevation und Abduktion des Armes sowie Drehung des Kopfes zur gesunden Seite (Adson-Test) hat ohne weitere klinische Symptome keine pathologische Bedeutung, weil dieses Phänomen auch bei Gesunden in 20–30% der Fälle auftritt.

Gehstreckentest

Der standardisierte Gehtest ist eine einfach durchzuführende Belastungsprobe zur Beurteilung einer eingeschränkten Durchblutungsreserve der unteren Extremitäten. Er wird auf ebener Strecke mit Metronom und einer Ganggeschwindigkeit von 90 bzw. 120 Schritten/Minute durchgeführt. Üblicherweise werden zunächst Zeitpunkt und Lokalisation des Schmerzbeginns registriert. Danach wird der Test bis zum Abbruch der Gehstrecke aufgrund zunehmender Ischämieschmerzen fortgesetzt. Gut kompensierte Verschlusskrankheiten erlauben häufig Gehstrecken von ca. 700 m, Gehstrecken unter 100 m deuten auf eine schwere, schlecht kompensierte AVK hin.

! Kontraindikation für den Gehtest liegen lediglich im Stadium III oder IV nach Fontaine vor sowie bei lediglich grenzwertig kompensierter Herz-Kreislauf-Insuffizienz.

Analog zum Gehtest ist auch die Durchführung einer Laufbandergometrie mit einer Steigung von 12,5% und einer Bandgeschwindigkeit von 3–4 km/h möglich.

2.5 Apparative Diagnostik

Eine Zusammenfassung findet sich in Tabelle 2-5 und 2-6.

2.5.1 Pulsationsmethoden

Mechanische Oszillographie

Grundlage der Methode ist die Umsetzung arterieller Pulsationen in pneumatische Manschettendruckschwankungen, die in Hebelausschläge eines Kurvenschreibers umgesetzt werden. Die Registrierung erfolgt auf verschiedenen, sukzessiv abnehmenden Andruckstufen der angelegten pneumatischen Manschetten, um die größtmögliche Amplitude zu erzielen (Stufenoszillogramm). Erfasst werden Amplitudenverringerungen und -verbreiterungen sowie ein verspätetes Auftreten der Maximalamplitude im Seitenvergleich. Durch mehrere Messungen entlang den Beinen gelingt eine orientierende Lokalisation des Verschlusses. Belastungsproben können kompensierte Verschlüsse mit einem normalen Ruheoszillogramm erkennbar werden lassen. Hier kommt es nach Zehenstandsübungen oder Kniebeugen im positiven Fall zur deutlichen Amplitudenverringerung der Kurve (Belastungsoszillogramm). Eine Kurvenanalyse ist mit der Methode jedoch nicht möglich.

Elektronische Oszillographie

Auch kleine Volumenschwankungen der Akren können mit der elektronischen Oszillographie erfasst werden, da die elektronischen Rezeptoren 300-mal empfindli-

Tab. 2-5 Angiologische Diagnostik: apparative Diagnostik.

Pulsationsmethode	– mechanische Oszillographie – elektronische Oszillographie – Venenverschlussplethysmographie – Lichtreflexionsrheographie – periphere Venendruckmessung
sonographische Methode	– B-Bild-Ultraschall – Doppler-Ultraschallverfahren – gepulste Doppler-Sonographie/Duplexsonographie – Farbduplexsonographie – transkranielle Doppler-Sonographie – transthorakale und transösophageale Echokardiographie

cher reagieren als die der mechanischen Oszillographie. Erfasst werden periphere arterielle Digitalarterienverschlüsse, so dass bei vasospastischen Anfällen die Abgrenzung zwischen funktioneller und organischer Genese gelingt.

Venenverschlussplethysmographie

Das Untersuchungsprinzip der Plethysonographie besteht in der Erfassung der Messgrößen „venöse Kapazität" und „venöse Drainage". Konkret geschieht dies durch Messen der Volumenveränderung einer Extremität, die in der aktuellen Untersuchungssituation nur durch Verschiebung des venösen Blutvolumens hervorgerufen werden kann. Durch Verwendung von Dehnungsmessstreifen aus quecksilbergefüllten Silikonbändern an den Unterschenkeln werden Staumanschetten an den Oberschenkeln auf 80 mmHg aufgepumpt (Strain-Gauge-Plethysmographie nach Gutman). Somit wird bei einschießendem arteriellem Blut der venöse Abfluss blockiert, wobei die Volumenzunahme der Wade als Ausdruck der venösen Kapazität registriert wird. Die Entleerung der Venen und somit die Volumenreduktion des Unterschenkels vollzieht sich nach schnellem Lösen der Kompression im Normalfall rasch, so dass ein steiler Abfall der zuvor angestiegenen volumenabhängigen Kurve resultiert.

Aufgrund der Schwankungsbreite der Normalwerte ist der Seitenvergleich hierbei von großer Bedeutung.

Folgende Befundkonstellationen können unter pathologischen Bedingungen resultieren:

- deutliche Verminderung von venöser Kapazität und Drainage bei akuter Phlebothrombose und postthrombotischem Syndrom
- Steigerung von venöser Kapazität und Drainage bei primärer Varikose
- Erhöhung der venösen Kapazität, normale venöse Drainage bei Dysplasien des tiefen Venensystems
- eingeschränkte Beurteilbarkeit bei a.v.-Fisteln (Verschlussdruck der Staumanschette reicht hierbei nicht aus).

Tab. 2-6 Angiologische Diagnostik: radiologische Methoden.

Angiographie	– digitale Subtraktionsangiographie (DAS) – CO_2-Angiographie
Phlebographie	– Pressphlebographie – digitale Subtraktionsphlebographie (DSP)
nuklearmedizinische Untersuchungsmethode	– Radiofibrinogentest – Lungenperfusionsszintigraphie – Single-Photon-Emissions-CT (SPECT) – Positronen-Emissions-CT (PET)
Computertomographie (CT)	– Schädel-CT (CCT) – CT-Angiographie der hirnversorgenden Arterien (CTS) – Ganzkörper-CT bzw. CTA der großen Gefäße – Spiral-CT
Magnetresonanztomographie	– DWI-Verfahren (Diffusion-weighted-imaging-Verfahren) – PWI-Verfahren (Perfusion-weighted-imaging-Verfahren) – zerebrales MRT
Magnetresonanzangiographie	– MRA

Lichtreflexionsrheographie nach Wienert

Eine photoplethysmographische Methode ist die Lichtreflexionsrheographie. Sie ist einfach und nichtinvasiv durchzuführen, sie misst die venöse Pumpfunktion und ist somit die orientierende Untersuchung der chronisch venösen Insuffizienz und als Screening-Methode einsetzbar. Mittels eines oberhalb des Innenknöchels angebrachten Photodetektors wird ein kleines Hautareal mit Infrarotlicht bestrahlt. Der reflektierte Anteil wird während der Betätigung der Waden-Muskel-Pumpe durch Bewegung im Sprunggelenk gemessen.

Das Ausmaß der Lichtreflexion dokumentiert den Füllungszustand der kutanen Venenplexus, so dass bei suffizienter Entleerung der untersuchten Vene die Lichtabsorption abnimmt. Die Messgröße ist das Blutvolumen, wobei die Registrierung der Wiederauffüllzeit entscheidend ist. Beim Gefäßgesunden beträgt sie ca. 25 Sekunden, bei venöser Insuffizienz kann sie bis auf wenige Sekunden absinken.

➡ Quantitative Bestimmungen des Blutvolumens sind allerdings mit dieser Methode nicht möglich. Sie dienen vielmehr orientierend der Funktionsbeurteilung einer venösen Klappenfunktionsstörung. Sie ist auch zur Beurteilung des Therapieerfolges nach phlebologischen Eingriffen geeignet.

Die Methode versagt häufig bei vielen pathologischen Prozessen, wie z. B. bei Vorliegen von trophischen Hautveränderungen, Bewegungseinschränkung im Sprunggelenk oder gleichzeitigem Vorliegen einer arteriellen Verschlusserkrankung. Insbesondere zur Thrombosediagnostik ist sie nicht geeignet!

2.5.2 Periphere Venendruckmessung (Phlebodynamometrie)

Die Methode besteht in der blutigen Druckmessung in einer Fußrückenvene, wobei die Registrierung der Druckwerte in verschiedenen Phasen erfolgt.
- unter Ruhebedingungen im Stehen
- unter Belastung mit Zehenstandsübungen oder Kniebeugen
- nach Belastungsende.

Die Druckmessung erfolgt mittels eines elektromagnetischen Druckaufnehmers (Statham-Element) oder unter Verwendung eines Steigrohrs analog zur zentralen Venendruckmessung. Der Ruhedruck entspricht mit 75–90 mmHg der Höhe der Blutsäule zwischen punktierter Fußrückenvene und rechtem Vorhof. Die Differenz der Schwankungsbreite der Messwerte bei intaktem und erkranktem Venensystem ist unter Ruhebedingungen nicht signifikant. Störungen des venösen Rücktransports werden erst in einer Belastungssituation demaskiert. Ein Druckabfall auf unter 50 mmHg stellt die Norm dar. Ein geringerer Druckabfall beweist eine chronische venöse Insuffizienz, deren klinischer Schweregrad sich umgekehrt proportional zum Ausmaß des Druckabfalls verhält. Ein Druckabfall von lediglich 10–15 mmHg korreliert daher ständig mit den klinischen Symptomen einer schweren chronisch-venösen Insuffizienz. Eine weitergehende Differenzialdiagnose der chronisch-venösen Insuffizienz ist nicht möglich.

➡ Bedeutung hat die Phlebodynamometrie bei der Indikationsstellung zur venösen Gefäßrekonstruktion, so z. B. bei Eingriffen infolge eines postthrombotischen Syndroms. Auch zur Therapiekontrolle nach Thrombosebehandlungen ist sie geeignet. Wesentliche Bedeutung besitzt sie auch bei gutachterlichen Fragestellungen. Ein weiterer Vorteil besteht neben der geringen Invasivität darin, dass diese Methode gleichzeitig mit einer Phlebographie kombiniert werden kann. Somit lassen sich funktionelle und morphologische Aspekte in einem Untersuchungsgang verbinden.

2.5.3 Sonographische Methoden

B-Mode-Ultraschallbild

Das Ultraschallbild nach dem sog. B-Mode-Prinzip (B = brightness) entsteht durch die Registrierung von Elektrosignalen, die durch ein Ultraschallimpuls ausgesendet und von körpereigenem Gewebe reflektiert werden. So besitzt jede Gewebestruktur einen typischen Schallwiderstand, die sog. Impedanz. Die Reflexion erfolgt an den Grenzflächen der unterschiedlichen Gewebestrukturen. Die Schallintensität nimmt exponentiell mit der Eindringtiefe ins Gewebe ab, so dass hochfrequente Impulse eine geringe, niederfrequente Impulse eine hohe Eindringtiefe besitzen.
Verschiedene, parallel angeordnete Schallwandler sorgen für die Entstehung eines zweidimensionalen Graubildes mit unterschiedlichen Helligkeitsstufen.
So ist die *statische Darstellung* von Gefäßstrukturen hinsichtlich ihres Verlaufs, Durchmessers und Stenosierungsgrades möglich. Grundsätzliche Nachteile der Methode sind zum einen die Untersucherabhängigkeit sowie mögliche Artefaktbildungen im abdominalen Bereich durch Darmgasüberlagerungen und Adipositas des Patienten.

Doppler-Ultraschallverfahren

Ausgehend vom Prinzip der Frequenzänderung einer Schallwelle, die von einem bewegten Hindernis reflektiert wird (Doppler-Prinzip), besitzt die Ultraschall-Doppler-Sonde einen Sender und einen Empfänger für Ultraschallwellen. Die Frequenzänderung von den korpuskulären Bestandteilen reflektierter Schallwellen entspricht der Blutstromgeschwindigkeit, wobei hochfrequente Geräusche einer schnellen und niedrigfrequente Geräusche einer langsamen Blutstromgeschwindigkeit entsprechen. Einfache, nicht direktionale Nadelsysteme erfassen lediglich ein Blutströmungssignal und können orientierend als Screening-Untersuchung bei arteriellen Druckmessungen oder bei Funktionsuntersuchungen des arteriellen bzw. venösen Systems eingesetzt werden. Die Anwendungsbereiche dieser nach dem A-Mode-Prinzip (A = Amplitude) funktionierenden Methode sind vielfältig. Bidirektionale Systeme (continuous wave = CW-Doppler) erfassen zudem Strömungsrichtung und Strömungsqualität durch Erfassung der Pulskurven.

Extremitätenarterien

Neben der Analyse des Stromkurvenverlaufs steht die systolische Druckmessung als wichtigste Untersuchungsmethode bei der peripheren arteriellen Verschlusskrankheit im Vordergrund. Suprasystemische Druckwerte über den abgeleiteten peripheren Arterien schließen einen stenosierenden Gefäßprozess aus.

➡ Ausnahme: falsch-hohe Druckwerte bei diabetischer Mediasklerose.

Periphere systolische Druckwerte unterhalb des Systemdrucks beweisen ein Strombahnhindernis, wobei Absolutwerte von 80–100 mmHg auf einen guten Kompensationsgrad schließen lassen. Absolutwerte von weniger als 40–60 mmHg zeigen eine kritische Extremitätenischämie an. Im Zweifelsfall können gut kompensierte, zentrale Verschlussprozesse, die unter Ruhebedingungen noch periphere systolische Druckwerte im Systembereich aufweisen, durch zusätzliche Belastungstests mit einem deutlichen Druckabfall über der untersuchten Arterie erkannt werden.

Hirnversorgende Arterien

Mittels bidirektionaler Ultraschallsonden werden die Stromgeschwindigkeiten der direkt abgeleiteten hirnversorgenden Arterien im extrakraniellen Abschnitt analysiert. Veränderungen der Signalamplitude über dem Anfangsteil der A. carotis interna mit verminderter Amplitude im weiteren Gefäßverlauf ergeben Anhaltspunkte für eine hämodynamisch relevante Abgangsstenose. Unter günstigen Bedingungen gelingt auch die Registrierung der Stromkurve der A. vertebralis unterhalb des Processus mastoideus bzw. über der Supraklavikulargrube.

Venöses System

Dopplersonographisch kann bei der tiefen Bein- und Beckenvenenthrombose die Klappenfunktion geprüft und der Nachweis eines Abflusshindernisses erbracht werden. Ableitungsorte sind die Vv. femoralis und poplitea, wobei die Unterschenkelvenen nicht beurteilt werden können. Grenzen des Doppler-Ultraschallverfahrens liegen in der beschränkten Eindringtiefe ins Gewebe (3,5 cm bei 8-MHz- bzw. 8 cm bei 4-MHz-Sonden) sowie in der behinderten Schallausbreitung über gasgefüllte Organe und Knochen.

Gepulste Doppler-Sonographie/Duplexsonographie

Das Charakteristikum der gepulsten Doppler-Sonographie besteht darin, dass ein Ultraschallsender in schneller Folge kurze, intermittierende (gepulste) Doppler-Signale abgibt. Die Frequenz dieser Signale wird als Pulsrepetitionsfrequenz bezeichnet.

Der Empfang der Echosignale erfolgt in den dazwischenliegenden Zeitintervallen. Die Festlegung der Messtiefe ist durch Veränderungen dieser Zeitintervalle als Zeitfilter möglich. Eine elektronische Torschaltung (gate) selektiert zudem nur Signale aus einem bestimmten Messvolumen (sample volume), so dass Überlagerungen anderer Areale ausbleiben. Somit gelingt eine axiale Auflösung exakt.

Bei der Duplexsonographie vereinigen sich die Aspekte der zweidimensionalen Schnittbildsonographie sowie der gepulsten Doppler-Sonographie zur Beurteilung eines definierten Gefäßareals in bestimmter Tiefe. Neben der angiomorphologischen Darstellung von Plaquebildungen oder sonstigen Gefäßanomalien, wie Knickbildungen der Gefäßachse, gelingt die Bestimmung folgender Funktionsparameter:

- systolische und enddiastolische Maximalgeschwindigkeit
- Varianz, z. B. der Verbreitung des Frequenzspektrums durch Strömungsstörungen
- Berechnung des Flussvolumens aus mittlerer Blutflussgeschwindigkeit und Querschnittsfläche.

Farbduplexsonographie (Triplex-Mode)

Durch ein farbkodiertes Flussbild lassen sich weitere detaillierte Informationen gewinnen:

- unterschiedliche turbulente Strömungsgeschwindigkeiten innerhalb des Dopplerspektrums
- Veränderung der Strömungsrichtung innerhalb des Frequenzspektrums
- Darstellung auch langsamer Blutströme.

Transkranielle Doppler-Sonographie

Die gepulste Doppler-Technik mittels einer 2-MHz-Sonde in Kombination mit der Spektralanalyse stellt die Grundlage der intra- oder transkraniellen Doppler-Sonographie dar, die über einen transtemporalen, transorbitalen und transnuchalen Zugang erfolgt. Ziel der Methode ist die qualitative Bestimmung der intrakraniellen A. carotis interna, der Aa. cerebri und des Circulus arteriosus Willisii. Im Rahmen des präoperativen Karotiskompressionstests lässt sich bei gleichzeitiger Ableitung der A. cerebri media die Kompetenz des Circulus arteriosus Willisii überprüfen und somit eine Aussage zum Clamping-Risiko in der Karotischirurgie treffen. Die Bestimmung der zerebrovaskulären Reservekapazität erfolgt durch CO_2-Inhalation oder i.v. Gabe eines Carboanhydrasehemmers (Diamox®). Im Falle einer erhaltenen Autoregulationsreserve des Gehirns kommt es zu einer kompensatorischen Steigerung der Hirndurchblutung und somit einer messbaren Zunahme der Strömungsgeschwindigkeit. Bei hämodynamisch wirksamen extrakraniellen Stenosen liegt bereits als Folge des Autoregulationsmechanismus eine maximale Steigerung der intrakraniellen Durchblutungskapazität durch Gefäßweitstellung der Endstromwand vor, so dass eine relevante Steigerung der Strömungsgeschwindigkeit im CO_2-Test nicht mehr zu erreichen ist. Dieser Umstand ist als pathologisches Untersuchungsergebnis zu werten.

Transthorakale und transösophageale Echokardiographie

In der Diagnostik der thorakalen Aortenaneurysmen kommen diese Untersuchungsmethoden vor allem unter Notfallbedingungen zur Anwendung, da sie schnell und nichtinvasiv durchzuführen sind und eine gleichzeitige Schocktherapie nicht behindern. Die transthorakale Echokardiographie erfasst Aneurysmen und Dissektionen der Aorta ascendens, wohingegen die transösophageale Echokardiographie zusätzlich zur Untersuchung der deszendierenden Aorta geeignet ist und eine höhere Aussagekraft besitzt.

2.5.4 Radiologische Methoden

Digitale Subtraktionsangiographie

Die angiographische zweidimensionale Darstellung des durchströmten Lumens eines Gefäßabschnittes stellt eine rein morphologische Befundkonstellation der untersuchten Gefäßprovinz dar und ergänzt sich daher mit der vorausgegangenen klinischen Untersuchung und der nichtinvasiven apparativen Diagnostik, die bereits Funktionsuntersuchungen umfasste. Durchgeführt als digitale Subtraktionsangiographie (DSA), dient sie der Klärung der lokalen Operabilität oder der Indikationsstellung für interventionelle Katheterverfahren („angiographische Indikation"). Als invasive Untersuchung wird das Verfahren durch Katheterzugang mittels arterieller Punktion durchgeführt. Punktionsorte sind im Allgemeinen die Leiste (A. femoralis, ausnahmsweise ist auch der transkubitale oder transaxilläre Zugang möglich). Vorteile der Angiographie in DSA-Technik sind:

- relativ geringe Kontrastmittelbelastungen
- hohe Kontrastaufklärungen
- computergestützte Subtraktionen
- Darstellung einer Arterie unter Road-mapping-Bedingungen, die bei interventionellen Verfahren durch Beibehaltung der Erstaufnahme als „Maske" die exakte Platzierung von PTA-Kathetern oder Stents ermöglichen.

Bei arteriellen Punktionsschwierigkeiten oder bei Verlauf einer Gefäßprothese im vorgesehenen Punktionsbereich kann alternativ die Durchführung einer i.v. DSA erfolgen, Nachteile sind eine höhere Kontrastmittelbelastung sowie die häufig eingeschränkte Beurteilbarkeit peripherer Gefäßabschnitte aufgrund der dort hohen Kontrastmittelverdünnung.

Somit kann die *Indikationsstellung* zur angiographischen Gefäßdarstellung zusammengefasst werden:

- AVK der Extremitäten bei grundsätzlicher Indikation zur Gefäßintervention aufgrund des klinischen Stadiums sowie der allgemeinen Operabilität des Patienten
- Ein- oder Mehrgefäßerkrankungen der hirnversorgenden Arterien, v.a. auch bei duplexsonographisch unklaren Befunden sowie, gegenwärtig noch, in den meisten Fällen zur Operationsplanung
- V.a. symptomatische Verschlussprozesse der Viszeralarterien (Angina abdominalis, renale Hypertonie)
- dilatierende Gefäßprozesse mit möglicher prophylaktischer Indikation zur Gefäßrekonstruktion; hier kommen jedoch zunehmend neuere Verfahren wie Spiral-CT und MRT zum Einsatz, die eine höhere Aussagekraft hinsichtlich der Angiomorphologie haben
- Diagnostik akraler Arteriopathien, um funktionelle von organisch fixierten Gefäßveränderungen zu differenzieren
- V.a. Gefäßfehlbildungen
- Vorliegen eines traumatischen Gefäßschadens
- Verlaufskontrolle nach gefäßrekonstruktiven Eingriffen, insbesondere bei V.a. Problemstellungen in Anastomosenregionen oder bei Annahme einer Progression der Grunderkrankung
- Klärung gutachterlicher Fragestellungen.

Komplikationen der Angiographie können unterteilt werden in Lokalkomplikationen, Fernkomplikationen sowie Komplikationen aufgrund des Kontrastmittels:

Lokalkomplikationen. Neben unkomplizierten, regelhaft auftretenden Punktionshämatomen kann es zu operationspflichtigen Nachblutungen im arteriellen Zugangsbereich, zur Ausbildung eines Aneurysma spurium oder einer a.v.-Fistel kommen. Auch ein akuter Gefäßverschluss durch Dissektion der Gefäßwand nach Punktion ist möglich.

Fernkomplikationen. Diese entstehen durch den Führungsdraht oder Angiographiekatheter und bestehen in der Wandverletzung, die sich durch subintimale Dissektion oder periphere Embolisationen manifestieren kann.

Kontrastmittelassoziierte Komplikationen sind durch Verwendung wasserlöslicher trijodierter Substanzen selten geworden. Dazu gehören:

- allergische Reaktionen bis hin zum anaphylaktischen Schock
- Stoffwechselentgleisung durch Hyperthyreose
- kardiale Dekompensation aufgrund von Volumenverschiebungen unter dem Einfluss hyperosmolarer Kontrastmittel
- Verschlechterung einer vorbestehenden Niereninsuffizienz.

Die beiden letztgenannten Komplikationen sind durch Einführung isoosmolarer Kontrastmittel (Visipaque®) weitgehend vermeidbar und erweitern somit das unkomplizierte Anwendungsspektrum der Untersuchungs-

methode auch für nephrologische Patienten erheblich. Absolute Kontraindikationen für die arterielle Angiographie bestehen somit lediglich bei manifester Hyperthyreose, bei schwerwiegenden Störungen der Blutgerinnung sowie unter oraler Antikoagulation mit einem Quick-Wert unter 40%. Auch Antiaggregationshemmer sollten möglichst einige Tage vor Durchführung der Untersuchung abgesetzt werden.
Alternativ, jedoch bislang ohne routinemäßigen alltäglichen Einsatz bietet sich die CO_2-Angiographie in DSA-Technik an. CO_2 als nierenverträgliches Kontrastmittel wird je nach untersuchtem Gefäßabschnitt in unterschiedlicher Dosis arteriell injiziert und bei hoher Löslichkeit im Blut über die Lungen eliminiert. Somit gelingen eine gute Darstellung der Aorta und Extremitätenarterien. Kontraindiziert ist die Anwendung der Methode im Bereich der hirnversorgenden und zerebralen Strombahn. Zudem führt die Applikation des CO_2-Gases häufig zu starken Schmerzsensationen.

Phlebographie

Die phlebographische Untersuchung des venösen Systems schließt hinsichtlich der Kontrastmittelbelastung die gleichen Vorsichtsmaßnahmen ein wie bei der DSA. Als einfache Untersuchungsmethode stellt sie jedoch keine große Belastung des Patienten dar und ist generell ambulant möglich. Üblicherweise entspricht die Durchführung der von Hach 1971 entwickelten Technik der aszendierenden Pressphlebographie. Die Kontrastmittelgabe erfolgt mittels Punktion einer Fußrückenvene unter peripher angelegtem Tourniquet zur Vermeidung eines epifaszialen Kontrastmittelabflusses. Unter Durchleuchtungskontrolle wird in konventioneller Aufnahmetechnik die Darstellung des tiefen Venensystems in 2 Ebenen vorgenommen. Durch ein gleichzeitig durchgeführtes Valsalva-Manöver lässt sich die retrograde Kontrastmittelfüllung einer insuffizienten V. saphena magna erzielen. Durch eine zusätzliche digitale Subtraktionsphlebographie (DSP) bei Direktpunktion der V. femoralis gelingt aufgrund des höheren Kontrastauflösungsvermögens eine verbesserte Darstellung der Beckenvenen sowie der V. cava. Weitere Anwendungsmöglichkeiten der DSP ergeben sich für die Shunt-Angiographie sowie für die Pulmonalisangiographie.
Indikationen zur Phlebographie sind:
- präoperativ: Primäroperation einer Varikose in besonderen Situationen, die duplexsonographisch unklar bleiben, oder geplante Operation einer Rezidivvarikose
- Verifizierung angeborener Venenanomalien/-dysplasien
- V.a. Vorliegen einer tiefen Venenthrombose, besonders im Unterschenkelbereich, wo duplexsonographisch häufig Unklarheiten verbleiben
- unklare einseitige Schwellungszustände der Arme oder Beine
- Verlaufskontrolle unter thrombolytischer Therapie
- Dokumentation des Behandlungsergebnisses nach Thrombektomie oder Thrombolyse
- Klärung von postthrombotischen Zustandsbildern im Rahmen von Zusammenhangsgutachten.

Nuklearmedizinische Untersuchungsmethoden

In entsprechenden nuklearmedizinischen Einrichtungen kommen weitere Methoden in der angiologischen Diagnostik zum Einsatz:
- Radiofibrinogentest mit ^{125}Jod- oder ^{131}Jod-markiertem Fibrinogen zur Frühdiagnose der tiefen Venenthrombose
- Lungenperfusionsszintigraphie mit ^{99m}Tc-Mikrosphären oder -Makroaggregaten zur Beurteilung der Lungenperfusion bzw. zum Ausschluss einer Lungenembolie sowie bei Angiodysplasie mit arteriovenösen Shunts
- SPECT (Single-Photon-Emissions-CT): Unter Rotation einer Gammakamera sowie durch Inhalation von radioaktiv markiertem Xenon lässt sich eine Darstellung des Verteilungsmusters der Hirndurchblutung in dreidimensionaler Schnittbildtechnik erzielen. Somit ist der Nachweis fokaler Durchblutungsstörungen des Gehirns möglich, die zunächst computertomographisch nicht gelingen. Es handelt sich hierbei jedoch um eine eher statische Bildgebung, die Aussagen über den Hirnstoffwechsel nur bedingt ermöglichen.
- PET (Positronenemissions-CT): Unter Verwendung spezieller Perfusionsmarker (z.B. ^{18}FDG) stellt die PET eher eine funktionelle Untersuchungsmethode des Hirnstoffwechsels dar. Insbesondere die Identifikation und Quantifizierung von irreversibel geschädigtem ischämischem Gewebe und dessen Abgrenzung von lediglich funktionell gestörtem Areal (Penumbra) ist idealerweise möglich. Nachteilig ist der hohe Aufwand der PET, der die Methode im Alltag einschränkt. Grundsätzlich gehören nuklearmedizinische Methoden, v.a. auch durch Anbindung an entsprechende Zentren, nicht zur standardmäßigen angiologischen Diagnostik.

Computertomographie (CT)

Schädel-CT (CCT)

Diese zur Routineanwendung gelangte gering invasive Methode hat im Abklärungsprogramm akut neurologischer Prozesse mittlerweile einen festen Stellenwert, auch aufgrund ihrer flächendeckenden und raschen Verbreitung. Nur die primäre Nativaufnahme ohne Kontrastmittel erlaubt die Unterscheidung ischämischer von blutungsbedingten Ereignissen. Nachteilig wirkt sich hierbei der Umstand aus, dass ischämische Herde oftmals erst 6–8 Stunden nach dem akuten Ereignis der Methode erfasst werden können. Hypodense Parenchymzonen als ischämische Herde sind primär darzustellen, wohingegen im weiteren Verlauf des Reparationsstadiums eine perifokale Luxusperfusion festzustellen ist. Definitive Narbenbildungen zeigen sich nach etwa 4 Wochen. Eine schnellere Initialdiagnostik des apoplektischen Insultes ist mit der kranialen MRT möglich, die sich zunehmend als Konkurrenzverfahren zur CT etabliert (s. u.).

CT-Angiographie (CTA)

CTA der hirnversorgenden Arterien. Die CT-Darstellung der extra- und intrakraniellen Hirnarterien mittels 16-zeiliger Multidetektorspiral-CT stellt eine Alternative zur i. a. DSA als Goldstandard dar und kann in bestimmten Fällen aufgrund ihrer minimalen Invasivität zur Anwendung kommen. Nachteilig bleibt jedoch die Kontrastmittel- und Strahlenbelastung, so dass auch hier Verfahren der MRT eine Alternative darstellen.

Ganzkörper-CT und CTA der großen Gefäße

Die Ganzkörper-CT hat seit geraumer Zeit auch in der angiologischen Diagnostik einen festen Stellenwert, wobei orientierend die großen Gefäße im Thorax- und Abdominalbereich, z. B. auch unter Notfallbedingungen, untersucht werden können. Gefäßpathologische Prozesse wie Aneurysmabildung, Ruptur oder Dissektion eines Aneurysmas lassen sich hinsichtlich Diagnose und Ausdehnung des Prozesses schnell und sicher erfassen. Lagebeziehung zu benachbarten Organstrukturen sowie pathologische retroperitoneale Prozesse sind ebenfalls oft problemlos zu klären.

Die Weiterentwicklung der CT-Technologie durch die mehrzeilige Spiral-CT mit erheblich größerer Datenausbeute erlaubt die multiplanare Rekonstruktion von Aortenaneurysmen in sagittaler und koronarer Schnittebene und ist somit bei der Planung der endovaskulären Therapie von Aortenaneurysmen sowie der weiteren Verlaufskontrolle unerlässlich. Weiterhin sind Aussagen über die Mitbeteiligung von Viszeralarterien sowie unter Umständen auch der Ureteren bei Vorliegen eines inflammatorischen Aneurysmas möglich. Durch nachträgliche, jedoch zeitaufwändige Bildbearbeitung ist eine dreidimensionale Darstellung der Aorta möglich, die Aussage über Wandbeschaffenheit sowie Ausdehnung von Verkalkungen und Thrombosierungen ermöglichen.

Im Rahmen der venösen Diagnostik lässt sich mittels CTA-Lokalisation ein proximales Ausmaß von Beckenvenen- und Kavathrombose ermitteln. Im gleichen Untersuchungsgang ist auch das pulmonale Arteriensystem bei Verdacht auf einen embolischen Prozess darstellbar.

Magnetresonanztomographie (MRT)

Dieses nichtinvasive bildgebende Verfahren beruht auf einer typischen Positronenausrichtung unter elektromagnetischer Feldeinwirkung mit entsprechender Energiezustandsänderung der Atomkerne (Magnet- oder Kernspinresonanz = MR). MR-Signale der Positronen werden nach Abschalten des Magnetfeldes von Empfängerspulen registriert, wobei eine gewebstypische Signalgebung die differenzierte Tomographie der untersuchten Region gestattet. Im Bereich der zerebralen Infarktdetektion ist aufgrund einer hohen Auflösung und starken Weichteilkontrastgebung die MRT der CT klar überlegen. Es haben sich 2 Methoden etabliert, v. a. auch funktionelle:

Diffusion Weighted Imaging (DWI). Eine schnelle diffusionsgewichtete Bildgebung gestattet den schnellen Nachweis definitiv geschädigter Hirnareale.

Perfusion Weighted Imaging (PWI). Die perfusionsgewichtete Bildgebung dient der Darstellung minderdurchbluteter Regionen, die noch keinen Gewebsuntergang aufweisen. Häufig ist bereits Minuten nach Ischämiebeginn eine entsprechende Bildgebung möglich, wobei auch die Unterscheidung zur intrazerebralen Blutung zuverlässig ist. Diese prinzipiell ideale Methode ist durch die geringe Geräteanzahl und die Erfordernis einer Vorhaltung entsprechend geschulten Personals zurzeit jedoch noch limitiert.

Magnetresonanzangiographie (MRA)

Die MRA gelang primär als perfusionsgewichtete Bildgebung (PWI) durch die Gabe paramagnetischer Kontrastmittel. Eine Weiterentwicklung erfolgte durch die Einführung schneller Sequenzen sowohl mit als auch ohne Kontrastmittel. Bei hoher räumlicher und zeitlicher Kontrastauflösung ist die gleichzeitige Darstellung der arteriellen und venösen Gefäße möglich, auch gelingt die parallele Beurteilung von Parenchymveränderungen. Prinzipiell sind die gleichen Aussagemöglichkeiten wie bei der CTA möglich. Angiomorphologische Darstellungen und die Erfassung pathologischer Gefäßveränderungen sind jedoch zuverlässiger und mit höherem Auflösungsvermögen als bei der CTA durchführbar. Bildnachverarbeitung und 3D-Rekonstruktionen lassen sich ebenso gut durchführen, erfordern jedoch teilweise einen erheblich höheren Zeitaufwand.

Somit ist es in Zukunft denkbar, dass die CTA durch

die MRA abgelöst werden wird. Bei fehlender Nephrotoxizität und Strahlenbelastung sowie geringerem Allergierisiko bei Kontrastmittelgabe sind die Vorteile der MRA hinsichtlich der diagnostischen Aussagemöglichkeiten eventuell entscheidend.

Unumstritten ist die Spiral-CT in folgenden Anwendungsbereichen:

- Planung, Durchführung und Kontrolluntersuchung bei endovaskulären Eingriffen der hirnversorgenden Gefäße sowie bei der interventionellen Versorgung von Aortenaneurysmen (ferromagnetisch bedingte Artefakte bei der MRA)
- Notfalluntersuchungen im thorakalen Bereich bei beatmeten und polytraumatisierten Patienten (Spiral-CT mit i.v. Kontrastmittelgabe als schnellste Untersuchungsmethode und mit der Möglichkeit gleichzeitiger Schockbehandlung).

Vor dem Hintergrund rasanter technischer Weiterentwicklung erscheinen somit in Zukunft die nichtinvasiven Untersuchungsverfahren wie die ultraschalldiagnostische Methode und die MRT eine zunehmende Rolle in der angiologischen Diagnostik einzunehmen und eventuell andere, bislang etablierte Verfahren zunehmend zu verdrängen. Hier bleibt der weitere Fortschritt abzuwarten.

2.6 Literatur

Arlart JP, Guhl R, Eckelmann R, Hausmann R: Magnetresonanz-Angiographie bei abdominellen Arterien und Venen. Bewertung der 2D- und 3D-Technik. Elektromedica 60 (1992) 58–60

Bongartz G: Magnetresonanztomographie. Technik – Indikation – Ergebnisse. Dt. Ärztebl. 92 (1995) B501–507

Diehm C, Allenberg J-R, Nimura-Eckert U: Farbatlas der Gefäßkrankheiten. Springer, Berlin–Heidelberg–New York 1999

Gruss JD, Hiemer W, Bartels D: Klinik, Diagnostik und Therapie des Thoracic-outlet-Syndroms. Vasa 16 (1987) 337–344

Hach W, Gruss J-D, Hach-Wunderle V, Jünger M: Venen-Chirurgie. Schattauer Verlag, Stuttgart 2005

Heiss W-D: Kritische Mangelperfusion als wichtigster pathologischer Faktor für die Behandlung des ischämischen Insults. J. Neurol. Neurochir. Psychiatr. 1 (2002) 8–21

Hennerici M, Neuerburg-Hensler D: Gefäßdiagnostik mit Ultraschall. Thieme, Stuttgart 1998

Jansen O, Schelinger PD: Magnetresonanztomographie beim akuten Schlaganfall. Dt. Ärzteblatt 99 (2002) A1361–1370

Kappert A: Lehrbuch und Atlas der Angiologie, 12. Aufl., Huber, Bern–Toronto–Stuttgart 1989

Krause U, Hahn D, Schultz G, Kenn W, Wittenberg G, Pabst T: Nichtinvasive Gefäßdiagnostik: Fortschritt für den Patienten. Dt. Ärztebl. 97 (2000) A 2527–2532

Nabavi DG, Ringelstein EB: Initialdiagnostik bei akutem Hirninsult. Dt. Ärztebl. 100 (2005) B2628–2636

Rudofsky G: Kompaktwissen Angiologie, 2. Aufl., Perimed, Erlangen 1988

Schäberle W: Ultraschall in der Gefäßdiagnostik, 2. Aufl., Springer, Berlin–Heidelberg–New York 2004

Schoop W: Praktische Angiologie. Thieme, Stuttgart 1988

Seeger JU: Indications and value of CO_2 as an arterial contrast agent. In: 20th Annual Symposium an current critical problems an new techniques in vascular surgery. New York 1993

Vollmar J: Rekonstruktive Chirurgie der Arterien, 4. Aufl., Thieme Stuttgart 1996

Widder B, Görtler M: Doppler- und Duplexsonographie der hirnversorgenden Arterien, 6. Aufl., Springer, Berlin–Heidelberg–New York 2005

Widder B: Der CO_2-Test zur Erkennung hämodynamisch kritischer Karotisstenosen mit der transkraniellen Doppler-Sonographie. Dtsch. Med. Wschr. 110 (1985) 1553

Zeitler E: Klinische Radiologie der Arterien und Venen. Diagnostik nach bildgebenden Verfahren. Springer, Berlin–Heidelberg–New York 1997

3 Anästhesie in der Gefäßchirurgie

A. Scholz und H. Bause

Die Anforderungen an die Wahl der Anästhetika für Patienten mit Erkrankungen des Herz-Kreislauf-Systems sind klar definiert, jedoch ist die richtige Wahl nach wie vor umstritten. Gestiegene Lebenserwartung der Menschen und Fortschritte in der Therapie kardiovaskulärer Erkrankungen konfrontieren den Anästhesisten häufig mit herzkranken Patienten. Die koronare Herzerkrankheit (KHK) und ihre schwerste Folge, der akute Myokardinfarkt, stellt hinsichtlich Morbidität und Mortalität ein bedeutendes medizinisches Problem unserer Zeit dar und nimmt in der Todesursachenstatistik mit rund 50% den ersten Rang ein (Statistisches Bundesamt 1996). Für Deutschland gibt es nur wenig verlässliche Zahlen, die Situation ist aber wahrscheinlich vergleichbar mit der in den USA, wo ca. 25% der Bevölkerung unter kardiovaskulären Erkrankungen leiden (Mangano 1990). In Deutschland sterben rund 82000 Personen an Herz-Kreislauf-Krankheiten. Der akute Myokardinfarkt war in 20000 Fällen (11,5%) die häufigste Todesursache, erst an zweiter Stelle der Todesursachenstatistik folgten bösartige Neubildungen. Ende der 70er Jahre des 20. Jahrhunderts starben 30% aller Herzinfarktpatienten bereits im Verlauf ihres Klinikaufenthaltes. Heute sind es dagegen nur noch zwischen 16 und 19%. Verantwortlich für diese positive Entwicklung ist der zunehmende Einsatz aggressiver Akutmaßnahmen zur Reperfusion, wobei rund 40% aller Infarktpatienten derzeit lysiert werden.

Insgesamt wurde in den letzten Jahren speziell in der Gefäßchirurgie eine Zunahme großer chirurgischer Eingriffe bei Patienten mit hohem Narkose- und Operationsrisiko beobachtet. Das heißt, es werden pro Jahr ca. 2–3 Millionen nichtherzchirurgische Operationen an kardialen Risikopatienten vorgenommen (Mangano und Böttinger 1995). Heute weist jeder zweite zu anästhesierende Patient neben dem zu operierenden

Leiden wenigstens eine oder mehrere relevante Störungen des Gesundheitszustandes auf. Trotz dieser Entwicklung ist eher eine Abnahme der intraoperativen Komplikationshäufigkeit zu verzeichnen. Dabei hat die zunehmende Sicherheit des Patienten im Operationssaal das Problem der Narkose- und Operationsletalität in die postoperative Phase verschoben. Diese Tendenz wurde schon in der Studie des Baltimore Anesthesia Study Committee sichtbar, in der über 50% tödliche – teilweise anästhesiebedingte – Komplikationen postoperativ beobachtet wurden (Phillips et al. 1960). Auch neuere Untersuchungen bestätigen dieses Ergebnis. Dabei ist das Auftreten postoperativer Komplikationen eng mit den Vorerkrankungen des Patienten verbunden. Das postoperative Risiko ist v.a. erhöht bei bronchopulmonalen und kardialen Vorerkrankungen sowie einer Operationsdauer von über 120 Minuten in der Abdominalchirurgie. Die kardiale Gefährdung steigt deutlich an, wenn präoperativ ein Herzinfarkt vorliegt. Auch wenn die Gewährleistung stabiler Kreislaufverhältnisse seit langem zu den Grundlagen der modernen Anästhesie gehört, bleibt die Rolle intraoperativer Hypotensionen unklar. In Studien an über 2000 gefäßchirurgischen Patienten mit kardialen Risikofaktoren konnte kein Zusammenhang zwischen intraoperativer Hypotension und kardialen Komplikationen nachgewiesen werden (Wong et al. 1997, Yeager et al. 1995). In den letzten Jahren wurde das Hauptaugenmerk eher auf eine suffiziente Stressabschirmung und das Vermeiden hypertensiver Phasen zur Risikominimierung gelegt. Gut belegt ist mittlerweile die ungünstige Rolle tachykarder Episoden. Pathophysiologisch spielt hier die Verkürzung der Diastolendauer bei zunehmender Herzfrequenz mit der Folge einer schlechteren Koronarperfusion eine entscheidende Rolle. Das Risiko einer Plaqueruptur sinkt bei niedrigeren Herzfrequenzen durch Reduktion der Scherkräfte in den Koronarien. Die Inzidenz für Myokardischämien verdoppelt sich bei einer Herzfrequenz über 110 Schlägen pro Minute, verglichen mit einer Frequenz von 70 Schlägen pro Minute (Dawood et al. 1996, Raby et al. 1999).

3.1 Präoperative Evaluierung und Risikoabschätzung

Anhand der präoperativ erhobenen Befunde wird eine Strategie entwickelt, um das intraoperative Management sowie die postoperative Überwachung weitgehend im Voraus festzulegen. Hierbei sind die postoperative Betreuung auf einer Intensivstation, einer „Intermediate Care Station", im Aufwachraum sowie die Planung der postoperativen Schmerztherapie nicht zu vernachlässigen. Patienten mit kardiovaskulären Erkrankungen wie Hypertension, Herzinsuffizienz und KHK, bei denen ein nichtkardiochirurgischer Eingriff geplant ist, stellen häufig eine größere Herausforderung für den Anästhesisten dar als Patienten, bei denen ein Eingriff am offenen Herzen durchgeführt wird. Nicht selten werden Symptome bagatellisiert und einer nicht ausreichenden Diagnostik zugeführt. Entsprechend der manchmal mangelhaften Diagnostik fehlt eine medikamentöse Einstellung einer präoperativ bekannten Hypertonie. Diese Patienten sind perioperativ einem erhöhten Risiko ausgesetzt, eine Herzinsuffizienz oder eine Myokardischämie zu erleiden. Studien der Arbeitsgruppen um Mangano, Poldermans und Lee haben zu weitgehend akzeptierten Strategien zur Risikoidentifikation und Risikominimierung geführt (Mangano 1990, Poldermans et al. 1999, Lee et al. 1999). Die perioperative Betablockade nimmt hierbei eine bedeutende Stellung ein und wurde im Jahre 2002 als Klasse-I-Empfehlung in die Leitlinien der amerikanischen Fachgesellschaften (ACC/AHA) aufgenommen. Bewährt hat sich der in Abbildung 3-1 dargestellte Algorithmus, ausgehend vom Lee-Index.

3.1.1 Perioperative Reinfarkthäufigkeit und Reinfarktletalität

Das Bestehen einer koronaren Herzerkrankung, der Zeitpunkt des zurückliegenden Herzinfarktes, die infarktbedingten Komplikationen und die erforderliche Behandlung dieser Erkrankung sind von besonderer Bedeutung und stellen wichtige Informationen für den Anästhesisten dar. Diese Variablen beeinflussen die Art der durchzuführenden Anästhesie sowie die Entscheidung, *ob, wann, wie* und *wo* die Anästhesie und der operative Eingriff durchgeführt werden können und ob eine geeignete postoperative Nachsorge gewährleistet ist. In den über 20 Jahre alten Studien liegt die perioperative Infarktinzidenz bei allgemeinchirurgischen Patienten *ohne* Infarktanamnese noch zwischen 0,1 und 0,7%. Zahlreiche epidemiologische Studien haben gezeigt, dass Patienten mit einer Herzinfarktanamnese ein 11- bis 90fach höheres Reinfarktrisiko haben. Die Reinfarktquote wird bei diesen Patienten mit 1,1–11,7% angegeben. Die Gesamtletalität liegt zwischen 0,7–8,9%. In zahlreichen Untersuchungen wurde festgestellt, dass Myokardinfarkte bei gefäßchirurgischen Patienten häufiger auftreten als bei anderen Patienten. Die Mehrzahl der perioperativen Infarkte verläuft jedoch stumm.

3

Abb. 3-1 Perioperative Strategie bei kardiovaskulärem Risiko.

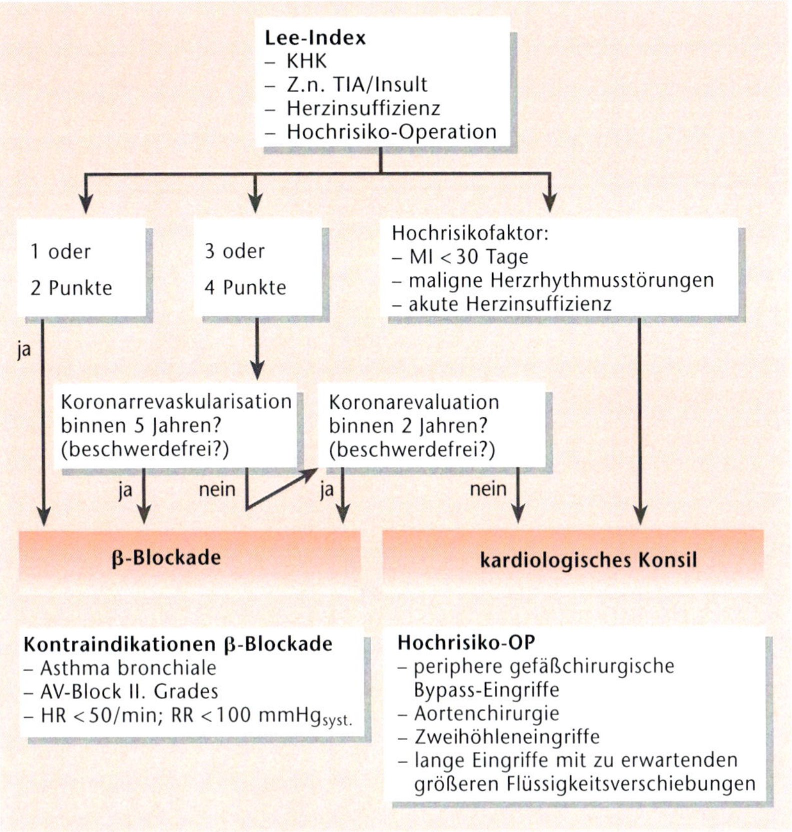

3.1.2 Zeitpunkt der größten Reinfarktgefährdung

Schon frühen Arbeiten ist zu entnehmen, dass Reinfarkte überwiegend postoperativ auftreten. Sie fanden, dass 51% der Reinfarkte in den ersten drei postoperativen Tagen auftraten. Vom 4. bis 7. Tag sank das Risiko dann auf 11,4% ab, um dann erstaunlicherweise und von den Autoren unerklärterweise vom 8. bis 14. Tag an wieder auf 31,4% anzusteigen. Nach 3 Wochen, dem Ende des Beobachtungszeitraumes, lag es bei rund 6%. Auch in der Untersuchung von Steen und Mitarbeitern (1978) war zu sehen, dass Reinfarkte überwiegend postoperativ und nur zu ca. 20% intraoperativ auftraten. Rao et al. (1983) sahen die größte Reinfarktgefahr in den ersten drei postoperativen Tagen mit einem Maximum am dritten Tag. In anderen Untersuchungen hielt die erhöhte Reinfarktgefährdung bis zum 5. bis 6. Tag an. Dies konnte auch in eigenen Studien verifiziert werden.

!

Intraoperativ sind Infarkte aufgrund der fehlenden spezifischen Symptomatik schwer zu diagnostizieren.

Dies betrifft auch die unmittelbare postoperative Phase, denn überhängende Anästhetika- und Opiatwirkungen verschleiern hier allzu leicht Symptome wie z.B. Angina pectoris, Hypotension, Tachykardie, Oligurie und Arrhythmien; sie sind als Symptome ebenso unspezifisch, so dass sie differenzialdiagnostisch große Schwierigkeiten bereiten, zumal sich die EKG-Überwachung in der Regel intraoperativ auf eine Ableitung beschränken muss.

3.2 Gegenwärtige Praxis der Anästhesie, Narkoseausleitung und postoperativen Versorgung koronarkranker Patienten

Die Ausweitung der zur Verfügung stehenden intraoperativen Überwachungsmöglichkeiten, der Zuwachs an Erfahrung und die Möglichkeiten der postoperativen Intensivüberwachung und -therapie haben dazu geführt, dass selbst gravierende Erkrankungen des Herzens, wie z.B. die KHK, kaum noch die Durchführung von Anästhesien zu diagnostischen oder therapeutischen Eingriffen ausschließen. Wesentlich beigetragen zu dieser Entwicklung hat die enge Kooperation des Anästhesisten mit Chirurgen und kardiologisch versierten Internisten als Beispiel für eine enge interdisziplinäre Zusammenarbeit.

➡ Entscheidendes Ziel der Narkose bei Patienten mit kardiovaskulären Vorerkrankungen, insbesondere bei Patienten mit KHK und Zustand nach Myokardinfarkt, ist es, Reaktionen zu vermeiden, die die myokardiale Sauerstoffbilanz verschlechtern.

Dies bedeutet, dass die Narkoseführung folgende Gesichtspunkte beachten muss:

- Das **Sauerstoffangebot an das Myokard** hängt bei eingeschränkter Koronarreserve weitgehend linear vom Perfusionsdruck sowie von der Diastolendauer ab (unter Voraussetzung eines normalen arteriellen Sauerstoffgehaltes). Der *effektive Perfusionsdruck* entspricht der Differenz zwischen Aortendruck und dem Druck im rechten Vorhof. Im Allgemeinen ist der rechte Vorhofdruck mit 3–5 mmHg zu vernachlässigen. Er ist allerdings in Rechnung zu stellen bei deutlicher Erhöhung, wie z.B. bei schwerer Trikuspidalinsuffizienz. Ferner ist zu berücksichtigen, dass der systolische Perfusionsdruck aufgrund von Turbulenzen (Venturi-Effekt) an den geöffneten Taschenklappen gering unterhalb des Aortendruckes liegt. Die Druckdurchflussbeziehung im koronaren Gefäßsystem ist nicht linear. Oberhalb eines mittleren arteriellen Druckes von 100 mmHg findet sich nur noch eine geringe Zunahme des koronaren Durchflusses. Ein Abfall des mittleren arteriellen Druckes unter 70–80 mmHg ist dagegen von einem überproportionalen Abfall der Durchblutung gefolgt. Aufgrund des basalen Widerstandes des Gefäßsystems und der Viskosität des Blutes wird unter maximaler Vasodilatation schon bei etwa 30–40 mmHg der sog. *kritische Verschlussdruck* erreicht, d.h., die Durchblutung sistiert und die Gefäße kollabieren. Im klinischen Bereich wird deshalb davon ausgegangen, dass eine unzureichende Koronarperfusion unterhalb eines diastolischen Aortendruckes von 60 mmHg droht. Es kommt deshalb darauf an, einen diastolischen Aortendruck bei linksventrikulären Füllungsdrücken von etwa 12–15 mmHg aufrechtzuerhalten. Da jedoch der für die Perfusion entscheidende poststenotische diastolische Koronararteriendruck nicht messbar ist und je nach dem Grad der jeweiligen Gefäßveränderung erhebliche regionale Unterschiede aufweisen kann, lässt sich keine generelle Empfehlung geben, um wieviel der diastolische arterielle Systemdruck abfallen darf, ohne dass mit einer Ischämie gerechnet werden muss. Umso mehr gewinnt die Überwachung des präkordialen EKG mit ST-Strecken-Ableitung und des linksventrikulären Füllungsdruckes an Bedeutung. Eine niedrige Herzfrequenz trägt zur Aufrechterhaltung eines adäquaten Sauerstoff-Angebotes an das Herz bei. Ein Abfall der Herzfrequenz auf Werte zwischen 50 und 60 Schlägen in der Minute wird erfahrungsgemäß gut toleriert und bedarf keiner Behandlung.
- Neben dem Ziel, beim koronaren Risikopatienten ein ausreichendes O_2-Angebot aufrechtzuerhalten, müssen darüber hinaus die anästhesiologischen Maßnahmen daran orientiert sein, einen **Anstieg des myokardialen Sauerstoffverbrauchs** durch Tachykardien, hohe systolische und enddiastolische Ventrikeldrücke (= hohe Wandspannung) oder durch unnötige inotrope Stimulation eines insuffizienten Myokards zu vermeiden. Eine anästhetikainduzierte Myokarddepression (z.B. durch Inhalationsanästhetika) kann die Sauerstoffbilanz des Myokards durchaus günstig beeinflussen, solange der diastolische Aortendruck nicht stärker abfällt und der linksventrikuläre Füllungsdruck sowie die Herzfrequenz im Normbereich bleiben.
- Heute wird der koronare Risikopatient intubiert, *postoperativ* auf eine Intensivstation verlegt, dort weiter beatmet und die Narkose durch Gabe von Analgetika und Sedativa fortgesetzt. Neben der Sicherung eines ausreichenden Gasaustausches soll durch dieses Vorgehen die ergotrope Reaktion der frühen postoperativen Periode abgeschwächt und so eine „sanfte" Narkoseausleitung erreicht werden. Jedoch können postoperative Störungen des Wärmehaushaltes, der Kreislauffunktion, der Sauerstoffversorgung, des Gasaustausches, der endokrinen Sekretion sowie der Substratmobilisation und -verwertung nicht sicher vermieden werden. Störungen der Herz-Kreislauf-Funktion gehören zu den häufigsten postoperativen Komplikationen. In der Reihenfolge der Häufigkeit ihres Auftretens handelt es sich um Tachykardien, Blutdruckanstiege bis hin zur hypertensiven Krise, Blutdruckabfälle und Schockzustände, v.a. bei Nachblutung oder bereits eingetretener kardialer Komplikation. Ursache eines Teils dieser in der Frühphase nach Operationen und Narkoseende beobachteten Kreislaufreaktionen ist die mit der Wiederkehr der Reflexaktivität entstehende psychomotorische Unruhe. Als Auslöser eines Postaggressionssyndroms sind bislang Wundschmerz, psychischer Stress, v.a. Sauerstoffmangel und Hyperkapnie, Hypothermie, kompensierte Hypovolämien und Störungen der reflektorischen Blutdrucksteuerung nachgewiesen worden. Es ist jedoch bislang ungeklärt, welche Rolle die einzelnen Faktoren für die postnarkotische Kreislauffunktion spielen.

3.2.1 Anästhesiedauer

In mehreren Publikationen wurde immer wieder die Reinfarkthäufigkeit auf die Dauer der Anästhesie bezogen, mit dem einheitlichen Ergebnis, dass über 3 bis 4 Stunden dauernde Eingriffe eine erhöhte Reinfarktquote nach sich ziehen. In diese Betrachtung muss aber auch die Operationslokalisation mit einbezogen werden, da hiervon zum Teil entscheidend die Operations- und damit auch die Anästhesiedauer abhängig sind. Häufig ist die Dauer bei Thorax- und Abdominaleingriffen entscheidend länger als bei anderen Eingriffen. Die genaue Analyse ergab denn auch, dass die Reinfarktrate nur dann mit der Anästhesiedauer korrelierte, wenn es sich um Oberbauch- bzw. Thoraxeingriffe handelte. Die Reinfarktrate war dann viermal größer als bei anderen Eingriffen. Die Anästhesiedauer hat jedoch keinen Einfluss auf die Überlebensrate. Auch die Dringlichkeit der Operation hat keinen Einfluss auf die Reinfarktrate.

3.2.2 Anästhesieverfahren

Goldman und Wolf schrieben 1980: „Mortality for a specific surgical procedure has never been demonstrated to be lower for spinal or epidural anaesthesia than for general anaesthesia." Diese frühe Aussage gilt auch heute noch mit der einzigen Ausnahme, dass für urologische Patienten, die sich einer transurethralen Resektion unterziehen müssen, die Regionalanästhesie das bessere Verfahren ist in Hinblick auf die Inzidenz einer Myokardischämie. Hier konnte nachgewiesen werden, dass die Reduktion der kardialen Vor- und Nachlast durch Reduktion der postoperativen adrenergen Stimulation vorteilhaft ist. Baron und Mitarbeiter zeigten 1992 in einer Studie an 173 Patienten, die sich einer Operation eines Bauchaortenaneurysmas in Allgemeinanästhesie mit und ohne zusätzlichen thorakalen Periduralanästhesie(PDA)-Katheter unterzogen hatten, keinen signifikanten Unterschied in der kardialen und pulmonalen Mortalität (Baron et al. 1992).

Die Frage, ob bestimmte Anästhesieverfahren – auch unter den möglichen Allgemeinanästhesietechniken – die Reinfarktrate oder Ischämiehäufigkeit entscheidend beeinflussen, lässt sich heute nicht eindeutig beantworten. In älteren und jüngeren Untersuchungen wird zumindest kein Einfluss des Anästhesieverfahrens auf die Reinfarkthäufigkeit gesehen. Reiz und Mitarbeiter fanden in ihren Untersuchungen (1983 und 1985) bei gefäßchirurgischen Patienten unter Isoflurananästhesie gehäuft Zeichen eines myokardialen Sauerstoffmangels, wobei unklar blieb, ob die gehäufte Inzidenz für die Ischämie Folge der Hypotension oder der des spezifischen Coronary-steal-Phänomens von Isofluran war. Rao und Mitarbeiter (1983) sahen, dass Patienten, die in Allgemeinanästhesie mit Halothan/Enfluran und Lachgas-Sauerstoff-Gemisch operiert wurden, eine geringere Reinfarktrate hatten als Patienten, die mit hoch dosiertem Fentanyl anästhesiert wurden (Rao et al. 1983). Zu ähnlichen Ergebnissen kamen auch andere Untersucher bei koronarchirurgischen Patienten mit hoch dosierter Fentanyl/O_2-Anästhesie, bei denen sie eine auffällige Häufung akuter intraoperativer Myokardischämien (Laktatproduktion) fanden. Auch mit dem Opioid Sufentanil und dem Inhalationsanästhetikum Desfluran war das postoperative Ergebnis identisch. Klinische Untersuchungen haben die anästhetikainduzierte Präkonditionierung bei kardiochirurgischen Patienten bestätigt und weisen auf einen Vorteil der Anästhesie mit *volatilen* Anästhetika gegenüber intravenösen Anästhesieverfahren bei kardialen Risikopatienten hin.

Einen weiteren, nicht unwesentlichen Anteil am Outcome des kardialen Risikopatienten kann die Leistung des Anästhesisten darstellen, wie Slogoff 1985 darlegte. In zahlreichen Untersuchungen konnte der Zusammenhang von Tachykardie und intraoperativer Myokardischämie herausgestellt werden. Hier liegen entscheidende Möglichkeiten des Anästhesisten, die Tachykardie zu beeinflussen.

Als Alternative zur Herzfrequenz-/Blutdruckkontrolle durch hoch dosierte Opioide wird jetzt der Einsatz von Betablockern herausgestellt. In einigen Untersuchungen konnte belegt werden, dass Betablocker wie Esmolol die Langzeitmortalität reduzieren. Ähnliche Ergebnisse wurden auch mit Propanolol, Metoprolol und Atenolol erzielt. Neben dem ersten Ziel, während der Anästhesie eine Tachykardie zu reduzieren, liegt das zweite Ziel in der Vergrößerung des Koronararterienkalibers. Hierzu gehört die Fortführung der präoperativen antianginösen und antihypertensiven Therapie mit Nitraten und Kalziumantagonisten. Nitroglyzerin alleine ist jedoch nicht in der Lage, Myokardischämien zu reduzieren. Nifedipin, Verapamil, Diltiazem, Nicardipin und Isradipin reduzieren den koronaren Gefäßwiderstand, ziehen jedoch als Nachteil einen Anstieg der Herzfrequenz nach sich; sie zeigen einen dosisabhängigen, negativ inotropen Effekt sowie einen unterschiedlichen epikardialen und subendokardialen Blutfluss.

Einen viel versprechenden Ansatz bieten die neuen **α_2-Agonisten** (Dexmedetomidin und Mivacerol) in der Prävention der Myokardischämie, wenngleich sie sich für diesen Indikationsbereich bisher nicht durchsetzen konnten, zumal auch in Europa keine Zulassung vorhanden ist. Neben der Reduktion der Freisetzung von Noradrenalin bewirken sie eine gute Analgesie, Sedierung und Anxiolyse. Jüngst konnte gezeigt werden, dass durch die Prämedikation mit Clonidin sowohl Hypertension als auch Tachykardien reduziert werden. Stuhmeier et al. (1996) konnten bei gefäßchirurgischen Patienten zeigen, dass kleine Dosen von Clonidin (2 µg/kg KG p.o.) bei der Prämedikation die Inzidenz für eine intraoperative Myokardischämie von 39 auf 24% zu reduzieren vermag. Hypothermie spielt möglicherweise auch eine wichtige Rolle beim Auftreten der Myokardischämie. Hypotherme Patienten zeigen bis zu dreimal häufiger Ischämien. Auf Normothermie während des Eingriffs sollte deshalb besonderer Wert gelegt werden.

!

Die Erkenntnis, dass die verwendete Anästhesietechnik bei den meisten Eingriffen das Outcome der Patienten nicht beeinflusst, sollte allerdings nicht zu einem anästhesiologischen Nihilismus führen.

3.3 Monitoring

Aufgrund des erhöhten Risikos für perioperative kardiovaskuläre Komplikationen bei gefäßchirurgischen Patienten ist häufig ein erweitertes hämodynamisches Monitoring vorzusehen. Hierzu gehören insbesondere:

- EKG (mind. V_5-Ableitung, besser ST-Strecken-Analyse)
- Pulsoxymetrie
- nichtinvasive Blutdruckmessung (NIB)
- fakultativ: arterielle Druckmessung
- fakultativ: zentraler Venendruck
- fakultativ: Pulmonalarteriendruck, Herzzeitvolumen, TEE, TCD, SEP (s. Tab. 3-2).

3.3.1 EKG

Für die intraoperative Ischämiedetektion mittels EKG sind besondere Kenntnisse der normalen und pathologischen ST-Segment-Morphologie unerlässlich. Die *intraoperative* EKG-Diagnostik von akuten Myokardischämien wird jedoch dadurch erschwert, dass weder entsprechende Ableitsysteme zur Verfügung stehen noch ein großes, vollständiges Ableitungsprogramm fortlaufend mitgeschrieben werden kann. Mit der Standardableitung II nach Einthoven können zwar Ischämien im Bereich der *unteren Herzwand* erkannt werden, die häufigeren Vorder- und Seitenwandischämien werden jedoch leicht übersehen. Hier kann – und dies wird vielfach praktiziert – ein „poor man's"-V_5-EKG registriert werden. Diese einzelne Ableitung hat zumindest eine Sensitivität von 75%. Die Kombination der Ableitungen II, V_4 und V_5 erhöht die Sensitivität auf 90%. Nur wenige Studien haben die Sensitivität von 12 Standard-EKG-Ableitungen in der perioperativen Phase untersucht. Das präkordiale Mapping, also die simultane Registrierung mit bis zu 35 Ableitungen, stellt die Idealform der Ischämieerfassung mittels EKG dar, ist aber in der intra- und postoperativen Routine nicht praktikabel. Die jetzt auch für den operativen Bereich eingeführte rechnergestützte EKG-Auswertung mit Trendüberwachung der ST-Segment-Linie erlaubt durch die kontinuierliche quantitative Analyse eine Objektivierung ischämischer ST-Abweichungen und ermöglicht zugleich eine lückenlose Dokumentation. Es konnte gezeigt werden, dass mit dem Einsatz dieser rechnergestützten EKG-Monitore ein früherer Nachweis von Ischämien möglich ist als mit der rein visuellen Beurteilung des EKG-Signals auf dem Monitor. Zur Quantifizierung von ST-Strecken-Veränderungen sowie bei nicht horizontalen Abweichungen der ST-Strecke von der Nulllinie sollte der J-Punkt („junction point") identifiziert werden. Unter den objektiven Methoden hat die Ischämiedetektion mittels EKG nach wie vor einen hohen Stellenwert, das EKG darf aber auch nicht überschätzt werden, denn ST-Segment-Veränderungen

Tab. 3-1 Beschreibende statistische Analyse der vier diagnostischen Methoden (Detsch und Kochs 1997).

Methode	Anzahl	Sensitivität (%)	Spezifität (%)	PPV (%)	NPV (%)
CK-MB	1010	100	98,3	41,4	100
EKG/ST-Segment	1010	21,2	99,4	64,7	95,9
Echokardiographie	901	47,4	99	50	99
Belastungs-EKG	791	28,6	99,4	44,4	98,7

PPV, positive predictive value, positiver Vorhersagewert; NPV, negative predictive value, negativer Vorhersagewert

sind keinesfalls Frühzeichen einer akuten Myokardischämie (Tab. 3-1).
Aus diesen Daten ist zu erkennen, dass die fortlaufende Überwachung mittels ST-Segment-Monitoring, neben der geringen Sensitivität, eine hohe Spezifität besitzt. Zurzeit sind wir darauf angewiesen, Untersuchungsmethoden zu kombinieren, die zusammen eine hohe Spezifität und Sensitivität ermöglichen, wie z.B. das ST-Segment-Monitoring mit der Bestimmung der Serum-CK-MB oder des Troponin-I.

3.3.2 Arterielle Druckmessung

Die direkte arterielle Druckmessung weist gegenüber der NIB folgende Vorteile auf:
- kontinuierliche Messung bei jedem Herzschlag
- Messgenauigkeit
- rasches Erkennen hämodynamischer Schwankungen (Volumendefizite)
- Beurteilung der Auswirkung von Rhythmusstörungen
- Beurteilung von Myokardkontraktilität und dp/dt_{max}
- Zugang für arterielle Proben.

3.3.3 Zentraler Venenkatheter

Zentrale Venenkatheter werden präoperativ regelhaft über die Jugularvenen und nur bei der Karotisthrombendarteriektomie ausnahmsweise, wenn ein ZVK erforderlich ist, über die V. basilica gelegt.

3.3.4 Transösophageale Echokardiographie (TEE)

Die TEE ist ein sensitives Monitoring-Verfahren, mit dem die ventrikuläre Funktion, aber auch Indikatoren für eine Myokardischämie wie regionale Wandbewegungsstörungen (RWBS) und die ventrikuläre Dilatation beurteilt werden können. Da Myokardischämien vermehrt während In- und Extubation auftreten, sind sie nur selten mit dem TEE erfassbar. Neuere Verfahren der automatischen Konturerkennung können zukünftig die Anwendung erleichtern.

3.3.5 Pulmonalarterienkatheter

Die geringe Sensitivität des erhöhten Lungenkapillardruckes (PCWP, pulmonary capillary wedge pressure) unter operativen Bedingungen, im Verhältnis zu den potentiellen Risiken, stellt die Indikation für den Pulmonalarterienkatheter bei Patienten mit einem erhöhten Risiko für eine myokardiale Ischämie zunehmend in Frage, so dass die Indikationen derzeit kritisch überprüft werden.

3.3.6 Perioperatives Neuromonitoring

Das Ziel des Neuromonitorings ist die Überwachung zentralnervöser Strukturen, die durch Minderperfusion in ihrer Integrität gefährdet sind. Eine Übersicht über die Verfahren des Neuromonitorings bei operativen Eingriffen und auf der Intensivstation, die sich in der klinischen Routine bewährt haben und wissenschaftlich validiert sind, bietet Tabelle 3-2.
Unbestritten ist jedoch, dass der Wert einiger Verfahren sich mittlerweile als gering erwiesen hat (z.B. Stumpfdruckmessung) und die Aussagekraft neuerer Verfahren (z.B. NIRS, $SvJO_2$) noch weiter bestätigt werden muss.

EEG

Da das Roh-EEG besondere neurophysiologische Erfahrung voraussetzt, wurde dazu übergegangen, das EEG rechnergestützt zu verarbeiten. Durch Berechnung uni- und multivariater EEG-Parameter wird versucht, die Verteilung des Leistungsspektrums eines EEG-Signals zu verarbeiten. Die bispektrale EEG-Analyse (BIS) stellt ein Verfahren dar, bei dem die Phasenbeziehung erhalten bleibt.
Für das intraoperative Monitoring reichen meist 2 bis 4 Kanäle aus, die entsprechend dem operativen Eingriff platziert werden (Ischämie-Monitoring). Die Elektroden sollten bihemisphäriell über dem Versorgungsgebiet der A. cerebri media angebracht werden.

Tab. 3-2 Verfahren des Neuromonitorings.

Anwendungsbereich	Eingriffe bzw. beurteilbare Parameter	Verfahren
Gefäßchirurgie	Karotisthrombendarteriektomie	EEG* SSEP* TCD* $SvJO_2$ NIRS Stumpfdruckmessung
Gefäßchirurgie	Aorteneingriffe	SSEP* MEP*
Anästhesie	Quantifizierung der Narkosetiefe und Analgosedierung	EEG MLAEP späte SSEP

* wissenschaftlich und klinisch hinreichend gesicherte Indikation
EEG, Elektroenzephalographie; MEP, motorisch evozierte Potentiale; MLAEP, akustisch evozierte Potentiale mittlerer Latenz; NIRS, Nah-Infrarot-Spektroskopie; $SvJO_2$, jugularvenöse Sauerstoffsättigung; TCD, transkranielle Doppler-Sonographie

3

Somatosensorisch evozierte Potentiale

Die Aussagekraft der somatosensorisch evozierten Potentiale (SSEP) hinsichtlich postoperativer Defizite und deren Verhinderung durch die SSEP-geleitete Indikation bei der Karotisthrombendarteriektomie zur Shunt-Einlage ist allgemein akzeptiert. Es sollten das Halsmarkpotential C2 und operationsseitig das kortikale Potential abgeleitet werden. Als Zeichen kritischer Perfusion gilt bei einigen Untersuchern schon eine 50%ige Amplitudenreduktion von N_{20}/P_{25}. Zur Überwachung der Rückenmarkfunktion während der Operation an der thorakoabdominalen Aorta bieten sich die SSEP nach Stimulation des N. tibialis posterior-anterior an. Da die spinalen Potentiale deutlich unempfindlicher gegen Anästhetika sind als die kortikalen Potentiale, sollte die Ableitung in L1 und C2 gewählt werden.

Transkranielle Doppler-Sonographie

Mit der transkraniellen Doppler-Sonographie (TCD) können neben den Abklemmfolgen auch Mikroembolien (Luft, Partikel) dargestellt werden. Nach neueren Untersuchungen soll ein Abfall von V_{mean} in der ersten Minute nach Abklemmen der A. carotis auf 0–15% des Ausgangswertes eine schwere Ischämie zeigen. Wenn die mittlere Flussgeschwindigkeit über 40% beträgt, so muss mit keiner Minderperfusion gerechnet werden. Es besteht eine hohe Korrelation zu EEG und SSEP.

3.4 Anästhetika

3.4.1 Inhalationsanästhetika

Alle heute gebräuchlichen Inhalationsanästhetika wie **Isofluran**, **Desfluran** und **Sevofluran** bewirken eine dosisabhängige Beeinträchtigung der Herzfunktion mit Abnahme der Myokardkontraktilität und Abfall des arteriellen Blutdrucks. Die älteren Substanzen Halothan und Enfluran spielen nur noch eine untergeordnete Rolle. Die generellen Wirkungen werden durch zahlreiche Faktoren noch zusätzlich beeinflusst:

- Hyperkapnie/Hypokapnie
- Körpertemperatur
- Prämedikation
- Kombination mit Lachgas
- Interaktionen mit Begleitmedikation.

Zwischen den heute gebräuchlichen Inhalationsanästhetika bestehen Unterschiede hinsichtlich ihrer kardiovaskulären Wirkungen.

Die neueren Substanzen Desfluran und Sevofluran unterscheiden sich von den älteren Substanzen wie Isofluran und Halothan besonders durch ihre geringe Löslichkeit im Blut. Insbesondere von Desfluran ist die Löslichkeit noch geringer als die von Sevofluran. Hieraus ergeben sich eine bessere Kontrolle der alveolären Konzentration, schnellere Konzentrationsänderungen und damit eine bessere Steuerbarkeit während der Operation, schnelleres Erwachen und frühere Rückkehr kognitiver und motorischer Funktionen. Von den gebräuchlichen Inhalationsanästhetika weist Desfluran mit 0,02% die geringste Metabolisierungsrate auf und ist somit eine den Organismus nur wenig belastende Substanz. Die Metabolisierungsrate von Sevofluran liegt hingegen bei 3–5%, die von Isofluran bei 0,2%.

Die kardiovaskulären Wirkungen von Desfluran und Sevofluran unterscheiden sich im Tierexperiment nur unwesentlich vom Isofluran. Möglicherweise ist die koronardilatierende Wirkung der beiden neueren Substanzen geringer. Beim herzgesunden Patienten unterscheiden sich die hämodynamischen myokardialen Wirkungen zwischen den drei Substanzen Isofluran, Desfluran und Sevofluran kaum. Die *Herzfrequenz* wird von Sevofluran nicht oder nur wenig beeinflusst, wohingegen Isofluran und v.a. Desfluran eine deutliche Tachykardie auslösen können. Desfluran kann v.a. bei zu schneller Konzentrationssteigerung eine *Sympathikusaktivierung* verursachen, die unerwünscht ist.

➡ Da jedoch die meisten Inhalationsanästhetika im Rahmen der balancierten Anästhesie und mit Opioiden, wie z.B. Sufentanil, eingesetzt werden, sollte nur bei Patienten mit KHK Vorsicht geboten sein.

Wie alle anderen volatilen Anästhetika wirken Isofluran, Desfluran und Sevofluran *atemdepressiv*. Sie sind für die Narkose bei Asthmatikern eingesetzt worden, ohne dass ein Bronchospasmus auftrat.

➡ Der Einfluss auf die Hirndurchblutung ist bei Desfluran besonders ausgeprägt, so dass bei Patienten mit intrakranieller Drucksteigerung Konzentrationen von > 1 MAC vermieden werden sollten.

Die neuromuskulär relaxierende Wirkung ist bei allen drei Substanzen vergleichbar. Aufgrund der günstigen pharmakokinetischen Eigenschaften der beiden neuen Substanzen ist besonders bei der Myasthenia gravis mit einer rascheren Rückkehr der neuromuskulären Reaktion zu rechnen.

Sevofluran kann auch für die Narkoseeinleitung per inhalationem benutzt werden, da es im Gegensatz zu Desfluran und Isofluran kaum die Atemwege stimuliert.

Beide neuen Substanzen sind im Vergleich zu Halothan und Isofluran sehr teuer und erfordern daher für einen ökonomischen Einsatz die Low-flow- oder Minimal-flow-Technik. Weder Desfluran noch Sevofluran sind im Vergleich zu Isofluran ideale Inhalationsanästhetika und stellen keinen wesentlichen Fortschritt für den gefäßchirurgischen Patienten dar.

3.4.2 Intravenöse Anästhetika

In der Gefäßchirurgie werden alle intravenösen Anästhetika überwiegend zur Einleitung der Narkose eingesetzt.

Barbiturate

Die Barbiturate **Thiopental** und **Methohexital** gehören zu den weltweit am häufigsten eingesetzten Pharmaka zur Narkoseeinleitung. Methohexital (1–2 mg/kg) ist dreimal stärker hypnotisch wirksam als Thiopental (3 bis 5 mg/kg), wobei auch die Eliminationshalbwertszeit 2- bis 3-mal kürzer ist als bei Thiopental.
Alle Barbiturate bewirken aufgrund des Abfalls des *Herzzeitvolumens* (HZV) und einer *Vasodilatation* und des venösen Poolings beim Herzgesunden einen Abfall des mittleren arteriellen Drucks (MAP) um ca. 10–15%. Ferner tritt nach der Anwendung von Barbituraten regelhaft eine Reduktion des systemischen Gesamtwiderstandes (TPR) auf. Bedingt durch die über einen Baroreflex induzierte Stimulation des Herzens, bewirken sie eine *Zunahme der Herzfrequenz* um 10–35%.
Auch Methohexital und Thiopental sind wie alle anderen Barbiturate dosisabhängig negativ inotrop. wobei das Schlagvolumen um 10–35% und das HZV um 10–25% abnimmt. Diese Reaktionen sind äußerst variabel und v. a. auch von der Injektionsgeschwindigkeit abhängig.

➡ Aufgrund der Zunahme der Herzfrequenz nach Injektion kommt es nach Verabreichung beider Barbiturate zu einer Zunahme des myokardialen Sauerstoffverbrauchs und der Koronardurchblutung. Für den schwer herzkranken Patienten ist weder Methohexital noch Thiopental das ideale Induktionsanästhetikum.

Eine unterstellte Hirnprotektion ist bisher nicht belegt.

Etomidat

Wegen seiner *hohen Breite therapeutischer Sicherheit* wird Etomidat v. a. bei kardialen Risikopatienten häufig eingesetzt. Es hat die höchste hypnotische Potenz und die geringsten kardiovaskulären Nebenwirkungen und ist somit indiziert bei Herzinsuffizienz, Herztamponade, Hypovolämie und Notfalloperationen.
Bei Patienten mit kompensierten Herzerkrankungen ändert sich der MAP bei Einleitungsdosen von 0,3 mg/kg KG nur gering. Negativ inotrope Wirkungen sind nur bei Herzkranken (Schweregrad III nach NYHA) nachweisbar. Schlagvolumen, HZV, Koronardurchblutung und myokardialer Sauerstoffverbrauch werden durch die Einleitungsdosis von Etomidat kaum beeinflusst. Lediglich in Kombination mit Opioiden/Benzodiazepinen kann es beim Herzkranken mit eingeschränkter Ventrikelfunktion zur hämodynamischen Beeinträchtigung kommen. Das in Fett gelöste Etomidat zeigt wesentlich seltener einen Injektionsschmerz als das Originalprodukt. Etomidat führt sehr selten zu eine Histaminliberation.

Propofol

Propofol ist ein kurzwirksames Hypnotikum ohne analgetische Wirkung. Die Substanz wird sowohl zur Narkoseinduktion als auch zur kontinuierlichen Infusion in Kombination mit Opioiden (TIVA, totale intravenöse Anästhesie) eingesetzt. Zur Narkoseinduktion werden Dosierungen von 1–3 mg/kg KG eingesetzt, zur TIVA werden kontinuierlich 2–6 mg/kg KG/h verabreicht.
Die Auswirkungen auf die Hämodynamik sind v. a. bei geriatrischen Patienten stark ausgeprägt. Der Abfall des MAP kann, abhängig von der Dosis und der Art der Prämedikation, bei gleichzeitiger Zufuhr von Opioiden und Benzodiazepinen bis zu 55% vom Ausgangswert betragen. Verantwortlich hierfür sind der Abfall des HZV sowie der Abfall des TPR. Im Vergleich zu den Barbituraten gibt es nach Propofolinjektion kaum Änderungen der Herzfrequenz. Vorliegende Befunde belegen eine dosisabhängige negativ inotrope Wirkung des Propofols. Die Beeinträchtigung des HZV und des Schlagvolumens kann bis zu 35% betragen.

! Aufgrund der grundsätzlich blutdrucksenkenden und negativ inotropen Wirkungen sollte Propofol in der Gefäßchirurgie nur bei herzgesunden Patienten eingesetzt werden.

Benzodiazepine

Benzodiazepine werden in der oralen Prämedikation, zur Narkoseeinleitung und zur Supplementierung von Opioiden während der Narkose gerne eingesetzt. Am meisten gebräuchlich sind derzeit **Midazolam, Diazepam** und **Flunitrazepam,** da sie, wie auch die anderen Benzodiazepine, nur geringe kardiovaskuläre Wirkungen haben.
Midazolam ist das einzige wasserlösliche Benzodiazepin, mit der kürzesten Wirkungsdauer und Eliminati-

onshalbwertszeit und hat wegen seiner guten Venenverträglichkeit Vorteile gegenüber Diazepam. Zur Narkoseeinleitung werden Dosierungen von 0,2–0,5 mg/kg KG gewählt. Wenn auch die kardiovaskulären Wirkungen gering sind, so können doch folgende hämodynamische Änderungen auftreten: Abfall des MAP um bis zu 20%, meist erst nach Minuten; die Herzfrequenz bleibt meist unbeeinflusst oder steigt um 10–20% an; Myokardkontraktilität und HZV bleiben ebenso meist unverändert, erhöhte Füllungsdrücke (LVED) können abfallen.

➡ In der Kombination mit Opioiden sind die hämodynamischen Wirkungen der Benzodiazepine meist wesentlich ausgeprägter als in der Monotherapie. Die Kombination von Midazolam und Propofol kann zu einer deutlichen Dosisreduktion von Propofol führen.

3.4.3 Opioide

Die Opioide sind morphinartige Analgetika, die an die verschiedenen Opioidrezeptoren binden und typische Wirkungen wie Analgesie, Müdigkeit, Atemdepression, Thoraxrigidität, Bradykardie, supprimierte Magen-Darm-Motilität, Übelkeit und Erbrechen nach sich ziehen. Für die Anästhesie in der Gefäßchirurgie werden häufig **Fentanyl** und **Sufentanil** benutzt. Hier spielen Morphin und Alfentanil eine untergeordnete Rolle. Im Vergleich zu Morphin hat Fentanyl eine ca. 125fach und Sufentanil eine 1000fach stärkere analgetische Potenz (Tab. 3-3).
Die relative Wirkstärke der Opioide, die hauptsächlich von der Affinität am Rezeptor abhängt, spiegelt sich darin wider, dass die zur Analgesie notwendige Dosis bei den verschiedenen Opioiden sehr unterschiedlich ist. Sufentanil mit der höchsten Rezeptoraffinität ist bei niedrigsten Dosen wirksam.
Die Auswirkungen auf das kardiovaskuläre System sind meist gering. Selbst hohe Opioiddosen verändern die hämodynamischen Parameter von herzgesunden Patienten nur wenig. Dennoch können sie den *arteriellen Blutdruck* senken und verstärken den durch Hypovolämie und Hyperkapnie induzierten Druckabfall. Der Mechanismus der opioidinduzierten Vasodilatation ist derzeit noch nicht sicher bekannt. Im Gegensatz zu den USA, wo Morphin noch sehr häufig eingesetzt wird, besteht in Deutschland Sorge vor der typischen *Histaminliberation* durch Morphin. Fentanyl und Sufentanil scheinen auch in höheren Dosen ein deutlich geringeres Risiko für eine Histaminliberation zu haben. Nach allgemeiner Auffassung sind die *negativ chronotropen Wirkungen* der Opioide durch vagale Hemmung sympathischer Efferenzen verursacht. Die Inotropie des Herzens wird üblicherweise kaum beeinträchtigt. Dies gilt auch für den myokardialen Sauerstoffverbrauch und die Koronardurchblutung. Hohe Dosen von Opioiden können den Tonus der Bronchialmuskulatur und den *Atemwegswiderstand* erhöhen. Opioide werde heute hauptsächlich bei folgenden Narkosen eingesetzt:

- Neuroleptanalgesie
- balancierte Anästhesie
- TIVA
- Analgosedierung.

Sufentanil

Sufentanil ist derzeit das stärkste klinisch anwendbare Opioid und beim Menschen 7- bis 10-mal potenter als Fentanyl. Es besteht eine größere Selektivität zu den Opioidrezeptoren vom μ-Typ. Aufgrund eines hohen Anteils nichtdissoziierter Moleküle und der hohen Lipophilie penetriert Sufentanil nach intravenöser Injektion schnell in das zentrale Nervensystem. Das Wirkungsmaximum nach Bolusinjektion wird innerhalb von 2–3 Minuten erreicht; zum Vergleich: Alfentanil 1–2 Minuten und Fentanyl 5–7 Minuten. Sufentanil besitzt im Vergleich zu Fentanyl eine ca. 100fach größere therapeutische Breite. Hämodynamische Effekte sind gering ausgeprägt. Sufentanil kann wie Fentanyl und Alfentanil zu einer *Bradykardie* führen, die durch Stimulation des zentralen Vaguskerns vermittelt wird und durch Anticholinergika wie Atropin antagoni-

Tab. 3-3 Pharmakokinetik und analgetische Potenz von Opioiden.

	maximaler Wirkeffekt (min)	relative Wirkdauer (min)	analgetische Potenz (min)	Halbwertszeit (min)
Morphin	30	200–300	1	177
Alfentanil	1	30–60	30–40	83
Fentanyl	5–8	60–120	125	219
Sufentanil	2–4	100–150	1000	164

siert werden kann. Sufentanil wird fast vollständig in Leber und Dünndarm metabolisiert. Innerhalb von 24 Stunden werden etwa 80% der Dosis über Urin und Fäzes eliminiert, wobei nur 2% als unverändertes Sufentanil ausgeschieden werden. Für die Anästhesie bietet Sufentanil durch eine gute intraoperative Steuerbarkeit Vorteile und bessere postoperative Verhältnisse bezüglich der Schmerzbekämpfung. Nach Bolusinjektion von 5 µg/kg KG wurde eine Plasmaeliminationshalbwertszeit von 148 ± 49 Minuten bestimmt. Die intraoperative Begleitmedikation (Hypnotika, volatile Anästhetika) muss aufgrund der hohen analgetischen Potenz von Sufentanil reduziert werden. Ebenso kann häufig der postoperative Analgetikabedarf reduziert sein (Scholz et al. 1995).

Fentanyl

Fentanyl ist das bis heute am häufigsten benutzte Opioid in der Anästhesie. Kurz nach der intravenösen Injektion von 3–30 µg/kg KG Fentanyl werden maximale Spiegel erreicht, die innerhalb von 3 Minuten abfallen. Repetitionsdosen von Fentanyl führen zur Kumulation und langsameren Freisetzung aus den Geweben und damit verlängerter Wirkdauer. Zwischen den Plasmaspiegeln von Fentanyl und den Wirkungen sollen nach Larsen folgende Beziehungen bestehen:

- 1 ng/ml: leichte Analgesie und Atemdepression
- 3 ng/ml: Analgesie, Abnahme des Atemantriebs um 50%
- 8–10 ng/ml: Abnahme der MAC der Inhalationsanästhetika um 50%
- 20 ng/ml: Bewusstlosigkeit.

Fentanyl wird zu 40–50%, davon rund 10% als freies Fentanyl, renal ausgeschieden (Larsen 1995).

Remifentanil

Remifentanil ist ein neuer, hoch potenter und subtypselektiver µ-Opiat-Rezeptor-Agonist, dessen pharmakokinetisches und pharmakodynamisches Profil einen möglichen Fortschritt in der operativen Anwendung potenter Opioide darstellt. Als selektiver µ-Opiat-Rezeptor-Agonist hat es vergleichbare Wirkungen wie Fentanyl, Alfentanil und Sufentanil mit Nebenwirkungen wie Atemdepression, Bradykardie, Thoraxrigidität, Übelkeit und Erbrechen. Es ist gekennzeichnet durch eine schnelle Anschlagzeit (1,5 Minuten) und sehr kurze Wirkdauer (< 8 Minuten). Die kinetischen Besonderheiten beruhen auf dem geringen Verteilungsvolumen von Remifentanil und der raschen Hydrolyse durch unspezifische Esterasen in Blut und Geweben. Aufgrund seiner kurzen Wirkdauer wird es regelhaft, außer bei Kurzeingriffen, als kontinuierliche Infusion verabreicht. Es darf nur intravenös verabreicht werden, da es Glyzin als Stabilisator enthält. Somit ist eine epidurale oder intrathekale Anwendung streng kontraindiziert. In höheren Dosierungen von 2–30 µg/kg KG führt Remifentanil zu einem signifikanten *Blutdruckabfall* und *Bradykardie*. Als TIVA werden initial Remifentanil (0,3–0,5 µg/kg KG/min) und Propofol (5 bis 6 mg/kg KG/h) infundiert. Anders als bei den übrigen Opioiden ist eine hohe Remifentanildosierung jederzeit möglich, da bei dieser Substanz nicht mit einer prolongierten Aufwachphase und Nachbeatmung gerechnet werden muss.

3.4.4 Muskelrelaxanzien

Auch Muskelrelaxanzien haben *kardiovaskuläre Wirkungen* durch die Beeinflussung des autonomen Nervensystems und ihre potentielle Histaminliberation. Beobachtet werden vor allem Tachykardie, Arrhythmie und Blutdruckabfall. In der Anästhesie bei gefäßchirurgischen Patienten werden heute überwiegend **Pancuronium**, **Vecuronium**, **Rocuronium** und **Cis-Atracurium/Atracurium** eingesetzt. **Succinylbischolin** findet derzeit als einziger Depolarisationsblocker noch Anwendung in der Anästhesie. Für die „Blitzintubation“ können nur Rocuronium und Succinylcholin angewandt werden. Pancuronium und Succinylcholin setzen in unterschiedlichem Grad Histamin frei. Vecuronium und Rocuronium hingegen sollen keine Histaminliberation nach sich ziehen. Eine vorbestehende Niereninsuffizienz kann die Pharmakokinetik von Muskelrelaxanzien wesentlich beeinflussen. Bei Pancuronium wurde eine Verlängerung der Eliminationsrate gefunden. Vecuronium und Rocuronium scheinen hier günstiger zu sein, da nur 10–20% renal eliminiert werden. Cis-Atracurium/Atracurium ist aufgrund seines völlig anderen Abbauweges (Hofmann-Elimination) von der renalen und hepatobiliären Elimination völlig unabhängig.

Pancuronium

Pancuronium ist das am häufigsten verwendete lang wirkende Muskelrelaxans. Nach Injektion von 0,04 bis 0,1 mg/kg KG tritt nach 4,5 Minuten seine vollständige relaxierende Wirkung ein, die dann 45 Minuten anhält. Repetitionsdosen können die Wirkung jedoch erheblich verlängern.

Vecuronium

Vecuronium ist ein Steroidanalog zum Pancuronium und hat eine mittellange Wirkdauer und damit die geringsten kardiovaskulären Nebenwirkungen unter den nichtdepolarisierenden Muskelrelaxanzien. Hierbei fehlt v. a. die vagolytische Wirkung im Vergleich zum Pancuronium. Nach Injektion von 0,08–0,1 mg/kg KG bestehen nach 1,5–2 Minuten gute Intubationsbedingungen. Die Muskelrelaxation hält dann ca. 20–30 Minuten an.

Rocuronium

Rocuronium ist wie Vecuronium ein mittellang wirkendes Muskelrelaxans mit einem ähnlichen Profil. Die übliche Intubationsdosis liegt bei 0,45–0,6 mg/kg KG und hat bereits nach 1–2 Minuten seine volle relaxierende Wirkung erreicht. Eine Dosiserhöhung (> 0,9 mg/kg KG) verkürzt die Intubationsdauer bis auf eine Minute, so dass ähnliche Intubationszeiten wie bei Succinylcholin erreicht werden können. Es kann somit auch für die Blitzintubation unter klinischen Bedingungen eingesetzt werden. Die Wirkdauer ist vergleichbar mit der von Vecuronium.

Atracurium

Atracurium ist ein mittellang wirkendes Muskelrelaxans, das sich durch zwei besondere Abbauwege auszeichnet: es kann durch die erwähnte Hofmann-Elimination oder durch die von der Pseudocholinesterase unabhängige Esterspaltung abgebaut werden. Im höheren Dosisbereich (> 0,6 mg/kg KG) setzt Atracurium Histamin frei, was zur Neuentwicklung von Cis-Atracurium geführt hat.

Mivacurium

Mivacurium ist ebenfalls ein Muskelrelaxans mit Benzylisochinolinstruktur. Wegen seiner eher kurzen Wirkdauer von ca. 25 Minuten bei einer Dosis von 0,1 mg/kg KG wird es für kürzere Eingriffe bevorzugt. Allerdings eignet sich Mivacurium auch bei Gabe von 0,2 mg/kg KG (2,5fache ED_{95}) aufgrund der Anschlagszeit von 2–3 Minuten nicht zur Blitzintubation. Eine Besonderheit der Substanz ist die enzymatische Inaktivierung durch die Pseudocholinesterase. Bei verringerter Aktivität oder Vorliegen einer atypischen Pseudocholinesterase kann die Wirkdauer von Mivacurium bis zu mehreren Stunden verlängert sein.

Succinylcholin

Succinylcholin wird heute nur noch zur Blitzintubation eingesetzt und spielt als einer der Triggerfaktoren für die maligne Hyperthermie eine untergeordnete Rolle in der Anästhesie.

3.5 Anästhesie bei thorakalen Aortenaneurysmen

Patienten, die sich einer rekonstruktiven Aortenchirurgie unterziehen müssen, sind häufig älter. Das Durchschnittsalter liegt derzeit im eigenen Patientengut bei 71 Jahren. Die meisten Patienten leiden an einem generellen arteriosklerotischen Gefäßleiden. Das gleichzeitige Vorhandensein von Hypertonus, KHK, Nierenerkrankungen und einer zerebralen Gefäßerkrankung erhöhen das Risiko bei jedem operativen Eingriff.

3.5.1 Anästhesiologisches Vorgehen bei Aneurysmaoperationen

Das anästhesiologische Standardverfahren für die chirurgische Aortenrekonstruktion bei Bauchaortenaneurysmen ist die *Allgemeinanästhesie mit Muskelrelaxierung,* evtl. mit Kombination einer *Periduralanästhesie.* Keine spezielle Anästhesietechnik hat sich bis heute als überlegen erwiesen, so dass die balancierte Anästhesie wahrscheinlich zu favorisieren ist. Trotz aller Fortschritte des perioperativen Managements geht dieser Eingriff immer noch mit schweren Störungen der Homöostase aller Organsysteme einher. Zudem sind die Patienten häufig in fortgeschrittenem Alter und durch kardiale, pulmonale oder renale Vorschädigungen gefährdet.

➡ Eine gute Prämedikation hat besondere Bedeutung bei der Aneurysmaoperation und sollte während der Kanülierung und Narkoseinduktion hämodynamische Stabilität garantieren.

Einlungenventilation

Bei der Operation von thorakalen Aortenaneurysmen ist es unumgänglich, einen Doppellumentubus (DLT) zu verwenden. Bei vorbestehenden Intubationsschwierigkeiten kann versucht werden, den Spezialtubus Univent™ einzusetzen. Üblicherweise wird ein linksläufiger DLT eingeführt und seine korrekte Lage mittels eines Kinderbronchoskops kontrolliert. In Abhängigkeit von der veränderten Anatomie kann die korrekte Positionierung erschwert sein und Lagekorrekturen erforderlich machen. Es ist besonders wichtig, dass die linke Tubusspitze ausreichend tief platziert ist, damit er bei chirurgischen Manipulationen nicht disloziert. Man sollte den größtmöglichen Tubusdurchmesser wählen, um die Tubusspitze nicht zu weit in den linken Hauptbronchus vorzuschieben. Die korrekte Lage wird durch Auskultation und Bronchoskopie verifiziert. Bei der

Bronchoskopie durch das tracheale Lumen des linksseitigen DLT ist bei korrekter Lage die Karina frei sichtbar. Die Trachealmanschette darf sich nicht über die Karina vorwölben oder die Karina zur Seite verdrängen. Die Abbildungen 3-2 und 3-3 zeigen die Positionierung und fiberoptische Kontrolle des DLT.

Die Einlungenventilation sollte so lange wie möglich herausgezögert werden, da es regelhaft zum Abfall des PaO_2 kommt. Für die gesamte Zeit der Einlungenventilation wird die Atemfrequenz erhöht und der FiO_2 so hoch gehalten, dass eine ausreichende Oxygenation möglich wird. Benumoff empfiehlt das Tidalvolumen auf 8–12 ml/kg KG bei Beginn der Einlungenventilation einzustellen. Letztlich lässt sich auch bei hohem FiO_2 aufgrund des erhöhten intrapulmonalen Rechts-links-Shunts nicht immer eine ausreichende Oxygenation erreichen, da auch der gewählte FiO_2 nur einen geringen Einfluss auf die PaO_2 hat. Trotz Pulsoxymetrie werden regelhaft Blutgase zu kontrollieren sein. Nitroglyzerin und Nitroprussid sollten wegen der Beeinflussung der hypoxischen pulmonalen Vasokonstriktion vermieden werden. Bei schon leichter Hypoxämie sollten frühzeitig folgende Maßnahmen durchgeführt werden, da eine länger bestehende Hypoxämie kaum noch beseitigt werden kann:

- Beatmung der unteren Lunge mit progredientem PEEP, angepasst an den PaO_2
- bleiben alle Maßnahmen erfolglos, Beatmung mit FiO_2 von 1,0
- balancierte Anästhesietechnik auf TIVA wechseln, um die hypoxische pulmonale Vasokonstriktion nicht zu beeinträchtigen
- CPAP-Manöver (FiO_2: 1,0) der nicht ventilierten Lunge, soweit vom Operateur toleriert
- bei Pneumektomie: Pulmonalarterie der nicht beatmeten Lunge so früh wie möglich abklemmen.

Wird bei thoraxchirurgischen Eingriffen für kurze Zeit ein ruhiges OP-Feld benötigt, kann mit einem konventionellen Tubus für ca. 20 Minuten eine apnoische Oxygenierung durchgeführt werden, indem ein Insufflationskatheter über der Karina positioniert und mit 10–15 l O_2 durchgespült wird. Vor Anwendung der apnoischen Oxygenierung muss hyperventiliert werden, da der $PaCO_2$ um 3 mmHg/min steigt.

Mögliche Komplikationen des DLT sind:

- Kehlkopfverletzungen, v.a. bei DLT mit Sporn
- falsche Tubuslage
- Trachealruptur
- Bronchialruptur.

Es ist deshalb obligat, den Cuff-Druck sowohl des Bronchus als auch der Trachea mit einem Cuff-Druckmesser zu prüfen.

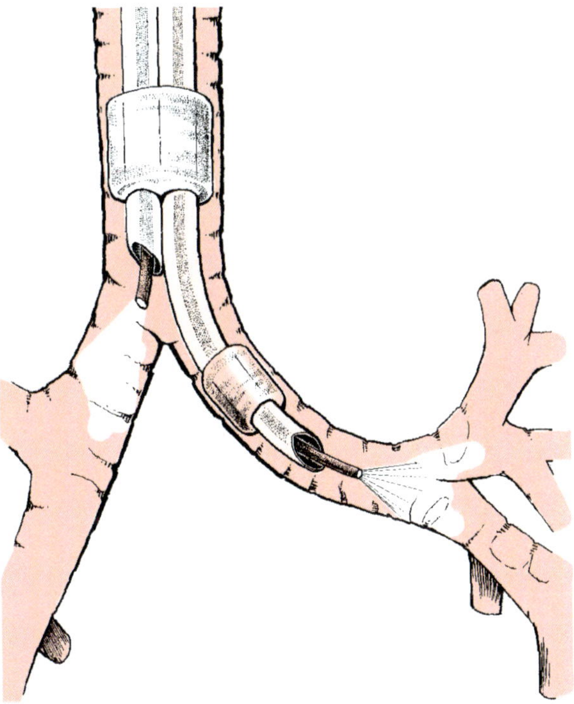

Abb. 3-2 Positionierung des linksläufigen DLT und fiberoptische Kontrolle.

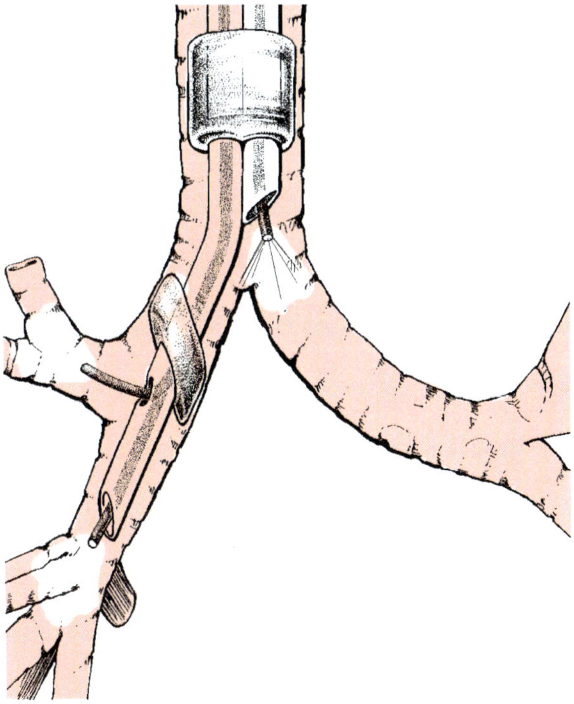

Abb. 3-3 Positionierung des rechtsläufigen DLT und fiberoptische Kontrolle.

Pathophysiologie des Aorten-cross-Clampings und Unclampings

Clamping

Im Rahmen der rekonstruktiven Aortenchirurgie ist ein wichtiger Teil der intra- und postoperativen Komplikationen Folge pathophysiologischer Störungen während des Clampings und Unclampings (Gekman 1995).

Generell tritt nach dem Clamping der Aorta, in Abhängigkeit von der Höhe der gesetzten Klemme, ein Anstieg des arteriellen Druckes sowie des totalen peripheren Gesamtwiderstandes um bis zu 40% auf, ohne dass sich hierbei die Herzfrequenz wesentlich ändert. Bei den meisten Patienten kommt es zu einem Abfall des Cardiac Index (CI) von 15–35%, wohingegen sich die Füllungsdrücke inkonstant verhalten und entweder unverändert bleiben oder ansteigen. Die zum Teil widersprüchlichen klinischen Beobachtungen liegen in den unterschiedlichen Veränderungen des Afterloads, Preloads, koronaren Blutflusses und der Myokardkontraktilität begründet.

Als Folge des Aorten-cross-Clampings tritt unbestritten häufig ein zum Teil dramatischer Hypertonus auf. In zahlreichen klinischen Beobachtungen wurde beschrieben, dass als Folge des Clampings Blutumverteilungen stattfinden, die sich im Anstieg des ZVD, des Lungenkapillardruckes (PCWP) und des linksventrikulären enddiastolischen Druckes niederschlagen. In transösophagealen Echostudien wurde ein Anstieg der enddiastolischen Fläche um bis zu 28% beschrieben.

Die therapeutischen Möglichkeiten, bezogen auf die hämodynamischen Reaktionen des Clampings, sind in Tabelle 3-4 dargestellt. Patienten mit bedeutenden Herzerkrankungen müssen schon während der Evaluation identifiziert werden, damit eine Therapie mit Vasodilatatoren rechtzeitig begonnen werden kann, um die zu erwartenden pathophysiologischen Reaktionen des Clampings frühzeitig therapieren zu können.

Unclamping

In vielfältiger Weise sind die Reaktionen auf das Unclamping das genaue Gegenteil des Clampings. Während der Gefäßwiderstand und der Blutdruck unterschiedlich stark absinken, steigen das Schlagvolumen und das HZV an. In jedem Fall sind die hämodynamischen Änderungen entscheidend abhängig vom linksventrikulären Füllungsdruck. Früher wurde vom Declamping-Schock gesprochen, um das Syndrom der Hypotension und des niedrigen HZV zu beschreiben. Das Flussdiagramm in Abbildung 3-4 beschreibt die hämodynamischen Änderungen nach dem Unclamping. Unter Berücksichtigung der pathophysiologischen Reaktionen sind schwere Hypotensionen meist vermeidbar.

Azidose

Metabolische Azidosen und ein Anstieg der Laktatkonzentration wurden v.a. im Blut von ischämischen Bezirken distal der Aortenokklusion beschrieben. Der Grad der Azidose ist entscheidend abhängig vom vorliegenden Grundleiden. Zum Beispiel kann das infrarenale Abklemmen der Aorta von einem dramatischen Laktatanstieg im iliakalen venösen Blut begleitet sein. Bei einer vorbestehenden okklusiven Aortenerkrankung sind die Laktatspiegelveränderungen deutlich geringer ausgeprägt. Häufig wurde beschrieben, dass erhebliche metabolische Azidosen aus hypoxischem Blut der vergrößerten Gefäßkapazität der Beine resultieren.

Tab. 3-4 Therapeutische Maßnahmen bei hämodynamischen Reaktionen während des Clampings.

hämodynamische Antwort	therapeutische Maßnahmen
Hypertonus (RR > 170/100 mmHg)	Vertiefen der Anästhesie Nitroprussid: 0,25–5,0 µg/kg KG/min Betablocker
akute Linksherzinsuffizienz Lungenkapillardruck ↑↑	Nitroglyzerin: 0,25–7,5 µg/kg KG/min Amrinon: 0,75–1,5 mg/kg KG Dobutamin: 2–8 µg/kg KG/min
akute Myokardischämie ST-Negativierung Lungenkapillardruck↑	Nitroglyzerin: 0,25–7,5 µg/kg KG/min Verapamil

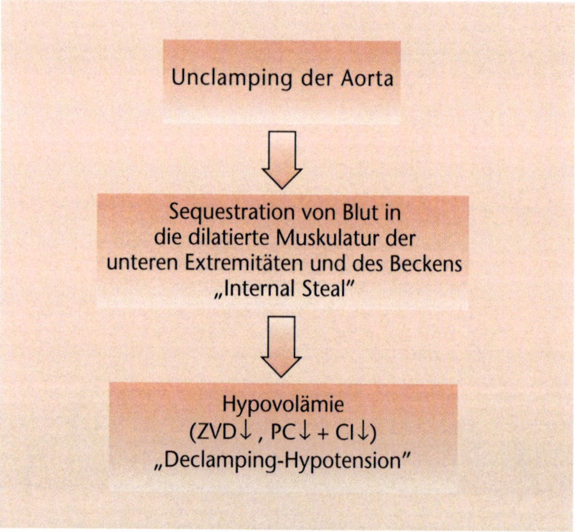

Abb. 3-4 Hämodynamische Änderungen nach dem Unclamping (modifiziert nach Miller 1994).

Die Korrektur der metabolischen Azidose führt nicht zu einem Rückgang der Hypotension nach Unclamping. Sie ist begleitet von einem bedeutenden Anstieg der CO_2-Freisetzung und des Sauerstoffverbrauchs.

Effekte des Clampings auf weitere Organsysteme

Lunge

Insbesondere nach thorakalem Aortenersatz wurden pulmonale Komplikationen beschrieben. In einer Studie an 1414 Patienten mit thorakoabdominellem Aneurysma konnte gezeigt werden, dass 8% der Patienten schwere pulmonale Komplikationen entwickelten, die eine Langzeitbeatmung mit Tracheotomie erforderlich machten. Nahezu die Hälfte der Patienten verstarb noch im Krankenhaus (Stuhmeier et al. 1996). In dieser wie auch in anderen Studien konnte die Pathogenese des pulmonalen Schadens nicht eindeutig belegt werden. Heute werden für den Lungenschaden in erster Linie Prostaglandine verantwortlich gemacht, die während des Clampings ausgeschüttet werden. Die Ischämie verursacht eine Thromboxanbildung, als deren Folge der mittlere pulmonale arterielle Druck ansteigt, begleitet von einer Steigerung der mikrovaskulären Permeabilität. Als weitere Ursachen werden anaerobe metabolische Produkte und Mikroaggregate aus ischämischem Gewebe diskutiert, die dann die Lunge belasten.

Es steht jedoch auch fest, dass nicht per se jede pulmonale Komplikation Folge des Clampings und Unclampings ist, da auch nach großen abdominalchirurgischen Eingriffen gehäuft Atelektasen und pulmonale Dysfunktionen auftreten. Als pulmonale Protektion werden heute eine exakt dosierte Flüssigkeitstherapie sowie die unspezifische Gabe von Mannit angesehen.

Nieren

Die infrarenale Aortenchirurgie ist in bis zu 5% von einem Nierenversagen begleitet, wohingegen nach einem suprarenalen Eingriff in bis zu 17% ein Nierenersatzverfahren erforderlich wird. Nach Operation eines thorakalen Aneurysmas ist wesentlich häufiger mit renalen Komplikationen (ca. 51%) zu rechnen. Für die renalen Komplikationen wird die Aktivierung des Renin-Angiotensin-Systems verantwortlich gemacht. Die Hauptwirkung des Angiotensins II liegt im Anstieg des renalen Gefäßwiderstandes und der Natriumreabsorption. Aus tierexperimentellen Studien ist bekannt, dass die Vorbehandlung mit ACE-Hemmern die renale Durchblutung in den Normalbereich zurückbringt. Der protektive Effekt von Mannit und Dopamin auf die Nierenfunktion wird nach wie vor kontrovers diskutiert und erfordert weitere Studien mit einem überzeugenden Studiendesign. Die Optimierung der systemischen Hämodynamik, unter Berücksichtigung des zirkulierenden Blutvolumens, stellt einen wesentlichen Eckpfeiler der nierenprotektiven Verfahren dar.

Rückenmarkschädigungen während der Operation der thorakalen Aortenchirurgie

Während des Abklemmens der thorakalen Aorta kann es zu einer Reduktion des Blutflusses im Rückenmark um 84–90% kommen, wobei das Risiko bei Notfalloperationen und Abklemmzeiten von über 30 Minuten steigt (Kaplan 1991). In den frühen 60er Jahren des 20. Jahrhunderts wurde von Blaisdell und Cooley berichtet, dass die Liquordrainage vor dem Clamping der Aorta im Kaninchenmodell eine Reduktion der Inzidenz einer Paraplegie bewirkt. Die Autoren prägten den Ausdruck „relativer Rückenmarksperfusionsdruck" mit ihren Studien über das Druckverhalten der Aorta und dem Liquordruck während des Clampings. Die Arbeitsgruppe um Coselli fand 2002 im Rahmen einer kontrolliert randomisierten Studie signifikant weniger postoperative neurologische Defizite in der Chirurgie thorakaler Aortenaneurysmen bei Anwendung einer Liquordrainage. Gegenwärtig wird das Monitoring der spinalen Flüssigkeitsdrainage für 72 Stunden aufrechterhalten. Bei Überschreiten eines Druckes von 10 mmHg wird Liquor entlastet. Komplikationen des spinalen Katheters wie Meningitis, Katheterbruch, intraspinal und intrakraniell subdurale Hämatome sind selten. Da sie jedoch schwerwiegend sind, wird empfohlen, die zerebrovaskuläre Flüssigkeitsdrainage auf Patienten mit einem hohen Paraplegierisiko zu beschränken (Svensson et al. 1991, Weaver et al. 2001). Als weitere wesentliche Risikofaktoren postoperativer neurologischer Defizite gelten prolongierte Phasen mit deutlich erniedrigtem arteriellem Mitteldruck. Andere Untersucher gaben Papaverin in den Liquor zur Dilatation der A. spinalis anterior und zur Reduktion der Paraplegierate. Diese Untersuchungen blieben nicht unwidersprochen.

Die adjuvante Gabe von Mannit 0,5 mg/kg KG 30 Minuten vor dem Clamping senkt den Liquordruck ab. Da Mannit ohnehin oft während der Aortenchirurgie verabreicht wird, bedeutet dies kaum eine Änderung des Protokolls. Nitroprussid und Isofluran haben keinen Einfluss auf den Liquordruck.

3.5.2 Anästhesie zur endovaskulären Therapie aortaler Aneurysmen

Die transfemorale Insertion endovaskulärer Stent-Prothesen ist eine neue, aber de facto bereits in die klinische Therapie eingeführte Methode zur Ausschaltung von Aortenaneurysmen. Derzeit werden damit sowohl thorakale, infrarenale als auch über die Aortenbifurkation reichende Aneurysmen ausgeschaltet. Nach den vorliegenden Erfahrungen erscheint die Invasivität dieses neuen Eingriffs geringer zu sein als die konventionelle Operation. Ausmaß und Dauer des chirurgischen Traumas, Blutverluste und Flüssigkeitsverschiebungen reduzieren sich durch den Wegfall der Laparotomie mit der langstreckigen trans- und retroperitonealen Präparation sowie der Abklemmung und Wiedereröffnung der Aorta. Wenn auch noch nicht belegt, so sprechen Mitteilungen wie auch eigene Erfahrungen für eine geringere postoperative Überwachungsintensität, eine raschere Mobilisation und eine kürzere Hospitalisierung. Zum Teil kann gänzlich auf eine Intensivüberwachung verzichtet werden.

Zur endovaskulären Therapie des infrarenalen Bauchaortenaneurysmas wurde wie auch für die offene Chirurgie bislang die Allgemeinanästhesie favorisiert. Hierfür gilt als Begründung, dass nur in Allgemeinanästhesie jederzeit eine notfallmäßige Ausdehnung des Eingriffs etwa bei Ruptur, Dissektion oder Perforation möglich sei. Schließlich ist unter Allgemeinanästhesie jederzeit eine systemische und hoch dosierte Antikoagulanzientherapie möglich, ohne punktionsbedingte epidurale Hämatome befürchten zu müssen. Inzwischen finden sich jedoch immer mehr Literaturhinweise darüber, dass auch die lumbale PDA oder eine Lokalanästhesie mit Analgosedierung praktikable und risikoarme Verfahren für die endovaskuläre Therapie infrarenaler Bauchaortenaneurysmen darstellen (Eberle et al. 1996).

3.6 Anästhesie bei Bauchaortenaneurysmen und Operationen peripherer Gefäße

3.6.1 Anästhesiologisches Vorgehen bei Bauchaortenaneurysmen

Prämedikation

Die Prämedikation erfolgt bei elektiven Eingriffen, unter Berücksichtigung von Alter und Begleiterkrankungen, üblicherweise mit einem Benzodiazepin. Bei akuter Ruptur eines Aneurysmas wird auf eine Prämedikation verzichtet.

Bei den meist älteren Patienten finden sich häufig folgende Begleiterkrankungen (Larsen 1995):

- KHK (65%), davon die Hälfte mit abgelaufenem Herzinfarkt
- Hypertonie (40%)
- periphere Gefäßerkrankung (30%)
- Lungenerkrankungen wie z.B. COLD/COPD (30%)
- Nierenerkrankungen (20%)
- zerebrovaskuläre Insuffizienz (13%)
- Leber- und gastrointestinale Erkrankungen (13%)
- Diabetes mellitus (7%).

Entsprechend den vorbestehenden Begleiterkrankungen sollte eine optimale präoperative Medikation durchgeführt werden. Insbesondere sollten Lungenfunktionsstörungen präoperativ angemessen behandelt werden, um die typischen postoperativen Komplikationen nach Baucheingriffen, wie Atelektasen und Pneumonien, zu verhindern.

Narkoseeinleitung

Vor der Narkoseeinleitung werden weitlumige Verweilkanülen für den Volumenersatz angelegt, außerdem wird eine arterielle Kanüle in der A. radialis platziert. Nach Intubation wird ein ZVK gelegt. Nur in ausgewählten Fällen wird es erforderlich sein, einen Periduralanästhesiekatheter zu platzieren.

Für die endotracheale Intubation muss die Narkose ausreichend tief und eine gute Relaxierung vorhanden sein, um ein Pressen oder Husten und einen Blutdruckanstieg zu vermeiden, da dies die Rupturgefahr erhöht. Üblicherweise werden balancierte Anästhesietechniken mit niedrig dosierten Inhalationsanästhetika eingesetzt.

➡ Von der Kombination mit einer PDA wird prä- und intraoperativ abgeraten, da durch die Sympathikusblockade die Volumenhomöostase, v.a. bei großen Blutverlusten, gestört sein kann und kardiovaskuläre Adaptationsmechanismen beeinträchtigt sind.

Intraoperative Phase

Der funktionelle extrazelluläre Flüssigkeitsverlust in den dritten Raum ist Folge des extensiven Gewebetraumas. Zahlreiche Flüssigkeiten, wie z.B. balancierte Ionenlösungen oder onkotisch aktive Kolloide sind in der Vergangenheit substituiert worden, um das intravasale Volumen und die Nierenfunktion aufrechtzuerhalten und das extravasale Lungenwasser zu minimieren. Überzeugende Ergebnisse liegen nicht vor. Vor dem Abklemmen der Aorta sollte versucht werden, eine Urinausscheidung von mindestens 0,5 ml/kg KG/h aufrechtzuerhalten.

Das Abklemmen der Aorta bewirkt einen Anstieg des arteriellen Drucks (um ca. 40%) proximal der Klemme mit Zunahme der Nachlast des linken Ventrikels. Distal der Klemme fällt der MAP auf Werte zwischen 11 und 26 mmHg. Der ZVD steigt messbar um 2 mmHg und der PCWP steigt signifikant um 2–12 mmHg. Zur

Behandlung werden Vasodilatatoren wie Nitroglyzerin und gelegentlich Nitroprussid oder Inhalationsanästhetika eingesetzt.
Ein infrarenales Aorten-Clamping ist üblicherweise gefolgt von einem 75%igem Abfall des Nierengefäßwiderstandes und einem 35%igem Abfall der Nierendurchblutung. Die Reduktion der Perfusion lässt sich auch durch eine PDA bis zu einer Höhe von Th6 nicht verhindern. Ob durch die prophylaktische Gabe von Mannitol das akute Nierenversagen verhindert werden kann, bleibt kontrovers diskutiert. Einige Untersucher haben den empirischen Einsatz von niedrig dosiertem Dopamin (3–5 µg/kg KG/min) empfohlen. In jedem Fall muss eine Euvolämie angestrebt werden, die zwingend vor dem Öffnen der Aortenklemme vorhanden sein muss. Seitens des Chirurgen ist es wichtig, dass das Öffnen der Klemme langsam erfolgt, da nur so der Blutdruckabfall sich in akzeptablen Grenzen halten lässt. Eine Hypotension nach Declamping ist häufig gefolgt von einem sehr niedrigen Gefäßwiderstand in den reperfundierten Bereichen. Aufgrund der sich ausprägenden metabolischen Azidose sollte nach dem Declamping der Säure-Basen-Haushalt kontrolliert und ggf. korrigiert werden, da gerade auch Natriumbicarbonat eine diuretische Wirkung über die Erhöhung der lösungsvermittelten Teilchen in der Henle-Schleife hat.

3.6.2 Anästhesiologisches Vorgehen bei rupturierter Aorta

Da es sich um einen Notfall handelt, der sofort chirurgisch versorgt werden muss, laufen die anästhesiologischen Vorbereitungen parallel zu chirurgischen Vorbereitungen seitens der OP-Schwestern.
Zur Vorbereitung werden mindestens vier großlumige Verweilkanülen gelegt und Volumenverluste ersetzt. Es werden mindestens zwei erfahrene Anästhesisten mit Schwestern benötigt, um schnell arbeiten zu können.

!

Auch niedrige Blutdrücke sollten nur bis zu 80 mmHg systolisch mit Vasopressoren kompensiert werden, um die Blutverluste nicht unnötig zu steigern.

Wenn es ohne großen Zeitverzug möglich ist, sollte die A. radialis kanüliert werden. Der Venenkatheter oder besser ein großlumiger Shaldon-Katheter wird nach der Intubation angelegt.
Vor Narkoseeinleitung auf dem OP-Tisch wird das OP-Feld abgedeckt und desinfiziert. Die Narkoseeinleitung erfolgt in aller Regel am nicht nüchternen Patienten, so dass der Anästhesist auf eine Aspiration vorbereitet sein muss. Alle Anästhetika, unter Verzicht auf Muskelrelaxanzien, müssen vorsichtig dosiert werden, ggf. muss der Patient im Wachzustand intubiert werden. Nach der Narkoseeinleitung wird sofort das Abdomen eröffnet und die Aorta zunächst digital komprimiert.
Bei intraoperativem Herzstillstand sollte eine interne Herzmassage durchgeführt werden.
Zu den wichtigen frühen postoperativen Komplikationen zählen:
- Hypertonie, Herzinfarkt
- respiratorische Insuffizienz
- akutes Nierenversagen
- Ileus, Mesenterialinfarkt.

3.6.3 Periphere Gefäßoperationen

Bei Patienten, bei denen periphere Gefäßoperationen durchgeführt werden, bestehen meist die gleichen Begleiterkrankungen wie bei den Patienten, die an der Aorta operiert werden. So wird in Abhängigkeit von den Begleiterkrankungen ein mehr oder minder extensives Monitoring erforderlich sein, da periphere Eingriffe in aller Regel keine besonderen Flüssigkeitsverschiebungen nach sich ziehen. In Abhängigkeit von einer vorbestehenden Antikoagulanzientherapie können v.a. bei peripheren Gefäßeingriffen Regionalanästhesietechniken zur Anwendung kommen. Ob die Regionalanästhesie oder die Allgemeinanästhesie das bessere Verfahren für eine Revaskularisation an der unteren Extremität ist, bleibt unklar. Entsprechende Erwartungen, dass die Regionalanästhesie der Allgemeinanästhesie überlegen sei, basieren dabei u.a. auf der Vorstellung, dass durch die Regionalanästhesie gerade auch die postoperative Phase positiv beeinflusst wird. Von besonderem Interesse ist dabei die Untersuchung von Bode et al. (1996), in der der Einfluss der Allgemeinanästhesie bzw. PDA/SPA in Bezug auf die postoperative kardiovaskuläre Morbidität bei Patienten untersucht wurde, die sich einem peripher vaskularisierenden Eingriff unterziehen mussten. Mit insgesamt 423 auswertbaren Patienten handelt es sich um die bislang größte verfügbare kontrollierte Untersuchung. Hinsichtlich der Inzidenz von postoperativen Herzinfarkten, Angina pectoris, Herzinsuffizienz, Verweildauer im Krankenhaus und Mortalität bestand kein Unterschied zwischen den gewählten Verfahren. Insgesamt sollte uns das Ergebnis der genannten Studie – so wichtig es auch ist – nicht davon abhalten, das Anästhesieverfahren zu wählen, das unter Einbeziehung der persönlichen Erfahrung, aber auch lokaler Gegebenheiten (z.B. nicht besetzter Aufwachraum in der Nacht) als das für den Patienten sicherste erscheint (Zwissler 1997). Es gibt dennoch zahlreiche Argumente für eine Regionalanästhesie. Hierzu zählen v.a. die Sympathikusblockade und damit eine Reduktion des Gefäßwiderstandes. Cousins und Wright (1971) stellten in einer älteren Untersuchung beim femoropoplitealen, iliofemoralen, aortofemoralen und femorofemoralen Bypass fest, dass hierdurch die Durchblutung um ca. 50% zunahm und damit möglicherweise eine positive Auswirkung auf den Eingriff hatte. Die von vielen Anästhesisten geteilte Meinung, dass eine Regionalanästhesie bei bestehender pulmonaler Insuffizienz besser sei als eine Allgemeinanästhesie, ist derzeit nicht zu belegen, da keine Outcome-Daten vorliegen.

→ Wenn eine Allgemeinanästhesie gewählt wird, sollte eine balancierte Anästhesie ohne ausgeprägte Muskelrelaxation gewählt werden, da sie gegenüber der TIVA häufig mehr hämodynamische Stabilität verspricht.

3.7 Anästhesie bei Karotisstenosenoperationen

In den meisten Studien wird das mittlere Alter der Patienten, die sich einer Karotisstenoseoperation unterziehen müssen, mit 65–70 Jahre angegeben. Häufig haben ältere Patienten eine reduzierte kardiale, pulmonale und renale Reserve sowie eine erhöhte Sensibilität auf Anästhetika, prolongierte Elimination von Anästhetika und eine höhere Anfälligkeit für ein postoperatives Delir. Somit wird eine umfassende präoperative Diagnostik erforderlich. Patienten mit einer höhergradigen Karotisstenose haben in 40–60% eine arterielle Hypertonie und mit gleicher Inzidenz eine KHK. Eine chronisch obstruktive Lungenerkrankung ist bei 25–50% zu finden, ein Diabetes mellitus liegt bei 8–19% der Patienten vor.

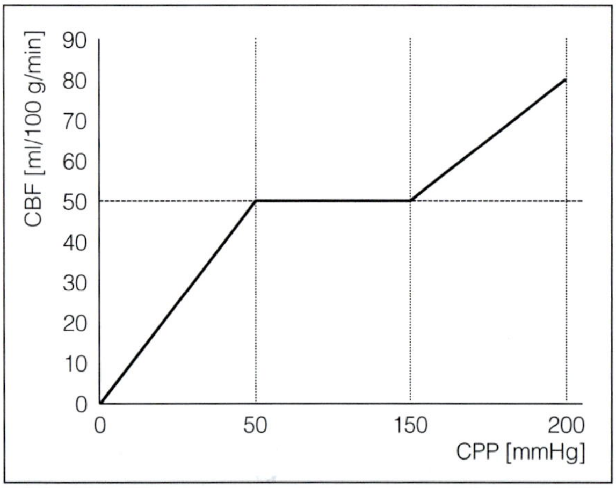

Abb. 3-5 Autoregulation des zerebralen Blutflusses. Solange der zerebrale Perfusionsdruck (CPP) zwischen 50 und 150 mmHg liegt, bleibt die zerebrale Durchblutung mit 50 ml/100 g/min stabil.

Das Gehirn benötigt 15% des HZV, 20% des Sauerstoffbedarfs und ca. 25% des gesamten Glukosebedarfs des Körpers. Es wird mit einem konstanten Blutfluss von nahezu 50 ml/100 g/min innerhalb eines zerebralen Perfusionsdruckes von 50–150 mmHg versorgt. Diese physiologische Besonderheit wird als Autoregulation des zerebralen Blutflusses beschrieben (Abb. 3-5). Im gesunden menschlichen Gehirn wird ein normaler zerebraler Blutfluss von 40–60 ml/100 g/min aufrechterhalten, trotz variabler Mitteldrücke (MAP) zwischen 40 und 160 mmHg. Auch beim hypertensiven Patienten kann die Autoregulation aufrechterhalten werden, wenngleich die Kurve auch etwas nach rechts verlagert ist. Die Autoregulation kann durch eine Ischämie des Hirns, ein Schädel-Hirn-Trauma, Pharmaka und metabolische Entgleisungen gestört sein. Eine Reduktion des zerebralen Blutflusses bis auf unter 50% zieht neurologische Ausfälle sowie milde EEG-Veränderungen nach sich, die reversibel sein können.
Unabhängig von der gewählten Anästhesietechnik gelten jedoch prinzipielle Anforderungen an die Durchführung der Anästhesie. Hierbei ist die Aufrechterhaltung des kritischen zerebralen Perfusionsdruckes von erstrangiger Bedeutung. Zahlreiche physiologische Faktoren beeinflussen hierbei den zerebralen Sauerstoffbedarf (Tab. 3-5).

3.7.1 Hirnprotektion während einer Ischämie

Unabhängig davon, ob ein Shunt angelegt wird oder nicht, besteht ein kontinuierliches Risiko während der Karotisstenosenoperation durch eine generelle Arteriosklerose, eine Embolie durch Plaques, Luft oder einen Thrombus. Das Risiko einer zerebralen Ischämie wird zusätzlich noch durch eine autonome Dysfunktion

Tab. 3-5 Physiologische Faktoren, die den zerebralen Sauerstoffbedarf beeinflussen (modifiziert nach Kaplan 1991).

- arterieller Sauerstoffkontent ($CaCO_2$)
- Hämoglobinsauerstoff-Transportkapazität
- arterielle Sauerstoffspannung (PaO_2)
- zerebraler Blutfluss (CBF)
- zerebraler Perfusionsdruck (CPP)
- systemischer arterieller Mitteldruck (MAP)
- intrakranieller Druck (ICP)
- arterielle CO_2-Spannung ($PaCO_2$)
- zerebrale Metabolisationsrate
- Körpertemperatur
- Blutviskosität
- Alter

durch Manipulationen an der Karotisgabel erhöht. Aus tierexperimentellen Untersuchungen geht hervor, dass die präventive Gabe von Inhalationsanästhetika zu einer Reduktion der Infarktgröße und zu einer Verbesserung des neurologischen Outcomes führt. Folgende Eigenschaften der Inhalationsanästhetika sollen für diese Effekte verantwortlich sein:

- Zunahme der Hirndurchblutung in ischämischen Arealen
- Reduktion des Hirnstoffwechsels
- Suppression von Krampfpotentialen
- Inhibition der Neurotransmitteraktivität
- Prävention eines pathologischen Ca^{2+}- und Na^{+}-Einstroms
- Inhibition der Lipidperoxidation
- Reduktion freier Radikale
- Stimulation antiapoptotischer Proteine.

Sowohl Isofluran als auch Desfluran reduzieren den Sauerstoffverbrauch und schützen damit das Hirn vor einem Ischämieschaden, selbst bei einem niedrigen CBF von weniger als 10 ml/100 g/min, einem Fluss, der sonst erheblichen Schaden nach sich ziehen könnte. Der potentiell sehr bedeutende neu entdeckte Nutzen der volatilen Anästhetika könnte die Diskussion um die „beste Narkosetechnik", v.a. bei Patienten mit kardialen und neuronalen Vorerkrankungen neu entfachen.

Studien an Affen haben gezeigt, dass selbst eine moderate Hyperglykämie (> 180 mg/dl) den Hypoperfusionsschaden vergrößern kann. Der Einsatz von Kalziumantagonisten wie Nimodipin brachte keinen Nutzen während der Karotisstenosenoperation.

3.7.2 Anästhesiologisches Vorgehen

Hinsichtlich des Monitorings wird auf Abschnitt 3.3 verwiesen.

Einige Operateure bevorzugen regionale Anästhesieverfahren (zervikale Plexusverfahren) am wachen Patienten, um die neurologischen Funktionen während der Operation überwachen zu können.

In einer kürzlich in den USA durchgeführten Umfrage unter Anästhesisten gaben 85% an, dass sie eine Allgemeinanästhesie bei Karotisstenosenoperation durchführen. Der Konflikt zwischen der KHK und der Karotisdesobliteration stellt eine besondere Herausforderung für den Anästhesisten dar. Eine leichte Prämedikation, eine nicht zu tiefe Anästhesie und eine leichte Hypertonie sind gute Prädiktoren für ein gutes neurologisches Outcome. Eine solche Anästhesietechnik stellt aber ein hohes Risiko für den Patienten mit KHK dar, da er in aller Regel eine tiefe Anästhesie mit hohen Opioiddosen benötigt. Die meisten Anästhesisten nehmen zur Induktion eine Bolusinjektion Thiopental (4–6 mg/kg KG), Fentanyl/Sufentanil sowie ein Muskelrelaxans wie Vecuronium/Rocuronium. Eine solche Technik hat nur geringe Auswirkungen auf die Hämodynamik. Propofol hat einen ähnlichen hirnprotektiven Effekt wie Thiopental, zieht aber häufiger Hypotensionen nach sich und sollte deshalb nicht regelhaft eingesetzt werden. Da höhere Dosen von Opioiden die Krampfschwelle senken, sollte auch hier Zurückhaltung bestehen. Die Patienten können sowohl oro- als auch nasotracheal intubiert werden, von einer Larynxmaske sollte jedoch Abstand genommen werden, da mögliche Lagekorrekturen intraoperativ nur schwer möglich sind.

!

Bei Patienten, die vor kurzem auf der kontralateralen Seite eine Karotisstenosenoperation hatten, besteht die Gefahr eines geschwollenen und verlagerten Kehlkopfes und kann somit ein schwerwiegendes Intubationshindernis aufweisen.

Die Allgemeinanästhesie wird üblicherweise als balancierte Anästhesietechnik mit Isofluran (0,5–1,0%) durchgeführt. Desfluran scheint genauso anwendbar zu sein und hat zusätzlich den Vorteil des schnelleren Erwachens und damit die bessere neurologische Untersuchbarkeit. Lachgas kann benutzt werden, sollte aber einen Wert von 50% nicht überschreiten.

Die Beziehung zwischen $PaCO_2$ und zerebralem Blutfluss (CBF) ist nahezu linear, jedenfalls im Bereich von 20–60 mmHg $PaCO_2$. Vereinfacht lässt sich feststellen, dass bei einem $PaCO_2$ von 20 mmHg der CBF um ca. 50% reduziert ist, wohingegen $PaCO_2$-Werte von 60 mmHg aufgrund der Vasodilatation eine CBF-Erhöhung von 50% nach sich ziehen.

!

Es ist deshalb wichtig, das $PaCO_2$ auf 35 mmHg einzustellen.

Blutdruckprobleme treten üblicherweise erst nach dem Declamping auf. Obwohl meist eine Hypotension gesehen wird, kann auch eine Hypertonie auftreten. Diese flüchtige „Dysautonomie" ist wahrscheinlich durch die chirurgischen Manipulationen am Karotissinus verursacht. Hieraus resultieren ein Vagotonus, Bradykardie und Hypotension. Falls eine Vasopressorentherapie erforderlich ist, sollte bedacht werden, dass bei den Patienten häufig eine KHK vorliegt. Die Behandlung der Hypertonie kann mit Nitroglyzerin, Labetolol oder Urapidil erfolgen. In der eigenen Erfahrung hat sich das Urapidil als eine gut steuerbare Substanz bewährt.

Postoperativ ist eine sorgfältige Kreislaufüberwachung erforderlich, um Wundhämatome, zerebrale Hyperperfusion und Hypoperfusion zu vermeiden.
Die Patienten können auf dem OP-Tisch extubiert werden. Auch hier besteht ein Konflikt zwischen hämodynamischer Stabilität und früher neurologischer Untersuchbarkeit.

3.8 Literatur

Baron JF, Bertrand M, Barré E, Godet G, et al.: Combined epidural and general anesthesia versus general anesthesia for abdominal aortic surgery. Anesthesiology 75 (1992) 611–618

Bode RH, Adelhoj B, Zarich SW, et al.: Cardiac outcome after peripheral vascular surgery – comparison of general and regional anesthesia. Anesthesiology 84 (1996) 3–13

Coselli JS, Lemaire SA, Koksoy C, Schmittling ZC, Curling PE: Cerebrospinal fluid drainage reduces paraplegia after thoracoabdominal aortic aneurysm repair: results of a randomized clinical trial. J. Vasc. Surg. 35 (2002) 631–639.

Cousins MJ, Wright CJ: Graft, muscle, and skin blood flow after epidural block in vascular surgical procedures. Surg. Gynecol. Obstet. 133 (1971) 59

Dawood MM, Gutpa DK, Southern J, Walia A, Atkinson JB, Eagle KA: Pathology of fatal perioperative myocardial infarction: implications regarding pathophysiology and prevention. Int. J. Cardiol. 57 (1996) 37–44

Detsch O, Kochs E: Perioperatives Neuromonitoring. Anästhesist 46 (1997) 999–1014

Eberle B, Weiler N, Düber C, et al.: Anästhesie zur endovaskulären Therapie aortaler Aneurysmen. Anaesthesist 45 (1996) 931–940

Ellis JE, Shah MN, Briller JE, Roizen M, et al.: A comparison of methods for detection of myocardial ischemia during noncardiac surgery: Automated ST-segment analysis system, elektrocardiography, and transesophageal echocardiography. Anesth. Analg. 75 (1992) 764–772

Gelman S: The Pathophysiology of Aortic Cross-Clamping and Unclamping. Anesthesiology 82 (1995) 1026–1060

Kaplan JA: Vascular Anesthesia. Churchill Livingstone, New York, London, Melbourne, Tokyo 1991

Larsen R: Anästhesie und Intensivmedizin in Herz-, Thorax- und Gefäßchirurgie. Springer, Berlin, Heidelberg, New York 1995

Larsen R: Anästhesie. Elsevier Urban & Fischer, München–Jena 2006

Lee TH, Marcantonio ER, Thomas EJ, et al.: Derivation and Prospective Validation of a Simple Index for Prediction of Cardiac Risk of Major Noncardiac Surgery. Circulation 1000 (1999) 1043–1049

Mangano DT, Böttiger BW: Kardiovaskuläre Morbidität und Anästhesie. Anästhesiol. Intensivmed. Notfallmed. Schmerzther. 30 (1995) 136–140

Mangano DT: Perioperative cardiac morbidity. Anesthesiology 72 (1990) 153–184

Mangano DT, Layug EL, Wallace A, Tateo I: Effect of atenolol on mortality and cardiovascular morbidity after noncardiac surgery. Multicenter Study of Perioperative Ischemia Research Group. N. Engl. J. Med. 335 (1996) 1713–1720

Marx GF, Mateo CV, Orkin LR: Computer analysis of postanesthetic deaths. Anesthesiology 39 (1973) 54

Miller RD: Anesthesia. Churchill Livingstone, New York 1994

Miura Y, Grocott HP, Bart RD, et al.: Differential effects of anesthetic agents on outcome from near-complete global ischemia in the rat. Anesthesiology 89 (1998) 391–400

Phillips OC, Frazier TM, Graff TD, Dekornfeld TJ: The Baltimore anesthesia study committee: review of 1042 deaths. JAMA 174 (1960) 2015

Poldermans D, Boersma E, Bax JJ, Thomsen IR, van de Ven LL, Blankensteijn JD, et al.: The effect of bisoprolol on perioperative mortality and myocardial infarction in high-risk patients undergoing vascular surgery. Dutch Echocardiography Study Group. N. Engl. J. Med. 341 (1999) 1789–1794

Raby KE, Brull SJ, Timimi F, Akhtar S, Rosenbaum S, Naimi C, Whittemore AD: The effect of heart rate control on myocardial ischemia among high-risk patients after vascular surgery. Anesth. Analg. 88 (1999) 477–482

Rao TLK, Jacobs KH, El-Etr AA: Reinfarction following anesthesia in patients with myocardial infarction. Anesthesiology 59 (1983) 91

Scholz J, Steinfath M, Bause H, Schulte am Esch J: Sufentanil – Ein Fortschritt in der Anästhesie? In: W. Henschel (Hrsg.), II. Europäisches Analgesieforum. Urban & Schwarzenberg, München–Jena 1995

Statistisches Bundesamt 1996

Stuhmeier KD, Mainzer B, Cierpka J, et al.: Small, oral dose of clonidin reduces the incidence of intraoperative myocardial ischemia in patients having vascular surgery. Anesthesiology 85 (1996) 706–712

Svensson LG, Hess KR, D'Agostino RS, et al.: Reduction of neurologic injury after high-risk thoracoabdominal aortic operation. Ann. Thorac. Surg. 66 (1998) 132–138

Svensson LG, Hess KR, Coselli JS, Sfi HJ, Crawford ES: A prospective study of respiratory failure after high-risk surgery of the thoracoabdominal aorta. J. Vasc. Surg. 14 (1991) 271–282

Weaver K, Wiseman D, Farber M, Ewend M, Marston W, Keagy B: Complications of lumbar drainage after thoracoabdominal aortic aneurysm repair. J. Vasc. Surg. 34 (2001) 623–627

Wong JH, Findlay JM, Suarez-Almazor ME: Hemodynamic instability after carotid endarterectomy: risk factors and associations with operative complications. Neurosurgery 41 (1997) 35–41

Yeager RA, Moneta GL, Edwards JM, Taylor LM Jr, McConnel DB, Porter JM: Reducing perioperative myocardial infarction following vascular surgery. The potential role of beta-blockade. Arch. Surg. 130 (1995) 869–872

Zwissler B: Anästhesieverfahren – Auswirkungen auf die postoperative Phase. Anästhesist 46 (Suppl. 2) (1997) S99–S108

4 Schmerztherapie

T.-P. Zucker und H.-D. Göhmann

„Leicht erdulden läßt sich nur der Schmerz anderer" (René Leriche, franz. Chirurg, 1879–1955).

4.1 Postoperative Schmerztherapie

4.1.1 Messung der Schmerzintensität und Erfolgskontrolle

Eine Voraussetzung für erfolgreiche Schmerztherapie ist die Messung der Schmerzintensität. Zahlreiche Untersuchungen belegen, dass die postoperative Schmerzintensität durch Pflegekräfte und Ärzte im Vergleich zu einer Selbstbewertung durch Patienten unterschätzt wird. Im klinischen Alltag haben sich deshalb einfache eindimensionale Schmerzskalen, wie die visuelle Analogskala (Abb. 4-1), zur Selbsteinschätzung der Schmerzen bewährt.

International gilt eine postoperative Schmerzintensität von bis zu 30% des Maximalwertes einer solchen Schmerzskala als noch akzeptabel, 40% dagegen als definitiv interventionsbedürftig.

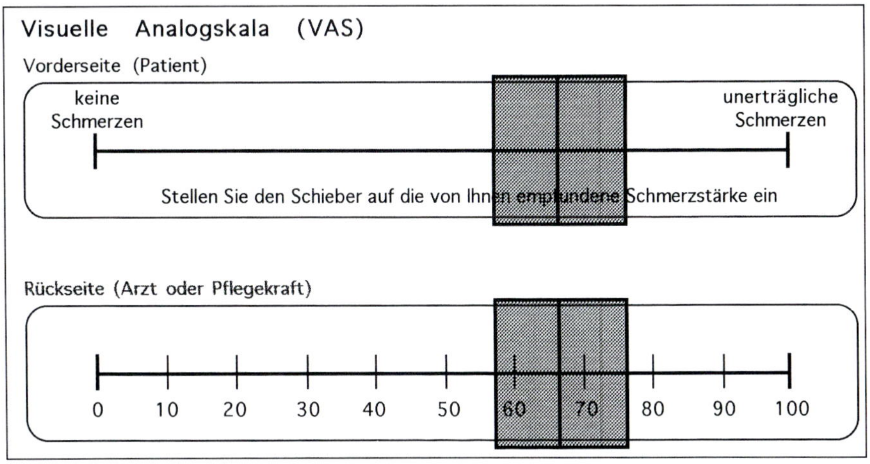

Abb. 4-1 Visuelle Analogskala (VAS) zur Selbsteinschätzung der Schmerzintensität in der klinischen Routine.

Schmerzmessungen sollten zeitlich an die routinemäßigen Kontrollen der Vitalfunktionen gekoppelt und in deren Dokumentation eingeschlossen werden. Im Sinne einer Erfolgskontrolle sind weitere Messzeitpunkte vor und nach schmerztherapeutischen Interventionen sinnvoll. Damit eine Schmerztherapie dem Patienten Durchatmen, Abhusten, Mobilisation und Krankengymnastik erlaubt, sollten derartige Situationen mit Schmerzprovokation in die Messungen eingeschlossen werden.

4.1.2 Systemische Pharmakotherapie postoperativer Schmerzen

Die Pharmakotherapie postoperativer Schmerzen orientiert sich am sog. umgekehrten WHO-Stufenschema. Das WHO-Stufenschema ist aus der Tumorschmerztherapie bekannt. In der unmittelbaren postoperativen Phase werden starke Opioide eingesetzt, im Unterschied zur Therapie chronischer Schmerzen allerdings nicht-retardierte Zubereitungen, auf schnell wirksamem Applikationsweg und möglichst am Bedarf des Patienten titriert (Tab. 4-1). Im weiteren Verlauf der postoperativen Opioidtherapie ist eine Umstellung von einer i.v. Gabe auf eine orale Verabreichung von Oxycodon (Oxygesic®) möglich, das mit seinem nicht-retardierten Anteil der Tablette schnell anflutet und dessen retardierter Anteil bis 12 Stunden wirksam ist (De Beer et al. 2005). Voraussetzung für die p.o. Gabe von Medikamenten postoperativ ist allerdings, dass der Patient nicht erbricht und eine intakte Peristaltik vorliegt. Zusätzlich erhält der Patient ein Nicht-Opioidanalgetikum (Tab. 4-2).

➡ Die Kombination eines Opioids mit einem nicht-steroidalen Antirheumatikum (NSAR) oder nicht-sauren antipyretischen Analgetikum führt zu einem opioidsparenden Effekt bei gleichzeitig synergistischer Analgesie und gilt als eines der Qualitätskriterien postoperativer Schmerztherapie (Zucker et al. 1994, Juhl et al. 1996).

Wie auch in der chronischen Schmerztherapie wird zunehmend die Stufe 2 des WHO-Schemas, d.h. das schwache Opioid, übersprungen. Bei nur noch leichten Schmerzen wird das starke Opioid ausgeschlichen und nur das Nicht-Opioidanalgetikum beibehalten.

Wahl des Opioidanalgetikums

Die Auswahl eines Opioids richtet sich zweckmäßig danach, mit welchem Präparat in einer Klinik die meiste und beste Erfahrung besteht. Auch Kostenunterschiede können eine Rolle spielen. Wegen des fehlenden Ceiling-Effektes sollte den reinen μ-Opioid-Rezeptor-Agonisten der Vorzug gegeben werden. Allerdings konnte bei Buprenorphin (Temgesic®), einem partiellem μ-Rezeptor-Agonisten und κ-Rezeptor-Antagonisten bei Menschen, im Unterschied zu Tierversuchen, kein „analgetischer Ceiling-Effekt" bis 7 mg i.v. nachgewiesen werden (Budd 1981). Andererseits besteht ein Ceiling-Effekt von Buprenorphin für die Atemdepression bereits ab 2,9 μg/kg i.v., wobei eine Verminderung des Atemminutenvolumens von 50% der Ausgangslage nicht unterschritten wird, sofern auf zusätzliche Sedativa verzichtet wird (Dahan et al. 2005).
Die typischen unerwünschten Nebenwirkungen der in Tabelle 4-1 aufgeführten Opioide unterscheiden sich

Tab. 4-1 Opioidanalgetika zur parenteralen Therapie postoperativer Schmerzen.

Substanz	Handelsname (Auswahl)	relative analgetische Wirksamkeit (Morphin = 1)	Einzeldosis i.v., s.c. (mg)	Dosisintervall (h)	i.v. PCA Bolusdosis (mg)	i.v. PCA Refraktärzeit (min)
Morphin	Morphin Merck®	1	5–10	4	1–2	10–15
Piritramid	Dipidolor®	0,7	7,5–15	3–6	1,5–2,5	5–15
Pethidin**	Dolantin®	0,1	50–100	3–6	10	5–10
Buprenorphin	Temgesic®	40–50	0,15–0,3	6–8	0,03	10–15
Tramadol	Tramal®	0,1	50–100	1–3	10–25	5–10
Fentanyl*	Fentanyl-Janssen®	70–100	0,05–0,1	0,3–0,5	0,03–0,04	3–10
Sufentanil*	Sufenta®	500	0,025	0,2–0,4	0,006	3–8
Alfentanil*	Rapifen®	10–50	0,5–1	0,1–0,2	0,2–0,3	1–8

* Fentanyl, Sufentanil und Alfentanil sind im Rahmen der postoperativen Schmerztherapie auf Allgemeinstationen wegen des kurzen Dosierungsintervalls nur für eine Applikation über PCA geeignet;

** die kontinuierliche Gabe (auch über PCA) von Pethidin ist wegen möglicher unerwünschter Wirkungen aktiver Metaboliten umstritten (Zucker et al. 1998).

bei intravenöser oder subkutaner Applikation in äquianalgetischen Dosierungen kaum.

!

Während Nausea, Emesis, Harnverhalt, Singultus, Pruritus, Schwitzen und auch Sedierung vom Patienten als unangenehm empfunden und so als Opioidnebenwirkungen erkannt werden können, ist eine Atemdepression für den Patienten nicht wahrnehmbar. So limitiert die Sorge des Arztes vor der opioidinduzierten Atemdepression häufig eine effektive postoperative Analgesie. Entscheidender als die Wahl dieses oder jenes Opioids ist jedoch die Organisationform der Schmerztherapie (Jage 2004).

Wahl des Nicht-Opioidanalgetikums

Die Wahl eines Analgetikums sollte sich neben dem pharmakodynamischen Profil auch danach richten, wie viel Erfahrung der Verordnende mit der jeweiligen Substanz und welche Erfahrungen der Patient mit dem Analgetikum gemacht hat. Die Spektren der erwünschten und unerwünschten Wirkungen der in Tabelle 4-2 aufgeführten Analgetika unterscheiden sich jedoch beträchtlich. Acetylsalicylsäure und die NSAR wirken alle antiphlogistisch, hemmen die Thrombozytenaggregation in unterschiedlichem Maße, sind ulzerogen und in hohen Dosierungen, v.a. auch bei exsikkierten Patienten, nephrotoxisch. Die nicht-sauren antipyretischen Analgetika Paracetamol und Metamizol wirken kaum antiphlogistisch, sind nur sehr schwache Thrombozytenaggregationshemmer und kaum ulzerogen. Der Einfluss einer chronischen Einnahme auf die Entstehung einer Analgetikanephropathie wird kontrovers diskutiert. Paracetamol besitzt eine geringe – häufig überschätzte – therapeutische Breite (schwere Leberschäden).
Metamizol wirkt spasmolytisch und direkt gefäßerweiternd. Eine zu schnelle Injektion kann deshalb ausgeprägte arterielle Blutdruckabfälle zur Folge haben. Metamizol kann eine Agranulozytose mit weniger als 1 Fall pro 10^6 Behandlungswochen auslösen. Demgegenüber gibt eine Untersuchung in Schweden eine Inzidenz von wenigstens 1 : 1439 Verschreibungen an, wobei in 92% der Fälle die Blutbildveränderungen während der ersten 2 Monate auftraten (Hedenmalm und Spigset 2002). Die Behandlungsdauer ging jedoch über die einer postoperativen Analgesie hinaus.
Metamizol ist das stärkste in Deutschland zugelassene Nicht-Opioidanalgetikum. Für alle Nicht-Opioidanalgetika sind anaphylaktische Reaktionen beschrieben, die bei enteralen Applikationsformen seltener auftreten als bei parenteralen (Janke et al. 2003). Der Begriff „periphere Analgetika" für diese Substanzen ist veraltet, nachdem auch zentrale Wirkmechanismen nachgewiesen werden konnten (Zenz und Jurna 2001).
Die Problematik der noch in Deutschland auf dem

Tab. 4-2 Nicht-Opioidanalgetika (nicht-steroidale Antirheumatika, NSAR und nicht-saure antipyretische Analgetika).

Substanz	Handelsname (Auswahl)	äquianalgetische Dosis zu 650 mg ASS (mg)	Einzeldosis (mg)	Dosisintervall (h)	Tagesdosis (mg)	Applikation
Acetylsalicylsäure, ASS	Aspirin®, Aspisol®	650	500–1000	4–6	2500–4000	i.v., p.o.
Diclofenac	Voltaren®	25	25–100	6–8	150	i.v., p.o., rektal
Diclofenac retard	Voltaren® retard	–	100	12–24	100–200	p.o.
Ibuprofen	Ibumerck®	200	200–800	6–8	1200–2400	i.v., p.o., rektal
Ibuprofen retard	Imbun® retard	–	800	8–12	1600–2400	p.o.
Naproxen	Proxen® S	125	250	6–12	500–1000	p.o., rektal
Paracetamol	Perfalgan®, Ben-u-ron®, Benuron®	650	1000	4–6	4000–6000	i.v., p.o., rektal
Metamizol	Novalgin®	500	1000	4–6	4000–6000	i.v., p.o., rektal

Markt verbliebenen selektiven Cyclooxygenase(COX)-2-Inhibitoren (z. B. Parecoxib, Dynastat®) wird in Abschnitt 4.2.2 „Palliative systemische Pharmakotherapie“ diskutiert. Einerseits stellen sie gerade nach Revaskularisierung besonders wirksame Analgetika dar (Reuben 2006), andererseits scheint das gefäßchirurgische Patientengut durch deren Nebenwirkungen in hohem Maße gefährdet.

Patientenkontrollierte Analgesie

Da die individuelle Schmerzintensität und der individuelle Opioidbedarf nicht vorhersehbar sind, bereitet die Titration der Opioide am Bedarf des einzelnen Patienten erhebliche Schwierigkeiten. Als Goldstandard der postoperativen Schmerztherapie gilt deshalb die intravenöse patientenkontrollierte Analgesie (i.v. PCA, Syn. On-demand-Analgesie), die meist als Referenzmethode in Untersuchungen zur postoperativen Schmerztherapie gewählt wird. Bei dieser Methode steht dem Patienten eine durch Mikroprozessoren gesteuerte i.v. PCA-Infusionspumpe zur Verfügung, aus der sich mittels Knopfdruck kleine intravenöse Analgetikadosen (Bolusdosen) selbst applizieren lassen. Vom Arzt können u. a. die Bolusdosis und eine Refraktärzeit, die zwischen gültigen Anforderungen verstrichen sein muss, programmiert werden. Die Refraktärzeit soll eine Titration gewährleisten, also verhindern, dass mehrere Bolusdosen angefordert werden, ohne die Wirkung einer einzelnen Dosis abzuwarten. Auch mechanische PCA-Infusionssysteme zum Einmalgebrauch sind erhältlich. Die in Tabelle 4-1 genannten Refraktärzeiten und Einzeldosen (Bolusdosen) unter PCA sind in Abhängigkeit voneinander zu sehen. Je größer die Bolusdosis, umso länger wird man die Refraktärzeit wählen müssen. Bedarfsunabhängige kontinuierliche Opioidinfusionen auf Allgemeinstationen sind obsolet, zum einen wegen der Gefahr mangelnder Wirksamkeit, zum anderen wegen der Gefahr der Dosierung weit über dem individuellen Bedarf mit konsekutiver Atemdepression. Auf Intensiv- oder Intermediate-Care-Einheiten mit Überwachung von Kreislauf und Spontanatmung und einem Stellenschlüssel, der häufige Evaluierung der Schmerzintensität erlaubt, ist gegen eine kontinuierliche Opioidinfusion nichts einzuwenden (Lehmann 1994). Bei Patienten, die wegen chronischer Schmerzen auf ein Opioid p. o. eingestellt sind, ist mit einer Toleranzentwicklung auf Opioide zu rechnen, so dass sehr hohe Opioiddosen postoperativ nötig sein können, ohne dass hierbei eine Atemdepression eintritt. Eine kontinuierliche Opioidinfusion, die der Äquivalenzdosis der oralen Medikation entspricht, ist bei Absetzen der p. o. Opioide zusätzlich zur Bolusfunktion der i. v. PCA-Pumpe notwendig. Über die Bolusfunktion der i. v. PCA-Pumpe wird der zusätzliche postoperative Opioidbedarf vom Patienten angefordert, wobei die Bolusgröße auf Grund der Opioidtoleranz des Patienten im oberen Bereich liegt (Rapp et al. 1995, Jage 1997).

Subkutane Applikation von Opioiden

Nach kleineren Eingriffen kann auch ohne PCA durch konventionelle repetitive parenterale Opioidgaben eine gute Analgesie erzielt werden. Voraussetzungen hierfür sind eine häufige Evaluierung der Schmerzintensität durch Selbsteinschätzung des Patienten und gegebenenfalls prompte Applikation des Opioids (NCA, nurse-controlled analgesia). In zahlreichen Untersuchungen ist jedoch die NCA der PCA unterlegen (Fitzgibbon et al. 1999). Da die i. v. Applikation durch Pflegepersonal forensisch problematisch ist, bietet sich die komplikationsarme und wenig schmerzhafte subkutane Applikation an. Allerdings ist zu bedenken, dass die subkutane Resorption von Medikamenten bei Patienten verzögert ist, die auf Grund von Schmerzen oder Volumenmangel mit Sympathikusaktivierung eine verminderte Hautdurchblutung aufweisen.

> **!**
> Intramuskuläre Injektionen zur postoperativen Analgesie sind obsolet (Fitzgibbon et al. 1999).

Die Titration von kleinen Opioiddosen als Kurzinfusion in z. B. 50 ml NaCl 0,9 % ermöglicht dem Pflegepersonal auch forensisch die i. v. Applikation von Opioiden. Hierbei müssen sowohl das kleinste erlaubte Zeitintervall und die größte erlaubte Einzeldosis schriftlich angeordnet als auch das Pflegepersonal dokumentiert in das Verfahren eingewiesen sein.

4.1.3 Rückenmarksnahe Analgesie

Rückenmarksnahe Analgesieverfahren gewährleisten im Gegensatz zu den systemischen eine fast vollständige Analgesie; sie sind jedoch invasiver und aufwändiger in der Betreuung. Die Implementierung erfolgt in aller Regel am wachen Patienten unmittelbar präoperativ als alleiniges Anästhesieverfahren oder zusätzlich zu einer Allgemeinanästhesie. Lange Zeit war die Gefäßchirurgie eine Domäne der (rückenmarksnahen) Regionalanästhesie. Die begleitende Sympathikolyse wird als besonders vorteilhaft nach Gefäßrekonstruktionen angesehen. Allerdings kann die Sympathikolyse die Blutdruckstabilisierung bei Nachblutungen im Anschluss an große aortale Eingriffe erheblich komplizieren. Kasuistiken über bleibende neurologische Schäden, bis hin zur Paraplegie durch epidurale oder subarachnoidale Hämatome im Zusammenhang mit prophylaktischer und therapeutischer Antikoagulation, haben die Regionalanästhesie gerade in der Gefäßchirurgie zurückgedrängt. Die Einhaltung der in der Literatur empfohlenen Zeitabstände zwischen Antikoagulation und rückenmarksnahen Punktionen sowie die zeitgerechte Durchführung von Gerinnungsanalysen und Thrombozytenzahlbestimmungen erfordern eine enge Kooperation zwischen Operateuren, Anästhesiologen und Stationspersonal. Auch vor Entfernen eines epiduralen oder spinalen Katheters muss ein zeitlicher Sicherheitsabstand zu einer prophylaktischen oder therapeutischen Antikoagulation berücksichtigt werden (Gogarten et al. 2003).

!

Ist eine ausreichende Zeitspanne zwischen Antikoagulation oder Thrombozytenaggregationshemmung und rückenmarksnaher Punktion aus operativer oder angiologischer Sicht nicht vertretbar, so ist eine Regionalanästhesie kontraindiziert.

Die epidurale Katheteranalgesie kann als intermittierendes Verfahren mit Bolusgaben oder als kontinuierliches Verfahren über eine Infusionspumpe durchgeführt werden. Die Dosierung muss jedoch häufig an die aktuelle Ausbreitung der Analgesie bzw. an das Analgesieniveau angepasst werden. Zunehmend setzt sich deshalb die epidurale PCA (PCEA) durch. Dosierungsbeispiele für die rückensmarksnahe Schmerztherapie sind in Tabelle 4-3 aufgeführt. Die Dosierungen orientieren sich an 75 kg Körpergewicht, jedoch müssen auch andere individuelle Aspekte wie Körpergröße, Lebensalter, Katheterlage und Einflüsse wie Gravidität berücksichtigt werden.

4

Kombination mit Opioiden und Adrenalin

Der Zusatz von Opioiden zur epiduralen Analgesie ermöglicht die Einsparung von Lokalanästhetika und somit besonders bei lumbaler Katheterlage die Mobilisation des Patienten ohne motorische Blockade der Beine. Bei thorakaler Katheterlage spielt die motorische Blockade eine geringere Rolle, die Ausbreitung des Opioids nach rostral ist dort wegen der Gefahr einer zentralen Atemdepression umso kritischer zu sehen. Thorakal werden daher eher höhere Lokalanästhetikakonzentrationen und dafür niedrigere Opioiddosierungen gewählt. Während Sufentanil nur eine

Tab. 4-3 Rückenmarksnahe Schmerztherapie: Dosierungsbeispiele.

Applikationsweg/Stoffklasse	Substanz (Handelsname, Auswahl)	Dosierung
epidural (= peridural)		
Lokalanästhetika (Erhaltungdosis)	Bupivacain (Carbostesin®)	thorakal: 0,25%, 4–6 ml/h, lumbal: 0,25%, 4–6 ml/h, bei Opioid- oder Clonidinzusatz: 0,125%, 4–8 ml/h
oder	Ropivacain (Naropin®)	thorakal: 0,375%, 4–6 ml/h, lumbal: 0,2%, 4–6 ml/h, bei Opioid- oder Clonidinzusatz: 0,1 oder 0,2%, 4–8 ml/h
Zusatz von Opioiden	Morphin (Morphin Merck®)	160–240 µg/h (2 mg/50 ml, 4–6 ml/h) oder 2 mg alle 8–12 h
oder	Sufentanil (Sufenta®, Sufenta® mite, Sufenta® epidural)	4–8 µg/h (50 µg/50 ml, 4–8 ml/h) oder PCEA* (50 µg/50 ml, Bolus: 2,5 µg, Sperrzeit: 10 min) thorakal: eher 0,75 µg/ml
und		
Zusatz von α_2-Rezeptor-Agonist	Clonidin (Catapresan®)	initial 150 µg, danach 12–24 µg/h (150 µg/50 ml, 4–8 ml/h)
oder		
Zusatz von $\alpha_1\beta_1\beta_2$-Rezeptor-Agonist	Adrenalin (Suprarenin®)	2 µg/ml (4–8 ml/h)
spinal (= intrathekal)		
Lokalanästhetikum	Bupivacain (Carbostesin®)	0,25%, 1–2 ml, 2- bis 4-stündlich oder 1–2 ml/h
Zusatz von Opioid	Morphin (Morphin Merck®)	Opioid alleiniges Analgetikum: 0,05–0,1 mg in 1 ml NaCl 0,9%; gleichzeitige Bupivacainapplikation: 0,05 mg; Intervall nach Wirkung

*PCEA, patientenkontrollierte epidurale Analgesie

segmentale Ausbreitung zeigt, ist Morphin nicht nur segmental wirksam. Gefürchtet sind späte Atemdepressionen nach rückenmarksnaher Applikation des hydrophilen Morphins. Atemdepressionen durch das lipophilere Sufentanil treten dagegen in einem überschaubaren Überwachungszeitraum auf.

Der Zusatz von Adrenalin (Suprarenin®) mit einer Dosierung von 2 µg/ml hat ähnlich wie der Zusatz von Clonidin (Catapresan®) einen analgetischen Effekt und ermöglicht eine Verminderung sowohl der Lokalanästhetika- als auch der Opioidkonzentration, ohne jedoch wie Clonidin blutdrucksenkend und sedierend wirksam zu sein (Niemi und Breivik 2002).

Überwachung, Nebenwirkungen und Komplikationen

Die epidurale Katheteranalgesie gilt als ein sicheres Verfahren, auch auf Allgemeinstationen. Ihre Überwachung erfordert jedoch, neben der regelmäßigen anästhesiologischen Betreuung, idealerweise durch einen akuten Schmerzdienst, geschultes Pflegepersonal. Engmaschige Blutdruckkontrollen nach Bolusinjektionen zur Diagnose einer arteriellen Hypotension und eine regelmäßige Dokumentation der Atemfrequenz zur frühzeitigen Erkennung einer Atemdepression müssen gewährleistet sein. Dies gilt im besonderen Maße, wenn eine Epiduralanästhesie mit Opioidzusatz durchgeführt wird, da hier ein erhöhtes Risiko einer opioidinduzierten Atemdepression besteht. Der Stationsarzt muss die möglichen Nebenwirkungen und Komplikationen des Verfahrens kennen.

> **!**
> So müssen Patienten unter epiduraler Schmerztherapie auf Pflegestationen zu jeder Zeit ihre Beine bewegen können, bei lumbaler Lage eventuell mit geminderter Kraft und mit Sensibilitätsstörungen, bei thorakaler Lage ohne jede Einschränkung der Motorik und Sensibilität der Beine durch die epidurale Analgesie!

In jedem Fall sollen die Patienten zur Vermeidung bleibender neurologischer Schäden regelmäßig vom Anästhesiologen gesehen werden. Im Falle von neuroaxialen Hämatomen oder Abszessen mit Entstehen von Extremitätenparalyse, Paraplegie oder eines Cauda-equina-Syndroms kann nur eine zügige bildgebende Diagnostik (idealerweise kernspintomographisch) und ggf. die Trepanation nicht später als 8 Stunden nach Einsetzen der Symptomatik bleibende Schäden verhindern. Die Häufigkeit solcher neurologischen Komplikationen beträgt weniger als 1‰.

Präemptive Analgesie

Die Inzidenz von Phantom- und Stumpfschmerzen soll nach Amputationen an den Extremitäten unter Allgemeinanästhesie doppelt so hoch sein wie nach Amputationen unter Spinal-, Epidural- oder Plexusanästhesie. Dies gilt vor allem, wenn rückenmarksnahe Anästhesien mit Opioidzusatz durchgeführt werden (s. Tab. 4-3). Diese präoperativ einsetzende Schmerztherapie wird als „präemptive Analgesie" kontrovers diskutiert, wird aber an vielen Zentren zumindest vor Amputationen empfohlen. Wegen der schon angesprochenen Problematik rückenmarksnaher Punktionen oder Kathetermanipulationen im Zusammenhang mit einer Antikoagulation erfordert dies eine enge organisatorische Abstimmung zwischen Operateur, Anästhesiologen, Stationsarzt und Pflegepersonal. Die perioperative i.v. Gabe von Ketamin-Razemat in subanästhetischer Dosierung (z. B. 0,25 mg/kg vor Schnitt und 250 µg/kg/h intraoperativ bei weniger schmerzhaften Operationen) in Ergänzung zu Allgemein- und regionalanästhetischen Verfahren reduziert postoperative Schmerzen und den Opioidbedarf bei ambulanten Operationen und großen operativen Eingriffen mit signifikant weniger Residualschmerzen bis zu 6 Monaten postoperativ (De Kock et al. 2001, Himmelseher und Durieux 2005). Zur postoperativen Schmerztherapie empfiehlt sich die Verordnung einer i.v. PCA-Pumpe, z. B. mit Morphin zu Ketamin-Razemat 1 : 1. Ketamin-Razemat perioperativ scheint außerdem, im Gegensatz zu Ketamin S, die Inzidenz von Phantomschmerzen zu reduzieren (Dertwinkel et al. 2004).

Die präemptive Gabe von Adjuvanzien, wie z. B. Gabapentin aus der chronischen Schmerztherapie (Freynhagen et al. 2005) oder von Dextromethorphan, muss noch als experimentelle Therapie postoperativer Schmerzen betrachtet werden (Seib und Paul 2006, Yeh et al. 2005).

4.1.4 Analgesie bei Eingriffen an den hirnversorgenden Arterien

Zur besseren neurologischen Beurteilbarkeit nach Eingriffen an den hirnversorgenden Arterien sollte auf Opioide verzichtet werden. Nach Karotisendarteriektomie lässt sich eine gute Analgesie mit Nicht-Opioidanalgetika (z. B. Metamizol) erreichen, sofern der Eingriff nicht ohnehin in Regionalanästhesie durchgeführt wurde. Einige Operateure applizieren unmittelbar postoperativ in auch analgetisch wirksamer Dosierung Lysinacetylsalicylat (Aspisol®) zur Thrombozytenaggregationshemmung.

4.1.5 Analgesie nach ambulanten Eingriffen

Eine besondere Herausforderung stellt die Analgesie nach ambulanten Eingriffen dar (z.B. operative Therapie der Varikose). Einerseits muss das Analgetikum für den Patienten einfach zu applizieren sein, andererseits eine ausreichende Schmerzlinderung gewährleisten. Feste Kombinationen, z.B. von Paracetamol und Codein, zur rektalen oder oralen Therapie, haben sich hier bewährt (z.B. Talvosilen®, -forte). Auch die Gabe von Oxycodon (Oxygesic®) als starkes Opioid, das durch eine duale Galenik sowohl schnell anflutet als auch über den retardierten Anteil der Tablette eine verlängerte Wirkungsdauer aufweist, kann bei schmerzhafteren Eingriffen hilfreich sein. Bei Patienten, die postoperativ zu Übelkeit oder Erbrechen neigen, sollte auch eine antiemetische Begleitmedikation bei Entlassung des Patienten rezeptiert werden (z.B. Paspertin®).

➡ Wenn nach einem Eingriff mit sehr starken Schmerzen zu rechnen ist, verbietet sich eine ambulante Operationsplanung (Wulf et al. 1997).

4.1.6 Organisation der postoperativen Schmerztherapie

Verschiedene Organisationsmodelle der postoperativen Schmerztherapie sind in Vereinbarungen zwischen den chirurgischen und anästhesiologischen Fachgesellschaften definiert und vorgeschlagen worden (BDA, BDC 1992 und 2004). So wird die Katheterepiduralanalgesie sinnvollerweise anästhesiologisch betreut, im größeren Kliniken meist durch einen Akutschmerzdienst. Die Methode der PCA kann wahlweise anästhesiologisch, chirurgisch oder von beiden Fachrichtungen gemeinsam betreut werden. Die konventionelle repetitive Gabe parenteraler Analgetika oder NCA wird meist vom Anästhesiologen vorgeschlagen, muss jedoch auf der allgemeinen Pflegestation in chirurgischer Verantwortung erfolgen. Entscheidend ist, dass allen Mitarbeitern das jeweilige Organisationsmodell bekannt und die Verantwortlichkeit zum Beispiel in Form von gemeinsamen Dienstanweisungen klar geregelt ist. Den Vorzug bei der Organisation der postoperativen Schmerztherapie sollten interdisziplinäre Modelle genießen, wobei sich abteilungsübergreifende anästhesiologische Akutschmerzdienste hinsichtlich gemessener Schmerzintensitäten, Komplikationsraten und Verweildauer im Krankenhaus als überlegen erwiesen haben (Stacy et al. 1997, Miaskowski et al. 1999).

4.2 Ischämieschmerz, Schmerz bei venösen Thrombosen

Ischämieschmerzen treten wegen der hohen Prävalenz der arteriellen Verschlusskrankheit vorwiegend im Bereich der unteren Extremität und als Angina abdominalis auf. Die Therapie der selteneren Ischämieschmerzen der oberen Extremität, zum Beispiel im Rahmen von Immunvaskulitiden, Kollagenosen und dem primären Raynaud-Syndrom, wird daher nur kurz abgehandelt.

4.2.1 Akuter arterieller Gefäßverschluss

Schmerzsymptomatik

Der akute arterielle Gefäßverschluss ist gekennzeichnet durch schlagartig auftretende Schmerzen, distal betonte, blasse, marmorierte, kalte Haut und Pulslosigkeit der betroffenen Extremität. Beim akuten mesenterialen Gefäßverschluss imponieren meist schlecht lokalisierbare, am ehesten im Mittelbauch angegebene stärkste kolikartige Schmerzen.

Therapie

Die sofortige Rekanalisierung oder Revaskularisierung und Antikoagulation steht beim akuten arteriellen Gefäßverschluss im Vordergrund. Dies gilt im besonderen Maße bei akuten Verschlüssen intestinaler Arterien, da hier nicht „nur“ die Erhaltung einer Extremität, sondern das Überleben des Patienten auf dem Spiel steht. Zur Behandlung der oft unerträglichen Schmerzen schon vor der Extremitäten- oder lebenserhaltenden Intervention stehen die zuvor beschriebenen systemisch medikamentösen und regionalanästhesiologischen Verfahren der postoperativen Schmerztherapie zur Verfügung. Daneben können zur Unterstützung der kausalen Therapie Antikoagulanzien und Thrombozytenaggregationshemmer appliziert werden. In keinem Fall sollte die analgetische Therapie zu einer Verzögerung der kurativen Intervention führen.

4.2.2 Periphere arterielle Verschlusskrankheit

Schmerzsymptomatik

Patienten mit einer peripheren arteriellen Verschlusskrankheit (pAVK) im Stadium I nach Fontaine verspüren keine Schmerzen. Der Übergang zur Claudicatio intermittens des Stadiums II ist fließend. Die nach längerem Gehen auftretenden Schmerzen sistieren beim Stehenbleiben (Schaufensterkrankheit). Auch

nach anfänglich stark beeinträchtigender Symptomatik führt konsequentes Gehtraining zur Kollateralenausbildung und zu einer deutlichen Schmerzreduktion. Werden krankheitsauslösende Noxen (z.B. Nikotin, Hyperlipidämie, erhöhtes Lipoprotein a) nicht ausgeschaltet, nehmen die Schmerzen durch Miterkrankung der Kollateralgefäße wieder zu. Die Schmerzqualität entspricht der eines somatischen Tiefenschmerzes. Er wird meist als krampfartig beschrieben.
Typisch für die pAVK im Stadium III ist der Ruheschmerz. Er ist lagerungsabhängig und tritt deshalb typischerweise nachts auf. Sitzen mit Tieflagerung der Beine lindert die Schmerzen (Ratschow-Lagerungsprobe). Eine Claudicatio intermittens kann weiterhin bestehen. Der Ruheschmerz ist ein somatischer Oberflächenschmerz, der als brennend, bisweilen auch als ziehend beschrieben wird (Bonica 1990). Die Schmerzlokalisation hängt von der betroffenen Arterienetage ab. Vom Ruheschmerz des Stadiums III sind der Vorfuß und die Zehen immer betroffen, da die Schmerzen distal des Gefäßverschlusses auftreten.
Im Stadium IV der pAVK manifestieren sich Nekrosen und Gangrän. Abgesehen vom Ruheschmerz und von einer eventuell weiter bestehenden Claudicatio intermittens können nun Wundschmerzen auftreten, die auf leichte Berührung (Gewicht der Bettdecke, Verbandswechsel) mitunter als unerträglich beschrieben werden. Komplizierend ist schließlich die Entstehung einer ischämischen Polyneuropathie, die mit typischen neuropathischen Schmerzen, wie Brennen, Kribbelparästhesien und intermittierend lanzinierenden Schmerzen, einhergeht, u.U. auch proximal des stenosierenden Prozesses. Polyneuropathische Beschwerden lassen sich bei einigen Patienten ebenfalls durch Tieflagerung der Beine lindern. Patienten mit isolierter diabetischer Polyneuropathie können weitgehend schmerzfrei sein.

Therapie

Die Therapie chronischer Ischämieschmerzen folgt einem Stufenplan. Zunächst muss die Grundkrankheit therapiert, d.h. disponierende Noxen müssen ausgeschaltet werden. Bei der Claudicatio intermittens ist das kontrollierte Gehtraining der Grundstein der Therapie. Die Prüfung der Indikation für eine Rekanalisierung oder Revaskularisierung hat unbedingte Priorität vor symptomatischer Therapie. Gleiches gilt für die antiinfektiöse Therapie einer Gangrän im Stadium IV. Bei Progredienz der Erkrankung und fehlender oder aufgeschobener Indikation zur Rekanalisierung/Revaskularisierung oder Amputation bestehen die im Folgenden besprochenen, z.T. kausalen Behandlungsoptionen.

Prostaglandin E_1

Die intraarterielle Infusion von Prostaglandin E_1 (Syn. PGE_1, Alprostadil, z.B. Prostavasin®) wird meist nur im Kontext mit einer Intervention adjuvant durchgeführt. Die i.v. Infusion bietet sich zusätzlich bei Gefäßstenosen an, die einer PTA oder einer chirurgischen Intervention nicht zugänglich sind. Intravenöses PGE_1 wird i.d.R. zweimal täglich über je 3 Stunden infundiert. Non-Responder lassen sich nach spätestens 10 Tagen identifizieren. Bei Besserung der klinischen Symptomatik mit sinkendem Analgetikabedarf wird die Therapie für insgesamt 2–4 Wochen fortgesetzt.
Spezifisch für die Therapie der Thrombendangiitis obliterans (Syn. v.-Winiwarter-Buerger-Krankheit) ist die Infusionstherapie mit Iloprost (Ilomedin®) zugelassen – einem stabilen Analogon des Prostazyklins (PGI_2). Unabhängig von der Zulassung von PGE_1 für die Therapie der pAVK und von Iloprost für die der Thrombendangiitis obliterans überschneiden sich die Indikationen in der klinischen Praxis.

Perkutane Sympathikusneurolyse

Eine der PGE_1-Therapie vergleichbare Wertigkeit hat die perkutane Neurolyse des Sympathikusganglions L2 oder L3 durch Injektion von wasserfreiem Ethanol oder durch Koagulation mittels Radiofrequenz. Dem perkutanen Vorgehen wird heute wegen der vergleichsweise geringeren Invasivität der Vorzug vor der endoskopischen oder offenen chirurgischen Sympathektomie gegeben. Eine Neurolyse kann nur im Bereich des lumbalen Sympathikus oder bei der Angina abdominalis am Ganglion coeliacum durchgeführt werden. Ihr muss zwingend eine diagnostische Sympathikusblockade mittels Applikation von langwirksamen Lokalanästhetika vorausgehen. Durch dieses Vorgehen lässt sich die Diagnose eines durch erhöhten Sympathikotonus unterhaltenen Schmerzes sichern und der perkutane Zugang zur Neurolyse beim individuellen Patienten validieren (Gleim et al. 1995).

> **!** Bei Patienten mit einer diabetischen Polyneuropathie lassen sich auf Grund einer Mikroangiopathie häufig die Schmerzen durch eine Sympathikusblockade und folglich auch durch eine sympathische Neurolyse nicht lindern.

Die Punktion wird unter röntgenologischer Bildwandler- oder CT-Kontrolle durchgeführt. Fehlinjektionen, z.B. in die Loge des M. psoas, müssen unbedingt vermieden werden, da es sonst zu einer Neurolyse des N. genitofemoralis mit Taubheitsgefühl und/oder neuropathischen Schmerzen im Innervationsbereich des Nervs kommen kann.

!

Kontraindikationen der perkutanen Neurolyse sind, neben fehlender Wirkung von mindestens zwei diagnostischen Blockaden, in erster Linie Gerinnungsstörungen oder anhaltende Antikoagulation.

Neurolysen zur Sympathikusausschaltung im Bereich der oberen Extremität sind extrem risikobehaftet und deshalb obsolet. Hier können nur zeitlich begrenzt Blockaden entweder mit Lokalanästhetika (Stellatumblockade, Plexusblockaden) oder intravenöse regionale Sympathikusblockaden durchgeführt werden. Das viele Jahre verwendete Guanethidin steht nicht mehr zur Verfügung und kann für die intravenöse regionale Sympathikusblockade durch Clonidin ersetzt werden (Reuben et al. 1998, Reuben und Sklar 2002).

Rückenmarkstimulation

Bei unbefriedigenden Therapieergebnissen mit PGE_1 oder Sympathikolyse ist ein Therapieversuch mit der spinalen Rückenmarkstimulation (SCS, spinal cord stimulation) indiziert. Die SCS hat neben der antinozizeptiven Wirkung auch positive Effekte auf die Mikrozirkulation. Zur Behandlung einer Durchblutungsstörung beider Beine werden mehrpolige Elektroden, vorzugsweise perkutan, eingebracht und epidural, medial zwischen den Hintersträngen des Rückenmarks, platziert; bei einseitiger Durchblutungsstörung erfolgt die Stimulation nur über den zugehörigen Hinterstrang. Anschließend erfolgt die subkutane Implantation des Pulsgenerators im lateralen Abdominalbereich. Dieser Generator kann transkutan telemetrisch programmiert und vom Patienten mit einem Zusatzgerät aktiviert werden. Die neue Generation von Generatoren ist transkutan wiederaufladbar und muss somit nach Erschöpfung der Batterie nicht mehr ausgetauscht werden. Die SCS ist sowohl für den Ischämieschmerz der unteren wie der oberen Extremität geeignet. Die Indikation bei Angina abdominalis ist wenig gesichert. Nachteile der SCS sind die Invasivität (epidurale Elektrodenplatzierung, meist zweizeitige chirurgische Aggregatimplantation), die Notwendigkeit einer spezialisierten langfristigen Betreuung des Verfahrens und hohe Anfangskosten. Obwohl die Effektivität der Methode noch kontrovers diskutiert wird, ist einem Therapieversuch mit SCS der Vorzug vor einer palliativen rückenmarksnahen Opioidtherapie zu geben (Gybels et al. 1998). Das Verfahren sollte Zentren mit SCS-Erfahrung vorbehalten bleiben, teilweise wird über eine Responderrate von 80–100% bei Patienten mit ischämischen Gefäßerkrankungen berichtet.

Palliative systemische Pharmakotherapie

Eine palliative Therapie ist indiziert, wenn die o.g. Analgesieverfahren nicht genügend wirksam sind oder bei Patienten im Stadium IV der pAVK. Einige dieser Verfahren vermögen den Ischämieschmerz günstig zu beeinflussen, jedoch nicht den durch eine Gangrän hervorgerufenen Wundschmerz. Bei lokalen Entzündungsprozessen kann die lokale Anwendung von Morphingel 0,1% hilfreich sein (Platzer et al. 2005). Typisch für die Therapie der pAVK in den Stadien III und IV ist auch ein längerer konservativer Behandlungszeitraum, an dessem Ende erst abzusehen ist, ob eine Verbesserung der Gewebsperfusion eingetreten ist oder eine chirurgische Therapie (Amputation) notwendig wird.

Je länger eine palliative medikamentöse Schmerztherapie notwendig ist, umso eher sollte sie sich nicht an den Prinzipien der Therapie akuter Schmerzen, sondern an der Therapie chronischer Schmerzen orientieren, wie sie im Wesentlichen von der Tumorschmerztherapie bekannt sind (WHO-Stufenschema): Analgetika werden nach Möglichkeit enteral in retardierter Galenik oder transdermal appliziert. Da es sich um täglich auftretende Schmerzen und häufig um Ruheschmerz handelt, werden diese Analgetika nicht „nach Bedarf", sondern zeitkontingent in regelmäßigen Abständen (ATC-Medikation, around the clock) appliziert. Das WHO-Stufenschema sieht vor, mit Nicht-Opioiden (s. Tab. 4-2) die Therapie zu beginnen (Stufe I) und, bei unbefriedigender Analgesie, schwache Opioide wie Tramadol, Tilidin, Dihydrocodein (Tab. 4-4) hinzuzugeben (Stufe II). Bei weiterhin unzureichender Analgesie bzw. bei Progredienz der Schmerzen werden schwache Opioide durch starke Opioide (s. Tab. 4-4) ersetzt (Stufe III). Neuerdings wird das Überspringen der Stufe II diskutiert, da kein pharmakologischer Vorteil in der Gabe von schwachen Opioiden gesehen wird, allerdings besteht der Vorteil einer BtM-rezeptfreien Verschreibungsmöglichkeit. Kurzwirksame, nicht-retardierte Opioide haben nur als zusätzliche Rescue-Medikation (Syn. Escape-Medikation) bei Durchbruchschmerzen oder Schmerzprovokation (z.B. Verbandswechsel) eine Berechtigung. Eine tägliche Einnahme von nicht-retardierten Opioiden nach Bedarf über mehrere Wochen kann durch das schnelle Anfluten des Opioids mit spürbar einsetzender Euphorie zu psychischer Abhängigkeit (Sucht) führen. Dagegen ist eine Dauermedikation (ATC) mit retardierten Opioiden bezüglich der psychischen Abhängigkeit (vergleichsweise) unproblematisch, führt jedoch zu physischer Abhängigkeit mit entsprechender Entzugsproblematik bei zu schnellem Absetzen des Opioids und durch Daueranwendung zu Toleranzentwicklung. Eine dokumentierte Aufklärung der Patienten über diese Zusammenhänge ist empfehlenswert (Burchman und Pagel 1995).

Tab. 4-4 Retardierte und langwirksame Opioide zur Therapie chronischer Schmerzen und nicht-retardierte Rescue-Medikation zur Therapie von Durchbruchsschmerzen und Schmerzspitzen.

Substanz	Handelsname (Auswahl)	relative analgetische Wirksamkeit (Morphin = 1)	Einzeldosis (mg)	Dosisintervall (h)	Applikationsweg (Darreichungsform)
retardierte und langwirksame Opioide					
Tramadol	Tramal® long	0,1	100–200	12	p.o. (Tbl.)
Tilidin	Valoron® N retard	0,1	50–300	12	p.o. (Tbl.)
Dihydrocodein	DHC Mundipharma®	0,3	60–120	8–12	p.o. (Tbl.)
Morphin	MST Mundipharma®	1	ab 10	8	p.o. (Tbl.)
	Kapanol®		ab 20	12–24	p.o. (Kps.)
	Capros®		ab 10	12–24	p.o. (Granulat)
Oxycodon	Oxygesic®	1,5–2	10–20	12	p.o. (Tbl.)
Buprenorphin	Temgesic®	10–50	0,2–0,8	6–8	s.l. (Tbl.)
L-Methadon	L-Polamidon®	2–3	2,5–5,0	12 (initial 6)	p.o. (Lsg.)
Hydromorphon	Palladon® retard	7–10	ab 4	8–12	p.o. (Kps.)
Fentanyl	Durogesic® SMAT	70–100	ab 12 µg/h	72	transdermal (Pflaster)
Buprenorphin	Transtec® PRO	10–50	ab 35 µg/h	72–96	transdermal (Pflaster)
nicht-retardierte Rescue-Medikation					
Tramadol	Tramal®	0,1	50–100	2–4*	p.o. (Tbl., Lsg.)
Tilidin	Valoron® N	0,1	50–100	2–4*	p.o. (Tbl., Lsg.)
Morphin	Sevredol®, Morphin Merck® Tropfen 0,5/2,0%	1	10–20 0,5%, 30 Tr. = 10 mg 2%, 8 Tr. = 10 mg	4*	p.o. (Tbl.), p.o. (Lsg.)
Fentanyl	Actiq®	70–100	0,2–1,6	0,5–1*	bukkal (Lutscher)
Hydromorphon	Palladon®	7–10	ab 1,3	4*	p.o. (Kps.)

*nur bei Bedarf

Obwohl Nicht-Opioidanalgetika (NSAR) wegen ihrer antiphlogistischen Wirkkomponente für die Ischämieschmerztherapie besonders geeignet scheinen, muss, abweichend vom WHO-Stufenschema, eine chronische Anwendung dieser Substanzen kritisch gesehen werden. Der gefäßkranke Patient ist durch die unerwünschten Nebenwirkungen der NSAR besonders gefährdet (Nierenfunktionsstörungen, gastrointestinale Ulkusbildung, Blutungsneigung bei gleichzeitiger Antikoagulation oder Therapie mit Thrombozytenaggregationshemmern). Die Verordnung von selektiven COX-2-Hemmern, z.B. Celecoxib (Celebrex®) und Etoricoxib (Arcoxia®), sind bei Gefäßpatienten aufgrund der Kontraindikationen für KHK, zerebrovaskuläre Erkrankungen und Herzinsuffizienz NYHA II–IV und der relativen Kontraindikationen bei Hypertonie, Hypercholesterinämie, Diabetes mellitus, Rauchern und peripherer AVK kaum indiziert. Zudem sollen sie nur in der niedrigsten effektiven Dosis für die kürzestmögliche Behandlungszeit angewandt werden.

➡ Die Erhöhung des Herzinfarktrisikos gilt für alle COX-Inhibitoren, selektive aber auch nicht-selektive, wie z.B. Diclofenac und Ibuprofen sowie besonders ausgeprägt für Indometacin und Meloxicam, da sie die Produktion von kardioprotektivem Prostazyklin hemmen; eine Ausnahme ist niedrig dosiertes ASS, dessen kardioprotektiver Effekt jedoch durch Ibuprofen unterdrückt wird (Brune 2005).

So kann im Einzelfall eine alleinige Opioidtherapie sinnvoll sein und bei schon über längere Zeit bestehenden stärksten Schmerzen das Überspringen der schwach wirksamen Opioide und ein Therapiebeginn mit starken Opioiden erforderlich werden. Ist eine Langzeitgabe eines Opioids absehbar, erscheint die Verordnung von einem partiellen µ-Rezeptor-Agonisten und κ-Rezeptor-Antagonisten wie Buprenorphin gegenüber einem reinen µ-Agonisten wie Fentanyl als transdermales Pflaster vorteilhaft, da bei chronischen Schmerzen Buprenorphin gegenüber Fentanyl geringere Dosissteigerungen auf Grund einer verminderten

Toleranzentwicklung aufweist (Likar et al. 2003, Sittl et al. 2005).

> **!**
> Entscheidend für die Compliance der Patienten ist die Verordnung von Laxanzien und Antiemetika schon zu Therapiebeginn, um die opioidtypischen unerwünschten Wirkungen zu beherrschen (s. Tab. 4-6).

Die transdermale Fentanylapplikation (Durogesic® SMAT) ist gegenüber den retardierten p. o. Zubereitungen anderer Opioide mit einer geringeren Inzidenz von Obstipation verbunden (s. Tab. 4-4 und 4-5). Das gilt auch für transdermales Buprenorphin (Transtec® PRO), wobei angenommen wird, dass durch die parenterale Opioidzufuhr die µ-Rezeptoren im Dickdarm, die für eine Verminderung der propulsiven Peristaltik verantwortlich gemacht werden, umgangen werden. Obstipation wird auch weniger von Tilidin/Naloxon (Valoron®) ausgelöst, u. a. durch die naloxonbedingte Blockade der µ-Rezeptoren im Gastrointestinaltrakt (Liu und Wittbrodt 2002). Zudem handelt es sich bei Tilidin um ein Prodrug, das seine Opioidwirkung erst nach Darmpassage und Metabolisierung in der Leber zu Nortilidin entfaltet.
Bei Patienten mit Ruheschmerzen, bei denen auch eine neuropathische Schmerzkomponente vorliegt (ischämische oder diabetische Polyneuropathie), kann mit niedrigdosierten tri- oder tetrazyklischen Antidepressiva und auch mit Antikonvulsiva oft eine deutliche Besserung erreicht werden (Freynhagen et al. 2006) (Tab. 4-6).

Chronische rückenmarksnahe Analgesie

Eine rückenmarksnahe Analgesie mit untertunneltem Katheter zur palliativen Therapie chronischer Ischämieschmerzen ist indiziert, wenn die systemische Opioidtherapie nicht ausreicht oder ihre Nebenwirkungen nicht beherrschbar sind. Eine Testapplikation vor Implantation eines internen Pumpensystems für die Spinalanalgesie oder einer Port-Implantation ist obligat, dies gilt ebenso für die chronische epidurale Analgesie vor Beschaffung einer externen Pumpe. Medikamentenauswahl und Dosierung unterscheiden sich nicht wesentlich von der postoperativen rückenmarksnahen Analgesie mit Opioiden (s. Tab. 4-3). Lokalanästhetika sind nur in niedriger Konzentration epidural geeignet, da sie sonst die Motorik des Patienten beeinträchtigen können und somit dem Ziel einer ambulanten Schmerztherapie entgegenstehen. Allerdings können Lokalanästhetika bei längerer Anwendung einer Tachyphylaxie unterliegen. Die Implementierung von rückenmarksnahen Therapiesystemen mit Implantation eines Pumpensystems wird, wie die der SCS, in spezialisierten Zentren und Praxen durchgeführt.

4

4.2.3 Angina abdominalis

Schmerzsymptomatik

Bei der Angina abdominalis treten 15–30 Minuten postprandial dumpfe, krampfartige Schmerzen, zumeist im Mittelbauch, auf, die über 1–2 Stunden anhalten können.

Therapie

Die Indikation für Opioide bei der chronischen Angina abdominalis ist, im Gegensatz zur akuten Form wegen des Risikos eines Ileus unter Opioidtherapie und der damit verbundenen differenzialdiagnostischen Probleme äußerst zurückhaltend zu stellen. Spasmolytika und Analgetika mit spasmolytischer Wirkkomponente (Metamizol) gewährleisten, zusammen mit einer Bera-

Tab. 4-5 Dosierungsempfehlung zur Umstellung von Morphin (als Referenzsubstanz) auf transdermale Therapiesysteme: Fentanyl (Durogesic® SMAT) oder Buprenorphin (Transtec® PRO).

orale Morphindosis (mg/d)	parenterale Morphindosis (mg/d)	Buprenorphin-Abgabe Transtec® PRO (µg/h)	Fentanyl-Abgabe Durogesic® SMAT (µg/h)
< 45	< 15	17,5*	12,5
45–90	15–30	35	25
91–150	31–50	52,5	50
151–210	51–70	70	75
211–270	71–90	105	100

Eine Neueinstellung beginnt bei Erwachsenen mit der geringsten Pflastergröße bzw. Durogesic® SMAT 25 µg/h; bei Umstellung von retardiertem Morphin wird das Pflaster mit der letzten oralen Morphineinnahme zeitgleich aufgeklebt.
* 35 µg/h – Pflaster diagonal geteilt

Tab. 4-6 Beispiele für orale Begleitmedikation und Adjuvanzien.

Indikation	Substanz	Handelsname (Auswahl)	Einzeldosis, p.o. (mg)	Dosisintervall
Nausea/Emesis				
	Metoclopramid	Paspertin® Tropfen	10	3–4-mal/d vor Opioideinnahme
	Ondansetron	Zofran® Tbl.	4–8	2-mal/d
opioidinduzierte Obstipation				
Prophylaxe	Lactulose	Bifiteral® Sirup	10–15 ml, evtl. 30 ml	tägl. morgens, evtl. 3-mal/d
	Macrogol	Movicol® Pulver	1 Beutel in 125 ml Wasser	1–3 Beutel/d, bei Koprostase 8 Beutel/d
Therapie	Bisacodyl	Dulcolax® Drg.	5–10	1-mal abends
	Na-Picosulfat	Laxoberal® Tbl.	5–10	1-mal/d
Schmerzen infolge ischämischer oder diabetischer Polyneuropathie				
	Carbamazepin	Tegretal® retard Tbl.	200	2–4-mal/d (einschleichend)
	Gabapentin	Neurontin® Kps./Tbl.	100–1200	3-mal/d (einschleichend)
	Pregabalin	Lyrica® Kps.	75–300	2-mal/d (einschleichend)
	Amitriptylin	Saroten® retard Tbl.	25–50	25 mg morgens, 50 mg abends (einschleichend)
	Mirtazapin	Remergil® Schmelztbl.	15–45	1-mal abends

tung des Patienten, kleine Mahlzeiten einzunehmen, meist eine ausreichende Analgesie. Auf den Vorrang kausaler Therapien wurde bereits eingegangen.

4.2.4 Venöse Thrombosen

Schmerzsymptomatik

Schmerzen bei der akuten tiefen Venenthrombose werden anfänglich als lagerungsabhängige Spannungsschmerzen geschildert. Später dominiert stärkster Dauerschmerz mit erheblicher Berührungsempfindlichkeit. Bei der chronisch venösen Insuffizienz und dem postthrombotischen Syndrom kommen zum Spannungsschmerz nächtliche Wadenkrämpfe, ein druckdolentes Tibiaperiost und Schmerzen infolge von Ulcera crura hinzu. Hier ist Linderung durch Hochlagerung der Extremität zu erreichen.

Therapie

Schmerzen bei chronisch venöser Insuffizienz oder postthrombotischem Syndrom werden in erster Linie mit physikalischen Maßnahmen behandelt. Die konservative und operative Therapie von großen Ulcera crura muss häufig mit NSAR oder auch vorübergehend mit retardierten Opioiden begleitet werden.

Bei Patienten mit akuter tiefer Venenthrombose verbietet sich eine rückenmarksnahe Analgesie häufig aufgrund einer schon bestehenden therapeutischen Antikoagulation. Auch die hierfür notwendigen Lagerungsmaßnahmen können problematisch sein (Gefahr der Lungenembolie!). Bis zur chirurgischen Intervention oder bei fehlender operativer Indikation und Lysetherapie ist die i.v. Opioid-PCA zu empfehlen, falls zeitkontingent applizierte NSAR sich als nicht ausreichend erweisen. Bei prolongierten Schmerzen lässt sich eine PCA auch nach Wochen ohne Anzeichen von Opioidtoleranz oder psychischer Gewöhnung mit der Abnahme der Schmerzintensität beenden. Ein Fallbeispiel für einen PCA-Verlauf bei einem 14-jährigen Jungen mit tiefer Venenthrombose bei einer Dysplasie der V. cava inferior und Protein-C-Defekt gibt Abbildung 4-2 wieder.

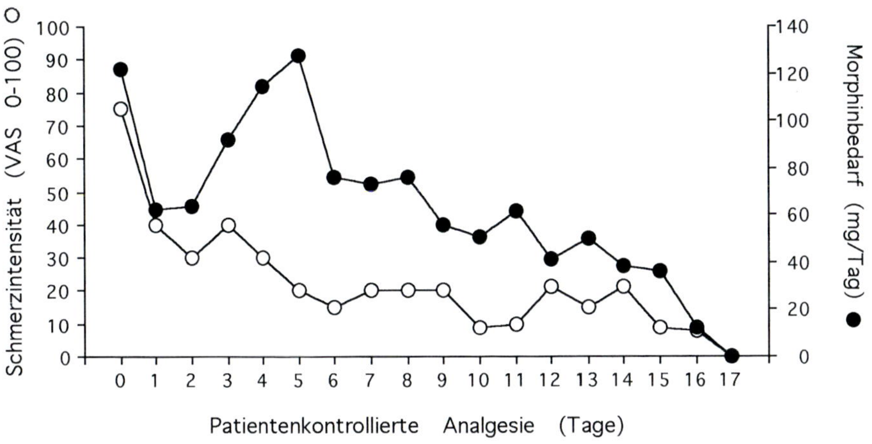

Abb. 4-2 Fallbeispiel für i.v. Opioid-PCA bei akuter tiefer Venenthrombose: Verlauf von Schmerzintensität (gemessen mit einer VAS) und Morphinbedarf eines 14-jährigen Jungen mit einer Dysplasie der V. cava inferior und Protein-C-Defekt. Die Werte am Tag 0 wurden vor Beginn der PCA erhoben. Der neuerliche Anstieg des Morphinbedarfs am 3.–5. Tag nach PCA-Therapie korrelierte mit erheblicher Umfangzunahme beider unterer Extremitäten unter Therapie mit rekombinantem Gewebe-Plasminogen-Aktivator.

4.2.5 Raynaud-Krankheit

Schmerzsymptomatik

Beim primären Raynaud-Syndrom verursachen akrale Gefäßspasmen eine vorübergehende Blässe, gefolgt von einer Zyanose der betroffenen Körperglieder. Die Hyperämie, mit der sich die Episode wieder auflöst, ist oft schmerzhaft und von Parästhesien begleitet.

Therapie

Eine Sympathikusneurolyse oder Sympathektomie ist bei dieser mitunter sehr beeinträchtigenden, aber benignen Erkrankung nur als Ultima Ratio indiziert. Eine Vermeidung auslösender Faktoren (Kälte, emotionaler Stress), die topische Anwendung von z.B. Nitroglyceringel (Nitronal®-Gel) und eventuell eine orale Medikation mit Vasodilatanzien führen zu befriedigender Symptomkontrolle. Im schweren Anfall kann eine kontinuierliche regionalanästhesiologische Sympathikusblockade (z.B. axillärer Plexuskatheter) gerechtfertigt sein. Beim sekundären Raynaud-Syndrom, das u.a. infolge von Kollagenosen oder Immunvaskulitiden auftreten kann, stehen Diagnose und Therapie der Grunderkrankung im Vordergrund.

4.3 Literatur

Berufsverband Deutscher Anästhesisten (BDA), Berufsverband der Deutschen Chirurgen (BDC): Vereinbarungen zur Organisation der postoperativen Schmerztherapie. Chirurg 31 (1992) 222– 236

Berufsverband Deutscher Anästhesisten (BDA), Berufsverband der Deutschen Chirurgen (BDC): Formulierungshilfen zur Umsetzung der Organisationsmodelle zur postoperativen Schmerztherapie in bettenführenden Kliniken/Abteilungen. Anästh. Intensivmed. 45 (2004) 467– 472

Bonica JJ: Pain due to vascular disease. In: Bonica JJ (ed.): The management of pain, 2nd ed., pp. 502–537. Lea & Febiger, Philadelphia–London 1990

Brack A., Rittner HL, Schäfer M: Kritische Neubewertung von Zyklooxygenase-2-Inhibitoren in der perioperativen Schmerztherapie. Anästhesist 54 (2005) 1032–1038

Brune K: COX-2 selective inhibitors – they are still the best treatment for many patients! Swiss Med. Wkly 135 (2005) 163–165

Budd K: High dose buprenorphine for postoperative analgesia. Anaesthesia 36 (1981) 900–903

Burchman SL, Pagel PS: Implementation of a formal treatment agreement for outpatient management of chronic nonmalignant pain with opioid analgesics. J. Pain Symptom Manage. 10 (1995) 556– 563

Dahan A, Yassan A, Bijl H, et al.: Comparison of the respiratory effect of intravenous buprenorphine and fentanyl in humans and rats. Br. J. Anaest. 94 (2005) 825–834

De Beer J, Winemaker MJ, Donnelly GA, et al.: Efficacy and safety of controlled-release oxycodone and standard therapies for postoperative pain after knee or hip replacement. Can. J. Surg. 48 (2005) 277–283

De Kock M, Lavand'homme P, Waterloos H: 'Balanced analgesia' in the perioperative period: is there a place for ketamine? Pain 92 (2001) 373–380

Dertwinkel R, Schaub C, Kohlmann T, Maier C: Ketamin-Razemat senkt die Prävalenz von Phantomschmerzen – Senkt S-Ketamin auch die Mortalität nach Amputationen? Schmerz 18 (Suppl. 1) (2004) 565

Diener HC, Maier C (Hrsg.): Das Schmerztherapie Buch medikamentös – interventionell – psychologisch, 2. A., Urban & Fischer, München–Jena 2003

Fitzgibbon DR, Ready LB, Ching JM: Intramuscular opioid injections: a step in the wrong direction. Anesthesiology 91 (1999) 891–892

Freynhagen R, Strojek K, Griesing T, et al.: Efficacy of pregabalin in neuropathic pain evaluated in a 12-week, randomised, double-blind, multicentre, placebo-controlled trial of flexible- and fixed-dose regimens. Pain 115 (2005) 254–263

Freynhagen R, Muth-Selbach U, Lipfert P, et al.: The effect of mirtazapine in patients with chronic pain and concomitant depression. Curr. Med. Res. Opin. 22 (2006) 257–264

Gleim M, Maier C, Melchert U: Lumbar neurolytic sympathetic blockades provide immediate and long-lasting improvement of painless walking distance and muscle metabolism in patients with severe peripheral vascular disease. J. Pain Symptom Manage. 10 (1995) 98–104

Gogarten W, Van Aken H, Büttner J, et al.: Rückenmarksnahe Regionalanästhesien und Thromboembolieprophylaxe/antithrombotische Medikation. Überarbeitete Leitlinie der Deutschen Gesellschaft für Anästhesiologie und Intensivmedizin. Anästh. Intensivmed. 44 (2003) 218–230

Gybels J, Erdine S, Maeyaert J, et al.: Neuromodulation of pain. Eur. J. Pain 2 (1998) 203–209

Hedenmalm K, Spigset O: Agranulocytosis and other blood dyscrasias associated with dipyrone (metamizole). European Journal of Clinical Pharmacology 58 (2002) 265–274

Himmelseher S, Durieux ME: Ketamine for perioperative pain management. Anesthesiology 102 (2005) 211–220

Jage J: Schmerzen nach Operationen. Wissenschaftliche Verlagsgesellschaft, Stuttgart 1997

Jage J: Essentials der postoperativen Schmerztherapie. Ein Leitfaden für chirurgische Fächer. Thieme, Stuttgart–New York 2004

Janke C, Schmeck J, Passani D, et al.: Anaphylaktisches Herz-Kreislauf-Versagen nach intraoperativer Metamizolapplikation. Anästhesist 52 (2003) 321–325

Juhl, IU, Bülow HH, Nielsen PR, et al.: Management of postoperative pain. An intervention study. Acta Anaesthesiol. Scand. 40 (1996) 852–857

Lehmann KA (Hrsg.): Der postoperative Schmerz. Bedeutung, Diagnose und Behandlung, 2. A., Springer, Berlin–Heidelberg–New York 1994

Likar R, Grießinger N, Sadjak A, Sittl R.: Transdermales Buprenorphin für die Behandlung chronischer Tumor- und Nicht-Tumorschmerzen. Wien. Med. Wochenschr. 153 (2003) 317–322

Liu M, Wittbrodt E: Low-dose oral naloxone reverses opioid-induced constipation and analgesia. J. Pain Symptom Manage. 23 (2002) 48–53

Lynch EP, Lazor MA, Gellis JE, et al.: Patient experience of pain after elective noncardiac surgery. Anesth. Analg. 85 (1997) 117–123

Miaskowski C, Crews J, Ready LB, et al.: Anesthesia-based pain services improve the quality of postoperative pain management. Pain 80 (1999) 23–29

Mitteilungen der Deutschen Gesellschaft für Rheumatologie: European Medicines Agency announces regulatory action on COX-2 inhibitors. Public Statement EMEA/62757/2005

Niemi G, Breivik H: Epinephrine markedly improves thoracic epidural analgesia produced by small-dose infusion of ropivacaine, fentanyl, and epinephrine after mayor thoracic or abdominal surgery: A randomized, double-blinded crossover study with and without epinephrine. Anesth. Analg. 94 (2002) 1596–1605

Platzer M, Likar R, Stein C, Sittl R.: Topische Applikation von Morphingel bei entzündlichen Haut- und Schleimhautläsionen. Schmerz 19 (2005) 296–301

Rapp SE, Ready LB, Nessly ML: Acute pain management in patients with prior opioid consumption: a case-controlled retrospective review. Pain 61 (1995) 195–201

Reuben SS, Steinberg RB, Madabhushi L, Rosenthal E.: Intravenous regional clonidine in the management of sympathetically maintained pain. Anesthesiology 89 (1998) 527–530

Reuben SS, Sklar J: Intravenous regional anesthesia with clonidine in the management of complex regional pain syndrome of the knee. J. Clin. Anaesth. 14 (2002) 87–91

Reuben SS, Buvanendran A, Kroin JS, et al.: Postoperative modulation of central nervous system prostaglandin E2 by cyclooxygenase inhibitors after surgery. Anesthesiology 104 (2006) 411–416

Seib RK, Paul JE: Preoperative gabapentin for postoperative analgesia: a meta-analysis. Can. J. Anaesth. 53 (2006) 461–469

Sittl R, Nuijen M, Poulsen Nautrop B: Changes in the prescribed daily doses of transdermal fentanyl and transdermal buprenorphine during treatment of patients with cancer and noncancer pain in Germany: Results of a retrospective cohort study. Clinical Therapeutics 27 (2005) 1022–1031

Stacy BR, Rudy TE, Nellhaus D: Management of patient-controlled analgesia: a comparison of primary surgeons and a dedicated pain service. Anesth. Analg. 85 (1997) 130–134

Wulf H, Neugebauer E, Maier C: Die Behandlung akuter perioperativer und posttraumatischer Schmerzen. Empfehlungen einer interdisziplinären Expertenkommission. Thieme, Stuttgart–New York 1997.

Yeh CC, Jao SW, Huh BK, et al.: Preincisional dextromethorphan combined with thoracic epidural anesthesia and analgesia improves postoperative pain and bowel function in patients undergoing colonic surgery. Anesth. Analg. 100 (2005) 1384–1389

Zenz M, Jurna I (Hrsg.): Lehrbuch der Schmerztherapie. 2. A., Wissenschaftliche Verlagsgesellschaft, Stuttgart 2001

Zucker TP, Hoffmann H, Espagné C, Tarnow J: Metamizol verbessert die Analgesiequalität und reduziert den Opiatverbrauch bei postoperativer patientenkontrollierter Analgesie mit Alfentanil. Anaesthesist 43 (1994) 218.

Zucker TP, Flesche CW, Germing U, et al.: Patient-controlled versus staff-controlled analgesia with pethidine after allogeneic bone marrow transplantation. Pain 75 (1998) 305–312

5 Risikoabklärung

W. Hepp

Aufgrund seiner multiplen Risiken durch eine oft multifokal bestehende Arteriosklerose sowie des meist fortgeschrittenen Lebensalters ist der „Gefäßpatient" überwiegend als Risikopatient einzustufen. Neben diesem allgemeinen Risiko quoad vitam ist auch das lokale Risiko, das von der erkrankten und klinisch führenden Extremität bzw. dem Organ abhängt, zu berücksichtigen. In diesem Zusammenhang stellt sich auch die Frage nach geeigneten risikomindernden Narkose- und Behandlungsverfahren.

5.1 Allgemeines Risiko

5.1.1 Arteriosklerose verursachende Risikofaktoren

Wesentlich sind die die Arteriosklerose verursachenden Hauptrisikofaktoren (Risikofaktoren erster Ordnung) Hypertonie, Hyperlipidämie und Nikotinabusus sowie weitere Risikofaktoren wie Diabetes mellitus, Adipositas, Hyperurikämie u. a. Deren präoperative Abklärung und ggf. Behandlung ist beim Elektiveingriff obligat. Hypertone Blutdruckwerte und erhöhte Blutzuckerwerte müssen präoperativ normalisiert werden. Alle Risikofaktoren bedürfen auch als Sekundärprophylaxe der Arteriosklerose einer langfristigen Behandlung und Normalisierung. Die häufig unzureichende Compliance des Patienten, dies lässt besonders das Beispiel des Nikotinabusus erkennen, zeigt hier jedoch nur bescheidene Ergebnisse.

5.1.2 Risiken durch multifokale Arteriosklerose

Kardiales Risiko

Im Vordergrund der vitalen Risiken steht das kardiale Risiko, da im Rahmen der Arteriosklerose die Koronararterien in einem hohen Anteil mit erkranken. Bei Patienten mit Stenosen der A. carotis interna betrifft dies ca. 50%, bei Läsionen im aortoiliakalen Arterienabschnitt sind es 20–40%, im femorokruralen Abschnitt stadienabhängig 50–90%. In etwa gleicher Häufigkeit ist dies bei Patienten mit Aortenaneurysmen festzustellen. Daher ist präoperativ eine internistisch-kardiologische Abklärung erforderlich, bei Hinweisen auf eine Koronarinsuffizienz ergänzt durch Echokardiographie und ggf. Koronarangiographie.
Nicht selten ist vor Durchführung der vaskulären Rekonstruktion ein koronarer Eingriff (PTCA, Stent, ACVB) indiziert. Bei hochgradigen Karotisstenosen und Läsionen der unteren Extremität in den amputationsbedrohten Stadien III und IV ist dabei dringender zeitlicher Handlungsbedarf für die koronare Rekonstruktion gegeben, um die vaskuläre Operation nicht zu lange aufzuschieben. Die Berücksichtigung des kardialen Risikos wird im Kapitel 3 ausführlich dargestellt.

Renales Risiko

Ca. 10% der Gefäßpatienten weisen meist noch kompensierte Nierenfunktionsstörungen auf. Die vor einigen Jahren noch sehr niedrige Anzahl terminal niereninsuffizienter Patienten mit begleitender pAVK ist in Zunahme begriffen. Zur präoperativen Diagnostik gehören die Bestimmung der harnpflichtigen Substanzen im Serum und ggf. Funktionsuntersuchungen.

Eine Angiographie kann die Nierenfunktion durch Gabe von jodhaltigem Kontrastmittel weiter verschlechtern und bis zum akuten Nierenversagen führen. Die CO_2-Angiographie wäre eine alternative Methode, ist aber bisher nur an wenigen Einrichtungen verfügbar. Die NMR-Angiographie ist als Alternativmethode heute bereits fast obligat. Bei der Darstellung der Unterschenkelarterien lässt sie aber häufig noch keine sichere Aussage zu. Die pedale Darstellung ist fast immer ungenügend.

Bei der pAVK der unteren Extremitäten ist bei den bildgebenden Verfahren die Angiographie immer noch der Goldstandard. Sie beinhaltet eine Darstellung ab einschließlich des Abganges beider Nierenarterien. Hochgradige Stenosen der A. carotis interna dagegen lassen sich mit hoher Sensitivität und Spezifität nichtinvasiv darstellen. Auch die MRT-Angiographie ist hier der DSA ebenbürtig.

Bei begleitender Niereninsuffizienz sollte man daher in jedem Einzelfall prüfen, ob ggf. ein nichtinvasives Verfahren zur präoperativen Diagnostik ausreicht.

Begleitende rekonstruktionspflichtige Nierenarterienstenosen sollten in der Aortenchirurgie entweder zweizeitig durch vorhergehende Angioplastie oder einzeitig mit simultanchirurgischer Nierenarterienrekonstruktion behandelt werden. Die Wahl des Vorgehens richtet sich nach Lokalisation und Typ der Nierenarterienstenose. Aortennahe Stenosen sind eine Domäne für das simultane chirurgische Vorgehen (siehe Kap. F13).

Zerebrales Risiko

In ca. 10–20% sind Aortenaneurysmen und pAVK mit hämodynamisch wirksamen Stenosen im supraaortischen Bereich vergesellschaftet. Daher ist auch bei Durchblutungsstörungen anderenorts eine gleichzeitige nichtinvasive Diagnostik der hirnversorgenden Arterien Standard. Eine symptomatische wie auch eine hämodynamisch wirksame asymptomatische Stenose der A. carotis interna sollte in erster Sitzung korrigiert werden, um Komplikationen bei intraoperativem Blutdruckabfall zu vermeiden (siehe Kap. F1).

Diese Patientengruppe ist aber auch, jedoch mit deutlich geringerer Inzidenz, durch einen hämorrhagischen Insult (siehe Risikofaktor Hypertonie) bedroht. Dies betrifft besonders die Karotischirurgie.

5.1.3 Sonstige Risiken

Diabetes mellitus

Der Anteil der Diabetiker im angiologischen Krankengut steigt. Dies betrifft besonders Strombahnblockaden im kruralen Abschnitt. Hier sind Diabetiker in über 60% betroffen. Auch deutlich höhere Zahlen bis zu 90% wurden berichtet. Noch höher ist das Risiko bei zusätzlicher terminaler Niereninsuffizienz (siehe Kap. F8).

Pulmonales Risiko

Obstruktive und restriktive Ventilationsstörungen werden bei Patienten mit Aorteneingriffen in 30–60% berichtet. Ursächlich liegt dies darin begründet, dass Gefäßpatienten meist dem höheren Lebensalter angehören und zudem in ca. 80% schwere Raucher sind.

Bei abdominellen Eingriffen ist daher eine Spirometrie obligat, die konsekutiv häufig eine präoperative Therapie indiziert.

5.1.4 Risikomindernde Maßnahmen

Narkoseverfahren

Die Wahl des Narkoseverfahrens ist ein geeigneter Faktor, um ein erhöhtes Risiko zu mindern. Wann immer möglich, sollte von einer Regionalanästhesie Gebrauch gemacht werden. Dies umfasst an der unteren Extremität die Spinalanästhesie und Periduralanästhesie, an der oberen Extremität die axilläre und die supraklavikuläre Plexusblockade. An der unteren Extremität sind praktisch alle Eingriffe unterhalb des Leistenbandes in Regionalanästhesie durchführbar, so wird es auch in der eigenen Arbeitsgruppe weitestgehend durchgeführt. Ebenso sind Eingriffe mit retroperitonealem Zugang in geeigneten Fällen unter Regionalanästhesie ausführbar. Die Indikation zur Regionalanästhesie muss sich jedoch nach den operativen Gegebenheiten richten. Gute Übersicht über einen geeigneten Zugang ist oberstes Gebot. Gleichfalls kann bei vielen Patienten die Prophylaxe durch Heparin oder ASS nicht wegen einer Regionalanästhesie abgesetzt werden. Bedauerlicherweise bietet dies manchmal nicht nachvollziehbare Verständigungsschwierigkeiten zwischen Anästhesisten und Gefäßchirurgen (siehe Kap. 3 und 4).

Gefäßzugang und Operationsverfahren

Hinsichtlich des Risikos spielt auch der Gefäßzugang eine Rolle, was v. a. für Eingriffe an der aortoiliakalen

Strombahn bedeutsam ist. Alternativ zum belastenderen transperitonealen Standardzugang zur abdominellen Aorta, wie z.B. bei Aortenaneurysmen und aortofemoralen Y-Prothesen, können sich auch extraperitoneale Zugangswege eignen. Bei allen Eingriffen unterhalb der Aortengabel ist schon zur Minimierung des Risikos der retroperitoneale Zugang durch pararektale Inzision, transrektalen Zugang oder schräge Schnittführung vorzuziehen (siehe Kap. 8). Auch Aortenaneurysmen mit Rohrinterposition oder biiliakalem distalem Anschluss lassen sich durch einen retroperitonealen Zugang korrigieren. Dies betrifft eigentlich die gesamte abdominelle Aorta. Hier kann der ausgedehnte dorsolaterale retroperitoneale Zugang nach Williams gewählt werden („extended retroperitoneal dorsolateral approach"). Er ist in der Lage, pulmonale Komplikationen und Darmparalysen zu reduzieren. Ebenfalls kürzt sich dadurch die Aufenthaltsdauer auf der Intensivstation ab. Auch der Verwachsungsbauch ist eine Indikation für einen retroperitonealen Zugang.

Bei Hochrisikopatienten mit lokaler Indikation zur aortofemoralen Y-Prothese kann sich ein extraanatomisches Verfahren (axillofemoraler Bypass, querer iliofemoraler oder femorofemoraler Bypass) anbieten. Beim axillofemoralen Bypass ist jedoch die hohe Verschlussrate, vor allem beim einseitigen Bypass, von bis zu 50% im ersten Jahr zu berücksichtigen. Da die Risikopatienten nahezu ausschließlich in den Stadien III und IV operiert werden, muss dann ein solcher Bypass-Verschluss häufig notfallmäßig revidiert werden. Dies führt zu einer inakzeptabel hohen Anzahl von Notfalloperationen dieser Risikogruppe mit hoher perioperativer Letalität. Der quere subkutan oder retromuskulär verlaufende femorofemorale bzw. iliofemorale Bypass kommt dagegen in seinen Funktionsraten denen der aortofemoralen Y-Prothese weitgehend gleich.

Es bietet sich daher bei beidseitiger iliakaler Läsion eher an, die weniger erkrankte Beckenarterie bei noch ausreichendem aortalem Zufluss ohne Eröffnung der Bauchhöhle zu korrigieren und dann die Gegenseite durch einen queren Bypass zu revaskularisieren. Für die Rekonstruktion der weniger erkrankten Beckenarterie eignet sich die iliakale TEA, oft nur als retrogrades Verfahren von der Leiste aus oder als halbgeschlossene TEA mit retroperitonealem Zugang. Alternativ kommt ein iliofemorales Bypass-Verfahren in Frage oder als wesentlich risikoärmeres Verfahren die Iliakaangioplastie, evtl. mit Stent-Implantation. Letzteres wird in den letzten Jahren zunehmend häufiger angewendet als kombiniertes endovaskuläres/vaskuläres Verfahren.

Dies kann zweizeitig (erste Sitzung PTA, zweite Sitzung querer Bypass) oder auch einzeitig (intraoperative PTA und querer Bypass) durchgeführt werden. In der eigenen Arbeitsgruppe wird das einzeitige Vorgehen favorisiert.

➡ Es ist ein Trugschluss, dass langstreckige Ausschälplastiken der aortoiliakalen Strombahn risikomindernd seien. Durch die meist größere Weichteiltraumatisierung, längere Operationszeiten und weitere Faktoren ist das Risiko sogar höher. Ein Bypass-Verfahren mit sparsamer zentraler und distaler Freilegung und Bypass-Durchzug hat dagegen das geringere Risiko.

5.2 Lokales Risiko

5.2.1 Verschlusslokalisation und Gefäßkaliber

Je großkalibriger, d.h. je zentraler gelegen eine erkrankte Arterie ist, desto einfacher ist technisch gesehen die Korrektur, da ein guter Zufluss durch ein großes Gefäß besteht und technische Fehler selten auftreten. Je weiter peripher eine Läsion gelegen ist, desto höher ist das Risiko eines Reverschlusses. Dazu trägt auch wesentlich die kurze und meist ebenfalls erkrankte Ausstrombahn bei.

5.2.2 Kollateralen bzw. Kollateralisierbarkeit

Das lokale Risiko lässt sich mindern, wenn die Kollateralisationsfähigkeit eines Abschnittes in das therapeutische Kalkül einbezogen wird. Hierbei kommt Verteilerzonen im Rahmen der Kollateralversorgung eine große Bedeutung zu. Dies sind die Iliakagabel, die Femoralisgabel und die Trifurkation der Unterschenkelarterien. Sind diese Stellen befallen, ist die Ischämie meist schwerer und Kollateralen können oft nur unzureichend einspringen.

Ganz besonders betrifft dies den kombinierten Becken- und Oberschenkelarterienverschlusstyp. Ein risikoarmes und dennoch in mindestens 80% funktionell ausreichendes Behandlungsprinzip stellen die Korrektur der Beckenetage zur Verbesserung des Einstroms und die Revaskularisation des Profundastromgebiets durch Profundaplastik dar. Der profundale Durchfluss kann durch eine zusätzliche lumbale Sympathektomie signifikant weiter verbessert werden („Triaden-Operation"). Die gleichzeitige Rekonstruktion eines langstreckigen Verschlusses der A. femoralis superficialis ist dabei meist nicht notwendig (siehe Kap. F9). Voraussetzung ist die Offenheit der direkten Profundakollateralen zum Endabschnitt der A. femoralis superfi-

5

cialis bzw. zum Anfangsabschnitt der A. poplitea. Aber auch wenn nur noch die indirekten Kollateralen über das Rete genu (siehe Kap. F6) offen sind, kann oft noch ein ausreichendes Ergebnis erzielt werden.

5.2.3 Bypass-Länge

Je langstreckiger ein Transplantat ist, desto höher ist die Verschlussrate. Daher ist manchmal zu empfehlen, mit Kombinationseingriffen wie PTA, TEA und Bypass-Verfahren zu arbeiten, um die Bypass-Länge geringer zu halten. Hinzuweisen ist hierbei auch auf den kompletten Querschnittsverschluss der Unterschenkelarterien beim Diabetiker. Die hier oft zur Anwendung kommenden kurzstreckigen popliteokruralen/pedalen Transplantate weisen trotz längenmäßig begrenzter peripherer Ausflussbahn eine erstaunlich hohe Funktionsrate auf (siehe Kap. F7 und 8).

5.2.4 Infektionsrisiko

Das Stadium IV mit oft ausgesprochen großflächiger Infektion und aszendierender Lymphangitis stellt ein lokales, aber auch ein allgemeines Risiko dar. Das Konzept des IRA-Prinzips bietet hier eine Möglichkeit zur Reduzierung der Infektgefahr. Zuerst wird die lokale Infektionsbehandlung einschließlich eventuell notwendiger Drainierung vorgenommen. In dieser Phase wird zunächst die vaskuläre Diagnostik und dann die Revaskularisation durchgeführt. Therapeutischen Vorrang haben die lumeneröffnenden Verfahren (endovaskuläre Methoden, Bypass-Rekonstruktion), da sie wesentlich schneller zu einer verbesserten Durchblutung führen. Eine Absetzung der peripheren Nekrosen erfolgt erst nach einigen Tagen (meist als Grenzzonenamputation), wenn sich die Durchblutung der Peripherie gebessert hat. Dann kann meist auch schon eine gewisse Abgrenzung des noch vitalen Gewebes zur avitalen Zone erkannt und zur sparsamen Absetzung genutzt werden. Diese erfolgt offen in der nekrobiotischen Grenzzone, z. B. an Zehen oder im Vorfußbereich. In jedem Fall ist dieses Prinzip geeignet, wesentlich mehr Gewebe zu erhalten, als wenn die Amputation, wie es leider fälschlicherweise oft noch geschieht, an erste Stelle gesetzt oder auch simultan mit der Gefäßrekonstruktion vorgenommen wird.

5.2.5 Lokale Inoperabilität

Wir fordern, dass vor jeder Amputation ein angiologisch-gefäßchirurgisches Konsil zu erfolgen hat. Nur der Spezialist auf diesem Gebiet kann eine lokale Inoperabilität bescheinigen. Insofern ist es für den Patienten ein lokales Risiko, wenn auf diese Spezialuntersuchung verzichtet wird.

5.3 Prognoseabschätzung

In Abhängigkeit von den genannten Faktoren kann die Prognose abgeschätzt werden. Auch der funktionelle Wert einer besser durchbluteten Extremität muss präoperativ beurteilt werden. Einem bettlägerigen Patienten bringt eine große Gefäßrekonstruktion meist keinen funktionellen Vorteil mehr. Hier ist man daher oft gut beraten, eine primäre Amputation vorzunehmen. Beachtet werden sollte aber auch, dass ein langer Stumpf durchaus für Lagerung und Sitzen im Rollstuhl günstigere Voraussetzungen bietet als ein kurzer Stumpf.
Eine häufig vorgenommene Fehleinschätzung bei Diabetikern, die im Stadium IV mit entgleistem Diabetes mellitus zur Aufnahme kommen, sei ganz explizit aufgeführt. Der noch weit verbreiteten Ansicht, die beste Behandlung zur Therapie des entgleisten Diabetes mellitus sei hierbei die Majoramputation, und diese auch noch möglichst weit zentral, ist entschieden zu widersprechen. Der Diabetes entgleiste durch die periphere Infektion. Lokale Infektionsbehandlung, rasche Revaskularisation und sparsame Absetzung der Nekrosen unter Erhaltung der Extremität sind im Gegensatz zur Majoramputation die vernünftigste Behandlungsweise, um den entgleisten Diabetes mellitus wieder in den Griff zu bekommen. Unterstützt wird diese Therapie durch mehrfach tägliche Gaben von Altinsulin zur Senkung des erhöhten Blutzuckerspiegels.

5.4 Literatur

Alexander K: Gefäßkrankheiten. Urban & Schwarzenberg, München–Wien–Baltimore 1993

Diehm O et al.: Ergebnisse der get ABI-Studie. Hohe 1-Jahres-Mortalität bei Patienten mit peripherer arterieller Verschlusskrankheit. Cardiovasc 8 (2004) 23–28

Heberer G, van Dongen RJAM (Hrsg.): Gefäßchirurgie. Springer, Berlin–Heidelberg–New York–Tokyo–London–Paris 1987

Hepp W, de Jonge K, Pallua N: Late results following extra-anatomic bypass procedures for chronic aorto-iliac occlusive disease. J Cardiovasc Surg 29 (1988) 181–185

Hepp W (Hrsg.): Operative Gefäßzugänge. Steinkopff, Darmstadt 1995

Leitz KH: Zugangswege in der Gefäßchirurgie. Springer, Berlin–Heidelberg–New York 1981

Rieger H, Schoop W (Hrsg.): Klinische Angiologie. Springer, Berlin–New York u. a. 1998

Vollmar J: Rekonstruktive Chirurgie der Arterien. Thieme, Stuttgart–New York 1996

Williams GM, Ricotta JJ, Zinner N, Burdick JF: The extended retroperitoneal approach for treatment of extensive atherosclerosis of the aorta and renal vessels. Surgery 88 (1980) 846

6 Indikationen zur Antibiotika-prophylaxe

E. Paes

6.1 Einleitung

Die tiefe Wundinfektion nach arteriellen Gefäßrekonstruktionen ist nach wie vor mit einer hohen Letalität von rund 20–40% belastet. Die schlechteste Prognose besitzt mit Abstand ein infiziertes Aortentransplantat (Letalität über 75%). Soweit es sich um Transplantatrekonstruktionen von Gliedmaßenarterien handelt, führen tiefe Infektionen (Schweregrad III nach Szilagyi) (siehe Kap. O5) häufig zur Entwicklung von Nahtaneurysmen, Septikämien oder septisch-thrombotischen Prothesenverschlüssen; häufig zwingt die erforderliche Transplantatentfernung zur sekundären Amputation. Die Inzidenz der Infektionen weist eine starke Variationsbreite auf (0,5–5%) und wird unter anderem von der Lokalisation der Gefäßrekonstruktion, aber auch von der Erfahrung des Operationsteams beeinflusst. Die Inzidenz für Grad-III-Infektionen liegt bei Rekonstruktionen bei AVK im Stadium IV fast doppelt so hoch wie die in den aseptischen Stadien II und III (3,3% vs. 1,8%); nach Gabe von Antibiotika beträgt die Häufigkeit 1,1% vs. 0%. Dies hat unter anderem dazu geführt, dass einige Arbeitsgruppen die Indikation zur Antibiotikaprophylaxe in unkritischer Weise auf den gesamten Bereich der gefäßchirurgischen Eingriffe ausdehnten. Bislang fehlen Studien mit statistisch zuverlässigen Daten, die eindeutig belegen, dass ein genereller perioperativer Antibiotikaeinsatz einen signifikanten Infektionsschutz bietet. Anders verhält es sich bei Spezialindikationen, die im Einzelnen aufgeführt werden.

6.2 Pathogenese

Als pathogenetische Ursachen septischer Gefäßkomplikationen gelten folgende Konstellationen:

- Kontamination des Operationsgebiets, z.B. mit Hautkeimen der Patienten
- unbeabsichtigte Verletzung von Lymphknoten und Lymphbahnen, insbesondere bei Leisteninzision und Zugängen zur Kniekehle bei AVK im Stadium IV. Häufig können in den akralen Nekrosen und in Abstrichen der regionalen (inguinalen) Lymphknoten und -bahnen die gleichen pathogenen Wundkeime nachgewiesen werden.
- Gefäßrekonstruktionen in kontaminierten oder infizierten Arealen treten als wesentliches Infektionsrisiko dazu.

Weiterhin sind ätiologisch eine versehentliche Eröffnung des Intestinums oder simultane Eingriffe am Gastrointestinaltrakt für Transplantatinfekte verantwortlich zu machen.

➡ Simultaneingriffe am Darm oder an anderen potentiell infizierten Organen sollten daher bei elektiven, aseptischen Gefäßrekonstruktionen möglichst vermieden werden.

Als Alternative ist ein zweizeitiges Vorgehen mit einer zeitlich versetzten Gefäßrekonstruktion nach dem septischen Eingriff zu bevorzugen (Zeitintervall 10–12 Wochen). Zu den potentiell septischen Eingriffen zählen z.B. Kolonresektion, Appendektomie oder Cholezystektomie.

Sollte gezwungenermaßen ein Simultaneingriff notwendig sein, so sollte er nur unter therapeutischer Antibiotikagabe über mindestens 5 Tage durchgeführt werden. Der aseptische Gefäßeingriff erfolgt immer zuerst. Erst nach Deckung des Gefäßtransplantats durch vitales Gewebe und nach vollständigem Verschluss des Retroperitoneums erfolgt der septische Teil des Simultaneingriffs.

Eine weitere Gefahr stellen infektionsdisponierende Faktoren dar. Hierzu zählen unter anderem Adipositas, Diabetes mellitus, terminale Niereninsuffizienz, Hepatopathie, Dysproteinämie, Kachexie und andere Krankheiten. Weiterhin können Bakteriämien, z.B. hervorgerufen durch peri- oder intraoperative Manipulationen im Bereich des Pulmonal- oder Urogenitalsystems (Blasenkatheterismus), zum lokalen Transplantatinfekt führen. Auch mangelnde Disziplin und geringe Sorgfalt des Operateurs stellen ein Infektrisiko dar, v.a. wenn eine ungenügende Operationserfahrung mit schlechter präparatorischer Technik und zu langer Operationsdauer vorliegt (Wundheilungsstörung durch Gewebeschaden).

➡ Die Antibiotikaprophylaxe kann bei den genannten Infektrisiken eine komplikationslose Wundheilung nicht garantieren. Vielmehr sind eine kurze Operationsdauer, eine exakte gewebeschonende Präparation und eine ausreichende Deckung des Gefäßtransplantats mit vitalem Gewebe entscheidende Faktoren zur Senkung der Inzidenz postoperativer Infekte.

6.3 Infektinzidenz

Wundheilungsstörungen werden in der arteriellen Wiederherstellungschirurgie als postoperative Komplikationen in einer Häufigkeit bis zu 5% beobachtet. Die starke Schwankung der Infektrate, die in der Literatur angegeben wird, hängt unter anderem damit zusammen, dass in verschiedenen Untersuchungen unterschiedliche Klassifikationen angewandt wurden und dass oberflächliche oder subkutane Infekte ohne Beteiligung der Gefäßbahn nur vereinzelt Berücksichtigung fanden. Auch durch die Zusammenstellung inhomogener Patientenkollektive können die entscheidenden Fragen zum Infektrisiko nicht eindeutig beantwortet werden.

Für die klinische Praxis der Diagnostik und Therapie postoperativer Infektionen nach Gefäßrekonstruktionen hat sich die Einteilung nach Szilagyi bewährt (siehe Kap. O5). Von besonderer klinischer Relevanz ist die Grad-III-Infektion, bei der es sich um eine tiefe postoperative Wundinfektion mit Beteiligung des Prothesenlagers bzw. der Gefäßanastomose handelt. Deren Inzidenz liegt bei einzelnen Arbeitsgruppen sogar bei 1%.

Von praktischer Bedeutung ist die Aufschlüsselung der tiefen Wundinfektionen in Abhängigkeit vom Operationsgebiet.

➡ Am häufigsten werden Wundheilungsstörungen nach Eingriffen in der Leistenregion beschrieben, die daher allgemein als Problemzone bezeichnet wird.

In einer Statistik nach Szilagyi (1972) betrug die Infektinzidenz nach Rekonstruktion mit alloplastischem Material im aortoiliakalen Abschnitt 0,7%, im aortofemoralen Bereich 1,6% und im femoropoplitealen Abschnitt 2,5%. Neben der Bedeutung der Lokalisation für die Inzidenz von Wundheilungsstörungen nach Gefäßrekonstruktion kommt dem Operationsverfahren eine besondere Bedeutung zu: Eingriffe mit Verwendung von autologem Material weisen im Vergleich zum Kunststofftransplantat eine niedrigere Infektrate auf. Hieraus ergibt sich eine unterschiedliche Indikation zum Einsatz von Antibiotika.

6.4 Keimspektrum

In der Literatur finden sich in Wundinfekten überwiegend Staphylokokken (40–60%). Gramnegative Keime sind in ca. 40% vertreten, meistens in Form einer Mischinfektion (Pseudomonas aeruginosa, Enterokokken, E.-coli- und Proteusspezies). Staphylococcus epidermidis hat vor allem als nosokomialer Erreger zunehmend an Bedeutung gewonnen. Wegen seiner geringen Virulenz tritt er meistens als Haupterreger bei sogenannten späten oder schleichenden Infekten auf. Kleine Kolonien, die anlässlich des Ersteingriffs in die Wunde gelangen, führen dann erst nach längerem Zeitintervall, unter anderem infolge reduzierter Abwehrlage des Patienten, zu einem Bakterienwachstum und damit zum Infekt.

6.5 Indikation zur Antibiotikagabe

6.5.1 Antibiotikaprophylaxe

Im Gegensatz zu unserem restriktiven Therapieregime mit gezieltem Antibiotikaeinsatz zählt eine generelle Antibiotikaprophylaxe in der rekonstruktiven Gefäßchirurgie vorwiegend in den USA zur Routine. Dennoch gibt es bislang keine Studie, die eindeutig belegt, dass durch eine generelle perioperative Antibiotikaprophylaxe die Inzidenz der klinisch relevanten tiefen Wundinfektionen (Grad III) signifikant gesenkt werden kann. Bei der Entscheidung zu einem prophylaktischen

Antibiotikaschutz sollte man sich an einigen wichtigen Entscheidungskriterien orientieren. Hierzu gehören:
- Häufigkeit und Schwere von Arzneimittelkomplikationen (Organschäden, Allergien)
- Effektivität der geplanten Antibiotikaprophylaxe
- Risiken der unkritischen breiten Anwendung (Züchtung von Resistenzen, Hospitalismus)
- Kosten-Nutzen-Überlegungen.

Hieraus und aufgrund von repräsentativen Studien leitet sich eine gesicherte Indikation zu einer Antibiotikaprophylaxe ab für
- Rezidiveingriffe in der Gefäßchirurgie
- etablierte Nekrosen bei AVK im Stadium IV (als Therapie)
- offene Gefäßverletzungen
- endovaskuläre Ausschattung von Aortenaneurysmen mit Stent-Prothesen.

Alle anderen Indikationen stellen individuelle Entscheidungen dar, die sich an besonderen Risiken der Patienten, am Operationssitus und an Begleiterkrankungen orientieren.

Im Hinblick auf die vom National Research Council entwickelte Klassifikation zählt das Gros der gefäßchirurgischen Eingriffe, sowohl elektiv als auch notfallmäßig durchgeführt, zu den „sauberen", d.h. primär aseptischen Operationen. Alleine schon durch eine konsequente, systematische Durchführung prä-, intra- und postoperativer Maßnahmen zur Infektionsprophylaxe ist es möglich, die Inzidenz von tiefen Wundinfektionen (Grad III nach Szilagyi) auf unter 1% zu reduzieren. Antibiotikaeinsatz kann die präventiven Maßnahmen nicht ersetzen.

Zu diesen Vorkehrungen gehören:
- Vorbereitung des Operationsgebiets durch chemische Epilation mit Enthaarungscreme, welche einer Hautrasur vorzuziehen ist. Anschließend antiseptisches Duschbad (z.B. Polyvidon-Jod)
- Intraoperative Prävention durch instrumentelles, gewebeschonendes Operieren. Direkter Fingerkontakt mit dem Operationsfeld ist möglichst zu vermeiden. Vor allem im inguinalen Bereich muss bei der Präparation von Lymphbahnen und Lymphkollektoren eine besondere Sorgfalt gefordert werden (siehe Kap. 8).
- Vermeidung von alloplastischem Material in einem potentiell infizierten oder infektgefährdeten Operationsgebiet
- Postoperative Infektionsprophylaxe mit frühzeitiger Mobilisierung des Patienten und sorgfältiger Flüssigkeitsbilanz. Beim Auftreten von ischämischen Wundrändern empfiehlt sich eine frühzeitige Teilentfernung der Hautfäden und ein Ersatz durch Wundklebestreifen, um damit das Auftreten von irreversiblen Hautnekrosen zu vermeiden.
- Ausgedehnte Wundhämatome können über 1–2 Wochen subfebrile Temperaturen nach sich ziehen und neigen zu sekundären Infektionen. Daher sollte das Wundgebiet über Redondrainagen für 24–48 Stunden drainiert werden. Große Hämatome sollten beseitigt, Serome punktiert werden.

6.5.2 Antibiotikatherapie

Sonderindikationen für eine Antibiotikatherapie, die nach Dosis und Behandlungsdauer über das Maß der Prophylaxe hinausgehen, stellen folgende Situationen dar:
- Verdacht auf Vorliegen eines mykotischen Aneurysmas
- „High-risk"-Patienten, bei denen die Gefahr einer passageren Bakteriämie besteht (postoperative Langzeitbeatmung, Pulmonaliskatheter u.Ä.). In diesen Fällen sollte die Antibiotikagabe bis zum fünften postoperativen Tag fortgesetzt werden.
- vorbestehende Infekte, z.B. infizierte akrale Nekrose bei AVK im Stadium IV oder andere konkomitierende Infekte.

Die Wahl des Antibiotikums richtet sich nach der Austestung des Antibiogramms der präoperativ festgestellten Keime. In diesen Fällen ist der Antibiotikaschutz über 5–7 Tage fortzuführen.

Auch bei akzidenteller Eröffnung eines Hohlorgans (Dünn- oder Dickdarm) ist eine selektive Antibiotikagabe als Prophylaxe indiziert. Sie erstreckt sich auf die Zeitdauer der Operation bis maximal 24–48 Stunden (Tab. 6-1).

Noch nicht sicher geklärt ist die Frage, ob die Beschichtung von Gefäßprothesen mit Antibiotika die Infektrate senkt, insbesondere bei Implantation in ein potentiell infiziertes Wundgebiet. Experimentelle Untersuchungen konnten mehrfach einen positiven Effekt nachweisen. Klinische Studien waren jedoch entweder nicht repräsentativ oder widersprüchlich.

6.6 Auswahl des Antibiotikums

Die bisher durchgeführten Studien beweisen, dass es nicht notwendig ist, alle potentiellen Erreger lückenlos abzudecken. Entscheidend ist die korrekte Indikationsstellung. Bevor ein Antibiogramm vorliegt, zielt die Wahl des Antibiotikums auf ein breites Wirkungsspektrum ab, welches bei Cephalosporinen der zweiten und dritten Generation zufriedenstellend ist. Nach mikrobiologischer Austestung erfolgt gegebenenfalls eine Umsetzung des Antibiotikums.

Die Auswahl des Antibiotikums orientiert sich am zu erwartenden Keimspektrum, mit dem intraoperativ ge-

Tab. 6-1 Gesicherte Indikation zur Antibiotikaprophylaxe bei arteriellen Rekonstruktionen.

Indikation	Applikationsmodus	mögliches Antibiotikum
Rezidiveingriffe, offene Gefäßverletzung	einmalige Gabe bei Narkoseeinleitung (single shot)	Cephazolin 2 g i.v.
AVK Stadium IV, konkomitierende Infekte	über 5–7 Tage: a) gezielte Gabe nach Antibiogramm b) bei unbekanntem Erreger zunächst „Blindapplikation"; später evtl. nach Antibiogramm Wechsel	Cefotaxim 3 × 2 g i.v. und Gentamicin 1 × 120 mg i.v.
akzidentelle Eröffnung des Intestinums	für 48 Stunden	Mezlocillin 3–2 g/d und Metronidazol 3 × 7,5 mg/kg

rechnet werden muss. Wichtig ist, dass das Antibiotikum das Operationsgebiet vor einer möglichen Keimkolonisation erreicht, damit eine Infektion verhindert werden kann. Die Antibiotikagabe sollte daher abhängig von der Pharmakokinetik etwa eine halbe Stunde vor Durchführung der Gefäßrekonstruktion erfolgen, d.h. meist bei Narkoseeinleitung. Gesichert ist, dass eine einmalige Gabe in üblicher Dosierung als Prophylaxe ausreicht. Lediglich bei längerer Operationsdauer (mehr als drei Stunden) sollte eine zweite Antibiotikaapplikation erfolgen. Eine Antibiotikaprophylaxe über diesen Zeitraum hinaus wäre definitionsgemäß keine perioperative Prophylaxe, sondern eine Antibiotikatherapie.

➡ Mangels Austestung orientiert man sich bei Notfalleingriffen an einer möglichen Mischinfektion mit Staphylokokken und gramnegativen Erregern, wie z.B. E.-coli-, Proteus- und Pseudomonasspezies, aber auch anaeroben Keimen.

Da Staphylokokken die häufigsten kolonisierenden Erreger der menschlichen Haut sind, kommt der Auswahl eines gegen sie wirksamen Antibiotikums besondere Bedeutung zu. Obwohl Vancomycin das Antibiotikum der ersten Wahl bei resistenten Staphylokokken (insbesondere MRSA-Stämme) darstellt, kann auch mit einer ausreichenden Sensibilität auf Cephalosporine der ersten (z.B. Cefazolin) und zweiten Generation (z.B. Cefotaxim, Cefuroxim und Cefoxitin) oder penicillinasefeste Penicilline (Oxacillin, Flucloxacillin und Dicloxacillin) gerechnet werden. Alle Derivate dieser Gruppe weisen eine ausreichende β-Laktamase-Stabilität auf. Vancomycin sollte wegen der stärkeren Nebenwirkungen nur bei Versagen anderer Antibiotika nach Austestung eingesetzt werden.
Eine einmalige intravenöse Gabe von Cefazolin in einer Dosierung von 2 g bei Erwachsenen und 30 mg/kg bei Kindern bietet einen ausreichenden Antibiotikaschutz sogar über den Operationszeitpunkt hinaus.
Bei akralen Nekrosen (AVK im Stadium IV) findet man häufig eine Erregerkombination von Staphylococcus aureus mit gramnegativen Bakterien, so dass ggf. eine kombinierte Antibiotikatherapie von Cephalosporinen und einem Aminoglykosid zu empfehlen ist. Sollte während einer Gefäßoperation bei akzidenteller Verletzung die simultane Resektion eines potentiell infizierten viszeralen Organs notwendig sein, so ist eine perioperative Prophylaxe mit einem Azylureido-Penicillin (z.B. Mezlocillin, Piperacillin) in Kombination mit Metronidazol oder Clindamycin für 48 Stunden als Therapieschema der ersten Wahl sinnvoll.
Die Antibiotikaprophylaxe alleine kann jedoch trotz ihrer Wirksamkeit in der Verhütung postoperativer septischer Komplikationen ein intensives prä- und postoperatives gefäßchirurgisches Management des Patienten, eine saubere chirurgische Technik, kurze Operationszeiten, Einhaltung strenger operationstechnischer Regeln und eine Asepsis nicht ersetzen.

6.7 Literatur

ASHP therapeutic guidelines on antimicrobial prophylaxis in surgery. Clin Pharm 11 (1992) 483–513

Hamann H: Perioperative Antibiotikaprophylaxe bei arteriellen Gefäßrekonstruktionen. Krankenkassenarzt 11 (1996) 485–487

Herrath D v., Oelkens W, Thies W et al.: Antibiotikaprophylaxe in der Chirurgie. Arzneimittelbrief 28 (1994) 17–21

Kipp F, Friedrich AW, Becker K et al.: Bedrohliche Zunahme Methicillin-resistenter Staphylococcus-aureus-Stämme. Dtsch Ärztebl 101 (2004) A 2045–2050

Kirksey L, Brener BJ, Hertz S et al.: Prophylactic antibiotics prior to bacteremia decrease endovascular graft infection. Vasc Endovascular Surg 36 (2002) 171–178

Peters G, Fischer R, Herrmann M: Perioperative Antibiotikaprophylaxe bei chirurgischen Eingriffen. Grundlagen der Chirurgie 5 (1995)

Santini P, Baiocchi P, Serra P: Perioperative antibiotic prophylaxis in vascular surgery. Eur J Vasc Endovasc Surg 14 (1997) 13–14

Szilagyi DE, Smith RF, Elliott JP et al.: Infection in arterial reconstruction with synthetic grafts. Ann Surg 176 (1972) 321–331

Vollmar J: Rekonstruktive Chirurgie der Arterien. Thieme, Stuttgart–New York 1996

Vollmar J, Voss EU: Antibiotikaprophylaxe in der Gefäßchirurgie. Chirurg 55 (1984) 227–231

Zülke HV, Harnoss BM (Hrsg.): Septische Gefäßchirurgie. Blackwell, Berlin–Wien 1988

7 Gerinnungsphysiologische Voraussetzungen

H. Riess

7.1 Physiologie der Hämostase

Das komplexe und geordnete Zusammenwirken von Gefäßwand, Blutzellen und Plasmafaktoren im strömenden Blut stellt die physiologische Hämostase sicher. Im Falle von Gefäßläsionen kommt die Blutstillung in Gang, wobei zunächst die Gefäßkontraktion den Blutfluss im verletzten Gebiet reduziert. Dann lagern sich Blutplättchen an die im Bereich der Gefäßläsionen freiliegenden subendothelialen Strukturen (z. B. Kollagen, von-Willebrand-Faktor) an, wobei thrombozytäre Glykoproteinrezeptoren und Adhäsionsmoleküle die Anbindung vermitteln. Das Glykoprotein Ib ist dabei der wichtigste Adhäsionsrezeptor für den von-Willebrand-Faktor, der seinerseits die Brückenbildung zwischen Plättchen und Subendothel ermöglicht. Im Rahmen der fortschreitenden Thrombozytenaktivierung kommt es zur Freisetzung von Thrombozyteninhaltsstoffen, wie ADP und Serotonin aus den dichten Granula, Plättchenfaktor 4 (PF 4), β-Thromboglobulin und „platelet-derived growth factor“ (PDGF) aus den α-Granula. Parallel dazu werden im thrombozytären Arachidonsäurestoffwechsel zyklische Endoperoxide und Thromboxan A_2 sowie der plättchenaktivierende Faktor (PAF) synthetisiert. Gleichzeitig erfolgt eine Strukturänderung der Plättchenmembran, die dann eine für die plasmatische Gerinnung optimale Phospholipoproteinoberfläche (Plättchenfaktor 3) zur Verfügung stellt.

Durch den Kontakt mit subendothelialen Strukturen stimulierte Blutplättchen setzen Aktivatoren, insbesondere ADP, Thromboxan A_2 und PAF, frei, die zusammen mit weiteren bei der plasmatischen Gerinnung entstehenden Substanzen (z. B. Thrombin) bzw. Mediatoren aus der verletzten Gefäßwand zur Aktivierung zusätzlicher Thrombozyten führen. Unter Vermittlung von Fibrinogen als Brücke zwischen den Glykoprotein-IIb/IIIa-Rezeptoren benachbarter Plättchen (Aggregation) entsteht ein Plättchenpfropf, der durch das im Rahmen der plasmatischen Gerinnung entstehende Fibrin stabilisiert wird. Die im thrombozytären und endothelialen Arachidonsäurestoffwechsel entstehenden zyklischen Endoperoxide werden thrombozytär vorrangig zum thrombozytenaktivierenden vasokonstriktorischen Thromboxan A_2 bzw. endothelial zum antagonistisch dazu wirkenden Prostazyklin metabolisiert.

Durch Gerinnselretraktion und reaktive Fibrinolyse kommt es zur Gerinnselrückbildung, so dass parallel zur Heilung des Gefäßwanddefekts eine Wiedereröffnung des Gefäßlumens resultieren kann. Die Dynamik und das Ausmaß der Thrombusbildung werden durch Gefäßalteration, Strömungsbedingungen, Plättchenfunktion sowie plasmatische Gerinnung und Fibrinolyse determiniert. Dabei sind im arteriellen Gefäßsystem Gefäßwand, Strömungscharakteristika und Thrombozytenfunktion, im venösen System dagegen Gerinnungs- und Fibrinolysesystem von vorrangiger Bedeutung.

Tab. 7-1 Häufigere hereditäre thrombophile Diathesen.

Erkrankung	Inzidenz	Therapieoption*
APC-Resistenz (Faktor-V-Leiden)	1:30	Heparine, Fondaparinux, Thrombininhibitoren, orale Antikoagulanzien
Prothrombinmutation (G202104)	1:10	Heparine, Fondaparinux, Thrombininhibitoren, orale Antikoagulanzien
Antithrombin-Mangel	1:2000	Antithrombinsubstitution, Heparine, Fondaparinux, Thrombininhibitoren, orale Antikoagulanzien
Protein-C-Mangel	1:250	Heparine, Fondaparinux, Thrombininhibitoren, Protein-C-Substitution, orale Antikoagulanzien
Protein-S-Mangel	1:500	Heparine, Fondaparinux, Thrombininhibitoren, orale Antikoagulanzien

* Langfristige Antikoagulation mit Kumarinderivaten in Abhängigkeit von Anamnese, Klinik und anderen Umständen gerechtfertigt.

7.2 Pathophysiologie der Hämostase

Störungen des komplexen Zusammenspiels der Hämostasekomponenten führen zu einer unterschiedlich ausgeprägten hämorrhagischen oder thrombophilen Diathese. Störungen einzelner Hämostasekomponenten treten in der Regel klinisch erst bei einer Funktionsreduktion auf unter 50 bis 30% des Ausgangsniveaus in Erscheinung. Komplexe Gerinnungsstörungen sind dagegen in ihrer klinischen Auswirkung schwerer einzuordnen.

Zur Diagnostik von Gerinnungsstörungen dienen Gerinnungsgruppentests und Einzelbestimmungen von Hämostasefaktoren. Zur weitergehenden Beurteilung der relativen Gerinnungs- bzw. Fibrinolyseaktivität, insbesondere im zeitlichen Verlauf, werden folgende Parameter herangezogen (s. Abb. 7-1):

- bei der plasmatischen Gerinnung und Fibrinolyse entstehende Protease-Inhibitor-Komplexe (z. B. Thrombin-Antithrombin, Plasmin-Antiplasmin)
- Reaktionsprodukte mit kurzer Halbwertszeit wie Prothrombinfragment F1 und 2
- Intermediärprodukte (lösliches Fibrin, Fibrinmonomer)
- spezifische Spaltprodukte (D-Dimer).

7.2.1 Hereditäre Hämostasestörungen

Angeborene Gerinnungsstörungen besitzen einerseits exemplarische Bedeutung für das Verständnis der Hämostase, andererseits fordert ihr Vorliegen Berücksichtigung im zeitlichen Umfeld gefäßchirurgischer Eingriffe durch Erhöhung des perioperativen Thromboembolie- bzw. Blutungsrisikos. Bei anamnestischen Hinweisen auf eine hereditäre Hämostasestörung ist daher eine entsprechende Diagnostik zu fordern und ggf. in Zusammenarbeit mit klinischen Hämostaseolo-

Tab. 7-2 Hereditäre hämorrhagische Diathesen (Auswahl).

Erkrankung	Faktorenmangel	Labordiagnostik	Therapieoptionen
Hämophilie A	Faktor VIII: C	PTT, EFA*	Faktor-VIII-Konzentrat
Hämophilie B	Faktor IX	PTT, EFA*	Faktor-IX-Konzentrat, PPSB
Faktor-VII-Mangel	Faktor VII	Quick-Wert, EFA*	Faktor-VII-Konzentrat, PPSB
Faktor-XIII-Mangel	Faktor XIII	EFA*	Faktor-XIII-Konzentrat, Frischplasma
Faktor-II-Mangel	Faktor II	PTT, Quick-Wert, EFA*	PPSB, Frischplasma
Faktor-V-Mangel	Faktor V	PTT, Quick-Wert, EFA*	Frischplasma
Faktor-XI-Mangel	Faktor XI	PTT, EFA*	Frischplasma
Faktor-X-Mangel	Faktor X	PTT, Quick-Wert, EFA*	PPSB, Frischplasma
Hypo-/Afibrinogenämie	Faktor I	Quick, PTT, Thrombinzeit, EFA*	Fibrinogenkonzentrat, Frischplasma
von-Willebrand-Syndrom	Faktor VIII: vW	(PTT, F VIII), Ristocetin-Cofaktor EFA*	von-Willebrand-Faktor-haltiges Faktor-VIII-Konzentrat, Frischplasma

* Einzelfaktoranalyse

Tab.7-3 Grundkrankheiten mit erworbenen Hämostasestörungen (Auswahl).

Grundkrankheit	Laborparameter	Therapieoptionen
Vitamin-K-Mangel	Quick-Wert, (PTT)	Vitamin-K-Substitution, PPSB
Hepatopathie	Quick-Wert, (PTT), Antithrombin, Thrombozyten	Frischplasma, Antithrombin, PPSB, Thrombozyten, Desmopressin
Niereninsuffizienz, Urämie	Blutungszeit, Plättchenfunktion	Desmopressin, Östrogene
Massentransfusion	PTT, Quick-Wert, Thrombozyten	Frischplasma, Thrombozytenkonzentrat
Verbrauchskoagulopathie, disseminierte intravasale Gerinnung	PTT, Quick-Wert, Antithrombin, Fibrinogen, Thrombozyten	Frischplasma, Antithrombin, u. U. Faktorenkonzentrate, Thrombozytenkonzentrat

gen ein geeignetes Behandlungskonzept festzulegen. In den Tabellen 7-1 und 7-2 sind die wesentlichen hereditären Hämostasestörungen und Anhaltspunkte für Therapiemöglichkeiten aufgelistet.

➡ Bei hereditären Mangelzuständen mit Blutungsgefahr kann man sich hinsichtlich der Intensität und der Dauer einer perioperativen Substitution von Gerinnungsfaktoren an den Empfehlungen für die Hämophiliebehandlung orientieren.

7.2.2 Erworbene Hämostasestörungen

Bei einer Vielzahl von Grundkrankheiten liegen komplexe Hämostasestörungen vor, die in der perioperativen Routinediagnostik nicht immer erfasst werden (Tab. 7-3). Ihre Kenntnis und Berücksichtigung trägt jedoch zur Vermeidung perioperativer Komplikationen bei. In diesem Zusammenhang sind insbesondere auch medikamentös induzierte Hämostasestörungen, insbesondere Thrombozytenfunktionsstörungen, zu erwähnen.
Die im Umfeld vaskulärer Erkrankungen und gefäßchirurgischer Eingriffe häufig indizierte antithrombotische Therapie greift in die komplexen Zusammenhänge der Gerinnungsmechanismen ein und kann zu Blutungskomplikationen führen. So sind z. B. im Rahmen der klinisch effektiven thrombolytischen Therapie (zerebrale) Blutungskomplikationen gefürchtet.

7.3 Antithrombotische Therapie

Die geringe therapeutische Breite und individuell unterschiedliche Pharmakokinetik vieler Antithrombotika machen häufig engmaschige Laborkontrollen zum Erreichen des gewünschten Zielkorridors erforderlich.

7.3.1 Antikoagulanzien

Antikoagulanzien hemmen die plasmatische Gerinnung und damit die Fibrinbildung. Gegenwärtig stehen Heparine, Fondaparinux, orale Antikoagulanzien und Thrombininhibitoren allgemein zur Verfügung.

Heparine

Heparine entfalten ihre antikoagulatorische Wirkung nach parenteraler Applikation im Zusammenwirken mit dem natürlichen Gerinnungsinhibitor Antithrombin. In Anwesenheit von Heparin werden Thrombin und der aktivierte Faktor X (F Xa) wesentlich beschleunigt aktiviert. Darüber hinaus erweitert sich das Inhibitionsspektrum von Antithrombin unter Heparineinfluss auch auf andere Serinproteasen der plasmatischen Gerinnung (Abb. 7-1).
Für die therapeutische Antikoagulation von untergeordneter Bedeutung sind die bei hoher Heparindosierung beschleunigte Thrombininaktivierung durch den Heparin-Kofaktor II, die von Antithrombin unabhängige Hemmung der Prothrombinaktivierung sowie verschiedene weitere Heparineffekte auf Gefäßwand und Thrombozyten.

Unfraktioniertes Heparin
Unfraktioniertes Heparin (UFH) stellt ein Gemisch unterschiedlicher Mukopolysaccharide dar, die aus Lungen- und Intestinalgewebe von Schweinen gewonnen werden. Die Molekulargewichtsverteilung liegt zwischen 3000 und 30000 Dalton. UFH entfaltet seine antikoagulatorische Wirkung unmittelbar nach intravenöser Applikation und zeigt eine dosisabhängige Halbwertszeit im Plasma von etwa 1 Stunde, die von Nieren- und Leberfunktion abhängig ist. Nach einmaliger subkutaner Injektion ist mit relevanten systemischen Spiegeln für etwa 12 Stunden zu rechnen.
Zur Thromboseprophylaxe werden 15000 I.E. UFH,

aufgeteilt in 2–3 Portionen täglich, subkutan appliziert. Diese „low dose“ führt in der Regel nicht zur signifikanten Veränderung von Laborparametern. Zur therapeutischen Antikoagulation kann die initiale Bolusgabe von 5000 I. E. UFH (70 I. E./kg), gefolgt von einer Dauerinfusion mit 1400 I. E./h (20 I. E./kg/h) empfohlen werden. Nach 2–4 Stunden sollte die „activated partial thromboplastin time“ (aPTT) bestimmt und die Heparindosis angepasst werden. Dabei wird ohne Berücksichtigung der unterschiedlichen Heparinempfindlichkeit der verfügbaren Testreagenzien der therapeutische Bereich als Verlängerung auf das 1,5- bis 2,5fache des oberen Referenzwerts empfohlen. Allerdings fehlen akzeptierte Standardisierungsmöglichkeiten oder indikationsangepasste Empfehlungen zur Antikoagulationsintensität.

Bei akuten Thromboembolien zeigt sich bei kurzfristigen Heparinüberdosierungen keine Zunahme von Blutungskomplikationen. Andererseits ist aber eine initiale Unterdosierung von einer signifikanten Zunahme thromboembolischer Komplikationen begleitet.

Nach Dosisadaptation anhand der aPTT kann bei Berücksichtigung einer verminderten Steuerbarkeit der Therapie auf eine subkutane Gabe von UFH umgestellt werden (24 Stunden i.v.-Dosis um 10% steigern und in zwei Dosishälften subkutan applizieren, aPTT-Kontrolle etwa in der Mitte des Dosierungsintervalls).

Die in vivo erreichte Antikoagulation durch UFH ist auch bei körpergewichtsbezogener Dosierung nicht ausreichend vorhersehbar und hängt neben der Leber- und Nierenfunktion, der Antithrombin-Konzentration auch von der Heparinbindung an andere Plasmabestandteile, insbesondere an Akutphaseproteine und Freisetzungsprodukte aktivierter Thrombozyten (Plättchenfaktor 4) ab.

Niedermolekulare Heparine

Niedermolekulare Heparine (NMH) werden durch Fraktionierung, mit vorgeschalteter Depolymerisation, aus UFH hergestellt, das mittlere Molekulargewicht liegt zwischen 2000 und 5000 Dalton. Die antikoagulatorische Wirkung von NMH beruht auf der Antithrombin-vermittelten beschleunigten Inhibition von Faktor Xa bei einer im Vergleich zu UFH verminderten Thrombinhemmung. Dabei zeigen die verschiedenen NMHs unterschiedliche relative Aktivitäten gegen Faktor Xa und Thrombin (Tab. 7-4).
Sämtliche NMHs zeigen eine gegenüber UFH verdoppelte Halbwertszeit und eine gute Prädiktivität der antikoagulatorischen Wirkung. Zusätzlich zu der seit mehr als 10 Jahren bestehenden Zulassung zur niedrigdosierten Thromboseprophylaxe mit einmal täglicher subkutaner Applikation sind auch einzelne Präparate zur therapeutischen Antikoagulation zugelassen.

Prospektiv randomisierte Studien bei Patienten mit Venenthrombosen und Lungenembolien zeigen hinsichtlich Wirksamkeit und Nebenwirkungsspektrum für die (nicht laborkontrollierte!) ein- oder zweimal tägliche subkutane Gabe von NMH mindestens ebenso gute Ergebnisse wie für die aPTT-kontrollierte kontinuierliche intravenöse UFH-Therapie.

Aufgrund der bevorzugten Inaktivierung von Faktor Xa durch den NMH-Antithrombin-Komplex bei geringer Thrombinhemmung tritt eine aPTT-Verlängerung reagenzienabhängig nur bei hohen NMH-

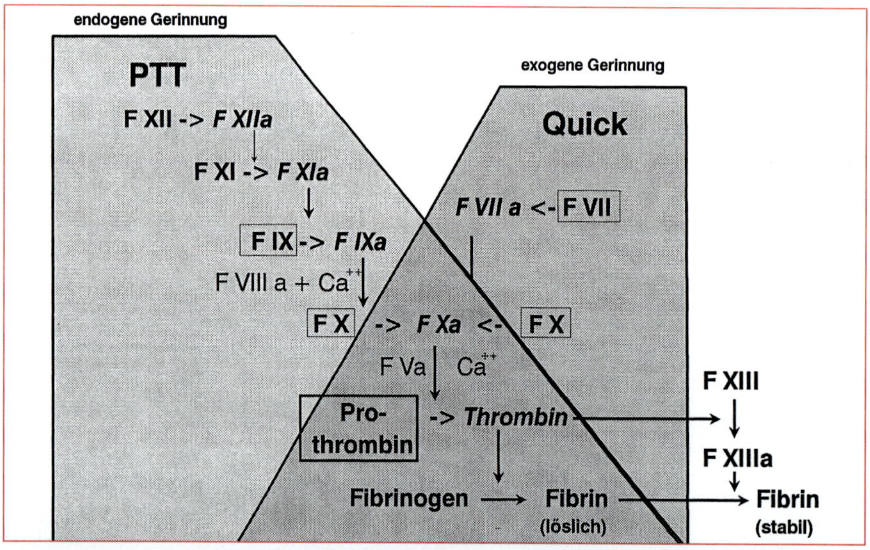

Abb. 7-1 Schema der plasmatischen Blutgerinnung und ihrer Gruppentests. Rechteckig umrandete Gerinnungsfaktoren werden Vitamin-K-abhängig in der Leber synthetisiert, kursiv gedruckte Gerinnungsfaktoren werden vom Antithrombin-Heparin-Komplex gehemmt. PTT = aktivierte partielle Thromboplastinzeit, Quick = Thromboplastinzeit in Prozent

Tab. 7-4 Charakteristika* einiger handelsüblicher niedermolekularer Heparine.

Präparat	Mittleres Molekulargewicht [Dalton]	Anti-Xa [I.E./mg]	Anti-IIa [I.E./mg]	Anti-Xa/Anti-IIa-Ratio
Certoparin (Mono-Embolex® NM)	6000	100	50	2,0
Dalteparin (Fragmin®)	5000	120	60	2,5
Enoxaparin (Clexane®)	4800	100	25	3,2
Natroparin (Fraxiparin®, Fraxodi®)	4500	95	30	3,0
Reviparin (Clivarin®)	3900	110	25	3,3
Tinzaparin (Inohep®)	4500	90	50	1,8

* chargenabhängig! Näherungswerte

Spiegeln auf. Mit chromogenen oder funktionellen Testsystemen lässt sich die Anti-Xa-Aktivität der NMH-Antithrombin-Komplexe laboranalytisch einfach kontrollieren. Da die meisten Therapiestudien mit NMH ohne obligatorische Laborkontrolle durchgeführt wurden, lässt sich gegenwärtig kein exakter therapeutischer Bereich definieren. Insbesondere bei Nierenfunktionsstörungen ist aufgrund einer u. U. veränderten Pharmakokinetik eine Laborkontrolle zu empfehlen. Orientierend kann eine Anti-Xa-Aktivität von 0,4–1,0 I. E./ml bei zweimal täglicher Applikation bzw. 0,8–1,6 I.E./ml bei einmal täglicher Gabe (Spitzenwert 3–4 Stunden nach s.c. Gabe) als vorläufiger therapeutischer Bereich angegeben werden.

Unerwünschte Wirkungen der Heparine

Heparine führen durch die Beeinflussung der Hämostase zu einer dosis- und zeitabhängigen Erhöhung des Blutungsrisikos. Allerdings sind bei Beachtung der Kontraindikationen schwerwiegende Blutungskomplikationen sehr selten. Die Wirkung von UFM lässt sich weitestgehend, die von NMH teilweise durch Protaminchlorid oder Protaminsulfat antagonisieren.

An weiteren Nebenwirkungen werden Kopfschmerzen, Rückenschmerzen, Gelenkschmerzen, Übelkeit, Kreislaufreaktionen, allergische Reaktionen und Transaminasenanstiege beschrieben. Bei längerer Heparingabe werden selten Alopezie und diffuse Osteoporosen beobachtet.

Dic schwerwiegendste unerwünschte Wirkung der Heparintherapie ist die heparininduzierte Thrombozytopenie Typ II (HIT Typ II). Daher sind bei Heparintherapie regelmäßige Thrombozytenzahlbestimmungen zwingend. Bei Therapie mit UFH kommt es bei mehr als 10% der Patienten in den ersten Tagen nach Therapieeinleitung zu einer milden, passageren und geringgradigen Thrombozytopenie (HIT Typ I), die ohne klinische Bedeutung ist. Bei weniger als 5% der Patienten ist jedoch mit schweren Thrombozytopenien mit Abfall auf weniger als 50% des Ausgangswerts bzw. unter 100 000/µl zu rechnen. Diese Form der Thrombozytopenie ist immunvermittelt, wobei sich meist ein Immunkomplex aus Plättchenfaktor-4-Heparin (Antigen) und Antikörper bildet, der nach Fc-Rezeptor-vermittelter Bindung zur Thrombozyten- und Endothelaktivierung führen kann. Der Thrombozytenabfall beginnt bei Heparinerstapplikation meist am 5.–10. Tag, bei Reexposition ggf. rascher. Die Thrombozytopenie persistiert bis zur Beendigung der Heparintherapie, danach normalisieren sich die Werte in der Regel innerhalb von 3–10 Tagen. Die Patienten sind „paradoxerweise" durch venöse und/oder arterielle Thromboembolien („white clot syndrom"), mitunter bereits vor Auftreten einer laboranalytisch nachgewiesenen Thrombozytopenie, vital bedroht. Die Häufigkeit dieser schweren Heparinnebenwirkung ist bei Verwendung von NMH seltener. Bei Verdacht auf HIT Typ II können Labortests (HIPA-Test, Antikörpernachweis mittels ELISA) hilfreich sein. Bereits bei begründetem Verdacht ist die in der Regel notwendige Antikoagulation durch ein mit den Antikörpern nicht kreuzreagierendes Antikoagulans, in der Regel mit Thrombininhibitoren oder Danaparoid fortzuführen. Eine ersatzlose Beendigung der klinisch indizierten Antikoagulation ist ebensowenig wie eine beschleunigte Umstellung auf orale Antikoagulanzien zu empfehlen.

Danaparoid

Danaparoid ist ein heparinfreies Heparinoid, bestehend aus Heparinsulfat (ca. 84%), Dermatansulfat (ca. 12%) und Chondroitinsulfat (ca. 4%); es wird aus Schweinedarmmukosa gewonnen. Danaparoid hemmt Antithrombin-vermittelt vorwiegend den Faktor Xa und nur gering Thrombin (20:1). Die biologische Halbwertszeit der Anti-Xa-Aktivität beträgt ca. 25 Stunden, die Elimination erfolgt zu etwa gleichen Anteilen renal und hepatisch. Danaparoid zeigt in vitro selten (< 10%) Kreuzreaktionen mit HIT-Antikörpern und wird daher v.a. zur Antikoagulation bei Patienten mit einer HIT eingesetzt. Die übliche Prophylaxedosis beträgt zweimal täglich 750 Anti-Xa-Einheiten s.c., therapeutisch wird nach einem Bolus von 2250 I.E. eine Dauerinfusion mit 400–200 I.E./h unter Kontrolle der Anti-Xa-Aktivität (z.B. HEP-Test) empfohlen.

Fondaparinux

Fondaparinux ist ein synthetisch – ohne tierisches Ausgangsmaterial – hergestelltes Pentasaccharid, das Antithrombin-vermittelt nahezu ausschließlich Faktor Xa hemmt und renal eliminiert wird. Aufgrund der Halbwertszeit von ca. 17 Stunden ist die einmal tägliche subkutane Applikation ausreichend. Zur Thromboembolieprophylaxe werden 2,5 mg täglich – beginnend sechs Stunden postoperativ – empfohlen. Diese Dosis hat sich auch zusätzlich zur Plättchenfunktionshemmung bei akutem Koronarsyndrom als wirksam erwiesen. Im Körpergewichtsbereich von 50–100 kg werden therapeutisch bei Venenthrombose und Lungenembolie 7,5 mg (bei < 50 kg: 5 mg; bei > 100 kg: 10 mg) eingesetzt. Fondaparinux löst keine HIT aus und zeigt in vitro keine Kreuzreaktion mit HIT-Antikörpern.

Thrombininhibitoren

Hirudin, ein Polypeptid, steht in zwei rekombinanten Formen zur Verfügung. Es inhibiert spezifisch und Antithrombin-unabhängig freies und thrombusgebundenes Thrombin.

Tab. 7-5 Kontraindikation zur Antikoagulanzien- und Thrombolysetherapie.*

- relative Kontraindikation einer „Low-dose-Heparinbehandlung"
  - manifeste Blutung
- relative Kontraindikationen einer therapeutischen Antikoagulation
  - fortgeschrittene Lebererkrankung
  - bakterielle Endokarditis
  - Punktion von parenchymatösen Organen oder arteriellen Gefäßen sowie des Spinalraums
  - mangelnde Möglichkeiten der Laborkontrolle
  - mangelnde Patienten-Compliance
- Kontraindikationen einer therapeutischen Antikoagulation
  - hämorrhagische Diathese (außer bei Verbrauchskoagulopathie)
  - manifeste Blutung
  - florides Gastrointestinalulkus
  - maligner Hypertonus
  - ZNS-Operation (2 Wochen)
  - Gravidität (orale Antikoagulanzien)
- relative Kontraindikationen zur Thrombolysetherapie
  - Alter > 70 Jahre
  - Arterienpunktionen (10 Tage)
  - Diabetes mellitus (Fundus III–IV)
  - intramuskuläre Injektionen (1 Woche)
  - Malignome
  - Nephrolithiasis
  - V.-subclavia-/-jugularis-interna-Punktion (1 Woche)
- Kontraindikationen zur Thrombolysetherapie
  - hämorrhagische Diathese
  - manifeste Hämorrhagie
  - florides Gastrointestinalulkus
  - Zerebralinsult oder ZNS-Operation (3–6 Monate)
  - Operationen (ca. 10 Tage)
  - Organpunktionen (ca. 10 Tage)
  - Arterienpunktionen und Liquorpunktionen (ca. 10 Tage)
  - Endokarditis
  - Pankreatitis
  - Hypertonie (Fundus!)
  - Schwangerschaft (bis zur 18. Woche)

* Bei der Indikation zur therapeutischen Antikoagulation oder Fibrinolysetherapie bedarf die individuelle Situation des Patienten einer sorgfältigen Würdigung. Die klinische Indikationsstellung erfordert nicht selten eine Abwägung von krankheitsbedingt absehbarem und therapieinduziertem Risiko. Dies führt im Einzelfall, z.B. beim akuten Myokardinfarkt oder bei schwerwiegender Lungenembolie, dazu, dass man auch „absolute" Kontraindikationen zur Abwendung der vermutlich kurzfristig infausten Krankheitsprognose unberücksichtigt lässt.

➡ Die Elimination von Hirudin erfolgt praktisch ausschließlich unverändert renal, so dass die bei Nierengesunden kurze Halbwertszeit (ca. 1 Stunde) in Abhängigkeit von der Nierenfunktion länger wird und bei Dialysepatienten deutlich mehr als 24 Stunden beträgt. Durch Verwendung geeigneter Hochdurchflussdialysemembranen lässt sich Hirudin aus der Zirkulation entfernen.

Insbesondere zur Antikoagulation bei einer HIT ist Hirudin ein geeignetes Antikoagulans. Bei Nierengesunden wird eine Prophylaxedosis von zweimal täglich 15 mg s.c. bzw. eine therapeutische Dosierung von 0,4 mg/kg KG im Bolus, gefolgt von einer initialen Dauerinfusion mit 0,1 (bis 0,15) mg/kg KG/h mit anschließender Adaptation an die aPTT oder die Ecarin Cloting Time (ECT), empfohlen. Unter Hirudinbehandlung werden häufig nicht-neutralisierende Antikörper gebildet, die die Halbwertszeit der Antikoagulationswirkung verlängern (→ Laborkontrolle, Dosisanpassung!). Diese Antikörper stehen auch in Verdacht, ursächlich für die sehr seltenen anaphylaktoiden Reaktionen zu sein.

Argatroban ist ein weiterer parenteral (i. v.) applizierbarer Thrombininhibitor, der zur HIT-Behandlung zugelassen ist und aPTT-kontrolliert mit 2,2 µg/kg KG/min therapeutisch eingesetzt wird.

➡ Argatroban wird überwiegend hepatisch eliminiert und eröffnet somit die Möglichkeit der gut steuerbaren direkten Thrombininhibition bei Nierenfunktionseinschränkungen.

Melagatran und das oral applizierbare Prodrug *Ximelagatran*, zwei niedermolekulare Thrombininhibitoren, zeigen in klinischen Studien bei zweimal täglicher Applikation eine gute, dosisabhängige prophylaktische und therapeutische antikoagulative Wirkung. Die prolongierte Gabe führt bei vielen Patienten zu Transaminasenerhöhungen, die letztlich zur Einstellung der klinischen Entwicklung führte.

Orale Antikoagulanzien

Orale Antikoagulantien hemmen als Vitamin-K-Antagonisten (VKA) die hepatische Synthese der Gerinnungsfaktoren II, VII, IX und X sowie der antikoagulatorischen Proteine C und S. Die durch VKA bedingte Gerinnungshemmung wird laboranalytisch als Erniedrigung des Quick-Werts in Prozent, im angloamerikanischen Sprachraum als Verlängerung der Thromboplastinzeit (oder Prothrombinzeit) und standardisiert als INR (International Normalized Ratio) erfasst. Für unterschiedliche Indikationen werden INR-Werte zwischen 2,0 und 4,5 empfohlen (Tab. 7-6).

In Deutschland stehen zwei Cumarinpräparate mit jeweils hoher Plasmaeiweißbindung und unterschiedlicher Plasmahalbwertszeit (Phenprocoumon ca. 160 Stunden, Warfarin ca. 45 Stunden) zur Verfügung.

➡ Die antikoagulatorische Wirkung oraler Antikoagulanzien tritt aufgrund des Wirkungsmechanismus verzögert nach 48–72 Stunden ein. Nach Absetzen sind mehr- bis vieltägige Zeiträume bis zur Normalisierung der Gerinnungssituation zu erwarten.

Aufgrund dieser erschwerten Steuerbarkeit sind VKA zur kurzfristigen Gerinnungshemmung ungeeignet. Der durchschnittliche Kumarinbedarf eines Patienten wird beeinflusst von Arzneimittelinteraktionen mit sehr vielen Medikamenten, Vitamin-K-Zufuhr, Leberfunktion und intestinalen Resorptionsverhältnissen. Daraus ergibt sich, dass bei jeder Änderung der Begleitmedikation eine Medikamenteninteraktion bedacht und auch bei fehlenden Hinweisen kurzfristige Kontrollen der INR erfolgen müssen.

Unerwünschte Nebenwirkungen der oralen Antikoagulanzien sind selten. Bei einer INR zwischen 2,5 und 3,0 ist mit einer relevanten, schweren bzw. tödlichen Blutungskomplikation auf etwa 200 Patientenjahre zu rechnen. Sehr selten treten in der Initialphase der Kumarintherapie schmerzhafte Hautnekrosen („Kumarinnekrosen") auf. Häufig liegt bei diesen Patienten ein heterozygoter Protein-C-Mangel vor. Initial hohe Dosen von VKA erhöhen das Risiko des Auftretens einer Kumarinnekrose. Allergische und gastrointestinale Symptome, Transaminasenanstieg und Alopezie

7

Tab. 7-6 Empfohlene Intensität der oralen Antikoagulation.

Indikation	Empfohlene INR
Sekundärprophylaxe bei tiefer Venenthrombose oder Lungenembolie	2,0–3,0
Vorhofflimmern	2,0–3,0
Herzklappenersatz mit biologischen Prothesen	2,0–3,0
Herzklappenersatz mit mechanischen Prothesen	3,0–4,5

werden sehr selten beobachtet. Vereinzelt wird eine genetisch determinierte „Kumarinresistenz“ berichtet. Aufgrund der teratogenen Wirkung von VKA müssen diese während der Schwangerschaft, insbesondere zwischen der 6. und 12. Schwangerschaftswoche, vermieden werden.

Als Antidot steht Vitamin K zur parenteralen oder oralen Applikation zur Verfügung. Nach parenteraler Gabe ist mit einem Anstieg des Quick-Werts nach frühestens 6 Stunden zu rechnen. Zur sofortigen Hemmung des Kumarineffekts stehen Prothrombinkomplexpräparate (PPSB) zur Verfügung, die die oben genannten Vitamin-K-abhängigen Faktoren und Inhibitoren enthalten. Eine Einheit PPSB/kg Körpergewicht lässt einen Quick-Wert-Anstieg von mehr als 1% erwarten. Auch rekombinanter humaner aktivierter Faktor VII ist wirksam.

Therapeutische Überbrückung bei oraler Antikoagulation

Bei größeren elektiven Operationen bzw. Interventionen mit Blutungsrisiko ist eine präoperative Umstellung der Antikoagulation von VKA auf besser steuerbare Medikamente sinnvoll. Dies sollte möglichst nicht in engem zeitlichem Abstand nach dem die Antikoagulation indizierenden Ereignis (z.B. tiefe Venenthrombose, koronare Stent-Implantation) geschehen.

Die in der Literatur mitgeteilten Erfahrungen bei oraler Antikoagulation mit Warfarin lassen sich aufgrund der deutlich längeren Halbwertszeit von Phenprocoumon auf diesen VKA nicht eins zu eins übertragen. Prospektiv randomisierte Vergleiche zwischen den verschiedenen Expertenempfehlungen liegen nicht vor.

Wir empfehlen etwa fünf Tage vor Intervention das Absetzen der Phenprocoumonmedikation, die abendliche Gabe von 5 mg Vitamin K p.o. und den Beginn einer überbrückenden Antikoagulation mit NMH am nächsten Morgen (INR < 1,5 bzw. 2,0). Die Intensität dieser NMH-Antikoagulation richtet sich nach der vorbestehenden Indikation zur Antikoagulation und ihrem Thromboembolierisiko. So wird z.B. bei länger als 3 Monate zurückliegender venöser Thromboembolie oder bei unkompliziertem Vorhofflimmern eine halbtherapeutische Dosierung mit ein- oder zweimal täglicher Gabe des NMH, bei mechanischer Herzklappe mit hohem Thromboembolierisiko eine volltherapeutische Dosierung zu empfehlen sein.

Intraoperativ und unmittelbar postoperativ wird die vertretbare Antikoagulansdosis abhängig vom Blutungsrisiko individuell festgelegt, wobei meist am Operationstag eine Hochrisikoprophylaxedosierung sinnvoll ist. Dann wird die Antikoagulation mit NMH rasch in den halb- oder volltherapeutischen Bereich gesteigert und die Therapie mit VKA überlappend wieder aufgenommen.

7.3.2 Thrombolytika

Zur thrombolytischen Therapie stehen verschiedene Medikamente (Tab. 7-7) zur Verfügung. Vor Einleitung einer Fibrinolysetherapie sollten eine intakte Ausgangshämostase durch Normalwerte für aPTT, Quick, Fibrinogen und Thrombozytenzahl dokumentiert sowie die Bestimmung von Hämoglobinwert und Blutgruppe als Ausgangswerte zur Verlaufskontrolle bzw. zur Vorbereitung einer eventuell notwendigen Bluttransfusion veranlasst werden.

7.3.3 Plättchenfunktionshemmer

Zur therapeutischen Thrombozytenfunktionshemmung werden nahezu ausschließlich Acetylsalicylsäure, Ticlopidin, Clopidogrel und Fibrinogenrezeptorantagonisten klinisch eingesetzt (Abb. 7-3).

Acetylsalicylsäure

Die Acetylsalicylsäure (ASS) entfaltet ihre thrombozytenfunktionshemmende Wirkung durch irreversible Azetylierung der thrombozytären Cyclooxygenase mit konsekutiver Blockierung der Prostaglandin- und Thromboxansynthese. Aufgrund der weitgehend fehlenden Proteinsynthesekapazität der Blutplättchen führt eine einmalige ausreichende ASS-Dosis zur Enzyminaktivierung, die für die gesamte thrombozytäre

Tab. 7-7 Eigenschaften wichtiger Thrombolytika.

Medikament	Aktivierung	Antigenität	Fibrinspezifität	Plasmahalbwertszeit	Antikoagulation
Streptokinase	indirekt	+	–	20–25 Min.	nein
Urokinase	direkt	–	–	7–12 Min.	ja
rt-PA[1]	direkt	–	++	2–7 Min.	ja

[1] rekombinanter Gewebeplasminogenaktivator.
Abhängig von der Wahl und Dosis des Thrombolytikums kann eine begleitende Heparintherapie notwendig werden.

Lebensdauer erhalten bleibt. Die Inhibition der Cyclooxygenase durch ASS führt auch zur Hemmung der „antithrombogenen" endothelialen Prostaglandin- und Prostazyklinsynthese („Aspirindilemma"). Im Gegensatz zu den Blutplättchen kann diese Hemmung durch De-novo-Synthese in den Zellen der Gefäßwand überwunden werden.

ASS hat ihre klinische Wirksamkeit in einem weiten Dosisbereich (30–1500 mg täglich) unter Beweis gestellt. Höhere Dosierungen ziehen mehr unerwünschte, insbesondere gastrointestinale Wirkungen nach sich. Allgemein werden gegenwärtig Tagesdosen im Bereich von 75–325 mg empfohlen. Ob diese Dosierung für alle Patienten als optimal eingeordnet werden kann, wird kontrovers diskutiert. Insbesondere bei gesteigertem Thrombozytenumsatz, wie er bei Patienten mit kardiovaskulären Erkrankungen in der Regel vorliegt, lässt sich laboranalytisch eine über mehrere Tage zu-

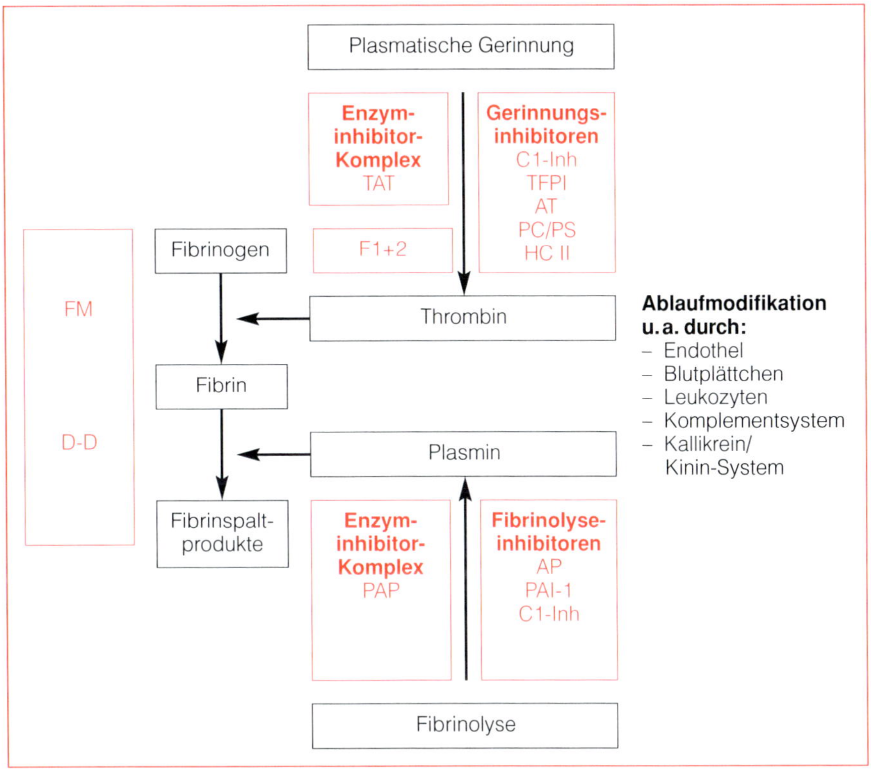

Abb. 7-2 Schema der plasmatischen Gerinnung und Fibrinolyse.
Gerinnungsinhibitoren: C1-Inh = C1-Inhibitor, TFPI = „tissue factor pathway inhibitor", AT = Antithrombin, PC = Protein C, PS = Protein S, HC II = Heparinkofaktor II.
Inhibitoren der Fibrinolyse: C1-Inh = C1-Inhibitor, PAI-1 = Plasminogenaktivator-inhibitor-1, AP = Antiplasmin.
Enzyminhibitorkomplexe: TAT = Thrombin-Antithrombin-III-Komplex, PAP = Plasmin-Antiplasmin-Komplex.
F1+2 = Prothrombinfragment F1+2, FM = Fibrinmonomer, D-D = D-Dimer.

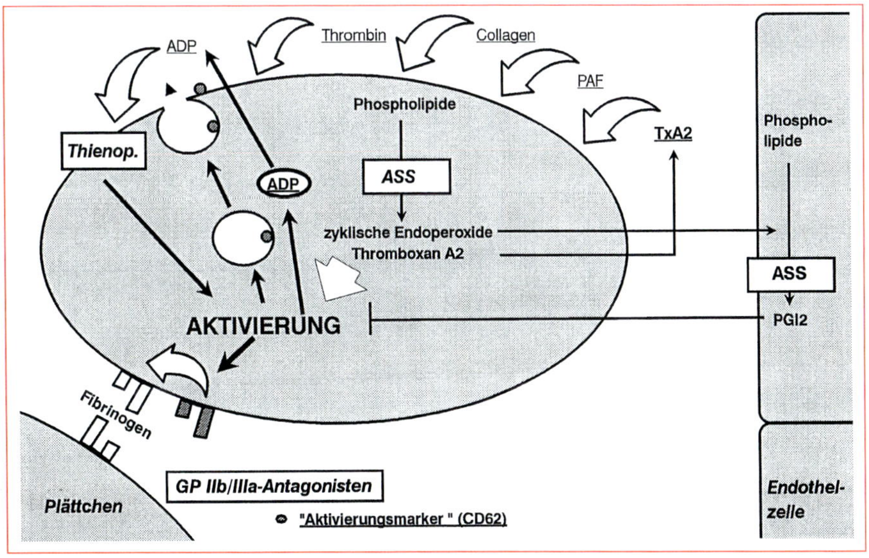

Abb. 7-3 Schematische Darstellung der Angriffspunkte verschiedener Thrombozytenfunktionshemmer.
Medikamente: ASS = Acetylsalicylsäure, GP IIa/IIIb-Antagonisten = Fibrinogenrezeptorantagonisten, Thienop. = Thienopyridine (Clopidogrel, Ticlopidin).
Andere Abkürzungen: ADP = Adenosindiphosphat, PAF = plättchenaktivierender Faktor, PGI2 = Prostazyklin, TxA2 = Thromboxan A_2.

7

nehmende thrombozytenfunktionshemmende Wirkung einer fixen täglichen ASS-Medikation nachweisen. Ein laboranalytisches Monitoring des plättchenfunktionshemmenden Effekts wird nicht allgemein empfohlen, obwohl das Phänomen der „ASS-Resistenz", d. h. der unzureichenden Thrombozytenfunktionshemmung unter ASS, zunehmend Beachtung findet.
ASS und seine Metaboliten können eine Reihe unerwünschter Nebenwirkungen verursachen, wobei gastrointestinale Nebenwirkungen, insbesondere in der Form von Gastritiden und Ulzera bis hin zu akuten gastrointestinalen Blutungen, am bedeutsamsten sind. Daneben werden Hypersensibilitätsreaktionen, eine kompensierte respiratorische Alkalose sowie hepatische und renale Funktionsstörungen beschrieben.
Bei Blutungskomplikationen kann eine Normalisierung der Hämostase durch Thrombozytenkonzentratgabe erreicht werden, auch Aprotinin ist hier möglicherweise hilfreich.

Ticlopidin und Clopidogrel

Ticlopidin und Clopidogrel sind Thienopyridinderivate, die die Thrombozytenfunktion mit einem Maximum bei 6–72 Stunden nach Einnahme hemmen, wobei insbesondere die durch ADP induzierte Aggregation inhibiert wird. Dieser Effekt hält nach Absetzen für 4–10 Tage an.
Ticlopidin (2×250 mg täglich) ist insbesondere bei Patienten mit zerebralen Ischämieformen der ASS-Medikation überlegen. Für die verwandte Substanz *Clopidogrel* (75 mg täglich) wurde eine, verglichen mit ASS, überlegene Wirksamkeit bei allen Formen der Atherothrombose nachgewiesen. Insbesondere bei ASS-Unverträglichkeit stellen die Tienopyridine eine wirksame Alternative dar. Die Kombination von ASS und Tienopyridinen hat in den zurückliegenden Jahren andere Formen der Antithrombotikatherapie nach koronarer Stent-Implantation abgelöst.
Neben gastrointestinalen Beschwerden im Sinne von Nausea und Exanthemen treten unter Ticlopidin – nicht aber unter Clopidogrel – selten schwerere Formen der Cholestase und – bei rechtzeitigem Absetzen reversible – Zytopenien auf, die eine diesbezügliche regelmäßige Laborkontrolle in den ersten Wochen erfordern.

Fibrinogenrezeptorantagonisten

Fibrinogenrezeptorantagonisten führen zu einer dosisabhängigen hochwirksamen Thrombozytenfunktionshemmung bis hin zur vollständigen Hemmung der Plättchenaggregation mit exzessiver Verlängerung der Blutungszeit. Bei mehr als 80%iger Fibrinogenrezeptorblockade nimmt auch bei kurzfristiger Anwendung das Blutungsrisiko deutlich zu. Von monoklonalen Antikörpern und in klinischer Prüfung befindlichen nichtpeptischen Substanzen, die parenteral und/oder oral applizierbar sind, ist gegenwärtig ein humanisiertes Fab-Antikörper-Fragment (c7E3-Fab, Abciximab), Eptifibatid und Tirofiban, nichtpeptische Moleküle, zur parenteralen Applikation zugelassen. In klinischen Studien hat sich diese Medikamentengruppe als sehr wirksam zur Reokklusionsprophylaxe, insbesondere nach Koronardilatation, erwiesen. Die in Zukunft zu erwartende längerfristige orale Medikation könnte einer Laborkontrolle bedürfen.

Therapeutische Überbrückung bei Plättchenfunktionshemmung

Inwiefern die Plättchenfunktionshemmung bei elektiven Eingriffen wie empfohlen präoperativ mehrtägig pausiert werden kann und, wenn ja, womit eine Überbrückung erfolgen sollte, ist völlig offen. Zumindest sollte die Indikation zur präoperativen medikamentösen Thromboembolieprophylaxe in Hochrisikodosierung großzügig gestellt werden.

7.4 Literatur

Abshire T, Kenet G: Recombinant factor VIIa: review of efficacy, dosing regimens and safety in patients with congenital and acquired factor VIII or IX inhibitors. J. Thromb. Haemost. 2 (2004) 899–909

Antithrombotic Trialists' Collaboration: Collaborative meta-analysis of randomised trials of antiplatelet therapy for prevention of death, myocardial infarction, and stroke in high risk patients. BJM 324 (2002) 71–86

Arcasoy SM, Vachani A: Local and systemic thrombolytic therapy for acute venous thromboembolism. Clin. Chest Med. 24 (2003) 73–91

Aschwanden M, Labs KH, Engel H, et al.: Acute deep vein thrombosis: early mobilization does not increase the frequency of pulmonary embolism. Thromb. Haemost. 85 (2001) 42–46

Batchelor WB, Tolleson TR, Huang Y et al.: Randomized comparison of platelet inhibition with abciximab, tirofiban and eptifibatide during percutaneous coronary intervention in acute coronary syndromes: the COMPARE trial. Comparison of measurements of platelet aggregation with Aggrastat, Reopro, and Eptifibatide. Circulation 106 (2002) 1470–1476

Beer JH, Burger M, Gretener S, et al.: Outpatient treatment of pulmonary embolism is feasible and safe in a substantial proportion of patients. J. Thromb. Haemost. 1 (2003) 186–187

Bertrand ME, Rupprecht HJ, Urban P et al.: Double-blind study of the safety of clopidogrel with and without a loading dose in combination with aspirin compared with ticlopidine in combination with aspirin after coronary stenting: the Clopidogrel Aspirin Stent Interventional Cooperative Study (CLASSICS). Circulation 102 (2001) 624

Boccardo P, Remuzzi G, Galbusera M: Platelet dysfunction in renal failure. Semin. Thromb. Hemost. 30 (2004) 579–589

Büller HR, Agnelli G, Hull RD, et al.: Antithrombotic therapy for venous thromboembolic disease. The Seventh ACCP Conference on Antithrombotic and Thrombolytic Therapy. Chest 126 (2004) 401S–428S

Büller HR, Davidson BL, Decousus H, et al.: Subcutaneous fondaparinux versus intravenous unfractionated heparin in the initial treatment of pulmonary embolism. N. Engl. J. Med. 348 (2003) 1695–1702

Deutsche Gesellschaft für Angiologie – Gesellschaft für Gefäßmedizin und weitere AWMF-Mitgliedsgesellschaften: Diagnostik und Therapie der Bein- und Beckenvenenthrombose und Lungenembolie. AWMF-Leitlinien-Register

Douketis JD, Johnson JA, Turpie AG: Low-molecular weight-heparin as bridging anticoagulation during interruption of warfarin: assessment of a standardized periprocedural anticoagulation regimen. Perspect. Vasc. Surg. Endovasc. Ther. 17 (2005) 176

Elias A, Mallard L, Elias M, et al.: A single complete ultrasound investigation of the venous network for the diagnostic management of patient with a clinically suspected first episode of deep venous thrombosis of the lower limbs. Thromb. Haemost. 89 (2003) 221– 227

Escolar G, Diaz-Ricart M, Cases A: Uremic platelet dysfunction: past and present. Curr. Hematol. Rep. 4 (2005) 359–367

Farner B, Eichler P, Kroll H et al.: A comparison of danaparoid and lepirudin in heparin-induced thrombocytopenia. Thromb. Haemost. 85 (2001) 950–957

Fattorini A, Crippa L, Vigano D'Angelo S, et al.: A. Risk of deep vein thrombosis recurrence: high negative predictive value of D-dimer performed during oral anticoagulation. Thromb. Haemost. 88 (2002) 162–163

Fischer KG, Liebe V, Hudek R et al.: Antihirudin-antibodies alter pharmacokinetics and pharmacodynamics of recombinant hirudin. Thromb. Haemost. 89 (2003) 973–982

Gezer S: Antiphospholipid syndrome. Dis. Mon. 49 (2003) 696–741

Hutten BA, Prins MH: Duration of treatment with vitamin K antagonists in symptomatic venous thromboembolism (Cochrane Review). The Cochrane Library 2004, Issue 4

Interdisziplinäre Leitlinie der Deutschen Gesellschaft für Chirurgie und weitere AWMF-Mitgliedsgesellschaften. Stationäre und ambulante Thromboembolie-Prophylaxe in der Chirurgie und der perioperativen Medizin. AWMF-Leitlinienregister

Iorio A, Guercini F, Pini M: Low-molecular-weight heparin for the long-term treatment of symptomatic venous thromboembolism: meta-analysis of the randomized comparisons with oral anticoagulants. J. Thromb. Haemost. 1 (2002) 1906–1913

Kearon C: Natural history of venous thromboembolism. Circulation 107 (2003) I22–I30

Kerr R: New insights into haemostasis in liver failure. Blood Coagul. Fibrinolysis 14 (Suppl. 1) (2003) S43–45

Levi M, de Jonge E, van der Poll T: New treatment strategies for disseminated intravascular coagulation based on current understanding of the pathophysiology. Ann. Med. 36 (2004) 41–49

Lubbe DF, Berger PB: The thienopyridines. J. Interv. Cardiol. 15 (2002) 85–93

Mills TD, Chan O, Matson M: The use of vena caval filters. Hosp. Med. 62 (2001) 327–331

Polderman KH, Girbes AR: Drug intervention trials in sepsis: divergent results. Lancet 363 (2004) 1721–1723

Preissner K: Biochemie und Physiologie der Blutgerinnung und Fibrinolyse. Hämostaseologie 24 (2004) 84–93

Reissig A, Kroegel C: Therapeutic approaches to acute pulmonary embolism. Internist 45 (2004) 540–548

Scharf RE: Angeborene und erworbene Thrombozytenfunktionsstörungen. Hämostaseologie 23 (2002) 170–180

Turpie AG, Bauer KA, Eriksson BI et al.: Fondaparinux vs enoxaparin for the prevention of venous thromboembolism in major orthopaedic surgery: a meta-analysis of 4 randomized double-blind studies. Arch. Intern. Med. 162 (2002) 1833–1840

van den Belt AG, Prins MH, Lensing AW, et al.: A: Fixed dose subcutaneous low molecular weight heparins versus adjusted dose unfractionated heparin for venous thromboembolism. Cochrane Database Syst. Rev. 2000; CD001100

Watzke HH, Forberg E, Scolba G et al.: A prospective controlled trial comparing weekly self-testing and self-dosing with the standard management of patients on stable oral anticoagulation. Thromb. Haemost. 83 (2000) 661–665

Wawrzynska L,Tomkowski WZ, Przedlacki J et al.: Changes in bone density during long-term administration of low-molecular-weight heparins or acenocoumarol for secondary prophylaxis of venous thromboembolism. Pathophysiol. Haemost. Thromb. 33 (2003) 64–67

White RH: The epidemiology of venous thromboembolism. Circulation 107 (2003) 1–8

8 Operationstaktische Prinzipien in der Gefäßchirurgie

H. Kogel

8.1 Grundvoraussetzungen

Als Vorbedingung für eine erfolgreiche Revaskularisation bei akuter oder chronischer Minderdurchblutung gelten eine exakte präoperative Diagnostik und eine ebensolche Indikationsstellung. Garant einer guten Gefäßrekonstruktion ist jedoch nicht allein eine hohe manuelle Geschicklichkeit, vielmehr gilt es, eine Vielzahl operationstaktischer Regeln zu berücksichtigen, und es bedarf der Kenntnis zahlreicher Behandlungsstrategien, um die meist multimorbiden Patienten individuell korrekt behandeln zu können. Es ist zwingend notwendig, an eine rekonstruktive Gefäßoperation von Anfang an mit einem klaren Konzept heranzugehen und darüber hinaus bei Auftreten technischer Schwierigkeiten eine genügend große Anzahl geeigneter Ausweichverfahren zur Verfügung zu haben. Der Weg zu einer erfolgreichen Gefäßrekonstruktion wird zusammenfassend markiert durch folgende Meilensteine:

- exakte Planung mit einem bevorzugten Rekonstruktionsprinzip und wenn nötig geeigneten Alternativverfahren
- individuelles patientenspezifisches Behandlungskonzept
- zielgerechte und zügige Operation ohne Umwege
- schonendes Rekonstruktionsverfahren unter Berücksichtigung begleitender anatomischer oder pathophysiologischer Besonderheiten.

➡ Bei unerwarteten intraoperativen Problemen muss der Gefäßchirurg in der Lage sein, aufgrund seiner Erfahrung auch eine völlig andersartige Rekonstruktion durchzuführen als primär geplant, also innovativ tätig zu werden.

8.1.1 Präparationsziele

Die Hauptmaximen bei allen Präparationsschritten liegen in:
- anatomisch schichtgerechter Präparation
- blutarmem Operieren
- gewebeschonendem Vorgehen.

Nur die Beherzigung dieser drei Forderungen garantiert eine komplikationslose postoperative Heilung. Allein eine exakte glatte Schnittführung, eine saubere schichtgerechte Präparation und die Respektierung vorgegebener anatomischer Strukturen können ein übersichtliches und sicheres Präparieren gewährleisten. Intraoperative Blutungen behindern nicht nur die Sicht, sondern führen auch durch Suggilationen des Bindegewebes dazu, dass anatomisch vorgegebene Schichten schlechter zu erkennen sind. Größere Blutverluste bedeuten für den Patienten eine Schwächung der Immunabwehr und damit eine Gefährdung der Wundheilung.

8.1.2 Operationstaktik

Die Planung einer erfolgreichen Operation ist vergleichbar mit der Planung einer Reise. Die kürzeste Verbindung zwischen zwei Punkten stellt dabei mathematisch die Gerade dar. Daher sind Methoden, die kompliziert und umständlich erscheinen, a priori abzulehnen. Jede Operation muss darauf ausgerichtet sein, dass sie mit dem geringsten Aufwand ein Optimum für den Patienten erreichen kann.

➡ Insbesondere in der Gefäßchirurgie, wo Erfolg und Misserfolg nahe beieinander liegen, zeichnet sich eine gute Operationsstrategie in der Berücksichtigung der so genannten drei „s" aus (De Bakey, Vollmar). Diese bedeuten simple (simpel), safe (sicher) und short (kurz, schnell).

Eine Gefäßoperation sollte einem guten Schachspiel gleichen, bei dem es gilt, am Anfang ein klares Konzept zu verfolgen. Während der Operation kann es jedoch aufgrund der individuellen Gegebenheiten notwendig sein, aus einem reichen Erfahrungsschatz zu schöpfen und geeignete Ausweichmanöver vorzunehmen oder innovativ tätig zu werden. Auch diese Änderungen müssen sich jedoch an den vorgenannten drei „s" orientieren. Das Flicken und Aneinanderstückeln von Bypassrekonstruktionen aufgrund technischer Mängel ist beispielsweise keine geeignete Technik. Jeder erfahrene Gefäßchirurg wird in seiner Laufbahn dadurch bereits Misserfolge erlebt haben.

8.1.3 Operationsdesign

Die San-Francisco-Arbeitsgruppe um Wylie hat sehr treffend von einem „Design" bei Gefäßoperationen gesprochen. Hierunter wird erstens die Wahl einer geeigneten Inzision verstanden, die anatomisch in einer leicht zugänglichen Region liegt, um eine optimale Exposition mit den angrenzenden Gefäßetagen zu realisieren. Diese Inzision muss in der Lage sein, weitere Operationsschritte mit Wechsel von anatomischen Etagen zuzulassen. Zweitens wird hierunter die Durchführung des eigentlichen Operationsakts verstanden, indem einfache und geeignete Wege beschritten werden. Drittens wird für wichtig erachtet, dass nach erfolgter Rekonstruktion eine Deckung mit vitalem Gewebe vorgenommen wird, was die Gefäßrekonstruktion vor mechanischen Irritationen und Infektionen erfolgreich schützt.

➡ Beim Operationsdesign können schon durch eine falsche Lagerung erste Fehler vorprogrammiert sein, da sich die Gefäßregion, die operativ angegangen wird, möglicherweise nicht übersichtlich darstellen lässt. Die genauen operationstaktischen Angaben in den entsprechenden Operationslehren sind daher exakt zu berücksichtigen.

8.1.4 Vorbedingungen

An eine rekonstruktive Gefäßoperation sind bestimmte Vorbedingungen zu knüpfen, die für den Kurzzeit- und Langzeiterfolg unverzichtbar sind.

Wahl des Blutleiters: Der Erfolg einer Rekonstruktion ist entscheidend von der Wahl eines geeigneten Blutleiters abhängig. Bei Rekonstruktion kleinkalibriger Gefäße unter 6 mm Durchmesser ist der autologen Vene unbedingt der Vorzug zu geben. Währenddessen erscheint die autologe Vene für aortoiliakale Rekonstruktionen ungeeignet, weil sie den hohen Flussvolumina und dem intraluminalen Druck nicht standhalten kann.

Einstrombahn: Bei Bypass-Rekonstruktionen muss der Einstrom unbehindert gewährleistet sein. Falsch geplante periphere Bypassrekonstruktionen, z. B. ein femoropoplitealer Bypass bei vorgeschalteten Stenosen der Beckenstrombahn, sind über kurz oder lang zum Scheitern verurteilt. Hier gilt die Regel, erst zentral und dann peripher zu rekonstruieren oder aber durch interventionelle Maßnahmen zentrale Einstromhindernisse zu beseitigen.

Ausstrombahn: Darüber hinaus sollte als weiterer Parameter bei Rekonstruktionen die Ausstrombahn mit berücksichtigt werden. Da besonders in einem künstlichen Blutleiter bei reduzierter Flussgeschwindigkeit

mit einer Verdickung der Neointima zu rechnen ist, wird die Offenheitsrate, z. B. bei einem nachgeschalteten erhöhten peripheren Widerstand, negativ beeinflusst werden. Bei Unterschenkelarterienrekonstruktionen mit eingeschränkter Ausstrombahn ist daher ggf. zu entscheiden, ob beispielsweise durch Anschluss mehrerer Unterschenkelarteriensegmente im Sinne eines Sequential-Bypasses die Abstromsituation verbessert werden kann.
So lassen sich zahlreiche Überlegungen anführen, die auf eine Verbesserung des Run-off und damit auf eine bessere Langzeitoffenheitsrate ausgerichtet sind. Hierzu zählt auch die additive a. v.-Fistel, deren Sinn in der kruralen und pedalen Chirurgie bislang sehr kontrovers diskutiert wird, weil der Bypass dank der a. v.-Fistel zwar offen bleibt, das Stadium IV aber zuweilen peripher nicht zur Abheilung kommt, weil der größte Volumenanteil offenbar nicht in die Peripherie gelangt, sondern über die a. v.-Fistel kurzgeschaltet ist.

8.2 Instrumentarium

Das gefäßchirurgische Instrumentarium unterscheidet sich von dem anderer operativer Fächer dadurch, dass sogenannte atraumatische Instrumente zu fordern sind. Die Profile und Verschlussmechanismen unterscheiden sich von den sonst üblichen Instrumenten erheblich. Im mikroskopischen Sinne handelt es sich allerdings nicht um ein atraumatisches Instrumentarium, da feinste Wand- und Endothelschäden in jedem Fall elektronenmikroskopisch nachweisbar bleiben. In erster Linie findet man mikroskopisch einen quantitativen Unterschied. Da die Operationsgebiete in der Gefäßchirurgie häufig sehr klein sind und darüber hinaus oft auch in der Tiefe liegen, sollten die Gefäßklemmen lang sein, so dass Instrumentengriffe und Hände von Operateur und Assistenten außerhalb des Operationsgebiets bleiben und dadurch die Sicht nicht behindern. Daher muss die Präparation auch vorwiegend instrumentell erfolgen. Im Gegensatz zu Operationen in anderen chirurgischen Schwerpunkten ist der Assistent in der Gefäßchirurgie vorwiegend nur mit Halten und Führen von Nähten sowie mit Saugen und selten mit Tupfen beschäftigt. Die kleinen Operationsfelder lassen eine andere Arbeitsteilung ohne Sichtbehinderung kaum zu. Es stehen spezielle Gefäßklemmen mit vorgegebenen Krümmungen zur Verfügung, die definierten anatomischen Regionen zugeordnet werden (z. B. Gregory-Klemmen bei der Karotis, Koarktationsklemmen verschiedener Modifikationen für die Aorta). Diese stellen durch ihren individuellen Einsatz während der Operation eine große Arbeitserleichterung dar. Das Standardinstrumentarium ist den entsprechenden Operationslehren zu entnehmen, während kleinere Modifikationen von Schule zu Schule variieren. Da sich die feinen Gefäßnähte in den Enden der Gefäßklemmen verfangen können, ist es sinnvoll, während der Operation diese durch feuchte Tücher oder feuchte Kompressen abzudecken.

➡ Eine wesentliche Erleichterung stellen heutzutage automatische Retraktoren dar, bei denen durch einmaliges Einstellen des Situs eine konstant gute Übersicht gewährleistet werden kann. Der einzige Nachteil besteht darin, dass bei geringer Erfahrung mit derartigen Geräten durch zu starke automatische Retraktion Gewebsschäden und somit Komplikationen hervorgerufen werden können. Dies kann jedoch durch korrektes Einsetzen der Retraktoren bei ausreichender Erfahrung vermieden werden.

8.3 Zugangstaktik und Darstellung

Die vorgeschriebenen Zugangswege in der Gefäßchirurgie gewährleisten die Berücksichtigung des Grundprinzips vom kürzesten schichtgerechten anatomischen Weg, eine weitgehend geringe Vaskularisation der Inzisionen und eine ausreichende Weichteildeckung nach Rekonstruktion (OP-Design). Dies trifft für die meisten Zugänge zu mit Ausnahme querer oder schräger Laparotomien und mit Einschränkung auch beim Zugang in der Leiste. Quere und schräge Inzisionen für retroperitoneale Zugänge haben das Ziel, ein schonendes Vorgehen ohne Eröffnung von Körperhöhlen zu realisieren.
Im Bereich der Leiste wählt man wegen der Lymphbahnen nicht den direkten Weg zum Gefäß. Hier erfolgt eine Inzision 1–2 cm lateral der A. femoralis. Der vulnerable Lymphdrüsenkörper wird von lateral nach medial abpräpariert, erst dann trifft man auf die Gefäßscheide (Abb. 8-1 und 8-2).
Die exakte Einhaltung dieser präparatorischen Schichten und der dachziegelartige Verschluss am Ende der Operation sind Voraussetzung für eine komplikationslose Wundheilung im Bereich der Problemzone „Leiste“. Eine Nichtbeachtung dieser Regeln und Verletzungen der Lymphbahnen mit Ausbildung von Lymphzysten und Lymphfisteln sind die häufigste Ursache für eine lokale Infektion nach Gefäßrekonstruktion. Durch eine tangentiale Schnittführung oder eine Schädigung der Hautränder durch falschen Hakenzug, Quetschen mit der Pinzette oder mit Wundspreizern entstehen Wundrandnekrosen, ebenfalls mit der Gefahr einer Infektion.

Die Darstellung der Gefäßregion soll so weit erfolgen, dass ausreichend gesunde Arterien- oder Venenstrecken zur Verfügung stehen, um eine Abklemmung weitgehend im Gesunden durchzuführen. Auf keinen Fall dürfen Kompromisse in Bezug auf die Übersichtlichkeit des Operationssitus in Kauf genommen werden, eher sind die Inzisionen entsprechend zu erweitern. Unübersichtliche Verhältnisse können vor allem abdominell im renalen Aortensegment oder in der viszeralen Etage bei Adipositas vorliegen, die dadurch gemeistert werden können, dass früh genug der Entschluss zu einer Links- oder Rechtsrotation des gesamten Intestinums gefasst wird. Weiterhin steht für das renale Aortensegment das Mobilisationsmanöver nach Charles Rob zur Verfügung, bei dem nach Mobilisation der linken Nierenvene die Aorta infrarenal quer durchtrennt und dorsokranial über die linke Nierenvene nach vorne luxiert wird, um eine übersichtliche Präparation und Naht im renalen Segment ohne Durchtrennung der linken Nierenvene zu gewährleisten (Abb. 8-3). Derartig einfache Manöver, die es auch in anderen anatomischen Regionen je nach gefäßchirurgischer Schule gibt, können die Arbeit an einem Gefäß wesentlich erleichtern.

8.4 Präparationstechniken

Die Präparation muss vorwiegend instrumentell erfolgen, und mit dem tastenden Finger darf nur da gearbeitet werden, wo anatomische Strukturen sich nur schwer voneinander trennen lassen und eine genaue Lokalisierung von Gefahrenzonen notwendig wird (v. a. an der thorakalen und abdominellen Aorta). Besondere präparatorische Schwierigkeiten ergeben sich bei Rezidiveingriffen, bei denen durch eine narbige Verschwielung anatomischer Verschiebeschichten die Präparation vorwiegend mit einem Präparierskalpell durchgeführt werden muss. Hierdurch lassen sich geeignete Schichten und die periadventitielle Verschiebeschicht nach Leriche darstellen. Die Präparation erfolgt in der Gefäßchirurgie immer hart am Gefäß periadventitiell, was auch anderen chirurgischen Schwerpunkten bei entsprechender Vorkenntnis präparatorisch außerordentlich zugute kommt. Der tastende Finger entscheidet über die Klemmbarkeit und die Klemmrichtung bei verkalkten Arterien, da anderenfalls Dissektionen oder Perforationen entstehen können (Abb. 8-4).

8.5 Blutungskontrolle

8.5.1 Kompression

Die Kompression von Blutungen kommt nur im Notfall, z. B. bei Verletzungen oder intraoperativen iatrogenen Zerreißungen, präliminar in Frage. Durch Kompression ist eine Blutungskontrolle zwar zu gewährleisten, die Übersichtlichkeit ist jedoch behindert, so dass ein Freipräparieren des Gefäßes oberhalb und unterhalb der Kompression zum Abklemmen erforderlich wird. Bei Venenverletzungen ist die Kompression je-

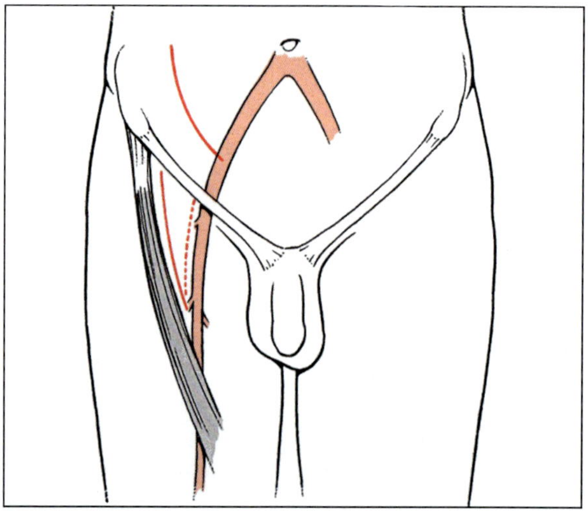

Abb. 8-1 Zugang zu den Leistengefäßen unter Berücksichtigung der Lymphbahnen. Hautschnitt (Brunner 1996).

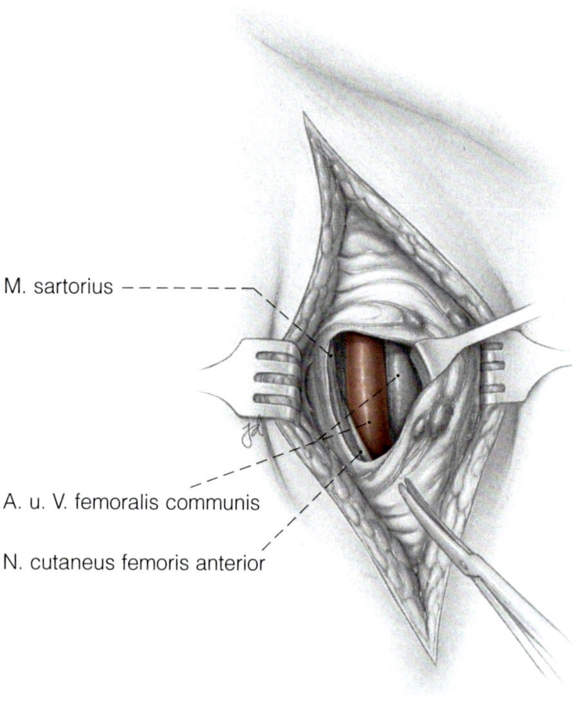

Abb. 8-2 Zugang zu den Leistengefäßen unter Berücksichtigung der Lymphbahnen. Der Lymphkörper wird von lateral nach medial abpräpariert (Brunner 1996).

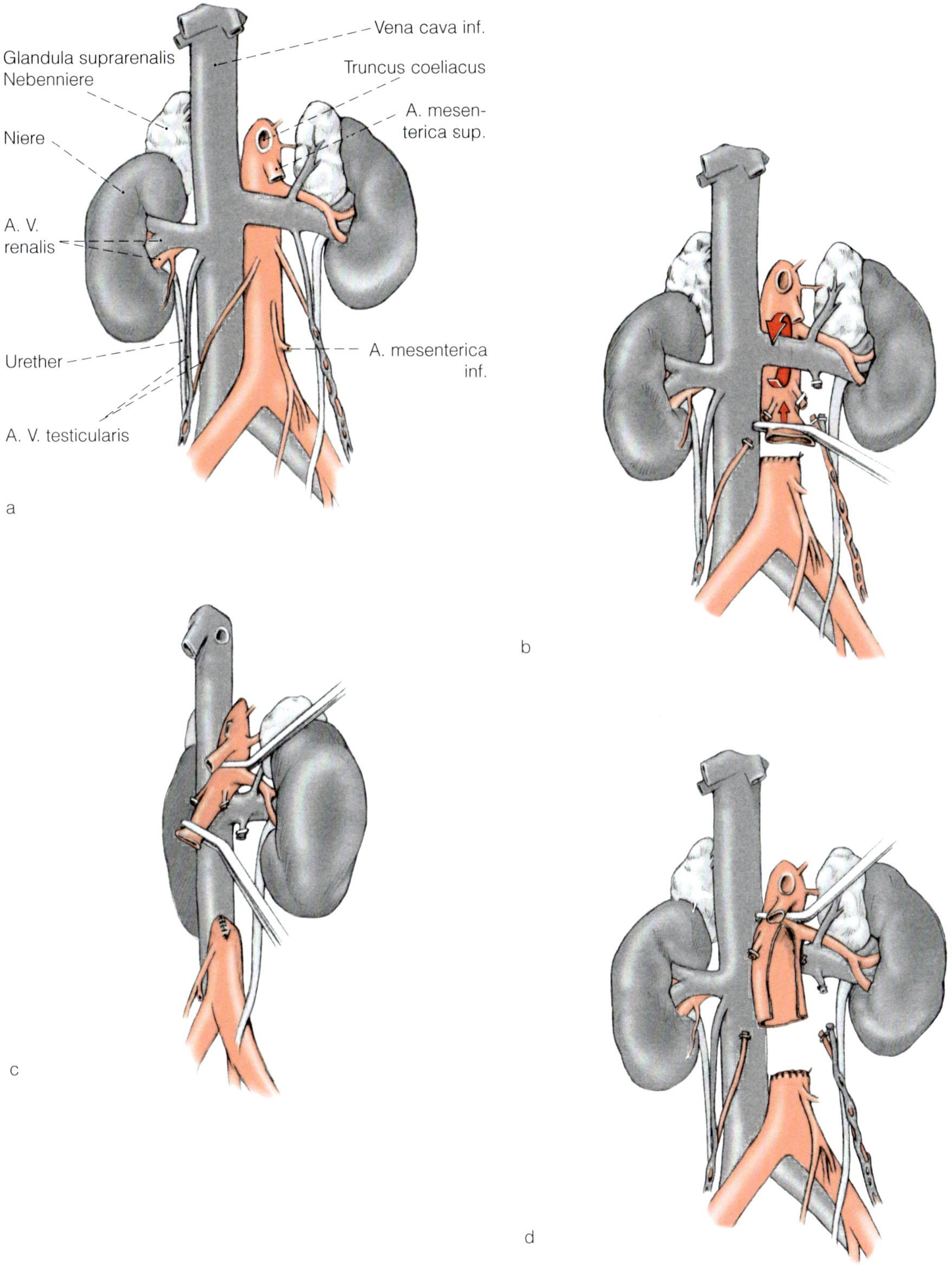

Abb. 8-3 a–d Anteversion des mobilisierten Aortenstumpfs nach Charles Rob. Übersichtliches Präparieren im renalen Aortensegment.
a: Situs der abdominellen Aorta, Mobilisation der linken Nierenvene.
b: Durchtrennen der Aorta infrarenal. Mobilisation des Aortenstumpfs.
c: Anteversion des Aortenstumpfs vor der linken Nierenvene.
d: Umsetzen der Klemme suprarenal, z. B. übersichtliche TEA des renalen Segments.

doch die Methode der Wahl, da durch blindes Setzen von Klemmen Schäden nur verstärkt werden. Hierbei kann eine Kompression oberhalb und unterhalb der Läsion erfolgen, so dass zwischen den komprimierenden Tupfern oder Fingern eine weitgehend sichere Nahtversorgung der großlumigen Vene vorgenommen werden kann (z. B. V. cava bzw. Beckenvenen).

8.5.2 Totales Ausklemmen

Eine vollständige Blutungskontrolle in einem weitgehend gesunden Gefäßbereich ist am günstigsten dadurch zu erreichen, dass die Gefäße komplett mit geeigneten Klemmen verschlossen werden. Auf die Notwendigkeit der vorherigen Palpation wurde bereits hingewiesen, um bei transmuralen Verkalkungen nicht nach dem Abklemmen plötzlich eine Zerreißung des Gefäßes zu riskieren. Zuweilen ist das Gefäß gar nicht komprimierbar, so dass eine Blutungskontrolle mit Klemmen oder Tourniquet nicht erreicht werden kann. Dann erfolgt eine Ballonblockade. Wie eingangs erwähnt, sollten die Griffe von Gefäßklemmen außerhalb des Operationsgebiets liegen, um nicht die Sicht zu behindern.

> **!**
>
> Die zirkuläre Freilegung von Gefäßen, v. a. an der Aorta abdominalis, sollte nicht unter Inkaufnahme gefährlicher Venenverletzungen (z. B. Konfluenz der V. cava) erzwungen werden. Sagittales Ausklemmen oder Ballonblockade reichen meist aus.

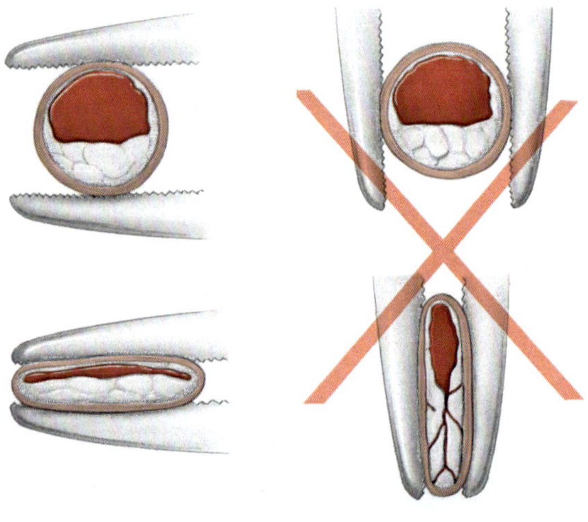

Abb. 8-4 Richtiges (a) und falsches (b) Setzen von Gefäßklemmen bei exzentrischer Arteriosklerose. Gefahr der Plaqueruptur und Dissektion (Brunner 1996).

8.5.3 Partielles Ausklemmen

Das partielle tangentiale Ausklemmen von Gefäßen ist bis auf wenige Ausnahmen nicht empfehlenswert. Hierdurch ist nämlich eine ausreichende Übersicht nicht gewährleistet, und eine lange, angeschrägte End-zu-Seit-Anastomose ist meist nicht durchführbar. Tangentiales Ausklemmen kommt praktisch nur bei Operationen am Aortenbogen oder an der V. cava in Frage.

8.5.4 Einsatz von Tourniquets

Das Einsetzen von Gefäßzügeln und von Tourniquets erscheint in den meisten Fällen sinnvoll. Allerdings soll die Anwendung von Gefäßzügeln in Bereichen stärkerer Verwachsungen mit Begleitvenen (z. B. A. iliaca communis oder Aortenbifurkation mit Gefahr der Verletzung des Konfluenz der V. cava) nicht erzwungen werden. In diesen Fällen reicht ein vorsichtiges Ausklemmen ohne Anzügelung aus. Tourniquets zur Blutstillung können sehr gut in weitgehend gesunden Gefäßregionen eingesetzt werden. Bei starken Verkalkungen ist jedoch hierdurch eine Blutungskontrolle nicht zu erreichen. Auch bei Gefäßen, die eine sogenannte „Blätterteigarterie" aufweisen, kann durch den Einsatz von Tourniquets eine Dissektion oder ein Längseinreißen der Intima eintreten. Eine gute Einsatzmöglichkeit für Tourniquets ergibt sich bei Operationen an der Karotisbifurkation mit Einlegen eines intraluminären Shunts und bei peripheren Rekonstruktionen an den Extremitäten, bei denen eine intraoperative Angiographie am offenen Gefäßsystem geplant ist.

8.5.5 Sonden- und Ballonblockade

Vor allem an den Unterschenkelarterien sollte klemmenlos operiert werden. Hier ist der Einsatz von Ballonokklusionskathetern mit der Möglichkeit der peripheren Instillation und Spülung mit Heparin-Kochsalz-Lösung angebracht. Die Größe des Ballonkatheters wird so gewählt, dass er das Gefäßlumen auch ohne Aufblasen des Ballons bereits verlegt. Auch in voroperierten Gebieten, z. B. im Bereich der Leiste an der A. profunda femoris, ist häufig die Ballonblockade oder die Blockade mit Okklusionsoliven sinnvoller und einfacher im Vergleich zu aufwändigen zirkulären Präparationen, die irreparable Gefäßverletzungen verursachen können. Auch bei perforiertem Bauchaortenaneurysma mit unübersichtlichen Verhältnissen kann eine Ballonokklusion sowohl zentral als auch peripher schnell Abhilfe schaffen, um Blutverluste zu vermeiden und schnell eine anatomisch einwandfreie Präparation zu gewährleisten. Heutzutage stehen Ballonkatheter verschiedener Größe für klein- bis großkalibrige

Arterien und auch Venenokklusionskatheter zur Verfügung.

➡ Die einfachste notfallmäßige Okklusion des renalen Aortensegments kann mit einem Blasenkatheter erreicht werden, dessen drainierendes Ende mit einer Klemme verschlossen wird. Diese Technik ist schneller, schonender und sicherer als eine suprarenale, infradiaphragmale oder thorakale (Zweihöhleneingriff) Präparation zur zentralen Abklemmung.

8.6 Arbeiten am Gefäß

8.6.1 Inzision

Der Ort für eine geeignete Gefäßinzision richtet sich nach der Lage arteriosklerotischer Veränderungen, d.h., die Inzision hat so weit zu erfolgen, dass man nach peripher in einen weitgehend gesunden Gefäßabschnitt außerhalb der tastbaren Plaque gelangt. Die initiale Inzision erfolgt mit dem Skalpell und wird mit einer Winkelschere erweitert. Bei nahezu gesundem Gefäß, also anlässlich einer typischen Embolektomie ohne Arteriosklerose, kann die Inzision quer erfolgen, bei arteriosklerotischem Gefäß jedoch längs. Daraus resultiert, dass quere Inzisionen durch eine Direktnaht entweder mit Einzelknopfnähten oder fortlaufend, Längsinzisionen jedoch meist durch Patchplastik (autolog oder Kunststoff) verschlossen werden.

➡ In jedem Fall sollte die Inzision jedoch groß genug sein, um sowohl eine ausreichende Übersicht als auch eine sichere Versorgung von Intimaläsionen zu gewährleisten.

8.6.2 Umgang mit der Gefäßwand

Nachdem die Arterie innerhalb der periadventitiellen Verschiebeschicht (Schicht nach Leriche) freigelegt wurde, sind Traumatisierungen der Gefäßwand durch Pinzettendruck möglichst zu vermeiden. Das Herauspräparieren des Gefäßes erfolgt mit Hilfe des Zugs an sogenannten „vessel loops“, und nicht durch ständiges quetschendes Greifen mit der Pinzette. Nach Eröffnen der Gefäßwand sollte die gesunde Intima nicht durch Pinzettendruck geschädigt werden. Hierauf ist besonders bei der Gefäßnaht zu achten (besonders wichtig in der Karotischirurgie). Die Stiche mit der Nadel sind also möglichst frei, allenfalls mit Gegenhalten von Pinzetten, durchzuführen.

➡ Durch starke Traumatisierung der Gefäßwand infolge Pinzetten- oder Klemmendruck können myointimale Proliferationen hervorgerufen werden, die zu Anastomosenstenosen an typischer Stelle meist innerhalb des ersten postoperativen Jahres führen.

8.6.3 Intimanähte

In den Fällen, in denen bei lokaler Ausschälung peripher eine Intimastufe zurückbleibt, die zur Dissektion neigt, sind sogenannte Intimanähte nach Kunlin erforderlich, die die Intimalefzen an die Gefäßwand refixieren. Diese Nähte können in Einzelknopftechnik doppelarmiert mit Stichrichtung von innen nach außen durchgeführt werden. Die Verknotung erfolgt an der Außenwand des Gefäßes. Darüber hinaus kann diese Intimanaht jedoch auch fortlaufend vorgenommen werden, indem die Intima ebenfalls von innen gestochen werden muss.

➡ Derartige Intimarefixationsnähte sind bei Karotisdesobliterationen möglichst zu vermeiden, da Stufenbildungen hier Ausgangsort von Thrombenauflagerungen und Mikroembolisationen sein können.

8.6.4 Patch-Plastiken

Längsarteriotomien werden in den seltensten Fällen durch Direktnaht versorgt, da häufig sanduhrförmige Stenosen entstehen. Sowohl als Kaliberausgleich als auch zur Refixation distal gelegener Intimastufen ist der Einsatz von Patch-Plastiken mit Wiederherstellung des originären Gefäßlumens notwendig. In Gebieten erhöhter Infektionsgefahr sind autologe Patch-Plastiken mit Vene oder Arterie zu bevorzugen. In allen anderen Fällen bei einem Gefäßkaliber über 6 mm erscheint auch der Einsatz von Kunststoffmaterialien gerechtfertigt.

8.7 Nahttechniken

8.7.1 Haltenähte

Um eine Anastomosierung übersichtlicher zu gestalten, kann es sinnvoll sein, einseitig oder doppelseitig Haltefäden an den gegenüberliegenden Gefäßlefzen anzulegen. Die Geschwindigkeit der Gefäßnaht lässt sich so durch leichtere Expositionen der Gefäßwand deutlich steigern. Insbesondere bei weit peripheren, schädelbasisnahen Carotis-interna-Rekonstruktionen, bei denen die Intima infolge blätterteigartiger Umwandlung zur

Dissektion neigt, kann der Einsatz von Haltefäden links und rechts neben der distalen Spitze der A. carotis interna mit Fixation der Intima zu einer wesentlichen Erleichterung bei Einnähen eines Patches beitragen. Insbesondere in Verbindung mit einem intraluminären Shunt lassen sich meist übersichtliche Verhältnisse schaffen.

8.7.2 Eckfäden

Infolge der Einführung moderner Nahttechniken mit monophilem Nahtmaterial ist der Einsatz von sogenannten „Eckfäden" in der Gefäßchirurgie weitgehend verlassen worden. Das Nähen von Anastomosen zwischen Eckfäden ist wesentlich schwieriger als der Einsatz von sogenannten „Distanznähten". Lediglich bei direkter Naht von kleinkalibrigen Arterien- oder Venentransplantaten End-zu-End gilt der Einsatz von Zweipunkt- oder Dreipunkteckfäden in Verbindung mit einem intraluminären Mandrin als technische Erleichterung.

8.7.3 Rotation

Bei Direktnaht von kleinkalibrigen Arterien- oder Venentransplantaten (Interpositionen, End-zu-End) ermöglicht der Einsatz von Eckfäden auch die Rotation des Gefäßes, so dass jeweils die Hinterwandnaht der Anastomose in eine Vorderwandnaht umgewandelt werden kann. Hierzu sind jedoch eine ausreichende Mobilisierung der Gefäßenden und ein weitgehend arteriosklerosefreier Gefäßabschnitt erforderlich.

8.7.4 Einzelknopf- und fortlaufende Naht

Die Einzelknopfnahttechnik mit monophilem, nichtresorbierbarem Nahtmaterial gestattet es, eine weitgehend dynamische Nahtregion mit einem guten Dehnungsverhalten herzustellen. Insbesondere für wachsende Individuen ist die Einzelknopfnahttechnik zu fordern. Durch den Einsatz von resorbierbarem, monophilem Nahtmaterial mit einer Resorptionszeit von ca. 3 Monaten ist jedoch auch in diesen Fällen eine fortlaufende Naht bei autologen Rekonstruktionen technisch möglich geworden. Bei querer Arteriotomie erfolgt die Einzelknopfnahttechnik zwischen 2 Eckfäden. Bei Verwendung von monophilem Nahtmaterial ist das Knüpfen von 5–6 gegenläufigen Knoten notwendig, um eine ausreichende Festigkeit zu erreichen.
Auch die fortlaufende Nahttechnik erfolgt bei Gefäßinzisionen zwischen 2 Eckfäden. Sie hat im Vergleich zur Einzelknopfnahttechnik den Vorteil einer besseren, blutdichten Adaptation der Gefäßränder. Die fortlaufende Nahttechnik als Direktnaht nach Längsarteriotomie ist meist nur bei ausreichendem Lumen möglich, da sonst sanduhrförmige Stenosen auftreten und zu Rezidivstenosen bzw. Verschlüssen führen.

➡ Auch das Einnähen von Patches erfolgt vorzugsweise mit fortlaufender Nahttechnik, wobei die Arterienintima immer von innen nach außen gestochen werden sollte.

8.7.5 Distanznähte

Durch die Einführung monophilen atraumatischen Nahtmaterials wurde eine einfache und übersichtliche Nahttechnik im Sinne der Distanznaht möglich. Hierbei werden fortlaufend 4–5, manchmal auch mehr Nähte vorgelegt und schließlich durch Anziehen der Fadenenden das Transplantat dem Wirtsgefäß angenähert. Die Operationstechnik ist einfach, zeitsparend und übersichtlich, so dass sie heute, v. a. bei Aortenrekonstruktionen, vorzugsweise eingesetzt wird (Abb. 8-5).

8.7.6 Stichtechnik und Fadenführung

Moderne Nahtmaterialien und Nadeln erlauben es heutzutage, Gefäßwände unterschiedlicher Beschaffenheit (zarte bis verkalkte Gefäße) zu nähen. Entscheidend ist jedoch, wie Nadel und Faden geführt werden. Die Stichrichtung sollte möglichst immer senkrecht zur Gefäßwand erfolgen, um wenig Scherkräfte hervorzurufen. Sie erfolgt von innen nach außen, bis auf die Bereiche, wo die Intima stufenfrei ausgeschält wurde;

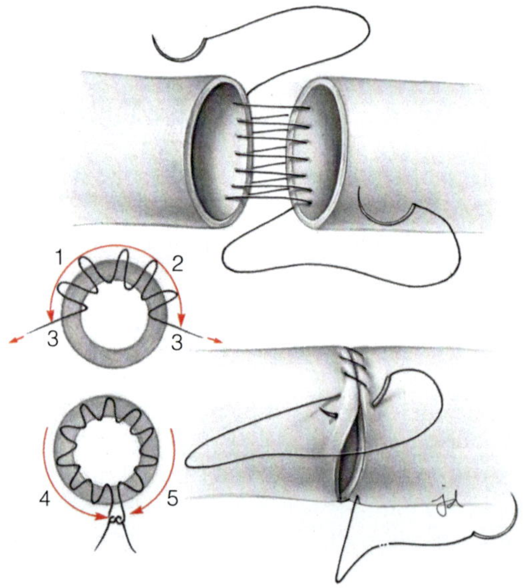

Abb. 8-5 Distanznahttechnik zur schnelleren, übersichtlicheren und vereinfachten Anastomosierung (Brunner 1996).

hier kann die Stichrichtung auch ausnahmsweise von außen nach innen erfolgen. Durch Einstellen verschiedener Winkel zwischen Nadel und Nadelhalter lassen sich auch in unwegsamen Operationsgebieten sichere und exakte Stichrichtungen bewerkstelligen. Ein guter Operateur sollte möglichst beidhändig, gleichermaßen mit rechts wie links, präparieren und nähen können. Die schnellste Nahttechnik lässt sich mit Vorhandnähen erreichen. Bei guter Übung ist jedoch auch Rückhandtechnik zügig und sicher durchführbar. Der Faden sollte außerhalb des Operationsgebiets in Stichrichtung, also meistens zum Operateur hin, gehalten werden, um die nächste Stichrichtung vorwegzunehmen (der Faden läuft dann besser) und darüber hinaus ein Einreißen der Naht zu vermeiden (Abb. 8-6).

8.8 Anastomosen- und Patch-Konfiguration

Der Zuschnitt von Anastomosenregionen und Patches muss so erfolgen, dass die beiden Enden (beim Bypass Ferse und Zehenregion) abgerundet sind und sich eine Spreizung der Anastomosenecken ergibt. Die Anastomosen- oder Patch-Region sollte keinesfalls eine Gefäßerweiterung bewirken, sondern eine Wiederherstellung des originären Lumens. Bei der Anastomosenkonfiguration sollte eine schlangenmaulförmige Verbindung hergestellt werden (Abb. 8-7). Je länger die Anastomose gestaltet wird, umso mehr kommt sie hämodynamisch einer praktisch idealen End-zu-End-Anastomose näher. Der Winkel zwischen Bypass und Originalgefäß sollte möglichst kleiner als 45 Grad sein und die Anastomosenlänge sollte mindestens dem dreifachen Durchmesser der Wirtsarterie entsprechen. Textilprothesen und autologe Materialien werden freihändig zugeschnitten, PTFE-Prothesen dagegen mit dem Skalpell über angelegte Overholt- oder Péan-Klemmen (Abb. 8-8). Zur Optimierung des Dehnungsverhaltens (Compliance) eines Kunststoff-Bypasses werden autologe Patches in verschiedenen Modifikationen empfohlen, z. B. Linton-Patch (Abb. 8-9), Miller-Cuff u. a.

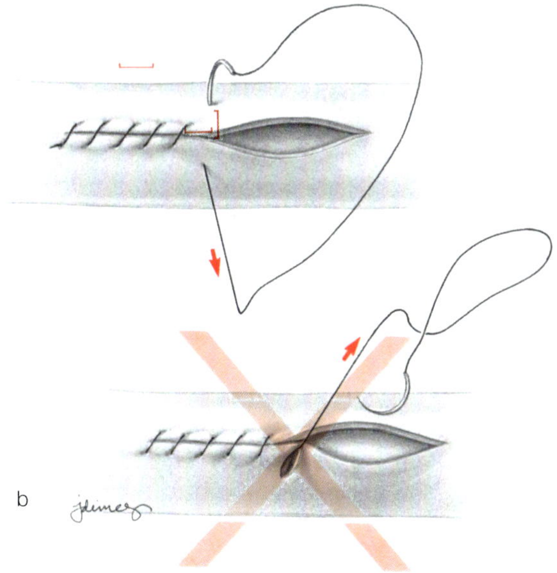

Abb. 8-6a und b Nahttechnik am Beispiel des Längsarteriotomieverschlusses.
a: Der Faden wird immer in Stichrichtung (meist zum Operateur hin) geführt.
b: Eine abweichende Fadenführung kann zum Einreißen der Gefäßwand führen (Brunner 1996).

8.9 Rekonstruktionsverfahren

8.9.1 „Ligatur"

Der älteste gefäßchirurgische Eingriff ist die Ligatur eines blutendes Gefäßes. Hierbei handelt es sich jedoch nicht um eine Rekonstruktion, sondern um eine Kontinuitätsunterbrechung. Die Ligatur stellt heutzutage bei großkalibrigen Arterien nur dann ein geeignetes Verfahren dar, wenn stattdessen die Revaskularisation durch ein Bypass-Verfahren zwischen vor- und nachgeschalteter Etage gewährleistet werden kann. Die Ligatur eines größeren Gefäßes stellt heutzutage die Ausnahme dar und findet lediglich in seltenen Fällen, in denen ungünstige Umstände eine schnelle Rekonstruktion nicht erlauben, nach dem Motto „life before limb" als lebensrettende Maßnahme zur Blutungsunterbrechung Anwendung.

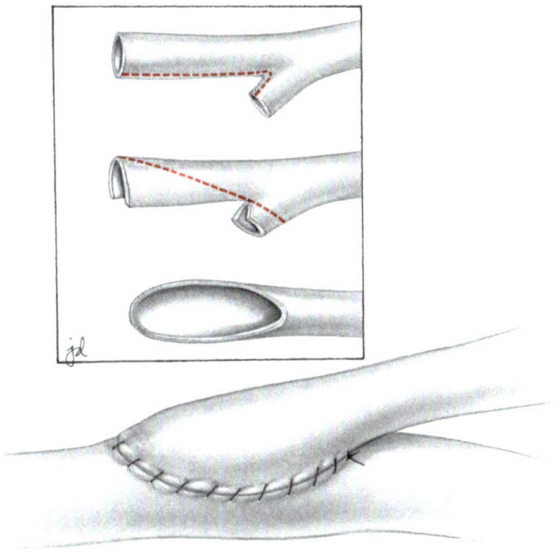

Abb. 8-7 Optimaler Zuschnitt einer autologen Vene, mit dem eine korrekte schlangenmaulförmige Anastomosenkonfiguration erreicht wird (Brunner 1996).

8

8.9.2 Direktnaht

Anastomosierungen durch Direktnaht lassen sich sehr häufig bei Gefäßverletzungen ohne größere Defekte erreichen. Vorab muss das retrahierte Gefäß ausreichend mobilisiert werden, unter Umständen unter Opferung kleinster Kollateralen. Hiernach kann nach Anfrischung der Gefäßenden die Kontinuität meist durch Direktnaht wiederhergestellt werden. Auch bei kleinen peripheren Aneurysmen, z. B. in der Poplitearegion (P II), lässt sich durch ausgiebige Mobilisation eine Strecke von 3–4 cm leicht überbrücken, so dass eine Direktnaht realisiert werden kann. Nach Ausschälverfahren mit Längsarteriotomie stellt die Direktnaht eher die Ausnahme dar.

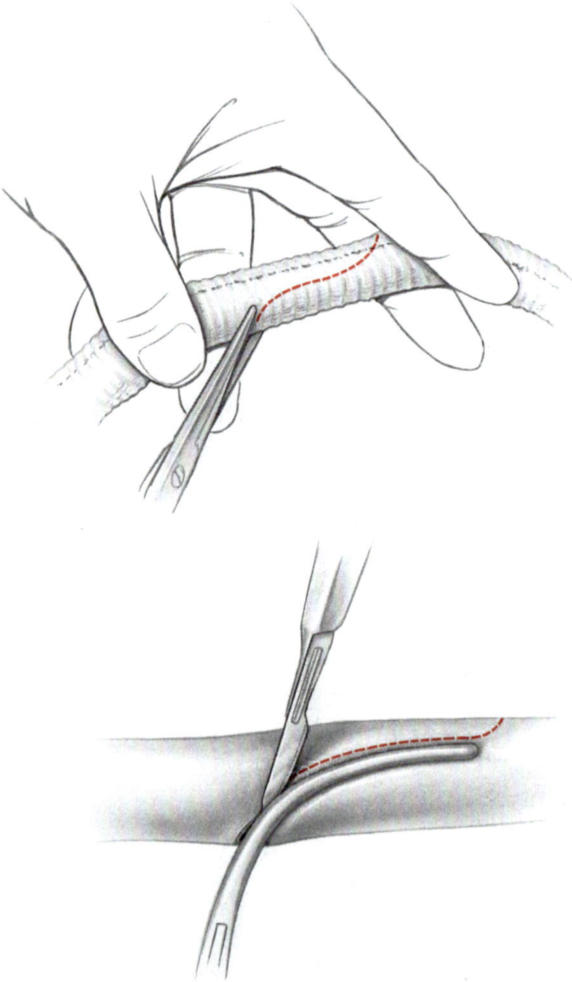

Abb. 8-8 Tricks beim Zuschnitt von Prothesenmaterial (oben Dacron, unten PTFE), um eine korrekte Anastomosenkonfiguration zu erhalten (Brunner 1996).

8.9.3 Thrombendarteriektomie

Indikation und Kontraindikation

Die Thrombendarteriektomie (TEA) in ihren verschiedenen Modifikationen wird v. a. an der Karotisbifurkation, dem renalen Aortensegment und in der aortoiliakalen Etage durchgeführt. Die Ergebnisse der femoropoplitealen Ausschälung sind mit einer Offenheitsrate von ca. 70% schlechter einzustufen als die der aortoiliakalen Etage mit 90–100%. Dies liegt an der myointimalen Proliferation, die klinisch bei kleineren Gefäßkalibern eine größere Relevanz besitzt als z. B. in der aortoiliakalen Etage.

!

Transmurale Gefäßverkalkungen und aneurysmatische Dilatationen arteriosklerotisch veränderter Gefäße stellen jedoch eine klare Kontraindikation zur Thrombendarteriektomie dar.

Bei transmuralen Verkalkungen entstehen sehr leicht Gefäßzerreißungen, so dass intraoperativ mit dem Ausschälverfahren zunächst viel Zeit verloren geht, bevor dann dennoch eine Bypassrekonstruktion durchgeführt werden muss. Bei Vorliegen von aneurysmatischen Veränderungen sind nach falsch indizierter TEA typische Aneurysmakomplikationen in unmittelbarer Zukunft vorprogrammiert (Aneurysmabildung, wandständige Thromben mit Embolisationsgefahr, Ruptur).

Technik

Die Ausschälung einer sogenannten „reifen Arteriosklerose“ lässt sich am leichtesten und übersichtlichsten nach Längseröffnung des arteriosklerotischen Gefäßes bewerkstelligen. Hierzu wird mit dem Gefäßspatel der Intimazylinder vorsichtig von der Gefäßwand abgeschoben und nach zentral oder peripher zirkulär

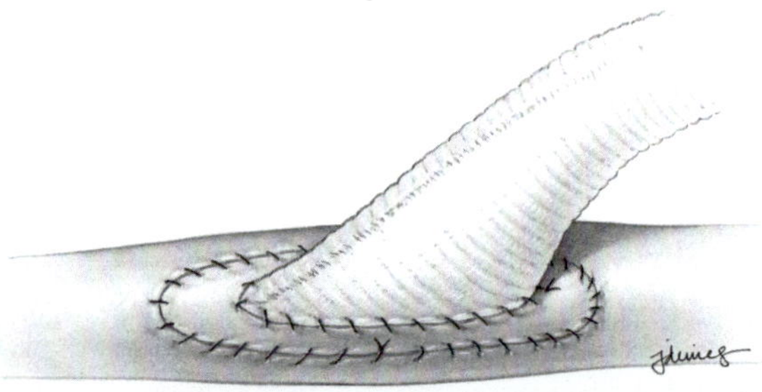

Abb. 8-9 Prothesenbypass mit Linton-Patch. Die einfachste von verschiedenen Möglichkeiten, das Compliance-Mismatch in der Anastomosenregion günstig zu beeinflussen (Brunner 1996).

auf eine Distanz von mindestens 2 cm mit Spatel und Overholt weiter präpariert, bevor z. B. ein Ringstripper eingeführt wird. Je nach Ausmaß der Arteriosklerose erfolgt die Ausschälung intimanah oder adventitianah. Hierbei stellen die Lamina elastica interna und Lamina elastica externa offenbar natürliche Grenzzonen dar. Die Bewerkstelligung der gewollten Dissektionen durch Einbringen von CO_2 wird bis auf wenige Mitteilungen praktisch kaum eingesetzt. Entscheidend für den Erfolg einer Thrombendarteriektomie sind das Auffinden einer geeigneten Dissektionsebene und die Aufweitung anatomischer Engen, wie z. B. des Adduktorenkanals oder des Leistenbandes, damit der Ringstripper diese Hindernisse passieren kann. Quere Arteriotomien sind zwar möglich, die TEA ist jedoch dann technisch schwieriger. Einen Vorteil bietet jedoch die Direktnaht querer Arteriotomien.

Verfahrensvarianten

Bei der Thrombendarteriektomie stehen verschiedene Verfahren zur Verfügung:
Offene TEA: Die Freilegung, Ausklemmung und Längseröffnung des gesamten stenosierten Bezirks ermöglicht die Technik der so genannten offenen TEA. Diese wird z. B. an der Karotisbifurkation oder an der terminalen Aorta durchgeführt.
Halbgeschlossene TEA: Hierbei wird in Höhe benachbarter Inzisionen, die meist zwischen zwei Bifurkationen gelegen sind, mittels retrograder Ringstripperdesobliteration eine Ausschälung in geeigneter Schicht vorgenommen. Als intraoperative Lumenkontrolle lässt sich hierbei bestens die Gefäßendoskopie einsetzen (als typisches Beispiel gilt die retrograde ileofemorale Desobliteration).
Geschlossene TEA: Der distale Endpunkt der TEA wird bei dieser Variante nicht dargestellt, so dass die Ausschälung blind oder über dem tastenden Finger erfolgt. Beispiele sind die Extraktion von Verschlusszylindern aus der A. iliaca interna ohne zweite zusätzliche Inzision und die retrograde ileofemorale TEA ohne zentrale Freilegung, unter Umständen unter Zuhilfenahme eines zentral schneidenden Ringstrippers. Wegen fehlender Kontrollmöglichkeiten am Endpunkt der Arteriosklerose bietet die geschlossene TEA also eine gewisse technische Unsicherheit im Hinblick auf eine vollständige Desobliteration. Nach zentral aortoiliakal ist die zentrale Absetzungsstelle und -stufe auch interventionell kontrollierbar, wenn es in einem ersten Schritt gelingt, von der Leiste aus einen Terumo-Draht bis in die Aorta zu schieben. Nach der Ringsondendesobliteration der A. iliaca externa kann die zentrale Stufe oder Stenose dilatiert und überstentet werden.
Eversions-TEA: Bei der Eversionsendarteriektomie wird während der Ausschälung des Intimazylinders die abgetrennte Arterie handschuhförmig umgestülpt und so der Zylinder meist unter scharfem Abschneiden der peripheren Umschlagstelle entfernt. Diese Form der TEA wird beispielsweise an der A. carotis interna eingesetzt.
Extraktions-TEA: Eine Modifikation der Eversionsendarteriektomie ist die Extraktionsendarteriektomie, bei der durch Lösen des Intimazylinders nach vorheriger Palpation des peripheren Plaqueendes eine Extraktion, z. B. mit einer Overholt-Klemme, durchgeführt wird. Voraussetzung ist ein stufenloses Auslaufen der Arterioskleroseplaque oder des Zylinders. Andernfalls ist ein Versagen dieser Methode mit einem Frühverschluss vorprogrammiert. Extraktionsendarteriektomien werden vor allem im renalen Aortensegment bei Nierenabgangsstenosen sowie im viszeralen Aortensegment bei Abgangsstenosen des Truncus coeliacus oder der A. mesenterica superior angewandt (Kontrollmethoden sind notwendig: Angiographie, Gefäßendoskopie, intraoperative Doppler-Sonographie).

8.9.4 Interposition

Die Zwischenschaltung eines geeigneten Gefäßersatzes anstelle des erkrankten Gefäßabschnitts mit zentraler und peripherer End-zu-End-Anastomose wird als Interposition bezeichnet (Abb. 8-10). Vor allen Dingen in der Chirurgie infrarenaler Aortenaneurysmen und peripherer Aneurysmen findet diese Rekonstruktionsmethode Anwendung. Der Einsatz von End-zu-End-Anastomosen ist hämodynamisch besonders günstig und wenig auffällig (weniger Anschlussaneurysmen und postoperative Rezidivstenosen).

8.9.5 Bypass

Ein Bypass stellt die Umgehung eines stenosierten bzw. verschlossenen Gefäßabschnitts dar. Hierbei sind zentral sowohl End-zu-End- als auch End-zu-Seit-Anastomosen durchführbar (s. Abb. 8-10). Durch die Aufgabe historischer Resektionsmethoden in der Gefäßchirurgie und durch die Einführung der Bypass-Methoden gelang es, das Operationstrauma wesentlich zu minimieren. Durch den Einsatz von End-zu-Seit-Anastomosen entstehen hierbei jedoch hämodynamisch ungünstigere Situationen, so dass an typischen Stellen, nämlich an der Ferse, am Fuß und an der Spitze der Anastomosenregion, Turbulenzen entstehen, die Intimapolster induzieren können. Diese sind ggf. Ursache späterer Stenosen und Verschlüsse.

8.9.6 Inlay

In der Aneurysmachirurgie wurden die historischen Resektionsmethoden verlassen und die so genannte Inlay-Technik eingeführt. Eine sparsame Freilegung der Aneurysmaregion gestattet ein wenig traumatisches Operieren. Verletzungen von Begleitstrukturen (z. B. V. cava, Beckenvenenkonfluenz u. a.) können so weitgehend vermieden werden. Eine transmurale Hinterwandnaht mit zentraler und peripherer End-zu-End-Anastomose ermöglicht die Deckung des Prothesenmaterials mit der ehemaligen Aneurysmawand. So wurden die Hämostase vor Ort und die Heilung unter vitalem Gewebe verbessert. Insbesondere die Anwendung von Distanznähten zentral und peripher stellt eine große Erleichterung bei der Inlaytechnik dar.

8.10 Methodenkombinationen

8.10.1 Arterienentnahme und prothetischer Ersatz

Die Kombination verschiedener Techniken erlaubt eine breite Variationsauswahl rekonstruktiver Gefäßverfahren. In der septischen Gefäßchirurgie ist es beispielsweise möglich, durch Entnahme von Arteriensegmenten im aseptischen Bereich mit konsekutivem prothetischem Ersatz (z. B. Entnahme der A. femoralis superficialis und folgender Kunststoff-Bypass) autologes Material zu gewinnen, um dieses nach Entfernung einer infizierten Prothese zu implantieren (z. B. in aortoiliakaler Position). Darüber hinaus können bei aufwändigen peripheren Nierenarterienrekonstruktionen die Aufzweigungen der Aa. iliaca interna und externa als Transplantat benutzt werden. Die Rekonstruktion der Beckenstrombahn erfolgt hiernach bei aseptischen Bedingungen durch Gefäßprothese.

8.10.2 Operative Rekonstruktion und interventionelle Technik

Durch die Kombination rekonstruktiver gefäßchirurgischer Eingriffe mit zentralen oder peripheren Dilatationen (siehe Kap. 10), ggf. mit Stent-Implantation, eröffnen sich Möglichkeiten, die Invasivität gefäßchirurgischer Rekonstruktionen zu verringern und somit schonendere Operationsverfahren einzusetzen, ohne hierbei auf eine optimale Revaskularisation zu verzichten. Ein typisches Beispiel ist eine zentrale Dilatation der Beckenstrombahn in Kombination mit femoropoplitealem oder kruralem Bypass bei Mehretagenverschlüssen. Ähnliches gilt auch für zentrale Bypass-Rekonstruktionen, beispielsweise ileofemoral mit peripheren Dilatationen bei Stenosen in der Ausstrombahn. Durch diese Maßnahmen lässt sich eine Vielfalt von Therapiemöglichkeiten unter Berücksichtigung lokaler und allgemeiner Risikofaktoren individuell einsetzen.

8.11 Intraoperative Kontrollverfahren

Wie in einem gesonderten Abschnitt über Qualitätskontrolle detailliert dargestellt (siehe Kap. 15), sind nach gefäßchirurgischen Rekonstruktionen intraoperative Kontrollverfahren dringend zu fordern. Hierdurch können technische Handicaps während der Operation erfasst und unmittelbar korrigiert werden. Dadurch lässt sich die Rate früher und später Komplikationen senken, auch wenn dies zurzeit teilweise in der Literatur kontrovers diskutiert wird. Zu berücksichtigen ist bei dieser Diskussion, dass sehr erfahrene Gefäßchirurgen in ihrer Arbeit weniger intraoperative Kontrollverfahren benötigen, als dies bei jungen Gefäßchirurgen

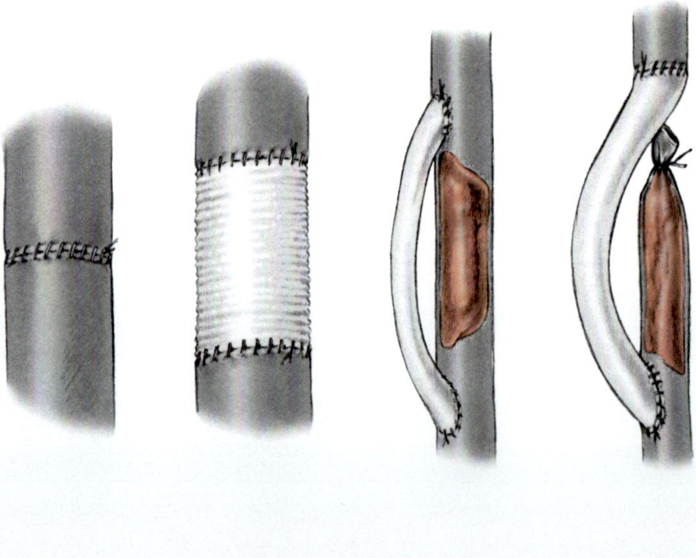

Abb. 8-10 Verschiedene Formen der Wiederherstellung der Gefäßkontinuität in der rekonstruktiven Gefäßchirurgie.

der Fall ist. Als intraoperative Kontrollmethoden sind z. B. der Einsatz einer intraoperativen Angiographie, am besten in Form einer DSA, oder/und alternativ die intraoperative Gefäßendoskopie zu fordern. Zum Einsatz weiterer Kontrollverfahren siehe Kapitel 15.

8.12 Literatur

Brunner U (Hrsg.): Bd. XIII Gefäßchirurgie. In: Gschnitzer F, Kern E, Schweiberer L (Hrsg.): Breitner Chirurgische Operationslehre, 2. Aufl. Urban & Schwarzenberg, München–Wien–Baltimore 1996

Hallet JW Jr, Mills JL, Earnshaw J, Reekers JA: Comprehensive Vascular and Endovascular Surgery. Mosby 2004

Heberer G, Van Dongen RJAM (Hrsg.): Bd. 11 Gefäßchirurgie. In: Heberer G, Pichlmayr R: Kirschner Allgemeine und spezielle Operationslehre. Springer, Berlin–Heidelberg–New York 1987

Kogel H, Szombat M: The role of vascular endoscopy in aortoiliac and femoropopliteal Thrombendarteriectomie. Cardiovasc. Surg. 4, 1 (1996) 93–96

Spitzer G, Bauer G, Haller P et al.: Bd. I Hals und Kopf. In: Kremer K, Lierse W, Platzer W et al. (Hrsg.): Chirurgische Operationslehre. Thieme, Stuttgart–New York 1989

Stoney RJ, Effeney DJ: Complications Requiring Reoperation. In: Wylie's Atlas of Vascular Surgery. Lippincott, Philadelphia 1991

Stoney RJ, Effeney DJ: Basic Considerations and Techniques. In: Wylie's Atlas of Vascular Surgery, Lippincott, Philadelphia 1992

Vollmar JF, Erich HJ: Die retrograde (transfemorale) Embolektomie der Bauchaorta und der Beckenarterien. Chirurg 34 (1963) 347–351

Vollmar JF: Rekonstruktive Chirurgie der Arterien. Thieme, Stuttgart–New York 1996

Willekens F, De Geus H, Merrelaar J: Die „blinde" Desobliteration der aorto-iliaco-femoralen Gefäße mittels der Intima-Guillotine von Le Veen. Angio 11 (1989) 150–166

Wylie EJ, Stoney RJ, Ehrenfeld WK, Effeney DJ: Manual of Vascular Surgery Vol. II, Comprehensive Manual of Surgical Specialities. Springer, Berlin–Heidelberg–New York 1986

9 Möglichkeiten des Gefäßersatzes und Einsatz von Nahtmaterialien

H. Kogel

9.1 Gefäßersatz

Die Idee des Gefäßersatzes ist alt und wurde aus der Not geboren, bei Verletzungen Arterien oder Venen ersetzen zu müssen, um das Leben oder die Extremität des Verletzten zu retten. So wurde bereits von dem Anatomen Andreas Vesalius (1514–1564) der Versuch unternommen, Arterien durch Strohhalme zu ersetzen. Er war es auch, der als Erster eine traumatische Aortenruptur beobachtete und beschrieb. Seine Versuche des Gefäßersatzes schlugen ebenso fehl wie die Bestrebungen anderer Forscher, die z. B. Röhren aus Metall oder Elfenbein implantierten. Diese Blutleiter wurden wie Fremdkörper nach kurzer Zeit vom Körper abgestoßen. Die Entwicklung der modernen rekonstruktiven Gefäßchirurgie war nur durch den Einsatz geeigneter Materialien für Gefäßersatz und Gefäßnähte möglich.

Bahnbrechend waren v. a. die experimentellen Arbeiten von Ernst Jäger um 1913, der jedoch weitgehend in Vergessenheit geriet, so dass er in verschiedenen Chroniken der Medizin gar nicht erwähnt wird. Er begann zunächst mit dem Einsatz körpereigener Materialien als Gefäßersatz und fuhr fort, artfremde oder Kunststoffblutleiter zu implantieren. Unter anderem infolge seines frühen Todes wurde jedoch jahrelang von seinen revolutionären Ideen auf dem Gebiet der Gefäßchirurgie keine Notiz genommen. Schrittmacher für die moderne Gefäßchirurgie war das therapeutische Ringen bei Kriegsverletzungen mit Beteiligung von Blutgefäßen (Erster und Zweiter Weltkrieg, Korea-Krieg, Vietnam-Krieg), was wesentliche Impulse für mutige neue Verfahren induzierte. Vor der Entwicklung von Kunststoffprothesen kamen homologe Gefäße, die Leichen entnommen wurden, zum Einsatz. Vielerorts waren Gefäßbanken mit eingefrorenen Fremdgefäßen entstanden. Diese Verfahren mussten jedoch sehr bald infolge hoher Komplikationsraten (Infekte, Aneurysmen) aufgegeben werden.

Es gelang erst in den letzten 50 Jahren, die technischen Voraussetzungen für eine standardisierte Herstellung von Kunststoffprothesen und damit für den nahezu unbegrenzten Ersatz von Blutgefäßen zu schaffen. Wesentlich trugen hierzu 1951 die Autoren Voorhees, Blakemoore und Jaretzky bei, die entdeckten, dass der Organismus v. a. poröse Materialien akzeptiert und diese zur Einheilung gebracht werden können. Die Anforderungen, die an einen künstlichen Blutleiter gestellt werden müssen, sind heutzutage klar definiert:

- standardisierte Fertigung (Konstanz der Qualität)
- Praktikabilität (Sterilisierbarkeit, Lagerfähigkeit, gutes Handling)
- hohe Langzeitleitfähigkeit (chemische und physikalische Stabilität)
- Biokompatibilität (Histo- und Hämokompatibilität)
- Akanzerogenität.

Zielvorstellung war, dass künstliche Blutleiter möglichst problemlos bindegewebig im Organismus eingebaut werden und auf der inneren Oberfläche eine Endothelzellschicht entsteht. Außerdem sollte bei ausreichender Resistenz gegen den intraluminalen Blutdruck eine physiologische Wandelastizität erhalten bleiben, die dem natürlichen Blutgefäß entspricht. Bedauerlicherweise sind wir jedoch immer noch weit von der Idealvorstellung derartiger künstlicher Blutleiter entfernt. Heutzutage stehen mit abnehmender biologischer Wertigkeit folgende Materialien als Gefäßersatz zur Verfügung:

- autologe Gefäße
- homologe Gefäße
- heterologe Blutgefäße einschließlich denaturierter Kollagenröhren
- alloplastischer Kunststoffersatz.

9.1.1 Autologer (autogener) Gefäßersatz

Der autologe Gefäßersatz stellt heutzutage immer noch in Bezug auf biologische Wertigkeit und Leitfähigkeit den künstlichen Blutleiter der ersten Wahl dar. Seine hohe Leitfähigkeit wird bis dato von keinem anderen Material erreicht, v. a. wenn Flussgeschwindigkeit und peripherer Abstrom reduziert sind. Daher wird der autologe Gefäßersatz bei vielen Indikationen nach wie vor bevorzugt.

Autologe Venen

Als Transplantatmaterial stehen die V. saphena magna, V. saphena parva, V. cephalica oder basilica sowie, wie von manchen Autoren für spezielle Indikationen empfohlen, die V. femoralis superficialis zur Verfügung. Bestes Transplantat für den Arterienersatz stellt die V. saphena magna dar. Die anderen Transplantate haben meist ein deutlich geringeres Kaliber, eine muskelschwächere Wand und weisen auch im Langzeitverhalten schlechtere Ergebnisse auf, am ehesten erklärbar durch myointimale Proliferation. Für die autologe Vene gilt als Haupteinsatzgebiet der Arterienersatz unterhalb des Leistenbandes, v. a. bei infragenualen Rekonstruktionen.

!

Der Durchmesser des Venentransplantats sollte nicht kleiner als 3 mm sein, da sonst mit einer erhöhten Sofortverschlussrate zu rechnen ist.

In jedem Fall sollte man sich jedoch die Mühe machen, bei den o. g. Indikationen nach duplexsonographischem Screening eine autologe Vene freizupräparieren und nicht aus Zeitgründen einen Kunststoffbypass zu verwenden. Einzige Ausnahme stellt hierbei in Einzelfällen der Hochrisikopatient im Stadium III oder IV dar, bei dem es auf kurze Operationszeiten und geringen Blutverlust sowie geringe Traumatisierung des Gewebes ankommt. Obgleich grundsätzlich eine große Anzahl von Venen als Transplantate in Betracht kommen, wird deren Verfügbarkeit im Laufe der Zeit häufig erheblich reduziert, da bei der meist multifokal auftretenden Arteriosklerose vielfache Eingriffe an Herz und peripheren Gefäßen den Venenvorrat erschöpfen.

Ein großes Problem stellt auch die unkritische Indikation zur Varizenoperation in der Vorgeschichte dar, die in der täglichen Praxis des Gefäßchirurgen zu einem wahren „Transplantatdilemma" führt, zumal heute von einigen Autoren auch die Verwendung von zwar varikös veränderten, aber mit einem Metall- oder Kunststoffgitter armierten Venen propagiert wird. Die Gefäßrekonstruktion mit körpereigenen Venen stellt heutzutage den Goldstandard dar, an dem sich andere Materialien, v. a. Kunststoffe, zu messen haben.

Eigenschaften

Durch ihre im Vergleich zu Arterien muskelschwächeren Wände sind autologe Venen nicht dazu geeignet, in aortaler oder aortoiliakaler Position eingesetzt zu werden. Anatomische Regionen mit hohen Durchflussraten (supraaortal, viszeral) können bei ungünstigem Anastomosewinkel zu aneurysmatischen Spätveränderungen mit der Notwendigkeit einer Korrektur führen. Als Arterienersatz ausgezeichnet geeignet ist die autologe Vene jedoch in femoropoplitealer Position unterhalb des Leistenbandes, v. a. bei infragenualen und kruralen Rekonstruktionen ist sie nicht zu überbieten. Auch für Rekonstruktionen in brachialer Position können Venen eingesetzt werden. Durch die konische Form der Transplantatvene und durch das Vorhandensein von Venenklappen ergeben sich verschiedene Möglichkeiten des Einsatzes, die bereits bei der Präparation zu beachten sind. Die autologe Vene in Arterienposition gleicht sich sehr schnell durch Hyperplasie des Muskelmantels und durch Veränderung des Endothelstoffwechsels den Eigenschaften der Arterie an. Die autologe Vene lässt sich aufgrund der zarten Wand wesentlich leichter in kleinkalibrige Arterien einnähen, als dies mit anderen Materialien, v. a. Kunststoff, möglich ist. Einen großen Vorteil stellt vor allen Dingen das Dehnungsverhalten der Vene dar, das in der Anastomosenregion vergleichsweise nur geringgradig zu einem Compliance-Mismatch führt. Auch in diesem Punkt ist die autologe Vene bezüglich der optimalen Eigenschaften bislang unerreicht.

Entnahmetechnik

Die Entnahmetechnik und das Aufbewahren in einem so genannten Intermediärmedium entscheiden wesentlich über das spätere Schicksal des Transplantats. Meist wird die V. saphena magna ipsilateral an dem Bein mit arterieller Durchblutungsstörung entnommen.

Die Transplantatvene darf nicht über einen großen durchgehenden Hautschnitt mit Zerstörung der medialen Lymphkollektoren entnommen werden, sondern muss über mehrere kleine Inzisionen parallel zu den Zugängen zur arteriellen Achse gewonnen werden.

Hierbei ist das Anschlingen der Vene nützlich, um Pinzettendruck zu vermeiden, der zu erheblichen Endothelschäden und Wandverletzungen mit späterer myointimaler Proliferation führen kann. Die Seitenäste werden sorgfältig durch Clips und/oder feine monophile Durchstechungsligaturen (5-0, 6-0) versorgt. Die instrumentelle Entnahme von Venen durch verschiedene Strippingmethoden stellt ein großes Risiko dar, da hierbei Einrisse an dem designierten Transplantat vorkommen können und dadurch zeitaufwändige Reparaturmaßnahmen den Operationsablauf stören. Periphere und zentrale Absetzungsstellen sollten so lange als möglich belassen werden, damit die autologe Vene durch körpereigenes Blut perfundiert bleibt. Dies stellt nachweislich die beste Protektion für ein funktionsfähiges Endothel dar.

Konservierung
Um das Transplantat auf Dichtigkeit zu prüfen und eine vorsichtige Aufdehnung vorzunehmen, ist eine geeignete Spüllösung erforderlich.

Vor einer Überdehnung entnommener spastischer Venentransplantate mit Ballon oder Heparin-Kochsalzlösung ist dringend zu warnen, da ein falsches Handling des Transplantats Spätkomplikationen wie myointimale Hyperplasie, Transplantatarteriosklerose, Aneurysmabildung und Venenklappenfibrose zur Folge hat.

Es wurden experimentelle Untersuchungen mit verschiedenen Konservierungsmedien durchgeführt. Hierbei konnte gezeigt werden, dass bei den üblichen Lösungen (Heparin-Kochsalz, Ringer-Laktat, heparinisiertes Vollblut u. a.) das Endothel und die Muskelzellen in unterschiedlichem Maße geschädigt wurden. Am schlechtesten schnitt hierbei die früher regelmäßig verwendete Heparin-Kochsalzlösung ab. Ausgezeichnete Ergebnisse konnten experimentell bei der Verwendung von Bretschneider-Lösung (HKT) mit Papaverin-Zusatz erzielt werden, dokumentiert durch raster- und transmissionselektronenmikroskopische Untersuchungen. Bei Verwendung dieser Lösung (60 mg Papaverin auf 100 ml Bretschneider-Lösung) lösen sich spastische Segmente meist ohne Anwendung eines höheren Füllungsdrucks problemlos. Bindegewebig fixierte Einengungen können durch leichtes Zupfen an der Adventitia mit zwei feinen Pinzetten aufgehoben werden. Das Transplantat wird im gefüllten Zustand zentral und peripher mit einer weichen Bulldog-Klemme verschlossen und gefüllt in die vorbereitete HKT-Lösung eingelegt. Bereits nach kurzer Zeit sieht man sehr eindrucksvoll die spontane Dilatation des Transplantats.

Einsatzmöglichkeiten
Reversed-Technik: Die einfachste Variante der Implantation einer autologen Vene ist die Verwendung in umgekehrter Richtung (reversed), wobei das dünnkalibrige periphere Ende der Vene mit dem zentralen Arterienanschluss anastomosiert wird und das periphere großlumige Ende für die periphere arterielle Anastomose zur Verfügung steht. Ein eindeutiger Nachteil besteht darin, dass v. a. bei langen femorokruralen Rekonstruktionen das großkalibrige, ehemals zentrale Venenende nur schwer eine Kaliberadaptation an die kleinlumige periphere Arterie zulässt. Auch die zentrale Anastomose kann meist nur mit zusätzlichen Tricks bewerkstelligt werden: entweder mittels langer, angeschrägter Anastomose mit einer ausgeschälten A. femoralis superficialis oder durch eine lange, angeschrägte Anastomose in die A. profunda femoris im Sinne einer Profundaplastik.

Verfahren mit zusätzlichem Anastomosenpatch sind wegen des hohen Zeitaufwandes, der Kompliziertheit und der Anfälligkeit aufgrund der Erhöhung der thrombogenen inneren Oberfläche wenig sinnvoll. (Merke: Halte die Chirurgie einfach!)

Eine simple Möglichkeit besteht darin, die Vene in ein proximales und distales Segment zu teilen und in Reversed-Technik das Segment I gegen das Segment II auszutauschen. Einziger Nachteil ist hierbei eine zusätzliche Anastomose zwischen den beiden neu entstandenen Venensegmenten. Eine Erleichterung ist jedoch dabei die bessere Kaliberadaptation im zentralen und peripheren Anastomosenbereich. Der Vorteil der Reversed-Technik liegt darin, dass das Endothel wenig verletzt wird und damit als aktive antithrombogene innere Oberfläche nach Freigabe des Blutstroms zur Verfügung steht und sich schnell regeneriert.
Orthotoper Einsatz: Um das Problem der Kaliberadaptation der Reversed-Technik zu vermeiden, kann die Vene auch orthotop implantiert werden, vorausgesetzt, die Venenklappen werden mit geeigneten Klappenzerstörern, die in verschiedenen Versionen auf dem Markt sind, beseitigt. Die komplette Klappenzerstörung muss durch orthograde Spülung oder endoskopisch überprüft werden. Der Nachteil dieser Methode

liegt eindeutig in der stärkeren Verletzung des Gefäßendothels und darin, dass bei inkompletter Klappenzerstörung häufiger Sofortverschlüsse auftreten.

In-situ-Technik: Eine weitere Methode, die eine instrumentelle Klappenzerstörung verlangt, stellt der In-situ-Bypass dar. Hierbei wird die Vene nur sparsam freigelegt und die angiographisch oder angioskopisch gesichteten Seitenäste werden gezielt ligiert. Bei der Angiographie sind hierbei Markierungen auf der Haut (Klemmen, Klammern, Zentimetermaß) erforderlich, um durch gezielte Inzision die Seitenäste aufzufinden. Bei der Angioskopie gelingt das Auffinden der Seitenäste mittels Diaphanoskopie durch die Haut. Der Vorteil des In-situ-Bypasses liegt darin, dass bei sparsamer Freilegung die Vasa vasorum der Transplantatvene weitgehend erhalten bleiben und dadurch Spätschäden in Form von Wandsklerosierung oder myointimaler Proliferation vermieden werden können. Ein weiterer Vorteil ist die kalibergerechte Anastomosierung. Die Nachteile bestehen jedoch in der Endothelschädigung sowohl durch die Klappenzerstörung als auch durch die Applikation von hyperosmolarem Kontrastmittel oder aber durch mechanische Irritation bei Verwendung eines Angioskops. In den Fällen, in denen das Venentransplantat auf langer Strecke freigelegt werden muss (z.B. an der peripheren Anastomose, P III), ist der Vorteil des In-situ-Bypasses im Hinblick auf die Erhaltung von Vasa vasorum und damit die Vermeidung von Wandschäden zweifelhaft. Rekonstruktionen mit kurzem Schwenken der V. saphena magna auf die A. tibialis posterior weit peripher in Höhe des Sprunggelenkes stellen ausgezeichnete Indikationen dar, ebenso wie bei Anastomosierung mit der A. tibialis anterior oder der A. fibularis im malleolaren Bereich.

Composite-Grafts: Wenn nur eine kurze Vene zur Transplantation zur Verfügung steht, ergibt sich die Möglichkeit eines zusammengesetzten Transplantats (Composite-Bypass). Hierbei sind jedoch wegen des erheblichen Compliance-Mismatch vermehrt Aneurysmabildungen und Rupturen im Bereich der Anastomose zwischen Prothese und autologer Vene zu fürchten. Diese Verbindungsstelle sollte auf keinen Fall in Höhe des Bewegungssegments des Knies liegen. Auch auf die verschiedenen Modifikationen der Hitchhike-Technik mit Dazwischenschalten eines offenen Arteriensegments sei in diesem Zusammenhang hingewiesen.

Vene als Patch-Material: Die autologe Vene ist als Patchmaterial in verschiedenen Positionen geeignet, v.a. dann, wenn aufgrund einer eventuellen Infektionsgefahr von einem Kunststoff-Patch Abstand genommen werden sollte. Zusätzlich hat sich die autologe Vene zur Optimierung von peripheren Prothesenanastomosen bewährt, um das Compliance-Mismatch zu verbessern und eine optimierte Anastomosierung zu bewerkstelligen. Hierbei kommen verschiedene Modifikationen zum Einsatz wie z.B. Linton-Patch, Miller-Cuff oder Anastomotic-Sleeve-Technik.

Spätergebnisse

Die autologe Vene besitzt neben einer ausgezeichneten Infektresistenz auch eine hohe Offenheitsrate in besonders gefährdeten Regionen mit schlechtem Abstrom und einem erhöhten peripheren Widerstand (z.B. bei Teilverschlüssen der Unterschenkelarterien). Inwieweit hier die Messung des peripheren Abstromwiderstandes, v.a. in femoropoplitealer Position (P I bis P II), in Zukunft eine Rolle spielen wird, kann noch nicht eindeutig beurteilt werden.

➡ Während bei kruralen Rekonstruktionen die Offenheitsrate bei Verwendung autologer Venen je nach peripherer Situation zwischen 70 und 80% liegt, zeigen Prothesenbypässe zur kruralen Gefäßetage Offenheitsraten um bestenfalls 40% nach 5 Jahren. Bei Verwendung von Composite-Grafts liegen die Offenheitsraten um 50%, bei Verwendung von Venen-Patches (Miller-Cuff u.a.) bei 57–60%.

Autologe Arterien

Eigenschaften

Die Charakteristika einer autologen, weitgehend gesunden Arterie sind für den Arterienersatz ideal. Die Verfügbarkeit arteriosklerosefreier Transplantate von ausreichender Länge und geeignetem Durchmesser ist jedoch begrenzt. So kann beispielsweise die A. femoralis superficialis reseziert und frei transplantiert werden. Ebenfalls sind v.a. für viszerale Rekonstruktionen die A. iliaca externa und A. iliaca interna mit Aufzweigungen geeignet. Auch Rekonstruktionen der Nierenarterien bis weit in die Peripherie mit entsprechenden Aufzweigungen können durch Interponate der A. iliaca interna überbrückt werden. Außer bei Viszeralarterienrekonstruktionen kann bei Protheseninfekten, z.B. in aortoiliakaler Position, ein derartig aufwändiges Verfahren mit autologer freier Arterientransposition, eventuell auch in Form zusammengesetzter Transplantate, notwendig werden. Die peripher entnommenen Arteriensegmente können dann ggf. im aseptischen Bereich durch prothetisches Material ersetzt werden.

Entnahmetechnik

Die Entnahmetechnik entspricht den Präparationen in den verschiedenen anatomischen Arterienpositionen, die Konservierung gleicht derjenigen bei autologer Venenentnahme.

Transposition von Arterien und freie Transplantation
Während die freie Transplantation von Arteriensegmenten relativ selten zum Einsatz kommt, ist es in bestimmten Situationen durchaus sinnvoll, eine Transposition vorzunehmen. Zu nennen sind Transposition der A. carotis externa auf den peripheren Stumpf der A. carotis interna, Transposition der A. lienalis auf die A. renalis sinistra, Transpositionen der A. epigastrica und A. mammaria interna (koronar), Transposition der A. subclavia (bei Coarctatio aortae). Die Indikation für den Einsatz autologer Arteriensegmente ergibt sich v. a. bei notwendigen Rekonstruktionen jugendlicher Patienten, die sich noch im Wachstum befinden. Der Einsatz von Kunststoffprothesen sollte hier, wenn möglich, vermieden werden.

➡ Domäne der autologen Arterienrekonstruktionen ist die septische Gefäßchirurgie, wobei Arterienstücke nicht nur als Interponate oder zusammengesetzte Transplantate, sondern auch als Patch-Material in Frage kommen können. Die Infektresistenz derartiger Arterientransplantate ist deutlich höher als die von Kunststoffen.

Composite-Bypass und Hitchhike-Technik
Die Bedeutung offener autologer Arteriensegmente wurde bereits bei den Hitchhike-Modifikationen erwähnt. Ein zusätzliches Einsatzfeld ist der Composite-Bypass, diesmal nicht mit autologer Vene, sondern mit autologer Arterie. Die letzte Alternative stellt jedoch eine seltene Variante dar, wobei die Verwendung ausgeschälter Arteriensegmente in Verbindung mit Kunststoffprothesen einen deutlichen Nachteil durch eine erhöhte Thrombogenität aufweist, da Endothel in der transplantierten ausgeschälten Arterie fehlt.

Spätergebnisse
Die Spätergebnisse bei Verwendung von autologen Arteriensegmenten als Transplantate werden im Allgemeinen als gut bezeichnet. Zahlenmäßig große Erfahrungen liegen jedoch nicht vor, da die Indikation selten gestellt wird und die Verfügbarkeit autologer Arteriensegmente im Vergleich zur Vene eher begrenzt ist.

9.1.2 Homologer (allogener) Gefäßersatz

Homologe Arterientransplantate

Die ersten wesentlichen Fortschritte in der rekonstruktiven Gefäßchirurgie wurden durch den Einsatz homologer Transplantate ermöglicht. Obgleich die immunologischen Probleme Anfang des 20. Jahrhunderts noch lange nicht gelöst und die pathophysiologischen Zusammenhänge weitgehend unbekannt waren, fanden Fremdgefäße als Arterienersatz Verwendung, nachdem Carrel 1908 die wesentlichen experimentellen Grundlagen dazu erarbeitet hatte. Es entstanden die ersten Gefäßbanken, in denen menschliche Leichenblutgefäße gesammelt und entsprechend für den klinischen Einsatz aufbereitet wurden. Zunächst standen verschiedene Lagerungsmöglichkeiten zur Verfügung, die aufgrund experimenteller Ergebnisse modifiziert wurden. Die Verwendbarkeit von Fremdgefäßen, die bei + 4 °C im flüssigen Millieu gelagert wurden, war jedoch auf 4–6 Wochen begrenzt. Eine Weiterentwicklung stellte die Aufbewahrung der Gefäße bei tiefen Temperaturen von –20 °C dar, bei der bereits eine unbegrenzte Haltbarkeit angenommen wurde. Einen weiteren Fortschritt stellte die sogenannte Lyophilisierung (Gefriertrocknung) dar, bei der ebenfalls eine unbegrenzte Haltbarkeit postuliert wurde. Heute sind die Möglichkeiten des homologen Gefäßersatzes durch die medizinische und juristische Problematik einer möglichen Übertragung einer Hepatitis oder HIV-Infektion wesentlich eingeschränkt.

Eigenschaften
Die anfänglichen klinischen Erfahrungen mit homologen Arterientransplantaten waren im Langzeitverlauf zum Teil enttäuschend, da vermehrt Wandverkalkungen, Aneurysmabildungen, Thrombosierungen und Rupturen zu verzeichnen waren. Histologische Untersuchungen konnten zeigen, dass derartige Blutleiter erheblichen degenerativen Abbauprozessen unterlagen. Von außen nach innen erfolgten eine Infiltration der Fremdgefäßwand und eine Substitution durch körpereigenes Bindegewebe, das auf Dauer dem intraluminären Druck nicht standhalten konnte. Infolge der Abbauprozesse entstanden im mittleren bis inneren Drittel der Gefäßwand Nekrosen und Verkalkungen. Trotz ermutigender Frühresultate in den fünfziger Jahren wurde der homologe Arterienersatz wegen dieser Problematik durch den Einsatz von Kunststoffprothesen abgelöst, nachdem eine standardisierte Fertigung poröser Kunststoffarterien industriell realisiert werden konnte.
In jüngster Zeit konnten durch den Einsatz von Immunsuppressiva experimentell günstigere Resultate mit einem verminderten Abbau der äußeren Gefäßwandschichten erzielt werden. Auch der Einsatz von Ciclosporin A ergab im Tierexperiment ermutigende Frühresultate, die möglicherweise in Zukunft den klinischen Einsatz verbessern werden. Allerdings sind die Nachteile einer derartigen medikamentösen Schutztherapie zu berücksichtigen, wobei die verminderte Infektabwehr im Transplantatlager nur einen Teilaspekt darstellt.

Konservierung

Die moderne Konservierung von homologen Arterientransplantaten besteht in einer Desantigenisierung, z. B. mit Chloraldehyd. Auch hierdurch wird versucht, dem humoralen und zellulären Abbau der Fremdgefäßwand entgegenzuwirken. Einige Firmen bieten derartig vorbehandelte Transplantate für bestimmte Indikationsbereiche (Aortenbogen, infrarenale Aorta) kommerziell an.

Einsatzmöglichkeiten

Derzeit wird der homologe Arterienersatz von einzelnen Autoren nach ersten Erfolgen unter entsprechendem antibiotischem Schutz vor allen Dingen für den Prothesenwechsel bei lokaler Infektion von Kunststoffprothesen propagiert. Die Implantation homologer Aortenbogentransplantate bietet sich durch die technische Vereinfachung der Anastomosierung bei bereits vorbestehender anatomischer Form des Aortenbogens und Vorhandensein der supraaortischen Äste an.

Homologe Venentransplantate

Eigenschaften

Homologe desantigenisierte Venentransplantate zeigen ebenfalls in jüngster Zeit bessere Langzeitergebnisse, die nach Angaben verschiedener Autoren durch medikamentöse Immunsuppression erzielt wurden. Die erste Generation von desantigenisierten Nabelschnurvenen, die mit einem groben Maschenwerk von Dacron umwickelt waren, wiesen initial ausgesprochen gute Ergebnisse in femoropoplitealer Position auf (Dardik). Sie waren in einer 50%igen wässrigen Alkohollösung zu erhalten und auf einem Glasmandrin aufgezogen. Diese Prothesen mussten vor Implantation mit großen Flüssigkeitsmengen (6 l Kochsalzlösung) ausgespült werden. Das Handling war durch die Rigidität der Gefäßwand etwas erschwert. Die guten Ergebnisse von Dardik mit Durchgängigkeitsraten von 70,3% infragenual und 87,4% supragenual konnten von anderen Autoren nicht nachvollzogen werden. Ein entscheidendes Problem stellte jedoch die vermehrte Aneurysmabildung durch eine Biodegradation der Prothese im Laufe von 4 Jahren dar. Eine Neuentwicklung der sogenannten Dardik-Prothese, seit 1989 auf dem Markt, soll diese Nachteile nicht mehr aufweisen. Es wurde von hohen Offenheitsraten von 80–90% berichtet. Langzeitergebnisse über mehr als 4 Jahre zur Beurteilung der Biodegradation liegen jedoch noch nicht vor.

Einsatzmöglichkeiten

Derartige Prothesen kommen vorwiegend femoropopliteal zum Einsatz. Mitteilungen über eine ausbleibende immunologische Abwehrreaktion desantigenisierter homologer Gefäße sind kritisch zu bewerten, da zelluläre Reaktionen nahezu bei jedem Fremdtransplantat nachgewiesen werden können und die immunologische Abwehrreaktion zwar quantitative, weniger jedoch qualitative Unterschiede aufweist. Immunologisch wird man also eine Abwehrreaktion nicht verhindern, sondern durch zusätzliche Maßnahmen lediglich reduzieren können.

Einsatz von homologen Transplantaten in der Transplantationschirurgie

Bei der Transplantation von Organen wie Pankreas, Leber oder Niere werden gleichzeitig Arteriensegmente aus der A. iliaca externa und A. iliaca interna mit entnommen, um mit Überbrückungstransplantaten die Gefäßanschlüsse im Empfängerorganismus besser vornehmen zu können. Da hierbei präoperativ eine entsprechende Typisierung und darüber hinaus eine immunsuppressive Behandlung erfolgt, stellt diese homologe Transplantation von Arteriensegmenten ein geringes immunologisches Risiko dar. Bei solchen Patienten wird das Überleben des Transplantats eher durch die Prognose des transplantierten Organs selbst limitiert.

9.1.3 Heterologer (xenogener) Gefäßersatz

Erste experimentelle Untersuchungen von Carrel 1907 mit heterologen Blutleitern zeigten enttäuschende Frühergebnisse und mussten wegen hoher Thromboseraten, Infektion und Rupturen sehr bald aufgegeben werden. Alle Versuche, Arterien durch desantigenisierte heterologe Kollagenröhren zu ersetzen, schlugen bislang im Langzeitverlauf fehl.

Eigenschaften

Nach Einführung verschiedener spezieller Präparationsverfahren mit enzymatischer Proteolyse und Fixierung der kollagenen Bestandteile gelang es, den Einsatz von heterologen Gefäßen zu ermöglichen. Durch die Aufbereitung wurden zelluläre Elemente und elastische Bestandteile entfernt. Da jedoch bei Gefäßen ein enges Zusammenwirken zwischen Kollagenfasern und elastischen Fasern notwendig ist und dieses Netzwerk durch die Muskulatur der Gefäße entsprechend den mechanischen Belastungen gespannt wird, bedeutet der Verlust dieser wesentlichen Bestandteile der Arterienwand (Endothelzellen, Muskelzellen und elastische Fasern) eine enorme mechanische Beanspruchung des neuen Blutleiters, dessen Kollagenröhre auf Dauer der Druckbelastung nicht standhalten kann. Da dieses Phänomen durchaus nach jahrelangen experimentellen und klinischen Erfahrungen bekannt war, wurden verschiedene Kunstgriffe angewandt, um die mechanische Resistenz zu erhöhen. Hierzu zählt die Ummantelung mit Dacron®-Netzen.

Bovine Grafts

Der klinische Einsatz von desantigenisierten und wie oben beschrieben präparierten Kalbs- oder Rinderarterien zeigte, dass ohne weiteren mechanischen Schutz mit einer erhöhten Infektionsrate und einer hohen Anzahl an Aneurysmabildungen zu rechnen war. Vor allem als Dialyse-Shunts zeigten derartige Blutleiter eine nicht vertretbar hohe Komplikationsrate, so dass von den meisten Zentren diese Methode des Gefäßersatzes zugunsten künstlicher Blutleiter vom Typ Expanded-PTFE oder vereinzelt Dacron® verlassen wurde.
Ein neuartiges Verfahren der Herstellung boviner A.-mammaria-interna-Transplantate mit Vorbehandlung durch Dialdehydstärke wurde experimentell erprobt, nur wenige klinische Erfahrungen liegen hier vor.

➡ Der Einsatz derartiger Transplantate scheint gerechtfertigt zu sein, solange autologes Material nicht mehr zur Verfügung steht, v. a. solange Kunststoffprothesen in der speziellen anatomischen Region (Koronargefäße, krurale Gefäße) weit schlechtere Ergebnisse erwarten lassen.

Omniflow-Prothese

Eine weitere interessante Variante stellt die sogenannte Omniflow-Prothese dar. Hierbei pflanzte man Schafen Kunststoffröhren, die mit einem groben Dacronnetz ummantelt waren, unter die Rückenhaut ein. Im Rahmen der Inkapsulation bildeten die Tiere eine Kollagenröhre, die nach Explantation durch spezielle Verfahren so präpariert wurde, dass nach Desantigenisierung ein kollagener Blutleiter übrig blieb. Die Vorbereitung solcher Prothesen vor Implantation ähnelte jener der Sparks- oder Dardik-Prothese. Auch hier war das Handling durch eine dicke und rigide Wand bei der Anastomosierung erschwert. Die Frühverschlussrate lag höher als bei Expanded-PTFE, während die sekundären Offenheitsraten deutlich besser waren. Sie lagen zwischen 70 und 83% in den ersten 3–5 Jahren, jedoch wurden auch hier Zeichen der Biodegradation beobachtet. Diskutiert wird, ob der Einsatz dieser Prothesen v. a. dann vorgenommen werden darf, wenn eine zeitlich begrenzte Funktionsdauer insbesondere bei multimorbiden Patienten als Palliation ausreicht und autologes Material nicht in der gewünschten Form und Menge zur Verfügung steht.

➡ Bei Literaturdurchsicht ist auffällig, dass in den vergangenen Jahren oft über ermutigende Frühresultate berichtet wurde, dass Langzeitbeobachtungen jedoch mit den möglichen Komplikationen wie Aneurysmen und Rupturen die Grenzen derartiger Blutleiter aufgezeigt haben.

Daraus resultiert, dass heute eine Beobachtungsdauer von mindestens 4 Jahren gefordert wird, um die Langzeitprognose von kollagenen Blutleitern ausreichend beurteilen zu können.

9.1.4 Alloplastischer Gefäßersatz

Die Entwicklung künstlicher textiler Blutleiter in den fünfziger Jahren stellte einen wesentlichen Fortschritt in der rekonstruktiven Gefäßchirurgie dar, da jetzt praktisch unbegrenzt Transplantate zur Verfügung standen. Dadurch, dass der Körper poröse Blutleiter akzeptiert, ergaben sich für groß- und mittelkalibrige Arterien bis hinunter zu Durchmessern von 5–6 mm zahlreiche Möglichkeiten des Gefäßersatzes. Im Wesentlichen beschränkt sich zurzeit die Herstellung von Kunststoffgefäßen auf drei verschiedene Materialien:
- Dacron (Polyethylenterephthalat)
- e-PTFE (expanded Polytetrafluorethylen)
- Polyurethane.

Textilprothesen

Gewebte Dacron®-Prothesen
Heute stehen Textilprothesen hoher Qualitätskonstanz aus Dacron® (Polyethylenterephthalat) zur Verfügung (Abb. 9-1). Bei gewebten Prothesen sind die einzelnen Filamente im rechten Winkel zueinander angeordnet, erhalten dadurch eine hohe Reißfestigkeit und neigen

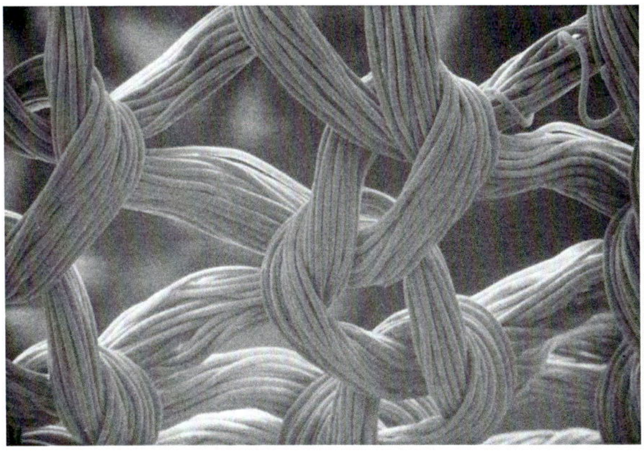

Abb. 9-1 Gestrickte Dacron®-Prothese 8 Jahre nach Implantation in ileofemoraler Position. Nach Mazeration zur elektronenmikroskopischen Analyse. REM, Originalvergrößerung 80fach.

nicht zu Dilatationen. Der Nachteil besteht darin, dass beim Zuschneiden der Gefäßprothesen an den Rändern Fransen entstehen und dass wegen des möglichen Ausreißens der Fäden ein breiter Prothesenrand bei der Anastomosierung gestochen werden muss.

Daher sind gewebte Prothesen im peripheren Bereich bei Arteriendurchmessern unter 7–8 mm nur schwer einsetzbar und gestrickten Prothesen unterlegen. Die hohe Dichtigkeit von gewebten Prothesen und ihre hohe Reißfestigkeit prädisponieren sie v. a. für den thorakalen Aortenersatz.

Weiterhin stellt das mangelnde Einheilen der relativ dichten Dacron®-Prothesen bei Fremdkörperinkapsulation einen Nachteil dar. Protheseninfekte breiten sich daher im gesamten Transplantatlager aus und bleiben nicht auf kleine Regionen beschränkt („schwimmende Prothese").

Schon früh beschäftigte sich Wesolowsky aufgrund der mangelnden Einheilung derartiger Gefäßprothesen mit dem Problem der Porosität. Er konnte zeigen, dass bei Erhöhung der Porosität das Einheilungsverhalten deutlich verbessert war. Bei geringer Porosität traten vermehrt Kalzifikationen innerhalb der Prothesenwand und damit Degenerationen auf. Einen weiteren, wichtigen Parameter stellt die Prothesendicke dar, die für die mechanische Resistenz der Prothese von ausschlaggebender Bedeutung ist. Zusammenfassend konnte er feststellen, dass eine erhöhte Porosität das Einheilungsverhalten verbessert und eine dünnere Wand dem Bindegewebe eine schnellere Invasion aus dem Transplantatlager erlaubt. Die Erhöhung der Porosität und die Reduzierung der Wanddicke fanden ihr Korrelat in der Weiterentwicklung von Gefäßprothesen vom Typ Millinit und Mikronit, die jedoch eine hohe Rate an Materialrupturen erkennen ließen. Damit waren die Grenzen für die Erhöhung der Porosität und für die Erniedrigung der Wandstärke klinisch aufgezeigt. Weiterhin führte die Steigerung der Porosität zu Problemen bei der Abdichtung, so dass verschiedene Vorgerinnungsverfahren notwendig wurden.

Textiltechnische Untersuchungen in jüngster Zeit konnten zeigen, dass bei einem aus 20–54 Filamenten bestehenden Dacron®-Garn nach Implantation ein initialer Verlust der Reißfestigkeit von 25% zu erwarten ist, während weiterer 18 Jahre jedoch kaum Verluste der Reißfestigkeit auftreten. Starke hämodynamische Belastungen nach Implantation beim Menschen durch Torsion der Fasern und Beanspruchung der Vernetzung auf Biegung und durch chemische Einflüsse verursachen strukturelle Veränderungen des Dacron®-Netzes. Dies führt zur so genannten Degradation von Dacron®-Kunststoffen, die bei den bisherigen Prothesen nach ca. 20 Jahren erhebliche aneurysmatische Dilatationen erwarten lassen. Rein rechnerisch wurde eine vollständige Degradation sowohl im Tierexperiment bei Hunden als auch für den Menschen nach einer gesamten Implantationsdauer von ca. 30 Jahren errechnet. Aufgrund der Degradation und der möglichen Komplikationen nach Gefäßprothesenimplantation (Infektion, Anschlussaneurysmen) resultiert in jüngster Zeit eine stärkere Zurückhaltung gegenüber der Implantation von Kunststoffprothesen und gibt Anlass zum Überdenken der Indikation.

Daher werden derzeit bei arterieller Verschlusskrankheit wieder vermehrt Desobliterationsverfahren der aortoiliakalen Etage unter Beibehalten der originären Arterie vorgenommen. Die Implantation von aortoiliakalen oder aortofemoralen Bifurkationsprothesen ging in verschiedenen Zentren zugunsten der Thrombendarteriektomie und Dilatationstechniken (PTA) erheblich zurück. Die Zurückhaltung betraf nicht nur gewebte, sondern auch gestrickte Dacron®-Prothesen und PTFE. Auch im femoropoplitealen Bereich wurden vermehrt autologe Rekonstruktionen mit körpereigener Vene oder Thrombendarteriektomien bevorzugt.

Gestrickte Dacron®-Prothesen

Die hohe Porosität gestrickter Dacron®-Prothesen bewirkt eine hohe Durchlässigkeit für Blut und erfordert vor Implantation eine Vorgerinnung. Im Vergleich zu gewebten Prothesen ist jedoch bei gestricktem Dacron® ein leichterer Zuschnitt möglich und ein Ausfransen der Ränder bleibt aus. Daher ist es nicht erforderlich, bei der Anastomosierung breite Ränder zu fassen, so dass eine leichtere, lumengerechte Adaptation auch bei geringerem Gefäßkaliber unter 7–8 mm möglich ist. Die erhöhte Elastizität birgt jedoch auch den Nachteil einer stärkeren Dilatation nach Implantation. So wird eine Zunahme des Querschnitts bis zu 56% bei routinemäßiger Ultraschall- oder CT-Untersuchung beobachtet.

Besonders in den Anastomosenregionen bedeutet dies eine stärkere Belastung, so dass hier bei der Wahl eines zu großen primären Querdurchmessers Anschlussaneurysmen vorprogrammiert sind. Gleiches trifft zu bei Verwendung von gestricktem Dacron® als Patch-Material.

Mit anderen Worten ist also von vornherein bei Implantation diese Dilatation mit einzukalkulieren und ein geringeres Lumen unter Berücksichtigung der Wirtsarterie zu wählen. Die Einführung des so genannten Crimpings bei Textilprothesen verfolgte zwei Ziele:
- erhöhte Flexionsstabilität (v. a. um ein Abknicken der Prothesenschenkel nach exakter Implantation weitgehend zu verhindern)
- leichtere Anpassung bei langer Transplantatstrecke

Die Einführung von Velourbesatz auf der äußeren und inneren Oberfläche sollte ein besseres Einheilen im Transplantatlager und eine festere Haftung der Neointima bewirken, um eine Dissektion der inneren Oberfläche mit den Folgen eines Prothesenverschlusses zu vermeiden (Trellis-Prinzip). Der Velourbesatz bewirkte darüber hinaus meist eine Begrenzung lokaler Infekte, so dass das Phänomen der sogenannten „schwimmenden Prothese" meist nicht mehr auftrat. Nachteilig erwies sich allerdings bei Wiederholungseingriffen mit Prothesenaustauschoperationen, dass Velourprothesen so fest eingeheilt waren, dass sie aus dem Transplantatlager ohne größeres Risiko nicht mehr entfernt werden konnten. Hier erwies es sich bei aseptischem Prothesenverschluss als günstiger, die alte Prothese weitgehend an Ort und Stelle zu belassen und den neuen Bypass in ein neues Transplantatbett zu implantieren (Over-Bypass). Die Wahl der Längsspannung bei gestrickten Prothesen unterliegt einer subjektiven Beurteilung. Bei zu starker Längsspannung nach Implantation ergibt sich an den Anastomosen das Problem von späteren Anastomosenrupturen und Anschlussaneurysmabildung v. a. in den Leisten. Bei unzureichender Längsspannung treten infolge der Dilatation und Elongation der Kunststoffe Abknickungen der Prothesenschenkel auf, insbesondere bei aortoiliakalen (aortofemoralen) Rekonstruktionen.

Gewirkte Dacron®-Prothesen

Um auf der einen Seite die stärkeren Dilatationen von gestrickten Gefäßprothesen zu vermeiden, auf der anderen Seite jedoch das schlechte Einheilungsverhalten von gewebten Prothesen nicht in Kauf nehmen zu müssen, wurden gewirkte textile Blutleiter unterschiedlicher Textur mit einer dreidimensionalen Vernetzung entwickelt. Auch hier kamen verschiedene Modifikationen der äußeren und inneren Oberfläche (Velour) sowie verschiedene Imprägnierungsmethoden zum Einsatz.

Beschichtung von Textilprothesen

Die Beschichtung von Textilprothesen verfolgte zwei Ziele:

- Erhöhte primäre Dichtigkeit, um Blutverluste zu vermeiden und Zeit zu sparen. Derartige Prothesen haben sich v. a. beim Einsatz in der Aortenchirurgie, insbesondere bei rupturierten Aortenaneurysmen, bewährt.
- Verbessertes Einheilungsverhalten. Histologisch unterscheiden sich Einheilungsverhalten und Thrombogenität von beschichteten Textilprothesen allerdings nur gering von denen nicht beschichteter Varianten.

Aufgrund experimenteller Untersuchungen kam man zu dem Ergebnis, dass die Kollagenbeschichtung eine hohe initiale Thrombogenität und eine sehr dünne Intima aufweist. Bei Beschichtung mit Gelatine erscheint die Thrombogenität im Vergleich zu Kollagen nur wenig gesteigert, sie kann aber wesentlich schneller nach Implantation vom Organismus abgebaut werden. Bei Beschichtung mit Albumin fiel auf, dass dieses nur langsam aus dem Prothesengerüst eliminiert wird und die Einheilung im Vergleich zu den anderen Beschichtungsverfahren qualitativ schlechter erfolgt. Beim Einsatz von beschichteten Prothesen ist zu berücksichtigen, dass diese nicht resterilisierbar sind und höhere Kosten verursachen, weil Reststücke verworfen werden müssen.

Antibiotikaimprägnierung von Textilprothesen

Das Für und Wider der Antibiotikabehandlung von Textilprothesen wurde in den letzten Jahren oftmals diskutiert. Eine Vielzahl verschiedener Imprägnierungsverfahren und molekularer Bindungstechniken steht zur Verfügung. Die klinischen Ergebnisse von Studien sind zum Teil widersprüchlich, und eine statistische Aussage ist aufgrund der niedrigen Fallzahlen nur schwer möglich. In einigen klinischen und experimentellen Studien konnte eine geringere Infektionsrate mit typischen Keimen wie Staphylokokken nachgewiesen werden. So wird von wenigen Autoren bei Vorliegen von Protheseninfekten nach Explantation der infizierten Blutleiter eine Neuimplantation von antibiotikabeschichteten Prothesen befürwortet. Dieses Vorgehen stellt jedoch noch keine Standardtherapie dar, da aufgrund der zahlenmäßig zu geringen Erfahrungen keine statistisch sichere Aussage gemacht werden kann. In jedem Fall ist jedoch zu berücksichtigen, dass durch chemische Manipulationen an der Prothese die Veränderungen des Langzeitverhaltens des Dacron®-Garns nicht exakt vorausbestimmbar sind.

Teflon- und Hybridprothesen

Durch Polymerisation von Teflon entstand ein neuartiger Kunststoff, das so genannte e-PTFE (Expanded-Polytetrafluorethylen), das erstmals 1973 von Matsumoto für den klinischen Einsatz als Prothese für den mittel- (5–8 mm) und kleinkalibrigen Arterienbereich (kleiner als 5 mm) vorgestellt wurde. Es entstand eine typische Struktur, in der so genannte Knoten und Fibrillen einer dreidimensionalen Anordnung folgten (Abb. 9-2). Die Fibrillenlänge beträgt bei handelsüblichen Prothesen ca. 20–30 µm, die jedoch je nach Hersteller geringgradig differiert. Heutzutage werden normalwandige (Dicke 640–760 µm) und dünnwandige (390–450 µm) Prothesen unterschieden. Die dünnwandigen wurden eingeführt, um ein besseres Dehnungsverhalten im Vergleich zur Wirtsarterie (Compliance) zu erreichen. Normalwandige, also dickere PTFE-Prothesen gelangen vorzugsweise als Dialyseshunts zur Anwendung. Eine weitere Modifikation von Expanded-PTFE bestand in der Aufrauung der äußeren Oberfläche in Form gebirgsartiger Strukturen, die ein besseres Einheilen der Prothese im Transplantatlager erzielen sollten. Diese Art von Prothesen konnte sich jedoch wegen des schlechteren Handlings (höhere Wandsteife) nicht durchsetzen. Im Vergleich zu gestrickten Dacron®-Prothesen zeigten sich technische Schwierigkeiten bei der Implantation von Y-Grafts in aortoiliakaler bzw. femoraler Position. Die zentrale und periphere Anastomosenanpassung war schwieriger zu gestalten und Prothesenschenkelabknickungen traten häufiger auf als bei Textilprothesen.

Daher stellte die Stretch-e-PTFE-Prothese eine Weiterentwicklung dar, bei der diese Nachteile weitgehend aufgehoben wurden. Die Entwicklung von Aneurysmen in der Anfangszeit der PTFE-Prothesen gab Anlass, diese entweder mit einer äußeren Umwicklung zu versehen oder aber ein anderes, modifiziertes Polymerisationsverfahren und eine erhöhte Wandstärke einzusetzen. Um den PTFE-Bypass in femoropoplitealer Position vor allen Dingen bei Gelenküberschreitung zu verbessern, wurden, wie auch bei einigen Dacron®-Prothesen, äußere Verstärkungen mit Ringen oder Spiralen vorgenommen. Hierdurch erhöhte sich die Knick- und Kompressionsstabilität, so dass die Verschlussrate aufgrund mechanischer Probleme bei Gelenküberschreitung reduziert werden konnte. Die äußere Verstärkung von Expanded-PTFE-Prothesen gestattete es darüber hinaus, verbesserte Venenrekonstruktionen durchzuführen, da eine Kollaps- und Kompressionsstabilität gegeben war. Weiterhin wurde die Realisation einer aufgehängten Venennaht (suture suspendue nach Kunlin) möglich. Hierdurch konnten wesentliche Grundvoraussetzungen für den großkalibrigen Venenersatz realisiert werden. Eine andere Entwicklung stellten so genannte Hybridprothesen dar, bei denen eine dünne Schicht Tetrafluorethylen auf Dacron® aufgebracht wurde. Experimentelle Untersuchungen konnten jedoch zeigen, dass die Thrombogenität derartiger Prothesen wesentlich erhöht war. Auch im klinischen Bereich zeigten solche Prothesen vom Typ Plasma-TFE eine erhöhte Komplikationsrate, so dass die Implantation bald aufgegeben wurde.

Polyurethanprothesen

Hierbei wurden zwei verschiedene Prinzipien von unterschiedlichen Arbeitsgruppen verfolgt, zum einen die Herstellung biodegradabler Polyurethanprothesen, teilweise als Hybridprothesen mit Polyglykol, in der Hoffnung, eine Neoarteriogenese zu induzieren. Zum anderen wurde versucht, biostabile Polyurethane zu entwickeln, die als Langzeitblutleiter in Frage kamen. Die Struktur des Polyurethans war sehr viel versprechend, da mit diesem Kunststoff eine hohe primäre Elastizität erreichbar war und das Dehnungsverhalten des Wirtsgefäßes nahezu imitiert werden konnte (Abb. 9-3). Biodegradable Polyurethane zeigten im Tierexperiment jedoch den Nachteil, dass die Neoarteriogenese unzureichend und nicht geordnet erfolgte und das Zusammenwirken von Kollagen, elastischen Fasern und neugebildeten Muskelzellen nicht ausreichte, um dem intraluminären Druck standzuhalten. Die Folge war, dass vermehrt nach Implantation von Polyurethanprothesen bei Ratten Aneurysmen beobachtet wurden, so dass von dem klinischen Einsatz Abstand genommen werden musste. Auch vermeintlich biostabile Polyurethane zeigten in einer großen Anzahl wiederholt spätere Degradationen mit der Gefahr der Aneurysma-

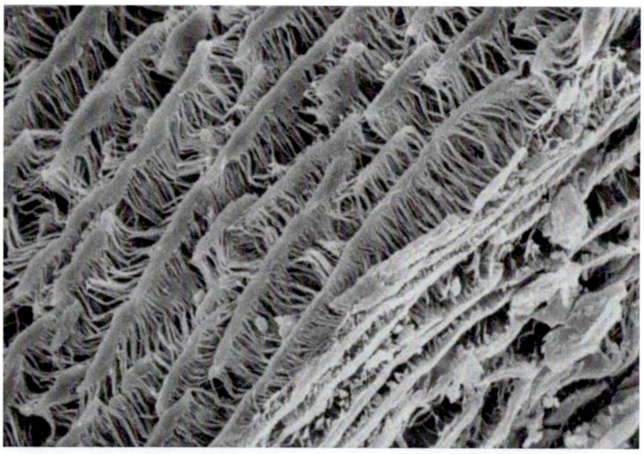

Abb. 9-2 Dreidimensionales Netzwerk von e-PTFE mit 20–30 mm Fibrillenlänge und äußerem Wrapping. Aufsicht von der Innenseite. REM, Originalvergrößerung 640fach.

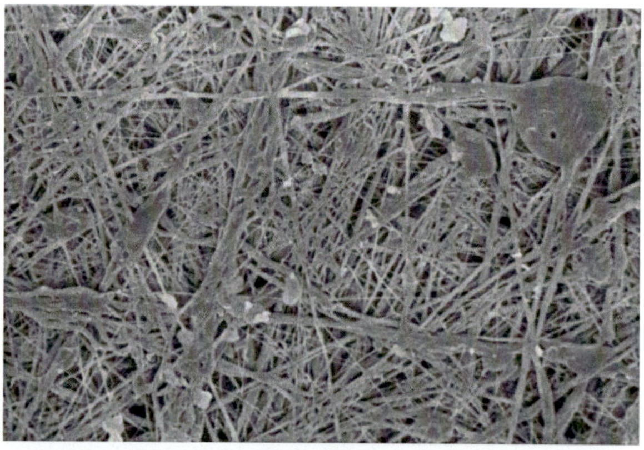

Abb. 9-3 Polyurethanprothese mit Faserfilz auf der inneren Oberfläche. REM, Originalvergrößerung 640fach.

bildung. Eine Weiterentwicklung stellte eine kommerziell angebotene Polyurethanprothese dar, bei der an der äußeren Oberfläche zusätzlich ein Dacronnetz angebracht wurde, um Dilatationen vorzubeugen. Eingebunden in das Prothesengerüst war ein Gelatine-Heparin-Komplex, der eine hohe Offenheitsrate in der Frühphase gewährleisten sollte. Größere klinische Erfahrungen liegen jedoch derzeit nur vereinzelt für kurze Beobachtungsdauern vor.

Beschichtung von Gefäßprothesen

Um die Thrombogenität der Gefäßprothesen weiter zu reduzieren, wurden bislang verschiedene Beschichtungsverfahren eingesetzt. Hierzu gehören Karbonisierung der inneren Oberfläche und des Prothesengerüstes, Heparinbeschichtung und molekulare Bindung von Heparin an Gefäßprothesen. Tierexperimentell konnte bei karbonisierten Gefäßprothesen nur ein kurzzeitiger Effekt im Sinne einer Antithrombogenität festgestellt werden. Durch die negativ geladene innere Oberfläche sollten Blutzellen abgestoßen werden. Nach kurzer Zeit kommt es jedoch zur Absorption von Eiweißen, so dass dieser Effekt zumindest tierexperimentell wieder verloren geht. Neuartige karbonisierte Gefäßprothesen vom Typ Expanded-PTFE zeigten im klinischen Einsatz tendenziell eine etwas gesteigerte Offenheitsrate. Langzeitergebnisse stehen jedoch noch aus. Zusätzlich gibt es derzeit Gefäßprothesen mit Heparinbindung, die eine erhöhte Offenheitsrate aufweisen sollen. Aber auch hier werden noch Langzeitergebnisse erwartet.

Gefäßprothesen für den endoluminalen Einsatz

Zur Überbrückung von Aneurysmen im aortoiliakalen oder femoropoplitealen Bereich stehen Gefäßprothesen zur Verfügung, die interventionell über kleine Inzisionen in die Arterien eingebracht werden können und endoluminal zur Stabilisierung von Aneurysmen implantiert werden. Im Prinzip handelt es sich hierbei entweder um Textilprothesen vom Typ Dacron® oder aber um Kunststoffprothesen vom Typ e-PTFE. Beide Prothesentypen haben eine viel dünnere Wand als konventionelle Gefäßprothesen und werden durch ein Metallnetz aus Nitinol gestützt. Der Memory-Effekt des Nitinols bewirkt, dass nach Implantation die gestentete Prothese durch die Wärmeeinwirkung an die Wand gepresst wird. Auch hier wurden Spätkomplikationen wie Prothesendislokation und Materialermüdung beobachtet, die in der Regel zu Korrektureingriffen zwingen. Inwieweit die dünnen Prothesenwände neuerer Bauart dauerhaft genügende Stabilität aufweisen, bleibt abzuwarten.

Andere alloplastische Gefäßersatzmaterialien

Andersartige Prothesen wie z. B. mikroporöse Silikon-Gummi-Prothesen sind aus der experimentellen Phase bislang noch nicht herausgekommen. Auch der Einsatz von Seidenprothesen wird derzeit im großen Stil nur in China durchgeführt, Erfahrungen in Amerika oder Europa liegen jedoch nicht vor.

Einheilungsverhalten künstlicher Blutleiter

In der Vergangenheit wurden zwei verschiedene Theorien vertreten: zum einen die sogenannte Inkapsulationstheorie von Wesolowsky, die besagt, dass künstliche Blutleiter durch Abwehrreaktionen des Körpers mit einer äußeren Bindegewebsschicht ummantelt werden. Bei dieser Gewebsreaktion, die sehr ausgeprägt bei Dacronprothesen zu beobachten ist, stellt die Ansammlung von Fremdkörperriesenzellen, die zum Teil Dacron®-Fasern phagozytieren, ein besonderes Charakteristikum dar. Die Theorie der so genannten Neoarteriogenese nach Petry und Heberer dagegen postuliert das Auftreten einer Dreischichtung ähnlich dem Bau normaler Gefäße mit einer Neoadventitia, einem Prothesengerüst mit Neomedia und einer fibrösen Neointima. Beide Hypothesen haben jedoch in den letzten Jahren zum Teil Ergänzung, zum Teil auch materialspezifische Widerlegung erfahren.

Das Einheilungsverhalten von künstlichen Blutleitern ist in erster Linie von drei Faktoren abhängig: von der Porosität, der Wanddicke und der Regenerationsfähigkeit des Wirtsgewebes. Experimentelle Untersuchungen sind jedoch nicht uneingeschränkt auf den Menschen übertragbar. Einerseits handelt es sich bei den Versuchstieren um eine andere Spezies, andererseits werden die getesteten Kunststoffprothesen beim Tier in einen gesunden Organismus eingepflanzt, wohingegen es sich bei der Therapie der Arteriosklerose beim Menschen um Kranke mit einem reduzierten Regenerationspotential handelt. Ferner muss angenommen werden, dass Risikofaktoren wie Fettstoffwechselstörungen, Diabetes, Nikotinabusus und andere das Einheilungsverhalten von Gefäßprothesen negativ beeinflussen. In jedem Fall muss die Einheilung von Kunststoffprothesen als Defektheilung verstanden werden, da weder ein komplettes Einwachsen von Bindegewebe durch das Prothesengerüst noch eine komplette körpereigene Endothelauskleidung stattfindet. Weiterhin muss unterschieden werden zwischen Einheilungsvorgängen an Venen und an Arterien. Die Regenerationsfähigkeit von Arterien ist im Vergleich zu derjenigen von Venen wesentlich geringer einzustufen.

Das Einheilungsverhalten von Gefäßprothesen ist charakterisiert durch verschiedene Entwicklungsstufen:

Der primären Abdichtung der Gefäßprothese in den ersten Stunden folgt die Invasion von Bindegewebe und Blutgefäßen aus dem Transplantatlager in das Prothesengerüst hinein. Der primäre intramurale Thrombus wirkt wie eine thrombogene Matrix und bewirkt durch Freisetzung von angiogenen Wachstumsfaktoren (PDGF und andere) die Invasion von kleinsten Gefäßen. Im Tierexperiment zeigt sich nach einer Dauer von 3–4 Wochen eine erste Organisation der Zwischensubstanzen im Prothesengerüst mit Kollagenbildung. Es kommt zum Einwachsen von Myofibroblasten, die sich zu Myofibrozyten differenzieren. Dieser Organisationsphase folgt nach 8–12 Wochen die Phase der Degeneration, bei der es durch Schrumpfungsprozesse des Bindegewebes im Prothesengerüst zu Problemen bei der Vaskularisation der Neomedia kommt. Bei niedriger Porosität treten hiernach vermehrt intramurale Nekrosen und Verkalkungen auf.

Die thrombogenen Eigenschaften von Gefäßprothesen lassen sich experimentell in sogenannten Kurzzeittesten nach Sauvage und in einer weiterentwickelten Versuchsanordnung nach Kogel et al. überprüfen. Damit können Neuentwicklungen von Gefäßprothesen bereits im Vorfeld auf ihre Eignung für eine Langzeitimplantation überprüft werden.

Eine weitere Wunschvorstellung stellt die Endothelialisation von künstlichen Blutleitern dar. Eine körpereigene Endothelauskleidung erfolgt über drei Mechanismen:

- Über den Anastomosenpannus, wobei Gefäße aus der Arterien- oder Venenwand manschettenförmig in die Prothese bzw. die innere Fibrinschicht einwachsen. Von diesen Gefäßen ausgehend breitet sich das Endothel trichterförmig auf der inneren Oberfläche aus.
- Transmurale Mikrogefäße aus dem Transplantatlager, die sich ebenfalls trichterförmig auf der inneren Fibrinschicht der Gefäßprothese ausbreiten können, sofern diese dazu geeignet ist (Abb. 9-4 und 9-5). Diese Form der Endothelialisation findet experimentell nahezu komplett beim Venenersatz durch künstliche Blutleiter vom Typ Expanded-PTFE mit einer Porosität von 60–70 µm statt. Dagegen bleibt im Arteriensystem eine komplette Endothelauskleidung weitgehend aus. Eine multifokale Endothelauskleidung über derartige Endothelinseln ist jedoch auch beim arteriellen Ersatz möglich (Abb. 9-6). So wurden auch klinisch von verschiedenen Autoren nach Implantation von Gefäßprothesen bei jüngeren Patienten in einzelnen Kasuistiken komplette Endothelauskleidungen beschrieben.
- Die Absiedelung von mononukleären Zellen aus dem vorbeifließenden Blut und deren weitere Differenzierung in Endothelzellen ist zwar möglich, stellt jedoch einen unwesentlichen Teil in der Pathogenese der körpereigenen Endothelauskleidung von Gefäßprothesen dar.

Die Neointima weist experimentell in ihrer Schichtung eine verblüffende Ähnlichkeit mit einer originären Intima auf, wie Sottiurai in TEM-Untersuchungen zeigen konnte. Im Prothesengerüst selbst findet sich jedoch keine geordnete Formation von elastischen Fasern, Muskelzellen und Kollagen.

Die Einheilung von Gefäßprothesen gleicht den Phasen der Wundheilung. Sie ist nach ca. 8–12 Wochen abgeschlossen. Anschließend setzen je nach Porosität und Materialart in unterschiedlichem Ausmaß degenerative Prozesse ein. Der Versuch, die Thrombogenität von Gefäßprothesen durch chemische oder physikalische Modifikationen dauerhaft herabzusetzen, wie z. B. durch Heparinbindung, Karbonisierung und andere Verfahren, hatte bislang keinen dauerhaften Erfolg, wie gerinnungsphysiologische Analysen experimentell

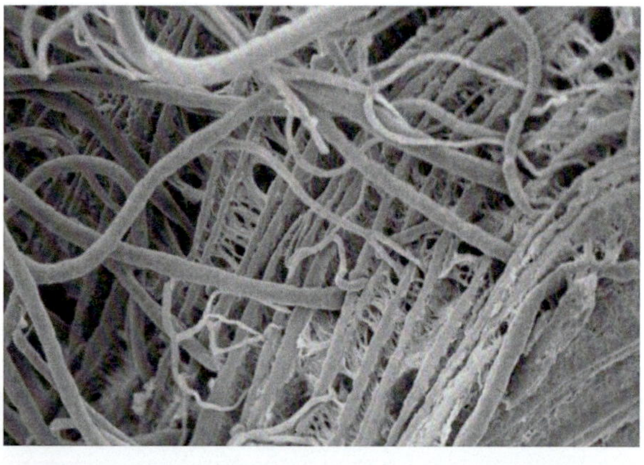

Abb. 9-4 Transmurale Vaskularisierung einer PTFE-Prothese von außen (75 mm Fibrillenlänge) 3 Monate nach Implantation beim Hund. Mikrokorrosionsausgusspräparat. Originalvergrößerung 160fach.

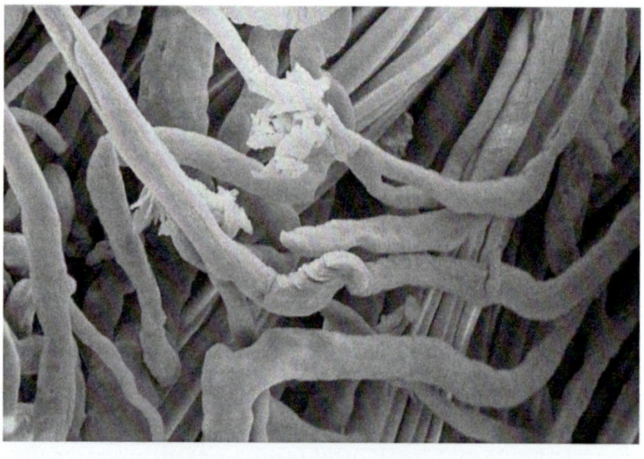

Abb. 9-5 Transmurale Vaskularisierung einer Dacron®-Prothese von außen bei einem Patienten mit Anschlussaneurysma 7 Jahre nach aortofemoralem Bypass. Mikrokorrosionsausgusspräparat. Originalvergrößerung 320fach.

belegen. Bei Langzeitimplantation werden diese Beschichtungen durch Anlagerung von Proteinen auf der inneren Oberfläche der Kunststoffe weitgehend aufgehoben.

Endothel-Seeding

Da die Idealanforderungen an einen künstlichen Blutleiter v. a. in Form einer Endothelauskleidung nicht erfüllt wurden, versuchte man, eine derartige Innenauskleidung von Gefäßprothesen künstlich zu induzieren. Die aktive Stoffwechselleistung der Endothelzellen erzeugt eine antithrombogene innere Oberfläche, die bei künstlichen Blutleitern fehlt. In den achtziger Jahren konnten verschiedene Arbeitsgruppen, in erster Linie um Herring, eine Endothelzellbeschichtung künstlicher Blutleiter realisieren. Die ersten Endothelzellen wurden durch mechanischen Abrieb aus Venensegmenten gewonnen, die Ausbeute war jedoch sehr gering und konfluente Monolayers von Endothelzellen ließen sich daher nur schwer herstellen. Ein weiteres Problem war die mechanische Abscherung der Endothelzellen nach Freigabe des Blutstroms, der initiale Verlust lag bei 90%. Durch eine verbesserte Methode der Endothelzellseparation von Venensegmenten in Form enzymatischer Vorbehandlung konnte die Ausbeute auf 10% gesteigert werden. Um die Haftung von Endothelzellen auf der Kunststoffoberfläche künstlicher Blutleiter zu erhöhen, wurden verschiedene Trägersubstanzen entwickelt (Kollagen, Fibronektin, Amnion, Vitronektin u. a.). Dennoch erwies es sich als ausgesprochen problematisch, Zellkulturen längere Zeit auf künstlichen Blutleitern in vitro am Leben zu erhalten. Die Gewinnung von mikrovaskulären Endothelzellen aus Omentum majus oder subkutanem Fettgewebe wurde kontrovers diskutiert, da es sich bei den Zellen zum großen Teil nicht um Endothelzellen, sondern um jugendliche Bindegewebszellen handelte. Durch die zusätzliche Technik des sogenannten Soddings wurden Endothelzellen mit einer Trägerschicht eingedeckt, um den mechanischen Abrieb auf Prothesen zu reduzieren.

Vereinzelt wurde über bessere Kurz- und Langzeitoffenheitsraten in femoropoplitealer Bypass-Position nach Endothel-Seeding berichtet. Trotz experimenteller und klinischer Hinweise für eine Verbesserung der antithrombogenen Eigenschaften künstlicher Blutleiter konnte sich dieses Verfahren jedoch nicht durchsetzen, weil es sehr zeitaufwändig und teuer sowie mit hohem Aufwand verbunden war (hohe Anforderungen an das Zelllabor, Sterilität, großer Zeit- und Personalbedarf). Die hohen Material- und Personalkosten wurden bislang von den meisten Zentren nicht in Kauf genommen, zumal die Verbesserung der Langzeitergebnisse in der Literatur kontrovers diskutiert wird.

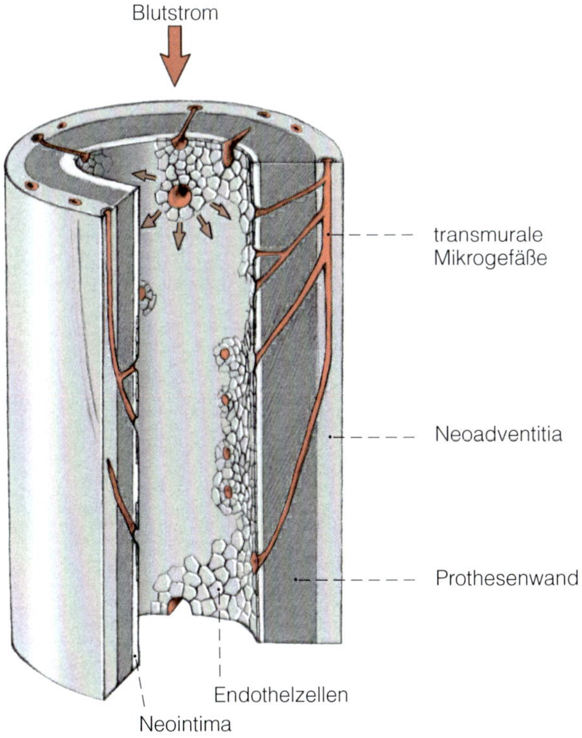

Abb. 9-6 Schema einer multifokalen Endothelauskleidung durch transmurale Mikrogefäße via Prothesenwand.

Indikation zur Implantation künstlicher Blutleiter

Im Allgemeinen gilt, dass autologe Rekonstruktionen so weit als möglich Fremdmaterialien vorzuziehen sind, weil deren biologisches Verhalten und die Langzeitoffenheitsrate, einschließlich der Infektresistenz, besser sind. Die Wahl des künstlichen Blutleiters richtet sich nach der anatomischen Region des zu ersetzenden Gefäßes, nach der Druck- und Flussbelastung und nach der Qualität der Ausstrombahn (Tab. 9-1). Herznahe Aortenrekonstruktionen und Rekonstruktion der thorakalen Aorta werden bevorzugt mit gewebten oder gewirkten Dacron®-Prothesen vorgenommen. Bei supraaortalen Rekonstruktionen kommen sowohl e-PTFE als auch gestricktes oder gewirktes Dacron® zum Einsatz. In der aortoiliakalen bzw. femoralen Etage finden bisher sowohl gestrickte und gewirkte Dacron®-Prothesen als auch e-PTFE Anwendung. In femoropoplitealer Position werden Dacron® oder Expanded-PTFE vorwiegend nur bis zur Region Popliteaabschnitt I, allenfalls Abschnitt II verwandt. Die Indikation für rein femoropopliteale Rekonstruktionen (P I) ist selten gegeben und wenn, dann nur im Stadium II mit kurzer Gehstrecke bzw. Stadium III/IV und blockierter A. profunda femoris oder obliteriertem Empfängersegment

9

der A. poplitea. Die Verwendung von Kunststoffmaterialien femoropopliteal scheint nur dann gerechtfertigt zu sein, wenn die Ausstrombahn nicht wesentlich reduziert ist. Das Argument, autologe Venen für spätere Rezidiveingriffe zu schonen, zählt nur in den Fällen, in denen 2–3 Unterschenkelarterien offen sind.

Infragenuale Rekonstruktionen mit Kunststoffprothese sind nur dann gerechtfertigt, wenn entweder kein autologes Material zur Verfügung steht, oder bei Hochrisikopatienten, bei denen Operationsdauer und -trauma auf ein Minimum reduziert werden müssen. In diesen Fällen ist es sinnvoll, zur Verbesserung der Anastomosenkonfiguration und -dynamik zusätzlich Venenpatches einzusetzen (Linton-Patch, Miller-Cuff, Anastomotic-sleeve-Technik).

Die Rekonstruktion von Viszeralarterien sollte möglichst autolog erfolgen. Durch hohe Flussraten können bei ungünstigen Anastomosenwinkeln oder funktionellen Stenosen nach Verwendung autologer Venensegmente Aneurysmen entstehen. Von verschiedenen Autoren werden nach aortalen Prothesenrekonstruktionen unter Verwendung von Dacronabzweigungen in Richtung Nierenarterien oder PTFE-Interponaten gleich gute Resultate berichtet. Beim Einsatz von sogenannten Composite-Grafts (zentrale Prothesenrekonstruktion mit peripherer Verlängerung durch autologe Venen) ist die Gefahr des Auftretens von Nahtrupturen zwischen Prothese und zwischengeschalteter Vene und von neointimaler Hyperplasie in der Anastomosenregion zu berücksichtigen. Bei gelenküberschreitenden Rekonstruktionen hat sich die Anwendung außenverstärkter Prothesen (Ring oder Spirale) bewährt. Bei Dialyse-Shunts konnten sich heterologe Blutleiter (Umbilikalvene, bovine heterografts) wegen hoher Komplikationsrate (Aneurysmabildungen, Infektionen) nicht durchsetzen. Normalwandiges PTFE in der Modifikation spezieller Shunt-Transplantate bildet hierbei das Material der ersten Wahl, wenn autologe Rekonstruktionen nicht möglich sind (siehe Tab. 9-1).

9.2 Nahtmaterialien

9.2.1 Grundlagen

Die Verbindungszone zwischen Arterie und Transplantat stellte zu Beginn der Gefäßchirurgie ein schwer zu lösendes Problem dar. Frühe Versuche nahtloser Verbindungen, wie z. B. mit Aluminiumringen, wie sie Payr vornahm, wiesen enttäuschende Ergebnisse auf. Auch die Weiterentwicklung von automatischen Nahtapparaten hat in der Gefäßchirurgie im Gegensatz zur Magen-Darm-Chirurgie zu keinen guten Ergebnissen geführt. Die Pionierarbeiten in der Anastomosentechnik sind eng mit den Namen von Alexis Carrel, Jean Kunlin und Ernst Jäger verbunden. Sie schufen die wesentlichen experimentellen Voraussetzungen für die Anastomosierungstechniken in der modernen rekonstruktiven Gefäßchirurgie. Wesentliche Fortschritte ergaben sich erst in den letzten Jahren durch die Entwicklung neuartiger monophiler Materialien und eine Verbesserung der Verbindungszone zwischen Nadel und Faden in atraumatischer Form.

Wir unterscheiden heute resorbierbare und nicht resorbierbare Nahtmaterialien. Da es bei Implantation von Gefäßprothesen nur zu einer Defektheilung kommt und keine feste Verbindung zwischen Wirtsgefäß und Kunststoff stattfindet, ist der Einsatz von resorbierbaren Nahtmaterialien bei dieser Indikation abzulehnen. Bei autologen Rekonstruktionen jedoch belegen experimentelle Untersuchungen einen Vorteil resorbierbaren Nahtmaterials durch eine verminderte neointimale Hyperplasie in der Anastomosenregion. Der Einsatz von monophilem Nahtmaterial ermöglicht moderne Anastomosentechniken wie z. B. Distanznähte. Bei der

Tab. 9-1 Bevorzugte Indikationen für den Einsatz künstlicher Blutleiter.

Indikationen	Material	Kaliber
periphere Arterien, Dialyseshunt, Venenersatz	PTFE (Expanded-Polytetrafluorethylen)	4–24 mm
periphere Arterien, Dialyseshunt	Polyurethan	4–8 mm
groß- bis mittelkalibriger Gefäßersatz	Dacron®, gewebt, gestrickt, gewirkt, mit oder ohne Velour	alle Kaliber
großkalibriger Gefäßersatz	Textilprothesen, beschichtet mit Kollagen, Gelatine, Albumin, Polymer	alle Kaliber
periphere Arterien, Dialyseshunt?	Rinderkarotis (mit Dacronnetz)	4–7 mm
periphere Arterien, Dialyseshunt?	Schafkollagen mit inkorporiertem Dacronnetz	6–8 mm

Auswahl geeigneter Nahtmaterialien in der klinischen Praxis sind folgende Faktoren ausschlaggebend:

- Reißfestigkeit
- Fadenstärke
- Oberflächenstruktur
- Nadel-Faden-Verhältnis
- Nadelart (Scharfschliff, Rundschliff, Nadelform und Nadelgröße).

So lässt sich leicht der Einsatz von Nahtmaterial auf lokale Gegebenheiten (weiches, verkalktes oder vernarbtes Gefäß) abstimmen. Idealerweise sollte die Nadeldicke der des Fadens entsprechen, damit die Stichkanäle vom Faden komplett ausgefüllt und somit Stichkanalblutungen vermieden werden. Dieses Ideal ist jedoch heute technisch noch nicht realisierbar, und die Nadel ist immer dicker als der Faden. Lediglich mit quellbaren Nahtmaterialien lassen sich Stichkanalblutungen geringgradig reduzieren. Im Langzeitverlauf sind Gefäße in der Lage, die Stichkanäle zu durchwandern und Granulationspilze auf der inneren Oberfläche im Anastomosenpannus hervorzurufen.

9.2.2 Resorbierbare und nicht resorbierbare Nahtmaterialien

Die früheren Nahtmaterialien wie Gefäßseide oder Dacron® werden heute nicht mehr verwendet. Stattdessen stehen als resorbierbare monophile Nahtmaterialien Fäden aus Polyglykol, Polydioxan/Polydimethylsiloxan, Trimethylencarbonat u. a. Kombinationen zur Verfügung. Als nicht resorbierbare Nahtmaterialien sind derzeit Polypropylen, Polyethylen und Polytetrafluorethylen üblich. Die Fadenstärke richtet sich nach der anatomischen Region der Gefäße (Tab. 9-2).
Auch Nahtmaterialien sind in der Lage, Fremdkörperreaktionen zu induzieren. So können in der Nähe von Nahtmaterialien histologisch eindeutig Fremdkörperriesenzellen nachgewiesen werden. Der Einsatz resorbierbarer Nahtmaterialien ist v. a. bei Patienten, die sich noch im Wachstum befinden, vorteilhaft.

Tab. 9-2 Verwendung von Nahtstärken in Abhängigkeit von der anatomischen Gefäßregion.

Region	Nahtstärke
thorakale Aorta	3-0
abdominelle Aorta, supraaortische Äste, Iliakalarterien	4-0
Arterien unter 8 mm, große Venen	5-0
kleinkalibrige Arterien, Venen unter 4 mm	6-0
Gefäße unter 2 mm	7-0

9.2.3 Anastomosenklebung und laserassistierte Naht

Nicht bewährt haben sich Anastomosenklebungen mit Acrylkleber, da dieser Gefäßwandnekrosen hervorruft und in der Folge Aneurysmen verursacht. Laserassistierte Anastomosen in der Mikrochirurgie waren bislang wegen Aneurysmabildung ebenfalls wenig erfolgversprechend.

9.3 Prognose und Nachsorge

Die Implantation künstlicher Blutleiter beinhaltet Gefahren, die sowohl in der frühpostoperativen Phase innerhalb des ersten Jahres als auch im Langzeitverlauf bei den Kontrolluntersuchungen unbedingt zu berücksichtigen sind. Hierzu gehören Aneurysmabildungen in der Anastomosenregion durch Nahtrupturen, die durch eine vermehrte Spannung bei Gelenküberschreitung, durch eine Aneurysmaerkrankung der Empfängerarterie oder durch schleichende Infektion hervorgerufen werden können. Darüber hinaus müssen sowohl akute als auch chronisch-schleichende Protheseninfektionen frühzeitig erkannt werden, um rechtzeitig eine adäquate Therapie einleiten zu können. Bei längeren Implantationszeiten sind Phänomene wie Materialermüdung, Prothesendilatation und vollständige Detoriation des Bypass-Materials (meist nach 20 Jahren Implantationsdauer) zu überwachen.
Bei abdominellen Rekonstruktionen stellt die unmittelbare Nachbarschaft des Darmes bei unzureichender Weichteildeckung ein großes Problem dar, da hierdurch Arrosionen des Darmes und somit paraprothetische Fisteln mit lebensbedrohlichen Blutungen und Infektionen hervorgerufen werden können. Bereits beim Ersteingriff müssen solche Komplikationen durch eine ausreichende Weichteildeckung, ggf. durch eine Omentum-majus-Plastik, vermieden werden.
Eine seltene Komplikation, die jedoch häufig verkannt wird, ist die so genannte Perigraftreaktion, bei der es zu einer Flüssigkeitsansammlung um die Prothese herum kommt. Zur Pathogenese gibt es verschiedene Theorien, auf die an dieser Stelle nicht näher eingegangen wird. Die Frequenz dieser Komplikation liegt bei 0,3–0,4%. Die periprothetische Flüssigkeit besteht aus einem Plasmafiltrat, das in dem einen oder anderen Fall durch Plasmapherese erfolgreich therapiert werden kann. Die Hauptgefahr besteht darin, dass es bei Vorliegen einer primär aseptischen Perigraftreaktion, insbesondere in Unkenntnis des Krankheitsbildes, nach

Punktionen sekundär zu einer Infektion kommt, die zu einer lebensbedrohlichen Komplikation führt. Perigraftreaktionen können in den meisten Fällen durch Austausch der Prothese gegen eine andere Kunststoffart vollständig zur Ausheilung gebracht werden. Ausgedehnte Infektionen des Transplantatlagers bedeuten eine große Gefahr für das Leben der Patienten und müssen so schnell als möglich adäquat behandelt werden. Die Infektion aortofemoraler Prothesen hat eine hohe Letalität von 60–70%, ihre Frequenz liegt bei ca. 0,3%.

➡ Durch regelmäßige Nachsorgeuntersuchungen nach Gefäßrekonstruktionen können typische Komplikationen früh erkannt und damit lebensbedrohliche Situationen vermieden werden. Nachsorgeuntersuchungen nach prothetischem Gefäßersatz gehören daher in die Hand von gefäßchirurgisch geschulten Ärzten.

9.4 Literatur

Berger K, Sauvage R: Late fiber deterioration in dacron grafts. Ann. Surg. 193 (1981) 477–491

Cavallaro A, Sciacca V, Cisternino S et al.: Experimental evaluation of tissue reactivity to vascular sutures: Dacron, Polypropylene, PTFE. Vasc. Surg. 21 (1987) 82–86

Clagett GP, Salander JM, Eddleman WL et al.: Dilatation of knitted dacron aortic prostheses and anastomotic false aneurysms. Surgery 93 (1983) 9–16

Kogel H, Vollmar JF, Cyba-Altunbay S et al.: New observation on the healing process on prosthetic substitution of large veins by microporous grafts – animal experiments. Thorac. Cardiovasc. Surg. 24 (1989) 297–306

Kogel H, Vollmar JF, Stenzenberger G et al.: Morphologic analysis of artificial blood conduits in the short-term carotid artery test. Vasc. Surg. 24 (1990) 297–306

Kogel H: The prosthetic substitution of blood vessels – actual state in future development. Quintessenz, München 1991

Sottiurai VS, Batson RC: Ultrastructual studies of arterial grafts. In: Bergan JJ, Yao JST (eds): Evaluation of treatment of upper and lower extremity circulation disorders. Grune and Stratton, New York 1984 (371–387)

Vollmar J: Rekonstruktive Chirurgie der Arterien. 4. Aufl. Thieme, Stuttgart–New York 1996

Walluschek KP, Bierkandt S, Brandt M et al.: Infrainguinal ePTFE vascular graft with bioactive surface heparine bonding. First clinical results. J Cardiovasc Surg 46 (2005) 425–430

Wesolowsky SA: Evaluation of tissue and prosthetic vascular grafts. Thomas, Springfield 1992

Zilla P, Fasol RD, Deutsch M (eds): Endotheliazation of vascular grafts. Karger, Basel 1987

10 Interventionelle Maßnahmen

E.-J. Malzfeldt, O. H. Wegener

10.1 Interventionen im arteriellen System

10.1.1 Angioplastie

Prinzip der Ballondilatation

Die Angioplastie (PTA, perkutane transluminale Angioplastie) ist eine mechanische Behandlungsmethode zur Erweiterung von Gefäßstenosen oder zur Wiedereröffnung verschlossener Gefäßabschnitte. Durch eine dosierte Dehnung der erkrankten Gefäßwand über ihre Elastizität hinaus wird eine plastische Verformung erreicht. Die dabei auftretenden Zerreißungen des Gefäßendothels und der inneren Gefäßschichten heilen in einer dauerhaften Erweiterung ab. Das Verschlussmaterial wird in die Gefäßwand gedrückt, wo es durch Phagozytose abgebaut wird. Eine Überdilatation durch zu groß gewählte Ballons führt auch zu Einrissen der Adventitia mit nachfolgend narbiger Schrumpfung. Eine genaue Bemessung des Ballonkatheters ist deshalb Voraussetzung für einen dauerhaften Erfolg der PTA.

Allgemeine Indikationen

Stenosen werden als hämodynamisch relevant angesehen, wenn das Gefäßlumen zu mehr als 60–70% eingeengt ist. Die funktionelle Bedeutung einer Stenose oder eines Verschlusses ist jedoch nicht allein aus ihrer Röntgen-Morphologie abzuleiten. Sie wird wesentlich durch den Zustand der vor- und nachgeschalteten Gefäße und die Kapazität der Kollateralen bestimmt.

→ Die Indikation zu einer interventionellen Behandlung sollte daher unter Berücksichtigung gefäßchirurgischer Kriterien anhand der klinisch-physikalischen Untersuchung sowie der Beschwerden des Patienten überprüft werden, auch wenn sie allgemein weniger kritisch gestellt wird.

Isolierte kurzstreckige Stenosen eignen sich in idealer Weise für eine PTA, langstreckige und segmentale Einengungen entsprechend weniger. Verschlüsse lassen sich etwa bis zu einer Länge von 10 cm mit langfristigem Erfolg wiedereröffnen. Die Behandlung sollte frühestens drei Monate nach dem Auftreten erfolgen, wenn der Verschluss bindegewebig organisiert ist und damit die Gefahr einer peripheren Embolie durch frische Thrombusanteile minimiert ist. Neben arteriosklerotischen Läsionen lassen sich mit der PTA auch narbige Einengungen in Gefäßanastomosen und Venen-Bypässen sowie fibromuskuläre Dysplasien erfolgreich behandeln (Abb. 10-1a und b).

Spezielle Indikationen

Supraaortale Gefäße

Die PTA der A. subclavia und der A. vertebralis sind fest etablierte, risikoarme Verfahren mit guten therapeutischen Ergebnissen. Auch für kombinierte Stenosen der A. carotis communis und A. carotis interna ist die Stent-Angioplastie die Behandlungsmethode der Wahl. Im Mai 2006 werden die Ergebnisse der SPACE-Studie veröffentlicht, die mehr Klarheit über den Stellenwert der Stent-geschützten perkutanen Angioplastie der A. carotis vs. Endarteriektomie bringen wird. Schon jetzt aber ist bekannt, dass die Rezidivstenosenraten der Stent-Angioplastien unter denen der Karotis-TEA liegen (s. Ergebnisse der SPACE-Studie).

Viszeralgefäße

Nierenarterienstenosen stellen die häufigste Indikation für eine Angioplastie im Bereich der Viszeralarterien dar. Vor jeder Intervention an den Nierenarterien wird obligat eine Doppler-Sonographie der Halsarterien durchgeführt, da bei relevanten Stenosen der Hirngefäße plötzliche Blutdruckabsenkungen zu neurologischen Störungen bis zum Schlaganfall führen können.

Der Hypertonus ist in weniger als 5% der Fälle renovaskulär bedingt. Funktionelle Erfolge sind hier entscheidend von der richtigen Auswahl der Patienten abhängig. Bei arteriosklerotischen Veränderungen und Arterienstenosen nach Nierentransplantation sind der Organerhalt und die Vermeidung der Niereninsuffizienz die vorrangigen Therapieziele. Die Ostiumstenose der A. renalis ist eine Erkrankung der Aortenwand, die sekundär zum Verschluss des Gefäßabgangs führen kann. Da ein Ballon die Plaques nur vorübergehend zur Seite schieben kann, ist die PTA ohne Absicherung durch einen Stent wegen der frühen Rezidivneigung obsolet. Kurzstreckige Verschlüsse der A. renalis lassen sich erfolgreich rekanalisieren, wenn über Kollateralen eine Restperfusion der Niere aufrechterhalten ist.

Die Dilatation des Truncus coeliacus und der A. mesenterica superior wird zur Behandlung einer Angina abdominalis eingesetzt. Aufgrund der guten Kollateralisation der Viszeralarterien ist die Indikation nur gegeben, wenn beide Gefäße relevante Stenosen aufweisen.

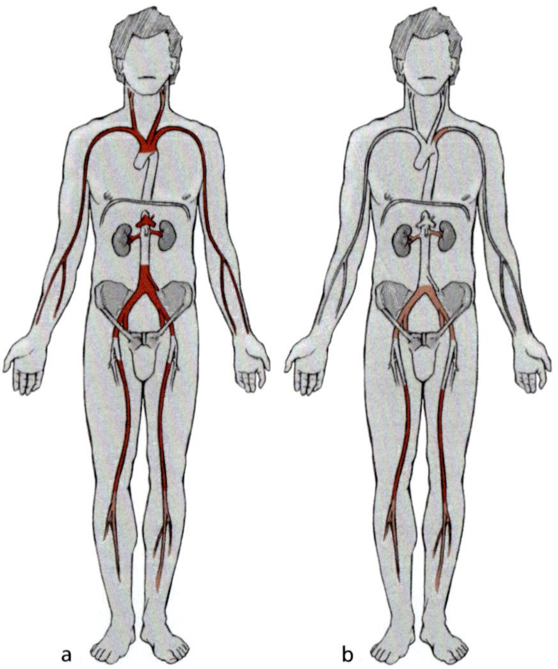

Abb. 10-1 Indikationen zur Angioplastie.
a: Bei Stenosen.
b: Bei Verschlüssen.

Becken- und Beingefäße

Wie in der chirurgischen Therapie ist im Bereich der unteren Extremität die Angioplastie in der Regel erst ab Stadium IIb nach Fontaine indiziert. Nur in Ausnahmefällen lassen sich Dilatationen bei einem Stadium IIa oder eine „prophylaktische" PTA einer Stenose bei drohendem Verschluss rechtfertigen. Bei Stenosen der Beckengefäße werden durch die PTA gute Primär- und Langzeitergebnisse erreicht, dagegen weisen Verschlüsse der Beckenetage im Vergleich zu Stenosen höhere Rezidivraten auf. Frische Beckenarterienverschlüsse bei vorbestehenden Stenosen werden in Kombination von Lysetherapie und Dilatation behandelt. Bei einseitigem Verschluss der A. iliaca und kontralateraler Stenose wird alternativ zur Y-Prothese die Dilatation des stenosierten Gefäßes mit einem anschließendem Cross-over-Bypass kombiniert. Die Gefäße der Leistenregion werden nur dann interventionell behandelt, wenn die chirurgische Therapie durch Weichteilinfekt oder Narben kompliziert oder nicht möglich ist. Zum Beispiel lassen sich Stenosen im proximalen Abschnitt femoraler Venen-Bypässe oder der A. profunda bei infizierten oder stark vernarbten Leisten in Cross-over-Technik dilatieren. Die Grenze für eine erfolgreiche Rekanalisation femoraler Verschlüsse wird bei einer Länge von 10 cm erreicht. Mit zunehmender Verschlussstrecke verschlechtern sich die Ergebnisse deutlich. Die PTA der Unterschenkelgefäße ist technisch bis zu den Fußarterien möglich. Aufgrund der hohen

Tab. 10-1 Übersicht PTA-Ergebnisse.

Region	Primärerfolge (%)	Offenheitsrate davon nach 1–3 Jahren (%)
supraaortale Aorta	92–97	82–89
Nierenarterien	75–94	66–88
Iliakalarterien	85–95	70–96
femoropopliteale Stenose	85–90	75–86
femoropoplitealer Verschluss kurz	85	58–85
femoropoplitealer Verschluss lang	45	35–70

Rezidivneigung von Stenosen und Verschlüssen ist die Indikation zur kruralen Angioplastie erst in den Fontaine-Stadien III und VI gegeben. Im Einzelfall aber können damit Stadien verbessert und kritische Durchblutungssituationen überbrückt werden.

Instrumentarium

Punktionsnadeln

Zur Gefäßpunktion werden Seldinger-Nadeln (Kanülen mit geschliffenem Mandrin) oder Hohlnadeln verwendet. Nach dem Seldinger-Prinzip ist die intravasale Lage nur nach dem Entfernen des Trokars sicher zu erkennen. Dabei kann die Gefäßrückwand unter Umständen bereits unbemerkt durchstochen sein. Hohlnadeln zeigen die intravasale Lage durch den Blutaustritt am Ende an, so dass das Durchstechen des Gefäßes leichter zu vermeiden ist.

Gefäßschleusen

Schleusen tragen wesentlich zur Schonung des punktierten Gefäßes bei, erleichtern den komplikationslosen Katheterwechsel und sollten daher bei der PTA grundsätzlich Verwendung finden. Die Schleusengröße muss dem verwendeten Kathetersystem angepasst sein, bei der Angioplastie werden Größen zwischen 5 und 10 French eingesetzt. Schleusen mit langem Schaft senken bei geschwungenen und arteriosklerotischen Gefäßen den Reibungswiderstand des Katheters und verbessern so seine Steuerbarkeit.

Katheter und Drähte

Zur Gefäßsondierung werden gebräuchliche Angiographiekatheter und Führungsdrähte eingesetzt, die in gerader Ausführung, unterschiedlich ausgeprägter Biegung oder hirtenstabähnlicher Sidewinder-Form verfügbar sind. Exzentrische Stenosen lassen sich in der Regel mit gebogenen und steuerbaren Drähten passieren. Die Überwindung von Verschlüssen erfordert eventuell steife Drähte mit gerader Spitze. Hervorragende Eigenschaften bieten die Terumo-Drähte, die gut steuerbar und besonders wenig traumatisierend sind. Für viele interventionelle Manöver haben sich dünne Stahldrähte (0,020 Inch) bewährt, die bis auf ihre Spitze sehr steif sind. Aufgrund des schmalen Kalibers kann mit Hilfe eines speziellen Ventils eine Angiographiekontrolle über den Katheter bei liegendem Draht erfolgen. Der Durchmesser des Drahtes richtet sich nach dem Innenlumen des Katheters. Die Drahtlänge muss die Länge des Katheters in jedem Fall übertreffen, da zum Katheterwechsel über den Draht mehr als die doppelte Länge erforderlich ist.

Ballonkatheter

Bei modernen Kathetern liegen die deflatierten Ballons dem Katheterschaft bündig an. Nach der Entfaltung muss der Ballon eine stabile Form mit definiertem Durchmesser annehmen. Die maximalen Füllungsdrücke liegen je nach Größe zwischen 6 und 16 bar, durch den Gebrauch von Manometern wird eine Überdehnung verhindert. Die gebräuchlichen Ballondurchmesser reichen von 2 bis 12 mm, für spezielle Indikationen auch darüber hinaus. Die Ballons stehen in Längen zwischen 2 und 10 cm und unterschiedlichen Designs zur Verfügung.
Einen neuen Weg, die Rezidivstenoserate durch Unterdrückung der Entzündungsreaktion zu minimieren, geht ein mittels Stickoxid auf –10 °C gekühltes Ballonkathetersystem. Cutting-Balloons sind in Längsrichtung mit vier kleinen Messerchen versehen und haben sich besonders zur Dilatation rigider venöser Stenosen bewährt, so zum Beispiel bei Hämodialyse-Shunts. Für beide Systeme liegen noch keine gesicherten Studienergebnisse vor, auch bleibt ihr Einsatz aufgrund der hohen Kosten speziellen Indikationen, wie z. B. Rezidivstenosen, vorbehalten.

Technische Hilfsmittel

Zur Überwindung harter Verschlüsse werden unterschiedliche Bohrer angeboten. Nach unseren Erfahrungen kann jedoch der weitaus größte Anteil der Läsionen mit Draht und Katheter sondiert werden. Exzentrische Stenosen und grobe Dissektionen können mit Systemen zur perkutanen Atherektomie behandelt werden. Die Laser-Angioplastie stellt ein Verfahren dar, das v. a. zur Vorbereitung der PTA bei langen und stark verkalkten Verschlüssen Anwendung findet. Aufgrund des technischen Aufwands und wenig überzeugender Ergebnisse hat die Methode bisher keine Verbreitung gefunden.

Zugangswege

Vor der Punktion wird die rasierte Haut chirurgisch desinfiziert, steril abgedeckt und mit 1%igem Lokalanästhetikum infiltriert. In der Regel werden Gefäßpunktionen nach der Seldinger-Technik durchgeführt. Nachdem die intraarterielle Lage der Nadel sichergestellt ist, wird über die Kanüle ein Führungsdraht in das Gefäß vorgeschoben, über den wiederum nach Entfernen der Nadel eine Schleuse eingeführt wird. Stenosen und Verschlüsse werden zunächst mit einem Führungsdraht sondiert, der während der gesamten Behandlung distal der zu behandelnden Gefäßstrecke belassen wird. Dieser Draht dient als Leitschiene für den nachgeführten Katheter und für eventuelle Katheterwechsel.

Retrograde Punktion der A. femoralis communis

Mit dieser Technik sind alle Gefäßregionen des Körpers bis auf die ipsilateralen Beinarterien erreichbar. Die Nadel wird dicht unterhalb des Leistenbandes in das Gefäß eingeführt. Der Verlauf des Führungsdrahtes sollte v.a. dann mit kurzer Durchleuchtung kontrolliert werden, wenn sich dieser nicht völlig widerstandslos vorschieben lässt. Sowohl Fehllagen in der A. circumflexa ilium profunda als auch subintimale Verläufe des Drahtes müssen vor dem Einlegen einer Schleuse korrigiert werden. Gefäßprothesen dürfen nur unter großer Vorsicht frühestens 3 Wochen postoperativ punktiert werden. Aufgrund der fehlenden Muskelwand ist hier am Ende der Behandlung mit einer verlängerten Blutungszeit zu rechnen.

Antegrade Punktion der A. femoralis communis

Mit dieser Technik können nur die ipsilaterale A. femoralis superficialis und ihre Aufzweigungen erreicht werden. Die Punktion erfolgt in Höhe des Leistenbandes an der Stelle, wo der Gefäßpuls eben noch gegen das Schambein zu komprimieren ist. Die Punktion proximal dieser Stelle birgt die Gefahr einer retroperitonealen Blutung. Die Haut muss je nach Dicke des subkutanen Fettes kranial davon inzidiert werden. Wird zu weit distal punktiert, kann das Nadelende jenseits der Gabel in der A. profunda femoris liegen. Die Femoralisbifurkation wird im Zweifelsfall mit einer Kontrastmittelinjektion über die Nadel in *Road-mapping-Technik* dargestellt. Alternativ zur femoralen Punktion kann in besonderen Fällen der technisch relativ schwierige *transpopliteale Zugang* gewählt werden.

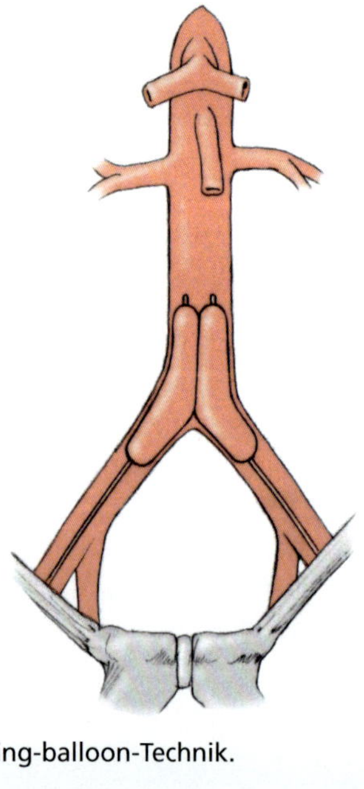
Abb. 10-2 Kissing-balloon-Technik.

Punktion der A. axillaris

Mit dieser Technik können die Nierenarterien und die Becken- und Beinarterien erreicht werden, wenn der transfemorale Weg nicht möglich ist. Da durch die Punktion und die Kathetermanipulation schwere neurologische Komplikationen provoziert werden können, ist diese Technik grundsätzlich nur bei strenger Indikation anzuwenden.

Punktion der A. brachialis

Der transbrachiale Zugang erlaubt Behandlungen der ipsilateralen Schulter- und Armarterien. Entsprechend der Enge des Gefäßes dürfen nur kleinkalibrige Kathetersysteme verwendet werden.

Dilatationstechnik

Der Durchmesser des Dilatationsballons muss so gewählt werden, dass er der Weite des originären Gefäßes entspricht. Diese wird anhand der angrenzenden, nichtstenosierten Lumina gemessen. Die Länge des Ballons richtet sich nach der Länge der Läsion. Kurze Stenosen werden mit entsprechend kurzen Ballons behandelt, um die Schädigung des Gefäßendothels möglichst gering zu halten. Bei langstreckigen Einengungen werden längere Ballons eingesetzt, die im Rückzug überlappend entfaltet werden. Derbe Stenosen müssen so lange und unter Umständen mehrfach gedehnt werden, bis der Ballon keine Taille mehr aufweist.

Die Behandlung der Aortenbifurkation und bifurkationsnaher Iliakastenosen erfolgt in der sog. *Kissing-balloon-Technik* (Abb. 10-2). Über einen doppelseitig femoralen Zugang wird je ein Ballonkatheter zwischen distaler Aorta und proximaler A. iliaca communis gebracht und synchron inflatiert. Damit wird das abzweigende Gefäß vor der Verschleppung von Verschlussmaterial geschützt. Entsprechend können auch Läsionen im Bereich der Iliakalbifurkation behandelt werden, wobei hier der zweite Ballonkatheter in Crossover-Technik in die A. iliaca interna eingeführt wird.

Crossover-Manöver

Wenn der ipsilaterale femorale Zugang zu den Becken- und Beinarterien nicht möglich ist, wird die Behandlung in Crossover-Technik von kontralateral durchgeführt. Die Leistenregion zwischen distaler A. iliaca externa und dem proximalen Abschnitt der A. femoralis superficialis lässt sich in der Regel überhaupt nur so erreichen, dass der kurze punktierbare Abschnitt der A. femoralis communis keinen ausreichenden Instrumentierkanal für eine ipsilaterale Punktion gewährleistet. Das Manöver (Abb. 10-3 a–c) wird mit einem Pigtail-Katheter durchgeführt, der im Rückzug mit seiner

Spitze über die Aortenbifurkation in die gegenseitige Beckenarterie gebracht wird. Durch den Katheter wird ein Führungsdraht nach distal gebracht, über den wiederum der Ballonkatheter eingewechselt und vorgeschoben wird. Dieser Draht muss relativ steif sein, um ein Abweichen des Katheters in die Aorta zu verhindern.

Medikamentöse Begleittherapie

Eine medikamentöse Begleittherapie umfasst:
- präinterventionell am Vortag 100–300 mg Acetylsalicysäure
- periinterventionell 5000–10 000 I.E. Heparin i.a.
- 100–300 mg Acetylsalicysäure für mind. 6 Monate, evtl. Ticlopidin pro Tag zweimal 250 mg über 4 Wochen

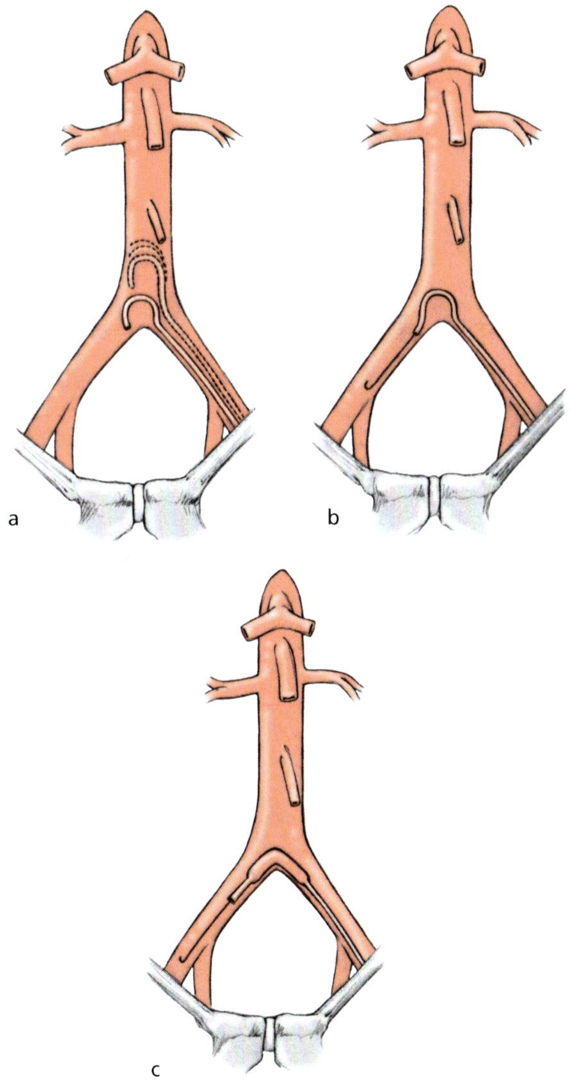

Abb. 10-3 a–c Crossover-Technik.

- evtl. Vollheparinisierung 24–72 Stunden
- selten Marcumar®.

Komplikationen

Obwohl ernsthafte Komplikationen selten sind, besteht bei jeder PTA das Risiko einer Kontrastmittelunverträglichkeit und einer Blutung. Durch jede Kathetermanipulation können Kollateralgefäße gefährdet oder periphere Embolien ausgelöst werden. Gefäßrupturen sind bei exakter Bemessung des Ballons extrem selten, können aber im Bereich der retroperitonealen Gefäße zu dramatischen Blutungen führen. Eine PTA der Abdominal- und Beckenarterien sollte daher nur dann vorgenommen werden, wenn die Möglichkeit einer unverzüglichen gefäßchirurgischen Intervention gewährleistet ist. Ein venöser Zugang und eine kontinuierliche Blutdrucküberwachung sind obligat. Zeigt die postinterventionelle Kontrolle eine gröbere Dissektion, kann diese durch Inflatieren des Ballons über mehrere Minuten wieder angelegt werden. Frische periphere Embolien lassen sich in der Regel durch Aspirationsembolektomie und lokale Lyse umgehend beseitigen. Nachblutungen und Pseudoaneurysmen an der Punktionsstelle werden durch möglichst kleine Kathetersysteme und ausreichende Kompression verhindert.

10.1.2 Stents

Prinzip

Stents sind transluminal applizierbare Gefäßendoprothesen, die ergänzend zur Angioplastie eingesetzt werden. Sie können bei elastischen Reststenosen und okkludierenden Dissektionen das Ergebnis der Dilatation verbessern oder zumindest sichern. Allgemeine Anforderungen an Stents sind:
- zuverlässige Platzierbarkeit
- hohe Radialkraft bei flachem Profil
- geringe Thrombogenität.

Nach ihren mechanischen Eigenschaften unterscheidet man ballonexpandierbare und selbstexpandierende Stents. Ballonexpandierbare Stents werden passiv durch Dehnung auf die Weite gebracht, die durch den Trägerballon vorgegeben ist. Selbstexpandierende Stents werden mit Hilfe spezieller Applikationssysteme implantiert, nach ihrer Freisetzung entfalten sie aktiv ihre Eigenspannung. In der Regel muss das Gefäß jedoch zuvor oder bei liegendem Stent nachdilatiert werden. Die expandierende Wirkung auf das Gefäß hält auch noch nach der Implantation an. Für rigide Stenosen werden ballonmontierte Stents bevorzugt, für weitlumige und gewundene Gefäße eher selbstexpandierende Modelle. Stents aus Memory-Metall erlangen

Tab. 10-2 Stent-Typen.

Stent-Typ	Beschaffenheit	spezielle Eigenschaften
ballonexpandierbarer	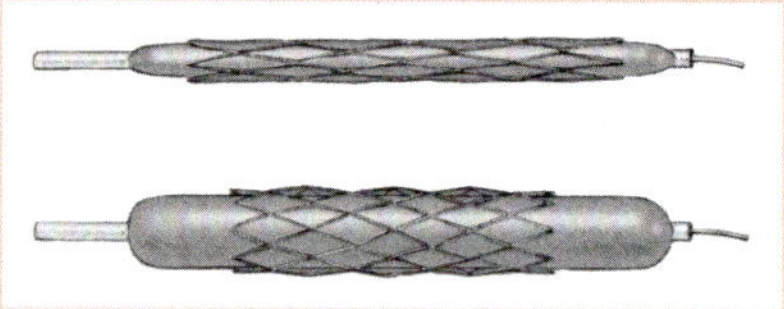	
Palmaz	rautenförmig geschlitztes Röhrchen mit Flachdachprofil	sehr hohe Radialkraft in geraden Gefäßen geeignet, erhebliche Verkürzung
selbstexpandierender Wall-Stent	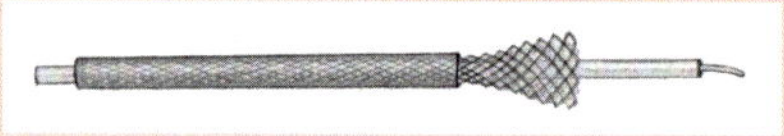	
	Drahtgeflecht in Form eines gewebten und tubulären Netzes	behält die elastische Rückstellkraft, Verkürzung um 20–40%
gecoverter Stent	polyesterummantelter Nitinol-Stent	endovaskulärer Bypass, zum Verschluss von Leckagen und Aneurysmen

ihre vorbestimmte Weite nach Erwärmung durch das Blut. Ummantelte Stents eröffnen die Möglichkeit, a.v.-Fisteln und Aneurysmen auszuschalten oder lange Verschlussstrecken wie mit implantierbaren Bypässen zu behandeln.

Jeder Stent induziert durch Reizung der Gefäßwand eine Hyperplasie der Intima, die zur Restenosierung und zum Verschluss führen kann. Durch unterschiedliche Stent-Designs, radioaktive Legierungen oder Beschichtung mit Medikamenten wird versucht, dieser Reaktion entgegenzuwirken. Nach den bisherigen Erfahrungen ist aber das Problem der Intimahyperplasie noch nicht zufriedenstellend gelöst. Regelmäßige Kontrolluntersuchungen mit Ultraschall, DSA oder CT sind erforderlich, um Restenosierungen rechtzeitig zu erkennen und mit erneuter PTA zu behandeln.

Indikationen

Der Einsatz von Stents bei Stenosen im Becken- und Beinbereich wird in der Regel vom Ergebnis der vorangegangenen PTA abhängig gemacht. In der Beckenetage wird die Indikation großzügig gehandhabt, da gute Primär- und Langzeitergebnisse erzielt werden. Bezüglich der Offenheitsraten sind die Stents der alleinigen PTA deutlich überlegen. Wiedereröffnete chronische Beckenverschlüsse werden primär mit Stents versorgt. Im femoropoplitealen Abschnitt sind nur die Hälfte aller Stents nach 2 Jahren noch offen, weswegen hier der Einsatz nur zu rechtfertigen ist, wenn nach PTA Komplikationen die Durchgängigkeit des Gefäßes bedrohen. An den Nierenarterien stellen Ostiumstenosen und chronische Verschlüsse eine Indikation zur primären Stent-Versorgung dar, die Restenoserate ist hier gering. Nach eigenen Ergebnissen hängt sie stark von der Stent-Größe ab – je größer der Stent, desto seltener sind die Rezidive. Im Bereich der A. carotis werden regelhaft primär Stents implantiert, auch hier ist die Neigung zur Rezidivstenose gering.

Implantationstechnik

Verkalkte und derbe Stenosen müssen vor der Applikation vorgedehnt werden, um die unversehrte Passage des Stents zu gewährleisten. Insbesondere ballonmontierte Stents können leicht an Plaques festhaken und dislozieren. Fehlplatzierte und verlorene Stents werden mit Fangkathetern transluminal entfernt. Bei der Bemessung des Stents muss der Eigenschaft einzelner Typen Rechnung getragen werden, sich proportional zur Erweiterung zu verkürzen. Der Stent-Durchmesser wird einen Millimeter größer als der Ballon gewählt, um ein sicheres Haften zu gewährleisten. In kritischen Gefäßbereichen wie den Hals- und Nierenarterien verwenden wir Führungskatheter, in denen die Stents in die Läsion geführt und durch Rückzug des Katheters freigesetzt werden. In analoger Weise verfahren wir mit Hilfe langer Schleusen bei schroff verkalkten Beckengefäßstenosen. Die Begleitmedikation entspricht derjenigen bei der PTA.

10.1.3 Okklusionsbehandlungen

Der Kathetertherapie steht eine Reihe verschiedener Materialien zur Okklusionsbehandlung zur Verfügung. Je nach ihrer Beschaffenheit kann bestimmt werden, ob

der Verschluss auf Ebene der großen Gefäße oder der Kapillaren erfolgen und ob er temporär oder permanent sein soll. Mit Mikrokathetern lassen sich alle Gefäßareale des Körpers erreichen und superselektiv embolisieren.
Einfache a.v.-Fisteln und schmalbasige Aneurysmen sind in der Regel mit Drahtspiralen verschließbar. Breitbasige Aneurysmen und Gefäßleckagen werden mit ummantelten Endoprothesen ausgeschaltet. Komplexe Malformationen bedürfen meist der mehrfachen Embolisation mit unterschiedlichen Materialien.
Arterielle Blutungen sollten interventionell behandelt werden, wenn sie operativ nicht beherrschbar oder nur schwierig zu erreichen sind. Eine herausragende Bedeutung hat die Behandlung von Patienten mit Beckenfrakturen oder urogenitalen Tumoren. Durch den mehr oder weniger selektiven Verschluss der A. iliaca interna können solche Blutungen beherrscht werden. Wenn der Verschluss der A. iliaca interna unterhalb des Abgangs des hinteren Gefäßbündels erfolgt, bleibt der Eingriff ohne gravierende Nachteile für die Durchblutung des Beckens.

10.2 Interventionen im venösen System

Angioplastien im venösen System werden vornehmlich im Bereich von Dialyse-Shunts und der V. subclavia vorgenommen. In der Regel sind diese Stenosen äußerst rigide und erfordern hohe Dilatationsdrücke. Obwohl die Läsionen zu Rezidiven neigen, sind wiederholte Behandlungen lohnend. Die Funktionsfähigkeit der Shunts kann schnell wiederhergestellt und somit die operative Neuanlage lange Zeit hinausgezögert werden.
Postthrombotische Einengungen der Beckenvene werden in der Regel nur mit Hilfe eines Stents dauerhaft erweitert. Ebenso lassen sich Einflussstauungen der V. iliaca und der V. cava durch Tumorkompression nur mit einer primären Stent-Einlage erfolgreich behandeln.
Kavafilter stellen eine effektive und wenig belastende Prophylaxe der Lungenembolie dar. Die Implantation eines Filters ist bei rezidivierenden, den Patienten gefährdenden Embolien indiziert. Komplikationen durch den Filter können durch Materialbrüche, Perforation der Venenwand oder Dislokation des ganzen Filters in die Lungenstrombahn provoziert werden. Die Platzierung erfolgt über die V. brachialis, die V. jugularis oder die V. femoralis und ist technisch einfach. Neben der passenden Korbweite muss auf die exakte Lage unterhalb der Nierenvenenmündungen geachtet werden. Moderne Systeme können sowohl temporär als auch permanent eingesetzt werden. Wenn Kontrollen keine zurückgehaltenen Thromben zeigen, erlaubt ein am Filter angebrachtes Häkchen die einfache Entfernung mittels einer Fangschlinge. Gefangene Thromben müssen eventuell zuvor lysiert werden, im Bedarfsfall kann der Filter auch permanent belassen werden.
Weitere interventionelle Maßnahmen im venösen System sind:
- Ausschaltung arteriovenöser Malformationen
- Katheter- und Fremdkörperentfernung
- Verödung der V. spermatica.

10.3 Literatur

Günther RW, Thelen M (Hrsg.): Interventionelle Radiologie der Gefäße. Thieme, Stuttgart–New York 1996
Lammer J, Schreyer H (Hrsg.): Praxis der interventionellen Radiologie. Hippokrates. Stuttgart 1991
Liermann D, Kirchner J: Angiographische Diagnostik und Therapie. Thieme, Stuttgart–New York 1997
Mahler F: Katheterinterventionen in der Angiologie. Thieme, Stuttgart–New York 1990
Stentgestützte Perkutane Angioplastie der Carotis vs. Endarterektomie: SPACE-Studie. http://www.space.stroke-trial.com.

11 Thrombolyse

D. Welger und O. H. Wegener

Die Thrombolyse hat sich in der Behandlung akuter venöser und arterieller Verschlussprozesse seit vielen Jahren neben gefäßchirurgischen Maßnahmen bewährt und ist in bestimmten Gefäßprovinzen die Therapie der ersten Wahl.

11.1 Thrombolytika

Zur Fibrinolyse stehen hauptsächlich drei externe Aktivatoren zur Verfügung. Sie alle wandeln körpereigenes Plasminogen in Plasmin um, das seinerseits das Fibrin des Thrombus in lösliche Produkte spaltet (Abb. 11-1).

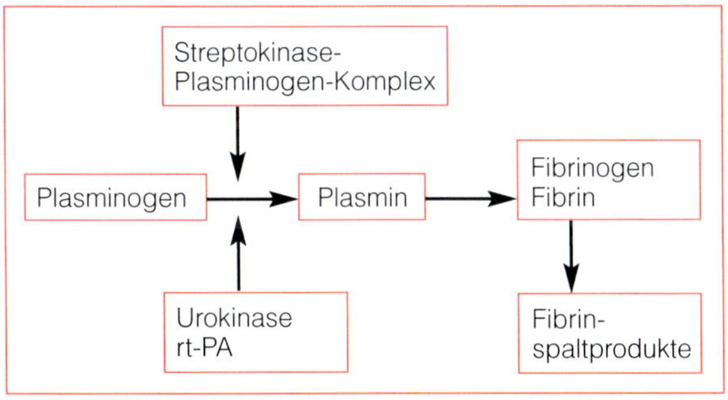

Abb. 11-1 Therapeutische Fibrinolyse.

11.1.1 Streptokinase

Streptokinase verbindet sich mit einem Teil des frei zirkulierenden Plasminogens zu einem Aktivatorkomplex, der das verbleibende Plasminogen in das aktive Plasmin umwandelt. Wegen seiner antigenen Eigenschaften, die relativ häufig zu allergischen Reaktionen führen, und seiner schlechten Steuerbarkeit wird es heute zurückhaltend eingesetzt. Streptokinase hat eine zweigipflige Halbwertszeit, dabei sind 80% nach 16 Minuten abgebaut und 20% nach 85 Minuten.

11.1.2 Urokinase

Urokinase aktiviert Plasminogen direkt zu Plasmin und ist daher besser steuerbar und hat keine antigenen Eigenschaften. Die Wirkdauer beträgt einige Stunden. Urokinase wird heute zur systemischen oder lokalen Behandlung sowohl venöser als auch arterieller Thrombosen und Embolien eingesetzt. Urokinase wird in der Leber in 15 Minuten bis zu 50% abgebaut.

11.1.3 Gewebsplasminogenaktivator (rt-PA)

Die direkte Aktivierung des Plasminogens durch rt-PA ist an das Vorhandensein von Fibrin gebunden, d.h., die Wirkung findet direkt am Thrombus statt, es kommt nicht zu einer effizienten Plasminogenaktivierung im

Plasma. rt-PA unterscheidet sich damit von der Streptokinase und Urokinase, die beide mit dem frei zirkulierenden Plasminogen reagieren.
Die Wirkdauer ist ultrakurz (Halbwertszeit 4–6 Minuten), woraus sich eine gute Steuerbarkeit ergibt. Diese Eigenschaften begünstigen den bevorzugten Einsatz zur lokalen röntgengestützten Lyse.

11.1.4 Glykoprotein(GP)-IIb/IIIa-Antagonisten

Die Substanzklasse der Glykoprotein-IIb/IIIa-Antagonisten gehört zu den *Aggregationshemmern.* Die bekanntesten Vertreter sind Abciximab (ReoPro®) und Tirofiban (Aggrastat®). Sie hemmen die gemeinsame Endstrecke der Thrombozytenaggregation, unabhängig vom auslösenden Agens (Adenosindiphosphat, Thromboxan). Sie werden eingesetzt, um akute Verschlüsse während diagnostischer oder therapeutischer perkutaner Interventionen aufzulösen; ihr Einsatz hat sich v.a. bei kardiologischen und neuroradiologischen interventionellen Eingriffen bewährt.

11.2 Durchführung und Indikationen

Prinzipiell wird zwischen der systemischen und der lokalen Fibrinolyse unterschieden. Ziel muss es sein, im Gerinnsel eine möglichst hohe Plasminkonzentration zu erreichen, bei gleichzeitigem Niedrighalten des Plasminspiegels im zirkulierenden Blut. Das kann am sichersten mit der lokalen Fibrinolyse und mit dem fibrinspezifischen rt-PA erreicht werden. Dennoch ist bei rt-PA eine systemische Reaktion nicht völlig ausgeschlossen, wie zahlreiche Studien belegen, da es unselektiv auch Thromben in anderen Körperregionen auflösen kann.
Die Empfehlungen zur Wahl des Fibrinolytikums, zu seiner Dosierung und Applikationsart werden sehr unterschiedlich gehandhabt und basieren häufig auf empirischen Kenntnissen. Auch bestimmen Zwänge innerhalb eines Krankenhauses, die Verfügbarkeit von Intensivstationen oder Angiographieplatz etc. mitunter das Vorgehen.

11.2.1 Venöses System

Im Becken- und Beinvenenbereich werden die besten Lyseergebnisse bei akuten und subakuten Phlebothrombosen mit einem Alter von bis zu 14 Tagen erzielt; Erfolge sind aber bis zu einem Thrombusalter von 50 Wochen möglich. Isolierte Unterschenkelvenenthrombosen werden nicht lysiert.
Gebräuchliche Lyseschemata sind die *ultrahohe Kurzzeitlyse* mit Streptokinase nach Martin, bei der 9 Mio. I.E. Streptokinase innerhalb von 6 Stunden i.v. verabreicht werden. Eine Wiederholung erfolgt ggf. nach 24 Stunden.
Bei der sog. *Schemalyse* werden Urokinase oder Steptokinase in einer Dosierung von 250000 bis 600000 I.E. initial und mit einer Erhaltungsdosis von 100000 I.E./h eingesetzt.
Die ultrahohe Streptokinasebehandlung erbrachte bei vergleichbaren Verschlüssen keine bessere primäre Eröffnungsrate, wohl aber weniger Blutungskomplikationen. Beschrieben werden auch lokoregionale Lyseverfahren zur Behandlung der tiefen Beinvenenthrombose, bei der unter arterieller Sperre (Lyseblocktechnik) oder Kompression das Lytikum über einen kurzen Zeitraum (wenige Minuten bis 4 Stunden) über eine periphere Fußrückenvene appliziert wird. Gute Ergebnisse werden auch bei der direkten venösen Thrombolyse der oberen Extremität beschrieben.

11.2.2 Lungenembolie

Die Fibrinolyse bei Lungenembolien ist den *massiven* und *foudroyanten* Lungenembolien vorbehalten, die in über 50% der Fälle innerhalb der ersten Stunden zum letalen Ausgang führen. Eine entscheidende Verbesserung der hämodynamischen Situation durch systemische Lyseverfahren tritt erst nach 12–24 Stunden ein. Eine schnellere Thrombolyserate ist mit der lokalen Gabe von rt-PA oder Urokinase zu erzielen. Beide Substanzen haben sich hinsichtlich ihrer Rekanalisationsrate und ihrer Nebenwirkungen als vergleichbar erwiesen.
Bevorzugt werden *Fragmentationsverfahren* in Kombination mit lokaler Thrombolyse eingesetzt, da nur so eine rasche Rechtsherzentlastung stattfinden kann. Die Fragmentation eines zentralen großen Thrombus in kleine Bruchstücke verbessert nicht nur sofort die hämodynamische Situation, sondern bietet eine größere Angriffsfläche für das Fibrinolytikum.

11.2.3 Shunt-Lyse

Die Auflösung von Dialyse-Shunts ist problematisch. Wegen schlechter Ergebnisse werden meist nur kurzstreckige Verschlüsse oder Protheseninterponate lysiert. Gegebenenfalls ist eine Kombination mit einer Angioplastie indiziert.

11.2.4 Arterielles System

Solange ein Thrombus/Embolus noch nicht vollständig organisiert ist und noch Fibrin enthält, kann er durch ein Fibrinolytikum aufgelöst werden. Je kleiner der Gefäßquerschnitt, umso rascher erfolgt die Organisation. Generell haben Emboli eine gute Lysefähigkeit bis zu einem Alter von 6 Wochen, thrombotische Verschlüsse bis zu 6 Monaten (Tab. 11-1).

Medikamentöse intraarterielle lokale Lyse

Heute wird der direkten lokalen Lyse ohne wesentliche systemische Wirkung der Vorzug gegeben. Die Vorteile sind:

- hohe Konzentration des Fibrinolytikums im Gerinnsel durch direkte Infiltration
- schnellere Wirksamkeit
- geringerer Verbrauch von Fibrinolytikum
- geringere Komplikationsrate
- weniger Kontraindikationen
- Kostensenkung.

Indikationen

Aufgrund zahlreicher prospektiver Studien gelten für die lokale intraarterielle Lyse folgende Indikationen:

- akute thrombotische oder embolische Verschlüsse
- iatrogene embolische Verschlüsse nach Angiographie oder Dilatation
- subakute und chronische arterielle Verschlüsse in Abhängigkeit von Verschlussalter und -lokalisation.

➡ Bei einer dekompensierten Ischämie sollte grundsätzlich der gefäßchirurgische Eingriff aufgrund des Zeitlimits die Methode der ersten Wahl sein. Bei inoperablen Patienten können alternativ die mechanischen perkutanen Thrombektomieverfahren eingesetzt werden.

Die Domäne der lokalen Fibrinolyseverfahren liegt v. a. bei den kleineren Gefäßen, wie z. B. den Unterschenkelgefäßen. Auch embolische Unterarm- und Fingerarterien sind in den ersten Tagen gut lysierbar. Verschlossene Gefäßprothesen können ebenfalls erfolgreich lysiert werden. Postoperative Gefäßkontrollen zeigen den Eingang zur Prothese für die Sondierung auf. Ein Prothesenfrühverschluss sollte chirurgisch korrigiert werden, da hier in der Regel ein technischer Fehler vorliegt.

Grundsätzlich kann unmittelbar nach gefäßchirurgischen Engriffen eine lokale Lyse bei zwingender Indikation notwendig werden. Embolien nach einer Karotisendarteriektomie oder nach peripheren Bypässen können z. B. eine lokale Lyse erforderlich machen. Eine dadurch bedingte Blutung im Operationsgebiet stellt in der Regel das kleinere, beherrschbare Übel dar.

Renale und intestinale embolische oder thrombotische Verschlüsse können ebenfalls lysiert werden; bei den mesenterialen Verschlüssen sind besonders die disseminierten Verschlüsse einer lokalen Lyse zugänglich. Ein kompletter Verschluss eines renalen bzw. mesenterialen Gefäßes wird jedoch nur für ca. 2 Stunden toleriert, ein Zeitraum, in dem häufig erst diagnostische Maßnahmen getroffen werden. Vorhandene mesenteriale Kollateralkreisläufe oder Kapselgefäße und Mehrfachversorgung einer Niere können das Zeitfenster für die Lyse auf 6–8 Stunden verlängern.

! Mesenteriale Embolien sind gefährlicher als Thrombosen.

Auch intestinale Venenthrombosen sind der lokalen Lyse via A. mesenterica zugänglich.

Tab. 11-1 Grenzalter für die Lysefähigkeit von Thromben in Abhängigkeit von der Lokalisation.

Lokalisation	Grenzalter für die Lysefähigkeit
Beckenarterien	6–8 Monate
Oberschenkel-/Knie-/ Oberarmarterien	4–6 Monate
Unterschenkel-/ Unterarmarterien	1–4 Wochen
Fingergefäße	wenige Tage

Technisches Vorgehen

Das technische Vorgehen der lokalen intraarteriellen Lyse variiert erheblich. Zahlreiche Modifikationen sind beschrieben.

➡ Grundsätzlich hat der Lysekatheter direkt im Thrombus zu liegen.

Zunächst erfolgt eine Infiltration über die gesamte Thrombus-/Emboluslänge mit einer Bolusgabe von z. B. 3 mg rt-PA oder 100 000 I. E. Urokinase, dann die kontinuierliche Fortsetzung mit 5 mg/h rt-PA oder 50 000 I. E./h Urokinase.

➡ Bei älteren Patienten und intraoperativ werden Dosierungen von 1–2 mg/h rt-PA empfohlen, um die Blutungsgefahr zu minimieren.

Der Katheter hat mehrere Seitenlöcher, um das Fibrinolytikum gleichmäßig zu verteilen. Am Lysebeginn erhalten die Patienten 5000 I. E. Heparin und über den Schleusenkatheter erfolgt eine kontinuierliche Heparingabe (Zielwert: 1,5- bis 2fache des PTT-Normwer-

11

tes), um Abscheidungsthromben an den Kathetern zu vermeiden.
Bei der *Puls-Sprüh-Lyse* nach Bookstein werden kleine Portionen von hochkonzentriertem Fibrinolytikum mit hohem Druck (Infusionspumpe) durch die Seitenlöcher eines endständig verschlossenen Katheters gegeben. So soll zusätzlich eine mechanische Fragmentierung erreicht werden. Mit dieser Technik werden weitere Verkürzungen der Lysezeiten beschrieben.

→ Wird die Lyse stationär über einen längeren Zeitraum fortgesetzt, ist eine intensive Überwachung erforderlich, um relevante Blutungen rechtzeitig zu erkennen.

Die Lyse wird beendet, wenn das angiographische Ergebnis die komplette Wiedereröffnung der Gefäße anzeigt, winzige Restthromben werden durch anschließende Vollheparinisierung beseitigt. Ist über einen Zeitraum von 4 Stunden kein Lyseerfolg mehr zu verzeichnen, wird die Behandlung abgebrochen, da, korrekte Dosierung vorausgesetzt, kein Lyseerfolg mehr zu erwarten ist.

Mechanische perkutane Thrombolyse

Als Alternative zur alleinigen lokalen Lyse stehen inzwischen mechanische Thrombektomieverfahren zur Verfügung. Sie werden bislang im arteriellen System nur infrainguinal eingesetzt.
Bei der *Aspirationsembolektomie* nach Starck werden großlumige Katheter an/in den Thrombus bzw. Embolus gebracht und mit Unterdruck, der durch großlumige Spritzen erzielt wird, aspiriert. *Hydrodynamische Katheter* saugen Thromben nach dem Wasserstrahlprinzip (Venturi-Effekt) ab. Der *Amplatz-Katheter* bewirkt eine Fragmentation des Verschlussmaterials durch einen hochtourig rotierenden Impeller (100000 Umdrehungen/Min.) auf eine Größe von < 13 nm.
Die mechanischen Verfahren führen nicht immer zur vollständigen Entfernung des thrombotischen Materials, wodurch eine zusätzliche Fibrinolyse notwendig werden kann. Unsere Vorgehensweise bei lokaler Lyse, abhängig vom Thrombusalter, ist in Tabelle 11-2 zusammengefasst.

11.2.5 Laborparameter

Vor Lysebeginn sind das Blutbild, die Blutgruppe und der Gerinnungsstatus mit Quick-Wert, PTT und Fibrinogen zu bestimmen.
Nach 4 Stunden erfolgt die erste Laborkontrolle, weitere folgen alle 8–10 Stunden. Überprüft werden dabei ein kleines Blutbild und Thrombozyten, PTT und Fibrinogen. Die PTT soll das 1,5fache der Norm betragen. Wenn zwischen einer Gerinnungshemmung durch Fibrinogenspaltprodukte und Heparin unterschieden werden soll, muss zusätzlich die *Reptilasezeit* bestimmt werden.

11.3 Kontraindikationen

Relative Kontraindikationen sind zu beachten, wenn mit einer *systemischen Wirkung* des Fibrinolytikums zu rechnen ist. Nach Hess sind die Dosisempfehlungen zur Vermeidung einer systemischen Wirkung wie folgt:
- 30000 I.E. Streptokinase
- 100000 I.E. Urokinase
- 2,5 mg/h rt-PA bis max. 3 Stunden.

Tab. 11-2 Vorgehensweise bei der lokalen arteriellen Lyse in Abhängigkeit vom Alter des Verschlusses.

Verschlussalter	therapeutisches Vorgehen
< 4 Wochen	– Aspiration mittels Aspirationskatheter und Aspirationsschleuse (abnehmbares Ventil) – bei inkompletter Rekanalisation zusätzlich lokale Fibrinolyse mit rt-PA – alternativ zur Aspiration Einsatz hydrodynamischer Katheter bei Thrombusalter unter 14 Tagen, bevorzugt bei Prothesen-Bypässen
> 4 Wochen	– Einführen einer 5-French-Metallschleuse – Platzierung eines 4-French-Katheters mit Seitenlöchern in den Thrombus/Embolus – i.a. Gabe von 5000 I.E. Heparin – Bolusinjektion von 2–5 mg rt-PA, je nach Verschlusslänge direkt in das Gerinnsel – kontinuierliche Gabe von rt-PA in einer Dosis von 10 mg/h, insg. 20 mg; ggf. Korrektur der Katheterlage; Schleusenspülung mit heparinisierter Kochsalzlösung – bei inkompletter Rekanalisation Fortsetzung der lokalen Lyse mit ca. 60000 I.E./h Urokinase auf der Intensivstation bis zur Wiedereröffnung – je nach Befund 1–3 Tage Vollheparinisierung

11.3.1 Relative Kontraindikationen

Relative Kontraindikationen einer Lysetherapie sind:
- floride Magen-Darm-Ulzera, Ösophagusvarizen
- diabetische Retinopathie, Stadien III und IV
- fortgeschrittenes Malignom
- Aortenaneurysma, zerebrale Aneurysmen
- akute Pankreatitis
- therapierefraktäre Hypertonie über 200/100 mmHg
- Trauma, große abdominale, thorakale oder zerebrale Operationen < 6 Wochen zurückliegend
- Contusio oder Commotio cerebri < 4 Wochen zurückliegend
- linksseitiger kardialer Thrombus
- Vaskulitiden im floriden Schub.

11.3.2 Absolute Kontraindikationen

Absolute Kontraindikationen einer Lysetherapie sind:
- aktive hämorrhagische Diathese
- kürzlicher zerebraler Insult
- Gravidität im 1. Trimenon
- Sepsis, fluoride Endokarditis
- manifeste Hämorrhagie.

11.4 Komplikationen

Die gefürchtete und zugleich spezifische Komplikation der systemischen und lokalen Lyse ist die Blutung. Schwerwiegende Blutungskomplikationen, v.a. die intrazerebrale Blutung, können bei strikter Einhaltung der Kontraindikationen und subsystemischer Dosierung weitgehend vermieden werden. In hohem Lebensalter steigt das intrazerebrale Blutungsrisiko an. In größeren Patientenkollektiven werden tödliche intrazerebrale Blutungen mit 0,1–0,5% angegeben, Blutungen im Bereich der arteriellen Punktionsstelle mit 25%.

➡ Allergische Reaktionen werden in der Regel nur durch Streptokinase verursacht.

Bei bis zu 15% der Fälle sind periphere Embolien während des Auflösungsvorganges zu beobachten, die meist durch Fortsetzung der Lyse unter Gabe von Analgetika zu beheben sind, evtl. auch durch Aspirationsembolektomie.

!

Vor ultrahohen Kurzzeitlysen von Beckenvenen- bzw. Kavathrombosen sollte ein Kavafilter implantiert werden.

Tödliche Lungenembolien können bei Einsatz der ultrahohen Streptokinasetherapie zur Behandlung von Beckenventhrombosen die Folge sein und sollten durch Einsatz eines temporären Kavafilters verhindert werden.

11.5 Bewertung

Die Therapie akuter arterieller und venöser Gefäßverschlüsse erfordert eine interdisziplinäre Zusammenarbeit von Gefäßchirurgen, Angiologen, Interventionsradiologen und Intensivmedizinern. Das Gleiche gilt für die Wahl des Thrombolytikums, wobei sich rt-PA immer mehr durchsetzt. Die Technik der lokalen Fibrinolyse wird sehr unterschiedlich gehandhabt, mechanische thrombolytische Verfahren haben sich etabliert. Mit der Katheterthrombolyse werden amputationsfreie Überlebensraten von 75–95% beschrieben, unabhängig vom eingesetzten Fibrinolytikum. Der Lyseerfolg im Bereich der peripheren Arterien liegt bei 67–87%. Die Erfolge im venösen System liegen deutlich niedriger, auch bei Kombination mit Angioplastie und Stenting. Eine sorgfältige Patientenselektion ist hierbei erforderlich.

11.6 Literatur

Becker GJ, Holden RW: Fibrinolytic therapy. In: Castaneda-Zuniga WR, Taoavarthy SM (eds.): Interventional Radiology, 2nd edition, Williams & Wilkins, Baltimore 1992, 599–634

Bookstein JJ, Fellmeth Roberts A, Yalji K, Davis G, Machado T: Pulted-spray pharmacomechanical thrombolysis: preliminary clinical results. Am. J. Radiol. 152 (1989) 1097–1100

Cragg AH, Smith TP, Corson JD, Nakagawa N, Castaneda F, Kresowik TF, Sharp WJ, Bersbaum KS: Two urokinase regimes in native arterial and graft occlusions: initial results of a prospective, randomized clinical trial. Radiology 178 (1991) 681–686.

Grunwald MR, Hoffmann LV: Comparison of urokinase, alteplase, and reteplase for catheter-directed thrombolysis of deep venous thrombosis. J. Vasc. Interv. Radiol. 15 (2004) 347–352

Günther R, Thelen M: Interventionelle Radiologie, 2. Aufl., Thieme, Stuttgart 1995

Hess H: Lokale Lyse bei peripheren arteriellen Verschlüssen. Herz 1 (1989) 12–21

Luther B: Intestinale Durchblutungsstörungen. Mesenterialinfarkt – Angina abdominalis. Steinkopff Verlag, Darmstadt 2001

Martin M, Fiebach JO: Fibrinolytische Behandlung peripherer Arterien- und Venenverschlüsse, 3. Aufl., Huber, Bern 1994

Ouriel K, Gray DG, Olin J: Complications associated with the use of urokinase and recombinant tissue plasminogen activator for catheter-directed peripheral arterial and venous thrombolysis. J. Vasc. Interv. Radiol. 11 (2000) 295–298

Rundback JH: Mesenteric venous thrombosis: successful treatment by intraarterial lytic therapy. J. Vasc. Interv. Radiol. 10 (1999) 98–99

Swischuk JL, Fox PF, Young K, et al.: Transcatheter intraarterial infusion of rt-PA for acute lower limb ischemia: results and complications. J. Vasc. Interv. Radiol. 12 (2001) 423–430.

Wagner HJ, Starck EE, Alfke H, Reuter P: Konventionelle, lokale intraarterielle Fibrinolyse, Spray-Lyse und mechanisch akzelerierte Fibrinolyse: Standortbestimmung im Spektrum der Angioplastietechniken, Fachzeitschrift Röntgenstraße 159 (1993) 466–470

12 Konservative und flankierende Maßnahmen in der Gefäßchirurgie

W. Hepp

Nach einer Erhebung von H. M. Becker 1992 zeigten die Gefäßchirurgie und die Herzchirurgie unter allen chirurgischen Disziplinen in der Bundesrepublik Deutschland (westliche Bundesländer und Westteil von Berlin) im Laufe der letzten 20 Jahre die größten Steigerungsraten. Diese lagen bei 117 bzw. 98%. Beachtenswert ist, dass die Zahl der gefäßchirurgischen Eingriffe 1989 mit 75000 fast doppelt so hoch lag wie die der Herzchirurgie mit 40000. Schlusslichter waren mit allenfalls noch minimaler Steigerungsrate oder sogar abnehmender Tendenz die Allgemeinchirurgie und die HNO. Der Trend in der Gefäßchirurgie hält an, dennoch kann das gefäßchirurgische Soll derzeit nicht erfüllt werden. Die Folge ist eine nicht unbeträchtliche, allerdings nur geschätzte Anzahl von Amputationen, die jährlich in Deutschland zu frühzeitig, zu weit zentral und auch unnötig durchgeführt werden. In der genannten Erhebung von Becker wird für 1989 der Bedarf an gefäßchirurgischen Eingriffen mit folgenden Zahlen angegeben:

- Gefäßrekonstruktionen: 1410/Jahr/1 Mio. Einwohner
- alle gefäßchirurgischen Eingriffe: 2469/Jahr/1 Mio. Einwohner.

Berücksichtigt man, dass von 1984 bis 1989 die Zahl der Gesamtoperationen pro Jahr je 1 Mio. Einwohner um ca. 900 zugenommen hat, lässt sich leicht abschätzen, wo wir heute, 10 Jahre später, stehen. Diese Zunahme gefäßchirurgischer Eingriffe betrifft vor allem Operationen an den hirnversorgenden Arterien und wegen Aortenaneurysma (meist abdominell).

Insgesamt hat aber auch die Zahl von gefäßkranken Patienten exzessiv zugenommen. Dies mag in erster Linie auf die höhere Lebenserwartung (die Arteriosklerose ist primär eine Erkrankung des höheren Lebensalters!) zurückzuführen sein, ebenso auf eine relative Zunahme multifokaler arteriosklerotischer Erkrankungen und letztlich aber auch auf eine verbesserte Diagnostik nichtinvasiver Art. Letzterer ist es zuzuschreiben, dass gerade auch Karotisstenosen und Aortenaneurysmen frühzeitiger und häufiger diagnostiziert werden. Viele werden auch als Zufallsbefund bei einem sorgfältigen, die nichtinvasive Diagnostik einschließenden Check-up und bei abdominellen Sonographiekontrollen anderer Ursache als Nebenbefund festgestellt.

12.1 Konservative Maßnahmen

Dennoch ist das Patientenkollektiv, bei dem konservative Therapiemaßnahmen angezeigt sind, um ein Mehrfaches größer als das der gefäßchirurgischen Option. Vorrangig ist gerade die Behandlung der Risikofaktoren und der Begleiterkrankungen eine ganz wesentliche Aufgabe für den konservativ therapierenden Gefäßspezialisten und Internisten wie auch Hausarzt. Hinzu kommt die konservative Behandlung der AVK. Im Stadium II nach Fontaine z. B. sind 80% der Patienten primär konservativ und nur 20% endovaskulär oder gefäßchirurgisch zu therapieren. Anders verhält es sich allerdings in den amputationsbedrohten Stadien (siehe Kap. F7).

12.1.1 Diagnostik und Behandlung der arterioskleroseverursachenden Risikofaktoren

Gerade auch am Beispiel des gut kompensierten Oberschenkelarterienverschlusses (ca. 80% aller Verschlüsse dieser Etage) muss man sich der Tatsache bewusst sein, dass die pAVK nur *ein* Symptom der zugrunde liegenden stenosierenden oder dilatierenden Arteriosklerose ist. Nach Diehm bedroht diese den Patienten durch die Koinzidenz einer eventuell vorliegenden koronaren Herzerkrankung (50% im Stadium II, 90% in den Stadien III und IV) oder von Karotisläsionen (70%) vital. Die Diagnostik auch dieser Organsysteme ist daher eine wesentliche Maßnahme bei der Behandlung der pAVK.

12.1.2 Basistherapie

Zwischen Basistherapie und spezieller Therapie ist zu differenzieren. Zur Basistherapie zählt die Behandlung der Risikofaktoren. Die Basistherapie gehört auch zu den Aufgaben des Gefäßchirurgen. Eine gefäßchirurgische Rekonstruktion ohne Mitbehandlung der Risikofaktoren ist langfristig mit einer ungünstigeren Prognose behaftet.

Das **Rauchen** muss völlig eingestellt werden, was allerdings wegen schlechter Patientencompliance nur selten gelingt. Als neuere Maßnahmen, dies zu unterstützen, werden in letzter Zeit die Psychotherapie und die Akupunktur angegeben.

Die Behandlung einer **Hypertonie** ist obligat. Hinsichtlich der häufig geübten additiven Gabe eines Diuretikums ist zu beachten, dass hierbei durchaus das Risiko einer Hämokonzentration mit Beeinträchtigung der Mikrozirkulation besteht. Auch andere Stoffwechselparameter werden ungünstig beeinflusst (Erhöhung der Blutfette und der Harnsäure, Verschlechterung der Glukosetoleranz). Diuretika sollten daher nur bei strenger Indikation verordnet werden.

Eine **Hyperlipidämie** ist weiter zu differenzieren sowie entsprechend diätetisch oder/und medikamentös zu therapieren.

Der **Diabetes mellitus** nimmt bei den AVK-Patienten in Abhängigkeit von der Lokalisation der Läsionen zu (siehe Kap. F7). Eine frühzeitige Behandlung und das Erreichen einer Normoglukosämie ist anzustreben, um andere diabetische Spätschäden zu verhindern oder wenigstens zunächst aufzuhalten.

Auf eine Reduktion des **Übergewichts** ist zu drängen. Schon dadurch lassen sich eine Hypertonie und eine Hyperlipidämie sowie auch die Hyperurikämie oft ohne weitere Medikation günstig beeinflussen oder die Medikation kann zumindest reduziert werden. Auf die einzelne Medikation soll hier nicht eingegangen werden, hierzu wird auf die diesbezügliche angiologische Literatur verwiesen.

Die Reduzierung einer Hyperfibrinogenämie kann zur **Senkung der Blutviskosität** ein gutes therapeutisches Prinzip darstellen, ebenfalls eine Defibrinogenisierung durch Schlangengifte (Arwin, Defibrase). Aus Kostengründen und wegen der möglichen Komplikationen ist dies aber eine Therapie, die nur Ausnahmefällen vorbehalten bleibt. Besteht eine gleichzeitige Hyperlipidämie, kann diese mit Fibraten relativ einfach therapiert werden. Selten wird auch eine niedrig dosierte intermittierende Urokinaselangzeittherapie bei dekompensierter Durchblutungssituation durchgeführt.

Zur Basistherapie gehört ebenfalls die Behandlung einer eventuell gleichzeitig bestehenden **Herzerkrankung**. Eine Verbesserung der Herzarbeit kann durch die „vis a tergo" zur Verbesserung der peripheren Perfusion führen. Die Behandlung einer gleichzeitig bestehenden **Niereninsuffizienz** sowie die Abklärung und ggf. Behandlung von Läsionen an den nierenversorgenden Arterien zählen ebenfalls zur Basistherapie.

Bei dem Patientenkollektiv im meist fortgeschrittenen Lebensalter bestehen häufig **obstruktive und/oder restriktive Ventilationsstörungen.** Diese schränken den Patienten in seiner Leistungsfähigkeit (beachte Gehtraining) oft erheblich ein. Auch diese sind nach Möglichkeit therapeutisch zu verbessern. Dies betrifft auch die präoperative Vorbereitung bei großen Aorteneingriffen.

Last, but not least muss auch auf die **Lebensweise** mit möglichst viel körperlicher Bewegung Einfluss genommen werden. Schon dadurch kann man eine Körpergewichtsreduktion erreichen, die allgemeine Kräftigung schafft bessere Voraussetzungen für die Durchführung eines suffizienten Gehtrainings.

12.1.3 Spezielle Therapie

Gehtraining

Im Stadium IIb der AVK steht das Gehtraining (am günstigsten in Trainingsgruppen oder auf dem Laufband) im Vordergrund. Dies ist allerdings an gewisse Voraussetzungen gebunden. Eine bessere Perfusionsmöglichkeit über einen vorbestehenden und damit erweiterungsfähigen Kollateralkreislauf muss gegeben sein. Dies ist in aller Regel beim Oberschenkelverschlusstyp mit verschlossener A. femoralis superficialis und offener A. profunda femoris, die über ihre Muskeläste in den Endabschnitt der A. femoralis superficialis/A. poplitea drainiert, der Fall. Aber auch wenn nur noch die indirekten Kollateralen über das Rete genu offen sind, kann oft noch ein positiver Effekt erreicht werden. Ist die tiefe Oberschenkelarterie aber mit erkrankt (beim Arteriosklerotiker am Abgang, beim Diabetiker meist langstreckig), ist von einem Gehtraining keine wesentliche Besserung zu erwarten. Ungeeigneter für ein Gehtraining sind aufgrund ungünstigerer Kollateralisationsverhältnisse von vornherein der Beckenverschlusstyp und der Unterschenkelarterienverschlusstyp. Ein langsames Gehtraining „im Rentnerschritt", wie wir es den Patienten gegenüber meist bezeichnen, ist hierbei keine geeignete Maßnahme. Es muss zügig gegangen werden bis knapp vor die Schmerzgrenze (Schritttempo 2–3 km/h, günstigerweise auf dem Laufband oder in der Trainingsgruppe). Dieses Gehtraining kann bei nicht ausreichendem Erfolg durch eine medikamentöse Therapie ergänzt werden.

Eine Reihe von Trainingseffekten durch das Gehtraining wurde beschrieben:

- Verbesserung der Hämorrheologie
- Zunahme der Schmerztoleranz
- Ökonomisierung des Gehens
- günstige Beeinflussung aller Risikofaktoren
- Hemmung der Thrombozytenaggregation
- Verbesserung der Sauerstoffutilisation
- Optimierung der kollateralen Blutverteilung
- Verbesserung der Kapillarisierung des Skelettmuskels durch Aktivitätssteigerung oxidativer Enzyme bei Vergrößerung und Vermehrung der Mitochondrien.

Der Bewegungstherapie werden jedoch auch Grenzen gesetzt durch

- kardiorespiratorische Begleiterkrankungen
- Erkrankungen des Bewegungsapparates
- neurologische Erkrankungen
- Alter
- Motivation
- Compliance
- Verfügbarkeit von Gehsportgruppen.

Vasoaktive Substanzen

Für mehrere Substanzen ließ sich eine Wirksamkeit bei der Claudicatio intermittens nachweisen. Bei der chronisch kritischen Ischämie sind diese Medikamente allerdings nicht indiziert. Zu diesen vasoaktiven Substanzen zählen:

- Buflomedin
- Naftidrofuryl
- Pentoxifyllin
- Ginkgo-biloba-Extrakt.

Eine Ausnahmestellung nimmt das Prostaglandin E_1 (nur i.v.-Verabreichung) ein, das für die Stadien III und IV nach Fontaine indiziert und dessen Wirksamkeit bewiesen ist. Weitere Indikationen sind das „komplizierte" Stadium II sowie auch die diabetische Gangrän. Letzteres muss eindeutig hervorgehoben werden, da immer wieder von den Kostenträgern, Krankenhausverwaltungen und leider auch von in der Gefäßmedizin nicht versierten Kollegen fachlich nicht zu vertretende Kostenargumente gegen dieses Medikament vorgebracht werden. Außerdem bestehen Indikationen bei der Endangiitis obliterans (hier ist das Prostazyklin I_2 zugelassen), bei Vaskulitiden mit akralen Läsionen, beim Blue-toe-Phänomen und auch bei ausgedehnten gemischt arterio-venösen Ulzerationen.

Auch im Stadium IIb der AVK ließen sich äußerst wirksame Effekte einer Prostaglandin-E_1-Therapie auf die schmerzfreie Gehstrecke nachweisen. Vorrang haben hier jedoch zur additiven Therapie zum Gehtrainig aus Kostengründen die anderen bereits genannten Vasoaktiva, sofern das primär indizierte alleinige Gehtraining keinen Erfolg hat.

Die alleinige medikamentöse Therapie kommt im Stadium IIb in Betracht, wenn wegen initial sehr kurzer Gehstrecke oder Behinderung durch andere Erkrankungen (siehe 12.1.3) ein intensives Gehtraining nicht durchführbar ist, sowie auch im Stadium III mit nur gelegentlichen nächtlichen Ruheschmerzen.

Thrombozytenfunktionshemmer

Die Indikation für Thrombozytenfunktionshemmer wird in der Progressionsprophylaxe der Arteriosklerose gesehen. Allgemein üblich ist die Gabe von Acetylsalicylsäure (ASS, siehe Kap. 7). Empfohlen wird eine niedrige Dosierung von 100 mg/d, teils auch bis zu 300 mg/d. Die Wirksamkeit der niedrigen Dosierung ist in multizentrischen randomisierten Studien im Gegensatz zur koronaren Herzkrankheit bei der pAVK bisher nicht bewiesen. Wir postulieren, dass dies auch auf die pAVK übertragen werden kann. Bei Unverträglichkeit oder gastrointestinalen Beschwerden bzw. entsprechender Anamnese kann alternativ Ticlopidin (Tiklyd®) eingesetzt werden. Die Stims-Studie hat die Wirksamkeit dieses Medikaments 1990 belegt. Allerdings sind durchaus ernst zu nehmende Nebenwirkungen auf das blutbildende System und auch neurologische Komplikationen beobachtet worden. Seit Jahren steht mit Clopidogrel (Iscover®, Plavix®) ein weiterer Thrombozytenfunktionshemmer zur Verfügung, der Vorteile gegenüber Ticlopidin (auch bezüglich der AVK) zeigte (CAPRI-Studie). Interventionsstudien fehlen jedoch noch. Mehrere kardiologische Interventionsstudien sind im Gange, wobei Zwischenauswertungen einen analogen Effekt wie bei Ticlopidin zeigten.

Antikoagulanzien

Nach der Literatur besteht für Antikoagulanzien ein breites Indikationsfeld (siehe Kap. 7). Die früher aller-

dings fast generell geübte Marcumarprophylaxe nach konservativer und gefäßchirurgischer Behandlung sowie auch nach endovaskulären Maßnahmen kann heute so nicht mehr aufrechterhalten werden. Eine Metaanalyse, die von Spengel vorgelegt wurde, hat ergeben, dass der Vorteil einer Cumarinprophylaxe bisher durch keine Studie überzeugend belegt werden konnte. Die günstigsten Ergebnisse wurden postinterventionell (endovaskulär) mit einer Kombination von ASS und Ticlopidin für drei Wochen und danach ein Übergang auf eine dieser Substanzen allein erreicht.
Indikation für eine Antikoagulation mit Cumarinen:

- dilatierende Arteriopathie mit wandständigem Thrombus
- Embolien bei nicht ausschaltbarer Emboliequelle
- Reverschlussprophylaxe nach Lyse oder PTA bei rezidivierendem Reverschluss
- Bypass-Reverschlussprophylaxe.

Isovolämische Hämodilution

Der therapeutische Effekt dieses therapeutischen Verfahrens, das noch vor 10 Jahren recht häufig eingesetzt wurde, ist heute als nicht ausreichend bewiesen anzusehen. Gerade bei kardialen Erkrankungen ist das Risiko dieser Behandlung nicht unbeträchtlich. Das Verfahren kann deshalb nicht mehr empfohlen werden, insbesondere nicht im Stadium II.

12.2 Flankierende Maßnahmen

Flankierende Maßnahmen beinhalten ein breites Spektrum und werden hier nur kurz gestreift, da sie in den entsprechenden Kapiteln breiter abgehandelt werden.

12.2.1 Präoperative flankierende Maßnahmen

Das Operationsgebiet sollte so weit steril abgewaschen und abgedeckt werden, dass eine Erweiterung des Eingriffes auf die nächsthöhere oder nächsttiefere Etage jederzeit möglich ist. Dies setzt natürlich auch eine adäquate Rasur voraus, die aus Infektionsgründen nicht auf dem Operationstisch ergänzt werden sollte. Desgleichen erscheint es in der Gefäßchirurgie, wo in einem hohen Prozentsatz mit Fremdmaterial gearbeitet werden muss, dringend erforderlich, dass bei der Rasur keine Hautverletzungen entstehen, da solche bei einer Operationsdauer von mehr als 6 Stunden als potentiell superinfiziert angesehen werden müssen. Um dieses zu umgehen, hat Vollmar vor einigen Jahren den Ersatz der Rasur durch enthaarende Cremes vorgeschlagen. Dies hat sich allerdings trotz guter Ergebnisse in der Ulmer Klinik nicht allgemein durchsetzen können. Alternativer Vorschlag war, die Rasur erst innerhalb von 6 Stunden vor dem geplanten Eingriff durchzuführen.

12.2.2 Intraoperative flankierende Maßnahmen

Antikoagulation

Die intraoperative Antikoagulation wird in vielen Kliniken systemisch durch intravenöse Gabe von 5000 bis 10000 I.E. Heparin vor Abklemmung durchgeführt. Eine höhere Gabe ist wegen der Blutungsneigung nicht angezeigt. In der eigenen Arbeitsgruppe wird bis auf die Karotischirurgie und Aortenaneurysmachirurgie die Antikoagulation durch lokale intraarterielle Heparingabe nach Eröffnen der Arterie durchgeführt. In Abhängigkeit vom Eingriff ist zu entscheiden, ob für die frühe postoperative Phase die intraoperative Heparinisierung weitergeführt wird. Bei allen Eingriffen im kruralen Abschnitt ist dies bei uns Routine. In allen anderen Fällen wird frühzeitig nach Wiederaufnahme der oralen Ernährung zur Prophylaxe mit Thrombozytenfunktionshemmer gewechselt. Die Vorgehensweise ist allgemein sehr uneinheitlich.
Wurde bereits präoperativ ASS als Dauermedikation verabreicht, dann wird diese nicht abgesetzt, um nicht den Verschluss einer hochgradigen Stenose zu induzieren. Eine sorgfältige intraoperative Blutstillung kann die vermehrte Blutungsneigung durchaus in Grenzen halten. Bei präoperativer Gabe von Clopidogrel wird dies aber doch meist einige Tage vor der Operation abgesetzt, da die Blutungsneigung sonst doch deutlich erhöht sein kann.
Für die Durchführung eines Eingriffes in Spinalanästhesie kann ASS meist 24 Stunden vor dem Eingriff abgesetzt werden. Clopidogrel hingegen sollte mindestens 5 Tage vor dem Eingriff abgesetzt werden. Ist dies nicht möglich, ist eine Spinalanästhesie kontraindiziert.

Spasmolyse

Operationen an den kleinen Arterien können zu einem Spasmus führen. Dies betrifft generell alle Eingriffe im Oberschenkel- und Unterschenkelarterienabschnitt, insbesondere endovaskuläre Katheterverfahren. Aber auch Bypassoperationen, bei denen die Peripherie zumindest einmal mit dem Ballonkatheter sondiert wird, können einen Spasmus induzieren. Man ist daher bei vielen Operationen gut beraten, zur Spasmolyse 20 µg PGE_1 intraarteriell zu verabreichen. Eine generelle Prophylaxe stellt dies allerdings derzeit noch nicht dar.

Lumbale Sympathektomie

Die lumbale Sympathektomie ist Verfahrensbestandteil bei der Triadenoperation (Rekonstruktion der Beckenetage, Revaskularisation der A. femoralis profunda mittels Profundaplastik und lumbale Sympathektomie), die von Vollmar in den siebziger Jahren entwickelt wurde. Durch eine additive lumbale Sympathektomie ist es nachweislich möglich, den Fluss in der A. femoralis profunda noch weiter zu erhöhen (siehe Kap. F9). Trotz der guten Ergebnisse der Ulmer Schule hat sich dieses Verfahren allerdings nicht als routinemäßige Maßnahme durchsetzen können.

Intraoperative transluminale Angioplastie (IOTA)

Diese Technik hat sich zunehmend bei gefäßchirurgischen Eingriffen durchgesetzt. Grundprinzip ist, entweder den zentralen Zustrom durch endovaskuläre Kathetertechnik zu optimieren bzw. überhaupt wiederherzustellen oder bei begrenzter kurzstreckiger TEA- oder Bypassrekonstruktion den peripheren Abfluss zu verbessern. So kann z. B. bei einem langstreckigen Verschluss der A. femoralis superficialis und einer Stenose im zweiten Segment der A. poplitea ein femoropoplitealer Bypass auf das erste Popliteasegment angelegt und der Abfluss in das zweite Popliteasegment durch Angioplastie verbessert werden. Bei diesem Verfahren wird die Implantation eines nur kurzstreckigen Transplantats mit seinen bekannten Vorteilen erforderlich (siehe Kap. F6 und F7).
Auch Kombinationseingriffe im aortoiliakalen Abschnitt, bei denen nach altem Indikationsverständnis die Implantation einer Y-Prothese indiziert war, zeigen bei Behandlung mit ITA gute Ergebnisse. So kann in diesen Fällen einseitig die Funktion der Beckenarterie durch endovaskuläre Kathetertechnik als Einstromgefäß verbessert und zur Revaskularisation der Gegenseite ein iliofemoraler oder femorofemoraler Bypass angelegt werden. Dieses Vorgehen reduziert zudem das perioperative Risiko bei dennoch gleich guten Langzeitergebnissen.
Vorteil im ersteren Fall ist die Implantation eines kurzstreckigen Transplantats mit seinen bekannten Vorteilen und im letzteren Beispiel eine Reduzierung des Operationsrisikos.

12.2.3 Postoperative flankierende Maßnahmen

Rezidivprophylaxe

Hierzu wird verwiesen auf Abschnitt 12.1.

Postoperative Kontrolle

Der AVK-Patient muss wegen häufig einsetzender Progression lebenslang in Kontrolle bleiben. Ein weiterer Grund für regelmäßige frühzeitige Kontrollen innerhalb des ersten Jahres ist die Tatsache, dass es nach gefäßrekonstruktiven Eingriffen nicht selten v. a. im distalen Anastomosenbereich nach Bypässen mit Kunststoffprothesen zu einer stenosierenden Intimamyohyperplasie kommt. Die Kontrollintervalle sollten so geplant werden, dass eine Rekonstruktion bereits im Stadium des „failing"-graft und nicht erst im Stadium des „failed"-graft korrigiert werden kann.

Lagerung und lokale Wundbehandlung

Bei arteriellen Durchblutungsstörungen in den Stadien III und IV wird das Bein tief gelagert (Fußende des Betts nach unten stellen), bei Venenerkrankungen und Erkrankungen des lymphatischen Gefäßsystems wird das Bett nach oben gestellt, um den Zufluss bzw. Rückfluss zu verbessern.
Druckbelastete Partien (Ferse, Fußaußenrand, Knöchel) müssen gut gepolstert werden, um bei der ohnehin schon reduzierten arteriellen Durchblutung Druckschäden zu vermeiden.
Nekrosen werden trocken behandelt, eine Gangrän wird drainiert, um für Abfluss zu sorgen. Wasserstoffperoxid verwenden wir nur noch auf dem Operationstisch am Ende einer Nekrosenabtragung oder Grenzzonenamputation zur Blutstillung. Zur weiteren Lokalbehandlung wird auf Kapitel 13 verwiesen.

12.3 Literatur

Alexander, K: Gefäßkrankheiten. Urban & Schwarzenberg, München–Wien–Baltimore 1993

Amendt K, Diehm C: Pharmakologische Therapie des Oberschenkelverschlußtyps. In: Hepp W (Hrsg.): Der Oberschenkel-Arterienverschluß. Steinkopff, Darmstadt 1993 (23–27)

Becker HM: Die Situation der Gefäßchirurgie in Zahlen. Management und Krankenhaus 11 (1992) 102–110

Diehm C, Amendt K, Stammler F: Therapeutischer Stellenwert der Prostaglandine beim diabetischen Fuß. In: Hepp W (Hrsg.): Der diabetische Fuß. Blackwell-Wissenschaft, Berlin–Wien 1996 (57–68)

Hepp W, Heidrich H (Hrsg.): Konservative Therapie bei pAVK 2005: Überflüssig oder notwendig? Vasa Supplementum 68 (2005)

Müller-Bühl U, Diehm C: Angiologie – Praxis der Gefäßerkrankungen. Kohlhammer, Stuttgart–Berlin–Köln 1991

Spengel F: Metaanalyse von Studien zur Sekundärprophylaxe der AVK. Mündliche Mitteilung. München 1999

Rieger H, Schoop W (Hrsg.): Klinische Angiologie, Springer, Berlin–New York u.a. 1998

Vollmar J: Rekonstruktive Chirurgie der Arterien. Thieme, Stuttgart–New York 1996

13 Gefäßchirurgische Wundbehandlung

E.S. Debus

13.1 Epidemiologie und Ätiologie angiogener Wunden

In Deutschland leiden etwa 1,5 Millionen Menschen an chronischen Ulcera cruris, dies entspricht fast 2% der Bevölkerung. Das Ulcus cruris venosum stellt mit 57–80% aller chronischen Ulzera die häufigste Ursache nicht spontan abheilender Wunden dar, 4–30% entfallen auf arterielle Ulzera. Gemischt arteriell-venöse Ulzera und übrige Formen machen einen Anteil von jeweils ca. 10% aus. Analysen für das ehemalige Westdeutschland errechneten eine jährliche volkswirtschaftliche Gesamtbelastung von 2–3 Milliarden DM für die venösen Ulcera cruris. 1991 fielen 2 Millionen Arbeitsunfähigkeitstage und 1,2 Millionen Krankenhaustage an, hinzu kamen ambulante Arzt- und Verbandskosten, Ausgaben für Rehabilitationsmaßnahmen und Ressourcenverluste durch Arbeitsausfall. Die Altersentwicklung in Deutschland ergibt in den vergangenen Jahren einen stetig steigenden Anteil der über 65-jährigen Bundesbürger bei stagnierender bzw. rückläufiger Geburtenzahl. Dies führt, Erhebungen des Statistischen Bundesamtes zufolge, zu einer degressiven Bevölkerungsentwicklung: so wird die Einwohnerzahl von derzeit 82,5 Mio. Bundesbürgern bis zum Jahr 2050 auf 75,1 Mio. schrumpfen. Die zunehmende Überalterung der Bevölkerung jedoch wird eine drastische Zunahme angiogener Problempatienten und damit angiogener Wundpatienten zur Folge haben. Die Beschäftigung mit der Wundbehandlung aus gefäßmedizinischer Sicht ist vor diesem Hintergrund von besonderer Wichtigkeit. Neben dieser nicht unerheblichen sozialmedizinischen Bedeutung hat das Ulcus cruris jedoch auch für jeden einzelnen Patienten Auswirkungen auf seinen Alltagsablauf und die Lebensqualität. Untersuchungen zur Lebensqualität machen insgesamt deutlich, dass ein Ulcus cruris für den Betroffenen eine erhebliche Einschränkung seiner Lebensqualität bedeutet. Schon eine periphere arterielle Verschlusskrankheit vom Grad IIb (pAVK IIb) führt zu einer starken Beeinträchtigung. Es sollten daher alle Anstrengungen unternommen werden, um die Entstehung von Ulcera cruris zu verhindern. Somit kommt präventiven Gefäßeingriffen bereits eine besondere Bedeutung zu. Auch konservative

Maßnahmen wie Gehtraining bei pAVK und eine konsequente Kompressionstherapie bei chronisch venöser Insuffizienz (CVI) sollten aus den genannten Gründen konsequent durchgeführt werden. Zieht man die deutliche Verbesserung der Lebensqualität während der Ulkusheilung in Betracht, bekommen effektive Therapiemaßnahmen zur Beschleunigung der Wundheilung ein umso größeres Gewicht.

13.2 Definition der Wunde

Wunden sind umschriebene Gewebsverletzungen. Ist das Integument verletzt, spricht man von einer *offenen* oder *äußeren* Wunde. Bei intaktem Hautmantel, aber Vorliegen von inneren Verletzungen handelt es sich um eine *geschlossene*, *innere* Wunde.

13.3 Genese von Wunden

Die Heilung und Behandlung von Wunden ist abhängig von der Wundentstehung und der Wundart.

13.3.1 Offene Wunden

Amputationswunden

Durch eine schwere Durchblutungsstörung mit irreversiblem Gewebsuntergang (pAVK IV mit Nekrosen und/oder Gangrän) oder aber scharfe Gewalteinwirkung oder stumpfe Avulsionstraumata kann es zur Amputation von Gliedmaßen kommen. Durch lokale Gefäßkontraktion und Plättchenaggregation im Wundgebiet bluten die traumatischen Amputationen oft erstaunlich wenig. Die Replantationsmöglichkeit hängt hier wesentlich von dem Zerstörungsausmaß des Amputats ab (z. B. Quetschung, Überdehnung von Gefäßen oder Nerven). Leider ist dann eine Stumpfversorgung unumgänglich. Beugesehnen reißen gewöhnlich am Muskel-Sehnen-Übergang ab. Die Indikation zur Replantation muss immer fachgerecht im interdisziplinären Konsens mit dem Gefäßchirurgen überprüft werden. Besteht aufgrund einer schweren pAVK oder einer diabetischen Angiopathie ein irreversibler Gewebsuntergang, so ist eine Amputation ebenfalls unumgänglich. Eine Ausnahme bildet lediglich eine distale Nekrose mit Mumifizierung von Zehen oder dem Vorfuß, wo bei fehlenden Infektzeichen und nicht vorhanden Schmerzen im Einzelfall eine Spontanamputation abgewartet werden kann.

13.3.2 Geschlossene Wunden

Prellungen sind Kontusionen der Weichteile mit Blutergüssen und Ödemen. Neben einer initialen schmerzhaften Bewegungseinschränkung heilen sie in der Regel folgenlos aus. Klinisch bedeutsam sind sie jedoch im Zusammenhang mit einer pAVK, wo aus initialen Prellungen chronisch angiopathische Wunden entstehen können. Ein primär asymptomatischer Patient oder aber ein Patient mit einer Claudicatio intermittens kann so in kürzester Zeit eine kritische Ischämie entwickeln, die einer Revaskularisation zur Abheilung des komplizierten Ulkus bedarf.
Quetschungen können auch als geschlossene Wunden vorkommen. Die Haut selbst ist zwar nicht perforiert, darunter gelegene Strukturen können jedoch ausgedehnte Verletzungen aufweisen. Bei entsprechendem Verdacht sollte daher immer eine bildgebende Diagnostik (z. B. Sonographie, CT) durchgeführt werden.
Thermische Wunden entstehen durch Wärme- oder auch durch Kälteexposition. Insbesondere der Diabetiker mit begleitender peripherer Neuropathie ist für die Entstehung von thermischen Gewebsläsionen besonders anfällig. Durch den Sensibilitätsverlust entstehen irreversible Schäden des Integuments, die auch tiefere Gewebsschichten betreffen können mit Ausbildung einer Nekrose.
Aktinische Wunden beruhen auf der Wirkung ionisierender Strahlen (UV-Licht, Röntgen-Strahlung, Strahlentherapie, nuklearer Unfall). Nicht selten entstehen im Spätverlauf Strahlenulzera mit Indurationen und Fibrosierungen in deren Umgebung.

13.4 Wundheilung

13.4.1 Mechanismen der Wundheilung

Unter einer *primären* Wundheilung (per primam intentionem) versteht man den unkomplizierten Heilvorgang gut adaptierter Wunden (z. B. nach Hautinzision bei aseptischen Eingriffen). Unter Ausbildung einer minimalen Narbe ist der Heilungsvorgang innerhalb von wenigen Tagen beendet. Von einer *sekundären* Wundheilung (per secundam intentionem) spricht man dagegen, wenn der Heilvorgang durch lokale (z. B. Infekt, mangelnde Durchblutung, bradytrophes Gewebe bei Dermatofasziosklerose) oder systemische Faktoren (z.B Diabetes mellitus, Immunschwäche) gestört ist. Die Wunden werden durch Granulationsgewebe ausgefüllt und kontrahieren sich sekundär. Nach mehreren Wochen entsteht so eine deutlich sichtbare Narbe. Behandlungsziel bei einer sekundär heilenden Wunde ist daher die Umwandlung in eine Heilung per primam

intentionem, z.B. durch sekundären Verschluss der Wunde. Kontaminierte Wundregionen mit Nekroserändern oder Wundtaschen fördern durch Bakterienwachstum die Ausbildung einer manifesten Wundinfektion. Diese Infektionsherde sollten daher durch radikales chirurgisches Débridement mit Wundrandausschneidung innerhalb von 6–8 Stunden entfernt werden (Wundexzision nach Friedrich). Dadurch erreicht man zudem einen glatten Wundrand, der sich durch eine Naht adaptieren lässt. Somit kann auch eine kontaminierte Wunde einer primären Wundheilung zugeführt werden.
Eine Sonderform der Wundheilung ist die *epitheliale* Wundheilung unter Ausbildung von Wundschorf. Die Verletzung reicht hier lediglich bis ins Korium. Bei diesen oberflächlichen Wunden des Integuments kommt es zu einer Restitutio ad integrum, d.h., die Wunde heilt ohne Narbenbildung aus. Hier kommt es zu einer echten *Regeneration* des ursprünglichen Gewebes, die am Gefäßendothel beobachtet wird.

13.4.2 Phasen der Wundheilung

Die ursprünglich auf rein morphologischen Kriterien basierende Einteilung der Wundheilung wird auch heute noch in drei Phasen eingeteilt:
1. exsudative (inflammatorische) Phase
2. proliferative Phase
3. reparative Phase

Durch die Entdeckung von Zyto- und Chemokinen hat sich das Verständnis der Physiologie und Pathophysiologie der Wundheilung erweitert. Morphologische, biochemische und molekularbiologische Vorgänge laufen parallel ab und beeinflussen sich gegenseitig. Dabei gehen die Phasen der Wundheilung innerhalb der Wunde ineinander über. Am Beispiel eines Heilvorganges per primam intentionem werden sie zur besseren Anschaulichkeit im Folgenden getrennt voneinander dargestellt: In den ersten vier Stunden nach Wundsetzung kommt es durch Gewebsuntergang und -einblutung zunächst zur Ausbildung der sog. primären Azidose. Primär kontrahieren sich die verletzten Gefäße, und es kommt zusammen mit der Einleitung der Gerinnungskaskade (extrinsisches System) und der Aggregation von Thrombozyten an der Gefäßwand zu einem Sistieren der initialen Blutung. Jedoch wird bereits in dieser Phase durch Degranulation der Thrombozyten (α-Granula) die Grundlage für den Heilungsvorgang gelegt. Die α-Granula beinhalten Wachstumsfaktoren, deren wichtigste der thrombozytenabgeleitete Wachstumsfaktor (PDGF, platelet derived growth factor), der insulinähnliche Wachstumsfaktor I (IGF I, insuline-like growth factor I), der epidermale Wachstumsfaktor (EGF, epidermal growth factor) und der transformierende Wachstumsfaktor β (TGF-β, transforming growth factor β) sind. Sie diffundieren in die Umgebung der Wunde und in das Blut. TGF-β und TNF-α, die durch Endothelzellen gebildet und freigesetzt werden, bewirken eine Einwanderung von Monozyten und neutrophilen Granulozyten. Sie beginnen mit der Phagozytose von Zelltrümmern und Bakterien, Proteoglykane und Eiweiße werden katabolisiert. Hierdurch wird die *inflammatorische* Phase initiiert. Es kommt zu Elektrolytverschiebungen mit Störung des osmotischen Gleichgewichtes, so dass ein interstitielles Ödem entsteht. Die zunehmende lokale Azidose führt zur Steigerung der Gefäßpermeabilität, mit Zunahme des perivasalen Ödems, das die lokale Azidose durch lokalen O_2-Mangel verstärkt. Es kommt zur Ausbildung der sekundären Azidose mit Zunahme des pCO_2 (4. bis 12. Stunde). Der Stoffwechsel stellt sich auf die anaerobe Glykolyse um, wodurch Milchsäure, Zitronensäure und Proteinabbauprodukte entstehen. Lytische Enzyme bauen Kollagen ab, der Katabolismus erreicht seinen Höhepunkt. Granulozyten dominieren das histologische Bild, die proinflammatorische Zytokine, v.a. TNF-α und Interleukine sowie Proteasen, sezernieren. Die Proteasen verdauen zerstörte und denaturierte Extrazellularmatrix. Von der 12. bis zur 36. Stunde an kommt es zur Proliferation von Makrophagen und antigenpräsentierenden dendritischen Zellen. Diese wiederum produzieren eine Reihe von Zytokinen, wie z.B. TGF-α und TGF-β, basischen Fibroblastenwachstumsfaktor (bFGF, basic fibroblast growth factor), wodurch Fibroblasten und Endothelzellen proliferieren. Die vorwiegend von den Fibroblasten gebildete extrazelluläre Matrix bildet ein Netz durch den Thrombus hindurch, an dem Fibroblasten und Endothelzellen entlangwachsen. Auf diese Weise entsteht allmählich ein anaboles Wundmilieu. Bis zum 3. Tag nach Wundsetzung nimmt die Gefäßproliferation stark zu. Es entstehen die ersten Kapillarlichtungen, mit der Zunahme der lokalen Blutversorgung kommt es zu einer Abnahme des pCO_2 und der Azidose. Der Gewebs-pH normalisiert sich, die *proliferative Phase* wird eingeleitet. Bis zum 4. Tag beginnt die Kollagensynthese. Die Vorläufer von Kollagen, Protokollagen und Tropokollagen, werden zunächst zum Kollagentyp III differenziert. Bis zum 6. Tag kommt es zu einer deutlichen Abnahme der phagozytierenden Zellen; die Fibroblasten nehmen stark zu und differenzieren sich zu Myofibroblasten. Hierdurch kommt es zu einer sichtbaren Kontraktion der Wunde. Von den Wundrändern kommt es nun unter dem Einfluss von Keratozytenwachstumsfaktor (KGF, keratocyte growth factor) und EGF zur Migration von Epithelzellen und somit zur Epithelialisierung der Wunde. Bis zum 10. Tag nimmt nun der Flüssigkeitsgehalt der Wunde deutlich ab, so dass sich das osmotische Gleichgewicht der Wunde dem der Umgebung angleicht. Es kommt zum Ausreifen des Kollagens zum Kollagentyp I. Die anfänglich ungerichtete Faserstruktur nimmt eine den mechanischen Beanspruchungen entsprechende Verlaufsrichtung an. Es kommt zu einer deutlichen Zunahme der mechanischen Belastbarkeit der Wunde *(reparative Phase)*. Diese abschließende Phase der Wundheilung kann bis zu einem Jahr dauern. Es kommt zu einer Abnahme des Zell-, Kapillar- und Proteoglykangehaltes der Wunde zugunsten des Kollagengehaltes. Unter dem Einfluss von Matrixmetalloproteasen nimmt auch der Proteoglykan- und Hyaluronsäuregehalt der Wundmatrix ab. Der lokale Metabolismus passt sich schließlich dem der Umgebung vollständig an, und die mechanische Stabilität des Gewebes wird annähernd wiederhergestellt.

13.5 Organspezifische Regenerationsfähigkeit

13.5.1 Integument

Die Epidermis regeneriert rasch von der *Keimschicht* aus. Eine Regeneration der Hautanhangsgebilde (Haare, Talg- und Schweißdrüsen) erfolgt jedoch nicht. Narbenwucherungen in Form von breiten, erhabenen Narben (hypertrophe Narbe) oder mit pseudopodienartigen Fortsätzen in die Umgebung (Keloid) entstehen infolge einer gesteigerten Kollagensynthese. Die Narben verlieren gewöhnlich nach einigen Monaten ihr rötliches Aussehen. Sie werden schmaler und adaptieren ihre Farbe an das unverletzte umgebende Integument.

13.5.2 Bindegewebe

Die Regenerationskraft der verschiedenen Resektion (nekrotischer Muskellogen) vollständig bindegewebig ausgefüllt werden. Die Bindegewebsregeneration ist erheblich, sodass auch größere Hohlräume z.B. nach Resektion von Muskelkompartimenten vollständig bindegewebig ausgefüllt werden können. In Abhängigkeit von der Ausdehnung des Defekts kann diese Regeneration jedoch mehrere Monate dauern.

13.5.3 Muskeln

Die kontraktile Substanz geht zugrunde. Fehlt das Sarkolemm, wird der entstandene Defekt durch Bindegewebe ersetzt.

13.5.4 Sehnen

Kommt es zur Nekrose von Sehnen (z.B. Achillessehne), ist eine Resektion der gesamten Sehne erforderlich. Eine Regeneration des entstandenen Defektes erfolgt dann durch Granulationsgewebe.

13.5.4 Reißfestigkeit einzelner Körperregionen

Für Wunden mit primärer Wundheilung gilt, dass Wunden am Kopf schneller eine Festigkeit aufweisen als Wunden am Rumpf und an den unteren Extremitäten. Für die Entfernung von Hautnahtmaterial gelten daher folgende Anhaltspunkte, die natürlich individuellen Schwankungen unterliegen können:

- Karotisdesobliteration (Gesicht und Hals) ab Tag 4
- Aorten-, Iliakal- und Leisteneingriffe (Rumpf und Leistenregion) ab Tag 10
- Crawford-Zugang (Lendenregion und Rücken) ab Tag 12
- Eingriffe an der A. brachialis, AV-Fisteln (obere Extremität) ab Tag 10
- periphere Bypass-Chirurgie (untere Extremität) ab Tag 10.

13.6 Wundheilungsstörungen

13.6.1 Wundinfektionen

In der rekonstruktiven Gefäßchirurgie entstehen Infektionen in der Regel sekundär. Chronische arterielle Ulzera sind durch Übertragung von Keimen aus der Umgebung immer mit Keimen kolonisiert. Kommt es zur Vermehrung pathologischer Keime, entsteht eine manifeste Wundinfektion, die aufgrund der Minderdurchblutung sehr schnell zu einer aufsteigenden Lymphangitis mit manifester Amputationsbedrohung werden kann. Das Entstehen einer Infektion, v.a. durch Besiedlung mit Anaerobiern, wird durch Minderdurchblutung mit der Folge ungenügender lokaler Sauerstoffversorgung begünstigt. Daher sind alle Formen von Nekrosen besonders infektionsgefährdet.
Der Verlauf einer Wundinfektion wird bestimmt durch die Quantität und Virulenz der Erreger, die Resistenz des Organismus und die örtlichen Gewebeverhältnisse (Durchblutung, pO_2 im Gewebe). Liegt neben einer arteriellen Durchblutungsstörung zusätzlich ein Diabetes mellitus vor, so ist die betroffene Extremität besonders durch eine Superinfektion gefährdet. Es hat sich gezeigt, dass neben der zugrunde liegenden Ursache der Wunde auch die Keimart einen direkten Einfluss auf die Amputationswahrscheinlichkeit hat: so stellt

eine Pseudomonasinfektion bei einem Diabetiker mit Durchblutungsstörungen die größte Amputationsgefahr dar. Dagegen sind chronische venöse Ulcera cruris praktisch immer lokal infiziert – ein Amputationsrisiko besteht hier jedoch nicht.

13.6.2 Wunddehiszenz

Ein postoperatives Auseinanderweichen der Gewebeschichten einer Wunde wird als Wunddehiszenz oder als Wundruptur bezeichnet (z.B. Platzbauch mit Vorfall von Darmschlingen nach einer abdominellen Operation). Dies kann durch in der Wundtiefe gelegene Wundheilungsstörungen infolge von Seromen, Hämatomen oder auch bei Nahtspannungen auftreten.
Ätiologisch kommen folgende Faktoren in Betracht:
- lokale Faktoren wie z.B. schlechter Knotensitz oder schlecht gestochene Naht (zu wenig Gewebe), Fasziennekrose, Serom- oder Hämatombildung, Infektion
- allgemeine Faktoren wie z.B. Leberschaden, Urämie, Diabetes mellitus, Tumorkachexie (Anämie, Hypoproteinämie), Vitaminmangel, Konstitution, hohes Alter (herabgesetzte Abwehr), Bindegewebsschwäche (Aneurysma, Sigmadivertikulose)
- medikamentöse Faktoren wie z.B. Antikoagulanzien, Zytostatika, Hormone (Kortikoide, Katecholamine)
- mechanische Faktoren wie z.B. intraabdominelle Druckerhöhung (z.B. durch Aszites, Darmparalyse mit Meteorismus, Erbrechen, Husten, Singultus).

13.6.3 Störungen der Wundheilung und chronische Wunden

Vor der Behandlung von chronischen Wunden ist eine genaue Ursachenabklärung erforderlich. Lokale, allgemeine, medikamentöse und mechanische Faktoren, die die Wundheilung beeinträchtigen (s.o.), müssen so weit wie möglich ausgeschaltet werden. Hier sind neben der angiologischen Untersuchung die Farb-Doppler-Untersuchung und die Angiographie (Ausschluss eines arteriellen Ulkus), Kompressionssonographie und Phlebographie (Ausschluss eines venösen Ulkus) sowie die Stoffwechselabklärung (Ausschluss eines diabetischen Malum perforans) zu nennen. Auch die Ulkuslokalisation lässt Rückschlüsse auf die Genese zu (Dekubitalulkus an der Ferse). Entsprechend der Genese der chronischen Wunde hat die Therapie häufig interdisziplinär zu erfolgen (Gefäßchirurg, Diabetologe, Dermatologe) und auch geschulte Krankenschwestern, Krankengymnasten und Orthopädietechniker sollten in das Behandlungskonzept einbezogen werden. Erst wenn die prädisponierenden Faktoren für die Entstehung einer chronischen Wunde so weit wie möglich ausgeschaltet sind (z.B. Revaskularisation beim arteriellen Ulkus, Perforansligatur beim venösen Ulkus, Druckentlastung), kann eine lokale Wundbehandlung (s.u.) sinnvoll durchgeführt werden.

Ausbildung eines Geschwürs

Auch wenn die prädisponierenden Ursachen im Einzelnen unterschiedlich sind, so münden alle in eine gemeinsame Endstrecke. Das *ischämische* Ulkus entsteht spontan oder durch ein inadäquates Trauma, das aber für die bereits ischämisch minderversorgte Haut bereits zur Entstehung einer Ulzeration ausreichend ist. Hervorgerufen durch insuffiziente Venenklappen, sind *venöse* Ulzera charakterisiert durch venöse Hypertension und Ödeme der unteren Extremität. Übersteigt die venöse Hypertension den Kapillardruck der Haut, entsteht eine lokale Ischämie. Kommt es zu einem kleinen Trauma in dieser Region, entsteht leicht eine Ulzeration, die dann zu einem chronischen Geschwür wird. Durch die diabetische Neuropathie kann es vom Patienten unbemerkt zu Traumata im Fußbereich kommen (z.B. drückender Schuh). Dies führt zu lokaler Ischämie und schließlich zur Ulzeration der betroffenen Haut. Schließlich führt auch der wiederholte Druck beim Dekubitalulkus durch lokale Ischämie zur Lazeration der betroffenen Hautareale mit Ausbildung eines Geschwürs. Gemeinsam ist allen chronischen Geschwüren eine bakterielle Kontamination.

13.7 Wundbehandlung

13.7.1 Wundanästhesie

Nach Desinfektion ist bei kleineren Wunden eine lokale Infiltrationsanästhesie ausreichend. Komplizierte Wunden sind in Leitungs- oder Allgemeinanästhesie zu versorgen. Eine Alternative stellt die lokale Oberflächenanästhesierung mittels anästhesierender Cremes bzw. Salben dar.

13.7.2 Wundvorbereitung

Der erste Schritt ist die mechanische Wundreinigung mit steriler NaCl-Lösung oder Ringer-Lösung. Danach erfolgt die Hautdesinfektion. Eine exakte Blutstillung verbessert die Übersicht. Die Wundausschneidung nach Friedrich (Chirurg in Greifswald und Marburg, 1864–1916) ist die wichtigste Maßnahme zur Versorgung von Gelegenheitswunden. Sie sollte innerhalb der ersten 6–8 Stunden nach dem Trauma durchgeführt werden. Bei chronischen Wunden ist das chirurgische Débridement essentiell. Dieses Vorgehen bei komplizierten und chronischen Wunden geht auf Lexer (1867–1937) zurück. Vermieden werden sollten Wundtaschen und Gewebsspannungen durch erzwungene Nähte, die zu Wundheilungsstörungen prädisponieren. Vermieden werden sollten ebenfalls ein Austrocknen der Wunde, eine zu lange Operationsdauer, eine ungenügende Blutstillung und das Verwenden alloplastischer, nichtresorbierbarer Materialien. Erweiterungsschnitte sollen im Verlauf der Langer-Hautspaltlinien erfolgen, Beugefalten eines Gelenkes dürfen nicht senkrecht gekreuzt werden. Bei tiefen Wunden und bei Nachblutungsgefahr sind Saugdrainagen indiziert.

13.7.3 Primäre Wundnaht

Sie führt durch Ausbildung der geringsten Narbenbildung in der Regel zum kosmetisch besten Heilungsergebnis. Eine systemische Antibiotikatherapie kann indiziert sein. Verletzungsart, verzögerte Behandlung, Wundlokalisation, Kontamination, Ischämie und Begleitverletzungen können eine primäre Heilung verhindern. Die Behandlung besteht dann in einer offenen Wundbehandlung unter Einleitung einer sekundären Wundheilung.

13.7.4 Verzögerte primäre Wundnaht

Bei infizierten Wunden, chronischen Wunden und außerhalb der 12-Stunden-Grenze nach Trauma ist ein primärer Wundverschluss nicht mehr zulässig. Es kann jedoch die sog. verzögerte primäre Wundnaht erwogen werden. Nach chirurgischer Wundtoilette werden die Fäden vorgelegt, aber nicht geknüpft. Zeigt es sich im Verlauf, dass die Wunde sauber bleibt und eine gute Granulationstendenz ohne Infektzeichen aufweist, so können die Fäden nach 3–6 Tagen (schrittweise) zugezogen und geknüpft werden. Stellt sich eine manifeste Wundinfektion ein, unterbleibt der Wundverschluss, und die Wunde heilt sekundär.

13.7.5 Sekundärnaht

Bei Versorgung von mehr als 24 Stunden alten Wunden ist lediglich eine Ruhigstellung gerechtfertigt. Diese Wunden müssen vor Austrocknung bewahrt werden und werden deshalb feucht verbunden. Gelegentlich kann die Heilungszeit durch Wundrandexzision und Sekundärnaht nach etwa 10–14 Tagen verkürzt und die Narbe verkleinert werden.

13.7.6 Wundverband und Verbandswechsel

Primär verschlossene Operationswunden werden lediglich mit einem sterilen, trockenen Schutzverband abgedeckt. Sie sind bereits nach 24 Stunden verklebt und damit gegen bakterielle Penetration geschützt. Nach spätestens 24 Stunden sind versorgte Wunden zu kontrollieren. Kommt es zu anhaltenden Schmerzen, „Pochen", Schwellung oder Sezernieren, ist eine umgehende ärztliche Wundkontrolle erforderlich. Häufig bessern sich die Beschwerden spontan nach Abnahme eines zu eng gewickelten Verbandes. Sind lokale Entzündungszeichen vorhanden (Rubor, Calor, Tumor, Dolor, Functio laesa), erfordert dies ggf. die Entfernung von Nähten und das Spreizen der Wunde. Dann muss die weitere Behandlung – wie bei jeder sekundär heilenden und chronischen Wunde – feucht erfolgen. Durch die Entwicklung von semiokklusiven Wundauflagen wurde eine differenzierte lokale Wundtherapie eingeleitet, die die Kenntnis der gebräuchlichen Substanzklassen erforderlich macht. Die semiokklusiven Wundauflagen zeichnen sich durch mehrere Eigenschaften aus, die sich positiv auf die Wundheilung auswirken:

- feuchtes Milieu fördert das Wachstum und die Migration von Zellen
- Chemokine und Zytokine können frei diffundieren und ermöglichen so die Zell-Zell-Kommunikation
- überschüssiges Wundsekret wird aufgesaugt
- durch die Okklusion entsteht ein saures Milieu, das Bakterienwachstum inhibiert und das Kapillarwachstum stimuliert
- der Gasaustausch bleibt aufgrund der Durchlässigkeit für Sauerstoff gewährleistet
- Schutz der Wunde vor mechanischer Irritation
- Schutz vor Auskühlen
- geringe Sensibilisierungsrate.

Der Vorteil dieser Wundauflagen ist zudem, dass sie über mehrere Tage auf der Wunde belassen werden können und der Verbandswechsel selbst schmerzarm durchführbar ist. Die moderne Wundauflage besteht aus einem Drei-Schichten-System: der äußeren, semiokklusiven Deckschicht, dem „Wundfüller" und der inneren Adhäsivschicht, mit der die Wundauflage auf dem Integument fixiert wird. Die mittlere Schicht („Wundfüller") repräsentiert die eigentliche flüssigkeitsaufnehmende Substanz. Der Klassiker dieser Wundauflagen ist der Hydrokolloidverband, der mit einer Polyurethanfolienabdeckung versehen ist. Ist das Hydrokolloid mit Wundsekret gesättigt, kommt es zu einer Phasenumkehr, und das Hydrokolloid gibt Sekret an die Wunde ab. So entsteht idealerweise ein Fließgleichgewicht mit optimalem Erhalt der Wundfeuchtigkeit. Je nach Grad der Flüssigkeitsabgabe einer Wunde können Wundauflagen mit unterschiedlich hoher Aufnahmekapazität für Sekret eingesetzt werden. Stark sezernierende Wunden neigen häufig zu unangenehmer Geruchsbelästigung (z.B. venöses Ulcus cruris). Dieser Eigenschaft kann durch Wundauflagen begegnet werden, die mit geruchbindenden Zusätzen beschichtet sind (Aktivkohle, Silber). Da die Ursache der Geruchsbildung meist in der bakteriellen Besiedelung der Wunde liegt, empfiehlt sich auch die zeitlich begrenzte Anwendung von Auflagen mit antiseptischen Zusätzen (Tab. 13-1).

Die modernen Wundauflagen lassen sich hinsichtlich ihrer Wirkung auf die Wunde in drei Gruppen einteilen: passive, aktive und interaktive Wundauflagen. Unter den *passiven* Wundauflagen werden zum einen die klassischen Gazeverbände verstanden, die zum Erhalt der Wundfeuchtigkeit entweder regelmäßig (mehrfach täglich) befeuchtet oder aber mittels Okklusivverband nach außen abgedichtet werden müssen. Nachteil der Befeuchtung ist die Auskühlung der Wunde durch Verdunstung; ein Absinken der Gewebetemperatur unter 36 °C bewirkt eine Hemmung bzw. ein Sistieren der Stoffwechselaktivität von Zellen (z.B. Fibroblasten). Aus diesem Grund werden Okklusionsverbände bevorzugt. Die Wunde bleibt feucht und körperwarm, da das Wundsekret im Verband verbleibt und nicht abgegeben wird.

Die *interaktiven* Wundauflagen besitzen in der Regel eine äußere, für Flüssigkeiten undurchlässige semipermeable Membran, die aber den Gasaustausch mit der Umgebung ermöglicht. Prototyp dieser Verbandssysteme ist der *Hydrokolloidverband*. Das Wundsekret wird zunächst in diese Wundauflagen aufgesogen, um dann auch wieder an die Wunde abgegeben zu werden (= interaktiv, sog. Phasenumkehr).

Die *aktiven* Wundsysteme stellen die neueste Entwicklung der modernen Wundauflagen dar. Ihnen ist die Kombination einer feuchten Wundauflage mit einer aktiven, wundheilungsfördernden Wirksubstanz gemeinsam. Hyaluronsäurehaltige Präparate zur Förderung der Bindegewebsneubildung finden ebenso Verwendung wie proteasemodulierende Systeme zur Inaktivierung der wundheilungshemmenden eiweißspaltenden Enzyme (Promogran®). In diese Substanzklasse gehört ebenfalls eine Wundauflage, die den Wachstumsfaktor PDGF enthält (Regranex®). Unter der Vorstellung, dass hierdurch die Zielzellen dieses Wachstumsfaktors zusätzlich stimuliert werden, wurde dieser Faktor für die Lokalbehandlung des diabetischen Fußulkus eingeführt. Randomisierte Studien am diabetischen angiopathischen Fuß konnten eine (wenn auch schwache) Förderung der Wundheilung nachweisen.

All diesen Substanzen ist das Dilemma gemein, dass eine positive Wirkung in theoretischen Überlegungen zur Wirkungsweise nachvollziehbar ist und im In-vitro-Versuch auch belegt wurde. Die Situation der chronischen angiopathischen Wunde stellt jedoch ein außerordentlich komplexes, bis heute noch nicht voll verstandenes System dar, so dass die eigentliche Wirksamkeit dieser Substanzen letztlich noch hinterfragt werden muss.

Neben den genannten Wundauflagen haben sich in der Behandlung chronischer und sekundär heilender Wunden zwei weitere Verfahren etabliert: die Vakuumversiegelungstherapie (VAC) und die Behandlung mit sterilen Fliegenmaden *(Lucilia serricata)*.

Die VAC stimuliert durch topische Applikation eines

Tab. 13-1 Einteilung moderner Wundauflagen zur differenzierten feuchten Wundbehandlung. Abhängig von Sekretionsgrad, Infektionsstatus und Geruchsbildung erfolgt eine stadiengerechte, auf den Einzelfall adaptierte Anwendung.

Wirkung	Substanzklasse	Produktbeispiel
hohe Sekretabsorption	– Hydrokolloide – Alginate	– Comfeel®, Tegasorb®, Varihesive®, Urgo Algoplaque® – Sorbalgon®, Trionic®, Urgosorb®
sehr hohe Sekretabsorption	– Hydrofasern – Polyacrylate	– Aquacel® – Tenderwet®
Sekretabgabe	– Hydrogele	– Suprasorb®, Varihesive®, Nu-Gel®, Purilon Gel®
Auflagen mit antiseptischen Zusätzen	– silberionenhaltig	– Acticoat®, Actisorb®, Contreet®, Aquaceel Ag®
geruchsbindende Wundauflagen	– karbonhaltig, silberionenhaltig	– Actisorb Silver 220®, Carbosorb®, Carbonet®

kontrollierten Unterdruckes (50–125 mmHg) eine Granulationsförderung der Wunde, die zur Auffüllung auch größerer Defekte führen kann. Neben dem offenporigen Polyurethanschwamm sind Polyvinylalkoholschwämme im Handel. Aufgrund der geringeren Porengröße bietet sich der Polyvinylalkoholschwamm für Wunden an, die ein wässriges, niedrig visköses Sekret absondern. Die VAC führt durch den Unterdruck neben einer Ödemausschwemmung zu einer Anregung der Kapillardurchblutung (Neoangiogenese). Die Induktion von Granulationsgewebsbildung wird dem mechanischen Reiz durch einen lokalen Unterdruck zugeschrieben. Der Unterdruck kann permanent oder intermittierend angelegt werden, die Wechselzeiten zwischen den Verbandswechseln betragen in der Regel 48 Stunden bis 4 Tage (Abb. 13-1).

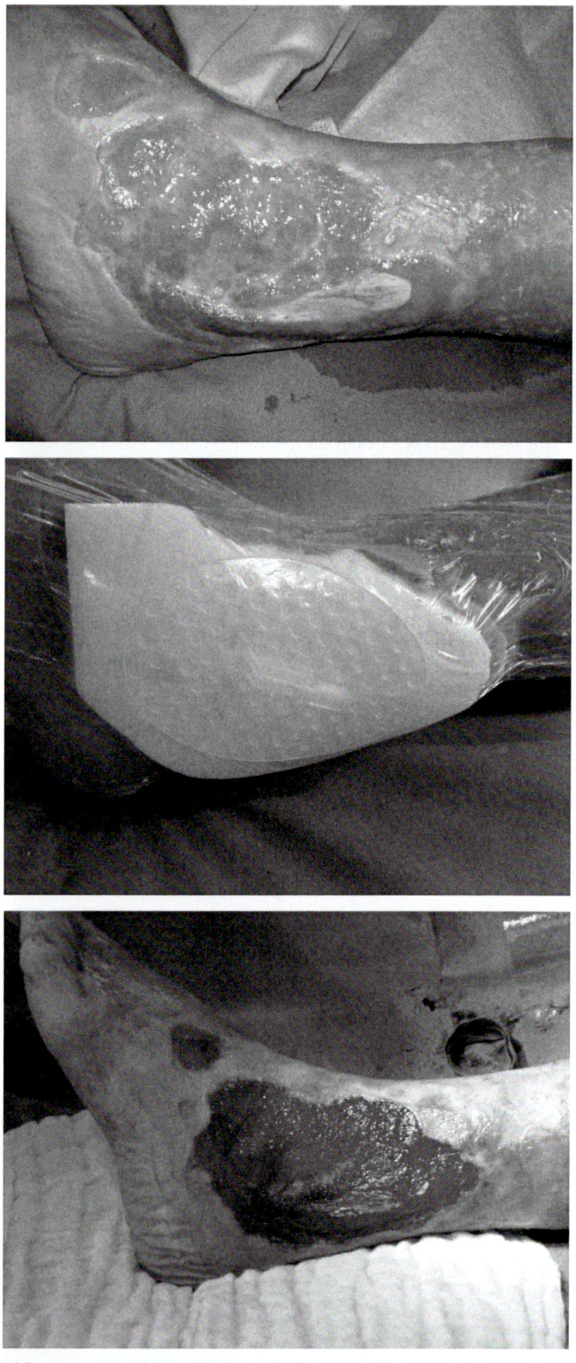

Abb. 13-1 74-jähriger Patient mit gemischt arteriell-venösem Ulcus cruris. Vor (a) und 10 Tage nach (c) VAC-Behandlung. Die Wunde ist vital und von rosigem Granulationsgewebe vollständig bedeckt. Zum definitiven Wundverschluss kann eine Meshgraft-Transplantation durchgeführt werden.

Die topische Anwendung von Maden hat sich bei chronischen Wunden, v.a. bei diabetogenen Ulzera, bewährt (Abb. 13-2). Die Maden führen durch ihre scharfen Kauwerkzeuge zu einer mechanischen Irritation im Wundgrund, die stimulierend auf die Granulationsbildung der Wunde wirken soll. Die Maden ingestieren Bakterien und sondern Sekret aus, das eine proteolytische und antiseptische Wirkung besitzt. Allerdings ist zu beachten, dass Proteus- und Pseudomonas-besiedelte Wunden von der Wirkung dieses Sekretes unbeeinflusst bleiben. Es existieren Erfahrungsberichte, nach denen Maden auch bei Wundinfekten und Osteomyelitis mit Erfolg eingesetzt wurden. Allerdings kann es durch die mechanische Irritation in der Wunde zu Schmerzen und lokaler Hautirritation kommen.

> **!** Vor dem direkten Einsatz auf freiliegenden Blutgefäßen wird gewarnt, da sie durch Andauen der Gefäßwände zu einer Gefäßarrosion führen können.

Sekundär heilende und chronische Wunden erfordern vor allem bei Vorliegen eines Wundinfektes in regelmäßigen Abständen eine subtile Wundreinigung. Dieses Débridement kann neben einem biologischen Débridement (Maden) chirurgisch-mechanisch (durch Ausschaben, Exzision, Waschen) oder biochemisch-enzymatisch erfolgen. Sämtliche Verfahren dienen dem Zweck, fibrinöses Exsudat und Zelltrümmer zu entfernen. Hierdurch wird die katabole Phase der Wundheilung verkürzt und die anabole Phase eingeleitet. Vorteile des chirurgischen Débridements sind zeitliche Effizienz und ein geringer finanzieller und instrumenteller Aufwand. Die bewusst provozierte Blutung führt zur Ablagerung von Thrombozyten und Freisetzung von deren α-Granula mit den darin enthaltenen wundheilungsfördernden Zytokinen. Nachteil ist die Schmerzhaftigkeit, die jedoch beim Diabetiker mit Polyneuropathie in den meisten Fällen zu vernachlässigen ist. Die enzymatische Wundreinigung kann ein chirurgisches Débridement zwar nicht ersetzen, jedoch additiv eingesetzt von großem Nutzen sein. Es stehen verschiedene Enzympräparate zur Verfügung. In seltenen Fällen kann es zur Sensibilisierung kommen. Ist die Wunde infiziert und besteht eine systemische Entzündungsreaktion, sollten Antibiotika nach Keimaustestung eingesetzt werden. Sie werden jedoch ausschließlich systemisch – kalkuliert oder nach Austestung gezielt – eingesetzt.

Die lokale Gabe ist obsolet. Zum einen werden Antibiotika nach Lokalapplikation schnell durch Enzyme inaktiviert, zum anderen führen sie häufig zu allergischen Reaktionen und zu Resistenzbildungen. Darüber hinaus hemmen viele Antibiotika die Wundheilung.

Zur Wundspülung werden Antiseptika eingesetzt. Hier ist jedoch zu beachten, dass einige dieser Substanzen die Wundheilung stark hemmen können. Beispiele hierfür sind Wasserstoffperoxid, Triphenylmethanfarbstoffe, Kaliumpermanganat oder hypertone Kochsalzlösung. Ideale Antiseptika sind dagegen Silbernitrat 1%, PVP-Jod, Octenidin oder Lavasept. Bei Jodlösungen muss jedoch die mögliche Jodresorption aus der Wunde beachtet werden.
Diese Möglichkeiten zielen alle darauf ab, das Wundmilieu so zu konditionieren, dass das intrinsische Wundheilungspotential voll ausgeschöpft werden kann.

13.8 Literatur

Debus ES, Spech E, Larena-Avellaneda A, Faller HH: Lebensqualität bei arteriellen und venösen Ulcera cruris – Einführung eines krankheitsspezifischen Messinstruments. Gefäßchirurgie 10 (2005) 99–108

Fleischmann W: Maggot Débridement. In: Téot L, Banwell PE, Ziegler UE (eds.), Surgery in Wounds. Springer, Heidelberg–Berlin 2004

Mahoney J, Ward J: Surgical Débridement. In: Téot L, Banwell PE, Ziegler UE (eds.), Surgery in Wounds. Springer, Heidelberg– Berlin 2004

Protz K: Moderne Wundversorgung. Urban & Fischer, München 2004

Rabe E: Leitlinie zur Diagnostik und Therapie des Ulcus cruris venosum, 1998

Schmidt K, Debus ES, Ziegler UE, Thiede A: Keimbesiedlung von chronischen Ulcera cruris – unterscheidet sich das diabetische vom venösen und arteriellen Geschwür? ZfW 12 (2000) 34–37

Statistisches Bundesamt: Gesundheitsbericht für Deutschland, 1998

Thomas GPL, Banwell PE: Topical negative-pressure therapy in wound management. In: Téot L, Banwell PE, Ziegler UE (eds.), Surgery in Wounds. Springer, Heidelberg–Berlin 2004

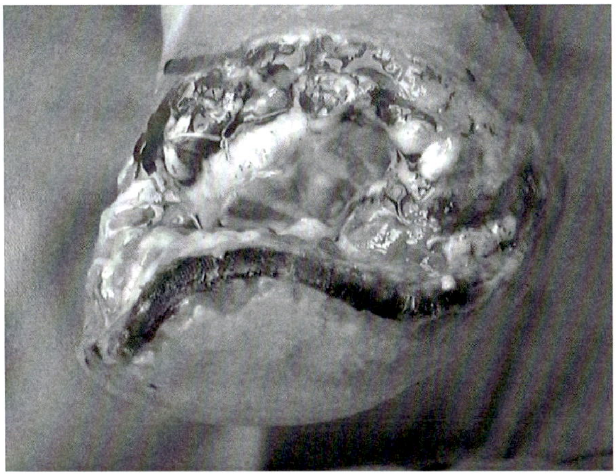
a

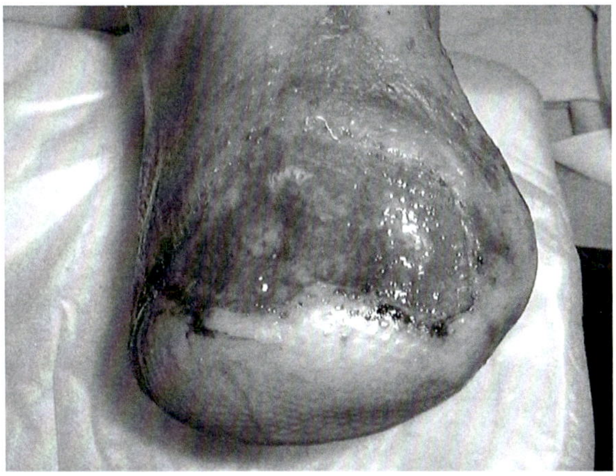
b

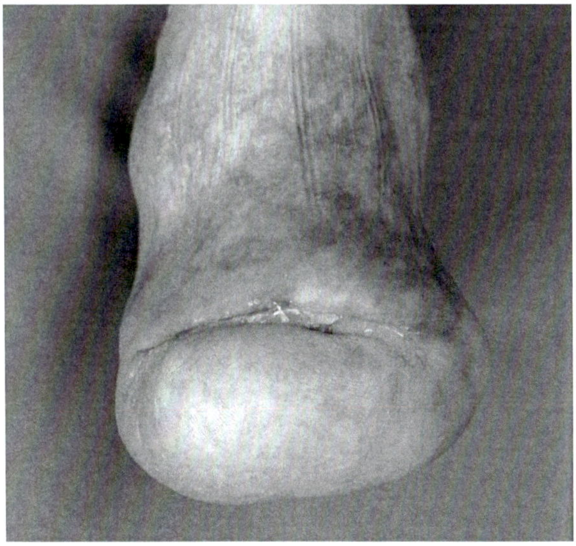
c

Abb. 13-2 82-jähriger Patient mit diabetisch angiopathischem Fuß.
a: Nach zunächst geschlossener Vorfußamputation kam es zu einer Wundheilungsstörung mit Nekrosebildung.
b: Nach dreimaliger Madentherapie und nachfolgender VAC-Behandlung kam es zu einer Granulationsbildung mit vollständiger Überwucherung der initial freiliegenden Fußwurzelknochen.
c: Die Wunde heilte vollständig ab, ohne zusätzliche Meshgraft-Transplantation.

14 Intraoperative Qualitätssicherung

K. D. Wölfle, W. Hepp

Technische Perfektion ist als die Grundvoraussetzung bei der Durchführung einer jeden arteriellen bzw. venösen Rekonstruktion anzusehen, v.a. dann, wenn es sich um Eingriffe an kleinkalibrigen Gefäßen handelt: So sind bei femorodistalen arteriellen Revaskularisationen Bypass-Verschlüsse während des ersten postoperativen Monats, mit denen in etwa 15% zu rechnen ist (Blankensteijn et al. 1995), zu einem Großteil auf technische Fehler zurückzuführen. Gleichermaßen ist ein Zusammenhang zwischen Restdefekten nach Karotisdesobliteration und dem Auftreten von neuerlichen neurologischen Symptomen bzw. von Frühverschlüssen und Rezidivstenosen anzunehmen (Gaunt et al. 1996, Westerband et al. 1997). Mittlerweile steht eine breite Palette (Tab. 14-1) an Untersuchungsmodalitäten zur Verfügung, um die intraoperative Qualitätssicherung von Gefäßeingriffen zu gewährleisten. Im Folgenden sollen zunächst die einzelnen Kontrollverfahren kurz dargestellt und anschließend ihre klinische Relevanz diskutiert werden.

14.1 Untersuchungsmodalitäten

14.1.1 Klinische Untersuchung

Den ersten Schritt im Rahmen der Qualitätssicherung bei Beendigung eines Gefäßeingriffs stellt natürlich die klinische Untersuchung dar. Durch bloße **Inspektion** können z.B. bereits Rotationsfehler oder Transplantatknickungen erfasst werden. Auch die Beurteilung des **Pulstastbefundes** ist selbstverständlich, doch ist hier eine erhebliche Variationsbreite zu berücksichtigen. So kann die Pulsqualität durch vorübergehende Hypotonie bzw. bei kalzifizierten Ausstromgefäßen als vermeintlich abgeschwächt empfunden werden, während ein besonders kräftiger Puls bei stehender Blutsäule infolge okkludierter Ausstrombahn eine gute Bypass-Funktion vortäuscht.

Tab. 14-1 Derzeit gebräuchliche Untersuchungsmodalitäten für die intraoperative Qualitätssicherung.

klinische Untersuchung	– Inspektion – Palpation
Angiographie Gefäßendoskopie Ultraschallverfahren	– CW-/gepulste Doppler-Sonographie – B-Mode-Sonographie – (farbkodierte) Duplexsonographie – transkranielle Doppler-Sonographie (TCD) – intravaskulärer Ultraschall (IVUS)
hämodynamische Parameter	Druck-/Flussmessung (⇒ Abflusswiderstand)

14.1.2 Angiographie

Die Angiographie stellt das älteste und nach wie vor gebräuchlichste bildgebende Verfahren dar. Zur Beurteilung der morphologischen Integrität von Karotiseingriffen bzw. femoropoplitealen Rekonstruktionen wird es schon seit den 60er Jahren des 20. Jahrhunderts eingesetzt. Während in der Anfangszeit mit konventioneller Plattenangiographie gerade bei Bypass-Operationen meist nur ein begrenzter Abbildungsumfang möglich war, erlaubt heute die mobil verwendbare DSA-Technik eine rasche, kontrastmittelsparende, beliebig wiederholbare Online-Darstellung aller interessierenden Gefäßregionen. Längere Gefäßabschnitte können dabei durch mehrere DSA-Sequenzen abgebildet werden. Insgesamt ermöglicht die Angiographie eine Quantifizierung der auffälligen Befunde. Allerdings erlaubt diese Modalität meist nur eine zweidimensionale Negativdarstellung der Gefäße in einer Ebene, so dass sie – was die Erfassung von Feindetails angeht – nach einer Studie von Neville et al. (1991) endovaskulären Modalitäten wie der Angioskopie und der intravaskulären Ultraschalluntersuchung (IVUS) unterlegen erscheint. Die prozedurale Morbidität der Angiographie ist nach unserer eigenen Erfahrung sowie der von Westerband et al. (1997)) vernachlässigbar.

14.1.3 Gefäßendoskopie

Seit Mitte der 70er Jahre des 20. Jahrhunderts stand mit der Angioskopie ein Erfolg versprechendes Alternativverfahren zur Verfügung, das sich zunächst zur Inspektion großkalibriger Gefäßreparaturen anbot, nach Miniaturisierung der Geräte dann ab Mitte der 80er Jahre aber auch für den kleinkalibrigen Bereich empfohlen wurde. Die endoskopische Kontrolle von Gefäßen erfolgt heutzutage am besten mittels Videoangioskopie, wobei das Endoskop passender Größe mit einer hoch auflösenden Steuereinheit verbunden ist; das hierdurch erhaltene Untersuchungsbild wird auf einem Fernsehmonitor abgebildet. Voraussetzung für die endoskopische Untersuchung ist ein blutfreies Untersuchungsfeld, was durch direkte Klemmung, Ballonokklusion sowie durch Irrigation des zu untersuchenden Gefäßsegmentes zu erreichen ist. Bei erhöhtem Spülbedarf, z. B. im Rahmen von venösen Rekonstruktionen, bietet sich hierzu die Verwendung einer speziellen Irrigationspumpe an. Das Erzielen einer freien Sicht ist mittlerweile auch durch die Applikation von CO_2 möglich. Die Angioskopie ermöglicht eine klare, farbige, dreidimensionale Abbildung intraluminaler Strukturen, speziell auch von Feindetails. Allerdings handelt es sich dabei nur um ein qualitatives Kontrollverfahren, das bisher keine definitiven Größenangaben zulässt und damit die Interpretation der irregulären Befunde z.T. problematisch macht. Mögliche Komplikationsmöglichkeiten der Gefäßendskopie sind eine vermehrte Infektgefährdung, eine Flüssigkeitsüberladung sowie eine potentielle Traumatisierung des zu untersuchenden Gefäßabschnittes.

14.1.4 Ultraschallverfahren

Zur Beurteilung von arteriellen Rekonstruktionen werden sowohl die Continuous-wave(CW)- als auch gepulste direktionale Doppler-Geräte mit eingesetzt. Die Grundvorstellung dabei ist, dass relevante vaskuläre Defekte zu schweren, erkennbaren Flussturbulenzen bzw. Geschwindigkeitsabweichungen führen. Bei der Analyse von CW-Doppler-Befunden ist dabei allerdings die Subjektivität der Ergebnisinterpretation zu berücksichtigen. Der Untersuchungsvorgang selbst gestaltet sich denkbar einfach: Die benötigten Ultraschallsonden sind sterilisierbar, als Kontaktmedium für die Koppelung genügt Kochsalzlösung. Insgesamt konnten auf diese Weise offene a. v.-Fisteln sowie Fälle mit inkompletter Valvulotomie bei In-situ-Rekonstruktionen nachgewiesen werden, ebenso Anastomosendefekte sowie Abnormitäten im Bereich von Karotisdesobliterationen. Für die Einschätzung der Befunde erscheint jedoch wichtig, dass Spasmen sowie kleinkalibrige Gefäßabschnitte pathologisch erscheinende Geschwindigkeitsspektren vortäuschen können. Bedeutsam ist ebenfalls, dass die Doppler-Analyse unmittelbar im Bereich des Defektes erfolgen muss, da sonst die Flussturbulenzen nicht mehr nachweisbar sind (Bandyk et al. 1986). Somit bietet sich dieses Vorgehen eher für die Kontrolle regional begrenzter Reparaturen als für die Überprüfung langstreckiger femorokruraler Transplantate an, sofern letztere nicht z. B. in der „offenen" In-situ-Technik mittels durchgehender Längsinzision angelegt wurden.
Eine wesentliche Bereicherung im Repertoire nichtinvasiver Verfahren bedeutete die Einführung der B-Mode-Sonographie und mehr noch der – v. a. farbkodierten – Duplexsonographie. Während erstere nur eine Abbildung der Anatomie zulässt, erlaubt die Duplexsonographie zusätzlich eine präzise Darstellung der Flussmuster in operierten Gefäßabschnitten, Transplantaten und Anastomosen. Allerdings ist die Bedeutung, v. a. der morphologischen Befunde, hinsichtlich ihrer klinischen Relevanz noch nicht eindeutig definiert. Nach Stranden und Myhre (1994) handelt es sich nur bei 10–15% der duplexsonographischen Abnormitäten tatsächlich um korrekturbedürftige Befunde. Auch das Handling ist nicht unproblematisch: Da die Duplexschallköpfe nicht sterilisierbar sind, müssen sie für die Untersuchung mit einer sterilen Plastikumhül-

lung versehen werden. Für die z.T. komplizierte Bedienung des Duplexgerätes ist gut eingearbeitetes Assistenzpersonal außerhalb des Sterilbereichs erforderlich. Der Untersuchungsablauf kann durch die Größe des Schallkopfes beeinträchtigt werden, indem z.B. bei hoher Bifurkation die distale A. carotis interna nicht mehr exakt einsehbar ist (Gaunt et al. 1996, Hoff et al. 1994). Wegen Lufteinschlüssen in der Prothesenwand sind die ePTFE-Bypässe in der Anfangszeit nicht beurteilbar (Cull et al. 1992).

Bei der transkraniellen Doppler-Sonographie (TCD) wird transtemporal der Hauptstamm der A. cerebri media angeschallt und das Flusshistogramm aufgezeichnet. Das Potential dieser Kontrollmodalität liegt in der Erfassung einer clampingbedingten Hypoperfusion sowie v.a. dem Nachweis von operationsbedingten Embolien. Prozedurale Schwierigkeiten können sich hier durch das Fehlen eines geeigneten Schallfensters sowie durch Sondendislokation ergeben.

Die jüngste Weiterentwicklung in der Ultraschalltechnologie stellt der intravaskuläre Ultraschall (IVUS) dar, der eine zweidimensionale Querschnittsabbildung des untersuchten Gefäßabschnitts ermöglicht. Insgesamt liegt die Fähigkeit des IVUS vor allem in der Bewertung der Wandstruktur (z.B. Qualität eines Venentransplantats, Kontrolle nach TEA bzw. Ballondilatation), wobei die klinische Relevanz vieler Befunde erst noch geklärt werden muss. Zudem sollte auch – wie bei der Angioskopie – v.a. im kleinkalibrigen Bereich der invasive Charakter der Methode berücksichtigt werden.

14.1.5 Hämodynamische Parameter

Druckmessungen erlauben eine approximative Aussage über die erreichte Beseitigung eines hämodynamisch wirksamen Strombahnhindernisses (z.B. Truncus-coeliacus-Kompression) oder den erzielten Druckausgleich bei Shunt-Operationen im Pfortaderkreislauf. Gewertet wird dabei der Vergleich zwischen prä- und postrekonstruktiv abgeleiteten Druckwerten.

Postrekonstruktive Flussmessungen zur Vorhersage der Funktion femoropoplitealer Rekonstruktionen werden bereits seit den 60er Jahren des 20. Jahrhunderts vorgenommen. Mit diesem Vorgehen konnte eine Quantifizierung des Bypass-Flusses erreicht werden, wobei der Flow nicht nur von der Qualität der durchgeführten Rekonstruktion abhängig war, sondern ebenso vom Zustand des Ein- bzw. Ausstroms, dem Blutdruck, dem gewählten Anästhesieverfahren bzw. dem Vorliegen von Spasmen. Für eine Objektivierung der Messergebnisse wurde deshalb zur Ausschaltung externer Störfaktoren eine Messung unter medikamentös induzierter Vasodilatation (z.B. Papaverin) vorgeschlagen. Bis heute blieb allerdings fraglich, ob selbst gröbere technische Defekte in jedem Fall zu einem signifikanten Flussabfall führen (Stranden und Myhre 1994).

Die Erfassung der Blutströmung kann jeweils auf elektromagnetischem bzw. dopplersonographischem Wege vorgenommen werden. Mit beiden Messverfahren ist bei frisch implantierten ePTFE-Prothesen wegen elektrischer Interferenzen bzw. Lufteinschlüssen keine Messung möglich.

Als ebenfalls indirekte Methode zur Bewertung der späteren Transplantatfunktion kam Mitte der 80er Jahre des 20. Jahrhunderts die Widerstandsmessung bei femorodistalen Rekonstruktionen in Gebrauch. Ziel war dabei die Quantifizierung des aufnehmenden Gefäßbettes im Versorgungsgebiet eines infrainguinalen Bypasses. Als physikalische Grundlage diente dabei vereinfachend die dem hydrodynamischen Analogon des Ohm-Gesetzes angeglichene Formel von Hagen-Poiseuille, wobei darauf hinzuweisen ist, dass durch eine derartige Druck-Fluss-Relation sicher nur eine unvollständige Beschreibung der komplexen Widerstandsproblematik in einem pulsatilen System erfolgen kann. Eine definitive Beschreibung der Kräfte, die das aufnehmende Gefäßbett einem pulsierenden Bypass-Fluss entgegensetzt, wäre selbstverständlich nur durch die Erfassung der Input-Impedanz möglich.

Bisher wurde die Widerstandsmessung zum einen durch Messung des Blutvolumens bei freigegebenem Bypass und gleichzeitige Druckregistrierung in der distalen Anastomose vorgenommen (Flow-Index). Zum anderen wurde der periphere Abflusswiderstand auch durch artifizielle Perfusion des ausgeklemmten Bypasses und wiederum Druckregistrierung in der distalen Anastomose bestimmt: Die Absicht dabei war, v.a. nach Ausschaltung einer durch exogene Störfaktoren (Auskühlung des Patienten, Narkosewirkung, OP-Trauma) verursachten Vasokonstriktion, mittels Papaverin eine Druck-Fluss-Relation zu erhalten, die als alleinige Funktion des Reibungswiderstands infolge arteriosklerotischer Läsionen der Run-off-Gefäße anzusehen wäre. Mit dieser Art der isolierten Abstromperfusion sollten Abhängigkeiten von der Pumpleistung des Herzens, dem Blutdruck und der Viskosität des Blutes vermieden werden, wie sie bei den am freigegebenen Bypass vorgenommenen Widerstandsmessungen zwangsläufig vorkommen.

14.2 Klinische Anwendungsbereiche

14.2.1 Periphere arterielle Rekonstruktionen

Ein wichtiges Aufgabengebiet stellt hier zunächst die Kontrolle des Operationsergebnisses nach Embolektomie bzw. Thrombektomie wegen akuter Ischämie dar, v.a. mit Blick auf eine komplette Entfernung aller Gerinnsel. So konnten White et al. (1993) nach initialer Embolektomie endoskopisch noch in 66% signifikante Restthromben nachweisen. Abbott et al. (1984) fanden nach Embolektomie infolge einer durch angiographische Überprüfung erreichten vollständigeren Gerinnselentfernung eine deutlich geringere Amputationsrate (8%) im Vergleich zu einer Gruppe ohne intraoperative Kontrolle (43%). Insgesamt zeigen diese Zahlen eindringlich die Notwendigkeit einer Qualitätssicherung nach Thromboembolektomie auf.

Wegen der hohen Sofortverschlussrate von bis zu 12% nach femoropoplitealer Thrombendarteriektomie erscheint auch hier eine intraoperative Lumenkontrolle von Vorteil. Nach Kogel und Szombat (1996) ist dabei die Angioskopie der Angiographie überlegen und erlaubt v.a. eine direkt gesteuerte Entfernung von belassenen, potentiell okkludierenden Wandanteilen.

Ultraschallverfahren

Intraoperative Kontrollverfahren haben bei femorodistalen Bypass-Operationen wegen deren besonderer Anfälligkeit für technische Fehler eine ganz wesentliche Bedeutung. Mittels gepulster Doppler-Spektralanalyse konnten Bandyk et al. (1986) bei 50 In-situ-Bypässen in 5% eine inkomplette Valvulotomie sowie in 6% Anastomosendefekte nachweisen. Blankensteijn et al. (1995) erreichten bei 54 infrainguinalen Venenbypässen mittels CW-Doppler einen negativen prädiktiven Wert von 100% und einen positiven prädiktiven Wert von 56% für die Erfassung technischer Defekte. Ähnlich wie Dalman et al. (1996) empfahlen sie den Ultraschall als Basistestverfahren und plädierten nur bei pathologischem Doppler-Befund zur Lokalisierung des Defektes für die Durchführung einer Angiographie. Allerdings wurde einschränkend darauf hingewiesen, dass nur mit der Angiographie eine Beurteilung des Run-off sowie das Auffinden der Seitenäste bei der „geschlossenen" In-situ-Technik möglich sind.

Durch Duplexuntersuchung von 56 infrainguinalen Bypässen unterschiedlichen Materials konnten Cull et al. (1992) in 22 Fällen (39%) technische Defekte bzw. abnorm niedrige Flussgeschwindigkeiten (peak systolic velocity < 45 cm/sec) nachweisen. In 11 von 12 Fällen wurden die nachgewiesenen technischen Fehler, in der Mehrzahl davon offene Seitenäste bei In-situ-Rekonstruktionen, korrigiert. 56% der Bypässe mit niedriger Flussgeschwindigkeit verschlossen sich innerhalb des ersten postoperativen Monats. Bei Gilbertson et al.

Tab. 14-2 Anzahl korrigierter Befunde bei angiographischen Kontrollen von infrainguinalen Rekonstruktionen (Literaturangaben in Wölfle et al. 1996).

Autor (Jahr)	Anzahl Bypässe	korrigierte Befunde (%)	Lokalisation			
			Einstrom	Bypass	distale Anastomose	Ausstrom
Baxter (1990)	49	8 (16%)	n.u.	3[2]	5	–
Gilbertson (1992)	20	7 (35%)	n.u.	3[2]	4[4]	–
Miller (1993)	128	7 (5%)	n.u.	1	5[3]	1
Harward (1994)	42	10 (24%)	n.u.	4	3	3
Chalmers (1993)	298	24 (8%)[1]	1	4	14[2]	5
van Loenhout (1987)	207	20 (10%)	n.d.	n.d.	n.d.	8
Kehler (1988)	44	6 (14%)	n.d.	n.d.	n.d.	n.d.
Mills (1992)	214	18 (8%)	n.u.	6	6[2]	6[2]
Wölfle (1994)	102	12 (12%)	n.u.	3	4[2]	5
Wölfle (1996)	101	15 (15%)	6	3	3	3

n.u. = nicht untersucht; n.d. = nicht differenziert; [1] offene AV-Fisteln unberücksichtigt; [2] 1 falsch-positiv; [3] 2 falsch-positiv; [4] 4 falsch-positiv

Tab. 14-3 Inzidenz angioskopischer Befunde im Rahmen von infrainguinalen Rekonstruktionen (Literaturangaben in Wölfle et al. 1996).

Autor (Jahr)	Anzahl Bypässe	korrigierte Befunde (%)	Venenveränderung	Bypass inkomplette Valvulotomie	andere	distale Anastomose
Baxter (1990)	49	9 (18%)	–	–	2	7
Gilbertson (1992)	20	10 (50%)	–	10[2]	–	–
Harward (1993)	50	10 (20%)	2	2	–	6
Miller (1991)	259	66 (25%)[1]	12	33	6	6
Miller (1993)	128	19 (15%)[1]	6	9	–	3
Trubel (1994)	27	8 (30%)	–	–	4	1
Wölfle (1994)	102	13 (13%)	2	5	3	3
Wölfle (1996)	101	11 (11%)	5	2	–	4

[1] offene AV-Fisteln nicht berücksichtigt; [2] 1 falsch-positiv

(1992) betrug anlässlich von 20 In-situ-Rekonstruktionen die Sensitivität der farbkodierten Duplexsonographie, offene Seitenäste bzw. relevante Klappenreste zu entdecken, lediglich 12 bzw. 11%. Die Rate an falsch-positiven Defekten im distalen Anastomosenbereich belief sich auf 10%. Insgesamt scheinen mit der Duplexsonographie noch mehr Erfahrungen erforderlich zu sein, um die Bedeutung dieses Verfahrens für den infrainguinalen Gefäßabschnitt richtig einschätzen zu können.

Angiographie

Die Angiographie gilt seit den 60er Jahren des 20. Jahrhunderts als der Goldstandard für die intraoperative Qualitätskontrolle von infrainguinalen Rekonstruktionen. Frühe Studien berichteten dabei über technische Fehlerraten von 22–27% (Übersicht bei Wölfle et al. 1996). In neueren Untersuchungen ab Mitte der 80er Jahre (Tab. 14-2) ergibt sich infolge der zunehmenden Anzahl mehr distaler, technisch schwierigerer Rekonstruktionen mit 5–35% eine nach wie vor hohe Inzidenz angiographisch nachgewiesener, die Bypass-Offenheit bedrohender Defekte, die gleichermaßen im Verlauf der Rekonstruktion sowie der benachbarten Arteriensegmente anzutreffen sind. Insbesondere unsere aktuelle Studie unterstreicht dabei eindrucksvoll den Wert einer Gesamtkontrolle des angelegten Bypasses, da gerade der unmittelbare Einstrom häufiger als erwartet durch ein Klemmentrauma geschädigt sein kann (Abb. 14-1).

Angioskopie

Die Frequenz korrekturbedürftiger angioskopischer Befunde beträgt in der modernen Literatur 11–50% (Tab. 14-3). Besonders hohe Defektraten werden dabei in Serien berichtet, die überwiegend In-situ- bzw. Nonreversed-Rekonstruktionen enthalten (Miller 1993, Gilbertson et al. 1992). Relevante Klappenreste (Abb. 14-2) stellen hier zahlenmäßig das größte Kontingent der aufgedeckten Mängel dar. Einen weiteren, ganz wesentlichen Anteil machen in allen Mitteilungen Defekte infolge postphlebitischer Venenveränderungen aus, während irreguläre Befunde im Anastomosenbereich, außer bei Baxter und Harward, überraschenderweise weniger ins Gewicht fallen.

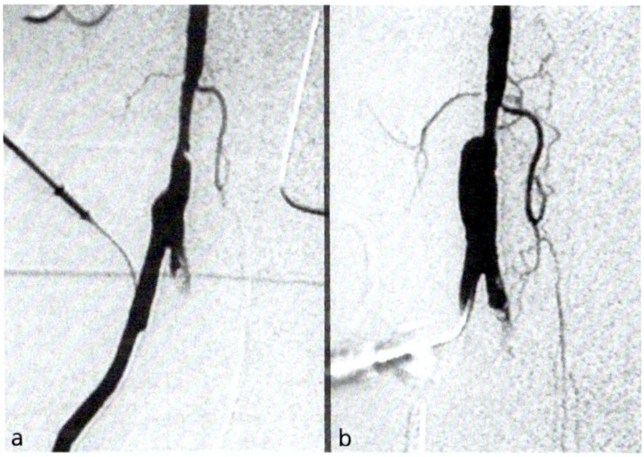

Abb. 14-1 a: Klemmtrauma oberhalb der proximalen Anastomose eines femoro(distal)fibularen Nonreversed-Bypasses.
b: Korrektur durch Exzision des Dissekates und Patch-Plastik.

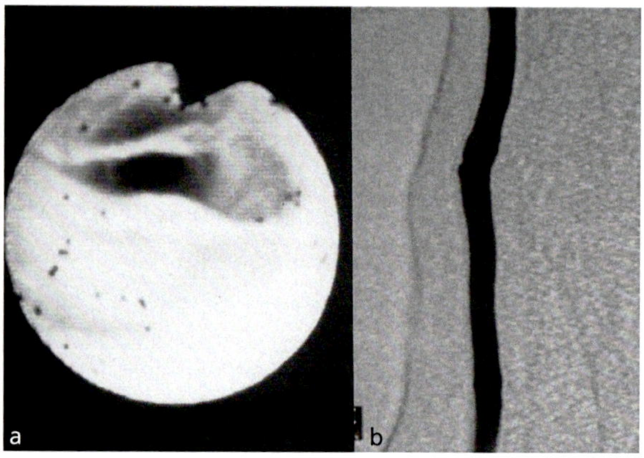

Abb. 14-2 Erhaltene Venenklappen oder Klappenreste als Ursache für Defekte nach Rekonstruktionen.
a: Vollständig erhaltenes Klappensegel bei einem femorofibularen Nonreversed-Bypass bei der endoskopischen Untersuchung.
b: Die zugehörige Angiographie zeigt einen unauffälligen Bypass-Abschnitt.

Widerstandsmessung

Eine Differenzierung (Tab. 14-4) offener bzw. verschlossener Bypässe aufgrund von durch externe Bypass-Perfusion erhaltenen Widerstandswerten gelang bisher bei Ascer, Parvin, Vos, Cooper und in einer früheren vorläufigen Studie unserer Arbeitsgruppe. Dagegen ließen unsere umfangreichere aktuelle Serie sowie die Arbeiten von Peterkin, Miller und Varty keine derartige Unterscheidung zu. Die Sensitivität für die Erfassung des Bypass-Verschlusses bewegte sich in den obigen Untersuchungen zwischen 22% bei Miller und 67 bzw. 80% für infragenuale bzw. femorokrurale Rekonstruktionen bei Cooper. Betont werden muss aber, dass z. B. die relativ guten Ergebnisse von Cooper auf der Basis von lediglich 19 Patienten bei infragenualem und von nur mehr 13 Patienten bei infrapoplitealem Transplantatanschluss beruhen. Alles in allem erscheinen die bisher erreichten Ergebnisse derart inkonsistent, dass damit derzeit keine Prädiktion der frühen Bypass-Funktion zu erreichen ist.

Tab. 14-4 Widerstandsmessung mittels externer Bypass-Perfusion zur Unterscheidung der Bypass-Funktion.

Autor (Jahr)	Anzahl Messungen	Messanordnung (Perfusat; Vasodilatation)	Nachbeobachtung (Monate)	Unterscheidung der Bypass-Funktion		
				offen	verschlossen	p
Ascer (1984)	101	NaCl-Lösung ; ohne Papaverin	3	0,39 PRU Verschlossen:	1,62 PRU;	< 0,0001
Parvin (1985)	52	Blut; ohne Papaverin	4	847 mPRU	1621 mPRU	0,006 (nur für femoropoliteale Bypässe)
Vos (1989)	109	NaCl-Lösung; ohne Papaverin	3	0,01–0,5 PRU	0,07–1,0 PRU	0,0004
Cooper (1990)	67	Blut; mit Papaverin (40 mg)	1	463 mPRU	823 mPRU	0,001
Wölfle (1992)	52	NaCl-Lösung; mit Papaverin (50 mg)	1	1259 mPRU	1488 mPRU	0,05
Peterkin (1988)	80	NaCl-Lösung; ohne Papaverin	3	0,98 PRU	0,88 PRU	n.s.
Miller (1990)	50	NaCl Lösung; ohne Papaverin	3	0,27 PRU	0,28 PRU	n.s.
Varty (1993)	47	Blut; ohne Papaverin	1	0,78 PRU	0,95 PRU	n.s.
Wölfle (1999)	101	NaCl-Lösung; mit Papaverin (50 mg)	1	722 mPRU	735 mPRU	n.s.

(m)PRU = (milli)peripheral resistance unit, Einheit des peripheren Widerstandes

Flussmessung

Auch die Bewertung der erzielten Flussvolumina für die Prognose der frühen Transplantatfunktion ist und bleibt widersprüchlich (Tab. 14-5). Mittels Flussmessung kann bei Beard, Davies und Lundell eine klare Trennung von funktionierenden bzw. verschlossenen Bypässen erreicht werden, während eine derartig eindeutige Differenzierung bei Wilson, Varty (Messwert nach Gabe von Papaverin) und nach den Erfahrungen unserer Arbeitsgruppe nicht gelingt. Ebenso erlaubte der unter Heranziehung des Blutflusses zustande gekommene Widerstand (Flow-Index) in unserer Hand und auch bei Varty (Messwert nach Gabe von Papaverin) bisher keine sichere Aussage zum Bypass-Frühergebnis. Dagegen erreichten Beard, Davies und Lundell eine signifikante Unterscheidung offener und verschlossener Bypässe (s. Tab. 14-5). Wegen einer erheblichen Überlappung der gefundenen Werte ließ sich aber in keiner der Untersuchungen eine eindeutige Vorhersage der Transplantatfunktion erzielen.
Auch Doppler-Flussmessungen, wie sie Jagadsham et al. (2005) empfehlen, lassen anhand der zu ermittelnden Widerstandsquotienten keine verbindlichen Aussagen hinsichtlich der zu erwartenden Bypass-Funktion zu.

Zusammenfassung

Obwohl Kontrollen v.a. im Rahmen von infrainguinalen Bypass-Operationen bisher noch nicht durch prospektive und randomisierte Studien abgesichert sind, ist aber eine intraoperative Qualitätssicherung aufgrund der gravierenden Auswirkungen übersehener technischer Defekte bei diesen Eingriffen überaus sinnvoll. Nach dem Gesagten erscheinen sonographische Verfahren derzeit noch nicht vollständig ausgereift für die Überprüfung femorodistaler Rekonstruktionen. Die Angiographie in DAS-Technik erlaubt dagegen eine verlässliche Gesamtbeurteilung des angelegten Bypasses inklusive des Ein- und Ausstroms. Wegen der anzunehmenden Überlegenheit der Angioskopie hinsichtlich der Erfassung von Feindetails kann diese Methode komplementär bei Operationstechniken eingesetzt werden, wo etwa eine Valvulotomie erforderlich wird. Die gegenwärtig verfügbaren funktionellen Verfahren spielen derzeit keine Rolle für die Einschätzung infrainguinaler Revaskularisationen.

14.2.2 Karotischirurgie

Aus der einschlägigen Literatur (Eikelboom 1993) scheint klar, dass die sorgfältige Durchführung der Karotischirurgie letztendlich maßgeblich ist für die erreichte Ergebnisqualität, was sowohl die Morphologie als auch die Rate an neurologischen Komplikationen betrifft. In diesem Zusammenhang ist erstaunlich, dass hierzulande nur etwa ein Drittel der Karotiseingriffe intraoperativ überprüft werden, wobei die Angiographie mit 16,5% das am häufigsten angewandte Monitoring-Verfahren darstellt (Torsello 1997). Es folgen die Doppler-Sonographie (9,6%), die Angioskopie (4,5%), die Flussmessung (3,4%) sowie die Duplexsonographie (1,4%).

Ultraschallverfahren

Mittels Doppler-Spektralanalyse fanden Bandyk et al. (1984) bzw. Sandmann et al. (1993) aufgrund eigens

Tab. 14-5 Ergebnisse von Flussmessung sowie Flow-Index für die Beurteilung der Bypass-Frühfunktion.

Autor (Jahr)	Anzahl Messungen	Nachbeobachtung (Monate)	Unterscheidun der Bypass-Funktion durch Flussmessung (ml/min) offen	verschlossen	p	Unterscheidung der Bypass-Funktion durch Flow-Index (PRU) offen	verschlossen	p
Beard (1989)	47	1	96	61	0,02	1,15	1,99	0,002
Davies (1993)	100	1	165	99	< 0,02	0,47	1,02	< 0,001
Lundell (1993)	48	3	120	60	< 0,01	0,62	1,20	< 0,01
Wilson (1988)	70	1	259	251	n.s.	n.d.		
Varty (1993)	47 (nach Papaverin)	1	195	112	n.s.	0,58	1,15	n.s.
Wölfle (1992)	38	1	177	110	n.s.	n.d.		
Wölfle (1999)	89	1	176	196	n.s.	0,53	0,43	n.s.

PRU = peripheral resistance unit, Einheit des peripheren Widerstandes bezeichneter Spektrumveränderungen korrekturbedürftige Befunde in 3 von 60 respektive 143 von 503 Fällen, wobei in der Serie von Sandmann in 43% der Eingriffe eine Kürzung und End-zu-End-Anastomose der A. carotis interna vorgenommen wurden. Gaunt et al. (1996) konnten mit dem CW-Doppler bei 100 Karotisoperationen mit Routine-Patch nur in einem Fall einen tatsächlichen Defekt feststellen. Nach ihrer Einschätzung wies das Verfahren insgesamt eine hohe Rate an falsch-positiven Befunden auf und war nur in 91% der Fälle anwendbar. Mit Hilfe der B-Mode-Sonographie waren bei Dilley und Bernstein (1986) 7 von 12 technischen Fehlern nachzuweisen, während die Angiographie hier 9 irreguläre Befunde erfasste. In der Untersuchung von Gaunt war das B-Mode-Verfahren aufgrund der Größe der Schallköpfe nur in 76% anwendbar; von drei angenommenen Stenosen erwiesen sich in dieser Serie zwei als falsch-positive Befunde. Aufgrund duplexsonographischer Auffälligkeiten konnten von Walker et al. (1996) in einer Reihe von 50 Patienten bei 3 Patienten, die nicht mit einem Patch versorgt wurden, korrekturbedürftige Befunde festgestellt werden. Hoff et al. (1994) fanden ebenfalls mittels Duplex bei 44 überwiegend gepatchten Patienten keine morphologischen Auffälligkeiten, dafür aber in 11 Fällen abnorme Strömungsprofile. Patienten mit hochgradigen Turbulenzen zeigten zwar signifikant häufiger spätere neurologische Symptome (66%) als Patienten mit normalem Flussmuster (18%); insgesamt entwickelte aber die Mehrzahl der Patienten mit schweren Strömungsauffälligkeiten (63%) keine neurologische Problematik.

Neben der Überwachung der Shunt-Funktion besteht das diagnostische Potential der TCD nach Gaunt et al. (1996) im Erkennen relevanter Embolisationen, z.B. aufgrund einer ungünstigen Geometrie des OP-Gebietes, die zu einem turbulenten Fluss und konsekutiver Gerinnselbildung führt. In der Studie von Gaunt konnten mittels TCD alle Patienten identifiziert werden, bei denen eine ausgeprägte Embolisation einen späteren Verschluss der A. carotis interna signalisierte; die Methode war allerdings nur in 91% anwendbar.

Angiographie

Aufgrund angiographischer Abschlussuntersuchungen fanden Westerband et al. (1997), Bredenberg et al. (1989) und Donaldson et al. (1993) nach Karotiseingriffen ohne routinemäßige Verwendung eines Patches korrekturbedürftige Befunde in 15–19%, wobei allerdings durch blinde Desobliteration bedingte Defekte der A. carotis externa fast die Hälfte dieser Abnormitäten ausmachten. Insgesamt gestattete die Angiographie bei einem Kontrastmittelverbrauch von weniger als 10 ml nicht nur eine Kontrolle des direkten Operationsgebietes, sondern gab auch Aufschluss über eingetretene Veränderungen der intrakraniellen Strombahn (Eckstein 1996).

Angioskopie

Die Gefäßendoskopie wird von Gaunt et al. (1996) und Raithel und Kasprzak (1992) zur Kontrolle des ausgeschälten Gefäßabschnitts empfohlen. Gaunt führte die Endoskopie unmittelbar vor Beendigung der Nahtreihe durch und fand in etwa 12% erhebliche Thromben- bzw. frei flottierende Gefäßwandanteile. Die Untersuchungsmethode war in 98% anwendbar. Raithel verwendete die Angioskopie vorwiegend zur Kontrolle der distalen Intimastufe der A. carotis interna bei der Eversionsendarteriektomie, wobei hiermit bei 6 von 196 Patienten korrekturbedürftige Befunde erfasst wurden.

Naylor et al. (2000) setzten die Angioskopie als intraoperatives Kontrollverfahren in Kombination mit der transkraniellen Duplexsonographie zum Erfassen von Embolisationen ein und konnten so die intraoperative Rate von Schlaganfällen von 4 auf 0,3% reduzieren.

Flussmessung

Eine auf dem Ultraschallprinzip basierende Flussmessung wurde von mehreren Arbeitsgruppen zur intraoperativen Qualitätssicherung eingesetzt: Walker et al. (1996) konnten dabei keinen signifikant unterschiedlichen Fluss zwischen Rekonstruktionen mit und ohne Defekten feststellen; ebenso wenig gelang es Magee et al. (1994) aufgrund der erhaltenen Flusswerte, Kriterien für eine Reexploration festzulegen.

Zusammenfassung

Zusammenfassend ist festzustellen, dass bisher nur in nicht prospektiven Studien eine Verbesserung der Ergebnisse durch intraoperative Qualitätssicherung erreicht wurde (Courbier et al. 1986, Dilley und Bernstein 1986). Andererseits sind aber auch ohne jegliche Kontrolle exzellente Resultate nach Karotis-TEA beschrieben worden (Jain et al. 1994). Bei der Betrachtung der einschlägigen Literatur erscheint insgesamt auffällig, dass deutlich häufiger korrekturbedürftige Befunde in Serien gefunden wurden, wo kein obligatorischer Patch zum Verschluss der Arteriotomie üblich war (Bredenberg et al. 1989, Westerband et al. 1997) bzw. wo institutseigene operationstechnische Besonderheiten vorlagen (Sandmann et al. 1993). Daraus könnte abgeleitet werden, dass intraoperative Kontrollen insbesondere in diesen Situationen und daneben v.a. noch bei der Eversionsendarteriektomie sinnvoll erscheinen. Aufgrund der problemlosen Durchführbarkeit mit Abbildung auch des intrakraniellen Abstromgebietes bietet sich auch hier am ehesten die Angiographie in DSA-Technik an. Die Durchführung einer Angioskopie erscheint sinnvoll, wenn sich z.B. bei der Eversionsendarteriektomie Unklarheiten bezüglich einer möglichen Dissektion im Bereich der distalen Abrisskante ergeben.

14.2.3 Aorta und abdominelle Äste

Aufgrund der Größen- und Durchflussverhältnisse bei aortoiliakofemoralen Protheseninterpositionen erscheinen hier intraoperative Kontrollmaßnahmen entbehrlich. Dagegen wird u.a. von White et al. (1993) eine endoskopische Inspektion nach Desobliteration okkludierter Prothesenschenkel vorgeschlagen, um eine thrombusfreie Transplantatinnenfläche zu gewährleisten. Restbefunde können bei diesem Vorgehen dann unter direkter Sicht mittels spezieller Instrumente entfernt werden. Andererseits erscheint im Verlauf einer aortoiliakalen Thrombendarteriektomie ein Überprüfen des Desobliterationsergebnisses dringend erforderlich. Nach den Erfahrungen von Kogel und Szombat (1996) und auch unserer eigenen Arbeitsgruppe können dabei durch angioskopische Kontrolle eine Vielzahl technischer Defekte identifiziert werden. In unserem eigenen Patientenkollektiv musste insgesamt in 20,2% eine Konversion zu einem Bypass-Verfahren vorgenommen werden. Bei den vollständig desobliterierten Arteriensegmenten kam es dafür während der ersten 30 Tage nur in 3,3% zu einem Verschluss (Wölfle et al. 1992).
Da technische Mängel nach viszeralen und renalen Arterienrekonstruktionen eine erhebliche Morbidität und Mortalität nach sich ziehen, sind intraoperative Kontrollen auch bei diesen Eingriffen überaus sinnvoll. Als Monitoring-Modalitäten stehen hier v.a. Ultraschallverfahren sowie die Angioskopie zur Verfügung. Die Angiographie in a.p.-Projektion erlaubt dagegen keine adäquate Darstellung der ventral aus der Aorta entspringenden Viszeralarterienabgänge. Für die Kontrolle von rekonstruierten Nierenarterien ist sie wegen der Nephrotoxizität des Kontrastmittels, v.a. bei Patienten mit eingeschränkter Nierenfunktion, wenig geeignet.
In einer Serie von 96 Rekonstruktionen an den Nieren- bzw. viszeralen Arterien, die in 80% der Fälle durch transaortale Endarteriektomie erfolgten, fand Goldstone (1991) bei 4 Patienten mittels Duplexsonographie korrekturbedürftige Befunde. Alle diese Defekte waren allerdings auch durch Analyse des akustischen Doppler-Signals erkennbar. Ebenfalls anhand der duplexsonographischen Befunde konnten Hansen et al. (1991) bei 57 Eingriffen an den Nierenarterien in 11% korrekturbedürftige Defekte mit einer Durchmesserverminderung > 60% nachweisen. Unter Berücksichtigung eines bei der postoperativen Kontrolle zu Tage getretenen falsch-negativen Befundes wurde eine Sensitivität von 86% erreicht. Ähnlich fanden Dougherty et al. (1993) signifikante Läsionen in 10,7% nach transaortaler TEA sowie in 12,5% nach aortorenalen Bypass-Operationen. Sowohl für die Kontrolle der Abrisskante nach transaortaler Thrombendarteriektomie der Nierenarterien als auch zur Beurteilung der distalen Anastomose nach aortorenalem Bypass wurde die Gefäßendoskopie vorgeschlagen (Reiher und Sandmann 1995). Abschließende Ergebnisse stehen mit diesem Verfahren allerdings noch aus.
Insgesamt erscheint nach Rekonstruktionen an den renalen bzw. viszeralen Arterien eine intraoperative Qualitätssicherung, zumindest in Form einer CW-Doppler-Untersuchung, ratsam. Ergänzende Informationen können bei Bedarf mittels Duplex erhalten werden. Die Gefäßendoskopie bietet sich bei allen Arten der Thrombendarteriektomie im aortoiliakalen bzw. renalen/viszeralen Stromgebiet, ganz besonders aber bei der transaortalen Variante, als attraktive Kontrollvariante an.

14.2.4 Venöse Rekonstruktionen

Ein in erheblichem Umfang kontrollbedürftiges Verfahren stellt hier an erster Stelle die venöse Thrombektomie bei akutem Verschluss der tiefen Leitvenen der unteren Extremität dar. In einer Serie unserer Arbeitsgruppe mit 83 Thrombektomien der Beckenvenen zeigte die angioskopische Inspektion noch bei 41 Patienten erhebliche Thrombenreste nach dem ersten Thrombektomiemanöver (Wölfle et al. 1992). Durch weitere Bemühungen konnten diese Residuen noch in über 75% beseitigt werden. Nach den Erfahrungen von Vollmar und Hutschenreiter (1989) ist die Gefäßendoskopie in diesem Gefäßabschnitt einer Phlebographie ganz klar überlegen. Insbesondere erlaubt sie eine gezielte Entfernung der Gerinnselreste unter direkter Sicht. Allerdings ist bei der endoskopischen Inspektion gerade der V. femoralis eine subtile Untersuchungstechnik vonnöten, um eine Schädigung des empfindlichen Klappenapparates zu vermeiden.

14.3 Resümee

Zusammenfassend ist festzuhalten, dass trotz vieler Argumente für eine abschließende Kontrolle arterieller und venöser Rekonstruktionen eine intraoperative Qualitätssicherung bisher nicht als *evidenzbasiert* angesehen werden kann. Ziel weiterer Untersuchungen muss es daher sein, geeignete Untersuchungsmodalitäten zu etablieren, die nachgewiesenermaßen eine Optimierung des gefäßchirurgischen Prozederes gewährleisten. Bis dahin können die in diesem Kapitel empfohlenen Monitoring-Verfahren als sinnvolle Maßnahmen zur Erzielung eines möglichst perfekten Operationsergebnisses hilfreich sein.

14.4 Literatur

Abbott WM, McCabe C, Maloney RD, Wirthlin LS: Embolism of the popliteal artery. Surg. Gynecol. Obstet. 159 (1984) 533

Bandyk DF, Zierler, RE, Thiele BL: Detection of technical error during arterial surgery by pulsed doppler spectral analysis. Arch. Surg. 119 (1984) 421

Bandyk DF, Jorgensen, RA, Towne, JB: Intraoperative assessment of in situ saphenous vein arterial grafts using pulsed doppler spectral analysis. Arch. Surg. 121 (1986) 292

Blankensteijn JD, Gertler JP, Brewster DC, Cambria RP, LaMuraglia GM, Abbott WM: Intraoperative determinants of infrainguinal bypass graft patency: A prospective study. Eur. J. Vasc. Endovasc. Surg. 9 (1995) 375

Bredenberg CE, Iannettoni M, Rosenbloom M, Hodge CJ, Litvin GK, Aust JC, Cacayorin E: Operative angiography by intraarterial digital subtraction angiography: A new technique for quality control of carotid endarterectomy. J. Vasc. Surg. 9 (1989) 530

Courbier R, Jausseran JM, Reggi M, Bergeron P, Formichi M, Ferdani M: Routine intraoperative carotid angiography: 1st impact on operative morbidity and carotid restenosis. J. Vasc. Surg. 3 (1986) 343

Cull DL, Gregory RT, Wheeler JR, Snyder SO, Gayle RG, Parent FN: Duplex scanning for the intraoperative assessment of infrainguinal arterial reconstruction: A useful tool? Ann. Vasc. Surg. 6 (1992) 20

Dalman RL, Harris EJ, Zarins CK: Is completion angiography mandatory after reversed-vein bypass grafting? J. Vasc. Surg. 23 (1996) 637

Dilley RB, Bernstein EF: A comparison of B-mode real-time imaging and arteriography in the intraoperative assessment of carotid endarterectomy. J. Vasc. Surg. 4 (1986) 457

Donaldson MC, Ivarsson BL, Mannick JA, Whittemore AD: Impact of completion angiography on operative conduct and results of carotid endarterectomy. Ann. Surg. 6 (1993) 682

Dougherty MJ, Hallett JW, Naessens JM: Optimizing technical success of renal revascularization: the impact of intraoperative colorflow duplex ultrasonography. J. Vasc. Surg. 17 (1993) 849

Eckstein HH: Die intraoperative Kontrollangiographie nach Rekonstruktion der A. carotis. Gefäßchirurgie 1 (1996) 247

Eikelboom BC: Carotid endarterectomy confidence restored. Br. J. Surg. 80 (1993) 821

Gaunt ME, Smith JL, Ratliff DA, Bell PRF, Naylor AR: A comparison of quality control methods applied to carotid endarterectomy. Eur. J. Vasc. Endovasc. Surg. 11 (1996) 4

Gilbertson JJ, Walsh DB, Zwolak RM, Waters MA, Musson A, Magnant JG, Schneider JR, Cronenwett JL: A blinded comparison of angiography, angioscopy, and duplex scanning in the intraoperative evaluation of in situ saphenous vein bypass grafts. J. Vasc. Surg. 15 (1992) 121

Goldstone J: Intraoperative assessment of renal and visceral arterial reconstruction using Doppler and duplex imaging. In: Ernst CB, Stanley JC (Hrsg.), Current therapy in vascular surgery. Decker, Philadelphia 1991, 872–875

Hansen KJ, O'Neil EA, Reavis SW, Craven TE, Plonk GW, Dean RH: Intraoperative duplex sonography during renal artery reconstruction. J. Vasc. Surg. 14 (1991) 364

Hoff C, De Gier P, Buth J: Intraoperative duplex monitoring of the carotid bifurcation for the detection of technical defects. Eur. J. Vasc. Surg. 8 (1994) 441

Jain KM, Simoni EJ, Munn JS: Routine completion study during carotid endarterectomy is not necessary. Am. J. Surg. 168 (1994) 163

Jagadesham VP, Snowdon S, Weston MJ, Kent PJ: Intraoperative Doppler flow measurement do not predict at-risk status of infragenual bypass grafts. Eur. J. Vasc. Endovasc. Surg. 30 (2005) 597

Kogel H, Szombat M: Role of vascular endoscopy in aortoiliac and femoropopliteal thromboendarterectomy. Cardiovasc. Surg. 4 (1996) 93

Magee TR, Davies AH, Baird RN, Horrocks M: Blood flow in the internal carotid artery and velocity in the middle cerebral artery during carotid endarterectomy. Cardiovasc. Surg. 2 (1994) 37

Neville RF, Yasuhara H, Watanabe BI: Endovascular management of arterial intimal defects: An experimental comparison by arteriography, angioscopy and intravascular ultrasonography. J. Vasc. Surg. 13 (1991) 496

Naylor AR, Hayes PD, Allroggen H, et al.: Reducing the risk of carotid surgery: a seven year audit of the role of monitoring and quality control assessment. J. Vasc. Surg. 32 (2000) 1751

Raithel D, Kasprzak P: Angioscopy after carotid endarterectomy. Ann. Chir. Gynaecol. 81 (1992) 192

Reiher L, Sandmann W: Die Angioskopie als intraoperative Erfolgskontrolle nach rekonstruktiver Chirurgie der Nierenarterien: Vorstellung einer neuen Methode. Chirurg 66 (1995) 914

Sandmann W, Kolvenbach R, Willeke F: Risks and benefits of shunting in carotid endarterectomy (letter). Stroke 24 (1993) 1098

Stranden E, Myhre HO: Intraoperative diagnostics in critical limb ischaemia. Critical Ischaemia 4 (1994) 45

Torsello G: Projekt „Qualitätssicherung Karotischirurgie" der Deutschen Gesellschaft für Gefäßchirurgie – Zwischenauswertung nach 7534 Rekonstruktionen. Gefäßchirurgie 2 (1997) 187

Vollmar JF, Hutschenreiter S: Vascular endoscopy for venous thrombectomy. In: Moore WS (eds.) Endovascular Surgery. WB Saunders, Philadelphia 1989, 64–73

Walker RA, Fox AD, Magee TR, Horrocks M: Intraoperative duplex scanning as a means of quality control during carotid endarterectomy. Eur. J. Vasc. Endovasc. Surg. 11 (1996) 364

Westerband A, Mills JL, Berman SS, Hunter GC: The influence of routine completion arteriography on outcome following carotid endarterectomy. Ann. Vasc. Surg. 11 (1997) 14

White GH, White RA, Kopchok GE, Wilson SE: Angioscopic thromboembolectomy: Preliminary observations with a recent technique. J. Vasc. Surg. 7 (1988) 318

White JV, Haas KS, Comerota AJ: An alternative method of salvaging occluded suprainguinal bypass grafts with operative angioscopy and endovascular intervention. J. Vasc. Surg. 18 (1993) 922

Wölfle KD, Bruijnen H, Zuegel N, Weber H, Jakob R, Loeprecht H: Technique and results of vascular endoscopy in arterial and venous reconstructions. Ann. Vasc. Surg. 6 (1992) 347

Wölfle KD, Tietze W, Kugelmann U, Wack C, Bruijnen H, Loeprecht H: Intraoperative DSA und Videoangioskopie zur Qualitätssicherung bei femorodistalen Bypassoperationen: Ergebnisse einer vergleichenden Studie. Gefäßchirurgie 1 (1996) 142

Wölfle KD, Bruijnen H, Kugelmann U, Loeprecht H: The importance of graft flow and peripheral outflow resistance for early patency in infrainguinal arterial reconstructions. Vasa 28 (1999) 34

15 Dokumentation

F. Johnsen

15.1 Einleitung

Wenn die medizinische Dokumentation thematisiert wird, stehen zumeist die juristischen und wirtschaftlichen Aspekte im Vordergrund. So wichtig diese auch sind, sollte nicht übersehen werden, dass eine gewissenhafte Dokumentation in erster Linie eine medizinische Notwendigkeit ist, die der Arzt ausführt zur Vergrößerung seines Erfahrungsschatzes, zum Wohl des Patienten, zum Nutzen der nachbehandelnden Kollegen und zur Weiterentwicklung der empirischen Wissenschaft. Das Aufzeichnen von Patientendaten ist somit selbstverständlicher Bestandteil des Arztberufes. Wenn im Alltag die medizinische Dokumentation als lästige Mehrarbeit für Dritte (Juristen, Verwaltung, Behörden, Versicherungen, Verbände u. a.) empfunden wird, sollte der Fehler in der Organisation der Dokumentation und nicht in der Dokumentation selbst gesucht werden. Die Aufgaben medizinischer Datensammlung sind dabei derart vielfältig, dass kaum noch von „der" medizinischen Dokumentation gesprochen werden kann. Denn die Anforderungen an die Dokumentation variieren erheblich, je nachdem, ob juristische, wissenschaftliche oder administrative Aspekte im Vordergrund stehen.

15.2 Juristische Aspekte medizinischer Dokumentation

Die juristische Auffassung bezüglich der vom Arzt anzufertigenden Krankenunterlagen hat sich in den letzten 30 Jahren grundlegend gewandelt. Bis zum Ende der siebziger Jahre des 20. Jahrhunderts (1977) wurden die Krankenunterlagen als persönliche Aufzeichnungen des Arztes angesehen, angelegt zur Optimierung seiner Arbeit. Die geänderte Rechtsauffassung kommt in bundes- und obergerichtlichen Urteilen zum Ausdruck, die besagen, dass die Patientenunterlagen im Interesse des Behandelten zu führen sind, dass dem Patienten jederzeit ein **Einsichtsrecht** in die gesamte Dokumentation des Arztes einzuräumen ist und dass im Falle eines Rechtsstreits Teile der Aufzeichnungen Urkundencharakter im Sinne des § 810 BGB erlangen. Die Diskussion über das Einsichtsrecht in die ärztlichen Aufzeichnungen mündete in die Auffassung, das **Selbstbestimmungsrecht** des Patienten habe stets Vorrang gegenüber dem therapeutischen Privileg des Arztes, seinen Patienten vor der unmittelbaren Konfrontation mit einer belastenden Wahrheit zu schützen.

Die **Fürsorgepflicht** des Arztes findet im Regelfall dort ihre Grenze, wo sie die Selbstbestimmung des Patienten beeinträchtigt. Hintergrund hierfür ist das Patienten-Arzt-Verhältnis, das allein durch seine juristische Konstruktion Zündstoff in sich birgt: Zum einen ist der Arzt über den **Behandlungsvertrag** rechtlich dem Patienten gegenüber zur Hilfeleistung verpflichtet. Er übernimmt die Garantenpflicht für die körperliche und seelische Gesundheit des Patienten. Aufgrund seines professionellen Informationsvorsprunges und seiner Berufsethik wird er dabei dem Patienten eine medizinisch sinnvolle Therapie nahe legen. Zum anderen darf das Selbstbestimmungsrecht des Patienten nicht beeinträchtigt werden, und der selbstbestimmte Wille des Patienten deckt sich nicht automatisch mit dem medizinisch Sinnvollen. Aus diesem juristischen Spannungsverhältnis leitet sich mittelbar die ärztliche Pflicht zur Dokumentation ab. Aufzuzeichnen sind die Anamnese, die Untersuchungsbefunde, die sich daraus ergebende Diagnose, die wichtigen therapeutischen Maßnahmen (Operationsbericht, Narkoseprotokoll, Verlaufsdaten, Anweisungen für das Pflegepersonal), die Ergebnisse der Abschlussuntersuchungen sowie der Entlassungsbericht mit der weiteren Therapieempfehlung. Es können dabei Fachausdrücke, Abkürzungen und Symbole benutzt werden, sofern sie einem anderen Arzt, z.B. einem Gutachter, geläufig sind. Eine Verständlichkeit für den betroffenen Patienten ist nicht erforderlich.

In allen chirurgischen Disziplinen stehen die **Operationsaufklärung** und **-einwilligung** im Brennpunkt des juristischen Interesses. Hierfür ist keine Schriftform vorgeschrieben. Auch ein mit Datum und Unterschrift versehener ärztlicher Vermerk in den Krankenunterlagen kann im Einzelfall Beweiskraft erlangen. Ratsam ist es jedoch, ein Dokument zu erstellen, das vom Patienten gegengezeichnet ist und das zumindest stichwortartig den Inhalt des Aufklärungsgespräches und den Gegenstand der Einwilligung wiedergibt, da im Streitfall die Beweislast für die durchgeführte Aufklärung alleine dem Arzt obliegt. Wirksam ist die Einwilligung jedoch nur, wenn der Patient in der Lage ist, die Tragweite seiner Entscheidung einzuschätzen. Hierfür ist es erforderlich, ihn im Aufklärungsgespräch über die Sicherheit der Diagnose, den Spontanverlauf der Erkrankung sowie über Nutzen und Risiken der operativen und ggf. konservativen Therapiemöglichkeiten zu informieren. Die Vermittlung medizinischen Fachwissens ist dabei nicht gefordert, es genügt eine allgemein gehaltene Information, die den Patienten in die Lage versetzt, das Thema zu überblicken. Bebilderte Broschüren sind hierbei zur Vorbereitung des Aufklärungsgespräches sehr hilfreich, können das rechtsgültige persönliche Gespräch jedoch niemals ersetzen. Nicht nur aus juristischen Gründen ist es empfehlenswert, dass der Operateur selbst die Aufklärung durchführt, denn sie stellt auch eine wichtige vertrauensbildenden Maßnahme dar. Eine Delegation an einen entsprechend ausgebildeten ärztlichen Kollegen ist jedoch rechtlich statthaft. Die juristischen Anforderungen bezüglich der Risikoaufklärung sind nicht präzise festgelegt. Der Trend, auch über sehr seltene Komplikationen aufklären zu müssen, ist jedoch unverkennbar. So wurde beispielsweise 1995 gefordert, das Ansteckungsrisiko bei einer staatlichen Schutzimpfung anzusprechen, auch wenn es nur 1:15,5 Mio. betrug! Hinsichtlich eingriffsspezifischer Risiken müssen auch sehr seltene Komplikationen erörtert werden, wenn ihre Verwirklichung die Lebensführung des Patienten schwer belasten würde. Beispielsweise muss der Arzt auf die Möglichkeit einer Fremdblutgabe hinweisen, wenn die Wahrscheinlichkeit hierfür 5% übersteigt, und gleichzeitig auf die Gefahr einer HIV-Übertragung hinweisen, auch wenn das Risiko hierfür mit 1:1 Mio. zu veranschlagen ist.

15.3 Wissenschaftliche Aspekte medizinischer Dokumentation

Der Einzug der elektronischen Datenverarbeitung in den Operationsbetrieb kann die wissenschaftliche Bearbeitung des eigenen Patientenkollektivs bedeutend verbessern und erleichtern. Hilfreich hierfür ist es, sich von der alleinigen Verwendung vorgegebener Kodierung zu lösen. Denn die administrativen Diagnose- und Therapieschlüssel sind oft zu grob angelegt, um wissenschaftlich bedeutsame Feinheiten erfassen zu können. Um die im „elektronischen OP-Buch“ gesammelten Daten nicht nur für die Leistungsabrechnung zu verwenden, sondern auch auf Dauer für eigene wissenschaftliche Auswertungen, ist das Zwischenschalten eines eigenen „internen Schlüssels“ sinnvoll. Somit können dann z.B. bei einer Karotisoperation zusätzlich zu den DRG-relevanten Angaben auch Daten von wissenschaftlichem Interesse (z.B. präzises klinisches Krankheitsstadium, Stenosegrad und -morphologie, Zustand der übrigen hirnversorgenden Arterien, Besonderheiten der Gefäßrekonstruktion, sowie Art und Ergebnis der intraoperativen Qualitätskontrolle) archiviert werden.

➡ Die vielfältigen Möglichkeiten der elektronischen Datenverarbeitung sollten aber keinesfalls wertvolle und bewährte Methoden der Dokumentation vergessen lassen!

Gemeint ist hiermit in erster Linie die Operationszeichnung, die der Operateur unmittelbar am Ende des Eingriffes auf dem Operationsprotokoll anfertigen sollte. Ihr Informationsgehalt ist oft größer als der so manchen Operationsberichts und ihre Details können von keiner noch so raffinierten Verschlüsselung erfasst werden. Nur mit einer Operationszeichnung können topographische Besonderheiten dargestellt werden, was sie bei der verantwortungsvollen Planung eines Rezidiveingriffs unverzichtbar macht.

15.4 Administrative Aspekte medizinischer Dokumentation

Seit dem 1. 1. 2004 gilt in der Bundesrepublik Deutschland das G-DRG(German Diagnosis Related Groups)-

Fallpauschalensystem für die Abrechnung stationärer Krankenhausaufenthalte. Lediglich psychiatrische Krankenhäuser und Abteilungen rechnen noch tagesgleiche Pflegesätze ab.

Die Einführung des G-DRG-Systems, ermöglicht durch das GKV-Gesundheitsreformgesetz 2000, bedingt einen umfassenden Wandel nicht nur der Abrechnung, sondern letztendlich der gesamten Krankenhausfinanzierung.

Durch das Krankenhausentgeltgesetz (Gesetz über die Entgelte für voll- und teilstationäre Krankenhausleistungen, KHEntgG) wird geregelt:

- die Einführung von diagnosebezogenen Fallpauschalen (DRGs)
- die stufenweise Überleitung der (gedeckelten) Krankenhausbudgets in eine leistungsabhängige Gesamtvergütung.

Es ist vorgesehen, dass am Ende der Anpassungsphase 2009 alle Krankenhäuser innerhalb eines Bundeslandes jede Leistung einheitlich vergütet bekommen. Hiervon gibt es nur wenige Ausnahmen:

- individuell zu vereinbarende Zusatzentgelte, z. B. für teure Medikamente oder kostenintensive Prozeduren
- Vergütungen für neue Behandlungsmethoden
- Vergütungen für DRGs, die aufgrund zu geringer Anzahl nicht vom Institut für Entgeltsysteme im Krankenhaus (InEK) kalkuliert werden konnten
- „besondere Einrichtungen, deren Leistungen v. a. aus medizinischen Gründen, wegen einer Häufung von schwerkranken Patienten oder aus Gründen der Versorgungsstruktur mit den Entgeltkatalogen noch nicht sachgerecht vergütet werden".

In der Anpassungsphase selbst werden alle Krankenhäuser schrittweise an den landesweiten Basisfallwert angepasst, der für jedes Jahr zwischen den Landesorganisationen der GKV und den Landeskrankenhausgesellschaften vereinbart wird.

Bei den DRGs selbst handelt es sich um *primär diagnosebezogene Fallpauschalen*. Dies ist ein wichtiger Unterschied zum vorherigen System aus Fallpauschalen und Sonderentgelten, die prozedurenbezogen waren. Der zweite Unterschied ist die *Durchdringung*. Während mit dem alten Fallpauschalensystem ca. 25% der Krankenhausleistungen abgegolten wurden, werden mit dem DRG-System nahezu 100% der stationären Krankenhausfälle erfasst.

Die Konsequenzen für die patientenbezogene Dokumentation und Kodierung sind dabei gravierend, denn jede vorgenommene oder unterlassene Kodierung ist potentiell erlösrelevant. Hierdurch werden Anreize geschaffen, die Kodierung mit Schwerpunkt auf erlössteigernde Diagnosen und Prozeduren durchzuführen, die Krankenhausverweildauer möglichst kurz und den Ressourcenverbrauch maximal gering zu halten.

Um Fehlanreize zu neutralisieren, sind vom Gesetzgeber zwei Maßnahmenkomplexe eingeführt worden:

- die Deutschen Kodierrichtlinien, die bis ins Detail regeln, was wie kodiert werden muss, und die die allgemein gültigen Regeln über den jeweiligen Umgang mit den ICD- bzw. OPS-Katalogen ergänzen oder sogar ersetzen
- eine Erweiterung der Qualitätssicherungsmaßnahmen, um zu verhindern, dass Patienten z. B. zu frühzeitig entlassen werden; zu diesen Maßnahmen gehören z. B. auch Mindestmengenregelungen, d. h., pro Krankenhaus und pro Operateur muss eine bestimmte Anzahl Eingriffe erbracht werden, damit diese Eingriffe auch künftig erstattet werden.

Da sowohl der ICD-10-Katalog als auch der ICPM-Katalog ursprünglich epidemiologischen Zwecken dienten, sind beide für die Benutzung im DRG-System stark modifiziert worden und heißen nunmehr ICD-10-GM (German Modification) bzw. OPS-301. Beide Kataloge werden von Jahr zu Jahr vom DIMDI (Deutsches Institut für Medizinische Dokumentation und Information) überarbeitet. Besonders der OPS-Katalog ist unterdessen stark im Umfang gewachsen und enthält neben einer Reihe konservativer Verfahren auch optionale Ziffern für bildgebende Verfahren wie Sonografien. Diese optionalen Ziffern können für krankenhausinterne Zwecke, wie z. B. Leistungsstatistiken, genutzt werden, bei der Datenübertragung nach § 301 SGB V werden sie nicht übermittelt.

Der G-DRG-Katalog selbst, der jährlich zwischen den Spitzenverbänden der Krankenkassen und der deutschen Krankenhausgesellschaft vereinbart wird, ist 2006 hierarchisch gegliedert in

- 26 MDCs (Major Diagnostic Catagories), davon eine prä-MDC für besonders aufwändige Behandlungen (Transplantationen, Langzeitbeatmungen), ein Bereich mit Fehler-DRGs und 24 nach Organsystemen bzw. Erkrankungs- und Schädigungsgruppen geordnete MDCs
- 952 DRGs, davon 600 nach Schweregrad gesplittet und 352 ungesplittet; gegenüber dem G-DRG-Katalog 1.0, mit dem das G-DRG-System 2003 startete, ist das eine Zunahme um 310 DRGs oder ca. 48%.

Außerdem sind in der Fallpauschalenvereinbarung 2006 82 Zusatzentgelte definiert, davon 40 mit und 42 ohne Bewertung, also krankenhausindividuell zu verhandeln. Daran wird deutlich, in welchem Maß die Komplexität des Vergütungssystems schon innerhalb der ersten drei Jahre zugenommen hat.

In gleicher Weise nahm auch die Differenzierung der Vergütung innerhalb des DRG-Katalogs zu. Während im DRG-1.0-Katalog 40% der Ausgaben für diagnoseorientierte und 60% für prozedurorientierte DRGs anfielen, war das Verhältnis 2005 27% zu 72%.

Die DRGs, die in der Gefäßchirurgie angesteuert werden, finden sich zum großen Teil in der MDC 05 „Krankheiten und Störungen des Kreislaufsystems". Es finden sich aber auch gefäßchirurgisch relevante DRGs in der MDC 01 „Krankheiten und Störungen des Nervensystems" und in der MDC 10 „Endokrine, Ernährungs- und Stoffwechselkrankheiten". Außerdem gibt es Zusatzentgelte für aortale Stentgraft-Prothesen, die krankenhausindividuell zu vereinbaren sind.

Während seit Einführung des DRG-Systems die Eingruppierung eines Behandlungsfalles in eine DRG nach den Kriterien Hauptdiagnose, (Haupt-)Prozedur, Nebendiagnosen, Alter, Verweildauer und Geschlecht vorgenommen wurde, gibt es seit der Fallpauschalenvereinbarung 2005 zusätzliche Splitkriterien: komplexe Diagnosen, komplizierende Diagnosen, komplexe (OR-)Prozeduren, komplexe Eingriffe und komplizierende Prozeduren.

Damit wird die Kodierung komplexer Fälle schnell unübersichtlich, denn zu den komplizierenden Prozeduren gehören z.B. auch konservative Maßnahmen wie spezielle Lagerungsbehandlungen oder Massentransfusionen.

Letztlich lassen sich sachlich richtige und vollständige Verschlüsselungen nur mit Hilfe elektronischer Kodierhilfen wie z.B. ID DIACOS® oder fach- bzw. abteilungsbezogener Kodierleitfäden erreichen.

Die Alternative hierzu ist der Einsatz von Kodierfachkräften, der in immer mehr Krankenhäusern vorgenommen wird. Diese speziell geschulten Kräfte kodieren die in der Krankenakte dokumentierten Maßnahmen und Diagnosen. Es bleibt aber ärztliche Aufgabe, die durch die Kodierfachkraft vorgenommenen Angaben zu autorisieren. Es wird also weiterhin in jeder Abteilung Ärzte geben müssen, die die Dokumentation und Kodierung supervidieren, denn einem zentralen Medizin-Controlling wird es in der Regel hierfür an Spezialkenntnis in den einzelnen Fachgebieten fehlen.

15.5 Literatur

ArztR 1995, 202

BGBl. I vom 29.12.1992 (2266 ff)

BGH MedR 1995 25; NJW 1995 (3043)

BGH vom 17.12.1991, AZ VI ZR 40/91

BHG VersR 1984 (565 ff)

Eichhorn S, Schmidt-Rettig B (Hrsg.): Krankenhausmanagement im Werte- und Strukturwandel. Kohlhammer, Stuttgart 1995

GKV-Gesundheitsreformgesetz 2000 vom 22.12.1999, BGBl. I S. 2626 ff.

Krankenhausentgeltgesetz (KHEntgG) vom 23.4.2002, BGBl I S. 1412, 1422, zuletzt geändert durch das Zweite Gesetz zur Änderung der Vorschriften zum diagnose-orientierten Fallpauschalensystem und zur Änderung anderer Vorschriften (Zweites Fallpauschalen-Änderungsgesetz – 2. FPÄndG) vom 15.12.2004, BGBl I S. 3429f.

Fallpauschalenkatalog 2006, InEK gGmbH, Siegburg

Deutsche Kodierrichtlinien 2006, InEK gGmbH, Siegburg

ICD-10-GM 2006, DIMDI Deutsches Institut für medizinische Dokumentation und Information, Köln

OPS 2006, DIMDI Deutsches Institut für medizinische Dokumentation und Information, Köln

16 Grundzüge der Begutachtung

H. Kogel

16.1 Aufgaben ärztlicher Begutachtung

16.1.1 Allgemeine Grundsätze der Begutachtung

Objektivität des Gutachters

Der Arzt ist im Rahmen seiner sozialen Verantwortung auch zur Begutachtung medizinischer Sachfragen verpflichtet. Hierbei dient er als unparteiischer Berater für verschiedene Institutionen, wobei er sowohl dem Auftraggeber als auch dem Kranken gegenüber verantwortungsvoll und unvoreingenommen eine Beurteilung abgibt. Anders als bei Gericht hat sich seine Einschätzung nicht an dem Prinzip „in dubio pro reo“ zu orientieren, sondern basiert einzig und allein auf der Analyse von Fakten, medizinischen Erfahrungen und wissenschaftlich begründeten Zusammenhängen. Vor allem hat er die Verpflichtung, eine fachlich kompetente Begutachtung vorzulegen, die nie tendenziös sein darf. Er ist lediglich Berater und für die Entscheidung der Sachlage nicht zuständig. Diese wird von gerichtlichen Instanzen bzw. den Trägern der entsprechenden Versicherungen getroffen. Ein Gutachten sollte daher keinerlei Spekulationen enthalten.

Fachkompetenz des Gutachters

Da die Medizin in ihren Spezialgebieten heutzutage ein großes Wissen erfordert, ist das Ablehnen eines Gutachtens aufgrund einer fachlichen Überforderung keine Schande. Vielmehr erscheint es für alle Beteiligten schädlicher, eine Begutachtung vorzunehmen, die durch fachliche Inkompetenz geprägt ist. Daher muss vor jeder Begutachtung geprüft werden, ob die eigene fachliche Kompetenz für die Beurteilung gegeben ist.

Treffende Fragestellung des Gutachtens

Nicht selten beinhaltet ein Gutachtenauftrag Fragen, die den Kern der Problematik nicht treffen oder aber auf die falsche Fährte leiten können. Da die Fragen vorwiegend von Nichtmedizinern formuliert werden, sollte der Gutachter sich informieren und den Auftraggeber um eine Konkretisierung der Fragen bitten. Selten wird es vorkommen, dass eine gutachterliche Problemstellung aufgrund mangelnder wissenschaftlicher Erkenntnisse eine Beurteilung nicht zulässt. Auch hier ist es notwendig, auf die Unmöglichkeit der Beurteilung hinzuweisen.

Zügige Erledigung des Gutachtens

Da es für die beteiligten Parteien oft um erhebliche Geldsummen geht, sollten Begutachtungen so schnell wie möglich erfolgen. Der Arzt ist verpflichtet, einen Gutachtenauftrag in angemessener Zeit zu erledigen. Eine Ablehnung ist nur aus Befangenheit möglich, wie

z. B. bei Bekannten oder Verwandten, oder in den Fällen, in denen die Fachkenntnis fehlt. Der Arzt hat zu prüfen, ob eine Erledigung innerhalb von 4–8 Wochen möglich ist. Wenn das Gutachten innerhalb dieser Zeit wegen Arbeitsüberlastung nicht erledigt werden kann, so ist dies dem Auftraggeber unverzüglich mitzuteilen. Dieser wird dann entweder einen Aufschub gewähren oder einen anderen Gutachter beauftragen. Der Gutachtenauftrag sollte auch nicht ungelesen liegen bleiben, sondern es ist die Pflicht des Arztes, möglichst schnell zu entscheiden, ob das medizinische Problem von seiner Seite aus überhaupt zu beurteilen ist. Bei einer nachweislich schuldhaften Verschleppung einer Begutachtung kann der Arzt auch mit einer Bestrafung rechnen, sofern Mahnungen nicht beachtet wurden.

Richtigkeit des Gutachtens
Das Ausstellen eines falschen Zeugnisses kann strafrechtlich verfolgt und mit einer Strafe, auch mit Freiheitsentzug bis zu 2 Jahren, geahndet werden. Dies ist jedoch nur in solchen Fällen möglich, in denen ein Arzt wissentlich falsch Atteste, Beurkundungen oder Begutachtungen ausgestellt hat.

Umfang und Kosten des Gutachtens
Weiterhin ist es wichtig, die Kosten-Nutzen-Relation bei einer Begutachtung zu berücksichtigen. Der Gutachter sollte sich vorher informieren, inwieweit eine Ausweitung des Gutachtens, z. B. durch Bestellung von Zusatzgutachten, notwendig bzw. vom Auftraggeber erwünscht ist. Grundsätzlich sollte der Kostenumfang mit dem Auftraggeber abgestimmt werden, wobei sich das Honorar an den allgemeinen Rechtsnormen für die Entschädigung ärztlicher Gutachten orientiert (ZSEG, GOÄ, besondere Honorarverträge).

Urheberrechtlicher Schutz des Gutachtens
Das Gutachten trägt den Schutz des Urheberrechts (§§ 1, 2, 11, 16 UrhG vom 09. 09. 1965 BGB I, Seite 1273). Das Gutachten kann nur zu dem aktuell bestimmten Zweck eingesetzt werden. Die Weitergabe an Behörden, andere Versicherungen oder andere Instanzen ist nur möglich, wenn Gutachter, Auftraggeber und Patient damit einverstanden sind.

16.1.2 Art des Gutachtens

Die einfachste Art eines ärztlichen Gutachtens stellt ein Attest dar, welches meistens eine Diagnose und ggf. die voraussichtliche Dauer einer Arbeitsunfähigkeit beinhaltet. Hierbei hat der Arzt so genannte Gefälligkeitsatteste unbedingt zu unterlassen, um seine Unparteilichkeit zu keinem Zeitpunkt in Frage zu stellen. Ausgesprochen problematisch ist die Ausstellung von „Todesbescheinigungen“, da in einem hohen Prozentsatz der Fälle vom hinzugerufenen Notarzt bzw. Notdienst weder die Identität des Toten noch die Todesursache eindeutig beurteilt werden können. Da keine Ausweispflicht der Angehörigen besteht, erfolgen die Angaben gegenüber dem Arzt, der den Tod bescheinigt, auf Treu und Glauben. Anders verhält es sich nur dann, wenn ein langjährig betreuender Hausarzt eine derartige Bescheinigung ausstellt. Statistisch am häufigsten wird die Diagnose „Herz-Kreislauf-Versagen“ als Todesursache angegeben, obgleich diese in der überwiegenden Zahl nur die Folge einer Grunderkrankung ist. Letztendlich sterben alle Menschen an einem Herz-Kreislauf-Versagen. Die Grundregeln für die Untersuchung eines Toten und die besondere Problematik bei der Beurteilung sind der Speziallliteratur zu entnehmen. Bei der Begutachtung hat man es am häufigsten mit so genannten **Formulargutachten** zu tun, die vor allem von privaten Versicherungsträgern häufig versandt werden. Die Fragen auf diesen Formularen sind standardisiert formuliert, so dass die Gefahr besteht, dass diese dem individuellen Fall nicht gerecht werden. Sofern der begutachtende Arzt feststellt, dass infolge eines derartigen Formulargutachtens der wahre Sachverhalt nicht geklärt oder sogar falsch dargestellt würde, sollte unverzüglich mit dem Auftraggeber Kontakt aufgenommen werden, um ggf. ein so genanntes **freies oder wissenschaftlich begründetes Gutachten** zu vereinbaren. In diesen Gutachten ist eine kompetente, umfassende Beurteilung meist besser möglich. Da bei medizinischen, d. h. ärztlichen Gutachten meist genaue medizinische Analysen notwendig sind und diese ein hohes Spezialwissen erfordern, handelt es sich in der Regel immer um wissenschaftlich begründete Beurteilungen. Ein hohes medizinisches Spezialwissen bei der Abfassung eines derartigen Gutachtens beinhaltet jedoch nicht die Berechtigung, ein höheres Honorar zu fordern. Denn dieses ist gesetzlich in den entsprechenden Bestimmungen für Gebühren festgelegt. Lediglich der ungewöhnliche Umfang von **Zusammenhangsgutachten**, bei denen komplizierte Kausalitätsketten mühsam aus der Vorgeschichte, aus den Befunden und der Literatur zusammengesucht werden, kann ein höheres Honorar rechtfertigen.

16.1.3 Auftraggeber

Das soziale Netzwerk unserer Gesellschaft hat eine große Anzahl von Versicherungs- und Entschädigungseinrichtungen entstehen lassen, so dass es schwer erscheint, alle Teilnehmer dieses Systems zu überblicken. Als mögliche Auftraggeber für ärztliche Gutachten kommen somit auf der einen Seite gesetzliche („Pflicht“-)Versicherungsträger in Frage, wie z. B. Sozialversicherung, Krankenversicherung, Arbeitslosenversicherung, Renten- und Lebensversicherung u.a. Zusätzlich sind spezielle soziale Entschädigungseinrichtungen zu berücksichtigen, wie z.B. nach dem Bundesversorgungsgesetz, Entschädigung von Kriegsopfern oder Soldatenversorgungsgesetz (SVG), nach dem Zivildienstgesetz (ZDG) u.a. Dem stehen private Versicherungen gegenüber, die freiwillig in Anspruch genommen werden können, bei denen es sich in erster Linie um Krankenversicherer, Lebensversicherer, Unfallversicherer u.a. handelt (Tab. 16-1). Eine weitere Rubrik stellt die Arzthaftung dar, bei der die Gutachterkommission der Ärztekammern oder aber die Gerichte entsprechende fachkompetente Stellungnahmen aus forensischer Sicht anfordern können. Weiterhin sind Begutachtungen anlässlich strafrechtlich oder zivilrechtlich verfolgter Personenschäden vor Gericht zu nennen.

16.1.4 Form und Inhalt

Jedes Gutachten hat im Prinzip drei Fragen zu beantworten:

- Welche Krankheiten lagen oder liegen vor?
- Gibt es irgendwelche Zusammenhänge zu den geklagten Beschwerden (Kausalitätskette)?
- Wenn ja, wie hoch ist der Grad für die Entschädigung einzuschätzen?

Hierbei geht es in erster Linie um *freie Gutachten*, bei denen im Prinzip dem Gutachter selbst die Gliederung überlassen ist. Dennoch ergibt sich aus Gründen der Übersichtlichkeit und aufgrund der rechtlichen Ansprüche eine Gliederung, die sich auf der Grundlage einer preußischen Verwaltungsvorschrift aus dem Jahre 1924 durchgesetzt hat. Die Begutachtung, die sich auf anamnestische Angaben des Patienten, auf den Untersuchungsbefund und Berücksichtigung der bereits vorliegenden Akten begründet, stellt den sichersten Weg dar, zu einem richtigen Urteil zu kommen. Viel schwieriger erscheint es, ein *Gutachten nach Aktenlage* durchzuführen, bei dem bestimmte Dinge schlecht oder gar nicht hinterfragt werden können und bei dem daher Fehlbeurteilungen aufgrund von Informationslücken auftreten können.

Jedes Gutachten sollte etwa folgender Form entsprechen:

- Ort und Zeitpunkt des Gutachtens
- Auftraggeber des Gutachtens, Name der zu begutachtenden Person, z.B. identifiziert durch Personalausweis, deren Geburtsdatum und Adresse sowie das Aktenzeichen
- Wiederholung der Fragen aus dem Gutachtenauftrag, um die Zielrichtung festzulegen
- Aufführen der zur Verfügung gestellten Akten und Röntgenunterlagen
- Zeitpunkt einer eventuellen Untersuchung
- Aufführen wesentlicher Akteninhalte (anamnestische Angaben)
- Anamnese des zu Begutachtenden
- Untersuchungsbefunde
- klinisch
- apparativ
- Beurteilung und Zusammenfassung der Untersuchungsergebnisse unter Berücksichtigung von Vorbefunden und Aktenlage
- abschließende Zusammenfassung und Beantwortung der eingangs gestellten Fragen (Essenz).

Die vorgegebene Form erleichtert es auch dem medizinischen Laien, der Begutachtung zu folgen. Darüber hinaus ist darauf zu achten, dass nicht zahllose medizinische Fachwörter in Gutachten auftauchen, sondern verständliche deutsche Sprache benutzt wird, damit die Gedankengänge auch logisch nachvollzogen werden können. Andererseits sind komplizierte Wortneubildungen um jeden Preis der Verdeutschung möglichst zu vermeiden. Zwar ist es üblich, komplizierte Zusammenhänge in ihrer Beurteilung durch kompetente Literaturzitate zu untermauern, insbesondere um beispielsweise einem Richter Einblick in Spezialfragen zu ermöglichen. Auf der anderen Seite jedoch stellt die Überladung eines Gutachtens mit Literaturzitaten keine Hilfe dar, sondern vermittelt nur das Gefühl der Unsicherheit in der Argumentation.

Tab. 16-1 Mögliche Auftraggeber für ärztliche Gutachten.

Sozialversicherung	gesetzliche Krankenversicherung	private Versicherungen	Arzthaftung
soziale Entschädigungseinrichtungen, z.B. - BVG - SVG - ZDG - HHG - OEG - BseuchG	- Arbeitslosenversicherung - gesetzliche Rentenversicherung - gesetzliche Lebensversicherung	- Krankenversicherung - Lebensversicherung - Unfallversicherung	Gutachterkommissionen

Der Gefäßchirurg ist als Gutachter vorwiegend mit der Beurteilung von Folgezuständen nach venösen Thrombosen befasst, mit der Rentenbegutachtung bei AVK bzw. nach Operation wegen AVK, mit iatrogenen Folgen nach Operationen, die Gefäßverletzungen zur Folge hatten (z. B. Varizenoperation mit Verletzung tiefer Beinvenen), mit angeblich falsch durchgeführten Gefäßoperationen und mit Folgezuständen, über die z. T. nur unzureichend oder gar nicht aufgeklärt wurde (z. B. Impotentia coeundi oder generandi nach aortoiliakalen Rekonstruktionen mit einer MdE von 30–40%), Nervenläsionen u. a.

16.1.5 Leitlinien, Richtlinien und Standards

In jüngster Zeit werden von verschiedenen medizinischen Gesellschaften Empfehlungen, Leitlinien, Richtlinien und Standards mitgeteilt. Bei den medizinischen Gesellschaften handelt es sich um eingetragene Vereine, die anders als Körperschaften des öffentlichen Rechts keine Legitimation besitzen, gesetzliche Vorschriften zu erlassen. Zwar können Mitgliederzahl und hohe Fachkompetenz auch einen institutionellen Charakter besitzen, die rechtlichen Grundlagen sind jedoch hierfür nicht gegeben. Aus der Notwendigkeit der Qualitätssicherung heraus wird derzeit ein Netzwerk von Empfehlungen und Leitlinien entworfen, um Qualitätsstandards zu erarbeiten und damit dem praktizierenden Arzt einen Katalog an die Hand zu geben, der für ihn das forensische Risiko und das Risiko der Haftung herabsetzt. Hierbei kommt es darauf an, nicht eine Fesselung der Medizin vorzunehmen, die einer Weiterentwicklung durch Innovation entgegenstehen würde, sondern den derzeitigen Stand der Wissenschaft im Sinne von Orientierungshilfen zu definieren. Umgekehrt kann jeder Arzt, der bei Streitfällen nachweisen kann, dass er sich an derartige Leitlinien gehalten hat, sich leicht auf sicheres juristisches Terrain zurückziehen. Juristisch kann man unter **Leitlinien** Empfehlungen verstehen, die als „Positivkataloge" anerkannte Verfahren beinhalten, ohne dabei andere, nicht häufig vertretene Methoden auszuschließen. Demgegenüber bedeuten **Richtlinien** Anweisungen, bei bestimmten Krankheitsbildern auch klar definierte Behandlungsmethoden oder diagnostische Verfahren einzusetzen. Richtlinien schränken in einem höheren Maße die „Methodenfreiheit" ein, wobei die Übergänge zwischen Leitlinien und Richtlinien z. T. fließend sind. Bei den **Standards** werden vorwiegend diagnostische Verfahren und Behandlungsmethoden als Mindestanforderungen definiert, die einem „Facharztstandard" entsprechen. Standards beinhalten also z. T. Leitlinien und Richtlinien und sollen die Qualität der Medizin auf dem neuesten Stand sichern. So gehört beispielsweise zum Standard, dass vor Karotisoperationen eines der möglichen bildgebenden Verfahren zur Festlegung des Stenosegrads angewandt wird. Während vor 20 Jahren die Direktpunktion der Karotiden mit Röntgen in a. p.-Projektion und ggf. Schrägaufnahme ausreichend war, gehört heutzutage zu einer angiographischen Darstellung der hirnversorgenden Arterien eine Dokumentation sämtlicher supraaortischer Äste und intrakranieller Verzweigungen sowohl in a. p.- als auch in verschiedenen Schrägpositionen.

Bei der Festlegung von Standards (Minimalanforderungen) und Leitlinien ergeben sich medizinisch und forensisch wie auch aus Sicht der Gesellschaften keinerlei Probleme. Im Gegenteil erwächst hieraus für den praktizierenden Arzt eine erhöhte Sicherheit, indem er sich bei einer entsprechenden medizinischen Freiheit dennoch bei Einhaltung von Leitlinien und Standards auf der sicheren Seite bewegt. Problematisch erscheint das Festlegen von Richtlinien. Daher wundert es nicht, dass derartige Formulierungen weitgehend vermieden werden. So lassen sich die Regeln der ärztlichen Kunst als wesentlicher Qualitätsbestandteil der Medizin sichern, ohne dabei den Entscheidungsspielraum für besondere Situationen einzuengen.

Als Beispiel juristischer Konsequenzen kann man die Empfehlungen zur stationären und ambulanten Thromboembolieprophylaxe heranziehen. Die wissenschaftliche Diskussion um das Für und Wider und um die Notwendigkeit der Thromboembolieprophylaxe schwelt bereits seit mehr als 10 Jahren. Bei juristischen Auseinandersetzungen mit schweren posttraumatischen Thrombosen nach Immobilisation, v. a. im ambulanten Bereich, z. T. mit schweren Folgen, waren die Richter bisher mit ihren Schuldzuweisungen sehr vorsichtig, weil die wissenschaftliche Diskussion aus ihrer Sicht noch nicht abgeschlossen war. Wohl wissend, wie wenig hierbei durch Studien wissenschaftlich untermauert werden konnte, haben daher verschiedene Expertengespräche zur Thromboembolieprophylaxe bisher bestenfalls Empfehlungen und jüngst auch Leitlinien oder Richtlinien aussprechen können.

16.2 Untersuchungsmethoden

16.2.1 Klinische Untersuchungsmethoden

Die klinischen Untersuchungen umfassen nach Erheben einer gründlichen Anamnese die üblichen angiologisch-gefäßchirurgischen Untersuchungsmethoden, die an anderer Stelle des Buches ausführlich beschrieben sind. Hierzu gehört das Erheben eines kompletten Pulsstatus, die unblutige Blutdruckmessung an den Extremitäten, die Überprüfung von Hautwärme und Hautfarbe, die Ratschow-Lagerungsprobe, der Allen-Test, der Gehstreckentest, Provokationstests bei Schulter-Arm-Syndrom bzw. bei Raynaud-Syndrom u. a.

16.2.2 Apparative Untersuchungsmethoden

Hierbei müssen nichtinvasive von invasiven Methoden unterschieden werden. Bei den nichtinvasiven technischen Untersuchungsmethoden wie Duplexsonographie, Ultraschalluntersuchung, Verschlussplethysmographie, Doppler-Verschlussdruckmessung u. a. einschließlich Röntgen-Untersuchungen ergeben sich keinerlei Probleme. Invasive Methoden wie angiographische Darstellung im arteriellen oder venösen System mit Applikation von Kontrastmittel sind aufklärungspflichtig und müssen vom zu Begutachtenden nicht geduldet werden. Auch wenn eine derartige Untersuchungsmethode zur genauen Beurteilung eines medizinischen Sachverhalts unbedingt notwendig ist, kann der Patient dies durchaus ablehnen. Hierbei ist der Gutachter gehalten, den zu Begutachtenden über die möglichen nachteiligen Folgen wohlwollend aufzuklären, ohne diesen dabei jedoch unter Druck zu setzen. Außerdem sollte er darauf aufmerksam machen, dass er im Gutachten objektiv und unparteiisch den Grund für das nicht durchgeführte Untersuchungsverfahren dem Auftraggeber gegenüber angeben muss. Keinesfalls jedoch sollte eine Ablehnung eines invasiven Untersuchungsverfahrens eine negative Auswirkung auf die Abfassung des Gutachtens selbst zur Folge haben. Es ist zu berücksichtigen, dass der Gutachter lediglich Berater ist, sowohl für den zu Begutachtenden als auch für den Auftraggeber.

16.2.3 Aktenstudium

Schwierig ist es, sich ein Urteil nur aufgrund eines alleinigen Aktenstudiums zu bilden. Typisch ist diese Verfahrensweise bei Vorgängen, die im Rahmen der Gutachterkommissionen der Ärztekammern für Haftpflichtfragen bearbeitet werden müssen. Hier sind ein fundiertes Spezialwissen und eine hohe Fachkompetenz gefordert, die die wesentliche Voraussetzung für eine richtige und objektive Begutachtung garantieren soll. Zuweilen lässt sich eine mangelnde Kooperationswilligkeit der Parteien feststellen, die sich in lückenhaften Aktenunterlagen widerspiegelt. Wenn trotz Nachfragen durch den Auftraggeber von den Parteien bewusst keine weiteren Informationen gegeben werden oder aber Lücken in der Dokumentation auftauchen, so ist dies bei Arzthaftungsfragen immer als wesentlicher, belastender Nachteil zu werten. Bei der Durchsicht der Akten ist es sinnvoll, sich chronologische Notizen zur Abfolge zu machen, um bei der Analyse einen logisch exakten roten Faden zu erhalten.

16.2.4 Zusammenhangsfragen

In Zusammenhangsgutachten müssen Kausalitätsketten geklärt werden, deren Beurteilung oft immens schwierig ist und wo oft ein aktuelles Literaturstudium durchgeführt werden muss, um zu einer wissenschaftlich fundierten Klärung zu gelangen. So ist die Kausalitätskette bei gefäßchirurgischen Begutachtungen, z. B. für das postthrombotische Syndrom mit Zustand nach Extremitätenverletzung, nicht selten sehr schwierig bis unmöglich zu beurteilen. Da ein Großteil von Verletzungen der unteren Extremitäten (auch Bagatellverletzungen wie eine Außenbandruptur oder schwere Distorsion mit Immobilisation) kompliziert ist durch eine Teilverlegung der Unterschenkelvenen (10–30%) und in einem Großteil der Fälle eine duplexsonographische oder phlebographische Dokumentation nicht vorliegt, sind Spätfolgen nur schwer zu beurteilen. Sehr häufig gibt es keinerlei Brückensymptome, oder die durch venöse Stase bedingte Schwellung ist anamnestisch von einer posttraumatischen Ödembildung nicht zu differenzieren. Auch der Zusammenhang zwischen arterieller Durchblutungsstörung der Extremitäten und Zustand nach Erfrierung (z. B. als Kriegsfolge) ist kaum nachvollziehbar, zumal es arterielle Verschlussprozesse auch ohne Erfrierungen gibt, andererseits aber Erfrierungen vorwiegend einen kapillären Schaden hervorrufen. Für den Laien erscheint eine Ablehnung eines Kälteschadens als Ursache für das Entstehen einer AVK eher unverständlich. Andererseits ist die „Kälteangiitis“ mit Zerstörung von Gefäßstrukturen an den Extremitäten durchaus bekannt und kann zu einem jahrelangen Leiden mit vasovegetativen Regulationsstörungen und übermäßiger Kälteempfindlichkeit Anlass geben. Auch das vermehrte Auftreten von infrarenalen Bauchaortenaneurysmen bei Patienten nach einseitiger Oberschenkelamputation (als Kriegsfolge) wird wissenschaftlich zwischen verschiedenen Arbeitsgruppen z. T. kontrovers diskutiert. Bei den seltenen Berufskrankheiten mit Gefäßschäden sind vor allem Zirkulationsstörungen an den Fingern bei Arbeiten mit Vibrationsmaschinen zu berücksichtigen, wobei die kritische Frequenz zwischen 40 und 125 Hz liegt. Die Ersterkrankung wird zwischen 6 Monaten bis zu 12 Jahren beobachtet. Derartige Schäden sind bei den Berufskrankheiten unter der Katalognummer 2103 und 2104 vermerkt. In der Regel erscheint es schwierig, einen Gefäßschaden kausal anzuerkennen, bei dem degenerative Veränderungen des Gefäßsystems im Vordergrund stehen.

16.3 Beurteilung der Erkrankungen des Gefäßsystems

16.3.1 Beurteilung arterieller Erkrankungen

Da es nicht möglich ist, sämtliche arteriellen, venösen oder lymphogenen Erkrankungen, die gutachterlich Relevanz haben könnten, zu diskutieren, beschränkt sich die folgende Darstellung auf die wesentlichen und häufigsten Probleme.

Die bisherige prozentuale Einteilung arterieller Durchblutungsstörungen in Bezug auf Minderung der Erwerbsfähigkeit (MdE) bzw. Grad der Behinderung (GdB) basiert z. T. auf unglücklichen Definitionen. So wird eine erhebliche Gehbehinderung nach dem Schwerbehindertengesetz bereits angenommen, wenn ungefähr 2 Kilometer zu Fuß nicht ohne Schwierigkeiten zurückgelegt werden können. Hierzu wird bislang eine Funktionseinbuße der unteren Extremitäten von mindestens 50% MdE angenommen. Derartig Schwerbehinderten wird die freie Fahrt im Nahverkehr gewährt. Bei verschiedenen Kongressen von Angiologen und Gefäßchirurgen wurde versucht, eine Einteilung vorzunehmen, die auch einen praktischen Ansatz besitzt. Hierbei ist im Stadium I der AVK eine Behinderung von weniger als 10% anzunehmen. Bei Stadium IIa werden bis 30%, bei Stadium IIb bis 40%, bei Stadium III bis 80% und bei Stadium IV 100% MdE/GdB angenommen (Tab. 16-2).

Da diese Patienten häufig an einer multifokalen Arteriosklerose leiden, bei der auch andere Gefäßgebiete, wie z. B. die Koronarien oder die hirnzuführenden Gefäße, betroffen sind, ist dies unbedingt zu berücksichtigen. Schwere Beeinträchtigungen der Hirnleistungsfähigkeit durch Stenosen der hirnzuführenden Gefäße bzw. der intrakraniellen Gefäße bzw. schwere Beeinträchtigungen durch eine KHK mit Angina pectoris bedingen in Verbindung mit arteriellen Durchblutungsstörungen der Beine meist eine MdE von 100%. Es wurde darüber hinaus versucht, eine MdE auch für Zustandsbilder nach arteriellen Rekonstruktionen festzulegen. Hierbei sieht man, dass praktisch nur in den Stadien III und IV eine Verbesserung angenommen wird. Unverständlich erscheint es für einen Gefäßchirurgen, wenn Patienten, die bislang im Erwerbsleben standen und den Wunsch äußerten, bei AVK Stadium IIa eine femoropopliteale Rekonstruktion zu erhalten, nicht wieder die Arbeitsfähigkeit erlangen. Zwar wurde nach Operation eine Verbesserung der Gehstrecke erreicht, der entsprechende Arbeitswille ist jedoch häufig nicht mehr vorhanden. Der Gefäßchirurg wird nicht befragt, sondern Gutachter der Sozialgerichtsbarkeit befürworten eine vorzeitige Berentung.

Unabhängig hiervon beinhalten Gefäßoperationen unter Umständen auch Folgezustände, wie z. B. Herniationen nach medianen Laparotomien, Schwellungsneigung der Beine durch Lymphostase nach femoropoplitealen Rekonstruktionen, Sensibilitätsstörungen im Bereich des N. saphenus bei Leisteninzisionen oder Impotentia coeundi bzw. generandi nach aortoiliakalen Rekonstruktionen (MdE zwischen 30 und 40%).

16.3.2 Beurteilung venöser Erkrankungen

Die Beurteilung des venösen Systems bezieht sich in erster Linie auf drei Erkrankungen, nämlich die Varikose, das postthrombotische Syndrom und eine chronisch-venöse Insuffizienz (Tab. 16-3). Während die Varikose meist keine dauerhafte Minderung der Erwerbsfähigkeit verursacht, sondern entweder konservativ oder operativ bzw. durch Verödung behandelbar ist, führt das postthrombotische Syndrom nicht selten zu einer wesentlichen Behinderung. Während der Cumarineinnahme für insgesamt sechs Monate ist der Grad der Behinderung mit 30–40% zu veranschlagen. In der Regel wird das Cumarin nach sechs Monaten abgesetzt. Bei Teilrekanalisation des Venensystems ist dann eine MdE von ca. 10% anzunehmen. Da das postthrombotische Syndrom sich auch nach mehreren Jahren durch die Folgen einer chronisch-venösen Insuffizienz verschlimmern kann, können Minderungen der Erwerbsfähigkeit bis zu 20% auftreten. Das chronisch-venöse Ulkus als Folge eines postthrombotischen Syndroms oder einer chronisch-venösen Insuffizienz beeinträchtigt die Leistungsfähigkeit des Patienten erheblich

Tab. 16-2 MdE/GdB bei arteriellen Durchblutungsstörungen.

Stadium	0	I	IIa	IIb	III	IV
Gehstrecke	unbegrenzt	> 1000 m	> 200 m	< 200 m	< 50 m, Ruheschmerz	Nekrosen
MdE/GdB in %	0	bis 10	bis 30	bis 40	bis 80	100

Die Kombination mit einer schweren koronaren oder zerebralen Durchblutungsstörung bedingt meist eine MdE/GdB von 100%.

Tab. 16-3 Beurteilung der Erkrankungen des Venensystems.

Venenerkrankung	MdE
Varikose	meist keine dauerhafte MdE
postthrombotisches Syndrom	unter Antikoagulation 30–40% nach Absetzen von Cumarin (meist nach 6 Monaten) 10%
chronisch venöse Insuffizienz	bis 20%

Tab. 16-4 Beurteilung der Erkrankungen des Lymphsystems.

Stadium I	Stadium II	Stadium III	Stadium IV
latentes Lymphödem MdE 0%	reversibles Lymphödem MdE unter 10%	irreversibles Lymphödem MdE 20–30%	Elephantiasis MdE bis 40%

und führt über die chronischen Entzündungszustände zu einer Einsteifung des Sprunggelenkes. Hier sind Behinderungen bis zu 40% MdE anzunehmen.

16.3.3 Beurteilung lymphogener Erkrankungen

Das lymphogene Ödem mit seinen verschiedenen Ursachen (idiopathisch, Lymphangiodysplasie, Zustand nach Bestrahlung, bedingt durch operative Zugänge, nach chronischer Entzündung wie Erysipel) wird in Bezug auf Minderung der Erwerbsfähigkeit stadienabhängig beurteilt. Im Stadium I handelt es sich um ein latentes Lymphödem (Tab. 16-4), bei dem normalerweise keinerlei Minderung der Erwerbsfähigkeit vorliegt. Beim Stadium II, dem reversiblen Lymphödem, sind Beeinträchtigungen um weniger als 10% anzunehmen. Dagegen zeigt das Stadium III mit irreversiblem Lymphödem eine Gesamtbeeinträchtigung von 20 bis 30% und das Stadium IV mit dem Vollbild der Elephantiasis bis zu 40%.

Die Kombination von Erkrankungen der verschiedenen Gefäßsysteme ergibt Besonderheiten bei der Begutachtung, die individuell zu beurteilen sind. So muss bei kongenitalen oder traumatisch erworbenen a.v.-Fisteln nicht nur die lokale Situation, sondern auch die Fernwirkung auf das Herz beurteilt werden. Hier sind ggf. Zusatzgutachten durch kardiologische Kollegen einzuholen, um den Grad der Behinderung genau festlegen zu können. Auch die Kombination von venösen und lymphatischen Stauungszuständen muss nicht nur bei Angiodysplasien in der Begutachtung Berücksichtigung finden.

16.4 Literatur

Fritze E, May B (Hrsg.): Die ärztliche Begutachtung. Steinkopff, Darmstadt 1996

Hartel W: Empfehlungen zur stationären und ambulanten Thromboembolie-Prophylaxe in der Chirurgie. Beilage zu den Mitteilungen Dt. Ges. Chir. 5, 1997

Hild R: Die Bedeutung der Leistungsbestimmung in der Begutachtung des Gliedmaßenarterienverschlusses. In: Nobbe F, Rudofsky G: Probleme der Vor- und Nachsorge und der Narkoseführung bei invasiver angiologischer Diagnostik und Therapie. Begutachtung arterieller und venöser Gefäßschäden. Pflaum, München 1983 (122–125)

Husfeldt KH, Raschke R (Hrsg.): Thrombosen und Embolien. Arzthaftung. Springer, Berlin–Heidelberg–New York 1993

May R: Die Beurteilung von Venenerkrankungen. In: Nobbe F, Rudofsky G: Probleme der Vor- und Nachsorge und der Narkoseführung bei invasiver angiologischer Diagnostik und Therapie. Begutachtung arterieller und venöser Gefäßschäden. Pflaum, München 1983 (143–149)

Müller-Wieffel H: Begutachtung von Schäden nach gefäßchirurgischen Eingriffen. In: Nobbe F, Rudofsky G: Probleme der Vor- und Nachsorge und der Narkoseführung bei invasiver angiologischer Diagnostik und Therapie. Begutachtung arterieller und venöser Gefäßschäden. Pflaum, München 1983 (138–142)

Richter H: Zur Begutachtung arterieller Verschlußkrankheit. In: Nobbe F, Rudofsky G: Probleme der Vor- und Nachsorge und der Narkoseführung bei invasiver angiologischer Diagnostik und Therapie. Begutachtung arterieller und venöser Gefäßschäden. Pflaum, München 1983 (111–119)

Spezieller Teil

A

Angiodysplasien

A1 Systematik der Angiodysplasien

H. Kogel

1.1 Problemstellung

Der wissenschaftlichen Systematik der Angiodysplasien standen und stehen eine Unzahl von Syndromen im Wege, die meist mit verschiedenen Eigennamen belegt worden sind. Das Aufzählen von Syndromen trägt nicht zur Klärung pathologischer und pathophysiologischer Zusammenhänge bei. Die Verschleierung wirklicher Zusammenhänge wird historisch durch Parallelbeobachtungen verschiedener Autoren, durch Veröffentlichung von Teilaspekten bei Gefäßfehlbildungen und schließlich durch Fehlinterpretation verursacht. So ist es nicht verwunderlich, dass sich viele der so genannten Syndrome auf die Beschreibung von Symptomenkomplexen beschränken. Da auch bei physiologisch vorkommenden hochentwickelten a.v.-Formationen (z.B. Glomusorgane an den Akren) aufgrund verschiedener Übergangsformen keine eindeutige Systematik festzulegen ist, kann auch bei angeborenen Angiodysplasien eine strenge Systematik häufig nicht eingehalten werden. Dennoch ist es notwendig, ein grobes Raster zu entwerfen, um Zugang zu pathologischen und physiologischen Erscheinungsformen zu erhalten.

Tab. A1-1 Anatomische Einteilung der konnatalen Gefäßdysplasien.

reine Formen	Mischformen
zentrale Gefäßfehler viszerale Gefäßfehler periphere Gefäßfehler	assoziierte Gefäßfehler

1.2 Anatomische Einteilung

Eines dieser Ordnungssysteme ist die Klassifikation konnataler Angiodysplasien hinsichtlich ihrer anatomischen Lokalisation (Tab. A1-1). Hier werden zentrale, viszerale und periphere Gefäßfehler unterschieden. Die Kombination derartiger Gefäßfehler, z.B. mit multiplen Hämangiomen, lässt sich unter der Rubrik „assoziierte Gefäßfehler“ subsumieren.

1.3 Funktionelle Einteilung

Eine weitere Klassifikation konnataler Angiodysplasien berücksichtigt funktionelle Gesichtspunkte. Hierbei sind Gefäßfehler mit vorwiegend obstruktiver Komponente (hyperplastische Stenosen, hypoplastische Gefäßbezirke, Aplasien, Stenosen durch atypische Bänder) von dilatativen, d.h. aneurysmatischen Veränderungen zu unterscheiden (Tab. A1-2). Eine weitere, besondere Gruppe bilden arteriovenöse Kurzschlussverbindungen, die über einen parasitären Kreislauf eine Fernwirkung auf das Herz-Kreislauf-System ausüben. Auch hier sind kombinierte Formen möglich.

Tab. A1-2 Funktionelle Einteilung der konnatalen Gefäßdysplasien.

reine Formen	Mischformen
Obstruktion Dilatation a.v.-Verbindungen	kombinierte Formen

1.4 Einteilung nach Belov

Die gefäßbezogene Klassifikation der Angiodysplasien nach Belov berücksichtigt venöse Angiodysplasien mit den Erscheinungsformen trunkulär und angiomatös, arterielle Dysplasien, assoziierte arterielle und venöse Veränderungen und schließlich komplex-hämolymphatische Dysplasien (Tab. A1-3).

1.5 Einteilung nach Vollmar

Eine weiterentwickelte Klassifikation, die sich mehr an der klinischen Praxis orientiert, stammt von Vollmar aus dem Jahre 1974 (Tab. A1-4). Er unterscheidet arterielle Gefäßdysplasien als Ursprungs- und Verlaufsanomalie bzw. Aplasien oder Hypoplasien einzelner Arterien. Bei diesen Formen gibt es keine Skelettbeteiligung.
Weiterhin grenzt Vollmar venöse Angiodysplasien ab, bei denen Phlebangiome, Hypo- oder Aplasien des tiefen Venensystems, partielle oder totale Avalvulie bzw. eine Doppelung oder Verlaufs- und Mündungsanomalie der tiefen Venen vorliegen. Das Skelettsystem weist hier unter Umständen entweder eine Hypoplasie auf, z. B. infolge der Destruktion von Epiphysen durch Hämangiome, oder aber es entwickelt sich ein Riesenwuchs infolge einer Hyperämie der Epiphysen in dem betroffenen Skelettabschnitt. In diese letzte Gruppe gehört das Klippel-Trenaunay-Syndrom, das durch die Trias Naevus flammeus, Varikosität und Hypertrophie von Weichteilgewebe und Knochen charakterisiert ist.
Die von Klippel-Trenaunay vorgenommene Unterscheidung in „forme complette" und „forme fruste" erscheint nicht sinnvoll, da die Versuchung besteht, unter der „forme fruste" alle nicht definierten Arten des Riesenwuchses und andere, ungeklärte angiodysplastische Veränderungen zu subsumieren.
Eine weitere Gruppe stellen die a. v.-Fisteln dar, die morphologisch in Typ I, II und III unterteilt werden (siehe Tab. A1-4).
Eine andere Gruppe betrifft die lymphatischen Fehlbildungen, bei denen aplastische, hypoplastische und hyperplastische Formen unterschieden werden. Diese Angiodysplasien sind selten, Skelettveränderungen kommen praktisch nur in Kombination mit venösen Dysplasien vom Typ Klippel-Trenaunay vor.
Schließlich sind Mischformen zu berücksichtigen, bei denen beliebige Kombinationen, am häufigsten jedoch zwischen B und D, zu beobachten sind. In dieser Gruppe besteht meist ein Riesenwuchs.

1.6 Schlussfolgerung

Unter Berücksichtigung dieser letzten Klassifikation lassen sich problemlos sowohl Hämangiome, Lymphangiome, venöse Aneurysmen als auch Coarctatio aortae, Angiodysplasie vom Typ Servelle-Matorell, Klippel-Trenaunay-Syndrom oder F. P.-Weber-Syndrom einordnen. Je mehr die Systematik kongenitaler Angiodysplasien pathologisch-anatomische, histologische und pathophysiologische Veränderungen berücksichtigt, desto eher können unklare Syndrome durch klar

Tab. A1-3 Einteilung der konnatalen Gefäßdysplasien nach Belov (1967).

arterielle Dysplasie	trunkulär	Angiome Hypoplasie Stenosen überzählige Arterien Aneurysmen
	angiomatös	
venöse Dysplasie	trunkulär	Phlebektasie Phlebektasie mit Hypoplasie der tiefen Venen
	angiomatös	
assoziierte Gefäßfehler arteriell und venös	trunkulär: a. v.-Fisteln	aktiv inaktiv
	a. v.-Angiome	aktiv hypoaktiv
	Phlebektasie	
komplexe hämolymphatische Dysplasie	trunkulär Hämolymphangiome	

Tab. A1-4 Einteilung der konnatalen Gefäßdysplasien nach Vollmar.

Dysplasieform	Skelettbeteiligung
A arterielle Dysplasien	
1. Ursprungs- bzw. Verlaufsanomalien	nein
2. Aplasien und Hypoplasien einzelner Arterien	
B venöse Dysplasien	
1. Phlebangiome (Hamartome)	
a. lokalisiert (kavernöse Hämangiome)	nein
b. systematisierte Hämangiomatose	häufig Hypoplasie,
2. Hypo- oder Aplasie der tiefen Venenstämme	Riesenwuchs möglich
3. partielle oder totale Avalvulie	(Typ Klippel-Trenaunay)
4. Doppelung, Verlaufs- und Mündungsanomalien	
C arteriovenöse Fisteln	
Typ I direkter Querachsenkurzschluss (Typ Ductus Botalli)	
Typ II indirekte multiple Querachsenkurzschlüsse (Typ F. P. Weber)	
Typ III Längsachsenkurzschluss, meist lokalisiert tumorförmig (Typ Rankenangiom)	Riesenwuchs häufig (60–90%)
funktionell aktiv	
funktionell inaktiv	selten
D lymphatisch	
1. Aplasie oder Hypoplasie (primäre Lymphödeme)	selten, meist als Paget-förmige Kortikalisverdichtungen
2. Ektasien der Lymphgefäße mit Lymphangiomen	Riesenwuchs nur mit venösen Dysplasien (Typ Klippel-Trenaunay)
E kombinierte Formen	
Kombination aus A, B, C und D	Riesenwuchs häufig
am häufigsten Kombination von B und D	(Typ Klippel-Trenaunay)

definierte Krankheitsformen ersetzt werden. An die Stelle von Spekulationen tritt Wissen, aus dem das Verständnis embryonaler Fehlbildungen resultiert, die ihren Ursprung in unterschiedlichen Keimblättern haben.

1.7 Literatur

Belov S, Loose DA, Müller E: Angeborene Gefäßfehler. Periodica Angiologica 10 (1985)

Belov S, Loose DA, Weber J: Vascular Malformations. Periodica Angiologica 16 (1989)

Jerrett F: Cavernous hemangioma of the cephalic vein. Cardiovasc. Surg. 1, 4 (1993) 386–388

Riles TS, Berenstein A, Fisher FS et al.: Reconstruction of the ligated external carotid artery for embolization of cervicofacial arteriovenous malformations. J. Vasc. Surg. 17, 8 (1993) 491–498

Schobinger RA, Nachbur B, Senn A: The syndrome of Klippel-Trenaunay, a polyvalent angiodysplasie. J. Cardiovasc. Surg. 28 (1987) 531–534

Strunk H, Thelen M: Percutane Embolisation von peripheren vaskulären Malformationen. In: Günther RW, Thelen M (Hrsg.): Interventionelle Radiologie, 2. Aufl. Thieme, Stuttgart–New York 1996

Vollmar JF, Nobbe FP: Arteriovenöse Fisteln – Dilatierende Arteriopathia (Aneurysmen). Thieme, Stuttgart 1976

Vollmar JF: Arteriovenöse Fisteln. In: Vollmar JF (Hrsg.): Rekonstruktive Chirurgie der Arterien, 4. Aufl. Thieme, Stuttgart–New York 1996

A2 Gefäßfehlbildungen und Angiodysplasien im engeren Sinne

E. Paes

2.1 Pathogenese und Ätiologie

Kongenitale Anomalien des Gefäßsystems wie z. B. die Coarctatio aortae, eine inkomplette Obliteration des Aortenbogens mit abnormem Abgang der A. subclavia dextra (A. lusoria) oder konnatale Aneurysmen werden äußerst selten beobachtet.

Die Assoziation von Varikose und Angiodysplasien macht jedoch die Begegnung mit arteriovenösen Fehlbildungen oder rein venösen Angiodysplasien in einer gefäßchirurgischen Praxis wahrscheinlicher und wird daher an dieser Stelle besonders hervorgehoben.

Nach wie vor herrscht auf dem Gebiet der kongenitalen Angiodysplasien eine geradezu babylonische Sprachverwirrung. Dermatologen, Angiologen und Pathologen vertreten häufig grundlegend verschiedene Meinungen zu unterschiedlichen Krankheitsbildern, die alle gekennzeichnet sind durch Hautveränderungen, sichtbare Venen und Skelettanomalien.

Zu den rein venösen Angiodysplasien gehören das Klippel-Trenaunay-Syndrom (Abb. A2-1) und das Servelle-Martorell-Syndrom (Abb. A2-2). Der Riesenwuchs von Weichteilen und Knochen wird generell als eines der Hauptsymptome des Klippel-Trenaunay-Syndroms gefordert. Gefäßnävi, Hämangiome bzw. Lymphangiome und Varizen können fast regelmäßig beobachtet werden. Beim Servelle-Martorell-Syndrom zeigen sich nach allgemeiner Ansicht als Hauptsymptome „Hypoplasie" des Knochens und kavernöse Hämangiome. Auch Varizen werden häufig beobachtet. Neben den oberflächlichen Varizen kommen Anlageanomalien des tiefen Venensystems und persistierende, ontogenetisch angelegte Marginalvenen vor.

Begrifflich und geschichtlich sollte das F. P.-Weber-Syndrom (Abb. A2-3) von anderen Fehlbildungen unterschieden werden. Im Gegensatz zu der venösen Angiodysplasie stehen die Präsenz von a.v.-Fisteln und ein proportionierter Längenriesenwuchs im Vordergrund.

Zur Klärung der Ätiologie des Klippel-Trenaunay-Syndroms und des Servelle-Martorell-Syndroms bieten sich mehrere Hypothesen an. Die embryonale These geht davon aus, dass eine keimplasmatisch bedingte bzw. frühembryonale polyzentrisch auftretende Fehlbildung vorliegt, die mehrere Keimblätter zugleich betrifft. Kausalgenetisch muss zwischen dem Klippel-Trenaunay- und dem Servelle-Martorell-Syndrom unterschieden werden. Beim Servelle-Martorell-Syndrom geht der Minderwuchs auf die destruktive Durchsetzung der Epiphysenfugen mit Hämangiomen zurück und ist somit eine sekundäre Folge der Gefäßanomalie. Der umschriebene Riesenwuchs und die Gefäßfehlbildung beim Klippel-Trenaunay-Syndrom sind eher als ein koordiniertes Syndrom einer einheitlichen Entwicklungsstörung einzustufen.

Beim F. P.-Weber-Syndrom steht als morphologisches

Charakteristikum die a.v.-Fistel im Vordergrund. Bei den kongenitalen a.v.-Fisteln kann man nach Vollmar drei verschiedene Typen unterscheiden (Abb. A2-4, siehe Tab. A1-4). Die multiplen Querachsenkurzschlüsse zwischen arteriellem und venösem Gefäßschenkel (Typ II der kongenitalen Fistel) liegen hierbei teils in den Weichteilen, teils im Skelett. Wesentlich seltener findet man den gut umschriebenen direkten Shunt (Typ I), vergleichbar mit dem Ductus Botalli. Die dritte morphologische Variante der kongenitalen a.v.-Fistel ist der Längsachsenkurzschluss (Typ III), häufig am Kopf als so genanntes Rankenangiom. Intrakranielle a.v.-Fisteln werden v.a. über die A. cerebri media versorgt, a.v.-Fisteln an der Kopfschwarte meistens aus Ästen der A. carotis externa bzw. A. temporalis.
Der Kurzschlusskreislauf führt zu einer Steigerung der Blutumlaufgeschwindigkeit, zum Anstieg des Herzminutenvolumens und zu einer Vermehrung der zirkulierenden Blutmenge. Außerdem kommt es abhängig von der Größe und Dauer derartiger a.v.-Fisteln zu einer fortschreitenden Weitstellung der zuführenden arteriellen und abführenden venösen Strombahn. Peripher der Fistel resultiert je nach Shuntvolumen eine unterschiedlich ausgeprägte arterielle Durchblutungsinsuffizienz. Entscheidend für die Prognose quoad vitam ist die vom Shuntvolumen abhängige Rückwirkung auf das Herz und dessen mögliche Überlastung.

2.2 Symptomatik und klinischer Befund

Im Gegensatz zu den Gefäßveränderungen an Arm und Hand, die mit Abschluss des Längenwachstums im Allgemeinen zum Stillstand kommen, schreitet die tiefe venöse Insuffizienz an den unteren Extremitäten unabwendbar fort. Die zum Typ *Klippel-Trenaunay-Syndrom* zählenden Kombinationsfehlbildungen umfassen ein variables Spektrum von Symptomen, zu denen neben einem disproportionierten Riesenwuchs und einem mehr oder weniger ausgedehnten Naevus flammeus die Varikose gehört. Bei venösen Angiodysplasien dieses Typs dominieren Frauen, die unteren Extremitäten sind signifikant häufiger betroffen als die oberen. Das Klippel-Trenaunay-Syndrom zeigt sich in über 70% der Fälle bereits während der Geburt oder innerhalb des ersten Lebensjahres und tritt häufig multifokal auf. Begleitende Anomalien des tiefen Venensystems wie z.B. partielle oder totale Avalvulie, segmentäre oder langstreckige Aplasie, venöse Aneurysmen (siehe Abb. A2-1) oder auch eine laterale Marginalvene sind mit über 90% in einer großen Variationsbreite vorhanden.

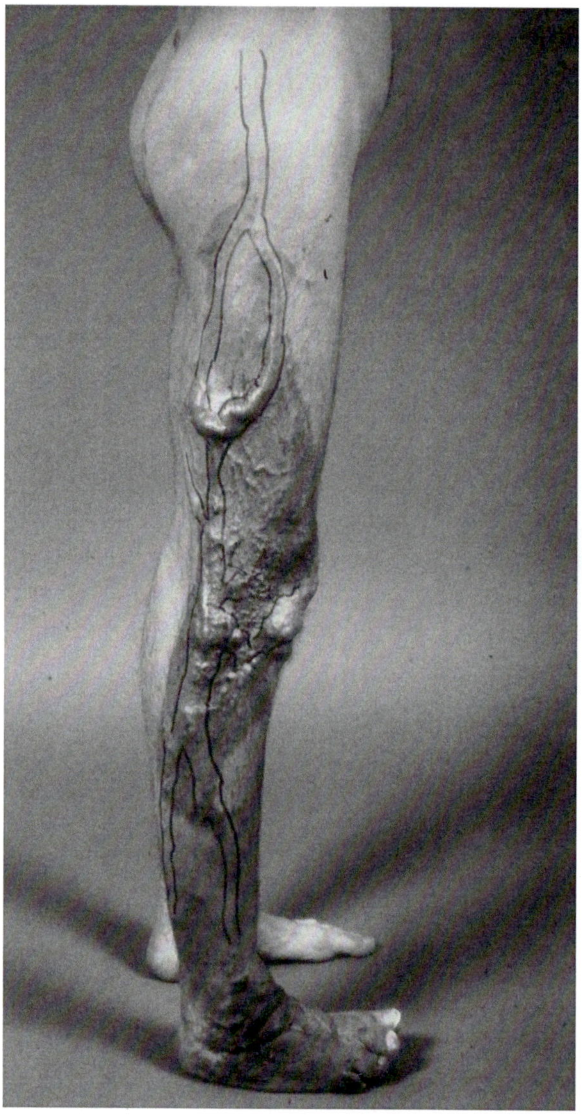

Abb. A2-1a

Bei der Angiodysplasie vom Typ *Servelle-Martorell* resultiert aus einer kavernösen Hämangiomatose des Knochens und der Weichteile eine Hypoplasie des Skelettsystems durch Teildestruktion der Epiphysenfugen. Typisch ist die düsterblaue Verfärbung der betroffenen Gliedmaßen. Neben den erwähnten Hämangiomen besteht bei vielen Patienten eine Varikose. Charakteristisch sind ein ausschließlich monomeles Auftreten, die Bevorzugung des männlichen Geschlechts und die überwiegende Manifestation im ersten Lebensjahr. Bei allen Patienten liegen Anlagestörungen des tiefen Venensystems vor (siehe Abb. A2-2).
Die a.v.-Fistel gilt per definitionem als klassisches Merkmal für die Angiodysplasie vom Typ *F.P. Weber*. Die lokalen Symptome der a.v.-Fisteln sind teils dem venösen, teils dem arteriellen Gefäßschenkel zuzuord-

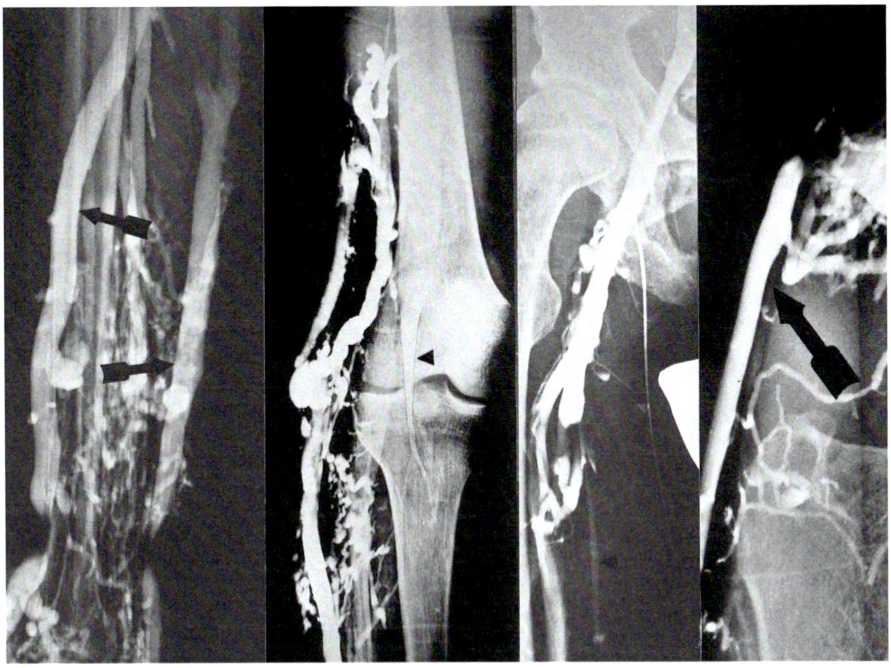

Abb. A2-1a und b 23-jähriger Patient mit Klippel-Trenaunay-Syndrom.
a: Riesenwuchs des rechten Beins, Zustand nach Amputation D III, Naevus flammeus und Varikose. Prominente, lateral am Unter- und Oberschenkel verlaufende Marginalvene. b: Die aszendierende Phlebographie zeigt eine laterale Marginalvene am Unter- und Oberschenkel, welche in die rechte V. ascendens lumbalis und persistierende V. ischiadica drainieren. Hypoplasie und Avalvulie der V. poplitea und V. femoralis superficialis.

b

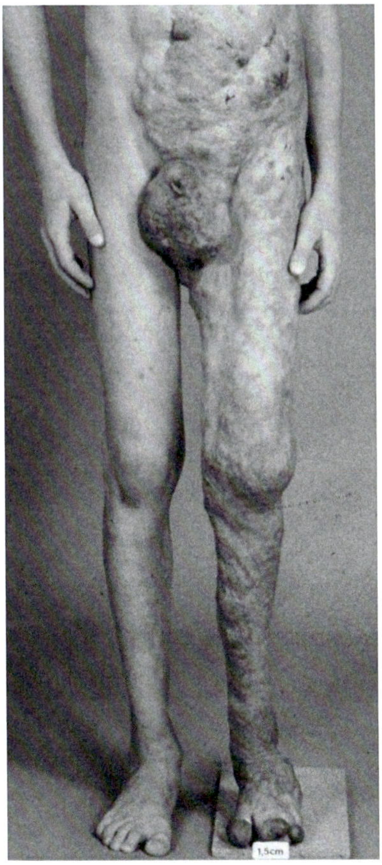

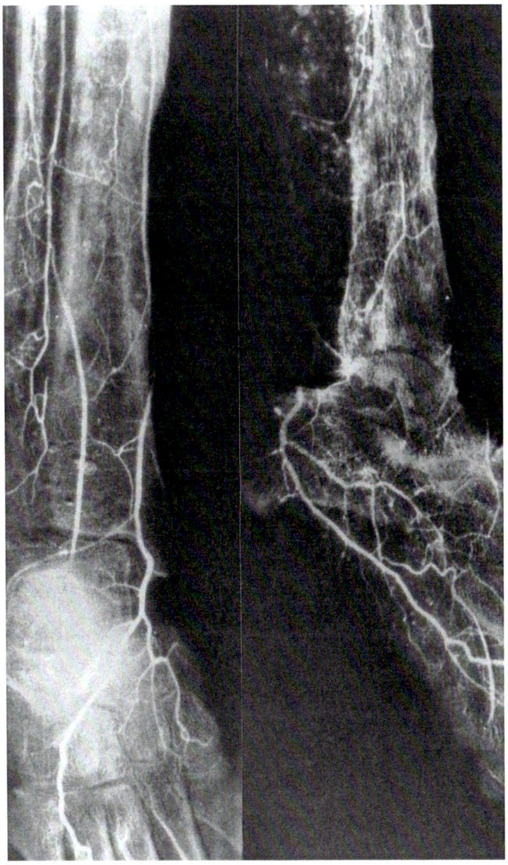

a b

Abb. A2-2a und b 18-jähriger Patient mit Servelle-Martorell-Syndrom.
a: Hypoplasie des linken Beins mit multiplen Hämangiomen der Haut und Weichteile. b: Arteriogramm mit Darstellung von kavernösen Hämangiomen, die sowohl die Weichteile als auch das Skelett durchsetzen.

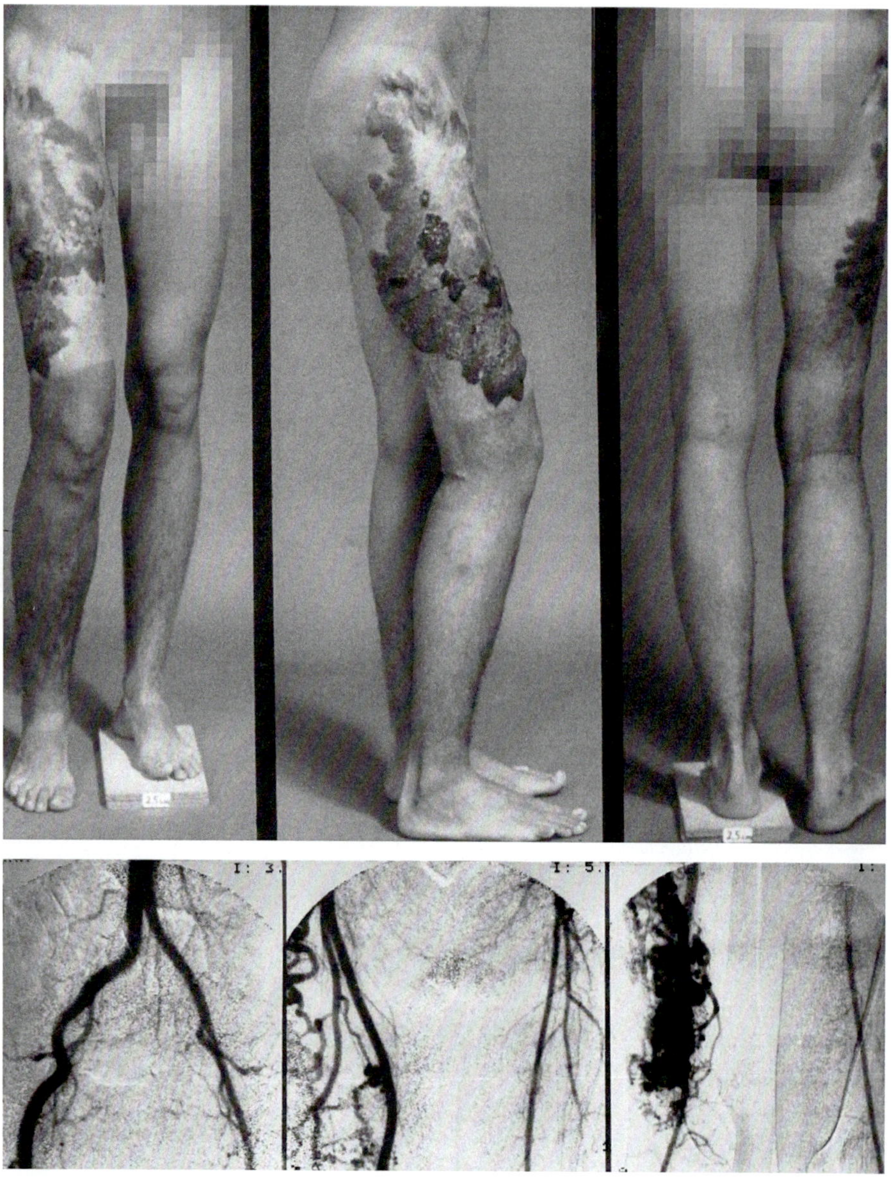

a

b

Abb. A3a und b 20-jähriger Patient mit F. P.-Weber-Syndrom.
a: Riesenwuchs des rechten Beins, Naevus flammeus und Hautulzerationen an der Außenseite des rechten Oberschenkels. b: Intraarterielle Angiographie: Elongation und Ektasie der A. iliaca communis und A. iliaca externa rechts mit multiplen arteriovenösen Shunts der A. femoralis profunda und A. femoralis superficialis.

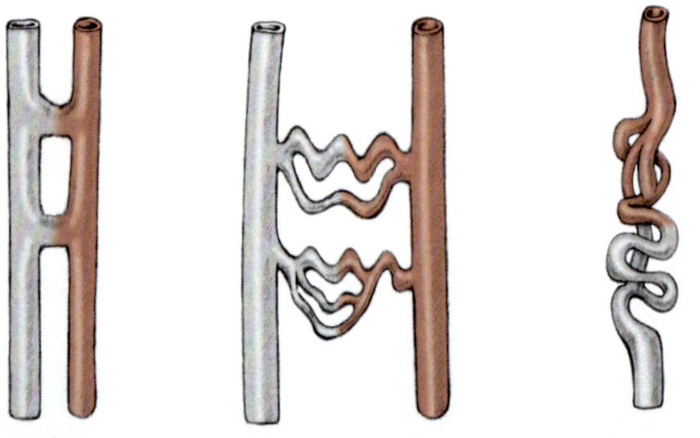

Abb. A2-4 Morphologie der kongenitalen a.v.-Fisteln nach Vollmar.

nen. Das klinische Leitsymptom des F. P.-Weber-Syndroms ist in der Mehrzahl der Fälle die Gefäßanomalie mit ihrem umschriebenen Riesenwuchs einer Extremität. Nachfolgend kommt es zur Weitstellung der zu- und abführenden Strombahn mit Dilatation und Elongation der Arterien und einer sekundären Varikose. Als lokale Komplikationen sind in erster Linie therapieresistente, häufig stark blutende Ulzera und distale Nekrosen zu beachten. Neben diesen peripher der a.v.-Fistel gelegenen Folgen der arteriellen Durchblutungsinsuffizienz führen a.v.-Fisteln mit größeren Shuntvolumina zu schwerwiegenden Fernwirkungen auf Herz und große Gefäße. Bei intrakranieller Lokalisation stehen der epileptische Anfall und die intrakranielle Blutung im Vordergrund.

2.3 Diagnostik

2.3.1 Klinische Diagnostik

Bei der klinischen Untersuchung muss zunächst zwischen Mehr- und Minderwuchs einer Extremität differenziert werden. Mit der Inspektion lassen sich Hautveränderungen, variköse Veränderungen und sichtbare Gefäßpulsationen bei a. v.-Fisteln gut erfassen. Bei den Hautveränderungen ist die Unterscheidung zwischen einem Naevus flammeus und einem Hämangiom wichtig. Die Hypervaskularisation bewirkt sowohl beim Naevus flammeus als auch beim Hämangiom und bei der a. v.-Fistel eine Hyperthermie. Von besonderer Bedeutung ist die meist asymmetrisch angeordnete, lateral am Unter- und Oberschenkel gelegene Marginalvene als indirektes Zeichen für eine Aplasie bzw. Hypoplasie des tiefen Venensystems.

Ein wichtiges Unterscheidungskriterium sind ferner Zeichen einer a. v.-Fistel, deren Vorliegen eine sofortige Differenzierung zwischen einem F. P.-Weber-Syndrom einerseits oder einer rein venösen Angiodysplasie zulässt. Bei der venösen Angiodysplasie kann bei einer Vielzahl der Patienten eine Varikose festgestellt werden; eine Kombinationsfehlbildung mit disproportioniertem Riesenwuchs spricht dann für ein Klippel-Trenaunay-Syndrom, ein Minderwuchs der betroffenen Gliedmaßen ist dagegen charakteristisch für das Servelle-Martorell-Syndrom. Bei einem ausgeprägten Reflux im Venensystem sind Hautulzerationen, Varizenblutungen und Stauungsdermatitis klinisch typisch. Häufig findet man eine Beteiligung des Lymphsystems mit Nachweis von kutanen Lymphfisteln (Kombinationstyp).

➡ Klinisch beweisend für eine a. v.-Fistel sind ein auskultierbares Maschinengeräusch, fühlbares Gefäßschwirren sowie sichtbare Gefäßpulsationen. Als weiteres diagnostisches Kriterium gilt ein positiver Nicoladoni-Branham-Test (Pulsverlangsamung und Blutdruckanstieg bei Kompression der a. v.-Fistel bzw. der zuführenden Arterien).

2.3.2 Funktionsuntersuchungen

Die große gefäßmorphologische Variationsbreite kongenitaler venöser Angiodysplasien und auch die mit dem Lebensalter zunehmenden Veränderungen der venösen Drainage der unteren Extremitäten sind erst in den letzten 25 Jahren durch moderne angiologische Diagnoseverfahren bekannt geworden. Sowohl zur Diagnosestellung als auch zur Verlaufskontrolle haben die rein funktionellen, nichtinvasiven Untersuchungsmethoden wie Doppler- und Duplexsonographie, Venenverschlussplethysmographie und Phlebodynamometrie einen festen Platz eingenommen. Diese Verfahren weisen einzeln angewendet für die morphologische Beurteilung des Gefäßes und auch für eine funktionelle Bewertung des Blutflusses eine Treffsicherheit von 80–90% und in ihrer Kombination von ca. 95% auf.

Die quantitative Shunt-Volumenbestimmung mit Mikrosphären ist wichtig, um fragliche Mikrofisteln beweisen zu können. Häufig wird diese Untersuchung im Anschluss an eine Angiographie über den schon liegenden Katheter durchgeführt. Als wertvolle ergänzende Untersuchung ist auch die Bestimmung des Herzminutenvolumens mit Echokardiographie zu sehen. Die verwendeten Messmethoden von Extremitätenlänge- und -umfang entsprechen dem üblichen Verfahren bei der berufsgenossenschaftlichen Begutachtung.

2.3.3 Bildgebende Verfahren

Röntgen-Aufnahmen von Skelett und Thorax

Mit Längenvergleichsaufnahmen beider Seiten kann ein Größenunterschied betroffener Extremitäten dokumentiert werden. Vergleichende Vergrößerungsaufnahmen der Epiphysen geben in Form lakunärer Aufhellungen Hinweise über das Vorliegen intraossärer a. v.-Fisteln, die bei einer intraossären Hämangiomatose des Servelle-Martorell-Syndroms meist besonders deutlich zu beobachten sind. Allerdings können diese röntgenologischen Zeichen auch fehlen.

Bei Röntgen-Aufnahmen des Thorax stellen Zeichen einer Volumenbelastung wie vergrößerte Herzsilhouette, Ektasie des Aortenbogens oder Zeichen einer Lungenstauung Verdachtsmomente für zentrale hämodynamische Rückwirkungen von aktiven a. v.-Fisteln mit großen Shunt-Volumina dar.

Phlebographie

Die Phlebographie ist für die Diagnostik venöser Angiodysplasien unerlässlich. Zur Beurteilung des venösen Abflusses bietet sich die aszendierende Phlebographie an, evtl. ergänzt durch eine Pressphlebographie mittels Katheter, der von der kontralateralen Seite in die V. femoralis geschoben wird. Zur besseren Darstellung kann außerdem eine DSA notwendig sein.

Von besonderem Interesse sind dabei Verlaufsanomalien der Venen, das Vorhandensein einer Marginalvene, Hypo- und Aplasien des tiefen Venensystems, partielle und totale Avalvulien, Ektasien, Aneurysmen und kavernöse Hämangiome.

Digitale Subtraktionsangiographie

Die i.a.-DSA stellt für die endgültige Sicherung der Diagnose von a.v.-Fisteln und eventuell für die Operationsplanung ein obligates Untersuchungsverfahren dar.

Kernspintomographie

Die Kernspintomographie erlaubt eine zuverlässige Aussage über Lokalisation und Ausdehnung einer arteriovenösen Malformation. Durch die schnellen Flussverhältnisse in arteriovenösen Angiomen kommt es zur Signalauslösung. Dadurch ist eine Differenzierung zwischen Hämangiom und Weichteiltumor möglich. Weitere Vorteile sind die fehlende Strahlenbelastung und der Verzicht auf Kontrastmittel. Der Bezug zu Knochen und Weichteilen lässt sich zudem einwandfrei darstellen.

2.3.4 Risikoabklärung

Der Verlauf bei venösen Angiodysplasien wird v.a. durch das unabwendbare Fortschreiten der tiefen venösen Insuffizienz der unteren Extremitäten mit Hautulzerationen, Stauungsekzem und Thrombophlebitiden bestimmt. Hinzu kommt beim Typ Servelle-Martorell die Destruktion von Knochen, was bereits in der Kindheit zu Spontanfrakturen führt, bei Beteiligung der Synovia auch zusätzlich durch Einblutungen verursachte Gelenkkontrakturen. Diese Patienten sind besonders gefährdet, eine Verbrauchskoagulopathie zu entwickeln, und können lebensbedrohliche innere Blutungen erleiden, wie beim so genannten Kasabach-Merritt-Syndrom beschrieben.

→ Ohne chirurgische Ausschaltung der a.v.-Fisteln tendiert jeder arteriovenöse Kurzschluss zu einer mehr oder weniger schnellen Progredienz lokaler Komplikationen (periphere Gewebsischämie). Die allgemeinen hämodynamischen Auswirkungen führen im Laufe des Lebens zu einer ständigen Zunahme des Shuntvolumens mit allen deletären Folgen für das kardiopulmonale System.

2.4 Therapie

2.4.1 Zielsetzung

Das Behandlungsziel der vornehmlich venösen Angiodysplasieformen richtet sich in erster Linie auf die Behandlung der meist schwerwiegenden chronisch-venösen Insuffizienz sowie der Korrektur bzw. dem Ausgleich der Längenunterschiede bei Mehr- oder Minderwuchs der betroffenen Extremität. Um ein rapides Fortschreiten der chronisch-venösen Insuffizienz und die Spätkomplikationen wie Ulzera, Varizenblutungen und auch Fehlhaltungen der Wirbelsäule zu verhindern, ist eine frühzeitige Therapie angezeigt.
Bei der kongenitalen Angiodysplasie vom Typ F.P. Weber zielt die Therapie auf die frühzeitige Ausschaltung der arteriovenösen Kurzschlüsse ab, möglichst schon vor dem sechsten Lebensjahr. Als mittelbarer Effekt einer Frühoperation gilt die Verhinderung einer Herzinsuffizienz, lokaler Komplikationen (Ulzera, Aneurysmaruptur) und eines Mehrwuchses des Skelettsystems.

2.4.2 Vorbereitung

Für die Planung und Durchführung einer so genannten Skelettierungsoperation (Unterbrechung multipler a.v.-Fisteln) ist ein technisch einwandfreies Arteriogramm von ausschlaggebender Bedeutung (Lokalisation der a.v.-Fisteln bzw. Erkennung der wichtigsten Kollateralen der Zu- und Abflusswege).

! Es muss ausdrücklich darauf hingewiesen werden, dass ohne genaue Vordiagnostik der lokalen Hämodynamik im fehlgebildeten Venensystem eine chirurgische Varizenentfernung ebenso wie eine Verdünnungsoperation bei Elephantiasis der Extremität nicht durchgeführt werden darf.

2.4.3 Operative Standardverfahren

Venöse Angiodysplasie

Bei einer venösen Angiodysplasie ist ein chirurgisches Vorgehen nur in seltenen Fällen angezeigt. Zur Verbesserung der lokalen Hämodynamik (Reduktion bzw. Ausschaltung der tiefen venösen Insuffizienz) bzw. einer venösen Refluxkrankheit kann eine operative Entfernung akzessorischer überzähliger Blutleiter oder die Ausschaltung aneurysmatisch transformierter klappenloser Abschnitte der V. marginalis lateralis durchgeführt werden, wenn diese einen parasitären Kurzschlusskreislauf unterhält und nicht den Hauptblutleiter darstellt (Abb. A2-5). Obwohl noch wenige Erfahrungsberichte vorliegen, ist zu erwarten, dass das Operationsprinzip der „Antirefluxchirurgie“ einen möglichen Therpieansatz darstellt, um den venösen Reflux aus den Becken- und Oberschenkelvenen zu beseitigen. Dabei werden klappentragende Venenabschnitte, entnommen aus der V. brachialis, interponiert. Alternative Operationen wie z.B. ein Venenklappentransfer stehen noch im Stadium der klinischen Erprobung.

Hämangiome

Ein chirurgisches Vorgehen bei Hämangiomen ist auf wenige Ausnahmesituationen beschränkt (rezidivierende Blutungen, extreme Beugekontrakturen, besonders des Kniegelenks). Die partielle Exzision eines Riesenhämangioms stellt oft ein kaum lösbares chirurgisches Problem dar. Die operative Behandlung ist die Ausnahme, ein exspektativ konservatives Vorgehen steht im Vordergrund. Gegebenenfalls ist eine Direktpunktion und Sklerosierung des Hämangioms in Erwägung zu ziehen. Zum Ausgleich einer Beinlängendifferenz von mehr als 3 cm (Plusvariante) kann eine temporäre Epiphysenklammerung der betroffenen Extremität vor Abschluss des Längenwachstums notwendig sein.

Typ-II-Fisteln

Bei den im Gliedmaßenbereich dominierenden Typ-II-Fisteln stellte bislang die Skelettierungsoperation nach Vollmar unter anderen operativen Verfahren die Methode der Wahl dar. Stammarterie und -vene werden zentral freigelegt und zur Blutungskontrolle angeschlungen. Nach peripher erfolgt die langstreckige Freilegung der Stammarterie und -vene, wobei sämtliche arteriovenösen Kurzschlussgefäße zwischen zwei Ligaturen durchtrennt werden (Abb. A2-6 und A2-7). Vor allem bei langstreckiger Beteiligung der Spenderarterie in arteriovenösen Kurzschlussarealen sollte die Skelettierungsoperation in verschiedenen Sitzungen durchgeführt und ggf. mit einer Embolisation kombi-

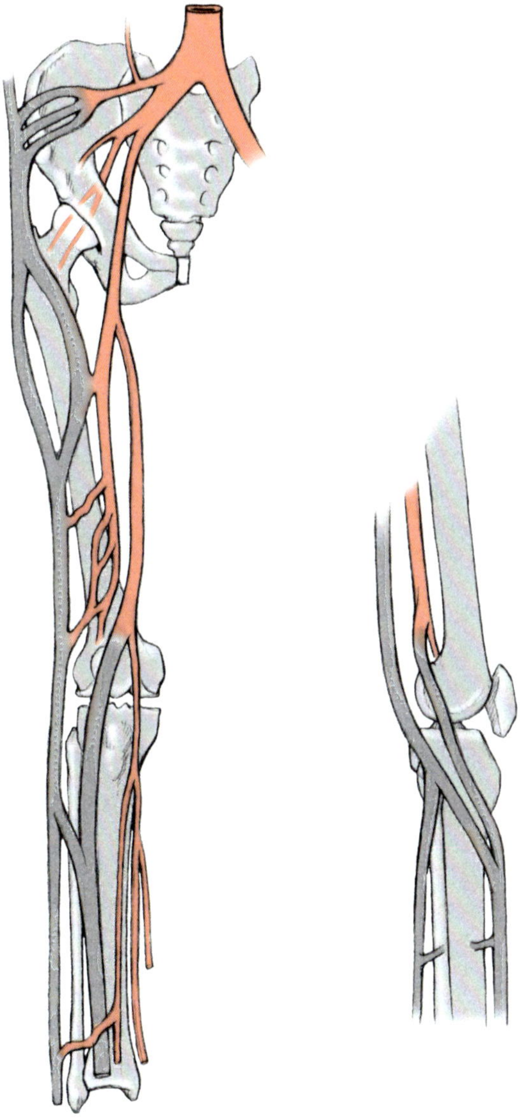

Abb. A2-5 Gefäßskizze zu Patient aus Abb. A2-1. Die dunkel getönten Gefäßabschnitte wurden exstirpiert und unterbrochen. Die Ausschaltung dieses parasitären Refluxkreislaufs führte zu einer deutlichen Besserung des klinischen Zustands.

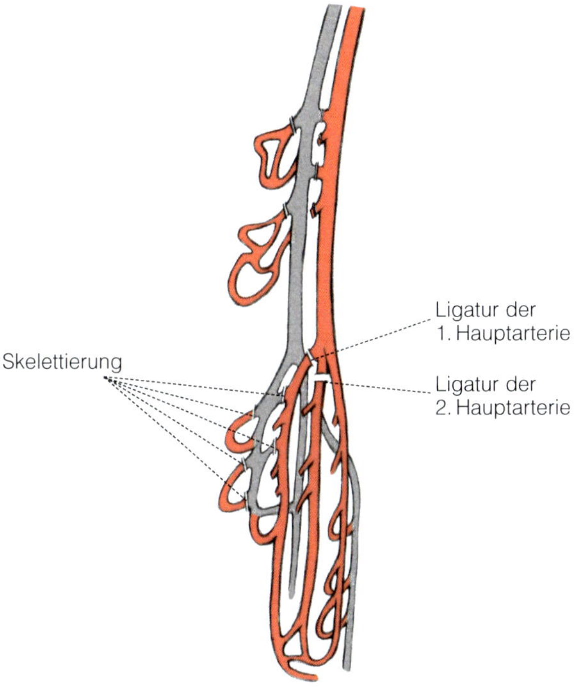

Abb. A2-6 Chirurgische Behandlungsprinzipien bei multiplen arteriovenösen Fisteln vom Typ II.

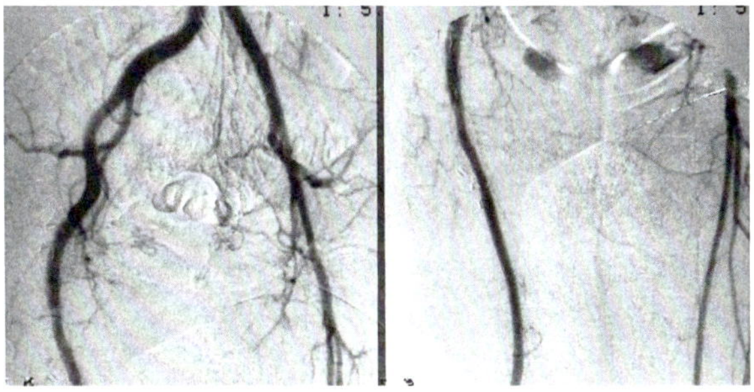

Abb. A2-7 Zustand nach Skelettierung der A. femoralis superficialis et profunda bei Patient aus Abb. A2-3.

niert werden. Grundsätzlich besteht allerdings die Gefahr, dass der Versuch einer vollständigen Beseitigung der a. v.-Fisteln zu einer Ischämie oder sogar Nekrose der distal gelegenen Gewebsabschnitte führen kann.
Die Skelettierungsoperation hat bei fortgeschrittener Nekrose oder Ulzerationen zum Ziel, die zu opfernde Partie auf ein Minimum zu beschränken und die Rate der erforderlichen großen Amputationen signifikant zu reduzieren. Bei insgesamt 91 betroffenen Extremitäten, die bei Patienten an der Ulmer Universitätsklinik operiert wurden, lag die Major-Amputationsrate bei 5,5% (nach einem mittleren Beobachtungszeitraum von 12 Jahren) und damit deutlich niedriger als in den Literaturmitteilungen aus den fünfziger Jahren mit einer Inzidenz von 12–50%.
Eine erfolgreiche Skelettierungsoperation führt zu einer signifikanten Normalisierung des Herzindex und zur Reduzierung des Herzminutenvolumens. Bleibt eine ungenügende Retardierung des Längenwachstums bestehen, so ist eine temporäre Klammerung der Epiphysenfugen angezeigt.

2.4.4 Katheterembolisation

Seit einigen Jahren wird eine Katheterembolisation als alternatives Behandlungsverfahren diskutiert und auch zunehmend praktiziert. Für die Behandlung von a. v.-Fisteln im Bereich des Beckens und der Extremitäten kann dieses Verfahren als perkutane Katheterembolisation allein oder in Kombination mit einem gefäßchirurgischen Vorgehen, wie das von van Dongen favorisierte Kombinationsverfahren, erfolgen.
Extrakranielle a. v.-Fisteln vom Typ Rankenangiom können in der Regel gefäßchirurgisch gut therapiert werden. Eine Ausnahme bilden arteriovenöse Anomalien mit Beteiligung von Weichteilen am Gesicht oder jene, welche operativ schwer zugänglich sind. Auch in diesem Fall hat eine selektive Katheterembolisation der fistelspeisenden Gefäße, ggf. in Kombination mit einem gefäßchirurgischen Vorgehen, Vorrang. Kosmetische Faktoren müssen mit berücksichtigt werden.
Die Behandlung der intrakraniellen a. v.-Fisteln stellt eine Domäne der Neurochirurgie bzw. Neuroradiologie mittels supraselektiver Katheterembolisation dar. Die Embolisation sollte auch bei a. v.-Fisteln vom Typ II anderer Lokalisation in jedem Fall vor einer gefäßchirurgischen Operation stattfinden, weil diese nach Gefäßligatur die Endstrecke von Mikrofisteln nicht mehr erreichen kann. Ähnliches trifft für ausgedehnte Angiome zu.

2.4.5 Konservative Behandlungsmethoden

Bei der venösen Angiodysplasie steht ein konservatives Behandlungsregime ganz im Vordergrund. Sie wird in der überwiegenden Mehrzahl mittels konsequenter Kompressionstherapie behandelt. Eine systematische Kompressionsbehandlung verhindert nicht nur eine weitere Gefäßdilatation und Transportinsuffizienz bei aufrechter Haltung, sie stimuliert zugleich die Ausbildung eines tiefen Kollateralkreislaufs und ist daher Methode der ersten Wahl. Durch gewissenhafte Selbstkontrolle (Schutz vor Sekundärinfekten, systemische Entwässerung durch physikalische Therapie und nächtliche Hochlagerung der Gliedmaßen) sind die Behandlungsergebnisse auch bei Langzeitbeobachtungen durchaus befriedigend. Unter diesen Therapiemaßnahmen bleibt die Varikose im Wachstumsalter unverändert, kann jedoch durch fortbestehende chronisch-venöse Insuffizienz und die damit verbundene Materialermüdung der Venenwand im Laufe des weiteren Lebens zunehmen.
Die angiologische Diagnostik lässt erkennen, dass die Persistenz einer lateralen Marginalvene regelmäßig mit einer kompletten Avalvulie oder Hypo- bzw. Aplasie des tiefen Venensystems einhergeht. In manchen Fällen stellt diese laterale Marginalvene das einzige Drainagegefäß für die untere Extremität dar. Die therapeutischen Konsequenzen eines solchen Befundes liegen auf der Hand: Eine persistierende laterale Marginalvene darf als wichtigste Drainagevene bei gleichzeitiger Aplasie oder Hypoplasie des tiefen Venensystems in keinem Falle verödet oder chirurgisch unterbrochen werden, weil das Bein sonst amputationsbedroht ist. Der Längenausgleich an den unteren Extremitäten sollte bei abgeschlossenem Wachstum konservativ, und zwar mittels angepassten orthopädischen Schuhwerks und Höhenausgleich, erfolgen.
Die Tatsache, dass aktive a. v.-Fisteln nie spontan abheilen, sondern eine nicht voraussehbare Tendenz zur weiteren Progression haben sowie mit der Gefahr einer kardialen und vaskulären Dekompensation verbunden sind, schließt ein konservatives Vorgehen weitgehend aus.

2.5 Komplikationen und deren Behandlung

Bei jeder Form von ungeklärten kongenitalen Varizen v. a. jugendlicher Patienten sollte vor einer Krampfaderausschaltung eine genaue angiographische Vordiagnostik erfolgen, um katastrophale Folgen wie die

einer venösen Gangrän nach Unterbrechung bzw. Entfernung wichtiger Drainagevenen zu vermeiden.
Von plastischen Eingriffen an den Extremitäten, wie z. B. einer Verdünnungsoperation oder Teilexstirpation von hämangiomatösen Bezirken bei Angiodysplasie, ist strikt abzuraten. Die kosmetischen Ergebnisse sind in der Regel enttäuschend, außerdem ist häufig mit Wundheilungsstörungen zu rechnen. Zusätzlich droht die Gefahr des Auftretens einer schwerwiegenden Gerinnungsstörung (Kasabach-Merritt-Syndrom).
Denkbare Komplikation bei einer Ligatur der Arterie proximal des Knie- und Ellenbogengelenkes ist die Gliedmaßenischämie. Eine periphere Gliedmaßennekrose ist ebenso zu befürchten bei einer simultanen Unterbindung zweier Hauptarterien im Unterarm- und Unterschenkelbereich. Als Folge davon sind Mikro- und Makroamputationen unvermeidbar.
Die Komplikationsgefahr der Katheterembolisation besteht in einem Auftreten paradoxer Mikroembolien in unerwünschten Gefäßarealen, aber auch in der Gefahr von Gewebsnekrosen durch eine zu radikale Embolisation.

2.6 Nachbehandlung und Nachsorge

Für die venösen Angiodysplasien gilt, dass durch die Fortsetzung einer konsequenten Kompressionsbehandlung und physikalische Therapiemaßnahmen die Langzeitbeobachtungen als durchaus befriedigend zu bezeichnen sind.
Das Behandlungsprinzip der kongenitalen a. v.-Fistel ist nicht auf eine anatomische Radikalität gerichtet, sondern zielt vornehmlich auf eine funktionelle Verbesserung ab. Dies beinhaltet, dass bei ca. 10% der operativ behandelten Patienten nach Monaten, aber auch nach Jahren mit einer Zunahme des Shunt-Volumens und erneuten arteriovenösen Kurzschlüssen gerechnet werden muss. Daher sollten regelmäßige Langzeitbeobachtungen zur frühzeitigen Erkennung von distalen Nekrosen oder Zeichen einer erneut aufgetretenen Herzinsuffizienz durchgeführt werden.

2.7 Literatur

Borst HG, Klinner W, Oelert H: Herzchirurgie; Angeborene Gefäßfehler. Springer, Berlin 1991 (51–335)

Kistner R: Deep venous reconstruction. Int Angiol 4 (1985) 429–433

Klippel M, Trenaunay P: Du naevus variqueux ostéohypertrophique. Arch. gén. Méd. 185 (1900) 641–672

Loose DA, Funck I: Angeborene Venenfehler – Diagnostische und therapeutische Möglichkeiten. Akt. Chir. 30 (1995) 329–340

Martorell F: Hemangiomatosis braquial osteolitica. Angiologia 1 (1949) 219

Paes EHJ, Vollmar JF: Aneurysma transformation in congenital venous angiodysplasias in lower extremities. Int Angiol 9 (1990) 90–96

Van Dongen RJAM, Barwegen MGMH, Kromhout JG, van Baal JG, Marsman JWP: Angeborene arterio-venöse Dysplasie: Behandlungsindikationen, angiographische Dokumentation, kombinierte percutane und operative Behandlung. Chirurg 56 (1985) 65–72

Vollmar J, Vogt K: Angiodysplasie und Skelettsystem. Chirurg 47 (1976) 205–213

Vollmar J, Voss EU: Vena marginalis lateralis persistens – die vergessene Vene der Angiologen. Vasa 8 (1979) 191–202

Vollmar J: Rekonstruktive Chirurgie der Arterien. Thieme, Stuttgart 1996 (154–178)

Weber J: Techniques and results of therapeutive catheter embolisation of congenital vascular defects. Int. Angiol. 9 (1990) 214–223

A3 Aortenisthmusstenose und atypische Coarctatio aortae

H. Kogel

3.1 Ätiologie, Pathophysiologie und Systematik

3.1.1 Ätiologie

Die Aortenisthmusstenose und atypische Coarctationen der thorakoabdominellen Aorta werden im angloamerikanischen Schrifttum auch als Aortendysplasie bezeichnet. Diese Zuordnung lässt erkennen, dass man als Ursache angeborene Gefäßfehlbildungen vermutet, bei denen es zu einer Einengung von Segmenten in verschiedenen Abschnitten der Aorta kommt. In über 98% der Fälle betrifft diese Einengung den Isthmus der Aorta, wohingegen atypische Coarctationen des Aortenbogens, der Aorta descendens und der abdominellen Aorta lediglich in ca. 2% zu finden sind. Die Genese dieser Fehlbildungen ist weitgehend ungeklärt, bei nur wenigen Coarctationen sind erbliche Dispositionen, bei anderen intrauterine Infektionen nachgewiesen worden. Nach Doerr werden obliterative von hypoplasiogenen Coarctationen unterschieden, d.h., in dem einen Fall kommt es zu einer überschießenden bindegewebigen Leistenbildung, im anderen Fall liegen Hemmungsfehlbildungen vor. Doerr sieht Zusammenhänge der Aortenengen im Isthmusbereich mit Entwicklungsstörungen in Höhe der sechsten Kiemenbogenarterie, Veränderungen des Aortenbogens mit Fehlentwicklungen der fünften Kiemenbogenarterie und Coarctationen in Höhe Aorta descendens oder Aorta abdominalis sollen sich unter dem Einfluss der vierten Kiemenbogenarterie bilden. Im Abschnitt III–IV der Aorta werden verschiedentlich Kombinationen mit der Neurofibromatose beobachtet. Angeborene Stenosen im Aortenbogenbereich gehen häufig mit kombinierten Herzfehlern einher und fallen daher schwerpunktmäßig in den Aufgabenbereich von Kardiologen und Kardiochirurgen. Bei Stenosebildung im Bereich der Aorta descendens und der abdominellen Aorta müssen von den konnatalen Erscheinungsformen erworbene Veränderungen abgegrenzt werden, bei denen es sich vorwiegend um entzündliche Arteriitiden, ähnlich der Takayasu-Erkrankung, handelt. Derartige Arteriitiden werden jedoch hierzulande relativ selten beobachtet. Sie finden sich vorwiegend bei Bewohnern der Küstenregionen Asiens.

3.1.2 Pathophysiologie

Die kreislaufrelevanten hämodynamischen Veränderungen bei Aortenisthmusstenose und Coarctatio aortae sind vom Stenosegrad abhängig, von der Höhenlokalisation der Einengung und der Stenosierung viszeraler Arterienabgänge. Präduktale Aortenisthmusstenosen sind bei offenem Ductus arteriosus Botalli meist mit einem Rechts-links-Shunt, einer Überlastung des rechten Herzens (Kollateralfunktion des offenen Duktus) sowie mit einer Mischzyanose der unteren Extremitäten vergesellschaftet. Bei postduktalen Isthmusstenosen und offenem Ductus arteriosus Botalli findet sich meist ein Links-rechts-Shunt. Er führt zu einer Drucküberlastung des Lungenkreislaufs. Das Vorliegen eines pulmonalen Hochdrucks ist bei der Aortenkorrektur unbedingt zu berücksichtigen. Bei atypischen hohen Coarctationen finden sich Kollateralkreisläufe vorwiegend supradiaphragmal im Verteilergebiet der A. mammaria interna, der Interkostalarterien, der A. subclavia und der A. axillaris in Richtung A. epigastrica superior. Bei tiefen Coarctationen liegen die Kollateralkreisläufe vorwiegend infradiaphragmal, ausgehend von den Interkostalarterien in Richtung der Lumbalarterien und den Aa. epigastricae inferiores. Eine weitere wichtige Kollateralfunktion übernehmen die Viszeralarterien, hier schwerpunktmäßig die A. mesenterica superior und inferior. Die Funktionstüchtigkeit des Kollateralkreislaufs entscheidet über den weiteren klinischen Verlauf. Die Ursache für die Entstehung des arteriellen Hypertonus in der oberen Körperhälfte ist nicht bis ins letzte Detail geklärt. Weder die These der Erhöhung des peripheren Widerstandes noch diejenige der Minderperfusion der Niere und damit eines Renin-Angiotensin-Mechanismus können alleine für den Hochdruck angeschuldigt werden, wenngleich experimentelle Untersuchungen die renale Genese des arteriellen Hypertonus wahrscheinlich machen konnten.

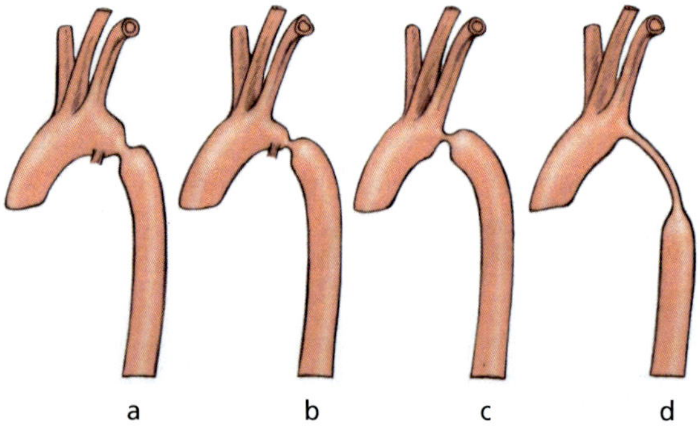

Abb. A3-1a–d Einteilung der Aortenisthmusstenose nach Crawford.
a: Typ I. b: Typ II. c: Typ III. d: Typ IV.

3.1.3 Systematik

Bei typischen Aortenisthmusstenosen werden präduktale und postduktale sowie solche in Höhe der Einmündung des Ductus arteriosus Botalli unterschieden. Neben zahlreichen Klassifikationen, die heute keine klinische Relevanz mehr besitzen, hat sich die Einteilung nach Crawford (Abb. A3-1) durchgesetzt, der vier verschiedene Coarctationstypen im Aortenisthmus unterscheidet.

- Typ I: kurzstreckige Stenose mit langem und normal weitem prästenotischem Anteil unterhalb der linken A. subclavia
- Typ II: kurzstreckige Stenose, der ein längeres hypoplastisches, prästenotisches Segment vorgeschaltet ist
- Typ III: kurze Engstellung unmittelbar distal des Abgangs der A. subclavia mit fehlendem Isthmus
- Typ IV: langes hypoplastisches Segment.

Diese Klassifikation besitzt ihre klinische Relevanz bezüglich verschiedener operativer Korrekturmöglichkeiten.

Arkusstenosen sind selten und oft mit Herzfehlern kombiniert. Die häufigste Lokalisation befindet sich zwischen linker A. carotis und linker A. subclavia (Typ B). Bei der vollständigen Unterbrechung zwischen linker A. subclavia und Ductus arteriosus Botalli spricht man von einem Typ A, bei der Unterbrechung zwischen Truncus brachiocephalicus und linker A. carotis von einem Typ C (sehr selten). Im Folgenden werden Veränderungen des Aortenbogens jedoch nicht weiter behandelt, da deren Therapie vorwiegend in die Kompetenz der Kardiochirurgen fällt.

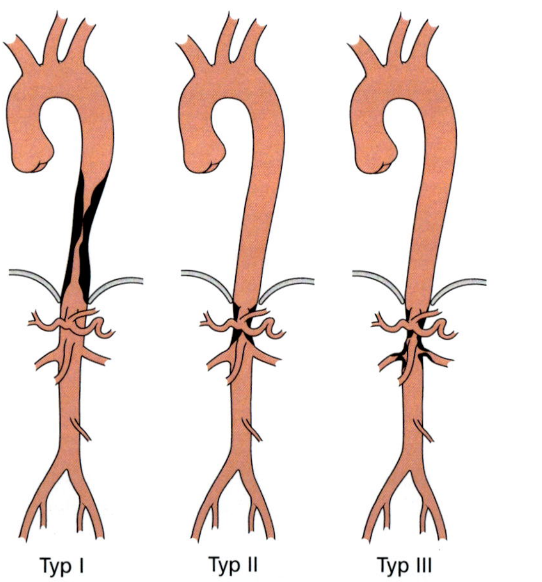

Abb. A3-2 Klassifikation der atypischen Coarctationen der Aorta Typ I–III (nach Brunner 1996).

Bei den atypischen Coarctationen der thorakoabdominellen Aorta werden segmentäre von längerstreckigen, hypoplastischen Stenosierungen unterschieden, und zwar im suprarenalen, interrenalen und infrarenalen Aortenabschnitt. Entscheidend für das therapeutische Vorgehen ist hierbei das Ausmaß der Beteiligung von Viszeralarterienabgängen (selten Truncus coeliacus, häufig jedoch die Nierenarterien, Abb. A3-2). Bei der hypoplastischen Form ist von Relevanz, wie weit abdominelle Aorta, Becken- und Beinarterien von der Minderentwicklung betroffen sind. Bei ausgeprägten Formen der Hypoplasie infrarenal kann unter Umständen sogar eine lokale Inoperabilität vorliegen.

3.2 Symptomatik und klinischer Befund

Die klinische Symptomatik wird durch verschiedene pathophysiologische Veränderungen bestimmt, die durch die Coarctation hervorgerufen werden. Hierzu gehören:

- Hypertonie der oberen Körperhälfte, Enzephalopathie: Kopfschmerzen, Sehstörungen, intrazerebrale Mikroblutungen, Nasenblutungen u. a.
- Herzinsuffizienz durch die außergewöhnliche Herzbelastung: Dyspnoe, Leistungsschwäche mit leichter Ermüdbarkeit und Tachykardie
- Minderdurchblutung der unteren Extremitäten: fehlende periphere Arterienpulse an den unteren Extremitäten, Claudicatio intermittens.

Nicht selten jedoch sind die klinischen Symptome aufgrund eines gut entwickelten Kollateralkreislaufs gering, so dass einige Patienten die Erkrankung zunächst nicht bemerken. Daher wurden einzelne Fälle der Coarctation mit plötzlichen Aorten- oder Herzrupturen bei Leistungssportlern bekannt. Zu den klinischen Zeichen einer Coarctatio abdominalis gehören bei der körperlichen Untersuchung darüber hinaus Gefäßgeräusche paravertebral, thorakal oder abdominal sowie erhebliche Blutdruckdifferenzen an den oberen und unteren Extremitäten. Eine Blutdruckdifferenz zwischen rechtem und linkem Arm bei jungen Menschen lässt an eine Hypoplasie der linken A. subclavia im Rahmen der Isthmusstenose oder aber an Unterbrechungen des Aortenbogens denken. Leitsymptom sind bei der klinischen Untersuchung fehlende Pulse an den unteren Extremitäten von relativ jungen Menschen. Als sichtbare Zeichen des Kollateralkreislaufs finden sich pulsierende große Gefäße an der Thorax- und der Bauchwand, im Röntgen-Thorax Rippenusuren durch Druckschäden der vergrößerten Interkostalarterien, klinisch und röntgenologisch ein verbreitertes Mediastinum.

3.3 Operationsindikation

Bei Vorliegen von Aortenisthmusstenosen und atypischen Coarctationen ist die Indikation zur Operation praktisch immer gegeben. Spätfolgen, wie fixierter maligner Hypertonus der oberen Körperhälfte, drohende Aortenruptur mit oder ohne Aneurysma, plötzliches Herzversagen durch Überlastung oder gar Herzruptur stellen vitale Gefahren im Langzeitverlauf dar, die die Patienten unbehandelt meist nur 35–36 Jahre alt werden lassen. Heutzutage geht die Tendenz dahin, die Patienten möglichst früh, d. h. im Kindesalter, zu operieren. Die Korrektur von Aortenisthmusstenosen bei asymptomatischen Kindern sollte zwischen dem ersten und zweiten Lebensjahr erfolgen, möglichst jedoch vor dem sechsten Lebensjahr.
Bei atypischen, langstreckigen, hypoplasiogenen, thorakoabdominalen Coarctationen wird meistens ein prothetischer Ersatz notwendig. In diesen Fällen sollte, um mehrfache Korrekturen zu vermeiden, die Phase des größten Wachstums abgewartet und eine Korrektur erst um das 14. Lebensjahr durchgeführt werden.
Spätere operative Korrekturen haben den Nachteil, dass der arterielle Hypertonus bereits zu irreversiblen Organschäden geführt hat, dies vor allem durch Rückwirkung auf das Herz. Bei später Operation ist der Bluthochdruck nur in 30–40% korrigierbar.

3.4 Diagnostik

3.4.1 Klinische Untersuchung

Die klinische Diagnostik beinhaltet einen kompletten Pulsstatus und die Blutdruckmessung an beiden Armen und Beinen. Hierdurch lassen sich Pulslosigkeit der Beine, Blutdruckdifferenz zwischen rechtem und linkem Arm (z. B. Arkusstenose, Dysplasie der linken A. subclavia) und Minderdurchblutung der unteren Extremitäten entdecken. Weiterhin ist nach pulsierenden Kollateralgefäßen an Thorax und Abdomen (Interkostalarterien, A. epigastrica superior und inferior) zu suchen. Bei der Auskultation können paravertebral, thorakal und abdominal, über den Rippen (Aa. intercostales) und der Bauchwand pathologische Gefäßgeräusche festgestellt werden.

3.4.2 Funktionsuntersuchungen

Neben der dopplersonographischen Ermittlung der Druckwerte an den oberen und unteren Extremitäten können Belastungsproben die eingeschränkte Leistungsfähigkeit des Herzens aufdecken oder durch die Ratschow-Lagerungsprobe eine Insuffizienz der

Durchblutungsverhältnisse an den unteren Extremitäten nachgewiesen werden. Diese Untersuchungsverfahren sind für die Sicherung der Diagnose zunächst ausreichend.

3.4.3 Bildgebende Verfahren

Als einfache Screening-Methoden eignen sich transthorakale Echokardiographie und vor allem die transösophageale Sonographie. Mit diesen Methoden können Stenosen im Aortenbogen, im Isthmusbereich und in der deszendierenden Aorta entdeckt werden. Zusätzliche Herzfehler wie Aortenklappeninsuffizienz, subaortale Stenosen, Ventrikelseptumdefekte u. a. können auf diese Art und Weise ebenfalls festgestellt werden. Spiralcomputertomographie und Kernspintomographie können als nichtinvasive Verfahren Aortenisthmusstenosen und atypische Coarctationen darstellen. Für einen detaillierten Therapieplan sind jedoch derzeit noch die konventionelle Angiographie in DSA-Technik (Klärung der Morphologie) und Herzkatheteruntersuchungen (Klärung der Hämodynamik von Herz und Aorta) notwendig.

3.5 Therapie

3.5.1 Zielsetzung

Die frühzeitige Korrektur von Aortenisthmusstenosen und Aortencoarctationen ist entscheidend für die Langzeitprognose des Patienten. Sie soll sowohl den arteriellen Hypertonus beseitigen als auch die Funktionsfähigkeit des Herzens erhalten. Mit der Therapie wird auch eine Verbesserung der Durchblutungsinsuffizienz der unteren Körperhälfte angestrebt. Bei abdominellen Coarctationen müssen häufig die Nierenarterien durch entsprechende Bypassverfahren mit korrigiert werden, selten die A. mesenterica superior oder der Truncus coeliacus. Die Frühoperation verhindert außerdem die Ausbildung prä- oder poststenotischer Aortenaneurysmen.

3.5.2 Vorbereitung

Risikoabklärung

Coarctationen der Aorta in Kombination mit Herzvitien gehören nach kardiologischer Diagnostik in die Hand des Herzchirurgen. In jedem Fall muss eine genaue präoperative Untersuchung der Kreislaufparameter, der Belastbarkeit des Herzens, der Funktionsfähigkeit der Nieren sowie der Lungenfunktion vorgenommen werden. Beim Clamping an der Aorta muss mit einer Überlastung und beim Declamping mit einer Koronarinsuffizienz gerechnet werden. Daher ist eine genaue präoperative Kenntnis der kardialen Reserve notwendig. Eine pulmonale Hypertonie bei offenem Ductus Botalli muss bei der Operationstaktik mit berücksichtigt werden. Hier sollte der Kardiologe durch präoperative Katheterdiagnostik überprüfen, ob eine gefahrlose Ligatur des Ductus arteriosus Botalli möglich ist und ob ein Banding der A. pulmonalis notwendig erscheint. Bei ausgedehnten Rekonstruktionen des Abschnitts IV der Aorta mit Beteiligung der Viszeralarterien muss präoperativ geklärt werden, ob die Nieren ausreichend funktionsfähig sind, d. h., ob diese für eine Revaskularisation in Frage kommen.

Präoperative Vorbereitung

Nach ausführlicher Abklärung der Risikofaktoren ist die Bereitstellung von 6 bis 8 Blutkonserven notwendig. Darüber hinaus soll die Möglichkeit der Autotransfusion gegeben sein, denn Blutungen aus Interkostalarterien und Umgehungskreisläufen beim Zugang sowie Einreißen der Aorta bei der Präparation und bei Abklemmung degenerativ veränderter Wandabschnitte können zu plötzlichen, lebensbedrohlichen Blutverlusten führen. Eine vorherige Absprache mit dem Anästhesisten über den Umfang der Operation und die möglichen intraoperativen und postoperativen Komplikationen ist ebenso wichtig wie eine enge Kooperation zur Kreislaufführung während der Operation.

3.5.3 Operative Standardverfahren

Bei der Korrektur von Aortenisthmusstenosen stehen direkte und indirekte Rekonstruktionsmöglichkeiten zur Verfügung. Hierzu gehören die direkte Erweiterungsplastik nach Vossschulte (heutzutage weitgehend verlassen), die indirekte Isthmusplastik nach Vossschulte (Einnähen eines Dacron®-Patchs nach Längsinzision des engen Segmentes) und die verschiedenen autologen Patchplastiken (Subklavialappenplastik, Mammarialappenplastik, Abb. A3-3a und b). Die hyperplastische Leiste der Isthmusregion muss jeweils ausreichend ausgeschnitten werden, damit hiervon nicht später eine Rezidivstenose ausgeht. Von manchen Operateuren wird nach Mobilisation des Aortenbogens und der Aorta descendens bei kurzstreckigen Stenosen die Direktnaht bevorzugt (Abb. A3-3c). Hierbei werden verschiedene Nahttechniken angewandt, wie z. B. fortlaufende Blalock-Naht der Hinterwand sowie Einzelknopfnähte der Vorderwand oder vollständige Einzelknopfnaht auf Distanz. Neuerdings wird auch der Einsatz resorbierbaren Nahtmaterials diskutiert, um möglichst eine Nahtstenose, die durch das Wachstum entsteht, zu verhindern. Bei langstreckigen hypoplastischen Stenosen kommen Protheseninterposition

(Abb. A3-3d) und Bypass-Verfahren zur Anwendung. Um den Einsatz von Kunststoffmaterial zu vermeiden, wird von einigen Autoren die Transposition der A. subclavia bevorzugt. Die Vielzahl der verschiedenen Operationsverfahren lässt jedoch vermuten, dass die Operationen nicht immer zum erwarteten Erfolg führen. So ist bislang mit Rezidivstenosen in 14–30% der Fälle zu rechnen.

Für Coarctationen der thorakalen und abdominellen Aorta stehen bevorzugt aortoaortale Bypassverfahren zur Verfügung, die bei relativ geringem präparatorischem Aufwand eine ausreichende Beseitigung des vorhandenen Druckgradienten erwarten lassen. Bei kurzstreckigen Stenosen können auch im viszeralen Abschnitt der Aorta (Abschnitt IV) Erweiterungsplastiken zur Beseitigung der Coarctation zur Anwendung kommen (Abb. A3-4). Begleitende Stenosierungen vorwiegend der Nierenarterien sollten durch entsprechende Bypassabzweigung, von Aortenprothesen ausgehend, korrigiert werden (Abb. A3-5 und A3-6). Als Bypass-Material dienen vorwiegend Dacron®-Prothesen mit 12–14 mm Durchmesser (bevorzugt mit primär dichten gewebten oder beschichteten gewirkten Prothesen). Die Abzweigung zu den Viszeralarterien kann mit autologem Material (Vene oder Arterie) erfolgen und weist dadurch bessere Ergebnisse auf als die Rekonstruktion mit Kunststoffprothesen (Abb. A3-7).

Der Zugang zum Aortenisthmus erfolgt durch eine posterolaterale Thorakotomie im vierten ICR in Rechtsseitenlage mit eleviertem Arm. Vor allen Dingen muss beim Eröffnen des Thorax darauf geachtet werden, dass Interkostalarterien nicht verletzt werden. Vor einer Elektrokoagulation der Interkostalarterien ist dringend zu warnen, da die Blutungen sich hierdurch nur verschlimmern. Zur Blutstillung eignen sich perikostale Nähte proximal und distal der Läsion. Auch andere Umgehungsgefäße wie A. thoracica interna und A. epigastrica superior können erhebliche Blutungen verursachen und müssen umstochen werden. Unter Verwendung eines Doppellumentubus erfolgt nach Abdrängen der Lunge nach vorne die Inzision über der linken A. subclavia, dem Aortenbogen und der deszendierenden Aorta. Zunächst wird die zentrale Blutungskontrolle durch Anschlingen von A. subclavia links

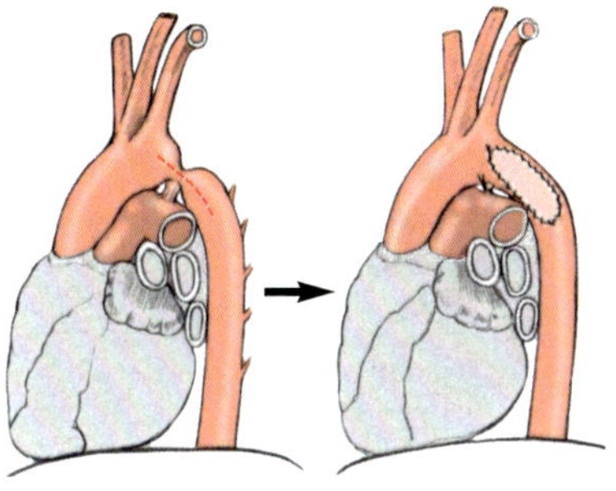

a indirekte Vossschulte-Plastik

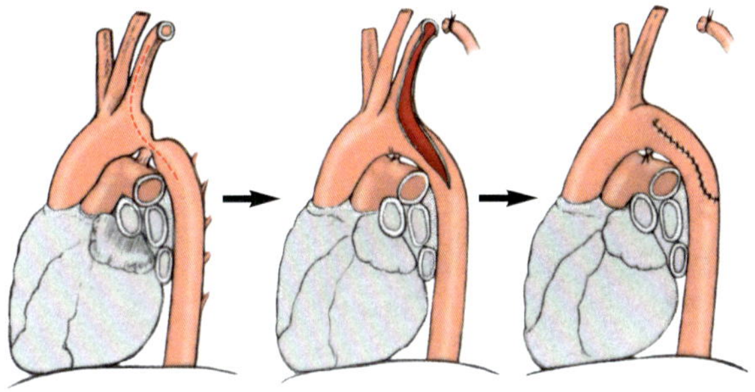

b Subclavia-Flap-Plastik

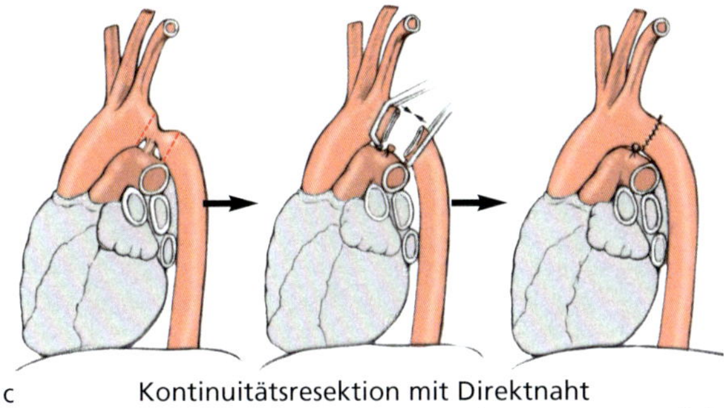

c Kontinuitätsresektion mit Direktnaht (ausgedehnte Mobilisation des Aortenbogens notwendig)

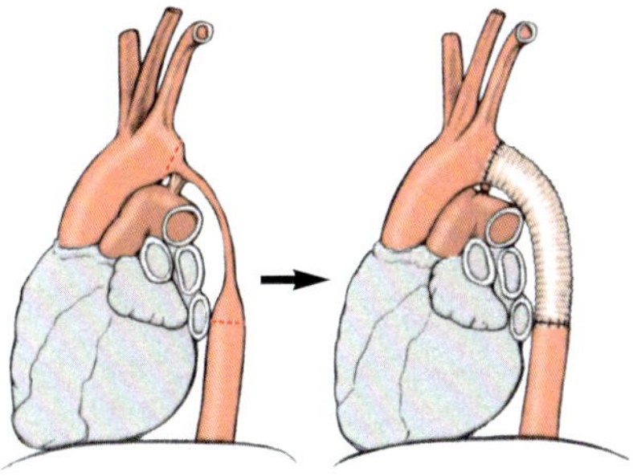

d Resektion + Protheseninterposition

Abb. A3-3a–d Die gebräuchlichsten Rekonstruktionsmöglichkeiten bei Korrekturen von Aortenisthmusstenosen.

a b

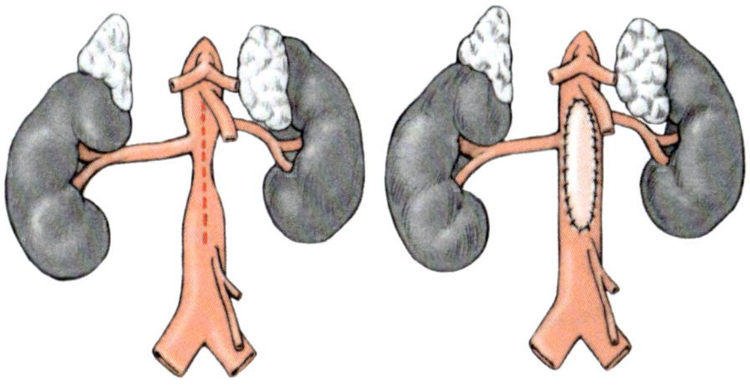

Abb. A3-4a und b Gefäßchirurgische Korrektur einer atypischen Coarctation der Aorta im Abschnitt IV durch Patch-Plastik.

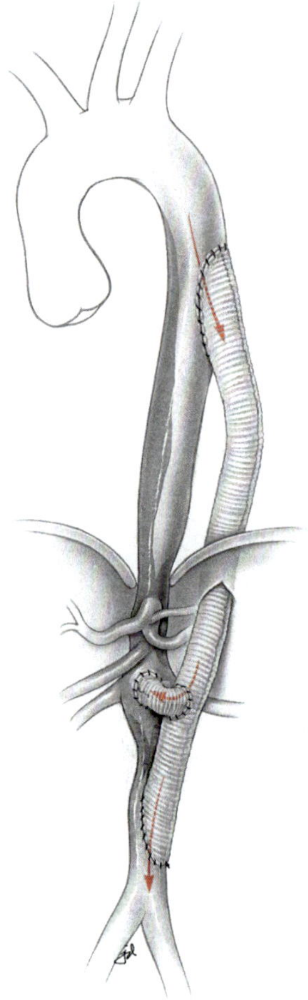

Abb. A3-5 Atypische Coarctation der Aorta Abschnitt III–IV mit freiem renalem Segment. Rekonstruktion durch aorto-(Abschnitt III)-aortalen(Abschnitt V) Prothesenbypass mit Abzweigung zum renalen Segment (nach Brunner 1996).

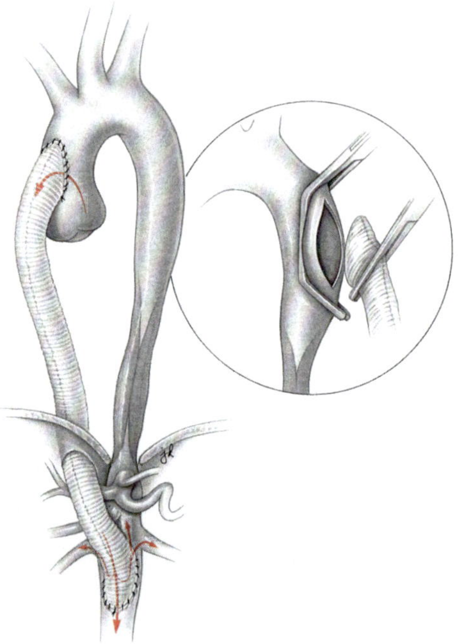

Abb. A3-6 Atypische Coarctation der Aorta (Abschnitt III). Umgehung durch aortoaortalen Bypass von der Aorta ascendens zur infrarenalen Aorta mit Bypassführung transdiaphragmal. Inset: tangentiales Ausklemmen der Aorta descendens bei zentralem Ausschluss alternativ im Abschnitt III der Aorta (nach Brunner 1996).

und Aortenbogen proximal der A. subclavia links erreicht.

Der Zugang zur thorakoabdominellen Aorta erfolgt durch eine kombinierte Inzision (Pillsburry-Lagerung) im fünften ICR mit Durchtrennen des Rippenbogens parasternal sowie medianer Laparotomie (Abb. A3-8).

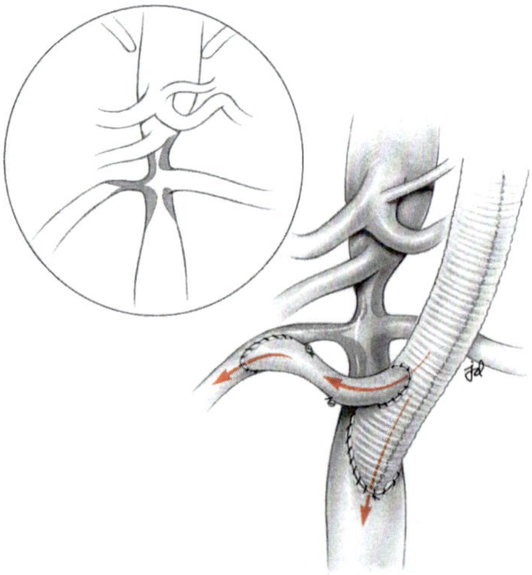

Abb. A3-7 Atypische Coarctation im renalen Segment der Aorta mit Nierenarterienstenose rechts. Rekonstruktion durch aortoaortalen Prothesenbypass mit prothetorenalem Venenbypass (nach Brunner 1996).

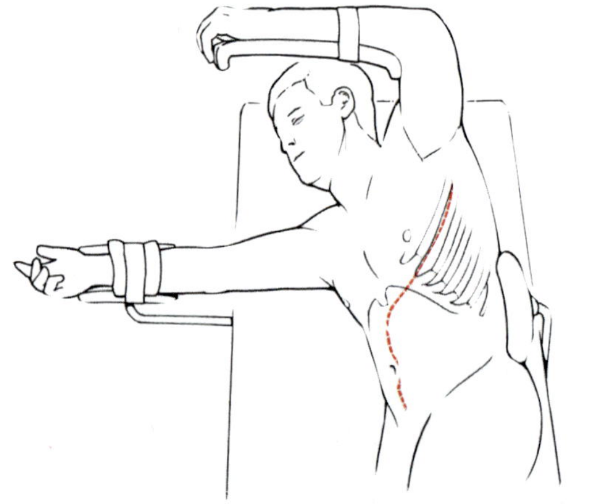

Abb. A3-8 Thorakoabdomineller Zugang zur Aorta (nach Brunner 1996).

Hierauf folgt eine Rechtsrotation der Eingeweide mit Darstellung der abdominellen Aorta und ihrer Viszeralarterienabgänge. Die Abschnitte III, IV und V der Aorta werden so übersichtlich dargestellt. Auch komplexe Rekonstruktionen mit Abzweigung zu den Viszeralarterien lassen sich auf diese Art und Weise gut realisieren. Typische Rekonstruktionen sind in den Abb. A3-4 bis A3-7 dargestellt.

3.5.4 Alternative Verfahren

Ausgedehnte Coarctationen im Abschnitt III–IV der Aorta sollten wegen der Gefahr der Rückenmarksschädigung bei Abklemmung und wegen der aufwändigen Präparation nicht durch Interpositionen korrigiert werden. Eine bessere Alternative stellt das aortoaortale Bypassverfahren mit entsprechenden Abzweigungen zu den Viszeralarterien dar.

3.5.5 Intraoperative Kontrollmethoden

Ein zentrales Problem beim Abklemmen der Aorta oberhalb des Abschnitts V stellt die mögliche Rückenmarksschädigung dar. Nach Clamping der Aorta descendens soll nach Mitteilung verschiedener Autoren ein Druck von 50 mmHg postokklusiv ausreichend sein, so dass bei einer Rekonstruktion bis zu einer Klemmzeit von 30–40 Min. keine Rückenmarksschädigung zu befürchten ist (Gesamtrisiko ca. 0,3%). Bezüglich der verschiedenen protektiven Maßnahmen zur Vermeidung von postoperativen Paraplegien siehe Kapitel D5. Außerdem sei auf die Spezialliteratur verwiesen, die sich mit Drainage der zerebrospinalen Flüssigkeit, Papaverin-Instillation, Kühlung des Duralsacks und anderen Möglichkeiten der pharmakologischen Beeinflussung beschäftigt.

3.5.6 Ausweichverfahren

Zusätzlich zu den oben aufgeführten alternativen Operationsmethoden sind weitere Ausweichverfahren nicht genannt. Denkbar ist jedoch, dass bei kardial schwer geschädigten Patienten mit einer insuffizienten Durchblutung der unteren Körperhälfte ein axillofemoraler Bypass, wenn nötig, in Lokalanästhesie, durchgeführt wird. Hierdurch kann die Durchblutungsinsuffizienz der unteren Extremitäten, bei entsprechender Morphologie evtl. auch der Nierenarterien, beseitigt werden.

3.6 Nichtoperative Verfahren

3.6.1 Interventionelle Eingriffe

Kurzstreckige Stenosen der Aorta in allen Abschnitten können ggf. durch Ballondilatation behandelt werden. Die Erfolgsraten werden unterschiedlich zwischen 60 und 70% angegeben. Auch Rezidivstenosen nach operativer Korrektur können erfolgreich durch eine Ballondilatation therapiert werden. Der Erfolg der Behandlung hängt dabei von der Erfahrung des Durchführenden ab.

3.6.2 Konservative Methoden

Konservative Behandlungsmaßnahmen bei Aortenisthmusstenose und Coarctatio aortae gibt es nicht, weil die Ursache der Erkrankung dadurch nicht behoben wird. Maßnahmen zur Verbesserung der Symptomatik, die auf eine Unterstützung der Herzfunktion, auf eine Verbesserung des arteriellen Hypertonus und eine Aufrechterhaltung der Nierenfunktion zielen, sind bestenfalls als flankierende Maßnahmen anzusehen, die einer operativen Korrektur vorangehen.

3.7 Komplikationen und deren Behandlung

3.7.1 Sofortkomplikationen

Schwer beherrschbare Blutungen aus Interkostalarterien oder sonstigen Kollateralgefäßen sowie die Aortenruptur beim Clamping oder Declamping wurden bereits erwähnt (siehe auch Abschnitt 3.5.3). Bei Auftreten einer größeren Blutung über die Thoraxdrainage mit hämodynamischer Wirksamkeit ist die Operationsindikation zur Revision immer gegeben. Zu einem spontanen Sistieren der Blutung kommt es praktisch nie. Auch bei Auftreten eines Hämatothorax sollte das Hämatom ausgeräumt werden, um einen Infekt des Transplantats oder des Transplantatlagers sowie eine Beeinträchtigung der Lungenfunktion zu verhindern. Auch die plötzliche Koronarinsuffizienz intra- oder postoperativ, die infolge des Abfalls des peripheren Widerstands und der mangelnden Kompensationsfähigkeit der Volumenleistung des Herzens hervorgerufen wird, wurde bereits erwähnt. Als seltene Komplikation wurde in früheren Jahren eine nekrotisierende Arteriitis des Dünndarms beobachtet, die sich möglicherweise in den letzten Jahren durch ein besseres perioperatives Management vermeiden ließ und in Vergessenheit geraten ist. Diese Komplikation wurde klinisch durch Entwicklung eines akuten Abdomens am 4.–6. postoperativen Tag auffällig. Ebenso sind die Querschnittslähmung (Frequenz 0,3–0,5%) und die Niereninsuffizienz aufklärungspflichtig.

3.7.2 Frühkomplikationen

Hierzu gehört neben dem Bypassverschluss oder der Durchblutungsinsuffizienz des linken Arms bei Verwendung der Subclavian-Flap-Plastik v. a. der Infekt des Bypasstransplantats. Hierbei handelt es sich um eine lebensgefährliche Komplikation, die in den seltensten Fällen durch konservative Maßnahmen zur Abheilung gebracht werden kann. Inwieweit die Anwendung von homologen Transplantaten hier in Zukunft Abhilfe schaffen kann, bleibt weiteren Untersuchungen vorbehalten. In solchen Fällen kann als Alternativmethode der Verschluss der Aortenstümpfe und eine extraanatomische Rekonstruktion versucht werden. Die hohe Letalität von über 80% verdeutlicht die schlechte Prognose.

3.7.3 Spätkomplikationen

Im Langzeitverlauf können Rezidivstenosen im Isthmusbereich auftreten, die vorwiegend auf technische Handicaps, z. B. auf mangelndes Ausschneiden der hypertrophen Stenoseleiste, zurückzuführen sind. Auch die Anwendung einer fortlaufenden, nicht resorbierbaren Naht bei End-zu-End-Anastomose im Wachstumsalter muss später zu einer Rezidivstenose führen. Nicht selten werden nach Patchplastiken Anastomosenaneurysmen im weiteren Verlauf beobachtet, die bei Größenprogredienz eine Rekonstruktion, meist durch Protheseninterposition, notwendig machen. Bei Überbrückung von Coarctationen in den Abschnitten III und IV der Aorta durch Prothesenbypass muss dieser bei starkem Wachstum der Patienten zu einem späteren Zeitpunkt ausgetauscht werden, weil das Prothesenmaterial nicht mitwächst und lokal Stenosen und Aneurysmen verursacht. Eine Kaliberadaptation wird auch wegen mangelnden Druckausgleichs notwendig.

3.8 Nachbehandlung und Nachsorge

Nach erfolgter Korrektur von Aortenisthmusstenosen und atypischen Coarctationen müssen die Patienten in regelmäßigen Intervallen in den ersten Jahren in Halbjahres-, später in Jahresintervallen kontrolliert werden. Während die Operationsletalität bei früher Korrektur bei 1–2% liegt, steigt diese bei Spätkorrekturen im Erwachsenenalter auf 17–25% erheblich an. Die Komplikationsrate ist vorwiegend durch kardiales Versagen infolge der Herzvorschädigung geprägt. Entscheidend für die weitere Prognose ist eine optimale Einstellung des arteriellen Blutdrucks, weil sich nur hierdurch die typischen Komplikationen wie Herzinsuffizienz, vorzeitige Arteriosklerose, zerebrale Schäden u. a. vermeiden lassen.

Für die Überprüfung der Funktionstüchtigkeit einer Rekonstruktion ist die Qualität der peripheren Pulse ein wichtiges diagnostisches Kriterium. Bei Korrektur von Aortenisthmusstenosen und Coarctationen im Erwachsenenalter kann mit einer Normalisierung des Blutdrucks lediglich in 20–40% der Fälle gerechnet werden. Besonderes Augenmerk muss auf das Entstehen von Aneurysmen im Anastomosengebiet oder in der nachgeschalteten aortalen Strombahn gelenkt werden. Bei Größenprogredienz ist hier eine frühe Korrektur notwendig, um die typischen Komplikationen wie Ruptur und periphere Embolisation zu vermeiden.

3.9 Literatur

Brunner U (Hrsg.): Bd. XIII Gefäßchirurgie. In: Gschnitzer F, Kern E, Schweiberer L (Hrsg.): Breitner Chirurgische Operationslehre, 2. Aufl. Urban & Schwarzenberg, München–Wien–Baltimore 1996

de Bakey ME, Garrett HE, Howell JF et al.: Coarctation of the abdominal aorta with renal arterial stenosis: surgical considerations. Ann. Surg. 165 (1967) 830

Cooper RS, Ritter SB, Golinke RJ: Balloon dilatation angioplasty: nonsurgical management of coarctation of aorta. Circulation 70 (1984) 903–907

Doerr W: Pathologische Anatomie der angeborenen Herzfehler. In: Bergmann G v., Frey W, Schwiegk H (Hrsg.): Handbuch der Inneren Medizin, Bd. IX/3, 4. Aufl. Springer, Berlin–Heidelberg–New York 1960

Heberer G, Van Dongen RJAM (Hrsg.): Gefäßchirurgie Kirschnersche allgemeine und spezielle Operationslehre. Springer, Berlin–Heidelberg–New York 1987

Lagneau P, Michel JB: Renovascular hypertension and Takayasu's disease. J. Urolog. 134 (1985) 876–879

Paroni R, Astuni M, Baroni C et al.: Abdominal aortic coarctation inducing aortic occlusion and renovascular hypertension. J. Cardiovasc. Surg. 32 (1991) 770–774

Stoney RJ, Effeney DJ: Thoracoabdominal Aorta and its Branches. Wylie's Atlas of Vascular Surgery. Lippincott, Philadelphia (1992)

Vollmar JF: Rekonstruktive Chirurgie der Arterien, 4. Aufl. Thieme, Stuttgart–New York 1996

Vollmar JF, Voss EU, Nadjafi AS et al.: Die atypische Coarctatio aortae. Thoraxchirurgie 24 (1976) 107–118

B

Gefäßverletzungen

B1 Allgemeine Gefäßverletzungen

H. Weichert, H. Kortmann

1.1 Vorbemerkungen

Gefäßverletzungen treten häufig im Rahmen von Arbeitsunfällen oder im Straßenverkehr bei Rasanztraumen auf. Seltener, jedoch mit steigender Tendenz kommen Stich- und Schussverletzungen, in Kriegszeiten zusätzlich Gefäßläsionen durch Granatsplitter vor. Außerdem haben bei diagnostischen und interventionellen Maßnahmen iatrogene Gefäßverletzungen eine zunehmende Bedeutung. Nach wiederholter intravenöser Drogenapplikation liegt nicht selten eine ausgedehnte Gefäßzerstörung vor.

Die Gefäßverletzung selbst manifestiert sich in zwei verschiedenen Symptomen. Sie imponiert entweder als Blutung und/oder als Ischämie des nachgeschalteten Körperabschnitts mit Zeichen der Funktionseinschränkung. Während eine offene Verletzung mit spritzender Blutung den anatomischen Strukturen meist leicht zuzuordnen ist, kann beim stumpfen Trauma ohne Zeichen eines akuten Blutverlusts oder Extremitätenischämie der Sekundärschaden nur durch eine engmaschige klinische Untersuchung abgewendet werden. Der Untersucher muss den Unfallhergang mit dem klinischen Befund korrelieren und unverzüglich die weitere erforderliche Diagnostik einleiten.

1.2 Symptomatik

Zum Verständnis der arteriellen Gefäßverletzungen hat sich die Einteilung in penetrierende und stumpfe Traumen bewährt. Bei einer **scharfen, penetrierenden Verletzung** durch Schnitt, Stich oder Schuss wird zunächst die Adventitia des Gefäßes verletzt (Grad I; Abb. B1-1). Bei diesem Verletzungsgrad liegen weder klinische Blutungszeichen vor, noch können technische Untersuchungen den Nachweis der Verletzung erbringen. Selten kommt es zur sekundären Gefäßruptur oder zur Ausbildung eines falschen Aneurysmas (s. Abb B1-8). Bei erhaltener Längskontinuität und kompletter Eröffnung aller drei Gefäßgewebsschichten handelt es sich um eine Verletzung Grad II mit den klinischen Zeichen einer arteriellen Blutung. Bei der kompletten

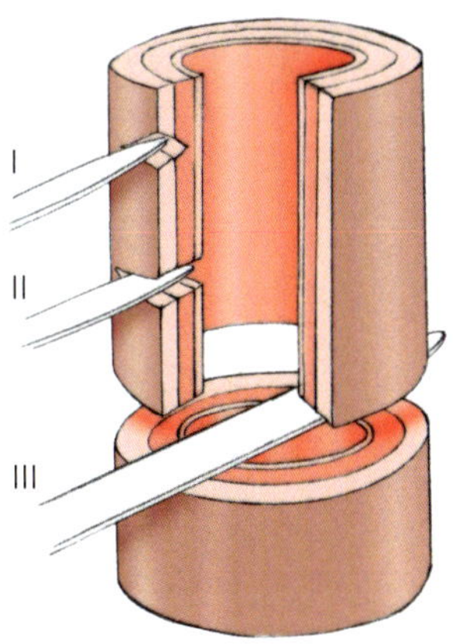

Abb. B1-1 Einteilung des penetrierenden Gefäßtraumas (nach Linder und Vollmar, 1965). Stadium I: Gefäßläsion ohne Lumeneröffnung. Stadium II: partielle Durchtrennung der Gefäßwand. Stadium III: komplette Gefäßdurchtrennung.

Durchtrennung des Gefäßes (Grad III) kommt es je nach Lokalisation zu einem erheblichen Volumenverlust. Blutungen aus dünnkalibrigen Arterien können aufgrund der Gefäßwandelastizität durch die so genannte mechanische Blutstillung spontan – meistens jedoch nur passager – sistieren. Es resultiert eine periphere Ischämie. Bei scharfen Verletzungen Grad II und Grad III gelingt die topographische Zuordnung leicht, weitere Diagnostik ist meist nicht erforderlich, und die Indikation zur Notfalloperation ist unumstritten.

Durch ein **stumpfes Gefäßtrauma,** auch beim Dezelerationstrauma, wird die Gefäßwandschichtung in umgekehrter Richtung – von innen nach außen – betroffen. Durch Kompression oder Distraktion kommt es zum Einriss der Intima, der thrombogen wirken kann. Beim zirkulären Einriss der Intima kann sich diese einrollen und bei kleineren Gefäßen das Lumen okkludieren (Grad I, Abb. B1-2). Bei zweitgradigen stumpfen Verletzungen ist die Media einbezogen. In diesen Fällen können auch großkalibrige Gefäße durch die Wanddissektion verlegt werden. Von drittgradigen stumpfen Gefäßverletzungen spricht man, wenn nur der Adventitiamantel erhalten ist. Auch hier liegt meist keine nach außen sichtbare Blutung vor. Durch Freisetzung der gewebsständigen Thrombokinasen kann sich ein wandständiger Thrombus ausbilden, der zur angiographisch sichtbaren Gefäßverengung führt und fatalerweise als Arteriospasmus fehlinterpretiert werden kann. Im weiteren Verlauf ist eine sekundäre Ruptur oder die Ausbildung eines Aneurysma spurium möglich. Im Fall einer stumpfen Gefäßverletzung an den Extremitäten bietet die Angiographie immer nur indirekte Hinweise für das Ausmaß der Verletzung, so dass

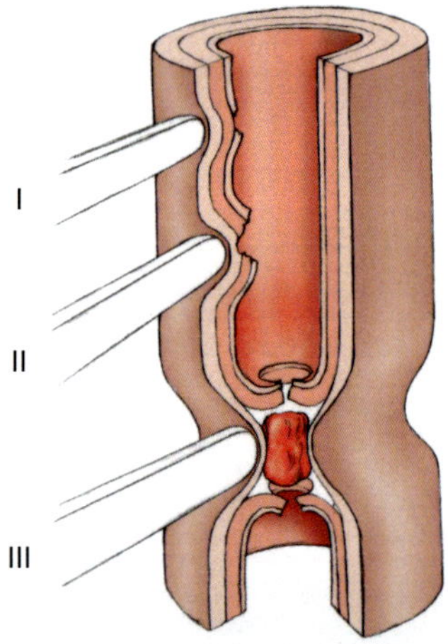

Abb. B1-2 Einteilung des stumpfen Gefäßtraumas (nach Linder und Vollmar, 1965). Stadium I: Intimaläsion. Stadium II: Intima- und Medialäsion. Stadium III: Beteiligung aller Wandschichten mit Ausbildung eines okkludierenden Thrombus.

beim geringsten Verdacht auf Gefäßveränderungen eine operative Revision mit Inspektion des Gefäßlumens indiziert ist. Beim so genannten Überdehnungsriss, z. B. infolge einer Gelenkluxation, liegt eine Überbeanspruchung der Längselastizität des Gefäßes vor. Er ist ebenfalls gekennzeichnet von einem Riss der inneren Wandschichten bei erhaltener Adventitia.

Eine Sondergruppe der Gefäßverletzungen stellen die iatrogenen Schäden dar. Folge penetrierender Verletzungen kann das pulsierende Hämatom nach angiographisch-interventionellen Maßnahmen sein, das definitionsgemäß unbehandelt nach 4 Wochen in das bindegewebig gekapselte Aneurysma spurium übergeht. Iatrogene Gefäßverletzungen können sich auch als chronische Folgezustände manifestieren, z. B. als a. v.-Fistel oder als strahleninduzierte Gefäßwandalteration. Häufig unterschätzt werden die arteriovenösen Verletzungen nach intravasaler Drogenapplikation. Selten kommt es dabei zur akuten septischen Blutung. Meist führt eine Abszedierung im Leistenbereich zur Aufnahme in die Klinik. Wenn nicht präoperativ sonographiert wird, überrascht bei der Eröffnung des Abszesses der Befund einer ausgedehnten Arterienzerstörung im septischen Operationsgebiet. Die Rekonstruktion der Gefäße ist anspruchsvoll und erfordert vielfach eine subtile Operationsstrategie.

1.3 Diagnostik

Die Extremitäten werden im Seitenvergleich untersucht. Bei Extremitätenverletzungen werden im Rahmen der **klinischen Untersuchung** Prellmarken, schmerzbedingte Funktionseinschränkungen und pathologische Skelettbeweglichkeiten registriert. Dabei werden Veränderungen der Hautfarbe, Temperaturdifferenz und sensible Störungen oder motorische Ausfälle festgestellt.

> **!**
> Nichttastbare Pulse müssen aber nicht zwangsläufig auf eine Gefäßverletzung hinweisen, sondern können auch Folge eines systolischen Blutdrucks unter 100 mmHg oder einer pAVK sein. Insbesondere bei Kindern kann trotz eines akuten Verschlusses ein tastbarer Kollateralpuls einen unauffälligen Befund vortäuschen.

In Zweifelsfällen trägt eine seitenvergleichende Doppler-Untersuchung der Pulse klärend bei.

Wichtig ist die **Verlaufskontrolle** der Durchblutungssituation, beispielsweise nach Luxationen und Repositionsmanövern sowie nach Rekompensation einer Volumenmangelsituation. Nach einem erfolgreichen Repositionsmanöver kann zunächst ein kräftiger Puls tastbar sein. Erst im Verlauf stellt sich durch die überdehnungsbedingte Gefäßveränderung ein Verschluss dar. Andererseits wird die Ischämie einer Extremität möglicherweise erst nach Kreislaufstabilisierung klinisch sichtbar.

Wenn sich durch die Anamnese und den klinischen Befund in Verbindung mit den Skelett-Röntgen-Aufnahmen der Verdacht einer Gefäßverletzung nicht ausschließen lässt, muss angiographiert oder bei entsprechender Lokalisation eine Klärung durch die **farbkodierte Duplexsonographie** herbeigeführt werden. Die **Angiographie** stellt eine Notfalluntersuchung dar und muss unverzüglich, spätestens innerhalb von 2–3 Stunden, erfolgen. Bei Mehrfachverletzten müssen die Prioritäten in der Versorgung der Verletzungen festgelegt werden. Die Angiographie ist dann auch intraoperativ durchführbar.

!

Bei der Interpretation der Angiographie sind Missdeutungen möglich. Appositionsthromben können zur Fehleinschätzung der Höhe eines Gefäßverschlusses führen. Eine stumpfe Gefäßverletzung mit Ausbildung eines wandständigen Thrombus kann als Gefäßspasmus fehlgedeutet werden. Ist die Verdachtsdiagnose Gefäßspasmus nicht durch eine spasmolytische Medikation zu bestätigen, sollte die operative Inspektion der extra- und intraluminalen Gefäßwand erfolgen.

Gefäßverletzungen in Thorax und Abdomen ereignen sich häufig im Rahmen von Mehrfachverletzungen bei Verkehrsunfällen. Daher ist die Diagnostik eng mit der Beurteilung des Gesamtzustands des Patienten verknüpft. Nach dem so genannten Blitz-Check mit orientierender Untersuchung von Thorax, Becken und Abdomen erfolgt das „Basis-Imaging" mit **Ultraschalluntersuchung** von Abdomen und Thorax sowie der **Röntgen-Untersuchung** von Thorax und Becken. Bei freier Flüssigkeit im Abdomen und einer instabilen Kreislaufsituation ist nur eine Sofortoperation, wie Laparotomie, Thorakotomie oder Beckenstabilisierung, lebensrettend. Bei stabilisierten Kreislaufverhältnissen ist im Anschluss an das Basis-Imaging und Röntgen-Aufnahmen der Wirbelsäule bei wegweisenden Befunden ein **Computertomogramm** von Thorax und Abdomen, am besten als Spiral-CT, erforderlich. Das kontrastmittelverstärkte CT des Abdomens kann bei sonographisch nachgewiesener freier Flüssigkeit und schlechter sonographischer Beurteilbarkeit Verletzungen der parenchymatösen Organe genau darstellen. Ein Nierenstielabriss ist im CT ohne weitere Angiographie zu diagnostizieren. Das sonographisch nicht sicher beurteilbare Retroperitoneum ist im CT gut darzustellen. Die Angiographie ist nur sinnvoll bei der Suche nach der Blutungsquelle eines retroperitonealen Hämatoms, beispielsweise bei einer Beckenfraktur. Hier bietet die Angiographie zugleich die Möglichkeit der interventionellen Blutstillung durch Embolisation. Zeigt sich im Röntgen-Bild des Thorax eine Mediastinalverbreiterung als Hinweis auf eine Verletzung der großen Gefäße (s. Abb. B1-7), so lassen sich im thorakalen CT Verletzungen der Aorta und der aortennahen Gefäße ausreichend darstellen. Neben Gefäßrupturen werden auch Dissektionen erfasst. Traumatische Veränderungen der thorakalen Aorta lassen sich gut mit der **transösophagealen Echographie** nachweisen.

Stichverletzungen am Hals mit spritzender Blutung müssen nach kurzer neurologischer Befunderhebung unter digitaler Kompression umgehend der Operation zugeführt werden. Liegen stumpfe Verletzungen im Halsbereich vor, muss an eine gleichzeitige Läsion der extrakraniellen hirnversorgenden Gefäße gedacht werden. Die extrakraniellen hirnversorgenden Gefäße werden am schnellsten zuverlässig mit einer farbkodierten Duplexsonographie beurteilt. Bei zentralen neurologischen Ausfällen sollte zuerst ein CT oder eine Kernspintomographie des Kopfes erfolgen. Mit den Tomographiegeräten der neueren Generation werden die Halsgefäße ausreichend gut dargestellt, so dass auf eine Katheterangiographie eventuell verzichtet werden kann.

1.4 Therapie

1.4.1 Vorbereitung

Für Notfalloperationen an Gefäßen werden die Vorbereitungen auf ein Minimum reduziert. Es müssen eine der Gesamtsituation angepasste Anzahl von Blutkonserven bereitgestellt werden. Bei Operationen in den großen Körperhöhlen sollte ein Cell-Saver zum Einsatz kommen. Wir empfehlen die Single-Shot-Antibiose mit einem Cephalosporin der zweiten Generation. Die Fortführung der antibiotischen Therapie hängt vom Lokalbefund und von der Operationsdauer ab.

1.4.2 Zielsetzung und operative Standardverfahren

Ziele der Behandlung von Gefäßverletzungen sind die Blutstillung und der Erhalt der Durchblutung der nachgeschalteten Organe oder Extremitäten. Dabei sind einige Grundsätze zu befolgen:

- Die Gefäßrekonstruktion muss so früh wie möglich durchgeführt werden; je länger die Ischämiezeit, desto geringer die Chance auf komplette Restitution. Die lokalen und systemischen Reperfusionsschäden stehen in unmittelbarer Proportion zur Ischämiezeit.

- Eine ausreichende Exposition des verletzten Gefäßes ist erforderlich, um das Verletzungsausmaß korrekt einzuschätzen und eine saubere Rekonstruktion durchzuführen.
- Offene Verletzungen sind kontaminiert. Daher sollte in diesen Fällen autologes Venenmaterial, möglichst V. saphena magna vom unverletzten Bein, verwendet werden, ersatzweise die V. femoralis superficialis. Im Kniebereich eignet sich gelegentlich die V. saphena parva. Nur in Ausnahmefällen sollten PTFE- oder antibiotisch vorbehandelte Prothesen zum Einsatz kommen.
- Sofern es das Ischämieausmaß erlaubt, sollte bei Kombinationsverletzungen von Knochen, Gefäßen und Nerven zunächst der Knochen zügig stabilisiert werden (z. B. mit einem Fixateur externe). Gegebenenfalls kann der Gefäßdefekt für die Zeit der Osteosynthese mit einem Shunt überbrückt werden. Im Anschluss erfolgen die Gefäßrekonstruktion und schließlich die Nervennaht.
- Die Konfluenzpunkte der V. axillaris, der V. femoralis communis und der V. poplitea sollten nach Möglichkeit rekonstruiert werden. Kleinere Läsionen an großen Venen, wie der V. iliaca, können durch eine seitliche Naht verschlossen werden.
- Sämtliche Rekonstruktionen müssen mit Weichteilgewebe gedeckt werden.
- Bei längerer Ischämiezeit oder erheblichen Kontusionen der Muskulatur sollte nach der Rekonstruktion eine Fasziotomie aller Kompartimente am Unterschenkel erfolgen. Eine Fasziotomie am Unterarm ist besonders bei Kindern nach suprakondylären Gefäßrekonstruktionen zu erwägen.

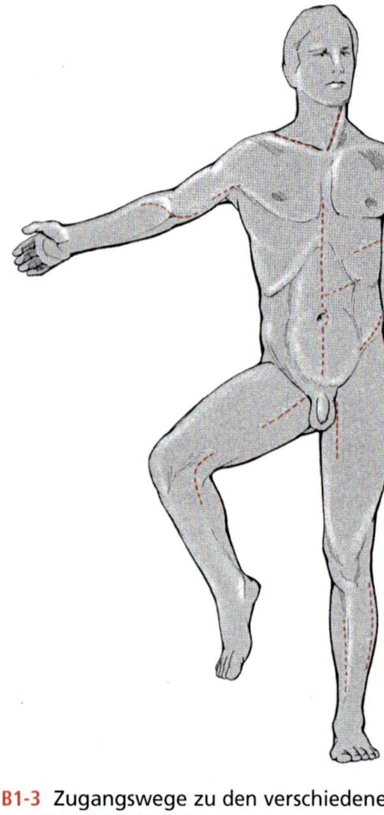

Abb. B1-3 Zugangswege zu den verschiedenen Gefäßregionen (nach Bühren, 1995).

Die Zugänge zum Operationsgebiet richten sich nach der Lage der Läsion (Abb. B1-3). Bei Weichteiltraumatisierung wird die Gewebsläsion in die Schnittführung einbezogen.

Als Operationsverfahren kommt die Ligatur einer Arterie nur in Ausnahmesituationen in Frage. In ihrer Folge treten in einem hohen Prozentsatz Ischämien und Funktionsverluste des nachgeschalteten Organs bzw. der Extremität auf (Abb. B1-4).

Bei der Rekonstruktion von penetrierten Gefäßen sind eine Reihe technischer Standards zu beachten:

- Zur Unterbrechung des Blutstroms eignen sich diverse Gefäßklemmen. Sind diese nicht zu platzieren, kann der Blutfluss auch mit einem Ballonkatheter intraluminal geblockt werden. Bei Venen eignet sich am besten die Kompression.
- Eine quere Gefäßläsion wird durch fortlaufende Naht mit monofilem Nahtmaterial direkt versorgt. Bei kleinkalibrigen Gefäßen oder Kindern sollten nur Einzelknopfnähte zur Anwendung kommen (Abb. B1-5a).
- Bei stark dissezierten Gefäßrändern oder bei einer vollständigen Durchtrennung des Gefäßes wird nach Anfrischung der Schnittränder eine spannungsfreie End-zu-End-Anastomose angelegt. Bei kleinem Gefäßdurchmesser (unter 8 mm) sollten die Gefäßenden angeschrägt werden. Eine Variante der Anastomosenerweiterung bei kleinen Gefäßen ist die Patch-Technik nach van Dongen (Abb. B1-5b).
- Da häufig eine spannungsfreie Anastomose nicht möglich ist, muss ein autologer oder heterologer Gefäßersatz interponiert werden (Abb. B1-5c).
- Längsrisse werden in der Regel mit einer Venenstreifenplastik versorgt, da es sonst zur Stenosierung kommt (Abb. B1-5d).
- Vor der Anastomosenfertigung ist sowohl nach distal wie nach proximal eine Prüfung der Durchgängigkeit mit dem Fogarty-Katheter wichtig. Anschließend werden je 10 ml Heparin (50 I.E./ml) injiziert.

Beim stumpfen Gefäßtrauma mit dem Verdacht einer stenosierenden Intimaläsion kann nur durch eine Längsarteriotomie ausreichend Übersicht gewonnen werden. Großkalibrige Gefäße können nach Intimafixationsnaht mit einem Patch verschlossen werden. Ist dies nicht möglich, erfolgt nach Resektion des verletzten Gefäßabschnitts ein Veneninterponat.

Extremitäten

Penetrierende Gefäßverletzungen der Extremitäten sind relativ häufig. Eine Ligatur eines Gefäßes ist nur im Ausnahmefall gestattet („limb for life"). Nach Möglichkeit ist eine Reparatur durch Direktnaht oder eine spannungsfreie End-zu-End-Anastomose nach Resektion des lädierten Gefäßabschnitts anzustreben. Ist dies nicht möglich, wird ein Veneninterponat zwischengeschaltet. Die A. subclavia wird im proximalen Anteil über eine obere Sternotomie oder im Falle eines Hämatothorax über eine anterolaterale Thorakotomie, im mittleren Anteil durch einen supraklavikulären Zugang und im lateralen Drittel über einen infraklavikulären Zugang erreicht (s. Abb. B1-3). Am Arm wird der Zugang über einen Schnitt am Sulcus bicipitalis medialis gewählt, der in die Axilla verlängert werden kann. In der Ellenbeuge ist der Hautschnitt S-förmig von proxi-

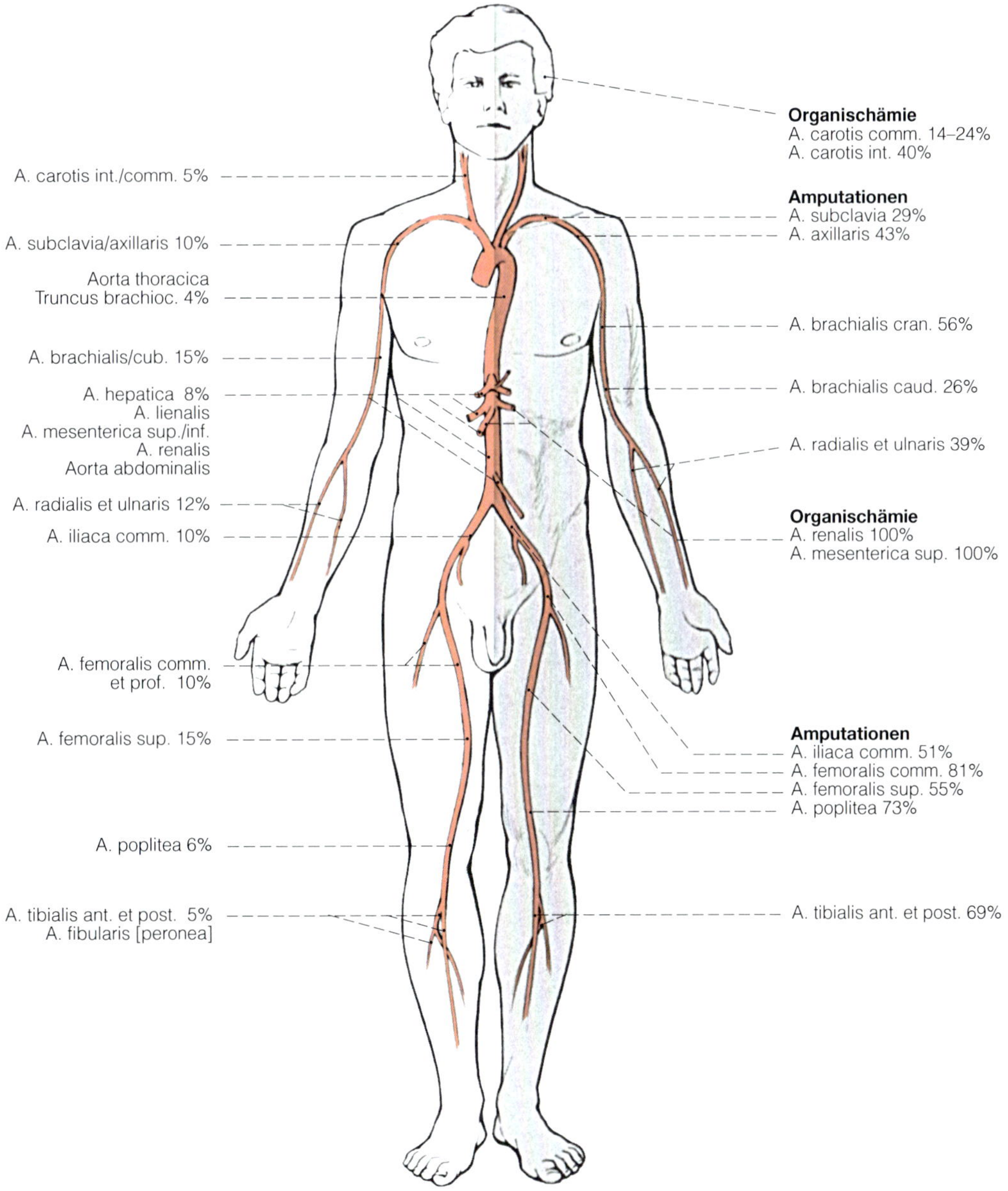

Abb. B1-4 Rechte Körperhälfte: Häufigkeit der Gefäßverletzungen unter Friedensbedingungen.
Linke Körperhälfte: Amputations-/Organischämierate bei Ligatur der Arterie in entsprechender Höhe beim nicht arteriosklerotischen Patienten (nach Bühren 1995).

mal ulnar nach distal radial anzulegen. Am Unterarm wird die A. radialis entlang dem M. brachioradialis aufgesucht; die A. ulnaris hat als Leitstruktur den M. flexor carpi ulnaris. Am Unterarm muss mindestens eine Arterie erhalten bleiben.

An der unteren Extremität richtet man sich beim Aufsuchen des lädierten Gefäßes nach dem entsprechenden Leitmuskel (s. Abb. B1-3). Der mittlere Abschnitt der A. poplitea ist über einen dorsalen Zugang am besten erreichbar.

> **!**
> Die A. poplitea muss in jedem Falle rekonstruiert werden, da sonst in über 73% der Fälle eine Unterschenkelamputation droht (s. Abb. B1-4). Zwei der drei Unterschenkelgefäße müssen funktionsfähig sein.

Die Stärke des Nahtmaterials richtet sich nach dem Gefäßlumen (5-0 bis 7-0). Jeder gefäßchirurgische Eingriff an den Extremitäten wird mit einer Angiographie abgeschlossen.

Thorax

Bei Patienten mit penetrierenden thorakalen Aortenverletzungen muss nach sofortiger Thorakotomie die Blutungsquelle identifiziert werden und nach Ausklemmen

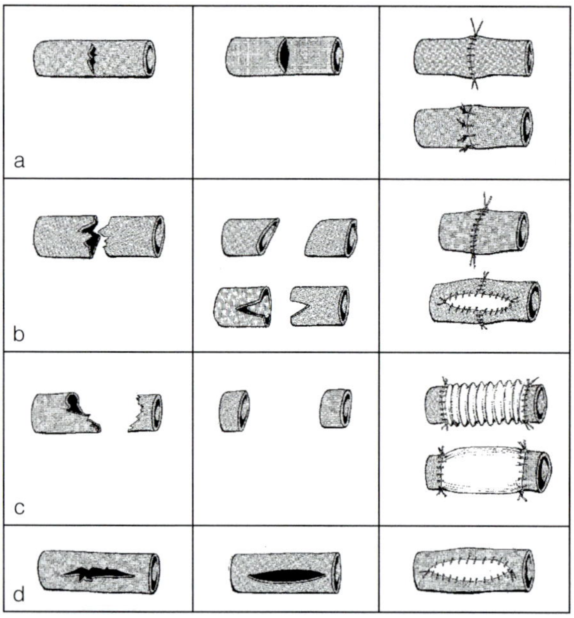

Abb. B1-5a–d Nahttechnik bei verschiedenen Arterienverletzungen.
a: Direktnaht.
b: End-zu-End-Anastomose mit Van-Dongen-Plastik.
c: Interposition von Prothese oder Vene.
d: Patch-Plastik (nach Bühren 1995).

möglichst eine Direktnaht erfolgen. Beim stumpfen Thoraxtrauma mit gedeckter Aortenruptur droht eine sekundäre Ruptur, so dass eine dringliche Operationsindikation besteht. Zur Reduktion des Operationsrisikos müssen vor einer Operation stabile Kreislaufverhältnisse und eine ausreichende pulmonale Funktion gewährleistet sein. Die Operation wird in Rechtsseitenlage durchgeführt. Über eine antero- oder auch posterolaterale Thorakotomie im vierten Interkostalraum wird die thorakale Aorta aufgesucht, angeschlungen und nach Ausklemmen versorgt. Nach einer frischen stumpfen Aortenverletzung können die retrahierten Gefäßstümpfe approximiert werden, so dass eine direkte Naht möglich ist (Nahtmaterial 3-0 Prolene). Das Durchtrennen des Lig. arteriosum erleichtert das Vorgehen. Beim älteren posttraumatischen Aneurysma spurium muss in der Regel eine Prothese interponiert werden.

Abdomen

Zur Exploration des Abdomens bei stumpfen und penetrierenden Bauchtraumen ist die mediane Laparotomie der günstigste Zugang. In Abhängigkeit von der Blutungs- oder Hämatomlokalisation ist die Mobilisation des Darms erforderlich. Der linke Oberbauch wird durch Mobilisation der linken Kolonflexur inspiziert. Subhepatisch können die Viszeralarterienabgänge durch Spaltung des kleinen Netzes dargestellt werden. Die infrarenale Aorta wird durch Rechtsauslagerung des Dünndarmpakets sichtbar. Für die Darstellung der rechten Niere und der V. cava inferior muss die rechte Kolonflexur mobilisiert werden. Bei Läsion der A. mesenterica superior und der A. renalis muss in jedem Fall rekonstruiert werden, da bei Ligatur dieser Gefäße in nahezu 100% der Fälle eine Organischämie resultiert. Neben einer Direktnaht kommt auch ein Venen-Bypass oder im Ausnahmefall ein Kunststoffimplantat zum Einsatz. Bei Verletzungen des Leberhilus muss eine Rekonstruktion der Pfortader und der A. hepatica propria unternommen werden. Bei Verletzungen der V. cava inferior kann eine Direktnaht erfolgen, notfalls muss eine Prothese interponiert werden. Als Ultima Ratio kann die V. cava inferior unterhalb der Nierenvenenmündungen ligiert werden. Die Iliakalarterien müssen bei Verletzung rekonstruiert werden, da sonst in über 50% der Fälle eine Amputation der unteren Extremität droht.

> **!**
> Liegt bei einem Beckentrauma eine retroperitoneal tamponierte Blutung vor, sollte das resultierende Hämatom bei Kreislaufstabilität nicht entlastet werden.

Da häufig die Lokalisation der Blutungsquelle im Retroperitoneum misslingt, kann durch die Hämatomentlastung die Kreislaufsituation dekompensieren. Mit der Angiographie kann eine mögliche Blutungsquelle lokalisiert und ggf. eine Embolisation angeschlossen werden.

Hals

Bei Stichverletzungen der A. carotis communis, interna oder externa wird unter digitaler Kompression unter Einbeziehung der Hautläsion ein Schnitt entlang dem ventralen Rand des M. sternocleidomastoideus gewählt (s. Abb. B1-3). Das unkontrollierte Setzen einer Klemme muss zur Vermeidung von Verletzungen der nervalen Strukturen unterbleiben. Besteht ausreichende Übersicht, werden die Gefäße gezielt ausgeklemmt. Bei aufwändigen Rekonstruktionen sollte eine Shunt-Einlage angestrebt werden. Ein Interponat wird im Falle einer ausgedehnten Verletzung zwischengeschaltet. Entsprechend den technischen Standards wird die Läsion mit monofilem Nahtmaterial der Stärke 6-0 oder 5-0 versorgt. Die A. carotis externa kann bei offener A. carotis interna ohne Folgeschäden ligiert werden. Eine Wiederherstellung der A. vertebralis ist nur selten möglich, sie kann ligiert werden.

Kindliche Gefäßläsionen

Häufig sind suprakondyläre Humerusfrakturen bei Kindern mit einer Verletzung der A. brachialis vergesellschaftet (Abb. B1-6). Okkludierende Gefäßverletzungen an den Extremitäten können zunächst kompensiert werden und sekundär zu retardiertem Längenwachstum oder zur Ausbildung einer Volkmann-Kontraktur führen. Beim geringsten Zweifel an der einwandfreien Durchblutung der Extremität ist eine Angiographie durchzuführen. Bleibt der Verdacht einer Intimaläsion bestehen, muss das Gefäß unter Einsatz mikrochirurgischer Verfahren inspiziert werden. Bei der Rekonstruktion sollte man mit dem Einsatz von Fremdmaterial äußerst zurückhaltend sein. Die Gefäßnähte werden in Einzelknopftechnik durchgeführt.

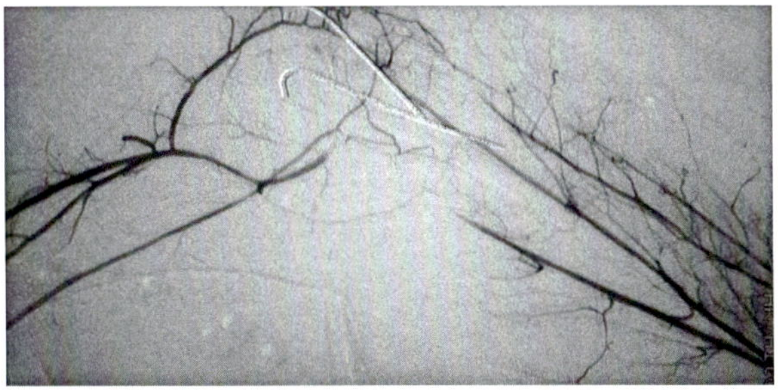

Abb. B1-6 Suprakondyläre Oberarmfraktur eines 10-jährigen Jungen mit Gefäßläsion.

Gefäßverletzungen durch intravasale Drogenapplikation

Die durch wiederholte intravasale Drogenapplikation entstandenen Gefäßläsionen stellen eine besondere Herausforderung dar. Es handelt sich häufig um ausgedehnte Gefäßzerstörungen mit begleitender Abszedierung im Leistenbereich. Der nachfolgende Behandlungsplan hat sich bewährt.

- Lokale Abszesssanierung; bei septischer Blutung aus den Gefäßen müssen diese ligiert werden.
- Nach unserer Erfahrung ist eine Ischämie nach Ligatur der A. femoralis communis bei offener A. profunda femoris und A. femoralis superficialis selten zu befürchten. Resultiert eine kritische Ischämie der Extremität, muss eine Rekonstruktion der entsprechenden Arterie erfolgen. Da die Venen aller Extremitäten meist entzündlich verändert sind, stehen diese nicht zur Verfügung. Es kann somit nur Prothesenmaterial verwendet werden.
- Die lokale Infektsituation muss durch eine entsprechende extraanatomische Bypass-Führung umgangen werden. Hierfür eignet sich beispielsweise ein Obturator-Bypass oder eine axillopopliteale Rekonstruktion.

1.5 Komplikationen und Folgezustände

Der Verschluss einer Gefäßrekonstruktion kann durch engmaschige Kontrolle der peripheren Pulse und der Durchblutung mit einem Doppler-Gerät schnell und frühzeitig diagnostiziert werden. Im Falle eines Verschlusses ist eine sofortige Revision mit intraoperativer Angiographie notwendig. Bei Rekonstruktionen an der unteren Extremität ist besonders nach längerer Ischämiezeit mit einem Gewebsödem und konsekutivem Kompartmentsyndrom zu rechnen. Wenn nicht schon bei der Erstoperation eine Spaltung aller Kompartimente vorgenommen wurde, sind engmaschige Kontrollen notwendig. Beim geringsten Verdacht auf ein Kompartmentsyndrom ist der entlastende Eingriff sofort nachzuholen. Bei Infektzeichen trotz antibiotischer Therapie ist eine Revision mit ausgiebigem Débridement erforderlich; Prothesenmaterial muss gegebenenfalls entfernt werden.

Nach stumpfem Trauma kann eine Dissektion der Aorta (Abb. B1-7) unbemerkt bleiben. Typischerweise klagen diese Patienten über starke Rückenschmerzen, die nicht als Prellung missgedeutet werden dürfen. Bei plötzlichem Fortschreiten der Dissektion mit Ausschaltung der Perfusion der Abdominalorgane, des Rückenmarks oder der unteren Extremitäten ebenso wie der Karotiden ist meist jede chirurgische Intervention zu spät.

Bei chronischen Durchblutungsstörungen kommen Bypass-Verfahren zum Einsatz. Ein posttraumatisches Aneurysma (Abb. B1-8) bedarf nicht nur wegen der Gefahr einer Ruptur der Ausschaltung, sondern auch wegen der möglichen Thrombenbildung und der resultierenden peripheren Embolisierung. Zur Aneurysmaexklusion im Aorten- und Iliakalbereich kommen auch ummantelte Stent-Prothesen zum Einsatz. Die Ausbildung einer a.v.-Fistel lässt auf eine kombiniert arteriovenöse Verletzung rückschließen. Sie sollte wegen des ansteigenden Shunt-Volumens und der späteren Gefäßwanddegeneration verschlossen werden. Auch dabei kommen Verfahren der endoluminalen Gefäßchirurgie in Betracht.

1.6 Nachbehandlung

Die postoperative Antikoagulation hängt von dem Ausmaß der Begleitverletzungen, dem Gerinnungsstatus und der Lokalisation des rekonstruierten Gefäßabschnitts ab. In der Gefäßperipherie, also distal des Leistenbandes oder der Axilla, sollte passager mit Heparin antikoaguliert werden, wenn nicht aufgrund der Verletzungen eine Blutungsgefahr vorliegt. Nur in seltenen Fällen wird nach gesicherter Wundheilung eine Fortsetzung der Antikoagulation mit oralen Cumarinpräparaten notwendig sein. In allen anderen Fällen ist eine „Low-dose"-Heparintherapie als Thromboseprophylaxe ausreichend.

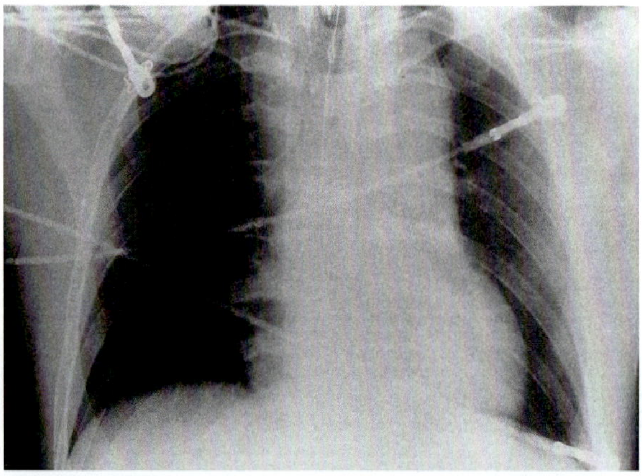

Abb. B1-7 Mediastinalverbreiterung bei Aortenverletzung eines 33-Jährigen.

1.7 Literatur

Bruch HP, Sperling M: Gefäßverletzungen am Schultergürtel und an der oberen Extremität. Chirurg 59 (1988) 369

Bühren V: Gefäße. In: Rüter A, Trentz O, Wagner M (Hrsg.): Unfallchirurgie. Urban & Schwarzenberg, München–Wien–Baltimore 1995

Demetriades D, Theodorou D, Cornwell E, Berne TV, Asensio J, Belzberg H, Velmahos G, Weaver F, Yellin A: Evaluating of penetrating injuries of the neck: prospective study of 223 patients. World J Surg 21 (1997) 41

Ertel W, Trentz O: Neue diagnostische Strategien beim Polytrauma. Chirurg 68 (1997) 1071

Kortmann H, Riel KA: Thorakale Gefäßverletzungen. Chirurg 59 (1988) 389

Manord JD, Garrard CL, Kline DG, Sternbergh WC 3rd, Money SR: Management of severe proximal vascular and neural injury of upper extremity. J Vasc Surg 27 (1998) 43

Modrall JG, Weaver FA, Yellin AE: Diagnosis of vascular trauma. Ann Vasc Surg 9 (1995) 415

Müller-Wiefel H, Langkau G: Gefäßverletzungen im Beckenbereich und an der unteren Extremität. Chirurg 59 (1988) 376

Parodi JC: Endovascular repair of aortic aneurysms, arteriovenous fistulas, and false aneurysms. World J Surg 20 (1996) 655

Sfeir RE, Khoury GS, Kenaan MK: Vascular trauma to the lower extremity: the Lebanese war experience. Cardiovasc Surg 3 (1995) 653

Vorstand der Deutschen Gesellschaft für Gefäßchirurgie: Leitlinien zu Diagnostik und Therapie in der Gefäßchirurgie. Deutscher Ärzteverlag, Köln 1998

Winkelaar GB, Taylor DC: Vascular trauma associated with fractures and dislocations. Semin Vasc Surg 11 (1998) 261

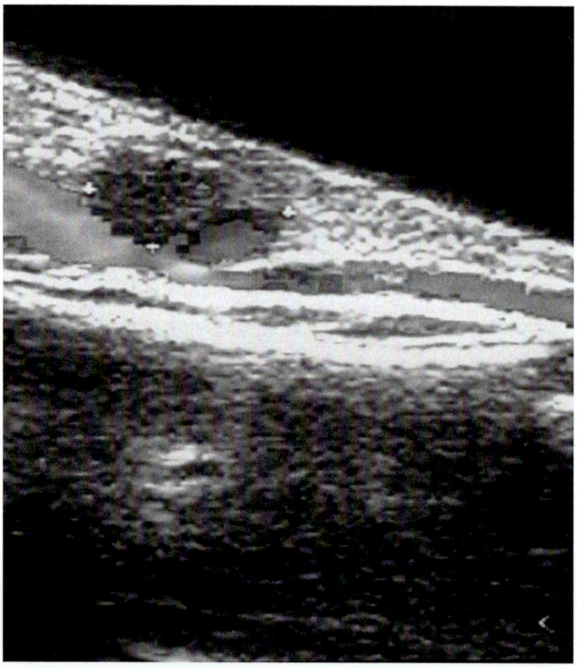

Abb. B1-8 Farbkodierte Duplexsonographie eines falschen Aneurysmas am Unterarm nach Stichverletzung eines 8-jährigen Jungen.

B2 Akute traumatische Aortenrupturen und chronische posttraumatische Aortenaneurysmen

H. Kortmann

2.1 Ätiologie und Pathogenese

Traumatische Aortenrupturen sind Folge erheblicher stumpfer Gewalteinwirkungen. Von klinischer Relevanz sind überwiegend die Verletzungen in der thorakalen Aorta. Vom Unfallhergang handelt es sich fast ausschließlich um horizontale oder vertikale Dezelerationstraumen, meistens kombiniert mit einer simultanen Thoraxkompression. Typische Unfallmechanismen sind Verkehrsunfälle mit Frontalzusammenstößen, Rangierunfälle, Stürze aus großen Höhen (Liftsturz, Fenstersturz) oder auch Explosionen mit hohen Druckwellen. In einer von Greendyke 1966 publizierten Untersuchung waren 18% aller tödlichen Verkehrsunfälle auf Aortenrupturen zurückzuführen. Diese Angabe ist wegen des inzwischen erheblich verbesserten Sicherheitsstandards von Automobilen wohl kaum noch realistisch. Brundage (1998) berichtet über eine Inzidenz von 12,7% bei in Verkehrsunfälle involvierten Fußgängern.

Die selteneren stumpfen Verletzungen der Bauchaorta sind Folge von Hyperextensionstraumen, die stets von einer Wirbelkörperfraktur in gleicher Höhe begleitet werden.

Prädilektionsstellen für Rupturen der thorakalen Aorta sind Lokalisationen, an denen die Schlagader mit benachbarten Strukturen bindegewebig verbunden ist:

- Sinus valsalvae
- Aortenisthmus am Ansatz des Ligamentum arteriosum
- Hiatus aorticus.

Im gerichtsmedizinischen Sektionsgut werden nichtzirkuläre Einrisse der thorakalen Aorta mit ziemlicher Gleichmäßigkeit in allen Abschnitten (Aorta ascendens, Arcus, Isthmus und Aorta descendens) gefunden, während zirkuläre Aortenabrisse bis zu 60% im Isthmusbereich lokalisiert sind.

➡ Klinisch bedeutend sind die Verletzungen im Bereich der Endstrecke des Aortenbogens, am Ansatz des Lig. arteriosum („loco typico"): 10–15% der Patienten mit dieser Verletzung erreichen die Klinik noch lebend. Aortenrupturen an anderen Lokalisationen werden selten am Unfallort überlebt.

Bei der Ruptur „loco typico" wird das durch den Aorteneinriss austretende Blut durch die Adventitia und das umgebende Mediastinalgewebe gedeckt und als so genanntes „pulsierendes Hämatom" tamponiert. Zwar droht den betroffenen Patienten in der Frühphase die häufig tödliche Sekundärruptur, doch kann das von Parmley 1958 publizierte dramatische Szenario von 49% letaler Sekundärrupturen innerhalb von 24 Stunden und 72% innerhalb von 8 Tagen heute nicht mehr bestätigt werden. Aktuelle prospektive Studien (u. a. Fabian, Warren, Kalmar, Maggisano) belegen, dass bei kontinuierlicher Blutdrucküberwachung und Einstellung auf systolische Werte um 100 mmHg – vorzugsweise mit β-Blockern – Sekundärrupturen innerhalb der Klinik selten sind.

Da nur extrem hohe Krafteinwirkungen in der Lage sind, eine Aortenruptur hervorzurufen, finden sich regelmäßig schwere Begleitverletzungen verschiedener

Körperhöhlen, des Skeletts und anderer Organe, was die Behandlung enorm erschwert. Daher sind die Kenntnis der Pathogenese traumatischer Aortenrupturen, die Berücksichtigung schwerer Begleitverletzungen, die Kenntnis klinischer und diagnostischer Zeichen sowie die richtige zeitliche Abfolge der Behandlung der Verletzungen für das Überleben des Patienten entscheidend.

Die genaue Biomechanik des Verletzungsablaufs ist für die traumatischen Aortenrupturen noch nicht eindeutig geklärt. Gemeinsamer Nenner aller Theorien ist die Annahme, dass die klinisch relevanten Aortenrupturen („loco typico") von einem kombinierten Dezelerations-Kompressions-Trauma verursacht werden.

Die Richtung des resultierenden Kraftvektors aus Dezeleration und Kompression soll die zirkuläre Lokalisation der Aortenruptur beeinflussen:

- Bei kaudokranialer Richtung reißt die **hyperextendierte** Aorta in Höhe des Ligamentum arteriosum an der **Konkavität** ein (Abb. B2-1).
- Die sehr viel selteneren Unfälle mit einer kraniokaudal gerichteten Krafteinwirkung verursachen eine **Hyperflexion** der Aorta über ein fiktives Hypomochlion am Übergang des relativ mobilen Aortenbogens in die von Interkostalarterien fixierte Aorta descendens mit einem Einriss an der **Konvexität** (Abb. B2-2).

Die Auswirkung der auf die Aorta einwirkenden Dezelerationskräfte wird von der beschleunigten Masse des mitschwingenden Herzens pendelartig verstärkt. Je nach Richtung der Gewalteinwirkung können zusätzliche Torsionskräfte den Mechanismus beeinflussen. Während bei der Ruptur „loco typico" die horizontalen Dezelerationskräfte dominieren, soll die meistens zirkuläre Ruptur in Höhe des Sinus valsalvae von einer überwiegend vertikal ausgerichteten Dezeleration verursacht werden. Die hohen Beschleunigungskräfte bewirken eine Massenverschiebung des relativ schweren Herzens nach kaudal mit komplettem oder inkomplettem Abriss von der Aortenwurzel. Diese Verletzung wird wegen der innerhalb von Sekunden einsetzenden Herzbeuteltamponade selten überlebt.

Wie bei allen stumpfen Arterienverletzungen zerreißt auch die Aorta von innen nach außen: Die zarte Intima ist den Belastungen am wenigsten gewachsen, während die bindegewebsreiche Adventitia am widerstandfähigsten ist.

Beschränkt sich die Ruptur zunächst nur auf die Intima – mit oder ohne Media –, kann eine kleine Wanddissektion mit Einrollen der Intima in das Aortenlumen entstehen. Die so entstandene Stenose verursacht das häufig beschriebene, aber nur selten beobachtete Pseudokoarktationssyndrom bei der traumatischen Aortenruptur und kann ein Hindernis bei der diagnostischen Angiographie in Seldinger-Technik sein.

2.2 Operationsindikation

Die Aortenruptur sollte so bald wie möglich operativ saniert werden, um einer drohenden Sekundärruptur vorzubeugen. Bei polytraumatisierten Patienten müssen aber die Prioritäten in der Versorgung der Begleitverletzungen (s. Tab. B2-1) festgelegt werden:

- Intrakranielle Raumforderungen und abdominelle Blutungen sind vorrangig zu behandeln.
- Der Operationserfolg ist in hohem Maße vom präoperativen Zustand des Patienten abhängig.
- Instabile, katecholaminpflichtige Kreislaufverhältnisse, eine Lungenkontusion mit gravierender Funktionseinbuße oder eine Niereninsuffizienz müssen bei der gedeckten asymptomatischen Aortenruptur zunächst durch intensivmedizinische Maßnahmen behandelt werden.

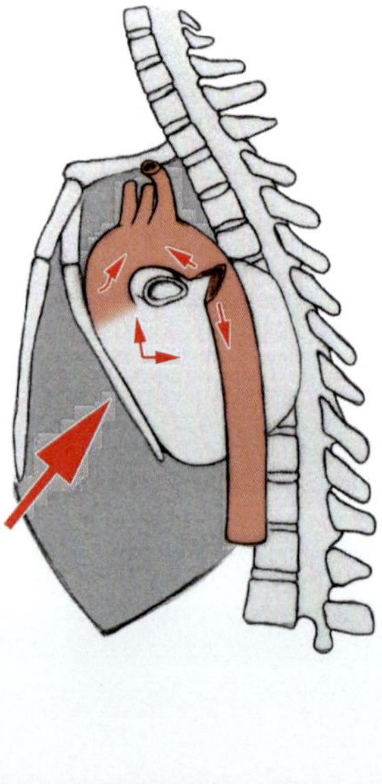

Abb. B2-1 Mechanismus der Aortenruptur bei kaudokranial gerichteter Krafteinwirkung.

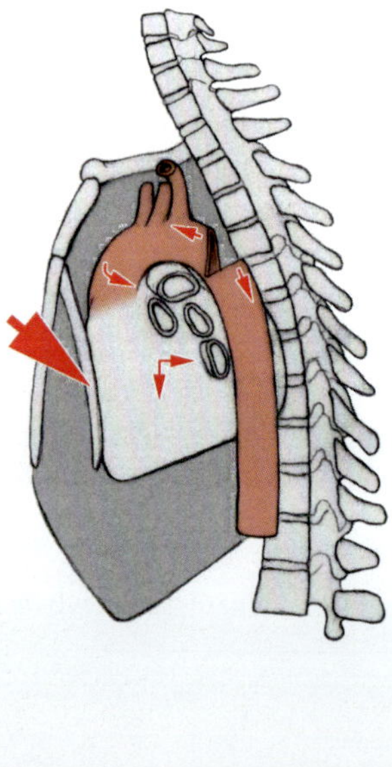

Abb. B2-2 Mechanismus der Aortenruptur bei kraniokaudal gerichteter Krafteinwirkung.

Andernfalls sind perioperative Komplikationen mit hoher Paraplegie- und Letalitätsrate zu befürchten.

> **!** Die Sofortoperation ist bei der symptomatischen Ruptur, d. h. bei rupturbedingter intrathorakaler Blutung, bei kurzfristiger Größenzunahme des Hämatoms und beim Pseudokoarktationssyndrom zwingend erforderlich.

Besteht auch für weitere Organverletzungen eine umgehende vitale Operationsindikation, ist von Fall zu Fall über das simultane oder sequenzielle Vorgehen zu entscheiden. In dieser Situation ist heute die präliminäre oder definitive endovaskuläre Stent-Prothesenimplantation eine mögliche Alternative.
Die asymptomatische Ruptur sollte bei der relativ geringen Gefahr der plötzlichen Sekundärruptur mit aufgeschobener Dringlichkeit, d. h. nach Stabilisierung der Kreislauf- und Lungenfunktion sowie Versorgung der Begleitverletzungen, operiert werden.

> ➡ Bleibt die Aortenruptur im frühen Stadium unbehandelt oder unentdeckt, entwickelt sich nach etwa 4–6 Wochen um das paraaortale Hämatom eine Bindegewebskapsel, so dass man jetzt von einem chronischen posttraumatischen Aortenaneurysma spricht.

Diese falschen Aneurysmen können viele Jahre stumm bleiben und werden erst bei auftretenden Symptomen wie Heiserkeit, Schluckbeschwerden, Rücken- und retrosternalen Schmerzen oder zufällig – meist bei einer Röntgen-Thoraxaufnahme – entdeckt. Wegen der auch noch nach Jahren bestehenden Rupturgefahr bedürfen sie der operativen Korrektur.

Tab. 2-1 Begleitverletzungen bei polytraumatisierten Patienten mit einer thorakalen Aortenruptur in „loco typico".

Lokalisation	Häufigkeit der Begleitverletzungen
Schädel-Hirn	69%
Lunge	63%
Thoraxskelett	53%
Abdomen	65%
Wirbelsäule	1,7%
Becken	19%
Extremitäten	57%

2.3 Diagnostik

2.3.1 Klinik

Der klinischen Diagnostik bleibt die akute traumatische Aortenruptur häufig verborgen. Äußere Verletzungen des Brustkorbs fehlten im eigenen Krankengut bei etwa der Hälfte der meist polytraumatisierten Patienten (Tab. B2-1).
Wegweisend für die gezielte Diagnostik ist der Unfallhergang. Ein vorausgegangenes Dezelerationstrauma verlangt den Ausschluss einer Aortenruptur.

Mögliche klinische Zeichen bei gedeckter traumatischer Aortenruptur sind:
- systolisches tieffrequentes Auskultationsgeräusch über dem dorsalen Thorax
- Blutdruckdifferenz zwischen Armen und Beinen (Pseudokoarktationssyndrom)
- Blutdruckdifferenz zwischen beiden Armen
- typische thorakale Begleitverletzungen
- Dyspnoe, Dysphagie.

Die überwiegend polytraumatisierten Patienten werden bereits am Unfallort intubiert. Eine anhaltende Kreislaufinstabilität trotz Schockbehandlung mit kontinuierlicher Blutentleerung über die Thoraxdrainagen verlangt die zügige gezielte Diagnostik, da klinische Parameter wie Blutdruckdifferenzen zwischen den Extremitäten (Pseudokoarktationssyndrom) und pathologische Strömungsgeräusche in diesem Stadium kaum aussagekräftig zu erheben sind und die sehr viel sensitivere und spezifischere apparative Diagnostik verzögern.

2.3.2 Funktionsuntersuchungen

Bei den Funktionsuntersuchungen ist nach schwerem Thoraxtrauma besonders im EKG auf Anzeichen einer Perikardtamponade (Niedervoltage) oder Herzkontusion (ST-Senkung, Rhythmusstörungen) zu achten. Eine bessere Aussage über Herzfunktion und Perikarderguss erlaubt die transösophageale Echokardiographie (TEE), die auch für die Diagnostik der Aortenruptur eine – allerdings untersucherabhängig – hohe Sensitivität und Spezifität besitzt.

2.3.3 Bildgebende Verfahren

Die genaue Beurteilung der **Röntgen-Thoraxaufnahme** kann erste diagnostische Hinweise geben. Bei folgenden Befunden handelt es sich zwar nicht um spezifische Zeichen, sie sollten aber eine weiterführende Diagnostik veranlassen:

- deutlich verbreitertes Mediastinum
- verwischte, unscharfe Aortenbogenkonturen
- Rechtsverlagerung der Trachea oder des mit einer Magensonde markierten Ösophagus
- Absenkung des linken Hauptbronchus
- links- oder auch beidseitiger Pleuraerguss.

Darüber hinaus weisen Verletzungen wie Rippenserienfrakturen, Sternumfraktur, Brustwirbelkörperfraktur oder Skapulafraktur auf schwere Begleitverletzungen hin, bei denen bei entsprechendem Unfallmechanismus mit einer thorakalen Aortenruptur gerechnet werden muss.

Pneumothorax, Hämatothorax und Mediastinalemphysem sind schwere Begleitbefunde, die einer sofortigen Therapie bedürfen. Ein ausgedehntes Emphysem lässt zusätzlich an eine Tracheal- oder Bronchusverletzung denken, so dass unabhängig vom Verdacht einer thorakalen Aortenruptur eine sofortige bronchoskopische Diagnostik durchgeführt werden muss. Da bei Versorgung der thorakalen Aortenruptur und auch anderer intraabdomineller Verletzungen eine Intubation und maschinelle Beatmung erforderlich ist, müssen Bronchus- und Trachealeinrisse vorher ausgeschlossen oder diagnostiziert werden, weil sie entweder eine spezielle Intubationstechnik erfordern (einseitige Intubation, Doppellumentubus) oder sogar eine Primärversorgung notwendig wird.

Mit Hilfe der TEE kann die Aortenruptur schnell und zuverlässig mit transportablem Gerät diagnostiziert werden. Die TEE kann zwar eine höhere Sensitivität bezüglich Herz- und Aortenverletzungen aufweisen, ist jedoch der radiologischen Schnittbilddiagnostik zum Teil unterlegen. Außerdem ist die Untersuchung in ihrer Aussagefähigkeit stark vom Untersucher abhängig (klinikinterne Logistik) und wegen des hohen Zeitaufwandes während der stabilisierenden Maßnahmen schwer realisierbar.

Goldstandard in der Diagnostik ist die **arterielle Angiographie** in Seldinger-Technik. An der Rupturstelle sieht man das typische sackförmige Kontrastmittelextravasat (Abb. B2-3). Zum Ausschluss weiterer Verletzungen sind stets die gesamte Aorta und ihre Abgänge darzustellen.

! Eine divertikelartige Ausstülpung des Ductus Botalli kann im Angiogramm eine Ruptur in „loco typico" vortäuschen.

Auf eine **Computertomographie** wird beim polytraumatisierten Patienten selten verzichtet. Die schnelle, hochauflösende Spiral-CT mit der Möglichkeit der multiplanaren Bilddarstellung kann als Angio-CT zuverlässig Aortenrupturen und auch kleinere, auf die Intima und Media begrenzte Aortenwandblessuren darstellen. Besonders aussagekräftig ist die CT bei der Diagnostik des traumatischen Aortenaneurysmas. Es ermöglicht die genaue Abgrenzung der Ausdehnung des Aneurysma spurium und die Beurteilung der Beziehung zum Aortenbogen und zu den benachbarten Organen. Es liefert damit wichtige Daten für die Operationsplanung.

Die Kernspintomographie kommt wegen der eingeschränkten Patientenzugänglichkeit sowie der längeren Untersuchungsdauer beim polytraumatisierten Patienten kaum zur Anwendung.

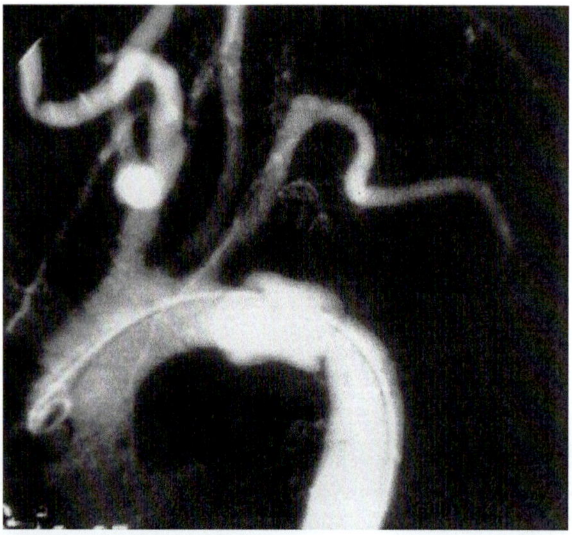

Abb. B2-3 57-jähriger Patient mit gedeckter zirkulärer Aortenruptur und Distraktion der Intima.

2.4 Therapie

2.4.1 Operative Standardverfahren

Operationsvorbereitung, Narkose und Lagerung werden in Kapitel D5 beschrieben.

Im Falle der Sofortoperation der Aortenruptur bei einem polytraumatisierten Patienten kann wegen der häufig bestehenden Gerinnungsstörung auf den Spinalkatheter zur Liquordrainage verzichtet und die Operation in der einfachen „Clamp-and-repair"-Technik durchgeführt werden.

Die linke Brusthöhle wird durch eine laterale anteroposteriore Thorakotomie im 4. Interkostalraum eröffnet. Die Präparation des Aortenbogens kann wegen des häufig ausgedehnten Hämatoms anspruchsvoll sein und muss besonders behutsam erfolgen, um eine Ruptur vor dem Setzen der Aortenklemmen zu verhüten. Der N.

phrenicus und der N. vagus mit dem den Aortenbogen umschlingenden N. laryngeus recurrens werden nach Möglichkeit dargestellt und geschont.

Häufig dehnt sich das pulsierende Hämatom bis in den distalen Aortenbogen aus, so dass es zunächst notwendig ist, die zentrale Aortenklemme zwischen den Abgängen der linken A. carotis communis und der A. subclavia zu setzen. Nachdem das Hämatom eröffnet und die Aortenruptur freigelegt sind, wandern die Klemmen möglichst nah an die Rupturstelle, um den Blutfluss in die A. subclavia und distalseitig in möglichst viele Interkostalarterien freizugeben (Abb. B2-4). Kogel berichtet über gute Erfahrungen mit dem von Wadouh beschriebenen supradiaphragmalen Gegenclamping der Aorta. Mit dieser Technik kann in dem zusätzlich ausgeklemmten distalen thorakalen Aortensegment, aus dem meistens die A. radicularis magna (Adamkiewicz) abgeht, durch Blockade des distalen Abflusses ein höherer Druck erzeugt werden. Andererseits empfiehlt Cooley die so genannte distale Exsanguination. Die periphere Aorta descendens wird bei dieser Methode nicht abgeklemmt und das Blut mit einem Cell-Saver während der Reparationsphase kontinuierlich abgesaugt. Auf diese Weise soll durch zusätzliche Senkung des Perfusionsdruckes ein mögliches ischämisches Rückenmarksödem dekomprimiert werden.

Bei der nur wenige Tage alten Ruptur ist die Direktnaht in vielen Fällen noch möglich. Zur besseren Übersicht kann bei der Teilruptur die gesamte Aortenzirkumferenz durchtrennt werden. Um die Spannung auf die Gefäßnaht zu reduzieren, mobilisieren wir den Aortenbogen in dem lockeren Mediastinalgewebe. Die direkte Naht erfolgt mit einem monophilen Faden der Stärke 3-0. Die Übersicht wird erleichtert, wenn die Hinterwand zunächst auf Distanz genäht wird. Im Aneurysmastadium muss fast regelmäßig zur Rekonstruktion eine Prothese interponiert werden. Die Ligatur einer größeren Anzahl von Interkostalarterien ist auch dann kaum notwendig.

Die Freigabe des Blutflusses nach der Rekonstruktion erfolgt schrittweise in enger Kooperation mit dem Anästhesisten, um die Declamping-Reaktion mit Blutdruckabfall und Freisetzung saurer Metaboliten zu beherrschen. Die direkte Naht bzw. die Protheseninterposition können meistens innerhalb einer Abklemmzeit von 30 Minuten fertiggestellt werden. Bei dieser Zeitdauer ist auch ohne weitere Protektionsmaßnahmen die Gefahr einer Rückenmarksischämie bzw. einer anhaltenden Niereninsuffizienz beim kreislaufstabilen Patienten gering. Jenseits dieser Abklemmzeit nimmt aber die Paraplegierate exponentiell zu.

Bei ausgedehnten, posttraumatischen Aneurysmen bevorzugen wir heute die Operation mit distaler Perfusion über einen temporären rechtsseitigen axillofemoralen Bypass (siehe Kap. D5). Neben der Ischämieprotektion von Nieren, Abdominalorganen und Rückenmark erleichtert das Bypass-Verfahren wegen der ausbleibenden Clamping- und Declamping-Reaktionen die Narkoseführung erheblich.

2.4.2 Alternative Verfahren

Die umschriebene Aortenwandläsion bei traumatischen Aortenrupturen und Aneurysmen scheint prädestiniert für die vergleichsweise wenig invasiven **endovaskulären** Reparationsverfahren mit einer endoluminalen Stent-gestützten Prothese. Die Morphologie des sackförmigen falschen Aneurysmas und die grundsätzlich gesunde Aortenwand mit normalem Aortenkaliber bieten gute Voraussetzungen für eine dauerhafte Verankerung einer den Defekt überbrückenden Stent-Prothese.

Problematisch können bei allen zurzeit verfügbaren Prothesenmodellen das Einführen des relativ starren

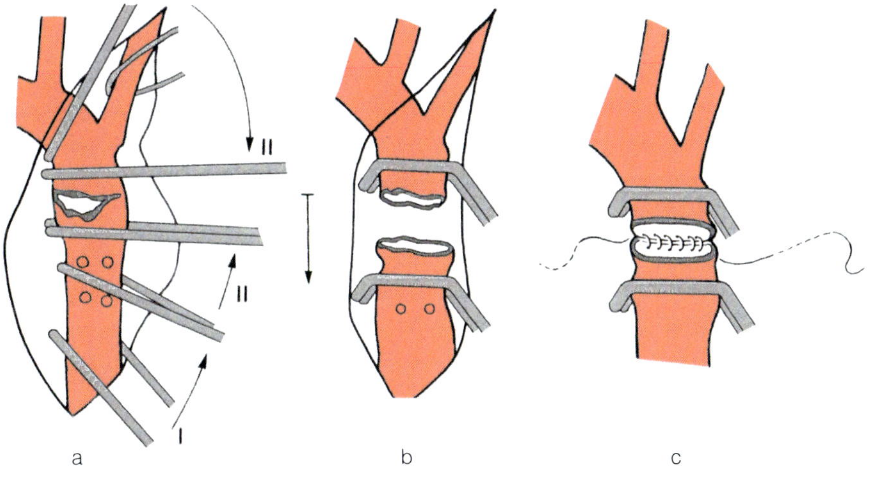

Abb. B2-4a–c Versorgung einer traumatischen Aortenruptur nach dem „Clamp-and-repair"-Prinzip.
a: Prinzip der kletternden Klemmen.
b: Annähern der Aortenstümpfe nach Mobilisierung des Aortenbogens.
c: Anziehen der fortlaufenden Distanznaht der Hinterwand.

Führungsrohrs in den Aortenbogen und das punktgenaue Entladen der Prothese bei subnormalen Blutdruckwerten sein. Die exakte Platzierung der Prothese ist wegen der abgehenden supraaortalen Arterien im Aortenbogen besonders wichtig. Mit der Transposition der linken A. subclavia auf die linke A. carotis communis können 1 bis 2,5 cm zusätzlich für die Verankerung der Prothese gewonnen werden. Bei keinem der acht bisher in der Literatur mitgeteilten endovaskulär behandelten Patienten trat postoperativ eine Paraplegie auf. In allen Fällen konnte eine vollständige und dichte Überbrückung des Aortenwanddefekts erreicht werden. Auch die eigenen Erfahrungen mit bisher vier endovaskulär behandelten Patienten bestätigen die optimalen Ergebnisse. Eine definitive Bewertung der endovaskulären Verfahren traumatischer Aortenrupturen kann zum jetzigen Zeitpunkt nicht getroffen werden und muss zukünftigen Entwicklungen vorbehalten bleiben.

2.5 Ergebnisse und Komplikationen

Die postoperative Paraplegierate liegt für die Frühoperation zwischen 5 und 20%, die Letalität zwischen 10 und 25%. Die meisten Patienten sterben an den schweren Begleitverletzungen. Günstiger sind die Ergebnisse für die Operationen mit aufgeschobener Dringlichkeit oder die des chronischen posttraumatischen Aneurysmas. Die Paraplegierate beträgt dann nur 1–3%, die Letalität weniger als 2%.

Die Hauptgefahr für den Patienten entsteht beim Clamping und Declamping der thorakalen Aorta anlässlich der Rekonstruktion. Besonders negativ wirkt sich hier ein vorhandener oder gerade erst beherrschter Schockzustand aus, zumal die Operation der thorakalen Aortenruptur erhebliche Rückwirkungen auf die kardiale Belastbarkeit des Herzens hat. Daher muss die Operation in enger Kooperation mit einem erfahrenen Anästhesisten erfolgen. Ohne Stabilisierung des Schockzustandes liegt die Rate des irreversiblen Herzversagens bei 50%. Durch das Konzept der aufgeschobenen Versorgung thorakaler Aortenrupturen konnte die Paraplegierate um ca. 50% gesenkt werden.

Ein postoperativer Hämatothorax muss rasch ausgeräumt werden, um einer Lungenatelektase, Schwartenbildung und der erhöhten Infektionsgefahr mit konsekutivem Empyem vorzubeugen.

Eine Rekurrensparese bedarf der logopädischen Behandlung.

Bei Abklemmzeiten unter 30 Minuten ist mit einem dauerhaften Nierenversagen nicht zu rechnen. Sollten die Nieren bereits vorgeschädigt sein oder ist vom präoperativen Befund her mit einer längeren Abklemmzeit zu rechnen, empfehlen wir, die Operation in distaler Perfusion durchzuführen. Auch aktuelle methodenvergleichende Metaanalysen bestätigen die „aktive“ distale Perfusion als beste Rückenmarksprotektion.

2.6 Nachbehandlung und Nachsorge

Nach Versorgung einer thorakalen Aortenruptur ist eine mehrtägige Behandlung auf einer intensivmedizinischen Einheit erforderlich. Abhängig von der pulmonalen Situation und der Sauerstoffsättigung erfolgt in den meisten Fällen eine mehrtägige kontrollierte Beatmung, insbesondere wenn gleichzeitig eine Lungenkontusion vorliegt. Wie bei allen polytraumatisierten Patienten ist auf eine Aufrechterhaltung sämtlicher Organfunktionen, insbesondere auf ausreichende Oxygenierung, Flüssigkeits- und Elektrolytzufuhr, zu achten. Bei schweren Infiltrationen der Lunge wird ggf. eine Lagerungsbehandlung (intermittierende Bauchlage) notwendig. Der postoperative Verlauf wird durch das Ingangkommen der Organfunktionen bestimmt (Niere, Lunge, Leber). Extremitätenverletzungen werden meist erst nach Stabilisierung der Gesamtsituation versorgt. Da nach Aortennaht auch mit einer partiellen Nahtruptur bzw. einem Nahtaneurysma gerechnet werden muss, sind regelmäßige Kontrolluntersuchungen für 1–2 Jahre mit Röntgen-Thoraxaufnahme und ggf. transösophagealer Sonographie erforderlich. Häufig wird von Versicherungen gefragt, ob die traumatische Aortenruptur durch Tragen eines Sitzgurts hervorgerufen wurde oder nicht.

Hierzu ist aus gutachterlicher Sicht zu sagen, dass die Anschnallpflicht dazu geführt hat, dass schwerwiegende Begleitverletzungen (vor allen Dingen des Gesichtes, des Schädels und Gehirns sowie der Extremitäten) weit zurückgegangen sind. Die traumatische Aortenruptur als solche scheint unabhängig davon in ihrer Frequenz weder abgenommen noch zugenommen zu haben. Die Frage, ob der Sicherheitsgurt eine Aortenruptur induziert hat, lässt sich also nicht mit letzter Sicherheit beantworten, so dass ein Zusammenhang gutachterlicherseits eher abzulehnen ist.

2.7 Literatur

Brundage SI, Haruff R, Jurkovick GJ, Maier RV: The epidemiology of thoracic aortic injuries in pedestrians. J Trauma 6 (1998) 1010–1014

Fabian TC, Richardson JD, Croce MA, Smith JS Jr, Rodman G Jr, Kearny PA, Flynn W, Ney AL, Cone JB, Luchette FA, Wisner SH, Scholten DJ, Beaver BL, Conn AK, Coscia R, Hoyt DB, Wall M,

Gates JD, Asensio JA, Enderson BL et al.: Prospective study of blunt aortic injury: Multicenter trial of the American Association for the Surgery of Trauma. J Trauma 42 (1997) 374–380

Gotzen L, Flory PJ, Otte D: Biomechanics of aortic rupture at classical location in traffic accidents. Thorac Cardiovasc Surg 28 (1980) 64–68

Greendyke RM: Traumatic rupture of aorta: Special reference to automobile accidents. JAMA 195 (1966) 527–530

Herpolsheimer F, Schiessler A, Angres M, Krülls-Münch J: Traumatische Aortenruptur-Diagnosestellung mittels transösophagealer Echokardiographie. Z Kardiol 9 (1997) 722–726

Kalmar P, Puschel K, Stubbe HM, Gultekin E: Delayed surgical therapy of acute aortic rupture. Zentralbl Chir 121 (1969) 750–755

Kato N, Dake MD, Miller DC, Semba CP, Mitchell RS, Razavi MK, Kee ST: Traumatic thoracic aortic aneurysm: treatment with endovascular stent-grafts. Radiology 205 (1997) 657–662

Kortmann H, Riel KA: Thorakale Gefäßverletzungen. Chirurg 59 (1988) 389–397

Kouchoukos NT, Dougenis D: Surgery of the thoracic aorta. N Engl J Med 336 (1997) 1876–1888

Maggissano R, Nathens A, Alexandrova NA: Traumatic rupture of the thoracic aorta: Should one always operate immediately? Ann Vasc Surg 9 (1995) 44–52

Malina M, Brunkwall J, Ivancev K, Lindblad B, Malina J, Nyman U, Risberg B: Late aortic arch perforation by graft-anchoring stent: complication of endovascular thoracic aneurysm exclusion. J Endovasc Surg 5 (1998) 274–277

Parmely LF, Mattingly TW, Manion WC, Jahnke EJ: Nonpenetrating traumatic injury of the aorta. Circulation 17 (1958) 1086–1101

Perreault P, Soula P, Rousseau H, Otal P, Massabuau P, Meites G, Cerene A, Joffre F: Acute traumatic rupture of the thoracic aorta: delayed treatment with endoluminal covered stent. A report of two cases. J Vasc Surg 27 (1998) 538–544

Segesser LK v., Fischer A, Vogt P, Turina M: Diagnosis and management of blunt great vessel trauma. J Card Surg 12 (1997) 181–186

Semba CP, Mitchell RS, Miller DC, Kato N, Kee ST, Chen JT, Dake MD: Thoracic aortic aneurysm repair with endovascular stent-grafts. Vasc Med 2 (1997) 98–103

Townsend RN, Colella JJ, Diamond DL: Traumatic rupture of the aorta – Critical decision for trauma surgeons. J Trauma 30 (1990) 1160–1174

van Oppel UO, Dunne TT, De Groot KM, Zilla P: Spinal cord protection in the absence of collateral circulation: meta-analysis of mortality and paraplegia. J Card Surg 6 (1994) 685–691

Vollmar JF, Kogel H, Cyba-Altunbay S, Kunz R: Traumatische Rupturen der thorakalen Aorta. Langenb Arch Chir 371 (1987) 71–84

Warren RL, Akins CW, Conn AK, Hilgenberg AD, McCabe CJ: Acute traumatic disruption of the thoracic aorta: emergency department management. Ann Emerg Med 21 (1992) 391–396

B2

C

Kompressionssyndrome

Unter dem Namen „Kompressionssyndrome“ werden eine Anzahl von Krankheitsbildern zusammengefasst, deren führende Symptomatik aus einer permanenten Irritation neurovaskulärer Strukturen herrührt. Sie entstehen dort, wo präformierte anatomische Engen eine zusätzliche Normabweichung bzw. Pathologie nicht mehr asymptomatisch tolerieren, wie z. B. im Schultergürtelbereich oder in der Fossa poplitea.

Die funktionelle Anatomie unseres Körpers übt an verschiedenen Stellen temporären Druck auf Gefäße und Nerven aus, ohne dass daraus ein Krankheitswert abgeleitet werden kann. Auch wenn mit der verbesserten apparativen Diagnostik heute viele dieser Zustände erkannt werden, ist eine präventive Behandlung von Kompressionsphänomenen nicht angezeigt.

Ein klinisches Problem entsteht erst dann, wenn sekundäre Faktoren (Körperwachstum, Körperhaltung, muskulärer Trainingszustand, Gefäßelongation, Krankheiten) zu einer weiteren Verschmälerung des anatomischen Engpasses führen. Dann entwickelt sich eine neurovaskuläre Pathologie im Sinne des Kompressionssyndroms, die spezifische Komplikationen nach sich zieht und die therapiert werden muss. Am effektivsten ist dabei die anatomische Korrekturoperation.

Einige der vorgestellten Kompressionssyndrome wie das „thoracic outlet syndrome“ oder das „entrapment“ der A. poplitea gelten heute als gesichertes medizinisches Wissen. Andere wie die externe Einengung des Truncus coeliacus oder der A. carotis interna werden hinsichtlich ihrer hämodynamischen Relevanz noch nicht einheitlich bewertet. Neuere Formen wie das chronische Faszienkompressionssyndrom des Unterschenkels zeugen von der Variabilität einengender Strukturen und ihrer unterschiedlichen Pathogenese.

Mit der Entwicklung der modernen Medizin und der veränderten Morbidität der Bevölkerung ist die Entdeckung weiterer funktionsanatomischer Engpässe zu erwarten. Ob es sich dabei um „normale“ Kompressionsphänomene oder behandlungsbedürftige Kompressionssyndrome handelt, muss jeweils kritisch geprüft werden.

B. Luther

C1 Kompressionssyndrome der Arteria carotis interna

B. Luther

1.1 Ätiologie

Unter dem Karotiskompressionssyndrom wird eine Einengung der A. carotis interna durch den N. hypoglossus verstanden. Aufgrund der permanent rezidivierenden Irritation kann sich eine chronische Wandläsion dieser hirnversorgenden Arterie mit komplikativer Dissektion und/oder Aneurysmabildung entwickeln.
Die Inzidenz des noch weitgehend unbekannten Krankheitsbildes ist bisher nicht zu eruieren, da die Genese der Karotiskompression durch den N. hypoglossus vielerorts nicht erkannt und anerkannt wird. Van Dongen berichtete 1996 über eine Häufung von 10% in seinem kleinen Krankengut mit Dissektionen der A. carotis interna. Balzer und Knoob erwähnen im gleichen Jahr 56 eigene Fälle, allerdings ohne Angabe einer Inzidenz.
In der Regel handelt es sich, wie insgesamt bei der Karotisdissektion, um junge Menschen im Alter von 20–40 Jahren, auch Fälle bei Kindern wurden beobachtet. Daher sind die histologischen Befunde der Gefäßresektate überwiegend sklerosefrei (57%). Nur in 18% fanden sich arteriosklerotische Wandläsionen, die eine sekundäre Genese (Reparationsvorgänge) haben können. Bei weiteren 20% wurde eine Elongation der A. carotis interna gefunden (cave: Hypertonie). Aneurysmen der Arterie im Bereich der Hypoglossuskreuzung wurden ebenfalls beschrieben.
Der Kompressionsmechanismus der A. carotis interna wird erst bei relevanter Gefäßeinengung bzw. zerebraler Embolisation klinisch manifest. Auslösend für eine „spontane“ Dissektion können Bagatelltraumen (Sturz, Distorsionen, blande Schädel-Hirn-Traumen), aber auch chiropraktische Maßnahmen, sportliche Anstrengungen oder brüske Kopfbewegungen (Husten, Niesen, Pressen, Überdrehung des Kopfes nach hinten) sein.
Schädigungen des N. hypoglossus durch vaskuläre Läsionen stellen eine Rarität dar.

1.2 Spezielle Anatomie

Die A. carotis interna entspringt in Höhe des Oberrandes des vierten Halswirbelkörpers und des Schildknorpels aus der A. carotis communis (Trigonum caroticum). Im weiteren zervikalen Verlauf nimmt die abzweiglose A. carotis interna zur A. carotis externa eine dorsale oder dorsomediale Position ein. Seltener sind mediale oder ventromediale Verläufe. Erst im Spatium parapharyngeum erfolgt die endgültige mediale Deviation der A. carotis interna.
Während die A. carotis interna nach ventral durch Weichteilstrukturen (Platysma, M. sternocleidomastoideus, M. digastricus, oberflächliche Halsfaszie) geschützt wird, bilden die dorsal gelegene Lamina praevertebralis der Fascia cervicalis und die Halswirbelsäule eine feste Unterlage ohne Ausweichmöglichkeiten.
Der eigentliche Kompressionsmechanismus auf die A. carotis interna wird mit der Überkreuzung durch den N. hypoglossus und die A. occipitalis erklärt (Abb. C1-1). Der N. hypoglossus (N. XII) zieht ebenso wie der N. glossopharyngeus (N. IX) von laterodorsal nach medial und versorgt dort die Zungenmuskulatur. Dabei überquert er etwa 2 cm oberhalb der Bifurkation die A. carotis interna und erreicht hier ein kräftiges Ka-

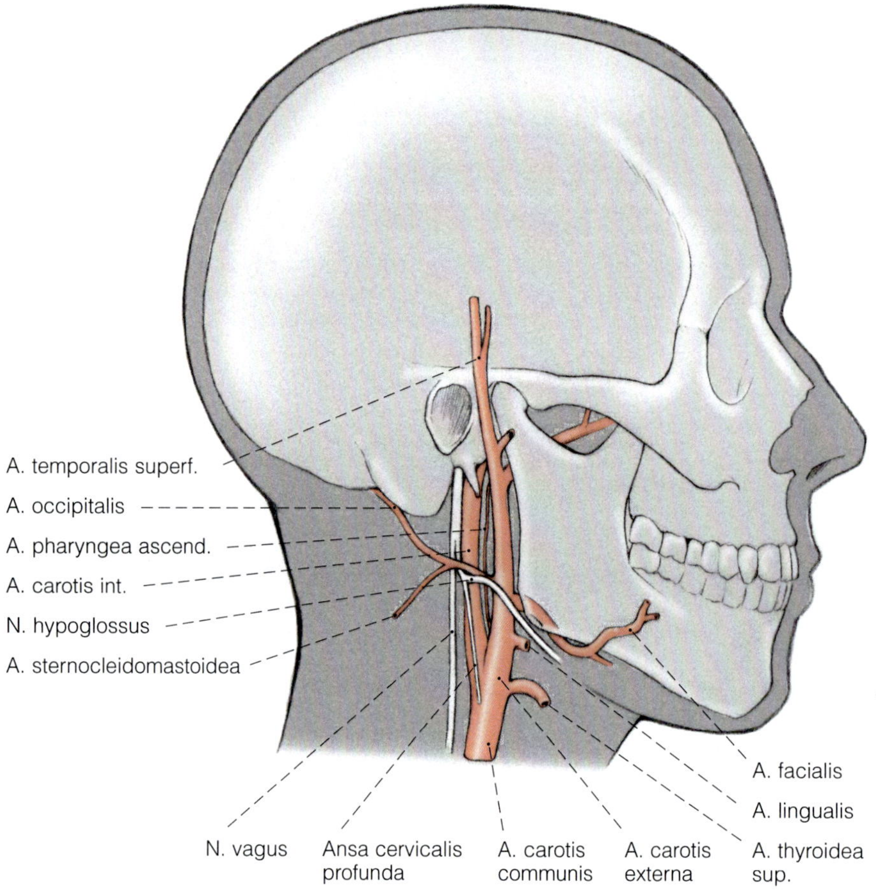

Abb. C1-1 Lagebeziehungen der Arterien und Nerven im Trigonum caroticum (schematisch).

liber von 2–3 mm. Zusätzlich wird der N. hypoglossus durch weitere anatomische Gegebenheiten über die A. carotis interna gespannt:

- kraniale Fixation durch gemeinsame Nervenscheide mit dem N. vagus (N. X)
- kaudaler Zug durch die ca. 2 cm oberhalb der Karotisbifurkation aus dem N. hypoglossus entspringende Radix superior der Ansa cervicalis, die ein Kaliber bis zu 2 mm erreichen kann
- Umschlingung des N. hypoglossus und kaudaler Zug durch die aus der A. carotis externa entspringende A. occipitalis mit ihrem Ramus sternocleidomastoideus und ihrer Begleitvene.

Durch diese Anatomie kann der N. hypoglossus wie ein straffes Band die A. carotis interna auf ihrer Unterlage fixieren. Es entsteht ein Locus minoris resistentiae für das pulsierende und sich mit dem Lebensalter sowie bei Erkrankungen (Hypertonus) verändernde Gefäß. Spezielle Bewegungsmomente des Kopfes (Extension, Rotation) können eine Verziehung der A. carotis interna nach medial und eine Einschnürung in Höhe der Hypoglossuskreuzung (Entrapment-Phänomen) bewirken. Leichenbefunde haben einen solchen Kompressionsmechanismus bei zwei Dritteln nachweisen können. Durch das permanente, ständig wiederkehrende Gefäßtrauma sind Intimaläsionen mit Wanddissektionen, Aneurysmabildungen und degenerative Verschlussprozesse (fibrös-sklerosierende Intimanarbe) erklärbar. Über seltene Lagebeziehungen zwischen N. hypoglossus und A. vertebralis wurde ebenfalls berichtet.

Neben dieser externen Hypothese wird auch eine interne muskuläre Besonderheit der A. carotis interna diskutiert. Wie pathologisch-anatomische Untersuchungen zeigen konnten, wechselt die Beschaffenheit der arteriellen Gefäßwand von einem elastischen zu einem muskulären Typ. Man nimmt an, dass Dissektionen hier ihren Ausgang nehmen. Die Höhe dieser Umschaltstelle entspricht bei der A. carotis interna der Hypoglossusüberkreuzung. Es wäre denkbar, dass sowohl die Windkesselfunktion des elastischen Sinus caroticus als auch die kranial begrenzende und unter bestimmten Bedingungen strangulierende Wirkung des N. hypoglossus das Kompressionssyndrom der A. carotis interna auslösen.

1.3 Symptomatik

Die klinischen Beschwerden sind neurologischer Natur und werden v. a. durch zerebrale Durchblutungsstörungen geprägt. Entsprechend der Verschlussmorphologie und der hämodynamischen Beanspruchung der A. carotis interna sind asymptomatische Verläufe, aber auch transitorisch ischämische Attacken bis hin zu manifesten zerebralen Insulten möglich.

Einige Patienten geben ipsilaterale Hals-, Gesichts- und/oder Kopfschmerzen an. Pathognomonisch für eine Karotisdissektion ist die Ausbildung eines gleichseitigen Horner-Syndroms.

1.4 Diagnostik

Das Kompressionssyndrom der A. carotis interna wird erst intraoperativ gesichert (Abb. C1-2 und C1-3). Auch dies ist in manchen Fällen noch schwierig, da die notwendige Wundspreizung die anatomischen Verhältnisse verzerrt wiedergibt.

Unter den bildgebenden Verfahren hat die Angiographie (i. a.-DSA) die höchste Sensitivität. Insbesondere Schnürfurchen und poststenotische Dilatationen in Höhe der Hypoglossuskreuzung weisen bei unauffälliger proximaler A. carotis interna auf eine externe Kompression hin (Abb. C1-4). Verdächtig ist auch der spitz zulaufende Verschluss (hot spot) des Gefäßes in dieser Region (Abb. C1-5). Da sich Verschlussmechanismen nicht selten auch auf der kontralateralen Seite abspielen, ist eine beidseitige Karotisangiographie angezeigt.

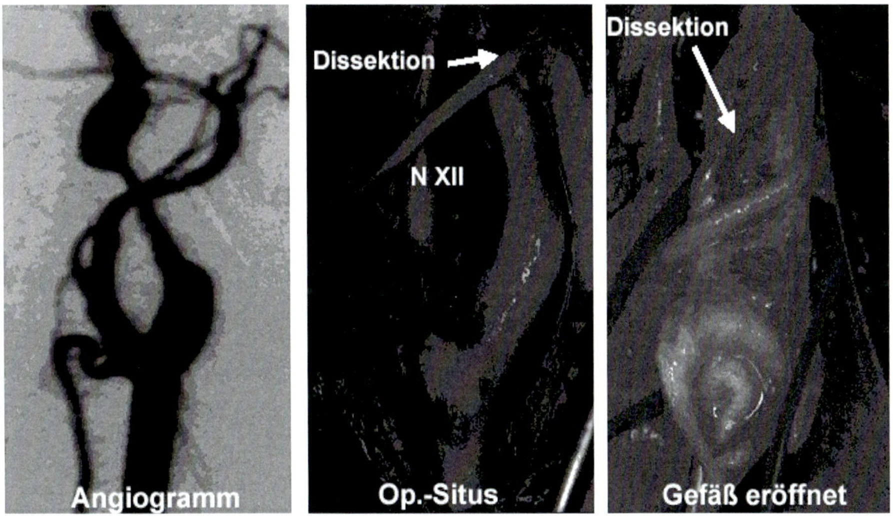

Abb. C1-2 Intraoperativer Situs mit in die Hypoglossusgabel eingeklemmter A. carotis interna.

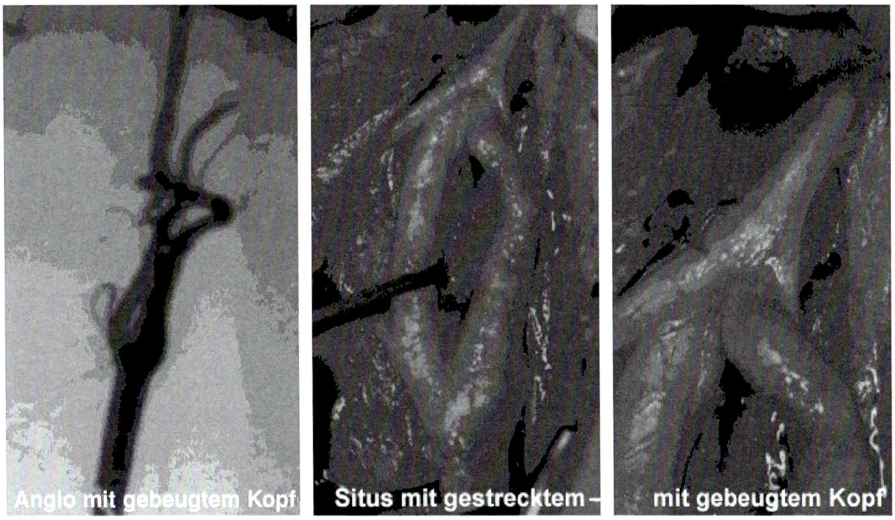

Abb. C1-3 Intraoperativ eröffneter Karotisbulbus. Der straff über die A. carotis interna gespannte N. hypoglossus kann die lokalen degenerativen Wandveränderungen des Gefäßes mit anschließender Dissektion erklären.

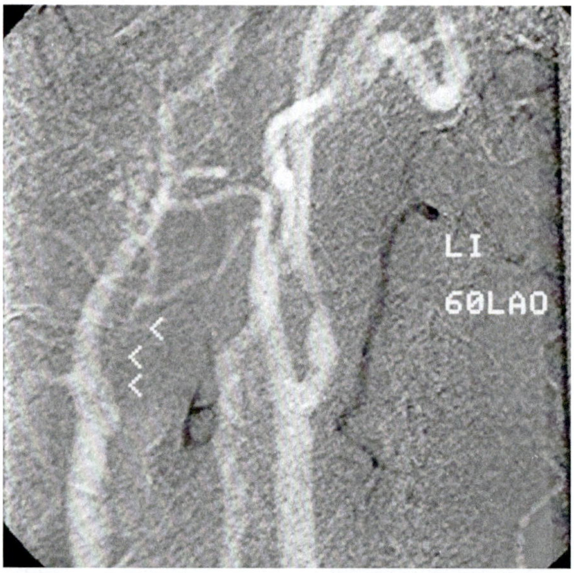

Abb. C1-4 Einengung der A. carotis interna links in Höhe der Hypoglossuskreuzung (i.a.-DSA, frontal). Rechts besteht eine Pseudookklusion des gleichen Gefäßes.

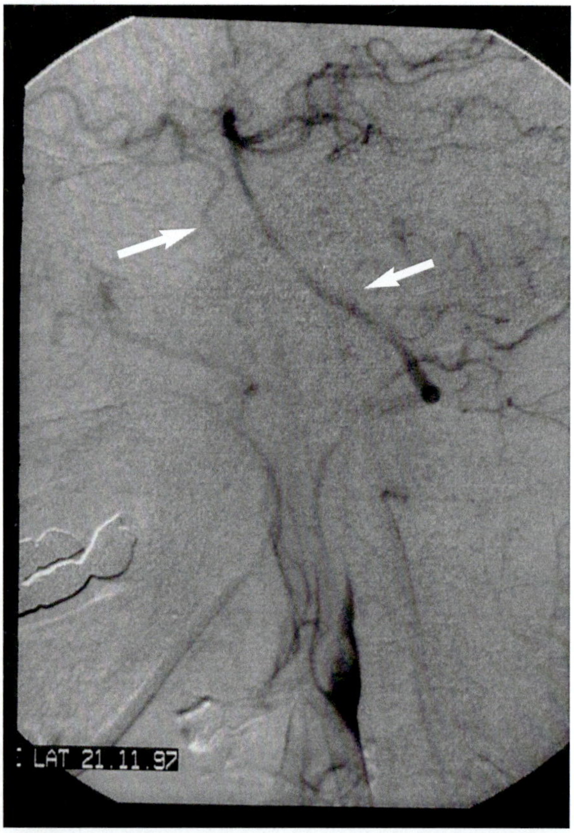

Abb. C1-5 Spitz zulaufender Verschluss der A. carotis interna an der Hypoglossusgabel bei akuter Dissektion (i.a.-DSA, frontal).

Duplexsonographisch kann der Verschlussprozess der A. carotis interna ebenfalls nachgewiesen werden, allerdings ohne exakte Evaluierung der Krankheitsgenese. Deshalb gilt diese Methode hier nur als hinweisende Vorfelddiagnostik. Weitere Verfahren (CT, MRT, MRA) können ebenfalls dem Nachweis des vaskulären Prozesses dienen. Ein Kompressionsmechanismus ist hiermit bisher aber nicht verifizierbar.

Differentialdiagnostisch sind andere vaskuläre Grunderkrankungen auszuschließen. Insbesondere Sonderformen der Arteriosklerose (verruköse Plaques), fibromuskuläre Dysplasien, zystische Mediadegenerationen u. Ä. können eine identische Morphologie zeigen. Auch andere vaskuläre Pathologien (abnorme Membrana elastica interna, Moya-Moya-Erkrankung) werden diskutiert.

1.5 Therapie

Obwohl die akute Dissektion der A. carotis interna trotz komplikationsreichen Langzeitverlaufs vielerorts als Domäne für ein konservatives Procedere gilt, besteht bei Verdacht auf ein externes Kompressionssyndrom chirurgischer Handlungsbedarf. Dies gilt insbesondere für das akute Zeitintervall (4–6 Stunden nach Ereignisbeginn), wenn das zerebrale Defizit noch nicht irreversibel ist. Bei nicht so dramatischer Symptomatik (Stadium II der zerebralen Ischämie) sollte jedem Verdacht auf eine externe Karotiseinengung operativ nachgegangen werden.

Die Grundzüge der akuten und elektiven Karotischirurgie sind in Kapitel E2 und F1 abgehandelt. Bei der für den besprochenen Kompressionsmechanismus typischen Gefäßläsion sind die Resektion des veränderten Karotisabschnitts und der Ersatz durch ein Veneninterponat (proximale V. saphena magna) oder eine PTFE-Prothese das Verfahren der Wahl (Abb. C1-6). In seltenen Fällen gelingt die operative Behandlung der Karotisdissektion auch durch Thrombektomie und Intimaresektion. Da die Eingriffe sich häufig schädelbasisnah ausweiten, sei auf die von Sandmann entwickelte Tunnelpräparation hingewiesen. Hierbei müssen alle kreuzenden Nerven (N. hypoglossus, N. glossopharyngeus) sorgfältig geschont werden, um postoperative Sprach- und Schluckstörungen zu vermeiden. Zur Qualitätskontrolle können intraoperativ ein Elektroenzephalogramm und somatotroph-sensibel evozierte Potentiale abgeleitet sowie der Blutfluss elektromagnetisch gemessen werden. Postoperativ dient eine Angiographie der visuellen Ergebniskontrolle.

Bei der Präparation werden sowohl die A. und V. sternocleidomastoideae als auch die Ansa cervicalis disseziert und die Verbindung des N. hypoglossus mit dem

N. vagus gespreizt. Somit ist ein möglicher Kompressionsmechanismus bereits a priori unterbrochen.

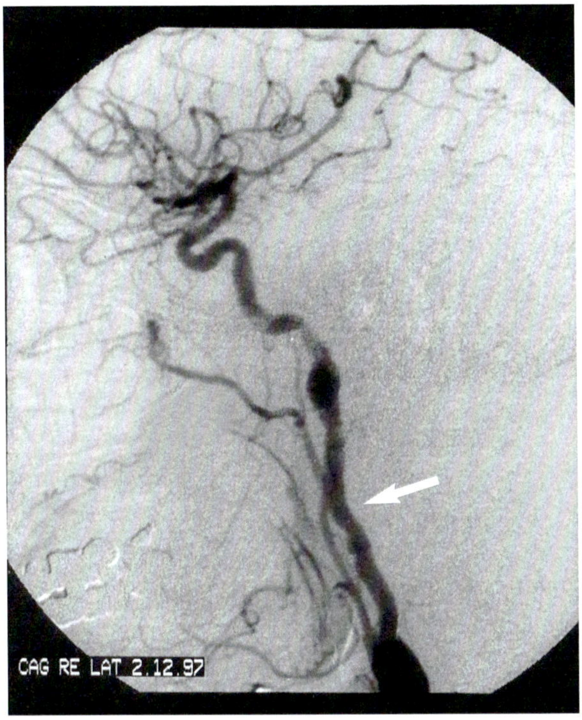

Abb. C1-6 Gleicher Patient wie Abb. C1-4. Zustand nach Karotisresektion und Veneninterposition (↑) mit Wiederauffüllung der distalen Strombahn (i.a.-DSA, lateral).

1.6 Komplikationen und Nachbehandlung

Die Komplikationen der operativen Behandlung der kompressionsbedingten Karotisläsion entsprechen den in den Kapiteln E2 und F1 abgehandelten möglichen Therapiefolgen. Dies gilt auch für die Nachbehandlung.

Anzumerken bleibt lediglich die Intervallkontrolle einer bislang asymptomatischen kontralateralen A. carotis interna, da auf der Gegenseite möglicherweise analoge Schädigungsprozesse ablaufen können. Die Notwendigkeit einer präventiven Untersuchung von Blutsverwandten in Bezug auf eine genetische Disposition bleibt wie bei anderen Risikoerkrankungen zukünftigen gesundheitspolitischen Richtlinien vorbehalten.

1.7 Literatur

Balzer K, Wozasek G, Carstensen G: Stenosen und Verschlüsse der Arteria carotis interna infolge Strangulation durch den Nervus hypoglossus. VASA Suppl 23 (1988) 319–321

Balzer K, Knoob HG: Das Entrapment-Phänomen der A. carotis interna. In Hepp W (Hrsg.): Neuro-vaskuläre Kompressionssyndrome. Blackwell, Berlin–Wien 1996 (136–143)

Bürrig KF, Solms A: Mediastruktur, Mediabreite und druckabhängige Dehnbarkeit des Sinus caroticus beim Menschen. Eine Untersuchung zur Frage der Bedeutung von Lokalfaktoren für den Werdegang sklerotischer Plaques. Pathologe 13 (1992) 135–140

van Dongen RJAM: Dissektion der A. carotis interna infolge Kompression durch den N. hypoglossus. In Hepp W (Hrsg): Neuro-vaskuläre Kompressionssyndrome. Blackwell, Berlin–Wien 1996 (133–135)

Hart RG, Easton JD: Dissection of cervical and cerebral arteries. Neurol Clin 1 (1983) 155–182

Henne M, Morano JU, Russel WF: Intermittent occlusion of internal carotid artery by hypoglossal nerve. Am J Neurol Radiol 7 (1988) 791–793

Marx A, Busse O: „Spontane" Dissektion hirnversorgender Arterien. Angio 9 (1987) 247–261

Mauersberger W: Cerebrale Durchblutungsstörungen und Parese des Nervus hypoglossus bei extremer Schlingenbildung der Arteria carotis interna. Neurochirurgie 17 (1974) 91–95

Pozzati E, Giuliani G, Acciarri N et al.: Long-term follow-up of occlusive cervical carotid dissection. Stroke 21 (1990) 528–531

Sandmann W, Kniemeyer HW, Jaeschok R et al: Techniques to facilitate the surgical approach to high carotid artery lesions. In: Veith FJ (ed.): Current critical problems in vascular surgery. Vol 2. Quality Medical Publishing, St. Louis 1990 (446–450)

Tschabitscher M: Eine seltene Lagebeziehung zwischen A. vertebralis und N. hypoglossus. Gegenbaurs Morphol Jahrb 118 (1972) 570–574

Wozasek GE, Balzer K: Strangulation of the internal carotid artery by the hypoglossal nerve. J Trauma 30 (1990) 332–335

Wozasek GE, Balzer K: Der anatomische Isthmus im Karotisdreieck. Unfallchirurg 94 (1991) 204–207

C2 Kompressionssyndrome der oberen Thoraxapertur

B. Luther

2.1 Inzidenz und Ätiologie

Das Kompressionssyndrom der oberen Thoraxapertur bezeichnet mehrere neurovaskuläre Krankheitsbilder, die durch Druckschädigung des subklavialen Gefäß-Nerven-Bündels entstehen.

Betroffen sind vorwiegend jugendliche leptosome Patienten mit asthenischer Konstitution. Muskulöse Patienten haben das Kompressionssyndrom eher erworben. Die Häufigkeit der Erkrankung beträgt in der mitteleuropäischen Bevölkerung ca. 1%, wobei eine Halsrippe dabei nur in 10–20% beteiligt ist.

Pathologisch-anatomisch besteht eine Enge des kostoklavikulären Raums, die einerseits durch wachstumsbedingte Nähe von Klavikula, erster Rippe und kurzer Halsmuskulatur (aufrechter Gang) schon vorgegeben ist, andererseits aber durch angelegte Halsrippen, Anomalien des Schultergürtels sowie Besonderheiten der zervikalen Band- und Muskelinsertion kompliziert werden kann. Hypertrophien der kurzen Halsmuskeln, die oft mit fibröser Umwandlung des Sehnenapparates verbunden sind und gehäuft z. B. bei Sportlern oder Bodybuildern beobachtet werden, deuten auf eine externe Genese hin. Auch posttraumatische Situationen, wie eine überschießende Kallusbildung nach Klavikulafrakturen, die subakromiale Humeruskopfluxation oder ein Dezelerationstrauma der Halswirbelsäule sind in die Ätiologie neurovaskulärer Kompressionssyndrome des Schultergürtels mit einzubeziehen.

Entsprechend der betroffenen anatomischen Struktur unterscheidet man ein Thoracic-outlet-Syndrom (Plexus brachialis, A. subclavia) von einem Thoracic-inlet-Syndrom (V. subclavia).

2.2 Spezielle Anatomie

Zu den zahlreichen Formen des Kompressionssyndroms der oberen Thoraxapertur zählen:

- Skalenussyndrom
- Scalenus-minimus-Syndrom
- Kostoklavikularsyndrom
- Pectoralis-minor-Syndrom
- Hyperabduktionssyndrom
- Halsrippensyndrom
- Paget-von-Schroetter-Syndrom.

Für das pathologische Verständnis dieser Kompressionssyndrome sind anatomisch-architektonische und funktionelle Kenntnisse des Schultergürtels erforderlich (Abb. C2-1).

Die Schlüsselrolle in der Genese des Kompressionssyndroms der Apertura thoracica superior spielt die erste Rippe, welche vom Manubrium sterni bogenförmig zum ersten Brustwirbelkörper zieht. In ihrem nahezu horizontalen Verlauf unterschreitet sie das Gefäßnervenbündel, so dass zwischen Klavikula und erster Rippe nur noch ein schmaler Spalt verbleibt und bereits die normale Anatomie einen Sulcus a. subclaviae und einen Sulcus v. subclaviae an der ersten Rippe beschreibt. Schon geringfügige Normvarianten oder funktionelle Fehlhaltungen lassen eine kostoklavikuläre Kompression denkbar erscheinen, zudem, wenn man berücksichtigt, dass sich Klavikula und erste

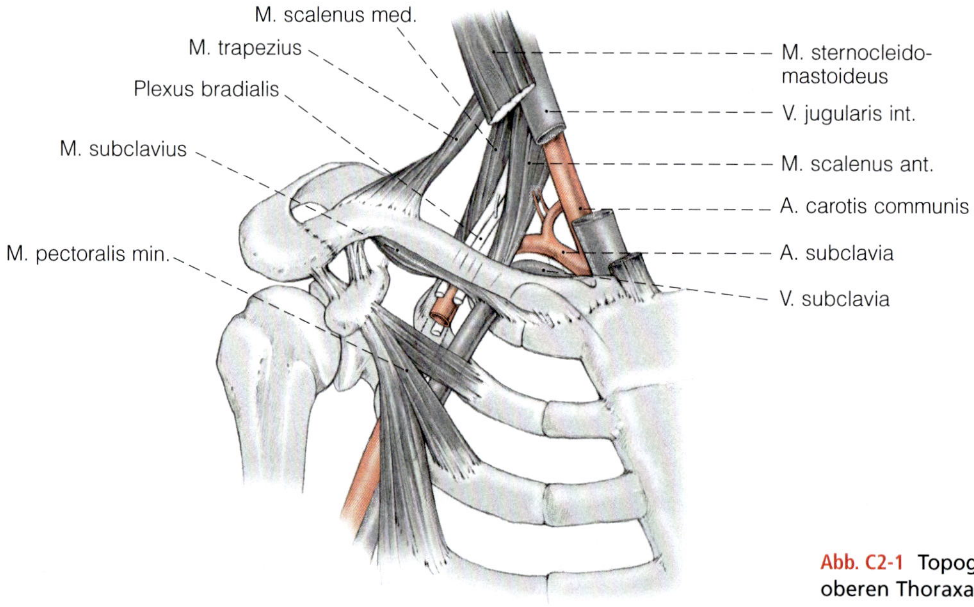

Abb. C2-1 Topographischer Situs der oberen Thoraxapertur (schematisch).

Rippe bei Abduktion des Armes scherenartig gegeneinander bewegen. Eine weitere ossäre Prädilektion stellt das Vorhandensein einer siebten Halsrippe dar, wie sie bei 0,5–1,0% der Bevölkerung vorkommt. Da die Insertionsstelle oft die erste Rippe ist, kann es leicht zu Kompressionserscheinungen und Abknickungen, insbesondere der A. subclavia, kommen.

Die erste Rippe ist Ansatzort vieler kurzer Halsmuskeln, die als Atemhilfsmuskulatur eine Rolle spielen. Bedeutsam ist vor allem der M. scalenus anterior, welcher zwischen A. und V. subclavia verläuft. Lateral werden A. subclavia und Plexus brachialis vom M. scalenus medius begrenzt (Skalenuslücke). Schließlich ummantelt der M. scalenus minimus die neurovaskulären Strukturen. Infraklavikulär verläuft ventral der Gefäße und Nerven der M. subclavius, welcher ebenfalls an der ersten Rippe ansetzt und etwas tiefer, aber ebenfalls über dem Gefäß-Nerven-Bündel verläuft der M. pectoralis minor. Letztlich wird die Apertura thoracica superior durch einen ausgeprägten Bandapparat stabilisiert. Bekannt sind das Lig. costo-pleuro-vertebrale (nervale Kompression), ein lateralisiertes Lig. costo-claviculare (venöse Kompression) und akzessorische Sehnen des M. scalenus anterior.

Diese engen anatomischen Verhältnisse bieten die Voraussetzung für verschiedene Formen der angeborenen, erworbenen und posttraumatischen Kompression des subklavialen Gefäß-Nerven-Bündels. Die variantenreiche Anatomie erklärt auch die Schwierigkeiten bei der Zuordnung einer einzelnen Ursache für das Kompressionssyndrom sowie dessen oft komplexen Charakter.

2.3 Symptomatik

Die klinischen Beschwerden setzen meist zwischen dem 20. und 30. Lebensjahr nach Abschluss des Körperlängenwachstums ein. Sie sind entweder neurologischer Natur (95%) oder vaskulär bedingt (5%). Meist kommen aber vielschichtige Verflechtungen vor.

Das neurologische Kompressionssyndrom ist sehr häufig Vorbote und Begleitsymptom vaskulärer Affektionen. Es wird zwischen einer hohen Plexuskompression (C5–C7) mit lateralen und dorsalen Hals- und Kopfschmerzen, Schulterschmerzen, Schmerzen des lateralen (ulnaren) Armes, der Hand und der Finger im ulnaren Versorgungsgebiet sowie einem unteren Plexussyndrom mit einem innenseitigen Schulter-Arm-Schmerz bis hin zu den Fingern unterschieden. Zusätzlich werden nächtliche Kribbelparästhesien und die Unmöglichkeit, mit erhobenen Armen zu schlafen, beklagt. Sympathische Nebeneffekte (kühler Schweiß) sind häufig. Die erhebliche Schmerzsymptomatik führt zu einer Schonhaltung des Armes, welche verbunden mit der Neuropathie eine Muskelatrophie mit Einbuße an grober Kraft und Verlust an Feinmotorik mit sich bringt. Nicht selten liegt Berufsunfähigkeit vor. Besteht das Krankheitsbild länger, so führt die traumatische Dauerirritation zur bindegewebigen fibrösen Durchsetzung des Nervengewebes ohne die Möglichkeit einer Restitutio ad integrum.

Die arterielle Kompression verursacht wegen der dominanten Versorgungsaufgabe der A. subclavia eine Claudicatio intermittens des Armes. Roos beschrieb vier Schweregrade:

I asymptomatisch
II symptomatisch
III aneurysmatische Dilatation
IV arterielle Embolisation.

Leitsymptome sind die rasche Ermüdbarkeit der oberen Extremität bei Hyperabduktion, Schmerzen sowie Blässe und Kälte der Hand. Auch über Sensibilitätsstörungen wird geklagt. Infolge der ständigen mechanischen Gefäßwandirritation kommt es in der Regel zur Thrombenbildung, die Anlass für Mikro- und Makroembolien, aber auch für akute thrombotische Gefäßokklusionen sein kann. Punktförmige Hautnekrosen, ein Digitus mortuus Reilii oder eine ischämische Hand zeugen von dieser Komplikation. Nicht selten degeneriert der poststenotische Abschnitt der A. subclavia aneurysmatisch. Solche Aneurysmen stellen ebenfalls ein hohes Thromboembolierisiko dar.

Die venöse Lumeneinengung ist mit Schwere- und Spannungsgefühlen im gesamten Arm verbunden. Es kommt zur chronischen venösen Stauung und gelegentlich zur tiefen Venenthrombose des axillosubklavialen Abschnitts (Paget-von-Schroetter-Syndrom). Dann treten eine erhebliche Schwellung und Gebrauchseinschränkung der oberen Extremität ein.

2.4 Diagnostik

Die sichere Abklärung eines Kompressionssyndroms der oberen Thoraxapertur ist nicht einfach, da neben der Differentialdiagnose vertebrogener oder radikulärer Läsionen der Halswirbelsäule die psychische Labilität der oft jahrelang falsch verstandenen Patienten zu berücksichtigen ist. Die subtile Anamneseerhebung kann bereits typische Hinweiszeichen auf die neurovaskuläre Kompression erbringen (Beruf, Sport, Hyperabduktionsschmerz, nächtliche Symptomatik). Inspektion und Palpation dienen der Beurteilung von Hautkolorit, Temperatur, Schweißabsonderung, Umfangsvermehrung und Venenzeichnung sowie der groben Kraft der oberen Extremität und der Empfindlichkeit nervaler Druckpunkte (N. ulnaris, N. medianus). Hinweisend für das Krankheitsbild sind mehrere Funktionstests:

AER-Test (abduction elevation external rotation test): Beide Arme werden 90 Grad abduziert und nach außen rotiert. Sodann führt der Patient 3 Minuten lang kräftige Faustschlussübungen durch. Bei Ermüdungserscheinungen und Kribbelparästhesien gilt der Test als positiv und nahezu beweisend für ein Kompressionssyndrom des Schultergürtels.

Drehung und/oder Neigung des Kopfes zur Gegenseite: Bei Schmerzen an der Außenseite des Armes bis in die Finger I–II hinein ergibt sich der Verdacht auf eine obere Plexuskompression.

Hyperabduktionstest nach Wright: Hierbei wird der Pulsstatus am auf 180 Grad abduzierten und außenrotierten Arm erhoben. Tritt ein Pulsverlust ein, so gilt ein Thoracic-outlet-Syndrom als wahrscheinlich.

Prinzipiell wird eine Röntgen-Aufnahme der Halswirbelsäule, des Schultergürtels und des Thorax in zwei Ebenen gefordert, wobei bereits ossäre Atypien erkannt werden können. Um vaskuläre Kompressionseffekte

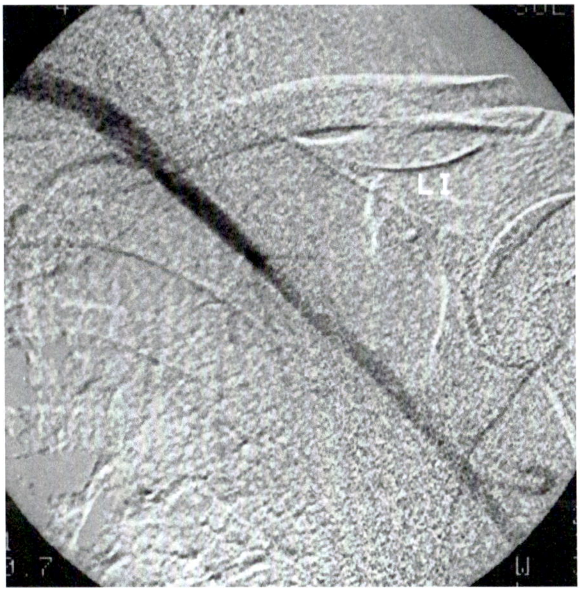

Abb. C2-2 Schulter-Arm-Arteriographie (DSA, frontal) in Normalstellung des Armes (Adduktion).

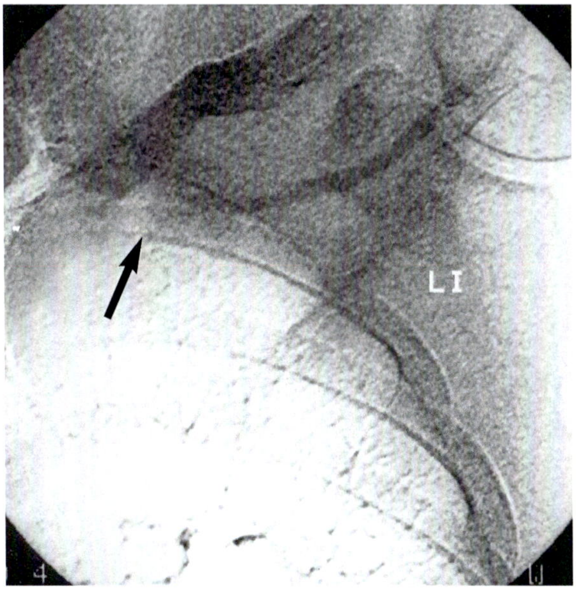

Abb. C2-3 Schulter-Arm-Arteriographie (DSA, frontal) bei eleviertem Arm. Deutlich wird der Kompressionseffekt auf die A. subclavia sichtbar (↑).

nachzuweisen, empfiehlt sich die Durchführung einer Schulter-Arm-Arteriographie in DSA-Technik. Zur Imitation des Kompressionsmechanismus werden die Aufnahmen in normaler adduzierter und elevierter Armposition angefertigt (Abb. C2-2 und C2-3). Durch diese Technik gelingt es, auch thrombotische Auflagerungen und aneurysmatische Veränderungen der A. subclavia sichtbar zu machen. Die simultan vorgenommene Brachialisangiographie gestattet zusätzlich eine Beurteilung der Arm- und Handdurchblutung, die in vielen Fällen bereits unbemerkt durch Mikroembolien eingeschränkt ist. Provokationen mit vasodilatativ wirkenden Medikamenten verbessern die Darstellung. Bei genügend langer Belichtungsserie lässt sich auch die venöse Strombahn abbilden. Ansonsten ist eine Armvenenphlebographie durchzuführen. Nichtinvasive bildgebende Verfahren (Doppler- oder Duplexsonographie, Magnetresonanztomographie mit Gefäßdarstellung) werden zwar ergänzend empfohlen, unterliegen aber bisher in ihrer Sensitivität der Angiographie.

Neurologische Untersuchungen dienen der Verifizierung des nervalen Defizits und lassen im Hinblick auf eine Operation prognostische Schlüsse zu. Diese sind bei den häufigen Begutachtungsfällen auch aus forensischer Sicht sehr wertvoll. Elektromyographisch wird die proximale Leitgeschwindigkeit der Nn. ulnaris und medianus gemessen. Verzögerungen unter 45 m/s sprechen für eine externe Kompression. Weitere neurophysiologische Messungen dienen der Differentialdiagnostik. Am häufigsten sind das Karpaltunnelsyndrom, das Sulcus-ulnaris-Kompressionssyndrom und das zervikale Wurzelkompressionssyndrom.

Anzufügen bleiben entzündliche Erkrankungen der zervikalen Nervenwurzel (Borreliose, Herpes zoster), Tumorinfiltrationen des Plexus brachialis (Pancoast-Tumor) oder Erkrankungen des Rückenmarks (Syringomyelie, amyotrophe Lateralsklerose). Auf die vielfältige Genese arterieller und venöser Verschlussprozesse des Armes sei hier nur verwiesen.

2.5 Therapie

Typische Anamnese, Beschwerden und Diagnostik erfordern die Behandlung des neurovaskulären Kompressionssyndroms. Bei geringerer Ausprägung des Krankheitsbildes können die Ausschaltung der Risikofaktoren und eine physikalische Therapie zur Stärkung des Muskeltonus und der Körperhaltung heilsam sein. Chiropraktische Maßnahmen gelten wegen ihres falschen Denkansatzes und ihrer Gefährlichkeit als obsolet. Der Nachteil aller konservativen Therapieformen liegt in der fortbestehenden Gefahr vaskulärer Schädigungen.

Die Indikationen zum operativen Vorgehen ergeben sich bei anhaltenden, konservativ nicht zu beeinflussenden Beschwerden und bei vaskulären Komplikationen. Dabei spielt es keine Rolle, ob z. B. eine schon stattgehabte segmentale tiefe Venenthrombose belassen werden soll oder nicht. Allein aus präventiven Gesichtspunkten (Rekanalisation, Kollateralisation, Abwendung weiterer Kompressionsgefahren) ist eine Operation zu befürworten.

Das Operationsziel besteht in der vollständigen Dekompression des Gefäß-Nerven-Bündels durch Erweiterung der oberen Thoraxapertur. Hierfür ist die Resektion der ersten Rippe erforderlich und ausreichend. Der geeignetste Zugangsweg ist die transaxilläre Vorgehensweise nach Atkins. Über diesen Weg gelingt es, die erste Rippe mit guter Übersicht zu skelettieren und notwendige Zusatzeingriffe, wie arterielle Rekonstruktionen, venöse Thrombektomien oder thorakale Sympathektomien simultan vorzunehmen. Die Wundheilung und das kosmetische Ergebnis (Narbe in behaarter Achselhöhle) sind sehr gut. Andere Zugangswege (paraskapulär, transklavikulär, supra- und infraklavikulär) erfüllen diese Anforderungen nicht und haben ihre Berechtigung nur noch in Ausnahmefällen bzw. bei Rezidiveingriffen.

Die transaxilläre Rippenresektion wird in Seitenlage des Patienten durchgeführt. Der betroffene Arm sollte abduziert und im Ellenbogengelenk gebeugt durch einen Assistenten gehalten werden. Hierdurch sinkt das Risiko einer iatrogenen Plexusschädigung. Nach bogenförmiger Hautinzision und direktem Vordringen auf den knöchernen Thorax werden Fett-, Drüsen- und Lymphgewebe der Achselhöhle nach kranial abgeschoben. Am Vorderrand des M. latissimus dorsi und am Hinterrand des M. pectoralis major gelingt die tunnelartige Präparation des in der Tiefe gelegenen Gefäß-Nerven-Bündels sowie der ersten Rippe und der hier ansetzenden Muskeln und Bänder. Jetzt erfolgt die schrittweise Durchtrennung der Skalenusmuskulatur, beginnend mit dem an der zweiten Rippe ansetzenden M. scalenus posterior und den strangulierenden Strukturen an der ersten Rippe, welche anschließend vom Manubrium sterni bis zum Processus transversus reseziert wird (Abb. C2-4). Dabei ist auf die vollständige Mitnahme des Rippenperiosts und die Schonung der Pleura zu achten. Eine Halsrippe wird mit entfernt, wobei die Verbindung zur ersten Rippe erhalten bleiben sollte. Eine Exartikulation der Rippen in der Articulatio capitis costae der Wirbelkörper ist wegen der Gefahr von Plexusläsionen nicht unbedingt zu erzwingen. Nur in Ausnahmefällen kann die Operation als reine Skalenotomie ohne Rippenresektion beendet werden.

Notwendige vaskuläre Eingriffe betreffen die Rekonstruktion geschädigter Segmente der A. subclavia, die

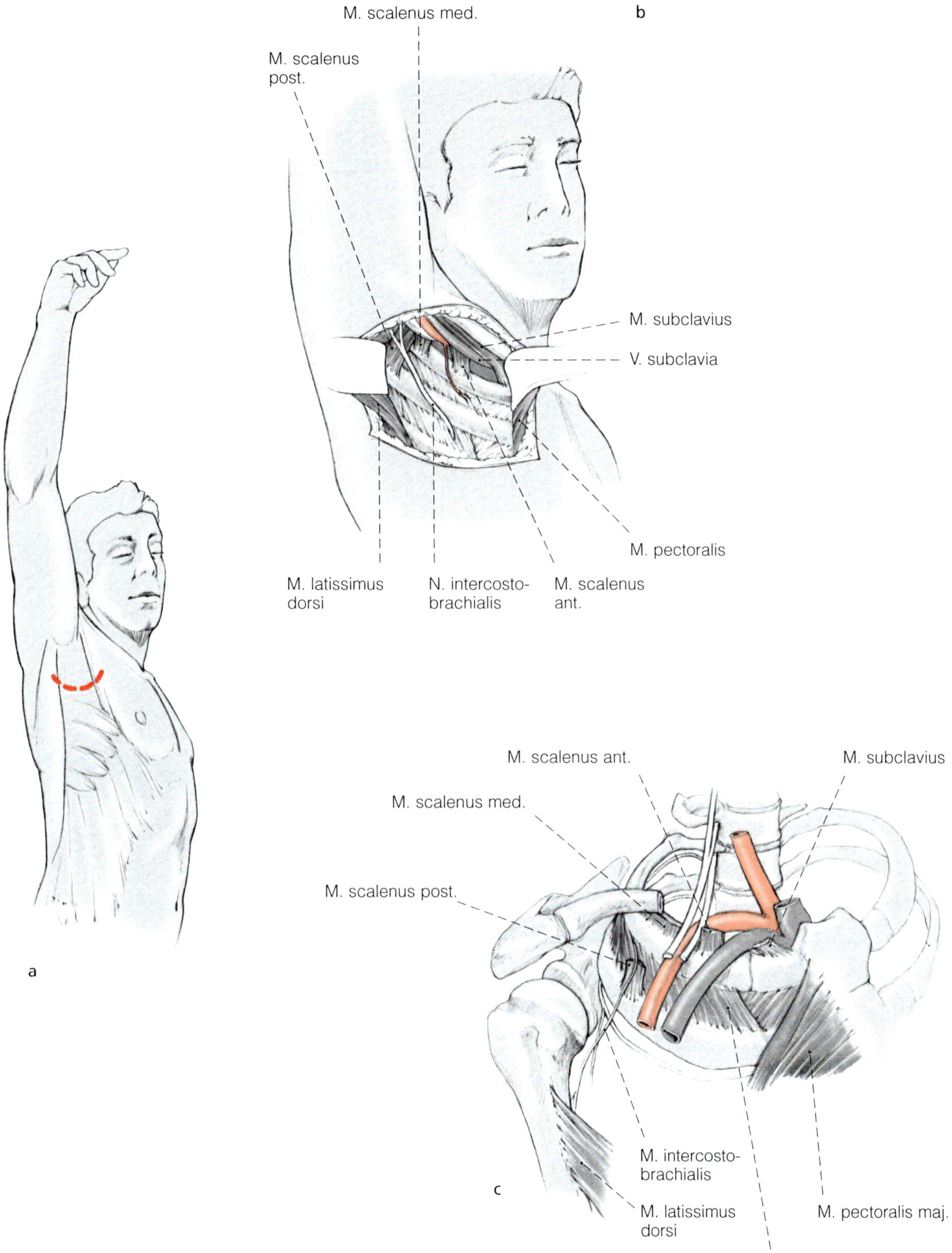

Abb. C2-4a–c Präparatorischer Zustand der ersten Rippe und hier inserierender Muskeln vor Resektion (schematisch).
a: Schnittführung.
b: Knöcherner Thorax mit 1. und 2. Rippe.
c: Beziehung der Gefäße zur 1. Rippe.

Resektion von Subklaviaaneurysmen und gegebenenfalls die Thrombektomie der V. subclavia. Sie haben die üblichen gefäßchirurgischen Komplikationen und können zu langstreckigen arteriellen Rekonstruktionen des Arms führen. In den vergangenen Jahren wird bei venösen Verschlüssen zunehmend die primäre Katheterlyse erfolgreich angewandt. Auch in diesen Fällen ist aber nach kurzem Intervall (1–3 Tage) die transaxilläre Rippenresektion anzuschließen.

Unter sorgfältiger Blutstillung werden am Ende der Operation Subkutis und Haut verschlossen. Die Einlage einer Redon- und bei Pleuraverletzung einer Buelau-Drainage gehören zum Standard. Postoperativ sind krankengymnastische Schulterübungen bis maximal 90° Abduktion zu empfehlen. Starke Belastungen der Extremität sollten allerdings noch mehrere Wochen vermieden werden. Röntgen-Thoraxaufnahmen und erneute Messungen der Nervenleitgeschwindigkeit gehören zur Qualitätskontrolle der Operation (Abb. C2-5 und C2-6).

2.6 Komplikationen und Nachbehandlung

Die operative Behandlung des Kompressionssyndroms der oberen Thoraxapertur bietet eine Reihe von Komplikationsmöglichkeiten. Dies mag der Grund sein, warum viele Rezidive auf eine nur unvollständige Rippenresektion zurückzuführen sind. Gleichzeitig besteht ein hoher präoperativer Aufklärungsbedarf der Patienten, um nachträglichen Regressansprüchen erfolgreich entgegentreten zu können.

2.6.1 Blutungskomplikationen

Bei Verletzung von A. oder V. subclavia durch die größtenteils scharfe Präparation kann es zu unangenehmen Massenblutungen kommen. In diesen Fällen sind nur die sofortige Tamponade mit einem kleinen Stiel-

a

b

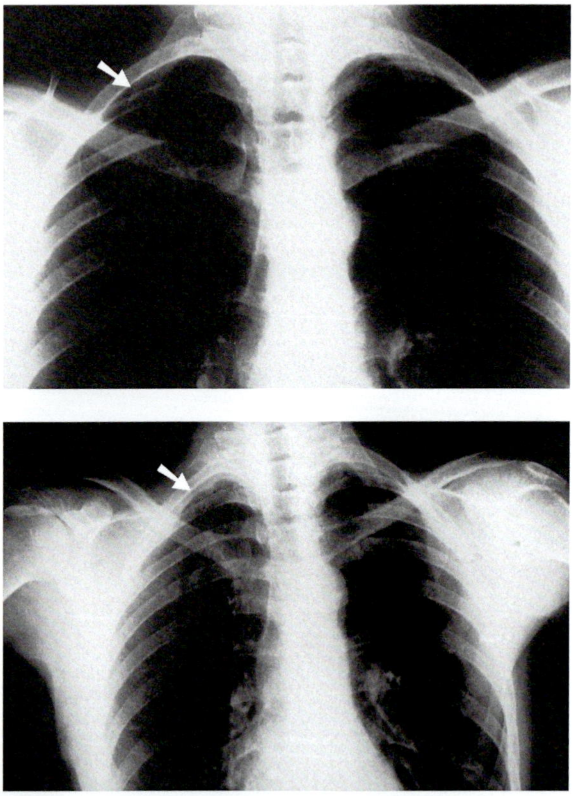

Abb. C2-5a und b Röntgenaufnahme des Thorax.
a: Vor Resektion der ersten Rippe rechts (frontal).
b: Nach Resektion. Der dorsale Rippenstumpf ist nicht exartikuliert worden. Das Lungenparenchym ist frei entfaltet.

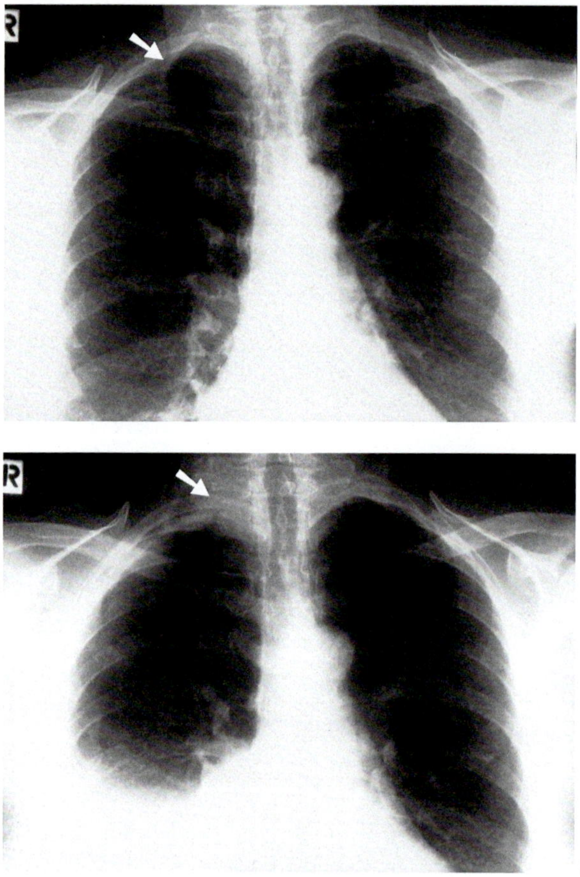

a

b

Abb. C2-6a und b Kompressionssyndrom der oberen Thoraxapertur durch die 1. Rippe und eine persistierende 7. Halsrippe. Röntgen-Thorax, frontaler Strahlengang.
a: Befund vor Resektion.
b: Nach transaxillärer Rippenresektion unter Mitnahme der Halsrippe (En-bloc-Resektion). Blutiger Pleuraerguss rechts.

tupfer und die nach genügend weiterer Exploration unter Sicht gesetzte Gefäßnaht erfolgreich.

Zum Abschluss des Eingriffs ist unbedingte Bluttrockenheit zu gewährleisten. Ein Achselhöhlenhämatom wird zwar resorbiert, hinterlässt aber strangulierende Fibrosierungen und narbige Gewebswucherungen, die ihrerseits ein Rezidiv der Schmerzsymptomatik auslösen können.

2.6.2 Neurologische Ausfälle

Bei der Präparation der Axilla sind mehrere Nerven zu schonen: N. intercostobrachialis, N. thoracicus longus, N. dorsalis scapulae und der N. phrenicus. Außer Sensibilitätsstörungen können eine Scapula alata mit begrenzter Elevationsmöglichkeit des Armes über die Horizontale oder ein Zwerchfellhochstand mit erhöhtem Pneumonierisiko resultieren. Seltener wird das Ganglion stellatum beschädigt, deutlich erkennbar am ipsilateralen Horner-Syndrom. Schwerwiegender sind Läsionen des Plexus brachialis durch Überdehnung seiner Wurzeln. Periphere Ulnaris- und gelegentlich auch Medianusneuropathien verursachen erhebliche Schmerzen und Funktionseinbußen des Armes (Déjerine-Klumpke-Lähmung).

2.6.3 Persistierendes oder rezidivierendes Kompressionssyndrom

Halten die Beschwerden postoperativ unverändert an, so muss an vorbestehende Plexusläsionen, unzureichende Rippenresektionen bzw. an übersehene strangulierende Muskeln oder Bänder gedacht werden. Die Konsequenz besteht in der Wiederholung der neurologischen Diagnostik und der Revision des Operationsgebietes.

Später erneut auftretende Symptome werden auf ungünstige Narbenbildung, Kallus am hinteren Rippenstumpf und Regenerate aus belassenem Rippenperiost zurückgeführt. Die Therapie besteht in der Rezidivoperation mit sorgfältiger Neurolyse, Befreiung der Gefäße vom Narbengewebe sowie Resektion des ossären Regenerats (meist als „apikale Pleurektomie“).

Die Morbidität des unkompliziert operierten Kompressionssyndroms der oberen Thoraxapertur ist gering. Die Patienten sind unter Einhaltung einer mehrwöchigen Schonfrist des Armes nach wenigen Tagen beschwerdefrei und arbeitsfähig. In der aktuellen Literatur wird eine Erfolgsrate der transaxillären Rippenresektion bei Kompressionssyndrom von 80–90% angegeben.

2.7 Literatur

Atkins HJB: Peraxillary approach to the stellate and upper thoracic sympathetic ganglia. Lancet II (1949) 1152

Barwegen MGMH, van Dongen RJAM, Schwilden ED: Arterial complications of the thoracic outlet syndrome. angio 2 (1980) 103–108

Beer S, Schlegel C, Hasegawa A: Conservative therapy in thoracic outlet syndrom. Literature review and pathogenetic considerations. Schweiz med Wschr 127 (1997) 617–622

Davies AH, Walton J, Stuart E, Morris PJ: Surgical management of the thoracic outlet compression syndrome. Br J Surg 78 (1991) 1193–1195

Dunant JH: Das neurovasculäre Schultergürtelsyndrom. Thoracic outlet syndrom, 2. Aufl. Huber, Bern 1987

Durham JR, Yao JST, Pearce H, Nuber GM et al.: Arterial injuries in the thoracic outlet syndrome. J Vasc Surg 21 (1995) 57–69

Gruss JD, Geissler C: Über das Thoracic-outlet-Syndrom. Gefäßchirurgie 2 (1997) 57–64

Hepp W, Hegenscheid M: Anatomie des Schultergürtelsyndroms. In Hepp W (Hrsg): Neuro-vaskuläre Kompressionssyndrome. Blackwell, Berlin–Wien 1996, 3–11

Kosenak LM, Knorr EJ, DeRojas JJ et al.: Cervical rib variant: Report of a case. Ann Vasc Surg 6 (1992) 292–293

Lindgren SH, Ribbe EB, Norgren LE: Two years follow up of patients operated on for thoracic outlet syndrome. Effects on sickleave incidence. Eur J Vasc Surg 3 (1989) 411–415

Martinez NS: Traumatic thoracic outlet syndrome. Contemp Surg 21 (1982) 1–9

Roos DB: New concepts in the etiology, diagnosis and surgical treatment of thoracic outlet syndrome. In: Greep JM, Lemmens HAJ, Roos DB et al. (eds.): Pain in shoulder and arm. Nijhoff, Dordrecht–Boston–London 1979, 201–208

Strange-Vognsen HH, Hauch O, Andersen J et al.: Resection of the first rib, following deep arm vein thrombolysis in patients with thoracic outlet syndrome. J Cardiovasc Surg 30 (1989) 430–433

Thetter O, Dongen RJAM van, Barwegen MGMH: Das Thoracic-outlet-compression-Syndrom und seine vaskulären Komplikationen. Zbl Chirurgie 110 (1985) 449–456

Wenz W, Rahmanzadeh M, Husfeldt KJ: Das neurovaskuläre Kompressionssyndrom der oberen Thoraxapertur. Dt Ärztebl 95 (1998) A 736–739

Wright IS: The neurovascular syndrome produced by hyperabduction of the arms. Am Heart J 29 (1945) 1–19

C3 Kompressionssyndrom der Arteria brachialis

B. Luther

3.1 Ätiologie

Die symptomatische Kompression der A. brachialis ist ein äußerst seltenes Krankheitsbild. Inzidenz oder gar Epidemiologie sind nicht bestimmbar. In der Regel wird die Kompression auf eine muskulo-tendinöse Anomalie des M. biceps brachii zurückgeführt. Bei ca. 10% der europäischen Population wurde die Ausbildung eines kurzen dritten Bizepskopfs, der gewöhnlich am distalen Oberarm entspringt und ulnarwärts das Gefäß-Nerven-Bündel überquert, beobachtet. In Südafrika ist diese muskuläre Variante äußerst häufig. Dabei ist der Lacertus fibrosus rudimentär oder wird gar nicht mehr angelegt. Noch viel seltener sind die suprakondyläre Insertion des M. pronator teres oder die Ausbildung eines Ligaments nach Struthers. Auch anormale Muskeln des Unterarms wurden beschrieben.

Betroffen sind insbesondere Frauen und Kinder mit leichter Überstreckbarkeit der Articulatio cubiti, muskulöse Männer, die Schwerarbeit verrichten bzw. „Bodybuilding“ betreiben, sowie Patienten mit krankhaftem Fehlen der physiologischen Streckhemmung bei Ellenbogengelenkfrakturen und -luxationen. Der gebrauchsdominante Arm ist nahezu doppelt so häufig betroffen wie die kontralaterale Seite.

3.2 Spezielle Anatomie

Die Fossa cubiti wird dorsal knöchern und ventral durch die Fascia brachii begrenzt. Mehrere Muskelgruppen durchqueren diese Schaltstelle zwischen Ober- und Unterarmmobilität (Abb. C3-1). Wird das Ellenbo-

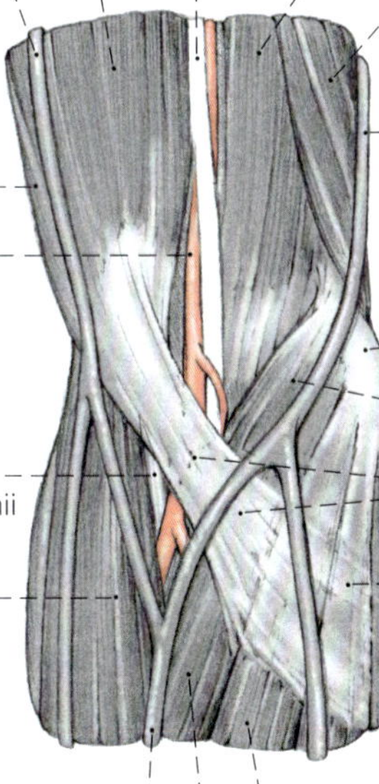

Abb. C3-1 Die radiär und ulnar gelagerten Muskelbäuche, dazwischen die Mm. biceps brachii und brachiales. Im lockeren Gewebe der Fossa cubiti liegt das Gefäß-Nerven-Bündel. Normaler Situs.

gengelenk extendiert, so füllen M. biceps und M. brachialis sowie die radial und ulnar gelegenen Muskelbäuche des Unterarmes die Fossa cubiti völlig aus und erzeugen einen kontraktionsabhängigen Druck auf die Gefäß-Nerven-Strukturen. Unter besonderen Bedingungen kann dabei eine Kompression der arteriellen Strombahn resultieren. Die Fascia brachii wird durch den aponeuroseähnlichen Lacertus fibrosus der Bizepssehne noch zusätzlich im ulnaren Anteil gespannt. Durch ihre gewöhnlich breite Fläche ohne eigene Kontraktilität gibt diese Sehnenplatte dem unter ihr verlaufenden M. pronator teres und dem Gefäß-Nerven-Strang einen physiologischen Schutz mit genügendem Spielraum für die Gelenkbeugung und -streckung. Andere Verhältnisse ergeben sich bei Hypertrophie des M. biceps, bei anormaler Verkürzung des Lacertus fibrosus bzw. bei Vorliegen eines oblongierten, den Gefäß-Nerven-Strang in der Beuge schräg kreuzenden akzessorischen dritten Bizepskopfs, eines atypisch inserierenden M. pronator teres oder eines Struthers-Ligaments zwischen Processus supracondylaris und medialem Epicondylus humeri (Abb. C3-2). Durch diese Fehlbildungen wird eine Bewegungsebene zwischen den Mm. bizeps und brachiales hervorgerufen, die sich besonders bei Streckung und Supination des Armes auswirkt. Darüber hinaus kann der verlängerte akzessorische Muskel über die Anspannung der Unterarmfaszie einen verstärkten direkten Beugungseffekt im Ellenbogengelenk ausüben.

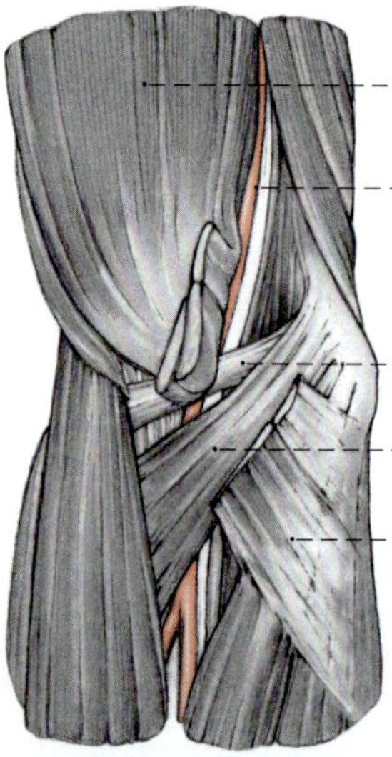

Abb. C3-2 Kompressionsmöglichkeiten des brachialen Gefäß-Nerven-Bündels.

3.3 Symptomatik

Die genannten muskulären Atypien bewirken eine bewegungsabhängige Kompression der A. brachialis mit Ermüdungserscheinungen und Sensibilitätsstörungen. Da auch der Kollateralkreislauf beeinträchtigt ist – die wichtigsten potentiellen Umgebungsbahnen verlaufen volar und unterliegen somit dem gleichen Mechanismus –, wird die periphere radiale und ulnare Strombahn unterbrochen. Eine bedrohliche Ischämie des Unterarms und der Hand kann die Folge sein. Eine venöse Obstruktion tritt nicht auf, weil extrafaszial ein unbehinderter venöser Abfluss möglich ist. Die Kompression des N. medianus gilt an dieser Stelle als Rarität.

3.4 Diagnostik

Bei chronischen und akuten Verschlüssen der A. brachialis weisen außer den Ischämiezeichen folgende Kriterien auf das Vorliegen eines muskulo-tendinösen Kompressionssyndroms hin:
- jugendliche Patienten unter 45 Jahren
- Befall des bewegungsdominanten Arms
- Ausschluss embolischer Ursachen (Herz, Aortenbogen, A. subclavia)
- Ausschluss einer traumatischen Genese (Olekranonfraktur, suprakondyläre Humerusfraktur)
- angiographisch umschriebener Verschluss der distalen A. brachialis in Funktionsstellung bei sonst gesundem Gefäßsystem.

Bei Verdacht auf ein chronisches Kompressionssyndrom kann klinisch oder besser unter Angiographie ein Provokationstest mit Anspannung der Hand- und Unterarmmuskulatur in Kombination mit einer starken Beugung im Articulatio cubiti durchgeführt werden. Einfache Röntgenaufnahmen des Ellenbogengelenks dienen dem Ausschluss ossärer Atypien.
Bestätigt sich die Verdachtsdiagnose, so ist bei der chronischen und natürlich bei der akuten Verlaufsform die Indikation zur dekomprimierenden Operation gegeben.

3.5 Therapie

Das operative Ziel besteht in der Spaltung des Lacertus fibrosus, des komprimierenden Bizepskopfs bzw. anderer anormal verlaufender Muskeln und Sehnen (Abb. C3-3). Ausnahmen bilden traumatisch bedingte Situationen.
Der Eingriff wird in Plexusanästhesie am gestreckten Arm vorgenommen. Besteht ein akuter thrombotischer

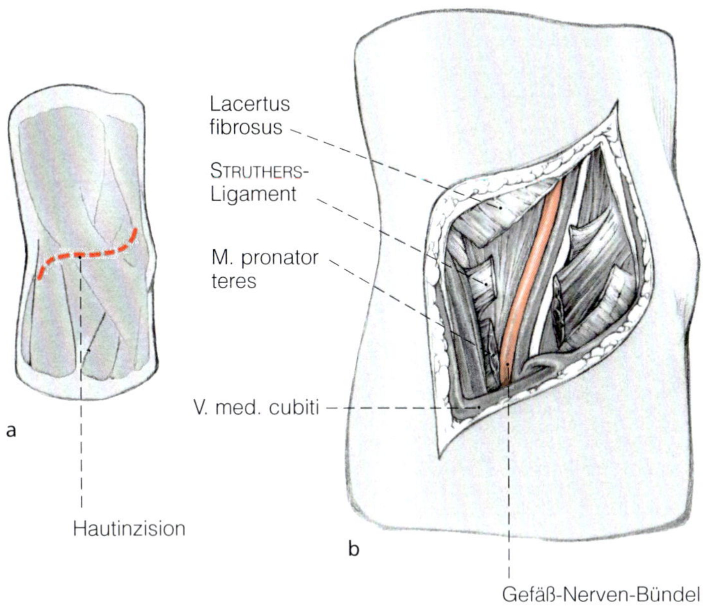

Abb. C3-3 Durchschneiden des Lacertus fibrosus im Zusammenhang mit den umgebenden Strukturen.

Verschluss der A. brachialis, so ist dieses Gefäß vom gleichen Zugangsweg (volare Ellenbogengelenkmitte, S-förmige kutane Querinzision) zu eröffnen und zu thrombektomieren. Der Verschluss der Arterie erfolgt je nach Wanddurchtrennung durch primäre Naht (quer) bzw. durch Venenpatchplastik (längs). Eine intraoperative Angiographie sollte das Operationsergebnis kontrollieren.

3.6 Komplikationen und Nachbehandlung

Komplikationen sind bei regelrechtem Präparieren (Schonung von A. brachialis, V. mediana cubiti, N. medianus, N. cutaneus antebrachii med.) vermeidbar. Sind die Gefäße bereits in das Kompressionssyndrom involviert, so bestehen die geläufigen vaskulären Risiken (Blutung, Thrombose).
Auch nach ausgedehnter Manipulation an der Arterie (langstreckige Präparation) können Gefäßspasmen mit peripheren Durchblutungsstörungen die Folge sein. Deshalb sollte intraoperativ wie auch kurzfristig postoperativ eine systemische Heparinisierung (2500 I.E. im Bolus, 15000 I.E./d) eine intravasale Thrombose verhindern. Nach der Operation ist der Arm in leicht gebeugter Stellung auf einer gepolsterten Schiene für 24–48 Stunden zu lagern. Bei neurologischen Ausfällen der Arm- und Handbeweglichkeit sowie erheblichen Sensibilitätsverlusten ist eine neurologische Diagnostik zwingend, um rechtzeitig handeln zu können.

Zur Erhaltung der Mobilität des Ellenbogengelenks sind frühzeitig Bewegungsübungen angezeigt. Eine spezielle Nachsorge ist in der Regel nicht erforderlich. Die Prognose ist sehr gut. Rezidive kommen bei unkomplizierter Operation nicht vor.

3.7 Literatur

Arct W, Wolny A: Ucisk nerwu posrodkowego i tetnicy ramiennej przez wyrostek nadklykciowy kosci ramiennej. Wiadomosci Lekarskie 23 (1970) 1705–1706

Asvat R, Candler P, Sarmiento EE: High incidence of the third head of biceps brachii in South African populations. J Anat 182 (1993) 101–104

Biemans RGM: Brachial artery entrapment syndrome. J. Cardiovasc Surg 18 (1977) 367–371

Biemans RGM: The Popeye syndrome – brachial artery entrapment as a result of muscular hypertrophy. Neth J Surg 36 (1984) 103–106

Bilge T, Yalaman O, Bilge S et al.: Entrapment neuropathy of the median nerve at the level of the ligament of Struthers. Neurosurgery 27 (1990) 787–789

Dharap AS: An anomalous muscle in the distal half of the arm. Surg Radiol Anat 16 (1994) 97–99

Frohse F, Fränkel M: Die Muskeln des menschlichen Armes. In: Bardeleben K v. (Hrsg): Handbuch der Anatomie des Menschen. Fischer, Jena 1908

Karlsson J, Thorsteinsson T, Thorleifsson R et al.: Entrapment of the median nerve and brachial artery after supracondylar fractures of the humerus in children. Arch Orthop Trauma Surg 104 (1986) 389-391

Schulze-Bergmann G: Das Kompressionssyndrom der Arteria brachialis. Vasa 6 (1977) 30–34

Talha H, Enon B, Chevalier J-M et al.: Brachial artery entrapment: Compression by the supracondylar process. Ann Vasc Surg 1 (1986) 479–482

C4 Truncus-coeliacus-Kompressionssyndrom

B. Luther

4.1 Ätiologie

Unter dem Kompressionssyndrom des Truncus coeliacus wird eine rezidivierende Schmerzsymptomatik des Oberbauchs verstanden, deren morphologisches Substrat eine neurovaskuläre Einengung des Hiatus aorticus ist.

Die Häufigkeit dieses schwer zu charakterisierenden Krankheitsbildes ist unbestimmt. Im chirurgischen Klientel finden sich nur 2 derartige Syndrome pro 100 000 Patienten. Die meisten Kranken sind junge Frauen oder asthenische Männer, so dass eine konstitutionelle Prädisposition angenommen werden muss.

Ursächlich für diese Erkrankung ist die atemabhängige Kompression des Plexus coeliacus und des Truncus coeliacus durch ein anormal lokalisiertes bzw. hypertrophiertes Lig. arcuatum medianum des Zwerchfells und die Crura diaphragmatica. Seltener wurden kausale retroperitoneale Fibrosen oder Aortenaneurysmen mitgeteilt.

Die genaue Genese des Schmerzsyndroms ist unklar. Wahrscheinlich führt die chronische Irritation des Plexus aorticus mit Fibrosen und Hyperplasien der zöliakalen Ganglien zu dem sympathisch-vegetativen Schmerzsyndrom. Eine rein vaskuläre Erklärung kann heute nicht mehr aufrechterhalten werden. Die isolierte Stenose des Truncus coeliacus gilt nur als bildgebendes Indiz der Kompression zöliakaler Strukturen durch das Lig. arcuatum.

4.2 Spezielle Anatomie

Der Hiatus aorticus stellt eine zeltartige Umfassung der Aorta am Durchtritt vom Thorax- in den Bauchraum dar. Auch der Plexus aorticus und der Ductus thoracicus durchlaufen diese innere Körperöffnung. Während das dorsale Widerlager durch den 1.–3. Lendenwirbelkörper dargestellt wird, bestehen die ventralen und lateralen Begrenzungen aus Teilen des Diaphragmas (Abb. C4-1). Bedeutsam sind die paraaortal verlaufenden Crura dextrum und sinistrum, welche das Zwerchfell abstützen, und ihr bogenförmiger Zusammenfluss, das Ligamentum arcuatum medianum. Dieses sehnenartige Band ist in der Regel knapp oberhalb des Ursprungs des Truncus coeliacus aus der Aorta (12. BWK–1. LWK) fixiert, kann aber auch an diesem Gefäß „aufgehängt" sein. Durch die Atemverschieblichkeit des Zwerchfells und der unteren Thoraxapertur wird das Ligamentum arcuatum bei Inspiration angehoben, um bei Exspiration wieder nach kaudal abzusinken.

Anatomische, angiographische und Obduktionsbefunde haben eine große Variabilität der hiatusbildenden Zwerchfellstrukturen ergeben. Dabei wurden in ca. 15% Stenosen des Truncus coeliacus beobachtet, ohne dass jemals eine Symptomatik bestand. Andererseits sind auch die Abgänge der Viszeralarterien (Truncus coeliacus, A. mesenterica superior, Aa. renales) aus der Aorta gewissen Normvarianten unterworfen. So sind auch Kompressionssyndrome der A. mesenterica superior und der Nierenarterien bekannt geworden. Mit zunehmendem Lebensalter verlagert sich das Lig. arcuatum nach kaudal, wobei die Atemverschieblichkeit zunimmt. Nicht selten wird eine Fibrosierung des Lig. ar-

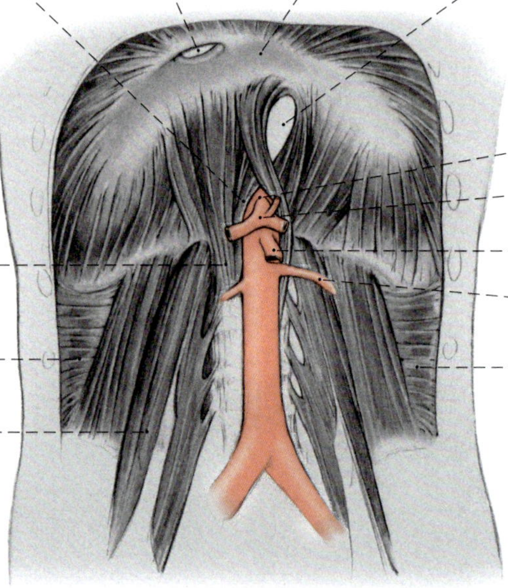

Abb. C4-1 Lagebeziehung der zöliakalen Strukturen im Hiatus aorticus.

cuatum beschrieben, die in fester Beziehung zum adventitiellen Gewebe der Gefäße steht.

4.3 Symptomatik

Durch die längerfristige atemabhängige Kompression des zöliakalen Gewebes kommt es zur chronischen Irritation mit narbiger Bindegewebsinfiltration des umliegenden sympathischen Nervengeflechts und Hyperplasie seiner Ganglien. Gleichzeitig bewirkt die ständige Traumatisierung des Truncus coeliacus die Fixation der Gefäßstenose und schließlich die Okklusion der für die Durchblutung der Oberbauchorgane wichtigen Arterie. Unter normalen vaskulären Verhältnissen entwickelt sich dann eine kompensierende Kollateralzirkulation aus der A. mesenterica superior (pankreatikogastroduodenale Arkaden).

Die Symptomatik besteht aus uncharakteristischen, brennend oder krampfartig empfundenen Schmerzen, die über Monate und Jahre an Intensität zunehmen und ein quälendes, ja unerträgliches Ausmaß erreichen können. Obwohl Brechreiz, Erbrechen, Diarrhoe, Gewichtsverlust und gelegentlich postprandiale Beschwerden beklagt werden, bleibt das Krankheitsbild uneinheitlich. Differentialdiagnostisch ist die ähnlich verlaufende Angina abdominalis abzugrenzen, welche eindeutig nahrungsaufnahmeabhängig ist und vorwiegend bei älteren Patienten mit arteriosklerotischen Umbauprozessen beobachtet wird.

Da sich oftmals kein überzeugendes morphologisches Substrat findet, werden häufig chronisch-rezidivierende Organentzündungen wie Hepatitiden, Pankreatitiden, Gastritiden, Hiatusgleithernien etc. in Erwägung gezogen und probatorisch behandelt, obwohl diese entzündlich degenerativen Prozesse auch als Folge einer chronischen neurovaskulären Fehlreaktion der zöliakalen Gewebe entstehen können. Nicht selten wird der Abusus von Alkohol, Nikotin und Medikamenten als ursächlich und nicht als sekundäre, schmerzbedingte Folgereaktion angesehen. So „irren" diese Patienten pathognomonisch von Arzt zu Arzt, von Krankenhaus zu Krankenhaus und können meist eine Vielzahl nicht aussagefähiger bildgebender Dokumente vorweisen. Psychische Fehlentwicklungen und reaktive Depressionen gesellen sich häufig hinzu.

4.4 Diagnostik

Die klinisch unsichere Symptomatik des Truncus-coeliacus-Kompressionssyndroms erfordert eine subtile Diagnostik der Oberbauchorgane zum Ausschluss von chronisch-entzündlichen Veränderungen, gastroduodenalen Ulzera, Karzinomen etc. Letztlich bleibt auch an funktionelle Störungen der Leber-Galle-Pankreas-Sekretion im Sinne eines „abdominellen Dyskomforts" zu denken.

Zur Vordiagnostik beim Truncus-coeliacus-Kompressionssyndrom gehören:

- Anamnese
- Inspektion, Palpation, Auskultation
- Laborchemie (großes Blutbild, Transaminasen, Amylase, γ-GT, CAP, Laktat, Nierenwerte u. a.)

- Magen-Darm-Röntgen-Passage
- Cholangiographie
- Ösophagogastroduodenoskopie
- Pyelographie
- Computertomographie
- Leberpunktion.

Entscheidend für die Erkennung des Truncus-coeliacus-Kompressionssyndroms ist die Einbeziehung des Krankheitsbildes in die differentialdiagnostischen Erwägungen und das auskultatorisch nachweisbare Geräusch im Epigastrium. Bei begründetem Verdacht (duplexsonographisch Strömungsgeschwindigkeit mehr als 120 cm/s) sollte eine Aortographie mit Darstellung der Viszeralgefäße im frontalen und vor allem seitlichen Strahlengang angestrebt werden (Abb. C4-2). Typisch ist eine exzentrische glatte Stenose am Oberrand des Truncus coeliacus distal seines unauffälligen Aortenabganges. Zur Provokation des Kompressionseffekts sind Aufnahmen sowohl in Inspiration als auch in Exspiration anzufertigen. Eine selektive Darstellung der Viszeralarterien erübrigt sich, da der ostial eingeführte Angiographiekatheter die mögliche Stenose nahe dem Gefäßursprung überbrückt. Diese Untersuchung ist nur bei weiteren peripheren Verschlussprozessen des mesenterialen Stromgebiets angezeigt.

Auffällig beim Truncus-coeliacus-Kompressionssyndrom ist die spärliche Kollateralisation über die pankreatiko-gastroduodenalen Arkaden (cave: Positivbefunde durch Kontrastmittelüberspritzungen). So bleibt auch ein „mesenteric steal", der bei arteriosklerotischen Verschlussprozessen symptomlos toleriert wird, fraglich.

Eine sichere Diagnostik des komprimierten, fehlgesteuerten Plexus coeliacus et mesentericus ist bisher nicht bekannt, so dass die Truncus-coeliacus-Stenose als indirektes Hinweiszeichen gilt.

4.5 Therapie

Die Indikation zur Behandlung des Truncus-coeliacus-Kompressionssyndroms ergibt sich aus der klinischen Symptomatik, der angiographisch nachgewiesenen Stenose des Truncus coeliacus und dem Ausschluss von Oberbaucherkrankungen anderer Genese. Das grundsätzliche Operationsverfahren besteht in der scharfen Durchtrennung des Lig. arcuatum, der weitreichenden Befreiung der Arterien von fibrösem Gewebe (Sympathektomie) und der Resektion des anliegenden degenerierten Gangliengeflechts des Plexus aorticus (Abb. C4-3). Dazu erfolgt ein longitudinaler Mittelbauchschnitt mit spezieller Exploration über die Bursa omentalis. Bei reversibler Kompression werden sofort nach der subtilen und vollständigen Freilegung des Truncus coeliacus eine Aufrichtung und Erweiterung des Gefäßes beobachtet. In Zweifelsfällen sollte intraoperativ vor und nach der Dekompression der Druckgradient zwischen Truncus coeliacus und Aorta bestimmt werden.

Ist die Stenose bereits fixiert oder besteht ein kurzstreckiger Verschluss mit Wandverdickung des Gefäßes, so sind gefäßrekonstruktive Verfahren neben der ausgiebigen Resektion der sympathischen Nervengeflechte sinnvoll. Dabei kommen folgende Möglichkeiten in Betracht:

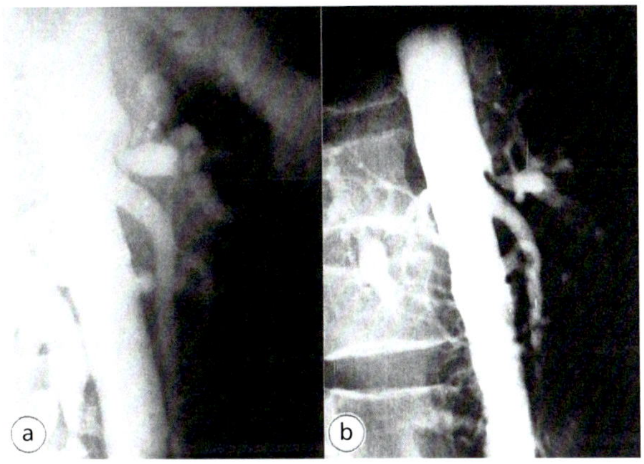

Abb. C4-2a und b Truncus-coeliacus-Kompression. Aortographie, lateraler Strahlengang. Der atemabhängige Stenosegrad des Gefäßes ist deutlich erkennbar.
a: Aufnahme in Inspiration.
b: Aufnahme in Exspiration.

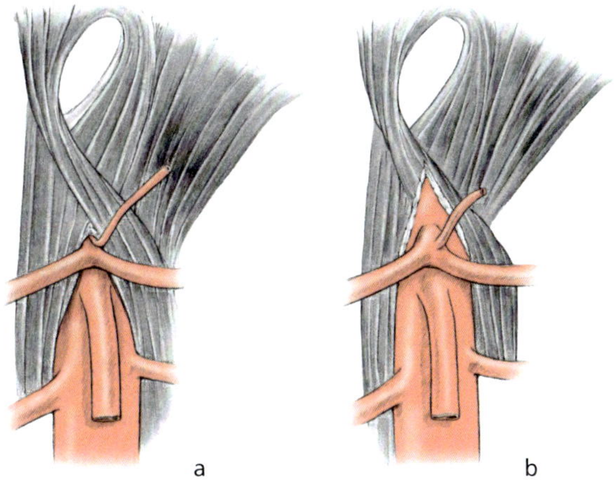

Abb. C4-3a und b Der Hiatus aorticus und seine Strukturen vor (a) und nach (b) neurovaskulärer Dekompression. Zu beachten sind die vollständige Durchtrennung und Resektion neurogener Abschnitte und die langstreckige Spaltung des Lig. arcuatum bis in muskuläre Zwerchfellabschnitte hinein.

- Reinsertion des normalen, evtl. dilatierten distalen Trunkusanteils in die Aorta
- segmentäre Resektion des krankhaften Gefäßabschnitts und Interposition einer autologen Vene (V. saphena magna) oder Arterie (A. iliaca interna)
- Implantation eines autologen oder alloplastischen trunkalen Bypasses, ausgehend vom proximalen Aortenrohr.

Weitere rekonstruktive Varianten wie Patch-Plastiken, der In-situ-Bypass mit der A. lienalis oder der Venenbypass von der A. mesenterica superior zur A. hepatica communis bleiben speziellen Situationen vorbehalten.

Wird, was selten der Fall ist, auch die A. mesenterica superior von der diaphragmalen Kompression betroffen, so muss auch hier operativ dekomprimiert werden. Bei fixierten Stenosen oder gar Verschlüssen ist die Reinsertion der A. mesenterica superior in die infrarenale Aorta das Verfahren der Wahl.

Das Behandlungsziel des Truncus-coeliacus-Kompressionssyndroms besteht vor allem in der Resektion des neurofibrotischen Gewebes und der Durchtrennung einengender Zwerchfellstrukturen. Da es sich bei der Genese dieses Krankheitsbildes um eine externe vaskuläre Kompression handelt, sind interventionelle Angioplastieverfahren nicht erfolgreich.

Auch Alkoholeinspritzungen in den Plexus coeliacus zur medikamentösen Sympathektomie haben keinen überzeugenden Erfolg gebracht.

4.6 Komplikationen und Nachbehandlung

Die Dekompression des Truncus coeliacus ist ein komplikationsarmes Verfahren. Risiken ergeben sich aus der größtenteils scharfen Präparation mit der Verletzungsgefahr von Gefäßwänden. Bei rekonstruktiven Maßnahmen sind Blutungen und Reverschlüsse bekannt. Allein die temporäre Aortenabklemmung kann zu Plaqueembolien mit katastrophalen Folgen führen. Deshalb sollten die Patienten postoperativ intensiv bezüglich ihres Abdominalbefundes beobachtet werden (Klinik, Laktatspiegel).

Eine angiographische Kontrolle des Ergebnisses ist zu empfehlen (Abb. C4-4). Auf die Möglichkeit einer Lymphfistel mit Ausbildung eines Chylaskos sei wegen der Seltenheit nur hingewiesen. Präventiv sollten aber alle verdächtigen Gewebebrücken zwischen Ligaturen durchtrennt werden.

Einige Patienten leiden noch mehrere Wochen nach dem Eingriff an rezidivierenden Durchfällen. Dieses sich später verlierende Symptom wird auf die Resektion von Anteilen des Plexus coeliacus zurückgeführt.

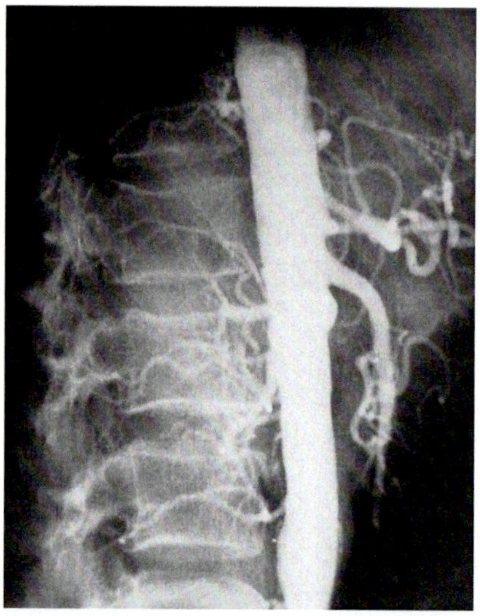

Abb. C4-4 Gleicher Patient wie Abb. C4-2. Zustand nach neurovaskulärer Dekompression des Hiatus aorticus. Aortographie, lateraler Strahlengang. Der Truncus coeliacus ist wieder voll entfaltet.

Obwohl die Prognose im Allgemeinen gut ist, werden nicht alle Patienten nach Dekompression des Truncus coeliacus beschwerdefrei.

Die klinische Misserfolgsrate wird mit 20–40% angegeben und durch die inkomplette Resektion neurofibrotischer Gewebeanteile erklärt. Gleiches gilt auch für die nicht unerhebliche Rezidivrate der klinischen Symptomatik bei erfolgreicher Dekompression des Truncus coeliacus. Prozentual geben ein Drittel bis die Hälfte aller Patienten nach einem Jahr wieder gleiche oder ähnliche Beschwerden an.

Dieses unbefriedigende postoperative Ergebnis weist zum einen auf mögliche regenerative Vorgänge des neurogenen Gewebes, zum anderen auf unerkannte Funktionsstörungen der Oberbauchorgane sowie auf fixierte psychopathologische Reaktionen hin.

4.7 Literatur

Beger HG, Meves M, Apitzsch D et al.: Angiographische und intraoperative Befunde bei isolierter Stenose oder Verschluß der Arteria coeliaca. Thoraxchir 25 (1977) 74–82

Clément C, Ruiz R, Costa-Foru B et al.: Extrinsic compression of the renal artery by diaphragmatic crus. Ann Vasc Surg 4 (1990) 305–308

Greiner L: Punktionssonographische Alkoholneurolyse der Coeliakalganglien. Dtsch med Wschr 110 (1985) 833–836

Kieny R, Batellier J, Kretz J-G: Aortic reimplantation of the superior mesenteric artery for atherosclerotic lesions of the visceral arteries: Sixty cases. Ann Vasc Surg 4 (1990) 122–125

Lawson JD, Ochsner JL: Median arcuate ligament syndrome with severe two-vessel involvement. Arch Surg 119 (1984) 226–227

Neistadt A, Jones T, Rob C: Vascular system involvement by idiopathic retroperitoneal fibrosis. Surgery 59 (1966) 950–954

Occhionorelli S, Mascoli F, Romano D et al.: Aneurisma dell' aorta abdominale e stenosi da compressione del tripode celiaco in giovane donna con sclerosi tuberosa gia trovata affetta da nefroma mesoblastico. Minerva Chir 46 (1991) 1271–1274

Plate G, Eklof B, Vang J: The celiac compression syndrome. Myth or reality? Acta Chir Scand 147 (1981) 201–203

Reilly LM, Ammar AD, Stoney RJ et al.: Late results following operative repair for celiac artery compression syndrome. J Vasc Surg 2 (1985) 79–91

Riemenschneider T, Kieninger G, Walter E: Zur Problematik des Kompressionssyndroms des Truncus coeliacus. Chirurg 54 (1983) 538–540

Riemenschneider T, Huppert P: Das Art. coeliaca-Kompressionssyndrom. Langenbecks Arch Chir Suppl II (1990) 347–350

Schwilden E-D, Barwegen MGMH: Zur Problematik des Zöliakakompressionssyndroms. angio 4 (1980) 251–258

Williams S, Gillespie P, Little JM: Celiac axis compression syndrome: Factors predicting a favorable outcome. Surgery 98 (1985) 879–886

C5 Kompressionssyndrome der Arteria poplitea

B. Luther

5.1 Ätiologie

Die Gruppe der Kompressionssyndrome in der Kniekehlenregion zeichnet sich vor allem durch eine externe Druckschädigung der hier gelegenen A. und V. poplitea aus. Da diese Gefäße dominante Leitungsbahnen zur Versorgung des Unterschenkels darstellen, ist die rezidivierende und progrediente krurale Durchblutungsstörung das Leitsymptom dieses Krankheitsbildes.

Aufgrund der Vielfalt der Ursachen für eine Kompression der A. poplitea lässt sich die Gesamthäufigkeit in der mitteleuropäischen Bevölkerung nicht bestimmen. Autoptische Untersuchungen haben in 3,5% eine bewegungsabhängige popliteale Kompression vom muskulären Typ (Entrapment-Syndrom) gefunden, obwohl die meisten dieser Menschen zu Lebzeiten symptomlos geblieben waren. Auch bei einem klinischen Test gesunder Probanden zeigten über 88% ein positives Kompressionsphänomen. Etwa bei 1% aller Patienten mit einer Claudicatio intermittens liegt ein Kompressionsmechanismus der A. poplitea zugrunde. Eine bilaterale Anomalie ist nicht selten. Beim Entrapment beträgt die Rate 67%, bei der zystischen Adventitiadegeneration wurden 34% ermittelt.

Wie bei den Kompressionssyndromen anderer Lokalisation sind bei Anomalien der anatomischen Strukturen vor allem junge Menschen betroffen, hier insbesondere Männer. So konnte bei Patienten unter 30 Jahren mit chronischen arteriellen Durchblutungsstörungen in ca. 40% ein ursächliches Kompressionssyndrom identifiziert werden. Auch das Durchschnittsalter bei zystischer Adventitiadegeneration liegt bei 35 Jahren. Nur vereinzelt wurden Entrapment-Syndrome in der Fossa poplitea auch noch im siebten Lebensjahrzehnt beobachtet.

Die historische Aufklärung der poplitealen Kompressionssyndrome hat zur Definition mehrerer Einzelbilder geführt: Entrapment-Syndrom, Soleus-Kompressionssyndrom, Adduktorenkanal-Outlet-Syndrom. Begriffe wie Baker-Zyste oder zystische Adventitiadegeneration deuten auf eine andere Genese hin, obwohl ätiologische Gemeinsamkeiten erwähnt wurden. Auch Traumen und Tumoren spielen eine nicht unwesentliche Rolle.

Prinzipiell kann man das Ursachenspektrum des poplitealen Kompressionssyndroms wie folgt ordnen:

- muskulärer Typ
- vaskulärer Typ
- nervaler Typ
- synovialer Typ
- ossärer Typ.

Bei der muskulären Anomalie stehen Fehlbildungen und Fehlfunktionen der Mm. gastrocnemius, soleus und plantaris im Vordergrund. Hierzu gibt es unter Einbeziehung vaskulärer Normabweichungen zahlreiche verschiedene Einteilungsmuster. Am bekanntesten sind die Klassifikationen nach Insua und Kogel (Tab. C5-1).

Vaskuläre Ursachen betreffen Verlaufsvarianten der A. und V. poplitea. Durch Umschlingung des Caput mediale oder auch Caput laterale (V. poplitea) des M. gastrocnemius kann eine Druckschädigung der Gefäße provoziert werden. Iatrogen wird die Genese, wenn autologe Bypass-Rekonstruktionen diesen Verlauf nehmen. Auf Aneurysmen des femoropoplitealen Arterienabschnitts mit Kompression der V. poplitea und gege-

Tab. C5-1 Klassifikation des Entrapment-Syndroms nach Insua und Kogel.

Insua	Kogel	Definition	Häufigkeit
Typ 1	Typ I	arterielle Umschlingung des Caput mediale des M. gastrocnemius	88%
Typ 1a		kranialer Ursprung des Caput mediale des M. gastrocnemius	
Typ 2	Typ II	akzessorischer lateraler Ausläufer des Caput mediale des M. gastrocnemius oder abnorm verlaufender M. plantaris	11%
Typ 2a		atypische Muskelzüge vom lateralen Condylus femoris zum medialen Gastroknemiuskopf	
	Typ III	lateraler Verlauf der A. poplitea und Durchdringung des Caput laterale des M. gastrocnemius	< 1%

benenfalls auch des N. ischiadicus bleibt hinzuweisen. Eine Rarität sind nervale Ursachen. So wurde ein Crossover der A. poplitea durch einen nach medial ziehenden Ast des N. tibialis beobachtet.
Pathologische, evtl. konnatale Veränderungen der Kniegelenkskapsel können ebenfalls zur vaskulären Kompression im poplitealen Bereich führen. Bekannt ist die zystische kapsuläre Ausstülpung, welche hygromartige Konfigurationen annehmen kann und sich besonders an der Innenseite der Kniekehle entwickelt. Typisch für die Baker-Zyste ist eine direkte Verbindung mit der Gelenkhöhle über einen Stiel (Abb. C5-1). Andere ähnliche Fehlbildungen entwickeln sich in der Gefäßwand (zystische Adventitiadegeneration). Letztlich bleibt auch auf ossäre Ursachen zu verweisen. So können Exostosen und Osteochondrome des Femurs die benachbarten Gefäße komprimieren (Abb. C5-2). Auch maligne Tumoren (Osteochondrosarkome, Schwannome) und die vielfältige Genese traumatischer Läsionen sind in die Ätiologie mit einzubeziehen.

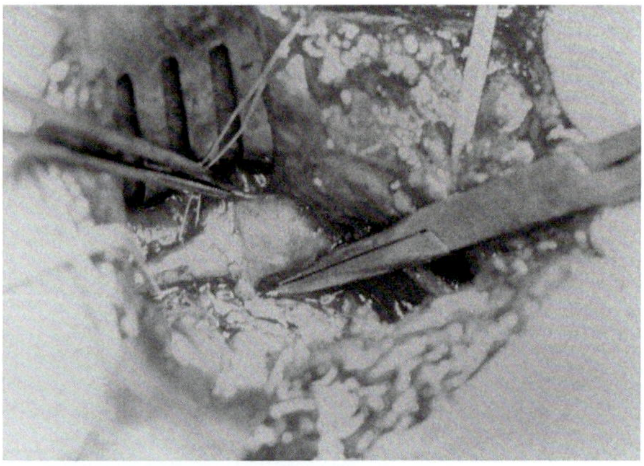

Abb. C5-1 Gestielte, die A. poplitea komprimierende Baker-Zyste. Intraoperativer Situs.

5.2 Spezielle Anatomie

Die rautenförmige Fossa poplitea bildet die Umschaltstelle der Ober- und Unterschenkelmuskulatur. Dabei wird das mittig liegende Gefäß-Nerven-Bündel (A. et V. poplitea, N. ischiadicus) von dorsal, medial und lateral eingegrenzt. Nur ein kleines Areal bleibt von Fascia cruris, Subkutis und Haut bedeckt (Abb. C5-3). Ventral liegen das Kondylenmassiv des Os femoris, die hintere Kniegelenkskapselwand und der M. popliteus, so dass die Gefäße auf einem festen Widerlager verlau-

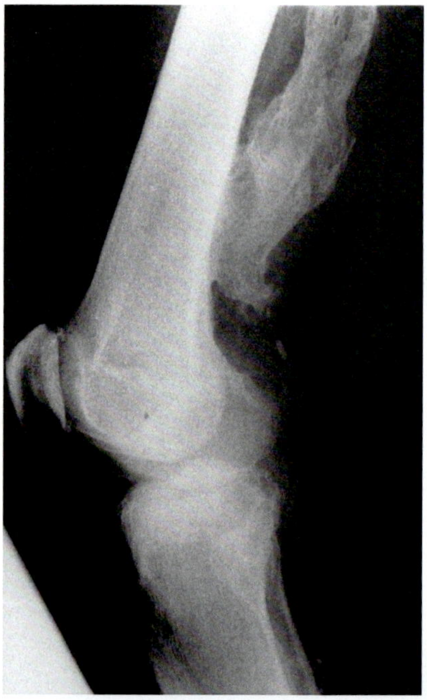

Abb. C5-2 Ossäre Kompression des femoropoplitealen Gefäßabschnitts im Adduktorenkanal. Zustand nach Implantation eines supragenuidalen PTFE-Bypass.

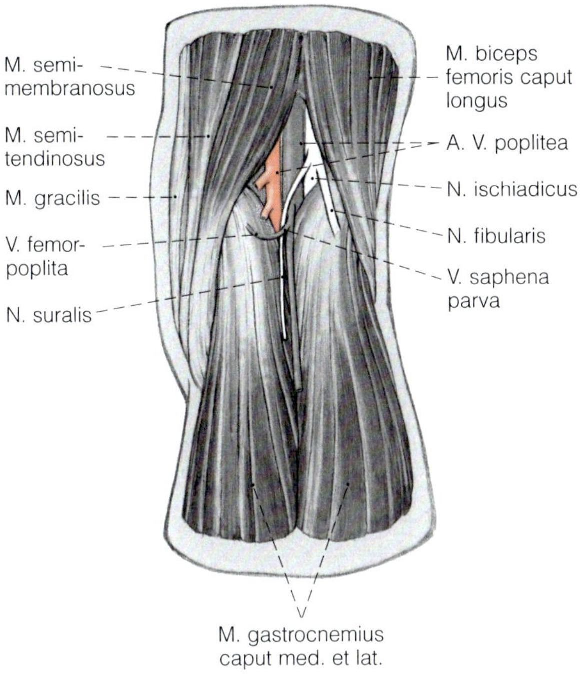

Abb. C5-3 Anatomie der normal konfigurierten Fossa poplitea (schematisch).

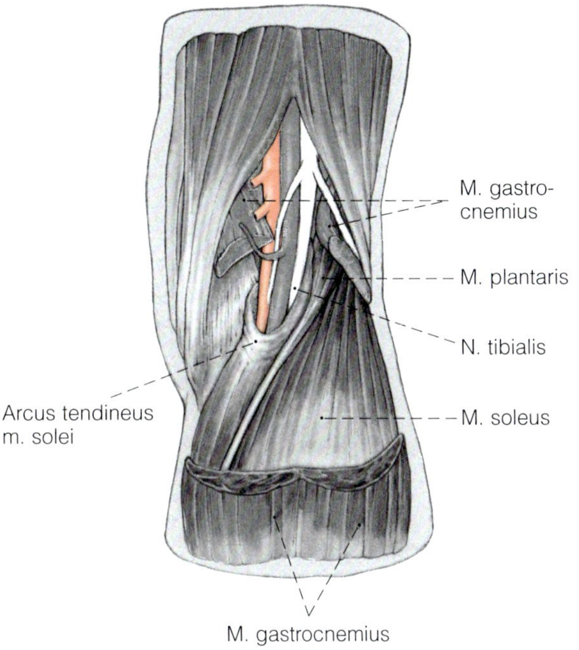

Abb. C5-4 Kompression der Vasa popliteae durch einen Arcus tendineus m. solei (schematisch).

fen. Während die Gebilde der Kniekehle proximal mit dem Canalis adductorius in Verbindung stehen, verlaufen sie distal unterhalb des Sehnenbogens des M. soleus.

Aufgrund der Ansprüche an die Beweglichkeit des Kniegelenkes (meistbelastetes Gelenk des Menschen) sind die ischiokruralen Mm. semitendinosus, semimembranosus und biceps femoris sowie die oberflächlichen Beugemuskeln (Mm. gastrocnemius, soleus) kräftig entwickelt, insbesondere bei Sportlern und prädisponierten Berufsgruppen. Dennoch bleibt der geschützte Raum für das Gefäß-Nerven-Bündel normalerweise groß genug, um eine ungestörte Funktion zu gewährleisten. Komplikationen ergeben sich erst bei pathoanatomischen Missverhältnissen zwischen den Gefäßen, der Muskulatur, den Knochen und der Gelenkkapsel. Im Vordergrund der Ursachenskala für das popliteale Kompressionssyndrom stehen muskuläre Anomalien:

Hypertrophie des M. gastrocnemius: Bei Kontraktion komprimieren die kräftigen Muskelköpfe die A. poplitea.

M.-soleus-Syndrom: Hierbei kommt es meist infolge muskulärer Hypertrophie zur neurovaskulären Kompression durch den einengenden Arcus tendineus m. solei (Abb. C5-4).

Kraniolaterale Insertion des medialen Kopfes des M. gastrocnemius: Durch die muskuläre Unterquerung können die Gefäße bei Kontraktion gegen die Fascia cruris gedrückt werden (Typ 1a nach Insua, Typ I nach Kogel).

Laterale Fehlinsertion von Teilen des Caput mediale des M. gastrocnemius: Diese Muskelzüge oder

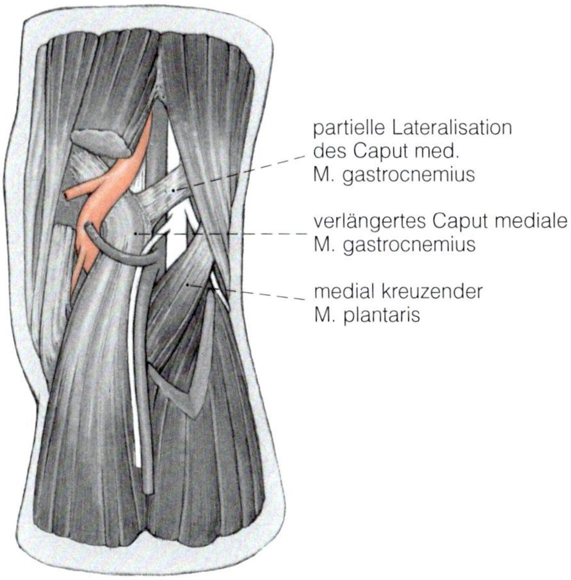

Abb. C5-5 Anormale Insertionsmöglichkeiten des M. gastrocnemius und des M. plantaris (schematisch).

Bänder überkreuzen das Gefäß-Nerven-Bündel, so dass bei Anspannung eine vaskuläre Kompression gegen das Kondylenmassiv möglich ist (Typ 2 und 2a nach Insua, Typ II nach Kogel).

Anormal verlaufender M. plantaris: Dieser an sich bedeutungslose Muskel entspringt dem Condylus lateralis und verläuft nach medial zur Achillessehne. Bei hoher Medialisierung werden die poplitealen Gefäße überquert und gegebenenfalls komprimiert (Abb. C5-5).

Adduktorenkanal-Outlet-Syndrom: Bei diesem konnatal oder traumatisch erworbenen Kompressionssyndrom stenosiert ein vom M. adductor magnus ausgehendes muskulotendinöses Band den femoropoplitealen Gefäßabschnitt.

5.3 Symptomatik

Klinisch wird von den meist jungen Leuten eine verschleierte, unbestimmte und nicht ohne weiteres reproduzierbare Claudicatio intermittens beklagt, die schon nach wenigen Metern auftreten kann (muskuläre Anspannung). Dazu kommen gelegentlich lokale Beschwerden in der Kniekehle.

Später entwickelt sich durch das chronische arterielle Trauma eine Gefäßwandläsion, die infolge einer reparativen Intimahyperplasie zur Einengung des Lumens führt. Damit wird die Durchblutungsstörung der Extremität manifest. Auch aneurysmatische, meist poststenotische Erweiterungen der A. poplitea sind möglich. Durch besondere Umstände (sportliche Belastungen, große Hitze mit mangelnder Flüssigkeitszufuhr u. Ä.) kann eine lokale arterielle Thrombose ausgelöst werden, die wegen der gewöhnlich schlechten Kollateralisation zur vaskulären Notsituation führt. Ebenso sind auch chronische Obliterationen der A. poplitea bei Jugendlichen bekannt, die viele Jahre zu nicht aufgeklärten und manchmal als psychische Fehlreaktionen gedeuteten Bewegungsbehinderungen führen.

Unbestimmt nehmen auch die synovialen oder ossären Kompressionsmechanismen ihren Anfang. Durch den wechselnden Füllungszustand zystischer Raumforderungen ist auch die Symptomatik diskontinuierlich. Hinweisend sind manchmal nächtliche Parästhesien nach Beugung im Kniegelenk.

5.4 Diagnostik

Wie bei allen Krankheitsbildern mit verschleierter Symptomatik kommt der Anamneseerhebung der entscheidende Wert für die weitere diagnostische und therapeutische Weichenstellung zu. Dabei ist es ebenso wichtig, die Beschwerden kritisch ernst zu nehmen, wie an ein mögliches Kompressionssyndrom zu denken. Liegen keine ossären Anomalien oder Meniskusläsionen vor (evtl. Arthroskopie), so bleibt eine vaskuläre Ursache abzuklären.

Bei der Erhebung des Pulsstatus sind bestimmte Provokationsstellungen (Normalstellung, Streckung und Beugung des Kniegelenkes) hilfreich:

- Durch aktive Plantarflexion bei gestreckter Extremität können die Fußpulse ausgelöscht werden (muskulärer Typ).
- Provokationstest nach Ishikawa: Hierbei wird das Kniegelenk gebeugt; kommt es zum Durchblutungsstopp, sind zystische Kompressionsursachen wahrscheinlich (synovialer Typ).

Beide Tests erlauben eine Differenzierung zwischen muskulärer und synovialer Kompression. Sie sollten mit einer dopplersonographischen Erhebung der systolischen Druckindizes an den pedalen Arterien kombiniert werden. Durch Palpation und Auskultation können zusätzliche populiteale Dilatationen oder Aneurysmen sowie Stenosen diagnostiziert werden.

Von den bildgebenden Verfahren gilt die selektive Angiographie der Beinarterien in DSA-Technik als Methode der Wahl. Dabei sind mehrere Strahlengänge sinnvoll. Durch gleichzeitige Vornahme der Provokationstests kann das Kompressionssyndrom bewiesen und differenziert werden:

- elongierte, medial abweichende A. poplitea (vaskulärer Typ)

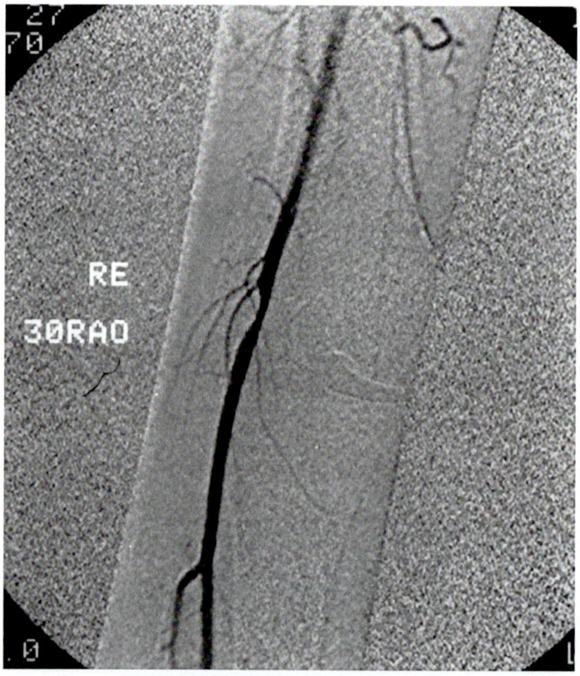

Abb. C5-6 Halbmondförmige Stenosierung der A. poplitea durch eine Baker-Zyste. Beinarteriographie (i. a.-DSA).

- spitz zulaufender Verschluss der A. poplitea, Abschnitt II, bei Plantarflexion des gestreckten Beines (muskulärer Typ)
- glatte, halbmondförmige Stenose der A. poplitea, poststenotische Dilatation und Auslöschphänomen bei Kniebeugung (synovialer Typ, Abb. C5-6).

Mittels der Duplexsonographie können diese Befunde ebenfalls erhoben werden. Dies erfordert aber ein gut auflösendes Bild und große Erfahrung des Untersuchers. Mit diesem Verfahren kann es auch gelingen, eine zystische Raumforderung in toto darzustellen.

Zur modernen Diagnostik des Kniegelenkes gehören auch die tomographischen Verfahren wie CT, MRT oder MRA. Hiermit können extravasale (Zysten) und bei zusätzlicher Provokation auch muskuläre Kompressionsursachen direkt abgebildet werden (Abb. C5-7).

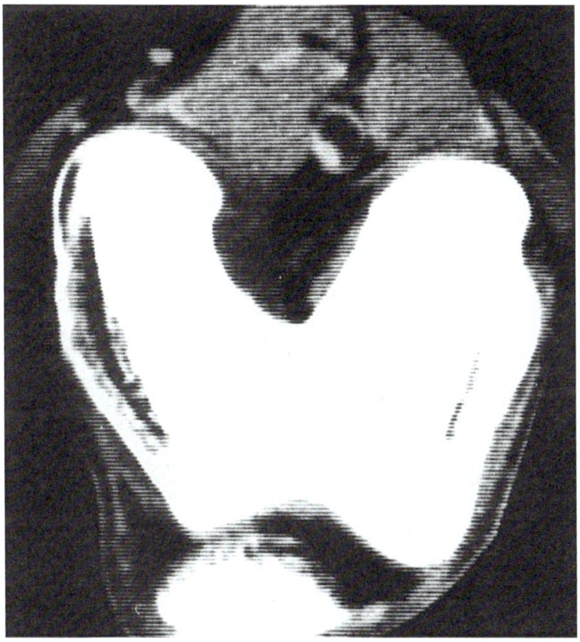

Abb. C5-7 Gleicher Fall in computertomographischer Darstellung mit Kontrastmittel. Die komprimierende Zyste an der A. poplitea kommt deutlich zur Darstellung.

5.5 Therapie

Die Methode der Wahl ist bei allen Kompressionssyndromen der A. poplitea die operative Druckentlastung.

Da die Komplikationen der dauerhaften vaskulären Schädigung (Verschluss der A. poplitea, Aneurysma) zu erheblichen, manchmal irreversiblen Durchblutungsstörungen der unteren Extremität führen und notwendige Gliedmaßenamputationen dann nicht selten sind, sollte frühzeitig diagnostiziert und auch interveniert werden. Bei beidseitigen schweren Befunden ist aus präventiven Gründen auch die Operation der noch asymptomatischen Extremität zu erwägen.

Der chirurgische Zugang zur A. poplitea erfolgt von dorsal in Bauchlage des Patienten mit leichter Beugestellung im Kniegelenk durch Unterlagerung der Unterschenkel auf einer Rolle. Dabei ist die Extremität in ganzer Länge zu desinfizieren, um die o. g. Provokationsteste auch intraoperativ durchführen zu können. So kann das Auffinden einer muskulären Anomalie erheblich erleichtert werden. Die Schnittführung erfolgt Z-förmig vom Adduktorenkanal bis zum Zusammenfluss der beiden Bäuche des M. gastrocnemius (Abb. C5-8). Bei der weiteren Präparation sind nervale (N. tibialis, N. cutaneus surae medialis) und venöse Strukturen (V. poplitea – cave: Thrombose) zu schonen. Durchziehende Lymphbahnen und Lymphknoten sollten seitwärts abgeschoben oder, falls dies nicht möglich ist, zwischen Ligaturen durchtrennt werden. Es empfiehlt sich, die A. poplitea zuerst kranial freizulegen und an der Gefäßscheide nach distal zu präparieren. Auf diese Weise gelingt es, anormale Muskel- und Sehnenstränge wie auch Baker- und Adventitiazysten zu identifizieren. Der Arcus tendinosus m. solei ist in jedem Fall zu durchtrennen.

Nach Diszision einengender Strukturen, Exstirpation gestielter Zysten (wobei der Stiel bis zur Gelenkkapsel reseziert werden muss) oder der adventitiellen Zystektomie wird die Pulsation bei gestrecktem plantarflek-

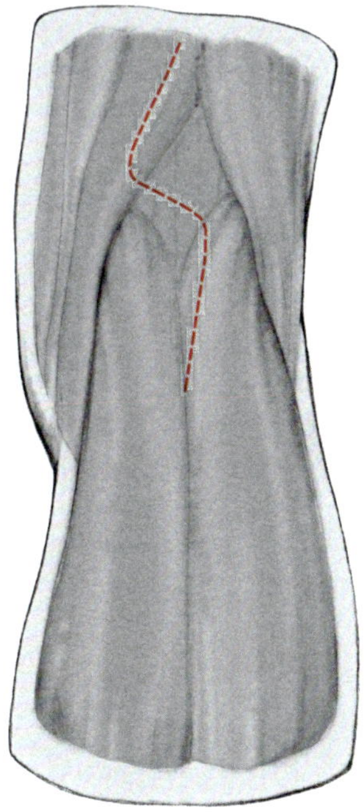

Abb. C5-8 Schnittführung zur chirurgischen Exploration der Fossa poplitea (schematisch).

tiertem und im Kniegelenk gebeugtem Bein überprüft. Ist diese zweifelhaft, so muss nach weiteren Verschlussursachen gesucht werden. In manchen Fällen ist die A. poplitea bereits irreversibel geschädigt, so dass eine Gefäßrekonstruktion erforderlich wird. Werden die Gefäßveränderungen intraoperativ entdeckt (fixierte Stenose) oder kommt es zu Verletzungen, so ist ein kurzes Veneninterponat zu implantieren. Genutzt wird vorzugsweise die proximale V. saphena magna der Gegenseite, um die eventuelle Kollateralfunktion der ipsilateralen Oberflächenvene zu erhalten. Zur Anastomosierung sollte resorbierbares Nahtmaterial (PDS 6-0) in Einzelknopftechnik verwandt werden. Von einer Thrombendarteriektomie mit venöser Streifenplastik muss wegen der schlechten Ergebnisse abgeraten werden. Postoperativ wird auf eine leicht gebeugte Lagerung der Extremität geachtet, um die poplitealen Gefäße zu entlasten.

Bei ausgedehnteren Verschlussprozessen oder Aneurysmen der A. poplitea, die ja bereits durch die präoperative Diagnostik bekannt sind, ist ein mediales Vorgehen zur Gefäßrekonstruktion in Rückenlage des Patienten zu empfehlen. Zur Positionierung des infragenuidalen femoropoplitealen Venen-Bypasses sollte ein extraanatomischer Weg medial des Kniegelenkes gewählt werden. Da bei dieser Operation keine Revision der anatomischen Verschlussursache erfolgen muss, sind bei anatomischer Führung Kompressionsmechanismen auf den Bypass nicht sicher zu vermeiden. Prothetische Rekonstruktionsmaterialien finden wegen der raschen Neointimabildung mit erneuter Gefäßstenosierung bei den meist jugendlichen Patienten keinen Einsatz. Die postoperative Lagerung der Extremität erfolgt in leicht gebeugter Kniegelenksposition, am besten auf einem weichen Kissen.

Vereinzelt wurde bei vaskulären Komplikationen eines poplitealen Kompressionssyndroms ein zweizeitiges Vorgehen empfohlen, und zwar zuerst eine interventionelle Thrombektomie und lokale Lyse mit perkutaner transluminaler Angioplastie und später die kausale chirurgische Dekompression. Die Sinnhaftigkeit einer intraoperativen Dilatation bei externer Kompression bleibt jedoch zu bezweifeln. Ebenso fragwürdig im Hinblick auf Kausalität und günstige Langzeitprognose ist die perkutane Flüssigkeitsaspiration von Adventitiazysten. Deshalb sollte primär die operative Sanierung favorisiert werden.

Bei allen ausgiebigen Präparationen an der A. poplitea, adventitianahen Zystenausschälungen und gefäßrekonstruktiven Maßnahmen muss auf eine adäquate intraoperative Antikoagulation geachtet werden (5000 I.E. Heparin). Eventuell sind Einzeldosen von 1000 I.E. Heparin nachzugeben. Zielwert ist dabei die Verdoppelung der acquired clotting time (ACT). Insbesondere Gefäßspasmen jugendlicher Arterien, die sehr reagibel sind, und ältere embolische Verschlüsse der kruropedalen Arterien ziehen ein hohes Thromboserisiko nach sich.

Venöse Thrombosen können ebenfalls durch ein popliteales Kompressionssyndrom ausgelöst werden. Da sowohl distal als auch proximal frühzeitig eine thrombotische Apposition einsetzt und die Beschwerdesymptomatik erst dann bemerkt wird, ist eine kausale dekomprimierende Therapie in der Fossa poplitea ein seltenes Ereignis. Dennoch sollte in solchen Fällen die noch asymptomatische kontralaterale Extremität untersucht werden.

5.6 Komplikationen und Nachbehandlung

Die wesentlichen intraoperativen Komplikationen bestehen in der Verletzung des Gefäß-Nerven-Bündels. Besonders Verletzungen der Nervenbahnen können zu anhaltenden motorischen und sensiblen Ausfällen führen (aufgehobene Plantarflexion). Die vollständige Dissektion des lymphatischen Bündels in der Fossa poplitea kann chronische Stauungszustände des Unterschenkels nach sich ziehen.

Bei größeren Verletzungen der A. poplitea sind gefäßrekonstruktive Verfahren anzuwenden. Aufgrund der nicht ausgeprägten Kollateralisation sind sowohl Unterschenkel als auch Fuß erheblich ischämiegefährdet. Ein akutes Kompressionssyndrom der muskulären Kompartmente kann die Folge sein (Reperfusionsschaden). Deshalb sollte bei länger dauernder Wiederherstellung der Durchblutung temporär ein Shuntverfahren (arterio-arteriell) angewandt werden. Auch eine krurale Fasziotomie kann indiziert sein.

Ist es bei vorbestehenden kruralen Verschlussprozessen zur Thrombosierung der bisher noch offenen Strombahnen gekommen, so ist eine Rekonstruktion unbedingt zu versuchen (Thrombektomie, intraoperative Lyse, kruropedale Rekonstruktion). Die Hoffnung auf eine spontane Besserung der kruralen Durchblutung bzw. eine spätere lumbale Sympathektomie hat sich als trügerisch erwiesen.

Wurde die V. poplitea verletzt, so sind auch hier Wiederherstellungsmethoden angezeigt (Einzelnähte, Interponat mit V. saphena magna). In diesen Fällen ist es günstig, temporär eine a. v.-Fistel anzulegen. Bei laufender Antikoagulation wird die Fistel nach ca. 3 Monaten wieder verschlossen.

Die Nachbehandlung des unkompliziert operierten Kompressionssyndroms der A. poplitea besteht in einer mehrtägigen kontinuierlichen Antikoagulation mit 15000 I.E. Heparin/24 h als Dauerperfusion. Bei entsprechendem Thromboserisiko (leicht lädierte A. oder V. poplitea, Interponat, langer Bypass) sollte für eine begrenzte Zeit (3–6 Monate) eine Antikoagulation mit Cumarinderivaten (Marcumar®) eingeleitet werden. Mit Mobilisationsübungen ist je nach Befund frühzeitig (2.–3. postoperativer Tag) zu beginnen (cave: forcierte Kniebeugung bei Interponaten). Das postoperative Ergebnis kann duplexsonographisch kontrolliert werden. Angiographisch genügt eine i.v.-DSA (Abb. C5-9). Unter Beachtung dieser Maßnahmen sind sowohl die Früh- als auch die Langzeitergebnisse gut.

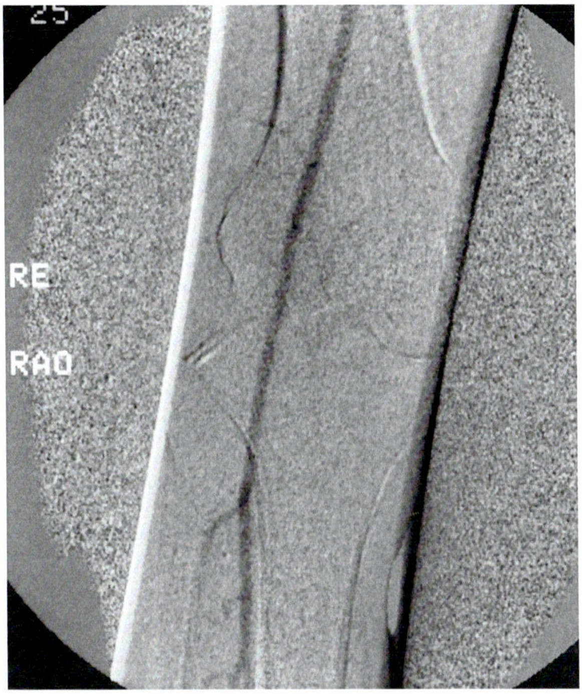

Abb. C5-9 Postoperative Kontrolle nach Exstirpation einer poplitealen Baker-Zyste (vgl. Abb. C5-1 und C5-6). Der krurale Einstrom ist wieder unbehindert. Beinarteriographie (i.v.-DSA).

5.7 Literatur

Biemans RGM, van Bokel JH: Popliteal artery entrapment syndrome. Surg Gynecol Obstet 144 (1977) 604–609

Connell J: Popliteal vein entrapment. Br J Surg 65 (1978) 351

Gorres G, Guckel C, Steinbrich W: Diagnostische Möglichkeiten der Magnetresonanztomographie (MRT) und Magnetresonanzangiographie (MRA) beim popliteal artery entrapment syndrome (PAES). Akt Radiol 5 (1995) 31–35

Guschmann M, Melcher I: Primary extraskeletal mesenchymal chondrosarcoma in fossa poplitea of a 93-year-old woman. Gen Diagn Pathol 142 (1996) 119–124

Hoffmann U, Vetter J, Rainoni L et al.: Popliteal artery compression and force of active plantar flexion in young healthy volunteers. J Vasc Surg 26 (1997) 281–287

Hohmann FR: Chirurgie van de arteria poplitea. Thesis, Leiden–Steens–Schiedam 1974

Insua AJ, Young JR: Popliteal artery entrapment syndrome. Arch Surg 101 (1970) 771–775

Ishikawa K, Mishima Y, Kobayashi S: Cystic adventitial disease of the popliteal artery. Angiology 12 (1961) 357–366

Kogel H, Vollmar JF, Hutschenreiter S: Neue Variante eines Kompressionssyndroms der A. poplitea. Langenbecks Arch Chir 375 (1990) 171–174

Persky JM, Kempczinski RF, Fowl RJ: Entrapment of the popliteal artery. Surg Gynecol Obstet 173 (1991) 84–90

Schafer K, Sell G, Schafer B et al.: Die cystische Adventitia-Degeneration der Arteria poplitea als mögliche Folge eines Entrapment-Syndroms. Chirurg 66 (1995) 154–157

Stanton PE, Vo NM, Finley J et al.: Adductor canal compression syndrome – a case report. Vasc Surg 21 (1987) 120–124

Steurer J, Hoffmann U, Schneider E et al.: A new therapeutic approach to popliteal artery entrapment syndrome (PAES). Eur J Vasc Endovasc Surg 10 (1995) 243–247

Zünd G, Brunner U, Schimmer R et al.: Rezidivierende akute Verschlüsse der A. poplitea vor dem 50. Lebensjahr: Popliteales Entrapment-Syndrom? Vasa 22 (1993) 86–90

Zünd G, Brunner U: Surgical aspects of popliteal artery entrapment syndrome: 26 years of experience with 26 legs. Vasa 24 (1995) 29–33

C6 Kompressionssyndrome der Arteria tibialis anterior

B. Luther

6.1 Ätiologie

Die chronisch-rezidivierende Kompression der nervalen und muskulären Strukturen im Versorgungsgebiet der A. tibialis anterior führt zu einem selten beobachteten Krankheitsbild. Es stellt eine eigene Entität dar und muss von dem akuten Kompartmentsyndrom dieses Körperabschnitts differenziert werden.

Betroffen sind vor allem junge Männer, die besonderen körperlichen Anstrengungen ausgesetzt sind. So finden sich zahlreiche Berichte über junge Soldaten, bei denen nach längeren Fußmärschen eine schmerzhafte Anschwellung der Anteriorloge auftrat. Auch Sportler sind besonders prädestiniert. Bei Untrainierten können selbst längere Spaziergänge dieses Beschwerdebild auslösen.

Eine Inzidenz der chronischen Kompression der anterioren Muskelgruppe ist nicht zu evaluieren, da bisher fast nur kasuistische Beiträge vorliegen, das Krankheitsbild nur selten diagnostiziert wird und wegen der spontanen Heilungstendenz mit einer hohen Dunkelziffer gerechnet werden muss. Qvarfordt et al. wiesen in einer Studie an 108 Patienten mit atypischen Beschwerden im Unterschenkelbereich durch Kompartmentdruckmessungen bei 14% ein chronisches Tibialis-anterior-Syndrom nach.

Der Pathomechanismus dieses Kompressionssyndroms besteht in einem intermittierenden Missverhältnis zwischen dem muskulären Raumbedarf und der unnachgiebigen ossären und faszialen Logenbegrenzung (geschlossener Raum). Nach ungewöhnlichen Anstrengungen steigt die Durchblutung im Stromgebiet der versorgenden A. tibialis anterior an. Transkapillär erfolgt eine Flüssigkeitsfiltration ins Interstitium. Die so hervorgerufene Volumenzunahme der Kompartmentinhalte, vor allem der Muskulatur, bewirkt einen Druckanstieg, dem die straffen Faszienhüllen nicht oder nur ungenügend nachkommen können. Bereits bei einem interstitiellen Druck von mehr als 20 mmHg wird der intrakapilläre Druck übertroffen, so dass nun die mikro- und in Extremfällen auch die makrovaskuläre (A. tibialis anterior) Perfusion empfindlich eingeschränkt ist. Dieser ischämische Prozess kann zu Muskelnekrosen und zur Schädigung des in der Anteriorloge verlaufenden und von der A. tibialis anterior versorgten N. peronaeus führen.

Gegenüber der meist betroffenen Anteriorloge haben die anderen Unterschenkelkompartments eine größere Kompensationsbreite. Lediglich Reszel et al. (1963) beschrieben einen Fall mit isoliertem Kompressionssyndrom in der lateralen peronealen Muskelloge.

6.2 Spezielle Anatomie

Die Muskulatur des Unterschenkels ist in ein Fasziensystem mit vier Kompartments eingebettet (Abb. C6-1). Hierdurch wird einerseits der Funktionsablauf der einzelnen Muskelgruppen gewährleistet, andererseits gibt die zellenartige Umhüllung Schutz vor übergreifenden Infektionen, Blutungen u. a.

Das ventrale Kompartment, auch Tibialis-anterior- oder kurz Anteriorloge genannt, beinhaltet die Mm. tibialis anterior, extensor digitorum longus, extensor hallucis longus und peroneus tertius. Die osteofibröse Innenwand wird durch Os tibiae, Os fibulae und Mem-

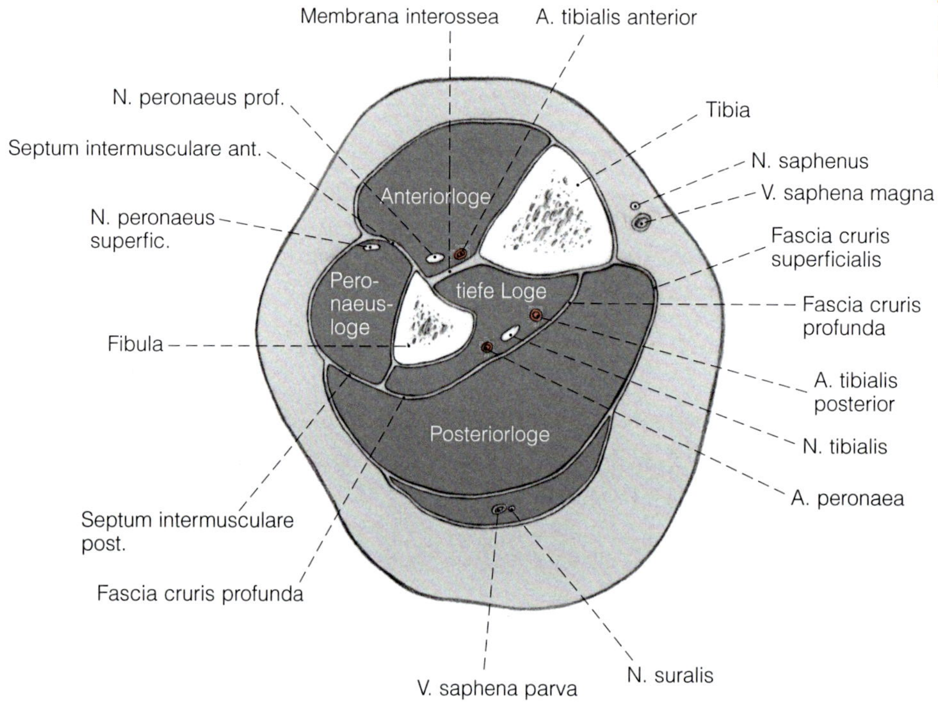

Abb. C6-1 Die Kompartimente des Unterschenkels im Transversalschnitt (schematisch).

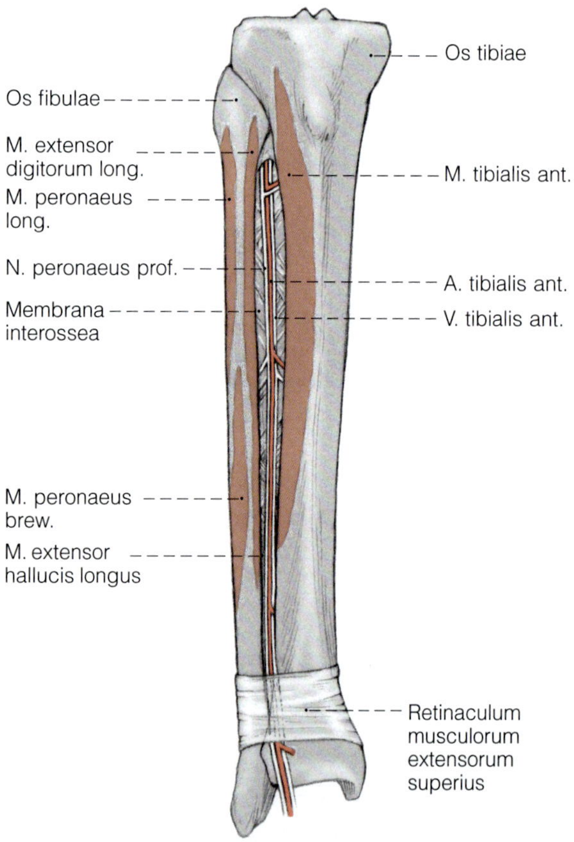

Abb. C6-2 Das krurale ventrale Kompartment und sein Inhalt im Längsschnitt (schematisch).

brana interossea gebildet, dorsal liegt das straffe Septum intermusculare anterius und ventrolateral wird die Loge durch die ebenfalls feste Fascia cruris begrenzt. In Höhe der Malleolen verstärkt sich die Faszie der Anteriorloge zum Retinaculum mm. extensorum superius (Lig. transversum cruris). Auch die anderen Logen werden distal durch Retinacula stabilisiert.

Tief in der Muskulatur und auf der Membrana interossea, die distal nicht selten ossifiziert ist, verläuft das Gefäß-Nerven-Bündel (A. und Vv. tibiales anteriores, N. peronaeus profundus). Sowohl der M. hallucis longus als auch der Peroneusnerv werden ausschließlich von der A. tibialis anterior versorgt. Die übrige Muskulatur erhält lediglich noch in den proximalen und distalen Abschnitten Zuflüsse aus der A. tibialis posterior und der A. peronaea. Im akuten Stadium einer Ischämie sind diese allerdings nicht ausreichend, um die Vitalität der Muskeln zu gewährleisten.

Wie aus Abbildung C6-2 ersichtlich, bildet das ventrale Kompartment einen eng begrenzten Raum, der bereits bei geringen Volumenzunahmen seiner inliegenden Weichteile mit starkem Druckanstieg reagiert.

6.3 Symptomatik

Das führende Symptom der chronischen Kompression in der Anteriorloge ist die nach körperlicher Belastung auftretende „atypische Claudicatio intermittens“. Span-

nungsgefühle und Schmerzen entlang der anterolateralen Unterschenkelseite, die zum Teil pulsierend sein können, weisen auf das Krankheitsbild hin. Auch Fußheberschwächen durch partielle Paresen des N. peronaeus profundus sind nicht selten. In einigen Fällen wurden begleitende Muskelhernien der Anteriorloge beobachtet.
Im Gegensatz zur typischen, arteriosklerotisch bedingten Claudicatio sistieren die Beschwerden in Ruhe nicht nach 2–3 Minuten, sondern erst nach 10–20 Minuten. Ebenfalls untypisch für eine sklerotische Genese bessern sich die Beschwerden beim Kompressionssyndrom durch Hochlegen der Beine.
In fortgeschrittenen Fällen kann sich auch die Haut über der Anteriorloge rötlich und später bräunlich verfärben. Lokale Temperaturerhöhungen weisen auf den ischämisch-entzündlichen Prozess hin. Spätere Vernarbungen der Muskelbäuche führen zum Funktionsverlust der Dorsalflexion (Steppergang).

6.4 Diagnostik

Das insgesamt doch uncharakteristische Beschwerdebild beim Kompressionssyndrom im Versorgungsgebiet der A. tibialis anterior verlangt vom Untersucher eine sehr sorgfältige Erhebung der Anamnese.
Die klinische Untersuchung (Pulsstatus, Lagerungsprobe nach Ratschow) und die dopplersonographische Erhebung der pedalen arteriellen Druckindizes ergeben normale Befunde. Insbesondere die A. tibialis anterior weist regelhaft eine orthograde Durchströmung auf.
Als nahezu beweisend gilt die Druckmessung des anterioren Kompartments. Dazu wird eine Stahlnadel, die mit einem elektronischen Druckmonitor verbunden ist, in die Muskulatur eingestochen. Ein Ruhedruck von mehr als 10 mmHg ist bereits verdächtig. Zur Provokation einer pathologischen Druckerhöhung unter Belastung eignet sich besser ein mit Kochsalzlösung gefüllter Teflonkatheter (mikrokapilläre Infusionstechnik), der ebenfalls intramuskulär eingebracht wird. Steigt der Druck in der Anteriorloge nach Anstrengung um mehr als 30 mmHg und benötigt die Normalisierungsphase mehr als 6 Minuten, so ist ein Kompressionssyndrom anzunehmen. Jerosch et al. konnten auf diese Weise unter 24 gesunden Probanden (Joggern) 3 Risikopatienten (12,5%) identifizieren.
Differentialdiagnostisch gilt es, insbesondere arterielle und venöse Durchblutungsstörungen, Ostitiden und Periostitiden, bakterielle Infektionen (Phlegmone, Erysipel) sowie nervale Irritationen auszuschließen. Ergeben sich pathologische arterielle Druckwerte im anterioren Stromgebiet, so müssen bei dem jugendlichen Alter der Patienten kleinere arterielle Embolien, Arteriitiden (Endangiitis obliterans) oder diabetische Vasopathien verdächtigt werden. Seltener sind Ergotismus, Hyperthyreose oder Alkoholabusus beobachtet worden. In all diesen Fällen kann eine Feinnadelangiographie (i.a.-DSA) die Diagnose sichern.
Venöse Erkrankungen betreffen vor allem Thrombophlebitiden und tiefe Venenthrombosen. Neben den klinischen Untersuchungsverfahren sind die Duplexsonographie und/oder die Phlebographie hinreichend zur Diagnostik. In seltenen Fällen führt ein chronisch-venöses Stauungssyndrom zu einer chronischen faszialen Kompression der Kompartmentinhalte. Auch hier weist ein erhöhter Druck im Kompartment (über 30 mmHg) auf die spezifische Genese hin. Lymphatische Abflussstörungen können szintigraphisch verifiziert werden.
Ossäre und periossäre Affektionen sind schwierig nachzuweisen. In ausgeprägten Fällen ergibt auch hier die Szintigraphie einen weiterführenden Befund. Bei der seltenen Kompression des N. peronaeus superficialis weisen Schmerzen an der faszialen Austrittsstelle des Nervs und Parästhesien über dem Fußrücken auf die Situation hin (Claudicatio spinalis).
In diesem Zusammenhang sei auch die familiäre polytope Neuropathie als mögliche Ursache angefügt.

6.5 Therapie

Sind die Beschwerden ausschließlich von einer bestimmten Belastungsart (Sportler) abhängig, so kann unter Verzicht auf diese Anstrengung eine vollständige Restitutio einsetzen. Bei schwereren Erscheinungsbildern oder einer Behinderung der Berufsfähigkeit sollte eine operative Faszienspaltung angestrebt werden.
Gegenüber dem akuten Kompartmentsyndrom kann bei der chronischen Kompression des anterioren Logeninhalts eine subkutane Fasziotomie ausreichend sein. Die spezielle Methodik wird in Kapitel I3 vermittelt.
Almdahl und Samdal gaben in einer Studie mit 10-jähriger postoperativer Nachkontrolle bei über 90% der Patienten Beschwerdefreiheit bzw. eine deutliche Besserung an. Nur ein Patient musste wegen eines erneuten Kompressionssyndroms nachoperiert werden. Auch andere Autoren erreichten ähnlich gute Resultate.

6.6 Komplikationen und Nachbehandlung

Die Komplikationen einer verspäteten Entlastung eines kruralen Kompartmentsyndroms (Kompressionssyndrom) bestehen in einer Muskelnekrose mit irreversibler Peroneusparese. Oftmals sind nur noch orthopädische (Achillessehnenplastik, Schienenbehandlung etc.) Maßnahmen möglich (siehe Kap. I3). Bei der subkutanen Fasziotomie ist auf die Vermeidung von Blutungen und Nervenläsionen (cave: N. peronaeus superficialis) zu achten. Gerade an den nicht einsehbaren Regionen der Faszienspaltung können sich größere Hämatome in der Muskulatur bilden, die durch den erhaltenen Hautmantel zu einem jetzt akuten Kompartmentsyndrom führen. In diesen Fällen ist die subkutane Fasziotomie umgehend durch eine offene Spaltung von Haut und Subkutis zu erweitern. Präventiv sollte die Wade deshalb nach dem operativen Eingriff gut gewickelt werden. Blutungsfördernde Medikamente (z.B. ASS) müssen 7 Tage präoperativ abgesetzt werden.

6.7 Literatur

Almdahl SM, Samdal FA: Fasciotomy for chronic compartment syndrome. Acta Orthop Scand 60 (1989) 210–211

Hepp W, Alevizacos P: Das Tibialis-anterior-Syndrom. In: Hepp W (Hrsg): Neuro-vaskuläre Kompressionssyndrome. Blackwell, Berlin–Wien 1996 (94–99)

Horn CE: Acute ischemia of the anterior tibial muscle and the long extensor muscles of the toes. J Bone Jt Surg 27 (1945) 615–622

Jerosch J, Geske B, Castro WHM, Hille E: Kompartmentdruck in der Tibialis-anterior-Loge beim Joggen. Z Orthop 127 (1989) 56–64

Mubarak SJ, Hargens AR: Compartment syndromes and Volkmann's contracture. Saunders, Philadelphia 1981 (209)

Qvarfordt P, Christenson JT, Eklof B et al.: Intramuscular pressure, muscle blood flow, and sceletal muscle metabolism in chronic anterior tibial compartment syndrome. Clin Orthop Rel Res 179 (1983) 284–290

Reszel PA, Janes JM, Spittell JA: Ischemic necrosis of the peroneal musculature, a lateral compartment syndrome: Report of case. Staff Meet Mayo Clinic 38 (1963) 136–140

Severin E: Umwandlung des M. tibialis anterior in Narbengewebe nach Überanstrengung. Acta Chir Scand 89 (1943) 426–429

Sudmann E: The painful chronic anterior lower leg syndrome. Acta Orthop Scand 50 (1979) 573–581

Steurer J, Läderach K, Largiadèr J, Bollinger A: Chronisches Tibialis-anterior-Syndrom. Vasa 22 (1993) 358–360

Styf RJ: Diagnosis of exercise-induced pain in the anterior aspect of the lower leg. Am J Sports Med 16 (1988) 165–169

Vahar-Matiar H, Petzold J, Müller J: Das Tibialis-anterior-Syndrom in Kombination mit der familiären rezidivierenden polytopen Neuropathie. Dtsch Med Wochenschr 99 (1974) 1192–1195

Wallensten R: Results of fasciotomy in patients with medial tibial syndrome and chronic anterior-compartment syndrome. J Bone Jt Surg 65A (1983) 1252–1255

D

Aneurysmen

D1 Pathophysiologische Ursachen arterieller Aneurysmen

H. Kortmann

1.1 Allgemeine Pathophysiologie

1.1.1 Physiologie der Arterienwand

Die gesunde Arterienwand hält großen Druck- und Scherkräften stand. Die transmurale Wandspannung kann annähernd nach der Formel von Laplace abgeleitet werden:

$$S_w = 1/d\ (p \times r)$$

S_w: Wandspannung, d: Wanddicke, p: arterieller Druck, r: Innenradius

Aufgefangen wird die Wandspannung von der elastischen Media, die im Wesentlichen aus elastischen Lamellen, kollagenen Fasern und glatter Muskulatur besteht. Auch die elastischen Fasern der Adventitia haben eine wandstabilisierende Funktion, deren Bedeutung für die Aneurysmenentwicklung in älteren Untersuchungen häufig unterschätzt wurde. Die Anzahl konzentrisch angeordneter elastischer Lamellen der Media nimmt vom Aortenbogen nach distal ab, und konsekutiv wird die Aortenwand mit zunehmendem Abstand vom Herzen dünner.

1.1.2 Definition des Aneurysmas

Das Aneurysma ist eine spindel- oder sackförmige, lokalisierte, permanente Erweiterung des Gefäßquerschnitts, die mindestens das 1,5fache des benachbarten normalen Gefäßlumens misst.

Eine geschlossene Kausalkette für die Entstehung arterieller Aneurysmen ist noch unbekannt; Änderungen in der Wandstabilität und der Hämodynamik werden zu den Voraussetzungen gezählt.
Die Brisanz zentraler Aneurysmen liegt in ihrer tödlichen Rupturgefahr. Aneurysmen der peripheren Gefäße bedrohen durch thrombembolische Gefäßverschlüsse die Gliedmaßen.

1.1.3 Echte Aneurysmen

Die Einteilung in echte und falsche Aneurysmen geht auf Galens Schriften aus dem zweiten Jahrhundert zurück.

➡ Bei den echten Aneurysmen (wahre Aneurysmen, Aneurysmata vera) wird die spindel- (Aneurysma verum fusiformis) bzw. sackförmige (Aneurysma verum sacciformis) Erweiterung von der gesamten erkrankten Gefäßwand begrenzt (Abb. D1-1).

Wahrscheinlich steht am Beginn des Prozesses eine degenerative Veränderung in der dreischichtig aufgebauten Arterienwand. Vermutlich durch genetische Anlage begünstigt können unterschiedliche Noxen wie z. B. Nikotin oder Bakterientoxine direkt oder über die Aktivierung neutrophiler Leukozyten und Makrophagen bereits bei nur geringer Vorschädigung im Intimabereich die elastischen Fasern der Arterienwand enzymatisch abbauen. Die Elastinfragmente sollen zusätzlich

die glatte Gefäßmuskulatur zur Freisetzung eigener Elastase stimulieren können. Neben den elastischen Netzen der Media greifen die proteolytischen Enzyme auch die Membrana elastica externa der Adventitia an. Die vom Nikotin aktivierte Leukozytenelastase kann die elastischen Lamellen in der Aortenwand und dem Lungengewebe abbauen; Ähnliches gilt für die elastolytischen Metalloproteinasen der Makrophagen – eine Erklärung für die häufige Koinzidenz von Bauchaortenaneurysmen und obstruktiver Lungenerkrankung.
Im Tierexperiment konnte das Wachstum von Aortenaneurysmen durch Applikation von Elastaseinhibitoren (z. B. Tetrazykline) reduziert werden. Aktuelle pathobiochemische Untersuchungen bestätigen eine häufigere Aneurysmaentwicklung bei gestörter Balance zwischen den spezifischen Proteinasen und Antiproteinasen.
Ab der 5. Lebensdekade (bei Hypertonikern auch schon früher) nimmt die Intimadicke zu. Bei Erreichen einer kritischen Wandhypertrophie ist die Nährstoffdiffusion zur Media gestört, und degenerative Veränderungen mit und ohne Kalkablagerungen werden besonders in der Mediamuskulatur nachweisbar. Die **zystische Medianekrose** ist das histologische Pendant zu diesen pathomechanischen Vorstellungen. Auch während der Schwangerschaft kann durch hormonalen Einfluss die Stabilität einer bereits (genetisch?) vorgeschädigten Gefäßwand vorübergehend nachgeben. Bekannt ist die erhöhte Rupturgefahr für Milzarterienaneurysmen während der Gravidität.
Der lokale Verlust der Elastizität bzw. der Rückstellkraft hat eine umschriebene Dilatation der Arterie mit Ausdünnung der Gefäßwand und zunehmender Wandspannung zur Folge. Der das Endothel massierende und drainierende laminare Blutfluss wechselt in eine turbulente Strömung, die das Endothel schädigt und die systolische Druckbelastung der Gefäßwand erhöht. In den wandnahen Stagnationspunkten („Brackwasserstellen“) der Blutwirbel lagern sich Thromben ab. Dieser Thrombensaum wiederum stört die Diffusion von Nährstoffen zu Intima und Media. Der Endpunkt dieser degenerativen Biomorphose der Arterienwand ist das Aneurysma mit ausgedünnter, strukturgeschwächter Wand, das der wachsenden Wandspannung nicht mehr standhalten kann und schließlich rupturiert.

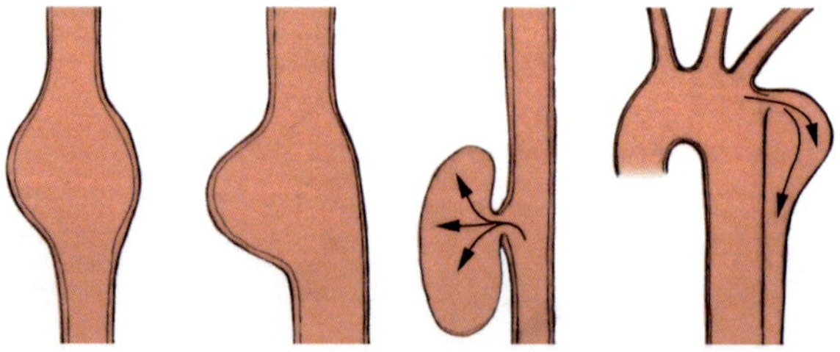

Abb. D1-1 Morphologische Grundtypen arterieller Aneurysmen.

1.1.4 Falsche Aneurysmen

Falsche Aneurysmen (Aneurysmata falsa oder spuria) entwickeln sich aus einem paravasalen Hämatom, das durch eine umschriebene Wandauflösung (mykotische Aneurysmen, siehe Abschnitt 1.2.2) oder Gefäßwandverletzung (traumatische Aneurysmen, siehe auch Kap. B2) mit dem Gefäßlumen in Verbindung steht. Das pulsierende Hämatom wird von dem umgebenden Gewebe tamponiert und binnen 4–6 Wochen von einer bindegewebigen Aneurysmawand umkapselt. Das Aneurysma dissecans der Aorta ist Folge einer Wanddissektion nahezu ausschließlich im thorakalen Aortenabschnitt (siehe Kap. D5). Der Blutfluss bricht in die vorgeschädigte Aortenwand ein und sucht sich meist im Bereich der Tunica media einen falschen Weg parallel zum wahren Lumen. Wenn nun die äußeren Wandanteile des falschen Kanals – meist nur die Adventitia – der Wandspannung nicht gewachsen sind, entsteht eine aneurysmatische Wandausbuchtung.

1.2 Ätiologie verschiedener Aneurysmen

1.2.1 Arteriosklerotische Aneurysmen

Die Arteriosklerose ist der natürliche Alterungsvorgang der Arterien und Aorta. Sie wird zur Krankheit, wenn das Ausmaß der morphologischen Gefäßwandveränderungen die Organfunktionen gefährdet oder gar beeinträchtigt (Stadium II und III der WHO-Klassifikation). Die Entwicklung der Arteriosklerose wird durch zahlreiche exogene und endogene Noxen bzw. Krankheiten wie Nikotin, Hypertonus, Diabetes mellitus, Erbgut, Hyperlipidämie, Entzündungen sowie Antigen-Antikörper-Reaktionen gefördert. Die in neuerer Zeit wieder vermehrt diskutierte primär mikrobielle Genese (speziell durch Chlamydia pneumoniae) der Arteriosklerose bleibt weiter umstritten.

→ Arteriosklerotische Aneurysmen werden fast durchwegs jenseits des 50. Lebensjahres diagnostiziert; 90% der Aneurysmaträger sind männlich.

Die formale Pathogenese der arteriosklerotischen Aneurysmen dürfte den oben beschriebenen Pathomechanismen im Wesentlichen entsprechen. Grundsätzlich können Aneurysmen sich in allen Arterienabschnitten

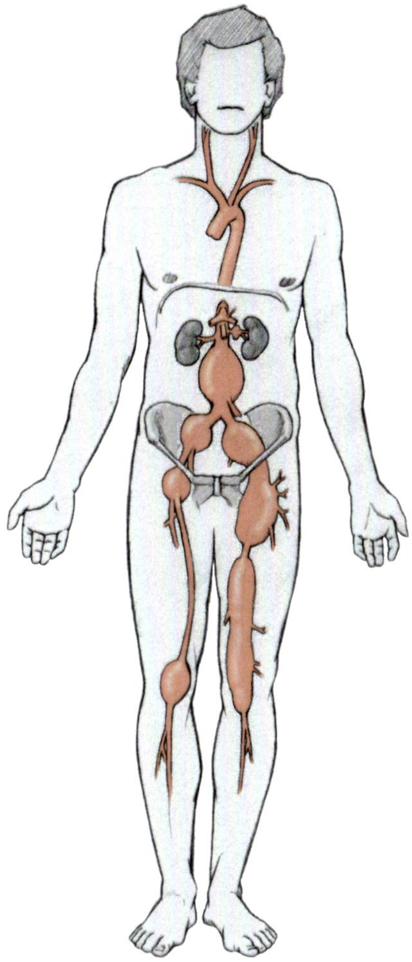

Abb. D1-2 Prädilektionsstellen arterieller Aneurysmen.

entwickeln, bevorzugt werden aber die großen Gefäße befallen: Prädilektionsstellen sind Aorta, Aa. iliaca communis et interna, A. renalis, A. lienalis, A. femoralis, A. poplitea und Karotisgabel (Abb. D1-2). Eine Erklärung hierfür ergeben die experimentellen Untersuchungen von Grehant: je größer das Arterienlumen, desto geringer ist der maximal tolerierte Innendruck.
Aortenaneurysmen können im Rahmen der arteriosklerotischen Grunderkrankung mit einer stenosierenden oder dilatierenden Arteriopathie (Arteriomegalie, Aortenektasie) vergesellschaftet sein. Letztere neigt zu weiteren peripheren Aneurysmen und tritt familiär gehäuft auf.

1.2.2 Bakteriell infizierte (mykotische) Aneurysmen

Bakteriell infizierte oder von Osler wegen ihres bisweilen pilzförmigen Aussehens mykotisch genannte Aneurysmen erscheinen morphologisch heterogen. Der Infektionsweg kann intravasal hämatogen sein oder extravasal per continuitatem bei benachbarten septischen Entzündungsherden.

Durch Infektion entstehende Aneurysmen

Paravasale putride Lymphknoten und Leistenabszesse sind bei Patienten aus der Drogenszene immer wieder Ursache septischer Aneurysmata spuria der durch multiple Punktionen beanspruchten A. femoralis. In den häufig sehr ausgedehnten Eiterherden in den Muskelsepten finden wir neben Staphylokokken eine Mischkultur grampositiver und gramnegativer Bakterien.
Wir fanden bei einer septischen Spondylodiscitis vertebralis ein subphrenisches mykotisches Aortenaneurysma (Abb. D1-3).
Infizierte Aneurysmen werden auch nach perkutanen Gefäßinterventionen gesehen. Ursache ist meist ein mit Staphylococcus aureus kontaminiertes Hämatom im Verbund mit einer durch Punktion geschädigten Arterienwand.
Die typischen mykotischen Aneurysmen nach Osler sind wegen ihrer embolischen Genese in der Aorta, aber auch in den peripheren Arterien nicht selten multilokulär angesiedelt.
Ausgangspunkt der septischen Embolien sind bakterielle Endokarditiden überwiegend mit grampositiven Kokken.

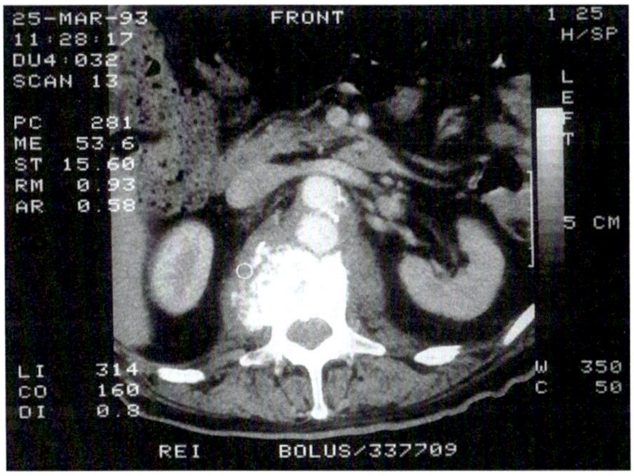

Abb. D1-3 Aneurysma spurium der Aorta bei Spondylodiszitis. Man erkennt das dorsal der Aorta gelegene sackförmige mykotische Aneurysma spurium mit Arrosion des Wirbelkörpers.

Infektion existierender Aneurysmen

Die Keimbesiedlung präexistenter Aneurysmen ist Folge einer Bakteriämie. In den Nischen zwischen oder hinter den scholligen Wandplaques arteriosklerotischer Aortenaneurysmen nisten sich u.a. Salmonellen und Staphylokokken ein. Beide Keime können auch im Verlauf einer hämatogenen bakteriellen Arteriitis ein Aneurysma verursachen. Die geschilderten Prozesse sind aber sehr selten, im eigenen Krankengut in weniger als 0,3% aller arteriosklerotischen Aneurysmen. Im Einzelfall ist es dann oft kaum möglich zu entscheiden, wer zuerst am Ort war: Salmonelle oder Aneurysma. Bei der Mehrzahl der Aneurysmen dürfte es sich um eine sekundäre Besiedlung im Rahmen einer passageren Bakteriämie handeln, die für das weitere Schicksal des Aneurysmas wohl ohne Relevanz ist. Unerkannt können die Erreger aber bei einer Aneurysmaexklusion den Erfolg des prothetischen Aortenersatzes gefährden und ein infiziertes Nahtaneurysma oder gar eine akute Anastomosenblutung verursachen.
An dieser Stelle darf durchaus diskutiert werden, ob die spätpostoperative aortoduodenale Fistel zwischen proximaler Gefäßanastomose und Duodenum eher einer latenten Infektion als einer primär aseptischen Arrosion zuzuordnen ist. Der enge Kontakt des Duodenums mit der Anastomosennaht kann sehr gut mit dem generellen biologischen Prinzip, einen Entzündungsherd mit den angrenzenden Organstrukturen einzudämmen, erklärt werden. Die Arrosion mit der aortoduodenalen Fistel ist dann der zweite Schritt.

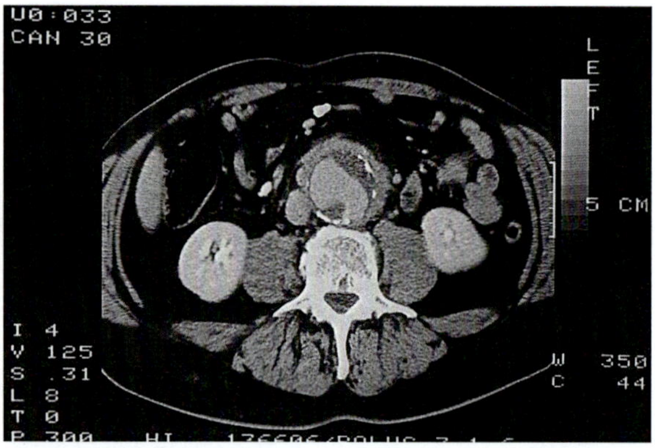

Abb. D1-4 CT eines inflammatorischen Aortenaneurysmas. Nach Kontrastmittelinjektion zeigt sich der kokardenförmige Aneurysmaquerschnitt mit vier konzentrischen Ebenen: das kontrastreiche durchblutete Lumen, die kontrastarmen Wandthromben, die verkalkte Aneurysmawand und die kontrastreiche perianeurysmatische Fibroseschicht mit sog. Kontrastmittelenhancement.

Mesaortitis luetica

Die Mesaortitis luetica ist als metaluetische Erkrankung eine Spätform der Syphilis, die seit Beginn der Antibiotikaära in der westlichen Welt eine immer geringere Rolle spielt. Die Menschen erkranken zwischen dem 40. und 60. Lebensjahr. Die Treponema-pallidum-Infektion verursacht u.a. eine chronische Entzündung der Vasa vasorum der Aorta. Aus der Zerstörung der elastischen Fasern in Media und Adventitia resultiert ein Stabilitätsverlust der Aortenwand. Makroskopisch bekommt die Aorta eine baumrindenartige Fältelung. Syphilitische Aneurysmen entwickeln sich überwiegend in der Aorta ascendens und dem Aortenbogen, da hier die Dichte der Vasa vasorum sehr viel höher ist als in den distalen Aortenabschnitten.

1.2.3 Inflammatorische Aneurysmen

➡ Der Begriff „inflammatorisches Aneurysma" wird im weiteren Sinn für alle abakteriellen Aneurysmen angewandt, deren histopathologischer Wandaufbau deutliche Zeichen der chronischen Entzündung aufweist.

Der von Walker 1972 geprägte Terminus „inflammatorisches Aortenaneurysma" beschreibt wiederum eine eigene klinische Entität. Klinisch-morphologisch ist das Aneurysma in eine Retroperitonealfibrose unterschiedlichen Ausmaßes eingebettet. Die fibrosierte, deutlich verdickte Aneurysmawand umfasst hufeisenförmig das Lumen. Nach Kontrastmittelinjektion sieht man im axialen CT den pathognomonischen kokardenartigen Aneurysmaquerschnitt mit vier konzentrischen Ebenen: das kontrastreiche durchblutete Lumen, die kontrastarmen Wandthromben, die verkalkte Aneurysmawand und die kontrastreiche perianeurysmatische Fibroseschicht. Dabei fehlt das Kontrastmittel-Enhancement typischerweise an der dünnen dorsalen Aneurysmawand, der prädestinierten Rupturstelle (Abb. D1-4).
Ungeklärt und damit schwierig zu beantworten ist die Frage der Ätiologie. Kontrovers bleibt, ob die Arteriosklerose bzw. das Aneurysma das Primum movens für den entzündlichen Prozess ist oder ob es sich um ein primär entzündliches Geschehen handelt. Histologisch findet man die für arteriosklerotische Aneurysmen typische Mediadegeneration mit dem Abbau der glatten Muskelzellen. Chronisch-entzündliche Prozesse weist nur die Adventitia auf, mit zum Teil in follikelähnlichen Strukturen angehäuften Lymphozyten, Plasmazellen und Monozyten mit einzelnen mehrkernigen Riesenzellen. Die enge Beziehung zum histologischen Bild anderer entzündlicher, nichtarteriosklerotischer Erkrankungen wie Takayasu-Arteriitis, Riesenzellarte-

riitis oder M. Ormond sprechen eher für die inflammatorische Hypothese und lassen die Arteriosklerose nur als ein Epiphänomen ohne ursächliche Bedeutung erscheinen. Neuere klinische Studien zeigen eine familiäre Häufung von Aneurysmen bei Patienten mit inflammatorischem Aortenaneurysma im Vergleich zu Patienten mit nichtinflammatorischen Bauchaortenaneurysmen. Auch ist der prozentuale Raucheranteil zum Zeitpunkt der Diagnose bei den inflammatorischen Aneurysmen höher als bei den nichtinflammatorischen.

Das histologische Bild der entzündlichen Infiltration von Media und Adventitia mit Intimafibrose der Vasa vasorum im Sinne einer Mesaortitis ist der uniforme Befund fast aller chronischen Angiitiden. Ausgedehnte Aneurysmaformationen an Aorta und großen Arterien sind von der Riesenzellarteriitis, dem M. Behçet und der Takayasu-Arteriitis bekannt. Der immer wieder betonte autoimmune Charakter dieser Erkrankung bleibt noch nachzuweisen. Während sich die Takayasu-Aneurysmen ähnlich wie die inflammatorischen Aortenaneurysmen im engeren Sinne fast ausschließlich als Aneurysmata vera manifestieren, fanden wir bei anderen entzündlichen Arteriitiden, wie z. B. dem M. Behçet, überwiegend Aneurysmata spuria nach gedeckten Rupturen normallumiger Aorten oder kleiner (sekundär bakteriell infizierter?) Mikroaneurysmen. Im Vergleich zu den arteriosklerotischen und inflammatorischen Aneurysmen treten die auf dem Boden einer Arteriitis entwickelten Aortenaneurysmen vorwiegend bei jüngeren Männern im Alter zwischen 30 und 50 Jahren auf. Obwohl jeder Aortenabschnitt betroffen sein kann, scheint unter Berücksichtigung der Literatur eine Präferenz für die abdominale Aorta zu bestehen (Abb. D1-5).

1.2.4 Poststenotische Aneurysmen

Pathophysiologie

Die poststenotische Dilatation der elastischen Gefäßwand entspricht den Gesetzmäßigkeiten der Strömungsmechanik (Bernoulli-Gesetz). Der Druck, den ein Fluid ausübt, ist umgekehrt proportional zur Fluidgeschwindigkeit. Beim Fluss durch die Gefäßstenose nimmt die Strömungsgeschwindigkeit des Bluts zu und der Druck auf die Gefäßwand ab. Am Ende der Gefäßenge werden die Verhältnisse reziprok: die Blutflussgeschwindigkeit verringert sich in dem weiteren Gefäßlumen, und der Wanddruck und damit auch die Wandspannung nehmen zu. Bei hoher Flussgeschwindigkeitsdifferenz wandelt sich poststenotisch der laminare Fluss in eine turbulente Strömung.

Es sei aber an dieser Stelle darauf hingewiesen, dass diese in den Lehrbüchern allgemein vertretene Erklärung für die poststenotische Dilatation in der neuen wissenschaftlichen Literatur nicht unumstritten ist. So sollen im unmittelbaren poststenotischen Bereich sowohl in der Systole als auch in der Diastole sogar die niedrigsten Druckwerte gemessen werden. Dennoch wird die unmittelbare poststenotische Gefäßwand durch Strömungsturbulenzen und die daraus resultierenden Scherkräfte unbestritten stärker belastet. Da Blut keine ideale Flüssigkeit ist und der Kreislauf pulsiert, sind die tatsächlichen strömungsdynamischen Vorgänge sehr viel komplexer und können hier nicht weiter erläutert werden.

➡ Die stärkere Gefäßwandbelastung im poststenotischen Segment resultiert in einer Minderung von Wandstabilität und Elastizität, die sich histologisch als Atrophie der Media und klinisch als Aneurysma verum manifestiert.

Formen

Die Aortenisthmusstenose bzw. die Coarctatio aortae gilt als klassisches Beispiel für ein poststenotisches Aortenaneurysma (siehe Kap. A3). In der Peripherie können Kompressionssyndrome aneurysmatische Gefäßveränderungen verursachen: das Thoracic-outlet-Syndrom der distalen A. subclavia oder das Entrapment-Syndrom der A. poplitea. Halsted berichtet 1916 über 27 Patienten mit einer Halsrippe und assoziiertem Aneurysma der A. subclavia. Er konnte auch experimentell in Hunden die poststenotische Entwicklung von Aortenaneurysmen nachweisen und beschrieb einen poststenotischen „Whirlpool"-Effekt des Blut-

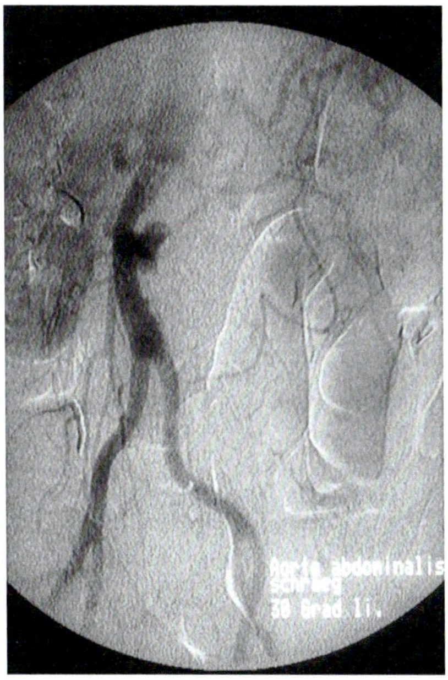

Abb. D1-5 Aneurysma spurium der infrarenalen Aorta bei einem 33-jährigen Patienten mit einem M. Behçet.

flusses mit konsekutiver chronischer Wandermüdung. Zu den hämodynamischen Aneurysmen zählt auch die chronisch degenerative Wandektasie und Elongation der afferenten Arterie zentraler, meist traumatisch bedingter arteriovenöser Fisteln. Als Ursache für die aneurysmatische Wanddegeneration wird die über Jahre bestehende hohe Volumenbelastung vermutet, die mit starken Scherkräften die Gefäßwand strapaziert.

1.2.5 Naht- und Protheseneaneurysmen

Ursachen

> **!** Nahtaneurysmen sind Komplikationen des prothetischen Gefäßersatzes.

Ein Aneurysma spurium kann sich an jeder Gefäßnaht entwickeln. Direkte Gefäßnähte z. B. nach Embolektomie oder Endarteriektomie sind nur selten betroffen, ebenso Anastomosen nach autologem Gefäßersatz. Nahtaneurysmen nach Rekonstruktion der supraaortalen Arterien sind eine Rarität. Während die Anastomose mit autologem Gefäßersatz (z. B. V. saphena magna) biologisch mit nur schmaler Narbenbildung und kompletter Endothelialisierung der Naht ausheilt, bleiben beim allogenen Gefäßersatz das Nahtmaterial und seine Verankerung zeitlebens für die Stabilität der Anastomose entscheidend. Der die Prothese einscheidende Bindegewebsstrumpf ist nach einer Nahtruptur dem Blutdruck nicht gewachsen, so dass sich nach Desintegration der Naht ein falsches Aneurysma entwickelt.
Seit der Einführung monofiler nichtresorbierbarer Kunststofffäden statt der früher verwendeten Seidennaht sind Fadenbrüche nicht mehr zu befürchten. Auch die Prothesen sind im Verlauf der Jahre weiterentwickelt worden. Die aus den Anfangsjahren der Textilkunststoffprothesen bekannten Protheseneaneurysmen sehen wir heute nach Verbesserung der Produktionstechnik kaum noch. Aber auch die modernen Textilkunststoffe, die zur Verbesserung der Handhabung und der Compliance immer dünner produziert werden, unterliegen einem zwar langsamen, aber wohl kontinuierlichen Verschleiß. Riepe konnte den langsamen hydrolytischen Abbau von implantierten Dacron®-Prothesen nachweisen.
Belastend für die Anastomosen kann die schon frühpostoperativ einsetzende Querdilatation vornehmlich gestrickter Dacron®-Prothesen sein. Dies gilt besonders für End-zu-Seit-Anastomosen. Durch die Dilatation erhöht sich die Wandspannung in der Wirtsarterie, außerdem ändert sich die Strömungsdynamik. Der weitgehend laminare Blutfluss bei einer gut angelegten End-zu-Seit-Anastomose kann sich bei Erweiterung des Anastomosendurchmessers in eine turbulente Strömung wandeln. Der unterschiedliche Elastizitätsmodul von Prothese und Wirtsarterie, das so genannte compliance mismatch, verursacht eine weitere mechanische Belastung für die Anastomose.
Problematisch sind Anastomosen bei frischer Aortendissektion und/oder genetischen Bindegewebserkrankungen wie Marfan- oder Ehlers-Danlos-Syndrom. Das Aortenwandgewebe muss hier im Anastomosenbereich häufig durch Spezialkleber bzw. Teflon- oder Dacron®-Streifen unterstützt werden. Erste akute Anzeichen einer Nahtdehiszenz der infrarenalen Aorta sind rezidivierende intestinale Blutungen. Endoskopisch wird die aortoduodenale Fistel oft nicht gesehen. Der Befund „fehlende Blutungsquelle an typischen gastrointestinalen Stellen" ist zugleich hochgradiger Verdacht auf eine aortointestinale Blutung. Ultraschalluntersuchungen nach Implantation eines aortobifemoralen Y-Prothesen-Bypasses mit End-zu-Seit-Anastomosen („Huckepack"-Prothese) zeigen bisweilen eine ellipsoide aneurysmatische Erweiterung im Anastomosengebiet. Es handelt sich hier bei intakter Naht um ein Pseudoaneurysma, das durch Überlagerung der Aorten- und Prothesenquerschnitte zustande kommt.
Während auch die Beckenarterien weitgehend von Nahtaneurysmen verschont bleiben, sind die Arterien der Leistenbeuge besonders häufig betroffen: 60–70% aller Anastomosenaneurysmen sind hier lokalisiert. Prädisponierende Faktoren sind stärkere mechanische Zugkräfte an der Prothese in Höhe des Lig. inguinale durch die Beugung im Hüftgelenk, die geringere Stabilität der überwiegend als End-zu-Seit-Anastomose angelegten Prothesenverbindungen und die erhöhte Infektanfälligkeit wegen der benachbarten Körperregionen und der zahlreichen Lymphgefäße. Da Nahtaneurysmen nach einem femorodistalen Prothesen-Bypass viel seltener sind als nach aortofemoralen Prothesenverbindungen, wird man den einwirkenden Zugkräften neben den stärkeren Strömungsturbulenzen die größte pathogenetische Bedeutung beimessen.

Regimes zur Vermeidung

Das Ausfransen der Ränder gewebter Dacron®-Prothesen im Bereich der Anastomosennaht kann durch thermische Versiegelung der Schnittkante und „sattes" Fassen des Prothesenrands bei der Naht weitgehend vermieden werden.

- Um die Beanspruchung der Arterienwand an der Anastomose möglichst gering zu halten, gilt es einige Regeln zu beachten: Der Implantationswinkel zwischen Arterie und Prothese soll bei der End-zu-

Seit-Anastomose zur Optimierung der Hydrodynamik weniger als 45°, am besten zwischen 10 und 15° betragen.
- Die Prothese wird möglichst spannungsfrei, ohne stärkere Zugkraft mit der Arterie verbunden.
- Bei gelenküberschreitendem Bypass ist die Lagerung des Patienten bei der Abmessung der Prothesenlänge zu berücksichtigen.
- Die Endarteriektomie im Anastomosenbereich muss, wenn überhaupt, zur Wahrung der Wandstabilität möglichst sparsam ausfallen.
- Die Anastomosenlänge soll mindestens das Dreifache des Durchmessers der Empfängerarterie betragen. Dabei gilt zu beachten, dass eine zu großzügige Dimensionierung die Beanspruchung der Arterienwand erhöht.
- Eine zu starke Antikoagulation oder ein paravasales Hämatom behindern die Einheilung der Prothese, fördern speziell im Leistenbereich die Entwicklung einer Lymphfistel und begünstigen damit eine Infektion. Eine frühpostoperative tiefe Wundinfektion mit Kontakt zur Anastomose (Grad III nach Szylagyi) birgt die Gefahr einer septischen Anastomosenruptur mit akuter Blutung. Zur Prophylaxe entzündlicher Komplikationen beim prothetischen Gefäßersatz führen wir unmittelbar präoperativ die Single-shot-Antibiose mit einem staphylokokkenwirksamen Antibiotikum durch. Septische Nahtaneurysmen entwickeln sich meist Wochen bis Monate, manchmal sogar erst Jahre nach der Operation bei einem latenten Protheseninfekt. Bei dem Reeingriff lassen sich dann trotz klinischer Entzündungszeichen oftmals keine Keime nachweisen.

Beim prothetischen Ersatz der thorakalen oder abdominalen arteriosklerotischen Aorta sind Nahtkomplikationen selten. Die End-zu-End-Anastomose wird teleskopartig mit einem überlappenden Aortensaum angelegt, der mit seinem schmalen Nahtwulst die Anastomose gut abdichtet und verstärkt. End-zu-End-Anastomosen sind ohnehin wegen der günstigeren Hämodynamik stabiler als End-zu-Seit-Anastomosen. Organarterien werden mit einem Carrel-Kragen oder über ein Protheseninterponat in die Aortenprothese inseriert. Beide Methoden erlauben eine feste Fadenverankerung ohne Gefahr der Stenosierung.

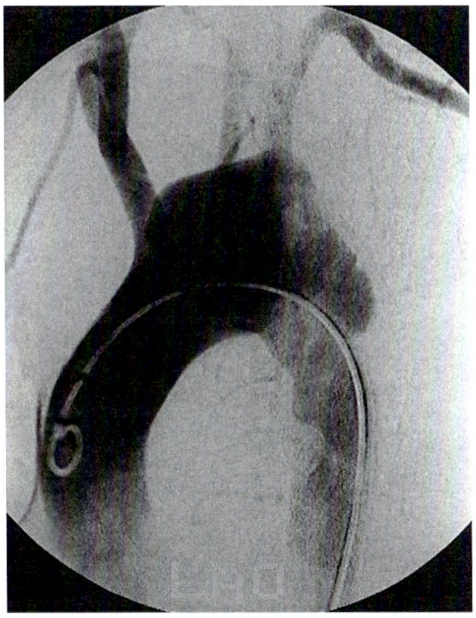

Abb. D1-6
Vier Wochen alte Aortenruptur „loco typico" mit einem großen mediastinalen Aneurysma spurium.

1.2.6 Posttraumatische Aneurysmen

Posttraumatische Aneurysmen sind überwiegend falsche Aneurysmen, die sich nach scharfer oder stumpfer Gewalteinwirkung entwickeln.

Das Spektrum der ursächlichen Wandverletzungen reicht vom kleinen Punktionsloch einer peripheren Arterie, z. B. nach Katheterintervention, bis zur totalen Querdurchtrennung der Aorta nach einem schweren Dezelerationstrauma.

Prädilektionsstelle traumatischer Aortenrupturen ist die thorakale Aorta unmittelbar distal des Aortenbogens in Höhe des Ansatzes des Lig. arteriosum, am Übergang des relativ mobilen Aortenbogens in die von abgehenden Interkostalarterien fest fixierte Aorta descendens.

Bei starken Beschleunigungskräften wirkt diese Stelle wie ein Hypomochlion, über das die überstreckte Aortenwand einreißt. Sofern die Pleura mediastinalis dem Druck des pulsierenden Hämatoms standhält, entwickelt sich nach 4–6 Wochen ein meist sakkuläres Aneurysma spurium (Abb. D1-6). Die Gefahr der tödlichen Sekundärruptur bleibt bestehen, auch wenn sich nach Jahren eine zunehmende Kalzifizierung der Aneurysmawand abzeichnen kann. Ähnliche Überstreckungstraumen sind auch an der abdominalen Aorta beobachtet worden.

Inkomplette Wandrupturen im Sinne einer Wanddissektion mit intramuralem Hämatom und/oder konsekutiver Lumenthrombose werden überwiegend an den Extremitäten nach schweren Quetschtraumen oder bei dislozierten Knochenfragmenten beobachtet. Die peripheren Pulse sind im Vergleich zur Gegenseite abgeschwächt oder nicht tastbar.

1.2.7 Konnatale und kongenitale Aneurysmen

Konnatale Aneurysmen sind bereits bei der Geburt ausgebildet, meist auf segmentale Defekte der Tunica media zurückzuführen und bevorzugt an den basalen Hirnarterien lokalisiert.

Kongenitale Aneurysmen entwickeln sich erst in der Kindheit oder im jugendlichen Alter. Ihnen liegen fast ausschließlich Genmutationen zugrunde, die die Bindegewebssynthese stören, wie z. B.:

- **Marfan-Syndrom.** Das Marfan-Syndrom ist eine autosomal-dominant vererbte Bindegewebserkrankung mit unterschiedlichen Fibrillin-1(FBN 1)-Genmutationen auf dem Chromosom 15, die eine Fibrillinsynthesestörung verursachen. Das defekte Fibrillin kann seiner Funktion als Stabilisator von Bindegewebe und elastischen Fasern nicht mehr nachkommen. Eine Schwangerschaft kann durch die freigesetzten Hormone die Tendenz fördern. Den zahlreichen möglichen FBN-1-Mutationen entsprechend ist der Phänotyp der „Marfanoiden" sehr variationsreich. Die Erkrankung manifestiert sich besonders an Augen, Skelett und Kreislauforganen. Die Aorta neigt schon im jungen Alter zu Dilatation und Dissektion. Die Dilatation der Aortenwurzel hat eine Aortenklappeninsuffizienz mit Regurgitation zur Folge. Unbehandelt können Myokardinsuffizienz, Aortenruptur oder -dissektion schon im jungen Alter zum Tod führen. 1972 betrug die mittlere Lebenserwartung noch 45 Jahre; sie konnte inzwischen laut einer 1995 publizierten Multicenterstudie auf 72 Jahre erhöht werden. Regelmäßige Kontrolluntersuchungen besonders der Aortenwurzel sind angeraten, um einer drohenden Ruptur oder Myokardinsuffizienz durch rechtzeitigen Aortenersatz vorzubeugen.
- **Ehlers-Danlos-Syndrom.** Hierbei handelt es sich um eine weitere autosomal-dominant vererbte Bindegewebsschwäche mit einer abnormen Typ-III-Kollagen-Synthese, die zu frühzeitiger Aneurysmabildung und Rupturen im arteriellen System veranlagt. Dies trifft besonders für den Erkrankungstyp IV zu, der klinisch neben der Hyperelastizität der Haut und der Überstreckbarkeit der Gelenke u. a. zu Ekchymosen und spontanen Kolonperforationen neigt. Das Ehlers-Danlos-Syndrom zeigt eine große klinische Variabilität und genetische Heterogenität.
- **Andere Erkrankungen.** Die Medianecrosis idiopathica cystica Erdheim-Gsell ist wahrscheinlich eine histologische Manifestationsart der genannten genetischen Bindegewebserkrankungen, die besonders häufig bei einer Aortendissektion anzutreffen ist. Auch beim Turner-Syndrom werden vermehrt Aortendissektionen beschrieben. Neurofibromatosen, wie z. B. die Neurofibromatosis generalisata Recklinghausen, sind vermehrt mit Viszeralarterienaneurysmen vergesellschaftet.

1.2.8 Aneurysmen in der Schwangerschaft

Während der Gravidität kommt es durch den spezifischen Hormonhaushalt zur generalisierten Auflockerung des Bindegewebes.

➡ Über 50% aller Aneurysmarupturen bei Frauen unter 40 Jahren ereignen sich während der Schwangerschaft.

Die am häufigsten betroffenen Gefäße sind Gehirnarterien, Aorta, Herzkranz-, Milz-, Nieren- und Ovarialarterien.

Auch die gewöhnlich auf einer Medianekrose beruhende Aortendissektion (siehe Kap. D5) wird bei jungen Frauen vermehrt während der Gravidität beobachtet. Schwangere mit einem Marfan-Syndrom (siehe Abschnitt 1.2.7) bedürfen einer besonders engmaschigen transösophagealen Ultraschallkontrolle. Die Dekompensation der Erkrankung durch eine Aortenklappeninsuffizienz oder eine akute Typ-A-Dissektion (siehe Kap. D5) ist während dieser Zeit besonders hoch.

1.3 Literatur

Boyle JR, McDermott E, Crowther M et al.: Doxycycline inhibits elastin degradation and reduces metalloproteinase activity in a model of aneurysmal disease. J Vasc Surg 27 (1998) 354–361

Cohen JR, Parikh S, Grella L et al.: Role of the neutrophil in abdominal aortic development. Cardiovasc Surg 1 (1993) 373–376

Doerr W: Thoracic aortic aneurysm. Thorac Cardiovasc Surg 35 (1987) 111–121

Johnston KW, Rutherford RB, Tilson MD et al.: Suggested standards for reporting on arterial aneurysms. J Vasc Surg 13 (1991) 452–458

MacLean NF, Dudek NL, Roach MR: The role of radial elastic properties in the development of aortic dissection. J Vasc Surg 29 (1999) 703–710

MacSweeney ST, Powell JT, Greenhalgh RM: Pathogenesis of abdominal aortic aneurysm. Br J Surg 81 (1994) 935–941

Murphy EA, Danna-Lopes D, Sarfati I et al.: Nicotine-stimulated elastase activity release by neutrophils in patients with abdominal aortic aneurysms. Ann Vasc Surg 12 (1998) 41–45

Lawrence PF, Wallis C, Dobrin PB et al.: Peripheral aneurysms and arteriomegaly: is there a familian pattern? J Vasc Surg 28 (1998) 599–605

van Laarhoven CJHM, Borstlap ACW, van Berge Henegouwen DP et al.: Chronic obstructive pulmonary disease and abdominal aortic aneurysms. Eur J Vasc Surg 7 (1993) 386–390

Veller M, Shor A: The role of Chlamydia pneumoniae in the pathogenesis of arteriosclerosis. Eur J Vasc Endovasc Surg 16 (1998) 459–461

White JV, Haas K, Phillips S et al.: Adventitial elastolysis is a primary event in aneurysm formation. J Vasc Surg 17 (1993) 371–380

White JV: New concepts in pathophysiology of aneurysm formation: what is their clinical relevance? 25th Current critical problems, new horizons and techniques in vascular and endovascular surgery. Veith, New York 1998

D2 Supraaortische Aneurysmen

H. Kortmann

2.1 Ätiologie

Aneurysmen der extrakraniellen hirnversorgenden Arterien sind im Vergleich zu den stenosierenden Prozessen sehr selten. Die Prädilektionsstelle für arteriosklerotische Aneurysmen ist die Karotisbifurkation mit Übergang des Aneurysmas in den proximalen Anteil der A. carotis interna.

2.1.1 Posttraumatische Aneurysmen

Posttraumatische Aneurysmen von zum Teil monströser Größe fand man häufiger in den Nachkriegsjahren bei Kriegsveteranen als Folge von Granatsplitter- oder Minenverletzungen („low velocity weapons"); meist waren sie Folge arteriovenöser Fisteln. Penetrierende Verletzungen betreffen überwiegend die A. carotis communis. Posttraumatische Aneurysmen der A. carotis interna sind andererseits häufig durch stumpfe Gewalteinwirkung verursacht.

Bei einem Hyperextensionstrauma des Halses kann die A. carotis interna gegen den Processus transversus des Atlas gequetscht werden und die Gefäßwand aneurysmatisch desintegrieren. Diese Aneurysmen sind häufig nahe der Schädelbasis lokalisiert und damit chirurgisch schwerer zugänglich.

Spontane oder durch stumpfe Gewalteinwirkung entstandene Wanddissektionen der A. carotis interna sind in ca. 30% mit Aneurysmen vergesellschaftet. Sie zeigen in der Arteriographie eine typische Formation: ein sakkuläres Aneurysma mit einem ausgedünnten Kontrastmittelfluss („string sign") im prä- oder auch postaneurysmatischen Segment (Abb. D2-1 und D2-2).

2.1.2 Postoperative und infektbedingte Aneurysmen

- Aneurysmen werden auch nach Karotisendarteriektomien infolge Fehlens der wandstabilisierenden Tunica media beobachtet.
- Eingenähte Venenstreifen neigen, besonders wenn sie am Unterschenkel entnommen wurden, zur aneurysmatischen Aussackung. Ein zu breit gewähltes Streifenimplantat erzeugt ein Pseudoaneurysma mit der Gefahr erneuter thrombotischer Wandablagerungen.
- Nahtaneurysmen werden an der A. carotis nur selten beobachtet und sind meist Folge einer Infektion.

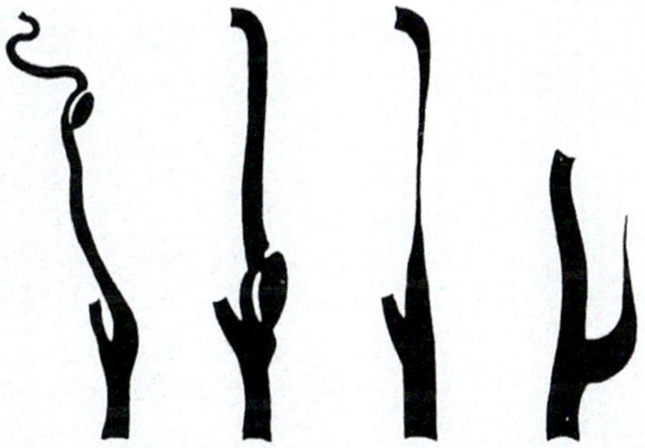

Abb. D2-1 Schematische Darstellung angiographischer Befunde bei Dissektion der A. carotis interna.

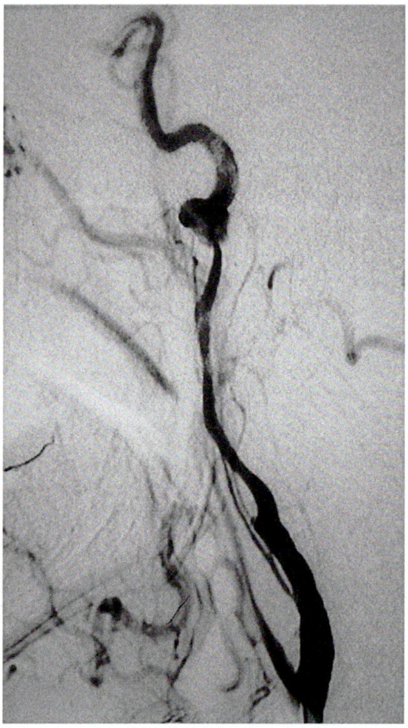

Abb. D2-2 Angiographie einer Dissektion der A. carotis interna mit distalem Aneurysma.

- Mykotische Aneurysmen wurden in der präantibiotischen Ära häufiger bei Kindern mit Streptokokkeninfektion gesehen. In der gegenwärtigen Literatur überwiegen die Staphylococcus-aureus-Infektionen als Ursache mykotischer Karotisaneurysmen. Da sich das falsche Aneurysma oft nach pharyngeal ausdehnt, kann es als Peritonsillarabzess missgedeutet werden.

2.2 Symptomatik und Differenzialdiagnose

Aneurysmen der A. carotis communis und der Karotisbifurkation manifestieren sich klinisch meist als sichtbarer und tastbarer pulsierender Halstumor. Je nach Größe und Lage des Aneurysmas können sie lokal asymptomatisch sein oder durch Druck bzw. Kompression benachbarter Strukturen mit spezifischen Symptomen einhergehen (Tab. D2-1).

- Zur Diagnose führen verschiedene Situationen: Aneurysmen der A. carotis interna werden häufig von dem bedeckenden M. sternocleidomastoideus nach innen abgedrängt und erscheinen am hinteren Pharynx als pulsierender Tumor.
- Seitenbezogene, passagere neurologische Ausfälle sind oft die ersten Symptome, die die Diagnostik eines Karotisaneurysmas in die Wege leiten. Ähnlich wie bei den stenosierenden Karotisprozessen verursachen Mikroembolien aus dem thrombotischen Randsaum des Aneurysmas eine Amaurosis fugax, transitorisch ischämische Attacken oder gar einen Mediainfarkt mit Apoplex.
- Die wachsende Thrombenmasse im Aneurysmasack kann das Lumen hochgradig bis zum Verschluss der Arterie einengen. Viele Karotisaneurysmen werden erst bei der Operation einer hochgradigen Karotisstenose entdeckt.
- Bei einer Aneurysmaruptur droht der akute Erstickungstod.

Differenzialdiagnostisch können eine aneurysmatische Aussackung am Hals vortäuschen:

- prominente Karotisbifurkation
- Kinking der A. carotis interna (bei der Palpation fehlt aber meist die aneurysmatypische expansive Pulsation)
- Glomustumoren
- der Karotisgabel vorgelagerte große Lymphknoten
- Halshygrome
- bronchogene Zysten.

2.3 Bildgebende Diagnostik

➡ Mit der Duplexsonographie oder dem einfachen B-Scan-Ultraschall kann das Karotisaneurysma schnell und einfach mit hoher Spezifität und Sensitivität nachgewiesen werden.

Tab. D2-1 Symptomatik des Aneurysmas der A. carotis.

Symptom	Ursache
Schmerzen	Irritation von Ansa cervicalis oder Ästen des N. trigeminus
Heiserkeit	Kompression von N. vagus bzw. N. laryngeus recurrens
Horner-Syndrom	Druck auf Ganglion stellatum
Zungenabweichung	Irritation des N. hypoglossus
Dysphagie	Irritation des N. glossopharyngeus oder Verdrängung des Pharynx
Stridor	Verdrängung der Trachea
zentrales neurologisches Defizit	Embolien

Für die Operation ist eine zusätzliche Angiographie (Abb. D2-3) oder ein MRT hilfreich. Wie bei der Karotisendarteriektomie soll vor der operativen Aneurysmaausschaltung mit Hilfe eines zerebralen MRT oder CT die Integrität des Gehirns untersucht werden.

2.4 Therapie

2.4.1 Operationsindikation

Absolute Indikation

Periphere Embolisation mit konsekutivem Schlaganfall und die seltenere Aneurysmaruptur sind die Hauptgefahren, die von einem extrakraniellen Karotisaneurysma ausgehen.

!

Für jedes symptomatische Karotisaneurysma besteht eine absolute Operationsindikation.

Kompressionsbedingte Ausfälle oder Fehlfunktionen der benachbarten Organe und Halsnerven verlangen ebenso die Aneurysmaentfernung.

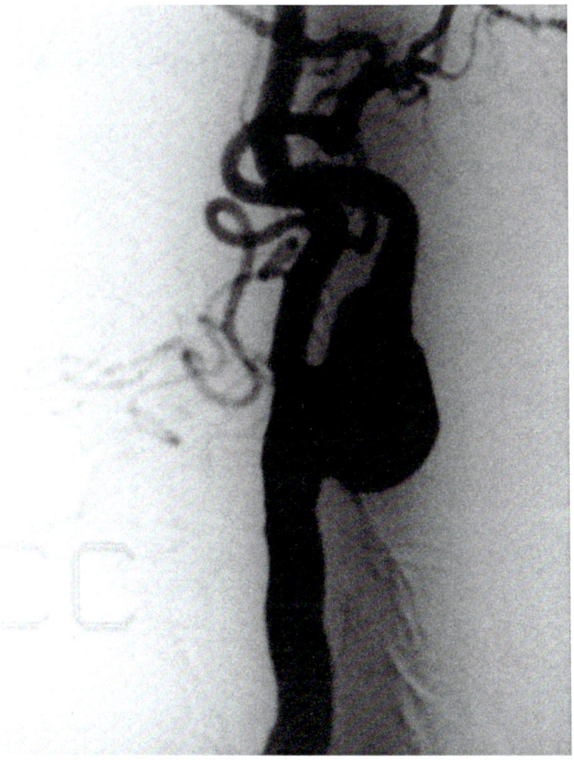

Abb. D2-3 Angiographie eines Aneurysmas der A. carotis interna mit Elongation der distalen Gefäßstrecke.

Relative Indikation

Kleinere, asymptomatische thrombenfreie Aneurysmen können bei erhöhtem Operationsrisiko oder hochbetagten Patienten regelmäßig mit dem Ultraschall kontrolliert werden. Eine Antikoagulation ist in diesen Fällen anzustreben.

Die meist kleinen Aneurysmen im Zusammenhang mit einer langstreckigen Dissektion der A. carotis interna können unter Antikoagulation folgenlos abheilen. Auch in diesen Fällen sehen wir nur bei einer zerebralen Symptomatik eine Operationsindikation.

Die Operationsentscheidung ist auch von der Lokalisation des Aneurysmas und der damit verbundenen technischen Operabilität abhängig zu machen.

Kontraindikation

Eine absolute Kontraindikation sehen wir nur bei bereits vorausgegangenem Apoplex mit erheblichem Hirnsubstanzverlust oder dauerhafter Pflegebedürftigkeit des Patienten.

2.4.2 Operationsverfahren

Operative Standardverfahren

Vorbereitung des Patienten, Lagerung und intraoperatives Monitoring entsprechen den Maßnahmen, die bei der Karotis-TEA getroffen werden.

Ziel der Behandlung des Karotisaneurysmas ist die Kontinuitätsresektion bevorzugt mit Interposition einer autologen Vene. Wenn die Flussrichtung im Veneninterponat berücksichtigt wird, brauchen die Klappen nicht entfernt zu werden. Die End-zu-End-Anastomosen werden angeschrägt in fortlaufender oder auch Einzelknopfnahttechnik mit einem monofilen Faden der Stärke 6-0 oder 7-0 (Polypropylen, Polydioxan, PTFE) ausgeführt.

Folgende Techniken stehen je nach vorgefundener Situation zur Auswahl:

- Bei Aneurysmen der Karotisbifurkation oder der proximalen A. carotis interna ist die V. saphena magna des Oberschenkels, alternativ auch die V. femoralis superficialis als Gefäßersatz geeignet.
- Ist nur ein Segment der A. carotis interna zu ersetzen, kann mit der Wahl der V. saphena magna des Unterschenkels ggf. eine bessere Lumenkongruenz erreicht werden.
- Nach Resektion eines auf die proximale A. carotis interna begrenzten Aneurysmas kann die Gefäßkontinuität durch Transposition der A. carotis externa End-zu-End auf den Stumpf der A. carotis interna rekonstruiert werden (Abb. D2-4a).
- Bisweilen ist die A. carotis interna distal des

Aneurysmas derartig stark elongiert (s. Abb. D2-3), dass nach Aneurysmaresektion noch genügend Längenreserve verbleibt, um eine direkte Naht ausführen zu können.
- Wenn kein autologer Gefäßersatz zur Rekonstruktion der A. carotis interna zur Verfügung steht, hat sich bei uns die Interposition einer dünnwandigen PTFE-Prothese, auch bestätigt durch die Langzeitergebnisse, bewährt.
- Muss wegen der Ausdehnung des Aneurysmas die Karotisbifurkation mit reseziert werden, kann die A. carotis externa End-zu-Seit in den Gefäßersatz reinseriert werden (Abb. D2-4b). Auch die Ligatur der A. carotis externa ist folgenlos möglich, wenn die A. carotis interna keine weiter distal lokalisierte hochgradige Stenose aufweist (Syphonstenose). Die Rekonstruktion erfolgt bei uns, wenn immer möglich, unter Anwendung eines temporären Shunts, auf den das Transplantat vor dem Einnähen aufgezogen wird.

Weit kranial lokalisierte Aneurysmen sind wegen der Enge des Zugangs und der nahen Schädelbasis schwieriger zu rekonstruieren. Häufig ist hier nur die Ligatur möglich. Diese kann dann mit nur geringem neurologischem Risiko ausgeführt werden, wenn der retrograde Blutdruck im distalen Stumpf der A. carotis interna („Stumpfdruck") unter normalen Blutdruckbedingungen mindestens 60 mmHg beträgt. Da der Stumpfdruck präoperativ mit Hilfe eines Okklusionskatheters gemessen werden kann, muss bei Unterschreitung des Mindestdruckwerts von 60 mmHg die Anlage eines extra-intrakraniellen Bypasses vor der Aneurysmaligatur in Erwägung gezogen werden. Zuverlässiger als die Stumpfdruckmessung ist die Ableitung der SSEP während einer Probeokklusion.

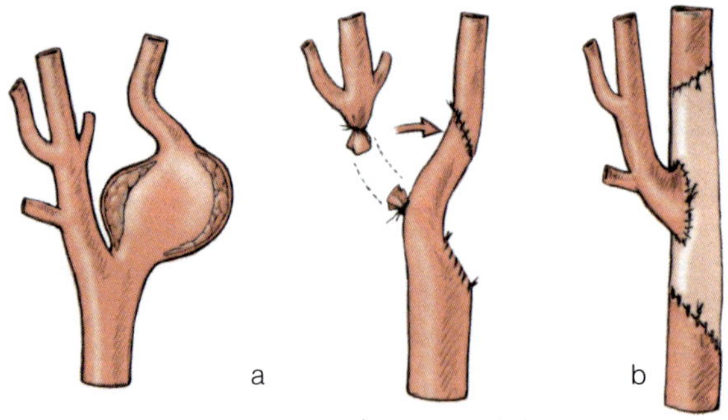

Abb. D2-4a und b Aneurysma der A. carotis interna.
a: Resektion des Aneurysmas der A. carotis interna und Transposition der proximalen A. carotis externa auf die A. carotis interna mit angeschrägter End-zu-End-Anastomose, Ligatur des distalen Stumpfs der A. carotis externa und Verschluss des Abgangs der A. carotis interna mit einer fortlaufenden Naht.
b: Ausschalten eines Aneurysmas der A. carotis interna durch Interposition eines autologen Venentransplantats oder einer PTFE-Prothese mit End-zu-Seit-Reinsertion der A. carotis externa.

Alternative operative Verfahren

Die wenig invasive endovaskuläre Exklusion von Karotisaneurysmen mit Hilfe stentgestützter Textilkunststoffprothesen ist eine neue Behandlungsmethode mit bisher noch begrenzter Erfahrung. Es bleibt abzuwarten, ob Komplikationsraten und Langzeitergebnisse mit den konventionellen Operationsverfahren konkurrieren können. Bei großen Aneurysmen mit Verdrängungssymptomatik ist diese Methode ungeeignet, da die Aneurysmamorphologie erhalten bleibt.
Schwer zugängliche symptomatische intrakranielle Karotisaneurysmen können interventionell mit der Ballonembolisation ausgeschaltet werden.

2.5 Komplikationen

Das Operationsrisiko bei bifurkationsnahen Aneurysmen entspricht dem der Karotis-TEA. Wenn das Prinzip des „noli me tangere" für den Aneurysmasack bis zur distalen und proximalen Ausklemmung beachtet wird, ist kaum mit einem höheren peripheren Embolisationsrisiko zu rechnen.
Bei Aneurysmen distal des Unterkieferwinkels ist das Operationsrisiko wegen der eingeschränkten Zugänglichkeit und der häufig fehlenden Möglichkeit der Shunt-Einlage höher anzusetzen.

! Mykotische Aneurysmen haben eine erhöhte postoperative Infektionsrate mit Gefahr der septischen Nahtruptur oder Arrosionsblutung. Als Gefäßersatz sollte hier nur autologes Material zur Anwendung kommen.

2.6 Literatur

Alimi Y, Di Mauro P, Tomachot L et al.: Bilateral dissection of the internal carotid artery at the base of the skull due to blunt trauma: Incidence and severity. Ann Vasc Surg 12 (1998) 557–565

Berguer R, Morasch MD, Kline RA et al.: Cervical reconstruction of the supraaortic truncs: a 16-year experience. J Vasc Surg 29 (1999) 239–246

Bürger T, Meyer F, Halloul Z: Ruptured cervical aneurysm of the carotid artery – case report of a rare disease. Vasa 27 (1998) 122–124

Imazeki T, Yamada T, Irie Y et al.: Trapdoor thoracotomy as a surgical approach for aortic arch aneurysm. Ann Thorac Surg 66 (1998) 272–274

Kim DI, Chang HS, Huh S et al.: Treatment of extracranial internal artery aneurysm with resection and external carotid artery bypass. J Cardiovasc Surg 39 (1998) 769–771

May J, White JA, Waugh R et al.: Endoluminal repair of internal carotid artery aneurysm: a feasible but hazardous procedure. J Vasc Surg 26 (1997) 1055–1060

Vollmar J: Rekonstruktive Chirurgie der Arterien, 4. Aufl. Thieme, Stuttgart–New York 1996

D3 Aneurysmen der oberen Extremitäten

H. Kortmann

3.1 Allgemeines

Arteriosklerotische Aneurysmen der oberen Extremitätenarterien sind im Vergleich zu denen der unteren Extremitäten selten. Ihre Eigenschaften geben Hinweise auf Art, Lokalisation und Größe:

- Da sie meist keine beträchtliche Größe entwickeln, werden sie häufig erst bei der Abklärung ihrer überwiegend thrombembolischen Komplikationen entdeckt: Einseitige, auf einzelne Finger beschränkte trophische Hautstörungen im Sinne eines sekundären Raynaud-Syndroms sollten immer Anlass zur Suche nach einem vorgeschalteten mikroembolisierenden Aneurysma sein. Das Gleiche gilt für akute embolische Arterienverschlüsse.
- Schon kleinere Aneurysmen der A. brachialis können durch Kompression der eng benachbarten Nervenstrukturen sensomotorische Störungen verursachen.
- Größere Aneurysmen können sich infolge eines penetrierenden oder stumpfen Traumas entwickeln; hier sind die Unterarmarterien besonders gefährdet.
- Poststenotische Aneurysmen finden sich im distalen Abschnitt der A. subclavia in Höhe der oberen Thoraxapertur als Folge einer Kompression zwischen Klavikula und erster Rippe oder durch eine Halsrippe.

3.2 Aneurysmen der proximalen A. subclavia und des Truncus brachiocephalicus

3.2.1 Ätiologie

Bei den Aneurysmen der proximalen A. subclavia (Segment 1, Abb. D3-1) dominiert die arterioskleroti-

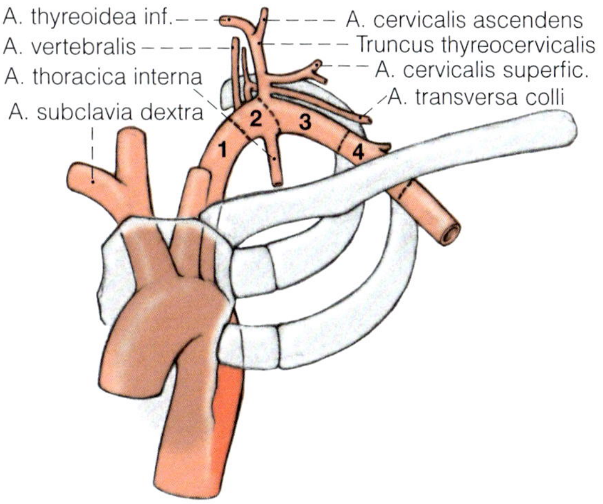

Abb. D3-1 Segmente der A. subclavia.

sche Genese. 30–50% sind mit weiteren peripheren arteriosklerotischen Aneurysmen überwiegend an der unteren Extremität vergesellschaftet.
Auch beim Marfan-Syndrom ist die proximale A. subclavia eine bevorzugte Aneurysmalokalisation. Syphilis und Lymphknoten- bzw. Lungenspitzentuberkulose spielen heute bei uns für die Aneurysmaentwicklung kaum noch eine Rolle.

3.2.2 Symptomatik und Differenzialdiagnose

Im Vordergrund der Symptomatik proximaler Aneurysmen der A. subclavia stehen thrombembolische Komplikationen der oberen Extremitäten.
Besonders gefährlich sind die seltenen vertebrobasilären Embolien mit konsekutiver Basilaristhrombose. Der plötzliche Verschluss der A. basilaris verursacht schwerwiegende neurologische Ausfälle mit einem pontinen Querschnittssyndrom (Locked-in-Syndrom). Nur durch eine selektive Katheterlyse innerhalb kürzester Zeit kann versucht werden, das tragische Unheil mit hoher Letalität („vaskulärer GAU") abzuwenden.
Heiserkeit oder ein Horner-Syndrom sind oft die ersten Hinweise auf ein größeres proximales Subklaviaaneurysma mit Kompression des N. laryngeus recurrens bzw. des Ganglion stellatum. Aneurysmen des Truncus brachiocephalicus zeigen eine ähnliche Symptomatik. Zusätzlich können rechtshirnige neurologische Defizite und retinale Ischämien durch Embolisationen auftreten.
Eine A. subclavia lusoria dextra neigt in ihrem proximalen Abschnitt zur aneurysmatischen Aussackung, die angiographisch als dem Aortenbogen zugehörig fehlgedeutet werden kann. Die Angiographie in zwei Ebenen, das CT oder die TEE helfen den Irrtum zu vermeiden.
Besonders rechtsseitig kann eine proximale Elongation mit Knickbildung der A. carotis communis ein Subklaviaaneurysma vortäuschen.

3.2.3 Bildgebende Diagnostik

Größere Aneurysmen lassen sich als pulsierende Resistenz in der oberen Thoraxapertur tasten. Durch MRT und CT lässt sich das Aneurysma in der Regel sicher diagnostizieren.
Zum Ausschluss peripherer Embolisierungen und zur Erleichterung der taktischen Operationsplanung dient die zusätzliche Angiographie des Aortenbogens mit den peripheren Arm- und Handarterien.

3.2.4 Therapie

Operationsindikation

- Für rupturierte und symptomatische Aneurysmen besteht eine absolute Operationsindikation.
- Asymptomatische Aneurysmen mit thrombotischem Wandsaum sollen wegen der Gefahr der peripheren Embolisierung ausgeschaltet werden. Die Operationsindikation ist auch für große asymptomatische Aneurysmen mit einem Durchmesser von mehr als dem Dreifachen des normalen Gefäßlumens großzügig zu stellen.
- Asymptomatische, komplett thrombosierte oder thrombenfreie kleinere Aneurysmen bedürfen keiner Operation, müssen aber regelmäßig kontrolliert werden.

Monitoring und Lagerung

Die Operationen an den supraaortischen Arterien werden am besten in Intubationsnarkose durchgeführt. Bei Rekonstruktionen, die eine passagere Unterbrechung des Blutflusses in den hirnversorgenden Arterien verlangen, empfiehlt sich ein zerebrales Monitoring mit SSEP oder TCD.
Die proximale (Segment 1) linke A. subclavia wird in der 90°-Rechtsseitenlage transthorakal über eine anterolaterale Inzision im 3. oder 4. ICR erreicht. Die Intu-

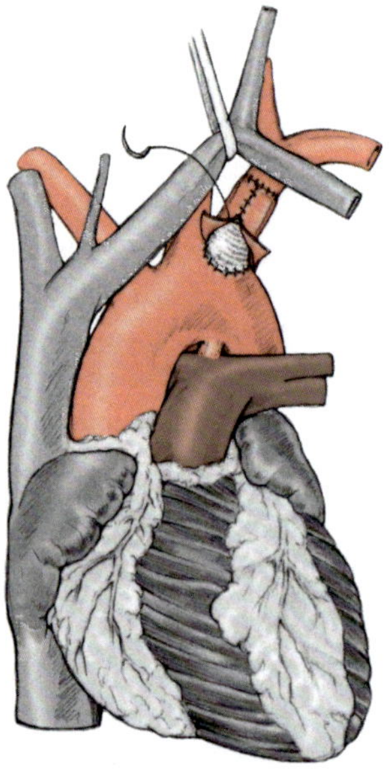

Abb. D3-2 Transthorakale Ausschaltung eines proximalen Subklaviaaneurysmas (Segment 1) durch Interposition einer Gefäßprothese mit proximaler End-zu-Seit-Anastomose zur Aorta und distaler End-zu-End-Anastomose. Der türflügelartig eröffnete Aneurysmasack wird mantelförmig um die Prothese geschlagen und mit einer fortlaufenden Naht verschlossen.

bation mit einem Doppellumentubus erleichtert bei nur rechtsseitiger Lungenbeatmung die Übersicht.

Operationsverfahren

Aneurysmen der proximalen Arteria subclavia

Die Pleura parietalis wird über dem Aortenbogen und dem Subklaviaaneurysma eröffnet. Der N. vagus kreuzt ventral den Aortenbogen zwischen den Abgängen der linken A. subclavia und A. carotis communis und muss geschont werden. Die Wand des Aortenbogens wird mit dem Abgang der A. subclavia tangential ausgeklemmt. Nach Abklemmen der A. subclavia distal des Aneurysmas wird der Aneurysmasack längs eröffnet und die A. subclavia in Inlay-Technik durch Interposition einer 8-mm-Dacron®- oder -PTFE-Prothese rekonstruiert. Wir nähen zuerst die proximale End-zu-Seit-Anastomose mit der Aorta, dann die End-zu-End-Verbindung mit dem distalen Stumpf der A. subclavia. Die Aneurysmawand wird anschließend mantelförmig über die Prothese geschlagen und mit einer fortlaufenden Naht verschlossen (Abb. D3-2).

Nur selten erstreckt sich das zentrale Aneurysma bis in das zweite Subklaviasegment. In dieser Situation bevorzugen wir die Transposition der A. subclavia über ein kurzes Protheseninterponat End-zu-Seit auf die A. carotis communis vom jugularen Zugang aus (Abb. D3-3). Wenn der Abgang der A. vertebralis von der aneurysmatischen Erweiterung betroffen ist, wird die Arterie End-zu-Seit in das Protheseninterponat oder in die A. carotis communis inseriert. Anschließend erfolgt der transthorakale Verschluss des aortalen Subklaviaabgangs unter kompletter Ausschaltung des Aneurysmas. Besteht bei dem Patienten infolge von Embolisierungen eine chronische periphere Minderperfusion, kann vom thorakalen Zugang aus gleichzeitig die thorakale Sympathektomie (Ganglion 2–5) erfolgen.

Die Rekonstruktion eines Aneurysmas der proximalen A. subclavia ist auch von einer medianen Sternotomie mit zusätzlicher supraklavikulärer Türflügelinzision (trapdoor incision) möglich. Da der Aortenbogen nach laterodorsal verläuft, wird das Vorgehen über diesen Zugang nach unserer Erfahrung nicht erleichtert. Sowohl beim jugularen als auch beim mediastinalen Zugang sind der im Operationsfeld verlaufende N. vagus mit dem N. laryngeus recurrens und der Ductus thoracicus vor Verletzungen bzw. Druckschädigungen sorgfältig zu schonen.

Aneurysmen des Truncus brachiocephalicus

Aneurysmen des Truncus brachiocephalicus werden über eine mediane Sternotomie freigelegt. Je nach Ausdehnung des Aneurysmas nach peripher wird die Inzision entlang dem Vorderrand des M. sternocleidomastoideus oder supraklavikulär verlängert (Abb. D3-4). Die proximale Anastomose des prothetischen Gefäß-

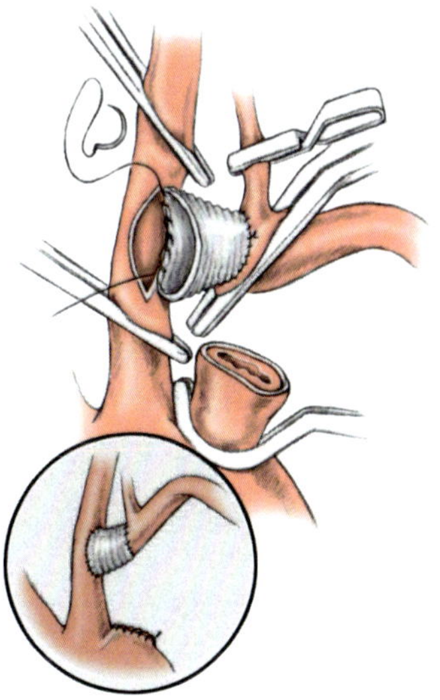

Abb. D3-3 Ausschalten eines Aneurysmas der linken A. subclavia im Segment 2 vom jugularen Zugang aus. Das Aneurysma wird reseziert und der proximale Subklaviastumpf mit einer fortlaufenden Naht oder einer Durchstechungsligatur verschlossen. Die A. subclavia wird über ein kurzes Protheseninterponat auf die A. carotis communis transponiert (Brunner 1996).

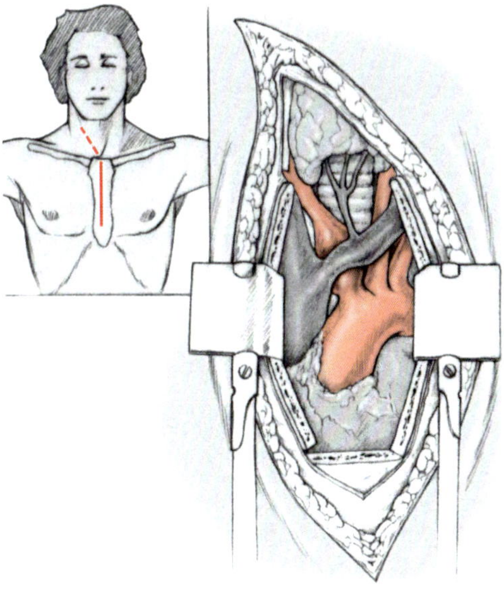

Abb. D3-4 Mediane Sternotomie mit parasternaler Schnitterweiterung zur Ausschaltung eines Aneurysmas des Truncus brachiocephalicus (Inset). Nach Sternotomie sieht man auch den Thymus, der die Aorta ascendens bedeckt. Das Aneurysma des Truncus brachiocephalicus, die A. carotis communis sinistra und die A. subclavia sinistra kommen zur Darstellung; sie werden ventral gekreuzt von der V. anonyma (Brunner 1996).

ersatzes verlegen wir nach zentral auf die Aorta ascendens; damit wird die Abklemmzeit für die A. carotis communis knapp gehalten. Nach Längsinzision des Perikards klemmen wir die Aorta tangential mit einer Satinsky-Klemme aus und exzidieren ein ovales Fenster aus der Aortenwand. Mit diesem wird die 8–10 mm weite Prothese End-zu-Seit anastomosiert. Nach distalem und proximalem Ausklemmen wird das Aneurysma längs eröffnet und die Prothese End-zu-End mit dem distalen Stumpf des Truncus brachiocephalicus verbunden. Die Prothese verläuft dorsal der V. anonyma. Anschließend erfolgt der Verschluss des zentralen Trunkusstumpfs mit einer fortlaufenden Naht. Der eröffnete Herzbeutel wird nur partiell wieder verschlossen, um eine Tamponade durch Blutansammlung zu vermeiden.

Bei Ausdehnung des Aneurysmas in die A. subclavia oder in die A. carotis communis kann auch eine Bifurkationsprothese implantiert werden. Es ist dann darauf zu achten, dass die Prothese so zugeschnitten wird, dass sie mit einem flachen Winkel der Aorta ascendens aufliegt. Damit wird eine Kompression der V. anonyma durch die Prothese gegen das Sternum vermieden (Abb. D3-5).

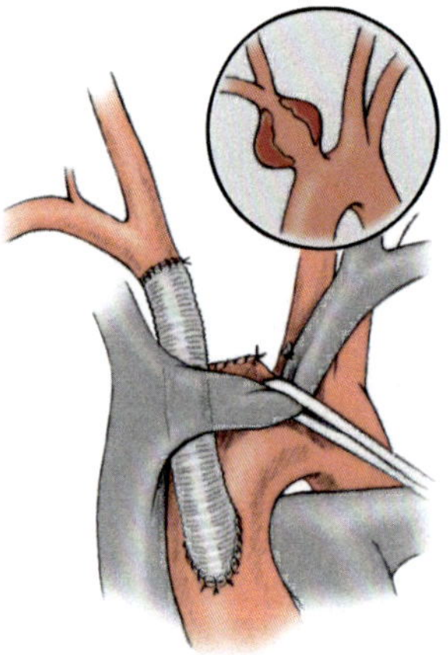

Abb. D3-5 Das Aneurysma des Truncus brachiocephalicus ist durch einen Prothesen-Bypass von der Aorta ascendens auf den verbliebenen distalen Trunkusstumpf ersetzt worden. Der zentrale Aneurysmahals wird mit einer durchgreifenden fortlaufenden Naht verschlossen (Brunner 1996).

3.3 Aneurysmen der distalen A. subclavia und der A. axillaris

3.3.1 Ätiologie

Aneurysmen der distalen A. subclavia oder der proximalen A. axillaris sind meist mit einem Thoracic-outlet-Syndrom vergesellschaftet.

Die in ihrem Längenwachstum variationsreiche Halsrippe setzt im typischen Fall über ein kurzes Ligament am Tuberculum musculi scaleni dorsal des Ansatzes des M. scalenus anterior an die erste Rippe an. Durch diese Lücke zwischen M. scalenus anterior und Ansatz der Halsrippe verläuft die A. subclavia und kann von beiden Strukturen permanent eingeengt werden, so dass sich ein poststenotisches Aneurysma entwickelt (Abb. D3-6).

Bei Athleten wie Baseballspielern oder schweren Handarbeitern wird ein Kompressionssyndrom der A. axillaris durch den Humeruskopf beschrieben.

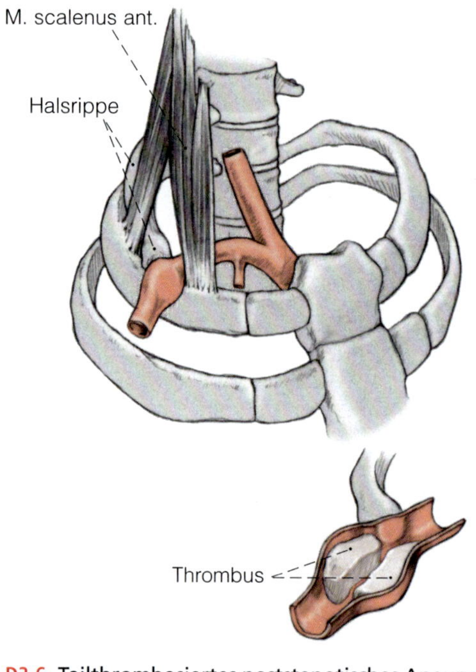

Abb. D3-6 Teilthrombosiertes poststenotisches Aneurysma der rechten A. subclavia (Segment 4) bei neurovaskulärem Kompressionssyndrom durch eine Halsrippe.

3.3.2 Symptomatik und Untersuchungsbefund

➡ Periphere Embolien mit akuten oder chronischen Ischämiezeichen sind bei 50% der Patienten Erstmanifestationen des poststenotischen Subklaviaaneurysmas.

Asymptomatische poststenotische Aneurysmen der A. subclavia bleiben häufig unerkannt oder werden bei Abklärung von Parästhesien der oberen Extremität, hervorgerufen von Plexusirritationen durch die Halsrippe, entdeckt.

Die Halsrippe kann bei asthenischen Patienten in der Fossa supraclavicularis getastet werden. Ein mit dem Stethoskop an dieser Stelle zu auskultierendes Strömungsgeräusch weist auf eine Stenose der A. subclavia hin. Bei hochgradigen Einengungen besteht eine Blutdruckdifferenz zwischen beiden Armen, Radialis- und Ulnarispuls sind abgeschwächt. Ein beidseitiges Kompressionssyndrom muss stets ausgeschlossen werden. Ein blau-livides Hautkolorit (Blue-finger-Syndrom) oder Akrennekrosen, wie sie beim sekundären M. Raynaud auftreten, sind Zeichen der peripheren Mikroembolisierung.

Der Adson-Test gibt einen Anhalt für die funktionelle Wirksamkeit der Stenose. Stets ist zumindest präoperativ eine neurologische Untersuchung zum Ausschluss einer zusätzlichen Plexusirritation oder Plexusschädigung angeraten.

3.3.3 Bildgebende Diagnostik

CT und MRT stellen die anatomische Relation und Morphologie von Skelett und Gefäßen detailliert dar, so dass dann auf die speziellen Röntgen-Aufnahmen von HWS und oberer Thoraxapertur verzichtet werden kann. Zusätzlich soll immer eine DSA der A. subclavia in Normalposition, Horizontallage, Abduktions- und Elevationsstellung erfolgen. Eine Angiographie der Arm- und Handgefäße schließt sich an.

3.3.4 Therapie

Operationsindikation und -vorbereitung

➡ Die Operationsindikation ist sowohl für symptomatische als auch für asymptomatische Aneurysmen mit und ohne Nachweis wandständiger Thromben gegeben.

Scher hat die arteriellen Komplikationen der Halsrippe in drei Stadien eingeteilt:

- Im Stadium I besteht nur eine arterielle Einengung mit geringer poststenotischer Erweiterung, die lediglich eine Dekompression durch Resektion der ersten Rippe erfordert.
- Im Stadium II liegt eine Wandschädigung der Arterie vor mit einem poststenotischen Aneurysma. Neben der Rippenresektion ist die Aneurysmaentfernung mit Rekonstruktion der A. subclavia indiziert.
- Das Stadium III ist mit zusätzlichen distalen thrombembolischen Komplikationen definiert. Zusätzlich zu Rippenresektion und Arterienrekonstruktion ist eine distale Thrombektomie, Lyse oder Sympathektomie notwendig.

Bei Patienten, die mit einer akuten Ischämie des Arms und der Hand zur Vorstellung kommen, muss zunächst durch Embolektomie und/oder lokoregionäre Katheterlyse versucht werden, den frischen Gefäßverschluss zu beseitigen.

D3

Operationsverfahren

Transaxillärer Zugang

Wir führen die Resektion von Halsrippe und Aneurysma vom transaxillären Zugang durch. Nach Entnahme eines ausreichend langen Stücks der V. saphena magna vom Oberschenkel wird der Patient aus der Rücken- in die 90°-Seitenlage gedreht. Der Arm wird in 90°-Abduktion locker aufgehängt, so dass er während der Operation zur Entfaltung der kostoklavikulären Lücke vom Assistenten eleviert werden kann. Die Hautinzision liegt an der Grenze der Achselbehaarung auf einer Verbindungslinie zwischen dem ventralen Rand des M. latissimus dorsi und dem dorsalen Rand des M. pectoralis major. Die Vasa intercostales superiores werden zwischen Ligaturen durchtrennt. Der durch das Operationsfeld verlaufende N. intercostobrachialis soll geschont werden. Die am Rand des M. latissimus dorsi verlaufenden Nn. thoracodorsalis und thoracicus longus bleiben erhalten.

Zur besseren Übersicht des dorsalen Operationsfelds wird der M. scalenus posterior am Ansatz der zweiten Rippe durchtrennt. Nach Anheben des Oberarms erhält man jetzt eine gute Sicht auf die an die erste Rippe ansetzenden Bänder und Muskeln, die von ventral nach dorsal durchtrennt werden. Dabei behält der Operateur stets den über der Halsrippe reitenden Plexus brachialis im Blickfeld, der keinesfalls verletzt werden darf. Die nach Durchtrennen der Interkostalmuskulatur von allen Muskel- und Bänderansätzen befreite erste Rippe wird mit der stumpfwinkligen Rippenschere nach Beaujean ventral am Sternumansatz und dorsal in Höhe des Processus transversus des BWK 1 durchtrennt. Wenn jetzt die erste Rippe nach außen luxiert wird, erhält man eine bessere Sicht auf die Halsrippe, die in ihrem Ansatz am siebten Halswirbel durchtrennt wird (Abb. D3-7). Der Armplexus wird während dieser Tätigkeit kranial weggehalten, um ihn vor Verletzungen zu schützen.

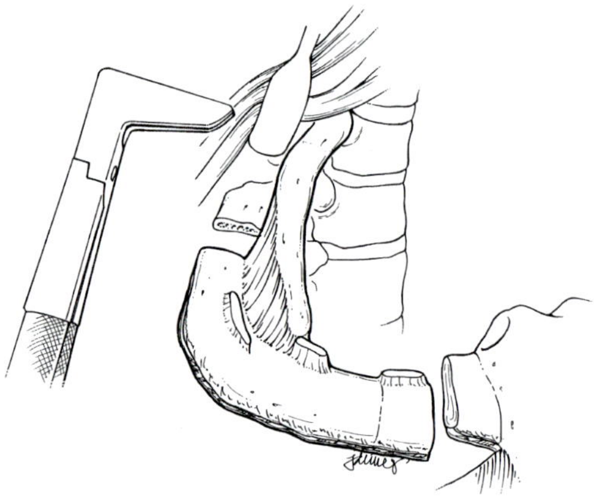

Abb. D3-7 Neurovaskuläres Kompressionssyndrom: En-bloc-Resektion von erster Rippe und Halsrippe. Der Plexus brachialis wird bei der dorsalen Rippendurchtrennung mit einem Nervenspatel unter Sicht weggehalten, um eine Verletzung zu vermeiden (Brunner 1996).

Man hat jetzt einen guten Überblick über die A. subclavia, die bis zum Truncus thyreocervicalis freigelegt werden kann. Das Aneurysma wird einschließlich des proximal gelegenen komprimierten Arteriensegments reseziert und die Gefäßkontinuität durch Interposition der am Oberschenkel entnommenen V. saphena magna wiederhergestellt (Abb. D3-8).

Wenn als Folge vorausgegangener Embolisierungen eine chronische AVK der Hand vorliegt, kann von diesem Zugang zusätzlich noch eine thorakale Sympathektomie ausgeführt werden. Das Operationsgebiet wird mit einer Redon-Drainage drainiert. Wurde bei der Präparation der ersten Rippe die Pleura eröffnet, wird zusätzlich eine Thoraxdrainage eingelegt.

!

Ein bluttrockenes Operationsfeld ist wichtig zur Vermeidung einer späteren hämatombedingten Plexusvernarbung mit neurologischen Beschwerden.

Supraklavikulärer Zugang

Alternativ zum transaxillären Vorgehen kann die Halsrippe auch vom supraklavikulären Zugang entfernt werden. Auf die zusätzliche Resektion der ersten Rippe sollte nicht verzichtet werden, um möglicher postoperativer Vernarbungen mit erneuter Irritation von Arterie und Plexus vorzubeugen. Für die Resektion des poststenotischen Aneurysmas der A. subclavia bietet dieser Zugang aber keinen Vorteil.

Aneurysmen der Segmente 3 und 4

Aneurysmen im Segment 3 der A. subclavia sind eine Rarität und häufig Folge stumpfer Traumen (Abb. D3-9). Das meist noch bis in das 4. Arteriensegment retroklavikulär reichende Aneurysma wird am einfachsten von einem supra- und infraklavikulären Zugang durch distale und proximale Ligatur ausgeschaltet. Abgehende Arterienäste können mit Ligaturen oder Hämoclips verschlossen werden. Die Rekonstruktion der A. subclavia erfolgt durch ein autologes Veneninterponat oder eine Textilkunststoffprothese mit proximaler End-zu-End- und distaler End-zu-Seit-Anastomose. Um die A. axillaris für die distale Anastomose in ausreichender Länge freizulegen, ist die Einkerbung des M. pectoralis minor im Arterienverlauf zweckmäßig; Funktionsstörungen sind dadurch nicht zu befürchten. Bei dem retroklavikulären Durchzug des Implantats ist darauf zu achten, dass die V. subclavia nicht verletzt und das Graft zwischen Klavikula und erster Rippe nicht komprimiert wird. Eine Osteotomie der Klavikula ist meist vermeidbar, sie kann aber bei starker Blutung bzw. Aneurysmaruptur den schnellen Zugang erleichtern.

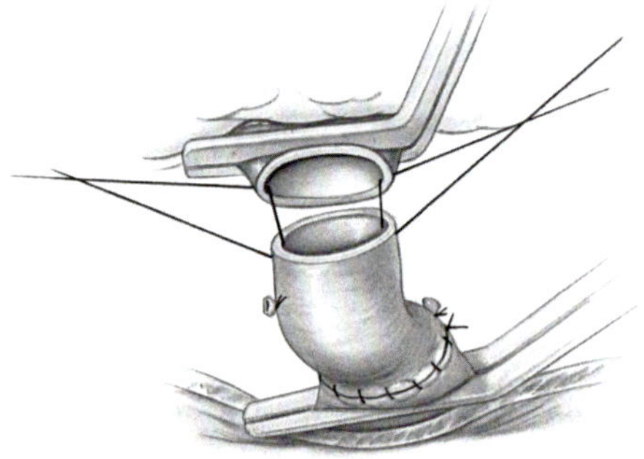

Abb. D3-8 Neurovaskuläres Kompressionssyndrom: Nach Resektion des Subklaviaaneurysmas wird die Arterie durch Interposition eines autologen V.-saphena-magna-Interponats rekonstruiert. Zunächst erfolgt die Naht der zentralen, dann die der distalen Anastomose (Brunner 1996).

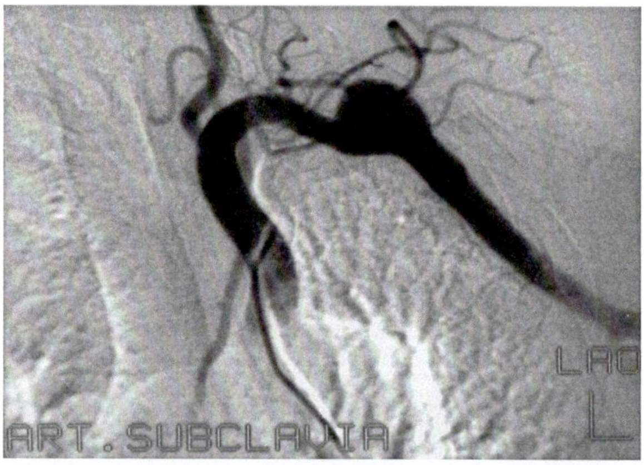

Abb. D3-9 Posttraumatisches Aneurysma der A. subclavia, Abschnitt 4. Das Aneurysma wurde durch distale und proximale Ligatur und Rekonstruktion mit einem subklavio-axillären 7-mm-Dacron®-Bypass ausgeschaltet.

3.4 Aneurysmen der Ober- und Unterarmarterien

3.4.1 Ätiologie

➡ Aneurysmen der A. brachialis und der Unterarmarterien sind häufig Folge von stumpfen oder penetrierenden Gefäßverletzungen. Arteriosklerotische Aneurysmen sind an der oberen Extremität äußerst selten.

Dauertätigkeiten mit vibrierenden Werkzeugen wie Schlagbohrmaschinen oder Presslufthämmern können durch Schädigung der Gefäßwand aneurysmatische Degenerationen verursachen. Beim Hypothenar-Hammer-Syndrom wird die nur vom dünnen M. palmaris brevis bedeckte A. ulnaris von den maschinellen Vibrationen gegen das Os hamatum und seinen Haken geschlagen (Abb. D3-10). Als Folge der chronischen Erschütterungen kann sich hier ein Aneurysma entwickeln, das meist erst nach peripheren Mikroembolisierungen entdeckt wird.

3.4.2 Symptomatik, Differenzialdiagnose und bildgebende Diagnostik

Aneurysmen der oberen Extremitäten werden häufig vom Patienten als pulsierender Tumor erkannt. Schmerzen oder Parästhesien können durch lokale Nervenkompression oder periphere Embolisierungen verursacht werden. Differenzialdiagnostisch müssen Gangliome, Synovialzysten, Dermoidzysten, Abszesse, neurogene Tumoren, muskuläre Fibrome und ein Raynaud-Syndrom ausgeschlossen werden. Ultraschall und Angiographie werden zur Sicherung der Diagnose eingesetzt.

3.4.3 Therapie

Operationsindikation

➡ Hauptgefahr der Aneurysmen der Extremitätenarterien ist die periphere Embolisierung mit konsekutivem Gliedmaßenverlust und weniger die Ruptur.

Symptomatische Aneurysmen und asymptomatische Aneurysmen mit wandständigen Thromben sollten beseitigt werden. Auch für thrombenfreie asymptomatische traumatische Aneurysmen mit einem Durchmesser von mehr als dem Dreifachen des normalen Gefäßdurchmessers sehen wir eine Operationsindikation. Bei der oberflächennahen Lokalisation ist die Blutungsgefahr durch eine erneute Verletzung hoch.

Operationsverfahren

Die Rekonstruktion der Unterarmarterien kann auch bei Kleinkindern bis zum Handgelenk mit Hilfe einer Lupenbrille meist problemlos durchgeführt werden, sie kann in Regionalanästhesie erfolgen. Die Haut wird über dem Gefäß inzidiert; im Bereich der Ellenbeuge muss der Schnitt zur Vermeidung von Kontrakturen bogenförmig verlaufen. Um ein Auseinanderweichen der Gefäßstümpfe zu vermeiden, wird die Hinterwand des Aneurysmas erst nach Rekonstruktion der Arterie mit einem autologen Veneninterponat durchtrennt bzw. reseziert. Die Anastomosen werden angeschrägt End-zu-End mit Einzelknopfnähten angelegt. Eine Ligatur der Gefäßstümpfe nach Aneurysmaresektion dürfte nur in Ausnahmefällen nötig sein.

3.4.4 Komplikationen

Am Ende jeder Rekonstruktion einer Extremitätenarterie sollte die intraoperative Kontrollangiographie stehen. Eine periphere Embolisierung wird mit dem Fogarty-Katheter beseitigt. Bei Verschlüssen der Hand- bzw. Fingerarterien kann die intraoperative Katheterlyse erfolgreich sein. Frühverschlüsse müssen sofort revidiert werden. Ihnen liegt meist ein technischer Fehler im Bereich der Anastomosennähte zugrunde.

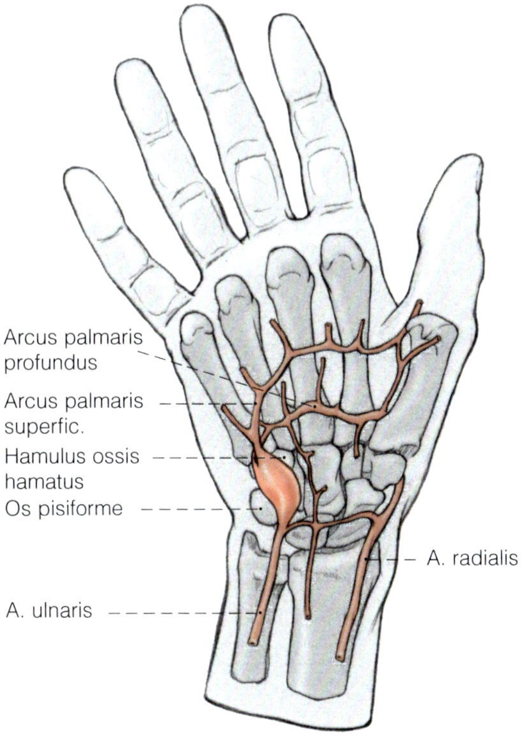

Abb. D3-10 Aneurysma der A. ulnaris beim Hypothenar-Hammer-Syndrom.

Hämatome sollen zur Vermeidung von Wundheilungsstörungen und kompressionsbedingten Nervenschäden frühzeitig ausgeräumt werden.

3.4.5 Nachsorge

Der Patient sollte zur regelmäßigen Pulskontrolle angeleitet werden. Auf eine langfristige Antikoagulation kann normalerweise verzichtet werden.

3.5 Literatur

Brunner U (Hrsg.): Gefäßchirurgie. Breitner Chirurgische Operationslehre, Band 12. Urban & Schwarzenberg, 1996

Clagett CP: Upper extremity aneurysms. In: Rutherford RB (ed.): Vascular Surgery, 3rd ed. Saunders, Philadelphia–London–Toronto 1989, 957–967

Gray JR, Stone WM, Fowl RJ et al.: Management of true aneurysms distal to the axillary artery. J Vasc Surg 28 (1998) 606–610

Keen RR, McCarthy WJ, Shireman PK et al.: Surgical management of atheroembolization. J Vasc Surg 21 (1995) 773–780

Neill-Cage DJ, Rechnic M, Braun RM: Bilateral thenar hammer syndrome as a result of a cumulative trauma: a case report. J Hand Surg 22 (1997) 1081–1083

Saitoh S, Matsuda S: Aneurysm of the major vessels in neurofibromatosis. Arch Orthop Trauma Surg 117 (1998) 110–113

Tripp HF, Cook JW: Axillary artery aneurysms. Milit Med 163 (1998) 653–655

D4 Aneurysmen der thorakalen und abdominalen Aorta: konventionelle Eingriffe

H. J. Safi, A. L. Estrera, A. Azizzadeh und C. C. Miller

4.1 Allgemeine Vorbemerkungen

Ein Aneurysma der Aorta ist eine schwerwiegende Krankheit, die unbehandelt verheerende Folgen haben kann. Die Therapie kann je nach betroffenem Abschnitt der Aorta variieren. Für einen Patienten mit einem großen thorakoabdominalen Aortenaneurysma (TAAA) ist die offene Operation weiterhin der Goldstandard. Der Spontanverlauf eines unbehandelten großen Aneurysmas lässt mit großer Wahrscheinlichkeit eine tödliche Ruptur erwarten. Eine notfallmäßige Operation ist bei einer Ruptur in einigen Fällen möglich, aber die damit verbundene Morbidität und Mortalität ist in diesen Situationen extrem hoch. Die elektive chirurgische Rekonstruktion ist die einzige effektive Therapie, die das Risiko einer Aneurysmaruptur aufhebt und die Überlebensrate verbessert. Jedoch ist die Operation eines TAAA eine der ausgedehntesten Eingriffe für einen Gefäßchirurgen. Die Größe des Zuganges und die Zahl von Organsystemen, die während dieses Eingriffs einem beträchtlichen Risiko ausgesetzt sind, machen den Eingriff zu einer der größten Operationen, die der menschliche Körper tolerieren kann. 1955 führte Samuel Etheredge die erste Korrektur eines TAAA unter Verwendung eines homologen Transplantates durch (Etheredge et al. 1955); im folgenden Jahr implantierte De Bakey erstmals eine Dacron®-Prothese als Gefäßersatz zur Korrektur eines TAAA (DeBakey et al. 1957). Später entwickelte Stanley Crawford die Clamp-and-sew-Technik, die drei Prinzipien der Aortenchirurgie beinhaltete: Graft-inclusion-Technik, Verwendung von Dacron®-Prothesen und Reimplantation der viszeralen und renalen Arterien (Crawford 1974). Diese Prinzipien sind nun Grundlage der modernen chirurgischen Korrektur von TAAAs.

Für Jahrzehnte war die Operation dieser Aneurysmen voller Gefahren. Die Patienten erlitten postoperativ oft ein Multiorganversagen, das in erster Linie das Rückenmark und die Nieren betraf. Während der Ära der Clamp-and-sew-Technik war die Operationstechnik entscheidend für die Prognose des Patienten. Dementsprechend wurde die Crawford-Klassifikation entwickelt und später dahingehend modifiziert, diese Aneurysmen auf der Basis ihrer Ausdehnung zu klassifizieren (Abb. D4-1). Trotz einer während dieser Ära erheblich verbesserten Effektivität der Operation blieben die Raten von neurologischen Schäden und Niereninsuffizienz beträchtlich. In den letzten 15 Jahren haben verschiedene Fortschritte auch diese Operationen sicherer als in der Vergangenheit werden lassen. Methoden der Organprotektion (besonders für das Rückenmark) sind entwickelt worden, um diese Risiken zu reduzieren; wir haben, beruhend auf diesen Techniken, eine operative Strategie entwickelt, die die Prognose für die Patienten verbessert hat.

Es gab auch eine signifikante Verbesserung bei der Therapie von Aneurysmen, die auf die abdominale Aorta beschränkt sind, seitdem Dubost 1951 erstmalig die Korrektur eines solchen Aneurysmas durchführte (Dubost et al. 1952). Die Entwicklung und der breite Einsatz von Gefäßprothesen, monofilem Nahtmaterial und Autotransfusionen verbesserte die Prognose. In den letzten Jahren hat die Einführung der endovaskulären Technik die gefäßchirurgische Landschaft dramatisch verändert. Neuere Generationen des Instrumentariums versprechen eine Erweiterung der Anwendbarkeit dieser Eingriffe für eine größere Patientengruppe. Die Haltbarkeit dieser Rekonstruktionen auf längere Sicht bleibt ungewiss. Für viele Patienten bleibt die traditionelle offene Operation die einzige realisierbare Option.

4.1.1 Epidemiologie und Spontanverlauf

Aortenaneurysmen gehören nach wie vor zu den 15 häufigsten Todesursachen in den Vereinigten Staaten (Kochanek et al. 2001). Die Inzidenz von thorakalen

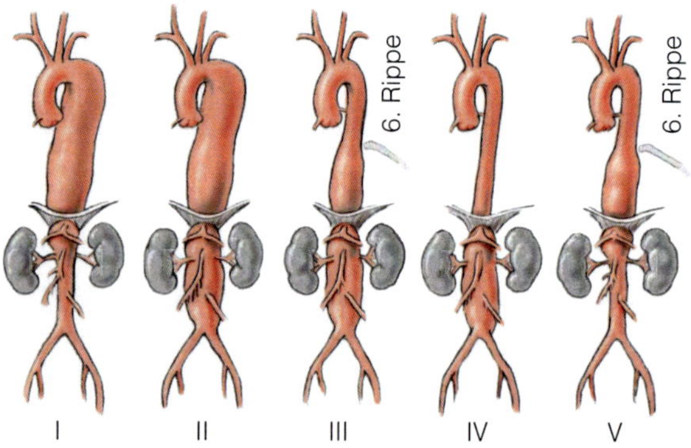

Abb. D4-1 Thorakoabdominale Aorta und Klassifikation der Aneurysmen. Ausdehnung I: distal der linken A. subclavia bis oberhalb der Nierenarterien: Ausdehnung II: distal der linken A. subclavia bis unterhalb der Nierenarterien; Ausdehnung III: vom VI. Interkostalraum bis unterhalb der Nierenarterien; Ausdehnung IV: vom XII. Interkostalraum bis zur iliakalen Bifurkation (totales abdominales Aortenaneurysma); Ausdehnung V: von unterhalb des VI. Interkostalraumes bis gerade oberhalb der Nierenarterien.

Aortenaneurysmen und TAAAs hat langsam zugenommen und wird auf ungefähr 10 pro 100000 pro Jahr geschätzt (Clouse et al. 1998). Diese zunehmende Prävalenz ist vermutlich in einer Kombination aus verbesserten Bildgebungstechniken, einer älter werdenden Bevölkerung und einer besseren Aufklärung der allgemeinen Bevölkerung über diese Krankheit begründet (LaRoy et al. 1989). Das mittlere Alter von Patienten mit thorakalen Aortenaneurysmen liegt zwischen 59 und 69 Jahren, mit einer männlichen Prädominanz (2–4 : 1) (Bickerstaff et al. 1982). Verschiedene Berichte schätzen, dass weniger als 39% der Patienten mit unbehandelten großen thorakalen Aneurysmen länger als 5 Jahre überleben, die Haupttodesursache ist die Ruptur (Bickerstaff et al. 1982, Crawford und DeNatale 1986, Perko et al. 1995, Pressler und McNamara 1980).

Aortenaneurysmen betreffen das infrarenale abdominale Segment häufiger als jedes andere arterielle Segment im menschlichen Körper. Infrarenale abdominale Aortenaneurysmen (AAA) sind drei- bis siebenmal häufiger als thorakale Aortenaneurysmen (Bickerstaff et al. 1984, Bickerstaff et al. 1982, Clouse et al. 1998, Wilmink und Quick 1998). Männer sind in einem Verhältnis von 2–5 : 1 häufiger betroffen als Frauen (Bickerstaff et al. 1984, Wilmink und Quick 1998). Die Prävalenz der AAAen, geschätzt auf der Basis von populationsbasierten Screening-Studien und Autopsieserien, variiert zwischen 2,3 bis 10,7% bei Männern und 0,6 bis 2,1% bei Frauen, abhängig von der untersuchten Population und der Definition der Aneurysmagröße (Bickerstaff et al. 1984, Wanhainen et al. 2001, Wilmink und Quick 1998). Das mittlere Alter zum Zeitpunkt der Diagnose beträgt bei Männern 68 bis 69 Jahre und liegt bei Frauen um 5–8 Jahre höher (Bickerstaff et al. 1984, Wanhainen et al. 2001, Wilmink und Quick 1998). In der englischsprachigen Literatur wird die Inzidenz mit 3,0 bis 117 pro 100000 Personenjahre angegeben (Bickerstaff et al. 1984, Ernst 1993, Hallett 2000, Wilmink und Quick 1998). In den Vereinigten Staaten und anderen westlichen Ländern wurde möglicherweise eine *tatsächliche* Zunahme der Inzidenz von AAAen beobachtet, unabhängig von verbesserter Diagnostik oder einer älter werdenden Bevölkerung (Bickerstaff et al. 1984, Ernst 1993, Hallett 2000, Wilmink und Quick 1998).

Die Ruptur eines AAAs bleibt ein häufiger gefäßchirurgischer Notfall, der pro Jahr in den Vereinigten Staaten zu 15000 Todesfällen führt (Ernst 1993, Nevitt et al. 1989, Patel et al. 1995). Jedoch ist die tatsächliche Inzidenz von rupturierten AAAen schwer zu ermitteln, da viele betroffene Patienten sterben, bevor sie das Krankenhaus erreichen. Dennoch haben populationsbasierte Studien für rupturierte AAAen Inzidenzraten von

1 bis 21 pro 100000 Personenjahre berichtet (Budd et al. 1989, Castleden und Mercer 1985, Drott et al. 1992, Ernst 1993, Hallett 2000, Ingoldby et al. 1986, Johansson und Swedenborg 1986, Mealy und Salman 1988, Wilmink und Quick 1998). Die Gesamtüberlebensrate bei rupturierten abdominalen Aortenaneurysmen variiert zwischen 20 und 50%, abhängig vom klinischen Bild und davon, ob die Patienten rechtzeitig zu einer Operation in ein Krankenhaus gebracht werden (Bown et al. 2002, Budd et al. 1989, Castleden und Mercer 1985, Drott et al. 1992, Ingoldby et al. 1986, Johansson und Swedenborg 1986, Mealy und Salman 1988, Wilmink und Quick 1998).

➡ Klinische Studien haben ergeben, dass der Durchmesser des Aneurysmas der wichtigste Prognosefaktor für das Risiko einer Ruptur ist (Tab. D4-1).

Die meisten Studien haben eine mittlere Zunahme des Durchmessers von ungefähr 0,3 bis 0,7 cm pro Jahr gezeigt, wobei größere abdominale Aortenaneurysmen (5 bis 6 cm) schneller wachsen als kleinere (Bernstein und Chan 1984, Brown et al. 1992, Cronenwett et al. 1985, Delin et al. 1985, Ernst 1993, Glimaker et al. 1991, Guirguis und Barber 1991, Hallett 2000, Lederle et al. 2002, Limet et al. 1991, Reed et al. 1997). Die meisten Aneurysmen zeigen über die Zeit ein langsam progredientes Wachstum, obwohl unerklärlicherweise 10–20% der Aneurysmen über Jahre stabil bleiben, während andere 10–20% der Aneurysmen rapide wachsen.

1950 berichtete Estes über eine bedrückende 5-Jahres-Überlebensrate von nur 19% bei unbehandelten Patienten mit AAAen; 63% der Todesfälle waren die Folgen von Rupturen (Abb. D4-2) (Estes 1950). 1966 stellte Szilagyi in seinem klassischen Bericht fest, dass die elektive Korrektur von großen AAAen die Lebenserwartung verlängert (Szilagyi et al. 1966). Seitdem haben viele andere Studien versucht, ein Modell für den Spontanverlauf von AAAen und das Rupturrisiko zu schaffen; die meisten waren retrospektiv, hatten eine kleine Patientenzahl oder setzten sich aus selektierten Patientengruppen zusammen. Derzeit gibt es in der klinischen Praxis keine bekannte Methode, um die Wachstumsrate oder das Rupturrisiko vorauszusagen. Der chirurgische Ersatz von AAAen durch eine Gefäßprothese bleibt die einzige effektive Therapie zur Aufhebung des Rupturrisikos.

Tab. D4-1 Geschätztes jährliches Rupturrisiko von AAAen (aus Brewster et al. 2003).

Durchmesser (cm)	Rupturrisiko (%/Jahr)
< 4	0
4–5	0,5–5
5–6	3–15
6–7	10–20
7–8	20–40
> 8	30–50

4.1.2 Ätiologie und Pathogenese

D4

! Ein Aortenaneurysma ist definiert als eine lokalisierte oder generalisierte Dilatation der Aorta, die größer ist als 50% des normalen Aortendurchmessers.

Der normale Durchmesser der Aorta variiert abhängig von Alter, Geschlecht und Körpergröße. Die normale Aorta ist an ihrem Ursprung am weitesten, nimmt bei der Durchquerung der Brust- und Bauchhöhle nach und nach an Durchmesser ab und erreicht an der Bifurkation ihre engste Stelle. Die Weite der normalen infrarenalen Aorta ist ziemlich variabel, ein Durchmesser der infrarenalen Aorta von > 3,0 cm wird als aneurysmatisch angesehen. Die meisten TAAAen sind degenerativ bedingt, jedoch ähnelt die zugrunde liegende Pathologie derjenigen der häufiger vorgefundenen infrarenalen AAAen. Die Arteriosklerose wurde lange im Zusammenhang mit der Entwicklung von Aortenaneurysmen gesehen. Die Arteriosklerose betrifft allerdings primär die Intima und führt zur arteriellen Verschlusskrankheit, hingegen betreffen die krankhaften Veränderungen beim Aneurysma normalerweise die Media und die Adventitia. Obwohl gezeigt wurde, dass sich die Pathogenese der arteriosklerotischen Verschlusskrankheit und die der Aneurysmabildung von-

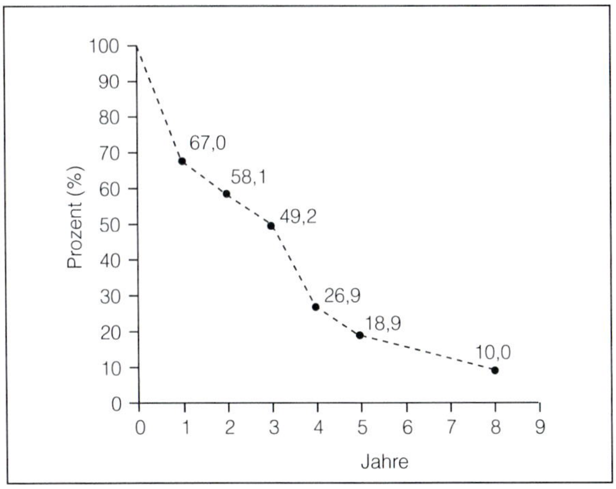

Abb. D4-2 Überlebensraten von Patienten mit unbehandelten AAAen (Estes 1950).

einander unterscheiden, treten die beiden Vorgänge normalerweise gemeinsam auf. In den letzten Jahren sind aus experimentellen mechanischen Studien und humangenetischen Untersuchungen Daten hervorgegangen, die auf eine komplexe Interaktion von Faktoren hindeuten, die zur Bildung von Aortenaneurysmen führen. Zu den Faktoren, die mit der Bildung von Aortenaneurysmen in Verbindung stehen, gehören Rauchen und die arterielle Hypertonie. Die Aneurysm Detection and Management Veterans Affairs Cooperative Study Group (ADAM) berichtete, dass Rauchen der größte Risikofaktor für abdominale Aortenaneurysmen ist (Lederle et al. 2002).

Histologisch sind degenerative Aortenaneurysmen gekennzeichnet durch eine Verdünnung der Media mit einer Zerstörung von glatten Muskelzellen und Elastin, eine Infiltration mit Entzündungszellen und eine Neovaskularisation (Ailawadi et al. 2003, Lopez-Candales et al. 1997, Pan et al. 2003). Makrophagen sowie T- und B-Lymphozyten erzeugen ein chronisch entzündliches Infiltrat, das übereinstimmend in den äußeren Schichten der Aneurysmawand beobachtet wird. Das Ausmaß der Entzündung der Gefäßwand variiert und der Auslösungsfaktor für die Zellmigration bleibt unklar. Die Entzündungszellen, v. a. die Makrophagen, sezernieren Proteasen und Elastasen, die die Aortenwand angreifen können; umgekehrt können die Elastinabbauprodukte die chemotaktische Einwanderung von Entzündungszellen auslösen (Ailawadi et al. 2003). Die Rolle der Matrixmetalloproteinase (MMP), des wichtigsten Elastasetyps, bei der Entwicklung von Aortenaneurysmen ist sowohl in klinischen als auch in experimentellen Studien nachgewiesen worden. Erhöhte Spiegel der Elastasen MMP-2, MMP-9 und MMP-12 wurden in Gewebe aus Aortenaneurysmen gefunden (Ailawadi et al. 2003, Annabi et al. 2002, Longo et al. 2002, McMillan und Pearce 1999). Die kritische Rolle der MMP-9 wird von der Beobachtung unterstrichen, dass MMP-9-defiziente Mäuse experimentell keine Aneurysmen entwickeln. Der Mangel von Metalloproteinaseinhibitoren im Gewebe wurde mit der Entwicklung von Aortenaneurysmen in Verbindung gebracht (Ailawadi et al. 2003, Allaire et al. 1998).

> **!** Eine familiäre Häufung von Aortenaneurysmen ist bewiesen, da 20% der Patienten mit Aneurysmen einen oder mehrere Verwandten ersten Grades mit dem gleichen Leiden haben (Biddinger et al. 1997, Coady et al. 1999, Hasham et al. 2003).

Verschiedene vererbbare Bindegewebserkrankungen machen Patienten anfällig für aneurysmatische Dilatationen und Dissektionen. Die häufigste Erkrankung, das Marfan-Syndrom, kommt weltweit bei einem von 5000 Menschen vor und ist gekennzeichnet durch skelettale, okuläre und kardiovaskuläre Störungen (Dietz 1995). Die Morbidität und Mortalität des Marfan-Syndroms wird bestimmt vom Auftreten von kardiovaskulären Komplikationen wie Dissektion, Aneurysmaruptur, Aortenklappeninsuffizienz sowie Mitralklappenprolaps und -insuffizienz. Die Dilatation der Aorta, die bei Marfan-Patienten beobachtet wird, ist mit einer Mutation des Fibrillin-1 (FBN1) in Verbindung gebracht worden. FBN1 ist ein großes extrazelluläres Glykoprotein und ein wesentlicher Bestandteil der Mikrofibrillen, die zusammen mit Elastin die biomechanischen Eigenschaften der Aortenwand bestimmen. Das Marfan-Syndrom wird autosomal-dominant mit hoher Penetranz und klinischer Variabilität vererbt. Jedoch leiden ca. 25% der Marfan-Patienten unter dem Syndrom als Folge einer Neumutation ohne Familienanamnese (Pyeritz und McKusick 1979).

> ➡ Bei Marfan-Patienten kommen Aneurysmen häufiger in der aszendierenden Aorta und der thorakalen Aorta vor als in der abdominalen Aorta (Hasham et al. 2002).

Zu den anderen bekannten genetischen Syndromen, die Patienten für thorakale Aortenaneurysmen prädisponieren, gehören das Turner-Syndrom, das Ehlers-Danlos-Syndrom und die polyzystische Nierenerkrankung (Elsheikh et al. 2001, Hossack et al. 1988, Pepin et al. 2000, Wenstrup et al. 2002). Zusätzlich wurde ein familiäres Syndrom in der Literatur beschrieben, bei dem mehrere Familienmitglieder unter thorakalen Aortenaneurysmen und -dissektionen leiden, wobei die genetische Störung noch identifiziert werden muss (Milewicz et al. 1998). Bei der Mehrzahl dieser Familien wird der Phänotyp für thorakale Aortenaneurysmen und -dissektionen autosomal-dominant vererbt, mit einer auffälligen Variabilität des Alters, in dem die Erkrankung der Aorta auftritt, und einer verminderten Penetranz (Milewicz et al. 1998).

4.1.3 Ausgedehntes Aortenaneurysma und Aortendissektion

> **!** In ungefähr 20% der Fälle tritt die aneurysmatische Erkrankung in mehr als einem Teil der Aorta auf.

Das ausgedehnte Aneurysma der Aorta (die Megaaorta) ist ein Aneurysma, das die aszendierende Aorta, den Aortenbogen und die deszendierende Aorta betrifft, mit möglicher thorakoabdominaler Beteiligung. Obwohl

diese Erkrankung mit Faktoren wie Aortendissektion und Marfan-Syndrom in Verbindung gebracht wurde, bleibt die Ursache des ausgedehnten Aortenaneurysmas unbekannt.
Bei ungefähr 20–40% der Patienten mit chronischer Aortendissektion wird die deszendierende thorakale oder thorakoabdominale Aorta innerhalb von 2 bis 5 Jahren aneurysmatisch verändert sein (Bachet et al. 1994, Bernard et al. 2001, Elefteriades et al. 1999, Gysi et al. 1997, Juvonen et al. 1999, Marui et al. 1999, Schor et al. 1996). Umgekehrt sind 25% der deszendierenden thorakalen und TAAAen mit einer chronischen Dissektion verbunden (Coselli et al. 1997, Safi et al. 2002, Safi et al. 2003). Nicht selten stellen sich Patienten mit einer akuten Dissektion in einem vorbestehenden Aortenaneurysma vor. Es konnte gezeigt werden, dass eine persistierende Offenheit des falschen Aortenlumens ein signifikanter Vorhersagefaktor für eine Aneurysmabildung ist (Bernard et al. 2001, Marui et al. 1999).

➡ Jedoch ist die Anwesenheit einer chronischen Aortendissektion mit oder ohne offenes falsches Lumen nicht mit einem höheren Risiko einer Aortenruptur verbunden (Juvonen et al. 1999).

4.2 Symptomatik

4.2.1 Thorakoabdominale Aorta

Da selbst große TAAAen oft asymptomatisch sind, ist die Diagnose in vielen Fällen Zufall. Diejenigen, die symptomatisch sind, werden trotzdem nicht immer diagnostiziert, weil sich ein TAAA auf vielfältige Weise manifestieren kann. Patienten mit größeren Aneurysmen können an undefinierbaren chronischen Rückenschmerzen oder an Brust-, Flanken- und Oberbauchschmerzen leiden. Oft ist es schwierig, Rückenschmerzen muskuloskelettaler Genese von aneurysmabedingten Schmerzen abzugrenzen. Eine Kompression des linken N. recurrens oder des N. vagus kann zu einer Stimmbandparese und zu Heiserkeit führen. Dies wird normalerweise bei Patienten mit großen Aneurysmen der proximalen deszendierenden thorakalen Aorta beobachtet. Der Patient kann auch an einer Dyspnoe infolge einer Kompression des Tracheobronchialbaumes leiden. Ein großes Aneurysma kann durchaus Druck auf den Ösophagus oder das Duodenum ausüben, was zu Dysphagie und Gewichtsverlust durch Obstruktion oder zu einem vorzeitigen Sättigungsgefühl führen kann.

➡ Für 10–20% der Patienten ist die Ruptur die erste Manifestation der Krankheit. Brust-, Bauch- oder Rückenschmerzen, kombiniert mit einer Hypotonie, können auf das Vorliegen einer Ruptur hindeuten.

Bei der Untersuchung kann eine pulsierende Raumforderung im Abdomen getastet werden. Wenn sich aber das Aneurysma tief in der Brusthöhle befindet, kann es bei der Untersuchung nicht getastet werden. In einigen Fällen kann die Ruptur, wenn sie durch Pleura oder Retroperitoneum gedeckt ist, für mehrere Stunden oder Tage stabil bleiben, bevor es zur freien Ruptur kommt.

➡ Eine freie Ruptur führt fast immer zum Tod, bevor der Patient das Krankenhaus erreicht. Der Schweregrad des hypotensiven Schocks, der durch ein rupturiertes Aneurysma verursacht wird, hängt vom Ausmaß des Blutverlustes ab.

Wegen der erschütternden Überlebensrate bei eingetretener Ruptur ist die elektive Korrektur die einzige effektive Therapie des TAAAs.

! Eine akute Aortendissektion, die häufigste aortale Katastrophe, verursacht ebenfalls plötzlich auftretende Brust- oder Rückenschmerzen. Eine akute Dissektion der aszendierenden Aorta (Typ A nach Standford) ist ein echter chirurgischer Notfall (Elefteriades et al. 1999, Estrera et al. 2002, Iguchi und Tabayashi 1998, Schor et al. 1996).

Die Therapie von Patienten mit einer akuten Dissektion der deszendierenden thorakalen oder thorakoabdominalen Aorta (Typ B nach Standford) beginnt mit antihypertensiven Medikamenten, Schmerzbehandlung und engmaschigem Monitoring. Die derzeitige 30-Tage-Mortalität nach Beginn der Therapie beträgt 0–18% (Elefteriades et al. 1999, Glower et al. 1990, Gysi et al. 1997, Iguchi und Tabayashi 1998, Safi et al. 2002, Schor et al. 1996).
In der Akutphase beschränkt sich die Indikation für chirurgische Eingriffe auf:
- Aortenrupturen
- ischämische Komplikationen (mesenteriale oder Extremitätenischämie)
- unbeherrschbare Hypertonie
- unbehandelbare Schmerzen.

Für diese Gruppe von Hochrisikopatienten bleibt die derzeitige chirurgische 30-Tage-Mortalitätsrate substantiell (14–50%) (Elefteriades et al. 1999, Glower et al. 1990, Gysi et al. 1997, Safi et al. 2002, Safi et al. 1998, Schor et al. 1996). Alle Überlebenden einer akuten Aortendissektion müssen in der chronischen Phase engmaschig überwacht werden. Schichtbilduntersuchungen der dissezierten Aorta sollten vor der Entlassung aus dem Akutkrankenhaus durchgeführt werden, dann nach einem, drei, sechs und zwölf Monaten und danach jährlich. Eine gute Compliance bei einer chronischen antihypertensiven Therapie verringert die Häufigkeit nachfolgender Hospitalisationen und kann das Fortschreiten der Aortendissektion verlangsamen (Genoni et al. 2001). Bei allen symptomatischen Patienten sollte nach einer gründlichen Untersuchung eine chirurgische Korrektur in Erwägung gezogen werden.

!

Der chirurgische Ersatz der deszendierenden thorakalen oder thorakoabdominalen Aorta durch eine Gefäßprothese wird empfohlen, wenn der maximale Aortendurchmesser 5–6 cm erreicht.

4.2.2 Abdominale Aorta

Die Mehrzahl der AAAen (70%) wird zufällig bei asymptomatischen Patienten gefunden. Häufig werden sie bei einer routinemäßigen klinischen Untersuchung durch einen aufmerksamen Arzt als eine pulsierende Raumforderung diagnostiziert oder bei aus anderen Gründen durchgeführten radiologischen Untersuchungen entdeckt, wenn z.B. bei einer Abdomenübersichtsaufnahme die verbreiterte Aorta mit verkalkter Wand dargestellt wird (Abb. D4-3). AAAen können durch Druck auf umgebende Strukturen, Embolien, Thrombosen oder eine Ruptur Symptome verursachen. Große

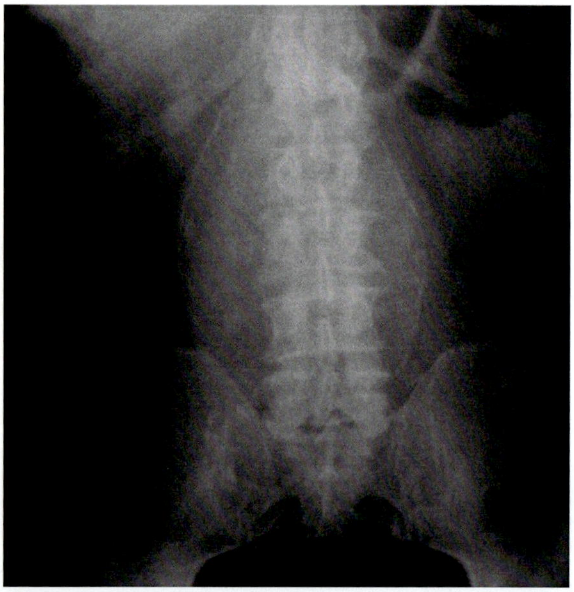

Abb. D4-3 Abdomenübersichtsaufnahme mit Darstellung eines AAA mit verkalkter Wand.

Aneurysmen können die Wirbelsäule arrodieren und schwere Rückenschmerzen verursachen oder das Duodenum komprimieren und vorzeitiges Sättigungsgefühl, Übelkeit, Erbrechen und Gewichtsverlust verursachen. Eine Embolisierung von arteriosklerotischem Detritus oder Thromben aus dem Aneurysma kann distale Ischämien der unteren Extremitäten verursachen, die variieren können von Zehenischämien (z.B. „blue toe syndrome“) bis zu schweren, die Extremität bedrohenden Ischämien, sofern der Embolus größere Arterien verschließt. Eine Thrombose eines AAAs kann sich chronisch als Claudicatio oder akut als die Extremität bedrohende Ischämie darstellen. Glücklicherweise sind diese thromboembolischen Komplikationen selten. Patienten können chronische Symptome einer Ischämie der unteren Extremität aufweisen wie eine Claudicatio intermittens mit Hüft- oder Wadenschmerzen oder ischämische Ruheschmerzen. Nicht selten wird bei einer wegen dieser Symptome durchgeführten Untersuchung ein infrarenales AAA entdeckt. Es wird geschätzt, dass ungefähr ein Drittel der Patienten mit AAAen wegen undefinierbarer chronischer Bauch-, Flanken- oder Rückenschmerzen den Arzt aufsucht. Durch die Palpation des Aneurysmas kann gelegentlich ein Druckschmerz ausgelöst werden.

➡ Ein akuter oder plötzlicher Beginn der Schmerzen kann eine Ruptur oder eine abrupte Expansion des Aneurysmas ohne eigentliche Ruptur anzeigen.

Eine Ruptur kann bei bis zu 20% der Patienten die erste klinische Manifestation eines AAA sein.

!

Der akute Beginn von schweren Bauch- oder Rückenschmerzen in Verbindung mit einer Hypotonie und einer pulsierenden abdominalen Raumforderung stellt die klassische klinische Trias dar.

Bei Patienten, die lebend in die Notaufnahme gebracht werden, liegt die Ruptur normalerweise in der posterolateralen Wand des AAA mit einer Tamponade des ausgetretenen Blutes im Retroperitoneum. Patienten, bei denen die Ruptur an der Vorderwand oder in die freie Bauchhöhle auftritt, sterben wegen des rapiden Blutverlustes mit großer Wahrscheinlichkeit, bevor sie das Krankenhaus erreichen. Freies Blut in der Bauchhöhle kann eine Distension des Abdomens und eine peritoneale Reizung verursachen, bevor das Aneurysma getastet werden kann. Der Schweregrad des hypotensiven Schocks, der durch ein rupturiertes Aneurysma verursacht wird, hängt vom Ausmaß des Blutverlustes ab. Obwohl die meisten rupturierten Aneurysmen tödlich sind, wenn sie nicht notfallmäßig behandelt werden, kann in einigen Fällen die Rupturstelle für mehrere Tage gedeckt sein, bevor es zur freien Ruptur kommt. Selten kommt es bei der Ruptur eines Aneurysmas zu einer massiven Blutung in die untere Hohlvene oder in den Gastrointestinaltrakt.

4.3 Bildgebende Diagnostik

Die Duplexsonographie bietet eine gute Bildgebung der Aorta ohne Strahlenbelastung. Sie ist breit verfügbar, relativ preiswert und einfach durchzuführen. Dies macht die Sonographie zu einer optimalen Screening-Methode. Die United States Preventative Task Force empfiehlt derzeit für Männer zwischen 65 und 75 Jahren, die rauchen oder geraucht haben, eine Sonographie als Vorsorgeuntersuchung (Screening for abdominal aortic aneurysm: recommendation statement, 2005). Zu den Nachteilen der Ultraschalluntersuchung gehören:

- Untersucherabhängigkeit
- mögliche Überlagerung der Aorta durch Darmschlingen
- nicht ideale Darstellung der suprarenalen Aorta.

Früher war die Angiographie der Goldstandard der Bildgebung von TAAAen. Sie ist jedoch wegen ihrer Invasivität und der Nephrotoxizität vieler Kontrastmittel durch neuere Methoden ersetzt worden. In den letzten Jahren ist die Spiral-CT zur Methode der Wahl bei der Diagnostik von thorakoabdominalen oder thorakalen Aortenaneurysmen geworden.

Die Spiral-CT hat in den meisten größeren Zentren die konventionelle CT ersetzt. Bei einer Spiral-CT werden Daten aufgenommen, die durch eine Rotation der Strahlenquelle um 360° um das Untersuchungsobjekt gewonnen werden, was eine schnelle Bildgebung mit hoher Auflösung ermöglicht. Die CT-Bilder können das Aortenlumen und die Anwesenheit von Thromben, eine Dissektion, die Dicke der Aortenwand und die Strukturen in der Umgebung hervorragend darstellen.

!

Eine CT-Angiographie (CTA) ist derzeit die Methode der Wahl für die Darstellung von TAAAen und AAAen und Voraussetzung für die Planung der Behandlungsstrategie.

Die CTA erlaubt die Darstellung der Aorta von ihrem aszendierenden Abschnitt und dem Aortenbogen bis hin zur iliakalen Bifurkation. Der Durchmesser der Aorta kann an verschiedenen Stellen gemessen werden. Die Dünnschicht-CTA identifiziert offene Interkostalarterien. Koronare Ausspielungen oder 3-D-Rekonstruktionen von axialen CT-Bildern können zusätzliche Informationen über ein TAAA liefern, sind aber normalerweise nicht erforderlich. Jedoch haben die Entwicklung und der breite Einsatz von 3-D-Rekonstruktions-Software die genaue Vermessung, die für eine endovaskuläre Rekonstruktion der abdominalen Aorta notwendig ist, erleichtert (Abb. D4-4a und b). Eine CT-Untersuchung ermöglicht darüber hinaus eine allgemeine Darstellung von anderen Thorax-, Bauch- und Beckenorganen. Begleitende pathologische Veränderungen an Lunge oder Nieren können entdeckt und bewertet werden. Wenn eine Dissektion vorliegt, können das falsche und das richtige Lumen identifiziert werden. Die CTA ermöglicht die Darstellung von Thromben, entzündlichen Wandveränderungen und die Anwesenheit freier Flüssigkeit, die Zeichen einer freien Ruptur sein kann. Bei Nierenerkrankungen in der Anamnese kann auf das Kontrastmittel verzichtet und dennoch die Ausdehnung des Aneurysmas dargestellt werden. Alle Patienten sollten vor der Verabreichung von Kontrastmitteln gut hydriert sein, v. a. bei bekannter Niereninsuffizienz. Die Verabreichung von Acetylcystein kann die Häufigkeit von kontrastmittelbedingten Nierenschäden senken (Brophy 2002, Tepel et al. 2000). Abbildung D4-5 zeigt die seitliche Darstellung einer 3-D-Rekonstruktion eines infrarenalen AAAs.

Bei kleinen AAAen, die nicht einer sofortigen Korrektur bedürfen, führen wir alle 6–12 Monate eine CT-Untersuchung durch, um die Größe des Aneurysmas im Verlauf zu beurteilen. MRT oder Ultraschall sind mögliche Alternativmethoden zur Verlaufsbeobachtung der Aneurysmagröße. Jedoch ist bei Patienten, bei denen eine endovaskuläre Korrektur mit Stent-Implantation erwogen wird, eine CTA immer erforderlich. Eine CTA ermöglicht die präzise Beurteilung von:

- proximalem Aortenhals (Winkel, Breite und Länge)
- Distanz der Nierenarterien vom Aneurysma
- Ausmaß von Verkalkung und Thrombosierung an den Anastomosenstellen
- Durchmesser der Iliakal- und Femoralarterien
- Ausmaß der Gefäßschlängelung insgesamt (entscheidend für eine erfolgreiche endovaskuläre Korrektur).

Eine konventionelle kathetergesteuerte Subtraktionsangiographie (DSA) wird gezielt bei Patienten mit vermuteter renovaskulärer Erkrankung oder mesenterialer Ischämie durchgeführt sowie bei Patienten mit peripherer Verschlusskrankheit, bei denen eine Revaskularisierung in gleicher Sitzung in Frage kommt.

Bei Patienten, bei denen wegen einer Niereninsuffizienz eine CTA nicht möglich ist, kann auch eine MRT eine Möglichkeit zur Beurteilung der Erkrankung darstellen. Eine MR-Angiographie (MRA) mit Gadolinium wird heute oft als Screening-Untersuchung zur

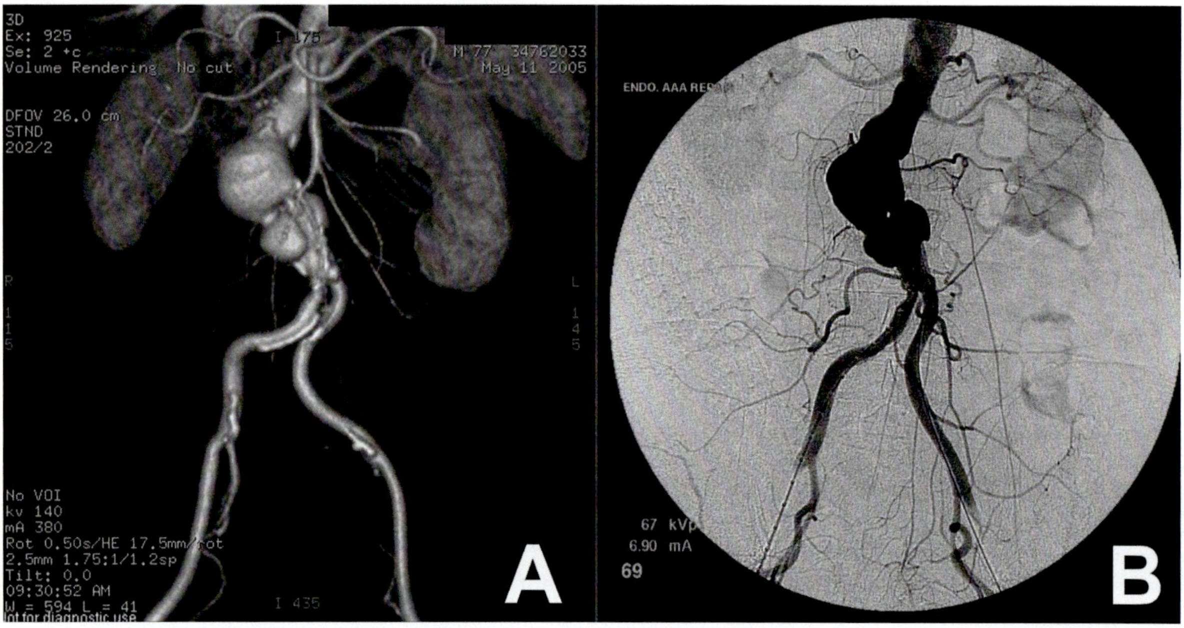

Abb. D4-4 3-D-Rekonstruktion (A) und Angiographie (B) eines Patienten mit einem AAA vor einer Stent-Implantation. Die 3-D-Rekonstruktions-Software erleichtert die präzisen Ausmessungen, die für eine endovaskuläre Rekonstruktion der Bauchaorta erforderlich sind.

Diagnose von Erkrankungen der Aorta und der großen Arterien eingesetzt. Der prinzipielle Vorteil der MRA besteht darin, dass die Verwendung von jodhaltigen Kontrastmitteln vermieden wird. Die räumliche Auflösung der MRA ist jedoch geringer als die der Spiral-CT. Darüber hinaus verbietet sich die Anwendung der MRA bei Patienten mit Metallimplantaten wie Schrittmachern, Osteosynthesematerial oder intrazerebralen Clips. Ebenso macht die lange Untersuchungszeit bei Patienten mit Klaustrophobie diese Untersuchung problematisch. Eine MRA ist bei den meisten Patienten nicht notwendig.

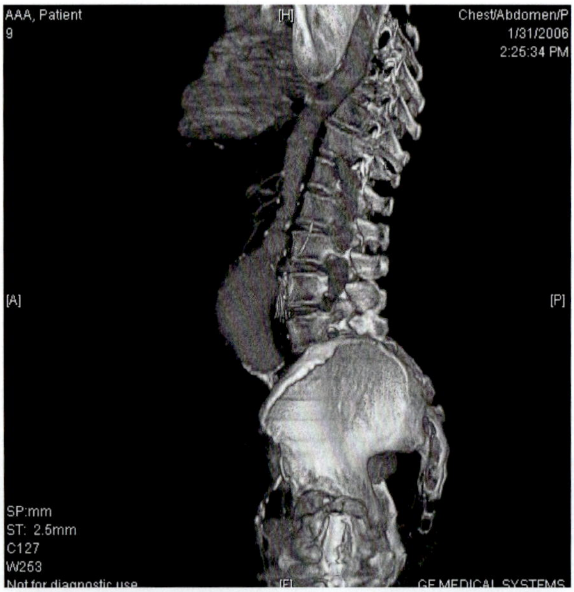

Abb. D4-5 Laterale Ansicht der 3-D-Rekonstruktion mit Darstellung eines infrarenalen AAAs.

Wegen der breiten Verfügbarkeit von CT-Untersuchungen wird die konventionelle Aortographie nur noch selten und gezielt eingesetzt. Wegen ihrer Überbetonung des Aortendurchmessers beschränkt sich ihr Einsatz auf die Beurteilung einer vermuteten Verschlusskrankheit im Bereich der großen Arterien. Eine präoperative selektive Aortographie wurde eingesetzt, um die Interkostalarterien und die A. radicularis magna (Adamkiewicz-Arterie) zu identifizieren. Dies hat aber wegen der mit der selektiven Injektion jodhaltiger Kontrastmittel verbundenen Risiken, einschließlich Paraplegie, keine breite Akzeptanz erzielt. Für Patienten, die für einen Transport zum CT nicht stabil genug sind, bietet eine transösophageale Echokardiographie (TEE) eine exzellente Alternative, da sie am Krankenbett oder im OP durchgeführt werden kann.

➡ Die TEE ist ein ausgezeichnetes Mittel zur Darstellung der deszendierenden und aszendierenden Aorta. Sie ermöglicht die Inspektion der Aortenwand und differenziert zwischen arteriosklerotischen Plaques und Intimaeinrissen, die auf eine Dissektion hinweisen.

Wir setzen die TEE außerdem ein, um eine optimale Anastomosenstelle festzulegen, sowie zur intraoperativen Beurteilung der Herzfunktion. Eine TEE ist eine invasive Prozedur und als solche mit Risiken verbunden. Sie erfordert für eine optimale Darstellung und Beurteilung außerdem einen erfahrenen Untersucher (d.h. Kardiologen oder Anästhesisten). Die Untersuchung ist auf die supradiaphragmatische Aorta beschränkt, weil der Schallkopf in Höhe des Hiatus aorticus den Kontakt zur Aorta verliert.

4.4 Präoperative Untersuchungen

4.4.1 Thorakoabdominales Aortenaneurysma

Der erste Kontakt des Arztes mit dem Patienten, der ein TAAA aufweist, konzentriert sich auf eine gründliche Anamnese und klinische Untersuchung. Dann werden CT-Aufnahmen des Aneurysmas ausgewertet, um seine Ausdehnung zu beurteilen. Zu den präoperativen Untersuchungen gehören:

- blutchemisches und hämatologisches Basisprofil
- Gerinnungsstatus
- EKG
- Röntgen-Thoraxaufnahme.

Um die Risikofaktoren des Patienten weiter abzuklären, werden andere organspezifische Untersuchungen durchgeführt. Die Herzfunktion wird durch eine Echokardiographie beurteilt. Zur Beurteilung einer chronischen Lungenkrankheit ist eine Lungenfunktionsuntersuchung durchzuführen. Als Ausgangswert der Nierenfunktion wird die glomeruläre Filtrationsrate (GFR) bestimmt, geschätzt nach der Formel von Cockcroft und Gault (1976):

$$(140 - \text{Alter}) \times \frac{\text{Gewicht}}{72} \times \text{Serumkreatinin}.$$

Konsile mit Kardiologen, Pulmonologen und Nephrologen helfen bei der Einschätzung der präoperativen Risiken. Zur Beurteilung einer arteriosklerotischen Verschlusskrankheit wird eine Duplexsonographie der Karotiden durchgeführt.

Patienten mit schwerer Karotisstenose wird man empfehlen, sich vor der Aneurysmaoperation einer Karotisthrombendarteriektomie zu unterziehen, um das Risiko eines perioperativen Schlaganfalls zu vermindern.

Wir warten normalerweise 2–3 Tage nach der Karotisthrombendarteriektomie, bevor wir das TAAA operieren.

Bei Patienten mit bekannter oder vermuteter KHK muss ggf. eine Herzkatheteruntersuchung zur weiteren Abklärung durchgeführt werden. Eine Revaskularisierung der Koronararterien, sei es perkutan (Ballonangioplastie oder Stent) oder durch Bypass-Operation, kann vor der TAAA-Operation indiziert sein. Eine perkutane Stent-Implantation ist vorzuziehen, wenn nur eine oder zwei Arterien mit einer Stenose von mehr als 70% betroffen sind. Eine Bypass-Operation ist indiziert, wenn der Hauptast der A. coronaria sinistra betroffen ist oder eine Multigefäßerkrankung vorliegt.

Bei Patienten, bei denen eine Stent-Implantation der Koronararterien durchgeführt wurde, muss für 2–3 Wochen eine Therapie mit Thrombozytenaggregationshemmern (Clopidogrel und ASS) durchgeführt werden, um eine akute Stent-Thrombose zu verhindern. Clopidogrel wird 7 Tage vor einer TAAA-Operation abgesetzt.

Bei Patienten, bei denen vor einer TAAA-Operation eine koronare Bypass-Operation vorgenommen werden muss, bevorzugen wir die V. saphena als Conduit und eine Versorgung aller betroffenen Koronararterien, einschließlich der links anterior deszendierenden Arterie.

Wir vermeiden besonders die Verwendung der linken A. mammaria interna, um die Möglichkeit einer kardialen Ischämie zu umgehen, falls bei der TAAA-Operation ein Abklemmen der Aorta proximal der linken A. subclavia erforderlich wird (Abb. D4-6).

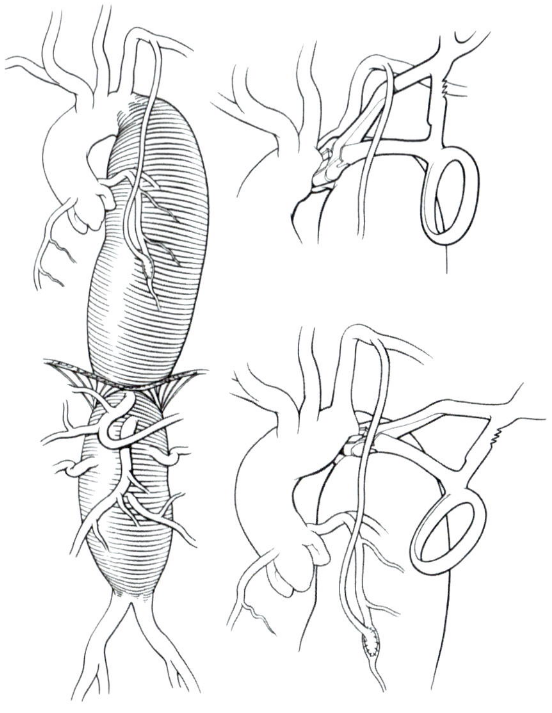

Abb. D4-6 Proximales Abklemmen der thorakalen Aorta nach Verwendung der A. mammaria interna als Bypass zum LAD (Ramus interventricularis anterior).

Darüber hinaus kann die A. mammaria interna eine wichtige Kollaterale zur Blutversorgung des Rückenmarks sein. Patienten, die sich einer koronaren Bypass-Operation unterziehen, brauchen in der Regel 4–6 Wochen, um sich für eine TAAA-Operation zu erholen.

Eine chronische Lungenerkrankung ist gekennzeichnet durch eine typische Anamnese (z. B. chronisch obstruktive Lungenerkrankung, COPD) oder eine Lungenfunktionsuntersuchung, die eine gegenüber der Norm auf weniger als 60% verminderte Sekundenkapazität (FEV_1) ergibt. Die Häufigkeit einer chronischen Lungenerkrankung bei Patienten mit einem Aortenaneurysma wurde mit 30–40% angegeben. Die chronische Lungenerkrankung ist mit einer erhöhten postoperativen Letalität verbunden (Estrera et al. 2001, Svensson et al. 1993). Zu den präoperativen Vorbereitungen zur Verbesserung der Lungenfunktion gehören:

- sofortiges Einstellen des Rauchens
- Atemtherapie
- Bronchodilatanzien und/oder Antibiotika, wenn indiziert.

Gelegentlich werden bei einer akuten Exazerbation einer allergischen Atemwegserkrankung präoperativ auch Steroide angewandt.

➡ Eine sorgfältige Untersuchung der Nierenfunktion des Patienten ist unabdingbar, da gezeigt werden konnte, dass eine präoperative Niereninsuffizienz ein wichtiger prädiktiver Faktor für ein postoperatives Nierenversagen und für die Letalität ist.

Umgekehrt ist eine postoperative Niereninsuffizienz ein bekannter Risikofaktor für eine höhere Letalitätsrate und ein vermehrtes Vorkommen von postoperativen neurologischen Schäden. Um eine präoperative Schädigung der Nieren bei Patienten mit vermuteter chronischer Niereninsuffizienz zu minimieren, sollten nephrotoxische Wirkstoffe, wie z. B. Aminoglykoside, nichtsteroidale Antirheumatika und jodhaltige Kontrastmittel, vermieden werden. Die präoperative Nierenfunktion kann auch durch eine gute Hydrierung verbessert werden.

4.4.2 Abdominales Aortenaneurysma

Bei Patienten mit Symptomen oder Komplikationen durch ein AAA ist eine sofortige Operation indiziert. Die Entscheidung, ein asymptomatisches Aneurysma zu operieren, ist eine Abwägung zwischen operativer Letalität, dem Rupturrisiko und der Lebenserwartung.

➡ Der Durchmesser des Aneurysmas ist der beste Vorhersagefaktor für eine Ruptur und der am häufigsten verwendete Parameter für die Operationsindikation.

Es ist jedoch sehr schwierig, einen Schwellenwert für den Durchmesser zu empfehlen, der für alle Patienten richtungweisend wäre.

Randomisierte Studien, inkl. des UK Small Aneurysms Trial und des ADAM-Trial, haben gezeigt, dass es indiziert ist, Patienten mit Aneurysmen von 4,0 bis 5,5 cm Durchmesser zunächst zu beobachten, und dass eine zu frühe Operation das Langzeitüberleben nicht verbesserte. Die wichtigste Schlussfolgerung aus diesen Studien ist, dass kleine AAAs (< 5,5 cm, mit einem mittleren Durchmesser um 4,6–4,7 cm für alle Gruppen) ohne Gefahr beobachtet werden können. Jedoch mussten über 60% der Patienten in der Beobachtungsgruppe zu einem späteren Zeitpunkt operiert werden.

Am anderen Ende des Spektrums, mit der explosionsartigen Entwicklung der Technik der endovaskulären Stent-Operation des AAA, schlagen einige Forscher eine geringere Größe des Aneurysmas als Schwellenwert für einen Eingriff vor. Befürworter einer frühen Operation von Aneurysmen mit < 5,5 cm Durchmesser argumentieren, dass selbst kleine Aneurysmen rupturieren können, die meisten Aneurysmen weiter wachsen und dass sich der Allgemeinzustand dieser Patienten mit zunehmendem Alter oft verschlechtert.

Ein früher Eingriff ist gerechtfertigt bei:

- jüngeren Patienten
- und/oder Patienten mit geringerem Risiko.

Ein Aufschub der Operation bis zu einem größeren Durchmesser ist gerechtfertigt bei:

- älteren Patienten
- und/oder Patienten mit höherem Risiko.

!

Bei Frauen, bei denen der normale Durchmesser der Aorta kleiner ist als bei Männern, ist ein Eingriff bei einem Durchmesser von < 5,5 cm indiziert.

In unserer eigenen Praxis empfehlen wir eine Operation von Aneurysmen mit einem Durchmesser von 5 cm oder mehr. Eine Operation ist außerdem indiziert bei Patienten mit einem raschen Wachstum (> 0,5 cm innerhalb von 6 Monaten).

➡ Das gut dokumentierte hohe Rupturrisiko, kombiniert mit den geringeren operativen Risiken eines Elektiveingriffs, unterstützt bei großen abdominalen Aortenaneurysmen die Bevorzugung einer elektiven chirurgischen Behandlung gegenüber einer Notfallbehandlung.

Jeder Patient sollte individuell beurteilt werden, wobei das Rupturrisiko (entsprechend der Größe und/oder der Wachstumsrate) gegen die operativen Risiken (Begleiterkrankungen) abgewogen werden muss. Ältere Patienten (> 80 Jahre) sollten nicht allein aufgrund ihres chronologischen Alters von einer Operation ausgeschlossen werden. Ähnlich sollte bei Hochrisikopatienten (d.h. Patienten mit schlechter linksventrikulärer Funktion, schwerer obstruktiver Lungenerkrankung oder Nierenerkrankung im Endstadium) die Operation von großen AAAen in Erwägung gezogen werden, wenn ihre Lebenserwartung mehr als zwei Jahre beträgt. Für diese Hochrisikopatienten stellt manchmal die endoluminale Stent-Operation eine attraktive Alternative zur konventionellen offenen Operation dar. Patienten, die die Kriterien für eine Operation nicht erfüllen, sollten engmaschig mit bildgebenden Verfahren kontrolliert werden.

Die KHK stellt einen bedeutenden Risikofaktor für die Operation eines AAAs dar. Ein Myokardinfarkt ist bei Patienten, die sich einer Operation eines AAAs unterziehen, die häufigste perioperative Todesursache (Blankensteijn et al. 1998, Hallett et al. 1993, Hertzer 1980, Roger et al. 1989) und ebenso ist eine KHK die häufigste Ursache für einen späten Tod (Cho et al. 1998, Johnston 1994, Roger et al. 1989). Wir und andere haben ein selektives Vorgehen bei der Beurteilung und dem Management von koronarer Herzkrankheit bei Patienten, die einer elektiven Operation eines AAAs bedürfen, entwickelt (Golden et al. 1990, Reigel et al. 1987). Risikofaktoren für kardiovaskuläre Erkrankungen sind Rauchen, Diabetes, Hypertonie, Hypercholesterinämie und eine Familienanamnese von kardiovaskulären Erkrankungen. Bei Patienten ohne vorbestehende Symptome einer KHK müssen normalerweise keine weiteren Untersuchungen durchgeführt werden (mit der Ausnahme von Patienten mit lange bestehendem Diabetes mellitus). Bei Patienten mit lange bestehendem Diabetes mellitus oder signifikanten Risikofaktoren für eine KHK können nichtinvasive kardiologische Belastungstests nützlich bei der Beurteilung sein. Jedoch lassen wir allgemein bei Patienten mit Symptomen der KHK (stabile Angina, EKG-Zeichen für einen Myokardinfarkt oder die Anamnese eines solchen) zur weiteren Beurteilung eine kardiologische Konsiluntersuchung durchführen. Verschiedene Studien haben gezeigt, dass die einer Aortenoperation vorausgehende koronare Revaskularisierung, sei es als perkutaner Eingriff (Ballon/Stent), als Bypass-Operation oder beides, die kardiale Morbidität verringern, die operative Letalität senken und das Langzeitüberleben verlängern kann (Roger et al. 1989).

4.5 Operative Verfahren

4.5.1 Zugänge

Transabdominaler Zugang

Der am häufigsten für eine Operation eines abdominalen Aortenaneurysmas verwendete Zugang ist die mediane Laparotomie vom Processus xiphoideus bis zur Symphyse. Er ermöglicht den schnellsten Zugang und späteren Wundverschluss. Er ist der flexibelste Zugang und ermöglicht eine Darstellung der gesamten Bauchaorta und der Iliakal- und Femoralarterien. Eine weite quere Laparotomie von Flanke zu Flanke kann auch verwendet werden. Dieser Zugang soll weniger Schmerzen verursachen und kann für Patienten mit erheblicher Adipositas oder gestörter Lungenfunktion von Vorteil sein. Die Darstellung der suprarenalen Bauchaorta kann bei diesem Zugang jedoch schwierig sein, weshalb er für die Operation von Aneurysmen, die bis nahe an die Nierenarterien reichen können, sowie bei rupturierten Aneurysmen nicht empfohlen wird. Bei rupturierten Aneurysmen ist der beste Zugang zur Darstellung des proximalen Anteils die mediane Laparotomie, die mit einer Durchtrennung des rechten Zwerchfellschenkels einen Zugriff auf die suprazöliakale Aorta ermöglicht.

Retroperitonealer Zugang

Einige Autoren befürworten einen links retroperitonealen Zugang. Die möglichen Vorteile dieses Zugangs sind eine geringere Störung der Atemfunktion und eine schnellere Wiederaufnahme der Darmfunktion, da es keine Verletzung der Bauchhöhle gibt (Sicard et al. 1995). In randomisierten Studien, die den retroperitonealen Zugang mit dem traditionellen transabdominalen verglichen haben, wurden jedoch keine wesentlichen Vorteile gefunden (Cambria et al. 1990, Sicard et al. 1995). Wir setzen den retroperitonealen Zugang gezielt bei Patienten mit einer Ileostomie oder einem Verwachsungsbauch ein. Die hauptsächliche Beschränkung bei einem retroperitonealen Zugang ist die schwierige Darstellung der rechten Iliakal- und Femoralarterien.

Thorakoabdominaler Zugang

Wir beschränken den thorakoabdominalen Zugang auf Patienten mit suprarenalen oder totalen AAAen. Dieser Zugang wird an anderer Stelle im Detail beschrieben. Der thorakoabdominale Zugang ist besonders nützlich bei der Operation des AAAs, bei Vorliegen einer Hufeisenniere sowie für die Entfernung von nicht erfolgreichen intraluminalen Stents, die in enger Nachbarschaft mit den Nierenarterien verankert wurden.

4.5.2 Thorakoabdominale Aorta

Der Patient wird in Rückenlage gelagert, der Blutdruck wird über einen intraarteriellen Katheter überwacht und liegt während des Eingriffs zwischen 75 und 90 mmHg. Der Patient erhält einen großlumigen (9 French) Jugulariskatheter und periphere venöse Zugänge, um einen Flüssigkeits- und Blutersatz zu ermöglichen. Die Intubationsnarkose wird mit einem doppellumigen Endotrachealtubus mit Ballonkathetern durchgeführt, um eine selektive Ventilation der Lungen zu ermöglichen. Über die V. jugularis interna wird ein Ballonkatheter in die Pulmonalarterie vorgeschoben, um den zentralen und Pulmonalarteriendruck kontinuierlich überwachen zu können. Temperatursonden werden im Nasopharynx, Rektum oder in der Blase platziert. Es wird eine moderate passive Hypothermie induziert, wobei die Körpertemperatur zwischen 32 und 34 °C schwanken darf. Der Blutdruck wird mit Hilfe von Blutkonserven, FFP und Cell-Saver-Autotransfusion aufrechterhalten. Die Gehirnfunktion wird intraoperativ durch ein EEG überwacht. Die Funktion des Rückenmarks wird mittels somatosensorisch und motorisch evozierter Potentiale überwacht. Eine Regulation des Liquordruckes wird durch eine lumbale Liquordrainage ermöglicht, die vor Beginn der Operation zwischen L3 und L5 gelegt und an ein Druckmessgerät angeschlossen wird (Abb. D4-7). Um einen Liquordruck zwischen 10 und 15 mmHg aufrechtzuerhalten,

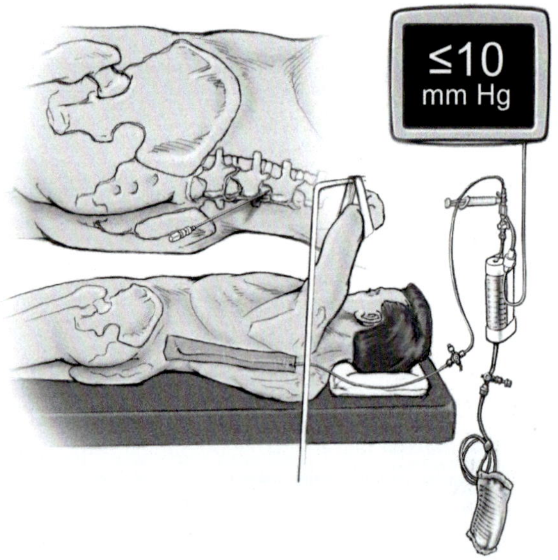

Abb. D4-7 Legen des Lumbalkatheters zur Liquordrainage und Druckmessung.

wird Liquor abgelassen. Es muss darauf geachtet werden, nicht zu viel Liquor abzulassen, da dies zu einer Subarachnoidalblutung führen kann.
Kontraindikationen eines Lumbalkatheters sind:

- akute Infektion
- Koagulopathie
- eine Ruptur mit hämodynamischer Instabilität.

Der Patient wird in Rechtsseitenlagerung gelagert. Dies erleichtert den Zugang zur Femoralarterie und lässt die Aorta auf der Wirbelsäule ruhen, um ein Verschieben während der Operation zu verhindern. Das Operationsfeld wird desinfiziert und abgedeckt.

➡ Im Allgemeinen dehnen sich TAAAen von der linken A. subclavia bis unterhalb der Nierenarterien aus.

Der Hautschnitt wird der Ausdehnung des Aneurysmas angepasst (Abb. D4-8). Der Schnitt beginnt zwischen dem oberen Skapulawinkel und den Dornfortsätzen, verläuft entlang dem sechsten Interkostalraum zum Rippenbogen, schräg zum Nabel und endet in der Mittellinie oberhalb der Symphyse. Die Rippenknorpel werden mit einer kräftigen Schere durchtrennt, um die Inzision zu vervollständigen. In den meisten Fällen wird die sechste Rippe exzidiert, um den Zugang zu erleichtern. Bis 1986 war der abdominale Teil des Zugangs eine mediane Laparotomie bis zum Processus xiphoideus, aber dies hat die Blutzufuhr zum oberen Abdomen gefährdet, was manchmal zu Muskel- und Hautnekrosen führte. Eine volle Exploration des Thorax und Abdomens ist bei Aneurysmaausdehnung II–IV erforderlich, während wir bei Aneurysmen der deszendierenden Aorta (DTAA) und bei TAAAs mit einer Ausdehnung I und V eine modifizierte Inzision verwenden, die am Rippenbogen oder oberhalb des Nabels endet. An den Wundrändern wird ein selbsthaltender Retraktor angebracht. Der Ballon des linken Endotrachealkatheters wird gefüllt, damit die linke Lunge kollabiert.
Wir beginnen mit der Darstellung und Durchtrennung des Lig. arteriosum unter Schonung des linken N. recurrens. Das Aneurysma wird in seiner Gesamtheit dargestellt. Dann wird das Zwerchfell unter Schonung seines sehnigen Anteils und des N. phrenicus durchtrennt (Abb. D4-9). Wir haben festgestellt, dass dies die baldige postoperative Extubation des Patienten erleichtert, ohne den chirurgischen Zugang zu erschweren. Dann wird eine retroperitoneale Schicht präpariert, die Milz, die Darmschlingen und die linke Niere werden mobilisiert und auf die rechte Seite der Bauchaorta verlagert (mediale viszerale Rotation).
Der distale aortale Perfusionskreislauf wird hergestellt (Abb. D4-10). Zunächst wird dem Patienten Heparin verabreicht (1 mg/kg KG). Die linke Femoralarterie

wird präpariert und angeschlungen. In die linke Femoralarterie wird ein Katheter für die Perfusion eingelegt. Die untere Pulmonalvene oder der linke Vorhof wird unter Schonung des linken N. phrenicus durch scharfe Präparation dargestellt. Der linke Vorhof wird über die linke untere Pulmonalvene mit einer 24- oder 26-French-Kanüle kanüliert. Diese wird an eine Biomedicus®-Pumpe angeschlossen, passiert einen Hitzeaustauscher und wird dann an den Katheter in der Femoralarterie angeschlossen.

An der proximalen Anastomose setzen wir heute nicht mehr die Graft-inclusion-Technik ein. Stattdessen präparieren wir die Aorta vom Ösophagus ab, um die gefürchtete Komplikation einer Fistel zwischen Ösophagus und Prothese zu vermeiden (Abb. D4-11). Dazu werden gepolsterte Klemmen auf die Aorta distal der linken A. subclavia und auf die mittlere thorakale Aorta gesetzt. Wenn die proximale Ausdehnung des Aneurysmas zu nah an die linke A. subclavia heranreicht, wird die Aorta zwischen der linken A. carotis communis und der linken A. subclavia abgeklemmt. Die Aorta wird nacheinander in Segmenten ausgeklemmt, um die ischämische Zeit für die Bauchorgane zu minimieren. Die distale aortale Perfusion wird eingeleitet, wenn die Klemmen gesetzt werden. Es muss darauf geachtet werden, nicht zu viel Blut in den extrakorporalen Kreislauf zu leiten, da dies zu einem Schlaganfall führen kann. Der Druck in der proximalen Aorta in den

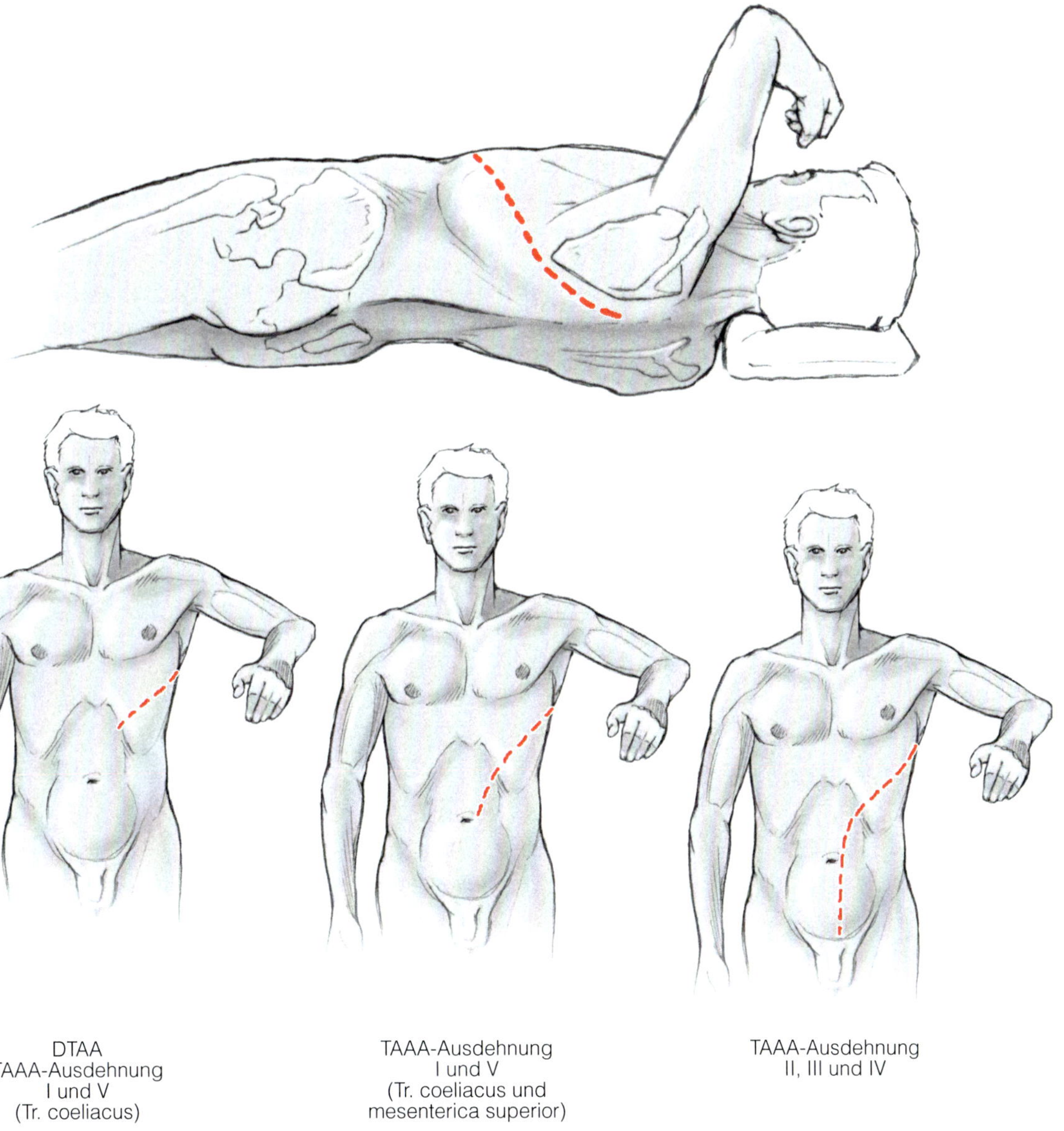

Abb. D4-8 Thorakoabdominale Zugänge, der Ausdehnung des Aneurysmas angepasst.

Radial- oder Brachialarterien wird überwacht und auf über 95 mmHg gehalten.
Die deszendierende Aorta wird eröffnet und ihr proximaler Teil exzidiert. Wir versehen die Ränder mit Haltenähten. In den meisten Fällen ligieren wir die oberen Interkostalarterien, um eine stärkere Blutung zu vermeiden. Wir benutzen zur Rekonstruktion eine gewebte Dacron®-Prothese entsprechender Größe, die mit Gelatine oder Kollagen imprägniert ist. Die Kante der Prothese wird schräg so zurechtgeschnitten, dass sie dem Durchmesser der Aorta angepasst ist. Die Hinterwand wird mit 3-0 Polypropylen-Fäden genäht und zusätzlich mit durch Pledgets armierten Nähten, um die Nahtreihe zu verstärken und eine Blutung zu verhindern. Dann werden 2-0 oder 3-0 monofile Polypropylen-Fäden verwendet, um die Prothese distal der linken Subklavia End-zu-End mit der deszendierenden Aorta zu anastomosieren. Nach Fertigstellung der Anastomose wird sie auf Dichtigkeit überprüft.

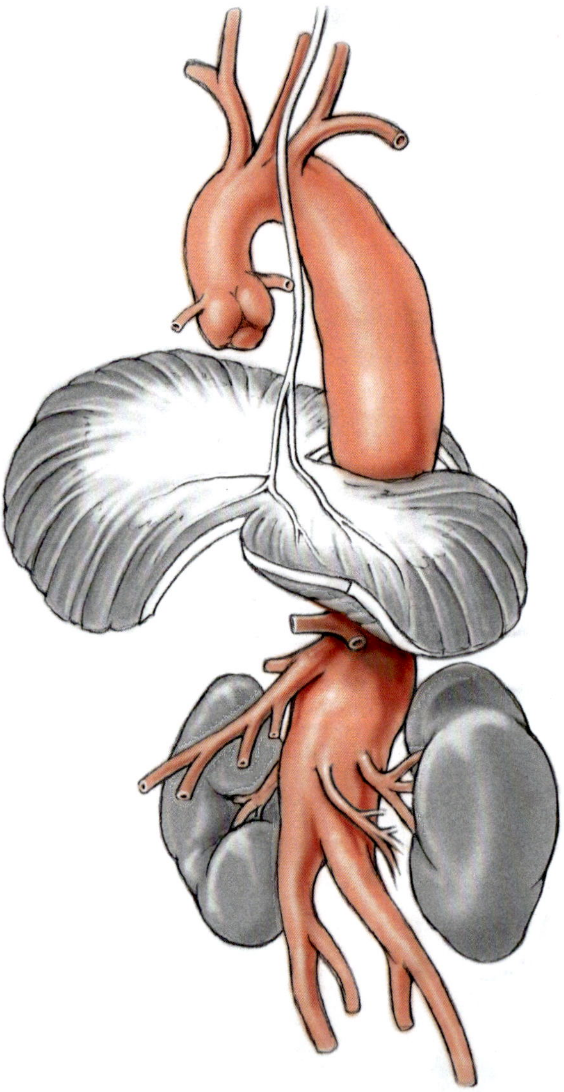

Abb. D4-9 Der muskuläre Anteil des Zwerchfells wird nicht mehr durchtrennt, stattdessen wird der zentrale sehnige Anteil intakt gelassen, um den N. phrenicus zu erhalten.

Nach Beendigung der proximalen Anastomose wird die distale Aortenklemme hinunter zum Truncus coeliacus versetzt, oberhalb der Nierenarterien, um die Reimplantation der Interkostalarterien zu ermöglichen. Der Rest der thorakalen Aorta wird längs eröffnet. Die unteren Interkostalarterien (T9–T12) werden dargestellt. Wenn es stärkere Blutungen gibt, werden die unteren Interkostalarterien mit Fogarty-Ballonkathetern verschlossen, bis sie reimplantiert werden. Die Interkostalarterien werden als Patch auf elliptische Löcher genäht, die seitlich in die Dacron®-Prothese geschnitten werden. Wenn die Implantation vollständig ist, wird die proximale Klemme gelöst und unterhalb der Implantationsstelle der Interkostalarterien neu angesetzt. Wenn möglich, wird die distale Klemme zur Vorbereitung der Rekonstruktion der restlichen Aorta zur infrarenalen Aorta versetzt.
Die restliche Aorta wird unter Verwendung von Haltenähten geöffnet, um eine klare Darstellung ihres Inneren zu ermöglichen. Die Aa. coeliaca, mesenterica superior und renales werden dargestellt und kanüliert. Der Perfusionsdruck distal der Katheter wird überwacht. Die Katheter laufen durch ein Eisbad, um die Temperatur der Nieren unter 20 °C zu senken. Die Körpertemperatur wird durch Wärmen der Beine zwischen 32 und 34 °C gehalten, um eine zu starke systemische Abkühlung zu vermeiden, die zu einem Kammerflimmern führen könnte. Ausgewählte lumbale Interkostalarterien werden ligiert. Dann wird die Prothese durch den Hiatus aortae gezogen (Abb. D4-12). Ein Insel-Patch mit den Viszeralarterien wird mit 2-0 oder 3-0 Polypropylen-Fäden an die Prothese genäht (Abb. D4-13). Nach der ersten Nahtreihe der Anastomose wird eine zweite Reihe mit doppelter Armierung gelegt. Wenn diese Anastomose beendet und dicht ist, wird der Patient in Kopftieflage gebracht. Die Prothese wird gespült, um Luft und Detritus zu entfernen. An diesem Punkt wird die viszerale Perfusion unterbrochen, die Kanülen werden entfernt und die Prothese geschlossen. Die distale Klemme wird versetzt, wodurch eine Blutzufuhr zu den viszeralen und Nierenarterien wiederhergestellt wird. Der Patient erhält Indigokarmin i.v., der Zeitpunkt des Auftretens des Farbstoffes im Urin wird dokumentiert und zur Abschätzung der unmittelbar postoperativen Nierenfunktion verwendet.
Wenn der Blutdruck stabilisiert ist, wird der Kopf angehoben. Der letzte Schritt ist die Vollendung der distalen Anastomose. Die infrarenale Prothese wird auf Höhe der iliakalen Bifurkation in die infrarenale abdominale Aorta genäht (Abb. D4-14). Der Patient wird

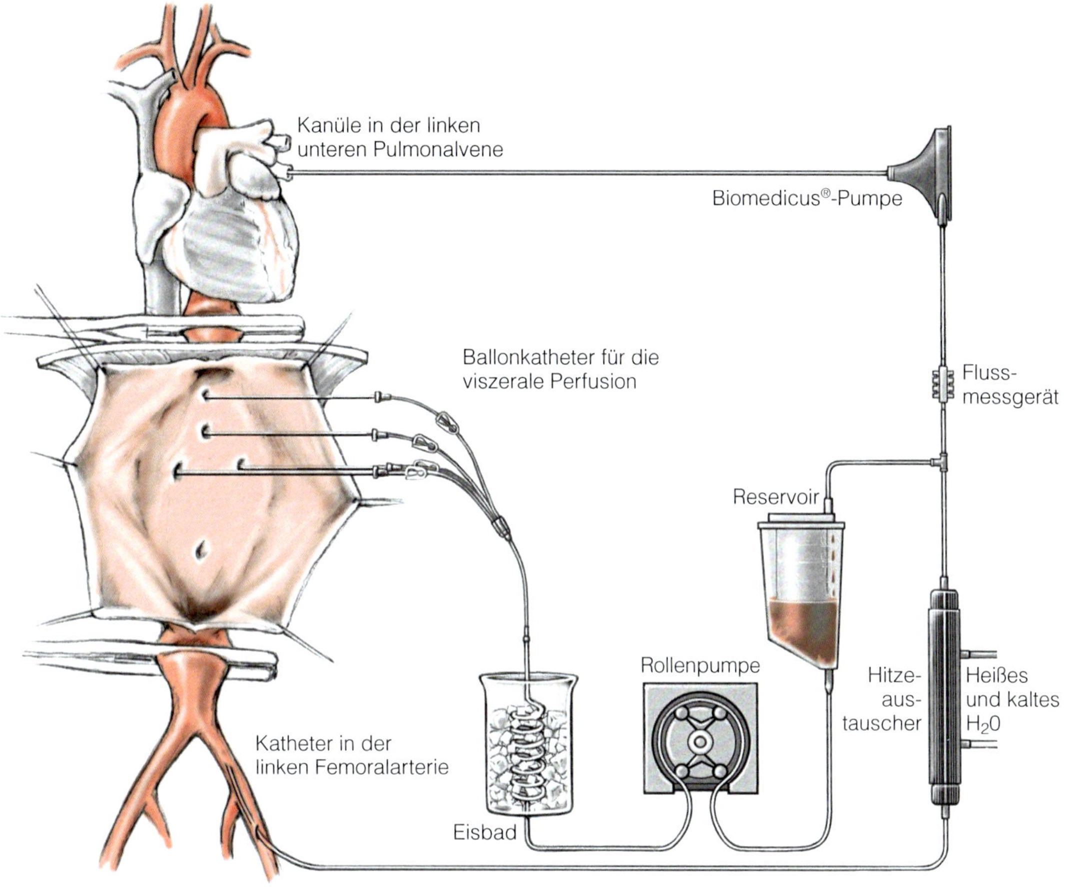

Abb. D4-10 Extrakorporale distale aortale Perfusion.

wieder in Kopftieflage gebracht und der distale Teil der Prothese gespült. Nach Vollendung der Anastomose wird die infrarenale Aortenklemme gelöst. Wenn der Blutdruck stabilisiert ist, wird der Kopf angehoben.
Abschließend wird der Patient vom partiellen Linksherz-Bypass befreit und auf eine nasopharyngeale Temperatur von 36 °C aufgewärmt. Die distale aortale Perfusion wird unterbrochen und Protaminsulfat verabreicht (1 mg/kg KG). Es werden zwei bis drei Thoraxdrainagen gelegt. Das Zwerchfell wird readaptiert und die linke Lunge belüftet. Nach Blutstillung werden Thorax und Abdomen schichtweise verschlossen. Der Patient wird in Rückenlage gelagert. Der doppellumige Endotrachealtubus wird durch einen einlumigen ersetzt.

4.5.3 Abdominales Aortenaneurysma

Der Patient wird in Rückenlage gelagert, erhält zur engmaschigen Überwachung des Blutdrucks einen Radialis-Katheter und großlumige intravenöse Zugänge zur schnellen Volumenzufuhr. Eine Allgemeinnarkose

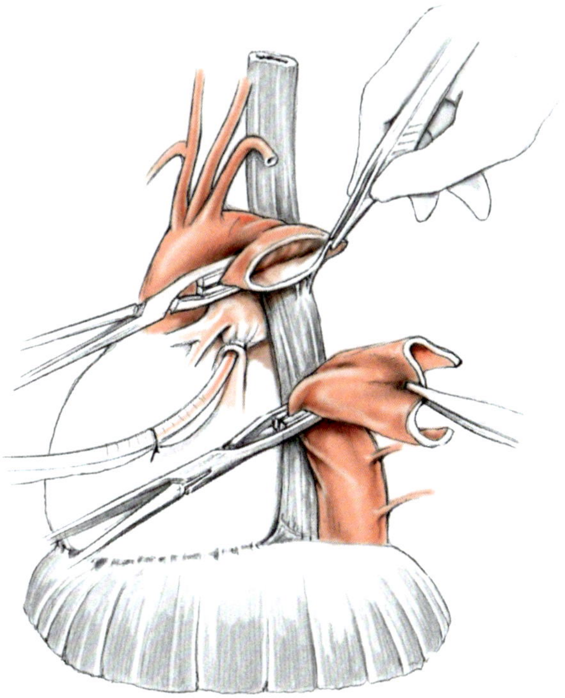

Abb. D4-11 Die Aorta wird komplett durchtrennt und vom Ösophagus abpräpariert.

wird eingeleitet und ein zentraler Venenkatheter gelegt. Die Katheterisierung der Pulmonalarterie bleibt normalerweise Patienten mit einer KHK vorbehalten. Die Urinausscheidung wird mit Hilfe eines Blasenkatheters überwacht. Die Abdominalhöhle wird durch eine mediane Laparotomie vom Processus xiphoideus bis zur Symphyse eröffnet. Nach einer sorgfältigen Exploration der intraabdominellen Organe werden das Omentum majus und das Querkolon nach kranial und die Dünndarmschlingen nach rechts verlagert. Das Duodenum wird lateral mobilisiert. Das Retroperitoneum wird direkt über der infrarenalen Bauchaorta eröffnet. Wir befürworten einen Zugang mit minimaler Präparation. Die linke Nierenvene lässt sich normalerweise gut darstellen. Der proximale abdominale Aortenhals unterhalb der linken Nierenvene wird gerade so weit mobilisiert, dass die proximale Klemme gesetzt werden kann. Die Iliakalarterien werden auf zusätzliche Aneurysmen oder eine Verschlusskrankheit untersucht. Die Präparation an der Bifurkation wird auf ein Minimum beschränkt und auf eine Schonung der Nn. erigentes geachtet. Der Patient erhält Heparin i.v. (1 mg/kg KG). Zuerst werden die Iliakalarterien und dann die infrarenale Aorta abgeklemmt (bei schweren Verkalkungen oder Plaques kann man auf eine Abklemmung der Iliakalarterien verzichten). Das Aneurysma wird eröffnet und Haltenähte gelegt. Oft liegt ein großer Wandthrombus vor, der vorsichtig entfernt wird. Auf der Innenseite des Aneurysmas werden der proximale und der distale Hals beurteilt.

Bei einer geplanten Anastomose an der Bifurkation wird eine gerade Prothese gewählt, bei einer zusätzlich geplanten Rekonstruktion der Iliakalarterien wegen Aneurysmen oder Verschlusskrankheit ist eine Y-Prothese indiziert. Die proximalen und distalen Anastomo-

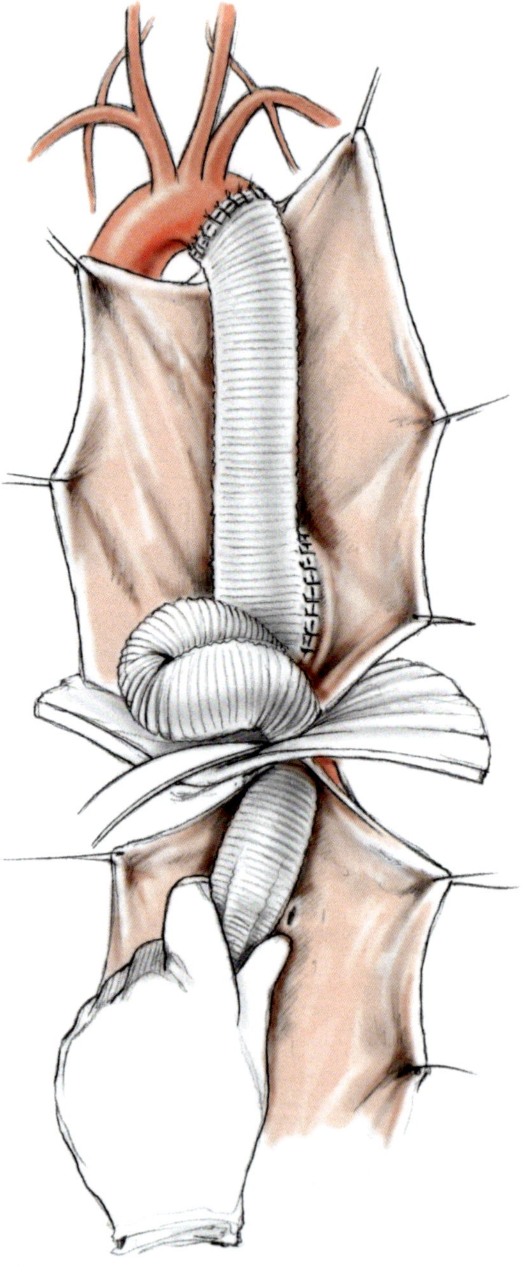

Abb. D4-12 Die Prothese wird durch den Hiatus aortae gezogen.

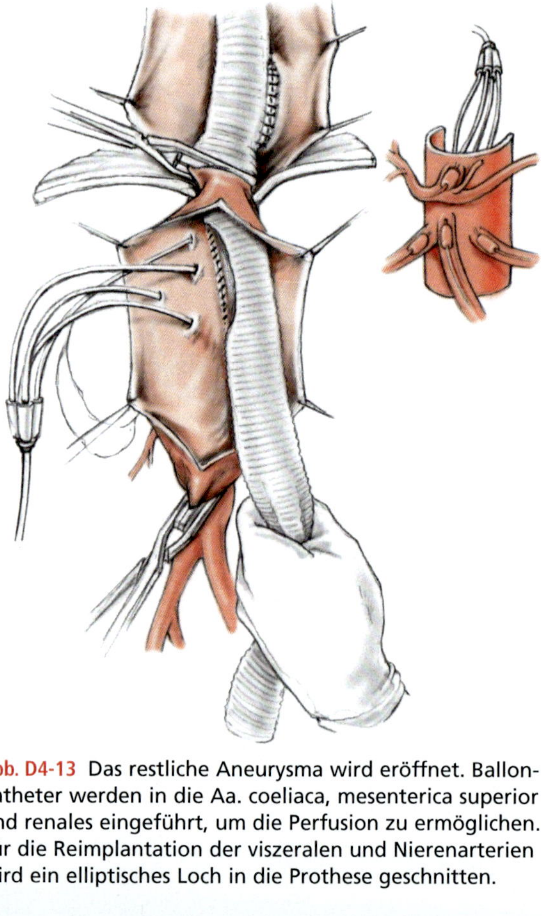

Abb. D4-13 Das restliche Aneurysma wird eröffnet. Ballonkatheter werden in die Aa. coeliaca, mesenterica superior und renales eingeführt, um die Perfusion zu ermöglichen. Für die Reimplantation der viszeralen und Nierenarterien wird ein elliptisches Loch in die Prothese geschnitten.

sen werden mit Polypropylenfäden fortlaufend genäht. Nach Fertigstellung der letzten Anastomose werden die Klemmen langsam geöffnet und der Blutfluss zu den Extremitäten wieder freigegeben. Es erfolgen eine sorgfältige Blutstillung und eine Gabe von Protamin zur Aufhebung der Heparinisierung (s.o.). Der Aneurysmasack wird über der Prothese verschlossen und das Retroperitoneum wird zur weiteren Deckung der Prothese readaptiert. Zum Verschluss der Faszie wird eine fortlaufende, nicht-resorbierbare Naht verwendet, für die Haut Klammern. Die meisten Patienten werden im OP extubiert und für 1–2 Tage auf eine Überwachungsstation verlegt. Die durchschnittliche Dauer des Krankenhausaufenthaltes nach einer Aneurysmaoperation liegt zwischen 5 und 10 Tagen.

4.5.4 Reaktionen auf das Abklemmen und Wiedereröffnen der Aorta

Wenn möglich, werden die Iliakalarterien zuerst abgeklemmt, um das Risiko einer Embolisierung zu minimieren. Anschließend wird die infrarenale Bauchaorta abgeklemmt. Die hämodynamischen Reaktionen auf das Abklemmen der Aorta sind eingehend studiert worden (Hessel 1989, Saleh 1980). Zusammengefasst erhöht das Abklemmen der Aorta unterhalb der Nierenarterien normalerweise den systemischen Gefäßwiderstand, was zu einem milden bis mäßiggradigen Anstieg des arteriellen Blutdruckes führt. Das Herzminutenvolumen kann während der Abklemmung zunehmen, abnehmen oder unverändert bleiben, während der linksventrikuläre Schlagindex normalerweise zunimmt. Diese Veränderungen sind umso ausgeprägter, je weiter proximal die Klemme gesetzt wird (d.h. auf die deszendierende thorakale oder die suprazöliakale Aorta). Eine umsichtige Verabreichung antihypertensiver Mittel und eine angemessene Substitution von Flüssigkeit und Blutprodukten sind während der Abklemmzeit für die Aufrechterhaltung der hämodynamischen Stabilität wichtig. Außerdem wird Bikarbonat infundiert, um einer metabolischen Azidose entgegenzuwirken, die bei einer suprazöliakalen oder einer protrahierten infrarenalen Abklemmung der Aorta beobachtet wird. Die reaktive Hyperämie, die nach dem Öffnen der Aortenklemme auftritt, kann zu einer signifikanten Hypotension führen. Stimuliert durch die Gewebehypoxie, tritt während der Ischämiezeit eine deutliche Vasodilatation in den unteren Extremitäten auf. Es wird geschätzt, dass der Fluss in die unteren Extremitäten auf bis zu 120% des Herzminutenvolumens ansteigt. Um diese hämodynamischen Fluktuationen zu minimieren und eine Hypovolämie zu vermeiden, sollte die Aortenklemme langsam geöffnet werden.

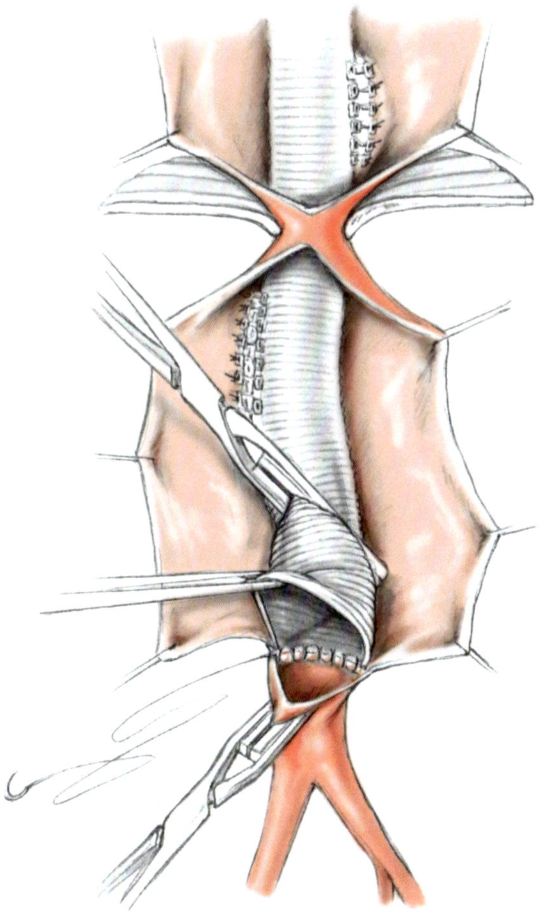

Abb. D4-14 Der Blutfluss in die viszeralen und Nierenarterien wird wiederhergestellt und die distale Anastomose wird fertig gestellt.

4.5.5 Auswahl der Prothese, der Anastomosen und des Nahtmaterials

Eine gerade Prothese wird gewählt, wenn die Iliakalarterien keine signifikanten aneurysmatischen Veränderungen oder Zeichen der Verschlusskrankheit aufweisen und die Bifurkation für eine Naht geeignet ist. Wenn die distalen Anastomosen an die Aa. iliacae communes oder externae oder femorales gelegt werden müssen, ist eine Y-Prothese erforderlich. Wir bevorzugen zur Rekonstruktion der Aorta gewebte Dacron®-Prothesen, die mit Kollagen oder Gelatine imprägniert sind. Alternativ wurden kryokonservierte arterielle homologe Transplantate und autologe oberflächliche Femoralvenen bei infizierten Verhältnissen erfolgreich für Rekonstruktionen der Aorta eingesetzt.

Normalerweise führen wir die proximalen und distalen Anastomosen an der Aorta mit 3-0 Polypropylennähten als fortlaufende Naht aus. Wenn die Aortenwand stark verkalkt oder deutlich verdickt ist, werden für die Anastomosen 2-0 Polypropylennähte bevorzugt. Nicht selten kann eine Endarteriektomie der Aorta notwendig sein, und in dieser Situation würden wir 4-0 Polypropylennähte für die Anastomosen benutzen. Lumbalarterien werden mit 2-0 Seidenfäden ligiert. Die A. mesenterica inferior ist oft chronisch verschlossen, kann aber in den meisten Fällen ligiert werden, wenn sie offen ist. Selten mussten wir sie reimplantieren; die Hauptindikation für die Wiederherstellung des Blutflusses in die untere Mesenterialarterie (entweder durch Reimplantation oder Interposition eines Bypasses) ist eine große Arterie mit geringer Kollateralisierung. Wenn eine Y-Prothese gewählt wird, ist die Rekonstruktion mindestens einer A. iliaca interna zu empfehlen, um die Blutversorgung der Beckenorgane sicherzustellen. Der Hauptteil der Y-Prothese sollte möglichst kurz abgeschnitten werden, um ein Kinking der Prothese mit nachfolgender Thrombose zu verhindern.

Es gibt verschiedene Möglichkeiten der Rekonstruktion der distalen Durchblutung:

- Wenn die aneurysmatischen Veränderungen auf die A. iliaca communis beschränkt sind, kann das distale Ende des Prothesenschenkels auf die distale A. iliaca communis genäht werden oder auf die A. iliaca externa in Höhe des Beckenrandes mit Übernähung der Iliakabifurkation.
- Alternativ kann der Prothesenschenkel retroperitoneal in die Leiste geführt und mit der A. femoralis communis anastomosiert werden (oder der A. femoralis profunda, wenn die oberflächliche Arterie verschlossen ist).

Um den retroperitonealen Tunnel zu erzeugen, ist es am besten, den Prothesenschenkel entlang der vorderen Oberfläche der Iliakal- und Femoralarterien zu legen, um eine Kompression des Ureters zu vermeiden.

Wenn der Prothesenschenkel zu lang ist, kann das zu einem Kinking der Prothese führen, was zu vermeiden ist. Im Allgemeinen werden für die iliakalen und femoralen Anastomosen 4-0 Polypropylennähte verwendet. Das ausgiebige Spülen der distalen Anastomosen vor der Wiederherstellung des Blutflusses vermindert das Risiko einer distalen Embolisierung und eines „trash foot“. Die Häufigkeit von Anastomosenblutungen kann durch Verwendung von teflonarmierten Polypropylennähten verringert werden. Der Aneurysmasack wird über der Aortenprothese geschlossen, um die Häufigkeit von aortoenterischen Fisteln zu verringern. Alternativ kann ein gestielter Netzlappen entsprechend zurechtgeschnitten und auf das Retroperitoneum genäht werden, um die Aortenprothese zu decken.

4.6 Nachsorge

Auf der Intensivstation erfolgt eine engmaschige Überwachung von:

- arteriellem Druck
- Pulmonalarteriendruck
- Herzindex
- mittlerer venösen Sättigung
- arterieller Sättigung (Pulsoxymetrie)
- Urinausscheidung (stündlich).

Der Patient sollte so schnell wie möglich aus der Narkose erwachen, damit ein neurologischer Status erhoben werden kann. Eine assistierte Beatmung wird normalerweise während der ersten postoperativen Nacht durchgeführt. Die Thoraxdrainagen werden engmaschig überwacht; es werden Erythrozytenkonzentrate eingesetzt, um den intra- und postoperativen Blutverlust zu ersetzen und damit eine hämodynamische Stabilität aufrechtzuerhalten.

!

Eine Aufrechterhaltung des arteriellen Druckes ist in der postoperativen Phase unabdingbar. Er sollte zwischen 80 und 100 mmHg liegen, um den Fluss in der distalen Aorta zu verbessern und eine optimale Organperfusion sicherzustellen, v. a. des Rückenmarkes.

Bei Gerinnungsstörungen werden FFP und Thrombozytenkonzentrate nach Bedarf verabreicht. Zur Wärmung des Patienten werden eine Wärmedecke und ein Blutwärmer bei Transfusionen eingesetzt. Der Liquordruck wird überwacht und 10–15 ml Liquor werden stündlich abgelassen, um den Druck für 3 Tage unter 10 mmHg zu halten. Sobald der Patient aus der Narkose erwacht und neurologisch intakt ist, wird die Extubation versucht, vorzugsweise innerhalb der ersten 24 bis 48 Stunden. Wir haben die Erfahrung gemacht, dass wir dies im Allgemeinen erreichen, seit wir das Zwerchfell nicht mehr zirkulär oder radial komplett durchtrennen. Mit der oralen Ernährung wird normalerweise nach der Extubation begonnen, sobald der Patient Darmgeräusche hat. Wenn der Patient weiter beatmet wird, kann eine nasoduodenale Sonde gelegt werden; die enterale Ernährung beginnt am 2. oder 3. postoperativen Tag, wenn Darmgeräusche vorhanden sind.

➡ Manchmal kann ein Patient einen postoperativen Ileus entwickeln, der eine totale parenterale Ernährung erfordert.

Verzögerte neurologische Störungen sollten nicht übersehen werden, auch wenn der Patient bereits aus der Narkose erwacht ist und alle Extremitäten bewegen

kann. Warnzeichen hierfür sind ein instabiler arterieller Druck, eine Hypoxämie, ein niedriges Hämoglobin und ein erhöhter Liquordruck.
Die Liquordrainage wird drei Tage postoperativ entfernt, wenn die neurologische Funktion intakt bleibt. Sobald der Patient extubiert ist, wird auf der Intensivstation mit physikalischer und Atemtherapie begonnen, was während des gesamten Krankenhausaufenthaltes fortgesetzt wird. Abhängig vom neurologischen, pulmonalen und renalen Status verbringen die meisten Patienten 3 oder 4 Tage auf der Intensivstation, danach werden sie auf die Normalstation verlegt. Sobald die Patienten in der Lage sind, die normalen täglichen Aktivitäten wieder aufzunehmen, werden sie nach Hause entlassen.
Diejenigen, die eine weitere ärztliche Betreuung brauchen, werden in eine Rehabilitationseinrichtung verlegt.
Der mittlere Krankenhausaufenthalt beträgt 14 Tage, wenn der Patient keine pulmonalen, neurologischen oder renalen Komplikationen hat (Huynh et al. 2002). Bei einem Teil unserer Patienten verlängern postoperative Komplikationen den Krankenhausaufenthalt. Wir leiten bei Patienten mit postoperativem Nierenversagen im Allgemeinen eine kontinuierliche oder täglich intermittierende Hämodialyse ein. Bei Patienten, die beatmungspflichtig bleiben, legen wir zu einem frühen Zeitpunkt eine Tracheotomie an. Postoperative Komplikationen werden im Abschnitt 4.7 vollständiger diskutiert.

➡ Nach der Entlassung erfolgt keine Behandlung mit Antikoagulanzien oder Thrombozytenaggregationshemmern, es sei denn, der Patient hat ein Vorhofflimmern.

Bei den meisten Patienten empfehlen wir jährliche CT-Kontollen, um neue Aneurysmen oder Komplikationen an der Prothese zu entdecken; diese sind bei Patienten mit Bindegewebserkrankungen häufiger zu finden (Marfan-, Ehlers-Danlos-Syndrom usw.), ebenso bei verbleibenden, nicht operierten Aneurysmen, bei positiver Familienanamnese mit Aortenaneurysmen oder begleitenden anderen Aneurysmen.

4.7 Ergebnisse und Komplikationen

4.7.1 Thorakoabdominales Aortenaneurysma

In unserer kumulativen Serie (Januar 1991 bis Dezember 2005) wurde bei 1205 Patienten ein TAAA oder ein Aneurysma der deszendierenden thorakalen Aorta operiert; in 379 Fällen war die deszendierende thorakale Aorta ohne abdominale Beteiligung betroffen. 63% unserer Patienten waren Männer, das mittlere Alter betrug 68 Jahre (8–89 Jahre). Über 70% unserer Patienten wurden wegen einer systemischen Hypertonie behandelt. Bei 26% der Patienten lag zusätzlich eine arteriosklerotische Verschlusskrankheit der Koronararterien und bei 10% eine zerebrovaskuläre Erkrankung vor. Die Mehrzahl der Patienten hat in der Vergangenheit geraucht, ca. 30% rauchten bis zum Zeitpunkt der Operation weiter. Eine chronische obstruktive Lungenerkrankung lag bei 34% vor. Bei ca. 7,5% der Patienten wurde eine Notfalloperation wegen einer freien oder gedeckten Ruptur eines Aneurysmas der thorakoabdominalen oder deszendierenden thorakalen Aorta vorgenommen.

Letalität

Die Letalitätsraten der Patienten, die an einem Aneurysma der thorakoabdominalen und deszendierenden Aorta operiert wurden, liegen in verschiedenen Studien zwischen 4 und 21% (Cambria et al. 2000, Elefteriades et al. 1992, Kouchoukos et al. 1995, Svensson et al. 1993). Dies ist u.a. durch die Heterogenität der Patientenkollektive und die Erfahrung des Behandlungsteams bedingt.
Eine wichtige Rolle bei der postoperativen Letalität spielt die präoperative Nierenfunktion. Eine chronische Niereninsuffizienz stellt einen bekannten Vorhersagefaktor für die Morbidität und Letalität von Eingriffen dieser Art dar. Früher haben wir eine präoperative chronische Niereninsuffizienz definiert als Dialysebedürftigkeit, ein Serumkreatinin > 2,0 mg/dl oder ein Nierenversagen in der Anamnese. Unlängst haben wir gezeigt, dass die die GFR (s.o.) als Parameter der Nierenfunktion ein besserer präoperativer Vorhersagefaktor für die Letalität ist als die alleinige Bestimmung des Serumkreatinins (Huynh et al. 2005). Derzeit beträgt unsere 30-Tage-Mortalität ca. 14%, dabei stehen sowohl das Serumkreatinin als auch die GFR signifikant mit der 30-Tage-Letalität aller Patienten in Verbindung. Bei Patienten ohne klinisch offensichtliche Nierenerkrankung hatte die GFR eine wesentlich stärkere Vorhersagekraft für eine zusätzliche Letalität als das Serumkreatinin. Weiterhin korrelierte die Letalität stark positiv mit einer progredienten Nierenerkrankung. In einer Regressionsanalyse stellte die GFR einen starken Vorhersagefaktor dar, während das Serumkreatinin bei Patienten ohne klinische Nierenerkrankung keine Bedeutung hatte. Multiple Regressionsanalysen zeigten, dass nur eine Ruptur und die GFR signifikante Vorhersagefaktoren für die Frühletalität sind. Unsere Ergebnisse deckten auch eine vorher unbekannte Prävalenz

von subklinischen Nierenerkrankungen in unserem Patientenkollektiv auf, wobei die mittlere GFR zwischen 65 und 80 ml/min/1,73 m² lag. Auch diese mäßiggradigen Nierenerkrankungen standen in Verbindung mit der Letalität und konnten nicht durch die Bestimmung des Serumkreatinins erkannt werden (Huynh et al. 2005). Weiterhin konnten fortgeschrittenes Alter, Nierenversagen und Paraplegie als wichtige Risikofaktoren für die Letalität identifiziert werden (Safi et al. 1998). Patienten, die 79 Jahre oder älter waren und mindestens einen von drei Faktoren erfüllten – notfallmäßige Vorstellung, Diabetes in der Anamnese oder ein kongestives Herzversagen –, wurden als eine Gruppe mit einem besonders hohen Risiko identifiziert, die 30-Tage-Letalität lag hier bei 50% (Huynh et al. 2002). Dennoch erholten sich insgesamt 70% unserer Patienten von der Operation eines TAAA ohne signifikante postoperative Komplikationen (Miller et al. 2003). Kürzlich stellten wir fest, dass zu den negativen Vorhersagefaktoren für ein Langzeitüberleben fortgeschrittenes Alter, Ausdehnung II des TAAA, Nierenversagen, zerebrovaskuläre Erkrankung und Rauchen zählen (Safi et al. 2003). Das 5-Jahre-Überleben unserer Patienten nach einer Operation eines TAAA lag übereinstimmend mit anderen Berichten zwischen 60 und 70% (Cina et al. 2002, Dardik et al. 2002, Schepens et al. 1994).

Neurologische Schäden

Neurologische Schäden als Komplikation einer Operation an der thorakalen und thorakoabdominalen Aorta sind lange eine Geißel des Operateurs gewesen. Während der Ära der Clamp-and-sew-Technik war die Dauer der Aortenabklemmung bei Operationen an der thorakalen und thorakoabdominalen Aorta der wesentliche Vorhersagefaktor für unmittelbar postoperativ auftretende neurologische Schäden. Crawfords Ergebnisse bei 1509 Patienten ergaben, dass eine Dauer der Aortenabklemmung von mehr als 60 Minuten mit einer Gesamthäufigkeit von Paraplegien von 27% verbunden ist (Svensson et al. 1993). Die Häufigkeit von Paraplegien lag bei Patienten mit einer Aortenabklemmzeit von weniger als 30 Minuten immer noch bei 8% (Svensson et al. 1993). Wir berichteten über ähnliche Ergebnisse in unserem eigenen Kollektiv unter Verwendung der Clamp-and-sew-Technik (Safi et al. 1994). Diese Ergebnisse waren betrüblich und führten zur Einführung von ergänzenden Maßnahmen, um das Rückenmark und andere Organe zu schützen.

Seit 1991 haben wir bei allen Patienten, die sich einer elektiven Operation eines Aneurysmas der thorakoabdominalen oder deszendierenden thorakalen Aorta unterziehen, als Ergänzungsmaßnahmen die distale aortale Perfusion und die Liquordrainage eingesetzt (Safi et al. 1994). Die Gesamthäufigkeit unmittelbar postoperativ auftretender neurologischer Schäden (Paraplegie oder Paraparese, die beobachtet werden, wenn der Patient aus der Narkose erwacht) betrug 3,3%, im letzten Viertel des Untersuchungszeitraumes 1,1%. Risikofaktoren, die mit neurologischen Schäden in Verbindung stehen, waren Alter, Ausdehnung II des TAAA sowie zerebrovaskuläre Erkrankungen oder Niereninsuffizienz in der Anamnese. Der Einsatz der Ergänzungsmaßnahmen sowie weibliches Geschlecht wirkten protektiv gegen neurologische Schäden. Unsere derzeitige Strategie mit Einsatz einer Kombination von

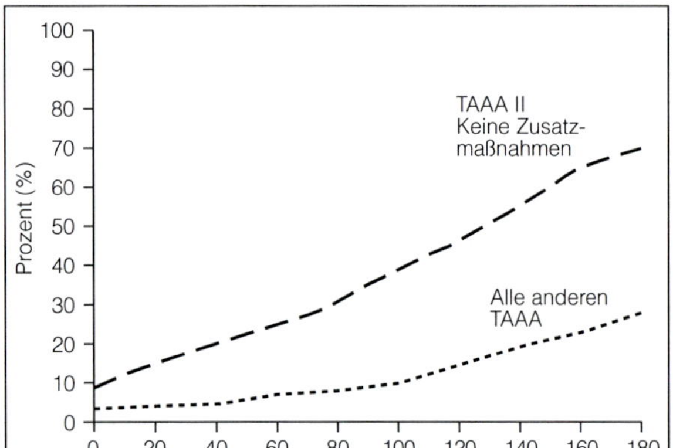

Abb. D4-15 Multiple Regressionsanalyse zum Risiko von neurologischen Schäden in Abhängigkeit von der Dauer der Aortenabklemmung ohne Einsatz ergänzender Maßnahmen. Die gestrichelte Linie repräsentiert eine TAAA-Ausdehnung II, die punktierte Linie alle anderen Formen.

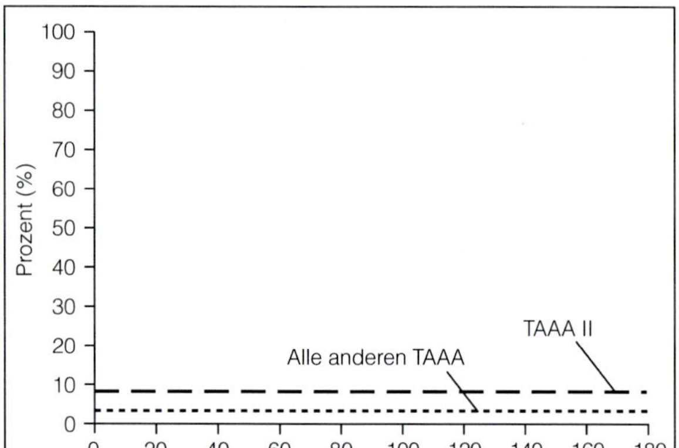

Abb. D4-16 Multiple Regressionsanalyse zum Risiko von neurologischen Schäden in Abhängigkeit von der Dauer der Aortenabklemmung mit Einsatz ergänzender Maßnahmen. Die gestrichelte Linie repräsentiert eine TAAA-Ausdehnung II, die punktierte Linie alle anderen Formen.

intraoperativer distaler aortaler Perfusion und perioperativer Liquordrainage verhinderte einen neurologischen Schaden in 20 Fällen, bezogen auf alle Patienten, und einen in 5 Fällen bei Ausdehnung II des TAAA (Safi et al. 2003). Mit dem Einsatz der Ergänzungsmaßnahmen war die Dauer der Aortenabklemmung kein Risikofaktor für neurologische Schäden mehr. Unabhängige Risikofaktoren für neurologische Schäden waren Ausdehnung II des Aneurysmas und Niereninsuffizienz (Safi et al. 2005). Der Einsatz der Ergänzungsmaßnahmen hat die Dauer der Aortenabklemmung im Mittel um 12 Minuten verlängert, ist aber mit einem signifikanten protektiven Effekt vor neurologischen Schäden verbunden. Obwohl andere, früher erwähnte Risikofaktoren weiterhin signifikant mit neurologischen Schäden in Verbindung stehen, ist die Dauer der Aortenabklemmung nicht mehr signifikant (Abb. D4-15 und D4-16) (Safi et al. 2005).

Wenn wir von unseren verbesserten chirurgischen Ergebnissen in Bezug auf neurologische Schäden und andere Komplikationen sprechen, vergleichen wir nicht unsere modernen Ergebnisse direkt mit unseren früheren Daten. Wegen der Änderungen, die wir bei der Klassifizierung dieser Aneurysmen vorgenommen haben, der Unterschiede im chirurgischen Vorgehen sowie der Verbesserungen der Intensivpflege, der chirurgischen Technik und der Anästhesie im Vergleich zur Ära der Clamp-and-sew-Technik sind unsere derzeitigen Daten nicht direkt mit früheren Daten vergleichbar.

4.7.2 Abdominale Aortenaneurysmen

Die in großen zeitgenössischen chirurgischen Studien berichteten operativen Letalitätsraten bei Operationen nicht rupturierter, infrarenaler abdominaler Aortenaneurysmen liegen zwischen 2 und 6% (Tab. D4-2). Diese ausgezeichneten Ergebnisse unterstützen die Fortsetzung der chirurgischen Behandlung dieser Erkrankung, die nachgewiesenermaßen das kurz- und langfristige Überleben besonders von Patienten mit KHK verbessert (Golden et al. 1990, Reigel et al. 1987, Roger et al. 1989). In großen landesweiten Studien war der einzige Vorhersagefaktor für die operative Letalität eine vorbestehende Niereninsuffizienz; die durchschnittliche Letalität betrug 41% im Vergleich zu 6% ohne diese Komorbidität (Chen et al. 1996, Katz et al. 1994).

Die Letalitätsraten für die Operationen von rupturierten abdominalen Aortenaneurysmen haben sich in den letzten Jahren nicht signifikant verbessert trotz der vielen technischen Fortschritte (Chen et al. 1996, Katz et al. 1994). Trotzdem liegt die Überlebensrate nach erfolgreicher Notoperation von rupturierten abdominalen Aortenaneurysmen um 50%, und die Überlebenden haben eine 5-Jahres-Lebenserwartung ähnlich wie Patienten ohne Ruptur (Cho et al. 1998, Katz et al. 1994).

4.7.3 Spezielle Komplikationen bei Aneurysmaoperationen

Wohlbekannte größere Komplikationen können während und nach Aneurysmaoperationen auftreten. Obwohl sehr selten, ist eine Rückenmarksischämie mit nachfolgender Paraplegie die am meisten gefürchtete Komplikation. Eine Blutung kann mit einer unbeabsichtigten Verletzung benachbarter Gefäßstrukturen in Verbindung stehen. Eine starke Blutung kann durch einen Einriss benachbarter iliakaler und lumbaler Venen verursacht werden. Bei ca. 2% der Patienten wird eine hinter der Aorta kreuzende linke Nierenvene gefunden, diese kann verletzt werden, wenn man sie nicht erwartet. Um die Blutung aus einer retroaortalen Nierenvene zu stoppen, sollte der abdominale Aortenhals (proximal des Aneurysmas) vollständig durchtrennt werden, um die Venenverletzung hinter der Aorta versorgen zu können. Um eine Verletzung der Ureteren zu

Tab. D4-2 Zeitgenössische Ergebnisse nach Operationen von AAAs.

Publikation	Anzahl Patienten (n)	Anzahl Rupturen (n)	Mortalität* (%)	5-Jahres-Überlebensrate** (%)
Reigel et al. 1987	499	0	2,8	66
Johnston 1994	680	0	5,4	68
Cho et al. 1998	116	116	entfällt	64
Huber et al. 2001	16450	0	4,2	entfällt
UK Trial 2002	563	0	5,5	71
Lederle et al. 2002	569	0	2,0	46
Hertzer et al. 2002	1047	0	1,2	75

* Tod innerhalb von 30 Tagen; ** tatsächliches und versicherungsmathematisches 5-Jahres-Überleben

vermeiden, sollte die Präparation der Gegend der iliakalen Bifurkation so gering wie möglich gehalten werden, oder eine klare Darstellung der Ureteren ist erforderlich. Eine Hydronephrose kann durch eine Kompression des Ureters durch den Schenkel einer Y-Prothese verursacht werden, die fälschlich ventral des Ureters durchgezogen wurde. Diese Komplikation kann im Allgemeinen vermieden werden, wenn der Prothesenschenkel direkt entlang der vorderen Oberfläche der Iliakalarterie gelegt wird (womit die Prothese genau hinter dem Ureter zu liegen kommt). Verletzungen anderer benachbarter Organe wie Duodenum und Pankreas sind berichtet worden, können aber bei vorsichtiger Präparation vermieden werden. Eine Hypotension nach Wiederöffnen der Klemmen ist ein anderes wohlbekanntes Ereignis, das Ausmaß der Hypotension kann durch ein umsichtiges Management des Flüssigkeits- und Säure-Basen-Haushaltes minimiert werden.

Eine Extremitätenischämie kann infolge einer Embolisierung eines großen Wandthrombus, einer Dissektion der Intima oder einer Flussunterbrechung durch eine abgerissene Plaque auftreten. Eine Mikroembolisierung von arteriosklerotischem Detritus wird nicht selten beobachtet und führt klinisch zum „trash foot".

Hufeisenniere

Die Hufeisenniere ist die häufigste Fusionsfehlbildung der Nieren und kommt bei ca. 0,25% der normalen Bevölkerung vor (Bauer et al. 1992). Der hauptsächliche Faktor, der eine Aneurysmaoperation bei einer Hufeisenniere kompliziert, besteht in der atypischen Blutversorgung der Niere. Wir bevorzugen bei Vorliegen einer Hufeisenniere einen thorakoabdominalen Zugang für die Operation eines AAA. Wenn Nierenarterien aus dem Aortenaneurysma entspringen, können sie bei Verwendung des thorakoabdominalen Zugangs leicht reimplantiert werden.

Nierenversagen

Ein Nierenversagen nach einer Operation eines AAA ist selten, aber ein bekannter Vorhersagefaktor für eine erhöhte Letalität (Chen et al. 1996, Ernst 1993, Katz et al. 1994). Erwartungsgemäß tritt ein Nierenversagen bei Patienten mit rupturierten Aneurysmen häufiger auf. Zu den Ursachen eines Nierenversagens gehören eine protrahierte Dauer der Hypoperfusion (entweder durch Hypotension oder durch direkte Unterbrechung des Blutflusses durch suprazöliakales Abklemmen der Aorta) oder eine Embolisierung.

Ischämische Kolitis

Eine ischämische Kolitis tritt bei ungefähr 1 bis 2% der Patienten nach einer Operation eines AAA auf, mit einem gehäuften (7–10%) Auftreten bei rupturierten Aneurysmen. Typischerweise sind das Colon descendens und das Sigmoid betroffen. Die wesentlichen Faktoren, die zur Entwicklung einer Ischämie des Kolons beitragen, sind eine Hypotension und eine Unterbrechung des kollateralen Blutflusses. Die Ischämie kann nur die Mukosa betreffen oder die gesamte Darmwand. Die klinischen Manifestationen einer ischämischen Kolitis variieren in Abhängigkeit vom Schweregrad der Ischämie. Blutige Durchfälle, die am 2. bis 4. postoperativen Tag beginnen, sind ein typisches Symptom. Eine nicht transmurale Darmischämie kann abwartend behandelt werden, während ein transmuraler Infarkt eine chirurgische Resektion erfordert. Ein transmuraler Darminfarkt hat normalerweise eine schlechte Prognose, besonders wenn es zu einer Darmperforation kommt (Chen et al. 1996).

4.8 Zusammenfassung

Die zeitgenössische chirurgische Korrektur von AAAs ist hochgradig effektiv bei niedrigen Letalitäts- und Morbiditätsraten. Obwohl endovaskuläre Operationen bei einem größeren Anteil der Patienten mit abdominalen Aneurysmen angewendet werden, bleibt die offene Operation für eine größere Minderheit die einzig realisierbare Möglichkeit. Der Schlüssel für eine erfolgreiche Operation ist die Kombination von guten chirurgischen Techniken und einer ebenso guten perioperativen Behandlung. Auch bei der chirurgischen Korrektur von TAAAs wurden bemerkenswerte Fortschritte gemacht. Die Morbiditäts- und Letalitätsraten konnten als Ergebnis der distalen aortalen Perfusion, der Liquordrainage, einer moderaten Hypothermie und anderer ergänzender Techniken sowie einer allgemeinen Verbesserung der operativen Techniken dramatisch gesenkt werden. Die hohe Inzidenz neurologischer Schäden ist dramatisch zurückgegangen. Zusätzlich ist die Dauer der Aortenabklemmung als ein Risikofaktor für neurologische Schäden eliminiert worden, was es dem Chirurgen erlaubt, mit größerer Sorgfalt zu operieren. Infolge dieser Fortschritte sind Niereninsuffizienz und Nierenversagen zu unserem primären Fokus geworden, da eine schlechte Nierenfunktion immer noch ein wesentliches Hindernis für das Überleben des Patienten ist. Die Identifizierung der präoperativen GFR als einen starken Vorhersagefaktor für die Letalität und postoperative Komplikationen unterstreicht die Bedeutung der präoperativen Nierenfunktion bei diesen Patienten. Das

Ergebnis, dass ein großer Anteil unserer Patienten an einer bis dahin nicht entdeckten subklinischen Niereninsuffizienz leidet, auch ein Vorhersagefaktor für die Mortalität, wirft die Frage nach dem Mechanismus der Nierenschädigung bei diesen Patienten auf. Zukünftige Forschungsanstrengungen müssen sich auf die unterschiedliche Bedeutung der präoperativen Nierenfunktion sowie auf eine Optimierung der Nierenfunktion oder auf eine operative Nierenprotektion durch ergänzende Strategien im Hinblick auf die resultierende postoperative Nierenfunktion konzentrieren.

4.9 Literatur

Screening for abdominal aortic aneurysm: recommendation statement. Ann Intern Med 142 (2005) 198–202

Ailawadi G, Eliason JL, Upchurch GR Jr.: Current concepts in the pathogenesis of abdominal aortic aneurysm. J. Vasc. Surg. 38 (2003) 584–588

Allaire E, Forough R, Clowes M, et al.: Local overexpression of TIMP-1 prevents aortic aneurysm degeneration and rupture in a rat model. J. Clin. Invest. 102 (1998) 1413–1420

Annabi B, Shedid D, Ghosn P, et al.: Differential regulation of matrix metalloproteinase activities in abdominal aortic aneurysms. J. Vasc. Surg. 35 (2002) 539–546

Bachet JE, Termignon JL, Dreyfus G, et al.: Aortic dissection. Prevalence, cause, and results of late reoperations. J. Thorac. Cardiovasc. Surg. 108 (1994) 199–205

Bauer S, Perlmutter A, Retik A: Anomalies of the upper urinary tract. In: P. Walsh, A. Retik, T. Stamey, E. J. Vaughn, eds. Campbell's Urology. WB Saunders, Philadelphia 1992, 1357–1442

Bernard Y, Zimmermann H, Chocron S, et al.: False lumen patency as a predictor of late outcome in aortic dissection. Am. J. Cardiol. 87 (2001) 1378–1382

Bernstein EF, Chan EL: Abdominal aortic aneurysm in high-risk patients. Outcome of selective management based on size and expansion rate. Ann. Surg. 200 (1984) 255–263

Bickerstaff LK, Hollier LH, Van Peenen HJ, et al.: Abdominal aortic aneurysms: the changing natural history. J. Vasc. Surg. 1 (1984) 6–12

Bickerstaff LK, Pairolero PC, Hollier LH, et al.: Thoracic aortic aneurysms: a population-based study. Surgery 92 (1982) 1103–1108

Biddinger A, Rocklin M, Coselli J, et al.: Familial thoracic aortic dilatations and dissections: a case control study. J. Vasc. Surg. 25 (1997) 506–511

Blankensteijn JD, Lindenburg FP, Van der Graaf Y, et al.: Influence of study design on reported mortality and morbidity rates after abdominal aortic aneurysm repair. Br. J. Surg. 85 (1998) 1624–1630

Bown MJ, Sutton AJ, Bell PR, et al.: A meta-analysis of 50 years of ruptured abdominal aortic aneurysm repair. Br. J. Surg. 89 (2002) 714–730

Brewster DC, Cronenwett JL, Hallett JW, Jr., et al.: Guidelines for the treatment of abdominal aortic aneurysms. Report of a subcommittee of the Joint Council of the American Association for Vascular Surgery and Society for Vascular Surgery. J. Vasc. Surg. 37 (2003) 1106–1117

Brophy DF: Role of N-acetylcysteine in the prevention of radiocontrast-induced nephropathy. Ann. Pharmacother. 36 (2002) 1466–1470

Brown PM, Pattenden R, Gutelius JR: The selective management of small abdominal aortic aneurysms: the Kingston study. J. Vasc. Surg. 15 (1992) 21–25

Budd JS, Finch DR, Carter PG: A study of the mortality from ruptured abdominal aortic aneurysms in a district community. Eur. J. Vasc. Surg. 3 (1989) 351–354

Cambria RP, Brewster DC, Abbott WM, et al.: Transperitoneal versus retroperitoneal approach for aortic reconstruction: a randomized prospective study. J. Vasc. Surg. 11 (1990) 314–324

Cambria RP, Davison JK, Carter C, et al.: Epidural cooling for spinal cord protection during thoracoabdominal aneurysm repair: A five-year experience. J. Vasc. Surg. 31 (2000) 1093–1102

Castleden WM, Mercer JC: Abdominal aortic aneurysms in Western Australia: descriptive epidemiology and patterns of rupture. Br. J. Surg. 72 (1985) 109–112

Chen JC, Hildebrand HD, Salvian AJ, et al.: Predictors of death in nonruptured and ruptured abdominal aortic aneurysms. J. Vasc. Surg. 24 (1996) 614–620

Cho JS, Gloviczki P, Martelli E, et al.: Long-term survival and late complications after repair of ruptured abdominal aortic aneurysms. J. Vasc. Surg. 27 (1998) 813–819

Cina CS, Lagana A, Bruin G, et al.: Thoracoabdominal aortic aneurysm repair: a prospective cohort study of 121 cases. Ann. Vasc. Surg. 16 (2002) 631–638

Clouse WD, Hallett JW, Jr., Schaff HV, et al.: Improved prognosis of thoracic aortic aneurysms: a population-based study. JAMA 280 (1998) 1926–1929

Coady MA, Davies RR, Roberts M, et al.: Familial patterns of thoracic aortic aneurysms. Arch Surg 134 (1999) 361–367

Cockcroft DW, Gault MH: Prediction of creatinine clearance from serum creatinine. Nephron 16 (1976) 31–41

Coselli JS, LeMaire SA, de Figueiredo LP, et al.: Paraplegia after thoracoabdominal aortic aneurysm repair: is dissection a risk factor? Ann. Thorac. Surg. 63 (1997) 28–35

Crawford ES: Thoraco-abdominal and abdominal aortic aneurysms involving renal, superior mesenteric, celiac arteries. Ann. Surg. 179 (1974) 763–772

Crawford ES, DeNatale RW: Thoracoabdominal aortic aneurysm: observations regarding the natural course of the disease. J. Vasc. Surg. 3 (1986) 578–582

Cronenwett JL, Murphy TF, Zelenock GB, et al.: Actuarial analysis of variables associated with rupture of small abdominal aortic aneurysms. Surgery 98 (1985) 472–483

Dardik A, Krosnick T, Perler BA, et al.: Durability of thoracoabdominal aortic aneurysm repair in patients with connective tissue disorders. J. Vasc. Surg. 36 (2002) 696–703

DeBakey M, Cooley D, Crawford E, et al.: Clinical application of a new flexible knitted Dacron arterial substitute. Arch. Surg. 74 (1957) 713–724

Delin A, Ohlsen H, Swedenborg J: Growth rate of abdominal aortic aneurysms as measured by computed tomography. Br. J. Surg. 72 (1985) 530–532

Dietz HC: New insights into the genetic basis of aortic aneurysms. Monogr. Pathol. 37 (1995) 144–155

Drott C, Arfvidsson B, Ortenwall P, et al.: Age-standardized incidence of ruptured aortic aneurysm in a defined Swedish population between 1952 and 1988: mortality rate and operative results. Br J Surg 79 (1992) 175–179

Dubost C, Allary M, Oeconomos N: Resection of an aneurysm of the abdominal aorta: reestablishment of the continuity by a preserved human arterial graft, with result after five months. AMA Arch. Surg. 64 (1952) 405–408

Elefteriades JA, Hartleroad J, Gusberg RJ, et al.: Long-term experience with descending aortic dissection: the complication-specific approach. Ann. Thorac. Surg. 53 (1992) 11–20

Elefteriades JA, Lovoulos CJ, Coady MA, et al.: Management of descending aortic dissection. Ann. Thorac. Surg. 67 (1999) 2002–2005

Elsheikh M, Casadei B, Conway GS, et al.: Hypertension is a major risk factor for aortic root dilatation in women with Turner's syndrome. Clin. Endocrinol. (Oxf) 54 (2001) 69–73

Ernst CB: Abdominal aortic aneurysm. N. Engl. J. Med. 328 (1993) 1167–1172

Estes JE Jr.: Abdominal aortic aneurysm; a study of one hundred and two cases. Circulation 2 (1950) 258–264

Estrera AL, Huynh TT, Porat EE, et al.: Is acute type A aortic dissection a true surgical emergency? Semin. Vasc. Surg. 15 (2002) 75–82

Estrera AL, Rubenstein FS, Miller CC, et al.: Descending thoracic aortic aneurysm: surgical approach and treatment using the adjuncts cerebrospinal fluid drainage and distal aortic perfusion. Ann. Thorac. Surg. 72 (2001) 481

Etheredge S, Yee J, Smith J, et al.: Successful resection of a large aneurysm of the upper abdominal aorta and replacement with homograft. Surgery 138 (1955) 1071–1081

Genoni M, Paul M, Jenni R, et al.: Chronic beta-blocker therapy improves outcome and reduces treatment costs in chronic type B aortic dissection. Eur. J. Cardiothorac. Surg. 19 (2001) 606–610

Glimaker H, Holmberg L, Elvin A, et al.: Natural history of patients with abdominal aortic aneurysm. Eur. J. Vasc. Surg. 5 (1991) 125–130

Glower DD, Fann JI, Speier RH, et al.: Comparison of medical and surgical therapy for uncomplicated descending aortic dissection. Circulation 82 (1990) 39–46

Golden MA, Whittemore AD, Donaldson MC, et al.: Selective evaluation and management of coronary artery disease in patients undergoing repair of abdominal aortic aneurysms. A 16-year experience. Ann. Surg. 212 (1990) 415–420

Guirguis EM, Barber GG: The natural history of abdominal aortic aneurysms. Am. J. Surg. 162 (1991) 481–483

Gysi J, Schaffner T, Mohacsi P, et al.: Early and late outcome of operated and non-operated acute dissection of the descending aorta. Eur. J. Cardiothorac. Surg. 11 (1997) 1163–1169

Hallett JW, Jr: Management of abdominal aortic aneurysms. Mayo Clin. Proc. 75 (2000) 395–399

Hallett JW, Jr., Naessens JM, Ballard DJ: Early and late outcome of surgical repair for small abdominal aortic aneurysms: a population-based analysis. J. Vasc. Surg. 18 (1993) 684–691

Hasham SN, Guo DC, Milewicz DM: Genetic basis of thoracic aortic aneurysms and dissections. Curr. Opin. Cardiol. 17 (2002) 677–683

Hasham SN, Willing MC, Guo DC, et al.: Mapping a locus for familial thoracic aortic aneurysms and dissections (TAAD2) to 3p24-25. Circulation 107 (2003) 3184–3190

Hertzer NR: Fatal myocardial infarction following abdominal aortic aneurysm resection. Three hundred forty-three patients followed 6–11 years postoperatively. Ann. Surg. 192 (1980) 667–673

Hertzer NR, Mascha EJ, Karafa MT, et al.: Open infrarenal abdominal aortic aneurysm repair: the Cleveland Clinic experience from 1989 to 1998. J. Vasc. Surg. 35 (2002) 1145–1154

Hessel EA 2nd: Intraoperative management of abdominal aortic aneurysms. The anesthesiologist's viewpoint. Surg. Clin. North Am. 69 (1989) 775–793

Hossack KF, Leddy CL, Johnson AM, et al.: Echocardiographic findings in autosomal dominant polycystic kidney disease. N. Engl. J. Med. 319 (1988) 907–912

Huber TS, Wang JG, Derrow AE, et al.: Experience in the United States with intact abdominal aortic aneurysm repair. J. Vasc. Surg. 33 (2001) 304–310

Huynh TT, Miller CC, Estrera AL, et al.: Determinants of hospital length of stay after thoracoabdominal aortic aneurysm repair. J. Vasc Surg. 35 (2002) 648–653

Huynh TT, van Eps RG, Miller CC, et al.: Glomerular filtration rate is superior to serum creatinine for prediction of mortality after thoracoabdominal aortic surgery. J. Vasc. Surg. 42 (2005) 206–212

Huynh TTT, Miller CC, Estrera AL, et al.: Determinants of hospital length of stay after thoracoabdominal aortic aneurysm repair. J. Vasc. Surg. 36 (2002) 469–475

Iguchi A, Tabayashi K: Outcome of medically treated Stanford type B aortic dissection. Jpn. Circ. J. 62 (1998) 102–105

Ingoldby CJ, Wujanto R, Mitchell JE: Impact of vascular surgery on community mortality from ruptured aortic aneurysms. Br. J. Surg. 73 (1986) 551–553

Johansson G, Swedenborg J: Ruptured abdominal aortic aneurysms: a study of incidence and mortality. Br. J. Surg. 73 (1986) 101–103

Johnston KW: Nonruptured abdominal aortic aneurysm: six-year follow-up results from the multicenter prospective Canadian aneurysm study. Canadian Society for Vascular Surgery Aneurysm Study Group. J. Vasc. Surg. 20 (1994) 163–170

Juvonen T, Ergin MA, Galla JD, et al.: Risk factors for rupture of chronic type B dissections. J. Thorac. Cardiovasc. Surg. 117 (1999) 776–786

Katz DJ, Stanley JC, Zelenock GB: Operative mortality rates for intact and ruptured abdominal aortic aneurysms in Michigan: an eleven-year statewide experience. J. Vasc. Surg. 19 (1994) 804–815

Kochanek KD, Smith BL, Anderson RN: Deaths: preliminary data for 1999. Natl. Vital. Stat. Rep. 49 (2001) 1–48

Kouchoukos NT, Daily BB, Rokkas CK, et al.: Hypothermic bypass and circulatory arrest for operations on the descending thoracic and thoracoabdominal aorta. Ann. Thorac. Surg. 60 (1995) 67–76

LaRoy LL, Cormier PJ, Matalon TA, et al.: Imaging of abdominal aortic aneurysms. Am. J. Roentgenol. 152 (1989) 785–792

Lederle FA, Wilson SE, Johnson GR, et al.: Immediate repair compared with surveillance of small abdominal aortic aneurysms. N. Engl. J. Med. 346 (2002) 1437–1444

Limet R, Sakalihassan N, Albert A: Determination of the expansion rate and incidence of rupture of abdominal aortic aneurysms. J. Vasc. Surg. 14 (1991) 540–548

Longo GM, Xiong W, Greiner TC, et al.: Matrix metalloproteinases 2 and 9 work in concert to produce aortic aneurysms. J. Clin. Invest. 110 (2002) 625–632

Lopez-Candales A, Holmes DR, Liao S, et al.: Decreased vascular smooth muscle cell density in medial degeneration of human abdominal aortic aneurysms. Am. J. Pathol. 150 (1997) 993–1007

Marui A, Mochizuki T, Mitsui N, et al.: Toward the best treatment for uncomplicated patients with type B acute aortic dissection: A consideration for sound surgical indication. Circulation 100 (1999) 275–280

McMillan WD, Pearce WH: Increased plasma levels of metalloproteinase-9 are associated with abdominal aortic aneurysms. J. Vasc. Surg. 29 (1999) 122–127

Mealy K, Salman A: The true incidence of ruptured abdominal aortic aneurysms. Eur. J. Vasc. Surg. 2 (1988) 405–408

Milewicz DM, Chen H, Park ES, et al.: Reduced penetrance and variable expressivity of familial thoracic aortic aneurysms/dissections. Am. J. Cardiol. 82 (1998) 474–479

Miller CC, Porat EE, Estrera AL, et al.: Analysis of short-term multivariate competing risks data following thoracic and thoracoabdominal aortic repair. Eur. J. Cardiothorac. Surg. 23 (2003) 1023–1027

Nevitt MP, Ballard DJ, Hallett JW, Jr.: Prognosis of abdominal aortic aneurysms. A population-based study. N. Engl. J. Med. 321 (1989) 1009–1014

Pan JH, Lindholt JS, Sukhova GK, et al.: Macrophage migration inhibitory factor is associated with aneurysmal expansion. J. Vasc. Surg. 37 (2003) 628–635

Patel MI, Hardman DT, Fisher CM, et al.: Current views on the pathogenesis of abdominal aortic aneurysms. J. Am. Coll. Surg. 181 (1995) 371–382

Pepin M, Schwarze U, Superti-Furga A, et al.: Clinical and genetic features of Ehlers-Danlos syndrome type IV, the vascular type. N. Engl. J. Med. 342 (2000) 673–680

Perko MJ, Norgaard M, Herzog TM, et al.: Unoperated aortic aneurysm: a survey of 170 patients. Ann. Thorac. Surg. 59 (1995) 1204–1209

Pressler V, McNamara JJ: Thoracic aortic aneurysm: natural history and treatment. J. Thorac. Cardiovasc. Surg. 79 (1980) 489–498

Pyeritz RE, McKusick VA: The Marfan syndrome: diagnosis and management. N. Engl. J. Med. 300 (1979) 772–777

Reed WW, Hallett JW, Jr., Damiano MA, et al.: Learning from the last ultrasound. A population-based study of patients with abdominal aortic aneurysm. Arch. Intern. Med. 157 (1997) 2064–2068

Reigel MM, Hollier LH, Kazmier FJ, et al.: Late survival in abdominal aortic aneurysm patients: the role of selective myocardial revascularization on the basis of clinical symptoms. J. Vasc. Surg. 5 (1987) 222–227

Roger VL, Ballard DJ, Hallett JW, Jr., et al.: Influence of coronary artery disease on morbidity and mortality after abdominal aortic aneurysmectomy: a population-based study, 1971–1987. J. Am. Coll. Cardiol. 14 (1989) 1245–1252

Safi HJ, Bartoli S, Hess KR, et al.: Neurologic deficit in patients at high risk with thoracoabdominal aortic aneurysms: the role of cerebral spinal fluid drainage and distal aortic perfusion. J. Vasc. Surg. 20 (1994) 434–444

Safi HJ, Campbell MP, Ferreira ML, et al.: Spinal cord protection in descending thoracic and thoracoabdominal aortic aneurysm repair. Semin. Thorac. Cardiovasc. Surg. 10 (1998) 41–44

Safi HJ, Estrera AL, Miller CC, et al.: Evolution of risk for neurologic deficit after descending and thoracoabdominal aortic repair. Ann. Thorac. Surg. 80 (2005) 2173–2179

Safi HJ, Miller CC, Estrera AL, et al.: Chronic aortic dissection not a risk factor for neurologic deficit in thoracoabdominal aortic aneurysm repair. Eur. J. Vasc. Endovasc. Surg. 23 (2002) 244–250

Safi HJ, Miller CC, Huynh TT, et al.: Distal aortic perfusion and cerebrospinal fluid drainage for thoracoabdominal and descending thoracic aortic repair: ten years of organ protection. Ann. Surg. 238 (2003) 372–380

Safi HJ, Miller CC, Reardon MJ, et al.: Operation for acute and chronic aortic dissection: recent outcome with regard to neurologic deficit and early death. Ann. Thorac. Surg. 66 (1998) 402–411

Saleh SA: Anesthesia and monitoring for aortic aneurysm surgery. World J. Surg. 4 (1980) 689–692

Schepens MA, Defauw JJ, Hamerlijnck RP, et al.: Surgical treatment of thoracoabdominal aortic aneurysms by simple crossclamping. Risk factors and late results. J. Thorac. Cardiovasc. Surg. 107 (1994) 134–142

Schor JS, Yerlioglu ME, Galla JD, et al.: Selective management of acute type B aortic dissection: long-term follow-up. Ann. Thorac. Surg. 61 (1996) 1339–1341

Sicard GA, Reilly JM, Rubin BG, et al.: Transabdominal versus retroperitoneal incision for abdominal aortic surgery: report of a prospective randomized trial. J. Vasc. Surg. 21 (1995) 174–181

Svensson LG, Crawford ES, Hess KR, et al.: Experience with 1509 patients undergoing thoracoabdominal aortic operations. J. Vasc. Surg. 17 (1993) 357–368

Szilagyi DE, Smith RF, DeRusso FJ, et al.: Contribution of abdominal aortic aneurysmectomy to prolongation of life. Ann. Surg. 164 (1966) 678–699

Tepel M, van der Giet M, Schwarzfeld C, et al.: Prevention of radiographic-contrast-agent-induced reductions in renal function by acetylcysteine. N. Engl. J. Med. 343 (2000) 180–184

Wanhainen A, Bjorck M, Boman K, et al.: Influence of diagnostic criteria on the prevalence of abdominal aortic aneurysm. J. Vasc. Surg. 34 (2001) 229–235

Wenstrup RJ, Meyer RA, Lyle JS, et al.: Prevalence of aortic root dilation in the Ehlers-Danlos syndrome. Genet. Med. 4 (2002) 112–117

Wilmink AB, Quick CR: Epidemiology and potential for prevention of abdominal aortic aneurysm. Br. J. Surg. 85 (1998) 155–162

D5 Aneurysmen der thorakalen, thorakoabdominalen und abdominalen Aorta: endovaskuläre Eingriffe und Sonderformen

H. Kortmann

5.1 Endovaskuläre Exklusion abdominaler Aneurysmen

5.1.1 Vorbemerkung

Ein alternatives Verfahren zur offenen konventionellen Operation ist die endovaskuläre Aneurysmaexklusion mit einer stentgestützten Textilkunststoffprothese (EVAR = EndoVascular Aneurysm Repair). Das 1991 von Parodi und Volodos vorgestellte Behandlungsverfahren hat sich auch im Licht der bisher vorliegenden Langzeitergebnisse für die Aorten-Stent-Prothesen 3. Generation als ausreichend sichere und effektive Therapiemethode etabliert, wenn die systembedingten Ausschlusskriterien Beachtung finden.

5.1.2 Prothesensysteme

Aorten-Stent-Prothesen sind Metallstents, die mit einem blutundurchlässigen, immunneutralen Textilkunststoff (Dacron® = Polyethylenterephthalat, gerecktes Teflon) bezogen sind. Selbstexpandierende Stents bestehen aus Nitinol (Nickel-Titanium-Intermetall); ballonexpandierbare aus Elgiloy (Cobalt-Nickel-Molybdän-Stahl-Legierung). Die meisten Aorten-Stent-Prothesen für das infrarenale Aortenaneurysma werden als modulare Systeme angeboten, d.h., sie bestehen aus mehreren Komponenten, die in der Aorta bzw. den Beckenarterien zusammengesetzt werden. Der gegabelte Prothesenkörper besteht aus einem hosenähnlichen Modul mit symmetrischen oder asymmetrischen Hosenbeinen, an die Verlängerungsmodule angedockt werden. Die komprimierten Stent-Prothesen werden in schlauchartige Entladungssysteme verpackt. Diese haben einen Durchmesser etwa zwischen 7 und 11 Millimetern. Für Aneurysmen der thorakalen Aorta wurden Rohrprothesen entwickelt. Sie sollten bei Implantation in den Aortenbogen eine gute und stabile Flexibilität aufweisen; auch die proximale Öffnung der Prothese bedarf einer besonderen Stabilität, um ein Kollabieren des Prothesen-Stents zu vermeiden. Als Zugangsarterien werden in der Regel die A. femoralis communis oder die A. iliaca externa gewählt. Beim Entladungsvorgang entfaltet sich die Prothese und legt sich mit einer definierten Radialspannung im Bereich der Fixierungszone an die Gefäßwand an. Voraussetzung für eine stabile Abdichtung ist eine ausreichend lange (mind. 15–20 mm), noch nicht aneurysmatisch veränderte, zylindrische Fixierungszone (landing zone) im Aneurysmahals, ohne wesentliche Achsabweichung (Knickwinkel < 60°). Einige Prothesenmodelle haben am proximalen Ende noch eine nichtummantelte Metallspange (bare spring), die eine zusätzliche Fixierung der Prothese zwischen den Nierenarterien ermöglicht. Auch für das distale Abdichten der Prothesenschenkel proximal der Iliakabifurkation werden weitgehend normale Gefäßquerschnitte über eine ausreichende Strecke gefordert. Im Einzelfall kann bei beidseits offenen Aa. iliacae internae zumindest rechtsseitig eine A. iliaca interna überstentet werden, da die A. iliaca externa äußerst selten aneurysmatisch erweitert ist. Inzwischen werden auch Stent-Prothesenmodule angeboten, die mit etwas aufwändigerer Implantationstechnik die Rekonstruktion der Iliakagabel bei langstreckigen Aneurysmen der A. iliaca communis ermöglichen. Auch einseitige aortoiliakale Systeme sind entwickelt worden (Abb. D5-1). Die Blutversorgung des kontralateralen Beins erfolgt dann über einen Cross-over-Bypass. Da das im Vergleich zur konventionellen Operation weniger invasive Verfahren auch bei den Patienten eine hohe Akzeptanz gefunden hat, wird mit Weiterentwicklung der Systeme diese Technik zukünftig im zunehmenden Ausmaß die konventionelle Operation ersetzen. Mehrarmige modulare Stent-Prothesen mit Anschlussmöglichkeiten der Nieren- und Viszeralarterien sowie der supraaortalen Arterienäste sind in Entwicklung und werden in einigen wenigen Zentren zurzeit erprobt. Im sog. Hybridverfahren, der Kopplung von endovaskulären mit konventionellen Operationsverfahren, können schon heute mit den kommerziell verfügbaren endovaskulären Standardprothesen Aneurysmen der thorakoabdominalen Aorta und des Aortenbogens exkludiert werden, wenn die zu überstentenden Organarterienabgänge zuvor im konventionellen Umleitungsverfahren transponiert werden (visceral hybrid procedure).

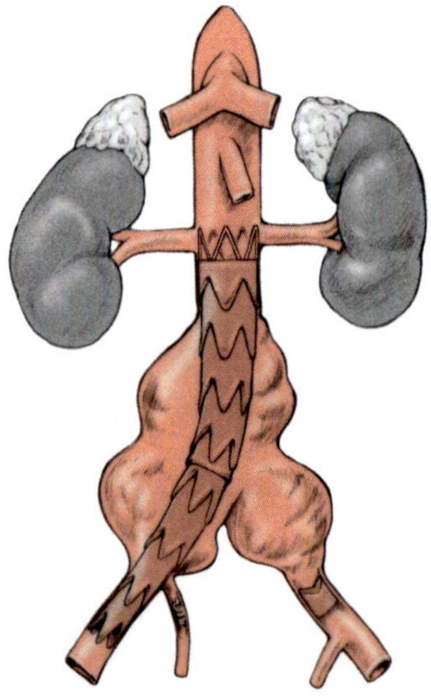

Abb. D5-1 Aortomonoiliakale stentgestützte Aortenprothese zur Exklusion eines infrarenalen Aortenaneurysmas. Die kontralaterale A. iliaca communis wird mit einem endoluminal implantierten Okkluder verschlossen.

5.1.3 Operationsindikation

Für EVAR gelten grundsätzlich die gleichen Operationsindikationen wie für die offene Operation. Der Patient ist eingehend auch über die z. T. noch nicht genau zu evaluierenden Risiken der Methode aufzuklären und soll seine Bereitschaft für die notwendigen regelmäßigen Nachuntersuchungen erklären. Der Einsatz endovaskulärer Prothesen zur Exklusion von infrarenalen Aortenaneurysmen ist an bestimmte technische Voraussetzungen geknüpft. Die in Tabelle D5-1 aufgeführten Ausschlusskriterien haben allerdings keine absolute Gültigkeit mehr. Die inzwischen zahlreichen kommerziell angebotenen Modelle haben unterschiedliche Eigenschaften, die man sich für die individuelle Situation nutzbar machen kann. Außerdem ist es möglich, durch adjuvante interventionelle oder offen operative Verfahren Hindernisse auszuräumen. Therapieziel ist die vollständige Exklusion des Aneurysmasacks ohne Leckage mit einer relevanten intrasakkulären Drucksenkung und Reduktion der Wandspannung zur Vermeidung einer Aneurysmaruptur.

In Anbetracht der kaum schlechteren Frühletalität und der besseren Langzeitergebnisse nach konventioneller Operation sollten Kompromisse vermieden oder aber plausibel begründet werden. Auch die postoperative Lebensqualität ist kein Argument für die endovaskuläre Behandlung, da sie nach allen bisher vorliegenden Studien von den Patienten 6 Monate postoperativ nahezu gleich bewertet wird. Das Operationstrauma und Risiko sind bei der EVAR deutlich geringer, allerdings

Tab. D5-1 Derzeit gültige Ausschlusskriterien für die endovaskuläre Operation des Bauchaortenaneurysmas.

Kriterium	Eigenschaft
Aneurysmahals	– < 15 mm – konisch erweiternd > 4 mm – Knickwinkel („kink") > 60° – Wandthromben – stark kalzifiziert
Beckenarterien	– erhebliche Abknickung > 90° – starke Verkalkung – Aneurysma der A. iliaca communis – langstreckige exzentrische Einengung
Aneurysmadurchmesser	< 5 cm
A. mesenterica inferior	– offene bei Stenose/Verschluss der A. mesenterica superior – offene bei Verschluss beider Aa. iliacae internae
Kreatinin	> 2 mg/dl
Nierenpolarterie	> 2 mm

verbunden mit einem risikoreicheren Spätverlauf. Nach unserer Meinung können Höherbetagte und Patienten mit einem hohen Operationsrisiko von dem endovaskulären Vorgehen profitieren. Bei jüngeren Patienten sollte man eher zurückhaltend mit der endovaskulären Anwendung sein. In Tabelle D5-2 sind entsprechende Kriterien aufgelistet. Natürlich muss auch der Wunsch des gut informierten Patienten bei der Entscheidung für das Behandlungsverfahren berücksichtigt werden.

Tab. D5-2 Kriterien, Pro und Kontra der Behandlungsmethoden beim Aortenaneurysma.

Kriterium	offen	endovaskulär
Alter	< 70 Jahre	> 69 Jahre
Risikogruppe*	ASA I–III	ASA III–IV
Lebenserwartung	normal	begrenzt
abdominale Voroperationen	kleinere	wiederholt große (hostile abdomen)
Konstitution	schlank	Adipositas permagna
Sexualleben	inaktiv	aktiv

* ASA, Klassifikation der American Society of Anaesthesiology

5.1.4 Präoperative Diagnostik

Zur Beurteilung der Anatomie und Morphologie der infrarenalen Aorta und der Beckenarterien kann bei einem elektiven Eingriff auf eine Multi-Slice-CT (2-mm-Schichten) in axialer Schnittebene, am besten mit multiplanarer Rekonstruktion, und eine Katheterangiographie mit einem kalibrierten Messkatheter nicht verzichtet werden (Abb. D5-2). Bei einem entsprechenden Prothesenvorrat kann die Angiographie auch intraoperativ erfolgen, so z.B. bei einer Aneurysmaruptur. Anhand der CT- und Angiographiebilder werden dann auch die Prothesenmaße berechnet. Für die langfristige Fixation der Stent-Prothese hat sich ein „Oversizing" von 10–20% des tatsächlichen Durchmessers der Aorta bzw. der Beckenarterien bewährt.

5.1.4 Operationsvorbereitung

Voraussetzungen für die endovaskuläre Aneurysmaexklusion sind ein auf dem Gebiet der vaskulären interventionellen Kathetertechnik trainiertes Operationsteam und ein stationäres oder mobiles hochauflösendes Multifunktions-Röntgen-System. Die Operationsvorbereitung, einschließlich der ergänzenden diagnostischen Untersuchungen zur Beurteilung der Komorbidität, entspricht der der konventionellen Operation. Obwohl wegen der guten bildgebenden Diagnostik und der besseren Beherrschung des Instrumentariums primäre Konversionsoperationen sehr selten geworden sind, sollten Patient und Operationsteam darauf vorbereitet sein. Als Narkoseverfahren wird allgemein die Intubationsnarkose der auch möglichen Lokal- oder Periduralanästhesie vorgezogen. Präoperativ erhält der Patient eine Single-shot-Antibiotikumprophylaxe. Zu Beginn der Operation werden 60 I.E./kg KG Heparin i.v. injiziert.

D5

5.1.5 Operationsverfahren

Da sich die Implantationstechniken der verschiedenen Stent-Prothesen je nach Hersteller im Detail unterscheiden, wird hier nur das grundlegende Vorgehen beschrieben. Das vorbereitende sorgfältige Studium der jeweiligen Anwenderinstruktionen ist selbstverständlich. Fast alle Hersteller bieten für die ersten Implantationen eine erfahrenen Adjutanten an.

Nach Freilegen der A. femoralis communis oder der suprainguinalen A. iliaca externa wird über eine eingelegte 7- oder 8-F-Schleuse ein Führungsdraht bis oberhalb der Nierenarterien vorgeschoben. Über einen eingewechselten 5-F-Pigtail-Katheter erfolgt eine Angiographie mit Darstellung und Markierung der Nierenarterienabgänge, der Aortenbifurkation und der Iliakaaufzweigung auf dem Monitor. Anschließend wird ein steifer Führungsdraht („stiff" oder „superstiff") bis in die thorakale Aorta vorgeschoben. Pigtail-Katheter und Schleuse werden entfernt. Die Zugangsarterie wird proximal und distal der Punktionsstelle abgeklemmt und quer inzidiert. Das vorbereitete Entladungssystem

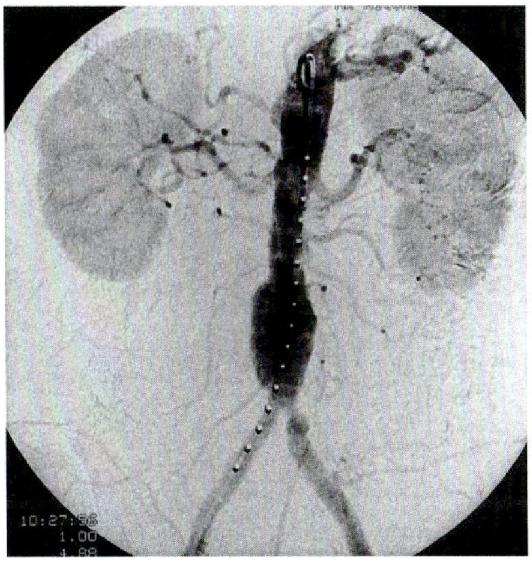

Abb. D5-2 Angiographie mit einem kalibrierten Messkatheter zur Berechnung der Prothesengröße. Besonders die Querdurchmesser müssen zusätzlich im axialen CT verifiziert werden.

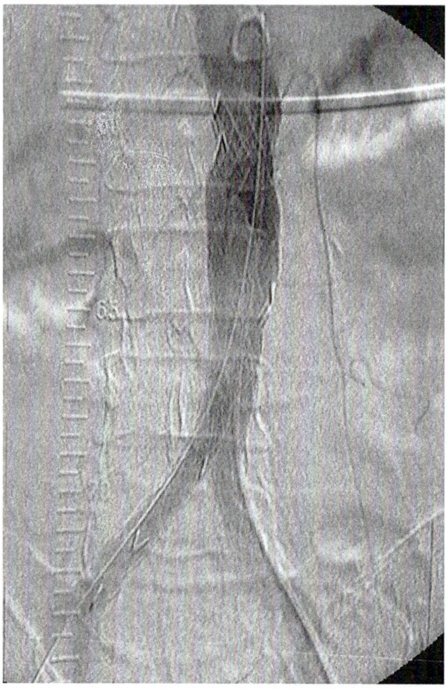

Abb. D5-3 Intraoperative Angiographie nach Implantation einer stentgestützten aortobiiliakalen Y-Prothese zur Exklusion eines infrarenalen Aortenaneurysmas. Beide Nierenarterien sind durchgängig, die Prothese wird gut durchflossen ohne Nachweis einer Leckage.

wird mit der Prothese im Führungsrohr über den steifen Führungsdraht in die Aorta vorgeschoben. Es ist beim Vorschieben darauf zu achten, dass die korrekte Rotation der Prothese mit Ausrichtung beider Schenkel in der Horizontalebene beibehalten und vor dem Entladen überprüft wird. Der markierte proximale Prothesenrand wird genau unterhalb der Nierenarterienabgänge in richtiger Rotation gehalten und anschließend die Stent-Prothese schrittweise durch Zurückziehen des Führungsrohrs über den mit der anderen Hand punktgenau fixierten „Pusher" entladen. Die Prothese kann anschließend mit einem Ballonkatheter behutsam dilatiert werden. Anschließend wird das Entladungssystem entfernt und die Querarteriotomie mit einer fortlaufenden Naht verschlossen. Das Andocken des kontralateralen Prothesenschenkels erfolgt von der Leiste oder Beckenarterie der Gegenseite aus. Nach Einführen einer 7- oder 8-F-Schleuse wird der kurze Schenkel der Y-Prothese mit einem Führungsdraht sondiert. Der durch die Prothese in die suprarenale Aorta vorgeschobene Führungsdraht wird anschließend über einen Katheter gegen einen steifen Draht ausgetauscht. Das Entladen des Prothesenschenkels erfolgt nach dem gleichen Prinzip wie oben für das Bifurkationsmodul beschrieben. Auf eine ausreichende Überlappung der markierten Prothesenenden ist zu achten. In der abschließenden Kontrollangiographie werden das Abdichten der Prothese und die Durchgängigkeit der Nieren- und Beckenarterien überprüft (Abb. D5-3). Bei kritischer Indikationsstellung wird die Notwendigkeit zur Konversion wegen technischer Schwierigkeiten eine seltene Ausnahme bleiben.

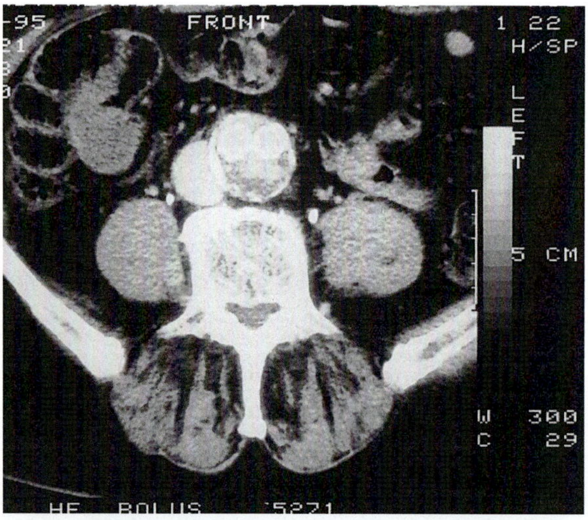

Abb. D5-4 Sekundäres Endoleak an der proximalen Fixationsstelle einer endoluminalen stentgestützten Bifurkationsprothese. Das CT zeigt die paraprothetische Kontrastmittelanreicherung nahe dem proximalen Fixationspunkt der Prothese (Typ I).

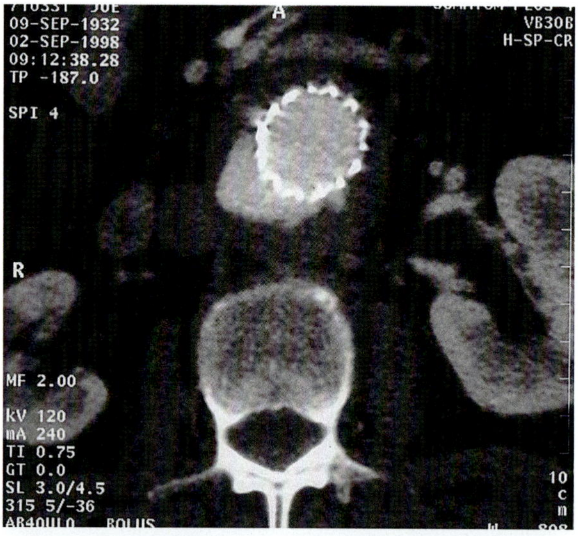

Abb. D5-5 Postoperatives CT nach Implantation einer endovaskulären Bifurkationsprothese zur Exklusion eines infrarenalen Aortenaneurysmas. Man erkennt eine Kontrastmittelanreicherung außerhalb der Prothese in Höhe der Andockstelle des Prothesenschenkels (Typ III).

5.1.6 Postoperative Versorgung

Postoperativ werden die Patienten extubiert und nach einem kurzen Aufenthalt im Aufwachraum auf die Normalstation verlegt. Die Mobilisation kann noch am Abend des Operationstages erfolgen, Normalkost ist ab dem ersten postoperativen Tag möglich. Vor der Entlassung werden mit der CT die Prothesenlage und der Aneurysmasack auf Hinweise für eine Leckage (Endoleak) überprüft (Abb. D5-4, D5-5, D5-6). Die Integrität und Konformation des Metall-Stents werden mit einer Röntgen-Aufnahme des Abdomens im anteroposterioren und seitlichen Strahlengang kontrolliert (Abb. D5-7).

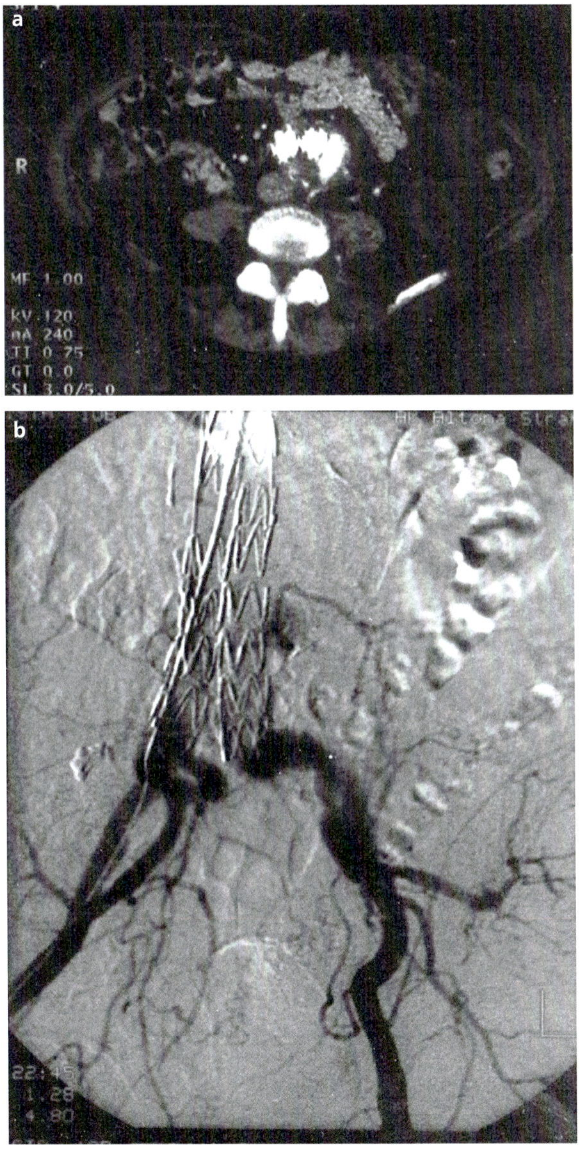

Abb. D5-6 Endoleak einer endoluminalen stentgestützten Bifurkationsprothese (Typ II) durch eine rückblutende Lumbalarterie, gespeist von einem Seitenast der linken A. iliaca interna.
a: CT.
b: Angiographie.

5.1.7 Komplikationen

Frühkomplikationen

- Ein passageres Nierenversagen ist bei vorgeschädigten Nieren oder hohem Kontrastmittelverbrauch möglich. Bereits präoperativ solle eine ausreichende Wässerung erfolgen. N-Acetylcystein hat in einer aktuellen Studie das kontrastmittelinduzierte Nierenversagen signifikant senken können.
- Ein Verschluss der Nierenarterien durch eine zu hoch angesetzte Prothese muss sofort durch ein interventionelles Korrekturverfahren oder die offene Operation beseitigt werden.
- Einige Patienten haben in den ersten postoperativen Tagen Fieber bis zu 39 °C. Die Ursachen des Fiebers sind nicht eindeutig. Die Behandlung ist symptomatisch mit Antipyretika. Die erhöhte Körpertemperatur normalisiert sich nach wenigen Tagen.
- Prothesenschenkelverschlüsse werden in 3–10% beobachtet. Sie müssen durch Thrombektomie oder Lyse beseitigt werden. Knickstenosen des Prothesenschenkels können interventionell durch Dilatation und „Overstenting" beseitigt werden. Im Falle eines kurzfristigen Reverschlusses ist der Crossover-Bypass eine gute Lösung.
- Stent-Migrationen nach kaudal während des Enladungsvorgangs kann man mit einer tolerablen Blutdrucksenkung („permissive Hypotension") entge-

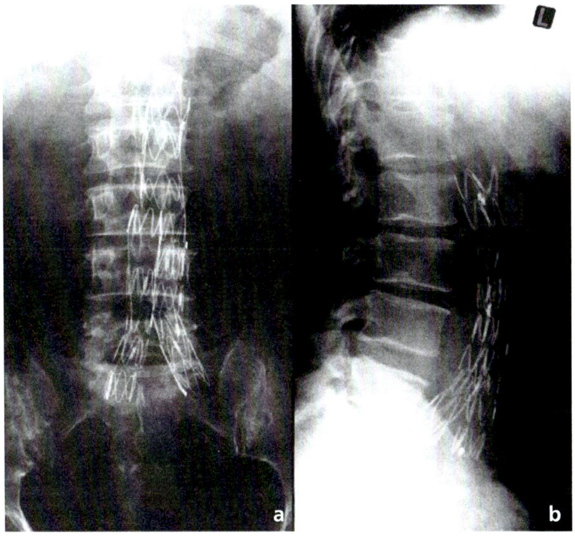

Abb. D5-7 Die Integrität des Metall-Stents wird durch eine Röntgen-Aufnahme des Abdomens kontrolliert.
a: a. p. Strahlengang.
b: Seitlicher Strahlengang.

D5

genwirken. Einige moderne Entladungssysteme sind inzwischen so konstruiert, dass ein relevantes Abrutschen der Prothese vermieden werden kann.

Die führende Komplikation nach der endovaskulären Aneurysmaexklusion sind Leckagen (Endoleaks, s.o.), die man als permanente Blutbewegung im ausgeschalteten Aneurysmasack definieren kann. Ihre Häufigkeit wird mit 9–40% angegeben. Primäre Endoleaks sind Leckagen, die unmittelbar nach Protheseninplantation mit Hilfe von Kontrastmittel erkannt werden (s. Abb. D5-5) Ihre Häufigkeit wird im EUROSTAR-Register mit 16,3% angegeben. Sekundäre Endoleaks werden erst Tage, Wochen oder Monate nach der Protheseninplantation manifest (s. Abb. D5-4). Primäre und sekundäre Endoleaks werden in Typen entsprechend der Ursache und des Befundes klassifiziert:

- Endoleaks vom Typ I (Anteil ca. 30%) werden von undichten proximalen bzw. distalen Prothesenfixationen verursacht. Sie bewirken einen hohen intrasackulären Druck und können eine Ruptur veranlassen. Sobald sie entdeckt werden, sollen sie durch Ballondilatation, einen Extender-Stent oder eine Konversionsoperation beseitigt werden.
- Endoleaks vom Typ II (Anteil ca. 58%) sind Folge retrograder Blutungen aus Aortenabgängen wie den Lumbalarterien oder der A. mesenterica inferior. Mehr als die Hälfte versiegt spontan, sodass sie zunächst beobachtet werden können. Sollte ein erhöhter intrasakkulärer Druck oder ein Aneurysmawachstum festgestellt werden, ist häufig eine interventionelle selektive Katheterembolisation möglich.
- Endoleaks vom Typ III (Anteil ca. 5%) sind Leckagen an den Verbindungsstellen der Prothesenschenkel oder infolge von Einrissen im Textilkunststoffmantel der Prothese. Auch sie sollten so bald wie möglich durch Overstenting beseitigt werden, da sie für das Aneurysma eine ähnlich hohe Rupturgefährdung bedeuten wie Typ-I-Endoleaks.
- Endoleaks vom Typ IV (Anteil ca. 6%) treten für kurze Zeit bei hoher Porosität des Textilkunststoffmantels auf.

Systemische Komplikationen (kardial, pulmonal, renal) treten in etwa 11% auf.

Angaben über die Frühletalität nach EVAR liegen allgemein unter 3% und werden damit geringer als nach der konventionellen Operation angesehen.

Spätkomplikationen

Endoleaks können auch jederzeit im Spätverlauf auftreten und sind dann nach dem oben genannten Vorgehen zu behandeln. Ursachen für im Spätverlauf auftretende Typ-I- und -III-Endoleaks sind Konformationsänderungen (Verkürzungen, Schrumpfungen) des Aneurysmasacks und die mögliche Expansion des Aneurysmahalses mit der Gefahr der Prothesenmigration. Bei 2–5% der Patienten mit einer EVAR wird ein Aneurysmawachstum bzw. ein erhöhter Druck im Aneurysmasack ohne Nachweis eines Endoleaks beobachtet. Begrifflich hat das Phänomen als „Endotension" in der Literatur Eingang gefunden. Diese Unsicherheiten verlangen eine regelmäßige Nachuntersuchung jedes Patienten, dessen Aortenaneurysma mit einer Stent-Prothese behandelt wurde. Aneurysmarupturen im Spätverlauf werden im EUROSTAR-Register mit 1% pro Jahr angegeben. Ein Aneurysma kann als ausreichend exkludiert gelten, wenn es während der ersten postoperativen Monate schrumpft, obwohl in Einzelfällen Aneurysmaschrumpfungen trotz Endoleaks beobachtet wurden.

5.2 Sonderformen von Aortenaneurysmen

5.2.1 Inflammatorische Aneurysmen

Symptomatik, Befunde und befundabhängige Operationsvorbereitung

Etwa 4–7% der Bauchaortenaneurysmen sind inflammatorisch (siehe Kap. D1). Die klinische Symptomatik ist schwierig von einer gedeckten Ruptur abzugrenzen. Der überwiegende Anteil der Patienten leidet an Bauch- und Rückenschmerzen; viele berichten über einen Gewichtsverlust und erhöhte Körpertemperatur. Die Labordiagnostik zeigt eine erhöhte BSG und mäßige Leukozytose.

Im CT ist das inflammatorische Bauchaortenaneurysma nach Kontrastmittelinjektion an seiner pathognomonischen kokardenartigen Formation schnell zu erkennen (s. Abb. D1-4). Von der unterschiedlich stark ausgeprägten Retroperitonealfibrose sind am häufigsten das Duodenum (100%), die linke A. renalis (48%) und die Ureteren (45%) betroffen. Besteht wegen der Ureterkompression eine Harnabflussstörung, wird präoperativ eine Ureterschiene geschoben, die auch postoperativ längere Zeit belassen werden kann. Wir konnten in Einzelfällen unter konservativer Therapie mit Kortikoiden eine Regression der Retroperitonealfibrose beobachten. Vor dem Hintergrund einer möglichen Ruptur erscheint diese Behandlungsart aber problematisch.

Operationsindikation

Die Operationsindikation wird ähnlich wie bei den nichtinflammatorischen Bauchaortenaneurysmen (siehe Kap. D4) getroffen. Symptomatische Aneurysmen sollen auch, wenn keine unmittelbare Rupturgefahr besteht, operiert werden, da nach Ausschaltung des Aneurysmas die Patienten in der Regel beschwerdefrei sind.

Operationsverfahren

Das operative Vorgehen konzentriert sich zunächst auf die dem Aneurysma benachbarten normalen Gefäßabschnitte. Nur selten sind die pararenale Aorta und die Iliakagabeln noch in den Entzündungsprozess einbezogen. Zur besseren Übersicht kann das narbig-adhärente Duodenum zusammen mit einer folienartig dünnen Schicht gefahrlos von der bis zu 2 cm schwielig verdickten Aortenwand nach rechts abgezogen werden. Der Aneurysmasack wird ohne weitere Präparation nach Anlegen der Gefäßklemmen längs eröffnet. Die Anastomosennähte müssen unbedingt mit einer intakten Gefäßwand erfolgen. Unter dem Zug des Nahtfadens können noch entzündlich verdickte Wandabschnitte während der ersten postoperativen Tage schrumpfen und eine akute Nachblutung verursachen. Zur Vermeidung einer Verletzung benachbarter Organstrukturen wie Ureter, V. cava oder Darm wird der Aneurysmasack ohne jede weitere Wanddissektion über der Prothese mit einer fortlaufenden Naht verschlossen. Nur im Falle einer sehr dicken, steifen Aortenwand kann das Ausschälen der inneren Wandschichten von Vorteil sein. Bei sehr ausgedehnter Retroperitonealfibrose kann es notwendig werden, die Prothese mit einem retrokolisch geführten gestielten Netzlappen zu decken. Eine Ureterolyse führen wir nicht mehr durch, da sich nach unserer Beobachtung langfristig die alleinige Schienung besser bewährt hat.

Postoperativer Verlauf

Die Hospitalsterblichkeit reflektiert den höheren operationstechnischen Schwierigkeitsgrad. Sie wird in der Literatur mit 4–8% doppelt so hoch angegeben wie für nichtinflammatorische Bauchaortenaneurysmen. Bezüglich des Spätverlaufs bestehen keine Unterschiede. Das postoperative Schicksal der Retroperitonealfibrose konnte in neueren kontrollierten klinischen Studien konkretisiert werden: Nur in 27% kommt es zu einer kompletten Rückbildung. Bei 35% der Patienten kann eine Verbesserung und bei dem Rest keine Änderung des präoperativen Befunds festgestellt werden; in Einzelfällen ist sogar eine Progression der Fibrose möglich.

5.2.2 Bakteriell infizierte (mykotische) Aortenaneurysmen

Ursachen für die seltenen mykotischen abdominalen Aortenaneurysmen sind septische Embolien, eine Spondylodiszitis oder eine Salmonellose. Außer Samonellen finden wir überwiegend Staphylokokken als Infektionskeime. In der Regel handelt es sich um sekundäre Infektionen präexistenter fusiformer Aortenaneurysmen. Die primäre Infektion der Aortenwand ist selten Ursache eines Aortenaneurysmas, das dann meistens eine sakkuläre, häufig unscharf konturierte Formation aufweist. Der Nachweis von Antikörpern gegen Chlamydia pneumoniae in einigen arteriosklerotischen Aneurysmawandungen wird heute eher als ein konkomitierendes Phänomen als ein kausales Agens gesehen. Sofern es sich um kleine mykotische Aneurysmen ohne Abszedierung (low-grade infection) handelt, kann nach einem gründlichen Débridement des Operationsfeldes die In-situ-Rekonstruktion mit einer rifampicinimprägnierten, gelatinebeschichteten Dacron®-Prothese oder mit einem kryopräzipitierten Homograft versucht werden. Bei ausgedehnteren oder putriden Befunden sollte möglichst vor der Aneurysmaoperation ein axillobifemoraler Prothesen-Bypass angelegt werden. Einige Tage später kann das betroffene Aortensegment reseziert werden. Der proximale und der distale Aortenstumpf werden mit einer fortlaufenden Naht oder einem Klammernahtgerät im gesunden Wandbereich verschlossen. Anschließend können das gesäuberte Wundgebiet und die Aortenstümpfe mit einem gestielten Netzlappen bedeckt werden. Schon einige Tage vor der Operation soll mit einer möglichst gezielten Antibiotikabehandlung begonnen werden, die postoperativ für einige Wochen beibehalten wird.

➡ Trotz ermutigender Einzelberichte nach In-situ-Rekonstruktion mit antibiotisch vorbehandelten Polyesterprothesen und Homografts sind die Ergebnisse großer Serien nach wie vor enttäuschend. Die seit Jahren hohe Letalität mykotischer abdominaler Aortenaneurysmen von 20–50% hat sich nicht wesentlich geändert.

5.2.3 Aortokavale Fistel

Eine aortokavale Fistel (Abb. D5-8) wird gleich nach Eröffnen des Aneurysmasacks an dem kontinuierlich nachlaufenden schwarzroten Blut erkannt. Die Fistelöffnung wird zunächst manuell verschlossen (Abb. D5-9). Mit bauschigen Stieltupfern komprimiert man die V. cava proximal und distal der Fistel. Jetzt kann bei bluttrockenen Verhältnissen und guter Übersicht vom Aortenlumen aus die Fistel mit einer fortlaufenden Naht definitiv verschlossen werden.

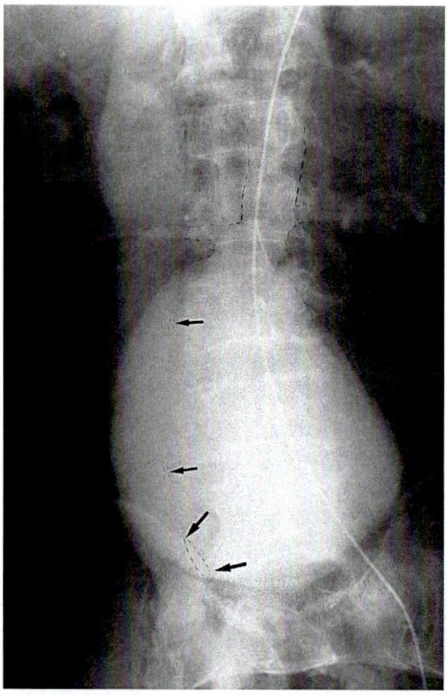

Abb. D5-8 Angiographie einer aortokavalen Fistel bei rupturiertem infrarenalem Aortenaneurysma. Die Pfeile weisen auf die Rupturstelle und die fistelbedingte Kontrastierung der V. cava inferior.

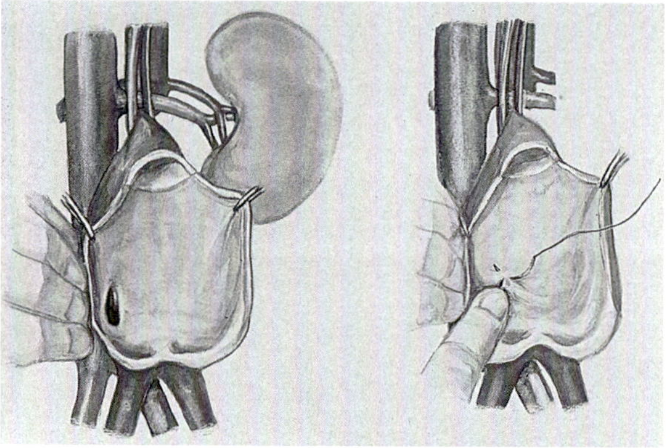

Abb. D5-9 Die aortokavale Fistel wird unter manueller Kompression des Aneurysmasacks mit einer fortlaufenden Naht verschlossen.

5.2.4 Aortoduodenale Fistel

Typischer Hinweis für das Vorliegen einer primären aortoduodenalen Fistel ist die Kombination von großem Aortenaneurysma und intermittierender gastrointestinaler Blutung ohne Nachweis einer Blutungsquelle an den üblichen Prädilektionsstellen. Die Perforation befindet sich meist zwischen der Pars ascendens duodeni und der Aneurysmavorderwand (Abb. D5-10). Nach Ausklemmen des Aneurysmas trennt man das

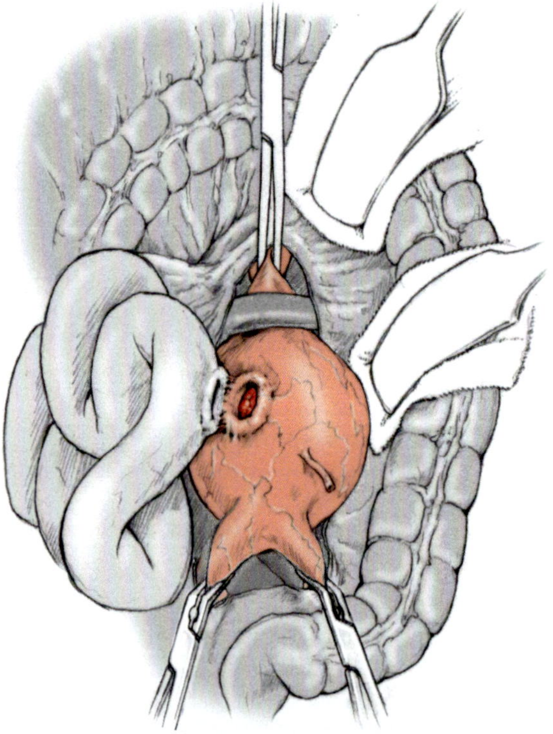

Abb. D5-10 Aortoduodenale Fistel. Nach Ausklemmen des Aneurysmasacks ist das Duodenum von der Aneurysmawand getrennt worden. Die Perforationsstelle des Aneurysmas ist mit einem Wandthrombus verlegt.

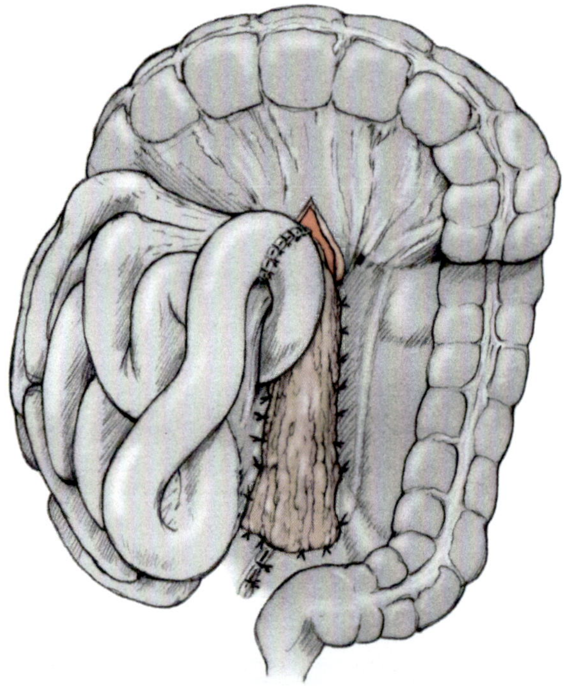

Abb. D5-11 Aortoduodenale Fistel. Nach Verschluss des Duodenaldefekts und prothetischer Rekonstruktion der Aorta werden Anastomosennaht und Prothese mit einem gestielten, retrokolisch geführten Netzanteil umhüllt.

Duodenum von seinen Verwachsungen mit der Aortenwand. Der häufig weit klaffende Duodenalwanddefekt kann nach Anfrischen der Wundränder meist quer verschlossen werden. Gelegentlich ist auch nach Mobilisation des Zwölffingerdarms und der Flexura duodenojejunalis eine Kontinuitätsresektion des eröffneten Darmabschnitts notwendig. Nach dem Wechsel von Operationshandschuhen und dem Instrumentarium kann das Aortenaneurysma in üblicher Weise operiert werden. Bei schlanken Patienten legen wir zwischen der Duodenalnaht und dem verschlossenen dünnen Retroperitoneum noch einen retrokolisch geführten gestielten Netzlappen zur besseren Isolierung von Duodenal- und Aortennaht ein (Abb. D5-11). Die perioperative Antibiotikaprophylaxe sollte während der ersten fünf postoperativen Tage fortgesetzt werden. Ein Protheseninfekt ist nach Literaturangaben und eigenen Erfahrungen bei diesem Vorgehen kaum zu befürchten. Die Implantation einer antibiotisch vorbehandelten Dacron®-Prothese kann zusätzliche Sicherheit geben.
Bei einer sekundären aortoduodenalen Fistel nach prothetischem Aortenersatz besteht eine Verbindung zwischen einer insuffizienten Anastomosennaht nach prothetischem Aortenersatz und dem Duodenallumen (Abb. D5-12). In dieser Situation bevorzugen wir die radikale Prothesenexplantation mit Blindverschluss der Aortenstümpfe und extraanatomischem Bypass zur Blutversorgung der unteren Körperregion. Einzelerfolge werden auch über anatomische Rekonstruktionen mit kryopräzipitierten Homografts, autologen V.-femoralis-superficialis-Transplantaten oder mit Antibiotikum imprägnierten Polyesterprothesen berichtet.
Die paraprothetische Fistel ist eine Verbindung zwischen dem Lumen des Duodenums oder auch Jejunums mit der Wand einer intakten Aortenprothese. Auch sie imponiert klinisch zunächst als starke intestinale Blutung aus dem Darmwanddefekt. Bisweilen findet man auch nur rezidivierende starke Bauchschmerzen, verbunden mit subfebrilen Temperaturen, erhöhten Entzündungsparametern und einer Anämie. Pathognomonisch sind periprothetische Luftansammelungen in enger, unscharfer Nachbarschaft zum Intestinum in der Computertomographie (Abb. D5-13). Nach Exzision und Naht des Dünndarmdefektes wird die Prothese explantiert und durch eine antibiotisch vorbehandelte Kunststoffprothese ersetzt. Wenn bei einer Bifurkationsprothese die Prothesenschenkel gut eingeheilt sind, kann auch eine subtotale Explantation ausreichend sein. Stets soll nach Beseitigen einer intestinalen Fistel ein gestielter Lappen des Omentum majus zwischen Dünndarmnaht und Prothese interponiert werden.

5.3 Literatur

Brunner U (Hrsg.): Gefäßchirurgie. Breitner, Chirurgische Operationslehre, Band 12. Urban & Schwarzenberg, München–Wien–Baltimore 1996

Bitsch M, Norgaard H, Roder O et al.: Inflammatory aortic aneurysm. Regression of fibrosis after aneurysm surgery. Eur J Vasc Endovasc Surg 13 (1997) 371–374

De Bock L, van Schill PE, Vanmaele RG et al.: Acute aortic dissection confined to the infrarenal segment. J Cardiovasc Surg 30 (1989) 867–869

Ernst CB: Current therapy of infrarenal aortic aneurysms. N Engl J Med 336 (1997) 59–60

Gupta AK, Bandyk DF, Johnson BL: In situ repair of mycotic abdo-

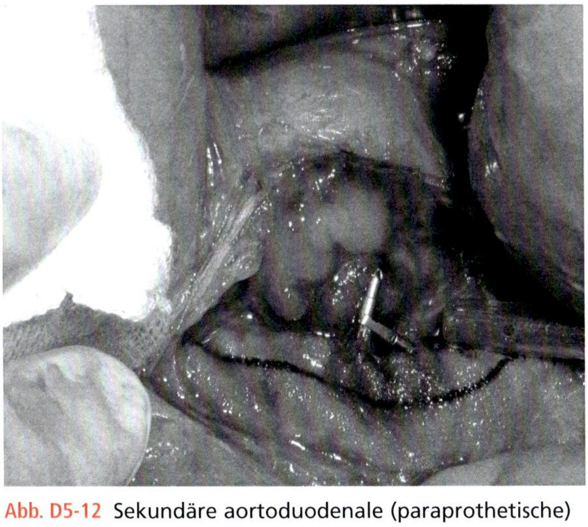

Abb. D5-12 Sekundäre aortoduodenale (paraprothetische) Fistel nach prothetischem Aortenersatz. Man erkennt die beiden Klipps, die der Endoskopiker setzte, um eine Blutung aus einem vermeintlichen Duodenalulkus zu stillen.

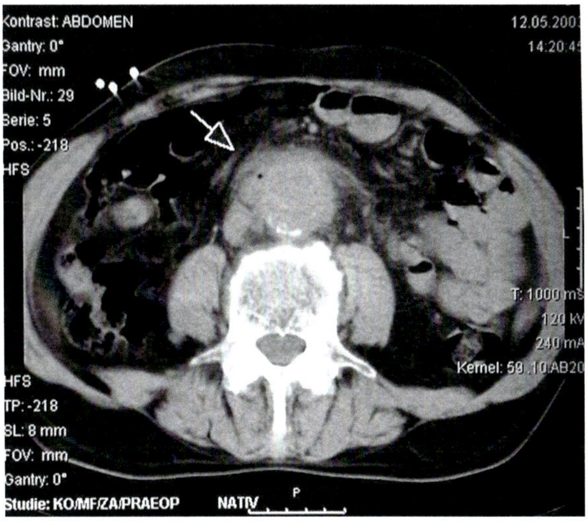

Abb. D5-13 Periprothetische Luftansammlungen in enger, unscharfer Nachbarschaft zum Intestinum in der Computertomographie.

minal aortic aneurysms with rifampicin-bonded gelatin-impregnated Dacron grafts. J Vasc Surg 34 (1996) 472–476
Johnston KWM, Rutherford RB, Tilson MD: Suggested standards for reporting on arterial aneurysms. J Vasc Surg 13 (1991) 452
Kniemeyer HW, Sandmann W: Operationsindikation beim abdominellen Aortenaneurysma. Dtsch Med Wochenschr 117 (1992) 583–587
Melton LJ, Bickerstaff LK, Hollier LH: Changing incidence of abdominal aortic aneurysms: a population-based study. Am J Epidemiol 120 (1984) 379–386
Mickley V, Friedrich JM: Abdominelle Aortitis bei Polymyalgia rheumatica. Dtsch Med Wochenschr 118 (1993) 541–546
Müller BT, Abbara S, Hennes N et al.: Diagnostik und Therapie von sekundären aorto-intestinalen Fisteln. Chirurg 70 (1999) 415–421
Nicholis SC, Gardner JB, Meissner MH et al.: Rupture in small abdominal aortic aneurysms. J Vasc Surg 28 (1998) 884–888
Nitecki SS, Hallet JW, Stanson WA et al.: Inflammatory abdominal aortic aneurysms: A case-control study. J Vasc Surg 23 (1996) 860–869
Parodi JC, Palmaz JC, Barone HD: Transfemoral intraluminal graft implantation for abdominal aortic aneurysms. Ann Vasc Surg 5 (1991) 491–499
Scott RA, Tisi PV, Ashton HA et al.: Abdominal aortic aneurysm rupture rates: A 7-year follow-up of the entire abdominal aortic aneurysm population detected by screening. J Vasc Surg 28 (1998) 124–128
Stonebridge PA, Draper T, Kelman J et al.: Growth rate of infrarenal aortic aneurysms. Eur J Vasc Endovasc Surg 11 (1996) 70–73
Segesser LK v., Vogt P, Lachat M et al.: The infected aorta. J Cardiovasc Surg 12 (1997) 256–260
Wain RA, Marin ML, Ohki T et al.: Endoleaks after endovascular graft treatment of aortic aneurysms: classification, risk factors and outcome. J Vasc Surg 27 (1998) 69–78
Watson CJ, Walton J, Shaw E et al.: What is the long-term outcome for patients with very small abdominal aortic aneurysm? Eur J Vasc Endovasc Surg 14 (1997) 299–304
Wilmink ABM, Quick CRG: Epidemiology and potential for prevention of abdominal aortic aneurysm. Br J Surg 85 (1998) 155–162

D6 Aneurysmen der Viszeralarterien

H. Kortmann

6.1 Häufigkeitsverteilung, Ätiologie und Symptomatik

Aneurysmen der Viszeral- und Nierenarterien sind seltene Zufallsbefunde während einer Ultraschalluntersuchung, Angiographie oder eines Abdomen-CT. Ihre Inzidenz wird in Obduktionsstatistiken mit etwa 0,1% angegeben. Die Häufigkeitsverteilung der aneurysmatischen Degeneration der Viszeralarterien ist in Tabelle D6-1 aufgeführt.

Arteriosklerose, zystische Mediadegeneration und fibromuskuläre Dysplasie sind die hauptsächlichen Grunderkrankungen. Weitere Ursachen sind Verletzungen, septische Embolien und per continuitatem Entzündungen benachbarter Organe. Die Größe asymptomatischer Aneurysmen der Viszeralarterien überschreitet selten 2 cm. Rupturen werden gehäuft während der Schwangerschaft beobachtet, sind aber insgesamt selten. Bei teilthrombosierten Aneurysmen besteht für das Endorgan die Gefahr des embolischen ischämischen Infarktes. Die häufigsten viszeralen Aneurysmen zeigen folgende Eigenschaften:

- Aneurysmen der A. lienalis sind meist sakkulär und in 20% multipel, bevorzugte Lokalisation ist der milznahe Bifurkationsbereich. Mit einem Verhältnis von 4 : 1 ist das weibliche Geschlecht wesentlich häufiger betroffen. Schwangerschaft und portale Hypertension haben bei der Entstehung eine herausragende Bedeutung. In beiden Fällen werden konnatale Einflüsse für die Wanddegeneration der A. lienalis verantwortlich gemacht. Überproportional häufig findet man Aneurysmen der A. lienalis bei Multiparen.
- Zwei Drittel der Aneurysmen der A. hepatica entfallen auf die A. hepatica communis. Männer sind doppelt so häufig betroffen wie Frauen. Obwohl arteriosklerotische und andere chronische degenerative Aneurysmen dominieren, werden mykotische und zunehmend auch traumatische Aneurysmen gefunden. Intrahepatische Aneurysmen sind meist Folge stumpfer oder iatrogener (Leberpunktion!) Verletzungen. In der Literatur wird zunehmend über

Tab. D6-1 Häufigkeitsverteilung von Aneurysmen der Viszeralarterien.

Arterie(n)	Anteil
A. linealis	60%
A. hepatica	20%
A. mesenterica superior	5,5%
A. gastrica, A. gastroepiploica	4%
Truncus coeliacus	4%
A. pancreaticoduodenalis	2%
A. gastroduodenalis	1,5%
Aa. jejunales, Aa. ileales, Aa. colicae	3%

Aneurysmen nach endoskopischen und offenen Operationen an Leber, Gallenwegen und Pankreas berichtet. Die Rupturrate der Aneurysmen der A. hepatica ist hoch. Sie wird in der Literatur mit 20–80% angegeben. Das Aneurysma rupturiert in die freie Bauchhöhle, in das Duodenum oder in die Gallengänge, Blutgerinnsel können den Ductus choledochus verstopfen und den Galleabfluss verhindern oder eine Hämobilie verursachen.

Die Trias rechtsseitige Oberbauchschmerzen, Ikterus und gastrointestinale Blutung ist charakteristisch für das rupturierte Aneurysma der A. hepatica.

- Aneurysmen des Truncus coeliacus entwickeln sich überwiegend als Folge arteriosklerotisch-degenerativer Wandprozesse oder einer vorgeschalteten hämodynamisch wirksamen Stenose. Die Patienten klagen über Übelkeit, Gewichtsabnahme und Verdauungsstörungen. Die Beschwerdesymptomatik wird im Zusammenhang mit der aneurysmabedingten Irritation des Plexus coeliacus gesehen. Die Angaben über die Rupturtendenz dieser seltenen Aneurysmen variieren je nach Aneurysmagröße in der Literatur stark und werden für die 2–3 cm großen Aneurysmen mit 13–18% beziffert. Bei teilthrombosierten Aneurysmen besteht zusätzlich die Gefahr der peripheren Embolie.
- Ganz unterschiedlich ist die Aneurysmaätiologie für die nur wenige Zentimeter weiter distal aus der Aorta abgehende A. mesenterica superior. Hier dominieren zu mehr als 40% mykotische Aneurysmen mit einer hohen Rupturtendenz. Als Keime findet man in den angesetzten Kulturen neben Staphylococcus aureus u.a. Streptokokken, Gonokokken, Salmonellen und Bakteroides. Eine weitere akute Gefahr ist die periphere Embolisierung mit konsekutiver Darmgangrän.

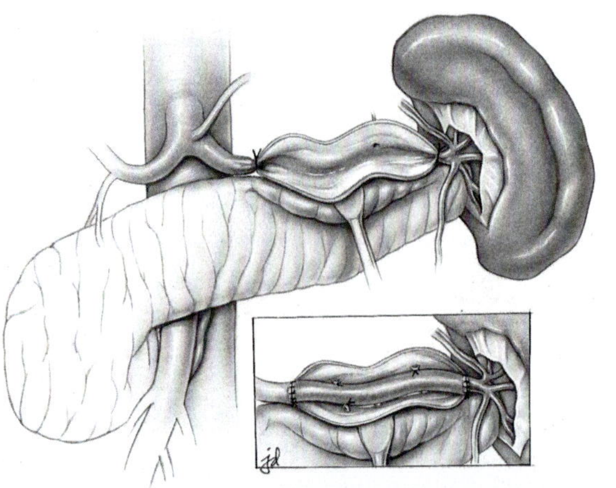

Abb. D6-1 Aneurysma der A. lienalis. Bei guter Kollateralisation ist die Ausschaltung durch einfache Ligatur möglich. Die Rekonstruktion der Arterie erfolgt mit einem autologen Venentransplantat (Inset) (Tunna und von Segesser 1996).

6.2 Aneurysmen der A. lienalis

6.2.1 Operationsindikation

Die Rupturgefahr ist während der Schwangerschaft signifikant erhöht, besonders bei konkomitierender portaler Hypertension. Die Letalität des rupturierten Aneurysmas der A. lienalis beträgt etwa 20%, in der Schwangerschaft ist sie für Mutter und Leibesfrucht wesentlich höher.

Die Indikation zur Operation soll deshalb für junge gebärfähige Frauen mit Aneurysmen mit einem Durchmesser von mehr als 1,5 cm großzügig gestellt werden. Aneurysmen der A. lienalis, die im Zusammenhang mit einer Pankreatitis aufgetreten sind, neigen zu Blutungen und sollten ebenfalls entfernt werden.

6.2.2 Operatives Standardverfahren

Parenchymnahe Milzarterienaneurysmen beseitigt man am einfachsten mit einer Splenektomie.
Aneurysmen der proximalen A. lienalis werden durch Ligatur ausgeschaltet. Nach Eröffnen der Bauchhöhle durch eine linksseitige subkostale Laparotomie wird das Lig. gastrocolicum nahe der großen Magenkurvatur zwischen Ligaturen durchtrennt. Von der eröffneten Bursa omentalis aus lässt sich das Aneurysma am oberen Pankreasrand palpieren. Proximal und distal des Aneurysmas wird die A. lienalis ligiert. Zur Vermeidung von Pankreasverletzungen kann das Aneurysma unberührt bleiben. Nur bei unzureichender Kollateralversorgung kann zum Milzerhalt die Rekonstruktion mit einem autologen Veneninterponat erforderlich werden (Abb. D6-1). Aneurysmen der A. lienalis, die im Verlauf einer Pankreatitis auftreten, sind meist nur im Zusammenhang mit einer Pankreasresektion zu entfernen. Alle nichtentzündlichen Aneurysmen von weniger als 2 cm Durchmesser können abwartend beobachtet werden.

6.2.3 Endovaskuläre Verfahren

In jüngster Vergangenheit ist die Therapie der Aneurysmen der Viszeralarterien zunehmend eine Domäne der weniger invasiven endovaskulären Behandlungsverfahren geworden. Je nach Lokalisation und Aneurysmagröße bzw. Morphologie werden sie mit Metallspiralen

(„coils") embolisiert oder mit ummantelten Stent-Prothesen überbrückt. Die primäre Erfolgsrate liegt zwischen 70 und 90%. Rekanalisierungen nach Embolisierungen werden in 18 bis 35% beobachtet. Weitere Komplikationen sind Infarkte in den Endorganen nach Embolisierung und Instent-Stenosen.

6.3 Aneurysmen der A. hepatica

6.3.1 Operationsindikation und bildgebende Diagnostik

Aneurysmen der A. hepatica sollten wegen der hohen Rupturgefahr (siehe Abschnitt 6.1) frühzeitig operativ beseitigt werden.
Sie lassen sich mit Sonographie und CT gut darstellen; präoperativ ist die Angiographie unentbehrlich.

6.3.2 Operationsverfahren

Die extrahepatischen Leberarterien werden über einen rechtsseitigen Oberbauchquerschnitt gut erreicht. Für lebernahe Aneurysmen der A. hepatica propria kann ein rechtsseitiger pararektaler Längsschnitt mit Durchtrennen des Rippenbogens besonders bei einem großen Leberorgan Vorteile bieten.
Nach Lösen des Lig. hepatogastricum von der kleinen Magenkurvatur wird die A. hepatica nahe ihrem Ursprung aus dem Truncus coeliacus aufgesucht. Aneurysmen der A. hepatica communis können wegen des guten Kollateralflusses über das gastropankreatikoduodenale Arteriennetz durch einfache Ligatur ausgeschaltet werden. Die Rekonstruktion mit einem autologen V.-saphena-magna-Interponat ist allerdings leicht möglich und sollte zumindest bei einem fortgeschrittenen Leberparenchymschaden auch angestrebt werden (Abb. D6-2).
Aneurysmen der A. hepatica propria sind meist im Lig. hepatoduodenale gut zu tasten. Die Arterie verläuft medial des Ductus choledochus und ventral auf der Pfortader. Die einfache Ligatur gefährdet das Leberparenchym, so dass immer eine Rekonstruktion angestrebt werden soll. Nach vorausgegangenen Oberbauchoperationen oder bei größeren entzündlichen Aneurysmen kann die orthotope Rekonstruktion mit einem Veneninterponat schwierig sein. Es hat sich dann bei uns ein extraanatomischer Bypass von der peripheren rechten A. renalis auf den distalen Stumpf der A. hepatica propria bewährt. Zum Aufsuchen der A. renalis hat man nur das benachbarte Duodenum nach Kocher zu mobilisieren. Eine Nierenarterienstenose muss selbstverständlich präoperativ ausgeschlossen worden sein.

Intrahepatische Aneurysmen werden durch Leberresektion oder interventionelle Katheterembolisation ausgeschaltet, die als wenig invasives Verfahren auch bei Aneurysmen der A. hepatica communis als Alternative zur Operation in Erwägung gezogen werden kann.

6.4 Aneurysmen des Truncus coeliacus und der A. mesenterica superior

D6

6.4.1 Bildgebende Diagnostik

Asymptomatische Aneurysmen werden meist im Zusammenhang abdominaler Untersuchungen mit einem bildgebenden Verfahren entdeckt. Für die Operationsplanung ist eine selektive Angiographie mit Darstellung der Kollateralkreisläufe notwendig.

6.4.2 Operationsverfahren

Abgangsnahe Aneurysmen von Truncus coeliacs und A. mesenterica superior

Abgangsnahe Aneurysmen des Truncus coeliacus und der A. mesenterica superior lassen sich nach unserer Erfahrung über eine mediane Laparotomie nach media-

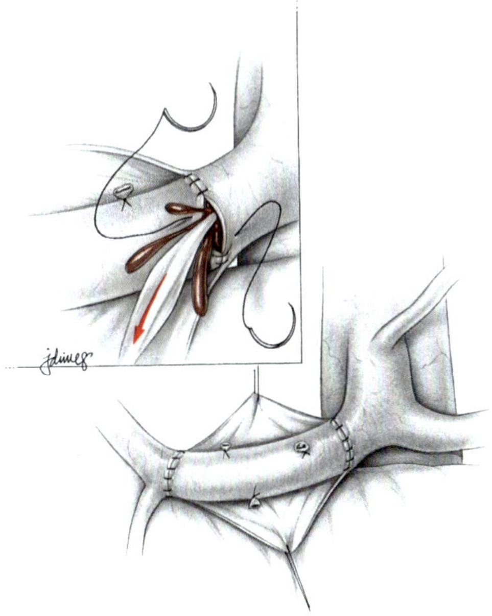

Abb. D6-2 Das Aneurysma der A. hepatica communis kann durch einfache Ligatur ausgeschaltet werden. Eine Rekonstruktion mit einem autologen Venentransplantat sollte bei Leberparenchymschäden und nach größeren Oberbauchoperationen angestrebt werden (Tunna und von Segesser 1996).

ler viszeraler Rotation (siehe Kap. D5) am besten darstellen. Nur selten wird eine transdiaphragmale thorakale Erweiterung des Eingriffs notwendig sein.

Aneurysmen des Truncus coeliacus

Aneurysmen des Truncus coeliacus können durch einfache Ligatur ausgeschaltet werden, wenn ein ausreichender Kollateralfluss über das gastropankreatikoduodenale Arteriennetz besteht. Für die Rekonstruktion sind mehrere Möglichkeiten gegeben:

- orthotope Rekonstruktion mit einem Veneninterponat zwischen Aorta und A. hepatica communis
- End-zu-Seit-Anschluss der A. lienalis an die infrarenale Aorta oder die linke A. renalis
- Veneninterponat von der Aorta oder der rechten A. renalis auf die distale A. hepatica communis.

Sakkuläre Aneurysmen der A. mesenterica superior

Sakkuläre Aneurysmen der A. mesenterica superior können in Einzelfällen tangential abgetragen werden. Nach Resektion oder Ligatur proximaler Aneurysmen soll die A. mesenterica superior durch ein Veneninterponat oder einen Bypass rekonstruiert werden.

6.5 Andere Aneurysmen

Aneurysmen der A. gastrica, der Aa. ileales und der A. mesenterica inferior werden durch einfache Ligatur ausgeschaltet. Bei den mesenterialen Gefäßen muss anschließend die Vitalität des Darms überprüft werden. Ein nicht ausreichend perfundiertes Darmsegment wird reseziert. Eventuell ist eine Second-look-Operation einzuplanen. Bei den seltenen Aneurysmen der A. mesenterica inferior soll präoperativ angiographisch die Durchgängigkeit von A. mesenterica superior und Beckenarterien geprüft werden.

6.6 Literatur

van Berge Henegouwen DP, van Dongen RJAM: Aneurysmen der viszeralen Arterien. In: Heberer G, van Dongen RJAM (Hrsg.): Gefäßchirurgie. Springer, Berlin–Heidelberg–New York–Tokyo–London–Paris 1987

Kanazawa S, Murakami T, Masaki H et al.: The diagnosis and management of splanchnic artery aneurysms. J Cardiovasc Surg 38 (1997) 479–485

Noah EM, Psathakis D, Bruch HP et al.: Rupturiertes Aneurysma der linken A. hepatica. Zentralbl Chir 117 (1992) 556–560

Panayilotopoulos YP, Assadourian R, Taylor PR: Aneurysms of the visceral and renal arteries. Ann R Coll Surg Engl 78 (1996) 412–419

de Perrot M, Buhle L, Deleaval J et al.: Management of true aneurysms of the splenic artery. Am J Surg 175 (1998) 466–468

Reber PU, Baer HU, Patel AG et al.: Superselective microcoil embolization: treatment of choice in high-risk patients with extrahepatic pseudoaneurysms of the hepatic arteries. J Am Coll Surg 186 (1998) 325–330

Smith JA, Macleish DG, Collier NA: Aneurysms of the visceral arteries. Aust NZ J Surg 59 (1989) 329–334

Tunna MJ, Segesser LK von: Aorta abdominalis und ihre Äste. In: Brunner U (Hrsg.): Gefäßchirurgie, Breitner Chirurgische Operationslehre, Band 12. Urban & Schwarzenberg 1996

Wagner WH, Allins AD, Treimann RL et al.: Ruptured visceral artery aneurysms. Ann Vasc Surg 11 (1997) 342–347

D7 Aneurysmen der Arteria renalis

H. Kortmann

7.1 Einteilung und Ätiologie

Die seltenen Aneurysmen der A. renalis werden nach morphologischen Kriterien eingeteilt, die Poutasse 1966 definierte.

Sakkuläre Aneurysmen

Das sakkuläre Aneurysma ist am weitesten verbreitet. Es sitzt vorzugsweise in der Nierenarterienaufzweigung und ist häufig verkalkt. Wandständige Thromben sind nicht ungewöhnlich. Als Ursache wird – wie bei den meisten Aneurysmen – eine Mediadegeneration vermutet.

Fusiforme Aneurysmen

Die fusiformen Aneurysmen sind überwiegend zentral am Hauptstamm der A. renalis als poststenotische Aneurysmen lokalisiert. Sie erreichen selten einen Durchmesser von mehr als 2–3 cm. Eine weitere Ursache für fusiforme Aneurysmen ist die fibromuskuläre Dysplasie. Typisch sind die perlschnurartig aneinander gereihten, nur wenige Millimeter großen Aneurysmen.

Dissektion der A. renalis

Auch der Dissektion der A. renalis liegt meist eine fibromuskuläre Dysplasie mit fokaler Intimaverletzung zugrunde. Ähnlich wie bei der Karotisdissektion kann das verschmälerte, meist weich konturierte Restlumen der Arterie am Anfang oder Ende der Dissektion in eine aneurysmatische Wanderweiterung übergehen.

Intrarenale Aneurysmen

Intrarenale Aneurysmen sind häufig nur wenige Millimeter groß und multipel im Parenchym verteilt. Ätiologisch stehen sie meist im Zusammenhang mit einer Kollagenose. Singuläre intrarenale Aneurysmen können kongenital oder durch ein Trauma verursacht sein.

7.2 Symptomatik

Sakkuläre Aneurysmen bleiben meist asymptomatisch. Die poststenotischen und Dissekansaneurysmen sind mit einem Hypertonus vergesellschaftet. Der Dissektionsvorgang wird klinisch von kolikartigen Flankenschmerzen mit plötzlich einsetzendem Hypertonus begleitet. Flankenschmerzen treten bei ischämischen Infarkten infolge von Embolien aus teilthrombosierten Aneurysmen oder beim Totalverschluss der stenosierten bzw. dissezierten A. renalis auf.

Rupturen der Nierenarterienaneurysmen sind selten und werden bei einer Größe < 2 cm kaum beobachtet. Während der Schwangerschaft scheint aber auch für Aneurysmen der A. renalis eine erhöhte Rupturbereitschaft zu bestehen. Die Ruptur intrarenaler Aneurysmen in das Hohlraumsystem erzeugt eine Hämaturie, die wiederum bei thrombotischer Verlegung der harnableitenden Wege Nierenkoliken verursacht.

7.3 Apparative Diagnostik

Die beste Gesamtdarstellung von Aneurysma und Nierenarteriensystem erhält man mit der DSA (Abb. D7-1). Eine Teilthrombosierung des Aneurysmas kann durch Sonographie oder kontrastangereichertes CT nachgewiesen werden. Bei einer bereits eingeschränkten Nierenfunktion wird man das MRT bevorzugen. Die bildgebende Diagnostik wird durch eine Nierenfunktionsuntersuchung mit dem Isotopennephrogramm einschließlich seitengetrennter Clearance-Bestimmung ergänzt.

7.4 Therapie

7.4.1 Operationsindikation und Vorbereitung

➡ Operativ behandelt werden alle Aneurysmen, die mit einem renalen Hypertonus assoziiert sind. Wegen der Gefahr der Fernembolisierung mit Niereninfarkt gilt dies auch für teilthrombosierte Aneurysmen.

Da das Operationsrisiko auch von der Lokalisation des Aneurysmas beeinflusst wird, sind die anatomischen Gegebenheiten bei der Therapieplanung gebührend zu berücksichtigen.
Erhöhte Nierenretentionswerte können durch ausreichende Wässerung des Patienten oft verbessert werden. Ziel der Operation ist die Ausschaltung der Aneurysmen mit Rekonstruktion der A. renalis zum Erhalt der Nierenfunktion, zur Verhütung einer möglichen Aneurysmaruptur und zur Linderung einer renalen Hypertonie.

7.4.2 Operatives Standardverfahren

Als Zugang hat sich für zentrale Aneurysmen der A. renalis die mediane, für periphere Aneurysmen die quere Oberbauchlaparotomie bewährt.
Extrarenal gelegene Aneurysmen können fast immer in situ rekonstruiert werden. Die Operation peripherer parenchymnaher Aneurysmen kann durch Mobilisation der Niere zur besseren Hiluseinsicht erleichtert werden. Intrarenale Nierenarterienaneurysmen können meist nur durch eine Ex-situ-Rekonstruktion organerhaltend operiert werden. Da die Nierenarterienäste erster und zweiter Ordnung häufig stärker elongiert sind, können Aneurysmen im Gabelbereich oft auch ohne Interponat durch Kontinenzresektion beseitigt werden.
Zur Ischämieprophylaxe werden die Nieren mit 250 ml eisgekühlter Kochsalzlösung unter Zusatz von 500 I.E. Heparin und 20 µg PGE_1 flushperfundiert.
Wenn keine geeignete autologe Vene vorliegt, kann bei zentralen Aneurysmen ein prothetischer Gefäßersatz aus PTFE oder Dacron® eingesetzt werden (Abb. D7-2). Für die Rekonstruktion des Bifurkationsbereichs bietet sich die A. iliaca interna an. Eine erheblich arteriosklerotisch veränderte Aorta ist für den Anschluss des Gefäßersatzes ungeeignet. Es ist dann besser, zunächst die infrarenale Aorta durch eine Rohrprothese zu ersetzen. Alternativ kann linksseitig die A. lienalis End-zu-End auf die A. renalis transponiert werden, rechtsseitig haben wir gute Erfahrung mit dem hepato- oder iliakorenalen Venen-Bypass gemacht (Abb. D7-3). Sakkuläre Aneurysmen bieten häufig die Möglichkeit zur tangentialen Abtragung. Der Gefäßwanddefekt wird

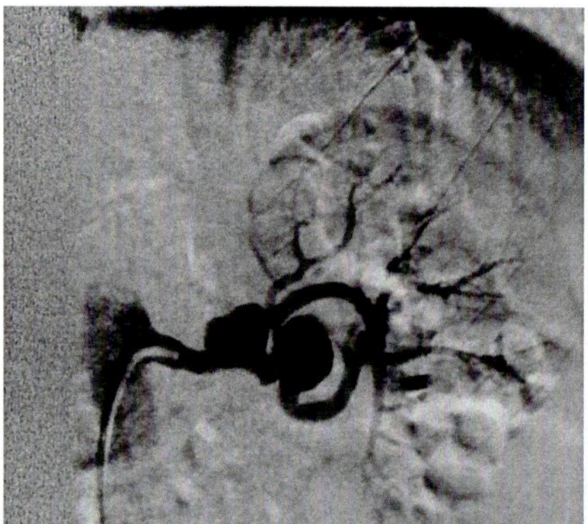

Abb. D7-1 Angiographie sakkulärer Nierenarterienaneurysmen bei einer 35-jährigen Patientin mit Neurofibromatosis generalisata v. Recklinghausen.

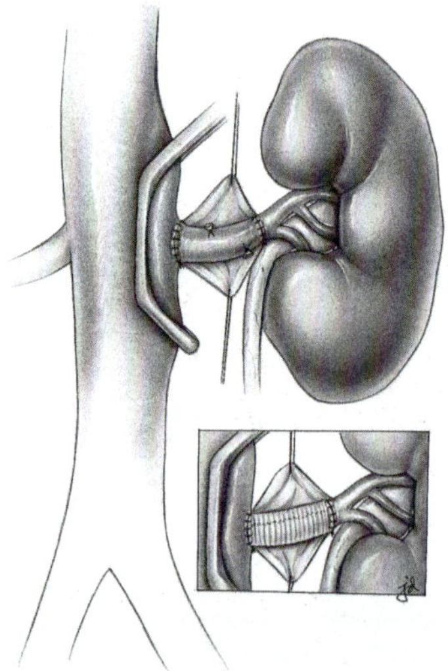

Abb. D7-2 Ersatz eines zentralen Aneurysmas der A. renalis durch ein Venen- oder Protheseninterponat (Tunna und von Segesser 1996).

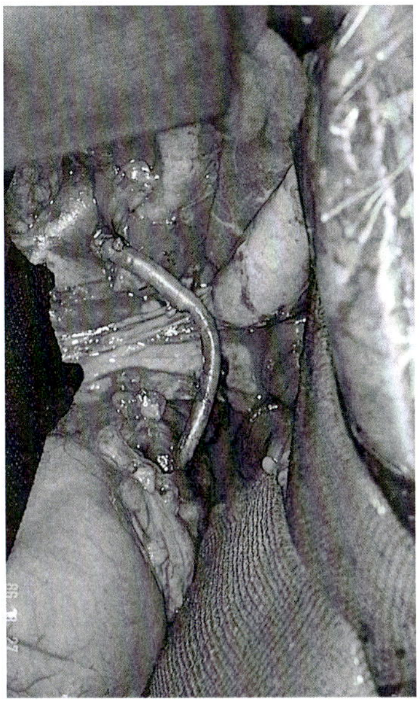
a

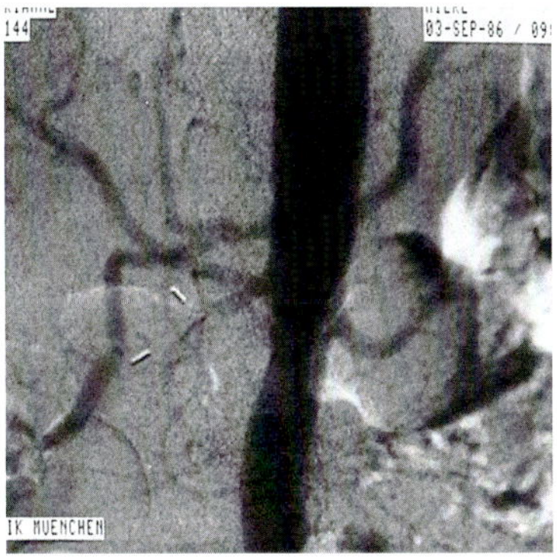

b

Abb. D7-3a und b Hepatorenales Veneninterponat nach Ligatur eines zentralen Aneurysmas der A. renalis bei ungünstigen Voraussetzungen für eine anatomische Rekonstruktion wegen erheblicher Aortenwandsklerose.
a: Operationssitus.
b: Angiographie des hepatorenalen Bypasses.

durch Direktnaht oder mit einem Venenstreifen verschlossen.

7.4.3 Alternative operative Verfahren

Aneurysmen der Nierenhauptarterie sind in Einzelfällen auch durch stentgestützte Kunststoffprothesen endovaskulär erfolgreich exkludiert worden. Langzeitergebnisse liegen jedoch nicht vor.
Sakkuläre Aneurysmen, Aneurysmen der Nierenarterienzweige und intraparenchymatöse Aneurysmen können interventionell embolisiert werden. Bei kompletter Embolisation, wie sie bei spindelförmigen Aneurysmen notwendig ist, würde das entsprechende Versorgungsgebiet des Nierenparenchyms infarziert und funktionslos. Die Thrombosierung sakkulärer Aneurysmen unter Erhalt der Arteriendurchgängigkeit ist möglich; ob damit die Rupturgefahr endgültig beseitigt ist, müssen die Spätergebnisse noch beweisen.

7.5 Frühkomplikationen und Nachsorge

Postoperativ auftretende Flankenschmerzen können erste klinische Hinweise für einen einseitigen Nierenarterienverschluss sein. Sie verlangen eine umgehende Durchflusskontrolle durch Sono- oder Angiographie. Bestätigt sich der Verschluss, ist eine unverzügliche Revision zu erwägen.
Als Spätkomplikationen werden Anastomosenstenosen bei allogenem Gefäßersatz und Dilatationen autologer Venen beobachtet. Besonders bei Elastosen muss im Spätverlauf auf die Entwicklung von Nahtaneurysmen geachtet werden. Nach endovaskulärer Stent-Exklusion kann es innerhalb kurzer Zeit durch eine Intimahyperplasie zu Stenosen und Verschlüssen kommen, so dass in diesen Fällen auch kurzfristig regelmäßig untersucht werden soll. Neben der regelmäßigen Blutdruckkontrolle soll während der ersten zwei Jahre eine halbjährliche sono- bzw. angiographische Kontrolle des Rekonstruktionsgebiets erfolgen. Vom dritten bis fünften Jahr sind jährliche Kontrollen ausreichend.

7.6 Literatur

Bastounis E, Pikoulis E, Gergopoulos S et al.: Surgery for renal artery aneurysms: A combined series of two large centers. Eur Urol 33 (1998) 22–27

Lumsden AB, Salam TA, Walton KG: Renal artery aneurysm: a report of 28 cases. Cardiovasc Surg 4 (1996) 185–189

Poutasse EF: Renal artery aneurysms. J Urol 113 (1975) 443–449

Tham G, Ekelund L, Herrlin K et al.: Renal artery aneurysms. Natural history and prognosis. Ann Surg 197 (1983) 348–352

Tunna MJ, Segesser LK von: Aorta abdominalis und ihre Äste. In: Brunner U (Hrsg.): Gefäßchirurgie, Breitner Chirurgische Operationslehre, Band 12. Urban & Schwarzenberg 1996

Yang JC, Hye RJ: Ruptured renal artery aneurysm during pregnancy. Ann Vasc Surg 10 (1996) 370–372

D8 Aneurysmen der unteren Extremitäten

H. Kortmann

8.1 Ätiologie

Ätiologisch dominiert bei den Aneurysmen der unteren Extremitäten in über 90% die Arteriosklerose, weniger als 10% sind auf andere Ursachen wie Entrapment-Syndrom (siehe Kap. D1), zystische Adventitianekrose, Elastosen und entzündliche Prozesse zurückzuführen.

➡ Traumatisch-iatrogene Aneurysmen der A. femoralis communis werden zunehmend nach Gefäßinterventionen beobachtet.

Die leicht zugängliche A. femoralis communis ist neben der benachbarten V. femoralis bevorzugte Injektionsader für Drogenabhängige. Suchtkranke mit ausgedehnten mykotischen Aneurysmen der Inguinalarterien wurden in den letzten Jahren mit zunehmender Tendenz von uns behandelt. Nahtaneurysmen finden wir besonders häufig im Bereich der Femoralisgabel, da sie bevorzugtes gefäßchirurgisches Zugangsgefäß für viele Eingriffe ist (siehe Kap. D1).

Aneurysmen der A. iliaca communis entwickeln sich überwiegend im Zusammenhang mit infrarenalen Aortenaneurysmen. Ähnlich wie letztere gefährden sie den Patienten mehr durch eine Ruptur als durch periphere Embolisierung. Aneurysmen der A. iliaca externa sind selten. Für Aneurysmen unterhalb des Leistenbands steht das periphere Embolisierungsrisiko im Vordergrund.

Die Inzidenz des Aneurysmas der A. poplitea wird in großen Autopsiestudien mit 0,2% angegeben. In der Häufigkeitsliste der peripheren Aneurysmen nimmt das Popliteaaneurysma den ersten Platz ein. Außergewöhnlich hoch ist die Koinzidenz mit anderen Aneurysmen: In 35–69% sind beide Kniearterien betroffen, ein Bauchaortenaneurysma ist in 23–41% assoziiert, und die Rate begleitender Iliakaaneurysmen beträgt nach Literaturangaben 12–18%. Extrapopliteale Aneurysmen werden für die bilaterale Popliteaaussackung mit 78%, für die einseitige immer noch mit 60% angegeben.

8.2 Symptomatik und Diagnostik

Beckenarterienaneurysmen werden am besten mit dem CT dargestellt; eine zusätzliche Angiographie ist selten erforderlich. Aneurysmen der Oberschenkelarterien sind gut palpabel. Die Sonographie liefert meist auch für das operative Vorgehen genügend Information.

Das Aneurysma der A. poplitea kann meist als expansiver, pulsierender Tumor in der Kniekehle getastet werden. Besonders bei Thrombosierung darf es nicht mit einer Baker-Zyste verwechselt werden. Etwa 50% der klinisch entdeckten Popliteaaneurysmen weisen symptomatische Komplikationen auf. Doch kommt es beim asymptomatischen Aneurysma innerhalb von drei bis fünf Jahren in bis zu 70% zu Schwierigkeiten. Während die Ruptur mit einer Rate von etwa 2% praktisch kaum eine Rolle spielt, ist die Amputationsfrequenz nach peripherer Embolisierung teilthrombosierter Aneurysmen der A. poplitea hoch. Die primäre und sekundäre Amputationsrate symptomatischer Popliteaaneurysmen beträgt bis zu 70%. Dieses Schicksal kommt in dem vielzitierten Titel von Guvendiks Publikation „Popliteal aneurysms: Sinister harbinger of sud-

den catastrophe“ treffend zum Ausdruck. Weniger bedrohlich ist die isolierte Totalthrombose des Popliteaaneurysmas. Aus dem allmählichen Prozess resultiert meist nur eine mehr oder weniger stark ausgeprägte Claudicatio intermittens. Meist ist mit der Totalthrombose sogar die Gefahr der amputationsträchtigen peripheren Embolisierung gebannt. Andere kompressionsbedingte Symptome, wie eine tiefe Venenthrombose oder schmerzhafte Nervenirritationen, beobachteten wir nur bei sehr großen Aneurysmen mit einem Durchmesser von mehr als 4 cm.
Akrennekrosen oder blau-livide Zehen („blue-toe syndrome“) weisen auf Mikroembolisierung, fehlende Fußpulse auf thrombembolisch verschlossene Unterschenkelarterien hin. Eine zuverlässige Diagnose erhält man mit der farbkodierten Duplexsonographie. Sie erlaubt die Darstellung von Wandthromben, Größe und Morphologie des Aneurysmas. Zur Beurteilung der Durchgängigkeit von Ober- und Unterschenkelarterien ist für die Operationsplanung eine zusätzliche Angiographie unverzichtbar.

8.3 Therapie

8.3.1 Operationsindikation

Die Operationsindikation ergibt sich aus dem genannten Gefahrenpotential. Sie kann für die gut zugänglichen Oberschenkelgefäße mit geringer operativer Traumatisierung relativ großzügig gestellt werden. Aneurysmen der Aa. iliacae communis und interna sind ab einer Größe von 2,5–3 cm erhöht rupturgefährdet, so dass für diese Aneurysmen eine Operationsindikation besteht.
Für symptomatische Aneurysmen der A. poplitea besteht eine Operationsindikation. Total thrombosierte Aneurysmen mit guter Gehstrecke können ohne Operation belassen und einer konservativen Therapie zugeleitet werden. Wegen der komplikationsträchtigen Embolisierungsgefahr sollen teilthrombosierte asymptomatische Popliteaaneurysmen ausgeschaltet werden. Die häufig bei Popliteaaneurysmen beobachtete Verzerrung der Gefäßachse soll nach einer Arbeit von Ramesk mit erhöhter Thrombosierungsneigung verbunden sein. Dies ist bei der Indikationsstellung zu berücksichtigen.

8.3.2 Aneurysmen der A. iliaca

Operatives Standardverfahren

Die isolierten Aneurysmen der Beckenarterien operieren wir vom retroperitonealen Zugang aus. Die Hautinzision liegt auf einer Verbindungslinie zwischen dem Rippenbogenansatz der elften Rippe und dem Tuberculum pubicum. Die Bauchdeckenmuskulatur wird über einen Wechselschnitt eröffnet und der Peritonealsack mit dem Ureter nach medial weggehalten. Die Technik der Aneurysmaausschaltung entspricht der des Bauchaortenaneurysmas: Der ausgeklemmte Aneurysmasack wird längs eröffnet und das eingelegte Protheseninterponat End-zu-End proximal und distal mit den Gefäßstümpfen verbunden (Abb. D8-1). Die Nahttechnik kann fortlaufend überwendlich sein. Besonders bei der Rekonstruktion der A. iliaca communis und der A. iliaca interna ist auf die behutsame Schonung der eng benachbarten Beckenvenen zu achten. Große, weit in das kleine Becken reichende Aneurysmen der A. iliaca interna können einseitig ligiert werden.

Alternative operative Verfahren

Bakteriell infizierte Aneurysmen der A. iliaca sollen ausgeschaltet, aber nicht rekonstruiert werden. Die Blutversorgung des Beins kann über einen gekreuzten femorofemoralen Bypass sichergestellt werden.

Endovaskuläre Verfahren

Kurzstreckige Aneurysmen der A. iliaca communis und der A. iliaca externa können endovaskulär mit stentgestützten PTFE- oder Polyesterprothesen mit guten Früh- und akzeptablen Spätergebnissen exkludiert werden. In einer 2006 publizierten Studie mit 33 Aneurysmen (29 A. iliaca communis, 4 A. iliaca externa) betrug die primäre Durchgängigkeit nach 1 und 3 Jahren 79,4 und 67,4%.

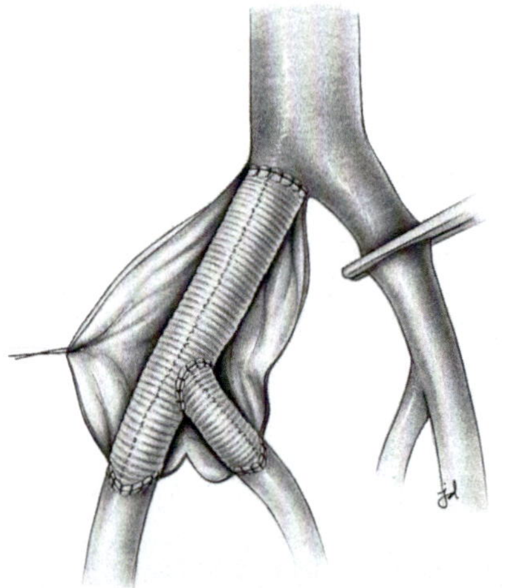

Abb. D8-1 Rekonstruktion der Beckenarterien nach Ausschalten eines die Iliakagabel einbeziehenden Aneurysmas der A. iliaca communis (Brunner 1996).

8.3.3 Aneurysmen der A. femoralis

Prothesenimplantation

Der Zugang zur A. femoralis communis und zur Femoralisgabel erfolgt über eine Längsinzision ober- und unterhalb des Leistenbands und lateral des tastbaren Pulses. Nach kulissenartigem Abheben des Lymphknotenpakets werden Aneurysma und Femoralisgabel freigelegt. Der aneurysmatische Gefäßabschnitt wird mit einem 8-mm-Dacron®- oder -PTFE-Protheseninterponat ersetzt. Bei verschlossener A. femoralis superficialis verbinden wir das Interponat angeschrägt End-zu-End mit der A. profunda femoris. Nur selten greift das Aneurysma auf die proximale A. femoralis superficialis über. In dieser Situation wird der erweiterte Gefäßabschnitt mit ersetzt und die A. profunda femoris End-zu-Seit in die Prothese inseriert.

Nahtaneurysmen

Nahtaneurysmen sind bei der Präparation besonders rupturgefährdet. Es ist daher ratsam, zunächst über einen suprainguinalen Zugang den Prothesenschenkel aufzusuchen, um ihn bei der weiteren Präparation schnell abklemmen zu können. Die distale Blutungskontrolle kann, besonders bei starken Verwachsungen, sobald das Aneurysma eröffnet ist, nach dem Prinzip der intraluminalen Ballonblockade erfolgen (Abb. D8-2). Bei einer primär End-zu-Seit angelegten Anastomose wird das proximale Ostium der A. femoralis communis bzw. der A. iliaca externa ligiert. Der Bypassanschluss erfolgt über ein verlängerndes Protheseninterponat End-zu-End mit der A. femoralis superficialis. Die A. profunda femoris wird End-zu-Seit in das Protheseninterponat reinseriert. Bei dem häufigen Verschluss der A. femoralis superficialis schließen wir das Interponat mit einer langstreckigen schrägen End-zu-End-Anastomose an die A. profunda femoris an.

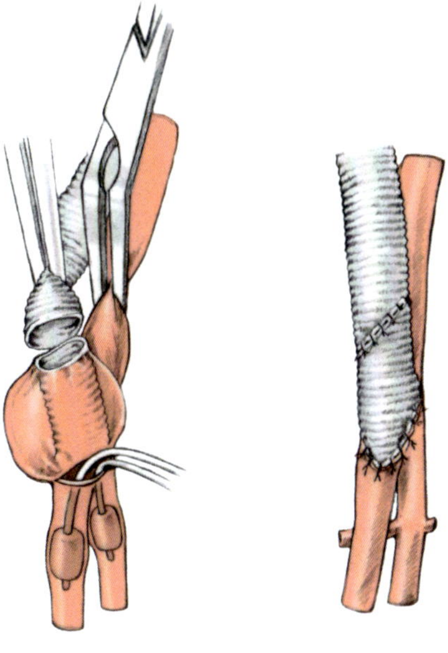

Abb. D8-2 Femorales Nahtaneurysma der A. femoralis nach Prothesen-Bypass. Bei erheblicher Vernarbung kann die Blutungskontrolle mit Hilfe der Ballonblockade erfolgen. Nach Resektion des Aneurysmas erfolgt die Rekonstruktion mit einem Protheseninterponat.

Mykotische Aneurysmen

Problematisch bleibt die Revaskularisation bei mykotischen Aneurysmen. Die In-situ-Rekonstruktion mit Material der V. saphena magna oder V. femoralis superficialis des kontralateralen Beins darf nach unserer Erfahrung nur bei einem relativ blanden Befund ohne Abszess- und Eiternachweis versucht werden. Es ist meist sicherer, möglichst unter Erhalt der Femoralisbifurkation, die überwiegend betroffene A. femoralis communis zu resezieren, die Gefäßstümpfe zu verschließen und mit dem M. sartorius zu decken. Bei Erhalt der Femoralisbifurkation ist bei jungen Patienten häufig während der Akutphase eine Revaskularisation nicht notwendig. Der Kollateralkreislauf sorgt für eine ausreichende Beindurchblutung mit akzeptabler Gehstrecke. Eine Unterbrechung der Femoralisbifurkation bedarf immer einer Revaskularisation des Beins über einen extraanatomischen Bypass. Am besten bewährt hat sich bei uns ein weit lateral der Leiste um die Beckenschaufel geführter axillopoplitealer PTFE-Bypass.
Da bei Drogensüchtigen verschleppte Leistenabzesse häufig die Septen der Adduktorenmuskulatur infiltrieren, besteht auch für einen Obturator-Bypass ein erhöhtes Infektionsrisiko. Die Morbidität der Patienten ist nicht zuletzt wegen der schwierigen Compliance hoch. Einige benutzen den Bypass als neuen Drogenport. Die Amputationsrate liegt zwischen 20 und 50%. Die Nachbehandlung der Suchtkranken bleibt trotz der häufig gefassten guten Vorsätze problematisch.

8.3.4 Aneurysmen der A. poplitea

Zielsetzung

Ziele der Operation sind die Ausschaltung des Aneurysmas und die Rekonstruktion der Arterie mit einem Gefäßersatz. Der Erfolg der Operation steht und fällt mit der Durchgängigkeit der nachgeschalteten Unterschenkelgefäße. Besonders bei akuten Ereignissen mit vorausgegangener längerer Ischämiedauer ist der Operationserfolg fraglich und die Amputation nicht immer zu vermeiden. Präoperativ bestehende sensible oder motorische Ausfälle können bereits irreversibel sein.

Operative Standardverfahren

Venentransplantat

Um Verletzungen der dem Aneurysma eng benachbarten V. poplitea und des N. tibialis zu vermeiden, wird das Aneurysma nicht reseziert, sofern keine kompressionsbedingten Beschwerden bestehen. Nach distaler und proximaler Ligatur vom Standardzugang zum ersten und dritten Popliteasegment erfolgt die Überbrückung mit einem autologen Venentransplantat. Da der künstliche Gefäßersatz in dieser Position deutlich schlechtere Spätergebnisse aufweist, soll er nach Möglichkeit vermieden werden. Einige Autoren präferieren grundsätzlich den zentralen Anschluss proximal des Hiatus adductorius, da so einer möglichen späteren aneurysmatischen Degeneration im femoropoplitealen Übergang vorgebeugt wird (Abb. D8-3).
Kleine, weitgehend auf das zweite Popliteasegment begrenzte Aneurysmen können auch vom dorsalen Zugang in Bauchlage erreicht werden.

Ligatur eines komprimierenden Aneurysmasacks

Ein komprimierender Aneurysmasack kann nach distaler und proximaler Ligatur eröffnet werden. Die Thromben werden ausgeräumt und rückblutende Gefäßostien umstochen. Anschließend wird der Aneurysmasack mit einer raffenden fortlaufenden Naht verkleinert und verschlossen (Abb. D8-4).

Thrombolytische Therapie

Akut thrombosierte Unterschenkelgefäße können intraoperativ zunächst mit einem Fogarty-Katheter thrombektomiert werden. Meist ist eine zusätzliche intraoperative lokale Lyse mit Urokinase oder rt-PA notwendig. Die Lysetherapie kann für einige Stunden postoperativ über einen perkutan ausgeleiteten Katheter fortgesetzt werden.
Bei einer subakuten Ischämie kann die thrombolytische Therapie auch präoperativ interventionell erfolgen. Wir sehen die Indikation für eine präoperative Thrombolyse aber nur bei totalem oder subtotalem Verschluss der Unterschenkelgefäße. Die Lyse eines isoliert thrombosierten Popliteaaneurysmas bei offenen Unterschenkelgefäßen mit ausreichender Anschlussmöglichkeit für einen Gefäßersatz ist wegen der Gefahr der peripheren Embolisierung losgelöster Thromben abzulehnen. Im Anschluss an die Revaskularisation akut verschlossener Unterschenkelgefäße soll die Fasziotomie der Unterschenkelkompartimente wegen des zu erwartenden Reperfusionssyndroms prophylaktisch erfolgen.

Intraoperative Komplikationen und Nachbehandlung

Eine Verletzung der benachbarten Venen und Nerven ist bei Aneurysmen, die wegen ihrer komprimierenden Größe reseziert werden müssen, nicht immer vermeidbar. Bei guten peripheren Pulsen kann das Bein postoperativ zur Reduktion der Ödemneigung und zur Prophylaxe einer Venenthrombose leicht erhöht gelagert werden. Die Mobilisierung beginnt in der Regel am Abend der Operation. Bei autologem Gefäßersatz kann auf eine postoperative Antikoagulation verzichtet werden. Die 5-Jahres-Durchgängigkeit beträgt bei asymptomatischen Aneurysmen 60–90%, bei symptomatischen 50–70%; die entsprechende Amputationsraten 0–4% bzw. 10–40%.

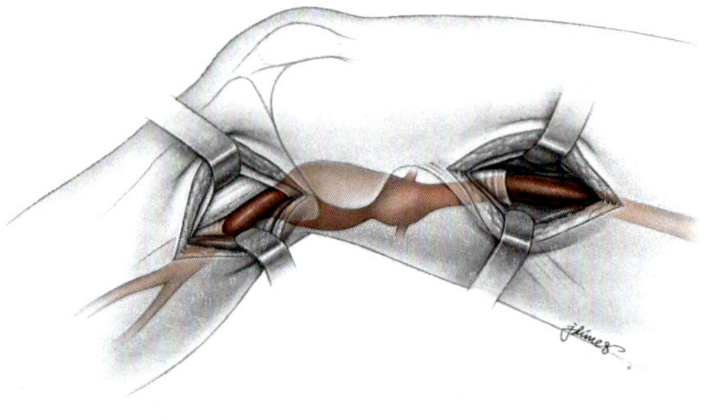

Abb. D8-3 Distaler und proximaler Zugang zur Ausschaltung eines bis in den femoropoplitealen Übergang ausgedehnten Aneurysmas der A. poplitea. Der zentrale Anschluss wurde hier oberhalb des Hiatus adductorius gewählt (Brunner 1996).

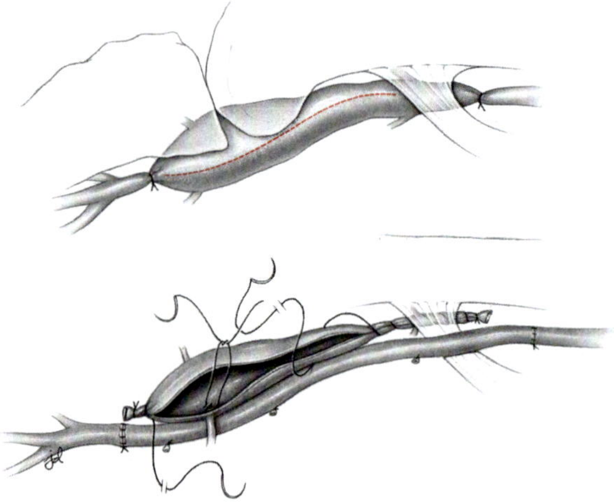

Abb. D8-4 Ein komprimierender Aneurysmasack der A. poplitea wird nach distaler und proximaler Ligatur längs eröffnet. Die Thromben werden ausgeräumt, rückblutende Seitenäste vom Lumen aus umstochen und der Sack anschließend mir einer raffenden fortlaufenden Naht verschlossen. Auf die Resektion des Aneurysmasacks soll wegen der Verletzungsgefahr von benachbarten Strukturen (V. poplitea, N. tibialis) verzichtet werden (Brunner 1996).

Endovaskuläre Verfahren

Die endovaskuläre Exklusion von Popliteaaneurysmen ist in Einzelfällen möglich. Die stentgestützten PTFE- oder Polyesterprothesen werden über einen Führungsdraht in den Aneurysmasack vorgeschoben und proximal und distal fixiert. Eine 2006 publizierte Studie mit 25 endovaskulär behandelten Aneurysmen berichtet über eine primäre Durchgängigkeit von 74,5% und eine sekundäre Durchgängigkeit von 83,2% nach 24 Monaten.

8.4 Literatur

Becker HM, Kortmann H: Nahtaneurysmen. In: Heberer G, van Dongen RJAM (Hrsg.): Gefäßchirurgie. Springer, Berlin–Heidelberg–New York–Tokyo–London–Paris 1987

Brunner U (Hrsg.): Gefäßchirurgie. Breitner Chirurgische Operationslehre, Band 12. Urban & Schwarzenberg 1996

Lev N, Schroeder TV: Anastomotic femoral aneurysms: increase in interval between primary operation and aneurysm formation. Eur J Vasc Endovasc Surg 11 (1996) 207–209

Karasch T, Rieger H: Zur Problematik des Therapiekonzeptes beim Popliteaaneurysma. In: Imig H, Schröder A (Hrsg.): Varizen, Popliteaaneurysmen. Steinkopff, Darmstadt 1995

Müller RC, Striffeler H, Stirnemann P: Das Popliteaaneurysma. Schweiz Med Wochenschr 123 (1993) 2390–2393

Rendl KH, Brunner U, Böhmig HJ et al.: A. femoralis superficialis, A. poplitea. In: Brunner U (Hrsg.): Bd. XIII Gefäßchirurgie. In: Gschnitzer F, Kern E, Schweiberer L (Hrsg.): Breitner. Chirurgische Operationslehre, 2. Aufl. Urban & Schwarzenberg, München–Wien–Baltimore 1996

Schröder A, Groß-Fengels W, Horstmann R et al.: Popliteaaneurysmen aus gefäßchirurgischer Sicht. In: Imig H, Schröder A (Hrsg.): Varizen, Popliteaaneurysmen. Steinkopff, Darmstadt 1995

E

Akute arterielle Verschlüsse

E1 Allgemeine Vorbemerkungen

H. Kogel

1.1 Einführung

Akute arterielle Verschlüsse zählen zu den gefäßchirurgischen Notfällen; Diagnostik und Therapie stehen meist unter großem Zeitdruck. Schwere und Ausmaß des Erkrankungsbildes entscheiden über die Prognose bezüglich Erhalt der Extremität und Letalität. Die Schwere des Krankheitsbildes wird durch verschiedene Faktoren beeinflusst:

- Größe und vitale Bedeutung des ischämischen Organbezirks (Gehirn, parenchymatöse Organe, Extremitäten)
- vorhandene oder fehlende Kollateralisierung
- begleitende Risikofaktoren
- Art des Grundleidens
- biologisches Alter des Patienten
- zeitliche Latenz bis zum Einsetzen der adäquaten Behandlung
- Art und Größe des therapeutischen Eingriffs

Während in früheren Jahren fast ausschließlich embolische Ereignisse die Ursache für einen akuten arteriellen Verschluss waren, zeigt sich in den letzten vier bis fünf Jahrzehnten ein Anstieg akuter arteriell-thrombotischer Gefäßverschlüsse. Die relative Abnahme embolischer Verschlüsse zugunsten thrombotischer Krankheitsbilder hängt mit der Tatsache zusammen, dass früher Endokarditis und rheumatisch bedingte Herzklappenfehler die Hauptquellen von Embolien darstellten und heute infolge des vermehrten Einsatzes von Antibiotika bei Streptokokkeninfekten sowie der verfeinerten kardiologischen Diagnostik und Therapie deutlich abgenommen haben.

Im Vordergrund der Ursachen embolischer Ereignisse stehen heute koronare Durchblutungsstörungen, Herzrhythmusstörungen und infarktbedingte Herzwandaneurysmen. Embolische Gefäßverschlüsse, die früher ein gesundes Gefäßsystem trafen, sind heutzutage vermehrt bei arteriosklerotisch veränderten Arterien und vorbestehender arterieller Verschlusskrankheit anzutreffen. Die operative Korrektur ist daher anspruchsvoller geworden.

Weitere Ursachen arterieller Verschlüsse, deren klinische Bedeutung jedoch deutlich hinter derjenigen von embolischen und thrombotischen Verschlüssen zurücktritt (Tab. E1-1), sind:

- traumatisch ausgelöste Gefäßblockaden

Tab. E1-1 Pathogenetische Ursachen akuter Arterienverschlüsse.

Ursache	Häufigkeit [%]
embolisch	70
thrombotisch	19
traumatisch (inklusive iatrogen)	10
andere (z. B. Phlegmasie, Aneurysma dissecans)	1

- kompressionsbedingte Verschlüsse
- Phlegmasia coerulea dolens bzw. Phlegmasia alba
- dissezierende Aortenaneurysmen.

Während in früheren Jahren häufiger Frauen wegen der höheren Inzidenz von Endokarditiden und Klappenfehlern embolische Verschlüsse erlitten, sind heute beide Geschlechter gleich oft betroffen. Das Durchschnittsalter bei akuten Gefäßverschlüssen liegt zwischen 50 und 70 Jahren und damit um 10 Jahre höher als vor 1940.

1.2 Ätiologie und Pathogenese

1.2.1 Embolischer Arterienverschluss

Ausgangspunkt einer arteriellen Embolie (Tab. E1-2) ist in 80–90% das linke Herz. Für eine intrakavitäre Thrombenbildung stehen folgende Ursachen im Vordergrund:

- Endokarditis
- Herzklappenfehler
- Herzwandaneurysma, z. B. infolge eines Herzinfarktes (Abb. E1-1)
- koronare Durchblutungsstörungen mit erheblicher Herzinsuffizienz
- Herzrhythmusstörungen mit Vorhofflimmern.

Unter rhythmisierender Therapie und Digitalisierung können derartige Thromben ohne vorherige Echokardiographie übersehen werden und zu peripheren Embolisationen führen. Als Emboliequelle kommen auch zentral gelegene Aneurysmen oder wandständige Thromben stark atheromatös veränderter Gefäßwände (z. B. der aortoiliakalen Strombahn) nach subintimalen Einblutungen und Dissektionen in Frage. Die Embolisation von Luft, Fett oder metallischen Fremdkörpern (z. B. durch Geschoss nach Schussverletzung) sind seltene Ereignisse.

Weitere Ursachen embolischer Arterienverschlüsse sind:

- abgelöste Tumoranteile aus Vorhofmyxomen und deren Verschleppung in die Peripherie
- thrombotisches Material aus Bronchialkarzinomen oder postpneumonisch gelöst, das via Lungenvene, linken Vorhof und linke Kammer in der Peripherie einen Verschluss verursacht; dies führte zur Forderung nach der histologischen Untersuchung des Embolus
- paradoxe Embolien über ein offenes Foramen ovale.

Tab. E1-2 Ursachen embolischer Arterienverschlüsse.

Ursache	Häufigkeit [%]
kardiogen ▪ Endokarditis ▪ Herzwandaneurysma ▪ Herzrhythmusstörung	80
arterioarteriell ▪ vorgeschaltete Strombahn (Aneurysma, Atheromatose, Dissektion) ▪ Tumor (Vorhofmyxom, Bronchialkarzinom) ▪ Entzündung (Pneumonie, Arteriitis) ▪ paradoxe Embolie (offenes Foramen ovale)	10
ungeklärt	2–10
iatrogen	<1

Bevorzugte Lokalisation von Embolien sind die supraaortischen Äste, da diese in der direkten geraden Auswurfbahn des Herzens liegen. Die meisten embolischen Verschlüsse der Karotiden fallen unter den Symptomenkomplex „akuter Schlaganfall". Sie gelangen häufiger in die Behandlung von Internisten und Neurologen und weisen eine hohe Letalität, je nach Statistik zwischen 70 und 90%, auf.

- Patienten, die auf einer gefäßchirurgischen Station aufgenommen werden, haben in der überwiegenden Mehrzahl Embolisationen in der Peripherie, nämlich zwischen Aortengabel und Kniekehlenarterie (50–75%).
- Der Anteil embolischer Verschlüsse der Viszeralarterien ist wesentlich geringer (<3%). Embolisationen finden hier – wegen des Abgangswinkels von 30° und des großen Abgangstrichters – hauptsächlich in die A. mesenterica superior statt.
- In die rechtwinklig von der Aorta abzweigenden Nierenarterien erfolgen Embolisationen selten.
- In nur 14% sind die A. subclavia und die Armarterien betroffen.
- Schleichend verlaufen 10% der Embolisationen, 5% bleiben völlig stumm.

Während Fremdkörper-, Luft- und Fettembolien meist ein einmaliges Ereignis darstellen, treten Thromboembolien nicht selten rezidivierend auf. Bei rund 30% der Patienten ist mit einem Embolierezidiv zu rechnen, so dass ein Patient häufig mehrfach gefäßchirurgisch versorgt werden muss – oder im weiteren Verlauf an den Folgen einer Embolisation verstirbt. In 2–10% bleibt die Ursache für die Verschleppung eines Thrombus ungeklärt.

Bei Verschleppung von Gerinnseln in die Peripherie bleiben diese an anatomischen Engpässen hängen. Die typischen Stellen werden in den nachfolgenden Kapiteln beschrieben. An Bifurkationen von Gefäßen können so genannte reitende Thromben sichtbar werden, die bei stärkerem Blutstrom fragmentiert werden und schließlich in verschiedenen Gefäßregionen zu Verschlüssen führen können.

1.2.2 Thrombotischer Arterienverschluss

Die arterielle Thrombose entsteht auf dem Boden einer vorbestehenden arteriellen Verschlusskrankheit. Reduzierter Blutfluss peripher von Stenosen und das Vorhandensein von thrombogenen atheromatösen Oberflächen führen entweder akut oder in Schüben zu einem arteriellen Verschluss. Aufgrund der vorbestehenden Stenosen sind meist präformierte Kollateralkreisläufe vorhanden, so dass das Ausmaß der Ischämie oft nicht so gravierend ist wie bei embolischen Verschlüssen. Änderungen der Hämodynamik durch Herzinsuffizienz oder Exsikkose können für eine plötzliche Verschlechterung ausschlaggebend sein.

Andere pathogenetische Gründe wie Thrombophilie (längere Einnahme von Ovulationshemmern, Hyperkoagulabilität als paraneoplastisches Syndrom, Gerinnungsdefekte wie AT-III-Mangel, Protein-C-Mangel u. a.) treten in ihrer Bedeutung ebenso in den Hintergrund wie arterielle Thrombosen auf dem Boden von Gefäßspasmen (genuin, Ergotismus) und seltenen granulomatösen Erkrankungen oder Kollagenosen.

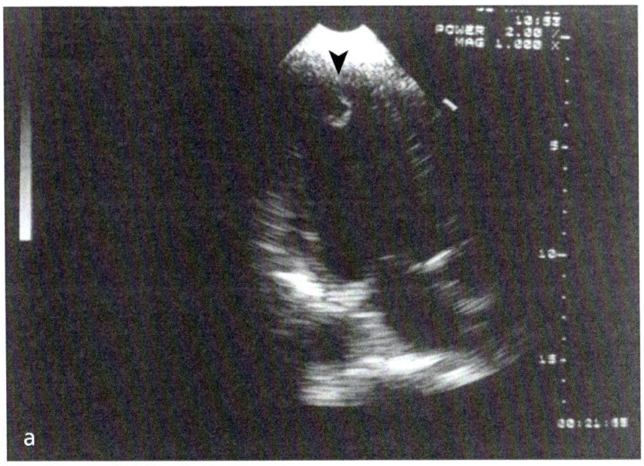

Ursachen thrombotischer Arterienverschlüsse:
- arterielle Verschlusskrankheit (AVK)
- Herzinsuffizienz bei AVK
- Exsikkose bei AVK
- Thrombophilie
  - AT-III-Mangel
  - Protein-C-Mangel
  - Protein-S-Mangel
  - paraneoplastische Paraproteinämie
  - HIT II (heparininduzierte Thrombopenie Typ II)

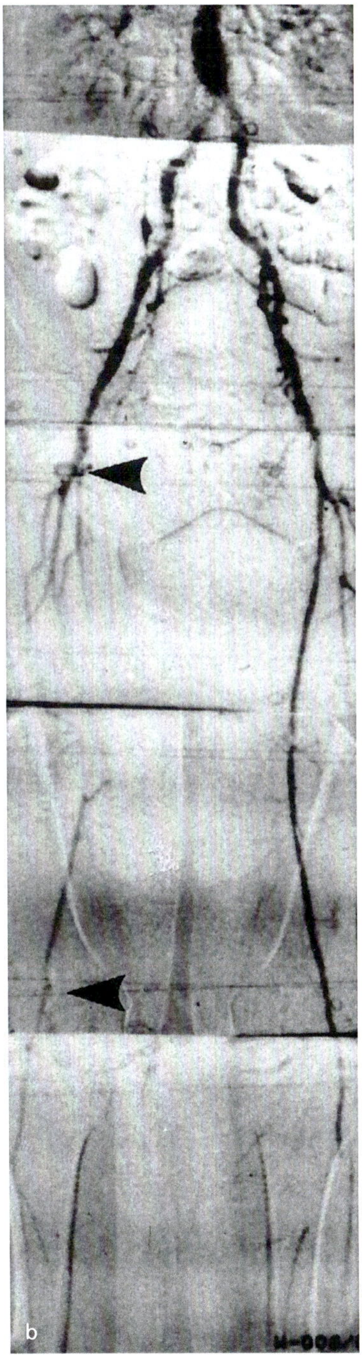

Abb. E1-1a und b 57-jähriger Patient mit wandständigem Thrombus in der linken Herzkammer bei Zustand nach Resektion eines Herzwandaneurysmas.
a: Echokardiogramm wenige Stunden vor der eigentlichen peripheren Embolisation in das rechte Bein.
b: DSA: akuter embolischer Verschluss der A. femoralis superficialis und der A. poplitea rechts.

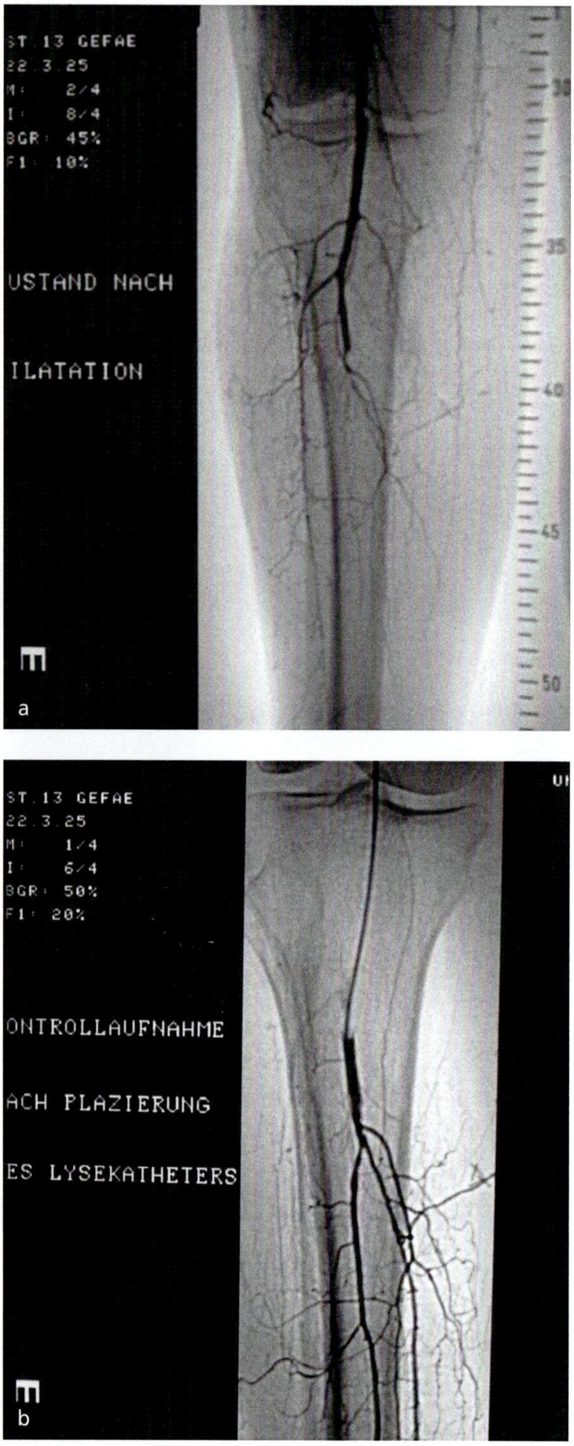

Abb. E1-2a und b I. a.-DSA.
a: Zustand nach Dilatation eines kurzstreckigen Verschlusses der A. poplitea (Abschnitt II) mit geringer Dissektion 2 cm oberhalb des Kniegelenkspalts und iatrogen embolischem Verschluss des Truncus tibiofibularis.
b: Erfolgreiche Behandlung durch lokale Lyse.

- lokale Kompression
- Entzündungen
  - bakteriell
- Granulomatosen
  - Morbus Behçet
- Autoimmunvaskulitiden
  - Kollagenosen
  - Kälteagglutinine
- Gefäßspasmus
  - genuin
  - Ergotismus
  - Raynaud-Syndrom
- traumatisch
- iatrogen.

Da bei vorbestehender arterieller Verschlusskrankheit vielfach eine ausgedehnte Kollateralisierung anzutreffen ist, lässt die sichtbare Ischämiezone klinisch einen sicheren Rückschluss auf die zentrale Lokalisation des Gefäßverschlusses meist nicht zu. Die exakte Lokalisationsdiagnostik kann erst durch weitere klinische und apparative Maßnahmen erreicht werden.

1.2.3 Traumatisch ausgelöster Verschluss

Gefäßzerreißungen erfolgen durch stumpfe oder scharfe Gewalteinwirkungen (siehe Kap. B1). Als Ursache können suprakondyläre Frakturen von Humerus und Femur, Schulterluxationen, HWS-Distorsionen, schwere Frakturen im thorakolumbalen Übergang (traumatische Aortendissektion u. a.) beobachtet werden. Auch Kompartmentsyndrome nach schweren Weichteilkontusionen des Unterschenkels enden ohne adäquate und sofortige Therapie in venösen oder arteriellen Thrombosen. Ebenso können Schussverletzungen zur Kontinuitätsunterbrechung oder zu einem thrombotischen Verschluss von Gefäßsegmenten führen. Die Zunahme diagnostischer Maßnahmen mit Katheterisierung klein- bis mittelkalibriger Arterien (Koronarangiographie, Linksherzkatheter, blutige Blutdruckmessung) sowie therapeutische interventionelle Eingriffe führen bei Patienten immer häufiger iatrogen zu arteriellen Thrombosen (Abb. E1-2).

1.2.4 Kompressionsbedingter Verschluss

Anatomische Engen können durch kontinuierliches Trauma zu Verletzungen der Gefäßwand mit Intimaveränderungen führen und lokale Thrombosen hervorrufen. Dieser Themenkreis wird in Teil C, in dem Klinik, Diagnostik und Therapie der Kompressionssyndrome dargestellt sind, behandelt.

1.2.5 Phlegmasia coerulea dolens – Phlegmasia alba dolens

Phlegmasia coerulea dolens

Diesem seltenen Krankheitsbild liegt eine akute Mehretagen-Phlebothrombose vorwiegend der unteren Extremitäten zugrunde. Durch Erhöhung des peripheren Widerstandes infolge Venenthrombose, vermehrte Ödembildung und damit Drucksteigerung im interstitiellen Gewebe der Muskelkompartimente kommt es ohne adäquate Therapie (Hochlagerung, Antikoagulation, dosierte Kompression) schließlich auch zu einer Blockade der arteriellen Strombahn. Die schmerzhafte dunkelblau-livide Schwellung geht mit einer erheblichen Umfangsvermehrung des betroffenen Beines einher – abhängig von der Symptomdauer – bis hin zu Blasenbildung und Nekrosen.

Phlegmasia alba dolens

Bei schnellem Verlauf und sofortiger Blockade sowohl des arteriellen als auch des venösen Schenkels ist die im Vergleich zur Phlegmasia coerulea dolens noch viel seltenere Phlegmasia alba dolens zu beobachten. Typisch sind eine starke Schmerzhaftigkeit der Extremitäten mit Verlust von Sensibilität und Motorik sowie ein schweres Krankheitsbild mit gravierenden Allgemeinsymptomen (Beeinträchtigung des Herz-Kreislauf-Systems), frühe septische Komplikationen, Einschwemmung toxischer Metaboliten mit Myoglobinurie und Nierenversagen.
Die Therapie hat so schnell wie möglich zu erfolgen und besteht in der kombinierten transfemoralen venösen und arteriellen Thrombektomie. Die Operation erfolgt unter perioperativer Heparinisierung. Intraoperative Angiographie bzw. Angioskopie sind als Kontrollmethoden notwendig. Zur Erhöhung der Flussgeschwindigkeit erfolgt die Anlage einer protektiven a. v.-Fistel.
Bei langer Dauer des voll ausgeprägten Krankheitsbildes – besonders bei vorbestehendem postthrombotischem Syndrom – ist die Prognose ungünstig, so dass eine hohe Oberschenkelamputation, meist in offener Technik, die einzige lebensrettende Maßnahme für den Patienten darstellt. Behandlungsmethoden wie systemische oder lokale Lyse sollten nur in Ausnahmefällen zur Anwendung kommen, da deren Ergebnis bislang als schlechter einzustufen ist als die Operation. Die Behandlungsergebnisse nach kombinierter chirurgischer und medikamentöser Therapie sind unter Berücksichtigung der Kontraindikationen möglicherweise besser. Gesicherte Ergebnisse liegen allerdings noch nicht vor.

1.2.6 Dissezierendes Aortenaneurysma

Ein dissezierendes Aortenaneurysma vom Typ A oder B (Stanford-Klassifikation siehe Kap. D5) stellt eine seltene Ursache für akute Gefäßverschlüsse – vorwiegend der aorto-iliakalen Strombahn – dar. Zusätzlich kann es hier zur Mitblockade der Viszeralarterienabgänge in unterschiedlichem Ausmaß kommen (siehe Kap. E4). Die Komplexität des schweren Krankheitsbildes und die verschiedenen Verlaufsformen verlangen ein genau auf den individuellen Fall abgestimmtes Therapieregime.

1.3 Symptomatik und klinischer Befund

1.3.1 Embolischer Arterienverschluss

➡ Das klinische Bild der arteriellen Embolie der Extremitäten ist in den meisten Fällen durch einen plötzlichen, peitschenartig einfahrenden Schmerz gekennzeichnet. Die Minderdurchblutung führt zu einem Symptomenkomplex, der von Pratt 1954 mit den „6 p" charakterisiert wurde:
- Schmerz (**p**ain)
- Blässe (**p**aleness)
- Parästhesie (**p**araesthesia)
- Pulslosigkeit (**p**ulselessness)
- Bewegungsunfähigkeit (**p**aralysis)
- Schock (**p**rostation).

Der Schweregrad der Ischämie wird beeinflusst von:
- der Lokalisation und der Ausdehnung der Gefäßblockade
- dem Vorhandensein von Kollateralen (v.a. bei vorbestehender AVK)
- der allgemeinen momentanen Kreislaufsituation.

Entscheidend für die Diagnose einer arteriellen Embolie sind:
- das Vorhandensein eines Ischämiesyndroms
- der Nachweis eines Embolusstreuherdes
- die fehlenden Hinweise auf eine vorbestehende AVK
- der intraoperative makroskopische Befund der betroffenen Arterien (bei Embolien meist weich und zart)
- die Beurteilung der Verschlussgerinnsel selbst (bei typischen Embolien solide Konsistenz und graue Farbe)
- Appositionsthromben, peripher und zentral des Embolus (rote Farbe).

Sind sowohl die Anamnese als auch der klinische Befund für eine Embolisation typisch, ist eine Angiographie nicht unbedingt erforderlich. Sie ist nur indiziert bei embolischen Verschlüssen lebenswichtiger Viszeralarterien und bei unsicherer Emboliediagnose mit Verdacht auf eine andere Verschlussursache.
Angiographische Charakteristika für einen embolischen Verschluss sind:
- typisches Kuppelbild
- glatte Gefäße
- das Fehlen jeglicher Kollateralgefäße.

1.3.2 Arterielle Thrombose

Bei der arteriellen Thrombose sind in der Vorgeschichte meistens Beschwerden im Sinne einer Claudicatio intermittens an den Extremitäten eruierbar. Somit stellen die exakte Anamnese und eine gründliche klinische Untersuchung mit Erhebung des Pulsstatus und Beurteilung der Ischämiegrenzen wichtige Voraussetzungen für die Unterscheidung zwischen Embolisation und Thrombose dar.
Für die Schweregradeinteilung der Ischämie sowohl bei embolischen als auch bei thrombotischen Verschlüssen von Extremitätenarterien hat sich die Systematik von Fontaine (1956) mit Unterscheidung einer kompletten bzw. inkompletten Ischämie bewährt.
- Bei der kompletten Ischämie erscheint die kalte, pulslose Extremität gefühllos und die Motorik ist aufgehoben.
- Bei inkompletten Ischämien ist das Gefühl noch z. T. erhalten und die Beweglichkeit der Extremität reduziert.

Bei Ischämien reagiert die Muskulatur früher mit einem Funktionsausfall als der Nerv, da die Nervenzelle weiter zentral – außerhalb der Ischämiezone – im Rückenmark liegt.
Der Schweregrad der Ischämie nimmt entscheidenden Einfluss auf die Prognose bezüglich sowohl der Erhaltung der Extremität als auch der Letalität.
Eine weitere Unterscheidung ist die einer blassen und einer blauen bzw. zyanotischen Ischämie.
- Bei der blassen Ischämie ist die Extremität leichenblass, die Venen sind kollabiert; es liegt lediglich eine Blockade des arteriellen Schenkels vor. Die Zeitdauer der Ischämie ist abhängig von der Kollateralisierung; die Aussichten auf Erfolg nach operativer Ausräumung der Gerinnsel sind gut.
- Bei der blauen Ischämie, die eine fleckförmige, bläulich-livide Verfärbung aufweist und schließlich in eine komplette zyanotische Form übergehen kann, ist die Prognose wesentlich schlechter. Das pathologische Substrat stellt eine Appositionsthrombose nach peripher in das Kapillarsystem und schließlich in den venösen Schenkel hinein dar, so dass nicht nur der arterielle Einstrom, sondern auch der venöse Ausstrom blockiert sein kann. Die Aussichten einer erfolgreichen Revaskularisation sind hier gering. Differentialdiagnostisch muss allerdings ein vorbestehendes postthrombotisches Syndrom berücksichtigt werden, das eine blaue Ischämie vortäuschen kann. Der völlige Verlust der Sensibilität, eine gespannte und rigide Muskulatur sowie Spannungsblasen zeigen den irreversiblen Gewebetod an, der mit der Gefahr des Verlustes der Extremität einhergeht.

1.4 Diagnose

Hinweise auf eine arterielle Thrombose in der präoperativen Angiographie geben arteriosklerotische Einengungen der kontralateralen Extremität.

➡ Typische Zeichen einer arteriellen Thrombose in der Angiographie sind zentrale Kaliberschwankungen und ein ausgeprägtes Kollateralnetz.

Durch die häufig vorhandene Möglichkeit, eine intraoperative DSA durchzuführen, ist – außer bei Viszeralarterienverschlüssen – die Notwendigkeit einer präoperativen angiographischen Darstellung bei embolischen Verschlüssen nicht zwingend gegeben.
Nach klinischer Untersuchung, Doppler-Sonographie der Arterien an typischer Stelle und ggf. einer Duplexsonographie kann eine gefäßchirurgische Intervention geplant werden. Da es sich häufig um schwerkranke Patienten handelt, müssen vor dem Eingriff neben der Labordiagnostik (Blutbild, Elektrolyte, Gerinnung, Herzenzyme) ein EKG und eine Röntgen-Untersuchung des Thorax durchgeführt werden. Erkrankungen wie dekompensierte Herzinsuffizienz, schwere Tachyarrhythmia absoluta, dekompensierte Niereninsuffizienz oder dekompensierter Diabetes mellitus müssen möglichst schnell behandelt werden.
Thrombosen der Extremitätenarterien mit Akrozyanose und niedrigen Druckwerten von <100 mmHg an allen Extremitäten deuten auf ein primär kardiales Versagen hin. Vorschnelles Operieren an den Extremitätenarterien bedeutet hier eine Zuwendung zum falschen Erfolgsorgan. Ohne Beherrschen der Ursache, des beginnenden Herzversagens, ist jeder operative Eingriff sinnlos!

1.5 Therapie

1.5.1 Zielsetzung und Operationsindikation

Die Indikation zur Operation ergibt sich aus dem Grad der Ischämie und der Lokalisation des Arterienverschlusses. Unter Berücksichtigung vorhandener Risikofaktoren wird für die Gefäßbahnrekonstruktion der kleinstmögliche Eingriff angestrebt. Drei Ziele werden hierbei verfolgt:
- Beseitigung der Strombahnblockade
- Abwendung einer direkten Lebensgefahr
- Ausschalten eines Embolusstreuherds bzw. Beseitigung der Ursache einer arteriellen Thrombose.

1.5.2 Vorbereitung

- Als Sofortmaßnahme werden 10000 I.E. Heparin i.v. als Bolus verabreicht, um eine Appositionsthrombose nach zentral und peripher zu vermeiden, die die Prognose der Rekonstruktion verschlechtern würde.
- Darüber hinaus sollte die Herzfunktion – soweit beeinträchtigt – durch Verabreichung von Kardiaka verbessert werden. Die Verabreichung von Opiaten soll schädigende Schmerzreflexe ausschalten und dadurch die Schockkrankheit verbessern.
- Um weitere Schäden zu vermeiden, sollte die betroffene Extremität in einen Watteverband gepackt und tiefgelagert werden.
- Bei peripheren Eingriffen, z.B. bei transkubitaler, transfemoraler oder transpoplitealer Thromb- oder Embolektomie, ist bei subtiler Operationstechnik meist keine Blutsubstitution erforderlich. Lediglich bei ausgedehnteren rekonstruktiven Maßnahmen mehrerer Gefäßetagen sowie bei vorgeschalteten zentralen Aneurysmen kann die Gabe von Fremdblut erforderlich werden. Es sollten dabei Maßnahmen zur Blutrückgewinnung (cell-saving) ergriffen werden. Mehr als zwei Konserven sind in den seltensten Fällen erforderlich.

1.5.3 Operative Standardverfahren

Die Technik der Fernembolektomie bzw. Fernthrombektomie hat sich in den letzten Jahren zunehmend durchgesetzt, weil sie ein schonendes Verfahren ist und die Komplikations- und Letalitätsrate damit deutlich reduziert werden konnte. Die betroffenen Arterien werden an anatomisch leicht zugänglichen Stellen aufgesucht (Abb. E1-3). Nach Ausklemmen und Eröffnen unter Tourniquetkontrolle werden die Gerinnsel retrograd und antegrad mit dem Ballonkatheter entfernt. Dieser Eingriff kann bei kooperativen Patienten auch in lokaler Infiltrationsanästhesie durchgeführt werden.

1.5.4 Alternative operative Verfahren

- Die Kombination von Rotationsangioplastie, intraoperativer Lyse und der Dilatation von nach- oder vorgeschalteten Stenosen mit der operativen Thrombektomie oder Embolektomie stellt eine wesentliche Bereicherung der therapeutischen Maßnahmen dar. Häufig lässt sich dadurch eine Ausdehnung des Eingriffs vermeiden.
- Ist eine Thrombektomie größerer Gefäßsegmente nicht möglich oder persistiert die Ischämie, bieten sich – je nach Situation – anatomische oder extraanatomische primäre Bypass-Operationen an. Auch hier muss nach dem Grundsatz verfahren werden, den Eingriff möglichst klein zu halten, da es sich häufig um Patienten mit schweren Begleiterkrankungen handelt.

E1

1.5.5 Intraoperative Kontrollmethoden (Qualitätssicherung)

➡ Mit der intraoperativen Angiographie sollte die Ausstrombahn nach Desobliterationsmanöver unbedingt kontrolliert

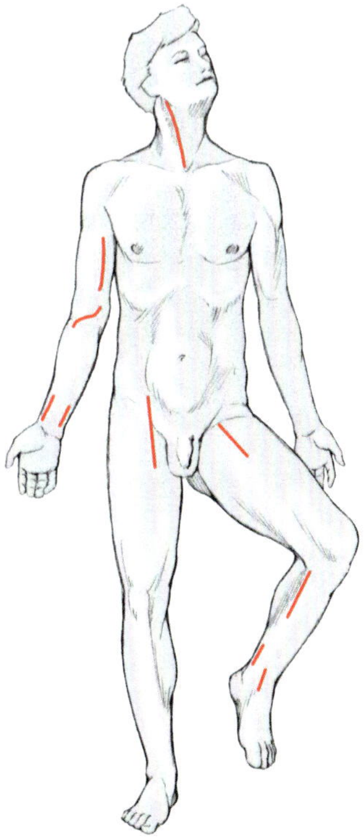

Abb. E1-3 Zugänge zur Fernembolektomie.

werden. Hierdurch können Restgerinnsel entdeckt und kontrolliert entfernt werden. Technische Handicaps wie Dissektionen, Perforationen, traumatische Aneurysmabildung, persistierende Verschlüsse können so leicht nachgewiesen werden.

Auch die Gefäßendoskopie ist in der Lage, in den einsehbaren Bereichen derartige technische Handicaps aufzudecken. Der Nachteil der Gefäßendoskopie besteht jedoch darin, dass nicht die komplette Ausstrombahn beurteilt werden kann. Sie ersetzt daher die intraoperative Angiographie nicht. Eine vermehrte Infektionsrate, das so genannte Overloading-Syndrom oder andere Komplikationen der Gefäßendoskopie wurden bisher von den meisten Autoren in einer Frequenz von unter 1% angegeben.

1.5.6 Ausweichverfahren

Bei Blockade der Ausstrombahn infolge einer länger bestehenden Ischämie ist die Prognose trotz angiographisch erfolgreich thrombektomierter Hauptarterie schlecht (angiographisches Fehlen von Seitenästen: die so genannte Wipfeldürre).
Zusätzlich kann versucht werden, über einen arteriellen Seitenast einen Katheter einzubringen und diesen perkutan auszuleiten, um intra- und postoperativ eine lokale Lyse und/oder eine Prostaglandintherapie durchzuführen. In wenigen Fällen kann hierdurch eine Verbesserung der klinischen Situation herbeigeführt werden.

1.5.7 Nichtoperative Verfahren

Interventionelle Eingriffe

Bei kurzstreckigen Blockaden stehen nach erfolgter Angiographie die lokale Lyse mittels Katheter und die perkutane Aspirationsthrombektomie (PAT) zur Verfügung. Die Anwendung dieser Verfahren bietet sich bei embolischen Verschlüssen großer Viszeralarterien an. Hierbei kann ggf. auf eine primäre Laparotomie mit Gefäßrekonstruktion verzichtet werden. Bei einem ausgewählten Krankengut wird eine Erfolgsrate zwischen 70 und 90% angegeben.
Dennoch gelten für einige Patienten Kontraindikationen, z. B. bei Ulkusleiden, Zustand nach Apoplex oder frischen Operationen. Auch sollte die Auslösung einer schweren hämorrhagischen Blutung bei länger bestehender Mesenterialarterienembolie nicht außer Acht gelassen werden. Das gleiche Verfahren ist bei distalen Embolien im Bereich der Gliedmaßenarterien unter Umständen indiziert. Durch Rotationsaspirationsthromboembolektomie (RAT) gelingt es vereinzelt, bei Risikopatienten mit vorbestehender AVK langstreckige thrombotische Verschlüsse der zentralen zuführenden Arterie zu beheben.
Die systemische Lyse ist bei arteriellen Verschlussprozessen weitgehend verlassen worden, weil sie ein ausgesprochen hohes Risiko, insbesondere in Bezug auf Blutungskomplikationen, aufweist. Die meisten Patienten haben erhebliche Risikofaktoren, die eine Kontraindikation zur systemischen Lyse darstellen (z. B. Hypertonie, Zustand nach Schlaganfall, hohes Alter).

Konservative Methoden

Eine konservative Therapie peripherer arterieller Verschlüsse ist lediglich bei inkompletter Ischämie vertretbar, vor allem bei Teilverschlüssen der Unterschenkelarterien und beim Blue-toe-Syndrom (zu einem späteren Zeitpunkt muss die Ausschaltung des Embolusstreuherdes erfolgen).
Die konservative Behandlung besteht in der Heparinisierung (bis zur doppelten PTT) des Patienten und der Applikation von Vasodilatanzien, Papaverin, Prostaglandin u. a. Falls erforderlich, muss eine Verbesserung der Herzfunktion angestrebt werden sowie der lokale Schutz der Extremität durch Watteschuh und Tieflagerung gewährleistet sein.

1.6 Komplikationen und deren Behandlung

1.6.1 Sofortkomplikationen

Embolektomien bzw. Thrombektomien mit dem Ballonkatheter erfordern ein besonders vorsichtiges Vorgehen.

> **!** Wegen drohender Gefäßverletzungen sollte auf keinen Fall der Drahtmandrin belassen werden.

Dennoch können auch bei vorsichtigem Einführen und Zurückziehen des Ballonkatheters Dissektionen oder periphere Embolisationen verursacht werden. Bei intraoperativer Qualitätssicherung durch Angiographie können diese Komplikationen aber sofort diagnostiziert werden.
Da es darauf ankommt, den Eingriff möglichst klein zu halten, ergeben sich bei iatrogenen Dissektionen folgende Therapieverfahren:
- Implantation eines intraluminären Stents
  Cave: wegen schlechter Ergebnisse ausgenommen bei langstreckigen Veränderungen und folgenden Lokalisationen:

- in mittel- bis kleinkalibrigen Arterien
- in Bewegungssegmenten der A. poplitea in den Abschnitten II und III
- in Unterschenkelarterien
- im Bereich der A. cubitalis und in den Unterarmarterien
- sofortige Implantation eines Bypasses.

Periphere Embolisationen können der lokalen Lyse zugeführt werden, soweit es sich um Thromben und nicht um verkalkte Plaques handelt.

Persistierende Verschlussprozesse können z. B. durch Verlagerung der Operationsebene nach weiter peripher (z. B. von der Leiste aus in Richtung A. poplitea, Abschnitt III) erfolgreich behandelt werden.

!

Cave: keine Thrombendarteriektomie des betroffenen dissezierten Gefäßabschnitts, da hierdurch der Eingriff wesentlich erweitert wird.

Da in den meisten Fällen bei Querarteriotomie eine Direktnaht, bei Längsarteriotomie eine autologe Streifenplastik bevorzugt wird, stellen lokale Infektionen (Schweregrad III nach Szilagy) in den seltensten Fällen ein gravierendes Problem dar. Kommt es dennoch zu einem Wundinfekt, führt die sofortige Entlastung, die lokale Spülung oder – je nach Schweregrad – das lokale Débridement in den meisten Fällen zur Abheilung. Hämatombildungen sind durch Ultraschall zu überprüfen und größere liquide Bezirke zu entlasten.

Kleine Perforationen infolge Durchspießung mit Ballonkathetern bedürfen im Bereich der Unterschenkel- und Unterarmarterien in den seltensten Fällen einer operativen Revision. Vorsichtige lokale Kompression für 10 min nach Freigabe des Blutstroms führt in der Regel zum Erfolg. Im Bereich mittelkalibriger Arterien müssen Perforationen jedoch freigelegt und übernäht werden.

!

Dilatationsbedingte Aneurysmen erfordern eine sofortige Korrektur, bevorzugt mit einem autologen Interponat.

Reperfusionssyndrom

Sofern nach länger andauernder Ischämie bereits ein teilreversibler oder nichtreversibler Gewebeschaden entstanden ist, kommt es zur Freisetzung von Sauerstoffradikalen und zur Ansammlung von Hypoxanthinen, die während des Sauerstoffmangels durch Abbau von ATP entstanden sind.

Erst bei Reperfusion reagieren Sauerstoffradikale (vor allem das Hydroxyl) mit organischen Verbindungen sowohl in der Zwischenzellsubstanz als auch intrazellulär. Hierdurch kommt es zu Veränderungen von Lipiden, Proteinen, Nukleinsäuren, von Gerüststoffen wie Kollagen und Elastin sowie von Polysacchariden. Erst jetzt tritt der endgültige Zelltod ein, der durch Permeabilitätssteigerung der Zellmembran eingeleitet wird und schließlich zur Zelllyse führt.

Kommt es nach Ischämie zur Reperfusion großer Körperareale, so können systemische Reaktionen auftreten, von denen vor allem der toxische Einstrom von freiem Kalium in die Blutbahn bekannt ist. Schwere Herzrhythmusstörungen oder Herztod können die Folge sein. Dies geschieht jedoch vor allem bei akuten Verschlüssen der unteren Extremitäten (siehe Kap. E6).

Der Einstrom von Myoglobin, das durch Ausfällung in den Nierentubuli zur lebensbedrohlichen Niereninsuffizienz führt, wurde besonders von Haimovici beschrieben. Einerseits sind nur wenige der toxischen Substanzen bisher ausreichend untersucht, andererseits gibt es bislang nur experimentelle Hinweise für therapeutische Ansätze, die auf die klinische Praxis bisher nicht uneingeschränkt übertragbar sind.

Die chirurgischen Maßnahmen beschränken sich auf folgende Möglichkeiten:

- fraktionierte Freigabe des Blutstroms, um die Einschwemmung von toxischen Substanzen zu limitieren
- Herabsetzung der Ischämiezeit während der Operation, z. B. durch Anwendung eines intraluminären Shunts oder Bypassverfahrens, vor allem bei traumatischen Gefäßunterbrechungen
- prophylaktische Fasziotomie zur Verhinderung eines Kompartmentsyndroms
- lokale Hypothermie
- frühe primäre Amputation, wenn die Nekrosen bereits etabliert sind und eine Revaskularisation nicht sinnvoll erscheint

In jüngster Zeit wird vermehrt über die maschinelle Auswaschung toxischer Substanzen („limb wash-out") berichtet; sie bleibt jedoch auf wenige ausgewählte Fälle beschränkt.

Die pharmakologischen Möglichkeiten sind begrenzt und beschränken sich auf die intraarterielle Lyse und eine Verbesserung des Hämatokriten auf 36–40%, z. B. durch isovolämische Hämodilution, was zu einer Verbesserung der Blutviskosität führt. Die Applikation von Antioxidanzien als Radikalenfänger ist entweder für die systemische Behandlung noch nicht zugelassen (Superoxiddismutase) oder in den üblichen Dosierungen nicht wirksam (Allopurinol, Deferoxamin). Auch die Wirkung von Prostaglandin (PGE_1) ist bei Patienten mit dieser Indikationsstellung nicht ausreichend untersucht.

1.6.2 Frühkomplikationen

Innerhalb des ersten Jahres können Frühverschlüsse im Bereich des Operationsgebiets auftreten. Diese sind entweder auf technische Handicaps wie

- persistierende Stenosen
- zentrale, nicht mitkorrigierte Strombahnhindernisse
- periphere reduzierte Abstromverhältnisse

oder aber auf myointimale Proliferationen im Bereich der Arteriotomie zurückzuführen.

Letztere Veränderungen treten vor allem nach Anwendung von Bypassverfahren mit End-zu-Seit-Anastomosen an typischer Stelle auf. Weiterhin sind als Ursache von Stenosen Klemmschäden zu nennen.

➡ Bei ca. einem Drittel der Patienten mit embolischen Verschlüssen muss mit Rezidivembolien innerhalb des ersten Jahres gerechnet werden.

1.6.3 Spätkomplikationen

Zu den Spätkomplikationen gehören, wie oben erwähnt, Rezidivembolien oder bei arterieller Thrombose die Progression der Grunderkrankung der zentralen und peripheren Arteriosklerose. Die betroffenen Patienten sind je nach Lokalisation und Krankheitsbild einem erneuten rekonstruktiven gefäßchirurgischen Eingriff oder einer interventionellen Therapie zuzuführen. Bei gut kompensierter Situation und geringen Beschwerden ist einer konservativen Therapie der Vorzug zu geben.

1.7 Nachbehandlung und Nachsorge

In der unmittelbaren postoperativen Phase sollte eine Heparinisierung für 4–5 Tage erfolgen. Bis auf wenige Ausnahmen (z.B. bei mechanisch gefährdeten Anastomosen in Bewegungssegmenten) geschieht die Mobilisation der Patienten am ersten postoperativen Tag.

Bei embolischen Verschlüssen gilt es, den Embolusstreuherd ausfindig zu machen. In den seltensten Fällen lassen sich Gerinnsel während der Echokardiographie im Herzen nachweisen (siehe Abb. E1-1).

Das Vorliegen von

- Herzrhythmusstörungen mit Vorhofflimmern
- Klappenvitien
- Endokarditis
- Herzwandaneurysma
- erheblicher Dilatation des Herzens

lässt jedoch in über 90% der Fälle auf das Herz als Emboliequelle schließen.

In diesen Fällen ist unter Berücksichtigung der Kontraindikationen eine Dauertherapie mit Marcumar® empfehlenswert. Die Therapiemöglichkeiten für das Herz sind mit dem Kardiologen abzuklären.

Bei Vorliegen von arteriellen Thrombosen erfolgt ebenfalls unmittelbar postoperativ eine Antikoagulation mit Heparin. Patienten mit multifokaler Arteriosklerose können einer Langzeittherapie mit Marcumar® zugeführt werden, sofern keine Kontraindikationen vorliegen. In diesen Fällen sowie bei älteren Patienten ist der Dauertherapie mit Acetylsalicylsäure in mittlerer Dosierung, kombiniert mit der Gabe von Kalziumantagonisten (Einflussnahme auf die Neointimahyperplasie), der Vorzug zu geben.

Langfristig sollten arterioskleroseferdernde Risikofaktoren wie Diabetes mellitus, Hyperlipidämie, Adipositas und Rauchen eingestellt werden.

Angiologische Kontrolluntersuchungen sind in regelmäßigen Abständen (6 Wochen postoperativ, 3 Monate, 6 Monate, 1 Jahr) anzuraten, um Früh- und Spätkomplikationen vorzubeugen.

1.8 Prognose

Patienten mit embolischem Arterienverschluss weisen eine bessere Prognose auf als Patienten mit einer akuten arteriellen Thrombose. In einer retrospektiven Untersuchung bei 316 Patienten mit arterieller Embolie und 65 Patienten mit akuter arterieller Thrombose an der Universität Ulm zwischen 1979 und 1988 ergab sich bei arterieller Embolie eine 5-Jahres-Überlebensrate von ca. 40% gegenüber 23% bei Patienten mit arterieller Thrombose. Diese Ergebnisse konnten auch in Studien jüngeren Datums nachgewiesen werden. Sie können damit erklärt werden, dass bei Patienten mit arterieller Thrombose eine multifokale Systemerkrankung vorliegt und daher die verschiedenen Organsysteme in unterschiedlichem Ausmaß langfristig beeinträchtigt sind.

1.9 Literatur

Barr H, Lancershire NJR, Torrie EPH, Galland RB: Interarterial thrombolytic therapy in the management of acute and chronic limb ischemia. J Surg 78 (1991) 284–287

Breitner B: Chirurgische Operationslehre. Hrsg.: Gschnitzer F, Kern E, Schweiberer L. Band XIII: Brunner U (Hrsg.): Gefäßchirurgie,

2. Aufl. Urban & Schwarzenberg München–Boston–Wien–Baltimore 1996
Earnshaw JJ: Thrombolytic therapy in the management of acute limb ischemia. Br J Surg 78 (1991) 261–269
Hallet JW Jr, Mills JL, Earnshaw JJ, Reekers JA: Comprehensive vascular and endovascular surgery, Mosby 2004
Jivegard L, Arfvidsson B, Holm J: Femoral embolectomy for embolic lower limb ischemia: Influence of coexisting carotid occlusive disease. Vasc Surg (1990) 91–96
Mahler F, Do DD, Baumgartner I, Birrer M, Triller J: Akute und subakute Extremitätenischämie: Katheterthrombolyse und -thrombusaspiration. In: Vallbracht C, Roth FJ, Strauss AL (Hrsg.): Interventionelle Gefäßtherapie, Steinkopff, Darmstadt 2002
Oberwalder N, Thöni H, Brugger M, Pointer H: Das traumatische Arteria-axillaris-Aneurysma, eine seltene und ernste Komplikation der vorderen Schulterluxation. Chirurg 65 (1994) 1056–1058
Paes EHJ, Mohr W, Großmann S, Hoffa H, Vollmar JF: Die klinische Bedeutung des Embolusstreuherdes bei akutem Gliedmaßenverschluß. Chirurg 61 (1990) 323–325
Vollmar J: Rekonstruktive Chirurgie der Arterien, 4. Aufl. Thieme, Stuttgart–New York 1996
Whilie EJ, Stoney RJ, Ehrenfeld WK, Effeny DJ: Manual of Vascular Surgery, Vol. 2. Springer, Heidelberg–Berlin 1986
Ziehren J, Kapser A, Landwehr P, Erasmy H: Das traumatische Pseudoaneurysma der Arteria axillaris nach Schulterluxation. Chirurg 65 (1994) 1058–1060

E2 Akute Verschlüsse hirnversorgender Arterien

H. Kogel

2.1 Ätiologie und Pathogenese

Der akute Schlaganfall, dem pathogenetisch in ca. 70–80% der Fälle akute Verschlüsse der hirnzuführenden Gefäße bzw. der intrazerebralen Strombahn zugrunde liegen, steht in der Statistik der Todesursachen der Bundesrepublik an dritter Stelle.

Ca. 160000 bis 250000 Menschen erleiden jährlich einen Schlaganfall. Die globale Letalität wird hierbei mit 10–30% angegeben, ändert sich jedoch abhängig von der pathogenetischen Ursache. So weisen hämorrhagische Insulte eine Letalität von 80% auf, während embolische Insulte in manchen Statistiken eine Letalität um 70–90% aufweisen (Tab. E2-1).

Der Schlaganfall verursacht ein wesentliches wirtschaftliches und soziales Problem, da die Invaliditätsrate der betroffenen Patienten bei 30% liegt.

Bei etwa 20–40% der Patienten liegen dem apoplektischen Insult als pathogenetische Ursache Stenosierungsprozesse an den extrakraniellen hirnversorgenden Arterien zugrunde.

- Der Durchblutungsbedarf des Gehirns liegt mit Werten um 54 ml/100 g Hirngewicht pro Minute relativ hoch (Tab. E2-2). Bei einer Verminderung der Perfusion auf 18–20 ml/100 g pro Minute ist eine Grenzschwelle erreicht, bei der reversible funktionelle Ausfälle zu beobachten sind. Dieser Zustand, in dem gewissermaßen eine Restitutio ad integrum möglich ist, andererseits jedoch bei Verschlechterung der Durchblutungsverhältnisse irreversible Schäden entstehen können, wird als Penumbra (Halbschatten) bezeichnet.
- Eindeutige Grenzwerte entstehen bei einer Minderung der Perfusion auf ca. 20%, d.h. einer Minderung unter 15 ml/100 g pro Minute; es kommt zum Erlöschen neuronaler Aktivität und zeitabhängig, je nach Kreislaufsituation, Stoffwechselverhalten und kollateralen Funktionen, zu Veränderungen, die nur teilweise noch reversibel sind.
- Bei Perfusionswerten unter 10 ml/100 g pro Minute entsteht eine Störung des Strukturstoffwechsels, so dass irreversible Schädigungen die Folge sind.

Tab. E2-1 Letalität beim akuten ischämischen Schlaganfall.

Status	Letalität [%]
primär bei zerebralem Insult (global)	20–30
primär bei embolischem Verschluss	70–90
nach primär überlebtem Insult	
1 Monat	10–20
6 Monate	25
5 Jahre	50–75

Tab. E2-2 Durchblutungsbedarf des Gehirns.

Flussvolumina	klinische Folgen
54 ml/100 g pro Minute	Normalwert
18–20 ml/100 g pro Minute	Grenzschwelle, reversible funktionelle Ausfälle: Penumbra (Halbschatten)
<15 ml/100 g pro Minute (Grenzwert ca. 20%)	Erlöschen neuronaler Aktivität: zeitabhängig z. T. noch reversibel
<10 ml/100 g pro Minute	Störung des Strukturstoffwechsels: irreversibel

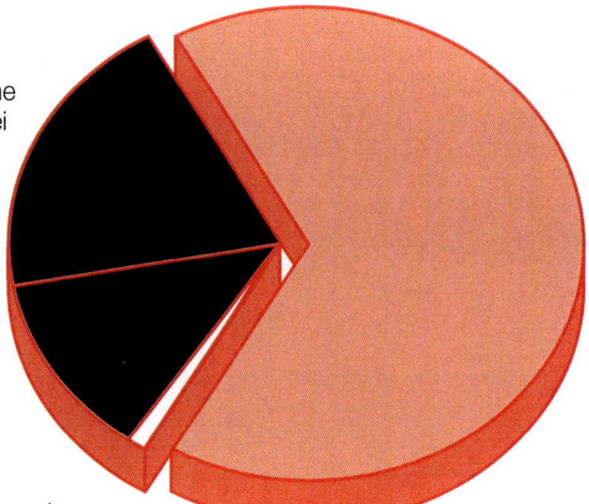

Abb. E2-1 Ursachen des akuten Schlaganfalls.

Der Grad der Schädigung beim akuten Schlaganfall hängt von verschiedenen Faktoren ab:

- Größe des minderperfundierten Areals
- Lokalisation des Areals in Bezug auf Repräsentation von Nervenbahnen, Ganglien und Hirnrindenarealen
- Zeitfaktor bis zum Einsetzen der therapeutischen Maßnahmen
- komplizierenden Begleiterkrankungen wie entgleistem Diabetes mellitus, Sepsis, kardiopulmonaler Leistungseinschränkung.

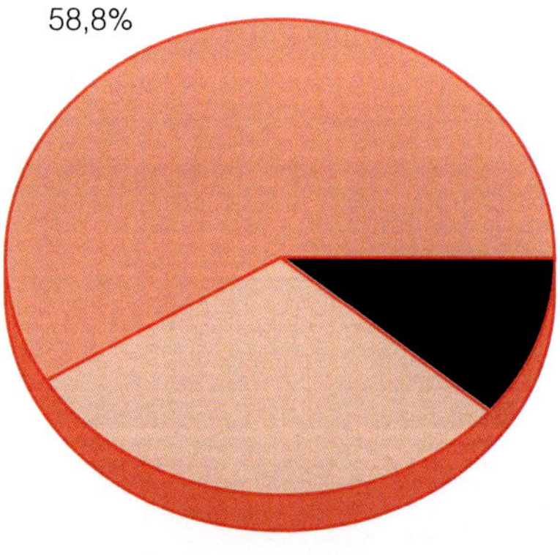

Abb. E2-2 Lokalisation akut ischämisch bedingter Schlaganfälle (nach Gefäßprovenienz).

Die ischämischen Veränderungen auf dem Boden einer arteriellen Thrombose stehen mit 65% an erster Stelle, gefolgt von embolischen Verschlüssen mit 14% (Abb. E2-1).

Bei den ischämischen Veränderungen finden sich bis zu 40% extrakranielle und ca. 60% intrakranielle stenosierende Prozesse. Bei der Lokalisation akut ischämisch bedingter Schlaganfälle finden sich Carotis-interna-Abgangsstenosen in ca. 58%, Veränderungen an der A. cerebri media in 29%, an den Vertebralarterien in 12% der Fälle (Abb. E2-2).

Hämorrhagien infolge hypertoniebedingter Massenblutung bei Aneurysma, subduralem Hämatom, Subarachnoidalblutung oder Hirnvenenthrombose sind dagegen weniger häufig und bei 20% der Fälle die Ursache für einen akuten Schlaganfall.

Der Anteil der Patienten, bei denen als Warnzeichen eines drohenden Schlaganfalls eine neurologische Hemisphärensymptomatik oder eine Amaurosis fugax vorausgeht, ist relativ gering und liegt bei 50%. Der Prophylaxe kommt somit aus gefäßchirurgischer Sicht eine große Bedeutung zu. Diese besteht darin, Patienten mit Stenosierungen der hirnversorgenden Arterien

vor einem Schlaganfall ausfindig zu machen, die entsprechend der Konsensus-Dokumente zwischen Neurologen, Angiologen und Gefäßchirurgen auch im asymptomatischen Stadium als Operationskandidaten in Frage kommen. Es handelt sich hierbei um Patienten mit hochgradigen Stenosen (> 70%) und ulkusverdächtigen Läsionen der A. carotis interna.
Die pathogenetische Bedeutung positiver ischämischer Herde in der Computertomographie und der so genannten supraaortischen Mehrgefäßerkrankung ist bislang noch nicht ausreichend definiert.
Internationale Studien belegen eindeutig die Überlegenheit der Operation von Karotisstenosen bei symptomatischen Patienten (Stadium II und prophylaktisch Stadium IV) gegenüber der konservativen Therapie.
Bezüglich der Behandlung von Patienten mit akutem Schlaganfall aufgrund stenosierender Prozesse der hirnzuführenden Arterien (Stadium III) liegen zum Teil konträre Meinungen vor, weil sich derzeit alle beteiligten Fachgebiete in einem diagnostischen und therapeutischen Engpass befinden. Das heißt, das verfügbare therapeutische Fenster ist zeitlich und bezüglich der Behandlungsmöglichkeiten klein.

2.2 Symptomatik

Abhängig von der betroffenen Gefäßprovinz sind bei Eintreten eines akuten Schlaganfalls unterschiedliche neurologische Symptome zu beobachten:

- Eine kontralaterale Hemisymptomatik mit Sensibilitäts- und motorischen Störungen kann bei Verschlussprozessen im Einstromgebiet der A. carotis interna beobachtet werden.
- Eine Aphasie tritt auf, wenn die dominante Hemisphäre (bei Rechtshändern die linke Hemisphäre) im Bereich der Sprachzentren mit in den ischämischen Bezirk einbezogen ist.
- Sehstörungen im Sinne einer homonymen Hemianopsie treten dann auf, wenn im Rahmen eines A.-cerebri-posterior-Infarkts das Sehzentrum betroffen ist (Abb. E2-3).

➡ Die homonyme Hemianopsie darf nicht mit unilateralen okulären Symptomen im Sinne einer Amaurosis fugax verwechselt werden, die als Symptom eines ipsilateralen Verschlusses der A. centralis retinae im Einzugsgebiet der gleichseitigen Carotis interna zu verstehen ist.

Akute Verschlussprozesse im Bereich der vertebrobasilären Strombahn weisen vorwiegend neurologische Störungen auf wie:

- Drehschwindel
- beidseitige Sehstörungen

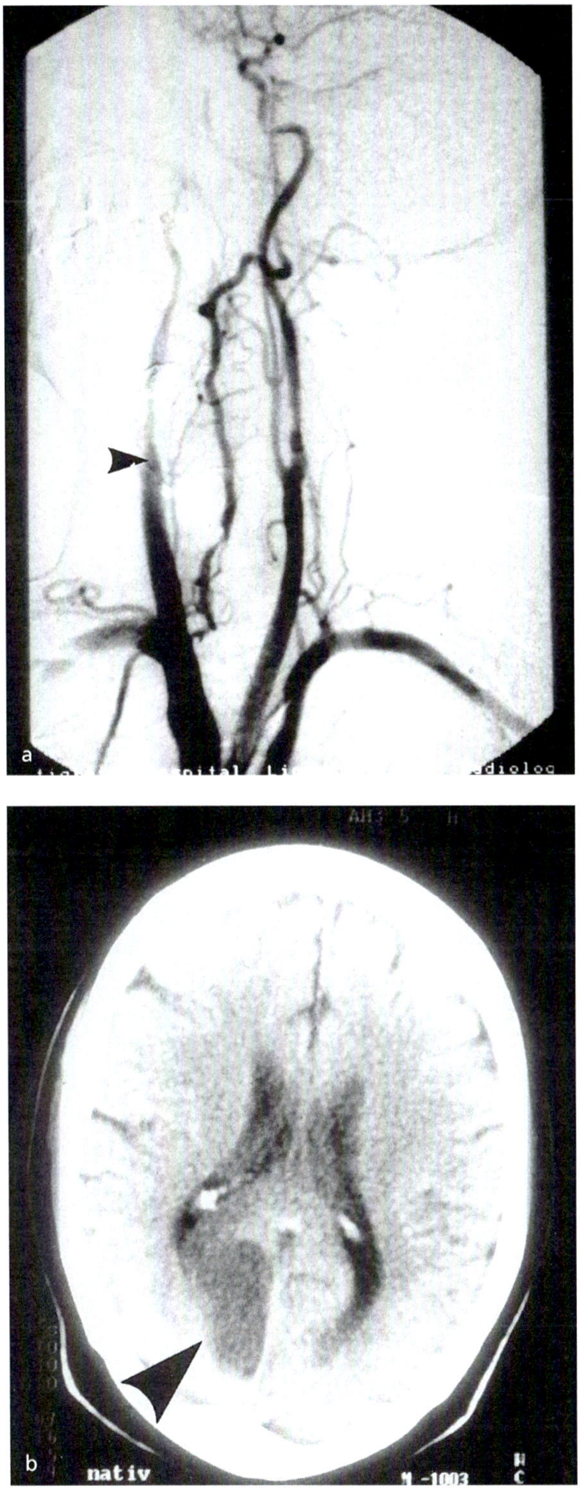

Abb. E2-3a und b 65-jähriger Patient mit ca. 2 Wochen altem A.-carotis-interna-Verschluss rechts (arterielle Thrombose bei vorbestehender asymptomatischer Stenose) mit homonymer Hemianopsie und Schwindel.
a: I. a.-DSA der supraaortischen Äste.
b: CCT.

- Augenmuskellähmungen, je nach ischämischem Territorium
- zerebellare Symptomatik mit Gangunsicherheit (Ataxie).

Bei akutem Verschluss hirnversorgender Arterien werden verschiedene Verlaufsformen beobachtet, die von rezidivierenden Attacken, die wenige Stunden oder Tage anhalten, über längere neurologische Ausfallserscheinungen bis hin zur vollständigen Bewusstlosigkeit reichen.

Entscheidend ist, bei entsprechender, teils nur gering ausgeprägter Symptomatik an einen akuten Schlaganfall zu denken und dafür zu sorgen, dass der Patient unmittelbar in eine Klinik eingewiesen wird. Diese muss eine Infrastruktur bieten, die diagnostisch und therapeutisch ein schnelles interdisziplinäres Handeln auf dem Niveau des derzeitigen Wissensstandes ermöglicht.

➡ Das therapeutische Fenster beträgt für die verschiedenen Behandlungsmethoden nur 3–6 Stunden. Die notwendige Mindestdiagnostik und die Einleitung einer adäquaten Therapie erfolgen stets unter Zeitdruck.

2.3 Diagnostik und klinischer Befund

Da das therapeutische Fenster für eine invasive Therapie lediglich 3–6 Stunden beträgt, muss die Diagnostik möglichst schnell erfolgen. Sie muss sich in der Initialphase auf die wesentlichen Untersuchungen beschränken, die eine Unterscheidung zwischen „chirurgischem" und „nichtchirurgischem" Schlaganfall ermöglichen.

Von ausschlaggebender Bedeutung ist hierbei, dass der Patient möglichst schnell in eine geeignete Klinik verlegt wird. Wertvolle Zeit geht erfahrungsgemäß bereits durch das Zögern von Patienten und Angehörigen aufgrund der Annahme verloren, dass sich die verkannte neurologische Symptomatik wieder bessern könnte.

Weitere Zeit wird für Untersuchung und Behandlung durch den behandelnden Hausarzt oder Notarzt sowie für den Transport in die Klinik benötigt. Die Anamneseerhebung – meist eine Fremdanamnese – ist währenddessen für die Klärung folgender Punkte von großer Bedeutung:

- Vorliegen schwerwiegender Begleiterkrankungen
- neurologische Ausfälle in der Vorgeschichte
- Angaben über eine mögliche koronare Durchblutungsstörung
- Herzrhythmusstörungen
- Diabetes mellitus
- arterielle Durchblutungsstörungen in anderen Gefäßregionen (wichtig für die Gesamtbeurteilung des Patienten).

Die klinische Untersuchung des Patienten ist vor allem neurologisch und angiologisch ausgerichtet.

Klinische Untersuchung
- Bewusstseinszustand
- neurologische Ausfallserscheinungen
- Reflexstatus
- Pyramidenbahnzeichen
- peripherer Pulsstatus mit Gefäßgeräuschen
- Überprüfung des Blutdrucks
- Pulsfrequenz und orientierende kardiologische Diagnostik

Folgende Begleiterkrankungen können einen negativen Einfluss auf den Krankheitsverlauf haben und sind daher unbedingt möglichst schnell zu korrigieren:

- entgleister Diabetes mellitus
- arterieller Hypertonus
- Herzinsuffizienzzeichen
- Polyglobulie (Viskositätserhöhung)
- Exsikkose.

Hieraus ergibt sich die Notwendigkeit für die Bestimmung verschiedener Laborparameter.

Labor
- Blutbild
- Elektrolyte
- Retentionswerte
- Gerinnungsparameter

Das initiale EKG gibt Auskunft über vorhandene Herzrhythmusstörungen wie z. B. eine absolute Arrhythmie, die als Indiz für eine Embolisation aus dem Herzen gelten kann.

Bei den sich anschließenden diagnostischen Schritten geht es darum, innerhalb des eng begrenzten therapeutischen Fensters zu entscheiden, ob es sich im vorliegenden Fall um eine intrakranielle Blutung oder um ein ischämisches Geschehen handelt.

Die Durchgängigkeit der hirnversorgenden Arterien kann durch eine orientierende Duplexuntersuchung relativ schnell überprüft werden. Die Unterscheidung zwischen Blutung und Ischämie verlangt die unmittelbare Durchführung einer nativen Computertomographie des Schädels. Erst bei Verdacht auf eine Hämorrhagie darf eine Kontrastmittelbolusinjektion zur computertomographischen Abklärung vorgenommen werden, weil eine Anreicherung von Kontrastmittel in der Umgebung ischämischer Bezirke eine Blutung vortäuschen kann und somit zur Fehldiagnose führt.

!

Bei Vorliegen einer intrazerebralen Blutung egal welcher Genese und bei im CT sichtbaren frischen ischämischen Herden sowie erkennbarer Ödembildung ergibt sich von vornherein eine Kontraindikation zur Karotisoperation.

Die weitere Behandlung erfolgt dann in der Regel durch Neurologen, internistische oder geriatrische Kollegen. Bei intrakraniellen Blutungen ist die Indikation einer neurochirurgischen Intervention zu diskutieren.

Eine Angiographie ist nur in folgenden Situationen indiziert:

- Die Duplexuntersuchung der Karotiden ergibt wegen erschwerter Bedingungen keinen eindeutigen Befund.
- Die Angiographie ist ohne Zeitaufschub innerhalb der 6-Stunden-Grenze möglich.
- Duplexsonographisch ist die Karotisbifurkation unauffällig, und intrakranielle Gefäßveränderungen müssen angenommen werden.

Abhängig vom angiographischen Befund und vom Zeitfaktor erfolgt dann die Entscheidung, ob eine lokale oder systemische Lyse im Rahmen kontrollierter Studien durchgeführt werden darf oder soll.

Zur weiteren Differentialdiagnose können Magnetresonanztomographie (MRT), Single-Photon-Emissions-Computertomographie (SPECT) und Positronenemissionstomographie (PET) eingesetzt werden. Diese Untersuchungen eignen sich jedoch nicht für die Akutphase der ersten 6 Stunden, in denen über Operation oder Lyse entschieden werden muss. Aufwändige Untersuchungen wie SPECT und PET eignen sich lediglich zur Überprüfung der reduzierten Durchblutung des Hirngewebes im Hinblick auf Funktions- bzw. Strukturstoffwechsel. Zur weiterführenden neurologischen Diagnostik gehört unter Umständen die Lumbalpunktion, z. B. zur Diskriminierung eines hämorrhagischen oder septischen Geschehens. Dies betrifft jedoch nicht den gefäßchirurgischen Part.

2.4 Operationsindikation

2.4.1 Akuter Schlaganfall

Patienten mit akutem Schlaganfall bieten nur selten die Voraussetzungen für einen rekonstruktiven gefäßchirurgischen Eingriff.

Ideale Ausgangsbedingungen für eine operative Therapie ergeben sich allerdings bei Patienten, bei denen sich nach Feststellung einer hochgradigen A.-carotis-interna-Stenose während eines stationären Aufenthaltes – sozusagen in der Warteschleife – ein akuter Schlaganfall auf dem Boden einer arteriellen Thrombose ereignet. In einem hohen Prozentsatz (50–70%) ist postoperativ mit einer Restitutio ad integrum zu rechnen.

Daraus ergibt sich die Forderung, dass nur eindeutig definierte Patientengruppen einer Operation zugeführt werden dürfen:

- Patienten, die keine Bewusstlosigkeit (Koma) aufweisen
- Patienten, die innerhalb der ersten sechs Stunden operiert werden können
- Patienten, bei denen im Computertomogramm eine Einblutung ausgeschlossen worden ist und im CT weder Erweichungsherde, ischämische Bezirke noch ein lokales Ödem sichtbar sind.

Cave: Im Kernspintomogramm sind ischämische Herde unter Umständen innerhalb der ersten sechs Stunden sichtbar (bezüglich Operationsindikation liegen zu wenig Erfahrungen vor).

Die Indikation zur Operation ist darüber hinaus vor allem von zwei weiteren Faktoren abhängig zu machen:

- dem Schweregrad einer eventuell vorher eingetretenen ischämischen Hirnschädigung (Stadium IV) und
- dem Vorliegen schwerer Begleiterkrankungen (Multimorbidität).

2.4.2 Karotisstenosen

Eine Indikation für die Operation von Karotisstenosen bieten

- Patienten mit rezidivierenden ischämischen Attacken, die sich innerhalb kürzester Zeit (Stunden bis Wochen) mehrfach wiederholt haben
- Patienten mit einem so genannten Progressiv-Stroke, bei denen es nach initial geringgradiger Hemisphärensymptomatik innerhalb von sechs Stunden zur deutlichen neurologischen Verschlechterung gekommen ist.

Cave: kein Bewusstseinsverlust!

Neben dem Zeitdruck besteht ein diagnostisches Dilemma darin, dass präoperativ häufig ein thrombotischer Verschluss von einem embolischen Verschluss nicht unterschieden werden kann. Die Differenzierung wäre aber wünschenswert, weil embolische Verschlüsse prognostisch wesentlich ungünstiger sind; vorwiegend infolge Fragmentation der Emboli und dadurch verursachte periphere Verschlüsse in den intrazerebralen Aufzweigungen der Gefäße.

Appositionsthromben, zentral und peripher dieser Emboli gelegen, sind operativ nicht angehbar und weisen auch bezüglich der lokalen Lyse nur geringe Erfolgsaussichten auf. Innerhalb der Gruppe der durch Emboli verursachten akuten Verschlussprozesse befinden sich pathogenetisch verschiedene Untergruppen mit unterschiedlicher Prognose:

- Embolisationen aus dem Herzen oder der vorgeschalteten Strombahn, die in die hirnzuführenden Arterien gelangen
- kleinere Embolisationen, die aus der Karotisbifurkation stammen und via A. cerebri media zu peripheren ischämischen Veränderungen führen.

Seltene Veränderungen der Karotisbifurkation wie spontane Dissektion der A. carotis interna oder traumatisch bedingte Dissektionen, Embolisation bei Karotisaneurysmen, angeborene Veränderungen wie schädelbasisnahes Carotis-interna-Aneurysma, fibromuskuläre Dysplasie und Knickstenosen können ebenfalls Ursache für akut auftretende Durchblutungsstörungen darstellen und werden in Kapitel F1 besprochen. Akute Verschlüsse, die solche klar definierten morphologischen Ursachen haben, sollten unter den beschriebenen Voraussetzungen, wenn irgendwie möglich, operativ angegangen werden (Abb. E2-4).

2.5 Therapie

2.5.1 Zielsetzung

Das Ziel der chirurgischen Therapie besteht in der schnellstmöglichen Strombahnwiederherstellung, um ischämische Folgeschäden zu vermeiden. Das trifft vorwiegend bei einer Blockade der Karotisbifurkation bzw. des Internaabgangs zu. Operationen jenseits der 6- bis 8-Stunden-Grenze sollten nicht durchgeführt

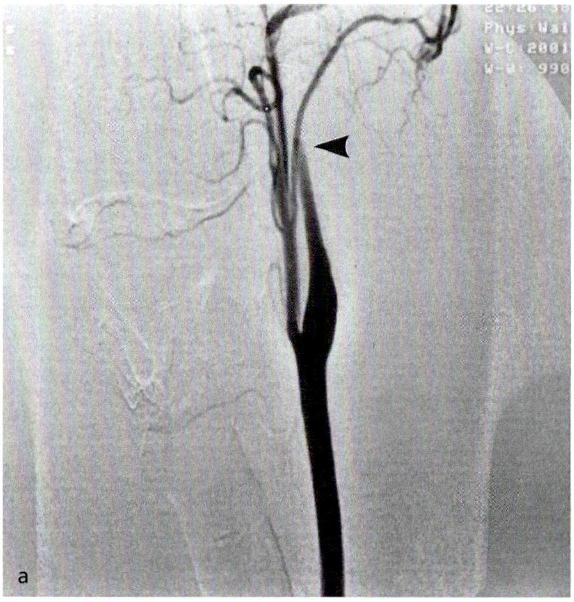

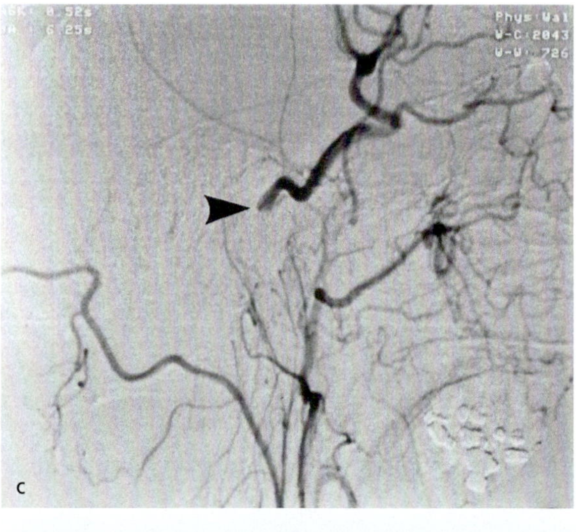

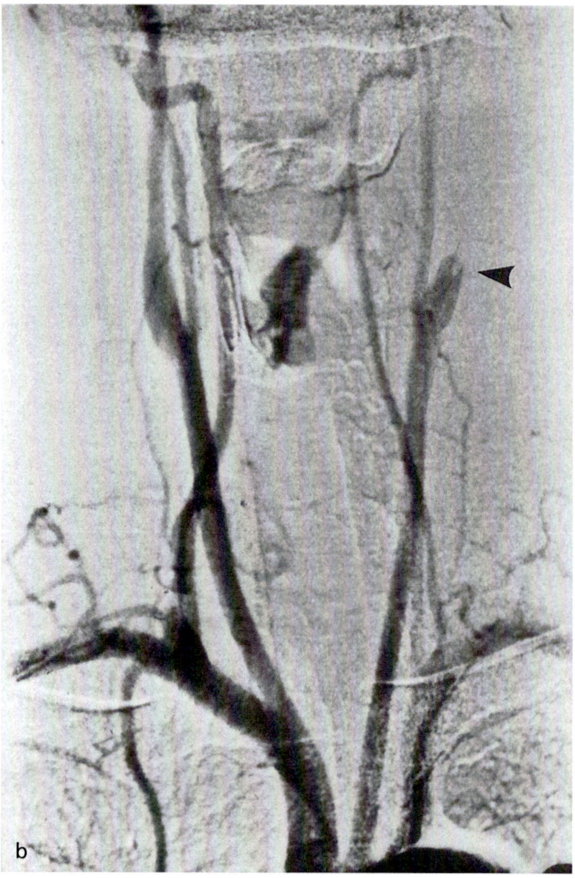

Abb. E2-4a–c 50-jähriger Patient drei Tage nach HWS-Schleudertrauma mit linkshirnigem apoplektischem Insult (Schwäche und Dysästhesie rechter Arm), CT positiv.
a: I. a.-DSA (selektiv) der supraaortischen Äste mit A.-carotis-interna-Verschluss links bei Dissektion.
b: I. v.-DSA.
c: (ACI links selektiv) Verschluss der dissezierten A. carotis interna links bis in den Canalis caroticus hinein.

werden, da die Gefahr einer hämorrhagischen Einblutung in den betroffenen Bezirk relativ groß ist. Nach einer Schädigung der Zellmembranen durch die Ischämie ist postoperativ, infolge einer Revaskularisation, mit einem Hirnödem zu rechnen.

2.5.2 Vorbereitung

- Patienten, bei denen Abklärung und Operation innerhalb der ersten sechs Stunden gelingen, gehören zur kardiopulmonalen Überwachung auf eine Intensivstation.
- Nachdem eine Blutung präoperativ ausgeschlossen wurde, sollte eine Bolusinjektion von 10000 I. E. Heparin erfolgen, um Appositionsthrombosen zentral und peripher der Verschlussstelle zu verhindern.
- Für eine systolische Blutdruckkonstanz zwischen 120 und 160 mmHg ist zu sorgen.
- Eine manifeste Herzinsuffizienz muss pharmakologisch durch positiv inotrope Substanzen korrigiert werden.
- Eine eventuell bestehende Laktatazidose bei entgleistem Diabetes mellitus ist zu beseitigen.
- Bei geplanter Karotisthrombektomie bzw. -embolektomie ist die Bereitstellung von zwei Erythrozytenkonzentraten ausreichend.
- Eventuell vorbestehende Gerinnungsdefekte – sowohl Hyperkoagulabilität als auch Hypokoagulabilität – sind, wenn möglich, zu korrigieren.

Da sich derzeit bei akuten Verschlussprozessen der vertebrobasilären Strombahn keine Operationsindikation ergibt, beschränkt sich die folgende Darstellung auf die Desobliteration der A. carotis.

2.5.3 Operative Standardverfahren

Desobliteration der A. carotis

Die Lagerung des Patienten zur Karotisthrombektomie bzw. -embolektomie erfolgt wie üblich mit leicht rekliniertem Kopf, der zur Gegenseite hin gedreht ist. Die Operation wird in der Regel – vor allem beim akuten Verschluss zur kontrollierten Oxygenierung – in Intubationsnarkose vorgenommen.

Über eine schräge Schnittführung vor dem M. sternocleidomastoideus wird die Karotisbifurkation freigelegt. Nach Eröffnen des Platysmas wird als Erstes vorsichtig die A. carotis communis umfahren und angezügelt. Hierbei gilt das von Imparato geforderte Präparationsprinzip, „das Gewebe von der Karotis und nicht die Karotis vom Gewebe abzupräparieren" (no touch isolation). Hiermit können weitere Embolisationen in die Peripherie in der Regel vermieden werden.

Nach Durchtrennen der V. facialis und Mobilisation der Karotisbifurkation wird durch die anatomischen Verhältnisse bedingt in den meisten Fällen der N. hypoglossus mobilisiert, um bei langstreckigen arteriosklerotischen Läsionen einen ausreichenden Sicherheitsabstand nach peripher zu erreichen. Hierdurch lässt sich ein Verzetteln während der Operation vermeiden.

Bei Vorliegen arteriosklerotischer Veränderungen der Karotisbifurkation erfolgt die Arteriotomie längs von der A. carotis communis aus in Richtung A. carotis interna. Die A. carotis communis wird vorher abgeklemmt, danach die A. carotis interna und erst dann die A. carotis externa. Bei einem Verschluss der A. carotis interna bleibt diese ohne Klemme.

Nach Eröffnen der A. carotis ist das thrombotische oder embolische Material sichtbar. Die Operabilität entscheidet sich wie immer in der Peripherie. Aus diesem Grund wird zuerst behutsam mit einem grünen Fogarty-Katheter nach peripher eingegangen. Die Sondierung erfolgt vorsichtig an dem Thrombus vorbei, um nicht weitere Fragmentierungen und spätere Embolisationen zu provozieren.

Bei arteriosklerotischer Stenose erfolgt die Inzision über die arteriosklerotische Veränderung hinaus. Erst nachdem der Thrombus vollständig entfernt ist und ein guter Rückfluss aus der Peripherie sichtbar wird, ist die vorsichtige Instillation von 2000 I. E. Heparin-Kochsalzlösung nach peripher vorzunehmen. Bei Vorliegen einer arteriosklerotischen Stenose (nicht bei einem Embolus) erfolgt jetzt die Ausschälung in einer geeigneten Ebene, ohne dass peripher eine Stufe entsteht. Daraufhin werden auch über die A. carotis externa 2000 I. E. Heparin verabreicht.

In den Fällen, in denen es nicht zu einem peripheren Rückstrom kommt, kann vorsichtig ein weicher, dünnkalibriger (3 mm) Polyäthylenkatheter nach peripher eingeführt werden. Unter Aspiration gelingt es so in einzelnen Fällen, Gerinnsel aus dem Karotissyphon zu entfernen.

Wenn möglich, kann eine intraoperative digitale Subtraktionsangiographie (mobiles Equipment notwendig) Aufschluss über periphere Stenosen und Verschlüsse geben. Es besteht die Möglichkeit des kombinierten Vorgehens mit intraoperativer Katheterlyse durch Streptokinase bzw. rt-PA (Dosierung: rt-PA 10–20 mg, Streptokinase 20000–100000 I. E., Urokinase 500000 I. E.).

Bei persistierendem A.-carotis-interna-Verschluss sollte die A. carotis interna peripher unterbunden werden, um eine weitere periphere Embolisation nach Freigabe des Blutstroms zu vermeiden. Gleichzeitig ist es sinnvoll, den Abgang der A. carotis externa durch einen entsprechenden Patch zu erweitern, um die Kollateralisierung zu fördern.

Die selten indizierte Querarteriotomie ist durch Direktnaht (entweder fortlaufend oder Einzelknopf), die Längsarteriotomie in den meisten Fällen durch Insertion eines Patchs (Kunststoff oder autolog) mit monofilem Nahtmaterial (5-0) zu verschließen.

Die postoperative Überwachung des Patienten auf der Intensivstation ist unbedingt notwendig, um eine ausreichende Kreislauffunktion mit den oben erwähnten Blutdruckwerten sowie eine ausreichende Oxygenierung zu gewährleisten.

Zusätzliche medikamentöse Maßnahmen betreffen die Einstellung eines geeigneten Hämatokriten, der zwischen 34 und 40% liegen sollte, die rheologische Behandlung mit Dextranen oder Hydroxyäthylstärke (positiver Effekt wissenschaftlich nur experimentell, jedoch nicht klinisch bewiesen) und die Gabe von Kalziumantagonisten zur Stabilisierung der Membranfunktion. Über die Möglichkeiten der weiterführenden pharmakologischen Therapie wird später berichtet.

2.5.4 Intraoperative Kontrollmethoden (Qualitätssicherung)

- Die intraoperative Doppler-Sonographie (direktionale Ableitung genügt) gibt Auskunft über ausreichende Fließgeschwindigkeiten oder über einen Pendelfluss bei persistierender Blockade.
- Da bei Schlaganfallpatienten bereits pathologische Veränderungen der regionalen Hirnfunktion vorliegen, haben weder ein intraoperatives EEG noch sensorisch evozierte Potentiale therapeutische Konsequenzen. Bei akuten Verschlüssen gibt es für derartige Untersuchungsmethoden nur ein wissenschaftliches Interesse.
- Der Nutzen der intraoperativen DSA, falls das Equipment vorhanden ist, wurde bereits oben erwähnt. Der Operation schließt sich auf der Intensivstation eine engmaschige neurologische Kontrolle des Patienten an.

2.5.5 Nichtoperative Verfahren

Interventionelle Eingriffe

Nationale und internationale Studien haben sich in der Vergangenheit mit Sinn und Nutzen der fibrinolytischen Therapie bei akuten ischämischen Läsionen der zerebralen Strombahn beschäftigt.

Von Poeck u. a. wurden beispielsweise 1989 die Vorbedingungen für eine Studie definiert:

- Die fibrinolytische Therapie sollte nicht später als sechs Stunden nach Einsetzen der neurologischen Symptomatik erfolgen.
- Die Therapiedauer sollte 60 min nicht überschreiten.
- Eine klare Unterscheidung des Karotis- vom Vertebralis- bzw. Basilarisstromgebiet sollte erfolgen.
- Die Patienten sollten nur im Alter von 40–75 Jahren zur Studie zugelassen werden.
- Vor Einleitung der fibrinolytischen Therapie sollten Computertomographie, Doppler-Sonographie sowie intraarterielle selektive Angiographie der Hirnstrombahn durchgeführt werden.
- Ausschlusskriterien waren wie bei Operation positive Herde im CT, schwere zerebrale Mikroangiopathie und Hämorrhagien.

Verschiedene Studien, wie z. B. die „National Institute of Neurological Disorders Study“ (NINDS) oder kurz „Stroke“-Studie sowie die „Europäische kooperative akute Schlaganfall-Studie“ (ECASS) konnten trotz unterschiedlichen Studiendesigns wesentliche Erkenntnisse herausarbeiten.

- In drei verschiedenen Studien zeigte sich, dass die systemische Lyse mit Streptokinase wegen einer hohen Anzahl intrazerebraler Blutungen nicht empfohlen werden konnte. Die systemische Lyse mit rt-PA war am effektivsten, wurde aber nach wie vor nur in streng angelegten, kontrollierten Studien empfohlen.
- Die lokale Lyse zeigte zu geringe Erfolgsraten bei A.-carotis-interna-Abgangs- oder Syphon- sowie T-Verschlüssen. Diese Verschlusstypen waren einer lokalen Lyse praktisch nicht zugänglich. Erfolgreich war die lokale Lyse dagegen bei Verschluss der A. cerebri media in den Abschnitten MI und MII in durchschnittlich 50–80% (unter Anwendung von 6 mg Pro-Urokinase, Heparinbolus von 2000 I. E., kontinuierliche Gabe von Heparin in Höhe von 500 I. E./h über 24 Stunden).
- Die Wiedereröffnung der Strombahn gelang in 58% gegenüber der Placebogruppe mit 22%. Darüber hinaus zeigte sich in amerikanischen Studien, dass die Lyse schneller, nämlich innerhalb der ersten drei Stunden, durchgeführt erfolgreicher war und eine geringere Komplikationsrate aufwies als in der europäischen Studie, bei der Patienten oft erst später mit einer Latenz bis zu sechs Stunden behandelt wurden. In der europäischen Studie war die Komplikationsrate infolge von intrakraniellen Blutungen deutlich höher.

➡ Somit bleibt zurzeit das Indikationsspektrum für die lokale oder systemische Lyse mit rt-PA auf die wenigen Patienten beschränkt, die innerhalb der ersten drei Stunden therapiert werden können, gleichzeitig die Einschlusskriterien (siehe oben) erfüllen und keine reinen Abgangs-, Syphon- oder T-Verschlüsse aufweisen.

Die Grenzdauer von drei Stunden von Beginn der neurologischen Symptomatik bis zum Therapiebeginn ist bei den meisten Patienten realistisch gesehen nicht einzuhalten, zumal eine supraselektive Angiographie der Hirnstrombahn gefordert wird. Damit befinden sich die Neurologen und Neuroradiologen in einem ähnlichen therapeutischen Dilemma wie die Chirurgen.
Für die Kombination aus Operation und intraoperativer Lyse stehen nur wenige Erfahrungen zur Verfügung, die jedoch teilweise als ermutigend mit einer Wiedereröffnungsrate der Verschlüsse von 60% beziffert werden.

Konservative Methoden

Experimentelle Untersuchungen konnten zeigen, dass die Anwendung von Hypothermie, Barbituraten oder anderen Pharmaka einen positiven Einfluss auf den Verlauf nach zerebraler Ischämie nehmen. Die klinischen Studien, soweit sie vorliegen, sind jedoch teilweise widersprüchlich.
Man ist sich darüber einig, dass übliche Vasodilatanzien kontraindiziert sind, weil es zu einem Blutdruckabfall in der Peripherie kommt, ohne dass die Autoregulation des Gehirns bezüglich der Durchblutung positiv beeinflusst werden kann.
Ebenso konträr wie die Frage der Dosierung von Antikoagulanzien wird die Wirksamkeit der folgenden Maßnahmen diskutiert:
- rheologische Maßnahmen zur Hämodilution
- Einstellung des Hämatokriten auf 36–40%
- Anwendung von Plasmaexpandern wie Dextran oder Hydroxyäthylessigsäure
- pharmakologische Verminderung des Fibrinogens
- Veränderung der Erythrozytenverformbarkeit (Entoxyphylline).

Low-Dose-Heparinisierung mit 10000 I.E. erscheint bei ischämischen Prozessen angebracht.
Während es experimentell und theoretisch bei der pharmakologischen Beeinflussung von Neurotransmittern, Endorphinen, Neuropeptiden, exzitatorischen Aminosäuren (Glutamat u.a.) sowie bei der Hemmung von Prostaglandinen, der Leukotriensynthese und der Bindung freier Sauerstoffradikale Ansatzpunkte gibt, ist die Übertragung in den klinischen Alltag bisher nicht möglich.
Im Vordergrund der klinischen Anwendung stehen die effektive Therapie einer Laktatazidose, einer Blutzuckerentgleisung sowie die Anwendung von Kalziumantagonisten (Nimodipin), die nur innerhalb der ersten 12 Stunden wirksam sind. Darüber hinaus ist die Behandlung oben erwähnter komplizierender Begleiterkrankungen notwendig.
Die Anwendung von Kortikosteroiden wird widersprüchlich diskutiert, weil sie nur die vaskuläre Ödembildung, die nach etwa sechs Stunden einsetzt, bessern kann.

Zusammenfassend lässt sich feststellen:
- Die systemische oder lokale Lyse mit rt-PA sollte möglichst innerhalb von drei Stunden erfolgen.
- Die chirurgische Therapie, die nur bei wenigen Patienten indiziert ist, muss innerhalb der 6-Stunden-Grenze erfolgen.
- Die pharmakologische Therapie ist nur innerhalb der ersten 12 Stunden effektiv.

2.6 Komplikationen und deren Behandlung

Unter den postoperativen und postinterventionellen Komplikationen stehen im Vordergrund:
- die Verschlechterung der neurologischen Symptomatik
- die schwere intrazerebrale Ödembildung mit Entwicklung eines erhöhten Hirndrucks
- die sekundäre Einblutung in einen ischämischen Herd.

Nach etabliertem Schlaganfall kann ein schwer einstellbarer arterieller Hypertonus als Erfordernishochdruck bei eingeschränkten zerebralen Durchblutungsverhältnissen entstehen. Wie beschrieben, ist der pharmakologische Therapieeffekt relativ gering und der klinische Verlauf nach 12 Stunden nicht mehr wesentlich zu beeinflussen.

2.7 Nachbehandlung und Nachsorge – Prognose

Nach Überwindung der unmittelbar lebensbedrohlichen Phase der ersten Tage und Wochen schließt sich die rehabilitative Phase an, die den Patienten so weit wie möglich in ein geordnetes soziales Leben zurückführen soll. Zur Rehabilitation, für die zurzeit in Deutschland eindeutig zu wenig Plätze an geeigneten Rehabilitationszentren zur Verfügung stehen, gehören krankengymnastische Übungsbehandlungen, Bewegungstherapie und Logopädie.
Die primäre Letalität beim zerebralen Insult beträgt insgesamt 20–30%. Hämorrhagien besitzen eine Letalität von 80%. Embolische Verschlüsse werden unterschiedlich mit 70–90% Letalität angegeben, thrombotische Verschlüsse mit 10–15%.
Die Letalität nach primär überlebtem Insult beträgt für

den ersten Monat 10–20%, nach sechs Monaten 25% und nach fünf Jahren 50–75% (siehe Tab. E2-1). Diese Letalitätsziffern lassen sich auf die schwerwiegenden Begleiterkrankungen, die zum Teil arteriosklerosebedingt sind (KHK, Nierenfunktionsstörungen, schwerer Diabetes mellitus, Herzinsuffizienz), zurückführen.

Patienten mit embolischem Ereignis erleiden sehr häufig weitere akute Gefäßverschlüsse, vor allem weil eine geeignete Antikoagulation mit Kumarinen wegen der Kontraindikationen oft nicht durchgeführt werden kann. Darüber hinaus lässt sich die verursachende Herzrhythmusstörung mit absoluter Arrhythmie und Vorhofflimmern therapeutisch oft nicht beeinflussen.

2.8 Literatur

Back T, Kummer R von: Blutverdünnung bei cerebraler Ischämie. Dtsch Med Wochenschr 114 (1989) 350–356

Budmiger H, Bollinger A: Die Dissektion der A. carotis interna – ein oft verkanntes Krankheitsbild? Vasa 17 (1988) 219–224

Diener HC: Thrombolyse beim Schlaganfall. Dt Ärztebl 93, 17 (1996) 890–892

Dooner J, Kuechler P: Salvage after postoperative thrombosis of the carotid artery. Am J Surg 159 (1990) 525–526

Heiss WD: Der ischämische Insult. Pathophysiologische Ergebnisse erweitern die Behandlungsmöglichkeiten. Dt Ärztebl 86, 1/2 (1989) 30–32

Heiss WD: Prävention, Diagnostik und Therapie des ischämischen Insults. Dt Ärztebl 93, 13 (1996) 653–656

Marx P: The value of diagnostic procedures in treating ischemic attacks and stroke. Thorac Cardiovasc Surg 37 (1989) 253–258

Müller BT, Luther B, Hort W et al.: Surgical treatment of 50 carotid dissections: Indications and results. J Vasc Surg 31, 5 (2000) 980–988

Poeck K, Hacke W: Akuter ischämischer zerebraler Gefäßinsult – Voraussetzungen für Studien über die Wirksamkeit aktiver Enzyme. Dt Ärztebl 86, 1/2 (1989) 33–34

Ringelstein EB: Fortschritte in der Sekundärprävention des ischämischen Insultes mit Thrombozytenaggregationshemmern. Perfusion 1/93 (1993) 39–43

Vollmar JF: Rekonstruktive Chirurgie der Arterien, 4. Aufl. Thieme, Stuttgart–New York 1996

Vollmar JF, Hamann H, Friedrich JM, Arlart IP: Die zerebro-vaskuläre Insuffzienz: Was bringt die frühzeitige Diagnostik für die chirurgische Therapie? Vasa 15 (1986) 20–26

Zeumer H: Lokale Fibrinolyse der intracraniellen Gefäße. In: Günther RW, Thelen M (Hrsg.): Interventionelle Radiologie, 2. Aufl. Thieme, Stuttgart–New York 1996

E3 Akute Gefäßverschlüsse der oberen Extremitäten

H. Kogel

3.1 Ätiologie und Pathogenese

Die Häufigkeit akuter – vorwiegend embolischer – Gefäßverschlüsse der oberen Extremitäten wird in der Literatur unterschiedlich mit 10–25% angegeben.
Embolische Verschlüsse sind in ca. 90% der Fälle pathogenetisch auf Erkrankungen des Herzens zurückzuführen:

- absolute Arrhythmie bei Vorhofflimmern
- Herzklappenfehler
- Zustand nach Herzinfarkt mit wandständigen Thromben
- Herzwandaneurysma
- Vorhofmyxome
- dekompensierte Herzinsuffizienz.

Als Ursache embolischer Gefäßverschlüsse sind weiterhin zu berücksichtigen:

- septische Embolien bei Endokarditis
- seltene Formen von Tumorembolien, z. B. bei Bronchialkarzinom
- vorgeschaltete Aneurysmen als Embolusstreuherd
- Vorliegen eines Thoracic-outlet-Syndroms mit chronischen Intimaveränderungen oder poststenotischem Aneurysma.

Vorgeschaltete Aneurysmen sind diagnostisch problematisch, weil sie häufig übersehen werden, vor allem wenn prä- oder postoperativ keine Übersichtsangiographie durchgeführt wird. Rezidivierende periphere Embolien aus dem Aneurysma können die Ausstrombahn blockieren und einen Endothelschaden hervorrufen, der durch wiederholte Embolektomien noch verschlimmert wird. Eine irreversible Schädigung des Arms mit der Notwendigkeit einer Amputation kann die Folge sein (Abb. E3-1).
Weitere Ursachen finden sich in entzündlichen Veränderungen der Armarterien:

- bei Granulomatosen
- bei Erkrankungen aus dem rheumatischen Formenkreis einschließlich Lupus erythematodes
- in seltenen Fällen bei M. Behçet, einer Erkrankung, die vor allem bei Menschen türkischer Herkunft zu berücksichtigen ist.

Typische anatomische Engen, in denen es durch Embolisationen zu akuten Verschlüssen der Gefäße sowie zur Fragmentation der Thromben kommen kann, sind (Abb. E3-2):

- an der oberen Thoraxapertur in Höhe der Kreuzungsstelle zwischen Klavikula und erster Rippe
- an der Aufzweigung in A. brachialis und A. profunda brachii
- an der A. brachialis in Höhe des Ellenbogengelenks (A. cubitalis).

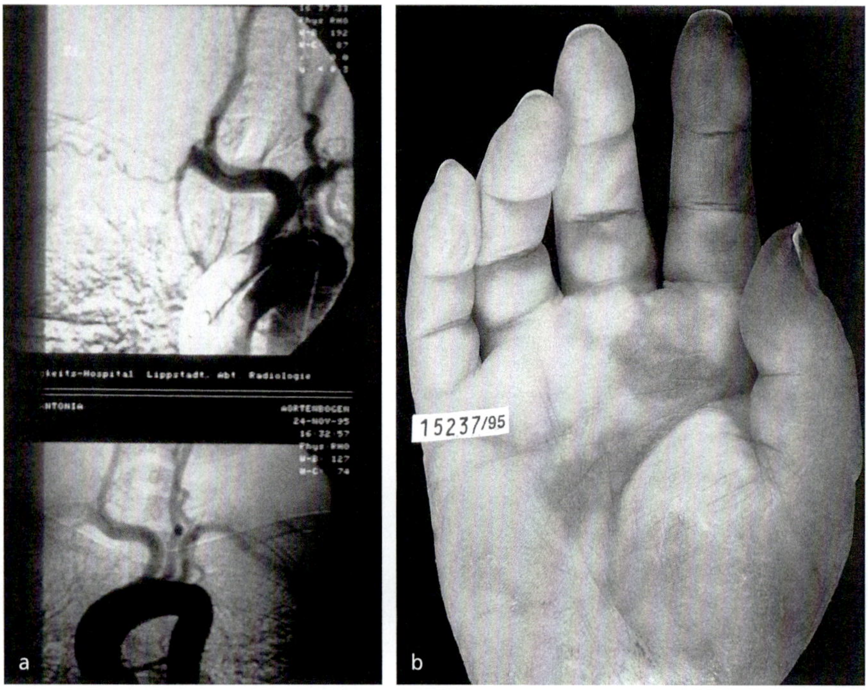

Abb. E3-1a und b 54-jährige adipöse Patientin mit Lungentuberkulose, Thrombophilie unklarer Genese. Zeitlich gestaffelt embolischer Rezidivverschluss der A. subclavia rechts fünf Tage alt mit Ruheschmerz und Perfusionsdrücken von 0. Trotz mehrfacher Mehretagenthrombektomie irreversible Ischämie mit Verlust des rechten Armes. Wenige Monate später Armvenenthrombose links mit V.-cava-superior-Thrombose ohne Raumforderung. Gefäße zeigen mikroskopisch unspezifische Entzündungszeichen.
a: I. a.-DSA: Verschluss der A. subclavia rechts.
b: Irreversible Gewebeschäden an der rechten Hand (Amputationspräparat).

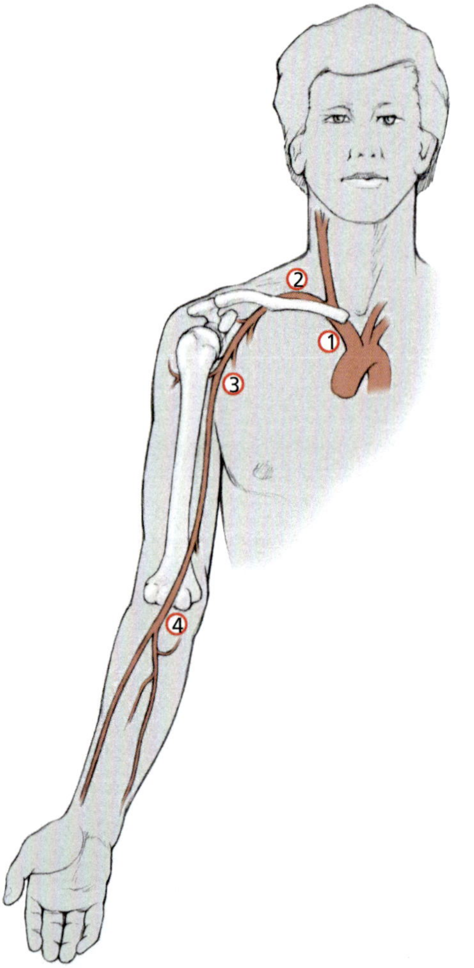

Abb. E3-2 Kritische Lokalisation bei Verschluss der Armarterien.
1: Embolisation via A. carotis communis bei Embolektomie.
2: Intimadissektion bei forcierter Embolektomie, bei Blockade dieses Segments meist komplette Ischämie.
3: Idem, komplette Ischämie durch zusätzliche Blockade der A. profunda brachii.
4: Blockade des Rete articulare und dadurch komplette Ischämie.

3.2 Symptomatik und klinischer Befund

3.2.1 Symptomatik

Bei den meisten Patienten mit akutem Gefäßverschluss der oberen Extremität bessert sich nach einem vorübergehenden schmerzhaften Ereignis, das von Kältegefühl, Sensibilitätsstörungen und einer Beeinträchtigung der Motorik begleitet wird, der Zustand wieder. Meist kommt es nur zu einer inkompletten Ischämie des Arms. Dies ist auf die gute Kollateralisierung der verschiedenen Abschnitte der A. subclavia, A. axillaris und der A. brachialis zurückzuführen.

- Blockaden wichtiger Kollateralen wie z. B. der A. acromioclavicularis, A. profunda brachii sowie der A. circumflexa humeri medialis und lateralis durch einen Embolus bewirken meist eine persistierende, nahezu komplette Ischämie.

- Akute Verschlüsse auf den Zwischenstrecken der Armarterien werden dagegen meist gut kompensiert, so dass die Patienten nicht selten verspätet ins Krankenhaus kommen.
- Periphere Fragmentationen kleinster Emboli können zu Digitalarterienverschlüssen führen, die später als Raynaud-Phänomen in Erscheinung treten, angiographisch jedoch als eindeutig organisch bedingte Digitalarterienverschlüsse sichtbar werden.

!

Bei der Kombination aus Fieberschüben mit Temperaturen um 39–40 °C, septischem Streuherd (Ostitis, intraabdominelle Abszesse u. a.) und akutem Arterienverschluss muss an septische Embolien bei Endokarditis gedacht werden.

3.2.2 Klinischer Befund

Der akute thrombotische oder embolische Verschluss macht sich mit einem initialen Schmerzereignis bemerkbar. Sensibilität und Motorik sind dabei variabel beeinträchtigt. Im Seitenvergleich werden diese klinischen Zeichen geprüft und gleichzeitig ein kompletter Pulsstatus erhoben.

Die Auskultation des Herzens gibt meist Aufschluss über begleitende Herzklappenfehler oder in Verbindung mit der gleichzeitigen Palpation des Pulses Hinweise auf eine absolute Arrhythmie. Durch Bestimmen eines peripheren Pulsdefizits kann hierbei eine hämodynamische Auswirkung der mangelhaften Pumpleistung des Herzens bereits klinisch abgeschätzt werden.

3.3 Diagnostik

3.3.1 Funktionsuntersuchungen

- Bei länger bestehender inkompletter Ischämie mit akutem Verschluss, der nur wenige Tage zurückliegt, lässt sich durch die Faustschlussprobe im Seitenvergleich die Zeit für Abblassung, reaktive Hyperämie und Venenfüllung messen.
- Weiterhin sollte die vergleichende Doppler-Untersuchung der Unterarmarterien durchgeführt werden.
- Mit dem einfachen Taschen-Doppler lässt sich bei peripherer Lage meist der Sitz des Embolus lokalisieren.

3.3.2 Bildgebende Verfahren

- Mit Hilfe der Duplexsonographie können in den meisten Fällen der zentrale Zustrom in der Supraklavikulargrube sowie der periphere Ausstrom am Arm und in der Ellenbeuge verfolgt werden. Im Bereich der Klavikel und der oberen Thoraxapertur ist jedoch die Beurteilung der Arterie durch Knochenüberlagerung behindert.
- Auf eine präoperative Angiographie kann bei einer arteriellen Embolie mit typischer Anamnese und typischem klinischem Befund verzichtet werden, vorausgesetzt, die Möglichkeit einer intraoperativen DSA oder Angiographie ist gegeben. Mit der konventionellen intraoperativen Angiographie lassen sich Bilder gewinnen, die von guter Qualität sind und eine Detailanalyse zulassen.
- Die MR-Angiographie mit geeigneter Software ist zurzeit noch nicht an allen Häusern verfügbar und stellt für die akute Diagnostik arterieller Verschlüsse einen hohen Kosten- und Zeitaufwand dar. Vorteile ergeben sich eigentlich derzeit nur bei der Diagnostik thorakaler Aortendissektionen.
- Das transösophageale Echo stellt bei der Fragestellung bezüglich einer Doppelmembranbildung bei Aortendissektion ebenfalls eine Hilfe dar. Es ist darüber hinaus in der Lage, wesentlich zuverlässiger als das transthorakale Echo endokarditische Vegetationen bei Sepsis darzustellen.

!

Vor allem bei akuten Verschlüssen der linken A. subclavia muss bei gleichzeitigem Thorax- und Rückenschmerz an das seltene Ereignis einer Aortendissektion Typ A oder B gedacht werden. In diesem Fall werden andere Prioritäten im therapeutischen Vorgehen verlangt (siehe Kap. D5).

3.3.3 Risikoabklärung

Akute Verschlüsse der oberen Extremität ereignen sich häufig bei multimorbiden Patienten, die schwere kardiale bzw. pulmonale Risikofaktoren aufweisen (siehe Abschnitt 3.1). Daher sind EKG und Röntgen-Übersicht des Thorax diagnostische Vorbedingungen.

- Im EKG lassen sich präoperativ Arrhythmien, Herzinfarkt, schwere koronare Durchblutungsstörungen, Innenschichtschäden bei Endokarditis verifizieren.
- Die Röntgen-Übersicht der Lunge und der Mediastinalorgane hilft, andere Ursachen akuter Verschlüsse wie die akute Embolisation im Rahmen einer Pneumonie, eines Bronchialtumors oder eines zentralen Aortenaneurysmas zu erkennen.

3.4 Operationsindikation

Bei der überwiegenden Mehrzahl der Patienten ist die Indikation zur Revaskularisation gegeben. Ausnahmen bilden u.a.:

- ein länger zurückliegender, gut kompensierter arterieller Verschluss mit geringer Beeinträchtigung des Patienten
- überhohe Risikofaktoren bei multimorbiden Patienten mit kompensierten Verschlussprozessen der Armarterien.

Bei der Revaskularisation ist den Fernembolektomieverfahren der Vorzug zu geben, weil sie von leicht erreichbaren anatomischen Regionen aus (Ellenbeuge, Sulcus bicipitalis) durchführbar sind und bei ausreichender Kooperationsfähigkeit der Patienten sogar in Lokalanästhesie vorgenommen werden können.

Nur in wenigen Fällen, z. B. einer gut kompensierten inkompletten Ischämie, sollte eine Lysebehandlung (siehe Abschnitt 3.5.6) erwogen werden, die die Ursache des arteriellen Verschlusses, z. B. ein Thoracic-outlet-Syndrom mit Stenose, demaskieren kann. Die chirurgische Korrektur dieser Läsion kann aufgeschoben und nach Analyse des Angiogramms geplant werden.

3.5 Therapie

3.5.1 Zielsetzung

Ziel der chirurgischen Therapie ist die vollständige Wiederherstellung der arteriellen Strombahn mit Hilfe des kleinstmöglichen Eingriffs unter Berücksichtigung der Multimorbidität der Patienten. Aufwändige Verfahren sind hier nicht sinnvoll.

Ausmaß und Dauer der Ischämie nehmen Einfluss auf die Prognose des Extremitätenerhalts. Etablierte Nekrosen bei tagelanger kompletter Ischämie enden in Major- oder Minoramputation des Arms.

In jedem Fall sollte die Revaskularisation möglichst schnell erfolgen, um den ischämischen Schaden zu begrenzen. Wenn große Areale mit ischämischen Nekrosen vorliegen und gleichzeitig septische Komplikationen bestehen, ist der Erhalt der Extremität nicht sinnvoll. Die Gebrauchsfähigkeit der Hand ist in diesem Fall nicht mehr gegeben, und das Überleben des Patienten hat Vorrang vor dem Erhalt der Extremität.

3.5.2 Vorbereitung

Nach Abklärung der Risikofaktoren in einem dem Zeitdruck angepassten Umfang und nach Beurteilung von EKG und Röntgenübersicht des Thorax sollten mindestens folgende Laborwerte analysiert werden:

- Blutbild
- Elektrolyte
- Herzenzyme
- Gerinnungsparameter.

Bei ausgefeilter, subtiler Operationstechnik ist die Bereitstellung von Konserven nicht unbedingt erforderlich. Ausnahmen bilden Patienten, die eine vorbestehende Anämie (unter 10 g/dl Hämoglobin) anderer Genese aufweisen, und Dialysepatienten, deren kardiopulmonale Kompensationsfähigkeit bei primär niedrigem Hb (unter 8 g/dl) eingeschränkt ist.

3.5.3 Operative Standardverfahren

Der schnellste, einfachste und übersichtlichste Zugang zur Armarterie erfolgt in der Ellenbeuge (Abb. E3-3). Mit einem schrägen oder S-förmigen Schnitt von der Medialseite des Oberarms bis radial zum Unterarm (5 bis maximal 10 cm Länge) wird die Ellenbeugenregion dargestellt.

Nach Unterbindung oberflächlich gelegener Armvenen unter Schonung der V. cephalica, V. basilica sowie der V. cubitalis, die eventuell später als Transplantat verwendet werden, erfolgt die Spaltung des Lacertus fibrosus. Es muss sorgfältig darauf geachtet werden, dass der N. medianus vorher stumpf abgeschoben wird.

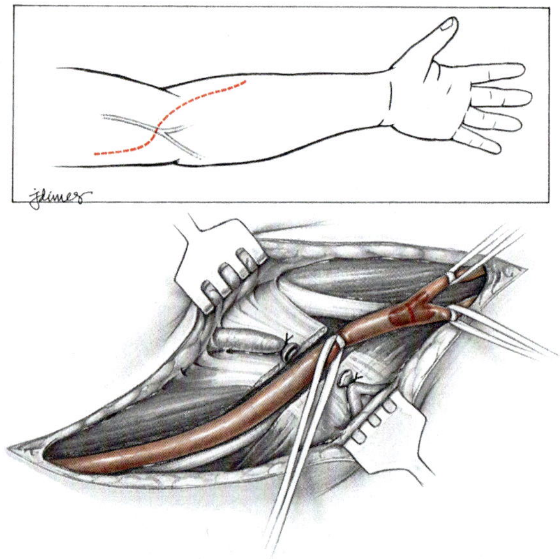

Abb. E3-3 Zugang zur Ellenbeuge. S-förmige Inzision, Spalten des Lacertus fibrosus. Cave! Schonen des N. medianus, Ligatur der V. basilica nur, falls erforderlich, Anzügeln der verschiedenen Arterienäste (nach Brunner 1996).

!

Der gespaltene Lacertus fibrosus bleibt auch beim Wundverschluss offen und wird nicht vernäht, um eine Kompression des Gefäß-Nerven-Bündels in der späteren Ödemphase zu vermeiden.

Die Armarterie wird bis in ihre Aufzweigung in den gemeinsamen Stamm von A. interossea und A. ulnaris einerseits und in den gesonderten Abgang der A. radialis andererseits freigelegt. Nur so können die einzelnen Unterarmarterien mit dem Fogarty-Katheter sondiert werden.

Bei chronischen Verschlussprozessen der Unterarmarterien reicht die Revaskularisation einer Unterarmarterie für den Erhalt der Extremität meist aus.

Auf anatomische Varianten mit Vorliegen einer echten Trifurkation oder eines hohen Abgangs der A. radialis am Oberarm muss geachtet werden.

Bei gesundem Gefäßsystem können über eine quere Arteriotomie der A. brachialis die Gerinnsel entfernt werden. Wichtig ist dabei, dass zunächst peripher vorsichtig mit einem grünen Fogarty-Katheter eingegangen wird, um die Gerinnsel komplett zu entfernen und sie nicht zu fragmentieren. Es folgt das Auffüllen der Gefäße nach peripher mit Heparin-Kochsalz-Lösung.

Die intraoperative Angiographie gibt Aufschluss über die Abflussverhältnisse in der Peripherie und ggf. über Restthromben, die gesondert entfernt werden müssen. Bei länger dauernder kompletter Ischämie ist zuweilen eine so genannte Wipfeldürre sichtbar, d. h., es stellen sich lediglich die Unterarmhauptarterien ohne Aufzweigungen dar. Hier kann eine intraoperative Lyse durch Applikation von 500000 I. E. Streptokinase lokal versucht werden.

Nach peripherer Embolektomie erfolgt die retrograde Sondierung der A. brachialis erst mit dem grünen und – wenn das Kaliber ausreichend groß ist – mit dem roten Fogarty-Katheter. Es ist darauf zu achten, dass dieses Manöver ausgesprochen vorsichtig erfolgt, um den Endothelschaden so gering wie möglich zu halten.

An zwei Stellen treten bei unachtsamem Manipulieren mit dem Fogarty-Katheter leicht Endothelschäden und Dissektionen auf:

- in Höhe der Kreuzungsstelle zwischen Klavikula und erster Rippe
- im Bereich des Übergangs der A. brachialis in Höhe des A.-profunda-brachii-Kalibersprungs (Abb. E3-4).

Die meisten unmittelbar postoperativen Rezidivverschlüsse haben hier ihre Ursache.

Bei elongierter A. subclavia und Kinking ist die zentrale Passage mit dem Fogarty-Katheter meist nicht möglich.

In den Fällen, in denen die Verschlusslokalisation sich unmittelbar am Abgang aus dem Truncus brachiocephalicus befindet, besteht die Gefahr einer Gerinnselverschleppung beim Embolektomiemanöver in Richtung der rechten A. carotis communis. Durch vorübergehende digitale Kompression der A. carotis communis kann dieses Risiko minimiert werden.

!

Keine Sondierung retrograd bis zum Herzen – hier keine Ballonmanöver!

E3

Ähnliche Verhältnisse liegen bei der seltenen Variation eines gemeinsamen Abgangs von A. carotis und A. subclavia auf der linken Seite vor. Akute zentrale Verschlüsse des Truncus brachiocephalicus, meist auf dem Boden einer vorbestehenden Stenose, zeigen durch periphere Embolisation zum Zeitpunkt des akuten Verschlusses eher eine zerebrale Symptomatik als ein peripheres Defizit am Arm.

Bei gutem zentralem Zustrom, aber Verdacht auf zentrales Aneurysma der A. subclavia bzw. axillaris (meist beim Zurückziehen des Fogarty-Katheters zu spüren) muss intraoperativ eine Angiographie der zentralen Einstrombahn durchgeführt werden. Hierbei erweist sich meist die Rückstromangiographie als technisch insuffizient, so dass entweder die Einführung eines Katheters für die Angiographie zentral oder die temporäre zentrale Blockade mit einem retrograd eingeführten

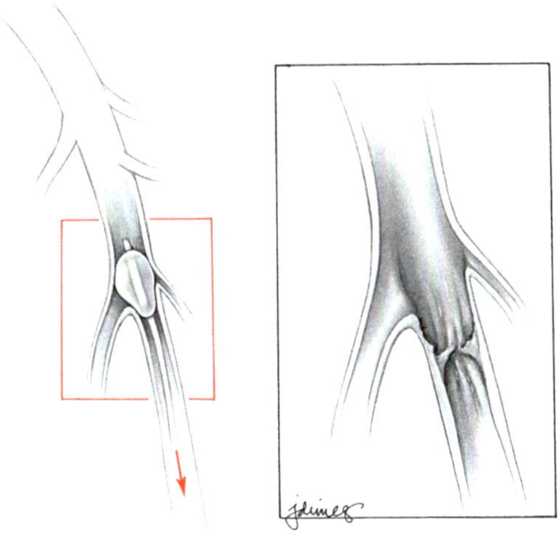

Abb. E3-4 Gefahrenstelle bei Fernembolektomie der A. brachialis. Einreißen der Intima durch einen Kalibersprung in Höhe des Abgangs der A. profunda brachii bei groben Manipulationen mit dem Ballonkatheter (nach Brunner 1996).

Ballonkatheter zur Darstellung der Einstrombahn notwendig wird.
Bei Vorliegen zentraler Aneurysmen als Ursache für den peripheren Verschluss ist das proximale Absetzen der A. axillaris und ein primärer Karotis-Axillaris-Bypass in subkutaner Führung das einfachste und schnellste Verfahren. In einer zweiten Sitzung kann die A. subclavia, je nach Sitz des Aneurysmas, zentral supraklavikulär oder über eine mediane Sternotomie ligiert werden, sofern es nicht zur kompletten Thrombosierung kommt.

➡ Bei Vorliegen eines zentralen Aneurysmas als Ursache für einen peripheren Gefäßverschluss ist es nicht sinnvoll, die Korrektur in nur einer Sitzung vorzunehmen, da dies den Eingriff erheblich erweitern würde.

Während die Querarteriotomie durch Direktnaht verschlossen werden kann, erfolgt der Verschluss der Längsarteriotomie durch Einnähen eines kleinen Venen-Patchs, der meist aus den benachbarten subkutanen Venen entnommen werden kann. Die Naht der Armarterie erfolgt mit 6-0 oder 5-0 monofilem Nahtmaterial.
Um unmittelbar postoperative Nachblutungen zu vermeiden, ist die vorübergehende komplette Antagonisierung des nach zentral und peripher verabreichten Heparins durch Protaminchlorid empfehlenswert. Zu einem späteren Zeitpunkt (nach 2–3 Stunden) kann in den ersten 12 Stunden eine systemische Heparinisierung mit 10000 I. E., danach in höherer Dosierung bis zur doppelten PTT durchgeführt werden.

➡ Die Freilegung der A. brachialis im Sulcus bicipitalis oder in der Axilla ist möglich, jedoch technisch schwieriger. Die Darstellung und Schonung der begleitenden Nerven erfordert besondere gefäßchirurgische Erfahrung und präparatorische Sorgfalt.

3.5.4 Alternative operative Verfahren

- Bei länger bestehender inkompletter Ischämie des Arms und bei Vorliegen von peripheren Verschlüssen, die einer direkten chirurgischen Therapie nicht zugänglich sind, ergibt sich nach Ausschöpfen der konservativen Verfahren (siehe Abschnitt 3.5.6) die Möglichkeit der thorakalen Sympathektomie (Th 3–4), um eine Vasodilatation zu erreichen.
- Akute zentrale Verschlussprozesse zwischen A. subclavia und A. axillaris, die nicht thrombektomierbar sind, erfordern einen primären Bypass. Dieser sollte möglichst durch autologe Vene mit End-zu-Seit-Anastomose auf der A. carotis communis sowie langer, angeschrägter End-zu-Seit-Anastomose auf der A. axillaris bzw. A. brachialis erfolgen.
- Bei Verdacht auf einen vorgeschalteten Embolusstreuherd, z. B. ein Aneurysma oder eine Dissektion, muss die A. axillaris zentral ligiert werden, um eine periphere Embolisation nach erfolgter Rekonstruktion zu verhindern.
- Bei geringem Rückfluss aus der Peripherie und inkompletter Embolektomie bzw. Thrombektomie der Unterarmarterien kann nach erfolgloser intraoperativer Lyse eine Freilegung der A. radialis und A. ulnaris in Höhe des Handgelenks mit nachfolgender Thrombektomie der Hohlhandbögen versucht werden.

➡ Handelt es sich um eine vorgeschädigte Peripherie mit schlechtem Ausstrom, ist die Prognose nach Unterarmarterienfreilegung in Höhe des Handgelenkes meist ungünstig.

Bei entzündlichen Arterienveränderungen, die eine nicht therapierbare Stenose aufweisen, sollte die Implantation von Stents wegen der lokalen Komplikationen nicht erfolgen. In solchen speziellen Fällen sollten primäre Bypassverfahren in Arteriensegmenten überbrückend vorgenommen werden, die makroskopisch keine Entzündung aufweisen. Die zusätzliche postoperative Applikation von Kortison kann Arteriitiden günstig beeinflussen.

3.5.5 Intraoperative Kontrollmethoden

Intraoperative Angiographie, Gefäßendoskopie und Gefäß-Doppler stehen als Kontrollverfahren alternativ oder – je nach Fragestellung – kombiniert zur Verfügung. Bis auf wenige Ausnahmen stellt die intraoperative Angiographie eine Mindestanforderung dar.

3.5.6 Nichtoperative Verfahren

Interventionelle Eingriffe

Bei der intraarteriellen Thrombolyse wird in Deutschland meist der Streptokinase gegenüber der Urokinase der Vorzug gegeben.
Die Lyse mit Streptokinase erfolgt nach exakter Platzierung des Katheters in die betroffene Armarterie in einer Dosierung von 5000–10000 Einheiten/h. Erfolgsraten bis zu 90% werden in der Literatur beschrieben.
Die Lysetherapie ist vor allem in der Lage, bei arteriellen Thrombosen die Ursache für den Verschluss zu demaskieren, so dass ohne Zeitdruck in einer späteren

zweiten Sitzung eine interventionelle oder operative Korrektur des Handicaps, z. B. einer vorgeschalteten Stenose oder eines Aneurysmas, geplant werden kann. Das Vorhandensein von Aneurysmen stellt ein hohes Rupturrisiko nach Lyse dar und ist eine relative Kontraindikation.
Vereinzelt wird auch über Erfolge unter Einsatz von rt-PA berichtet, welches in einer Dosierung von 0,5 mg/h unter gleichzeitiger Anwendung von 500 I. E. Heparin/h verabreicht wird. Hierbei sind u. a. folgende Kontraindikationen zu berücksichtigen:
- kürzlich durchgemachter Schlaganfall
- schwer einstellbarer arterieller Hypertonus
- Ulkusleiden

Nach erfolgter Lyse sind lokale Komplikationen mit Hämatombildung an der Eintrittsstelle des Katheters sowie allgemeine Risiken wie Hirnblutung, gastrointestinale Blutung u. a. zu beachten. Die Letalität wird unterschiedlich mit 5–14% angegeben.

➡ Die Lysetherapie eignet sich insbesondere für Patienten mit inkompletter Ischämie und Verdacht auf eine arterielle Thrombose.

Als alternative Verfahren zur Operation sind weiterhin die perkutane Aspirationsembolektomie oder die perkutane Embolektomie mit Spezialkathetern zu nennen. Sie sind jedoch zeitaufwändig und kostenträchtig.

Konservative Methoden

Nur bei inkompletter Ischämie ohne wesentliche Beeinträchtigung der Sensibilität und Motorik ist die Möglichkeit gegeben, eine Besserung durch alleinige konservative Therapie zu erzielen:
- PTT-wirksame Heparinisierung zur Vermeidung von Appositionsthromben
- das Schützen der Extremität durch einen Wattewärmeverband
- Applikation vasoaktiver Substanzen wie Prostaglandin, Papaverin, Nitrofuryl u. a.

Die Möglichkeit der thorakalen Sympathektomie als flankierende Maßnahme wurde bereits besprochen. Die Applikation von Pharmaka wie Prostaglandin kann auch intraarteriell erfolgen. Kontraindikationen dieser Medikamente wie Herzinsuffizienz, pulmonale Insuffizienz u. a. sind zu berücksichtigen.

3.6 Komplikationen und deren Behandlung

3.6.1 Sofortkomplikationen

Sofortverschlüsse haben entweder ein zentrales oder ein peripheres Handicap als Ursache:
- zentrales Restgerinnsel
- zentrales Aneurysma
- zentrale Dissektion
- periphere Restgerinnsel
- Blockade der kapillären Strombahn bei protrahierter Ischämie

Außerdem kann ein erheblicher Endothelschaden nach ausgedehnten und wiederholten Thrombektomiemanövern vorliegen.
Bei protrahierter Ischämie besteht die Gefahr eines Reperfusionsschadens, der sich in Form von Endothelschwellung und Veränderungen der Mikrozirkulation manifestiert. Besonders ungünstig sind so genannte blaue Ischämien, bei denen die kapilläre Strombahn sowie der venöse Schenkel bereits eine Stagnationsthrombose aufweisen.
Bei Auftreten eines Kompartmentsyndroms ist eine Fasziotomie aller Kompartments zum frühestmöglichen Zeitpunkt notwendig.
Lokale Wundinfekte sind selten, liegen unter einem Prozent und heilen bei Verwendung autologer Rekonstruktionen selbst im Grad III nach Szilagy meist aus. Größere Nachblutungen müssen chirurgisch korrigiert werden.

3.6.2 Frühkomplikationen

Im Vordergrund stehen Rezidivverschlüsse auf dem Boden rezidivierender Embolien (M. embolicus) oder einer vorgeschädigten Arterie, z. B. bei Thoracic-outlet-Syndrom, Arteriitis und chronischer Dissektion.

! Wiederholte Embolektomien oder Thrombektomien am selben Gefäß verschlechtern besonders am Arm erheblich die Prognose bezüglich Erhalt der Extremität.

Dies hängt sowohl mit dem primären ausgedehnten Endothelschaden durch die Thrombektomiemanöver als auch mit einer später einsetzenden myointimalen Proliferation zusammen. Über diese Problematik wurde ausführlich von Staudacher berichtet, der von einer Reoperationsrate an den oberen Extremitäten von 12% und einer Amputationsrate von 4% berichtete. Weiterhin scheint die Freisetzung von Endotilin aus geschädigten Endothelzellen einen irreversiblen Gefäßspasmus auszulösen.

3.6.3 Spätkomplikationen

Spätkomplikationen betreffen vorwiegend die Rezidivthrombose bzw. Rezidivembolie. Die Prognose quoad vitam steht unter dem Einfluss schwerwiegender Begleiterkrankungen bei den meist multimorbiden Patienten. An der Spitze bei den Todesursachen stehen Herzversagen und apoplektischer Insult.
Die Kombination akuter thrombotischer Verschlüsse mit entzündlichen Veränderungen der Armarterien ist prognostisch ungünstig, da es häufig zu arteriellen Rezidivthrombosen kommt; denn die Ursache des Verschlusses ist primär nicht beseitigt. In diesen Fällen kommt zuweilen erst verspätet ein Bypass-Verfahren, bevorzugt mit autologer Vene, zur Anwendung. Zu diesem späten Zeitpunkt findet man jedoch bereits ein massiv vorgeschädigtes Endothel und eine entzündlich veränderte Arterienwand vor. Die Ausstrombahn ist erheblich reduziert, so dass die Gefahr eines Bypass-Verschlusses groß ist.

3.7 Nachbehandlung und Nachsorge

In der postoperativen Phase werden mehrere Ziele verfolgt:

- Aufrechterhaltung der wiederhergestellten Perfusion:
  - Hierzu gehört die Verabreichung von Heparin, beginnend mit 10000 I.E. für die ersten 12 Stunden und dann ca. 20000 I.E. je nach Körpergewicht bis zum Erreichen der doppelten PTT (vor allem bei Thromben im Herzen).
  - Bei Gefäßspasmen ist die zusätzliche Anwendung von Papaverin oder ähnlichen Präparaten sinnvoll. Die Dosierung von Papaverin beträgt zwei Ampullen pro 24 Stunden.
- Am ersten postoperativen Tag kann der Patient meistens mobilisiert werden.
- Bei Vorliegen von embolischen arteriellen Verschlüssen sollte die Embolusstreuquelle gesucht werden:
  - am Herzen mittels Echokardiographie
  - bei zentralen Aneurysmen mittels Angiographie bzw. Sonographie.
- Handelt es sich um entzündliche Gefäßerkrankungen, ist deren Ursache, z. B. eine Kollagenose, granulomatöse Entzündungen oder seltene Arteriitiden vom Typ Behçet, zu klären. Die initiale Gabe von 1000 mg (Äquivalent-)Kortison ist hier ggf. angezeigt sowie die Fortsetzung der Therapie mit 50 mg Kortison in den folgenden fünf Tagen und schließlich – abhängig vom Krankheitsverlauf – die zunehmende Reduzierung auf die Erhaltungsdosis.
- Ein vorbestehendes schweres motorisches und sensibles Defizit bildet sich oft nur langsam zurück. Eine krankengymnastische Übungsbehandlung kann für die Zeit bis zur völligen Rückkehr der Funktion sinnvoll sein.
- In jedem Fall ist die Mitbehandlung der Begleiterkrankungen nach erfolgreicher Operation für die Langzeitprognose von entscheidender Bedeutung. Untersuchungen konnten zeigen, dass bei Patienten mit embolischem Verschluss der Arterien der oberen Extremitäten nach fünf Jahren eine Überlebensrate lediglich um 40% zu erwarten ist. Ursache sind die schweren, vorwiegend das Herz betreffenden Begleiterkrankungen der Patienten. Durch Applikation von Marcumar® bei geeigneten Patienten konnte die Überlebensrate auf 72% gesteigert werden.

3.8 Literatur

Barr H, Lancashire MJR, Torrie EPH, Galland RB: Intraarterial thrombolytic therapy in the management of acute and chronic limb ischaemia. Br J Surg 78 (1991) 284–287

Beard JD, Earnshaw JJ: Practical techniques in surgical and endovascular management of acute limb ischemia. In: Hallet JW Jr, Mills JL, Earnshaw JJ, Reekers JA: Comprehensive vascular and endovascular surgery, Mosby 2004

Beiersdorf F, Matteis G, Krüger S, Hanselmann A, Freisleben HG, Zimmer S, Satter P: Evoyding reperfusion injury after limb revascularisation: experimental observations and recommendation for clinical application. J Vasc Surg 9 (1989) 757

Earnshaw JJ: Thrombolytic therapy in the management of acute limb ischaemia. Br J Surg 78 (1991) 261–269

Hepp W, Schafmeister B: Der akute arterielle Verschluß am Arm: Ergebnisse eines 12-Jahreszeitraums (1973–1984). Angio Archiv 15 (1987) 135

Hirner A, Hering R, Baer U: Die arterielle Embolie: retrospektive Analyse und Ergebnisse des eigenen Vorgehens bei 329 Patienten. Langenbecks Arch Chir 358 (1967) 467

Kappert A: Lehrbuch und Atlas der Angiologie, 12. Aufl. Huber, Bern–Stuttgart–Toronto 1989

Mahler F, Do DD, Baumgartner I, Birrer M, Triller J: Akute und subakute Extremitätenischämie: Katheterthrombolyse und -thrombusaspiration. In: Vallbracht C, Roth FJ, Strauss AL (Hrsg.): Interventionelle Gefäßtherapie, Steinkopff, Darmstadt 2002

Paes EHJ, Mohr W, Grossmann S, Hoffer H, Vollmar JF: Die klinische Bedeutung des Embolusstreuherdes bei akutem Gliedmaßenverschluß. Chirurg 61 (1990) 323–325

Paetz B, Allenberg JR: Behandlung des Reperfusionsschadens nach akuter Extremitätenischämie. Chirurg 63 (1992) 90–97

Staudacher M, Böhm C, End A, Haberzettl C, Müller MR, Vodrazka M: Der embolische Verschluß der oberen Extremitätenarterien. Vasa 20 (1991) 358–365

Vollmar JF: Rekonstruktive Chirurgie der Arterien, 4. Aufl. Thieme, Stuttgart–New York 1996
Wagner HJ: Periphere arterielle Fibrinolyse und Thrombektomie. In: Günther RW, Thelen M (Hrsg.): Interventionelle Radiologie, 2. Aufl. Thieme, Stuttgart–New York 1996

E4 Akute Verschlüsse der Viszeralgefäße

H. Kogel

4.1 Ätiologie und Pathogenese

Der akute Verschluss der Viszeralgefäße stellt mit weniger als einem Prozent unter den akuten Gefäßverschlüssen ein seltenes Ereignis dar.

In ca. 62% der Fälle sind arterielle Verschlussprozesse, in 33% venöse und in 5% kombinierte arteriovenöse Strombahnverlegungen zu beobachten.

Bei den arteriellen Verschlüssen handelt es sich in ca. 24% um arterielle Thrombosen; der Rest wird verursacht durch Embolisationen, bei denen die Gerinnselverschleppung aus dem Herzen im Vordergrund steht.

Periphere Embolisationen in das Einstromgebiet des Truncus coeliacus, der A. hepatica propria, A. lienalis und der A. gastroduodenalis können zu wechselnden Krankheitsbildern mit folgenden Befunden führen:

- Oberbauchsymptomatik
- pathologisch erhöhten Leberwerten
- oberer gastrointestinaler Blutung mit hämorrhagischer Schleimhaut des Magens
- segmentären Milzinfarkten.

Eine massive Verlegung der Leberarterien führt über einen Leberzellzerfall und ein Leberausfallskoma mit Gerinnungsstörungen, oberen und unteren gastrointestinalen Blutungen meist zum Tode. Verlegungen der Milz- oder Pankreasgefäße werden meist aufgrund guter Kollateralbildungen toleriert (Abb. E4-1).

Die zentrale Blockade des Hauptstamms der A. mesenterica superior befindet sich bei Embolisation meist wenige Zentimeter distal des Abgangs – bei typischer Anatomie –, etwa in Höhe des Abgangs der ersten Jejunalarterien (Abb. E4-2). Isolierte fragmentierte Embolisationen in die Aufzweigung der Mesenterialarterie sind möglich, wobei die A. colica media am häufigsten betroffen ist. Diese Verschlüsse führen dann, je nach Versorgungsgebiet, zu regionalen Ischämien des Darms. Bei den Aufzweigungen der Darmarterien erster und zweiter Ordnung sind einzelne Verschlüsse durch eine Kollateralfunktion meist kompensiert. Kleinste, segmentäre Verschlüsse finden sich bei Verschlussprozessen der Vasa recta in der Peripherie der Darmversorgung. Diese Veränderungen können später unter dem Bild einer intestinalen Stenose ausheilen, vorausgesetzt, dass die Ischämie nicht vollständig transmural erfolgt, sondern sich auf die inneren Wandanteile beschränkt.

Akute Verschlüsse der A. mesenterica inferior ereignen sich selten spontan. Sie gehen meist auf einen thrombotischen Verschluss bei Abgangsstenose oder auf Thrombenverlegung im Rahmen eines infrarenalen Aortenaneurysmas zurück. Wegen guter Kollateralfunktion ist sowohl bei akuten als auch bei chronischen Verschlüssen des Hauptstamms der A. mesenterica inferior mit einer Symptomatik meist nicht zu rechnen.

Auch postoperative Komplikationen nach aortoiliakaler Rekonstruktion können zu einer Minderperfusion im Bereich der Mesenterialarterien führen:

- Auftreten von Durchblutungsstörungen des Sigmas und des Colon descendens, wenn die A. mesenterica inferior als entscheidendes Kollateralgefäß bei konkurrierenden Verschlüssen (A. mesenterica superior, SMA) nicht erhalten wurde
- Auftreten von akuten Durchblutungsstörungen vor allem dann, wenn die A. mesenterica inferior eine wichtige Kollateralfunktion der vor- oder nachgeschalteten Strombahn darstellt oder wenn die Kolla-

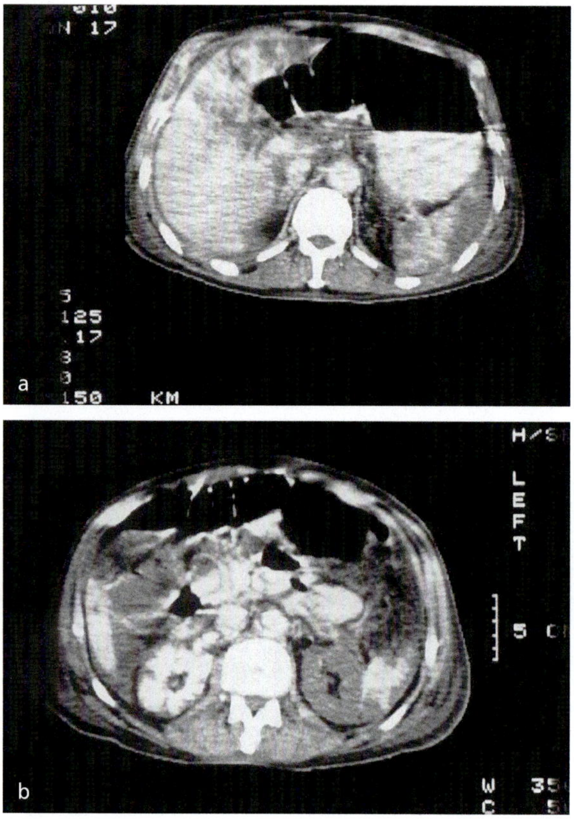

Abb. E4-1a und b 62-jähriger Patient mit AVK Stadium III bei Teilthrombosierung der terminalen Aorta mit Beckenarterienverschlüssen. Nach retroperitonealem Zugang zur abdominellen Aorta und Implantation eines aortofemoralen Bifurkationsbypass (zentral End-zu-Seit) akutes Leber- und Nierenversagen. Im CT ausgedehnte fleckförmige ischämische Bezirke in Leber (a) und Nieren (b) mit Verdacht auf Embolisation.

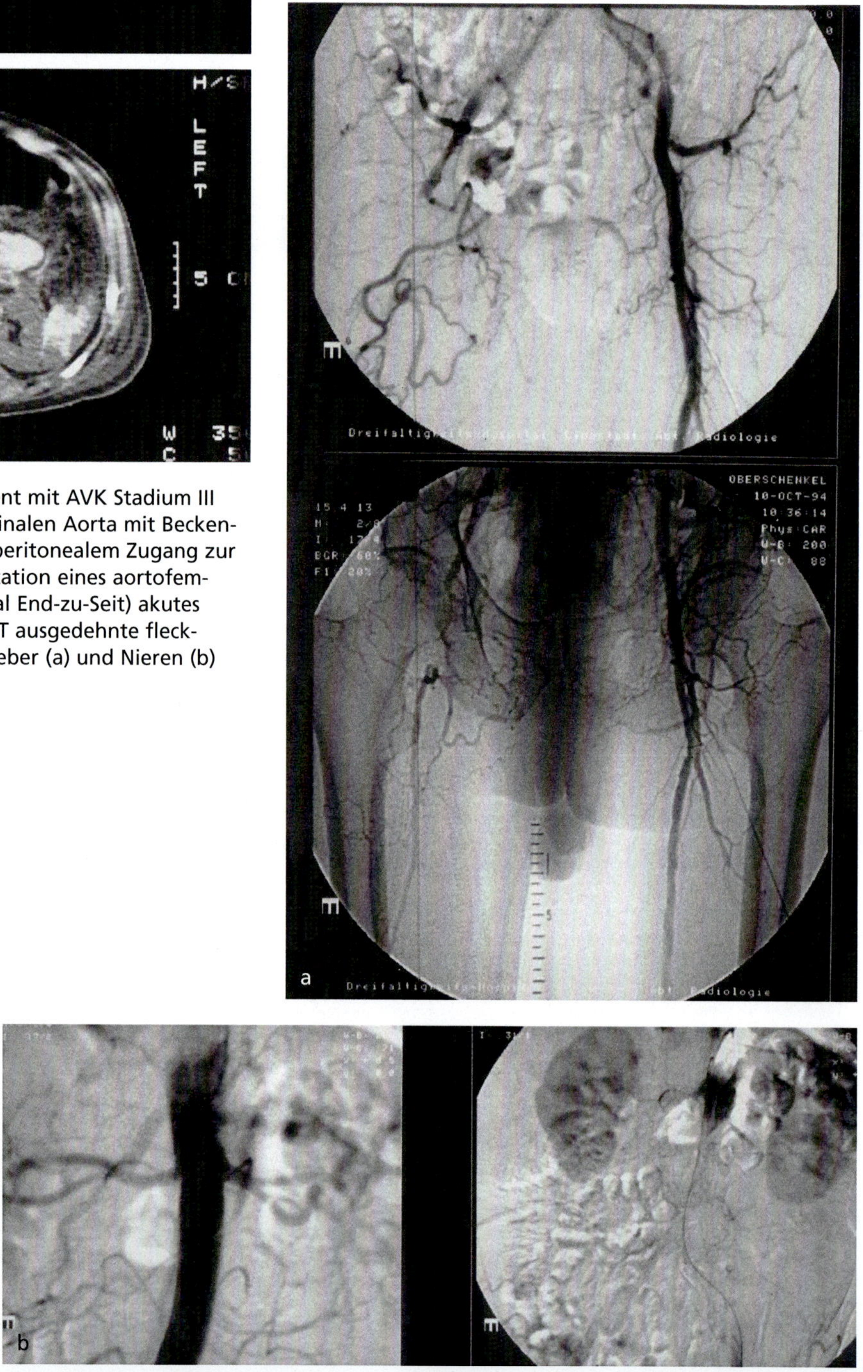

Abb. E4-2a und b Multiple Embolisation
a: I. a.-DSA eines 74-jährigen Patienten mit absoluter Arrhythmie, Zustand nach apoplektischem Insult, periphere Embolisation ins rechte Bein mit Verschluss der A. iliaca externa und A. femoralis communis.
b: I. a.-DSA beim selben Patienten: embolischer Verschluss des Hauptstamms der A. mesenterica superior kurz nach ihrem Abgang.

teralfunktion von A. mesenterica superior und A. iliaca interna zur Kompensation nicht ausreicht (anatomische Variante bei Unterbrechung der Umgehungskreisläufe im Bereich der linken Flexur: Riolan-Arkade und Drummond-Arkade inkomplett angelegt, siehe Kap. F13)
- fehlerhafte Ligatur der A. mesenterica inferior in der ersten Aufzweigung
- ausgedehnte Hämatombildung mit Kompression der Mesosigmagefäße bei perforiertem Aortenaneurysma.

Um diese postoperativen Komplikationen, die zu einer ischämischen Kolitis führen können, zu vermeiden, sind prophylaktische Maßnahmen von entscheidender Bedeutung:
- genaue Analyse des präoperativen Angiogramms
- Wahl eines geeigneten Rekonstruktionsverfahrens unter Berücksichtigung der Strombahn der A. mesenterica inferior
- intraoperative Perfusionskontrolle, ggf. mit Doppler-Untersuchung
- postoperativ Beachtung der möglichen Komplikationen, um – falls solche auftreten – möglichst frühzeitig Diagnostik und Therapie einleiten zu können.

Nur unter Berücksichtigung dieser Maßnahmen lässt sich die Letalität der postoperativen ischämischen Kolitis auf 13,6% senken (siehe Kap. F12).

Akute Verschlüsse der Viszeralarterien können darüber hinaus hervorgerufen werden durch:
- Aneurysmen der Viszeralgefäße selbst; dann meist degenerativer oder mykotischer Natur
- thorakoabdominelle Aortenaneurysmen
- dissezierende Aortenaneurysmen vom Typ A oder B mit wechselnden Kombinationsverschlüssen, je nach Verlauf der Dissektionsmembran
- bei Arteriitis
- selten auch durch direkte stumpfe Bauchtraumen

Eine eigene Entität stellt die so genannte Non-occlusive-Disease der Viszeralarterien dar, die auch als funktionelle oder angiospastische Ischämie des Darms bezeichnet wird. Sie findet sich vorwiegend bei:
- chronischem Ergotismus
- pharmakologischem Einfluss durch Digitalis
- vasokonstriktorisch wirkenden Medikamenten, z. B. Katecholaminen
- globaler Herzinsuffizienz
- Tachyarrhythmie bei dekompensierten Aortenklappenvitien
- massiver Diurese und Hämokonzentration
- Phäochromozytom
- verschiedenen Schockzuständen u. a.

Diese Form des Arterienverschlusses hat eine besondere pathogenetische Bedeutung bei dialysepflichtigen Patienten und bei über einen längeren Zeitraum intensivmedizinisch behandelten Patienten. Die Klinik verläuft oft in Schüben und wird leicht übersehen.

Der Mesenterialvenenthrombose liegen vorwiegend Entzündungsprozesse im Einzugsgebiet der Pfortader oder eine Thrombophilie bei hereditären Gerinnungsstörungen (AT-III-Mangel, C-Protein-Mangel u. a.) zugrunde.

4.2 Symptomatik und klinischer Befund

Während akute Verschlüsse des Hauptstamms des Truncus coeliacus meist asymptomatisch verlaufen, verursacht der embolische Verschluss des großen Abgangstrichters der A. mesenterica superior, der sich durch seinen spitzen Abgangswinkel und die Lendenlordose in besonders exponierter Lage befindet, ein ausgeprägtes Ischämiesyndrom des gesamten Darms von der Flexura duodeni jejunalis meist bis zur linken Flexur des Kolons.

E4

A. mesenterica superior

Das klinische Bild des akuten Verschlusses der A. mesenterica superior ist initial so uncharakteristisch, dass es meist verkannt wird und die Patienten zu spät die Klinik erreichen.

Das **Initialstadium** der ersten 1–6 Stunden ist charakterisiert durch einen diffusen Abdominalschmerz, der sich häufig im rechten Unterbauch manifestiert.

➡ Die Differentialdiagnose zur akuten Appendizitis ist hier von Bedeutung, zumal regelmäßig beim akuten Mesenterialverschluss sehr früh eine Leukozytose um 20000/µl auftritt und zur Fehldiagnose verleitet.

Die Diagnose wird im Initialstadium besonders erschwert durch den blanden klinischen Befund mit:
- wechselnder Peristaltik
- fehlenden peritonitischen Zeichen
- selten bestehenden anoxischen Durchfällen
- Schocksymptomatik, die lediglich bei 20% der Patienten auftritt.

Das gleichzeitige Vorliegen einer Herzerkrankung wie absoluter Arrhythmie mit Vorhofflimmern, schwerer Herzinsuffizienz, Herzklappenfehler und Zustand nach Myokardinfarkt muss immer an einen akuten Mesenterialverschluss denken lassen.

➡ Bei Auftreten der Trias unklarer Abdominalschmerz, Leukozytose und positive Herzanamnese muss an die Diagnose „akuter Mesenterialarterienverschluss" gedacht werden.

Typisch ist, dass der blande klinische Befund in einem erheblichen Missverhältnis zu dem schwer gestörten Allgemeinbefinden des Patienten steht.
An das Initialstadium schließt sich fließend ein so genanntes **stilles Intervall** an, das ca. 7–12 Stunden, je nach Verschlusscharakteristik, andauert.
Diese Krankheitsphase ist geprägt von
- einem geringen Dauerschmerz mit meist uncharakteristischen Beschwerden
- zunehmender Leukozytose
- Anstieg des Laktats, der CK und LDH
- meist nicht mehr auskultierbaren Darmgeräuschen
- einer weiteren Verschlechterung des Allgemeinbefindens des Patienten.

Durch eine Sequestration von Flüssigkeit in den Darm kommt es zu einem relativen Volumenmangel und damit zu einer zunehmenden Schocksymptomatik. Nach Ablauf von 12 Stunden stellt sich eine Durchwanderungsperitonitis zusammen mit dem Bild eines paralytischen Ileus und einem protrahierten Schock ein. Erst jetzt zeigt sich in der Abdomenübersicht das Vollbild eines Ileus mit ausgedehnter Spiegelbildung.

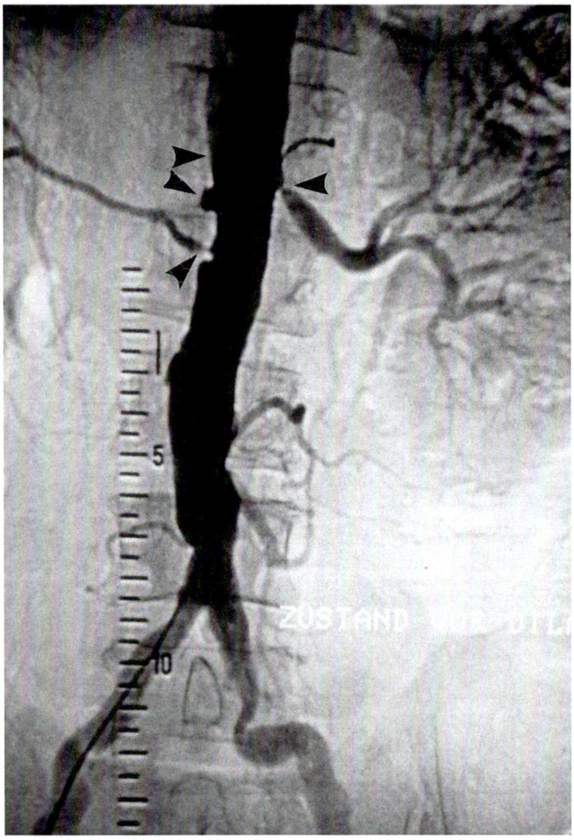

Abb. E4-3 54-jähriger Patient mit intermittierender diskreter Angina abdominalis und AVK Stadium II beider Beine. DSA: Nierenarterienstenose beidseits, Verschluss der A. mesenterica superior, Kollateralisierung über Truncus coeliacus (nicht dargestellt). Hochgradige Arteriosklerose der terminalen Aorta und der Beckenarterien.

A. mesenterica inferior

Embolisationen in die A. mesenterica inferior sind selten und ereignen sich meist intraoperativ während der Freilegung einer mit Thromben gefüllten infrarenalen Aorta oder während der Durchführung transfemoraler Ballonthrombektomiemanöver bei hohem Aortenverschluss als Folge des so genannten Schneepflugphänomens. Hierbei kommt es zu einer peripheren Embolisation mit Thromben und Cholesterinkristallen, die histologisch intramural in den Darmgefäßen nachgewiesen werden können. Derartige Ereignisse gehen mit dem Bild einer ischämischen Kolitis des linken Hemikolons einher.

Arterielle Thrombosen

Arterielle Thrombosen auf dem Boden vorbestehender Stenosen der Viszeralarterien verlaufen wegen der guten Kollateralisierung bei den meisten Patienten asymptomatisch (siehe Kap. F11 und 12). In anderen Fällen stehen verschiedene Schweregrade der Angina abdominalis im Vordergrund. Die Korrektur bedarf bei Kombinationsverschlüssen einer exakten Indikationsstellung und Therapieplanung (Abb. E4-3).

Mesenterialvenenthrombose

Die Mesenterialvenenthrombose ist in ihrer Symptomatik meist uncharakteristisch und verläuft in ca. 25% asymptomatisch. Selten führen akute Verschlüsse zu einem akuten Abdomen. Die Kombination mit hohem Fieber ist häufig. Bei gleichzeitiger Pfortaderthrombose kommt es zu Stauungsbeschwerden in der Milzregion und linksseitigem Schulterschmerz.

4.3 Diagnostik

Da die klinischen Symptome sehr häufig uncharakteristisch und irreführend sind und die Patienten oft erst verspätet in chirurgische Behandlung gelangen, erfolgt die Diagnostik unter entsprechendem Zeitdruck.
Das klinische Bild mit
- anamnestisch diffusem abdominellem Schmerz in der Initialphase
- rasch steigender Leukozytose
- schwerem Krankheitsbild bei nur geringen Abdominalbeschwerden
- Erhöhung des Serumlaktatspiegels
- gravierender Begleiterkrankung des Herzens

ist für die Verdachtsdiagnose eines akuten Viszeralarterienverschlusses, meistens der A. mesenterica superior, entscheidend.

Neben der klinischen Untersuchung der lokalen Verhältnisse müssen in einem Schnellverfahren Herz-, Leber- und Nierenfunktion untersucht werden.
Zur Basisdiagnostik gehören EKG und ausführliche Laboruntersuchungen wie:

- Blutbild
- Elektrolyte
- Gerinnung
- Leberenzyme
- Nierenwerte
- Serumlaktat.

Die Abdomenübersicht kann initial ein luftleeres Abdomen zeigen; erst in der Spätphase werden typische Spiegel eines paralytischen Ileus sichtbar.

4.3.1 Bildgebende Verfahren

Das Abdomen ist sonographisch wegen starker Überlagerung mit Luft meist nur eingeschränkt beurteilbar. Das gilt insbesondere in den späteren Stadien der Viszeralarterienischämie.
Die Computertomographie des Abdomens, bevorzugt als Spiral-CT, ist lediglich zur Feststellung einer Mesenterialvenenthrombose oder zur Diagnostik ischämischer Bezirke im Bereich der Leber, des Pankreas oder der Milz hilfreich (siehe Abb. E4-1). Das konventionelle CT versagt bei Verschlüssen der A. mesenterica superior. Auch das NMR ist wegen der Bewegungsartefakte im Abdomen nur schwer einsetzbar.
Die i.a.-DSA über einen transfemoral vorgeschobenen Katheter ermöglicht es, in selektiver Darstellung die Perfusion in den Viszeralarterien zu beurteilen. Wie erwähnt, findet man bei Verschluss der A. mesenterica superior meist unmittelbar distal des Abgangs der Jejunalarterien ein typisches Kuppelphänomen als Zeichen des Hauptstammverschlusses. Je weiter die Verschlussprozesse in der Peripherie der Darmarkaden liegen, desto schwerer gelingt der angiographische Nachweis. In der Frühphase, ohne hämorrhagische Infarzierung des Intestinums, kann eine Katheterlyse gelingen.

➡ Der Angiographiekatheter sollte daher an Ort und Stelle belassen werden, um in späteren Krankheitsstadien ggf. kombiniert operativ und medikamentös vorgehen zu können, z.B. durch Instillation gefäßaktiver Substanzen wie Papaverin oder anderer Vasodilatanzien.

4.3.2 Risikoabklärung

Zeit für eine ausführliche Risikoabklärung bleibt nicht, da die Therapie ohne Zeitaufschub so schnell als möglich durchgeführt werden muss. Dennoch wird es in speziellen Fällen notwendig sein, interdisziplinär festzulegen, ob eine Funktionsverbesserung kardial, pulmonal oder renal innerhalb kürzester Zeit möglich ist und sinnvoll erscheint.

4.4 Operationsindikation

➡ Entscheidend ist, dass sowohl die Diagnostik als auch die Vorbereitung zur Therapie schnell und parallel ablaufen.

Bei symptomatischen akuten Viszeralarterienverschlüssen ist die Indikation zur Operation grundsätzlich gegeben. Ausnahmen stellen Patienten in einem moribunden Zustand dar, bei denen infolge schwerwiegender Begleiterkrankungen weder eine interventionelle noch eine operative Behandlung Aussicht auf Erfolg hat. Dies trifft besonders für Patienten zu, die über 70 Jahre alt sind, ein fortgeschrittenes Krankheitsbild zeigen und daher sehr schnell kardiopulmonal und renal dekompensieren können. In allen anderen Fällen ist die Indikation zur invasiven Diagnostik mittels Angiographie zur weiteren Therapieplanung – operativ oder interventionell – gegeben.
Der Einsatz einer explorativen Laparotomie ist als Standard unter definierten Indikationen akzeptiert; die Laparoskopie ist derzeit zwar eine gute minimalinvasive Methode, die Beurteilung der Vitalität des Darms ist jedoch erschwert, weil die Farbe der Darmwand auf dem Monitor täuschen kann.

4.5 Therapie

4.5.1 Zielsetzung

Ziel bei der Therapie akuter Viszeralarterienverschlüsse ist das Abwenden der akuten Lebensgefahr durch die möglichst schnelle Wiederherstellung der Organperfusion.
Da es sich häufig um schwerkranke, multimorbide Patienten handelt, sind die Aussichten der Therapie als ungünstig zu bezeichnen.
Während vor 20 Jahren die Letalität akuter Mesenterialarterienverschlüsse mit 80–90% angegeben wurde, konnte sie durch aggressiveres therapeutisches Vorgehen und durch die Kombination von Gefäßrekonstruktion, Darmresektion und ggf. einer Lysebehandlung verbessert werden. So werden die Letalitätsraten in entsprechenden Zentren mit ca. 50% angegeben.

➡ Die meisten akuten Mesenterialarterienverschlüsse werden jedoch nicht in so genannten Zentren, sondern in

E4

Krankenhäusern der Grund- und Regelversorgung behandelt. Der Transport in ein Zentrum bedeutet Zeitverlust und ist meist nicht vertretbar. Kenntnisse in Diagnostik und Behandlung akuter Viszeralarterienverschlüsse müssen daher zum Rüstzeug jedes Chirurgen gehören.

4.5.2 Vorbereitung und operative Standardverfahren

Nachdem eine dem Zeitdruck angepasste möglichst ausführliche Diagnostik durchgeführt wurde, sollten bei geplantem operativem Eingriff vier Blutkonserven bereitgestellt werden.

Am besten unter belassenem, selektiv positioniertem Angiographiekatheter sollte eine mediane Ober- bis Mittelbauchlaparotomie durchgeführt werden. Bei Verschluss des Truncus coeliacus sollte das Omentum minus eröffnet werden. Die A. hepatica communis wird daraufhin dargestellt. Nach zirkulärem Umfahren derselben kann über eine quere Arteriotomie eine retro- und antegrade Thrombektomie mit Ballonkatheter durchgeführt werden.

Die Freilegung der A. mesenterica superior erfolgt nach Linksrotation des Dünndarms und Hochschlagen des Kolons einen bis zwei Querfinger medial der Flexura duodenojejunalis, an der Kreuzungsstelle der Mesenterialwurzel mit der Pars horizontalis inferior des Duodenums (Abb. E4-4).

Hier liegt die A. mesenterica superior medial der Mesenterialvene und lässt sich leicht unterhalb des Abgangs der A. colica media darstellen. Der Zugang zur Mesenterialvene ist identisch.

Der suprakolische Zugang über das Omentum majus ist möglich, jedoch präparatorisch aufwändiger.

Wenn die A. mesenterica superior keinerlei arteriosklerotische Veränderung aufweist, erfolgt die Eröffnung über eine quere Arteriotomie. Bei Vorliegen von Arteriosklerose sollte eine Längsarteriotomie vorgenommen werden, die nach erfolgter Thrombektomie durch einen autologen Venenpatch verschlossen werden muss.

Durch retrogrades und orthogrades Eingehen mit dem Fogarty-Katheter lassen sich Emboli lösen. Hierbei sollte die Aorta unmittelbar infrarenal komprimiert werden, um ein Verschleppen der Gerinnsel in die Aorta zu verhindern.

Die Thrombektomie der V. mesenterica superior gelingt relativ leicht, weil es sich hier um ein klappenloses Venensystem handelt. Von der Peripherie her ist ein Ausstreifen der Darmarkaden zur Mobilisation der Thromben möglich. Der Verschluss der Mesenterialvene erfolgt fortlaufend durch 6-0 monofiles Polypropylene.

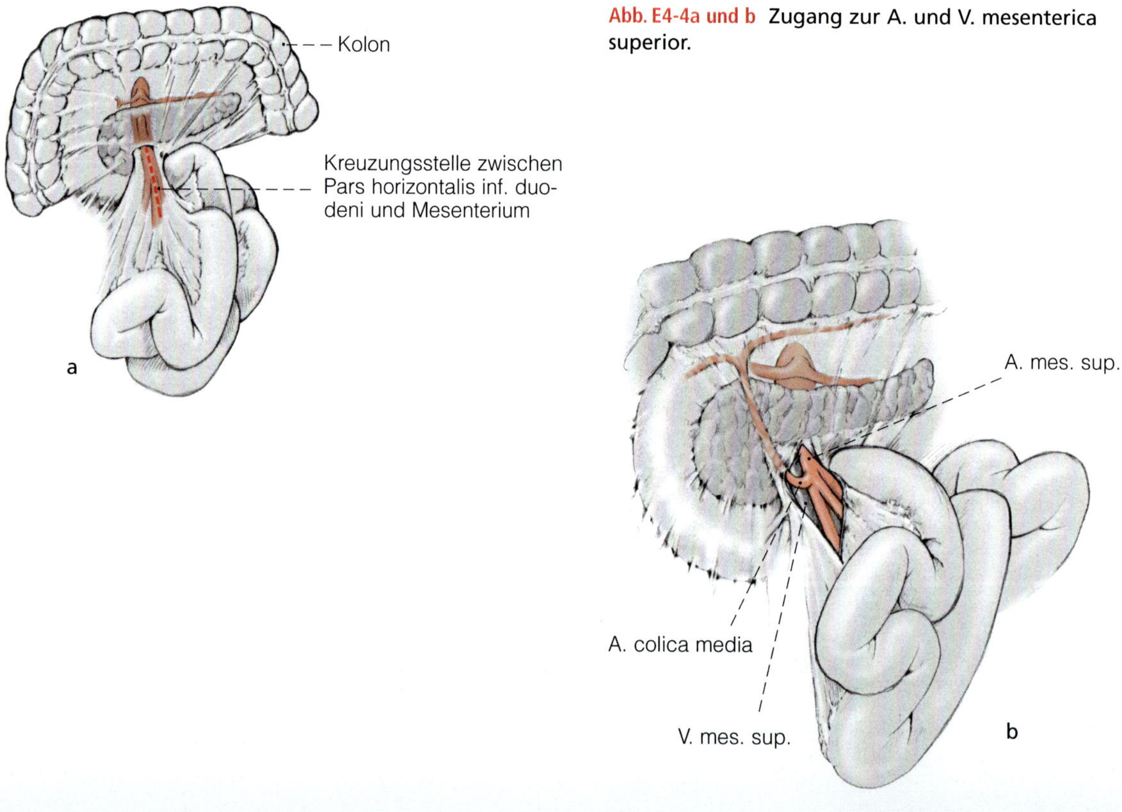

Abb. E4-4a und b Zugang zur A. und V. mesenterica superior.

Bei Totalverschluss der A. mesenterica superior kommt es meist zu einer Ischämie des gesamten Dünndarms unterhalb der Flexura duodenojejunalis bis zur linken Kolonflexur. Die Inspektion des Darms vor und nach Revaskularisation entscheidet über notwendige Darmresektionen.
Bei akuten SMA-Thrombosen – bei vorgeschalteter Stenose – sollte indirekten Revaskularisationstechniken (aortomesenterialer Bypass) der Vorzug gegeben werden, sofern der Darm noch keine Totalnekrosen aufweist.
Bei begrenzten Nekrosen kann eine Revaskularisation in Verbindung mit Darmresektion sinnvoll sein.

Schwere hämorrhagische Infarzierungen sind meist nicht revaskularisierbar, so dass eine primäre Resektion notwendig wird.

Die Indikation zur Thrombektomie der A. mesenterica inferior ist selten anlässlich anderer Operationen an der Aorta gegeben (intraoperative Thrombose). Sie lässt sich leicht an ihrem Abgang darstellen und mittels querer Arteriotomie thrombektomieren oder transaortal ausschälen.
Die intraoperative Applikation von Vasodilatanzien über den liegenden Angiographiekatheter empfiehlt sich, um die Durchblutungssituation des Darms im Rahmen der postoperativen Nachsorge weiter zu verbessern.

4.5.3 Intraoperative Kontrollmethoden (Qualitätssicherung)

Die Doppler-Sonde steht zur Überprüfung der Hauptarterien und der weiter peripher gelegenen Darmarkaden als intraoperative Kontrollmethode im Vordergrund.
Eine intraoperative Gefäßendoskopie kommt wegen der Zartheit der Gefäße und der möglichen Verletzungen der Intima nicht in Betracht. Auch die intraoperative Angiographie wird nicht durchgeführt, da die Verhältnisse am Operationssitus sehr unübersichtliche Bilder auf dem Bildschirm ergeben.
Maßnahmen wie intravitale Blaufärbung, Applikation von Fluorescein-Lösung und Überprüfung mit der Wood-Lampe werden angegeben.

Die mechanische Stimulation des Darms und das Warten auf Peristaltik ist ein unzuverlässiges Kriterium zur Überprüfung seiner Vitalität.

4.5.4 Ausweichverfahren

Verwachsungen im Operationsgebiet können eine erfolgreiche Embolektomie erschweren oder gar unmöglich machen. Bei Zustand nach Magenresektion kann es unmöglich werden, die A. mesenterica superior an typischer Stelle darzustellen. Als Ausweichverfahren ist in diesem Fall an die Rotation der Eingeweide von rechts nach links durch Mobilisation des Duodenums nach Kocher und Mobilisation des gesamten Colon ascendens und Zäkums bis zur Aortenwurzel zu denken. Unmittelbar oberhalb der Kreuzungsstelle der sichtbaren linken Nierenvene ist die A. mesenterica superior an ihrem Abgang aus der Aorta nach Entfernung des Nerven- und Lymphgewebes darstellbar (Abb. E4-5).
Weitere Schwierigkeiten resultieren, wenn sich intraoperativ als Ursache des akuten Gefäßverschlusses des Truncus coeliacus oder der A. mesenterica superior eine vorbestehende Stenose ihres Abgangsbereichs darstellt. Von direkten Rekonstruktionsverfahren ist wegen des beträchtlichen Präparationsaufwands abzuraten. Stattdessen kommen indirekte Rekonstruktionsverfahren im Sinne eines aortomesenterialen Bypasses oder einer Umgehung von der Aorta auf die A. hepatica communis in Frage. Abtrennen der Hauptarterien und Reinsertion an tieferer Stelle sind wegen der kleinen Gefäßkaliber technisch aufwändiger.
Bei den Rekonstruktionen von Viszeralarterien ist autologen Transplantaten der Vorzug zu geben. Dies muss jedoch von der speziellen Situation wie den begleitenden Risikofaktoren oder den lokalen Verhältnissen abhängig gemacht werden.

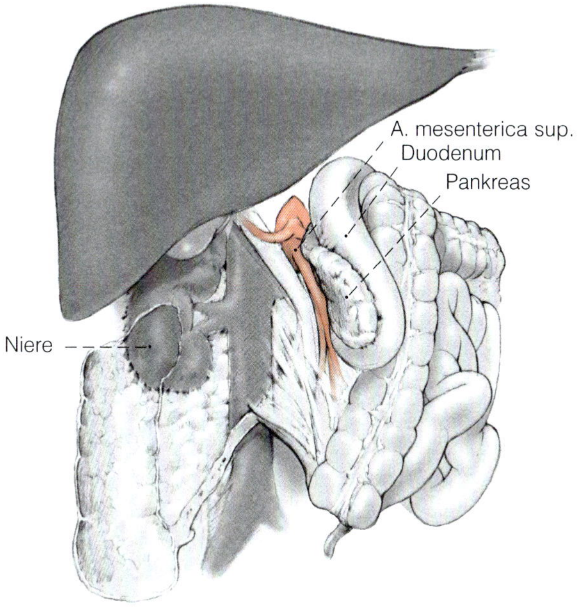

Abb. E4-5 Rechtsseitige Mobilisation der Eingeweide als alternativer Zugang zur A. mesenterica superior.

E4

4.5.5 Nichtoperative Verfahren

Interventionelle Eingriffe

In den Fällen, in denen kein Spätsyndrom der viszeralen Ischämie vorliegt, können Katheterlysen eingesetzt werden. Sie haben die gleiche Indikation wie chirurgische Eingriffe.
Vorteil der Lysetherapie ist die geringere Invasivität und damit ein geringeres lokales Risiko. In den späteren Verläufen, insbesondere beim späten Mesenterialarterieninfarkt, sind jedoch schwere hämorrhagische Komplikationen mit Todesfolge zu befürchten.
Bei erfolgreicher Lyse ist diese Therapie auch in der Lage, vorbestehende Stenosen als Ursache des Gefäßverschlusses zu demaskieren, so dass zu einem späteren Zeitpunkt unter besseren Ausgangsbedingungen eine elektive Korrektur durch operative Rekonstruktion der Gefäßbahn vorgenommen werden kann. Der lokalen Anwendung von rt-PA ist wegen der geringeren systemischen Wirkung auch bei dieser Indikation der Vorzug zu geben. Größere klinische Erfahrungen fehlen jedoch bislang.

Konservative Methoden

Geringgradige periphere Leberarterienastverschlüsse können konservativ durch symptomatische Behandlung (Schmerztherapie, Infusionsbehandlung) und Heparinisierung kontrolliert werden. Auch segmentäre Verschlüsse der peripheren A. mesenterica superior können – abhängig vom klinischen Bild – konservativ behandelt werden mit:
- Antikoagulation
- Überprüfung des Serumlaktats
- parenteraler Ernährung
- Überwachung des klinischen Verlaufs.

4.6 Komplikationen und deren Behandlung

Das Hauptproblem der Viszeralarterienischämie besteht in der fortgeschrittenen Durchblutungsstörung mit etabliertem Zelluntergang. Abhängig von der Ausdehnung des ischämischen Bezirks und der Zeitdauer der bereits wirkenden Noxe ist die Prognose des gesamten Krankheitsbilds quoad vitam meist schlecht.
Die Einschwemmung von Endotoxin bei ausgedehntem Mesenterialarterieninfarkt, die Freisetzung von Mediatoren und Sauerstoffradikalen führt zu einer raschen Verschlechterung des Allgemeinzustands und der kardiopulmonalen sowie renalen Funktion. Auch Leberfunktionsstörungen sind im Spätbild der Erkrankung als Zeichen des Multiorganversagens prognostisch infaust.
Periphere segmentale Verschlüsse:
- Ischämie Schweregrad A: Bei reinem Innenschichtschaden des Intestinums ist eine Restitutio ad integrum nach Schleimhautregeneration, die mehrere Wochen in Anspruch nehmen kann, möglich.
- Ischämie Schweregad B: Tiefere segmentale Nekrosen führen zu Stenosebildungen, die zu einem späteren Zeitpunkt viszeralchirurgisch korrigiert werden müssen.
- Ischämie Schweregrad C: Bei weiterem Fortschreiten transmuraler Ischämie kommt es schließlich zur Peritonitis. Hier ist eine Resektion notwendig, sofern es sich um Teilnekrosen des Intestinums handelt. Resektionen des gesamten Dünndarms bis hin zur linken Kolonflexur sollten nur bei jüngeren Patienten (unter 60 Jahren) vorgenommen werden, weil dieser Eingriff in der Regel von älteren Patienten nicht überlebt und eine entsprechende parenterale Substitutionstherapie nicht toleriert wird.

4.7 Nachbehandlung und Nachsorge

Die Überwachung des Patienten sowohl nach Lyse als auch nach Operation sollte auf einer intensivmedizinischen Einheit erfolgen.
Kontrollen der kardiopulmonalen und renalen Funktion sind ebenso erforderlich wie eine exakte Bilanzierung des Elektrolyt- und Volumenhaushalts. Die Therapie von Herzinsuffizienz und Herzrhythmusstörungen sowie die Korrekturen der Oxygenierung und der Nierenfunktion sind unabdingbare Voraussetzungen für eine effektive Behandlung der Viszeralarterienischämie.

→ Nur durch aggressives therapeutisches Vorgehen und durch Optimierung der Intensivbehandlung konnte die Letalität des Mesenterialarterieninfarkts in den letzten 20 Jahren von ca. 90 auf 50% reduziert werden.

Additive postoperative Behandlung des Mesenterialarteriensystems oder des Truncus coeliacus mit Papaverin oder anderen vasoaktiven Substanzen kann über den liegenden Angiographiekatheter noch über mehrere Tage vorgenommen werden. Vereinzelt berichten Autoren über die Wirksamkeit der so genannten Scavenger-Therapie, bei der die schädigende Wirkung von Sauerstoffradikalen durch zytoprotektive Substanzen wie Supraoxiddismutase, Prostaglandin E_2, Ascorbinsäure, Allopurinol oder Oxypurinol beeinflusst

wird. Bisher liegen dazu jedoch erst experimentelle Ergebnisse vor.
Für die spätere Verlaufsüberwachung der Vitalität des Darms ist, soweit keine Stoffwechselentgleisungen vorliegen, die Überprüfung des Serumlaktats ausschlaggebend. Abhängig vom klinischen Verlauf und von der Entwicklung des Serumlaktats wird die Indikation zum Second Look gestellt.

Die früher üblichen häufigen Relaparotomien sind unter derzeitigen diagnostischen Möglichkeiten nicht mehr notwendig. Dennoch sollte eine Relaparotomie, sobald sich die Indikation ergibt, möglichst schnell erfolgen.
Auf einen normalen Serumlaktatspiegel allein sollte man sich jedoch nicht verlassen!

Ein besonderes Problem stellen Patienten mit Non-occlusive-Disease dar, bei denen die selektive Perfusion der betroffenen Gefäßabschnitte mit Vasodilatanzien über einen Angiographiekatheter die Methode der ersten Wahl darstellt. Auch hier können Darmresektionen in der Folge notwendig werden, die von dem klinischen Verlauf und dem Monitoring vorwiegend des Serumlaktats abhängig gemacht werden.
Besonders schwerwiegend ist die Non-occlusive-Disease bei Dialysepatienten:

- Die klinische Abdominalsymptomatik erscheint hier häufig sehr wechselnd und wenig gravierend (bis auf Spätfälle).
- Verwechslungen mit einer Appendizitis oder einer Sigmadivertikulitis sind je nach ischämischem Bezirk möglich. Da es sich häufig um Patienten handelt, die ein hohes Risikoprofil aufweisen und sich bereits mehrere Jahre im chronischen Dialyseprogramm befinden, stellt das Auftreten der Non-occlusive-Disease im Rahmen der Langzeitdialyse häufig die Phase eines Terminalstadiums schwerer arteriosklerotischer Komplikationen dar.

4.8 Literatur

Bower TC: Acute and chronic arterial mesenteric ischemia. In: Hallet JW jr, Mills JL, Earnshaw JJ, Reekers JA: Comprehensive vascular and endovascular surgery, Mosby 2004

Foley MI, Moneta GL, Abou-Zamzam AM, Edwards JM, Taylor LM, Yeager RA, Porter M: Revascularization of the superior mesenteric artery alone for treatment of intestinal ischemia. J Vasc Surg 32 (2000) 37–47

Gelkerken RH, van Bockel JH: Mesenteric vascular disease: review of diagnostic methods and therapies. Cardiovasc Surg 3, 3 (1995) 247–260

Grothues F, Bektas H, Klempnauer J: Chirurgische Therapie akuter mesenterialer Ischämien. Langenbecks Arch Chir 381 (1996) 275–282

Jonas J, Heimann A, Alebrahim-Decordy A, Kempski O: Reperfusionsschock nach Occlusion der Arteria mesenterica superior und Akkumulation von Leukoyzten innerhalb der Dünndarmwand. Langenbecks Arch Chir 381 (1996) 95–101

Kappert A: Lehrbuch und Atlas der Angiologie, 12. Aufl. Huber, Bern–Stuttgart–Toronto 1989

Kogel H, Vollmar JF, Zelesny T, Witter B: Prophylaxe der postoperativen ischämischen Colitis bei aortoiliacaler Gefäßrekonstruktion. Chirurg 63 (1992) 44–49

Luther B, Schwilden ED, Raichle H: Erfolgreiche Embolektomie der Hauptäste von Truncus coeliacus und Arteria mesenterica superior. Chirurg 64 (1993) 741–743

Paes E, Vollmar JF, Hutschenreiter S, Schönberg HM, Kübel R, Schölzel E: Der Mesenterialarterieninfarkt – neue Aspekte der Diagnostik und Therapie. Chirurg 59 (1988) 828–835

Pfeiffer M, Kogel H, Heimer B: Cholesterinkristall – Embolisation, eine seltene Ursache postoperativer ischämischer Colitiden. Vasa 19 (1990) 54–58

Rhee RY, Glowitzki P, Mendonka CT, Peterson TN, Serry RD, Sarr NG, Johnson CN, Bouwer TC, Hallett JW, Sherry J: Mesenteric venous thrombosis: Stillethal disease in the 1990. J Vasc Surg 20, 5 (1995) 679–688

Seifarth N, Fleck U, Vogel G, Betz CH, Basche St: Partielle Pfortader- und Mesenterialvenenthrombose bei familiärem Protein-S-Mangel. Chirurg 65 (1994) 1143–1147

Vollmar JF: Rekonstruktive Chirurgie der Arterien, 4. A. Thieme, Stuttgart–New York 1996

E5 Akute Verschlüsse der Nierenarterien

H. Kogel

5.1 Ätiologie und Pathogenese

Der akute Verschluss der Nierenarterien stellt im Vergleich zu den chronischen Verschlussprozessen (Kap. F13) ein seltenes Ereignis dar.

Bei einem akuten Verschluss des Nierenarterienhauptstamms ohne vorbestehende Stenosierung ist die Kollateralfunktion in der Regel nicht ausreichend, so dass nur eine geringe ischämische Toleranzzeit von 45 bis 60 Minuten zu veranschlagen ist. Jedoch werden die ischämischen Toleranzzeiten in der Literatur recht unterschiedlich angegeben, weil der Strukturstoffwechsel individuell verschieden auch längere Zeit erhalten sein kann. Da mehrere Nierenarterien für je ein Organ vorhanden sein können oder es sich bei den Verschlussprozessen nicht um Totalverschlüsse handeln muss, kann die ischämische Toleranzzeit auch auf mehrere Stunden bis mehrere Tagen verlängert sein.

Akuten Nierenarterienverschlüssen liegen verschiedene Ursachen zugrunde:

- Die häufigste Ursache ist eine arterielle Thrombose auf dem Boden vorbestehender Veränderungen wie:
  - Nierenarterienstenosen (über 80%)
  - fibromuskulärer Dysplasie
  - Nierenarterienaneurysma.
- Akute embolische Verschlüsse sind wegen des rechtwinkeligen Abgangs der Nierenarterien sehr selten (Genese: kardial, vorgeschaltete Strombahn, iatrogen).
- Weitere Ursachen sind:
  - Aortendissektionen Typ A und B mit akuter Verlegung der Nierenarterien durch Doppelmembran und intramurale Thrombose (Abb. E5-1)
  - hoher Aortenverschluss
  - Aortenaneurysma (Typ I–III) mit Verlegung der Ostien durch Embolisation wandständiger Thromben
  - spontane Dissektionen
  - traumatische Nierenarteriendissektionen und -abrisse
  - entzündliche Veränderungen im Sinne einer Arteriitis.

Im Rahmen eines Thrombektomiemanövers bei akutem hohem Aortenverschluss mit Teilverlegung des renalen Segments und im Rahmen der Manipulation hochsitzender Aortenaneurysmen (juxtarenal, interrenal oder suprarenal) kann es während der Operation zu akuten Verschlüssen der Nierenarterien kommen. Es handelt sich hierbei häufig um Embolisationen mit arteriosklerotischem Material, während frische Thromben nur einen Teil des Embolisationsmaterials darstellen. Deshalb ist bei derartigen Embolisationen, die in die Peripherie der Aufzweigungen der parenchymalen Nierenarterien erfolgen, die Prognose für die Gesamtfunktion der Nieren eher als schlecht zu bezeichnen.

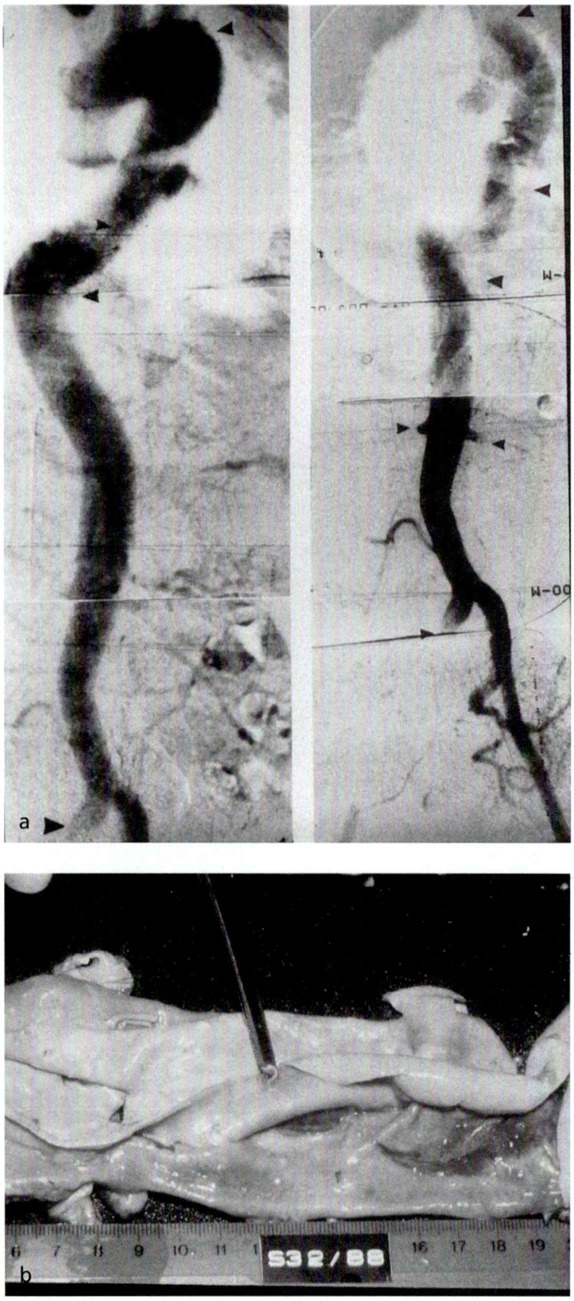

Abb. E5-1a und b 54-jähriger Patient mit akutem Thoraxschmerz, Anurie und kompletter Ischämie des rechten Beins.
a: DSA: Aortendissektion Typ B, Nierenarterienverschluss beidseits, Verschluss der A. iliaca communis rechts. Doppelmembranbildung der thorakoabdominellen Aorta mit Beginn distal der linken A. subclavia. Viszeralarterienverlegungen. Fensterungsoperation zunächst erfolgreich, Tod nach fünf Tagen infolge Sepsis und Multiorganversagen.
b: Sektionspräparat der thorakoabdominellen Aorta mit Doppelmembranbildung. Histologisch Medianekrose bei lange bestehendem arteriellem Hypertonus und Adipositas permagna.

5.2 Symptomatik und klinischer Befund

Die klinischen Zeichen eines akuten Nierenarterienverschlusses sind bei den meisten Patienten sehr uncharakteristisch:

- kolikartige Schmerzen in der linken oder rechten Flanke sowie im Mittel- und Unterbauch
- peritoneale Reizung
- Mikrohämaturie
- ggf. leicht erhöhte Temperatur
- geringe Leukozytose
- selten vorübergehender geringgradiger Blutdruckanstieg.

➡ Bei den vieldeutigen Symptomen und Befunden gilt es, andere Erkrankungen wie Pyelonephritis, Urolithiasis, Cholezystitis, Appendizitis und Myokardinfarkt klar abzugrenzen.

Die klinische Diagnostik verlangt eine eingehende körperliche Untersuchung des Abdomens mit Ausschluss der oben genannten differentialdiagnostischen Erkrankungen, einen kompletten Pulsstatus mit Überprüfung von Gefäßgeräuschen sowie die Untersuchung des Herzens.

- Absolute Arrhythmie und Vorhofflimmern lassen am ehesten an einen embolischen Verschluss denken.
- Schmerzereignisse, die thorakal begannen und schließlich sich ins Abdomen fortsetzen, müssen in erster Linie an eine Aortendissektion Typ A oder B denken lassen. Insbesondere bei gleichzeitiger akuter Verlegung der Extremitätenarterien ist die Aortendissektion als wahrscheinlich anzunehmen.

➡ Traumatisch bedingte Nierenarteriendissektionen, die Aortendissektion, der hohe Aortenverschluss mit Teilverlegung der Nierenarterien sowie die spontane Dissektion der Nierenarterien verlangen, nachdem die entsprechende Diagnose gesichert ist und soweit keine allgemeinen Kontraindikationen vorliegen, die sofortige operative Therapie.

Ca. 25% der akuten Nierenarterienverschlüsse verlaufen asymptomatisch, vor allen Dingen dann, wenn es sich um Teilverschlüsse, z. B. im Rahmen von Embolisationen, handelt. Der Anteil von beidseitigen Embolisationen oder Embolisationen bei einnierigen Patienten wird in der Literatur mit 35% wahrscheinlich zu niedrig angegeben, da viele Patienten mit asymptomatischen Verschlüssen klinisch nicht erfasst werden oder unter einer Fehldiagnose firmieren (siehe Kap. E4 u. Abb. E5-2).

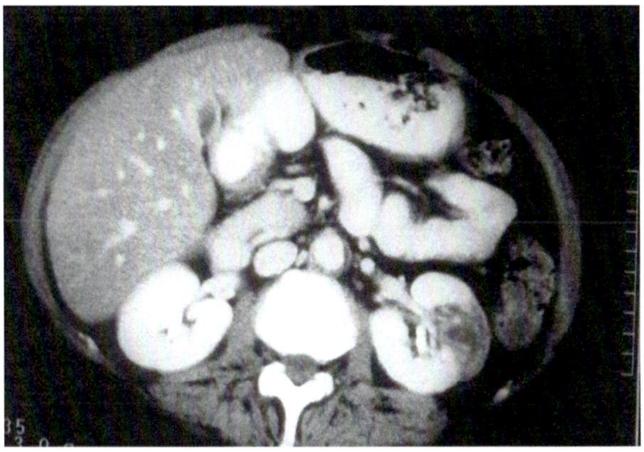

Abb. E5-2 68-jährige Patientin mit klinischem Verdacht auf Lungenembolie (akuter linksseitiger Thorax- und Schulterschmerz, geringe Luftnot, Tachykardie, Herzinfarkt ausgeschlossen). Pulmonalis-DSA unauffällig. Zwei Tage später geringer Anstieg der Retentionswerte. CT wegen chologener Pankreatitis durchgeführt. Zufallsbefund: linksseitiger segmentärer Niereninfarkt bei Arteriosklerose und Hypertonie.

5.3 Diagnostik

Bei entsprechender Symptomatik ist es entscheidend, an die Möglichkeit eines akuten Nierenarterienverschlusses zu denken und durch Ausschlussdiagnostik dieses seltene Ereignis möglichst früh zu sichern.
Die sich daraus ergebende subtile Ausschlussdiagnostik führt bis zur Diagnosestellung eines akuten Nierenarterienverschlusses schließlich meist zu einem Zeitverlust von mindestens 20 Stunden.
Die szintigraphische Untersuchung der Nieren mit Technetium kann zwar eine Funktionsbeeinträchtigung darstellen (einseitig oder beidseits, segmentär oder total), gibt jedoch über das pathophysiologische Substrat keinen Aufschluss. Auch bei beidseitigen Nierenarterienverschlüssen verhilft die Nierenszintigraphie nicht zur Differentialdiagnose und verursacht unnötigen Zeitverlust. Andererseits kann eine kontralateral gut perfundierte Niere reflektorisch zur okkludierten Niere ihre Funktion zeitversetzt einstellen. Auch die Größe der Nieren gibt keinen Anhalt für das pathogenetische Geschehen bei Nierenarterienverschluss.
Bei Patienten, die vor dem Ereignis noch zwei funktionierende Nieren besaßen, sind auch die Retentionswerte keine verlässlichen Parameter für die Diagnosefindung, sofern der akute Verschluss nur eine Niere betrifft. Bei den meisten Patienten, wenn sie nicht einnierig sind, kann die kontralaterale Niere die Funktion zum großen Teil mit übernehmen. Die Wertigkeit der Laboruntersuchungen ist somit nicht sehr hoch anzusetzen.

→ Die Sicherung der Diagnose kann nur angiographisch erfolgen, da alle anderen Untersuchungstechniken einschließlich szintigraphischer Darstellung keine verlässliche Interpretation in Bezug auf die Ursache der Nierenfunktionsstörung zulassen.

5.3.1 Bildgebende Verfahren

Die duplexsonographische Überprüfung des renalen Aortensegments und der Nierenarterien ist in der Beurteilbarkeit oft eingeschränkt: entweder durch starke Luftüberlagerung, weil der Patient im Akutfall nicht entsprechend vorbereitet ist, oder durch eine ausgeprägte Adipositas des Patienten, die die Beschallung erschwert.
Da die Duplexsonographie nur selten eindeutige morphologische Befunde beim nichtvorbereiteten Patienten darstellen kann, sind die MR-Angiographie und die DSA in intraarterieller selektiver Technik die entscheidenden Verfahren, die Diagnose zu sichern.

! In jedem Fall sollte der Angiographiekatheter nach Sicherung der Diagnose in der betroffenen Nierenarterie belassen werden, um ggf. eine lokale Lysebehandlung unmittelbar anzuschließen zu können (s. u.).

5.3.2 Risikoabklärung

Bei der Entscheidung über eine weiterführende invasive Therapie – Lyse vs. Operation – muss die Gesamtsituation des Patienten berücksichtigt werden. Somit ist es kontraindiziert, schwerkranke Patienten mit einem M. embolicus wenige Tage nach zerebralem Insult oder nach einem frischen Herzinfarkt einer Lysetherapie oder einer Operation zuzuführen.

→ Ein besonderes kardiopulmonales Risiko und schwere Gerinnungsstörungen bei Leberfunktionsstörungen (z. B. Leberzirrhose) sollten die Parameter für die Entscheidung zu einer konservativen Therapie darstellen.

5.4 Indikation

Die Diagnose eines akuten Nierenarterienverschlusses erfordert nach unserer Einschätzung ansonsten die sofortige Behandlung durch Lyse oder Operation. Diese Forderung bleibt jedoch in der Literatur nicht unwidersprochen. Einige Autoren empfehlen bei Patienten mit

noch funktionierender kontralateraler Niere nur eine konservative Therapie. Dies resultiert zum Teil aus der Annahme, dass sowohl bei Lyse als auch bei Operation die Komplikationsrate im Vergleich zum therapeutischen Nutzen zu hoch ist.
Der Versuch der Wiedereröffnung von verschlossenen Nierenarterien nach mehr als 20 Stunden Verschlussdauer kann und sollte in Abhängigkeit von allgemeinen Risikofaktoren unternommen werden, weil die Kollateralfunktion des suprarenalen, des lumbalen und des ureteralen Gefäßgebietes den Strukturstoffwechsel lange aufrechterhalten kann. Dies gilt vor allem bei arteriellen Thrombosen auf dem Boden vorbestehender Stenosen (Abb. E5-3).

5.5 Therapie

5.5.1 Zielsetzung

Die Revaskularisation sollte nach zügiger Diagnostik sofort angeschlossen werden.

➡ Angiographisch verifizierte Teilverschlüsse der Nierenarterien in ihrer Aufzweigung bzw. periphere Embolisationen sind operativ nicht korrigierbar.

Rein embolische Verschlüsse und frische Thrombosen, z. B. bei vorbestehender Stenose und bei fibromuskulärer Dysplasie, sollten zunächst der lokalen intraarteriellen Lysetherapie zugeführt werden. Die chirurgische Korrektur von Stenosen erfolgt nach Demaskierung der Verschlussursache durch die Lyse (cave: Hämaturie!).
Bei anderen Ursachen steht die operative Korrektur im Vordergrund, vor allem bei Vorliegen von Nierenarterienaneurysmen und Aortenaneurysmen (s. o.) sowie schwerer Aortensklerose mit Abgangsstenosen der Nierenarterien.

5.5.2 Vorbereitung

Nach Abklärung der lokalen Situation und der begleitenden Risikofaktoren wird der operative Eingriff geplant. Hierzu sollten 4–6 Blutkonserven (10 bei Aortendissektionen) bereitgestellt werden.
Intraoperativ ist ein großes Monitoring mit zentraler Venendruckmessung, intraarterieller Blutdruckkurvenregistrierung und ggf. Pulmonaliskatheter notwendig.
Operative Eingriffe bei adipösen Patienten sind präparatorisch ausgesprochen aufwändig und für den Patienten risikoreich. Automatische Halteapparate während der Operation sind sehr hilfreich.

5.5.3 Operative Standardverfahren und alternative operative Verfahren

Dem transabdominellen Zugang durch eine mediane Laparotomie vom Xiphoid bis zur Symphyse unter linksseitiger Umschneidung des Nabels ist der Vorzug

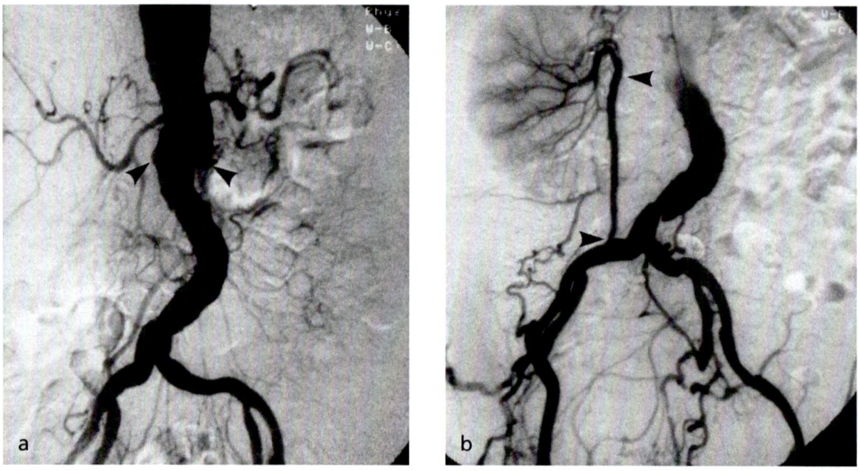

Abb. E5-3a und b Nierenarterienstenose beidseits.
a: I. a.-DSA: 68-jährige Patientin, seit zwei Monaten progrediente Niereninsuffizienz, dialysepflichtig seit einer Woche. Arterieller Hypertonus seit Jahren, multifokale Arteriosklerose (symptomatische Karotisstenose beidseits, AVK, KHK, NYHA II), angiographisch Nierenarterienverschluss beidseits, sonographisch rechte Niere noch normal groß. Diagnose: ca. acht Tage alter akuter Nierenarterienverschluss rechts, älterer Verschluss links. Entschluss zur Revaskularisierung der rechten Niere.
b: Gleiche Patientin: wegen kleinen Aortenaneurysmas bei ASA III (hohes kardiopulmonales Risiko, schwere multifokale Arteriosklerose) Minimaleingriff: iliakorenaler Bypass rechts mit autologer V. saphena magna (reversed). Die rechte Niere erholt sich nach polyurischer Phase, postoperativ nicht mehr dialysepflichtig.

Abb. E5-4a–d Operativer Zugang zu den Nierenarterien.
a: Situs.
b und c: Mobilisation der linken Nierenvene nach Durchtrennung der V. spermatica (ovarica) sinistra sowie der V. suprarenalis links.
d: Selten: Durchtrennung der linken Nierenvene, alternativ: Reanastomosierung.

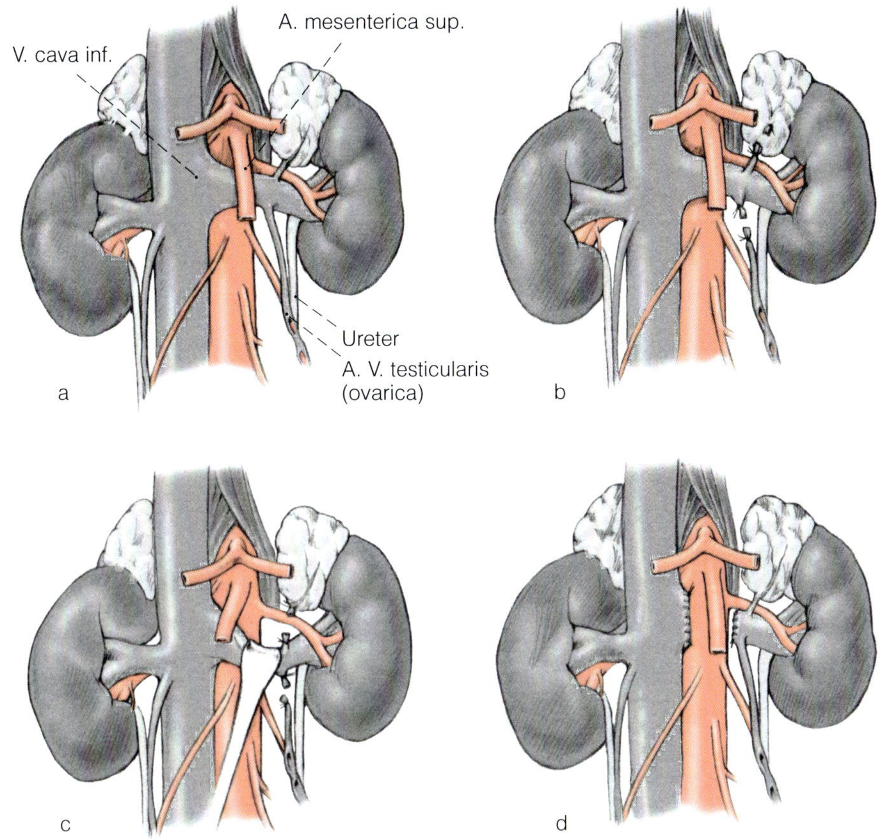

zu geben. Quere Oberbauchlaparotomien sind möglich, gestatten jedoch häufig keine ausreichende Exposition der suprarenalen Aorta nach kranial.

Nach Rechtsrotation des Dünndarms, Hochschlagen des Querkolons und Mobilisation der Flexura duodeni jejunalis wird das Retroperitoneum eröffnet und werden die Aorta sowie die linke Nierenvene dargestellt.

Es erfolgt die Mobilisation der linken Nierenvene mit Unterbindung der linken V. suprarenalis zwischen Durchstechungsligaturen sowie der linken V. ovarica bzw. spermatica. Auf diese Weise kann das interrenale Aortensegment dargestellt werden. Meist gelingt es, die suprarenale Aorta von dem stark ausgebildeten Lymph- und Nervengewebe freizupräparieren und eine suprarenale Klemme anzusetzen (Abb. E5-4).

Bei ungünstigen anatomischen Verhältnissen kann die linke Nierenvene zwischen Gefäßklemmen durchtrennt und mit fortlaufender Gefäßnaht beidseits verschlossen werden. Eventuelle Funktionsstörungen müssen in Kauf genommen werden, wobei schwere Nierenvenenstauungen mit Schwellung der Niere die Regel sind (Abb. E5-5). Durchstechungsligaturen der Nierenvene rutschen meist ab und verursachen erhebliche Blutungen. Anomalien der Nierenarterien wie Vielfachabgänge und aberrierende Arterien, die vorher schon

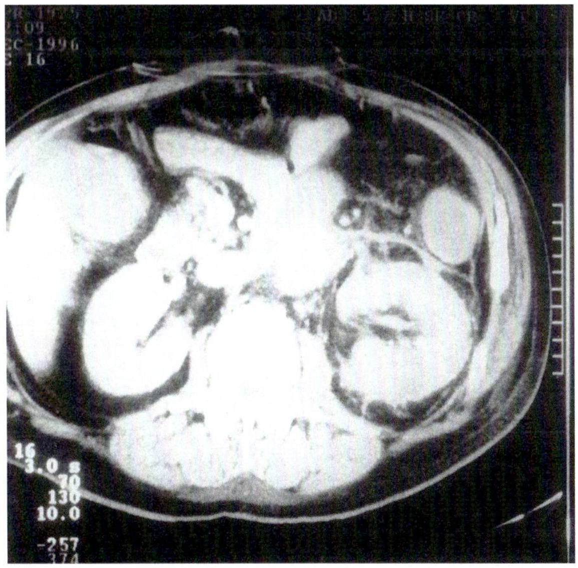

Abb. E5-5 62-jähriger Patient fünf Tage nach Resektion eines interrenalen abdominellen Aortenaneurysmas mit technisch notwendiger Ligatur der linken Nierenvene. Schwellung der linken Niere postoperativ mit Minderperfusion.

angiographisch dargestellt werden konnten, müssen bei der Operation berücksichtigt werden. In seltenen Fällen gestaltet sich das suprarenale Abklemmen schwierig, weil die Distanz zur A. mesenterica superior sehr kurz ist. Hier kann als Ausweichverfahren eine intraluminäre Ballonblockade der Aorta angewandt werden.

Von einer zirkulären Freilegung des interrenalen Aortensegments mit dem Ziel, die Lumbalarterien hoch infrarenal (L3) zur Abklemmung zu isolieren, ist abzuraten, da dies eine hohe Verletzungsgefahr mit sich bringt. Sinnvoller ist es, auch die Lumbalarterien durch intraluminäre Ballonblockade zu kontrollieren. Nach Abklemmen der Aorta suprarenal und infrarenal sowie der beiden Nierenarterien erfolgt die längs gerichtete Eröffnung der Aorta, und die Inspektion der Nierenarterien wird vorgenommen.

Mit einem grünen Fogarty-Katheter wird vorsichtig das thrombotische bzw. embolische Material entfernt. Abhängig von der vorliegenden Grunderkrankung erfolgt eine unterschiedliche chirurgische Korrektur.

- Bei Vorliegen einer Aortendissektion Typ B mit Verlegung der Nierenarterien kommt eine Fensterungsoperation (Kap. D5) als kleinster Eingriff in Frage; wenn die Extremitätenarterien ebenfalls blockiert sind, evtl. mit infrarenalem prothetischem Ersatz.
- Nierenarterienaneurysmen sollten durch Resektion und mit autologem oder prothetischem aortorenalem Bypass ohne Längseröffnung des renalen Segments korrigiert werden. Nur selten sind bei Elongation der Nierenarterien eine Segmentresektion des Aneurysmas sowie die Direktnaht der Nierenarterie möglich.
- Akute spontane oder traumatisch bedingte Dissektionen im renalen Segment erfordern einen aortorenalen Bypass. Dieser erfolgt mit autologer klappenloser Vene oder ebenfalls mit prothetischem Material.
- Auch bei akutem Verschluss einer vorbestehenden fibromuskulären Dysplasie ist dem Bypass-Verfahren der Vorzug zu geben.

Bei schwierigen Darstellungen des renalen Segments durch anterioren Zugang zur Aorta sollte an die Links-, alternativ an die Rechtsrotation des Darms unbedingt gedacht werden. Die rechtsseitige Rotation erfolgt nach Mobilisation des Duodenums nach Kocher, Mobilisation des Colon ascendens und Colon transversum bis zur Aorta, so dass die rechte Niere zur hilusnahen Rekonstruktion der Nierengefäße freiliegt. Linksseitig erfolgen zur Darstellung der Niere und der Hilusregion eine Mobilisation des Colon descendens, eine Ablösung der Milz und des Pankreasschwanzes vom Retroperitoneum (cave: iatrogene Milzverletzung), um in den entsprechenden bindegewebigen Raum zur linken Niere zu gelangen. Durch dieses kombinierte Vorgehen (Links-, Rechtsrotation und median in Richtung renales Aortensegment) und viszerale Rotation sind auch aufwändige Rekonstruktionen leichter möglich. Die Rekonstruktion von Nierengefäßen durch Anteposition der mobilisierten Niere, Autotransplantation oder gar Ex-situ-Repair bleibt wenigen Fällen vorbehalten und ist technisch sehr aufwändig.

5.5.4 Intraoperative Kontrollmethoden (Qualitätssicherung)

- Die Durchgängigkeit der rekonstruierten Nierenarterien lässt sich durch intraoperative Ultraschalluntersuchung (CW-Doppler) überprüfen.
- Durch Auswahl des Operationstischs und richtige Lagerung des Patienten lässt sich darüber hinaus auch eine intraoperative Angiographie, z. B. in DSA-Technik, durchführen.
- Bei transaortalem Zugang bietet sich die intraoperative Gefäßendoskopie mit feinkalibrigem Endoskop an.

5.5.5 Ausweichverfahren

Indirekte Rekonstruktionsverfahren im Sinne aortorenaler Bypässe sind den Standardverfahren vorzuziehen, wenn die technische Durchführung im Bereich des Nierenarterienabgangs nicht möglich ist oder wenn während der Präparation, insbesondere bei sehr adipösen Patienten, die Nierenarterienabgänge verletzt worden sind. In diesen Fällen kann man sich der oben erwähnten partiellen Links- oder Rechtsrotation der Eingeweide bedienen, um einen übersichtlicheren Zugang zu gewährleisten.

5.5.6 Nichtoperative Verfahren

Interventionelle Eingriffe

Der Lysebehandlung ist bei embolischen und thrombotischen Verschlüssen unter Berücksichtigung der Kontraindikationen der Vorzug zu geben, vor allem bei:

- Segmentarterienverschlüssen
- Thrombosen auf dem Boden einer vorliegenden Nierenarterienstenose oder fibromuskulären Dysplasie.

Die Lyse sollte nicht bei kompletten Ischämien durchgeführt werden.

Bei der Lyse ist die Anwendung von Urokinase, Streptokinase oder rt-PA möglich. Urokinase und Streptokinase haben stärkere systemische Wirkungen als rt-PA, und eine Therapie ist meist über mehrere Tage erforderlich. Aus diesen Gründen werden die Streptokinase- und die Urokinasetherapie in jüngster Zeit durch die Therapie mit rt-PA weitgehend abgelöst.

- Die Dosierung bei Streptokinase beläuft sich auf 50000 μ/h bis 100000 μ/h über 2–8 Tage.
- Der Vorteil der lokalen selektiven intraarteriellen Anwendung von rt-PA liegt, wie erwähnt, in der geringeren systemischen Wirksamkeit und erfolgt als intraarterielle Bolusinjektion von 10 mg rt-PA, gefolgt von 20 mg nach 12 Stunden. Zusätzlich wird eine systemische Heparinbehandlung mit 40000 I.E. in 24 Stunden durchgeführt. Vereinzelt wird über ermutigende Ergebnisse mit einer Wiedereröffnung der renalen Strombahn berichtet.

Bei Vorliegen von Nierenarteriendissektionen ist theoretisch die Implantation von Stents perkutan transluminal möglich. Bei der Implantation von Stents in kleinkalibrige Arterien sind die Ergebnisse bezüglich der Reokklusionsrate jedoch nicht sehr ermutigend.

Die Demaskierung von Nierenarterienstenosen, Dissektionen oder Aneurysmen nach Lyse erfordert die weitere operative oder interventionelle Therapie (siehe Kap. D7).

Konservative Methoden

Bei hohem allgemeinem Risikoprofil sowie bei Makrohämaturie als Hinweis auf einen älteren Verschluss ist der konservativen Therapie mit Low-Dose-Heparin und symptomatischer Behandlung der Vorzug zu geben.

➡ Bei Einnierigkeit oder doppelseitigen Nierenarterienverschlüssen ist nach Abwägung der lokalen und allgemeinen Risikofaktoren von einer konservativen Therapie abzusehen.

5.6 Komplikationen und deren Behandlung

Die chirurgische Behandlung des akuten embolischen Verschlusses besitzt eine Operationsletalität von ca. 25%.

Sofortkomplikationen sind:

- Nachblutungen
- Sofortverschluss der rekonstruierten Nierenarterien
- substitutionsbedürftige Makrohämaturie
- Polyurie, die bezüglich der Flüssigkeitssubstitution intensivmedizinisch erhebliche Probleme bereiten kann.

Bei Einschränkung der Nierenfunktion und Entstehen einer Hyperkaliämie sowie Anstieg der Retentionswerte kann eine vorübergehende Dialysebehandlung notwendig werden.

Nach erfolgter Nierenarterienrekonstruktion mit Bypassmethode ist in wenigen Fällen mit Rezidivstenosen und Anschlussaneurysmen, abhängig von der Anastomosenkonfiguration und dem gewählten Bypass-Material (siehe Kap. F13), zu rechnen. Rezidivierende Embolisationen können zur schleichend progredienten Niereninsuffizienz führen und bedürfen dann unter Umständen der chronischen Dialysebehandlung.

5.7 Nachbehandlung und Nachsorge – Prognose

- Nach Nierenarterienrekonstruktion ist eine intensivmedizinische Betreuung von mindestens 24 Stunden erforderlich. Hierbei ist eine – über ein entsprechendes Monitoring gesteuerte – genaue Bilanzierung des Flüssigkeitsbedarfs und der Ausfuhr unabdingbar.
- Um lokale Nachblutungen im Operationsgebiet zu vermeiden, ist die Gabe von lediglich 10000 I.E. Heparin in den ersten 12 Stunden und später 15000 bis 20000 I.E. Heparin über 24 Stunden zu empfehlen. Höhere Dosierungen sollten nach operativer Nierenarterienrekonstruktion möglichst vermieden werden.
- Auch die supraselektive Lysebehandlung bedarf einer intensivmedizinischen Betreuung. Eine einsetzende Hämaturie und lokale Hämatome an der Punktionsstelle (z.B. Leiste) können zu substitutionsbedürftigem Blutverlust führen. Bei nicht beherrschbarer Makrohämaturie muss die Lysebehandlung unterbrochen werden.
- Während die Prognose von Teilinfarkten der Nieren als relativ gut zu bezeichnen ist, stellen Totalverschlüsse beider Nierenarterien, die über längere Zeit, d.h. mehr als 1–3 Stunden, bestanden, ein großes Risiko für die Spätfunktion der Nieren dar. In einigen Fällen lässt sich eine chronische Dialysebehandlung nicht vermeiden.
- Aufgrund der Schwere des Krankheitsbilds ist auch die Prognose der Nierenarterienverschlüsse im Rahmen einer thorakoabdominalen Aortendissektion ungünstig. Bei Auswahl klar definierter Indikationskriterien (siehe Kap. D5) hat sich daher die Fensterungsoperation des viszeralen Segments bzw. des Nierensegments der Aorta, ggf. mit distaler prothetischer Rekonstruktion der Aorta infrarenal, als Akutmaßnahme im Sinne des kleinstmöglichen Eingriffs bewährt.

5.8 Literatur

Kappert A: Lehrbuch und Atlas der Angiologie, 12. Aufl. Huber, Bern–Toronto–Stuttgart 1989

La Comb M: Surgical versus medical treatment of renal artery embolism. J Cadiovasc Surg 18 (1977) 281–290

Mügge A et al.: Renal artery embolism: Thrombolysis with recombined tissue-type plasminogen activator. J Int Medicine 228 (1990) 279–286

Steckel A et al.: The use of streptokinase to treat renal artery thromboembolism. Am J Kin Dis 4 (1984) 166–170

Vollmar JF: Rekonstruktive Chirurgie der Arterien, 4. Aufl. Thieme, Stuttgart–New York 1996

Zeisler HJ et al.: Lokale Thrombolyse nach arterieller Embolie in einer Solitärniere – protrahiertes akutes Nierenversagen. Nieren- und Hochdruckkrankheiten 13 (1984) 113–116

E6 Akute Gefäßverschlüsse der unteren Extremitäten

H. Kogel

6.1 Ätiologie und Pathogenese

50–75% aller Patienten, die einen akuten Gefäßverschluss erleiden und bei denen keine Embolisation ins Gehirn erfolgt, weisen Gefäßverschlüsse zwischen Aortengabel und Kniekehlenarterie auf.

- Die Emboli bleiben bevorzugt an den Gefäßaufzweigungen hängen, können dort fragmentieren und schließlich zu bilateralen oder multisegmentalen Gefäßverschlüssen an den unteren Extremitäten führen.
- Weiterhin können arterioarterielle Embolien auf dem Boden einer schweren Arteriosklerose mit Atheromatose großkalibriger Arterien oder bei vorgeschalteten Aneurysmen entstehen.
- Embolisationen durch Luft, Fetttropfen, metallische Fremdkörper, Tumorzellen oder Gerinnsel aus dem Venensystem, die sich als paradoxe Embolien bei offenem Foramen ovale ereignen, sind bei Verschlüssen der unteren Extremitäten ebenso selten wie Tumorembolien bei Bronchialtumoren oder Vorhofmyxom. Die häufige Forderung nach einer histologischen Untersuchung der Gerinnsel basiert auf der klinischen Bedeutung, die die wenigen Fälle einer Tumor- bzw. einer septischen Embolie besitzen (Tab. E6-1).

Die akute arterielle Thrombose stellt mit 20% das zweithäufigste Ereignis eines plötzlichen Arterienverschlusses an den unteren Extremitäten dar. Die Frequenz nimmt gegenwärtig durch die Veränderung der Alterspyramide und die dadurch bedingte Zunahme der Prävalenz der Arteriosklerose zu.

6.2 Symptomatik und klinischer Befund

6.2.1 Symptomatik

Embolisationen erfolgen unerwartet und meist ohne Vorboten. Typisch für akute arterielle Thrombosen der unteren Extremität sind vorbestehende Beschwerden bei AVK der Beine mit Claudicatio intermittens oder eine arterielle Verschlusskrankheit mit anderen Gefäßlokalisationen.

Im Rahmen des Grundleidens kommt es zu einer plötzlichen Exazerbation, meist auf dem Boden

- vorbestehender Stenosen oder langstreckiger Intimaveränderungen mit geschwürigen, atheromatösen Aufbrüchen und Abscheidungsthromben

Tab. E6-1 Ursachen akuter Arterienverschlüsse der Extremitäten.

arterielle Emboliequelle	arterielle Thromboseursachen
Herz vorgeschaltete Aneurysmen schwere Atheromatose vorgeschalteter Gefäße iatrogen – Fremdkörper nach medizinischen Eingriffen – Luft nach extrakorporaler Zirkulation Fett (traumatisch) Geschosse Tumor septisch paradoxe Embolie	vorbestehende Stenosen bei AVK Aneurysmen Aortendissektion iatrogen (z. B. Dissektion) traumatisch low cardiac output Exsikkose Arteriitis Systemerkrankungen – Kollagenose – Paraglobulinämie Thrombophilie Vergiftungen (z. B. Schlangengift)

- einer Änderung der Hämodynamik durch Herzinsuffizienz oder Exsikkose, z. B. nach lang anhaltenden Durchfällen, mangelnder Flüssigkeitszufuhr und hohem Fieber.

Die Symptomatik ist charakterisiert durch das Ischämiesyndrom mit den „6p“ (Pulslosigkeit, Schmerz, Blässe, Störung von Sensibilität und Motorik sowie Schock).

6.2.2 Klinischer Befund

Die klinische Untersuchung stützt sich auf

- den kompletten Pulsstatus
- die Auskultation des Herzens zur Klärung von Arrhythmien, Herzrhythmusstörungen oder Zeichen der Herzinsuffizienz
- die Prüfung von Motorik und Sensibilität
- die Inspektion der Hautfarbe und ihrer Beschaffenheit:
  - Blasse Ischämien sind prognostisch günstiger als blaue Ischämien, bei denen die kapilläre Strombahn und der venöse Schenkel bereits durch Appositionsthromben verlegt sind.
  - Etablierte Nekrosen und Blasenbildungen bei seit Tagen bestehender kompletter Ischämie sind als prognostisch ungünstig zu bezeichnen, so dass bestenfalls ein Teilerfolg nach Revaskularisation zu erwarten ist (Peripherverlagerung der Amputationsgrenze).
  - Der Turgor der Haut verrät bereits etwas über den Hydrierungszustand des Patienten (Hämatokrit berücksichtigen!).

Die Korrelation zwischen Höhenlokalisation eines akuten Arterienverschlusses und der proximalen Grenze der klinisch sichtbaren Ischämiezone ist als unsicher zu bezeichnen, da vorhandene Kollateralkreisläufe bei vorbestehender AVK falsche Bilder vortäuschen können oder umgekehrt eine dekompensierte Herzinsuffizienz zu einem scheinbar schlechteren Befund der lokalen Perfusionssituation beitragen kann. Die in Tabelle E6-2 aufgeführten Korrelationen sind daher nur als Anhaltspunkte zu verstehen, sollten aber keinesfalls dazu verleiten, auf andere Untersuchungsverfahren zur genauen Höhenlokalisation des Verschlusses zu verzichten.

Eines der schwersten trügerischen Krankheitsbilder stellt der akute Aortenverschluss dar, bei dem sich der Patient häufig noch in einem scheinbar guten Allgemeinzustand befindet. Durch Blockade der Arterien im kleinen Becken, der Gesäßmuskulatur einschließlich beider Beine ist es jedoch bereits zu einer ausgedehnten Minderperfusion gekommen. Die metabolischen Probleme entstehen in erster Linie in der Phase der Reperfusion (siehe unten), so dass sich der Zustand des Patienten nach Freigabe des Blutstroms dramatisch verschlechtert.

Tab. E6-2 Korrelation zwischen Höhenlokalisation des akuten Arterienverschlusses und der proximalen Grenze der klinisch sichtbaren Ischämiezone.

zentrale Verschlusshöhe (Gefäß)	proximale Ischämiezone
infrarenale Aorta	mittleres Abdomen
Aortenbifurkation	Leiste
A. iliaca externa	proximaler Oberschenkel
Femoralisgabel	distaler Oberschenkel
A. femoralis superficialis	mittlerer Unterschenkel
A. poplitea	mittlerer/distaler Unterschenkel

6.3 Diagnostik

Auch bei den Verschlussprozessen der unteren Extremitäten erfolgen Diagnostik und Vorbereitung zur Therapie unter großem Zeitdruck.

6.3.1 Funktionsuntersuchungen

Mit der dopplersonographischen Untersuchung der Arterienverläufe in Leiste, Kniekehle und an den typischen Unterschenkelableitungspunkten kann bei inkompletten Perfusionsstörungen beurteilt werden, ob über Kollateralen ein noch ausreichender Fluss vorhanden ist. Perfusionsdrücke kleiner 40–50 mmHg führen jedoch auch bei akuten Verschlüssen zu einer kritischen Ischämie für die Extremitäten. Es bleibt keine Zeit für eine ausführliche Diagnostik, die sich evtl. über mehrere Stunden oder Tage hinzieht.
Wenn bei arteriellen Verschlüssen das Vorliegen von zentralen Aneurysmen vermutet wird, stellt die Duplexsonographie der abdominellen Aorta, der Femoral- oder Kniekehlenarterien ein wichtiges diagnostisches Verfahren dar. In diesen Fällen sind unter Umständen andere Rekonstruktionsmaßnahmen, die über eine alleinige Behandlung durch Fogarty-Manöver hinausgehen, erforderlich.

!

Sehr häufig wird bei akutem Aortenverschluss die Fehldiagnose eines Spinalis-anterior-Syndroms durch Voruntersucher gestellt. Hierbei hat man sich vorwiegend auf die neurologischen Ausfallserscheinungen konzentriert, ohne den klinischen Befund und den Pulsstatus zu berücksichtigen.

6.3.2 Bildgebende Verfahren

Neben der erwähnten Duplexsonographie ist vor allem die digitale Subtraktionsangiographie mit Darstellung der infrarenalen Aorta, der Becken- und Beingefäße als wichtiges bildgebendes Untersuchungsverfahren zu nennen.
Bei einseitigen arteriellen Verschlüssen der Becken- bzw. Beinstrombahn lässt sich indirekt durch vorhandene Stenosen bei Arteriosklerose am vermeintlich gesunden Bein ein Rückschluss auf den Zustand des Gefäßsystems am kranken Bein ziehen. Das bedeutet, dass neben den klinischen Zeichen zusätzlich radiologische Indizien der Abgrenzung dienen können, ob eine Embolie oder eine arterielle Thrombose einem akuten arteriellen Verschluss zugrunde liegt.
Bei embolischem Verschluss findet man in der Arteriographie meist ein so genanntes Kuppelbild sowie ein glattes Abbrechen der Kontrastmittelsäule. Kollateralkreisläufe sind praktisch nicht zu sehen. Vorgeschaltete Arterienveränderungen wie z. B. ein infrarenales Aortenaneurysma sind auf diese Weise ebenfalls zu diagnostizieren.
Seltene Ursachen für akute Verschlussprozesse der aortoiliakalen und femoralen Strombahn stellen die Aortendissektionen Typ A und Typ B dar, bei denen andere therapeutische Maßnahmen, ggf. in Kooperation mit dem Kardiochirurgen, angestrebt werden müssen (siehe Kap. D5). Bei der akuten Aortendissektion Typ B mit Teilverlegung der Extremitätenarterien und Verlegung des renalen Segments stellt die interrenale Fensterungsoperation mit infrarenaler Prothesenrekonstruktion eine elegante und schonende Alternative zur Totalkorrektur dar (so genannte kleine Lösung im akuten Notfall, Abb. E6-1).

➡ Entscheidend für das operative Vorgehen bei Dissektion Typ A oder Typ B sind die Analyse der angefertigten DSA, die die thorakale Aorta mit einbeziehen muss, sowie das Thorax-CT zur Differenzierung einer Typ-A- oder Typ-B-Dissektion.

Die MR-Angiographie ist eine mögliche Variante Sie hat jedoch einige diagnostische Unsicherheiten. Die Spiral-CT ist bei Verdacht auf Aortendissektion ein schnelles und zuverlässiges diagnostisches Verfahren.
Die Typ-A-Dissektion gehört sofort in die Hand des Herzchirurgen.

6.3.3 Risikoabklärung

Sowohl arterielle embolische Verschlüsse der Extremitätenarterien als auch arterielle Thrombosen ereignen sich häufig bei Patienten, die aufgrund ihrer Multimorbidität viele Risiken mit sich bringen. Hierzu gehören:

- Erkrankungen des Herzens
  - Herzinsuffizienz
  - Zustand nach Herzinfarkt
  - koronare Durchblutungsstörung
  - Herzrhythmusstörungen
- Erkrankungen des Gehirns
  - Zustand nach apoplektischem Insult
  - begleitende Verschlussprozesse der hirnzuführenden Arterien
- Erkrankungen der Nieren, vor allem bei lange bestehendem Diabetes mellitus mit diabetischer Nephropathie und Retinopathie
- pulmonale Erkrankungen
- Erkrankungen der Leber
  - Leberzirrhose
- Exsikkose oder Elektrolytstörung.

Wegen des diagnostischen und therapeutischen Zeitdrucks hat sich die Abklärung der Risikofaktoren auf wesentliche Untersuchungen zu beschränken.
An die Diagnostik vor einem Noteingriff sind weniger hohe Anforderungen zu stellen, als sie für Elektiveingriffe zu fordern sind.

➡ Es kommt in erster Linie darauf an, herauszufinden, ob der Patient innerhalb kürzester Zeit in seinen Organfunktionen verbessert werden kann (z. B. durch Digitalisierung, Gabe von Katecholaminen, Elektrolytausgleich), ohne durch Zeitverlust den Erhalt der Extremität oder das Leben zu gefährden.

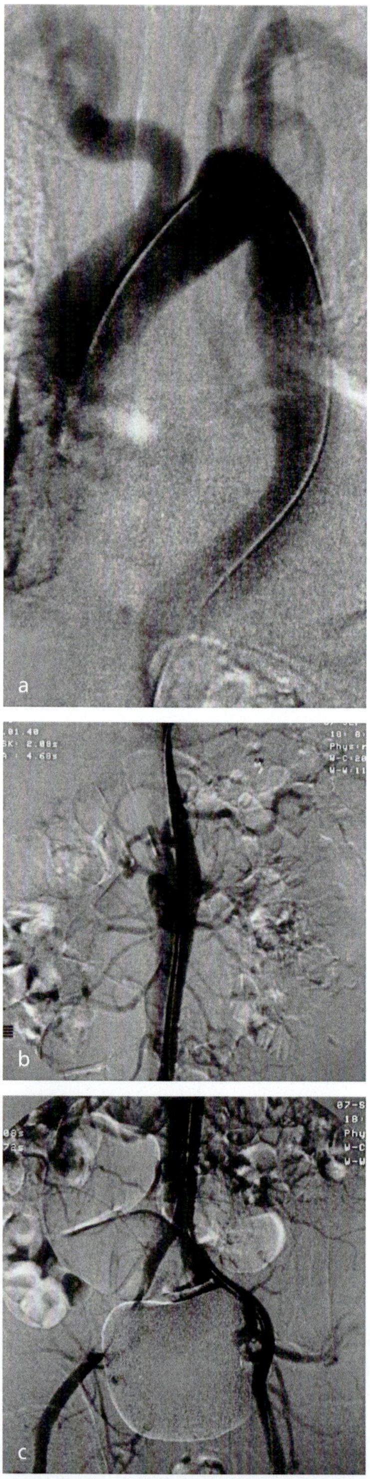

Abb. E6-1a–e 63-jähriger Patient mit akuter Typ-B-Dissektion. Akute Niereninsuffizienz, komplette Ischämie linkes und rechtes Bein.
a: Thorakale Aorta mit Beginn der Dissektionsmembran distal der linken A. subclavia.
b: Viszerales Aortensegment. Perfusion der Nierenarterien, A. mesenterica superior und Truncus coeliacus über das wahre Lumen. Funktionelle Stenosierung des Aortensegments durch das falsche Lumen.
c: Dissektion der iliakalen Strombahn. Perfusion rechts durch das wahre, links durch das falsche Lumen.
d: Persistierende Doppelmembran thorakoabdominal nach Fensterungsoperation im renalen Segment. Viszeralarterien wieder normal perfundiert.
e: Abdominelle aorto-iliako-femorale Etage postoperativ (I. a.-DSA). Z. n. Fensterung des renalen Segments, Refixation der infrarenalen distalen Intima. Unilateraler aortofemoraler Dacronbypass links (8 mm) wegen weitreichender Dissektion bis links femoral.

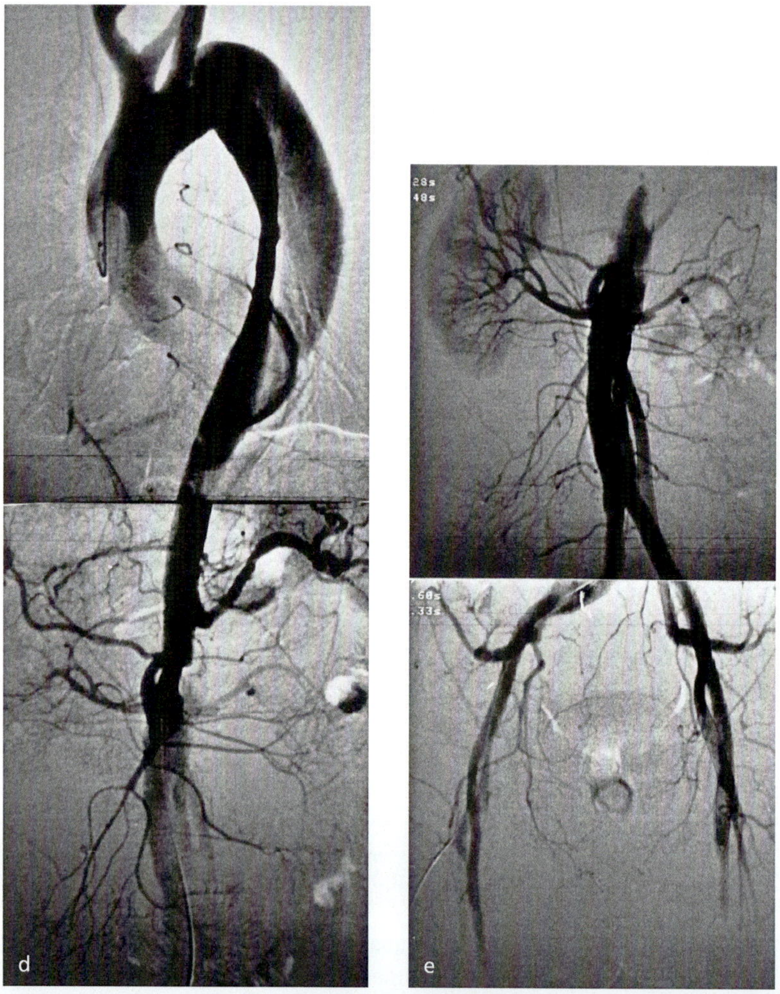

6.4 Operationsindikation

Die Indikation zur Operation ergibt sich meist aus dem Schweregrad der Ischämie, der die Patienten in die Klinik führt.

- Das Ischämiesyndrom, das durch Pulslosigkeit, Schmerz, Blässe der Extremität, Funktionsstörungen mit Beeinträchtigung von Motorik und Sensibilität sowie ggf. durch Schockzustand charakterisiert ist („6 ps“ nach Pratt), macht eine chirurgische Therapie erforderlich. Diese sollte möglichst schnell erfolgen, um den Ischämieschaden des Gewebes zu minimieren.
- Eine gefäßchirurgische Rekonstruktion oder eine andersartige Revaskularisationsmaßnahme sollte bei allen betroffenen Patienten zum nächstmöglichen Zeitpunkt angestrebt werden. Eine Ausnahme bilden Patienten mit inkompletter Ischämie, d. h. geringem sensiblem und motorischem Defizit, bei denen aufgrund von schweren begleitenden Risikofaktoren eine konservative Therapie indiziert sein kann.

➡ Je länger sich Thromben im Gefäßsystem befinden, desto größer wird der Endothelschaden; in der Ausstrombahn entstehen Appositionsthromben und führen zu weiterem Gewebeschaden. Dies verschlechtert die Prognose nach Rekonstruktion in Bezug auf die Perfusionsrate, den Erhalt der Extremitäten und die Letalität.

6.5 Therapie

6.5.1 Zielsetzung

Ziele der Therapie sind die möglichst schnelle Revaskularisation der unteren Extremitäten sowie die Abwendung der unmittelbaren Lebensgefahr von dem betroffenen Patienten.
Bei der Planung der Therapie sollten einfache Revaskularisationsmaßnahmen, die schnell und sicher durchführbar sind, bevorzugt werden:

- Embolektomien
- Thrombektomien
- extraanatomische Bypass-Verfahren.

Schwerwiegende Begleiterkrankungen wie Herzinsuffizienz, Herzrhythmusstörungen, Nierenfunktionsstörung, Gerinnungsstörung aufgrund einer Hepatopathie müssen gleichzeitig mit der Diagnostik möglichst wirksam behandelt werden.

6.5.2 Vorbereitung

Die Durchführung von Röntgen-Untersuchungen der Thoraxorgane und EKG sind als Operationsvorbereitung zur Beurteilung von Lunge und Herz unbedingt erforderlich.

- Das Röntgen der Thoraxorgane gibt Hinweise auf das Vorliegen von Pneumonien, Lungentumoren und Lungenemphysem und lässt eine Beurteilung der Mediastinalorgane, vor allem des Herzens und der thorakoabdominellen Aorta, bei Verdacht auf Dissektion zu.
- Das EKG kann einen frischen Infarkt oder eine schwere koronare Durchblutungsstörung aufzeigen, ebenso wie Herzrhythmusstörungen, die in das therapeutische Gesamtkonzept mit einzubeziehen sind.
- Laboruntersuchungen im Sinne eines Minimalprogramms mit der Bestimmung des Blutbilds, der Elektrolyte, Herzenzyme, Retentionswerte und der Gerinnung geben grob über die wichtigsten Organfunktionen Auskunft. Ebenso lässt sich eine Exsikkose durch einen hohen Hämatokritwert und eine Hyperglobulinämie verifizieren, die ein Risiko bezüglich arterieller Thrombosen darstellt.
- Die Anwendung der Angiographie mit Gabe von Kontrastmitteln ist bei einer vorbestehenden Niereninsuffizienz zu berücksichtigen. Neben forcierter Diurese kann in besonders schweren Fällen eine Dialyse prä- oder postoperativ notwendig werden, um die Niere vor einem Schaden zu bewahren. Gegebenenfalls kann man, je nach Befund, auch auf eine Angiographie zumindest präoperativ verzichten, um die Niere nicht zu gefährden. Ausweichen auf MR- oder CO_2-Angiographie ist möglich.
- Die Enthaarung des Operationsgebiets sowie die Säuberung der Haut sollten, soweit hierdurch nicht wertvolle Zeit verloren geht, möglichst schon auf der Station vorgenommen werden.
- Bei peripheren Embolektomien oder Thrombektomien an den unteren Extremitäten ist meist nicht mit einem größeren Blutverlust zu rechnen, so dass die Bereitstellung von zwei Blutkonserven in der Regel ausreichend ist. Bei sicher voraussehbaren Minimaleingriffen kann auch auf die Bereitstellung von Blutkonserven verzichtet werden, je nach Trainingsstand und Erfahrung des Operateurs.

6.5.3 Operative Standardverfahren

Becken- und Beinarterien

Embolische Verschlüsse

Bei akuten Verschlussprozessen der unteren Extremitäten erfolgt, wie in den vorherigen Kapiteln erwähnt, die operative Fernembolektomie von leicht zugänglichen Regionen aus; in den meisten Fällen von der Leiste oder der infragenualen A. poplitea (Abb. E6-2).
Die Leiste wird über einen Längsschnitt freigelegt, wo-

bei die Inzision in der Mitte zwischen Spina iliaca anterior superior und Tuberculum pubicum liegt (Abb. E6-3). Damit befindet man sich 1–2 Querfinger lateral der Femoralarterie.

Nach Durchtrennen des Subkutangewebes wird der Lymphdrüsenkörper von lateral nach medial abpräpariert. Die Freilegung in den geeigneten Schichten erfolgt instrumentell mit wenigen Scherenschlägen gewebsschonend und schnell. Hierbei ist auf subtile Schonung der Lymphbahnen zu achten. Größere kreuzende Lymphbahnen sind zwischen Ligaturen zu durchtrennen.

1 cm medial der Oberschenkelfaszie des M. rectus femoris, medial des M. sartorius, wird die Faszie eröffnet und die A. femoralis superficialis angeschlungen. Hiernach erfolgen die Darstellung und anschließend das Anschlingen von A. femoralis communis und A. profunda femoris. Hierbei ist auf den ggf. gesonderten Abgang der A. circumflexa femoris medialis zu achten, damit diese ebenfalls abgeklemmt werden kann.

Bei Verschluss der gesamten Femoralisgabel erfolgt bei zarten Gefäßverhältnissen die Arteriotomie quer in der A. femoralis communis, direkt über dem Profundaabgang. Bei Vorliegen von arteriosklerotischen Verän-

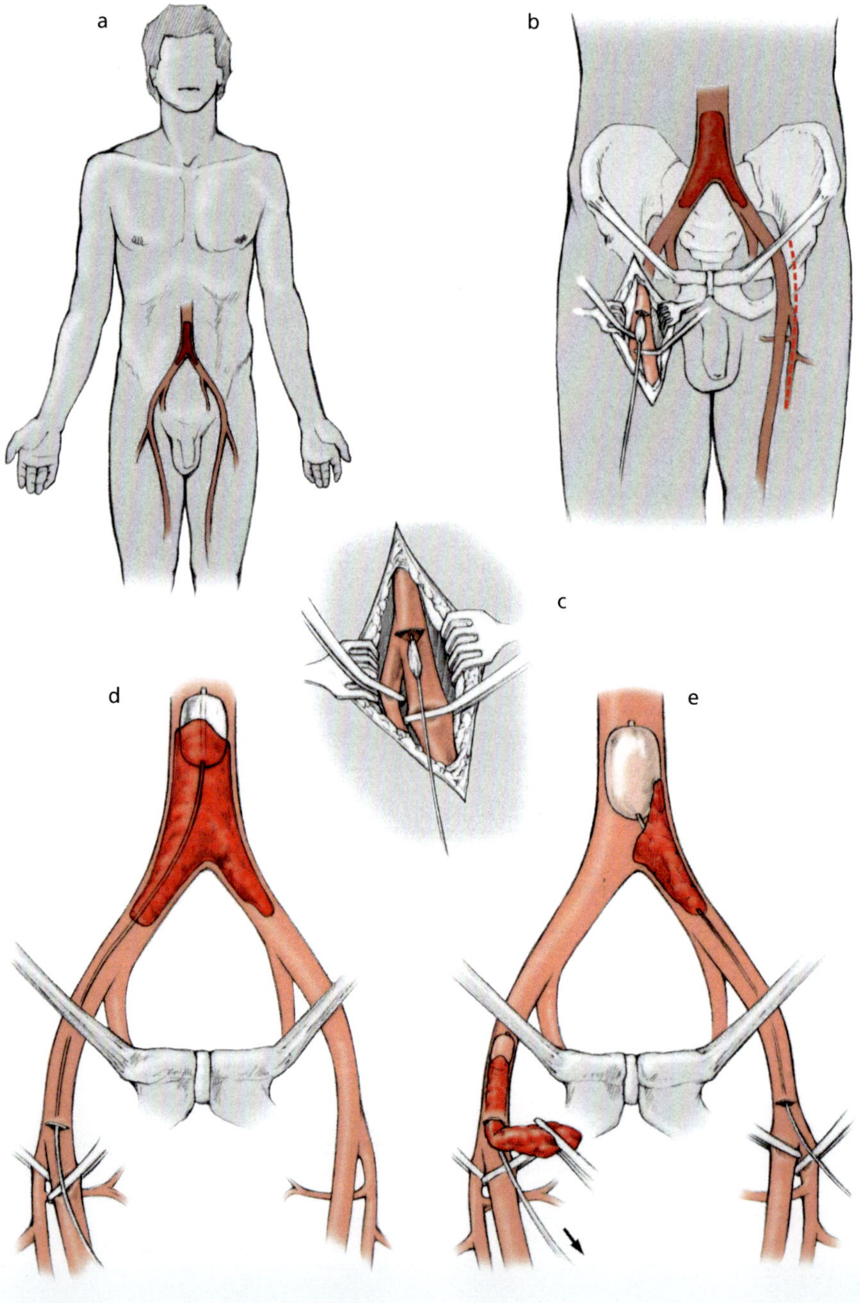

Abb. E6-2a–e Transfemorale Embolektomie beidseits bei Aortenverschluss.
a: Situs bei hohem Aortenverschluss.
b: Transfemorales Vorführen des Fogarty-Katheters von rechts.
c: (Inset zu b) Einführen des Ballonkatheters.
d: Vorführen des Ballons bis in die Aorta und Thrombektomiemanöver nach rechts.
e: Anschließend Thrombektomiemanöver transfemoral nach links.

derungen erfolgt sie durch Längsinzision. Bei altem arteriosklerotischem Verschluss der A. femoralis superficialis sollte die Inzision in die Profunda hinein erfolgen, die dann möglichst bis zur dritten Aufzweigung dargestellt wird, um evtl. eine Profundaplastik oder Exzisionsplastik anschließen zu können. Hierfür kann die verschlossene A. femoralis superficialis als Arterien-Patch genutzt werden (Abb. E6-4).

Die Operabilität entscheidet sich in der Peripherie. Daher ist es sinnvoll, zunächst die periphere Strombahn vorsichtig mit einem roten Fogarty-Katheter zu sondieren. Beim Rückzug des Katheters werden Gerinnsel gewonnen. Bei ausreichendem Rückstrom aus der Peripherie, aus A. femoralis superficialis und A. profunda femoris, erfolgt die Instillation von insgesamt ca. 4000 I.E. Heparin-Kochsalz-Lösung nach peripher.

Die retrograde Sondierung der Beckenstrombahn erfolgt mit dem roten oder weißen Ballonkatheter und führt auch hier zur Gewinnung von Thromben. In einigen Fällen ist ein weiteres Vorschieben nicht möglich, weil sich der Katheter in der kontralateralen Aortenwand an Plaques verfängt. Sobald jedoch ein guter pulsatiler Zustrom vorhanden ist und 2–3 Embolektomiemanöver keine weiteren Gerinnsel mehr fördern konnten, werden auch hier zentral 2000 I.E. Heparin verabreicht und die A. femoralis communis nach zentral abgeklemmt.

Das gleiche Vorgehen erfolgt bei Aortenverschluss oder bei beidseitigem Beinarterienverschluss auch auf der kontralateralen Seite.

Die periphere Angiographie, die die drei Etagen, nämlich A. femoralis superficialis im Adduktorenkanal, die Poplitealregion und den Abgang der Unterschenkelarterien, darstellen sollte, gibt Auskunft über die Vollständigkeit der Embolektomie bzw. Thrombektomie. Schließlich werden wieder ca. 2000–4000 I.E. Heparin nach peripher verabreicht.

➡ Durch Flushen aus der zentralen Strombahn ist zu überprüfen, ob es beim Thrombektomieren der zweiten Seite nicht kontralateral zu einer Gerinnselverschleppung gekommen ist.

Die Arteriotomien werden quer durch Direktnaht (5-0 Polypropylen) oder längs durch Patch (autolog, PTFE oder Dacron®) verschlossen. Nach Flushen und Fertigstellen der Naht erfolgt fraktioniert die Freigabe des Blutstroms in die Peripherie.

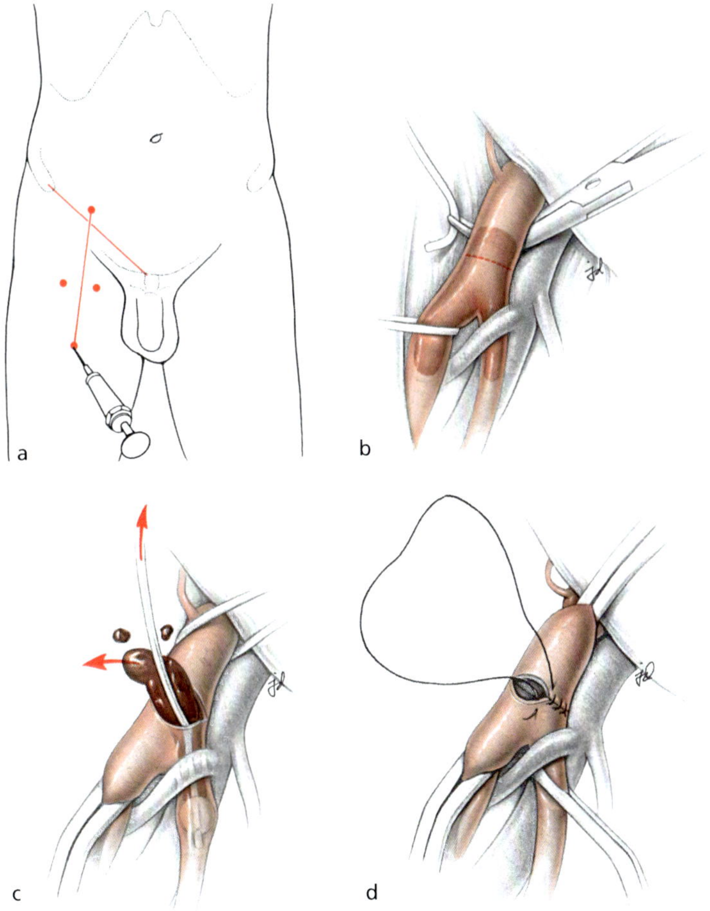

Abb. E6-3a–d Zugang zu den Leistengefäßen; quere Arteriotomie zur Embolektomie.
a: Injektionspunkte für die rautenförmige Lokalanästhesie im Bereich der rechten Leiste.
b: Darstellen der Femoralisgabel und Planung der queren Arteriotomie.
c: Transfemorale Fernembolektomie mit dem Ballonkatheter.
d: Fortlaufende Naht der Querarteriotomie.

Bei Verschlüssen nur einer Extremität und eng begrenzten Blockaden, z. B. in der Femoralisstrombahn oder in der A. femoralis superficialis, ist die Gefahr kardialer Komplikationen geringer als beim hohen Aortenverschluss. Lediglich bei Verschluss der gesamten Femoralisgabel kann ein Operieren ohne Klemmen bis zum Thrombektomiemanöver erfolgen.

Thrombotische Verschlüsse

Schwieriger gestaltet sich das Vorgehen bei Vorliegen einer arteriellen Thrombose. Bei älterem Verschluss der A. femoralis superficialis, der durch Fogarty-Manöver nicht wieder behoben werden kann, bieten sich eine Exzisionsplastik der A. femoralis superficialis und eine Profundaplastik an (siehe Abb. E6-4). Voraussetzung ist ein freies Empfängersegment in der A. poplitea (Abschnitt I–II). Dies sollte prä- oder intraoperativ angiographisch abgeklärt werden.

Fraktionierte Emboli in den Unterschenkelarterien können bei offener A. femoralis superficialis unter gefäßendoskopischer Kontrolle mit feinen Ballonkathetern oder zarten Fasszangen entfernt werden. In den Fällen, in denen sich lediglich die Hauptarterien, nicht aber die Seitenäste (so genannte Wipfeldürre) darstellen, ist von einer älteren Thrombose mit Appositionsthromben in der kapillären Strombahn auszugehen. Hier sollte die lokale Gabe von Streptokinase (bis 500000 Einheiten) versucht werden. Zusätzlich kann über einen arteriellen Seitenast ein kleiner Katheter eingelegt und über eine gesonderte Hautinzision herausgeführt werden. Damit kann postoperativ die Instillation von vasoaktiven Substanzen, wie z. B. Prostacyclin, vorgenommen werden.

Hoher Aortenverschluss

Auch bei Vorliegen eines Bifurkationverschlusses erfolgt die Entfernung der Gerinnsel indirekt als Fernembolektomie von beiden Leisten aus und auf keinen Fall durch einen transabdominellen Zugang.

Da es bei einem großen ischämischen Gebiet, wie bei einem Aortenverschluss, zu einer massiven Einschwemmung von Kalium, toxischen Metaboliten und Sauerstoffradikalen kommt, ist die Freigabe des Blutstroms mit dem Anästhesisten abzustimmen.

Durch Gabe von Glukose und Insulin sowie durch Furosemid muss das Kalium in den ersten Stunden nach bzw. bereits während der Operation ausgeschwemmt werden.

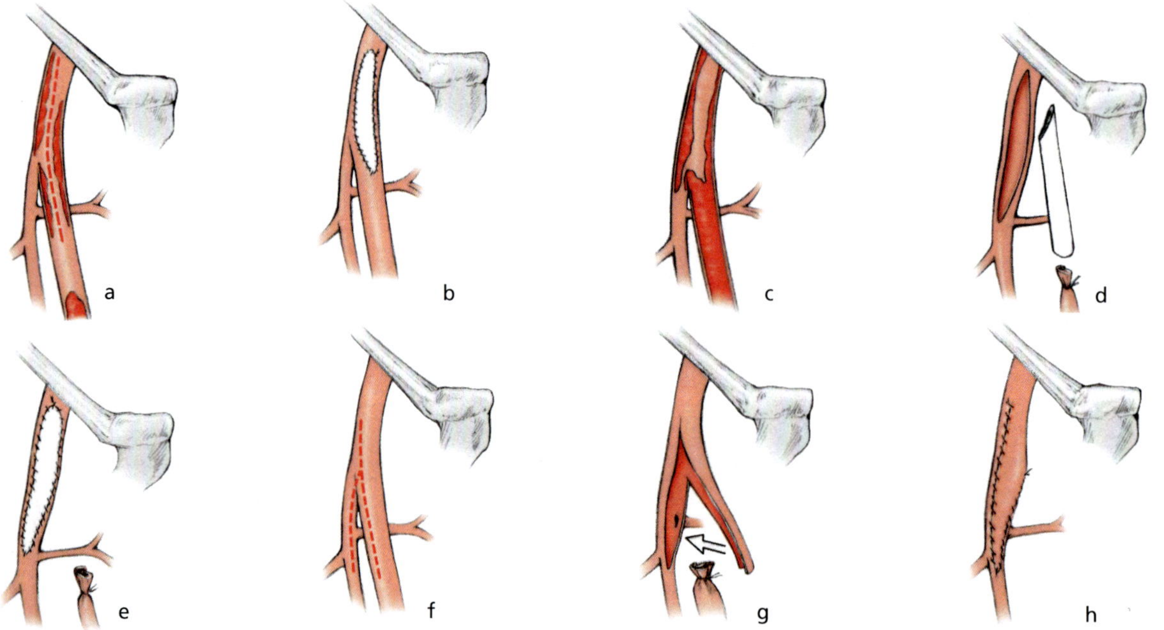

Abb. E6-4a–h Längsarteriotomie mit verschiedenen Patchplastiken.
a: Längsarteriotomie der A. femoralis communis bis A. femoralis superficialis.
b: Autologer Venenpatch oder Kunststoffpatch.
c: Längsarteriotomie der A. femoralis communis bis A. femoralis profunda.
d: Desobliteration der verschlossenen A. femoralis superficialis.
e: Autologer Arterien-Patch (A.-femoralis-superficialis-Exzisionsplastik).
f–h: van-Dongen-Plastik.

!

Vor einem gleichzeitigen und kompletten Freigeben beider Seiten ist wegen der Gefahr des akuten Herztodes infolge konoraren Versagens durch Kaliumeinschwemmung und Druckabfall durch Herzüberlastung bei Herabsetzung des peripheren Widerstands dringend zu warnen!

6.5.4 Alternative operative Verfahren

Ein nicht thrombektomierbarer Aortenverschluss sollte bei den meist schwerkranken Patienten nicht transabdominal operiert werden, weil mit einer zu hohen Letalitätsrate (bis zu 80 %) zu rechnen ist. Bei diesen Patienten bietet sich als Ausweichmanöver ein extraanatomischer Bypass, z. B. über eine axillofemorale Umleitung, an.

Persistierende Blockaden sowohl der A. profunda femoris als auch der A. femoralis superficialis zwingen bei alten arteriosklerotischen Veränderungen und Appositionsthromben zu einer Freilegung der A. poplitea im ersten bis zweiten, ggf. bis zum dritten Segment, um die Möglichkeit für ein Bypass-Verfahren zu überprüfen (Abb. E6-5).

Bei gutem Allgemeinzustand des Patienten kommt hier ein autologes Venentransplantat oder aber ein Prothesen-Bypass in typischer Weise in Frage (Abb. E6-6). Bei unilateraler, nicht überwindbarer Beckenarterienblockade und gutem kontralateralem Leistenpuls ist an

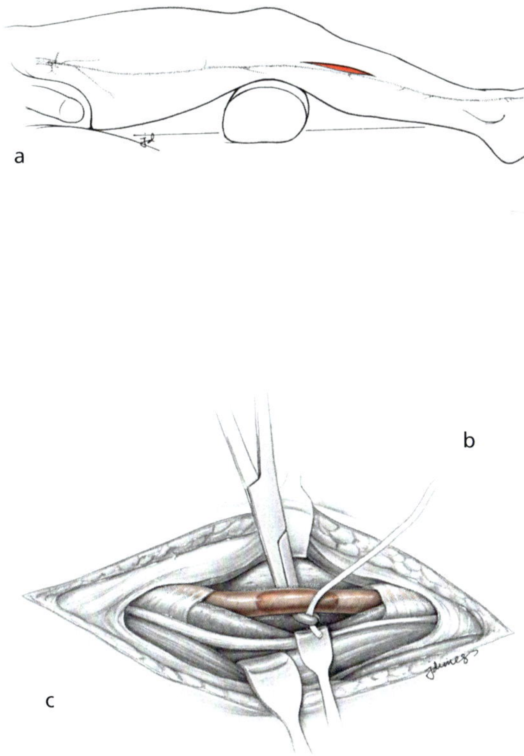

Abb. E6-5a–d Zugang zum Abschnitt III der A. poplitea.
a: Mediale Längsinzision dorsal der tastbaren Tibiakante, unmittelbar unterhalb des Kniegelenks.
b: Spaltung der Fascia cruris und Durchtrennung des Pes anserinus.
c: Umfahren der A. poplitea und Anschlingen.
d: Situs nach Darstellung der A. poplitea im Abschnitt III mit den Abgängen: A. tibialis anterior, Truncus tibiofibularis und seinen Abgängen nach Durchtrennung der quer kreuzenden Segmentvenen in Richtung V. poplitea (nach Brunner 1996).

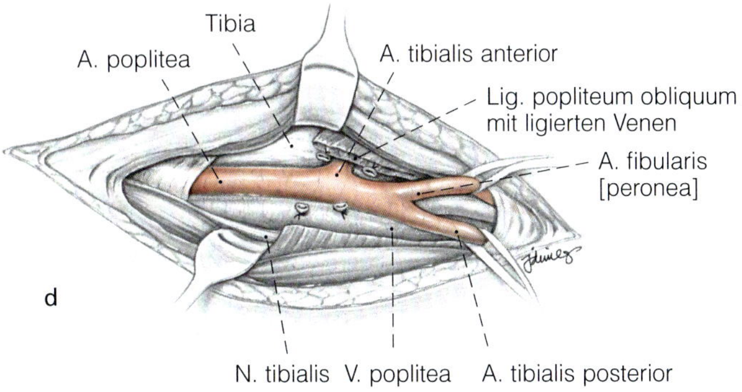

die Möglichkeit eines femorofemoralen Crossover-Bypass zu denken.

6.5.5 Intraoperative Kontrollmethoden

Der Einsatz der intraoperativen Angiographie, am besten in Form einer intraoperativen digitalen Subtraktionsangiographie, sollte zur klinischen Routine gehören und regelhaft zur Anwendung kommen.

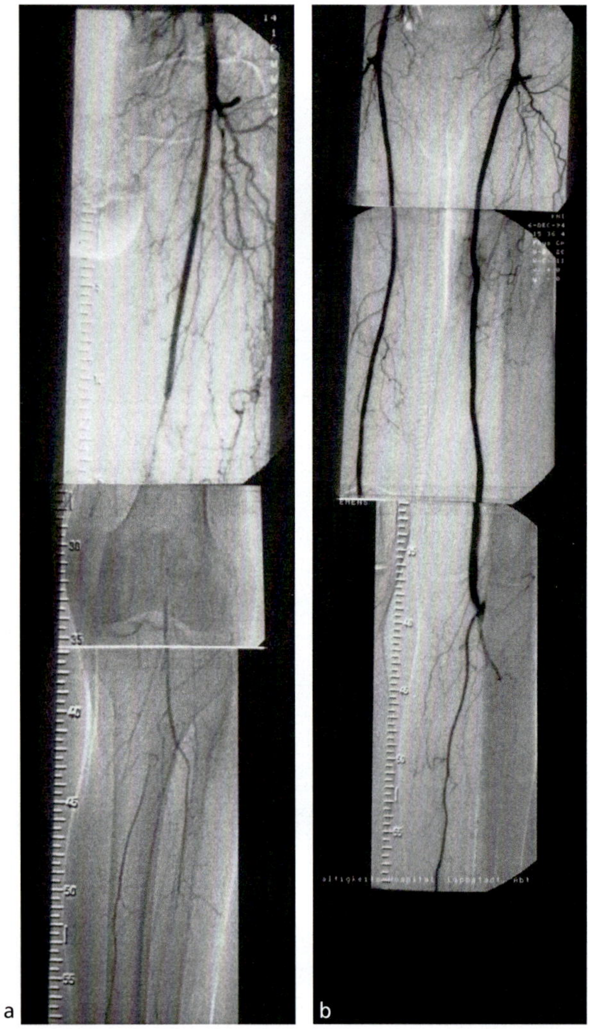

Abb. E6-6a und b 56-jähriger Patient mit arterieller Thrombose an der Endstrecke des Adduktorenkanals.
a: Verschluss spitz zulaufend bei vorbestehender AVK, zusätzlich periphere Embolisation mit Teilverschlüssen der Unterschenkelarterien offenbar infolge Abreißens von Thromben. Verschluss der A. tibialis anterior (glatter Abbruch). Mehrere Tage alte inkomplette Ischämie. Wegen hochgradiger arteriosklerotischer Veränderungen in P I bis P II femoropoplitealer (P III) Bypass (mit PTFE), Teilthrombektomie der Unterschenkelarterien und Versuch der intraoperativen Lyse (b).

➡ Rekonstruktive Gefäßchirurgie ohne den Einsatz intraoperativer Angiographie ist in der heutigen Zeit unter Berücksichtigung standardisierter Qualitätskriterien nicht mehr vertretbar.

Nur bei Patienten mit hohen Retentionswerten und drohender Niereninsuffizienz kann auf eine Angiographie verzichtet und stattdessen eine intraoperative Doppler-Sonographie mit der Ableitung der peripheren Arterien als ausreichende Untersuchung herangezogen werden.
Bei mangelndem Rückfluss aus der Peripherie, aber guter Sondierbarkeit muss an ein technisches Handicap, wie z. B. eine Dissektion, gedacht werden. Wenn die intraoperative Angiographie unverlässlich ist, stellt die intraoperative Gefäßendoskopie ein elegantes Verfahren dar, technische Handicaps, aber auch Restgerinnsel in der Peripherie eindeutig zu lokalisieren. Während Restgerinnsel unter endoskopischer Kontrolle gezielt mit dem Ballonkatheter entfernt werden, stellt die Dissektion der Arterie ein Problem dar, das je nach Lokalisation ein anderes therapeutisches Verfahren verlangt.

6.5.6 Ausweichverfahren

Die typischen Ausweichverfahren wurden im Abschnitt 6.5.4 bereits dargestellt.
In jedem Fall sollte nach dem Prinzip vorgegangen werden, das schonendste, schnellste und sicherste Verfahren auszuwählen.
Der Einsatz intraoperativer interventioneller Methoden stellt eine sinnvolle Ergänzung des Therapiekonzepts dar.

➡ Besonders in der Gefäßchirurgie muss auf den Allgemeinzustand und die Begleitrisiken der Patienten Rücksicht genommen werden, weil hiervon die Entscheidung für das angemessene Therapieverfahren abhängig ist.

6.5.7 Nichtoperative Verfahren

Interventionelle Maßnahmen

Nur bei inkompletter Ischämie, insbesonders bei arterieller Thrombose, ist eine intraarterielle Lysetherapie zu erwägen. Bei komplettem Ischämiesyndrom kann dagegen wichtige Zeit für die Revaskularisation verloren gehen.
Nach Demaskierung der Verschlussursache, z. B. einer vorgeschalteten Stenose oder eines nach Lyse zufällig entdeckten begleitenden Aneurysmas, kann eine gezielte Therapie entweder durch interventionelle Maßnahmen, z. B. Dilatation oder Stentimplantation, oder

durch operative Maßnahmen wie Gefäßinterposition oder Bypassverfahren angewandt werden.

➡ Es ist bei gefäßchirurgischen Eingriffen besonders wichtig, interventionelle Maßnahmen wie Dilatation, Stent-Implantation und Lyse als additive Maßnahmen mit einzubeziehen, soweit erforderlich; dadurch lassen sich Eingriffe begrenzen und das allgemeine Risiko senken.

Zum Beispiel sind interventionelle Verfahren bei Verschlüssen, die erst seit wenigen Wochen bestehen, eine elegante Methode, mit dem aufwändige Rekonstruktionen zumindest vorübergehend vermieden werden können.

Konservative Methoden

Konservative Methoden finden nur Anwendung bei Patienten mit weitgehend kompensierter inkompletter Ischämie und wenn eine Gefäßrekonstruktion entweder infolge der allgemeinen hohen Risiken oder lokaler Inoperabilität nicht indiziert ist.
Typisches Beispiel ist der akute Verschluss der A. femoralis superficialis bei vorbestehender AVK, wenn bei normalem Blutdruck an den Unterschenkelarterien noch Druckwerte zwischen 60 und 100 mmHg ableitbar sind. Insbesondere bei gleichzeitig bestehenden Teilverschlüssen der Unterschenkelarterien ist einer konservativen Therapie zunächst der Vorzug zu geben. Bei Versagen der konservativen Therapie (Gehstrecke unter 100 m) kann später ein autologer Bypass erwogen werden. Die konservative Therapie beinhaltet:
- die Applikation von systemischem Heparin (ca. 20000 I. E.)
- die Verabreichung von vasoaktiven Substanzen wie Nitrofuryl oder Prostacyclin
- die Polsterung der Extremität und den Schutz vor externer Kälte mittels Watteschuhen

Konservative Maßnahmen sind als flankierende Behandlung nach operativen Eingriffen in vielen Fällen sinnvoll.

6.6 Komplikationen und deren Behandlung

6.6.1 Sofortkomplikationen

Rezidivverschluss
Zu den Sofortkomplikationen zählt neben dem akuten Rezidivverschluss, der sich entweder aufgrund technischer Handicaps wie Restgerinnsel und Dissektion oder aufgrund ausgedehnter Endothelschäden bildet, die echte Rezidivembolie oder Rezidivthrombose bei hämodynamisch ungünstiger Situation, z. B. bei Stenose.
Dissektionen in der A. femoralis, der Beckenstrombahn und selten in der A. femoralis superficialis sind durch interventionelle Maßnahmen mit Dilatation und Stentimplantation oder durch Over-Patch chirurgisch zu korrigieren.

➡ Stent-Implantationen im Bewegungssegment der Leiste oder der A. poplitea und in den kleinkalibrigen Arterien des Unterschenkels haben eine schlechte Prognose und sollten daher unterlassen werden. In diesen Fällen erfolgt die Korrektur durch gefäßchirurgische Maßnahmen, vorwiegend durch autologe Venen-Bypass-Transplantate.

Prognostisch ungünstig ist ein ausgedehnter Endothelschaden durch unsachgemäße, forcierte Ballonthrombektomiemanöver oder nach lange bestehenden arteriellen Verschlüssen. Häufig kommt es dabei zu Rezidivokklusionen und mit jedem weiteren Thrombektomiemanöver zu einer Vergrößerung des Schadens. Ein Gefäßspasmus durch Freisetzung vasoaktiver Substanzen aus den geschädigten Endothelzellen und die hohe Thrombogenität der inneren Oberfläche führen zu Rezidivverschlüssen, so dass die Extremität unter Umständen nicht gerettet werden kann.

Kompartmentsyndrom
Eine weitere Sofortkomplikation stellt das Kompartmentsyndrom dar, bei dem es durch Membraninstabilität zum Einstrom von Flüssigkeit in das interstitielle Gewebe kommt. Infolge des Druckanstiegs in den Faszienräumen, den Kompartimenten, kommt es zu einer massiven Schädigung der Muskulatur und schließlich auch der Nerven. Als erstes klinisches Zeichen stellt sich meist eine Fußheberschwäche ein; weiterhin finden sich eine extrem druckschmerzhafte, prall gefüllte Wade und Tibialis-anterior-Loge.
Therapeutisch steht neben Hochlagerung der Extremität und ausschwemmender Behandlung die frühzeitige Fasziotomie zur Verfügung, die offen erfolgen kann. Hierbei ergeben sich jedoch durch große Wundflächen an ungünstiger Stelle Probleme bei einer evtl. später durchzuführenden Amputation. Die bessere Alternative stellt die subkutan geschlossene Fasziotomie nach Haimovici dar.

!
In jedem Fall müssen alle vier Kompartimente, die Peroneusloge, die Tibialis-anterior-Loge sowie die oberflächliche und die tiefe Beugergruppe, gespalten werden.

Reperfusionssyndrom

Nach Freigabe des Blutstroms kann es nach länger dauernder Ischämie zum Reperfusionssyndrom kommen, bei dem nicht nur die gerade beschriebene Schwellung zu beobachten ist. Es kommt darüber hinaus auch zur Einschwemmung von Kalium und toxischen Substanzen wie Sauerstoffradikalen. Detaillierte Zusammenhänge sind in Kapitel E1 beschrieben.

Nachblutungen

Nachblutungen werden nach den chirurgischen Regeln versorgt. Bei geringem Ausmaß ist eine dosierte Kompressionsbehandlung möglich, bei stärkeren Nachblutungen muss das Operationsgebiet revidiert werden.

➡ Auf keinen Fall sollte es zum deutlichen Absinken von Hb und Hämatokriten oder zum Auftreten von Gerinnungsstörungen kommen. Die Indikation zur Revision sollte abhängig von der Intensität der Blutung bereits zu einem frühen Zeitpunkt gestellt werden.

Akuter Aortenverschluss

Besondere postoperative Probleme können sich beim akuten Aortenverschluss ergeben, insbesondere dann, wenn der Verschluss knapp unterhalb der Nierenarterien beginnt. Beim Thrombektomiemanöver mit Ballonkatheter werden durch ein so genanntes Schneepflugphänomen unter Umständen Gerinnsel und Cholesterinkristalle in die A. mesenterica inferior und in die Beckenarterien (A. iliaca interna) hineingepresst.

Histologisch konnten periphere Cholesterinkristallembolisationen in den Arkaden der Sigmaarterie nachgewiesen werden, die eine ischämische Kolitis zur Folge hatten. Embolisation in die A. iliaca interna oder persistierende Thrombosen in ihrem Einzugsgebiet können zu ausgedehnten Nekrosen im kleinen Becken und in der Glutealmuskulatur führen. Bei einem akuten Aortenverschluss in der postoperativen Phase ist daher den Gefäßregionen der A. mesenterica inferior und A. iliaca interna besondere Aufmerksamkeit zu widmen.

Nur durch Minimieren des Operationstraumas mittels indirekter Embolektomieverfahren konnte die Letalität des akuten Aortenverschlusses von 80 % bei direkten Rekonstruktionsverfahren auf ca. 14–40 % reduziert werden und liegt damit immer noch relativ hoch (Tab. E6-3).

Eine frühzeitige rektoskopische Kontrolle bei hohem Laktatspiegel und Verdacht auf beginnende Peritonitis im linken Unterbauch ist unbedingt erforderlich, um bei ischämischer Kolitis vom Schweregrad C rechtzeitig eine Hemikolektomie oder Sigmaresektion vornehmen und damit eine Durchwanderungsperitonitis verhindern zu können.

Eine primäre Reanastomosierung des Dickdarms kommt nach Resektion bei diesen Verhältnissen nicht in Frage. Das Verfahren der Wahl stellt zunächst die Operation nach Hartmann mit endständigem Anus praeter des Colon descendens und Blindverschluss des Rektumstumpfs dar. Die Beeinträchtigung der Durchblutung der Beckenorgane durch periphere embolische Verschlüsse via A. iliaca interna lässt sich therapeutisch nicht beeinflussen und weist eine hohe Letalität von über 80 % auf.

Tab. E6-3 Behandlungsergebnisse nach Operation embolischer Arterienverschlüsse an den Extremitäten.

Autor	Zeitraum	Anzahl der Fälle	Überlebensrate [%]	Amputationsrate [%]	Operationsletalität [%]
Fogarty	1962–1970	330	79	5	16
Darling	1959–1968	260	64	7	29
Levy	1958–1968	125	59	15	26
Cranly	1963–1969	113	72	4,4	24
Bouchert	1965–1968	86	64	10,4	25,5
Schriber	1966–1969	82	77	5	18
Kristen	1963–1967	82	76	2,4	22
Fontaine	1965–1967	63	79	3,2	17,5
Senn	1958–1967	400	80	10	10
Tettamanti	1968–1971	236	89	2,5	8
Vollmar	1965–1969	247	78	6,5	16,8
van Dongen	1962–1971	435	84,5	48	10,7
Raithel	1960–1972	190	80,5	8,5	11
Tyden	1969–1977	44	75	6,8	18,2
Vollmar	1970–1978	293	81	3	19
Vollmar	1979–1988	316	77	3	23

6.6.2 Frühkomplikationen

Innerhalb des ersten postoperativen Jahres ist nicht nur mit Rezidivembolien, sondern bei arterieller Thrombose auch mit Rezidivthrombosen auf dem Boden von Neointimahyperplasien zu rechnen. Da es sich in den meisten Fällen um begrenzte Rekonstruktionen mit Querarteriotomie oder mit autologem Patch versorgte Längsarteriotomie handelt, sind Infektionen innerhalb des ersten Jahres selten oder lokal leicht therapierbar. Anders verhält es sich mit Prothesenrekonstruktionen, bei denen eine tiefe Infektion mit anderen Maßnahmen therapiert werden muss (siehe Kap. O5).

6.6.3 Spätkomplikationen

Spätkomplikationen sind bei ehemaligem Vorliegen einer arteriellen Thrombose vorwiegend durch Progression der Grunderkrankung Arteriosklerose charakterisiert oder durch eine Verschlechterung der Begleiterkrankungen, vorwiegend des Herzens. Die 5-Jahres-Überlebensrate der Patienten liegt daher lediglich in einer Größenordnung von 40%.

Späte Komplikationen wie Nahtrupturen und Anschlussaneurysmen stellen bei diesen Eingriffen ein eher seltenes Ereignis dar.

6.7 Nachbehandlung und Nachsorge (Prognose)

Bei arteriellen Embolien stellt das Herz als Embolusstreuherd in 80–90% das Hauptproblem dar.

- Eine Sanierung des Emboliestreuherds ist in den meisten Fällen nicht möglich und bleibt auf wenige Indikationen beschränkt:
  - Herzwandaneurysma
  - Vorhofmyxom
  - gravierende Herzklappenfehler u. a.
- Meist nicht sanierbar sind:
  - schwere Herzinsuffizienz mit Dilatation des Herzens
  - absolute Arrhythmie mit Vorhofflimmern
  - große thrombogene Wandareale nach Herzinfarkt.

Auch die Langzeittherapie mit Marcumar® ist bei den meisten Patienten, die sehr betagt sind und entsprechend viele Risikofaktoren wie arteriellen Hypertonus, Zustand nach Apoplex und mangelnde Kooperationsfähigkeit aufweisen können, nicht möglich.

Bei Vorliegen einer arteriellen Thrombose ist damit zu rechnen, dass die Patienten in den folgenden Jahren mit zentralen fortschreitenden Stenosen, Verschlüssen oder peripheren Veränderungen aufgrund der Progression ihrer Grunderkrankung wieder zur Therapie in die Klinik kommen. Bei einer mittleren Lebenserwartung von 40% nach fünf Jahren sollten alle therapeutischen Maßnahmen einschließlich der operativen Korrektur nach dem Prinzip ausgewählt werden: einfach, schnell, schonend und sicher.

6.8 Literatur

Beard JD, Earnshaw JJ: Practical techniques in surgical and endovascular management of acute limb ischemia. In: Hallet JW jr, Mills JL, Earnshaw JJ, Reekers JA: Comprehensive vascular and endovascular surgery, Mosby 2004

Brunner U: Gefäßchirurgie. Breitner: Chirurgische Operationslehre, Band XIII. Urban & Schwarzenberg, München–Boston 1996

Heberer G, van Dongen RJAM: Gefäßchirurgie. Kirschnersche Allgemeine und Spezielle Operationslehre. Springer, Heidelberg 1987.

Hess H, Mietaschk A, Bruckl R: Peripheral arterial occlusions: 6 years experience with local thrombolytic therapy. Radiology 163 (1987) 753–758

Kogel H, Vollmar JF, Zelesny T, Witter B: Prophylaxe der postoperativen ischämischen Colitis bei iliacaler Gefäßrekonstruktion. Chirurg 63 (1992) 44–49

Mahler F, Do DD, Baumgartner I, Birrer M, Triller J: Akute und subakute Extremitätenischämie: Katheterthrombolyse und -thrombusaspiration. In: Vallbracht C, Roth FJ, Strauss AL (Hrsg.): Interventionelle Gefäßtherapie, Steinkopff, Darmstadt 2002

Mickley V, Kogel H et al.: Infrarenales Aortenaneurysma bei M. Behçet. Vasa 21 (1992) 233–240

Mickley V, Kogel H, Vogel U: Bilaterale Claudicatio brachialis als Erstmanifestation der Riesenzellarteriitis. Vasa 21 (1992) 415–421

Ouriel K: Thrombolytic therapy for acute peripheral arterial occlusion. In: Hallet JW jr, Mills JL, Earnshaw JJ, Reekers JA: Comprehensive vascular and endovascular surgery, Mosby 2004

Pfeiffer M, Kogel H, Hymer B: Cholesterinkristallembolisation – eine seltene Ursache postoperativer ischämischer Colitiden. Vasa 19 (1990) 54–58

Stoney RJ, Effeny DJ: Whilie's Atlas of Vascular Surgery: Basic Consideration and Techniques. Lippincott, Philadelphia 1992

Vollmar JF: Rekonstruktive Chirurgie der Arterien. 4. Aufl. Thieme, Stuttgart–New York 1996

Wagner HJ: Periphere arterielle Fibrinolyse und Thrombektomie. In: Günther RW, Thelen M (Hrsg.): Interventionelle Radiologie, 2. Aufl. Thieme, Stuttgart–New York 1996

Whylie EJ, Stoney RJ, Ehrenfeld WK, Effeny DJ: Manual of Vascular Surgery, Vol 2. Comprehensive Manuals of Surgical Specialities. Springer, Heidelberg 1986

F

Chronische arterielle Verschlussprozesse

F1 Chronische Verschlussprozesse der Arteria carotis

W. Hepp und F. Sigala

1.1 Ätiologie und Pathogenese

1.1.1 Pathogenese

Läsionen an der Karotisgabel betreffen in erster Linie den Abgang der zu den kleinkalibrigen Arterien zählenden A. carotis interna. Langstreckige Stenosen sind außerordentlich selten. Der Internaverschluss geht in aller Regel durch arterielle Thrombose aus einer hochgradigen Abgangsstenose oder seltener aus einer kardialen oder vorgeschalteten arteriellen Embolie hervor. Betroffen können aber isoliert oder kombiniert auch der Abgang der A. carotis externa und der Endabschnitt der A. carotis communis sein (Abb. F1-1 und Tab. F1-1). Unter den gehirnversorgenden Arterien ist die Karotisgabel mit 56% am häufigsten betroffen.

Ursächlich dominierend ist hierbei in weit über 90% die Arteriosklerose, selten kommt die fibromuskuläre Dysplasie vor, die bevorzugt den mittleren Abschnitt der A. carotis interna betrifft. Sehr selten treten traumatische Internaläsionen auf, meist verbunden mit Intimadissektionen, beginnend am Abgang der A. carotis interna oder an ihrem Eintritt in den Canalis caroticus. Da-

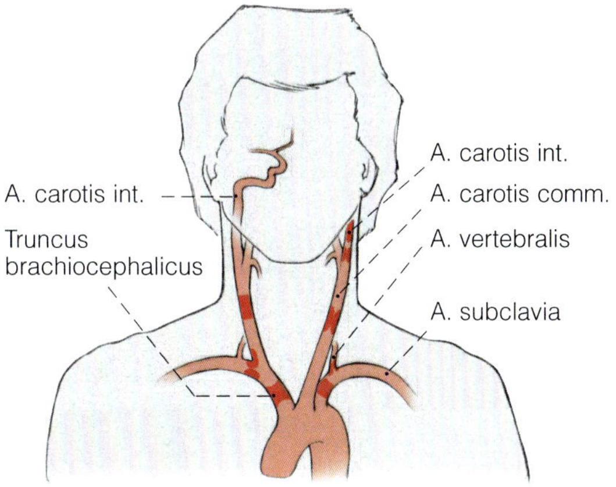

Abb. F1-1 Lokalisation von Läsionen an den extrakraniellen hirnversorgenden Arterien.

Tab. F1-1 Häufigkeit von Läsionen an den gehirnversorgenden Arterien.

Lokalisation	Häufigkeit
A. carotis interna (Abgang)	56%
A. subclavia	16%
A. carotis communis	9%
Truncus brachiocephalicus	9%
A. vertebralis (Abgang)	19%

neben kommen auch spontane Internadissektionen vor. Arteriitiden sind eher typisch für die zentraleren Abschnitte (Aortenbogen, Aortenbogenabgänge). Karotisaneurysmen sind eine Rarität (siehe Kap. D2).

1.1.2 Verschlusstypen und kollaterale Versorgung

Die A. carotis communis zweigt sich an der Karotisgabel (meist in Höhe des vierten Halswirbelkörpers gelegen) in die nach dorsolateral abgehende A. carotis interna, die im Wesentlichen die Verlaufsrichtung der A. carotis communis fortführt, und in die A. carotis externa, die meist nach ventral und medial abgeht, auf. Die A. carotis externa versorgt den Gesichtsbereich und gibt hier sieben Äste ab, von denen die ersten die A. thyreoidea superior, die A. lingualis und die A. facialis sind. Sie steht über die A. ophthalmica und die periorbitalen Arterien (A. frontalis, A. supraorbitalis) mit dem intrakraniellen Abschnitt der A. carotis interna in Verbindung. Über die A. occipitalis hat sie Verbindung zum V2-Segment der A. vertebralis. Die A. carotis interna selbst gibt in aller Regel extrakraniell keine Äste ab. Allerdings wurde sehr selten der Abgang der A. pharyngea ascendens aus der A. carotis interna beschrieben (nach Leitz sogar in 8%). Die A. carotis interna verläuft bis zur Schädelbasis, dann im knöchernen Canalis caroticus S-förmig und tritt dann in die Schädelhöhle ein.

Hinter der Karotisgabel liegt das Glomus caroticum. Zwischen A. carotis interna und A. carotis externa verläuft der Sinusnerv als aus der Tiefe aufsteigender Ast des N. glossopharyngeus.

Enge räumliche Beziehungen bestehen zum dorsalseitig zwischen A. carotis communis und V. jugularis interna verlaufenden N. vagus sowie zum N. glossopharyngeus und zum N. hypoglossus (Abb. F1-2). Der in der Karotischirurgie wichtigste benachbarte Nerv, der XII. Hirnnerv (N. hypoglossus), kreuzt von lateral bogenförmig über die A. carotis interna nach medial, meist etwa 1 cm oberhalb der Karotisgabel. Große Variationsbreiten des Nervenverlaufs bestehen. Die Vasa sternocleidomastoidea fixieren diesen Nerv. Auch der im Bogenbereich abgehende Nervenast zum M. omohyoideus kann den N. hypoglossus fixieren. Dieser Nervenast vereinigt sich im weiteren Verlauf mit zervikalen Nervenfasern und bildet die Ansa cervicalis profunda. Generell wird versucht, sie zu schonen. Bei Bedarf (Schutz des N. hypoglossus, Nervenmobilisation) kann er auch bogennah ohne Probleme durchtrennt

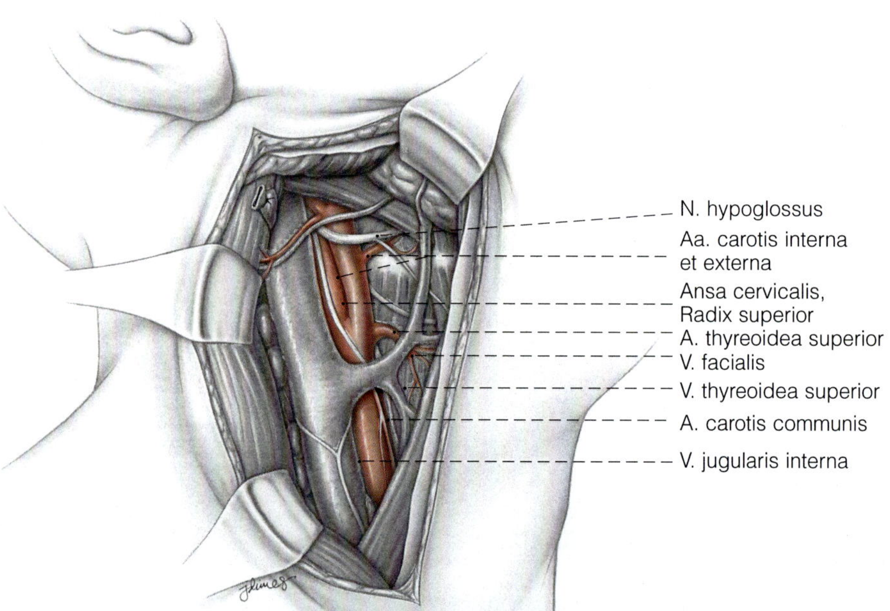

Abb. F1-2 Begleitstrukturen der A. carotis (Brunner 1996).

werden. Fixationsbedingt kann es zu Dissektionen und poststenotischen Dilatationen durch den kreuzenden N. hypoglossus kommen (Kompressionssyndrom der A. carotis interna, siehe Kap. C1). Der N. accessorius (Hirnnerv XI) kann sehr selten und allenfalls bei atypischem Verlauf im peripheren Wundpol Kontakt zur A. carotis interna gewinnen. Der N. laryngeus superior verläuft hinter der A. carotis interna und der A. carotis externa zur A. thyreoidea superior. Bedeutung hat auch der sensible N. auricularis magnus, der etwa in der Mitte des dorsolateralen Randes des M. sternocleidomastoideus zur Oberfläche zieht. Er teilt sich in einen vorderen und einen hinteren Ast auf und versorgt Wangenhaut, Ohrläppchen, Ohrmuschel und Schläfenhaut.

Die A. carotis interna versorgt einseitig das Großhirn mit Ausnahme des hinteren Großhirnlappens und des unteren Teils des Schläfenlappens. Sie teilt sich auf in die A. cerebri media und die A. cerebri anterior. Über den Ramus communicans anterior, der beide Aa. cerebri anteriores miteinander verbindet, besteht eine Kollateralisierung zur Gegenseite. Über den Circulus arteriosus Willisii, der die wichtigste intrakranielle Kollateralverbindung ist, besteht über die A. cerebri posterior ein Kollateralkreislauf zum hinteren Hirnkreislauf (A. basilaris, A. vertebralis). Der Circulus arteriosus Willisii kann bei guter Ausbildung Strombahnblockaden im vorderen oder auch hinteren Hirnkreislauf völlig kompensieren. Im Rahmen eines Vertebralisentzugssyndroms kann er ebenfalls wirksam werden (siehe auch Kap. F3).

1.1.3 Kombinationsverschlüsse

Die Einteilung von Erkrankungen der hirnversorgenden Arterien kann in Anlehnung an die Einteilung koronarer Gefäßläsionen in Ein- bis Viergefäßerkrankungen vorgenommen werden. Bei mindestens 50% der Karotisläsionen sind zusätzlich noch 1–3 der anderen hirnversorgenden Arterien mit erkrankt (kontralaterale A. carotis interna, Aa. vertebrales). Auch die zentrale A. subclavia, die dem Abgang der A. vertebralis vorgeschaltet ist, ist hierbei mit zu berücksichtigen.

!

Sehr häufig besteht bei obliterierenden Prozessen anderer Gefäßregionen eine Miterkrankung der supraaortalen Arterien.

So werden bei Aortenaneurysmen in ca. 20–40% Carotis-interna-Stenosen festgestellt. Bei obliterierenden Prozessen an den Becken- und Beinarterien werden sie in gleicher Häufigkeit gefunden. Auch weitere multifokale Läsionen sind bekannt (siehe auch Kap. F5).

1.1.4 Häufigkeit und Geschlechtsverteilung

Verlässliche Angaben gibt es zu Häufigkeit und Geschlechtsverteilung nicht. Nach Angaben des Statistischen Bundesamts werden in Deutschland jährlich ca. 200000 Patienten wegen eines Schlaganfalls stationär behandelt. Nach Einhäupl muss mit 350000 bis 400000 Schlaganfällen pro Jahr gerechnet werden. Jeder fünfte Betroffene stirbt. Etwa 85% der Schlaganfälle sind ursächlich auf eine obliterierende Erkrankung der supraaortalen Arterien zurückzuführen. Daten aus der Deutschen Schlaganfalldatenbank zeigen, dass ca. 90% der ischämischen Schlaganfälle den vorderen Hirnabschnitt und damit das Stromgebiet der A. carotis betreffen. Man kann davon ausgehen, dass hiervon in ca. 20% die extrakraniellen hirnversorgenden Arterien (überwiegend A. carotis interna) betroffen sind. Die Inzidenz höhergradiger Karotisstenosen (> 70%) bei der älteren Bevölkerung liegt bei 3%. In der Qualitätssicherungsstudie der Deutschen Gesellschaft für Gefäßchirurgie „Karotis-TEA" (2002) wurden 8573 Operationen in 128 Kliniken durchgeführt. Man kann davon ausgehen, dass die Gesamtzahl in Deutschland um das 2- bis 3fache höher ist.

Bei den arteriosklerotischen Läsionen ist vorwiegend das männliche Geschlecht mit 60–70% betroffen. Der Altersgipfel liegt im 6. und 7. Lebensjahrzehnt, wobei aber praktisch jedes Lebensalter betroffen sein kann.

F1

1.2 Symptomatik

Da die A. carotis u.a. das Großhirn und das Auge versorgt, kann das Beschwerdebild bei Karotisinsuffizienz sehr unterschiedlich sein. Die Karotisinsuffizienz wird unter klinischen Gesichtspunkten in vier Stadien eingeteilt (Tab. F1-2).

Im Stadium I besteht Beschwerdefreiheit. Allerdings können trotz fehlender Klinik im kranialen CT bereits stumme Herdbefunde nachgewiesen werden (5–10% nach Vollmar). Im eigenen Krankengut betrug die Rate 15,7% (1996). Die klinische Schlaganfallrate liegt in diesem Stadium bei jährlich 11% bzw. 11,9% (ACAS-Studie/ACST-Studie). Durch operative Therapie lässt sie sich auf 5,1% bzw. 6,4% senken.

Gleiches gilt für das Stadium II, das charakterisiert ist durch transitorisch ischämische Attacken (Tab. F1-2). Die Attacken dauern meist nur wenige Sekunden, innerhalb von längstens 24 Stunden kommt es zu einer kompletten Rückbildung. Auch hier fanden wir in der eigenen Arbeitsgruppe entgegen bisheriger Ansichten in 33,3% einen Herdbefund. Häufig sind die so genannte Amaurosis fugax oder andere okuläre Sym-

Tab. F1-2 Stadieneinteilung der Karotisinsuffizienz nach Vollmar.

Stadium	klinische Synonyme	Symptomatik	OP-Indikation
I	–	asymptomatische Stenose (<70%) bzw. Verschluss	++
II	TIA (transient ischaemic attack)	häufig rezidivierende ischämische Attacken; Dauer der neurologischen Symptome von wenigen Minuten bis 24 Stunden. Vollständige Rückbildung	+++
IIIa	PRIND (prolonged ischaemic neurological deficit)	ischämischer Insult; Dauer über 24 Stunden, aber mit vollständiger Rückbildung	(+) bis zur 4.–6. Stunde bei fehlendem Bewusstseinsverlust
IIIb	PRINS (partially reversible ischemic neurological symptoms)	ischämischer Insult	+ OP nach Ablauf von 4 Wochen
IV	completed stroke	permanente neurologische Symptome über die 4. Woche hinaus; partielle Rückbildung möglich	(+) Korrektur kontralateraler Stenosen; seltener ipsilateral

ptome wie Flimmern, Schleiersehen, „sparkes brights“ u.a. Weitere Symptome sind passagere Sensibilitätsstörungen oder motorische Störungen. Typischerweise sind Augensymptome ipsilateral und die großhirnbedingten Symptome kontralateral (Pyramidenbahnkreuzung!) und einseitig lokalisiert. Meistens handelt es sich hier um arterioarterielle Embolien (Abb. F1-3). Auch eine kardiale Emboliequelle oder ein vorgeschaltetes Aortenaneurysma oder ein Ulkus in der Aortenwand müssen differenzialdiagnostisch beachtet werden. Letztlich kann ursächlich auch eine so genannte intrakranielle „small vessel disease“ vorliegen.

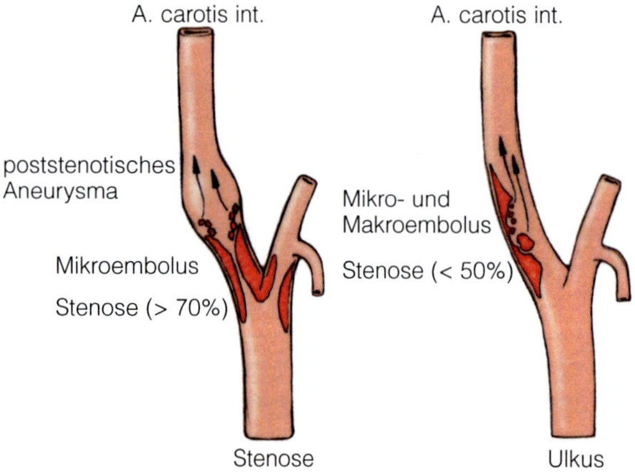

Abb. F1-3a und b Arterioarterielle Embolie.
a: Mikroembolie aus poststenotisch dilatiertem Segment der A. carotis interna.
b: Mikro- oder auch Makroembolie aus thrombustragendem Gefäßwandulkus der A. carotis interna. Das Ulkus kann auch in der vorgeschalteten arteriellen Strombahn (A. carotis communis, Truncus brachiocephalicus, Aorta ascendens, Aortenbogen) lokalisiert sein. Die Läsionen der A. carotis interna sind zu zwei Dritteln hämodynamisch wirksame Stenosen und in einem Drittel embolisierende Wandulzerationen.

!

Nur in ca. 30% gehen transitorisch ischämische Attacken einem Schlaganfall voraus. Sie gelten daher als „Vorboten eines Schlaganfalls“. Entschieden verneint werden muss aber die manchmal geäußerte Behauptung, dass jedem Schlaganfall eine TIA vorausgehe.

Das Stadium III ist das Stadium des frischen Schlaganfalls, der gekennzeichnet ist durch eine vollständige Rückbildung des neurologischen Defizits innerhalb von 4 Wochen.

Das Stadium IV ist das Endstadium des Schlaganfalls mit bleibendem neurologischem Defizit auf schwerer Stufe oder auch noch mit gewisser Rückbildungstendenz. Diese Stadieneinteilung nach rein klinischen Kriterien, die auch nur die erkrankte Gefäßregion berücksichtigt (territoriale Einteilung), muss zunehmend als problematisch angesehen werden, da sie die drei unterschiedlichen Territorien (rechte und linke Großhirnhemisphäre, vertebrobasilärer Abschnitt) nicht bewertet. So wird ein Patient mit einer rechtsseitigen über 90%igen asymptomatischen Stenose der A. carotis interna als im Stadium I befindlich bezeichnet, gleichgültig ob in den beiden anderen Territorien zerebrale Insulte abgelaufen sind. Günstiger wäre eine Definition, die die klinische territoriale Einteilung durch eine globale Einteilung ablösen würde.

1.3 Diagnostik

1.3.1 Klinische Diagnostik

Die Anamnese ist ganz wesentlich, nach den transitorisch ischämischen Attacken muss man den Patienten jedoch gezielt befragen, da er diese Symptome meist bagatellisiert und verdrängt.

> **!**
> Es können unterschiedliche neurologische Bilder vorliegen. Die fachneurologische Untersuchung ist hierbei unverzichtbar, wobei die Beurteilung der Feinmotorik sehr wichtig ist, um auch diskrete neurologische Defizite nicht zu übersehen.

Die Auskultation der Halsarterien ist heute nur mehr als Screening-Methode anzusehen, ihr Stellenwert wurde früher überbewertet. Selbst hochgradige Internastenosen zeigen meist keinen Auskultationsbefund. Auch sind fortgeleitete Herzgeräusche abzugrenzen.
Als vaskuläre Umgebungsuntersuchung ist eine beidseitige Blutdruckmessung an den Armen durchzuführen, um Stenosen der zentralen A. subclavia, die den Zufluss zur A. vertebralis reduzieren (hinterer Hirnkreislauf), nicht zu übersehen.
Eine weiterführende spezielle Diagnostik sollte bei jedem über 50-jährigen Patienten als Screening-Methode durchgeführt werden. Bei einer AVK anderer Lokalisation und beim Diabetiker ist sie unverzichtbar.

1.3.2 Funktionsuntersuchungen

> **!**
> Es gibt keinen diagnostischen klinischen Test, der eine Minderdurchblutung im Karotisstrombahngebiet beweisen könnte.

Allerdings ist hier der Doppler-CO_2-Test als Funktionstest zu nennen. Dieser Test stellt eine wertvolle Hilfe bei der Indikationsstellung asymptomatischer Karotisstenosen dar und beruht auf der CO_2-gesteuerten Autoregulation der Gehirndurchblutung. Mit dem Doppler-CO_2-Test wird die zerebrovaskuläre Reservekapazität gemessen. Durch transkranielle Doppler-Sonographie wird in der A. cerebri media die Blutflussgeschwindigkeit unter CO_2-Inhalation (Hyperkapnie: 5% CO_2 in 95% O_2) gemessen. Danach erfolgt eine Messung in Hypokapnie unter Hyperventilation. Dabei stellt sich eine Änderung der Strömungsgeschwindigkeit ein, die sich zur Veränderung der Hirndurchblutung proportional verhält. Bei hämodynamisch wirksamen extrakraniellen Gefäßläsionen, bei denen die Arteriolen adaptativ bereits maximal weitgestellt sind, kann im CO_2-Test keine Zunahme der Strömungsgeschwindigkeit mehr registriert werden.

1.3.3 Regionale Hirndurchblutungsmessung

Eine geeignete Methode stellt die nuklearmedizinische SPECT-Untersuchung (Single-Photon-Emissions-Computertomographie) dar. Als Routinediagnostik haben sich das SPECT-Verfahren und auch andere nuklearmedizinische Methoden in der Diagnostik von Hirndurchblutungsstörungen nicht bewährt. Bei der ausgeprägten Autoregulation der Durchblutungsreserve stellen sie keine sicheren Verfahren dar. In Ausnahmefällen bei multiplen supraaortischen Gefäßläsionen kommt das SPECT-Verfahren aber in wenigen Arbeitsgruppen als ergänzende prä- bzw. postoperative Untersuchung zum Einsatz.

1.3.4 CW-Doppler-Sonographie

Durch die direkte CW-Doppler-Sonographie werden der Stenosegrad festgestellt sowie die Arterien differenziert (Interna/Externa). Durch Direktbeschallung der A. carotis communis, Karotisgabel und langstreckig auch der A. carotis interna lässt sich eine hochgradige Strombahnblockade in über 90% der Fälle verifizieren. Erhärtet werden kann dies durch die indirekte Beschallung der A. frontalis und A. supraorbitalis (Kollateralkreislauf). Wesentliches Kriterium einer hämodynamisch wirksamen Stenose oder eines Verschlusses ist hier die Flussumkehr in den genannten Arterien.
Die transkranielle Doppler-Sonographie lässt eine Aussage über die intrakranielle Durchblutung im Bereich der A. cerebri media und damit im Bereich des Circulus arteriosus Willisii zu (Beurteilung des intrakraniellen Kollateralkreislaufs). In ca. 30% ist sie jedoch wegen eines fehlenden temporalen „Knochenfensters" nicht durchführbar.

1.3.5 Bildgebende Verfahren

Die Duplexsonographie, besonders in ihrer farbkodierten Version, ist ein Verfahren, das in geübter Hand der intraarteriellen DSA der extrakraniellen Gefäße weitgehend gleichzusetzen ist. Nach der Literatur besitzt sie eine Sensitivität von 81% und eine Spezifität von 82%. Vielen Arbeitsgruppen genügt diese Methode bereits zur Stellung der Operationsindikation. In jedem Fall kann man sich bei Kontrastmittelunverträglichkeit, erhöhten Nierenretentionswerten und Punktionsproblemen meist mit dieser Untersuchungstechnik begnügen.

> **!**
> Der diagnostische Goldstandard ist unverändert eine Aortenbogenangiographie in DSA-Technik (Abb. F1-4). Selektive Darstellungen der Aortenbogenäste sind in aller Regel nicht mehr indiziert.

Präoperativ wird eine Darstellung aller vier hirnversorgenden Arterien einschließlich des intrakraniellen Abstroms gefordert. Hierbei sind verschiedene Ebenen, auch bei unterschiedlichen Kopfdrehungen, erforderlich, um Überlagerungen zu vermeiden und die selten vorkommenden Knickstenosen der A. carotis interna sicher erkennen zu können. In der ACAS-Studie zeigten die Patienten nach präoperativer Angiographie eine Schlaganfallsrate von 1,2%. Daraus schließend wird empfohlen, dass eine Karotisendarteriektomie nur bei Patienten mit unilateraler asymptomatischer Stenose von 80–99% ohne präoperative Angiographie durchgeführt werden sollte. Ein bilateraler Doppler-Befund, v.a. wenn eine A. carotis interna verschlossen ist, stellt ebenfalls eine Indikation zur präoperativen Angiographie dar.

> **!**
> Bei symptomatischen Patienten wird eine präoperative Angiographie grundsätzlich gefordert, um zu bestimmen, ob die Läsionen allein in der A. carotis communis vorliegen oder ob auch Tandemstenosen in der ipsilateralen A. carotis interna und im Karotissyphon vorhanden sind.

Die intravenöse DSA genügt diesen Anforderungen nicht. Sie ist, und dies auch nur bei guter Herzauswurfleistung, allenfalls in der Lage, die extrakraniellen Gefäße als Screening-Methode darzustellen.

Die MRA ist der intraarteriellen DSA gleichwertig. Höhere Kosten und Kapazitätsgründe verhindern jedoch derzeit noch ihre standardmäßige Anwendung.

Die kraniale Computertomographie gehört bei gestellter Operationsindikation zur Umgebungsdiagnostik (asymptomatische Rundherde, Ausmaß symptomatischer Befunde, Tumorausschluss, lakunäre Infarkte, Hirnatrophie).

1.3.6 Risikoabklärung

Die Abklärung der arteriosklerotischen Risikofaktoren und die Beurteilung der allgemeinen Operationsfähigkeit sind obligat. Bedingt durch kombinierte Gefäßprozesse ist bei 40% aller Patienten mit Stenosen der A. carotis interna auch eine Erkrankung der Koronararterien vorhanden. Bei entsprechendem Befund ist präoperativ zu einer Koronarangiographie zu raten. Ob bei koronarer Rekonstruktionspflichtigkeit die herzchirurgische Operation vor oder simultan mit dem Karotiseingriff durchgeführt werden soll, wird noch sehr kontrovers diskutiert. Überwiegend greift man jedoch derzeit zum zweizeitigen Vorgehen (Herzoperation vor Karotisoperation). Auf jeden Fall wird aber eine koronare Angioplastie vor der Karotisrekonstruktion durchgeführt.

Letalität und Morbidität nach Karotiseingriffen sind stadien- und altersabhängig. Die Gesamtletalität und -morbidität (zentrales neurologisches Defizit) sollten aber 3–5% nicht überschreiten.

1.4 Operationsindikation

Das Risiko eines ischämischen Schlaganfalls beträgt bei höhergradig eingeengter A. carotis interna 2–6% pro Jahr. Durch internationale multizentrische randomisierte Studien ist die Indikationsstellung heute wesentlich sicherer. Die operative Behandlung asymptomatischer Stenosen der A. carotis interna mit einem Stenosegrad von über 70%, die noch bis vor wenigen Jahren sehr kontrovers diskutiert wurde, ist der konservativen Behandlung überlegen (s. Abschnitt 1.2). Zu fordern ist hier aber ein Operationsteam, das eine niedrige Komplikationsrate nachweisen kann (perioperative Mortalität und Morbidität um 1–3%).

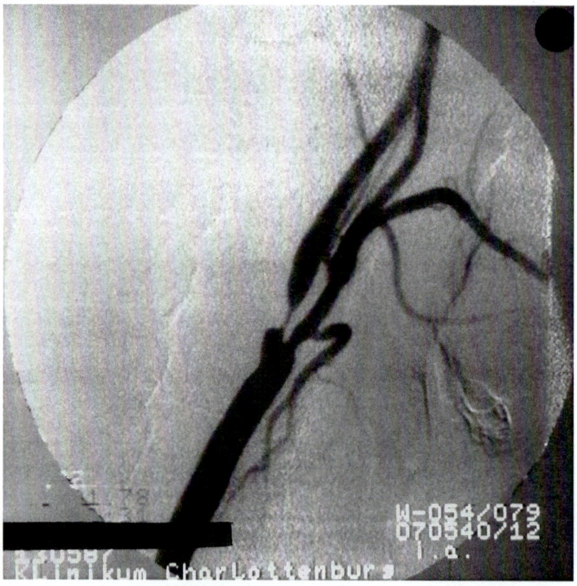

Abb. F1-4 Hochgradige Stenose der A. carotis interna (i.a. Aortenbogen-DSA).

Ähnliches gilt für das Stadium II; die Indikation basiert hier auf zwei prospektiven randomisierten Studien: North American Symptomatic Carotid Endarteriectomy Trial (NASCET) und European Carotid Surgical Trial (ECST). In den Stadien I und II hat die Operation prophylaktischen Charakter, d. h., ein schwerer Insult soll vermieden werden. Die kombinierte 30-Tage-Schlaganfall- und Letalitätsrate für symptomatische Patienten betrug 5,8% in der NASCET- und 7,5% in der ECST-Studie. In der NASCET-Studie war das kumulative 2-Jahres-Schlaganfallrisiko bei konservativer Behandlung von Patienten über 70 Jahre 26%, im Gegensatz zu 9% bei operierten Patienten, was einer absoluten Risikoreduktion von 65% entspricht. Ähnliche Befunde zeigten sich in der ECST-Studie: so lag bei Patienten mit einer 80%igen Karotisstenose die Häufigkeit eines schweren Schlaganfalls oder Todes nach 3 Jahren bei 26,5% in der Kontrollgruppe und bei 14,9% in der operativen Gruppe, mit einem absoluten Benefit für die Operation von 11,6%. Bei der operativen Behandlung sollte die perioperative Letalität nicht über 1% und die Morbidität nicht über 3% liegen.

Im Stadium III besteht selten eine Operationsindikation (nur innerhalb von 6–12 Stunden nach Insult bei erhaltenem Bewusstsein). Hier ist aber in einigen wenigen Zentren eine Änderung in der Indikationsstellung mit bis zu 50% Rückbildung der neurologischen Symptome bei einer Letalität von 9% zu verzeichnen. Die weiteren Ergebnisse bleiben abzuwarten.

Im Stadium IV ist zu unterscheiden zwischen einer Stenose auf der symptomatischen Seite und einer Stenose auf der kontralateralen Seite. Im ersteren Fall besteht eine Operationsindikation nur bei hochgradiger Stenose und guter Rückbildung des neurologischen Defizits. Eine kontralaterale hochgradige Stenose sollte dagegen bezüglich der Indikation wie eine asymptomatische Stenose bewertet werden.

1.5 Operative Therapie

1.5.1 Zielsetzung

Die Zielsetzung einer operativen Behandlung in den Stadien I und II ist die Vermeidung eines großen Schlaganfalls, in den Stadien III und IV die Vermeidung eines weiteren Schlaganfalls bzw. die Verhinderung einer weiteren Progression des neurologischen Defizits.

1.5.2 Vorbereitung

Die Abklärung der Narkosefähigkeit ist erforderlich (siehe Kap. 5). Der Eingriff erfolgt in aller Regel in Allgemeinnarkose. Zunehmend wird die Operation aber auch in einer Kombination aus hohem zervikalem Plexus und Lokalanästhesie durchgeführt und als sehr vorteilhaft angegeben. Wir selbst halten dieses Vorgehen allerdings eher für eine Belastung für Patienten und Operateur, die man vermeiden sollte. Eine Eigenblutspende ist bei dem meist minimalen Blutverlust nicht sinnvoll. Auch die Bereitstellung von Erythrozytenkonzentraten erscheint uns heute nicht mehr notwendig. Eine subtile Aufklärung ist bei diesen Eingriffen eine ganz wesentliche Vorbereitung.

1.5.3 Operative Verfahren

Angioplastie

!

Auch wenn sie in einigen wenigen radiologischen und kardiologischen Zentren durchgeführt wird, muss aus gefäßchirurgischer Sicht von einer routinemäßigen Angioplastie einer Stenose der A. carotis interna dringend abgeraten werden.

F1

Die American Heart Association forderte, dass Karotisangioplastie und -Stenting nur bei einer limitierten Patientenanzahl in klinischen Studien (Endarteriektomie vs. Stenting, CREST) durchgeführt werden sollten (Stufe I und II). Die bisherigen klinischen Berichte der Angioplastie und multizentrische randomisierte Studien zum Vergleich von Karotisrekonstruktionen mit der Angiographie zeigen Komplikationsraten, die deutlich höher liegen als in der Karotischirurgie. Bei einer PTA in Kombination mit einer Stentimplantation liegt die Morbiditäts- bzw. Insultrate bei 2–9%. Auch die Sicherheit und Wirksamkeit der stentgestützten Karotisangioplastie asymptomatischer Stenosen ist bisher nur unzureichend belegt.

Zentrale Stenosen, die rekonstruktiven Maßnahmen nicht zugänglich sind (Schädelbasis, Siphon, intrakranielle Stenosen, A. cerebri media), können in seltenen Situationen einer isolierten oder kombinierten (intraoperativen) Dilatationsbehandlung unterzogen werden. Auch Tandemstenosen der A. carotis interna sind hierbei mit einzubeziehen (Zusatzmaßnahmen laut Qualitätssicherungsstudie der DGG 1998: 1,7%).

Thrombendarteriektomie

Das Standardbehandlungsprinzip der Stenose der A. carotis interna besteht in der offenen Ausschälplastik. Dies liegt darin begründet, dass die Läsionen überwiegend kurzstreckig im Bereich der Gabel lokalisiert sind. Als Standardmethoden gelten hierbei die offene

Ausschälung mit direkter Naht oder Patch-Verschluss, die Eversionsendarteriektomie (EEA) der A. carotis interna und in der eigenen Arbeitsgruppe die offene Ausschälung der Karotisgabel mit Verschluss als VY-Plastik. Während noch vor etwa 15 Jahren die offene Ausschälung mit Patch-Verschluss das gängige Verfahren war, hat sich in den letzten Jahren zunehmend die Eversionsendarteriektomie (Relation 1 : 1) etabliert (DGG-Qualitätsstudie 1998: Patch in 49,4%, EEA in 40,1%). In wenigen Arbeitsgruppen gewinnt auch die VY-Plastik zunehmend an Bedeutung. In der eigenen Arbeitsgruppe haben in den letzten Jahren EEA und VY-Plastik die Standard-TEA mit Patch-Verschluss fast völlig verdrängt.

Vergleichende Untersuchungen zwischen TEA mit Direktverschluss bzw. Patch-Verschluss liegen nur unzureichend vor. Jedoch zeigte eine Metaanalyse von sechs Studien, die die Ergebnisse der Operation mit primärem Verschluss und Patch vergleichend darstellte, dass die Häufigkeit früher postoperativer A.-carotis-interna-Verschlüsse nach primärem Verschluss 4,3% und nach Patch-Plastik 0,8% betrug; die frühe Restenoserate im 1. Jahr war bei der Patch-Plastik signifikant reduziert (7,4% vs. 2,1%). In einer eigenen prospektiven randomisierten Single-Center-Studie zeigten sich die TEA mit Patch-Plastik und die VY-Plastik ebenbürtig. Ein Unterschied zwischen TEA mit Patch-Verschluss und EEA konnte bisher nicht überzeugend bewiesen werden.

Offene Ausschälung mit Direkt- oder Patch-Verschluss

Der Kopf wird rekliniert und zur Gegenseite gedreht. Das Operationsgebiet lässt sich durch Unterlagerung der gleichseitigen Schulter noch besser exponieren. Der Zugang erfolgt durch eine schräge Inzision am Vorderrand des M. sternocleidomastoideus, die bei Bedarf nach retroaurikulär geführt wird (Vermeidung von Läsionen des Ramus mandibularis des N. facialis, Abb. F1-5).

Nach Durchtrennung des Platysmas wird vor dem vorderen Rand des M. sternocleidomastoideus in die Tiefe zur A. carotis communis präpariert. Bei zentraler Lage der Karotisgabel wird der M. omohyoideus in seinem sehnigen Bereich durchtrennt, seine Rekonstruktion ist überflüssig. Die vor der Karotisgabel verlaufende V. facialis wird zwischen Klemmen durchtrennt und ligiert. Ohne diese Durchtrennung ist ein übersichtlicher Zugang zur A. carotis interna nicht möglich. Jedoch besteht eine mannigfache Variation des Venenverlaufs. Sehr häufig, gerade bei längerstreckigen Prozessen der A. carotis interna, muss der N. hypoglossus durch Ligatur und Durchtrennung der diesen fixierenden Vasa sternocleidomastoidea mobilisiert und verlagert werden. Oft wird hierfür auch die folgenlose hohe Durchtrennung der Ansa cervicalis erforderlich. Dann gelingt es mühelos, den N. hypoglossus nach oben abzudrängen. Wir bevorzugen in diesen Fällen, ihn mit einem Loop anzuschlingen und locker zur Seite zu halten. Bei peripher gelegenen Prozessen muss der M. digastricus im sehnigen Bereich durchtrennt werden. Seine Wiederherstellung ist ebenfalls nicht erforderlich. Eine Darstellung der A. carotis interna ist bis zur Schädelbasis möglich, wobei aber hier unbedingt auch der N. glossopharyngeus geschont werden muss.

Unter entsprechender Blutungskontrolle (zuerst Abklemmen der A. carotis interna als Embolieprophylaxe) erfolgt die Längsarteriotomie von der A. carotis communis in die A. carotis interna bis in das freie Lumen hinein. Mit einem Spatel oder einer Overholt-Klemme wird eine offene Ausschälung in der äußeren Schicht durchgeführt. Der sehr häufig mitbetroffene Externaabgang wird transluminal ausgeschält. Eine selten ver-

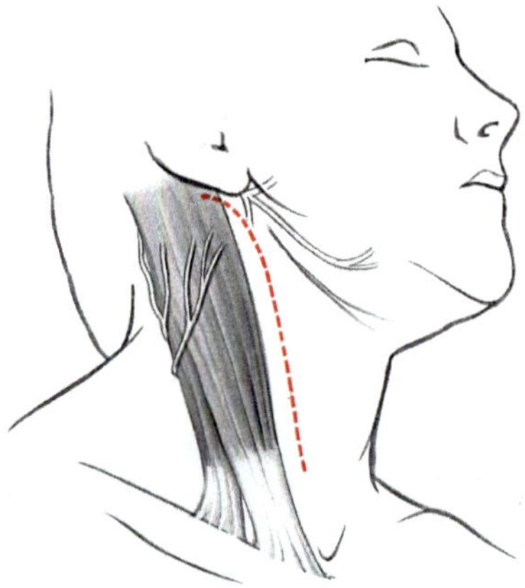

Abb. F1-5 Zugang zur Karotisgabel (Brunner 1996).

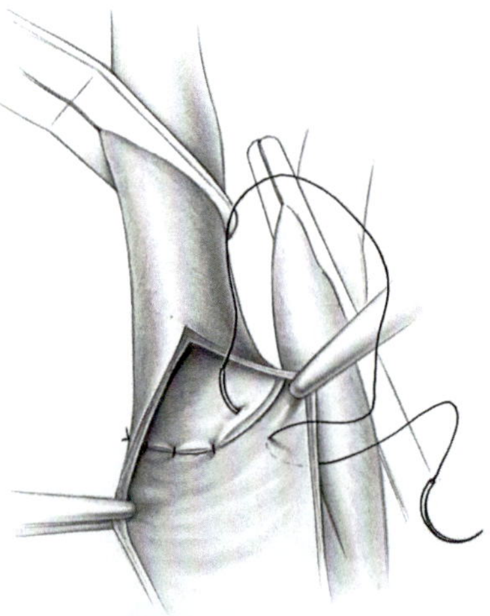

Abb. F1-6 Transmurale Stufensicherungsnaht (Brunner 1996).

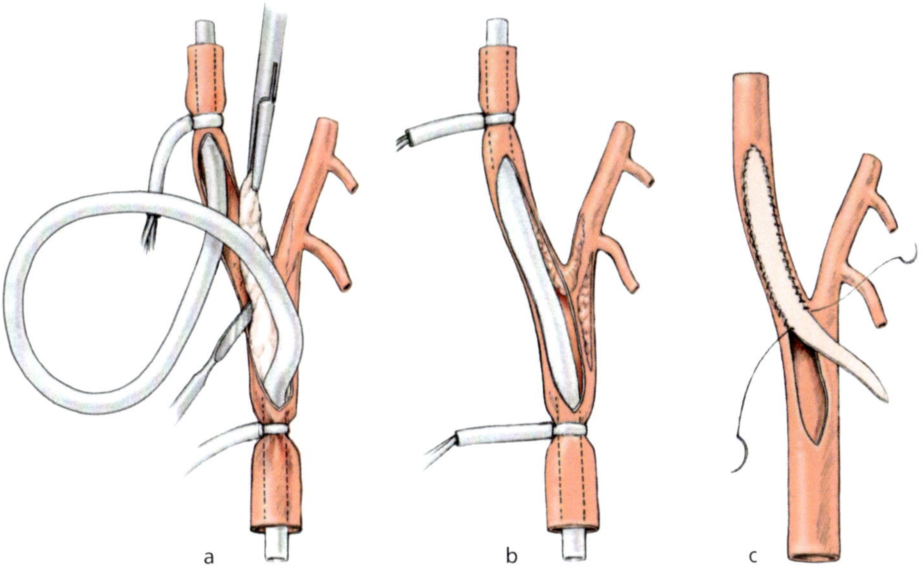

Abb. F1-7a–c TEA und Patch-Verschluss.
a: TEA bei liegendem externem intraluminalem Shunt.
b: TEA bei liegendem internem intraluminalem Shunt.
c: Patch-Verschluss.

bleibende Intimastufe wird mit transmuralen Einzelknopfnähten (6-0 oder 7-0 mittelfristig degradierbares Nahtmaterial) gesichert (Abb. F1-6). Eine nicht gesicherte Intimastufe kann gelegentlich Dissektionen bewirken oder durch Belassung von arteriosklerotischen Resten zu einem postoperativen Interna- wie auch Externaverschluss führen.

Betrifft die Arteriotomie nur den Endabschnitt der A. carotis communis oder allenfalls noch den Anfangsabschnitt einer kaliberkräftigen A. carotis interna, kann ein Direktverschluss gerechtfertigt sein. Meist bevorzugen wir jedoch, gerade bei längerstreckigem Verlauf in die Interna hinein, als Nahtstenosenprophylaxe den Verschluss als Streifenplastik. In Anbetracht von Venenpatchrupturen und Venenpatchdilatationen in dieser Position wird die Streifenplastik überwiegend nur noch mit einem gestrickten Doppelvelour-Dacron®-Patch durchgeführt. In letzter Zeit kommen auch sehr dünnwandige abgedichtete Dacron®-Patches oder Teflonpatches zur Anwendung (Abb. F1-7). Die Naht beginnt am peripheren Nahtpol und wird mit einem doppelt armierten Faden der Stärke 5-0, selten 6-0, zuerst auf der Gegenseite bis um den unteren Nahtpol herumgeführt. Mit dem zweiten Nahtende wird dann von zentral her der Patch eingenäht, eine Knüpfung am zentralen Pol wird nicht mehr durchgeführt. Unter entsprechenden Entlüftungsmanövern wird die Naht geschlossen.

Eversionsendarteriektomie (EEA) der A. carotis interna

Die Kürzungstechnik ist bei der Knickstenose seit langem üblich und wurde auf die Bedürfnisse der TEA der A. carotis interna übertragen. Vorteil ist das autogene Vorgehen. Nachteil ist, wie auch bei der Standardtechnik, dass der Abgang der A. carotis externa routinemäßig oft nicht ausreichend sicher ausgeschält werden kann.

Lagerung und Freilegung der Karotisgabel sind identisch mit der Standardtechnik. Die A. carotis interna wird zirkulär in ihrem Anfangsabschnitt mobilisiert und sodann mit dem Skalpell an ihrem Abgang steil schräg abgetrennt (Abb. F1-8a). Die Arteriotomie wird in die A. carotis communis und bei Bedarf auch in die A. carotis interna und externa verlängert. Die geeignete Ausschälschicht wird nun aufgesucht, der Zylinder gefasst und die äußere Gefäßwandschicht mit zwei Pinzetten evertiert. Ein Spatel oder eine Overholt-Klemme kann unterstützend eingesetzt werden. Mit dieser Technik lässt sich fast immer ein glattes Auslaufen oder ein Abriss des Zylinders erreichen, auch bei etwas längerstreckigen Prozessen (Abb. F1-8b).

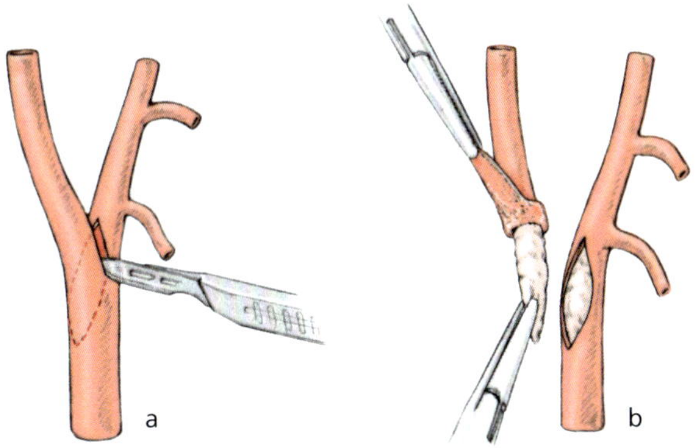

Abb. 1-8a und b Eversionsendarteriektomie der A. carotis interna.
a: Schräges Absetzen der A. carotis interna am Abgang.
b: Eversionsendarteriektomie.

Bei einer Ballonkatheterkontrolle (3 F) lässt sich dabei nur noch selten freies Material gewinnen. Eine intraoperative Kontrolle war früher obligat (Endoskopie oder Angiographie). Nach eigenen Untersuchungen verzichten wir seit einigen Jahren darauf.

> **!**
> Sehr häufig findet man nach Darstellung der A. carotis interna eine mäßige bis deutliche Schlängelung. Um hier eine Knickstenose zu vermeiden, wird diese Schlängelung ausgeglichen, indem entweder bei starker Schlängelung ein kurzes Segment der A. carotis interna reseziert wird oder aber die A. carotis interna nach Straffung etwas tiefer auf die A. carotis communis reanastomosiert wird.

Die Ausschälung an der A. carotis communis erfolgt offen, an der A. carotis externa transluminal oder bei ausgeprägten Prozessen auch bedingt offen (Verlängerung der Arteriotomie in die A. carotis externa hinein). Die Naht beginnen wir in der Mitte der Hinterwand und führen sie zuerst zum peripheren Pol. Dann wird mit dem zweiten Fadenende die Hinterwand bis um den unteren Nahtpol herum komplettiert. Anschließend wird in gegenläufiger Richtung vom oberen Nahtpol her die Naht vervollständigt. Grundprinzip bei dieser Naht ist, dass der Operateur nach Möglichkeit immer auf sich zu nähen sollte, was wesentlich einfacher ist. Bestehen Inkongruenzen in der Länge der Karotis und der Arteriotomie an der A. carotis communis, dann lässt sich der zentrale Abschnitt der Arteriotomie auch mit direkter Naht verschließen. Als Nahtmaterial eignet sich mittelfristig degradierbares Nahtmaterial der Stärke 5-0 bzw. 6-0. Dies hat den Vorteil, dass kein Fremdmaterial in situ verbleibt. Alternativ kann auch Polypropylene gleicher Fadenstärke zum Einsatz kommen. Entlüftung vor Komplettieren der Naht ist außerordentlich wichtig.

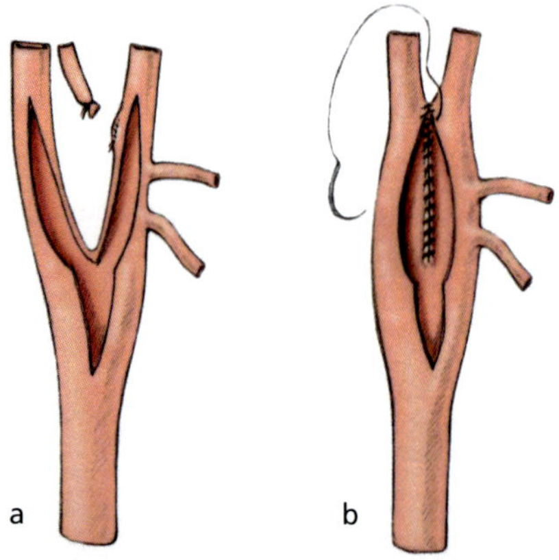

Abb. F1-9a und b TEA und Verschluss als VY-Plastik.
a: Schnittführung.
b: Bildung einer neuen Hinterwand mit Verlagerung der neuen Karotisgabel nach peripher.

Offene Ausschälung der Karotisgabel mit VY-Plastik

(Synonym: carotid bifurcation advancement)

Vorteil dieses Verfahrens ist, dass auch die A. carotis externa offen, d.h. sicherer, ausgeschält wird. Gerade die A. carotis externa kann bei der Rezidivstenose oder dem Rezidivverschluss der A. carotis interna im Rahmen des Kollateralkreislaufs über die A. ophthalmica hämodynamische Wertigkeit für die zerebrale Durchblutung gewinnen.
Das Prinzip der VY-Plastik ist, dass an der Karotisgabel ein Y in ein V umgewandelt wird. Dabei erfolgt durch Y-förmige Inzision in die A. carotis interna und A. carotis externa hinein und Bildung einer neuen Hinterwand eine Verlagerung der Karotisgabel nach peripher. Die Arteriotomie beginnt in der A. carotis communis, verläuft bis zur Karotisgabel und wird hier in identischer Länge in die A. carotis interna und A. carotis externa weitergeführt (Abb. F1-9a). Voraussetzung ist, dass beide Arterien langstreckig parallel und eng benachbart verlaufen und die A. carotis externa ein ausreichendes Kaliber aufweist. Nach Inzision wird in üblicher Weise die offene TEA durchgeführt. Der sich an der Gabel immer bildende, in das Lumen dorsal vorspringende Zipfel wird abgetragen, so dass sich damit die Arteriotomie der neuen Hinterwand etwas verlängert. Anschließend wird mit mittelfristig degradierbarem Nahtmaterial (5-0, 6-0) transluminal in fortlaufender Nahttechnik eine neue Hinterwand gebildet. Die verbleibende, ventral gelegene Arteriotomie wird abschließend mit demselben Faden fortlaufend verschlossen (Abb. F1-9b). Entlüftungsmanöver sind unabdingbar.
Diese Methode hat bisher nur in einigen Kliniken Verwendung gefunden. Einige wie Bufo und Curley empfehlen sie als sehr geeignet auch bei Rezidivoperationen.

1.5.4 Unterstützende Maßnahmen

Passagere Shunt-Einlage

Zur Aufrechterhaltung des Blutstroms von der A. carotis communis in die A. carotis interna während des Clamping-Manövers kann intraluminal ein Silikonröhrchen eingelegt werden. Dieses gibt es als externen intraluminalen Shunt (Schleife außerhalb des Gefäßes, s. Abb. F1-7a) oder als internen Shunt (vollständig in der Arterie liegend, s. Abb. F1-7b). Letzterer

wird überwiegend als gerades Röhrchen verwendet, es gibt ihn aber auch als T-Shunt, wobei über den queren Schenkel die Funktionstüchtigkeit überprüft werden kann. Wir verwenden einen geraden inneren Shunt, der in verschiedenen Kalibern angeboten wird (8 F, 10 F, 12 F, 14 F). Ein Set besteht aus allen vier Röhrchen. Es sollte ein möglichst dicker Shunt gewählt werden, da der Blutfluss zumindest im 8-F- und 10-F-Shunt zu gering bzw. sehr gering ist; für einen hohen Durchfluss ist ein kurzer und großkalibriger Shunt am günstigsten. Die unterschiedlichen Shunt-Kaliber können auch zur Aufdehnung der meist eng gestellten poststenotischen A. carotis interna verwendet werden (alternativ Olivensonden). Bei Einsetzen des größtmöglichen Shunts (meist 12 F) erleichtert sich auch die Naht am peripheren Arterienpol, so dass hier eine Nahtstenose kaum jemals auftritt.
Vor der Shunt-Einlage werden durch den Anästhesisten 5000–10000 I.E. Heparin systemisch verabreicht. Der Shunt wird vor der offenen TEA eingesetzt. Eine Anlage nach der TEA ist bei verbleibender Stufe mit einer gewissen Dissektionsgefahr (auch bei transmuraler Fixationsnaht) verbunden. Der gerade Shunt wird mit einem Faden am Übergang vom peripheren zum mittleren Drittel markiert. Das lange Ende wird nach Abklemmung zuerst zentral eingelegt. Dann erfolgt eine Spülung durch den Shunt. Manchmal lässt sich atheromatöses Material ausspülen.

!

Der Shunt muss vollständig leer von Luft und anderen Partikeln sein, bevor er in die Interna vorgeschoben wird.

Die Fadenmarkierung bleibt im Sichtfeld der Arteriotomie. So ist ein Anstoßen an der Schädelbasis mit Stillstand der Blutströmung nicht zu erwarten. Die von den Kritikern des Shunts immer wieder aufgeführten Gefäßschäden durch die Shunt-Verwendung kommen bei korrekter Technik nicht vor. Der Shunt wird erst vor den vier bis fünf letzten Stichen des Arteriotomieverschlusses entfernt. Er wird mit zwei geraden Moskitoklemmen quer abgeklemmt, zwischen den Klemmen durchtrennt und dann entfernt. Eine Belastung der Naht durch die Entfernung des Shunts in toto wird dadurch vermieden. Die Abklemmzeiten bis zur Shunt-Einlage und nach der Shunt-Entfernung belaufen sich im Allgemeinen auf je 3–5 Minuten.
Früher wurde grundsätzlich ein intraluminaler Shunt eingelegt. Heute wird seine Notwendigkeit aber sehr kontrovers beurteilt. Das Verhältnis der Operateure, die einen Shunt verwenden, zu denen, die ohne Shunt operieren, liegt bei 1 : 1 (Qualitätssicherungsstudie der DGG 1998: 47,3% : 52,7%).

!

Während bei grundsätzlicher Shunt-Verwendung keine Kontrollen der Hirndurchblutung oder -funktion notwendig sind, muss beim „Nonshunting" die Gehirnfunktion kontinuierlich überprüft werden.

Ergibt das Neuromonitoring (siehe Kap. 3) Hinweise auf Einschränkungen der Gehirndurchblutung, muss ein Shunt eingelegt werden. Dieser Fall wird in der Literatur mit einer Häufigkeit von ca. 10% angegeben. Das „Nonshunting" ist also eigentlich ein fakultatives Shunting. Durch die erforderlichen Kontrollen benötigt es einen größeren zeitlichen, personellen und apparativen Aufwand. Beim „Shunting" dagegen gilt das „Clamp-and-repair-Prinzip", das einfacher und schneller durchführbar ist. Die Ergebnisse beider Gruppen sind hinsichtlich Letalität und Morbidität gleich.
Die Argumente für eine generelle Shunt-Einlage sind: geringer Aufwand, Erhalt der Perfusion zur A. carotis interna, Aufdehnung der A. carotis interna und sichereres Arbeiten, gerade in einer Ausbildungsklinik.
In der Literatur wird es unterschiedlich bewertet, ob ein kontralateraler A.-carotis-interna-Verschluss Einfluss auf das neurologische Auskommen hat. In den meisten Studien benötigten 50% dieser Patienten einen intraluminalen Shunt, verglichen mit 13,5–20% bei nicht erkrankter kontralateraler A. carotis interna.

Stumpfdruckmessung

Hierbei werden vor Abklemmung durch prä- und poststenotische Punktion der A. carotis interna der poststenotische Druck sowie der Druckgradient und nach Internaabklemmung unter Belassen der poststenotischen Kanüle der postokklusive Druck (Kollateralisationsdruck) bestimmt. Ein Stumpfdruck von unter 50 mmHg galt als Indikation für den unterstützenden Einsatz eines Shunt-Röhrchens. Diese Methode ist jedoch wissenschaftlich nicht gesichert und hat sich klinisch nicht bewährt. Sie ist heute weitgehend verlassen.

Intraoperatives Neuromonitoring

Hierzu zählen die transkranielle Doppler-Sonographie, das EEG und die somatosensorisch evozierten Potentiale (SSEP), die wissenschaftlich und klinisch hinreichend gesichert sind. Am häufigsten werden heute die SSEP verwendet. Die Indikation zur Shunt-Einlage lässt sich damit klar festlegen (siehe auch Kap. 3).

!

Eine sehr gute Beurteilbarkeit des neurologischen Status wird durch die Durchführung der Operation in Lokalanästhesie mit hohem zervikalem Block ermöglicht.

1.5.5 Intraoperative Kontrollmethoden

Eine intraoperative Kontrolle der Strombahn wird allgemein empfohlen, aber nur in ca. 41% durchgeführt (Qualitätssicherungsstudie der DGG 1998).

Direktionale Doppler-Sonographie: Dies erfordert einen sterilisierbaren Schallkopf. Geeignete Geräte sind seit einigen Jahren zu vernünftigen Preisen verfügbar. Alternativ ist auch eine intraoperative Duplexsonographie möglich, wird aber seltener durchgeführt.

Gefäßendoskopie: Diese Methode stellt eine Alternative zur DSA dar und wird v. a. bei der EEA als intraoperatives Kontrollverfahren der peripheren Abrisszone angewendet.

DSA: Sie wird als postrekonstruktive intraoperative Kontrolle angewendet und ist indiziert bei der EEA. Ihr Wert erscheint aufgrund fehlender Konsequenzen aber insgesamt eher fraglich zu sein. Die DSA wird über eine Direktpunktion der A. carotis communis zentral der Gefäßnaht (passagere Okklusion der A. carotis interna während Punktion und Entfernung der Kanüle als Embolieprophylaxe) durchgeführt. Eine Darstellung der Karotisgabel in zwei Ebenen ist zu empfehlen. Sie sollte auch den intrakraniellen Bereich mit erfassen.

1.6 Alternative operative Verfahren

1.6.1 Kürzungsoperation bei Knickstenose

Die Knickstenosen (Synonym: Koiling oder Kinking) werden in drei Typen eingeteilt (Abb. F1-10). Typ I zeigt nur eine leichte Schlängelung, Typ II ist angeboren und kann Schleifenbildungen in unterschiedlichen Höhen aufweisen. Beide Typen bedürfen nur selten einer operativen Behandlung. Allenfalls beim Typ II kann es selten bei Kopfbewegungen zu Verziehungen der Schleife durch periadventitielle Fixationen kommen, die einer passageren Strombahnblockade gleichzusetzen sind. Untersuchungen (nichtinvasiv und invasiv) in unterschiedlichen Kopfstellungen sind hierbei unverzichtbar. Bei entsprechender Klinik besteht Operationsindikation.

Die Knickstenose Typ III dagegen führt durch zunehmende Elongation im Rahmen einer Wandschwäche zu Knickungen, wie es auch im peripheren Abschnitt und an der A. vertebralis bekannt ist. Hämodynamisch sind diese einer Strombahnbehinderung gleichzusetzen und bedürfen der operativen Korrektur. Diese erfolgt als Kürzung oder En-bloc-Resektion. Die Reanastomosierung der A. carotis interna mit der A. carotis communis erfolgt hierbei an der alten Position (s. Abb. F1-8b) oder als Neueinpflanzung in die tiefer gelegene A. carotis communis. Alternativ bietet sich in Abhängigkeit von Ausmaß und Größe der Knickstenose auch eine End-zu-End-Naht der A. carotis interna, eine Seit-zu-End- oder bei kaliberkräftiger A. carotis externa eine End-zu-End-Externa-Interna-Anastomose an. Bei letzterer Technik wird der periphere Stumpf der A. carotis externa ligiert.

1.6.2 Behandlung der fibromuskulären Dysplasie

Diese seltene Erkrankung kann die Interna langstreckig betreffen, häufiger sind es aber kurzstreckige Einengungen oberhalb der Karotisgabel. Diese werden in der Literatur bei Auftreten in anderer Position (z. B. Nierenarterien) als Indikation zur PTA angegeben. Da bei dieser Dysplasie die Muskelschicht weitgehend bindegewebig umgebaut ist, müssen zur Dilatation wesentlich höhere Drücke aufgewendet werden als bei einer arteriosklerotischen Stenose. Der Autor bevorzugt daher auch hier die operative Korrektur, die sich von der Technik her nach dem Ausmaß der dysplastischen Veränderungen richtet.

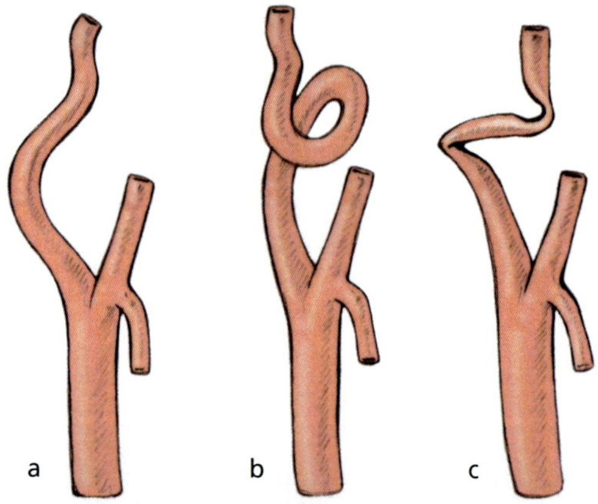

Abb. F1-10a–c Knickstenosen der A. carotis interna.
a: Typ I (leichte Schlängelung).
b: Typ II (Schleifenbildung).
c: Typ III (Knickung).

1.6.3 Eversionsendarteriektomie der A. carotis communis, der Karotisgabel und ihrer Abgänge

Für die Korrektur einer kombinierten Schlängelung von A. carotis interna, A. carotis externa und/oder A. carotis communis wurde diese Methode in der Literatur beschrieben (Abb. F1-11). Sie ist technisch wesentlich anspruchsvoller als die EEA der A. carotis interna und sicher nur ausgesprochen selten indiziert. Die Methode kommt nur bei kurz nach dem Abgang der Karotisäste endenden Stenosen in Frage. Angiographisch ist dies meist präoperativ nicht zu entscheiden („Das Angiographiebild lügt oft").

1.6.4 Bypass-Verfahren

Da die Karotisstenosen überwiegend kurzstreckig und an der Karotisgabel lokalisiert sind, kommt man mit der offenen Ausschälung fast immer zurecht (Arteriotomielänge 2–5 cm). Bei langstreckigen Prozessen, bei nicht reparablen Gefäßläsionen während TEA (verbleibende einreißende dünne Gefäßwand), bei Rezidivstenosen (Over-Bypass), bei Karotisaneurysmen oder auch bei Traumen kann ein Bypass oder auch eine Interposition erforderlich werden. Bevorzugtes Material ist eine reversed autologe Vene vom Oberschenkel. Einige Arbeitsgruppen haben auch über gute Ergebnisse mit der Verwendung von dünnwandigen PTFE-Prothesen berichtet.

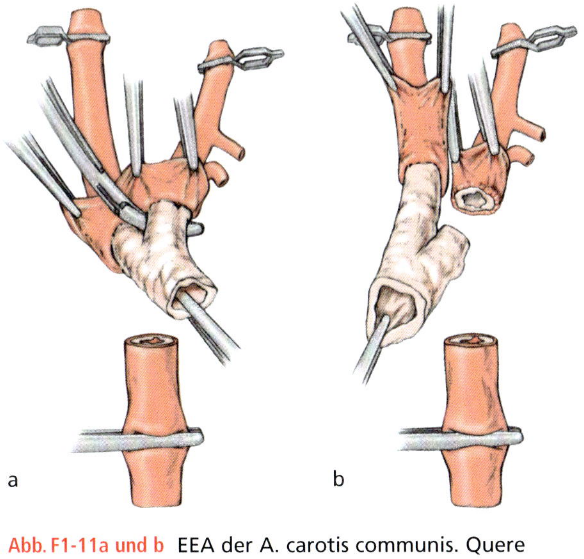

Abb. F1-11a und b EEA der A. carotis communis. Quere Durchtrennung der A. carotis communis ca. 2–3 cm unterhalb der Karotisgabel und EEA (siehe auch Abb. F1-8a und b). Weiterführen der EEA in beide Karotisäste hinein.
a: Abriss oder Auslaufen des Zylinders zuerst an der A. carotis externa.
b: Vervollständigung an der A. carotis interna.

Eine langstreckige Läsion bis zur Schädelbasis ist in seltenen Fällen durchaus rekonstruierbar. Unter retroaurikulärer Schnittverlängerung, Schonung des N. hypoglossus, N. glossopharyngeus und N. accessorius sowie Abdrängung des Processus styloideus (wird durch eingesetzten Haken gebrochen und beiseite gehalten) erfolgt die Präparation der A. carotis interna bis an ihren Eintritt in den Canalis caroticus heran. Durch sparsames Aufmeißeln des knöchernen Kanals kann man noch etwas Platz gewinnen. Die periphere Blutungskontrolle erfolgt hierbei intraluminal durch Ballonkatheter.

1.6.5 Extraintrakranielle Anastomose

In den 70er Jahren des 20. Jahrhunderts fand die extraintrakranielle Anastomose weite Verbreitung. Diese war indiziert beim Verschluss der A. carotis interna und bestand in einer Mobilisierung der A. temporalis superficialis, die durch eine Trepanation in den Schädel eingebracht und mit einem Seitenast (Gyrusast) der A. cerebri media verbunden wurde. In einer multizentrischen prospektiven Studie konnte die Wirksamkeit dieser Methode aber nicht bewiesen werden.

1.7 Konservative Therapie

Ein Feld der konservativen Behandlung stellt die spontane Dissektion der A. carotis interna dar. Zu Einzelheiten wird auf die spezifische Literatur verwiesen. Eine Operationsindikation ergibt sich bei neurologischem Beschwerdebild mit filiformer Stenose oder Pseudookklusion.

1.7.1 Einstellung der Risikofaktoren

Die Einstellung der Risikofaktoren ist sowohl als Rezidivprophylaxe als auch für die konservative Therapie der nichtoperierten Karotisstenosen obligat. Die Behandlung einer zusätzlich bestehenden KHK ist häufig notwendig.

1.7.2 Medikamentöse Therapie

Als Sekundärprophylaxe und primär konservative Therapie werden ASS 100 mg/d gegeben, bei vorangegangenem Schlaganfall oder ASS-Unverträglichkeit alternativ Clopidogrel 75 mg/d.

1.8 Komplikationen und deren Behandlung

Komplikationen sind in der Karotischirurgie bei einwandfreier Indikation und standardisierter Operationstechnik sehr selten. Typische Komplikationen sind (nach Vollmar):

- Einriss der Gefäßaußenschicht bei TEA
- Sofort- oder Frühverschluss
- zerebrale Embolie
- postoperative Massenblutung
- postoperatives Hirnödem
- postoperative Karotis-Sinus-cavernosus-Fistel
- periphere Nervenschädigungen
- Rezidivstenosen
- Nachblutung
- Infektion
- Nahtaneurysma.

1.8.1 Intraoperative Komplikationen

Der Einriss der Gefäßaußenschicht bei TEA ist bei Wahl einer äußeren Ausschälschicht ein außerordentlich seltenes Ereignis. Technisch bedingt ist die Verletzung meist an der Hinterwand gelegen. In Abhängigkeit von dem Verletzungsausmaß und der Qualität der Verletzungsränder kommen zur Korrektur die direkte Naht oder eine Kontinuitätsresektion mit PTFE-Interposition in Frage. Eine Versorgung durch Patch erscheint weniger günstig. Diese Komplikation hat praktisch keinen Einfluss auf das neurologische Ergebnis.

1.8.2 Sofortkomplikationen

Blutung

Nachblutungen sind äußerst selten, Operationspflichtigkeit besteht nur im Ausnahmefall. In der eigenen Arbeitsgruppe wird eine ASS-Prophylaxe vor einer Karotisoperation bewusst nicht beendet. Kommt es zur Nachblutung, dann ist dies fast immer ASS-bedingt.
Venen-Patches an der Karotis können dilatieren und selten auch rupturieren, besonders wenn die V. saphena magna vom Innenknöchel verwendet wurde.

! Besteht ein großes lokales Hämatom ohne Nachweis einer aktuellen Blutung, ist dennoch eine Hämatomausräumung zu empfehlen, um einer Wundinfektion vorzubeugen.

Neurologisches Defizit und Sofortverschluss

Beide Komplikationen sind als operationsbedingt anzusehen. Ursachen sind nahtbedingte Stenosen, unvollständige Ausschälung, dissezierter distaler Intimastumpf, belassene oder übersehene nachgeschaltete Stenosen und Thromben oder auch eine kardiale Embolie.
Meist wird der Sofortverschluss erst durch das Auftreten einer neurologischen Symptomatik diagnostiziert.

! Wird ein Sofortverschluss bis 12 Stunden postoperativ diagnostiziert, ist die sofortige Korrekturoperation angezeigt. Um Zeit zu gewinnen, wird auf eine weiterführende Diagnostik verzichtet.

Innerhalb einer Zeitspanne von 6 Stunden kann mit einer vollständigen Rückbildung des neurologischen Defizits gerechnet werden, aber auch noch nach bis zu 12 Stunden ist mit einer Besserung der neurologischen Symptomatik zu rechnen.
Die zerebrale Embolie ist dagegen eher Folge einer traumatisierenden Präparation. „No-touch"-Technik ist hier die beste Prophylaxe.
Mit einer postoperativen Massenblutung muss in den Stadien I und II nicht gerechnet werden. Nach Ferraz-Leite und Daha kommt sie dagegen nach Operation des akuten Carotis-interna-Verschlusses und Operation jenseits der 6- bis 12-Stunden-Grenze mit einer Häufigkeit von 0,6–13% nicht selten vor.
Das Hirnödem, vergleichbar mit dem postrekonstruktiven Ödem nach Gliedmaßenrekonstruktionen, ist dagegen ein seltenes Ereignis und eher bei der Korrektur eines kompletten Aortenbogensyndroms als nach einer isolierten Rekonstruktion der A. carotis interna zu erwarten.

Extrakranielle Hirnnervenläsionen

Diese operationstechnisch bedingten Läsionen betreffen in erster Linie den N. hypoglossus, der im oder nahe am Operationsgebiet die A. carotis interna bogenförmig kreuzt, den Mundast des N. facialis bei weit peripherer Schnittführung und Präparation, den N. vagus, den N. glossopharyngeus und den N. laryngeus superior. Bei sachgemäßer Präparation kommen die drei letztgenannten Nervenläsionen kaum vor. Postoperative Stimmbandschäden gehen sehr selten auf eine direkte Läsion des N. recurrens, sondern auf eine Schädigung des N. vagus zurück, aus dem der N. recurrens abgeht.

Vor ca. 20 Jahren galt die Blaisdell-Linie noch als topographische Grenze operativer Möglichkeiten an der A. carotis interna. Mittlerweile ist es aber möglich, eine Karotisrekonstruktion bis zur Schädelbasis vorzunehmen. Die in den letzten Jahren neu eingeführten Techniken der EEA und der VY-Plastik erfordern darüber hinaus schon technisch bedingt häufig eine mehr nach peripher reichende Präparation. Eine passagere N.-hypoglossus-Läsion ist daher in bis zu 10% der Fälle zu beobachten, innerhalb von 8–12 Wochen hat sich diese aber in aller Regel komplett zurückgebildet.

> **!** Bei peripherer Rekonstruktion oder wenn der N. hypoglossus bereits in zentralerer Position ins Blickfeld kommt, sollte er dargestellt, mobilisiert und angeschlungen werden.

Zur Mobilisation ist die Durchtrennung der Vasa sternocleidomastoidea und sehr häufig auch der Ansa cervicalis in ihrem peripheren Abschnitt erforderlich. Mit dieser Technik lässt sich die Zahl der N.-hypoglossus-Läsionen deutlich reduzieren.

Karotis-Sinus-cavernosus-Fistel

Diese Komplikation ist äußerst selten und stammt noch aus der Zeit, als der chronische Verschluss der A. carotis interna operiert wurde. Sie ist wohl eher auf einen unsachgemäßen Einsatz von Ballonkathetern, die durch eine übermäßige Dehnung eine Gefäßwandruptur im Siphonbereich verursachen, zurückzuführen. Ein progredienter pulsierender Exophthalmus mit Bedrohung des Auges veranlasste dabei nicht selten eine Ligatur der A. carotis interna, meist mit nachfolgendem neurologischem Defizit, aber erhaltener Sehkraft.

Serom, Lymphfistel

Eine Lymphfistel kommt so gut wie nie vor. Ein Wundserom ist selten und heilt in aller Regel ohne weitere Probleme ab.

Allgemeine Komplikationen

Diese sind in erster Linie als Folge einer häufig begleitenden KHK zu erwarten. Die häufigste Todesursache beim Karotispatienten, v. a. im Spätverlauf, ist der koronare Tod. Eine subtile präoperative Diagnostik und entsprechende Behandlung sind die beste Prophylaxe.

1.8.3 Frühkomplikationen

Neurologisches Defizit und Frühverschluss

Die Frühthrombose kann auch bei fehlender Symptomatik als Zufallsbefund festgestellt werden. In den meisten Fällen kommen Korrekturoperationen hier nicht mehr in Frage oder zu spät.
In über 80% ist ein neurologisches Defizit ursächlich der kontralateralen Seite oder seltener dem vertebrobasilären Abschnitt zuzuordnen.

Frühinfekt

Der Frühinfekt ist eine Rarität. Die Therapie entspricht der beim Spätinfekt (siehe unten).

1.8.4 Spätkomplikationen

Rezidivstenose und Spätverschluss

Rezidivstenosen werden in der Literatur mit bis zu 30% angegeben, häufig sind dies allerdings auch nur mäßige Einengungen, gerade auch am zentralen Nahtpol. Die Inzidenz für eine Restenose mit > 50% Einengung war 10,8%. Nach einem Jahr lag diese bei 5,8%, nach 3 Jahren bei 9,9% und nach 5 bzw. 10 Jahren bei 13,9 respektive bei 23,4%. Allerdings zeigten nur 2,1% hochgradige (> 80%) Restenosen. Die ipsilaterale Schlaganfallfreiheit nach 5 Jahren war verglichen mit rezidivfreien Patienten identisch. Eine Operationspflichtigkeit besteht nur bei hochgradigen Rezidivstenosen (ca. 2% der Fälle). Eine kürzlich publizierte Metaanalyse beschrieb eine Schlaganfallinzidenz von 3,0% bei Reoperation.

> **!** Die operative Korrektur stellt erheblich höhere Anforderungen an den Operateur als der Primäreingriff. Die extrakraniellen Nerven können mit subtiler Operationstechnik und Verwendung einer Lupenbrille aber auch im Narbengewebe sicher geschont werden.

Rezidivstenosen, die bis zu 2 Jahre postoperativ auftreten, sind meistens die Folge einer Intimahyperplasie, später auftretende Rezidive sind arteriosklerotischer Natur. Danach hat sich auch das operative Vorgehen zu richten. Zur Verfügung stehen das Overpatch- bzw. Over-Bypassverfahren, die PTFE-Interposition oder die VY-Plastik. Arteriosklerotische Restenosen sind eine Domäne der TEA.
Rezidivverschlüsse treten selten und dann oft asymptomatisch auf und stellen eine Zufallsdiagnose dar.

Anschlussaneurysma

Auch Nahtaneurysmen sind sehr seltene Operationsfolgen. Bei Verwendung eines Venen-Patches kann die Ursache eine Dilatation der Vene sein. Dies ist ein Argument, warum in unserer Arbeitsgruppe seit Anfang der 70er Jahre des 20. Jahrhunderts Venen-Patchs nicht mehr verwendet werden. Wurde bei der Rekonstruktion Kunststoff verwendet, dann ist das Aneurysma in aller Regel infiziert. Zur Sanierung wird der Kunststoff-Patch explantiert und durch autologes Material als Patch oder als Interponat ersetzt.

Spätinfekt

Eine Wundinfektion nach Karotisoperation ist ein außerordentlich seltenes Ereignis. Wurde die Operation ohne Verwendung von Fremdmaterial (Venen-Patch, EEA, VY-Plastik) durchgeführt, so genügen die üblichen lokalen Maßnahmen mit Wunddébridement, um eine Ausheilung zu erreichen (siehe auch Kap. O5). Wurde Kunststoff verwendet (Patch, Interponat), so ist der Austausch des Kunststoffs gegen eine autologe Vene die sicherste Therapie. Auch eine Veneninterposition kann indiziert sein.

1.9 Literatur

Archie JP: Prospective randomized trials of carotid endarterectomy with primary closure and patch reconstruction: the problem is power. J. Vasc. Surg. 25 (1997) 1118–1119

Arning C: Farbkodierte Duplexsonographie der hirnversorgenden Arterien. Thieme, Stuttgart–New York 1996

Balzer K, Knoob HG: Das Entrapment-Phänomen der A. carotis interna. In: Hepp W (Hrsg.): Neurovaskuläre Kompressionssyndrome. Blackwell, Wien 1996

Balzer K, Knoob HG: Ergebnisse bei der Operation der Karotisstenose im neurologisch instabilen Stadium. Gefäßchirurgie 3 (1998) 158–164

Berguer R, Kieffer E: Surgery of the arteries to the head. Springer, Heidelberg–Berlin–New York 1992

Bettmann MA, Katzen BT, Whisnant J, et al.: Carotid stenting and angioplasty: a statement from the Councils on cardiovascular radiology, stroke, cardiothoracic and vascular surgery, epidemiology and prevention and clinical cardiology. Am. Heart Assoc. Stroke 29 (1998) 336–346

Brunner U (Hrsg.): Breitner Chirurgische Operationslehre, Band XIII Gefäßchirurgie. Urban & Schwarzenberg, München–Wien–Baltimore 1996

Debus ES, Sailer M, Illert B et al.: Nervenläsionen nach Karotisendarteriektomie. Gefäßchirurgie 3 (1998) 165–169

Eckstein HH, Heider P, Wolf O: Chirurgische Therapie extrakranieller Karotisstenosen. Dtsch. Ärztebl. 101 (2004) A2753–2762

Eckstein HH: Schlaganfallprophylaxe – Die operative Desobliteration asymptomatischer Karotisstenosen. Cardio. Vasc. 6 (2006) 41–44

European Carotid Surgery Trialists' Collaborative Group: Randomized trial of endarterectomy for recently symptomatic carotid stenosis: final results of the MRC European Carotid Surgery Trial (ECST). Lancet 351 (1998) 1379–1397

Executive Committee for the Asymptomatic Carotid Atherosclerosis (ACAS) Study: Endarterectomy for asymptomatic carotid artery stenosis. JAMA 273 (1995) 1421–1428

Haliday A, Mansfield A, Marro J, Peto C, Peto R, Potter J, Thomas D, ACST Collaborate Group: Prevention of disabling and fatal stroke by successful carotid endarterectomy in patients without recent neurological symptoms: randomized controlled trial. Lancet 364 (2004) 1491–1502

Hepp, W (Hrsg.): Chirurgie der hirnversorgenden Arterien. Quintessenz, München 1991

Horsch S, Ktenidis K (eds.): Perioperative Monitoring in Carotid Surgery. Steinkopff, Darmstadt 1998

Kogel H: Dilatation und Stentimplantation bei Karotisstenosen. Eine Bestandsaufnahme. Gefäßchirurgie 2 (1997) 121–125

Leitz KH: Zugangswege in der Gefäßchirurgie. Springer, Berlin–Heidelberg–New York 1981

Mansour MA, Kang SS, Baker WH, et al.: Carotid endarterectomy for recurrent stenosis. J. Vasc. Surg. 251 (1997) 877–883

Mattos MA, Van Bemmelen PS, Barkmeier ID, et al.: Routine surveillance after carotid endarterectomy: does it affect clinical management? J. Vasc. Surg. 17 (1993) 819–830

McKinsey JF, Desai TR, Bassiouny HS, et al.: Mechanisms of neurologic deficits and mortality with carotid endarterectomy. Arch. Surg. 131 (1996) 526–532

North American Symptomatic Carotid Endarterectomy Trialists' Collaborative Group: The final results of the NASCET trial. N. Engl. J. Med. 339 (1998) 1415–1425

Schweiger H, Meyer T, Lang W: Die intraoperative transluminale Angioplastie von Karotis-Syphonstenosen. Gefäßchirurgie 1 (1996) 104–108

Vollmar J: Rekonstruktive Chirurgie der Arterien. Thieme, Stuttgart–New York 1996

F2 Chronische Verschlussprozesse der Arteria vertebralis

W. Hepp und F. Sigala

2.1 Ätiologie und Pathogenese

2.1.1 Pathogenese

Die kleinkalibrige A. vertebralis mit einem Durchmesser von 3–5 mm geht als erster Ast der A. subclavia kurz nach deren Ursprung dorsalseitig ab. Sie verläuft in einem meist S-förmigen Bogen nach kranial und zieht unter dem M. longus colli zum sechsten Foramen costotransversarium. Von hier aus verläuft sie bis C2 geradlinig zwischen den Querfortsätzen der Halswirbelsäule. In Höhe von HWK 1/2 zieht sie schleifenförmig nach lateral und dann als Atlasschlinge über C1, tritt oberhalb davon durch die Dura und vereinigt sich mit der A. vertebralis der Gegenseite zur A. basilaris. Nach Berguer wird die A. vertebralis in vier Segmente eingeteilt (Abb. F2-1).

> **!** Strombahnblockierende Prozesse, die einer operativen Behandlung zugänglich sind, finden sich im ersten und zweiten Segment.

Im Segment V1 handelt es sich um arteriosklerotisch bedingte Stenosen bzw. ein so genanntes Coiling (Knickstenose, Schlängelung). Letzteres entsteht durch

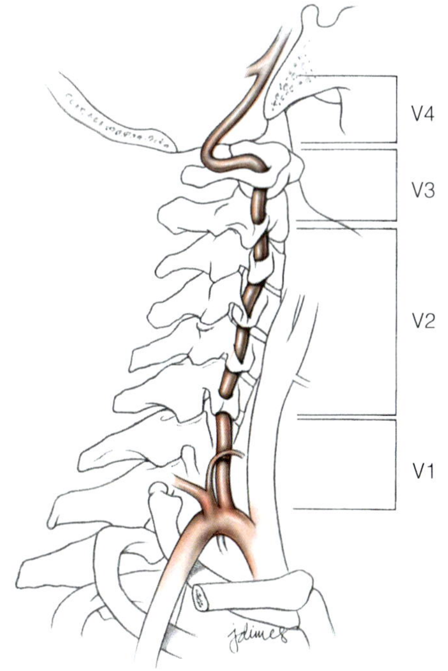

Abb. F2-1 Einteilung der A. vertebralis nach Berguer in vier Segmente (V1–V4).
V1: freier Verlauf bis zum Eintritt in den Vertebralkanal. V2: Verlauf im Vertebralkanal. V3: Abschnitt von C2 bis zur Dura (Atlasschleife). V4: Verlauf ab der Dura bis zum Konfluenz mit der kontralateralen A. vertebralis (Brunner 1996).

einen Elastizitätsverlust der Arterienwand, der im höheren Alter auftritt. Stenosen im Segment V2 (Vertebralisabschnitt, der im Canalis vertebralis verläuft, C6–C2) sind überwiegend durch externe Kompressionen und Verziehungen durch degenerative Veränderungen der Halswirbelsäule verursacht.
Sehr selten kommen traumatische Läsionen und spontane Dissektionen (meist in den Segmenten V2 und V3) vor. Auch die seltene A.-basilaris-Thrombose, die embolischen oder arteriosklerotischen Ursprungs sein kann, muss pathogenetisch berücksichtigt werden.

2.1.2 Verschlusstypen und kollaterale Versorgung

Die A. vertebralis versorgt über die A. basilaris, neben dem Zustrom aus dem Circulus arteriosus Willisii, Kleinhirn, Stammhirn, Pons, Sehrinde und Innenohr. Doppelseitige Veränderungen der A. vertebralis behindern bei unzureichendem Zustrom aus dem Circulus arteriosus Willisii die Versorgung dieser Strukturen und können daher zu mannigfaltigen Symptomen führen.
In ihrem ersten Segment gibt die A. vertebralis keine Äste ab. Im zweiten Segment bestehen Verbindungen zum Gebiet des Truncus thyreocervicalis (zweiter Ast der A. subclavia), das dritte Segment hat über die A. occipitalis Verbindungen zum Gebiet der A. carotis externa.
Oft findet sich eine Aplasie bzw. Hypoplasie *einer* A. vertebralis. Von Bedeutung ist auch eine in etwa 10% der Fälle vorhandene atypische Einmündung einer A. vertebralis in die A. cerebelli posterior. In diesen Fällen ist der kontralateralen A. vertebralis, die dann alleine die A. basilaris speist, besondere Bedeutung zuzumessen. Wesentlich bei der Beurteilung einer Vertebralisläsion ist die kollaterale Versorgung der hinteren Gehirnstrukturen über den Circulus arteriosus Willisii aus dem Karotisstromgebiet. *Eine* frei perfundierte A. vertebralis ist in der Lage, einen ausreichenden Zustrom zur A. basilaris aufrechtzuerhalten.

!

Für die kollaterale Versorgung aus den vorderen Gehirnabschnitten sind nicht selten simultan bestehende Stenosen bzw. auch ein Verschluss der A. carotis interna von Bedeutung.

Läsionen am Abgang der A. vertebralis werden mit einer Häufigkeit von 19%, bezogen auf die extrakraniellen Läsionen an den hirnversorgenden Arterien, angegeben (siehe auch Kap. F1). Klinische Auswirkungen haben sie jedoch nur in einem deutlich geringeren Ausmaß. Verlässliche Angaben über die Häufigkeit von C2-Läsionen existieren nicht.

2.2 Symptomatik

Aufgrund der häufig sehr unspezifischen Beschwerden und der vom Patienten nur sehr zögerlich gemachten Angaben wird die Diagnose oft erst nach jahrelangem Verlauf gestellt. Das häufigste Symptom einer Vertebralisläsion ist Schwindel, der sehr häufig durch schnelle Kopfbewegungen ausgelöst wird. Weitere Symptome sind heftiger Hinterkopfschmerz, Nystagmus, Ohrgeräusche, beidseitige Sehstörungen (Doppelbilder), Gefühlsstörungen der Hand, Ataxie, „drop attacks" und Sprachstörungen. Den „drop attacks" wurde jedoch in der Vergangenheit sicher zu große Bedeutung beigemessen. Oft geäußerte Beschwerden sind unsicheres Gehen, ein taumelndes Gangbild, wie unter Alkoholeinfluss, und das Gefühl, dass Zimmerdecke oder Wände bedrohlich auf einen zukommen. Häufig werden diese Symptome nicht erkannt oder fehlgedeutet. Die Patienten geben diese Beschwerden sehr oft nicht spontan an, so dass man gezielt danach fragen muss.

!

Bei der Bewertung der Schwindelgenese ist es wichtig, dass andere mögliche Ursachen abgeklärt werden (kardiologische, HNO-ärztliche und neurologische Konsilaruntersuchungen).

Oft ist mit einer Vertebralisstenose eine Erkrankung des Innenohrs (Hörminderung, Tinnitus) vergesellschaftet. Erst in den letzten Jahren hat sich herausgestellt, dass eine depressive Verstimmung bei immerhin 50% dieser Patienten zu finden ist. Stockmann beschreibt regelrechte attackenartige Panikanfälle. Auch eine totale globale Amnesie gibt er bei bis zu 15% seiner Patienten als führendes Symptom an.
Vertebrobasiläre Infarkte sind dagegen leichter zu diagnostizieren. Nach Berguer ist wenigstens ein Drittel, eher sogar mehr, dieser Infarkte durch eine arterioarterielle Embolie bedingt.

2.3 Diagnostik

Es gibt keinen diagnostischen Test, der die Minderdurchblutung im vertebrobasilären Gebiet sicher beweisen könnte. Die Diagnose ist als Ausschlussdiagnostik anzusehen.

> **!**
> Der wichtigste Hinweis auf das Vorliegen einer Minderdurchblutung im hinteren Gehirnkreislauf ergibt sich aus der Anamnese. Es muss daher gezielt nach entsprechenden Beschwerden gefragt werden.

Eine *regionale Durchblutungsmessung* (SPECT u.a.) kann den Verdacht auf eine Vertebralisstenose erhärten.

2.3.1 Doppler- und Duplexsonographie

Die dopplersonographische Beurteilung der A. vertebralis ist mit einer nicht unbeträchtlichen Fehlerquote behaftet, da die Vertebralisläsionen in einem Bereich liegen, der einer dopplersonographischen Untersuchung weniger gut zugänglich ist. Dem Nachweis indirekter Stenosezeichen kommt daher eine besondere Bedeutung zu. Auch anlagebedingte Kalibervarianten erschweren die Diagnostik im Gegensatz zur Diagnostik der A. carotis interna.

Relativ sicher gelingt die Untersuchung im Anfangsabschnitt (Segment V1). Im Bereich der Atlasschlinge kann sie jedoch sehr erschwert sein. Die Befundangabe „beide Vertebralarterien orthograd durchströmt" kann bei beidseitigen Vertebralisläsionen durchaus irreführend sein.

Wichtig ist die intrakranielle Doppler-Sonographie zur Beurteilung des intrakraniellen Kollateralkreislaufs über den Circulus arteriosus Willisii. Gerade bei kombinierten Vertebralis-Karotis-Läsionen können dadurch wichtige Entscheidungshinweise zum taktisch-operativen Vorgehen gewonnen werden. In ca. 30% der Patienten ist diese Untersuchung aber wegen „fehlenden Knochenfensters" nicht durchführbar.

Für die Duplexsonographie gilt analog das für die Dopplersonographie Gesagte.

2.3.2 Angiographie

Der diagnostische Goldstandard ist eine optimale Angiographie. Diese erfolgt als i.a. Aortenbogenangiographie in DSA-Technik. Unabdingbar ist eine Darstellung der extra- und intrakraniellen Abschnitte aller vier gehirnversorgenden Arterien. Verschiedene Ebenen, auch bei unterschiedlichen Kopfdrehungen, sind erforderlich, um Knickstenosen am Abgang sicher diagnostizieren zu können. Beide Vertebralarterien müssen bis über den Konfluenz zur A. basilaris hinaus überlagerungsfrei dargestellt werden. Ist die i.a. Aortenbogenangiographie nicht ausreichend, können auch selektive Darstellungen gefordert sein, jedoch mit höherem Risiko.

2.3.3 Risikoabklärung

Eine Abklärung der arteriosklerotischen Risikofaktoren sowie der allgemeinen Operationsfähigkeit ist obligat. Vorrangig ist, wie auch bei Carotis-interna-Läsionen, die Abklärung der koronaren Situation.

Letalität und Morbidität sind bei Vertebraliseingriffen sehr niedrig. Die Operationsletalität bei der Vertebralistransposition ist mit 1%, beim C1-Bypass mit 2% einzuschätzen. Sofort- und Frühverschlüsse mit entsprechenden neurologischen Komplikationen gibt es bei der Transposition praktisch nie, beim C1-Bypass immerhin in 10% der Fälle.

2.4 Operationsindikation

Die Indikationsstellung ist außerordentlich schwierig. Bei klarem Beschwerdebild und sicherer morphologischer Diagnose einer beidseitigen Strombahnbehinderung der Vertebralarterien (Erkrankung beider Vertebralarterien oder einseitige Läsion bei anlagebedingter Anomalie der kontralateralen Seite) ist die Operation indiziert. Dies steht in der Häufigkeit der Indikationsstellung der A. carotis interna deutlich nach. Häufig liegen supraaortale Mehrgefäßerkrankungen vor. Hierbei hat die Korrektur von A.-carotis-interna-Stenosen Vorrang und reicht bei intaktem Circulus arteriosus Willisii meist aus.

2.5 Operative Therapie

2.5.1 Zielsetzung

Die Zielsetzung einer operativen Behandlung an der A. vertebralis ist die Beseitigung oder zumindest Besserung der Symptome. Vorrangig werden Schwindelerscheinungen sowie depressive Symptome reduziert bzw. deutlich gebessert.

2.5.2 Vorbereitung

Eine Abklärung der Narkosefähigkeit ist erforderlich (siehe Abschnitt „Risikoabklärung"). Der Eingriff erfolgt in Allgemeinnarkose. Eine Eigenblutspende ist bei dem in aller Regel minimalen Blutverlust nicht sinnvoll. Die Bereitstellung von zwei Erythrozytenkonzentraten ist ausreichend.

> **!**
> Eine subtile Aufklärung ist jedoch gerade bei diesen Eingriffen eine ganz wesentliche Vorbereitung.

2.5.3 Operative Verfahren

V1-Läsionen

Arteria-vertebralis-Arteria-carotis-communis-Transposition

Bei V1-Läsionen ist dieses Verfahren als Standardeingriff anzusehen. Damit können sowohl die zahlenmäßig dominierenden Abgangsstenosen als auch Knickstenosen, die häufig mit Abgangsstenosen kombiniert sind, korrigiert werden.

Die Lagerung erfolgt wie bei Eingriffen an der A. carotis. Dringend zu empfehlen ist die Verwendung einer Lupenbrille. Die quere Hautinzision verläuft ca. 1 cm oberhalb der Klavikula vom Klavikulaköpfchen aus mit einer Länge von etwa 8–10 cm. Die beiden Ansätze des M. sternocleidomastoideus werden durchtrennt (Abb. F2-2).

Kieffer empfiehlt den Zugang durch die beiden Bäuche des M. sternocleidomastoideus, unseres Erachtens ist dieser Zugang aber zu unkomfortabel. Die weitere Präparation erfolgt zwischen A. carotis communis und V. jugularis interna. Sämtliche Lymphbahnen (links Ductus thoracicus) sollten ligiert und durchtrennt werden. Der N. vagus verbleibt im perivenösen Bindegewebe. Man stößt dann auf die V. vertebralis, die ligiert und durchtrennt werden muss. Dahinter verläuft die A. vertebralis. Die Lokalisation kann manchmal Schwierigkeiten bereiten. Verwechslungen mit dem zweiten Ast der A. subclavia (Truncus thyreocervicalis) können durch das Aufsuchen von Gefäßabgängen vermieden werden, da letzterer Äste abgibt, die A. vertebralis aber nicht. Auch eine Dopplersonde kann intraoperativ Hilfestellung bei der Identifizierung der A. vertebralis geben.

!

Enge räumliche Kontakte bestehen zum Grenzstrang. Die Mobilisierung der A. vertebralis aus dem Grenzstrang muss daher sehr vorsichtig und ohne Durchtrennung irgendwelcher Fasern desselben durchgeführt werden.

Die Arterie kann schon sehr frühzeitig unter den M. longus colli eintreten, hier können auch bindegewebige Einschnürungen bestehen. Diese müssen dann bereits bei der Präparation beseitigt werden. Spätestens nach Anastomosierung ist der Verlauf hinter dem Muskel zu überprüfen und letzterer ggf. einzukerben.

Vor Abklemmung werden 5000 I.E. Heparin systemisch verabreicht. Die Arterie wird dann zentral ligiert oder mit zwei Clips okkludiert, quer abgesetzt und medioventral etwas inzidiert. In identischer Höhe wurde bereits die A. carotis communis aus ihren periadventitiellen Fixierungen gelöst. Sie wird mit zwei runden oder L-Klemmen von lateral kommend okkludiert und so nach vorn und medial gedreht, dass die laterale Seite nach vorn zu liegen kommt. Nun wird eine sparsame, ovaläre, nicht mehr als 8 mm lange Karotiswandexzision vorgenommen. Empfehlenswert ist dazu die Fixation mit einer Haltenaht oder die Aortenstanze aus der Koronarchirurgie, auch ein Stilett ist dazu geeignet. Die Anastomosierung erfolgt mit doppelt armiertem Faden der Stärke 6-0 in Distanztechnik (Abb. F2-3). Wir bevorzugen hierbei mittelfristig degradierbares Nahtmaterial. Begonnen wird an der Hinterwand im mittleren Abschnitt (s. Abb. F2-3). Eine sorgfältige Entlüftung ist vor Freigabe des Blutstroms erforderlich. Ein intraluminaler Shunt ist nicht notwendig, auch nicht bei kontra- oder ipsilateralem A.-carotis-interna-Verschluss. Die Okklusionszeit beträgt längstens 10 Minuten. Abbildung F2-4 zeigt die Situation nach Vertebralistransposition.

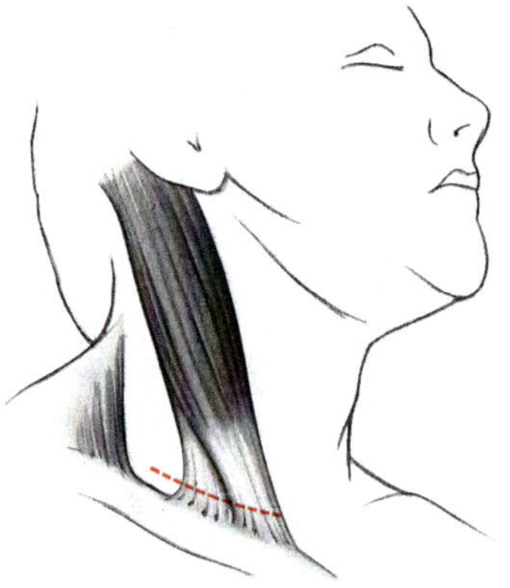

Abb. F2-2 Hautinzision bei Vertebralistransposition (Brunner 1996).

Sonstige operative Verfahren

Als alternative Transpositionsverfahren bieten sich bei schwer erkrankter A. carotis communis oder Verschluss derselben und langer Elongation der A. vertebralis die

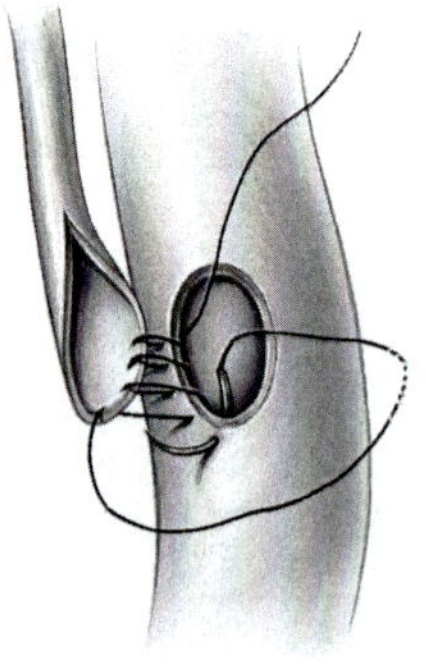

Abb. F2-3 Nahttechnik bei Vertebralistransposition (Brunner 1996).

Reinsertion in den Scheitelpunkt der A. subclavia an (selten!). Auch der trichterförmige Abgang des Truncus thyreocervicalis kann hierfür ausnahmsweise in Frage kommen.
Andere Verfahren wie die Rotationsplastik der A. subclavia oder die offene Ausschälung und Patchplastik des Vertebralisabgangs haben heute keine Bedeutung mehr. Die Rotationsplastik hat den Nachteil, dass sie zusätzlich bestehende stenosierende Veränderungen nicht korrigieren kann, das operativ-technische Vorgehen bei der TEA des Vertebralisabgangs war aufgrund des dorsalen Vertebralisabgangs aufwändiger.

Anigoplastie

! Die sehr häufig auftretenden Knickstenosen am Anfang der A. vertebralis, isoliert wie auch kombiniert mit Abgangsstenosen, sind keine Indikation zur Angioplastie. Dies betrifft auch ulzeröse Stenosen. So verbleibt die Indikation zahlenmäßig sehr klein und ist entsprechend streng zu stellen.

Die alleinige Angioplastie ist behaftet mit einer Rezidivrate bis zu 35% innerhalb der ersten 6 Monate. Das primäre Stenting hingegen reduziert die Rate der Intimadissektionen und die Restenoserate deutlich. Der technische Primärerfolg betrug 98–100%. Die Häufigkeit perioperativer TIAs im Posteriorgebiet wurde mit 0–3% angegeben.

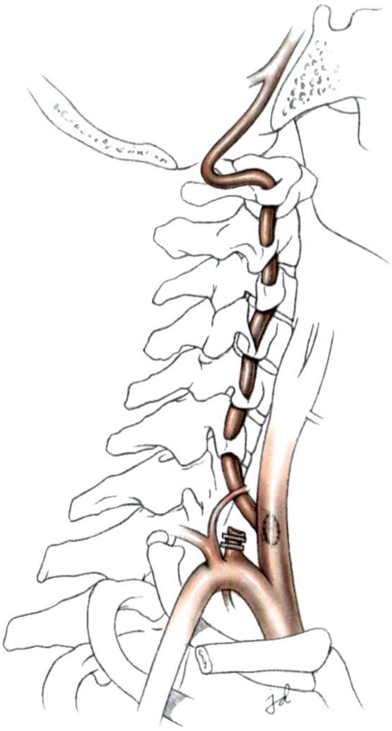

Abb. F2-4 Situation nach Vertebralistransposition (Brunner 1996).

V2-Läsionen

C1-Bypass

Der C1-Bypass stellt bei V2-Läsionen heute das Therapieverfahren der Wahl dar. Orthopädische knöcherne Dekompressionsoperationen im Verlauf des V2-Segments der A. vertebralis gehören, auch wegen ihrer höheren intraoperativen Komplikationsrate, der Vergangenheit an.
Die A. vertebralis tritt nach dem zweiten Foramen intervertebrale aus dem knöchernen Kanal aus und zieht als so genannte Atlasschlinge über den ersten Halswirbelkörper, bevor sie oberhalb davon die Dura mater durchkreuzt. In diesem Abschnitt ist sie für einen Bypassanschluss zugänglich, auch wenn der Situs manchmal sehr tief und auch eng ist und es zudem Schwierigkeiten bei der Ausleuchtung geben kann. Eine Lupenbrille ist dringend anzuraten, mikrochirurgisches Instrumentarium ist Voraussetzung.
Die Hautinzision erfolgt wie beim Zugang zur A. carotis interna, wobei bis zum und manchmal auch hinter das Ohrläppchen inzidiert werden muss. Es empfiehlt sich deshalb, das Ohrläppchen nach oben festzukleben. Der weitere Zugang zur A. vertebralis erfolgt hinter der V. jugularis interna. Zu achten ist hier auf den N. accessorius, der von vorn schräg nach dorsal verläuft und unbedingt geschont werden muss. Zielpunkt ist der Querfortsatz des zweiten HWK, der am prominentesten ist. Die Längsmuskulatur (M. levator scapulae) wird sorgsam zwischen C1 und C2 abpräpariert und quer durchtrennt (Abb. F2-5). In der Tiefe schimmert bereits die A. vertebralis durch das lockere Gewebe. Man stößt

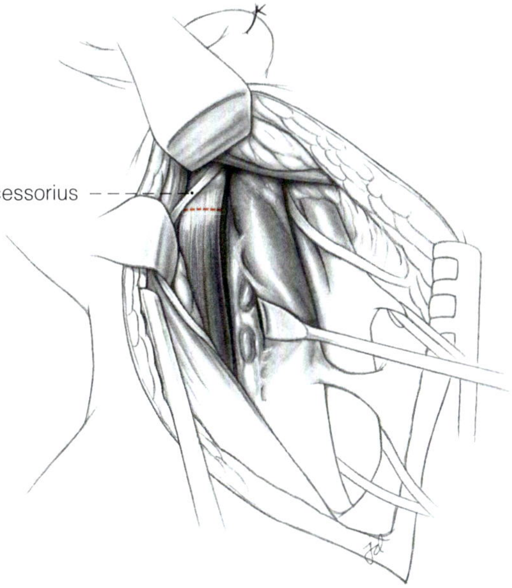

Abb. F2-5 Identifikation des Querfortsatzes des HWK 2 und Abpräparieren der Muskulatur (Brunner 1996).

F2

zuerst auf den Ramus vertebralis C2, der quer verläuft und kräftiger als der N. accessorius ist. Dieser muss durchtrennt werden, da sonst kein ausreichender Zugang zur A. vertebralis möglich ist (Abb. F2-6). Neurologische Auswirkungen hat dies nicht.

Dann wird die Atlasschlinge der A. vertebralis freipräpariert. Manchmal kann es, um ein längeres Arteriensegment zu erhalten, notwendig werden, den knöchernen Kanal von C2 zu eröffnen. Bei der Präparation der A. vertebralis kann es zu lästigen Blutungen aus kleinsten Venen kommen, die sorgfältig präpariert und koaguliert werden müssen. In dieser Höhe geht an der Hinterwand ein kleiner Ast aus der A. vertebralis ab, den man schonen sollte.

Der zentrale Abschnitt der A. vertebralis wird mit einer Durchstichligatur oder zwei Hämoclips unterbrochen. Die Vertebralisanastomose kann End-zu-Seit oder auch End-zu-End hergestellt werden. Technisch einfacher und hämodynamisch günstiger ist die End-zu-End-Anastomose. Als Bypass-Material kommt die autologe reversed V. saphena magna in Frage, die mit mittelfristig degradierbarem Nahtmaterial der Stärke 7-0 in Distanztechnik hergestellt wird. Erst dann wird die Anastomosierungshöhe an der Karotis in Abhängigkeit von einem hämodynamisch einwandfreien Verlauf festgelegt. Vorzuziehen ist die Anastomosierung mit der A. carotis communis, so dass während der Naht die Karotisgabel perfundiert bleibt (Abb. F2-7). Je nach Lokalisation ist jedoch auch die Anastomosierung mit der Karotisgabel, der A. carotis interna oder auch der A. carotis externa möglich (Abb. F2-8). Hat man ein etwas längeres Vertebralissegment erhalten, so bietet sich auch eine Transposition der A. vertebralis auf die Interna an (Abb. F2-8c). Die zentrale Anastomose wird mit Nahtmaterial der Stärke 5-0 bzw. 6-0 hergestellt.

Sonstige Verfahren

Während in der sehr spärlich vorhandenen deutschsprachigen Literatur der C1-Bypass mit autologer Vene mehr oder weniger als das einzige Verfahren dargestellt wird, beschreiben Berguer, Kieffer u.a. auch weitere Methoden. So kann durchaus die skelettierte A. carotis externa zur A. vertebralis transponiert und mit dieser in einer End-zu-Seit- oder End-zu-End-Naht verbunden werden (Abb. F2-9). Vom Gefäßkaliber her ergibt dies einen gleichmäßigeren Übergang. Bei ipsilateralem Verschluss der A. carotis interna kann auch der Anfangsabschnitt der A. carotis interna desobliteriert und ebenfalls zur A. vertebralis herübergeschlagen werden (Abb. F2-10). Wenn die A. carotis interna wegen schwerer Veränderungen oder Voroperation als Spendergefäß nicht in Frage kommt, kann letztendlich auch ein Venentransplantat von der A. subclavia zur A. vertebralis gelegt werden.

Für eine Angioplastie besteht bei C2-Läsionen keine Indikation.

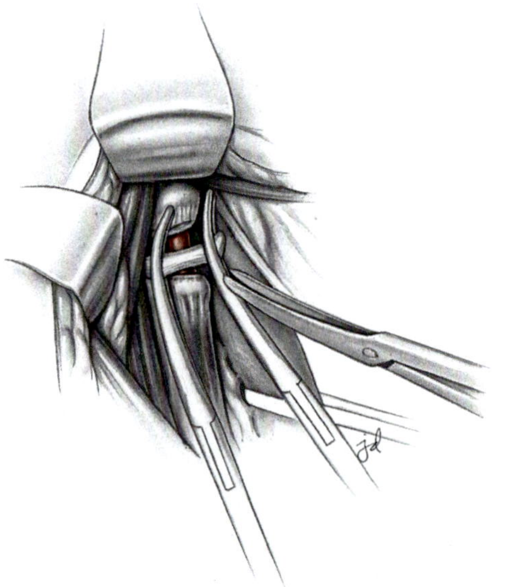

Abb. F2-6 Durchtrennung des R. vertebralis C2; danach kann die A. vertebralis dargestellt werden (Brunner 1996).

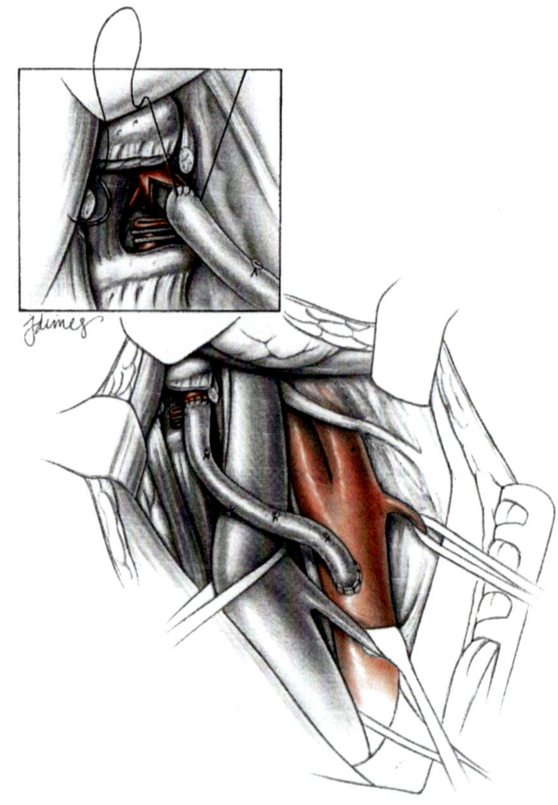

Abb. F2-7 Ligatur der zentralen A. vertebralis und End-zu-End-Anastomose der A. vertebralis mit autologer Vene (Inset). C1-Bypass: Lage der zentralen Anastomose an der A. carotis communis.

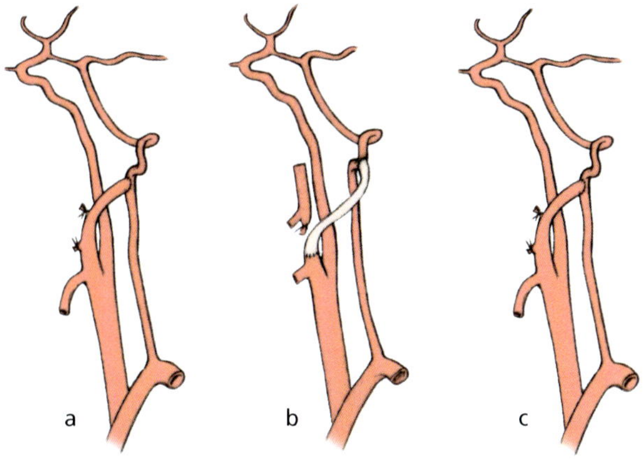

Abb.F2-8a–c Variationen der Anastomosierung zwischen A. vertebralis und A. carotis.
a: C1-Bypass von A. carotis communis zur A. vertebralis mit reversed V. saphena magna.
b: Bypass wird zentral mit der Karotisgabel anastomosiert.
c: Transposition der A. vertebralis in die A. carotis interna.

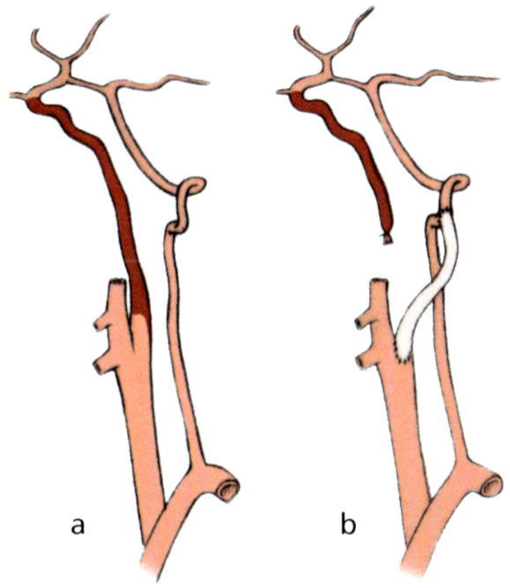

Abb. F2-9a und b C1-Vertebralis-Rekonstruktion unter Verwendung der A. carotis externa.
a: Transposition der mobilisierten A. carotis externa zur A. vertebralis.
b: Bypass von der proximalen A. carotis externa zur A. vertebralis.

Simultane Operationen an A. carotis interna und A. vertebralis

> **!** Bestehen operationspflichtige Veränderungen an der A. vertebralis in V1- oder V2-Position mit kontralateraler, hämodynamisch wirksamer Stenose der A. carotis interna, so wird grundsätzlich die kontralaterale Stenose der A. carotis interna zuerst korrigiert.

Bei gutem Kollateralkreislauf über den Circulus arteriosus Willisii kann dann die Symptomatik im vertebrobasilären Stromgebiet behoben sein. Bleibt die Symptomatik aber unverändert, oder nur unzureichend gemindert, bestehen, erfolgt die Rekonstruktion der A. vertebralis in zweiter Sitzung.

Bestehen jedoch gleichzeitig *Veränderungen an der ipsilateralen A. carotis interna*, so ergibt sich bei V2-Läsion die Indikation zum Simultaneingriff.

> **!** Zwar kann die alleinige Korrektur der Stenose der A. carotis interna durchaus auch hier zur Beschwerdefreiheit führen. Würde diese jedoch nicht eintreten, müsste die Vertebralisrekonstruktion im voroperierten Gebiet vorgenommen werden.

Da Nervenläsionen bei Rezidiveingriffen an der A. carotis interna in einem höheren Anteil vorkommen, ist zur Vermeidung einer eventuellen Nachoperation die Indikation zum simultanen Vorgehen gegeben. Bei simultanem Vorgehen erfolgt, je nach zentralem An-

Abb. F2-10a–d Möglichkeiten der Vertebralisrekonstruktion bei verschlossener A. carotis interna.
a: C1-Vertebralis-Rekonstruktion bei verschlossener A. carotis interna.
b: Venen-Bypass von der zentral ausgeschälten A. carotis interna zur A. vertebralis.
c: Transposition der zentral ausgeschälten A. carotis interna zur A. vertebralis.
d: Transposition der zentral ausgeschälten A. carotis interna zur A. vertebralis mit Patchplastik der A. carotis externa.

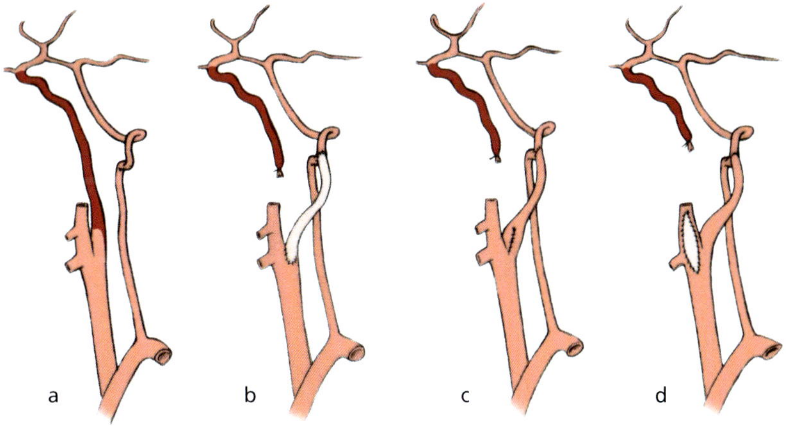

schluss und Operationsverfahren, zuerst der C1-Bypass und nach dessen Blutstromfreigabe die Rekonstruktion der A.-carotis-interna-Stenose. Letztere kann durchaus unter intraluminalem Shunt erfolgen, wenn die zentrale Bypass-Anastomose gabelfern angelegt wird.
Besteht neben einer ipsilateralen A.-carotis-interna-Stenose eine V1-Läsion, so erfolgt auch hier zuerst die Rekonstruktion der A. carotis interna und erst bei persistierender Symptomatik in zweiter Sitzung die ipsilaterale Vertebralistransposition.
Bestehen ipsilateral Läsionen im V1- und V2-Abschnitt der A. vertebralis, empfiehlt es sich, zuerst die Vertebralistransposition durchzuführen. Auch hier entscheidet dann das weitere klinische Beschwerdebild über die Indikation zum C1-Bypass in zweiter Sitzung.

2.5.4 Intraoperative Kontrollmethoden

- Direktionale Dopplersonographie: Bei Unsicherheit über die Funktion des Bypass und den Fluss durch die A. vertebralis kann eine Kontrolle mit dieser Methode durchgeführt werden. In aller Regel ist dies aber nicht erforderlich.
- Gefäßendoskopie: Diese Untersuchung erübrigt sich bei den geschilderten Operationsverfahren.
- DSA: Es empfiehlt sich, wie auch in der Karotischirurgie, eine intraoperative DSA-Kontrolle der C1-Rekonstruktion über eine Direktpunktion der A. carotis communis vorzunehmen.
- Intraoperatives Monitoring: Dieses ist in der Vertebralischirurgie entbehrlich, weil sich daraus keine Konsequenzen ergeben würden.

2.6 Konservative Therapie

Die Ausschaltung von Risikofaktoren ist auch bei chronischen Verschlussprozessen der A. vertebralis sowohl als Rezidivprophylaxe als auch für die primär konservative Therapie obligat. Als Prophylaxe wird ASS 100 mg/d gegeben.

2.7 Komplikationen und deren Behandlung

Wundinfektionen mit Beteiligung der Gefäßstrecke treten in der Vertebralischirurgie so gut wie nicht auf. Ist dies doch einmal der Fall, so lässt sich der Infekt mit den üblichen lokalen und systemischen Maßnahmen zur Ausheilung bringen, da autologes Material verwendet wurde.

> **!** Wesentlich erscheint hierbei auch die Verwendung mittelfristig degradierbarer Nahtmaterialien, so dass langfristig kein Fremdmaterial in situ verbleibt.

2.7.1 Sofort- und Frühkomplikationen

Blutung. Eine Nachblutung ist außerordentlich selten. Bei Schocksymptomatik ist die sofortige Revision indiziert. Auch ein sich langsam entwickelndes Hämatom sollte aus infektionsprophylaktischen Gründen ausgeräumt werden.
Sofortverschluss. Bei der Vertebralistransposition tritt ein Sofortverschluss so gut wie nicht auf, beim C1-Bypass ist die Häufigkeit eines Sofort- und Frühverschlusses mit 7% zu veranschlagen.
Neurologische Komplikationen. Bei der Vertebralistransposition ist mit einem neurologischen Defizit in aller Regel nicht zu rechnen. Dagegen kann es nicht ganz selten, wegen erheblicher räumlicher Nähe des Truncus sympathicus, zu einem passageren Horner-Syndrom kommen, das sich jedoch meist völlig zurückbildet. Beim C1-Bypass ist ein Bypass-Verschluss meist mit einem neurologischen Defizit verbunden. Selten tritt eine Läsion des N. accessorius auf.
Lymphfistel. Bei der Vertebralistransposition, besonders linksseitig, wird in unmittelbarer Nähe der Lymphbahnen operiert. Prophylaktisch empfiehlt es sich, jede Lymphbahn im Operationsfeld zu ligieren und zu durchtrennen (wichtig in dieser Reihenfolge!). Kommt es dennoch zu einer Lymphfistel, so ist in einem hohen Prozentsatz mit einem spontanen Stillstand, jedoch z. T. erst nach längerer Zeit, zu rechnen. Jede Lymphfistel ist als infektionsgefährdend anzusehen.
Frühverschluss. Bei der Vetrebralistransposition tritt ein Frühverschluss, ebenso wie ein Sofortverschluss, nur sehr selten auf. Der Frühverschluss des C1-Bypass kann asymptomatisch auftreten, kann jedoch auch mit einer entsprechenden neurologischen Symptomatik verbunden sein (perioperative Letalität 2%).

2.7.2 Spätkomplikationen

Spätverschluss. Bei der Vertebralistransposition tritt dieser praktisch nicht auf, beim C1-Bypass ist in bis zu 7% der Fälle damit zu rechnen.
Anschlussaneurysma. Aus der Literatur ist ein Anschlussaneurysma bisher nicht bekannt.
Rezidivstenose. Um diese rechtzeitig zu diagnostizieren, sind im ersten postoperativen Jahr vierteljährliche dopplersonographische Kontrollen, im Verdachtsfall

auch angiographische Untersuchungen angezeigt. Bei unauffälligem Befund während des ersten postoperativen Jahres genügen dann jährliche Kontrolluntersuchungen. Eine symptomatische Rezidivstenose bedarf der Korrektur, was sich beim C1-Bypass allerdings als außerordentlich schwierig erweisen kann. Entsprechende Mitteilungen aus der Literatur liegen nicht vor. Die Langzeitergebnisse weisen in ca. 70% eine völlige Beschwerdefreiheit auf, in ca. 20–25% eine deutliche Besserung der Beschwerden. Die Durchgängigkeitsraten nach 7 Jahren wurden für den C1-Bypass mit 94,3% und für die Vertebralistransposition mit 77,3% angegeben.

2.8 Literatur

Arning C: Farbkodierte Duplexsonographie der hirnversorgenden Arterien. Thieme, Stuttgart–New York 1996

Berguer R, Bauer RE: Vertebrobasilar arterial occlusive disease. Medical and Surgical Management. Raven Press, New York 1982

Berguer R, Kieffer E: Surgery of the arteries to the head. Springer, New York–Berlin–Heidelberg–London–Paris–Tokyo 1992

Brunner U (Hrsg.): Breitner Chirurgische Operationslehre, Band XIII Gefäßchirurgie. Urban & Schwarzenberg, München–Wien–Baltimore 1996

Clond GC, Markus MS: Diagnosis and management of vertebral artery stenosis. Q. J. Med. 96 (2003) 27–34

Dorobisz AT: Langzeitergebnisse der operativen Behandlung des vertebrobasilären Syndroms. Zentralbl. Chir. 131 (2006) 3–7

Kieffer E, Praquin B, Chiche L et al.: Distal vertebral artery reconstruction: Low-term outcome. J Vasc Surg 36 (2002) 549–554

Stockmann U: Arteria vertebralis. In: Brunner U (Hrsg.): Breitner Chirurgische Operationslehre, Band XIII Gefäßchirurgie. Urban & Schwarzenberg, München–Wien–Baltimore 1996

Verdenhalven T, Yousefi S, Stockmann U: Sinnvolle Diagnostik bei Vertebralisinsuffizienz. Gefäßchirurgie 3 (1998) 88–91

Vollmar J: Rekonstruktive Chirurgie der Arterien. Thieme, Stuttgart–New York 1996

F3 Chronische Verschlussprozesse des Truncus brachiocephalicus und der Arteria subclavia

W. Hepp und F. Sigala

3.1 Ätiologie und Pathogenese

3.1.1 Pathogenese

Zahlenmäßig rangieren Läsionen der Aortenbogenäste nach Strombahnblockaden der Karotisgabel und der A. vertebralis erst an dritter Stelle im supraaortalen Gefäßabschnitt (siehe auch Kap. F1). Überwiegend liegt auch hier die Arteriosklerose zugrunde. Selten kommen Arteriitiden (Takayasu-Arteriitis, Endangiitis obliterans, Riesenzellarteriitis, Lues III) als Ursache in Betracht. Die in Deutschland nur ausgesprochen selten auftretende Takayasu-Arteriitis ist in Osteuropa und in Ostasien häufiger. Bedingt durch die Bevölkerungsfluktuation aus diesen Ländern wird man in den letzten Jahrzehnten mit dieser Aortenbogenerkrankung auch in Mitteleuropa öfter konfrontiert.
Ätiologisch sind neben der arteriellen Verschlusskrankheit auch Knickstenosen (bedingt durch Elongation/Kinking), Aortenbogenaneurysmen mit sekundärer Stenose der Aortenbogenabgänge, iatrogene Gefäßunterbrechungen (z. B. nach Aortenisthmusoperationen), traumatische Arterienläsionen, Kompressionen und Abknickungen der Arterien bei einem Thoracic-outlet-Syndrom, angeborene Gefäßanomalien, eine fibromuskuläre Dysplasie und auch selten spontane Arterienwanddissektionen zu nennen.

3.1.2 Verschlusstypen und kollaterale Versorgung

Als direkte Aortenbogenabgänge gelten der Truncus brachiocephalicus sowie die linke A. carotis communis und A. subclavia. Seltene Anomalien im Sinne einer echten Trifurkation oder auch Abgänge von vier einzelnen Arterien direkt aus dem Aortenbogen sind bekannt. Eine Rarität ist der Abgang der A. vertebralis direkt aus dem Aortenbogen. Extrem selten kann die rechte A. subclavia aus der Endstrecke des Aortenbogens oder dem Anfangsabschnitt der deszendierenden Aorta entspringen als sog. A. subclavia lusoria. Der Truncus brachiocephalicus teilt sich nach kurzer Strecke in die rechte A. subclavia und A. carotis communis auf.

Arteriosklerotische Läsionen des Truncus brachiocephalicus treten, gemessen an allen strombahnbehindernden Veränderungen der extrakraniellen hirnversorgenden Arterien, in 9% auf. In ebenfalls 9% ist die A. carotis communis, in 16% die A. subclavia und in 19% die A. vertebralis befallen (siehe auch Kap. F1).
Bei stenosierenden und okkludierenden Läsionen der Aortenbogenabgänge, die meist nur kurzstreckig sind, entwickelt sich u.a. ein Kollateralkreislauf über die beiden obersten Interkostalarterien. Bei der Läsion von nur einem oder zwei Aortenbogenabgängen können die anderen Abgänge als Kollateralgefäße fungieren.
Läsionen an der A. subclavia sind typischerweise im zentralen Abschnitt, d.h. direkt an ihrem Abgang und vor dem Abgang der A. vertebralis, lokalisiert. Hier dient als Kollateralkreislauf die gleichseitige A. vertebralis, indem sie retrograd durchströmt wird und anderen Bezirken zur Versorgung des entsprechenden Arms Blut entzieht. Der häufigste Kollateralkreislauf ist vertebrovertebral. Zahlenmäßig geringer, aber sehr bedeutsam ist der karotidobasiläre Entzug bei etwa einem Viertel der Patienten (Abb. F3-1). Das karotidoexternovertebrale Entzugssyndrom kommt in 6% und ein karotidosubklavialer Steal in 2% vor.
Während das komplette Aortenbogensyndrom zu einer Minderdurchblutung der gesamten oberen Körperhälfte führt, haben das inkomplette Aortenbogensyndrom und isolierte zentrale Läsionen der A. subclavia Minderperfusionen im hinteren Hirnkreislauf und/oder des gleichseitigen Arms zur Folge.

3.1.3 Kombinationsverschlüsse

Abgesehen vom Takayasu-Syndrom mit einem meist weitgehend kompletten Aortenbogensyndrom tritt bei der Arteriosklerose ein Befall aller drei Aortenbogenabgänge nur in etwa 15% auf, in ca. 85% ist nur eine Arterie befallen. In ca. 30% sind Strombahnblockaden im Zustromgebiet des hinteren Hirnkreislaufs kombiniert mit ein- oder beidseitigen Läsionen der A. carotis interna (supraaortische Mehrgefäßerkrankung).

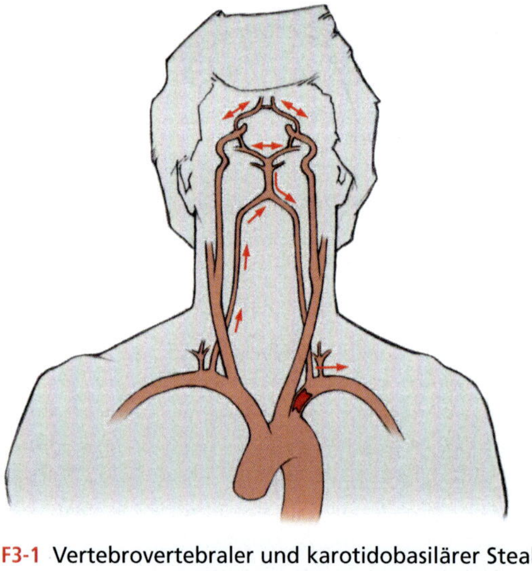

Abb. F3-1 Vertebrovertebraler und karotidobasilärer Steal bei zentraler Strombahnblockade der linken A. subclavia.

3.1.4 Häufigkeit, Geschlechtsverteilung

Der Altersgipfel liegt nach Vollmar im sechsten und siebten Lebensjahrzehnt, wobei aber praktisch jedes Lebensalter betroffen sein kann. Patienten mit der Takayasu-Erkrankung weisen ein durchschnittliches Alter von 28,5 Jahren auf, zu 96% sind Frauen betroffen. Die Arteriosklerose betrifft dagegen in 68,8% das männliche Geschlecht.

3.2 Symptomatik

Durch die zentrale Lokalisation der Läsionen im Verteilergebiet zum Kopf und zu den oberen Extremitäten können die Symptome sehr unterschiedlich sein. Eine Einteilung in zerebrale Symptome (Großhirn und Hirnstamm) und in eine Symptomatik der Armarterien bietet sich an.

3.2.1 Zerebrale Symptomatik

Bei der Großhirn- und Hirnstammsymptomatik kommt die klinische Einteilung der Karotisinsuffizienz in vier Stadien zur Anwendung (siehe Kap. F1). Neben dem asymptomatischen Stadium I kommen am häufigsten transitorische Symptome wie ein meist attackenartiger intermittierender Drehschwindel, „drop attacks", Tinnitus sowie selten perzeptive Sehstörungen, beidseitige Gesichtsfeldausfälle und auch eine Innenohrschwerhörigkeit vor. Die „drop attacks" wurden in der Literatur zahlenmäßig sicher sehr überbewertet und sind tatsächlich wesentlich seltener. Differenzialdiagnostisch muss eine Schwindelsymptomatik kardial und otolaryngologisch abgeklärt werden.
Ischämische zerebrale Ereignisse im Sinne eines frischen Insults sind durch zerebrale Regulationsmechanismen relativ selten. Am häufigsten kann es zu zerebralen Embolien aus diesen Bezirken kommen.

3.2.2 Symptomatik der Armarterien

Die zerebralen Symptome sind überwiegend kombiniert mit Zeichen der Minderdurchblutung an einem oder beiden Armen. Neben den im Abschnitt zur A. vertebralis (siehe Kap. F2) ausführlich dargestellten

Symptomen ist daher ein Belastungsschmerz an der oberen Extremität auffällig.
Die Armarteriensymptome sind vergleichbar denen an der unteren Extremität (Stadien I–IV nach Fontaine). Asymptomatische Läsionen an den Aortenbogenabgängen und der A. subclavia sind sehr häufig. Klinisch auffällig werden diese Patienten durch einen fehlenden oder abgeschwächten Puls an der oberen Extremität (komplettes Aortenbogensyndrom) oder eine Blutdruckdifferenz zuungunsten des erkrankten Arms (inkompletter Befall der Aortenbogenabgänge bzw. der A. subclavia). Unter den symptomatischen Stadien ist am häufigsten die Arm-Claudicatio, besonders bei „Über-dem-Kopf-Arbeiten". Ausgeprochen selten sind Ruheschmerzen oder akrale Gewebsläsionen. Letzteren liegen meist zusätzliche periphere arterioarterielle Embolien aus vorgeschalteten Läsionen (Gefäßwandulkus, Aszendens- und Aortenbogenaneurysmen, Schultergürtelsyndrom u. a.) oder Gefäßläsionen anderer Ursachen zugrunde.

3.2.3 Allgemeinsymptome

Allgemeine Symptome wie subfebrile Temperaturen, Muskelschmerzen, Gelenkschmerzen und Abgeschlagenheit weisen auf generalisierte Arteriitiden (Takayasu-, Riesenzellarteriitis) hin. Thorakale Schmerzen können Zeichen für eine Aortendissektion sein.

3.3 Diagnostik

3.3.1 Pulsstatus

Die genannten klinischen Symptome sind wegweisend. Den wichtigsten klinischen Befund stellt der ausgelöschte oder abgeschwächte Puls an den oberen Extremitäten dar, verbunden mit einem erniedrigten Blutdruck im Vergleich zur unteren Extremität oder zur kontralateralen oberen Extremität. Nicht selten kommt es vor, dass wegen eines nicht tastbaren Pulses oder eines erniedrigten Blutdrucks an einer Extremität jahrelang Puls und Blutdruck an der kontralateralen Extremität gemessen werden, ohne dass weitere diagnostische Schritte erfolgten.

3.3.2 Funktionsuntersuchung

Eine Schwindelprovokation beim Armbelastungstest ist beweisend für einen Vertebralis-Steal. Gleichfalls kann der Belastungstest nach Ratschow eine Armischämie verifizieren.

3.3.3 Doppler-Sonographie

Die direkte Beschallung des intrathorakal liegenden Truncus brachiocephalicus und des Anfangsabschnitts der linken A. subclavia ist meist nicht möglich. Die dopplersonographische Untersuchung der hirnversorgenden Arterien erfolgt erst hinter den Verschlussprozessen und erfasst daher nur hochgradige Stenosen und Verschlüsse. Einen Vertebralis-Steal mit umgekehrter Flussrichtung in der gleichseitigen A. vertebralis vermag sie aber sicher nachzuweisen. Die transkranielle Doppler-Sonographie dient der Beurteilung des intrakraniellen Kollateralkreislaufs.

3.3.4 Duplexsonographie

Für die Duplexsonographie gilt Gleiches wie für die Doppler-Sonographie. Die Beschallung der A. vertebralis und der extrathorakalen A. subclavia kann indirekt auf hochgradige Strömungsbehinderungen der vorgeschalteten Arterienabschnitte hinweisen. Sie kommt daher nur als Screening-Methode zur Anwendung.

3.3.5 Angiographie

Goldstandard ist die arteriographische Darstellung, die in DSA-Technik durchgeführt wird. Sie kann bei guter kardialer Leistung für den Aortenbogenabschnitt als intravenöse DSA genügen. Zur unverzichtbaren Darstellung der hirnversorgenden Arterien sowie auch des Steal-Kreislaufs ist aber die intraarterielle DSA als Aortenbogenangiographie vorzuziehen. Eine selektive Darstellung der Aortenbogenabgänge ist nur in Ausnahmefällen erforderlich. Selten kann sie zu embolisierenden Komplikationen führen.

3.3.6 Computertomographie

Eine kraniale Computertomographie ist notwendig, um abgelaufene ältere zerebrale Ischämieherde zu diagnostizieren. Sie stellt daher nur eine weitere Abklärungsuntersuchung nach Diagnosestellung dar.

3.3.7 MR-Angiographie

Die MR-Angiographie hat sich in mehreren Studien als geeignetes Verfahren zur Diagnostik auch bei Läsionen der Aortenbogenabgänge erwiesen. Sie steht der i. a. DSA hinsichtlich Spezifität und Sensitivität aber noch nach. Bei Kontrastmittelunverträglichkeit oder bei Punktionsschwierigkeiten ist sie jedoch in Betracht zu ziehen.

3.3.8 Risikoabklärung

Eine Abklärung der arteriosklerotischen Risikofaktoren, der koronaren Situation sowie der allgemeinen Operationsfähigkeit ist obligat.

3.4 Operationsindikation

Asymptomatische Läsionen, die in aller Regel als Zufallsbefunde diagnostiziert werden, bedürfen keiner invasiven Behandlung. Regelmäßige klinische und dopplersonographische Kontrollen, Behandlung der Risikofaktoren und eine Prophylaxe mit einem Thrombozytenaggregationshemmer sind ausreichend. Eine Ausnahme stellt eine A.-subclavia-Stenose dar, wenn ipsilateral ein Gefäßzugang für eine chronische Hämodialysebehandlung benötigt wird oder eine bereits bestehende Dialysefistel eindeutige Zeichen des „failing shunt“ aufweist (siehe Kap. H1).

!

Mit Ausnahme der geschilderten seltenen nephrologischen Situation stellen daher nur symptomatische Befunde eine Indikation zur invasiven Behandlung dar. Sie machen im Kollektiv der Rekonstruktionen an den extrakraniellen hirnversorgenden Arterien nur 5–8% aus. Ihre Inzidenz ist eher in Abnahme begriffen.

3.5 Operative Therapie

3.5.1 Zielsetzung

Ziel einer operativen Behandlung der Läsionen der Aortenbogenabgänge und der A. subclavia ist die Verbesserung der Durchblutung im hinteren Hirnkreislauf bzw. der oberen Extremitäten. Bei Läsionen der A. subclavia wird dieses Ziel erreicht durch Unterbrechung des Entzugssyndroms.

3.5.2 Vorbereitung

Die Abklärung der Narkosefähigkeit ist erforderlich. Der Eingriff erfolgt in Allgemeinnarkose. Bei extrathorakalen Operationen ist eine Eigenblutspende bei dem zu erwartenden geringen Blutverlust nicht erforderlich. Es genügt die Bereitstellung von zwei Erythrozytenkonzentraten. Bei intrathorakalem Zugang sind die Eigenblutspende und auch die intraoperative Retransfusion als sinnvolle Maßnahmen zu erwägen. Ansonsten sollten vier Erythrozytenkonzentrate bereitgehalten werden.

3.5.3 Operative Verfahren

In der Anfangsphase der operativen Behandlung von Aortenbogenläsionen wurde ausschließlich ein thorakaler Zugang gewählt. In Anbetracht der erhöhten Letalität und Morbidität der oft polymorbiden Patienten wurden dann sehr bald extrathorakale und z. T. extraanatomische Rekonstruktionsverfahren entwickelt, die die Komplikationsrate deutlich reduziert haben. Die intrathorakalen Verfahren weisen allerdings mit Ausnahme des Karotis-Subklavia-Bypasses und der Karotis-Subklavia-Transposition bessere Langzeitergebnisse auf als die extrathorakalen Methoden.

!

Es gilt daher die Regel, dass ein transthorakaler Zugang nur dann gewählt werden sollte, wenn ein extrathorakales Verfahren nicht möglich ist.

Transthorakal rekonstruiert werden komplette Aortenbogensyndrome und alle Patienten, bei denen nicht wenigstens *eine* frei perfundierte Aortenbogenabgangsarterie als Spenderarterie für ein extrathorakales Verfahren zur Verfügung steht. Das Verhältnis der extrathorakal zu transthorakal durchgeführten Eingriffe beträgt heute ca. 4 : 1.

Truncus brachiocephalicus und Arteria carotis communis

Die Ausschälplastik wie auch die Bypass-Verfahren erfordern am Truncus brachiocephalicus und an der lin-

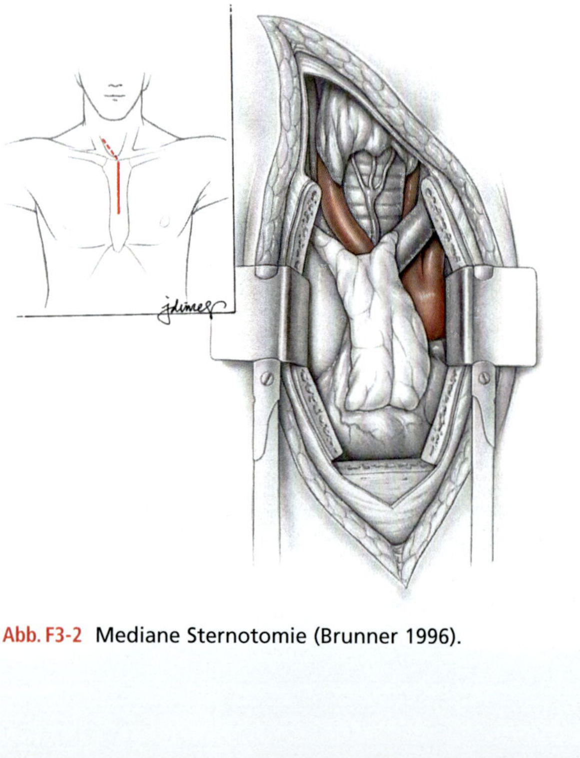

Abb. F3-2 Mediane Sternotomie (Brunner 1996).

ken A. carotis communis den Zugang durch eine mediane Sternotomie (partiell oder komplett, Abb. F3-2). Wir wählen die komplette Teilung des Sternums, um bei Komplikationen sofort einen ausreichenden Zugang zu haben.

Angioplastie
Stenosierende Läsionen des Truncus brachiocephalicus können bei sicherem Ausschluss ulzeröser thrombusbehafteter Prozesse eine Indikation zur Angioplastie sein, deren Ergebnisse gut sind. Auch ein Stent kann indiziert sein. Da der Eingriff nur selten indiziert ist, gibt es keine aussagekräftigen Zahlenwerte über die Erfolgsrate. Zentrale Läsionen der A. carotis communis stellen genauso wie auch Läsionen an der Karotisgabel nur selten eine Indikation zur Angioplastie dar. Jedoch wurde 1996 über einen Fall einer erfolgreichen Stent-Implantation bei embolisierender Abgangsstenose der linken A. carotis communis von der chirurgisch freigelegten distalen Arterie aus (d.h. in retrograder Technik) berichtet.

Thrombendarteriektomie
Die Technik der offenen Ausschälung mit tangentialem Ausklemmen des Trunkusabgangs (Abgangsstenosen müssen bis in den Aortenbogen ausgeschält werden) war früher die Methode der Wahl, wird heute aber kaum mehr durchgeführt. Allenfalls bei der isolierten Trunkusstenose kann sie noch zur Anwendung kommen. Analoges gilt für die Abgangsläsion der linken A. carotis communis.

Bypass-Verfahren
Die einfachste Rekonstruktionsmethode stellt das Bypass-Verfahren dar. Zentrale Insertionsstelle ist die aszendierende Aorta an ihrer lateralen Konvexität. Der Herzbeutel wird aortennah eröffnet und die Aorta so weit präpariert, dass sie angezügelt werden kann (cave: dahinter verlaufende A. pulmonalis). Mit pharmakologischen Maßnahmen (siehe Kap. 3) wird nun der systemische Blutdruck auf einen Mitteldruck von 50 mmHg gesenkt und die Aorta tangential mit einer Satinsky-Klemme ausgeklemmt.

!
Die Platzierung und ein fester Sitz der Klemme sind ohne Drucksenkung nicht möglich.

Eine Gefäßprothese wird Seit-zu-End anastomosiert (Abb. F3-3). Wir verwenden dazu heute gestrickte abgedichtete (Kollagen, Gelatine) Dacron®-Prothesen mit einem Kaliber von 8–10 mm. Das Kaliber richtet sich nach dem peripheren Anschlussgefäß. Erfolgt nur eine Überbrückung des Truncus brachiocephalicus, wird ein 10-mm-Rohr gewählt. Der Truncus brachiocephalicus wird unter Schonung der kreuzenden V. anonyma kurz unterhalb seiner Aufteilung quer abgesetzt und die Prothese distal End-zu-End anastomosiert (Abb. F3-4). Besteht zusätzlich eine Stenose oder ein Verschluss der linken A. carotis communis, wird in Seit-zu-End-Technik eine Bypass-Abzweigung anastomosiert und mit der A. carotis communis verbunden. Für den aortoiliakalen Bereich hergestellte Y-Prothesen verwenden wir

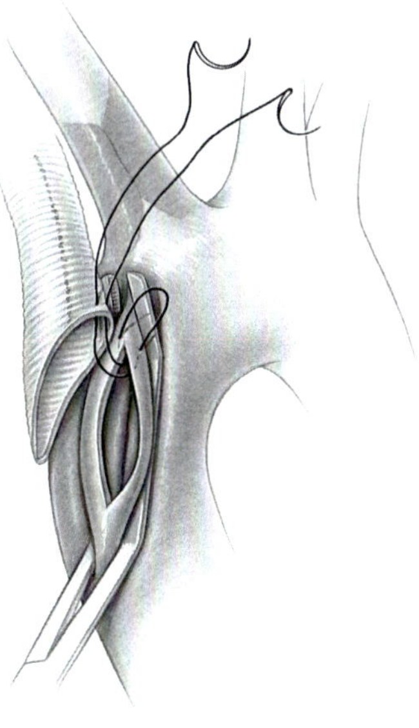

Abb. F3-3 Aorta-ascendens-Bypass: tangentiale Aortenausklemmung und Herstellung der zentralen Anastomose (Brunner 1996).

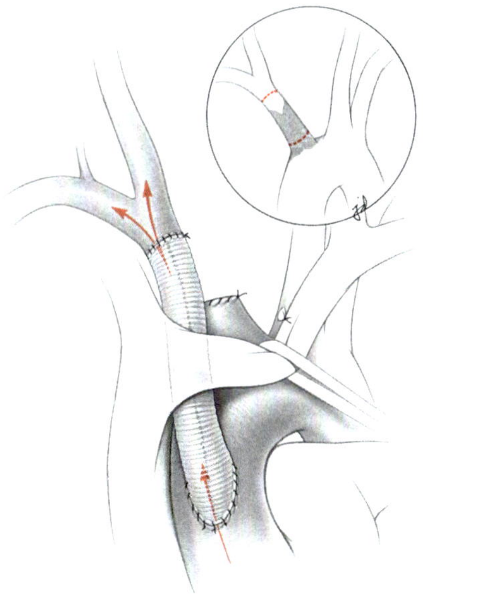

Abb. F3-4 Rekonstruktion des Truncus brachiocephalicus mit Bypass-Durchzug hinter der V. anonyma (Brunner 1996).

F3

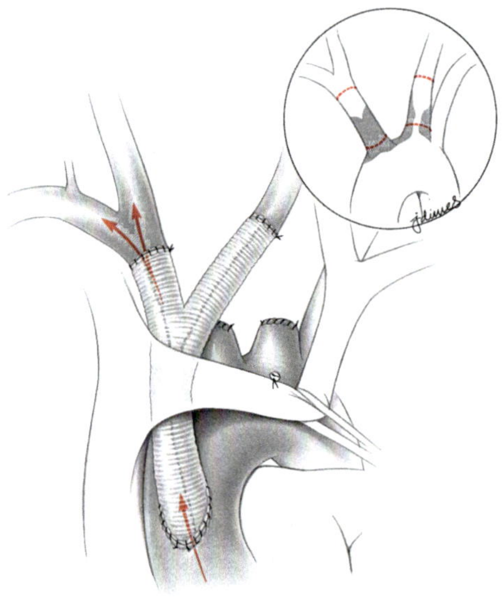

Abb. F3-5 Kombinierte Rekonstruktion des Truncus brachiocephalicus und der linken A. carotis communis (Brunner 1996).

aus hämodynamischen Gründen hier nicht mehr. Auch ist die Prothesenhose zu großkalibrig, um sicher hinter der V. anonyma gelagert zu werden. Für den axillofemoralen Bypass konstruierte Prothesen bieten sich hierbei jedoch an (Abb. F3-5). Wir verwenden doppelveloursbesetzte Dacron®-Prothesen. Die langen nicht benötigten Enden werden erhalten, resterilisiert und können für andere Operationen wiederverwendet werden. In dieser Technik ist es möglich, simultan auch eine miterkrankte linksseitige A. subclavia als „Tripel"-Bypass anzuschließen. Alternativ kann unter Schnittverlängerung in den linken Halsbereich hinein zur A. carotis communis die A. subclavia zur zentralen A. carotis communis transponiert werden. Der zentrale Trunkusstumpf wird unter Vermeidung eines „cul de sac" fortlaufend verschlossen.

Die Ergebnisse dieses Rekonstruktionsverfahrens sind sehr gut, Reverschlüsse und späte Stenosen kaum zu befürchten. Die Letalität liegt nach der Literatur bei bis zu 5%, oft aber gegen 0% tendierend. Die Drainierung erfolgt durch eine retrosternale und eine intraperikardiale Drainage.

Sonstige Methoden

Abgangsstenosen der A. carotis communis können extrathorakal durch Karotistransposition auf die kontralaterale A. carotis communis oder die ipsilaterale A. subclavia korrigiert werden (Abb. F3-6). Eine weitere Möglichkeit stellt ein subklavio-karotidaler Bypass, bei Bedarf mit simultaner Korrektur der A. carotis interna, dar (Abb. F3-7).

Arteria subclavia

Die rechte Seite ist von Subklavialäsionen deutlich häufiger betroffen als die linke. Im Bereich der A. subclavia sind bei isoliertem Befall extrathorakale Eingriffe seit langem den intrathorakalen Rekonstruktionen vorzuziehen. Voraussetzung dafür ist, dass wenigstens eine frei perfundierte Spenderarterie am Hals vorhanden ist.

Angioplastie

Die Angioplastie einer zentralen Subklaviastenose stellt eine Bereicherung des therapeutischen Spektrums dar, bei elastischer Stenose wird von einer Stent-Implantation Gebrauch gemacht. Da die Flussumkehr in der gleichseitigen A. vertebralis erst etwas zeitversetzt auftritt, ist mit einer Embolisierung in die A. vertebralis kaum jemals zu rechnen. Diese erfolgt allenfalls in die Armarterien und ist, bei rechtzeitiger Diagnostik, ohne bleibendes Defizit korrigierbar. Neuere Berichte haben gezeigt, dass die Angioplastie mit Stent-Implan-

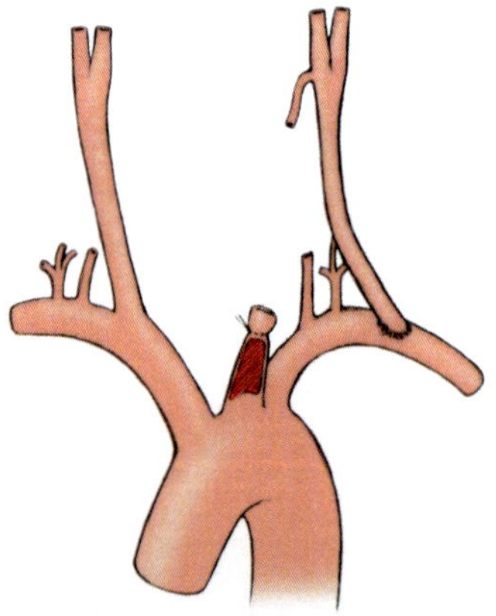

Abb. F3-6 Rekonstruktion einer Abgangsstenose der linken A. carotis communis durch Transposition auf die frei perfundierte ipsilaterale A. subclavia.

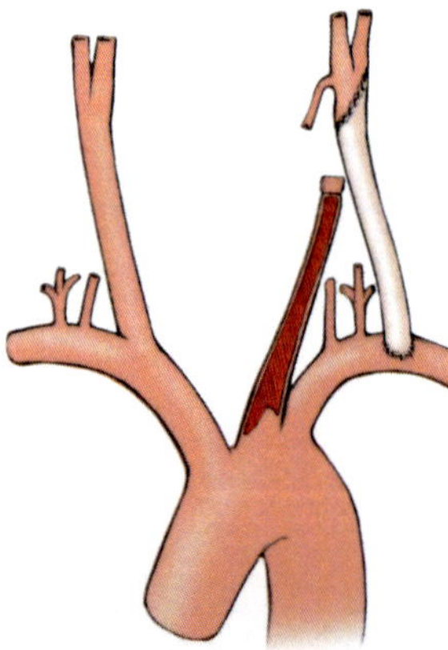

Abb. F3-7 Rekonstruktion einer Abgangsstenose der linken A. carotis communis durch Subklavia-Karotis-Bypass (Anzapfung der ipsilateralen frei perfundierten A. subclavia).

tation eine mögliche Methode der Revaskularisation für die Zukunft sein kann (Abb. F3-8). Kurzzeitige Nachbeobachtungen scheinen allerdings noch eine Restenoserate von ca. 20% zu ergeben. Angioplastie und Stent-Implantation mögen derzeit Indikationen sein bei Hochrisikopatienten mit multiplen brachiozephalen Läsionen. Eine der neueren Indikationen für ein A.-subclavia-Stenting ergibt sich bei dem Einsatz der linken A. mammaria interna als Bypass in der Koronarchirurgie. Stent-Implantationen der linken A. subclavia können einen unbehinderten Fluss zur linken A. mammaria interna gewährleisten. Erste Ergebnisse zeigten eine niedrigere Restenoserate mit deutlich verbesserter Langzeitfunktion. Bis eine längere Nachbeobachtung und größere Studien vorliegen, kann diese Technik allerdings noch nicht empfohlen werden.

Thrombendarteriektomie

Dieses Verfahren ist links nur intrathorakal, rechts dagegen auch extrathorakal möglich, hat aber heute keine Wertigkeit mehr.

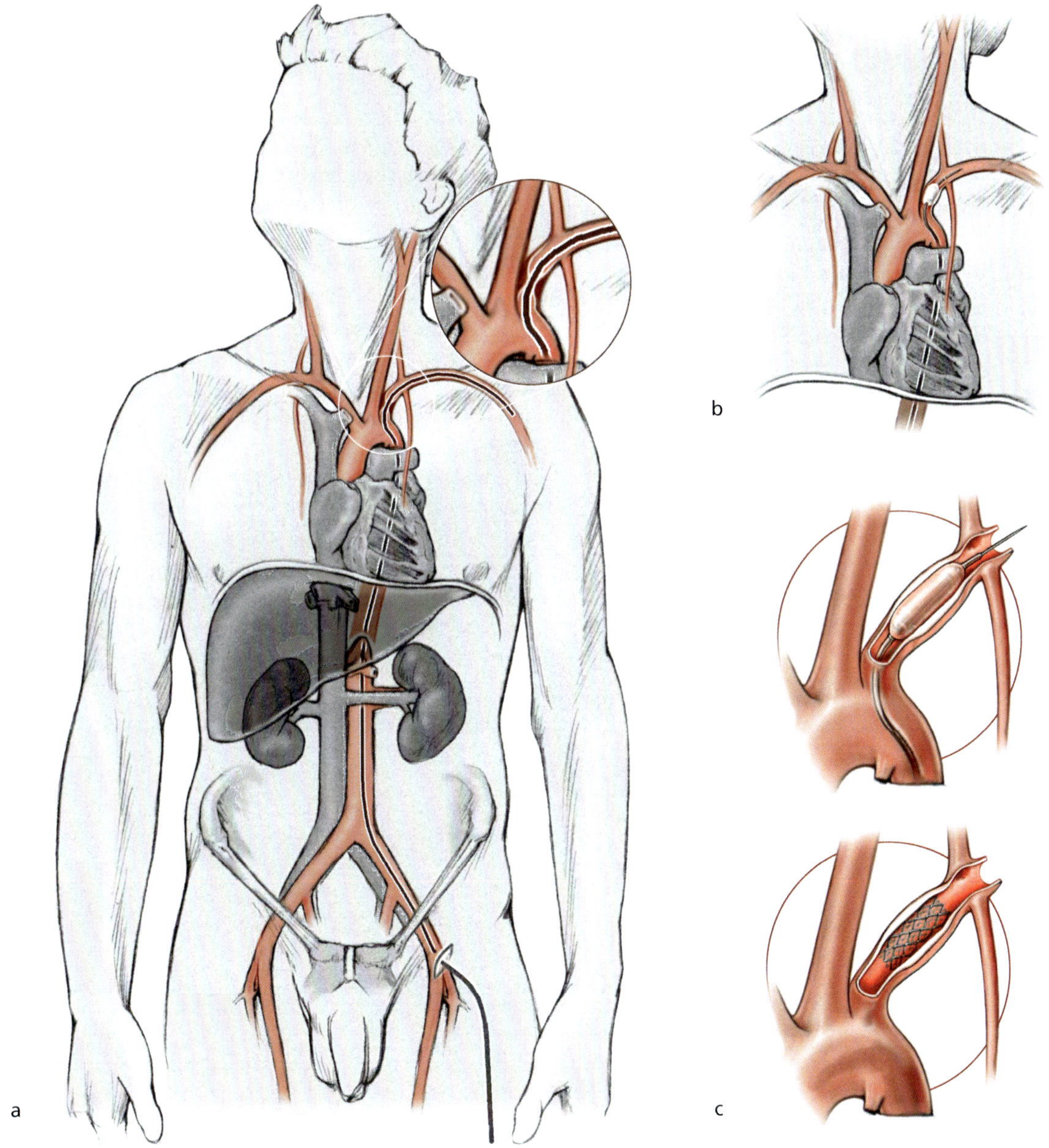

Abb. F3-8
a. Zentrale Stenose der linken A. subclavia vor dem Abgang der A. vertebralis.
b. Darstellung der Einführung von Kathetersystemen in die linke A. subclavia und Aufdehnung der Stenose (Inset).
c. Zusätzliches Einbringen eines Stents zur Sicherung des PTA-Ergebnisses.

Karotis-Subklavia-Bypass

Durch Anzapfung der A. carotis communis wird der Blutfluss partiell zur A. subclavia geleitet und damit der vertebrovertebrale oder auch ein anderer Entzugsweg unterbrochen. Voraussetzung für diese Technik ist, dass keine wesentliche Stenose im Bereich der A. carotis interna nachgeschaltet ist (eine Minderdurchblutung der A. carotis interna muss vermieden werden). Der Zugang erfolgt supraklavikulär wie beim Zugang zur proximalen A. vertebralis (siehe auch Kap. F2), jedoch muss der sternale Anteil des M. sternocleidomastoideus nicht durchtrennt werden. Die A. carotis communis wird so weit wie möglich zentral kurzstreckig dargestellt, und hinter der V. jugularis interna wird ein Tunnel gebildet. Zum distalen Anschluss kommt das zweite oder dritte Segment der A. subclavia in Frage. Letzteres liegt jenseits des M. scalenus anterior. Wir bevorzugen den zweiten Abschnitt der A. subclavia, da der Bypass hier einen kürzeren Verlauf hat und damit Pendelflüsse zwischen distaler Anastomose und Abgang der A. vertebralis weitestgehend vermieden werden. Hierzu muss der N. phrenicus dargestellt, isoliert und mit einem Zügel aus dem Operationsgebiet gehalten werden. Anschließend wird der M. scalenus anterior weit zentral durchtrennt. Es bereitet nun meist keine Schwierigkeiten, die A. subclavia freizupräparieren.

!

Die A. subclavia ist in aller Regel trotz weiter zentral gelegener Läsion in diesem Abschnitt von äußerst weicher Wandbeschaffenheit und sehr einrissgefährdet.

Am besten haben sich gestrickte 8-mm-Dacron®-Prothesen bewährt, die Seit-zu-End bzw. End-zu-Seit anastomosiert werden. Die distale Anastomose erfolgt in einer Distanz von manchmal kaum 1 cm jenseits des Abgangs der A. vertebralis (Abb. F3-9). Der M. sternocleidomastoideus wird grundsätzlich wieder rekonstruiert.

Langzeituntersuchungen haben ergeben, dass in deutlich über 95% der Fälle wieder ein orthograder Fluss durch die A. vertebralis erreicht wird und Pendelflüsse weitgehend vermieden werden.

Karotis-Subklavia-Transposition

Im Gegensatz zum älteren Bypass-Verfahren, bei dem sich nur Kunststoffprothesen bewährt haben, ist diese jüngere Operationsmethode ein rein autogenes Verfahren. Es hat zudem den Vorteil, dass nur *eine* Anastomose erforderlich ist und der Zufluss zur A. vertebralis orthograd erfolgt.

Der Zugang erfolgt in gleicher Weise wie beim Karotis-Subklavia-Bypass. Von anderen Autoren wird auch eine Längsinzision analog dem Zugang zur Rekonstruktion der A. carotis interna (siehe Kap. F1) angegeben. Dies bringt jedoch Nachteile, wenn die Transposition zum Bypass-Verfahren konvertiert werden muss. Die Präparation erfolgt zwischen A. carotis communis und V. jugularis interna in die Tiefe, wobei der N. vagus im perivenösen Gewebe verbleibt. Die A. subclavia wird zentral des Abgangs der A. vertebralis aufgesucht, quer durchtrennt und der zentrale Stumpf mit einer Durchstichligatur oder mit zwei Hämoclips versorgt. Ein Abrutschen des zentralen Stumpfs mit noch bestehender Restblutung kann die Erweiterung zur Thorakotomie erforderlich machen, wenn es nicht gelingt, die A. subclavia mit einem Ballonkatheter zu intubieren, mit dem in der Aorta unter leichtem Zug platzierten gefüllten Ballon die Blutung zu stillen, den Subklaviastumpf etwas nach oben zu ziehen und diesen dann sicher zu versorgen.

Am peripheren Stumpf ist manchmal eine Eversions-

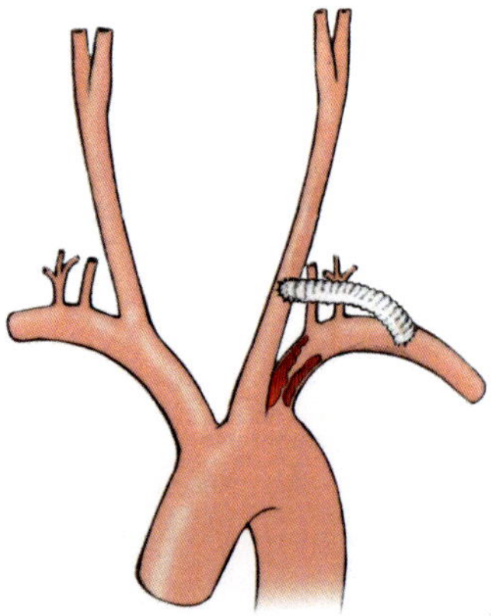

Abb. F3-9 Karotis-Subklavia-Bypass bei linksseitiger zentraler Blockade der A. subclavia.

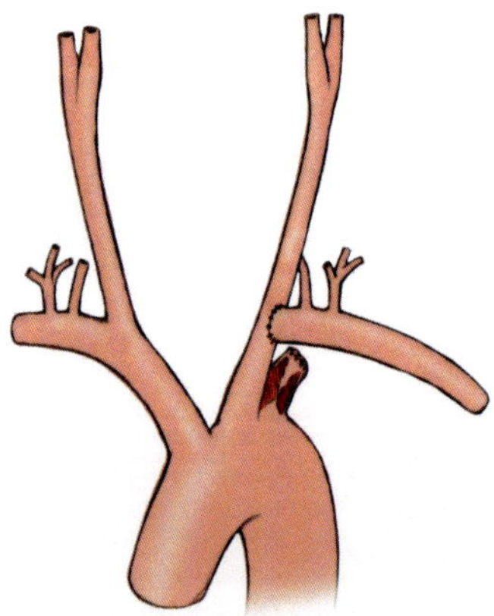

Abb. F3-10 Karotis-Subklavia-Transposition bei linksseitiger zentraler Strombahnblockade der A. subclavia.

endarteriektomie, die bis zum Abgang der A. vertebralis reichen kann, erforderlich. Zeigen sich allerdings bereits präoperativ deutliche arteriosklerotische Läsionen in diesem Bereich, dann verzichten wir von vornherein auf die Transposition und wählen einen Karotis-Subklavia-Bypass. In der Tiefe ist linksseitig auf den Ductus thoracicus, rechtsseitig auf den Ductus lymphaticus dexter zu achten. Diese sollten ligiert und durchtrennt werden. Zur Anastomosierung wird die A. carotis communis von lateral aus mit zwei runden oder L-Klemmen okkludiert und nach medial gedreht, so dass die Anastomose auf die laterodorsale Seite platziert werden kann. Eine Arteriotomie von 8–10 mm Länge bei sparsamer ovalärer Wandexzision ist völlig ausreichend. Die Naht wird, beginnend in der Mitte der Hinterwand oder auch am oberen Arteriotomiepol, an der Hinterwand als intraluminale Naht mit mittelfristig degradierbarem Nahtmaterial ausgeführt, wobei die ersten Stiche als Distanznaht erfolgen. Ein intraluminaler Shunt ist nicht erforderlich (er wäre sogar hinderlich), die Okklusionszeit beträgt in aller Regel längstens 10 Minuten. Entsprechende Flushmanöver zur Entlüftung sind unbedingt notwendig (Abb. F3-10).

Sonstige extrathorakale Umleitungsverfahren

Zur Überbrückung, auch zum Anschluss von zwei Gefäßen, sind mehrere weitere Verfahren entwickelt worden: axilloaxillärer, subklaviosubklavialer („Collier"-Bypass, Abb. F3-11), karotidokarotidaler, Karotido-karotido-Subklavia-Bypass u. a. Von Nachteil sind bei diesen Verfahren jedoch der längerstreckige Bypass und die Blutumleitung in häufig hämodynamisch ungünstiger Form wie beim axilloaxillären und subklaviosubklavialen Bypass (fast 360° Flussumkehr). Damit ist der Karotis-Subklavia-Bypass, wo immer er möglich ist, das Bypass-Verfahren erster Wahl.

Simultane Korrektur von Arteria carotis interna und Arteria subclavia

Bei kombinierten Stenosen der A. carotis interna und der ipsilateralen oder kontralateralen A. subclavia wird bei zusätzlicher Karotisinsuffizienz sowie auch bei alleiniger vertebrobasilärer Symptomatik und/oder Armsymptomatik grundsätzlich nur die A. carotis interna rekonstruiert. Nur wenn eine vertebrobasiläre Symptomatik und/oder Armsymptomatik bestehen bleibt, wird die A. subclavia in zweiter Sitzung rekonstruiert. Nach Rekonstruktion von Stenosen der A. carotis interna lässt sich über einen gut ausgebildeten Circulus arteriosus Willisii (präoperative Beurteilung durch transkranielle Doppler-Sonographie!) oft wieder eine ausreichende Perfusion im hinteren Strombahngebiet erreichen.

!

Simultaneingriffe an A. carotis interna und A. subclavia sind allenfalls vertretbar bei eindeutiger Symptomatik der Subklavialäsion und mäßiggradiger asymptomatischer Stenose der A. carotis interna (50–70%), um hier einen Entzug zum Internagebiet zu vermeiden.

3.5.4 Intraoperative Kontrollmethoden

Direktionale Doppler-Sonographie. Die Funktionsfähigkeit von Bypass und Transposition kann einfach über die Wiederkehr des peripheren arteriellen Pulses geprüft werden. Die Möglichkeit einer zeitlichen Latenz von einigen Stunden ist hierbei aber bekannt. Daher bleibt eine Doppler-Kontrolle Ausnahmesituationen vorbehalten.

Angioskopie. Diese erübrigt sich bei den geschilderten Operationsverfahren.

DSA. Im eigenen Krankengut hat sich bisher die Notwendigkeit einer angiographischen intraoperativen Kontrolle nicht ergeben.

Intraoperatives Monitoring. Ein intraoperatives zerebrales Monitoring-Verfahren ist entbehrlich, da sich aus lokalen Gründen (kurze Nahtreihe) keine Konsequenzen wie das Einlegen eines intraluminalen Shunts ergeben würden.

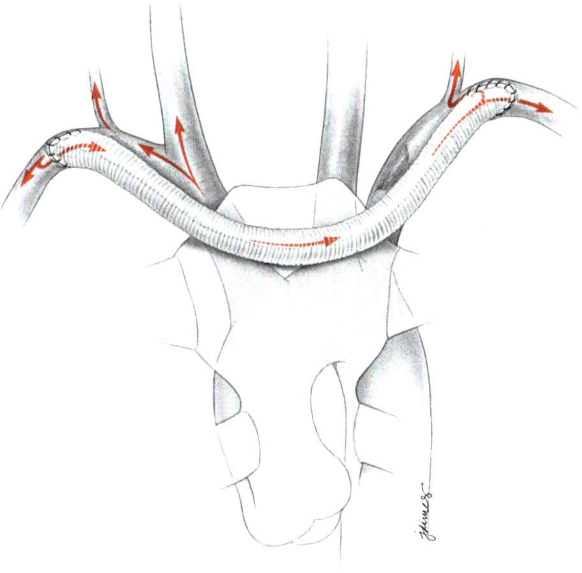

Abb. F3-11 Extrathorakaler subklaviosubklavialer Bypass (8 mm Dacron®) bei linksseitigem zentralem Subklaviaverschluss (Brunner 1996).

3.6 Konservative Therapie

Die Ausschaltung von Risikofaktoren ist obligat. Zur Prophylaxe werden 100 mg/d ASS gegeben, an anderer Stelle wird auch eine höhere Dosierung (300 mg/d) empfohlen.

3.7 Komplikationen und deren Behandlung

Perioperative Letalität und Morbidität sind, allerdings in Abhängigkeit vom operativen Zugang, als sehr niedrig einzustufen. Sofort- und Frühverschlüsse sind außerordentlich selten, intraoperativ aufgetretene neurologische Defizite sind die absolute Ausnahme. Auch Wundinfektionen mit Beteiligung der Gefäßstrecke treten in der Chirurgie der A. subclavia und der Aortenbogenabgänge äußerst selten auf. Einen tiefen Infekt haben wir im Verlauf der letzten 18 Jahre nicht beobachtet. Er ist bei Verwendung von Kunststoffmaterial schwerwiegender als bei autogener Rekonstruktion (siehe Kap. O5).

3.7.1 Sofortkomplikationen

Blutung. Auch eine Nachblutung tritt hier außerordentlich selten auf, beim Bypass eher als bei der Transposition. Bei Schocksymptomatik ist die sofortige Revision indiziert. Auch ein sich langsam entwickelndes Hämatom sollte aus infektionsprophylaktischen Gründen sekundär ausgeräumt werden.

Sofortverschluss. Dieser tritt so gut wie nie auf und wäre dann allerdings als technischer Fehler anzusehen.

Neurologische Komplikationen. Mit einem zentralen neurologischen Defizit ist in aller Regel bei diesen Verfahren nicht zu rechnen. Beim Karotis-Subklavia-Bypass und bei komplexen intrathorakalen Rekonstruktionen ist selten eine Läsion des N. phrenicus (Röntgendurchleuchtung: Zwerchfellhochstand) zu verzeichnen. Es kommt fast immer zu einer kompletten Remission. Auch Schäden des N. recurrens, des Grenzstrangs oder auch des Plexus brachialis sind eine ausgesprochene Seltenheit.

Lymphfistel. Ebenfalls selten kommt es zu einer Lymphfistel, bedingt durch die räumliche Nähe zum Ductus thoracicus bzw. zum Ductus lymphaticus dexter. Besonders komplizierend ist dies bei der linksseitigen Transposition. Die Behandlung ist primär konservativ durch Ableitung, selten muss eine operative Intervention vorgenommen werden (siehe Kap. F2).

Allgemeine Komplikationen. Sie unterscheiden sich nicht von denen nach Karotisrekonstruktion.

3.7.2 Frühkomplikationen

Frühverschluss. Ein Frühverschluss tritt in einer zahlenmäßig kaum zu erfassenden Häufigkeit auf.

Kompression durch das Transplantat. Durch zu große Prothesenkaliber kann es beim retrosternalen Bypass-Austritt aus dem Thorax zur Kompression der Venen und der Trachea kommen. Klinische Zeichen sind eine zunehmende obere Einflussstauung und Stridor.

> **!** Schon seit Anfang der 80er Jahre wird empfohlen, die in der Aortenchirurgie üblichen großkalibrigen Y-Prothesen in dieser Position nicht zu verwenden.

Beim Einsatz von 8-mm- bzw. 10-mm-Prothesen tritt diese Komplikation nicht auf.

3.7.3 Spätkomplikationen

Spätverschluss. In ca. 10% ist mit einem Spätverschluss zu rechnen. Nach unserer eigenen Erfahrung tritt er beim Bypass eher auf bei Verwendung von zu kleinlumigen Prothesen (Dacron®-Prothese unter 8 mm, PTFE-Prothese unter 6 mm). Spätverschlüsse sind bei den langstreckigen, hämodynamisch ungünstigeren Umleitungen wie z. B. dem axilloaxillären Bypass häufiger.

Anschlussaneurysma. In einem Zeitraum von 22 Jahren trat bei subtiler langfristiger Kontrolle dieses kleinen Patientenkollektivs kein Nahtaneurysma auf.

Rezidivstenose. Sie ist außerordentlich selten. Bei regelmäßiger Nachkontrolle lässt sie sich frühzeitig diagnostizieren und ist einer Revision allerdings nur dann zuzuführen, wenn sie symptomatisch ist.

3.8 Literatur

Arning C: Farbkodierte Duplexsonographie der hirnversorgenden Arterien. Thieme, Stuttgart–New York 1996

Barner HB, Rittenhouse EA, Williams VL: Carotid subclavian bypass for „subclavian steal syndrome". J Thorac Cardiovasc Surg 55 (1968), 773–782

Berguer R, Bauer RE: Vertebrobasilar Arterial Occlusive Disease. Medical and Surgical Management. Raven Press, New York 1982

Berguer R, Kieffer E: Surgery to the Arteries to the Head. Springer, New York–Berlin–Heidelberg 1992

Brunner U (Hrsg.): Breitner Chirurgische Operationslehre, Band XIII Gefäßchirurgie. Urban & Schwarzenberg, München–Wien–Baltimore 1996

Crawford ES: Complications of arch and vertebral revascularisation. In: Bernhard VM, Towne JB (eds.): Complications in Vascular Surgery. Grune & Stratton, New York–London–Toronto–Sydney–San Francisco 1980

Diethrich EB, Garrett HE, Ameriso J et al.: Occlusive disease of the common carotid and subclavian arteries treated by carotid-subclavian bypass. Analysis of 125 cases. Am J Surg 114 (1967) 800–807

Hepp W, Coutelle A, Otto W: Lesions of the aortic arch branches: long-term results after surgical procedures. In: Horsch S, Ktenidis K (eds.): Perioperative Monitoring in Carotid Surgery. Steinkopff, Darmstadt 1998

Leitz, KH: Zugangswege in der Gefäßchirurgie. Springer, Berlin–Heidelberg–New York 1981

Rhipp LH, Scott JD, Kessel D, Robertson I: Subclavian stents and stent grafts: cause for concern? J Endovasc Surg 1999, 6:223–226

Ruchholtz S, Steckmeier B, Parzhuber A et al.: Retrograde transkarotideale Stentimplantation bei embolisierender Abgangsstenose der linken A. carotis communis. Gefäßchirurgie 1 (1996) 51–55

Sandmann W, Kniemeyer H, Mann P, Aulich A: Rekonstruktive Chirurgie der Aortenbogenarterien unter besonderer Berücksichtigung der Subclavia-Transposition. Z Herz Thorax Gefäßchir 1 (1987) 47–52

Turner DR, Cleveland T: Arch vessel stenosis: imaging modality options. Towards vascular and endovascular consensus 2005, 41–56

Vollmar J: Rekonstruktive Chirurgie der Arterien. Thieme, Stuttgart–New York 1996

Vranic M, Vaughn PL, Lobarto AC, Rodriguez-Lopez J, Diethrich EB: Intraoperative subclavian artery stenting to salvage a LIMA graft. Ann Thorac Surg 1999, 68: 2333–2334

Wylie EJ, Stoney RJ, Ehrenfeld WK: Manual of Vascular Surgery, Volume I. Springer, New York–Heidelberg–Berlin 1980

F4 Chronische Verschlussprozesse an den oberen Extremitäten

W. Hepp

4.1 Ätiologie und Pathogenese

4.1.1 Pathogenese

Die bei weitem häufigste Ursache chronischer Verschlussprozesse an den oberen Extremitäten ist die Arteriosklerose. Sie betrifft in etwa 70% die Unterarmarterien und weiter peripher gelegene Abschnitte, bei etwa jedem vierten Patienten sind die A. subclavia und die A. axillaris erkrankt und in nur 2,5% der Fälle zeigt die A. brachialis arteriosklerotische Veränderungen. Selten kommen Arteriitiden wie Endangiitis obliterans, Riesenzellarteriitis oder M. Behçet (meist als Aneurysma) u. a. vor.

Während die arteriosklerotischen Läsionen überwiegend kurzstreckiger Art und meist aus einer Stenose hervorgegangen sind, sind die Läsionen entzündlicher Genese eher langstreckig. Auch ältere, organisierte embolische Verschlüsse, häufig multilokulär, kommen in Betracht. Aber auch unerkannte Traumen, besonders im Bereich von Schultergelenk und Ellenbogengelenk, können zu ischämischen Beschwerden führen.

Von wesentlich größerer Bedeutung ist der M. Raynaud (primär) bzw. das Raynaud-Phänomen (sekundär). Hierbei ist die Differenzialdefinition derzeit wieder in Diskussion. Der M. Raynaud ist eine primär spastische Vasomotionsstörung ohne (erkennbare) organische Ursache und ohne organische Veränderungen an den Digitalarterien. Diese wird durch Kälte oder Emotionen ausgelöst. Beim Raynaud-Phänomen (Synonym: sekundäres Raynaud-Syndrom) handelt es sich dagegen um eine periphere organische Gefäßerkrankung als Ausdruck verschiedener Grunderkrankungen. Diese sind Kollagenosen (z. B. Sklerodermie), arterielle Verschlusskrankheit (ASKL, Thrombangiitis obliterans, Embolien), Traumen (z. B. Vibrationstrauma), hämatogene Erkrankungen, chronische Intoxikationen, Medikamente, neurologische Erkrankungen (multiple Sklerose, Neuritis, Karpaltunnelsyndrom u. a.), Wirbelsäulenerkrankungen, Lebererkrankungen, arteriovenöse Kurzschlüsse oder ein paraneoplastisches Syndrom.

> **!**
> Ein Raynaud-Phänomen kann über viele Jahre als einziges Symptom einer Grundkrankheit auftreten, die zunächst noch nicht erkannt ist.

Wesentlich sind hier auch die Kompressionssyndrome der oberen Extremität (Schultergürtelsyndrom = TOS/TIS, Kompressionssyndrom der A. brachialis), die an anderer Stelle dargestellt werden (siehe Kap. C2 und C3).

4.1.2 Verschlusstypen und kollaterale Versorgung

Die oberen Extremitäten weisen durch ihre ausgezeichnete kollaterale Versorgung, besonders durch das „Rete axillaris" und das „Rete articulare cubiti", eine Luxusdurchblutung auf. Daher tritt bei akuten Verschlüssen an der oberen Extremität eine komplette Ischämie seltener auf als an der unteren Extremität, während die inkomplette Ischämie, wiederum im Gegensatz zur unteren Extremität, zahlenmäßig deutlich führt (siehe Kap. E3).

4.1.3 Kombinationsverschlüsse

Zentrale Gefäßläsionen können durch periphere Embolisationen mit peripheren (häufig digitalen) Verschlussprozessen kombiniert sein. Dies ist nicht selten bei vorgeschalteten Aneurysmen oder Ulzerationen im Rahmen eines Schultergürtelsyndroms der Fall (siehe Kap. C2).

4.1.4 Häufigkeit, Geschlechtsverteilung

Nur 10% aller arteriosklerotischen Läsionen betreffen die obere Extremität. Im gefäßchirurgischen Krankengut ist der Prozentsatz noch deutlich geringer, da nur selten eine Operationsindikation besteht. Das höhere Lebensalter dominiert, das weibliche Geschlecht ist führend. Arteriitiden und Systemerkrankungen als Ursachen chronischer Verschlussprozesse an den oberen Extremitäten kommen v. a. im vierten bis fünften Jahrzehnt vor.

Vom M. Raynaud sind Frauen 2- bis 5-mal häufiger als Männer betroffen. Die Erkrankung findet sich vorwiegend bei Patienten in jugendlichem Alter, während mit Beginn der Menopause meist eine Besserung einsetzt.

Das Raynaud-Phänomen tritt in Abhängigkeit von der Grundkrankheit in allen Altersgruppen auf. Am häufigsten ist es bei der Sklerodermie, wo es mit einer Prävalenz von 90% das führende Leitsymptom ist. Beide Geschlechter sind dabei zahlenmäßig etwa gleich häufig betroffen.

4.2 Symptomatik

Die Patienten klagen über einen rasch eintretenden Schmerz bei Überkopfarbeiten. Die klinische Stadieneinteilung wird, wie auch an der unteren Extremität, nach Fontaine vorgenommen. In der Häufigkeit dominierend ist bei der Arteriosklerose das symptomfreie Stadium I, das meist nur einen Zufallsbefund darstellt. Von den symptomatischen Stadien ist zahlenmäßig der Belastungsschmerz (Stadium II) führend, v. a. bei kurzstreckigen Strombahnblockaden. Bei längerstreckigen Verschlüssen und multiplen segmentären Läsionen liegt häufig das Stadium III, bei zusätzlichen akralen Nekrosen das Stadium IV vor. Letzteres ist sehr häufig ein Ausdruck peripherer Embolisationen (dem Trashfoot am Fuß gleichzusetzen). Im Rahmen von Arteriitiden, besonders der Endangiitis obliterans, und von Systemerkrankungen sind fortgeschrittene Stadien der Verschlusssymptomatik mit Bedrohung der Extremität am häufigsten.

Differenzialdiagnostisch sind die Beschwerdebilder an der oberen Extremität gegen die Kompressionssyndrome (TOS, Kompressionssyndrom der A. cubitalis) abzugrenzen.

> **!** Auch hinter einem „chronischen" Panaritium steckt nicht selten ein embolisierendes TOS.

Differenzialdiagnostisch muss bei langstreckigen filiformen Arterien bzw. langstreckigen Verschlüssen auch ein Ergotismus erwogen werden. Zudem sind orthopädische Krankheitsbilder (Schulter-Arm-Syndrom u. a.) von hoher differenzialdiagnostischer Wertigkeit.

Für den M. Raynaud ist eine anfallsweise und meist symmetrisch auftretende Blässe der Finger II–V typisch, die durch Konstriktion der Arterien und Venolen bedingt ist. Dieser Spasmus wird meist durch Kältereize und psychische Faktoren ausgelöst. Daher tritt die Symptomatik gehäuft in der kalten Jahreszeit auf. Der Spasmus kann bis zu 30 Minuten anhalten, danach folgt eine zyanotische Verfärbung (wahrscheinlich verursacht durch eine Paralyse der Venolen). Nach dieser Phase kann auch eine – möglicherweise durch endogene vasodilatatorische Substanzen bedingte – Hyperämie auftreten (Trikolore-Phänomen). Nekrosen kommen nicht vor (Tab. F4-1).

Im Gegensatz zum M. Raynaud können beim sekundären Raynaud-Phänomen alle Finger betroffen sein, meist kommt es aber nur isoliert an einzelnen Fingern zu der typischen Symptomatik mit Blässe und Kälte. Die Klinik ist nicht so ausgeprägt, jedoch können auch Nekrosen vorkommen (s. Tab. F4-1). Vasospastische Attacken treten bei Endangiitis obliterans und arteriosklerotischen Gefäßveränderungen häufig auf.

Tab. F4-1 Unterscheidung zwischen M. Raynaud und Raynaud-Phänomen (nach Creutzig).

	M. Raynaud	Raynaud-Phänomen
Erkrankungsalter	10–45 Jahre	abhängig vom Grundleiden, oft über 50 Jahre
betroffene Finger	symmetrisch D II–V	asymmetrisch, häufig isoliert nur einzelne Finger betroffen
Organmanifestation	nie vorhanden	je nach Grundkrankheit
akrale Nekosen	nie	häufig
serologische Veränderungen	nie	je nach Grundkrankheit möglich
akrale Lichtplethysmographie nach Nitrogabe	normal	häufig pathologisch
Kapillarmikroskopie	keine morphologischen Veränderungen	häufig Kapillaranomalien
Arteriographie der Hand	keine organischen Veränderungen, Vasospasmen	organische Arterienveränderungen und Vasospasmen

4.3 Diagnostik

4.3.1 Funktionsuntersuchung

Die Faustschlussprobe sollte 2 Minuten ohne Belastungsschmerz und Abblassung der Handflächen durchführbar sein. Werte unter 2 Minuten sind als pathologisch anzusehen. Zu achten ist auch auf die Abblassung der Handflächen sowie auf die Zeitdauer der Venenwiederauffüllung und der reaktiven Hyperämie (analog zum Ratschow-Test an der unteren Extremität).

! Bei Nekrosen ist der Belastungstest obsolet.

Der M. Raynaud kann im Kältetest (beide Hände in kaltem Wasser) provoziert werden.

4.3.2 Doppler-Sonographie

Die CW-dopplersonographische Untersuchung an den Unterarmarterien und die Bestimmung des Bein-Arm-Index gehören zur Routineuntersuchung. Sie erlauben eine Aussage über die Schwere der peripheren Ischämie.

4.3.3 Kapillarmikroskopie

Diese Untersuchung ist für den M. Raynaud von wesentlichem Stellenwert. Besonders die Diagnose einer Sklerodermie gelingt sehr sicher durch typische morphologische Kriterien wie Riesenkapillaren, avaskuläre Felder und Hämorrhagien bereits zu einem Zeitpunkt, zu dem sich noch keine anderen klinischen Hinweise für eine Sklerodermie ergeben (ca. 12%).

4.3.4 Bildgebende Verfahren

Trotz aller Fortschritte in der Aussagekraft der Duplexsonographie, besonders in ihrer farbkodierten Version, ist der diagnostische Goldstandard unverändert die Angiographie. Die angiographische Diagnostik wird als Aortenbogenangiographie in Kathetertechnik mit zusätzlicher selektiver Darstellung der Peripherie (Hohlhandbögen, Digitalarterien) über die A. subclavia durchgeführt.

! Die Gabe eines Spasmolytikums bei der peripheren Angiographie zur Darstellung der Hohlhandbögen und der akralen Gefäße ist dabei unerlässlich. Nur so kann der immer einsetzende untersuchungsbedingte Gefäßwandspasmus ausgeschaltet werden.

4.3.5 Risikoabklärung

Auch hier gilt wieder die allgemeine Risikoabklärung, v. a. in kardialer Hinsicht. Außerdem ist nach systemischen Erkrankungen (Sklerodermie, Lupus erythematodes u. a.) zu fahnden.

4.4 Operationsindikation

Aufgrund der ausgezeichneten Kollateralisierung ist die Indikation zur Operation nur selten gegeben; sie trifft bei entsprechender beruflicher Einschränkung (Belastungsschmerz) zu, außerdem in den Stadien III und IV. Meist besteht in diesen Stadien aber aufgrund der überwiegend peripheren Verschlusslokalisation eine lokale Inoperabilität.

!

Grundsätzlich stellen kurzstreckige zentrale Läsionen eine Operationsindikation dar, während periphere Läsionen mehr eine Indikation zur konservativen Behandlung sind.

4.5 Operative Therapie

4.5.1 Zielsetzung

Das Ziel der Behandlung ist die Beseitigung des Belastungsschmerzes, um damit die häufig noch berufstätigen Patienten arbeitsfähig zu erhalten. Bei Ruheschmerzen und akralen Nekrosen ist das Ziel die Schmerzbeseitigung, die Abheilung der trophischen Störungen und der Finger- bzw. Extremitätenerhalt.

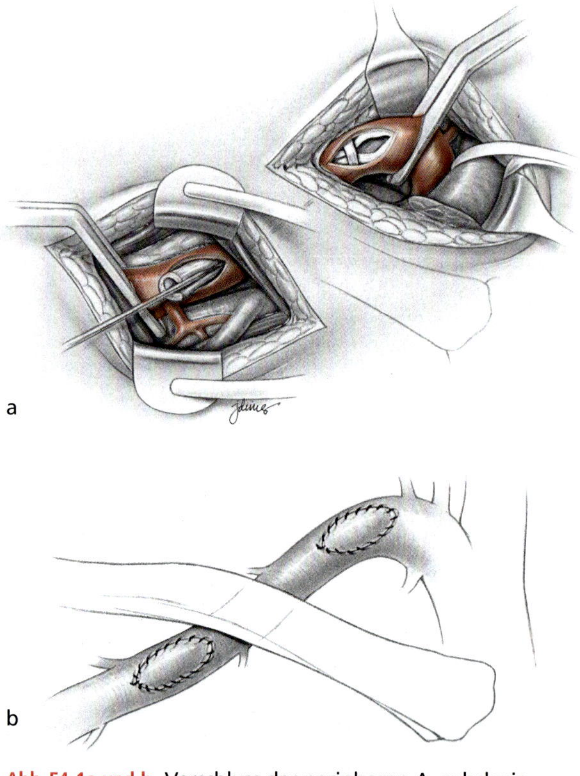

a

b

Abb. F4-1a und b Verschluss der peripheren A. subclavia.
a: Halbgeschlossene TEA mit dem Ringstripper.
b: Z.n. zweifachem Patchverschluss der Arteriotomien (Brunner 1996).

4.5.2 Vorbereitung

Die Vorbereitung ist in Analogie zu den vorhergegangenen Kapiteln zu handhaben. Wenn möglich sollte von einer Regionalanästhesie Gebrauch gemacht werden.

4.5.3 Operative Verfahren

Bei der operationstaktischen Planung ist es wichtig, dass die Arterien an der oberen Extremität streckenweise eine oberflächliche Lage haben, wie z. B. die A. brachialis und die Unterarmarterien, die daher einer operativen Intervention gut zugänglich sind. Zahlenmäßig sind hier jedoch seltener Eingriffe erforderlich. Die zentral gelegenen Arterien (A. subclavia, A. axillaris) haben dagegen durch die vorgelagerte Klavikula und die Mm. pectoralis major und minor eine geschützte Lage. Der operative Zugang gestaltet sich also gerade dort aufwändiger, wo die Arteriosklerose häufiger einer operativen Intervention bedarf.

Endovaskuläre Methoden

Angioplastie

Mit Ausnahme zentraler kurzstreckiger Subklaviastenosen hat die Angioplastie an den oberen Extremitäten keinen wesentlichen Stellenwert. Dies ist auf das kleine Arterienkaliber zurückzuführen. Anders verhält es sich bei einer Angioplastie im Rahmen eines kombinierten Verfahrens, v. a. beim akuten oder subakuten Arterienverschluss aufgrund einer arteriellen Thrombose. Hier wird die chirurgische Thrombektomie mit der intraoperativen Angioplastie kombiniert.
Beim M. Behçet, der durch Zuwanderungsbewegungen aus dem Osten bzw. Südosten hier und dort etwas häufiger auftritt, treten Aneurysmen auf, die man an der A. subclavia besser durch endovaskuläre Stent-Prothesen ausschaltet.

Thrombendarteriektomie

Zentrale arteriosklerotische Läsionen der A. subclavia und A. axillaris sind einer Ausschälung zugängig. Sie bedürfen immer eines zweifachen Gefäßzugangs (Abb. F4-1). Dieser erfolgt im zentralen Abschnitt supraklavikulär bzw. infraklavikulär bzw. axillär und an der A. brachialis im Sulcus bicipitalis medialis. Zu achten ist beim zentralen Zugang auf die Faszikel des Plexus brachialis bzw. später auf den N. medianus und den N. ulnaris.
Die Ausschälung erfolgt retrograd, d. h., der Zylinder

wird an der distalen Arteriotomie offen ausgeschält, quer abgesetzt und der zentrale Stumpf mit dem Ringstripper nach zentral ausgeschält, wobei er hier an der proximalen Arteriotomie quer abgesetzt wird. Diese Stufe liegt in Stromrichtung und ist daher bedeutungslos. Distal muss eine eventuell verbleibende Stufe entsprechend angeschrägt und transluminal fixiert werden.

!

Eine offene Ausschälplastik wird in der Literatur zwar immer noch angegeben, sollte aber an der A. subclavia nicht mehr durchgeführt werden, da sie eine lange Arteriotomie erfordert und dies nur auf Kosten einer passageren Durchtrennung der Klavikula möglich ist.

Bypass-Verfahren

Auch bei den Bypass-Verfahren sind analog zur TEA zwei getrennte Zugänge erforderlich. Im zentralen Arterienabschnitt (A. subclavia, A. axillaris) haben sich gestrickte Dacron®-Prothesen mit einem Durchmesser von 8 mm bzw. 6-mm-PTFE-Prothesen bewährt. Im Abschnitt der A. brachialis sollte man wegen des kleineren Gefäßkalibers aber einen Venen-Bypass (reversed oder orthograd) vorziehen. Es bietet sich die V. saphena magna oder auch die ipsilaterale V. cephalica an. Bei der Entscheidung für letztere Vene ist aber immer zu bedenken, dass diese zur Anlage einer direkten Dialysefistel wichtig werden könnte. Die Anastomosen werden in aller Regel Seit-zu-End bzw. End-zu-Seit durchgeführt. Die schwierigere Anastomose, bei der das Transplantat beweglicher sein muss, sollte zuerst angelegt werden. Die Anastomose wird an der zentralen Arteriotomie am peripheren Nahtpol und an der peripheren Arteriotomie am zentralen Nahtpol begonnen. Ein doppeltarmierter Faden der Stärke 5-0 oder 6-0 genügt, Zwischenknoten an den Nahtpolen sind verzichtbar. Beim Venen-Bypass wird mittelfristig degradierbares Nahtmaterial und beim Prothesen-Bypass Polypropylene verwendet.

Bei längerstreckigen Prozessen der A. subclavia, oft kombiniert mit einer Erkrankung der A. axillaris, ist ein Karotis-Axillaris/Brachialis-Bypass indiziert. 8-mm-Dacron®-Prothesen und autologe Venen bieten sich an. Reicht der Bypass bis zur A. brachialis, ist eine Vene günstiger. Das Transplantat kann retroklavikulär oder auch subkutan geführt werden. Letzteres wird kontrovers diskutiert, wir bevorzugen die Position hinter der Klavikula (die tiefe Lage ist hinsichtlich der Infektionsprophylaxe günstiger).

In seltenen Fällen kommen auch in der Peripherie Bypass-Rekonstruktionen unter Einsatz mikrochirurgischer Technik zum Einsatz (nur Venen-Bypass; Abb. F4-2).

Thorakale Sympathektomie

Dieses Verfahren kommt zur Anwendung bei Therapieversagen oder bei lokaler Inoperabilität. Es handelt sich hierbei meistens um periphere Verschlüsse, periphere Embolisationen und auch das Raynaud-Phänomen. Der Zugang erfolgt heutzutage transaxillär transthorakal (siehe Kap. I1). Die Langzeitergebnisse sind oft unbefriedigend, die Indikation wird daher sehr kontrovers diskutiert.

Die endoskopische Sympathikusresektion hat an Wertigkeit gewonnen. Außerdem steht die CT-gesteuerte Sympathikusausschaltung zur Verfügung. Wir bevorzugen thorakal die operative Resektion, da wir sie für radikaler und somit effektiver halten.

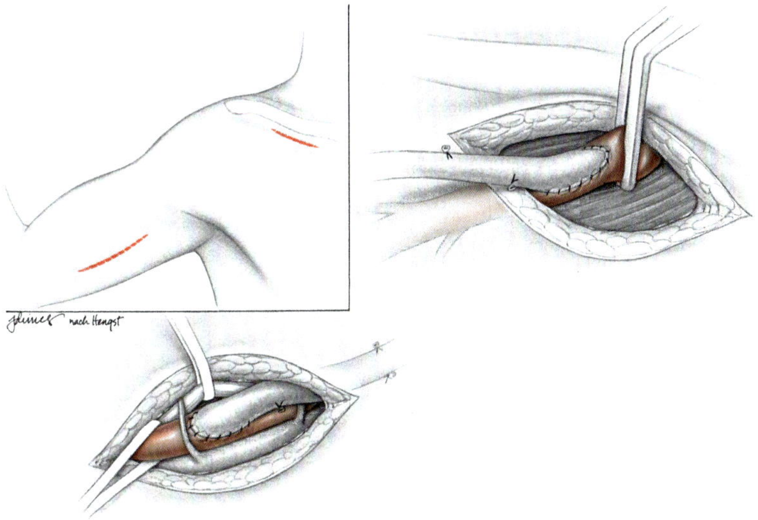

Abb. F4-2 Venen-Bypass bei Verschluss der peripheren A. subclavia (Brunner 1996).

4.5.4 Intraoperative Kontrollmethoden

Bei unsicherer Funktion sollte zur Überprüfung des Bypasses und der Empfängerarterie immer eine intraoperative Kontrollmethode eingesetzt werden.

- Direktionale Dopplersonographie: Sofern vorhanden, ist dies eine geeignete Methode.
- Gefäßendoskopie: Indiziert, scheitert aber häufig am kleinen Arterienkaliber.
- DSA: Kann den Bypass bzw. die ausgeschälte Arterie und den gesamten Abfluss darstellen. Sie erfordert eine Arterienpunktion oberhalb der zentralen Anastomose.

4.6 Konservative Verfahren

Die Ausschaltung von Risikofaktoren ist obligat. Zur Prophylaxe werden ASS 100 mg/d bzw. Clopidogrel (meist 75 mg/d) gegeben.

4.6.1 Medikamentöse Therapie

Bei M. Raynaud haben konservative Maßnahmen absoluten Vorrang: Vasodilatanzien, Kalziumantagonisten (Nifedipin), Nitroglyzerin (lokal als Salbe oder Pflaster), Prostanoide (Prostaglandin E_1, Prostacyclin I_2). Bei Therapieversagern ist eine thorakale Sympathektomie angezeigt.

Beim Raynaud-Phänomen sind eine Ausschaltung des Embolusstreuherds und die Behandlung der Grundkrankheiten wichtig. Auch hierbei ist ein medikamentöser Therapieversuch immer angezeigt; bei Therapieversagern ist ebenfalls die thorakale Sympathektomie indiziert.

4.7 Komplikationen und deren Behandlung

Nachblutungen, Infektionen und Verschlüsse sind in dieser Position außerordentlich selten. Für ihre Behandlung wird auf die vorherigen Kapitel verwiesen. Analoges gilt für Anschlussaneurysmen und Rezidivstenosen.

Selten können Läsionen einzelner Faszikel des Plexus brachialis oder einzelner Armnerven durch intraoperative Druckschädigung auftreten. Sie bilden sich über die Dauer von mehreren Wochen oder Monaten fast immer vollständig zurück.

4.8 Literatur

Alexander K: Gefäßkrankheiten. In: Gerok W, Hartmann F, Schuster HP: Innere Medizin der Gegenwart. Urban & Schwarzenberg, München–Wien–Baltimore 1994

Brunner U (Hrsg.): Breitner Chirurgische Operationslehre, Band XIII Gefäßchirurgie. Urban & Schwarzenberg, München–Wien–Baltimore 1996

Creutzig A: Raynaud-Syndrom. In: Alexander K: Gefäßkrankheiten. Urban & Schwarzenberg, München–Wien–Baltimore 1994

Criado FJ, Queral LA: Carotid-Axillary Artery Bypass. A Ten Year Experience. J Vasc Surg 22 (1995) 717–723

Gruber J, Fraedrich: Vaskuläre Beteiligung bei Morbus Behçet. Gefäßchirurgie 10 (2005) 187–190

Gruss JD: Arteria subclavia, Arteria brachialis. In: Brunner U (Hrsg.): Breitner Chirurgische Operationslehre Band XIII Gefäßchirurgie. Urban & Schwarzenberg, München–Wien–Baltimore 1996

Hegenscheid M, Hepp W: Der Ergotismus – Ursache einer subakuten arteriellen Ischämie. Angio 6 (1995) 257–264

Leitz KH: Zugangwege in der Gefäßchirurgie. Springer, Berlin–Heidelberg–New York 1981

Loeprecht H: Chronische Verschlußprozesse der Arterien der oberen Extremität. In: Heberer G, van Dongen RJAM (Hrsg.): Kirschnersche Operationslehre Band 11 Gefäßchirurgie. Springer, Berlin–Heidelberg–New York–Tokyo–London–Paris 1987

Rieger H, Schoop W (Hrsg.): Klinische Angiologie. Springer, Berlin–Heidelberg 1998

Vollmar J: Rekonstruktive Chirurgie der Arterien. Thieme, Stuttgart–New York 1995

F5 Chronische aortoiliakale Verschlussprozesse

H. Kogel

5.1 Ätiologie und Pathogenese

5.1.1 Pathogenese

Bei stenosierenden Prozessen der aortoiliakalen Strombahn stehen arteriosklerotische Ursachen mit einer Frequenz von über 90% im Vordergrund. Zu den Verschlussursachen untergeordneter Bedeutung gehören idiopathische Thrombosen, die im aortoiliakalen Stromgebiet seltener anzutreffen sind als in peripheren Gefäßen. Auch traumatische Thrombosen der aortoiliakalen Strombahn sind ausgesprochen selten, da schwerwiegende Begleitverletzungen von Leber, Milz oder Nieren, Zerreißungen der Mesenterialwurzel oder schwere Frakturen von LWK 4–5 im Vordergrund stehen. Patienten, die primär ein solches Trauma überleben, sind selten. Weitere seltene Ursachen von Verschlussprozessen der abdominellen Aorta und der Iliakalgefäße sind konnatale Agenesien oder Aplasien bzw. die Coarctatio aortae abdominalis. Fibromuskuläre Dysplasien des aortoiliakalen Gefäßabschnitts sind noch seltener anzutreffen und werden in der Literatur nur vereinzelt berichtet.

Bei den meisten Patienten mit aortoiliakalen Verschlussprozessen finden sich atheromatös-ulzeröse Formen der Arteriosklerose, die mit parietalen Thromben und Stenosen, vorwiegend der Aortenbifurkation, einhergehen. Eine Variante stellen die so genannten Blätterteigarterien dar, die in der aortoiliakalen Strombahn eine leichte TEA ermöglichen. Eine weitere Arterioskleroseform betrifft die transmurale Arterienverkalkung bis hin zur so genannten Korallenriffaorta, bei der eine TEA meist nicht durchführbar ist und darüber hinaus den Einsatz von Klemmen ohne zusätzliche Kunstgriffe, wie digitales Kalksprengen, unmöglich macht. Stattdessen ist in diesen Fällen eine intraluminale Ballonblockade erforderlich. Eine Sonderform der Arteriosklerose betrifft die so genannte Small aortic Disease, die überwiegend bei Frauen mit starkem Nikotinkonsum zu finden ist. Diese Patienten sind be-

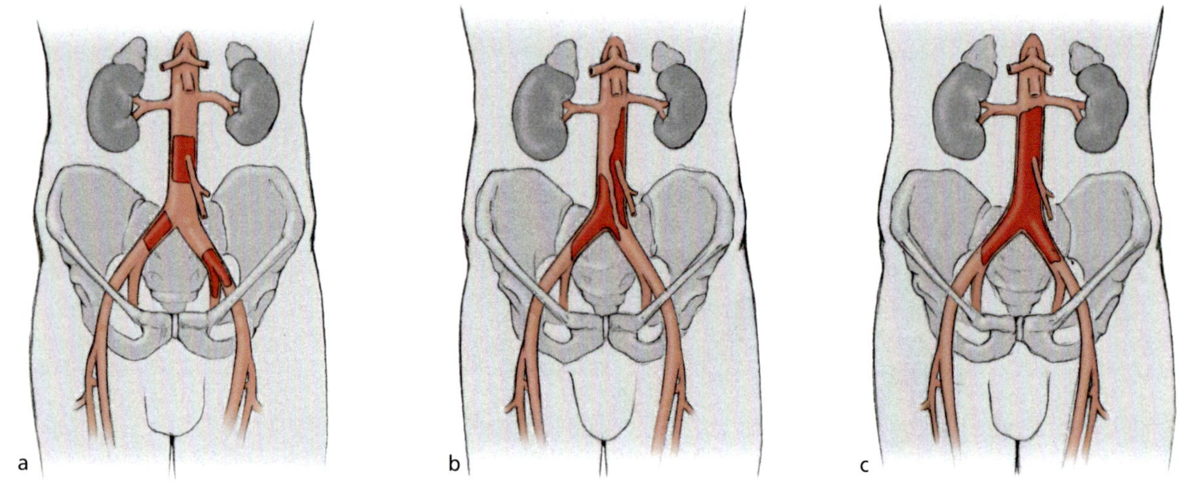

Abb. F5-1a–c Aortoiliakale Verschlusstypen nach Vollmar.
a: Typ I (37%).
b: Typ II (55%).
c: Typ III (8%).

sonders anfällig für eine Arteriosklerose, v. a. weil bei primär kleinem Gefäßkaliber bereits sehr früh hämodynamisch wirksame Stenosen auftreten. Typisch für diese Erkrankung sind das Auftreten einer schweren multifokalen Arteriosklerose mit Beteiligung von Viszeralarteriensegmenten oder ein Mitbefall supraaortischer Äste.

Ähnlich wie in anderen Körperregionen zeigt die Arteriosklerose generell Prädilektionsstellen, die im aortoiliakalen Stromgebiet vorwiegend die Aortenbifurkation und die iliakalen Aufzweigungen betreffen. Hierfür werden hämodynamische Ursachen (Turbulenzen an den Gefäßteilungsstellen), so genannte Gefäßstempel („stamps“, embryonale Schwachstellen des Gefäßsystems) und neuerdings zusätzlich mögliche bakterielle Infektionen in atheromatösen Beeten verantwortlich gemacht. Typisch ist jedoch, dass die Aorta meistens zwischen den Nierenarterien und der A. mesenterica inferior deutlich geringere arteriosklerotische Veränderungen aufweist, so dass dies die bevorzugte Stelle für den zentralen Anschluss eines aortoiliakalen bzw. -femoralen Bypasses darstellt.

5.1.2 Verschlusstypen und kollaterale Versorgung

Zwar manifestiert sich die Arteriosklerose der aortoiliakalen Gefäßachse in einer großen Variationsvielfalt, dennoch kann eine Einteilung in drei verschiedene Typen nach Vollmar vorgenommen werden (Abb. F5-1 bis F5-4).

- Beim Typ I handelt es sich um einen segmentären Verschluss der terminalen Aorta mit oder ohne Verschlüsse kurzer Beckenarteriensegmente.
- In der überwiegenden Mehrzahl findet sich jedoch der Typ II, der sich ausschließlich auf die Aortenbifurkation mit Verlegung oder Stenose der A. iliaca communis beschränkt.
- Seltener findet sich der Typ III (hoher Aortenverschluss), bei dem es aufgrund einer hochgradigen Aortenbifurkationsstenose zu einer Appositionsthrombose nach zentral bis zu den Nierenarterien und nach peripher bis zum Abgang der A. iliaca interna gekommen ist. Somit kann der Typ III aus einem Typ II hervorgehen.

Die verschiedenen Verschlusstypen haben Einfluss auf die Wahl des Rekonstruktionsverfahrens. So sind segmentäre Verschlussprozesse, wie beim Typ I, und

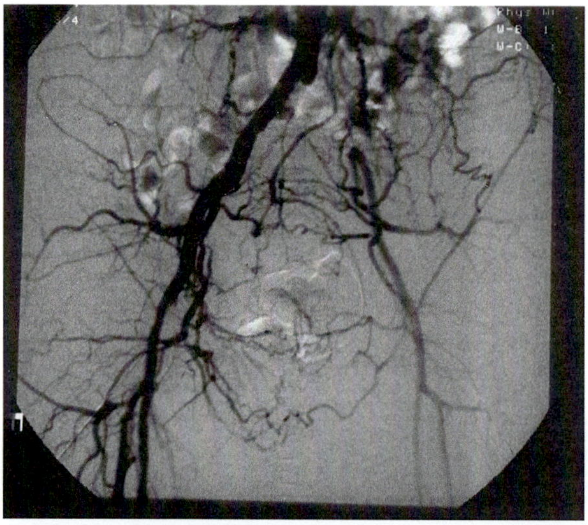

Abb. F5-2 Aortoiliakaler Stenose-(Verschluss-)Typ I bei einem 58-jährigen Patienten mit AVK Stadium III.

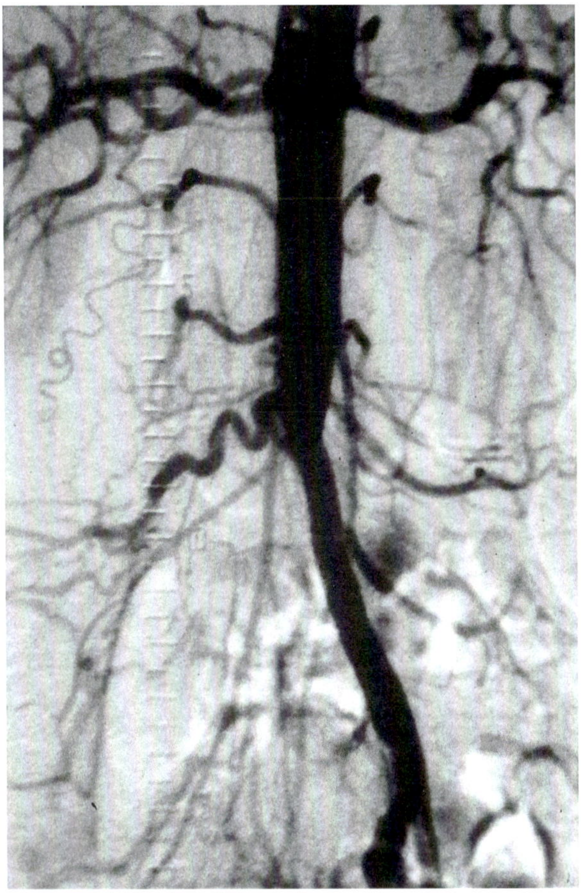

Abb. F5-3 Aortoiliakaler Stenose-(Verschluss-)Typ II bei einer 52-jährigen Patientin mit AVK Stadium II.

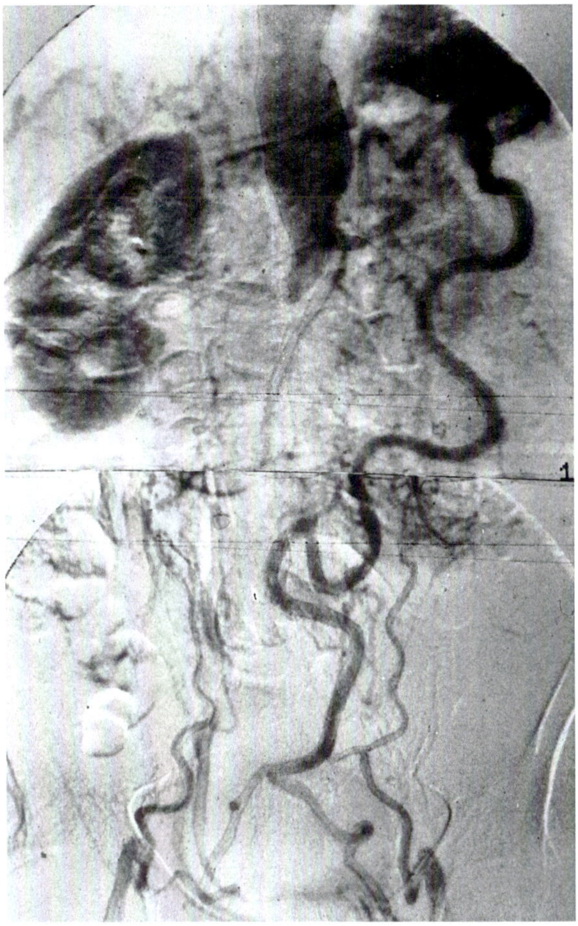

Abb. F5-4 Aortoiliakaler Stenose-(Verschluss-)Typ III (hoher Aortenverschluss) mit Kollateralisierung über das mesenteriale System bei einem 57-jährigen Patienten mit AVK Stadium II–III.

langstreckige Verschlüsse der gesamten infrarenalen Aorta meist nicht für eine TEA geeignet. Sie erfordern die Rekonstruktion mittels Bifurkationsprothese. Bei der kollateralen Versorgung aortoiliakaler Verschlussprozesse spielen das lumbale System, das Iliaca-interna-Stromgebiet, die mesenteriale Achse, das epigastrische Gefäßnetz und die femoroprofundale Strombahn eine besondere Rolle (Abb. F5-5). Durch diese Umgehungskreisläufe können drohende periphere Ischämien lange Zeit gut kompensiert werden, so dass zum Teil untypische Beschwerden (s.u.) auftreten, die eine Höhenlokalisation der Verschlussprozesse durch klinische Untersuchungsergebnisse erschweren.

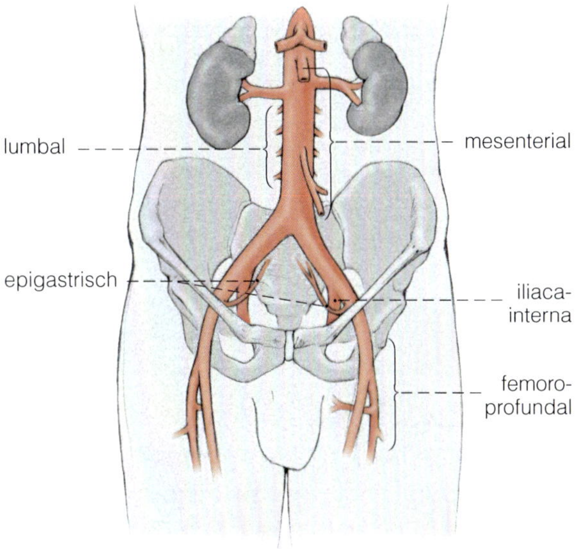

Abb. F5-5 Aortoiliakale Kollateralsysteme.

5.1.3 Kombinationsverschlüsse

Isolierte Verschlussprozesse der aortoiliakalen Strombahn sind eher selten. Vorwiegend sind diese mit Stenosen oder Verschlüssen in der A. femoralis superficialis, z. B. in Höhe des Adduktorenkanals, kombiniert. Abhängig von Anzahl und Schwere der Risikofaktoren (Diabetes mellitus, Rauchen, Hypertonus, Lipidämie) lassen sich oft zusätzlich Stenosen und Verschlüsse im poplitealen und kruralen Bereich feststellen. Das Ausmaß der multifokalen Mehretagenverschlussprozesse nimmt Einfluss auf die Schwere der chronischen Ischämiesyndrome (siehe Kap. F9). Unterschiedlich häufig werden in der Literatur gleichzeitig vorhandene Stenosierungen der Nierenarterien mit 20–40% angegeben. Im eigenen Krankengut liegt die Beteiligung der Nierenarterien bei aortoiliakalen Verschlussprozessen bei ca. 40%, wobei die Frequenz hämodynamisch wirksamer Stenosen, d. h. mit Einfluss auf die Clearance-Funktion der Niere, bei ca. 5% liegt.

> **!** Da bei diesen Patienten häufig vielfache Risikofaktoren vorliegen (z. B. Diabetes mellitus in Verbindung mit KHK, arterieller Hypertonus, Hyperlipidämie, Rauchen und Adipositas), ist die Indikation zur Mitversorgung der Nierenarterien bei aortoiliakalen Rekonstruktionen im Hinblick auf die Gesamtprognose des Patienten sehr sorgfältig zu prüfen.

Die Erhöhung der Komplikationsrate ist bei derartigen Simultaneingriffen zu berücksichtigen (Letalität < 14%) und gegen den Spontanverlauf bei Multimorbidität abzuwägen. Grundsätzlich ist bei gutem Allgemeinzustand ein Simultaneingriff wegen hochgradiger Nierenarterienstenosen indiziert. Alternativ kann die Rekonstruktion der aortoiliakalen Etage mit einer Dilatation und Stent-Implantation der Nierenarterien ein- oder zweizeitig kombiniert werden.

5.1.4 Häufigkeit und Geschlechtsverteilung

Bereits seit langem ist bekannt, dass aortoiliakale Verschlussprozesse in ca. 30% für eine AVK der Beine verantwortlich zu machen sind. Hierbei geht der hohe Aortenverschluss in 25–50% der Fälle zusätzlich mit Stenosen der Nierenarterien einher. Da zusätzliche periphere Verschlussprozesse der femoropoplitealen und kruralen Strombahn in ca. 70–80% zu erwarten sind, muss bei entsprechenden Rekonstruktionsverfahren (s. u.) hierauf besonders Rücksicht genommen werden. Das Durchschnittsalter der betroffenen Patienten liegt um 50 Jahre. Während vor 20–40 Jahren das Geschlechterverhältnis noch bei 19 : 1 lag, verschiebt sich dies zurzeit etwa in Richtung 4 : 1, möglicherweise durch den Anstieg der Risikofaktoren bei Frauen.

5.2 Symptomatik

Im Vordergrund stehen verschiedene Ischämiesyndrome vorwiegend der unteren Extremitäten in Form einer Claudicatio intermittens. Beim reinen Beckenverschlusstyp herrscht eine Claudicatio glutealis vor. Unilaterale isolierte Verschlüsse der A. iliaca externa oder A. iliaca communis sind meistens gut kompensiert, so dass bei chronischem Verlauf nicht selten nur unbestimmte geringe Klaudikationsbeschwerden angegeben werden. Anders verhält es sich bei bilateralen Verschluss- oder Stenoseprozessen. In den Fällen, in denen eine Blockade des Iliaca-interna-Stromgebiets und eine Blockade des Profundakreislaufs vorliegen, kann es über die Claudicatio glutealis hinaus zur Claudicatio cruris kommen.

Bei Blockade des Iliaca-interna-Stromgebiets treten beim männlichen Patienten gleichzeitig sexuelle Dysfunktionen mit Impotentia coeundi auf. Hiernach muss gezielt gefragt werden, weil die meisten Patienten dies aus Scham meist nur ungern zugeben.

Selten trifft man neben der Claudicatio intermittens beim forcierten Gehen eine Claudicatio abdominalis an, wenn es durch ein Anzapfsyndrom des Mesenterika-Stromgebiets zur intermittierenden intestinalen Ischämie kommt. Solche Beschwerden werden jedoch sehr selten angegeben, wenn nicht gleichzeitig Stenosen der Viszeralarterien (Truncus coeliacus, A. mesenterica superior und A. mesenterica inferior) vorliegen.

Entscheidend für die Einteilung des Schweregrads der Ischämie bei chronischen Verschlussprozessen der aortoiliakalen Strombahn ist die Stadieneinteilung nach Fontaine. Im Stadium I bleibt der Patient aufgrund geringgradiger Stenosierungen, die hämodynamisch noch nicht wirksam sind, oder aufgrund eines gut ausgebildeten kollateralen Versorgungssystems (s. Abb. F5-5) asymptomatisch. Im Stadium II bemerken die Patienten eine Einschränkung der freien Gehstrecke. Hierbei erscheint es wenig sinnvoll, für die Indikation zur Operation starre Richtwerte der Gehstrecke anzugeben. Vielmehr ist es notwendig, die Indikation zur Operation davon abhängig zu machen, wie stark der Patient in seiner Lebensqualität durch die Claudicatio intermittens beeinträchtigt ist. Im Stadium III klagen die Patienten über Ruheschmerz, im Stadium IV schließlich manifestieren sich Nekrosen an den unteren Extremitäten.

> **!** Besonders beim Diabetiker sind nach Mikroverletzungen Mischformen zwischen AVK Stadium IV und diabetisch fortschreitender Infektion (Gangrän) zu berücksichtigen, die ein schnelles, zielgerichtetes Handeln erfordern, um die unteren Extremitäten zu erhalten.

Bei Verschluss der Aortenbifurkation kann ein Syndrom beobachtet werden, das erstmals von Leriche beschrieben wurde: Es besteht aus der Pulslosigkeit der unteren Extremitäten, einer Claudicatio intermittens mit reduzierter Gehstrecke und beim Mann einer Impotentia coeundi.
Differenzialdiagnostisch müssen Beschwerden der thorakalen und lumbalen Wirbelsäule unterschieden werden, bei denen vom Patienten anders als bei der Claudicatio besonders Schmerzen in Ruhe angegeben werden, die sich jedoch nach Belastung, d. h. nach längerem Gehen, meist bessern. Ebenfalls erscheint es notwendig, eine Polyneuropathie (z. B. ruhelose Beine, „restless legs", Brennen und Schmerzen der Füße bzw. Unterschenkel) von einer Ischämie der unteren Extremitäten abzugrenzen. Darüber hinaus gilt es, orthopädische Erkrankungen wie degenerative Veränderungen von Becken und Hüfte sowie neurologisch das seltene Spinalis-anterior-Syndrom auszuschließen.

5.3 Diagnostik

5.3.1 Klinische Diagnostik

Die klinische Untersuchung erfordert einen kompletten Gefäßstatus mit Palpieren sämtlicher Pulse an den typischen Stellen, Auskultation mit Suche nach Gefäßgeräuschen und Überprüfung der Herzfunktion (Rhythmus, Frequenz, Auskultationsgeräusche des Herzens, Herzinsuffizienzzeichen). Auch in der angiologischen Diagnostik ist die komplette Untersuchung des Patienten zur Einschätzung des gesamten Risikoprofils unabdingbar. Die Ratschow-Lagerungsprobe ergibt wichtige Hinweise auf eine Ischämie der unteren Extremitäten, besonders aber auf eine Seitendifferenz. Die Hauttemperatur der unteren Extremitäten ist ebenso mit in die Beurteilung einzubeziehen wie die sichtbare Qualität der Hautdurchblutung (Kapillarfüllung). Das Vorhandensein von Nekrosen verlangt eine Abschätzung, ob hier zuerst eine lokale Infektsanierung vor Rekonstruktion notwendig wird (cave: keine Amputation vor Klärung einer möglichen Rekonstruktion; IRA-Prinzip: zunächst **I**nfektkontrolle, dann **R**evaskularisation, zuletzt erst **A**mputation, siehe auch Kap. F6 und F7).

5.3.2 Funktionsuntersuchungen

Die dopplersonographische Ermittlung der Extremitätenverschlussdrücke und des Doppler-Index sind als orientierende Untersuchung bei Extremitätenischämie notwendig.

> **!**
> Druckwerte von 50 mmHg oder weniger weisen auf eine kritische Extremitätenischämie hin. Umgekehrt stellen hohe Verschlussdrücke, z. B. bei Diabetes mellitus und Mediasklerose, keinen Grund zu der Annahme dar, dass hier die Durchblutung der Extremitäten ausreichend ist.

Derartig falsch hohe Drücke sind nicht verwertbar, so dass auf den klinischen Befund, insbesondere auf die Ratschow-Lagerungsprobe, mehr Wert gelegt werden muss. Weitere diagnostische Hilfen ergeben sich aus dem peripheren Druckabfall (Doppler) bei Belastung (z. B. nach Kniebeugen). Die standardisierte Laufbanduntersuchung ist bei Patienten, sofern sie dies aufgrund ihrer Gesamtkonstitution tolerieren, ein wichtiger Parameter für die Beurteilung des Schweregrads einer Claudicatio intermittens. Die früher geübte oszillographische Untersuchung der unteren Extremitäten wird heutzutage ebenso selten praktiziert wie die blutige Blutdruckmessung.

5.3.3 Bildgebende Verfahren

Bei der Beurteilung der terminalen Aorta und der intraabdominellen Organe hat sich die Duplexsonographie, v. a. in Form der farbkodierten Untersuchung, bestens bewährt. Beim gut vorbereiteten Patienten ergibt sich hierbei meist eine ausgezeichnete Beurteilung der infrarenalen Aorta und der Beckenstrombahn. Die Diagnostik der Nieren- und Viszeralarterien ist jedoch meist nur bei schlanken Patienten in ausreichendem Maß möglich. Das Ausmaß der Aortenverkalkung, begleitende aneurysmatische Veränderungen, wandständige Thromben und Elongationen sind während der duplexsonographischen Untersuchung meist nachweisbar.
Den Goldstandard bildgebender Verfahren stellt heutzutage die i. a. DSA dar. Hierbei sollte der Gefäßchirurg dem Radiologen aufgrund des klinischen Befunds Hinweise geben, über welchen Zugang die DSA am besten durchgeführt wird.
Bei Vorliegen von Gefäßprothesen mit Kunststoffmaterial in den Leisten wird in unserer Abteilung von einer Punktion der Leisten in den meisten Fällen abgesehen, da in 12% mit Komplikationen in Form von Blutung oder Infektion zu rechnen ist.
Die i. v. Angiographie liefert qualitativ deutlich schlechtere Bilder als die i. a. Applikation von Kontrastmittel, darüber hinaus sind größere Kontrastmittelmengen erforderlich, um vergleichbare Bilder zu erhalten. Daher verbietet sich eine i.v. Angiographie, bis auf wenige Ausnahmen, v. a. bei Patienten mit kompensierter Niereninsuffizienz.

!

MR-Angiographie und Spiral-CT haben aufgrund rasanten technischen Fortschritts die DSA bis auf wenige Ausnahmeindikationen (Angiodysplasien, Artefakte durch metallische Fremdkörper, wie z.B. Stents) abgelöst.

Die konventionelle Angiographie, z.B. durch translumbale Punktion der Aorta, hat heute keine Bedeutung mehr. Hier gewinnt die MR-Angiographie zunehmend an Bedeutung.

5.3.4 Risikoabklärung

Bei Patienten mit aortoiliakalen Verschlussprozessen sind in einem hohen Prozentsatz multifokale arteriosklerotische Läsionen zu erwarten. So finden sich eine KHK in 20–40%, begleitende Nierenarterienstenosen ebenfalls in 20–40% sowie Veränderungen an den hirnzuführenden Arterien in ca. 20%. Faktoren, die das Entstehen einer Arteriosklerose begünstigen, wie z. B. Diabetes mellitus, arterieller Hypertonus, Adipositas, Hyperlipidämie sowie Rauchen, sind beim Gefäßkranken für ein präoperativ erhöhtes Risikoprofil verantwortlich.

Da bei aortoiliakalen Verschlussprozessen unterschiedliche, auch für den Patienten unterschiedlich belastende Rekonstruktionsmöglichkeiten zur Verfügung stehen, muss bereits präoperativ geklärt werden, welches Vorgehen im Einzelfall am besten geeignet ist. So verbietet sich z. B. beim Hochrisikopatienten eine langstreckige TEA der aortoiliakalen Strombahn, da diese ein hohes Weichteiltrauma, eine lange Operationszeit und einen höheren Blutverlust bedeutet. Hier stellen Bypass-Rekonstruktionen, extraperitoneale unilaterale oder diagonale Rekonstruktionen bzw. ein extraanatomischer axillofemoraler oder -bifemoraler Bypass eine schonendere und risikoärmere Therapiemöglichkeit dar.

Darüber hinaus sind in diese Überlegungen zusätzliche prä- oder intraoperative interventionelle Maßnahmen mit Dilatation und Stent-Implantation (s. u.) einzubeziehen. Auch wenn in jüngster Zeit einige Autoren bei der Kosten-Nutzen-Analyse den Wert eines präoperativen Risiko-Screenings, besonders was die koronare Durchblutungssituation betrifft, anzweifeln, muss bei positiver Anamnese oder pathologischer Fahrradergometrie mit einem erhöhten kardialen Risiko gerechnet werden.

!

Ein erhöhtes kardiales Risiko muss präoperativ abgeklärt werden, um ein geeignetes Rekonstruktionsverfahren zu wählen oder die Entscheidung zu treffen, ob ggf. eine Koronardilatation bzw. eine kardiochirurgische Koronarrevaskularisation Vorrang hat.

Eine chronisch aggressive Hepatitis oder Leberzirrhose stellt wegen der drohenden Gerinnungsstörung eine Kontraindikation zur anatomischen iliakalen Rekonstruktion dar. Weitere Gründe für eine Zurückhaltung bei anatomischen Rekonstruktionen sind eine schwere Lungenfunktionsstörung oder intraabdominelle Infekte. Ebenfalls schränken schwere Nierenfunktionsstörungen die allgemeine Operabilität ein, so dass in einzelnen Fällen Eingriffe mit geringerem Risiko (extraanatomisch, extraperitoneal, interventionell) vorzuziehen sind.

5.4 Operationsindikation

Während im Stadium I eine Indikation zur Operation nur selten gegeben ist (z. B. Aortenbifurkationsverschluss – Gefahr eines akuten hohen Aortenverschlusses durch Thrombose oder hämodynamisch kritische Mitbeteiligung der Nierenarterien), ist die Indikation zur arteriellen Rekonstruktion in den Stadien III und IV abhängig von allgemeinen Risikofaktoren nahezu in jedem Fall gegeben (Tab. F5-1). Die Indikation zur Operation im Stadium II der Claudicatio intermittens ergibt sich aus dem Grad der Beeinträchtigung der Lebensqualität und der Länge der beschwerdefreien Gehstrecke. Hierbei ist zu berücksichtigen, dass standardisiert auf dem Laufband gemessene Gehstrecken unter 500 m meist eine klinische Relevanz für den Patienten besitzen. Die Grenzen der Indikation zur Operation sind jedoch abhängig vom Risikoprofil zwischen

Tab. F5-1 Operationsindikation bei aortoiliakalen Verschlussprozessen.

Stadium	Indikation
I	keine Indikation, außer bei Gefahr eines hohen Aortenverschlusses
II	+
	bei starker Beeinträchtigung der Lebensqualität, Gehstrecke unter 100–500 m
III	++
IV	++

100 und 500 m Gehstrecke fließend. Auch die Störung der Vita sexualis kann eine Indikation zur Revaskularisation der Beckenstrombahn inklusive des Interna-Stromgebiets darstellen (cave: Ausschluss anderer Ursachen wie Diabetes mellitus, Polyneuropathie, Endstreckenverschlüsse, psychische Gründe u. a.).

5.5 Operative Therapie

5.5.1 Zielsetzung

Die Tatsache, dass in den Stadien III und IV die Indikation zur Operation dringend gegeben ist, während im Stadium II nur unter bestimmten Voraussetzungen eine Indikation gesehen werden kann (s. o.), hat zur Folge, dass verschiedene therapeutische Möglichkeiten gegeneinander abgewogen werden müssen. Hierbei orientiert sich die Wahl eines operativen oder interventionellen Verfahrens an

- der speziellen individuellen Gefäßmorphologie, d. h. der technischen Machbarkeit eines Korrekturverfahrens
- der notwendigen Begrenzung eines Korrekturverfahrens (Totalkorrekturen sind meist bei einer Systemerkrankung wie der Arteriosklerose weder nötig noch sinnvoll)
- dem Risikoprofil des Patienten
- der Prognose des zur Diskussion stehenden Rekonstruktionsverfahrens
- der individuellen Prognose des Patienten.

So wird eine große aortoiliakale Rekonstruktion weder bei Patienten mit fortgeschrittenem Tumorleiden noch bei inkurabler schwerer koronarer Durchblutungsstörung in Frage kommen. Wenn jedoch beispielsweise eine Revaskularisation im Stadium III oder IV mit geringem Aufwand und geringem Risiko möglich ist (z. B. extraanatomische Variante), so wird man dieses Therapieverfahren wählen. Andererseits sollte man axillofemorale bzw. -bifemorale Rekonstruktionen wegen der erhöhten lokalen Komplikationsrate und der schlechteren Langzeitoffenheitsrate im Vergleich zu anderen Verfahren nur bei Patienten vornehmen, die ein sehr hohes Risikoprofil aufweisen. In jedem Fall gilt es jedoch, mit dem kleinstmöglichen Eingriff das bestmögliche Rekonstruktionsverfahren anzustreben.

5.5.2 Vorbereitung

Nach Abklärung der Risikofaktoren sollte überprüft werden, ob der Patient bei einem Elektiveingriff im aortoiliakalen Stromgebiet für eine Eigenblutspende in Frage kommt (Kontraindikation: z. B. „schwere KHK"). Sofern mit größeren Blutverlusten zu rechnen ist, sollte zusätzlich intraoperativ von der Möglichkeit der Autotransfusion Gebrauch gemacht werden. Für aortoiliakale TEA und Bypass-Verfahren reicht bei geeigneter Operationstechnik und Heranziehen der Autotransfusion das Bereitstellen von drei Erythrozytenkonzentraten aus. Präoperativ ist auf eine suffiziente Entleerung des Darms durch orales Abführen und Hebe-Senk-Einlauf ebenso zu achten wie auf eine Enthaarung, vorzugsweise durch eine chemische Epilation. Nur bei Vorliegen von Allergien auf Enthaarungscreme sollte rasiert werden, was jedoch unmittelbar vor der Operation und nicht am Vortag erfolgen sollte (Gefahr bakterieller Kontamination durch Mikroverletzungen). Zusätzlich erhält der Patient einen Blasenkatheter (alternativ eine suprapubische Ableitung). Eine antibiotische Prophylaxe im Sinne einer Single-Shot-Therapie ist aus unserer Sicht nur bei Rezidiveingriffen und im Stadium IV erforderlich (siehe auch Kap. 6).

5.5.3 Operative Standardverfahren

Es stehen nicht nur eine große Anzahl von verschiedenen Rekonstruktionsverfahren zur Verfügung, sondern auch unterschiedliche Zugangsmöglichkeiten. Für langstreckige aortoiliakale Rekonstruktionen (TEA und Bypass) wird in der überwiegenden Mehrzahl die mediane Laparotomie vom Xiphoid bis zur Symphyse unter linksseitiger Umschneidung des Nabels vorgenommen (Abb. F5-6 und F5-7). Nach Exploration des

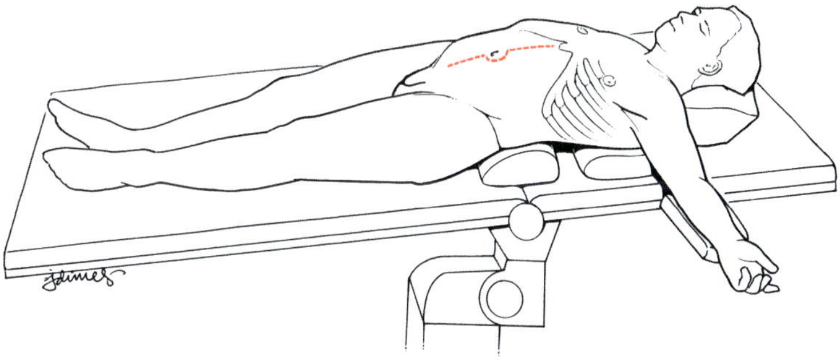

Abb. F5-6 Lagerung bei transperitonealem Zugang zur Aorta abdominalis (Brunner 1996).

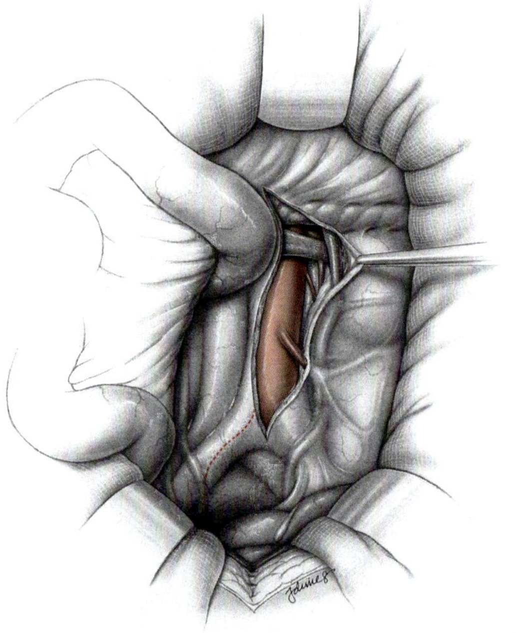

Abb. F5-7 Transperitonealer Zugang zur Aorta abdominalis. Darstellung der linken Nierenvene, Eröffnung des Retroperitoneums rechts, distale Orientierung an den Ureteren (Brunner 1996).

Abdomens, Hochschlagen des Querkolons und Rechtsverlagerung des Dünndarms wird die präaortale Spaltung des Peritoneums in Richtung auf die rechte Beckenachse durchgeführt. Hierbei wird der Patient zur leichteren Exposition nach rechts zum Operateur hin gekippt. Orientierungspunkte sind zentral die kreuzende linke Nierenvene, die nach Loslösen der Flexura duodenojejunalis zur Ansicht gelangt, weiterhin der Abgang der A. mesenterica inferior, die Aortenbifurkation und schließlich die Kreuzungsstelle der Ureteren unmittelbar über der Iliakalgabel.

!

Entscheidend ist, dass man die Inzision paramedian rechts an der vorderen Zirkumferenz der Aorta und der rechten Beckenstrombahn wählt und den präaortalen Lymph- und Fettgewebskörper zusammen mit dem Nervenplexus nach links mobilisiert. Hierdurch lassen sich postoperative Störungen der Vita sexualis, wie z. B. Erektionsstörungen, reduzieren.

Dennoch tritt postoperativ beim Mann häufig eine retrograde Ejakulation in Richtung Blase auf, über die vor der Operation, ebenso wie über mögliche Erektionsstörungen, aufgeklärt werden muss.
Durch den Einsatz automatischer Halteapparate lässt sich die Operation so vereinfachen und standardisieren, dass sie sogar zu zweit durchführbar ist. Bei Mitkorrektur der linken Nierenarterie kann besonders bei adipösen Patienten eine Übersicht im Mesokolonfenster links schwer herzustellen sein. In diesem Fall ist zusätzlich nach Mobilisation eine Rechtsrotation des Colon descendens und der linken Flexur ratsam, um die Vorderfläche der linken Niere und die Nierenarterie besser darstellen zu können. Ähnliches ergibt sich auch für die Mitkorrektur der rechten Nierenarterie (bei v. a. durch die V. cava verursachten unübersichtlichen Verhältnissen), wobei eine Linksrotation des rechten Hemikolons und eine Mobilisation des Duodenums den Zugang zur rechten Niere und Nierenarterie erleichtern.

!

Mit Ausnahme derjenigen Fälle, bei denen wegen drohender Kolonischämie ein orthograder Einstrom in die A. mesenterica inferior erhalten bleiben muss, ist es bei zentralem Prothesenanschluss sinnvoll, diesen kaudal der Nierenarterien, aber kranial des Abgangs der A. mesenterica inferior anzulegen.

Hier ist die Aorta meistens weicher und besser anschlussfähig, eine Progression der Aortenarteriosklerose mit Stenosenbildung kann umgangen werden und ein hoher zentraler (infrarenaler) Aortenanschluss ist hämodynamisch günstiger.

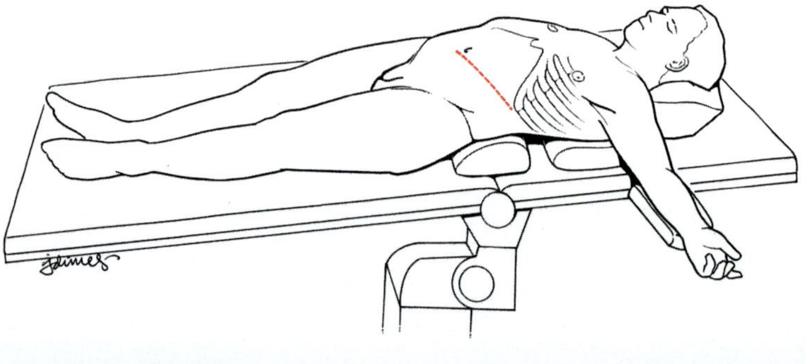

Abb. F5-8 Lagerung bei linksseitiger extraperitonealer Freilegung der Beckenachse und der terminalen Aortenbifurkation. Inzisionsführung abhängig vom Zielort (aortal oder iliakal) (Brunner 1996).

Andere Zugangswege sind die quere Laparotomie mit Durchtrennung der Rektusmuskulatur, v. a. zur Exposition der Aortenbifurkation, sowie die schräge Inzision im Mittel- bis Unterbauch für die extraperitoneale Präparation (Abb. F5-8 bis F5-11). Von links retroperitoneal lässt sich besonders bei schlanken Patienten durch eine ausreichend große Inzision eine Mobilisation der terminalen Aorta und der Beckenstrombahn beidseits bewerkstelligen, die auch eine langstreckige TEA dieses Stromgebiets zulässt. Bei Mitbeteiligung der viszeralen Strombahn (Truncus coeliacus oder A. mesenterica superior) erfolgt vorzugsweise die Inzision thorakoabdominal im Bett der sechsten bis siebten Rippe, schräg auslaufend zur medianen Laparotomie, sofern eine TEA der viszeralen Aorta geplant ist. Hierbei wird der Patient schraubenförmig gelagert, d. h. der Oberkörper in 45°-Rechtsseitenlagerung und das Becken gerade (so genannte Pillsbury-Lagerung, Abb. F5-12 und F5-13). Bei medianer Laparotomie sollten bei Mitkorrektur von Viszeralarterienverschlüssen Bypass-Verfahren bevorzugt werden, weil sie ein geringeres Operationsrisiko aufweisen.

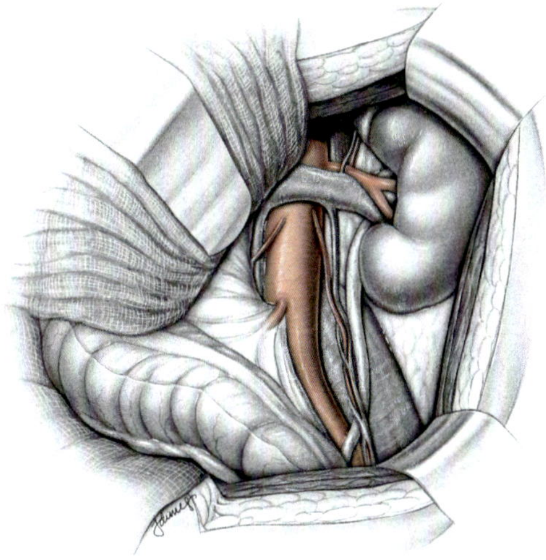

Abb. F5-9 Linksseitige extraperitoneale Freilegung der Beckenachse und der terminalen Aortenbifurkation mit hoher Freilegung und Darstellung der kreuzenden linken Nierenvene (Brunner 1996).

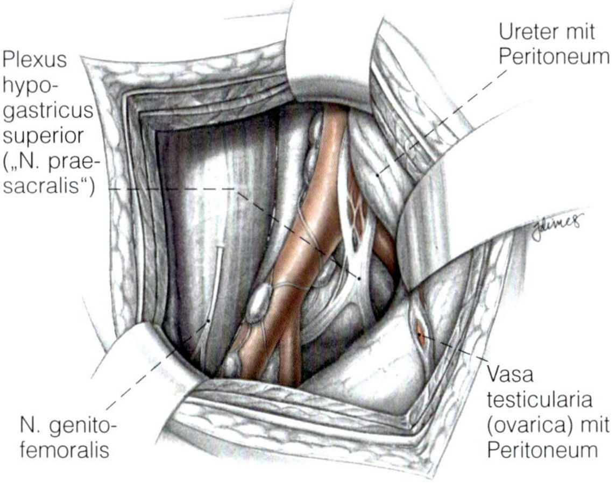

Abb. F5-11 Rechtsseitige extraperitoneale Freilegung der Beckenachse und der terminalen Aortenbifurkation (Brunner 1996).

F5

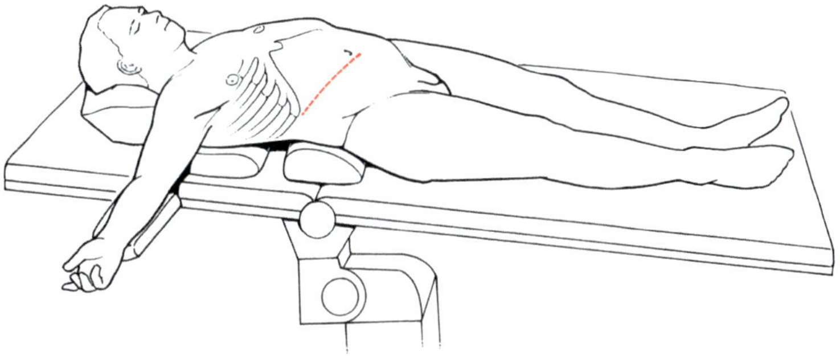

Abb. F5-10 Lagerung bei rechtsseitigem extraperitonealem Zugang. Die Höhe der Inzision richtet sich nach dem Zielort (iliakal oder aortoiliakal) (Brunner 1996).

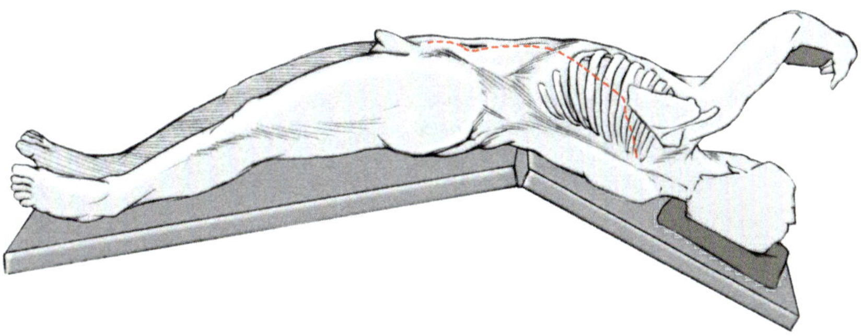

Abb. F5-12 Thorakoabdomineller Zugang (Pillsbury-Inzision).

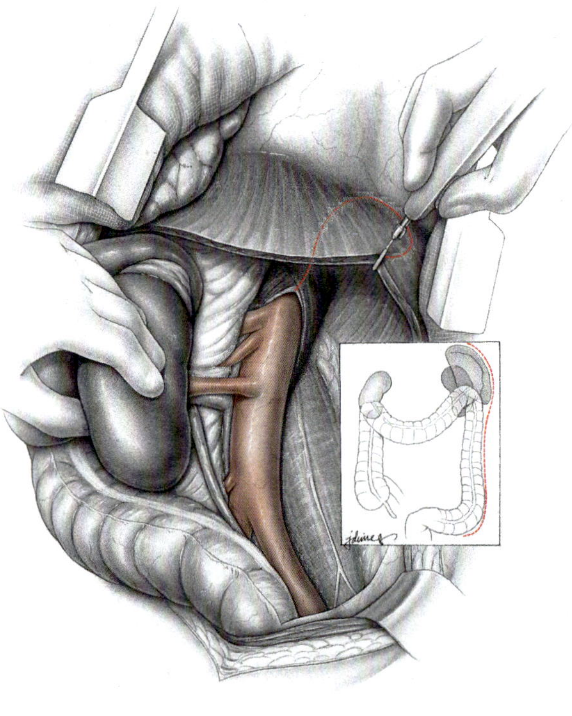

Abb. F5-13 Thorakoabdomineller Zugang zur gesamten abdominellen Aorta mit Rechtsverlagerung des Peritonealsacks (Brunner 1996).

Thrombendarteriektomie

Prinzipiell stehen bei der TEA die offene, die halbgeschlossene und die geschlossene Variante zur Verfügung. Die Eversionsendarteriektomie kommt selten, meist nur an der A. iliaca externa, zur Anwendung, da sie einen hohen präparatorischen Aufwand darstellt und die thrombendarteriektomierte Arterie nur schwer in der Leiste zu reinserieren ist. Die offene Endarteriektomie kommt meist für begrenzte Ausschälungen der Aortenbifurkation in Frage. Hier wird nach Ausklemmen der Aorta und der Iliakalgefäße die Aorta in Richtung einer Beckenstrombahn längs eröffnet (Abb. F5-14). Die rückblutenden Lumbalarterien können durch Ballonblockade kontrolliert werden. Ein zirkuläres Freilegen ist meist zu aufwändig, gefährlich (cave: Konfluenz der V. cava) und nicht erforderlich. Besonders ist darauf zu achten, dass distal entstehende Intimastufen u. U. durch Kunlin-Nähte ausreichend fixiert werden, um eine Dissektion zu vermeiden. Die Methode der lokalen offenen TEA ist leicht mit einer kontralateralen orthograden oder retrograden iliofemoralen

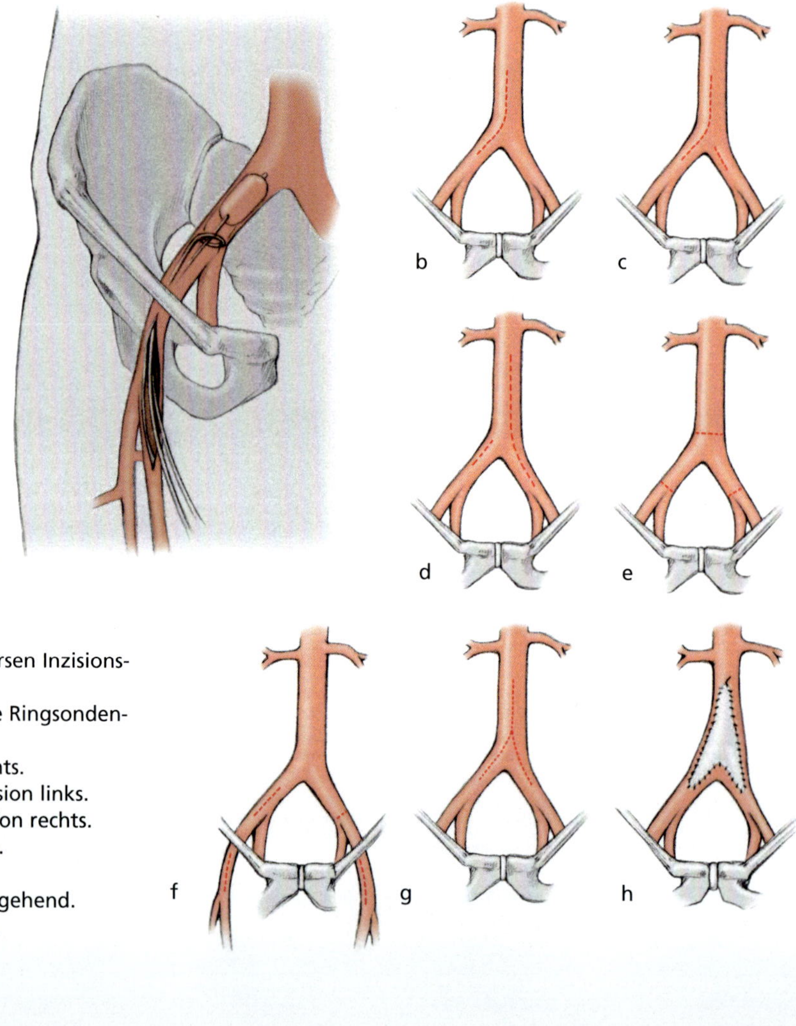

Abb. F5-14a–h Technik der TEA mit diversen Inzisionsmodalitäten.
a: Retrograde geschlossene iliofemorale Ringsonden-TEA.
b: Unilaterale aortoiliakale Inzision rechts.
c: Aortoiliakale Inzision rechts, Hilfsinzision links.
d: Aortoiliakale Inzision links, Hilfsinzision rechts.
e: Quere aortale und iliakale Inzisionen.
f: Iliofemorale Inzisionen beidseits.
g: Aortoiliakale Inzision beidseits durchgehend.
h: Reithosen-Patch (schlechte Variante).

Ringsondendesobliteration zu kombinieren. Uneinigkeit herrscht allerdings über die Art des Verschlusses der Arteriotomie. Die quere Arteriotomie bietet eindeutig die bessere hämodynamische Alternative, allerdings ist die Übersicht während der TEA eingeschränkt.

!

Der Direktverschluss der Längsarteriotomie ist besonders problematisch bei kleinkalibrigen Beckenarterien, bei denen Stenosen nach Direktnaht entstehen können. Wegen des hohen Flussvolumens sollten autologe Venenpatches als Verschlussmaterial nicht verwendet werden (Gefahr der späteren Aneurysmabildung). Das Einnähen von Dacron®-Patches verhindert zwar das Entstehen einer Stenose, wobei jedoch auf einen genauen Kaliberausgleich, der dem ursprünglichen Lumen entspricht, unbedingt zu achten ist.

Dennoch werden bei Verwendung von Prothesen-Patches nach Ablauf von mehreren Jahren (ca. 10 Jahre) vermehrt aneurysmatische Dilatationen im Operationsbereich beobachtet, die eine operative Korrektur (Bypass) notwendig machen.

Die retrograde Desobliteration der Beckenstrombahn von der Femoralisgabel aus ist, sofern es sich um eine reife Arteriosklerose handelt, die kontinuierlich die Beckenstrombahn betrifft, besonders leicht durchzuführen. Bei kurzen Verschlusssegmenten, v. a. in der A. iliaca externa und der Femoralisgabel, ist eine halbgeschlossene Ringsondendesobliteration ohne zentrale Sichtkontrolle in einzelnen Fällen möglich. Wichtig ist hierbei eine saubere exakte Isolation des Verschlusszylinders von der Leiste aus in einer geeigneten Dissektionsschicht (besser im Bereich der Lamina elastica interna; schwerer durchführbar im Bereich der Membrana elastica externa). Ein Ballonkatheter wird konzentrisch in einen geeigneten Ringstripper eingeführt, die Verschlussstrecke mit dem Ballon sondiert und hiernach erst der Verschlusszylinder in die Ringsonde eingefädelt. Auf diese Art und Weise hält der Ballonkatheter den Ringstripper zentral im Gefäß wie eine Leitschiene, so dass Perforationen oder diskontinuierliche Dissektionen selten vorkommen. Nach vollständiger Desobliteration lässt sich mit Hilfe des aufgeblasenen Ballons der Verschlusszylinder aus dem Gefäß leicht herausziehen (cave: Lumenkontrolle durch Gefäßendoskopie oder intraoperative DSA, s. Abb. F5-14a).

Wenn ein glattes Abtrennen des Verschlusszylinders zentral nicht möglich ist, wird es erforderlich, zentral die nächsthöhere Bifurkation, z. B. durch einen extraperitonealen Zugang, darzustellen. Hier kann der Verschlusszylinder durch Quer- oder Längsarteriotomie unter Sicht zentral abgesetzt werden. Eine gute Variante ergibt sich, wenn es gelingt, im ersten Schritt vor der TEA einen Terumo-Draht über die Stenose oder den Beckenarterienverschluss vorzuschieben. Nach TEA kann dann interventionell eine verbleibende zentrale Intimastufe oder Stenose dilatiert und überstentet werden. Hierdurch erspart man sich einen zusätzlichen offenen abdominellen Zugang. Die orthograde Ringsondendesobliteration der A. iliaca communis ist technisch nur schwer durchführbar, weil bei eröffnetem Abdomen mit Eventeration des Darms der Winkel für die Insertion der Ringsonde in manchen Fällen ungünstig ist. Hier kann jedoch die Isolation des Zylinders durch Fingermassage der A. iliaca communis mit Umfahren durch eine Overholt-Klemme kombiniert werden.

Eine weitere interessante Methode wurde von Le Veen vorgestellt, bei der mit einem guillotineartigen Cracker vorzugsweise nach extraperitonealer Freilegung der aortoiliakalen Etage am Übergang vom gesunden zum arteriosklerotischen Gefäßbereich eine Intimadurchtrennung erreicht wird. Dies ist möglich, weil die Intima hierbei leichter einreißt und die Adventitia erhalten bleibt. Durch digitale Massage kann schließlich der gesamte Verschlusszylinder aortoiliakal gelöst werden, so dass er entweder in toto über die aortale quere Inzision oder aber durch zusätzliche quere iliakale Hilfsinzisionen entfernt werden kann. Auch andere Autoren haben mit dieser Methode über einen rein extraperitonealen Zugang Erfahrungen gesammelt. Vereinzelt wurde jedoch berichtet, dass vermehrt Rezidivstenosen mit ausgeprägter Narbenbildung auftraten, möglicherweise aufgrund der langstreckigen zirkulären Präparation der Gefäße mit Verlust der Vasa vasorum.

Bypass-Verfahren

Während die Protheseninterposition praktisch nur bei AVK mit Aortenaneurysma angewandt wird, wird die Behandlung aortoiliakaler Verschlussprozesse mittels Prothesen vorwiegend als Bypass ausgeführt. Hierbei konkurriert der zentrale End-zu-Seit- mit dem zentralen End-zu-End-Anschluss (Abb. F5-15 und F5-16). Der zentrale End-zu-Seit-Anschluss beinhaltet ein geringeres Präparationstrauma und die Möglichkeit, den orthograden Einstrom in die terminale Aorta und die Beckenarterien, ggf. die A. mesenterica inferior, zu gewährleisten. Ein tangentiales Ausklemmen der Aorta mit Satinsky-Klemme erscheint wenig sinnvoll, da die arteriosklerotisch veränderte Arterie nach Abklemmen keine ausreichende Übersicht zulässt und eine suffiziente Exzision der Aortenwand zur Kaliberadaptation nur schwer möglich ist. Besser erscheint es, zentral unmittelbar infrarenal und peripher in Höhe der A. mesenterica inferior jeweils sagittale Klemmen zu setzen.

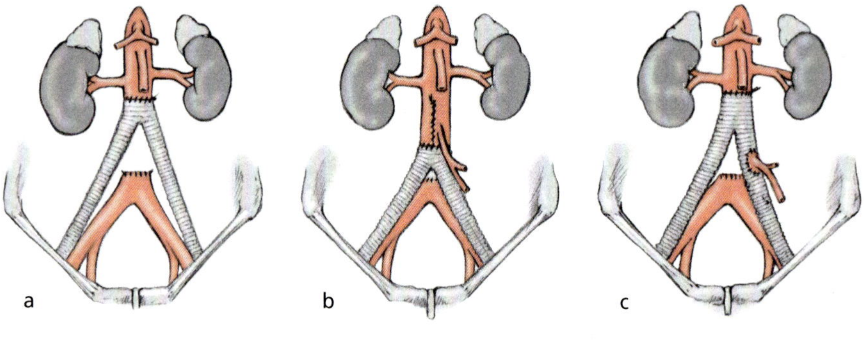

Abb. F5-15a–c Rekonstruktionsvarianten bei zentraler End-zu-End-Anastomose. Varianten b und c berücksichtigen den orthograden Einstrom in die A. mesenterica inferior (IMA).
a: Infrarenaler Anschluss mit Ligatur der IMA.
b: Anschluss peripher der IMA.
c: Reinsertion der IMA.

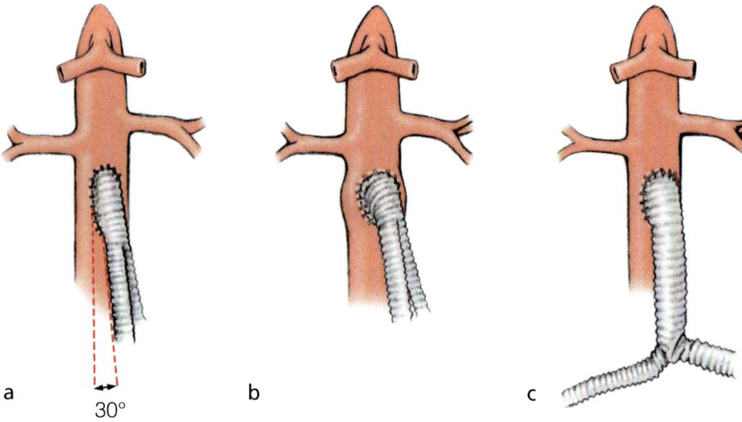

Abb. F5-16a–c Probleme bei zentralem End-zu-Seit-Anschluss bei aortoiliakalem Protheseneratz (modifiziert nach Vollmar, 1996).
a: Korrekte Technik mit kaudal angeschrägtem Winkel von 30 Grad.
b: Zu geringe Aortenwandexzision, Gefahr der zentralen Aneurysmabildung.
c: Zu langes Ansatzstück, Stenosebildung durch Spreizung der Prothesenschenkel.

Die Aortenwand wird dazwischen längs eröffnet und ovalär exzidiert. Rückblutungen aus den Lumbalarterien können durch Ballonkatheter oder zusätzliches dorsokaudales Ansetzen einer Satinsky-Klemme gestoppt werden. In jedem Fall ist es notwendig, die Aortenwand ovalär zu exzidieren, um ein zentrales Anschlussaneurysma zu vermeiden. Der zentrale Prothesenschenkel sollte deutlich kleiner gewählt werden als die Aorta selbst (meist 14 mm). Weiterhin ist die Einhaltung eines kaudal angeschrägten Winkels von 30° ratsam (s. Abb. F5-16).

!

Unbedingt wichtig ist es, das zentrale Anschlussstück kurz zu halten, damit es nicht zu einer Spreizung der Prothesenbeine mit Stenosenbildung kommt (s. Abb. F5-16c).

Ein weiteres wichtiges technisches Detail ist eine ausreichende Weichteildeckung der Prothese (ggf. durch Omentum-majus-Plastik), um der Entstehung einer paraprothetischen Fistel entgegenzuwirken. Die Nachteile der zentralen End-zu-Seit-Anastomose bestehen eindeutig in der Gefahr der Ausbildung eines zentralen Anschlussaneurysmas, den Gefahren der konkurrierenden Ströme via Prothese und terminale Aorta und der Problematik der retroperitonealen Weichteildeckung (Vermeidung einer paraprothetischen Fistel). Daher wird von vielen Gefäßchirurgen die zentrale End-zu-End-Anastomose bevorzugt, wobei die Aorta 1–2 cm infrarenal quer durchtrennt und der distale Stumpf der Aorta ohne weitere Resektion durch fortlaufende Naht verschlossen wird. Auch hier sollte das zentrale Prothesenstück möglichst kurz gewählt werden, um ein Spreizen der Prothesenbeine mit Stenosenbildung zu vermeiden.

Rechts wird die Prothese bei femoralem Anschluss hinter dem Ureter auf dem M. psoas, links auf dem Rücken der Beckenarterie durchgezogen. Hierbei wird eine Kornzange von der Leisteninzision aus konvex unter dem Leistenband und dann mit konkaver Drehung nach retroperitoneal in die korrekte Schicht vorgeschoben, wobei die tastende Hand von zentral der Kornzange entgegenkommt. Da aortofemorale Bifurkationsprothesen im Langzeitverlauf besonders in der Leistenregion Komplikationen wie z. B. Anschlussaneurysma, Spätinfekt oder Anastomosenstenosen verursachen können, bevorzugt v.a. die Schule um van Dongen einen intraperitonealen Anschluss auf die A. iliaca externa, ggf. mit kombinierter TEA der iliofemoralen Strombahn. Hierdurch werden zwar die lokalen Probleme der Leiste im Spätverlauf umgangen, die Progression der Grunderkrankung mit Stenosenbildung, v.a. in der A. iliaca externa, wird jedoch nicht beeinflusst. Da die A. iliaca externa meistens ebenfalls arteriosklerotisch verändert ist, stellt die tiefe Anastomose auf die A. iliaca externa vor dem Leistenband technisch weitaus höhere Ansprüche als der Leistenanschluss. Auch bei zentraler End-zu-End-Anastomose ist unbedingt auf einen ausreichenden retroperitonealen Weichteilschutz durch präaortales Fett- und Nervengewebe und, sofern dies nicht ausreicht, durch eine zusätzliche Omentumplastik zu achten (v.a. beim Rezidiveingriff). So wird die gefürchtete Komplikation einer paraprothetischen Fistel vermieden. In einzelnen Fällen (z.B. bei Blockade der A. iliaca interna beidseits) kann es erforderlich sein, die orthograde Durchströmung der A. mesenterica inferior zu erhalten. Hierbei bietet sich die zentrale TEA der Aorta zwischen Nierenarterien und A. mesenterica inferior mit peripherem Anschluss der Bifurkationsprothese an. Alternativ kann die Reinsertion der A. mesenterica inferior in einen Prothesenschenkel mittels Carrel-Patch durchgeführt werden (s. Abb. F5-15b und c).

Triadenoperation

Wenn Verschlüsse oder Stenosen der aortoiliakalen Strombahn mit solchen der A. femoralis superficialis und der poplitealen Strombahn kombiniert sind, ist ein Anschluss der Bifurkationsprothese auf die A. profunda femoris beidseits als Profundaplastik sinnvoll und erforderlich. Klinische und experimentelle Untersuchungen konnten beweisen, dass bei gleichzeitiger lumbaler Sympathektomie der Durchfluss via Profunda deutlich verbessert ist.

> **!** Die Kombination eines gefäßchirurgischen Eingriffs mit einer lumbalen Sympathektomie hat in diesem Fall einen deutlichen Vorteil.

Auf diese Weise lässt sich in den meisten Fällen mit einer Einetagenkorrektur die Beschwerdesymptomatik der Patienten deutlich verbessern, so dass eine spätere Verlängerungsoperation im Stadium II nur selten notwendig wird.

5.5.4 Operation und simultane Intervention

Ziel in der rekonstruktiven Gefäßchirurgie ist es, einen operativen Eingriff in seinem Umfang möglichst zu begrenzen und gleichzeitig ein Maximum an Verbesserung der Lebensqualität zu erreichen. Durch die Verfügbarkeit interventioneller Maßnahmen wie Ballondilatation, Rotationsangioplastie, Arteriektomie und Stent-Implantation können bei zentralen aortoiliakalen Verschlussprozessen gleichzeitig periphere Stenosen in der femoropoplitealen Strombahn ohne große Ausweitung der Operation mit korrigiert werden. Hierdurch lassen sich die Ergebnisse der Rekonstruktion weiter verbessern, ohne den Patienten zu gefährden. Außerdem ergibt sich bei unilateralen Blockaden der Beckenstrombahn mit kontralateraler Beckenarterienstenose eine sinnvolle Kombinationsmöglichkeit durch Dilatation mit Crossover-Bypass. Daher sollte jeder Gefäßchirurg auch die Technik der interventionellen Therapie kennen und beherrschen.

F5

5.5.5 Intraoperative Kontrollmethoden

Direktionale Doppler-Sonographie

Nach Abschluss einer aortoiliakalen Rekonstruktion sollte die Qualität der Darmdurchblutung klinisch überprüft werden.

> **!** Da an der Farbe der Kolonwand eine akute Ischämie meist nicht beurteilt werden kann, ist die Qualität der Pulsationen der Randarkaden der entscheidende Parameter.

Im Zweifelsfall ist es notwendig, intraoperativ eine direktionale Doppler-Sonographie unter sterilen Kautelen anzuwenden, um Richtung und Qualität der Durchblutung zu überprüfen. Bei den operativen Methoden der aortoiliakalen Desobliteration oder bei Bypass-Verfahren hat die intraluminale Doppler-Sonographie noch keine Bedeutung.

Gefäßendoskopie

Langstreckige aortoiliakale, aortofemorale und iliofemorale TEAs zeigen immer dann schlechte Ergebnisse, wenn keine Lumenkontrolle erfolgt ist. Enttäuschende Resultate werden v.a. bei halbgeschlossenen retrograden Ringsondendesobliterationen der iliakalen Strombahn mitgeteilt. Derartige Probleme, die auf technische Handicaps zurückzuführen sind, lassen sich durch eine intraoperative Gefäßendoskopie vermeiden. Nach Ausklemmen des betreffenden Gefäßbezirks kann ortho- oder retrograd ein Gefäßendoskop ausreichenden Kalibers unter Spülung mit physiologischer Kochsalzlösung eingeführt werden. Die Komplikationsrate ist sehr gering und liegt unter 1% (Overloading-Syndrom, Infektionen, Perforation). In geübter Hand stellt dieses Verfahren einen Zeitaufwand von maximal 15–20 Minuten dar. Endoskopisch lassen sich Intimalefzen oder Restthromben unter Sicht entfernen. Gleichzeitig wird auch die Notwendigkeit der Refixation einer Intimastufe überprüft.

Intraoperative DSA

Während aortoiliakaler bzw. femoraler Rekonstruktionen kann eine Überprüfung der peripheren Gefäßsituation notwendig werden. Dies trifft bei bekannten peripheren Gefäßstenosen zu, die z. B. in einer Sitzung durch interventionelle Maßnahmen angegangen werden können, und für verschleppte Gerinnsel oder Plaques, die noch intraoperativ entfernt werden müssen. Die Anwendung der intraoperativen DSA bietet hier die Möglichkeit, den Eingriff auf das notwendige Maß zu beschränken. Gleichzeitig können periphere Probleme wie Intimadissektionen sowohl endoskopisch als auch per DSA verifiziert werden.

5.6 Alternative operative Verfahren

5.6.1 Extraperitonealer Bypass

Bei unilateralen Beckenarterienstenosen oder Blockaden, die einer interventionellen Therapie nicht zugänglich sind und die keine Möglichkeit der TEA eröffnen (diskontinuierliche Arteriosklerose, transmurale Verkalkung), ist über einen extraperitonealen Zugang die Darstellung der Aortenbifurkation und der A. iliaca communis möglich, um einen unilateralen extraperitonealen ilio- oder aortofemoralen Bypass durchzuführen. Auch eine diagonale Variante steht zur Verfügung. Die Belastung für den Patienten ist hierbei gering und die Übersicht auch bei adipösen Patienten sehr gut. Bei Risikopatienten ist auch bei bilateralen Verschlussprozessen ein beidseitiger extraperitonealer ilio- oder aortofemoraler Bypass möglich, der entweder simultan oder aber abhängig vom Risikoprofil auch zweizeitig durchgeführt werden kann. Grenzen bestehen hierbei durch eine hochgradige zentrale Verkalkung der aortoiliakalen Bifurkation.

Der extraperitoneale Zugang ist relativ einfach. Nach schräger Inzision vom linken Ober- bis Unterbauch, etwa vom Rippenbogen bis zur Symphyse, wird die Externusaponeurose gespalten. Hiernach erfolgt eine Durchtrennung der queren und schrägen Bauchmuskulatur mit dem Elektrokauter. Der Peritonealsack lässt sich digital leicht nach medial abschieben, wobei das perirenale Fett dorsal liegen bleibt. Der Ureter wird mit nach medial verlagert. So ist relativ schnell die gesamte aortoiliakale Strombahn dargestellt und isoliert. Bei schlanken Patienten ist sogar eine kontralaterale Darstellung der Beckenarterien möglich. Diese Zugänge ermöglichen auch die Anlage diagonaler Bypass-Verfahren mit beliebiger zentraler Anastomose. Die 5-Jahres-Offenheitsraten unilateraler extraperitonealer und diagonaler Bypässe erreichen nahezu diejenigen orthotoper Rekonstruktionen, sie liegen je nach Gefäßsituation zwischen 75 und 86% (femorofemoral ca. 75%). Damit sind sie nur wenig schlechter als die der orthotopen Rekonstruktion mit ca. 94%.

5.6.2 Extraanatomischer Bypass

> **!**
> Da dieses Verfahren eine erhöhte lokale Komplikationsrate hinsichtlich Wundheilungsstörungen, Infektion, Perigraftreaktion und darüber hinaus eine schlechtere Offenheitsrate aufweist (unilateral 40%, bilateral 70% nach 2 Jahren), kommt dieser Bypass nur bei Hochrisikopatienten in Frage. Außerdem bei Patienten, die z. B. aufgrund einer Radiatio, eines Tumorleidens oder ausgedehnter postperitonitischer Verwachsungen für eine orthotope Rekonstruktion nicht in Betracht kommen.

Im eigenen Krankengut kommen glatte Prothesen vom Typ Expanded-PTFE oder Dacron®-Prothesen mit Fluoroberfläche zum Einsatz. Bevorzugt werden von uns für bilaterale Anschlüsse vorgefertigte Prothesen mit Flow-Devider verwendet. Glatte Prothesen ermöglichen eine leichtere Thrombektomierbarkeit bei Reeingriffen. Insbesondere bei extraanatomischen Bypass-Verfahren mit langer Rekonstruktionsstrecke und Überbrückung mehrerer Gelenke darf der Patient in den ersten 5 postoperativen Tagen nicht mobilisiert werden, um kein mechanisches Trauma mit der Gefahr von Perigraftreaktion oder Anastomosenausrissen zu riskieren.

> **!**
> Der Zugang zur A. axillaris für den Zentralanschluss erfolgt am leichtesten mit angelagertem Arm und Unterpolsterung der Schulter mit einem kleinen Sandsack.

Durch schräge Inzision von der Klavikula aus über die Mohrenheim-Grube lässt sich die A. axillaris infraklavikulär zentral relativ leicht darstellen und für den Anschluss isolieren. Nach End-zu-Seit-Anastomose mit der Prothese erfolgt nach Einkerben des M. pectoralis major der Durchzug unter der Muskulatur. In Höhe des Rippenbogens muss die Faszie mit dem Tunnelierer durchstochen werden, um hiernach einen rein subkutanen Verlauf zu gewährleisten. Der kreuzende Schenkel sollte leicht bogenförmig im unteren Abdominalbereich geführt werden, um Abknickungen zu vermeiden. Die externe Verstärkung der Prothese durch Kunststoffringe oder Spiralen ist unbedingt erforderlich, um eine Kompressionsstabilität des exponierten Blutleiters zu gewährleisten. Der periphere Anschluss erfolgt entweder suprainguinal oder inguinal. Notwendige Verlängerungen der Prothese auf die popliteale oder krurale Strombahn verschlechtern die Offenheitsrate deutlich. Derartig lange Bypass-Verfahren haben meist nur den Effekt einer vorübergehenden Palliation (z. B. axillopedaler „Santa-Fee-Bypass").

5.7 Interventionelle Verfahren

5.7.1 Indikation

Aus Sicht interventionell tätiger Radiologen und Angiologen ist die Indikation zur Angioplastie der Leisten- und Beckenarterien in den Stadien II–IV nach Fontaine bei isolierten Stenosen indiziert. Hierbei werden vier Schweregrade unterschieden:

- Grad 1 betrifft kurzstreckige Stenosen bis 5 cm Länge. Diese sind ideal für die Angioplastie und ggf. für eine Stent-Implantation.
- Als Grad 2 bezeichnet man Stenosen bis 10 cm oder Verschlüsse bis 5 cm Länge. Auch hier werden noch gute Erfolgsaussichten für eine Rekanalisation gesehen.
- Anders verhält es sich bei Stenosen über 10 cm oder Verschlüssen von 5–15 cm (Grad 3). Diese sind in aller Regel interventionell nicht angehbar und stellen daher die Domäne für eine gefäßchirurgische Korrektur dar.
- Noch längere Strombahnhindernisse, wie z. B. ausgedehnte aortoiliakale Stenosen oder Verschlüsse, sind ungeeignet für die Angioplastie und sollten operiert werden (Grad 4).

Nach eigener Erfahrung gilt bei Verschlüssen für die iliakale Strombahn Ähnliches wie für die femoropopliteale Strombahn. Diese sind nur dann durch Rotationsangioplastie überwindbar und dilatierbar, wenn sie nicht älter als 3 Monate sind, d. h., wenn der Verschlusszylinder noch nicht bindegewebig organisiert ist.

➡ Interventionelle Maßnahmen sollten intraoperativ v. a. dann eingesetzt werden, wenn der Eingriff dadurch auf ein Mindestmaß reduziert und die Risiken gesenkt werden sollen. Hierbei können sowohl zentrale als auch periphere Stenosen oder kurzstreckige Verschlüsse dilatiert und ggf. gestentet werden.

5.7.2 Technik

Durch die Angioplastie wird die Gefäßwand überdehnt, wobei es zur Desintegration der geschichteten Gewebsbestandteile kommt. Es entstehen Einrisse an Intima und Media bis hin zur Adventitia. Angiographisch sind diese Veränderungen zwar reversibel, histologisch jedoch nicht. Der Durchmesser des Ballonkatheters sollte nicht größer sein als der physiologische Gefäßdurchmesser (Beckenarterien: 6–8 mm). Als Zugang wird die Stelle verwendet, bei der der geringste technische Aufwand und das geringste Risiko zu erwarten sind. Die Angioplastie der Beckenarterien erfolgt vorwiegend transfemoral ipsilateral retrograd, seltener in Crossover-Technik oder transaxillär. Nach Lokalanästhesie wird in Seldinger-Technik eine Schleuse eingebracht, die für die Beckenstrombahn mindestens ein Kaliber von 6 F haben sollte. Isolierte perkutane Angioplastien ohne Operation sollten 24 Stunden vor dem Eingriff bereits mit bis zu zweimal 300 mg ASS vorbehandelt sein. Diese Medikation wird für etwa sechs Monate beibehalten, sofern keine Unverträglichkeitsreaktionen auftreten. Während des Eingriffs wird zusätzlich ein Bolus von 5000 I.E. Heparin verabreicht. Über die 6-F-Schleuse (oder größer) wird ein Führungsdraht, bevorzugt Terumo, eingebracht. In den Fällen, in denen der Draht nicht über das Beckenarterienhindernis hinweg vorgeschoben werden kann, ist der zusätzliche Einsatz eines Rotationsangioplastiekatheters mit geringer Tourenzahl hilfreich. Nach Passage des Hindernisses kann der Führungsdraht durch den Angioplastiekatheter eingebracht und belassen werden. Die Ballonangioplastie erfolgt vorsichtig unter definiertem Druck von 5 bis maximal 15 bar und wird ungefähr dreimal für je 30–60 Sekunden wiederholt. Die Dilatation einer Stenosestrecke erfolgt stufenweise von zentral nach peripher. Stenosen, die während der Intervention zur Restenosierung neigen, sollten zusätzlich durch eine Stent-Implantation versorgt werden.

! Aortenbifurkationsstenosen beinhalten die Gefahr, dass es bei unilateraler Dilatation zu einem Verschluss der kontralateralen Seite oder zu einer Dissektion kommt.

Diese Probleme lassen sich dadurch vermeiden, dass synchron von beiden Leisten aus zwei Dilatationsballons vorgeschoben werden und in der Form der „Kissing-balloon-Methode“ eine Dilatation der Aortenbifurkation durchgeführt wird. Nach Entfernen der Schleuse ist ein Kompressionsverband an der Punktionsstelle für etwa 4 Stunden erforderlich. Intraoperative Angioplastien am freigelegten Gefäß werden mit Schleuse und Blutungskontrolle durch Tourniquet durchgeführt.

5.7.3 Prognose

Bei Berücksichtigung des o. g. Indikationsspektrums und einer korrekten Technik sind die Ergebnisse der iliakalen Dilatation sehr ermutigend. Die Frühergebnisse der Lumenwiederherstellung liegen bei ca. 87%. Drei Jahre nach Behandlung der iliakalen Strombahn konnten eine Beschwerdebesserung in 64–85% und eine Offenheitsrate von 84% erreicht werden. Damit sind die Ergebnisse nur wenig schlechter als die der operativen Rekonstruktion (über 90% nach 5 Jahren). Allerdings ist zu berücksichtigen, dass es sich hier z. T. um ein unterschiedliches Patientengut handelt, also ein direkter Vergleich nicht statthaft ist. Interventionelle Therapie und operative Gefäßrekonstruktion sollten nicht als konkurrierende, sondern als komplementäre Verfahren angesehen werden.

5.8 Konservative Therapie

5.8.1 Einstellung der Risikofaktoren

Vor allem im Stadium II der AVK gilt als Voraussetzung zur Operation die Kooperation des Patienten in Bezug auf die Einstellung der Risikofaktoren. Hierzu gehören das Aufgeben des Rauchens, soweit erforderlich, eine Reduktion des Körpergewichts, körperliche Aktivität und eine Umstellung der Ernährung. Darüber hinaus sollte der Patient angehalten werden, konsequent einen bestehenden Diabetes mellitus, eine Hyperlipidämie oder einen arteriellen Hypertonus einstellen zu lassen. Bei geplanten aortoiliakalen Rekonstruktionen, v. a. im Stadium II, ist bei adipösen Patienten bereits präoperativ auf eine Gewichtsreduktion zu drängen, da dadurch das lokale und allgemeine Risiko deutlich gesenkt werden kann.

5.8.2 Medikamentöse Therapie

Heutzutage steht eine Reihe medikamentöser Therapiemöglichkeiten zur Verfügung. Hierzu gehören Nitrophoryldervate, Prostavasin, Kalziumantagonisten, Hämodilution u. a. Bei Vorliegen einer Polyglobulinämie sind kontrollierte isovolämische Hämodilutionen bis zu einem Hämatokritwert zwischen 34 und 38% sinnvoll. Hierbei müssen jedoch kardiale und pulmonale Risikofaktoren berücksichtigt werden, die derartige therapeutische Möglichkeiten einschränken.

5.8.3 Physikalische Therapie

Ein weiterer Therapieansatz ergibt sich in Form physikalischer Maßnahmen. Durch intensives Gehtraining, Zehenspitzenstand, Kniebeugen, Rollübungen des Fußes u. a. wird ein effektives Kollateralentraining erreicht. Vor allem die konservative Therapie erfordert die Kooperationsfähigkeit des Patienten, die nicht nur durch eine mangelnde Bereitschaft, sondern auch durch körperliche Behinderung (z. B. Zustand nach Amputation) beeinträchtigt sein kann. Die konservative Therapie führt im Stadium III oder IV nur selten zum Erfolg, eine operative Therapie ist hier meist nicht zu umgehen.

5.9 Komplikationen und deren Behandlung

5.9.1 Sofortkomplikationen

Blutung

Beim Auftreten von postoperativen Blutungen ist die Indikation zum Revisionseingriff abhängig von der Intensität und der Lokalisation der Blutung zu stellen.

➡ Bei hämodynamisch wirksamen Blutungen, die unmittelbar postoperativ einer Substitution bedürfen, muss in der Regel revidiert werden.

Hierbei ist vor dem Revisionseingriff v. a. auf einen ausgeglichenen Gerinnungsstatus zu achten. Differenzialdiagnostisch sind Blutungen an der Anastomose von Blutungen im Transplantatbett oder von Nachbarorganen zu unterscheiden.

Bei fortwährender Blutung gefährdet ein Zuwarten unter Blutsubstitution und Gabe von gerinnungsaktivem Plasma den Patienten durch eine sukzessive Gerinnungsstörung (Verbrauchskoagulopathie). Weitere mögliche Komplikationen sind Einheilungsprobleme des Gefäßtransplantats, Infektionen des Hämatoms und eine verlängerte postoperative Darmatonie bei retroperitonealem Hämatom. Längere postoperative Hypotensionen sind bei multimorbiden Patienten (koronar, pulmonal, renal) häufig Ursache für ein progredientes

Multiorganversagen. Sickerblutungen bei Leistenanschlüssen können durch dosierte lokale Kompression mittels Verband oder Sandsack zunächst konservativ behandelt werden. Die Redondrainagen können statt auf Sog auf Ablauf gestellt werden.

!

Das Abklemmen der Redondrainagen stellt jedoch keine adäquate Behandlungsmaßnahme dar. Insbesondere in der Leiste ist bei größeren Hämatomen mit Wundheilungsstörungen und Infektionen zu rechnen, so dass eine frühe Revision anzustreben ist.

Sofortverschluss

Das Auftreten eines Sofortverschlusses nach arterieller Rekonstruktion kann entweder auf technische Fehler (zentrale oder periphere Anastomose, Intimadissektion, verschleppte Thromben) oder auf eine falsche Indikationsstellung (unzureichender Run-in, schlechter Runoff) zurückzuführen sein. Abhängig hiervon muss unmittelbar nach Diagnose, ggf. nach angiographischer Darstellung, eine Revision mit entsprechender zielgerichteter Korrektur erfolgen. Nur in besonderen Fällen (z. B. schlechter Allgemeinzustand, präoperativ bereits Grenze der Operabilität) ist bei inkompletter Ischämie und guter Kompensation eine konservative Therapie vertretbar. Periphere Embolisationen in die Unterschenkel- und Fußarterien mit fleckigen Verfärbungen (Tresh-foot) führen zu kleinsten Nekrosen, die in der Regel nach mehreren Wochen abheilen. Die adäquate Therapie besteht in einer systemischen Heparinisierung und einer rheologischen Behandlung.

Infekt

Sofortinfekte sind selten und betreffen überwiegend die Leiste. Hier sollte frühzeitig ein Débridement der Wunde mit mechanischer Säuberung von Transplantatbett und Transplantat durchgeführt werden. Der Versuch einer Transplantaterhaltung durch systemische Gabe von Antibiotika entsprechend dem Resistogramm und lokale Applikation von Antibiotika oder Aseptika ist durchaus gerechtfertigt. Erst bei Nichtbeherrschen der Infektion (lokale Progredienz, septische Einschwemmung) sind eine Teilentfernung des Transplantats und ein extraanatomisches Verfahren, in anderen Fällen eine autologe Rekonstruktion erforderlich (siehe Kap. O5).

Serom und Lymphfistel

Diese Komplikationen finden sich vorwiegend in der Leiste oder bei subkutanem extraanatomischem Transplantatverlauf. Serome sollten, entfernt von der ursprünglichen Inzision, gezielt durch eine Punktion entleert werden. Die Flüssigkeit wird zur mikrobiologischen Untersuchung eingesandt. Wenn bereits mehr als zwei Punktionen erforderlich waren, erscheint es sinnvoller, mittels Zystofix-Besteck einen kleinen Katheter einzulegen, um die Flüssigkeit abzuleiten. Es sollte Bettruhe verordnet werden, damit der Lymphtransport über Unter- und Oberschenkel reduziert wird. Sistiert die Sekretion aus Seromen oder Lymphfisteln nicht spontan, kann eine Klebung mit Fibrin durchgeführt werden. Selten ist es notwendig, bei persistierenden Lymphfisteln eine Revision vorzunehmen, um die Lymphfistel durch Naht oder durch Einsatz des Ultraschallskalpells zu verschließen. Bei Lymphfisteln oder Seromen besteht die größte Gefahr in der Entstehung eines lokalen Infekts, daher ist eine antibiotische Abdeckung notwendig.

Magen-Darm-Atonie und ischämische Kolitis

Durch Einlegen einer retroperitonealen Redondrainage nach aortoiliakaler Rekonstruktion lässt sich die Ansammlung eines großen Hämatoms meist vermeiden und die Gefahr einer postoperativen Magen-Darm-Atonie reduzieren. Bis zum 3. postoperativen Tag ist mit einer Wiederaufnahme der Magen-Darm-Funktion in vollem Umfang nicht zu rechnen. Bei Ausbleiben einer regelrechten Funktion über diesen Zeitraum hinaus sollten vorsichtig abführende Maßnahmen oral, systemisch und durch Einläufe durchgeführt werden. In den meisten Fällen lässt sich eine postoperative Magen-Darm-Atonie durch diese konservativen Maßnahmen gut beseitigen. Erst bei Persistenz kann die Anlage eines Periduralkatheters zur Unterbrechung des viszeralen Reflexes in einzelnen Fällen erfolgreich sein.

➡ Eine protrahierte Magen-Darm-Atonie, die ggf. mit Funktionsstörungen von Niere oder Leber und Fieber einhergeht, kann jedoch auch durch einen retroperitonealen Infekt verursacht werden.

Diese gefährliche Komplikation ist durch eine Computertomographie in Verbindung mit klinischen Untersuchungen und Laborchemie in den meisten Fällen eruierbar. Hierbei kann die Magen-Darm-Atonie erst nach Behebung der Ursache beherrscht werden.

Eine weitere Gefahr stellt die ischämische Kolitis dar, bei der frühe Blut- und Schleimabgänge nach 24–48 Stunden eine erste Warnung bedeuten. Schon zu diesem frühen Zeitpunkt sollte eine Rektosigmoidoskopie mit Beurteilung der Schleimhaut (Kolitis Grad A–C) veranlasst werden.

Wenn bei ischämischer Kolitis nach mehr als 48 Stunden eine Unterbauchperitonitis aufgetreten ist, ergibt sich eine schlechte Prognose mit einer Letalität von über 80% (siehe Kap. E4). Zur Rettung des Patienten sind eine frühe Reoperation, die Resektion des ischämischen Kolons und die Herstellung einer Hartmann-Situation erforderlich (nur bei Kolitis Grad B–C).

5.9.2 Frühkomplikationen

Frühverschluss

Der Frühverschluss nach aortoiliakaler Rekonstruktion ist in über 80% der Fälle durch einen technischen Fehler (schlechter Einstrom, schlechter Ausstrom) oder durch eine falsche Indikationsstellung (konkurrierende vorgeschaltete oder nachgeschaltete Stenosen bzw. Verschlüsse) verursacht. Frühverschlüsse lassen sich dadurch vermeiden, dass zentrale oder periphere Probleme gleichzeitig mit beseitigt werden. Hierbei gilt die Regel, von zentral nach peripher zu rekonstruieren. Durch interventionelle Methoden lässt sich dieses Prinzip weiterentwickeln und die Belastung für den Patienten verringern. Sofern eine Mehretagenkorrektur nicht möglich ist, ergibt sich nach aortoiliakaler Rekonstruktion die Indikation zu einer frühen Bypass-Verlängerung, z. B. femoropopliteal, um das Revaskularisationskonzept innerhalb des ersten Jahres zu vervollständigen und einen Frühverschluss zu vermeiden.

Frühinfekt

Durch weniger virulente Keime (insbesondere Hautkeime) können schleichende Infekte innerhalb des ersten Jahres auftreten. Die häufigste Lokalisation von Infekten stellt die Leiste dar, die durch eine geringe Weichteildeckung und ein ausgedehntes Lymphbahngebiet besonders anfällig ist. Bei Vorliegen eines Frühinfekts kann durchaus eine konservative Therapie mit Wunddébridement, Deckung durch Sartorius-Plastik oder Omentum-majus-Plastik versucht werden, um die Prothese zu retten. Eine Beteiligung der Anastomosenregion jedoch oder „schwimmende Prothesen" schließen ein konservatives Verfahren von vornherein aus (siehe Kap. O5).

Perigraftreaktion

Perigraftreaktionen stellen bei tiefen aortoiliakalen Rekonstruktionen ein seltenes Ereignis dar. Die Diagnose ist erschwert, weil sie sich der direkten Beobachtung entziehen und meist nur durch sekundäre Komplikationen (Kompression der Gefäßprothese oder Verdrängung von Nachbarorganen) bemerkt werden. Demgegenüber ist die Perigraftreaktion bei extraanatomischer subkutaner Bypass-Führung (überwiegende Mehrzahl) leicht festzustellen. Die Diagnose steht und fällt mit der Trias:

- periprothetische Flüssigkeitsansammlung
- fehlende Fieberreaktion und fehlende Entzündungsparameter
- Nachweis eines Plasmafiltrats

Detaillierte Beschreibungen und Hinweise zur Therapie finden sich in Kapitel O6.

Paraprothetische Fistel

Ein direkter Kontakt des Darms, meistens der Flexura duodenojejunalis, mit der Gefäßprothese kann zu einer paraprothetischen Fistel führen. Weitere pathogenetische Ursachen bestehen in einer lokalen Infektion oder aber einer Verletzung der Flexura duodenojejunalis während der primären Präparation bzw. beim Verschluss des Retroperitoneums. Durch einen „Kulissenverschluss", also die Interposition ausreichenden Weichteilgewebes zwischen Prothese und Flexura duodenojejunalis, ggf. mit Omentum-majus-Plastik, lassen sich paraprothetische Fisteln in aller Regel vermeiden (siehe Kap. O9).

5.9.3 Spätkomplikationen

Verschluss

Verschlüsse von Rekonstruktionen der aortoiliakalen Strombahn nach Ablauf von mehr als einem Jahr kommen durch eine Intimahyperplasie, v. a. an den peripheren Anastomosen, und durch Progression der Grunderkrankung zustande. Dennoch liegt die 5-Jahres-Offenheitsrate bei der TEA der aortoiliakalen Strombahn ebenso wie die des Prothesen-Bypasses bei über 90%. Bei geeigneter Indikationsstellung und exakter Technik liegen auch die interventionellen Verfahren in ihrer Erfolgsrate nicht wesentlich schlechter, sie lassen Offenheitsraten von über 80% erwarten (Patientengut allerdings nicht vergleichbar wegen unterschiedlicher Indikationenauswahl). Prothesenverschlüsse können innerhalb der ersten Tage nach Auftreten leicht durch ein kombiniertes Thrombektomiemanöver mit Ballon und Ring rekanalisiert werden. Anders verhält es sich nach einer TEA, weil hierbei meist eine starke stenosierende Narbenbildung und Intimahyperplasie die Verschlussursache darstellen. Hier kommt dann nur ein Bypass-Verfahren mit Gefäßprothese in Frage.

Anschlussaneurysma

Anschlussaneurysmen finden sich zentral selten. Sie betreffen meistens zentrale End-zu-Seit-Anastomosen ohne ausreichende Exzision der Aortenwand oder werden durch Turbulenzen der unphysiologischen End-zu-Seit-Abzweigung induziert. Wesentlich häufiger finden sich periphere Anschlussaneurysmen, v.a. in der Leiste. Hierbei werden verschiedene pathogenetische Ursachen verantwortlich gemacht, wie z.B. partielle Nahtruptur oder schleichende Infekte. Besonders anfällig sind Leistenanschlüsse auf eine durch TEA versorgte Femoralisgabel und bei dilatativer Arteriopathie. Außerdem werden starke mechanische Belastungen in der Hüfte durch die Zwinge des Leistenbands angeschuldigt. Dies veranlasst einige Autoren, primär das Leistenband leicht einzukerben, um der Prothese eine bessere Mobilität unter dem Leistenband zu gestatten.

Spätinfekt

Auch Spätinfekte werden durch schleichende Infektionen verursacht, entweder durch schwach virulente Keime, die während der Erstoperation abgekapselt wurden und später an Aktivität gewinnen, oder durch Keime, die sich anlässlich eines Allgemeininfekts metastatisch am Kunststoff abgesiedelt haben. Da im Rahmen von Allgemeininfekten und operativen Maßnahmen Bakteriämien auftreten können, wird derzeit diskutiert, ob – wie bei künstlichen Herzklappen – ein gezielter antibiotischer Schutz erforderlich ist. Weitere mögliche Ursachen sind iatrogene Verschleppung von Keimen in das Transplantatlager (Punktionen) oder lokale banale Infekte (Intertrigo, Lymphadenitis, Furunkel u.a.).

➡ Bei Spätinfekten einer Gefäßprothese bzw. des Transplantatbetts führen lokale Maßnahmen nicht zum Erfolg.

In diesen Fällen kommen partielle In-situ-Repairs unter antibiotischem Schutz, ggf. extraanatomische Bypass-Verfahren oder homologe Arterientransplantate in Frage. Die Diagnose eines Spätinfekts ist also für den Patienten folgenschwerer und bedeutet ein anderes Therapiekonzept als bei Früh- oder Sofortinfekten.

Paraprothetische Fistel

Paraprothetische Fisteln können auch nach einer Latenzzeit von mehr als einem Jahr auftreten. Klinische und apparative Parameter (Infektnachweis durch klinische Verdachtsmomente, Computertomographie mit paraprothetischer Luftansammlung, ggf. Granulozytenszintigraphie) sichern die Diagnose. Hierbei müssen die verschiedenen Formen (Typ I, Typ IIa, Typ IIb) differenziert werden, weil sie unterschiedliche therapeutische Konsequenzen haben (siehe Kap. O9).

Rezidivstenosen

Im Spätverlauf sind Reststenosen, Rezidivstenosen und das Auftreten neuer Stenosen voneinander zu unterscheiden. Unter *Reststenose* versteht man einen Zustand nach Rekonstruktion, bei dem aufgrund technischer Probleme nur einen Teilerfolg erreicht wurde. Dies sollte bei operativen Verfahren nicht akzeptiert werden, während bei Dilatationsverfahren naturgemäß nicht korrigierbare Reststenosen durchaus belassen werden können, um einer anderen, adäquaten Therapie, z.B. einer Operation, zugeführt zu werden.
Unter *Rezidivstenose* versteht man das Wiederauftreten einer Einengung an der Stelle, die ursprünglich erfolgreich korrigiert wurde. Diese hat im Spätverlauf meist ihre Ursache in einer neointimalen Hyperplasie, die bei End-zu-Seit-Anastomosen erfahrungsgemäß häufiger auftritt als bei End-zu-End-Anastomosen. Hierzu gehören auch unmittelbar distal der Anastomose befindliche Einengungen, die auf Klemmenschäden der Arterie mit folgender Neointimahyperplasie zurückzuführen sind.
Anders verhält es sich bei der Progression der Grunderkrankung peripher von Rekonstruktionen. Diese sind streng genommen nicht als Rezidivstenosen, sondern als *neue Stenosen* infolge der Progression der Arteriosklerose zu verstehen.
In allen Fällen bietet sich entweder die Technik der lokalen TEA mit Overpatch, eine Protheseninterposition oder aber die Verlängerung durch autologes oder prothetisches Material in das nächste Gefäßsegment an. Wegen der vernarbten Verhältnisse stellen derartige Eingriffe hohe Anforderungen an den Operateur (siehe Kap. 8). Interventionelle Korrekturen mit Stent-Implantation stellen in vielen Fällen ein bevorzugtes Korrekturverfahren dar, dessen Langzeitergebnisse sich nicht von denen offener Verfahren unterscheiden.

5.10 Literatur

Bernhard VM, Towne JB (eds.): Complications in Vascular Surgery. Grune & Stratton, Orlando 1985

Brunner U (Hrsg.): Breitner Chirurgische Operationslehre, Band XIII Gefäßchirurgie. Urban & Schwarzenberg, München–Wien–Baltimore 1996

Günther RW, Thelen M (Hrsg.): Interventionelle Radiologie. Thieme, Stuttgart–New York 1996

Hepp W (Hrsg.): Aortoiliakale Verschlußprozesse. Steinkopff, Darmstadt 1992

Husfeld KJ, Roth FJ (Hrsg.): Konkurrierende Verfahren in der Gefäßchirurgie. Standardisierte, endovaskuläre und alternative Operationen. Steinkopff, Darmstadt 1995

Kappert A (Hrsg.): Lehrbuch und Atlas der Angiologie. Huber, Bern 1989

Kogel H, Vollmar JF: Die aortoenterische Fistel. Dtsch Med Wochenschr 49 (1986) 1892–1896

Kogel H, Vollmar JF, Zelesny T et al.: Prophylaxe der postoperativen ischämischen Colitis bei aorto-iliacaler Gefäßrekonstruktion. Chirurg 63 (1992) 44–49

Scharrer-Pauler R, Kapfer X, Orend K-H, Sunder-Plassmann L: Der ileofemorale Crossover-Bypass kombiniert mit intraoperativer aortoiliacaler Stenteinlage. Gefäßchirurgie 6 (2001) 145–150

Scharrer-Pauler R, Kapfer X, Sunder-Plassmann L: Die Technik der endovaskulären Kombinationseingriffe vom Beckentyp. Gefäßchirurgie 8 (2003) 159–169

Steckmeier BM: Intraoperative Kombinationsverfahren. In: Allenberg JR, Kallinowski F, Raithel D (Hrsg.) Endovaskuläre Chirurgie. Barth, Heidelberg–Leipzig 1998, 13–37

Stoney RJ, Effeney PJ: Wylie's Atlas of Vascular Surgery. Basis Considerations and Techniques. Lippincott, Philadelphia 1992

Stoney RJ, Effeney PJ: Wylie's Atlas of Vascular Surgery. Thoracoabdominal Aorta and its Branches. Lippincott, Philadelphia 1992

Vollmar JF: Rekonstruktive Chirurgie der Arterien. Thieme, Stuttgart–New York 1996

Willekens FGJ, Wever J, Balm R: „Endarterectomy revisited": Langzeitergebnisse nach aorto-iliakaler Desobliteration mit der „Arterial Desobliteration Device" (Plaque Cracker). Eine 7-Jahres-Nachkontrolle. Vasa 21 (1992) 268–273

Wylie EJ, Stoney RJ, Ehrenfeld WK et al.: Manual of Vascular Surgery, Vol. II. Springer, Heidelberg–Berlin 1986

Zeitler E: Katheterverfahren bei der peripheren arteriellen Verschlußkrankheit. Dtsch Ärztebl 89 (1992) 2668–2673

F6 Chronische femoropopliteale Verschlussprozesse

W. Hepp

6.1 Ätiologie und Pathogenese

6.1.1 Pathogenese

Die Arteriosklerose ist mit 78% die häufigste Ursache chronischer femoropoplitealer Verschlussprozesse. Die Inzidenz der Endangiitis obliterans wird unterschiedlich angegeben. Unter Berücksichtigung ihrer schwierigen Diagnose ist mit einem Auftreten in 4–6% der Fälle zu rechnen. In deutlich geringerer Anzahl treten andere Ursachen, die vorwiegend im Bereich des poplitealen Bewegungssegments lokalisiert sind, auf. Die Ursachen chronischer Verschlüsse der A. poplitea lassen sich wie folgt zusammenfassen:

- arterielle Verschlusskrankheit
  - Arteriosklerose
  - Endangiitis obliterans
  - sonstige Arteriitiden
- thrombosiertes arterielles Aneurysma
- Gefäßverletzung
- kongenitale Arterienanomalien
- fibromuskuläre Dysplasie
- zystische Adventitiadegeneration
- Poplitea-Kompressionssyndrome.

6.1.2 Verschlusstypen und kollaterale Versorgung

Im infrainguinalen Abschnitt werden Oberschenkelverschlusstyp (Typ B) und Unterschenkelverschlusstyp (Typ C) unterschieden.

Anatomisch haben sich, v. a. aus gefäßchirurgischer Zweckmäßigkeit, folgende standardisierte Bezeichnungen der betroffenen Arterien eingebürgert: A. femoralis communis (vom Leistenband bis zum Abgang der A. profunda femoris reichend), A. profunda femoris, A. femoralis superficialis (vom Profundaabgang bis zum Austritt aus dem Adduktorenkanal) und A. poplitea mit Differenzierung in drei Abschnitte (Abb. F6-1). Das erste Popliteasegment (P I) reicht vom Austritt aus dem Adduktorenkanal bis zum Oberrand des Gastroknemiustunnels, an beiden Stellen ist die Arterie bindegewebig verankert. Das zweite Popliteasegment (P II) verläuft hinter dem Kniegelenk. Es ist medial von den sich kreuzenden Sehnen des Pes anserinus und des medialen Gastroknemiuskopfes bedeckt. Das dritte Popliteasegment (P III) reicht bis zum Soleusbogen. Alternativ wird auch der Abgang der A. tibialis anterior als Ende von P III bezeichnet. In diesem Bewegungssegment ist die Arterie erheblichen mechanischen Einflüssen wie Dehnung, Biegung und Scherkräften ausgesetzt.

Der isolierte Verschluss der *A. femoralis communis* ist symptomatisch dem der A. iliaca externa gleichzusetzen (Stadium IIb). Bezieht er jedoch die femorale Verteilerzone mit ein, geht die Erkrankung rasch in die Stadien III und IV über (Abb. F6-2).

Die *A. femoralis superficialis* weist die häufigsten Verschlussprozesse auf, drei Typen werden unterschieden (Abb. F6-3): Typ I (20%) beinhaltet kurzstreckige, meist distal gelegene Segmentverschlüsse. Typ II (20%) stellt einen Übergangstyp mit zentraler langstreckiger Stenosierung dar, und ein langstreckiger Verschluss der gesamten Arterie liegt in 60% vor (Typ III).

Die *A. profunda femoris* ist beim Nichtdiabetiker oft nur im Abgangsbereich arteriosklerotisch erkrankt. Oft findet sich bei einem Verschluss der A. femoralis superficialis eine relative Einengung am Profundaabgang, während das sich anschließende Gefäßsegment ein deutlich größeres Kaliber hat.

!

Die A. profunda femoris stellt bei isoliertem Femoralis-superficialis-Verschluss und offenem Empfängersegment über die Rr. perforantes zur Endstrecke der A. femoralis superficialis und zum Anfangsabschnitt der A. poplitea die wichtigste körpereigene Kollateralisierung dar.

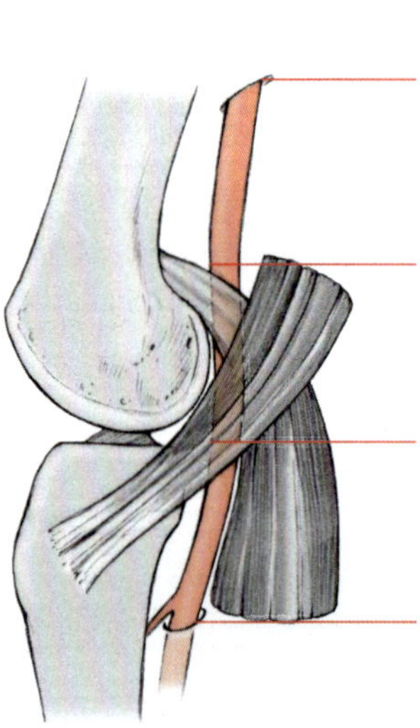

Abb. F6-1 Einteilung der A. poplitea in drei Segmente.

Linton nannte sie den wichtigsten körpereigenen Bypass. Sie ist in der Lage, bei unbehindertem zentralem Zufluss bzw. auch nach Wiederherstellung der aortoiliakalen Einstrombahn (siehe Kap. F5 und F9) einen isolierten Verschluss der A. femoralis superficialis vollständig oder zumindest weitgehend zu kompensieren.

Die *A. poplitea* weist überwiegend im ersten und auch im zweiten Segment arteriosklerotische Veränderungen auf. Seltener ist das Segment P III betroffen, bezieht dann allerdings häufig bereits die popliteale Verteilerzone (Trifurkation) mit ein (s. Abb. F6-2). Dies ist mit einer dann deutlich verkürzten Gehstrecke von unter 100 m verbunden, in 20% der Fälle besteht bereits ein Stadium III oder ein beginnendes Stadium IV.

Verschlussprozesse im femoropoplitealen Abschnitt sind prognostisch wesentlich bedrohlicher als in der vorgeschalteten Etage, da die kollaterale Versorgung deutlich geringer ist (Ausnahme A. profunda femoris). Zudem sind hier bevorzugt Verteilerzonen (Femoralisgabel, popliteales Empfängersegment, popliteale Trifurkation) betroffen. Auch ist zu berücksichtigen, dass es sich ab dem Leistenband bereits um mittlere bis

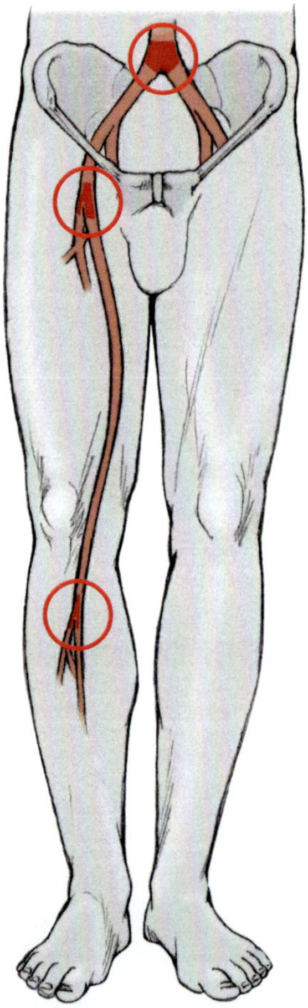

Abb. F6-2 Verteilerzonen der Becken- und Beinarterien.

kleinere Arterien mit einem Durchmesser von 8 mm, ab der Femoralisgabel von 6 mm und deutlich darunter handelt.

Beim *Diabetiker* sind zwei Besonderheiten zu beachten. Die A. profunda femoris ist häufig langstreckig erkrankt. Das bedeutet, dass sie beim Diabetiker oft nicht als Kollateralgefäß einspringen kann, was v. a. therapeutisch bedeutsam ist. Zum anderen treten die Verschlussprozesse deutlich vermehrt weiter peripher auf, was wesentlich häufiger Läsionen der Unterschenkelarterien zur Folge hat (siehe Kap. F7 und F8).

6.1.3 Kombinationsverschlüsse

Isolierte Läsionen der A. femoralis superficialis treten nur in 20% der Fälle auf. Sie sind in 40% mit vorgeschalteten Verschlussprozessen (siehe Kap. F5) und in ebenfalls ca. 40% mit zusätzlichen Verschlüssen der Unterschenkelarterien (siehe Kap. F7) kombiniert. Die Literatur der 60er und 70er Jahre des 20. Jahrhunderts gibt kombinierte Verschlüsse von Becken- und Oberschenkelarterien in etwa zwei Drittel der Fälle an. Dies ist nicht mehr aufrechtzuerhalten. Ursächlich liegt dies am ehesten daran, dass mit den heutigen diagnostischen Verfahren zusätzliche Unterschenkelarterienläsionen einfacher und daher häufiger zu diagnostizieren sind und auch eine komplette Gefäßdarstellung einschließlich des Fußbereichs gefordert wird.

6.1.4 Häufigkeit, Geschlechtsverteilung

Der Oberschenkelverschlusstyp betrifft 47,6% aller Obliterationen an den Becken- und Beinarterien, wobei die A. femoralis superficialis selbst in 40–50% der Fälle befallen ist.

Das Geschlechterverhältnis männlich zu weiblich liegt bei 5 : 1 bis 10 : 1. In den letzten Jahren tritt jedoch eine Zunahme des weiblichen Geschlechts auf. Dies kann u. a. an veränderten Rauchgewohnheiten liegen. Jenseits des 60. Lebensjahres tritt eine deutliche Veränderung der Geschlechtsrelation zuungunsten des weiblichen Geschlechts auf. Das mittlere Lebensalter der Patienten liegt nach Vollmar bei 53 Jahren. 75% der Obliterationen treten im 6. und 7. Lebensjahrzehnt auf.

F6

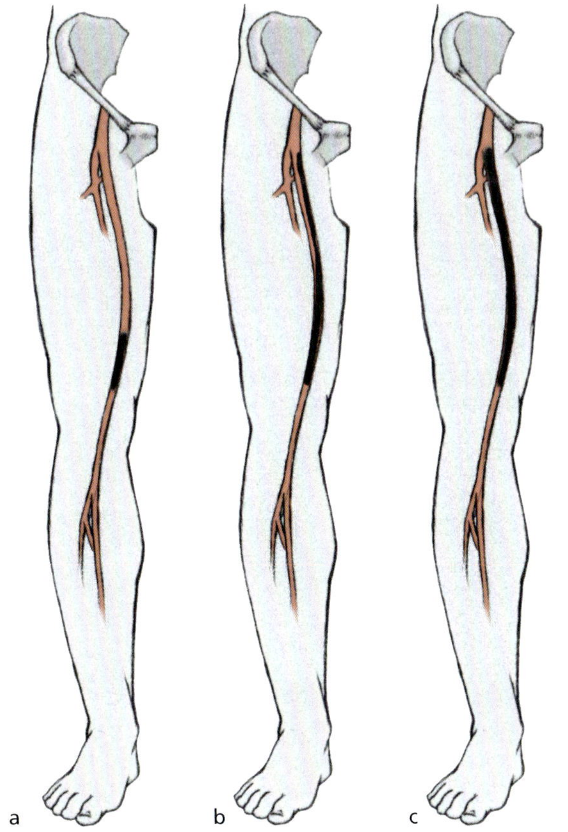

Abb. F6-3 a–c Verschlusstypen der A. femoralis superficialis.
a: Verschlusstyp I (segmentär).
b: Verschlusstyp II (Übergangstyp).
c: Verschlusstyp III (langstreckig).

6.2 Symptomatik

Die Stadien I–IV nach Fontaine zeigen im femoropoplitealen Arterienabschnitt eine mäßige Verschiebung hin zu den extremitätenbedrohenden Stadien, wobei das Stadium II aber immer noch führend ist. Ein isolierter A.-femoralis-superficialis-Verschluss kann bei suffizientem profundalem Kollateralkreislauf völlig kompensiert werden, so dass die Patienten jahrelang und auch durchaus lebenslang im asymptomatischen Stadium I verbleiben können. Auch ein gutes Stadium IIa mit einer Gehstrecke von deutlich über 1000 m beeinträchtigt diese Patienten subjektiv häufig nicht wesentlich. Ruheschmerzen (meist nur als Durchgangsstadium) und akrale Nekrosen treten auf, wenn zusätzliche Verschlussprozesse die Durchblutungssituation verschlechtern oder die Verteilerzonen betroffen sind. Weitere Ursachen sind absolute oder relative Profundaabgangsstenosen oder hämodynamische Störungen des profundalen Kollateralkreislaufs durch ein insuffizientes popliteales Empfängersegment.

! In den Stadien III und IV liegt eine Extremitätenbedrohung vor.

Die klinische Symptomatik femoropoplitealer Verschlussprozesse beginnt meist einseitig, jedoch können zu diesem Zeitpunkt in über 50% der Fälle auf der Gegenseite bereits identische asymptomatische Prozesse festgestellt werden. Aufgrund des symptomatischen Beins ist der Patient nicht in der Lage, bis zur Schmerzgrenze des kontralateralen Beins zu gehen. Innerhalb von 4–5 Jahren tritt daher bei etwa 75% der Patienten mit einseitiger Symptomatik auch eine kontralaterale Symptomatik auf.

Langzeitbeobachtungen zeigten ipsilateral in jeweils einem Drittel einen stationären Befund, eine fast sprunghafte Zunahme bzw. eine nur langsame Progredienz. Im Gegensatz dazu tritt eine langsame Zunahme im vorgeschalteten aortoiliakalen Arteriensegment mit 60% fast doppelt so häufig auf. Die Progression ist siebenmal häufiger zentral als peripher gelegen, v. a. bei der langsamen Progression.

6.3 Diagnostik

6.3.1 Klinische Diagnostik

Exakte Anamneseerhebung und klinische Untersuchung (Inspektion, Palpation, Auskultation, ggf. Provokationstest) erlauben bereits eine relativ klare Festlegung der Verschlusslokalisation und auch des Schweregrades der Durchblutungsstörung.

Bei der Inspektion achtet man auf Hautfarbe, Behaarung und Hautpigmentation. Besonderes Augenmerk richtet man auf die akralen Abschnitte und auf die Auflageflächen, um Pränekrosen frühzeitig zu erkennen. Gerade beim Diabetiker gehört auch immer eine interdigitale Inspektion dazu.

Die Pulse werden beidseits palpiert, auch hinsichtlich eines Seitenunterschieds. Die Auskultation an den typischen Stellen ist obligat. Nach Belastung lässt sich auskultatorisch nicht selten auch das Ende des distalen Verschlusses festlegen.

Die kapilläre Durchblutung wird überprüft durch Druck auf die Großzehenkuppe (auch andere Zehen möglich) und nach dem Loslassen eine Beurteilung der Zeit bis zur Wiederauffüllung des Kapillarbettes.

6.3.2 Funktionsuntersuchungen

Die Ratschow-Lagerungsprobe gibt einen Anhalt für das Ausmaß der Durchblutungsstörung. Ist die Lagerungsprobe bis zu 2 Minuten ohne pathologischen Befund durchführbar, liegt keine schwere arterielle Durchblutungsstörung vor. Da es sich überwiegend um ältere Menschen handelt, denen aus körperlichen Gründen die Durchführung der Ratschow-Lagerungsprobe oft schwerfällt, sollte der Untersucher durch Griff unter die Kniekehlen eine Unterstützung geben.

Bewährt hat sich die standardisierte Bestimmung der schmerzfreien Gehstrecke auf dem Laufband bzw. auch mit Hilfe eines Metronoms zwischen zwei klar definierten Distanzpunkten (siehe Kap. F5). Bestimmt werden die minimale schmerzfreie Gehstrecke (Einsetzen des ersten Schmerzes, bei dieser Verschlusslokalisation meist Wadenschmerz) sowie die maximale schmerzfreie Gehstrecke (Unfähigkeit zum Weiterlaufen). Es handelt sich meist um ältere und auch mehrfach erkrankte Menschen. Daher ist die andernorts geforderte standardisierte Gehstreckenbestimmung (3 km/h, 12% Steigung) sehr oft nicht durchführbar. Wir halten daher eine Geschwindigkeit von 2–3 km/h und eine Steigung von 5% für ausreichend. Auch Verlaufskontrollen, besonders postoperativ, werden unter denselben standardisierten Bedingungen durchgeführt. Als Gehstrecke im täglichen Leben mit langsamerem Tempo kann dann die 2,5fache Distanz veranschlagt werden.

6.3.3 Doppler-Sonographie

Eine wichtige Rolle spielen die CW-Doppler-Sonographie der Unterschenkelarterien sowie die Verschlussdruckmessung (A. tibialis anterior, A. tibialis posterior und A. fibularis). Ein Druck in einer Unterschenkelarterie von 50 mmHg und darunter gilt als kritische Ischämie, beim Diabetiker ist dies ein Druck von 30 mmHg in der Großzehenarterie. Beim Diabetiker mit meist bestehender Mediasklerose (Mönckeberg-Sklerose) ist die Verschlussdruckmessung durch falsch positive Druckwerte sehr häufig nicht zu verwerten.

Bei der Bestimmung des Bein-Arm-Index (am Arm A. brachialis als Referenzmessort) ist ein Index von 1,0 und höher als unauffällig anzusehen. Bei einem Index von 0,5 und niedriger spricht man von dem aus dem angloamerikanischen Schrifttum übernommenen Begriff der „chronisch-kritischen" Ischämie. Dieser Wert darf jedoch niemals alleine betrachtet werden, sondern ist immer im Gesamtkontext zu sehen. Es gibt durchaus Patienten mit einem Index von 0,4–0,5 und noch ausreichender schmerzfreier Gehstrecke.

Die Oszillographie ist gegenüber diesen Methoden zunehmend in den Hintergrund getreten.

6.3.4 Bildgebende Verfahren

Die Duplexsonographie, heute fast immer in ihrer farbkodierten Version durchgeführt, zeigt die Gefäßwandmorphologie und ist daher als Screening-Methode ein sehr geeignetes Verfahren. Zur Operationsindikation ist jedoch unverändert eine *arteriographische Darstellung* sehr wichtig. Der Goldstandard ist dabei die i. a. Katheter-DSA mit transfemoralem Zugang. Sie hat die konventionelle Arteriographie („Blattfilmangiographie") weitgehend abgelöst. Wir fordern eine Darstellung der gesamten Strecke der Becken- und Beinarterien, beginnend an der Aorta in Höhe der Nierenarterien bis in die Peripherie. Auch dezentere zentrale Einstromläsionen müssen dargestellt und ggf. korrigiert werden nach dem grundsätzlichen Prinzip: immer zuerst zentrale Rekonstruktion. Eine Darstellung in zwei Ebenen ist daher oft erforderlich. Um die periphere Ausstrombahn beurteilen zu können, ist eine Darstellung bis zu den Fußarterien notwendig. Dies betrifft v.a. den Diabetiker (siehe Kap. F7 und F8).

!

Eine i.v. DSA, die zudem den Nachteil eines höheren Kontrastmittelbedarfs und einer geringeren Sensitivität hat, kann allenfalls etwa bis zur Popliteaebene eine ausreichende Darstellung ergeben. Sie ist daher nur noch indiziert bei gezielter Fragestellung im aortoiliakalen Abschnitt und wenn man bei beidseitig fehlendem Femoralispuls einen komplikationsträchtigeren transaxillären arteriellen Zugang vermeiden möchte.

Gelingt die periphere Darstellung nicht in ausreichender Qualität oder ist aus seltener Indikation eine i.v. DSA vorgenommen worden, kann die Peripherie durch eine zusätzliche intraarterielle direkte transfemorale Feinnadel-DSA bis einschließlich der Fußarterien dargestellt werden. Hierbei kann auch bei Z. n. zentraler Bypass-Operation ein inguinales Implantat punktiert werden. Da sehr dünne Kanülen verwendet werden, treten Komplikationen so gut wie nie auf. Jedoch ist bei inguinaler Punktion und gerade bei zusätzlicher Feinnadel-DSA immer zu beachten, dass ein auf die Punktion folgender Eingriff an der Punktionsstelle aus infektionsprophylaktischen Gründen entweder innerhalb der ersten 24 Stunden oder erst nach mindestens 7 Tagen durchgeführt wird (siehe Kap. O5).
Bei Kontraindikation zur Kontrastmittelgabe hat sich uns zunehmend die CO_2-Angiographie als geeignetes Alternativverfahren erwiesen.
Eine andere alternative Möglichkeit stellt auch die NMR-Angiographie dar. Deren Nachteile sind allerdings unverändert eine unzureichende Darstellung der Unterschenkelarterien (oft Überlagerung durch Venen) und fehlende Darstellung der Fußarterien.

6.3.5 Risikoabklärung

Auch bei Verschlussprozessen unterhalb des Leistenbands handelt es sich meist um Patienten mit einer generalisierten Arteriosklerose (besonders auch koronar und zerebral). Zwar ist die Operationsletalität bei gefäßrekonstruktiven Eingriffen unterhalb des Leistenbands deutlich niedriger als im vorgeschalteten Segment, jedoch ist die Überlebensprognose nicht wesentlich günstiger. Daher ist auch hier eine subtile Abklärung der Risiken erforderlich, ggf. müssen zunächst Rekonstruktionen im koronaren und zerebralen Abschnitt durchgeführt werden.

6.4 Operationsindikation

Generell muss die Therapie, wie es Rudowski formulierte, ätiologiegerecht, stadiengezielt, lokalisationsberücksichtigend und individualitätsbewusst sein, d. h., extremitätenbedrohende Stadien stellen dringliche Indikationen zum invasiven Vorgehen dar, größere Arterienkaliber und isolierte Verschlussprozesse weisen günstigere Prognosen auf, und immer ist die individuelle Situation des Patienten zu berücksichtigen. Wenn ein Patient aus privaten und v. a. aus beruflichen Gründen eine längere Gehstrecke benötigt, dann wird man sich bei ihm eher zu einer Rekonstruktion entscheiden als bei einem älteren Menschen, der oft mit einer Gehstrecke von 100–200 m auskommen kann. Insgesamt hängt die Entscheidung für eine konservative oder operative Behandlung also wesentlich von der individuellen Situation des Patienten (Allgemeinzustand, Alter, Beruf, soziales Umfeld, private Aktivitäten u.a.) ab.

!

Da es sich bei den betroffenen Arterien dieses Abschnitts bereits um mittlere bis kleinere Arterien handelt, ist eine Indikation zur Operation sehr sorgfältig und wesentlich restriktiver zu stellen als im vorgeschalteten Abschnitt.

Absolute Indikationen zum invasiven Vorgehen stellen die extremitätenbedrohenden Stadien III und IV dar. Jedoch sind gerade diese wegen der häufig mit betroffenen peripheren Ausstrombahn operativ nur mit ungünstigerer Prognose zu rekonstruieren. Zu beachten ist auch die Mitteilung von Warren, dass es nach Rekonstruktion häufig zu einer raschen Progression der Intimaveränderungen in der Peripherie kommt, so dass man auch von einem Schutz der peripheren Abschnitte durch vorgeschaltete Stenosen sprechen kann.
In Stadium I und gutem Stadium II besteht keine Indikation zu operativen Maßnahmen. Eine reduzierte Gehstrecke auf unter 100 m mit entsprechender Behinderung des Patienten ist allerdings zu berücksichtigen. Zuvor sollten aber sämtliche Möglichkeiten konservativer Maßnahmen ausgeschöpft worden sein.

6.5 Operative Therapie

6.5.1 Zielsetzung

Vorrangiges Ziel in den Stadien III und IV ist der Erhalt der Extremität. Häufig ist ein dringender Handlungsbedarf gegeben, so dass lumeneröffnende Verfahren (Angioplastie, Gefäßrekonstruktion) Methoden der ersten Wahl sind.
Anders verhält es sich im Stadium der Claudicatio intermittens (Stadium II). Hier ist sehr häufig die schmerzfreie Gehstrecke ausreichend und eine aktive Intervention daher nicht indiziert. Konservative Verfahren haben bei guter A. profunda femoris Vorrang.

6.5.2 Vorbereitung

Risikofaktoren sollten präoperativ abgeklärt und ggf. behandelt werden (siehe Allgemeiner Teil, Kap. 5).
Eingriffe unterhalb des Leistenbands sind in aller Regel mit geringem Blutverlust durchführbar, so dass eine Eigenblutspende nur in Ausnahmefällen indiziert und die Planung einer Retransfusion in Anbetracht des Aufwands nicht gerechtfertigt ist. Es genügt, prophylaktisch zwei Erythrozytenkonzentrate zur Verfügung zu stellen.
Die überwiegende Anzahl infrainguinaler Rekonstruktionen wird in der eigenen Klinik in Regionalanästhesie (Spinalanästhesie, Periduralanästhesie) durchgeführt. Daher ist ein Blasenkatheter sehr wichtig. Aus Gründen der Infektionsprophylaxe wird dieser nach Narkoseeinleitung noch im Vorbereitungsraum gelegt.
Das Pro und Kontra einer routinemäßigen Antibiotikaprophylaxe wurde bereits diskutiert (siehe Kap. 6). In der eigenen Klinik hat sich in allen Fällen, in denen auch nur in einem minimalen Prozentsatz mit einer Implantation von Fremdmaterial gerechnet werden muss, eine Antibiotikaprophylaxe mit einem Cephalosporin der zweiten Generation mit längerer Halbwertszeit bewährt. Bei kurz dauernden Eingriffen (bis zu 2 Stunden) genügt eine Single-Shot-Gabe (Verabreichung während der Narkoseeinleitung), bei längeren Eingriffen erfolgt eine zweite Gabe 6 Stunden später.

6.5.3 Operative Standardverfahren

Profundaplastik

Profundaabgangsstenosen sowie relative Engstellen am Profundaabgang bei Femoralis-superficialis-Verschluss bewirken bei einem guten zentralen Zufluss eine reduzierte Perfusion zu den Rr. perforantes der Endstrecke der A. profunda femoris. Durch Beseitigung der Stenosen werden diese besser durchströmt und die Symptomatik wird entscheidend verbessert. Mit guten Ergebnissen ist unter zusätzlichem postoperativem Gehtraining im Stadium IIb zu rechnen. Die Stadien III und IV benötigen jedoch in aller Regel eine zusätzliche distale Rekonstruktion.

> **!**
> Grundprinzip der Profundaplastik ist, dass von der größerkalibrigen A. femoralis communis auf die kleinerkalibrige A. profunda femoris ein gleichmäßiger konischer Übergang unter Vermeidung von Turbulenzen geschaffen wird.

Findet sich eine gute Schicht, wird die Profundaabgangsstenose offen ausgeschält. Manchmal ist man aber bei einer alle Wandschichten durchsetzenden Arteriosklerose besser beraten, die Profundaplastik als reine Erweiterungsplastik durchzuführen. Diese sollte den Abgang des ersten perforierenden Muskelastes etwas überschreiten. Hier wird nicht selten ein entscheidender technischer Fehler gemacht, indem die meist 1–2 cm nach Profundaabgang nach laterodorsal abgehende A. circumflexa femoris lateralis fälschlicherweise für den ersten Muskelast gehalten wird. Daher ist dann von vornherein das Ziel der langstreckigen konischen Erweiterung nicht erreicht. Derartige Methoden kann man daher nur als Profundaabgangserweiterung bezeichnen. Der erste Muskelast geht aber erst nach weiteren ca. 4 cm immer nach mediodorsal ab.
Die Profundaplastik hat eine herausragende Bedeutung im Rahmen der so genannten Triadenoperation beim aortoiliakalen und femoropoplitealen Zweietagenverschluss. Hierbei bewirkt die Profundarevaskularisierung in ca. 80–90% eine ausreichende Kollateralisierung, so dass eine nachgeschaltete femoropopliteale Rekonstruktion im einzeitigen Verfahren fast nie und im zweizeitigen Verfahren nur selten erforderlich wird (siehe Kap. F5 und F9).
Der Zugang erfolgt über eine hohe inguinale Längsinzision ca. 1 cm lateral der Arterie. Sie muss langstreckiger sein, als es nur zur Freilegung der Femoralisgabel notwendig wäre. Die Jalousietechnik wird eingesetzt, um eine Verletzung der Lymphgefäße zu vermeiden. Die A. profunda femoris muss längerstreckig freipräpariert werden. Dies ist aufwändig, und auch darin ist wohl eine Ursache zu sehen, warum man recht häufig nach Profundaplastik nur eine Erweiterungsplastik des Profundaabgangs vorfindet. Der Abgang der A. profunda femoris (meist nach laterodorsal) wird identifiziert. Bei Verschluss der A. femoralis superficialis ab Abgang wird diese Arterie nun langstreckig freipräpariert und mit einem Wundhaken – sie kann auch in den Wundspreizer mit hineingenommen werden – nach medial weggehalten. Dadurch wird

der Zugang zur laterodorsal verlaufenden A. profunda femoris erleichtert. Zwei bis drei querverlaufende Venen, oft von kräftigem Kaliber, werden zwischen Klemmen durchtrennt und ligiert. Größere Venen sollten mit einer Durchstichligatur versorgt werden. Auf diese Weise erhält man einen langstreckigen und gut übersichtlichen Zugang zur A. profunda femoris.

Nach Längsarteriotomie von der A. femoralis communis bis in die A. profunda femoris hinein erfolgt ggf. eine offene TEA. Wir sondieren die periphere Profunda immer mit einem grünen Ballonkatheter und dehnen sie leicht auf, was fast immer von einem sehr guten retrograden Zufluss gefolgt ist. Andernorts erfolgt die Aufdehnung auch schrittweise durch Olivensonden mit aufsteigendem Durchmesser. Für den Verschluss der Arteriotomie ist ein langes Streifentransplantat notwendig, autologe Vene oder Kunststoffmaterial können verwendet werden (Abb. F6-4). Wir bevorzugen einen Dacron®-Streifen. Bei Venentransplantaten sieht man häufiger eine späte postoperative Dilatation.

Alternativ kann auch eine Femoralis-superficialis-Exzisionplastik vorgenommen werden. Diese bietet sich immer dann an, wenn die oberflächliche Arterie ab der Femoralisgabel verschlossen ist. Hier erfolgt dann ein schräges Absetzen am Superfizialisabgang und von hier aus eine zentrale und periphere Arteriotomie. Das weitere Vorgehen ist analog zu dem eben Geschilderten. Dieses Vorgehen hat den Vorteil, dass sich die A. profunda femoris durch Abflachung des Communis/Profunda-Winkels mehr axial in den Blutstrom einstellen kann (Abb. F6-5). Dies geschieht nicht selten allerdings auch bereits spontan, wenn sie als Kollateralgefäß einspringen muss.

Als Patch bietet sich auch ein übergeschlagener Streifen der A. femoralis superficialis an. Dies hat allerdings

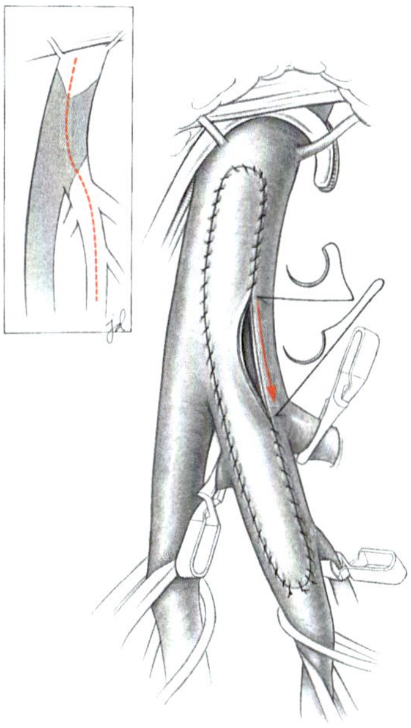

Abb. F6-4 Profundaplastik (Brunner 1996).

F6

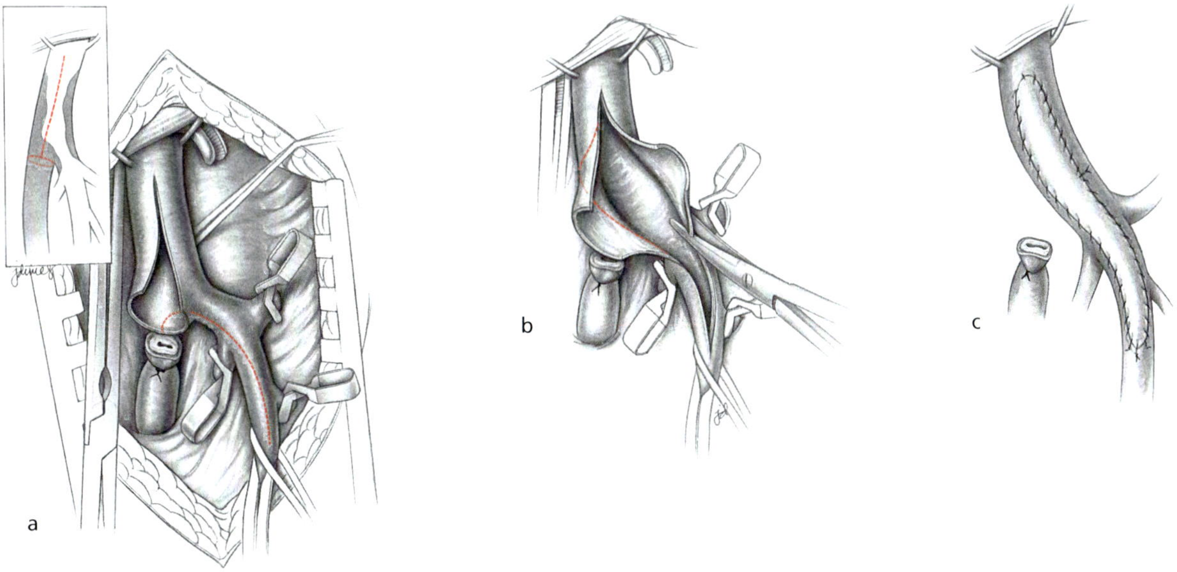

Abb. F6-5a–c Superfizialis-Exzisionsplastik.
a: Die verschlossene A. femoralis superficialis wird an der Bifurkation abgesetzt und die Inzision in die A. femoralis communis verlängert.
b: Verlängerung der Arteriotomie in die A. profunda femoris und Resektion der überschüssigen Gefäßwandanteile.
c: Verschluss mit Patch (Brunner 1996).

den Nachteil, dass die Arteriotomie der A. femoralis communis direkt verschlossen werden muss. Daher ist hierfür eigentlich nur eine Situation geeignet, in der die A. femoralis communis deutlich kaliberkräftiger ist (Abb. F6-6). Größere Bedeutung hat diese autologe Technik beim inguinalen Wundinfekt, wenn es gilt, die Femoralisgabel zu erhalten (siehe Kap. O5).

Die isolierte Profundaplastik kann mit einer zusätzlichen lumbalen Sympathektomie kombiniert werden, was den Eingriff früher allerdings doch deutlich ausweitete (siehe Kap. F9). Untersuchungen, v. a. aus der Arbeitsgruppe um Vollmar, haben gezeigt, dass der Blutfluss in der A. profunda femoris durch zusätzliche Sympathikusausschaltung (L3–L5) um 62% gesteigert wird. In den letzten Jahren wird die Sympathikusausschaltung fast nur noch auf CT-gesteuertem Wege durchgeführt. Damit hat sich die zusätzliche Sympathikusausschaltung bei der isolierten Profundaplastik auch weitgehend erübrigt. Vergleichende Studien ohne und mit zusätzlicher CT-gesteuerter Ausschaltung liegen nicht vor.

Ist die A. profunda femoris in ihrem Anfangsabschnitt über den Abgang des ersten Muskelastes hinaus verschlossen, der distale Abschnitt aber angiographisch gut dargestellt (manchmal erbringt auch erst die Freilegung Klarheit über die Anschlussfähigkeit), ist von einer langstreckigen Ausschälung kein Gewinn zu erwarten.

!

Hier ist ein Profunda-Bypass günstiger, der mit distaler End-zu-Seit- oder auch End-zu-End-Anastomose in Höhe des Abgangs der zweiten oder dritten Muskelarterie angelegt wird, so dass der Zustrom sowohl in den Hauptstamm als auch in die Perforansarterie erfolgt.

Der zentrale Anschluss erfolgt wahlweise an der A. femoralis communis oder der A. iliaca externa mit anatomischem oder auch extraanatomischem Verlauf (vor dem Leistenband) als so genannter Over-Bypass, bei Revisionseingriffen angezeigt. Alternativ kann auch an der kontralateralen A. iliaca externa bzw. A. femoralis communis (Crossover-Bypass) oder an der A. axillaris als axilloprofundaler Bypass angeschlossen werden.

!

Nach einer Profundaplastik sollte unbedingt ein intensives Gehtraining durchgeführt werden. Dadurch kann die nun verbesserte Perfusion durch die A. profunda femoris noch weiter gesteigert werden.

Voraussetzung ist allerdings ein offenes popliteales Empfängersegment. Ist dieses blockiert, kann auch über kurze knienahe indirekte Kollateralverbindungen über das Rete articulare zu den Aa. genus inferiores und Aa. recurrentes die periphere Perfusion verbessert werden. Im Stadium IIb mag dies genügen, im Stadium IV ist die Profundaplastik dann aber als isoliertes Verfahren fast immer nicht ausreichend.

Im Gegensatz zum Bypass-Verfahren führt eine isolierte Profundaplastik oft nicht zu einer völligen Beschwerdefreiheit. Allerdings zeigt sie langfristig weniger Rezidive und damit letztlich doch bessere Ergebnisse.

Endovaskuläre Verfahren

Angioplastie

Der konventionellen Ballonkatheterdilatation (PTA) kommt hierbei die größte praktische Bedeutung zu. Hierfür eignen sich besonders kurzstreckige, auch

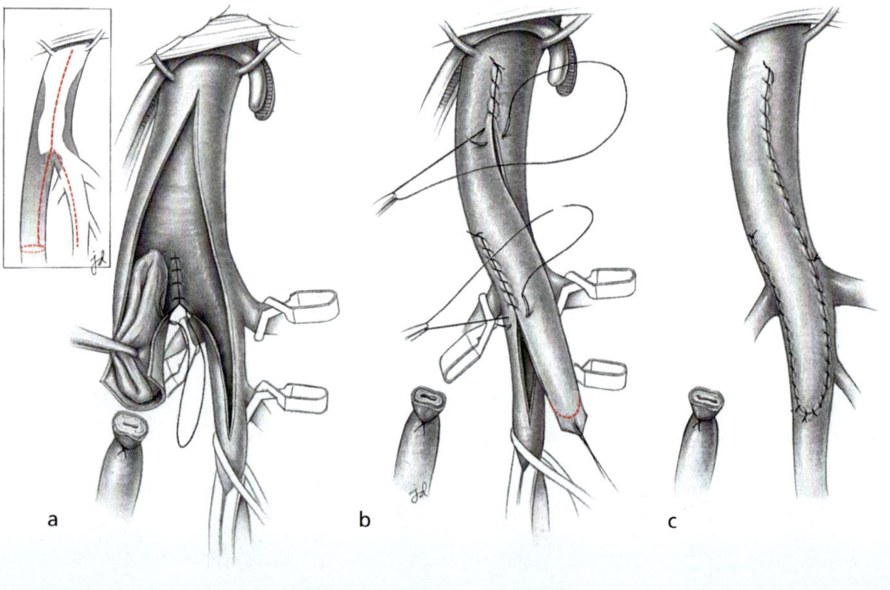

Abb. F6-6a–c Profundaplastik mit Lappen der ausgeschälten A. femoralis superficialis.
a: Die verschlossene A. femoralis superficialis wird peripher abgesetzt und die Inzision in die A. femoralis communis verlängert. Beginn der Naht an der Hinterwand.
b: Überschlagen des Patches auf die A. femoralis communis.
c: Situation nach fertiggestellter Plastik (Brunner 1996).

mehrfache Stenosen und kurzstreckige Verschlüsse (Abb. F6-7). Ausgedehnteren invasiven Eingriffen ist die Angioplastie immer vorzuziehen. Eine Gefäßrekonstruktion ist bei Versagen immer noch möglich.

Die in den letzten Jahren vereinzelt, gerade auch in der medizinischen Trivialliteratur, hervorgehobene Laser-Angioplastie hat die bisher in sie gesetzten Erwartungen nicht erfüllt. Als alleiniges Verfahren ist sie völlig ungeeignet. Sie kann allenfalls in ausgewählten Situationen als laserunterstützte Angioplastie eingesetzt werden, um bei sonst nicht passierbaren Verschlüssen einen dünnen Kanal zu eröffnen, der dann mit dem Führungsdraht zur konventionellen Angioplastie passiert werden kann. Andere in Ausnahmefällen erfolgreich zum Einsatz kommende Methoden sind die Katheteratherektomie und die Rotationsangioplastie.

Zunehmend werden diese Verfahren auch von Gefäßchirurgen übernommen. Wir führen die Angioplastie als so genannte kontrollierte Angioplastie auf dem Operationstisch mit einem DSA-C-Bogen durch. Dies hat den Vorteil, dass bei nicht erfolgreicher Angioplastie oder Komplikationen sofort die Gefäßrekonstruktion erfolgen kann. Bei kombiniertem Vorgehen erscheint es sinnvoller, dies simultan und nicht zweizeitig (z.B. zuerst angioplastische Verbesserung des Einstroms, dann in zweiter Sitzung erst distale Gefäßrekonstruktion) durchzuführen.

Die Langzeitergebnisse der Angioplastie liegen im Femoralarterienabschnitt nach fünf Jahren bei knapp unter 80%, jedoch ist die hämodynamische Situation nach Gefäßrekonstruktion in aller Regel günstiger als nach Angioplastie. Kurzstreckige Stenosen und Verschlüsse der A. poplitea weisen innerhalb von zwei Jahren in bis zu 40% der Fälle ein Rezidiv auf. Eine nicht erfolgreiche oder fehlgeschlagene Angioplastie lässt jedoch eine nachfolgende Gefäßrekonstruktion in jedem Falle noch zu.

Mit Stent-Implantationen sind wir im femoropopli-

F6

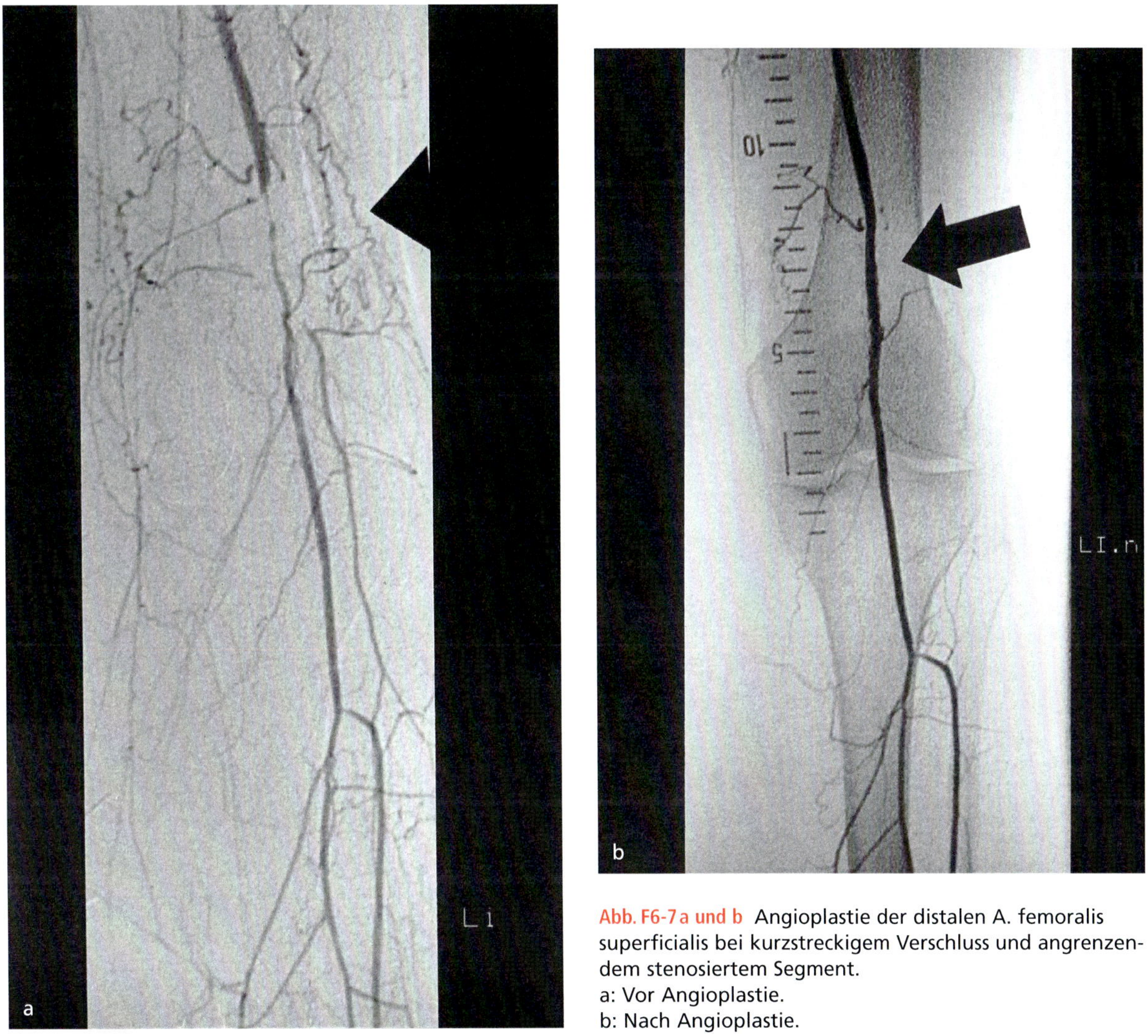

Abb. F6-7 a und b Angioplastie der distalen A. femoralis superficialis bei kurzstreckigem Verschluss und angrenzendem stenosiertem Segment.
a: Vor Angioplastie.
b: Nach Angioplastie.

tealen Bereich, gerade in den typischen Bypass-Anschlusszonen, sehr zurückhaltend, da die Stent-Implantation am Oberschenkel bis heute keine überzeugenden Ergebnisse aufweisen kann. Eine Ausnahmesituation stellt die Dissektion bei Angioplastie dar. Die zwischenzeitlich durchgeführte langstreckige Thrombendarteriektomie und das Einbringen einer so genannten Hemobahn-Prothese haben enttäuscht und sind daher abzulehnen.

Thrombendarteriektomie

Gerade in letzter Zeit ist eine gewisse „Wiederentdeckung" der TEA auch in diesem Abschnitt zu erkennen. Vorrangig stellt der, zwar nur selten auftretende, kurzstreckige Verschluss der A. femoralis communis eine Indikation zur Ausschälung dar. Dies geschieht als offene TEA mit sorgfältiger Sicherung der Femoralisgabel. Häufig muss dies kombiniert werden mit einer kurzstreckigen retrograden Ausschälplastik der A. iliaca externa, was meist angiographisch präoperativ so nicht zu erkennen war.

! Zur Sicherung der Femoralabgänge muss die Arteriotomie manchmal kurzstreckig in beide Arterien verlängert werden. Hier bietet sich dann zum Verschluss die „Gabelplastik" (VY-Plastik) an (Abb. F6-8).

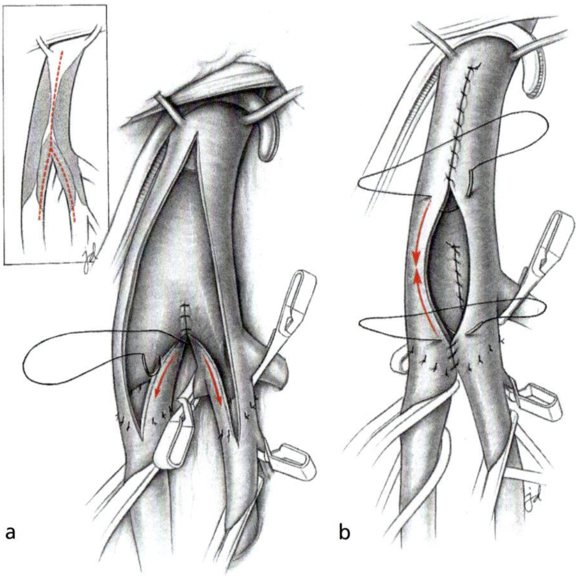

Abb. F6-8 a und b Femoralisgabelplastik.
a: Arteriotomie der A. femoralis mit Verlängerung in die A. profunda femoris und die A. femoralis superficialis. Nahtbeginn an der Hinterwand.
b: Naht der Vorderwand von beiden Enden der Arteriotomie aus auf die Mitte zu (Brunner 1996).

Diese erfolgt in Abhängigkeit vom Arterienkaliber an der Vorderwand als Direktnaht oder mit Streifentransplantat. Prinzipiell gilt bei der TEA, dass distal verbleibende Stufen transluminal fixiert werden müssen (7-0 Polydioxanon, EK-Nähte oder fortlaufende Naht). Die Arteriotomie wird etwas über die distale Stufe hinaus geführt, um diese sicher versorgen zu können.

Auch die kurzstreckige Läsion der A. femoralis superficialis, die überwiegend distal lokalisiert ist, ist für eine Ausschälung geeignet. An dieser Arterie findet man jedoch häufig langstreckige Plaques, die sich streifenförmig und exzentrisch auch in den angrenzenden zentralen Arterienabschnitt erstrecken. Diese sind meist präoperativ angiographisch nicht zu erkennen und entsprechen morphologisch einem Übergangstyp. Auch hierbei muss die offene TEA oft mit einer halb-

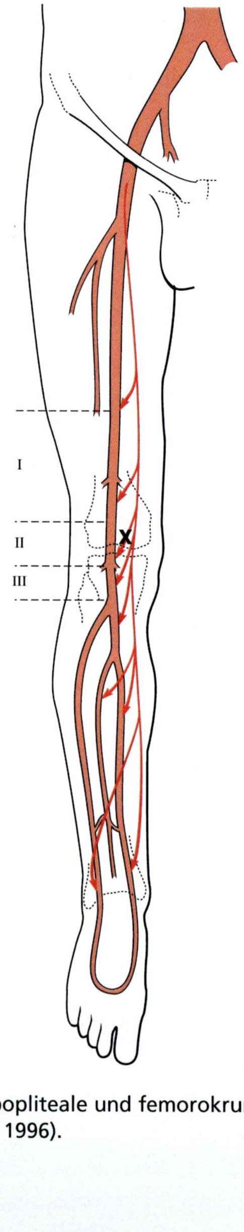

Abb. F6-9 Femoropopliteale und femorokrurale Bypass-Führung (Brunner 1996).

geschlossenen retrograden TEA kombiniert werden. Eine retrograde angiographische oder endoskopische Befundkontrolle ist dabei unerlässlich. Je nach Befund muss eine Gegeninzision zur Sicherung des Profundaabgangs angelegt werden.
Der langstreckige Verschluss, der auch häufig alle Wandschichten erfasst, ist zur Ausschälung weniger geeignet. In der eigenen Klinik wird so verfahren, dass eine TEA dann, wenn lokal eine gute Ausschälschicht auffindbar ist, zumindest versucht wird. Bei diesem Verschlusstyp erfolgt sie als halbgeschlossene TEA retrograd mit zentraler Gegeninzision.
Beim Diabetiker sind wegen wanddurchgreifender Arteriosklerose einer erfolgreichen Ausschälung meist Grenzen gesetzt.

Bypass-Verfahren

Bypass-Verfahren sind primär indiziert bei langstreckigen Verschlussprozessen mit offener A. poplitea (supragenualer Bypass) oder bei miterkrankter A. poplitea (infragenualer Bypass), außerdem auch dann, wenn die vorgenannten Operationsverfahren nicht möglich sind, wegen Komplikationen scheiterten oder wenn Früh- oder Spätrezidive aufgetreten sind. Auch bei unzureichendem Ergebnis nach Triadenoperation ist ein Bypass-Verfahren indiziert. In Ausnahmefällen (nur in den Stadien III und IV) kommt auch eine isolierte Poplitearevaskularisierung bei offener A. poplitea und verschlossenen Unterschenkelarterien in Frage. Insgesamt ist die Häufigkeit femoropoplitealer Umleitungen heute eher in deutlicher Abnahme begriffen (Abb. F6-9).
Als Bypass-Materialien eignen sich autologe Venen (siehe Kap. F7) sowie Gefäßprothesen aus allogenem (Nabelschnurvene), xenogenem (bovine und ovine Textur) sowie alloplastischem Material (gestricktes und gewebtes Dacron® mit oder ohne Abdichtung, dünnwandiges PTFE mit oder ohne externe Stabilisierung). Noch vor ca. 10 Jahren wurde allgemein die Ansicht vertreten, dass die autologe Vene supragenual einem Kunststoff-Bypass vorzuziehen sei. In letzter Zeit wird jedoch zunehmend berichtet, dass Kunststoffprothesen in supragenualer Position der Funktion von Venen-Bypässen nicht wesentlich nachstehen. Die Entscheidung für Kunststoff fällt auch unter dem Gesichtspunkt der polymorbiden Situation vieler dieser Patienten.
Daher galt noch bis Mitte der 90er Jahre des 20. Jahrhunderts, dass aufgrund der Progression der Arteriosklerose bei etwa einem Drittel der Patienten eine taugliche Vene einer kruralen Gefäßrekonstruktion vorbehalten werden sollte. Nach der neuen Literatur wird aber dem Venen-Bypass auch hier wieder ein Vorteil zugesprochen. Zu berücksichtigen ist auch, dass bei ca. 15% dieser Patienten die autologe Vene zur koronaren Rekonstruktion benötigt wird. In jedem Fall kommen aber Kunststoffprothesen dann zum Einsatz, wenn keine taugliche Vene vorhanden ist.
Der Zugang zur A. femoralis communis erfolgt, wie es bereits im Abschnitt zur Profundaplastik (s. o.) dargestellt wurde. Üblicherweise wird die proximale Anastomose Seit-zu-End mit der A. femoralis communis in Höhe des Profundaabgangs angelegt, damit dieser klar gesichert werden kann. Bei Profundaabgangsstenose bzw. bei einer ab ihrem Ursprung verschlossenen A. femoralis superficialis ist es günstiger, die zentrale Anastomose mit einer Profundaplastik zu kombinieren. Dies kann durch eine zentrale langstreckige Anastomosierung mit der A. femoralis communis bzw. profunda erfolgen (Abb. F6-10). Der Bypass-Abgang ist hierbei manchmal jedoch knickgefährdet. Dann bietet sich eine typische Profundaplastik an, in deren Patch der Bypass Seit-zu-End anastomosiert wird (Abb. F6-11). Alternativ kann auch eine End-zu-End-Anastomose direkt auf den Abgang der exzidierten A. femoralis superficialis erfolgen. Die Anastomose wird hierbei zungenförmig in die längs inzidierte A. femoralis communis hineingeführt. Beim Venen-Bypass (reversed) ist hierbei häufig noch eine Patch-Plastik notwendig (Lumeninkongruenz des kleineren distalen Venenkalibers!).
Als periphere Anschlussstellen kommen die leicht darstellbaren ersten und dritten Segmente der A. poplitea in Frage. Das zweite Popliteasegment ist bei chronischen Arterienverschlüssen kaum als Zugangsort erforderlich. Dieser Abschnitt bleibt der Operation des Popliteakompressionssyndroms u. a. mit dorsalem Zugang vorbehalten. Selten wird der mediale Zugang zu

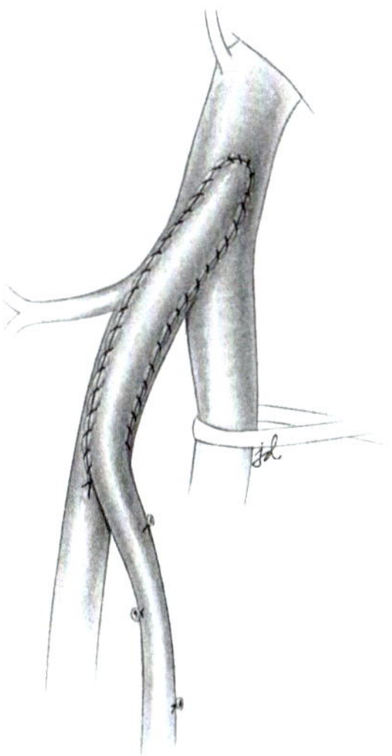

Abb. F6-10 Zentrale Anastomose im Rahmen einer zusätzlichen Profundaplastik (Brunner 1996).

P II (Nachteil: Durchtrennung der kreuzenden Sehnen!) beim Popliteaaneurysma erforderlich. Die Zugangswege zum ersten und dritten Popliteasegment erfolgen medial unter Schonung der V. saphena magna. Während der supragenuale Zugang vor dem M. sartorius am Ausgang des Adduktorenkanals, der zumindest eingekerbt werden sollte, kaum jemals Schwierigkeiten bereitet, ist der distale Zugang zum dritten Popliteasegment etwas aufwändiger. Bei gebeugtem Kniegelenk erfolgen ein hockeyschlägerförmiger Hautschnitt und eine langstreckige Spaltung der Faszie, bei muskelkräftigen Patienten mit Durchtrennung des Pes anserinus. Leitschienen sind der medial verlaufende N. tibialis und die mediale Begleitvene. Die A. poplitea liegt hier in aller Regel zwischen den beiden Begleitvenen.

In der eigenen Klinik werden supragenual häufig (s. o.) gestrickte 8-mm-Dacron®-Prothesen oder dünnwandige 6-mm-PTFE-Prothesen verwendet. Infragenual werden selten Kunststoffprothesen verwendet, wobei PTFE-Prothesen mit externer Stabilisierung vorzuziehen sind. Die Platzierung des Bypasses erfolgt am Oberschenkel grundsätzlich subfaszial und kniegelenküberschreitend orthotop mit Durchzug zwischen den Gastroknemiusköpfen. Die tiefe Position ist hämodynamisch günstiger und auch als Infektionsprophylaxe anzusehen.

Die Anastomosen werden Seit-zu-End bzw. End-zu-Seit ausgeführt. Peripher, v. a. beim PI-Bypass, bietet sich jedoch bei bis an die Anastomose heranreichendem Arterienverschluss aus hämodynamischen Gründen durchaus auch eine End-zu-End-Anastomose an.

!

Obligatorisch ist eine intraoperative Lumenkontrolle durch Endoskopie oder DSA. Je nach Befund kann eine sofortige Korrektur erforderlich werden.

Jede Anastomose wird für mindestens 24 Stunden mit einer Redondrainage versorgt. Direkt nach Abschluss der Rekonstruktion werden die Fußpulse kontrolliert. Sind sie nicht palpabel, sind weitere Kontrollen erforderlich.

Bei der Entscheidung zwischen Kunststoff und autologer Vene wurde häufig empfohlen, bei drei offenen Unterschenkelarterien eine Prothese zu verwenden, bei nur zwei oder weniger offenen Unterschenkelarterien aber die autologe Vene zu bevorzugen. Aus unseren Erfahrungen kann dies so nicht bestätigt werden. Auch ein peripherer Abfluss über nur eine offene Unterschenkelarterie kann bei Verwendung einer Kunststoffprothese zu einem langfristig guten Funktionsergebnis führen.

Rekonstruktion und simultane Angioplastie

Die Möglichkeiten, eine Profundaplastik mit einer simultanen Angioplastie der A. femoralis superficialis und der A. poplitea zu kombinieren, wurden schon im Abschnitt zur Profundaplastik (s. o.) dargestellt. Besonders die simultane Angioplastie der A. poplitea ist von wesentlicher Bedeutung, weil sie den direkten peripheren Abfluss zum Popliteakonfluenz verbessert.

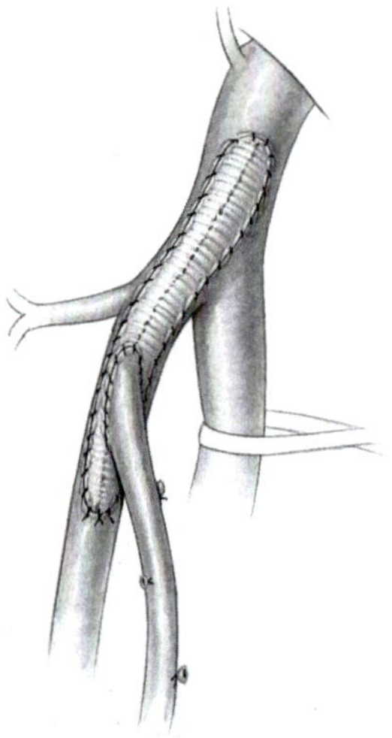

Abb. F6-11 Proximale Bypass-Anastomose auf dem Patch einer simultan angelegten Profundaplastik. Ist eine verwendete autologe Vene (in situ!) zu kurz, kann auch auf diese Möglichkeit zurückgegriffen werden (Brunner 1996).

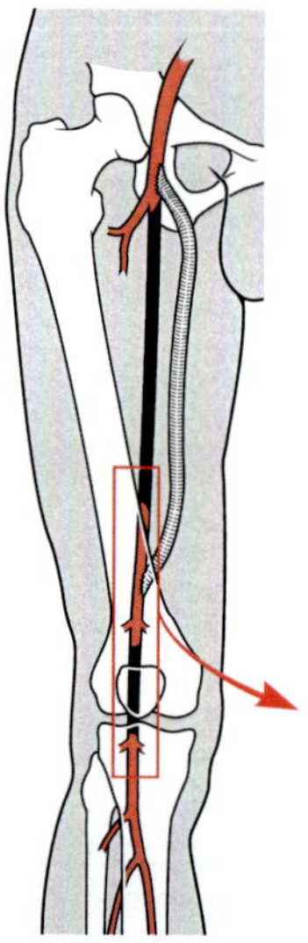

Abb. F6-12 Kombination von intraoperativer Angioplastie der Ausstrombahn der A. poplitea und supragenualem femoropoplitealem Bypass (Brunner 1996).

Angioplastie der Einstrombahn
Kurzstreckige Stenosen der iliakalen Strombahn können simultan mit einer Rekonstruktion im Oberschenkelbereich korrigiert werden. Dies ist besonders unter dem zeitlichen Aspekt und hinsichtlich der Vermeidung eines Zweiteingriffs sinnvoll.

Angioplastie der Ausstrombahn
Durch die Kombination einer Angioplastie einer kurzstreckigen Stenose von P II bzw. P III mit einem supragenualen Bypass lässt sich ein infragenualer Bypass-Anschluss zumindest vorerst vermeiden (Abb. F6-12). Dies gilt auch für eine Stenose im kruralen Abschnitt, wenn nur noch eine Unterschenkelarterie offen oder der Truncus tibiofibularis betroffen ist.

6.5.4 Intraoperative Kontrollmethoden

Direktionale Dopplersonographie. Diese Methode ist heute unter sterilen Bedingungen einsetzbar. Sie kann Hilfestellung bieten bei der Beurteilung der Bypass-Funktion und des Flusses in den aufnehmenden Unterschenkelarterien. Als alleiniges intraoperatives Kontrollverfahren reicht sie jedoch nicht aus.

Gefäßendoskopie. Dieses Verfahren wurde in den ersten Jahren nach Entwicklung der Gefäßangioskopie von vielen Arbeitsgruppen favorisiert. Es hat jedoch den Nachteil der häufig nicht ausreichenden Beurteilbarkeit der unteren Anastomose sowie des kruralen Abflusses.

DSA. Nachdem seit einigen Jahren technisch einwandfreie DSA-C-Bögen zur Verfügung stehen, ist die DSA die zu empfehlende intraoperative Kontrollmethode. Der gesamte Verlauf des Bypasses und des Abflusses sollte dargestellt werden. Thromben, belassene Klappenreste, Graft-Knickungen und bis dato nicht bekannte Stenosen in der Ausstrombahn können sofort korrigiert werden. Obligat ist für den DSA-C-Bogen heute die Road-mapping-Technik, um bei Bedarf die endovaskulären Methoden additiv einsetzen zu können.

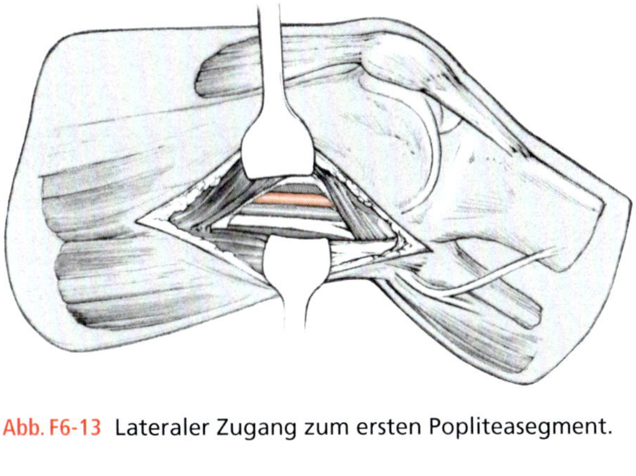

Abb. F6-13 Lateraler Zugang zum ersten Popliteasegment.

6.6 Alternative operative Verfahren

6.6.1 Extraanatomischer Bypass

In Ausnahmefällen, z. B. bei mehrfachen Voroperationen mit typischem medialem Zugang oder auch bei tiefem Wundinfekt nach Rekonstruktion, der jedoch noch einen distalen Anschluss auf das erste bzw. dritte Popliteasegment als aseptisches extraanatomisches Verfahren zulässt, bieten sich laterale Zugänge zum ersten und zum dritten Segment der A. poplitea an.

Lateraler Zugang zum ersten Popliteasegment (Abb. F6-13): Von einer lateralen Längsinzision aus wird zwischen Tractus iliotibialis und M. biceps femoris eingegangen. Dies ist meist ohne technische Schwierigkeiten möglich.

Lateraler Zugang zum dritten Popliteasegment (Abb. F6-14): Eine Längsinzision wird über der Fibula angelegt. Proximal kommt die Endsehne des M. biceps femoris zur Darstellung. Der fibulare Ursprungskopf des M. soleus muss durchtrennt werden. Der N. peroneus communis, der lateral um das Fibulaköpfchen verläuft, muss geschont werden. Beschrieben wird dieser Zugang mit Resektion des proximalen Fibuladrittels, im Allgemeinen ist dies aber nicht notwendig. Nach Abdrängung des fibularen Soleuskopfs und des lateralen M. gastrocnemius nach dorsal erreicht man einen guten Überblick über die Endstrecke der A. poplitea an ihrer Aufzweigung.

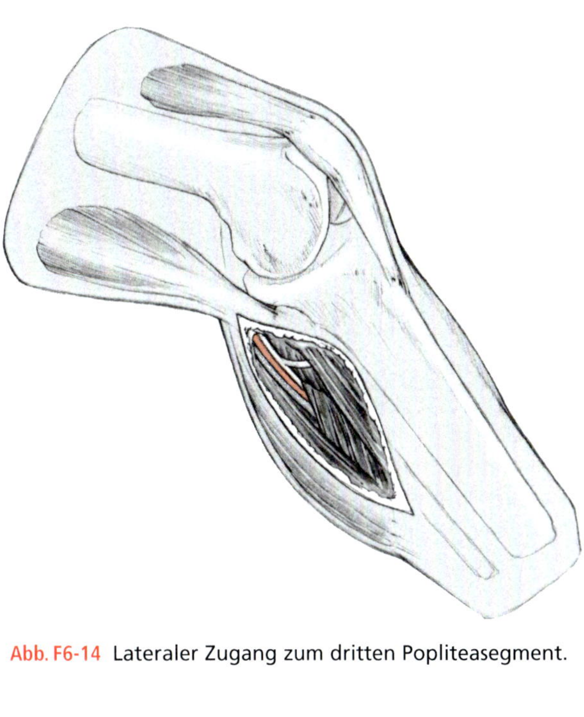

Abb. F6-14 Lateraler Zugang zum dritten Popliteasegment.

Die Führung des Transplantats erfolgt bei beiden Zugängen extraanatomisch lateralseitig über die anterolaterale Oberschenkelfläche. Die Position ist nach der Erstbeschreibung subkutan, wenngleich am Oberschenkel eine subfasziale Platzierung günstiger erscheint. Ein extern verstärktes Kunststoff-Graft erscheint bei Überschreitung des Kniegelenks günstiger (siehe Kap. G1).

!

Diagnostik und Behandlung der Risikofaktoren sind unter dem Gesichtspunkt der Sekundär- und Tertiärprävention auch bei jedem invasiven Behandlungsverfahren obligat. Alleinige gefäßchirurgische Maßnahmen wären nur eine rein symptomatische Therapie.

6.7 Konservative Therapie

6.7.1 Physikalische Therapie

Vorrangiges Therapieprinzip beim Femoralis-superficialis-Verschluss mit gutem profundalem Einstrom und offenem poplitealem Empfängersegment ist das Gehtraining. Damit lässt sich das Kollateralsystem über die A. profunda femoris oft so weit verbessern, dass sehr lange schmerzfreie Gehstrecken erreicht werden. Man kann davon ausgehen, dass eine derartig erzielte Verbesserung Jahre, wenn nicht gar lebenslang erhalten werden kann. Etwa 80% der Patienten mit dieser Verschlusslokalisation bedürfen nie einer invasiven Therapie.

Das Gehtraining soll in raschem Tempo durchgeführt werden. Es bietet sich ein Training auf dem Laufband an, wobei die Belastung zunehmend gesteigert werden kann. Des Weiteren haben sich AVK-Trainingsgruppen als sehr effektiv erwiesen.

6.7.2 Medikamentöse Therapie

Unterstützend zum Gehtraining können vasoaktive Substanzen wie Naftidrofuryl, Pentoxifyllin und Buflomedil verabreicht werden. Bei deren Versagen bietet sich auch Prostaglandin E_1 an. Zusätzlich ist als Prophylaxe ASS indiziert. Die effektive Dosis ist in Studien bisher mit 330 mg/d (als Kombinationspräparat) definiert worden. In dieser Dosierung kommt es jedoch in einem hohen Prozentsatz der Fälle zu gastrointestinalen Beschwerden, die zum Absetzen zwingen. Dies hat in vielen Arbeitsgruppen dazu geführt, dass man sich mit 100 mg/d ASS begnügt, wobei die Wirksamkeit dieser Dosis bisher nur bei der KHK bewiesen wurde. Die Anzahl der Patienten, bei denen ASS abgesetzt werden muss, ließ sich dadurch allerdings erheblich reduzieren.

Als medikamentöse Prophylaxe nach invasiven Verfahren ist bei schlechtem Abfluss neben der intraoperativen systemischen oder lokalen Heparinisierung eine postoperative PTT-gesteuerte Heparingabe zu empfehlen. Im Regelfall wird diese Maßnahme nach einigen Tagen zur längerfristigen Prophylaxe gegen 100 mg/d ASS ausgetauscht. Bei allen anderen Patienten erfolgt von vornherein eine langfristige ASS-Prophylaxe. Alternativ kommen auch Thrombozytenaggregationshemmer (z. B. Clopidogrel) in Frage; nachteilig hierbei ist der hohe Preis. Eine langfristige antikoagulative Prophylaxe mit Kumarinpräparaten ist bei Gefäßläsionen in diesem Abschnitt eher die Ausnahme.

6.8 Komplikationen und deren Behandlung

6.8.1 Sofortkomplikationen

Blutung

Eine postoperative Blutung ist selten geworden. In der Regel handelt es sich um Anastomosenblutungen. Sind sie hämodynamisch wirksam, so muss notfallmäßig korrigiert werden. Auch ein sich langsam bildendes Hämatom im Wundbereich, besonders inguinal, sollte zur Infektionsprophylaxe elektiv ausgeräumt werden.

Sofortverschluss

Dieser innerhalb von 48 Stunden postoperativ auftretende Verschluss beruht fast immer auf einem technischen Fehler und ist korrekturbedürftig.

!

Eine Angiographie vor Revision ist nicht sinnvoll. Günstiger ist es, nach einer Bypass-Thrombektomie eine intraoperative bildgebende Kontrolle vorzunehmen.

Als Verschlussursache kommen auch Embolisationen aus dem vorgeschalteten Gefäßabschnitt, v. a. nach zusätzlicher TEA oder anderen Maßnahmen, vor; außerdem auch belassene Thromben im Bypass oder im Gefäß selbst.

Infekt

Ein Wundinfekt innerhalb der ersten 48 Stunden postoperativ tritt außerordentlich selten auf. In Anbetracht einer ausbleibenden Einheilung ist hierbei allerdings meist die Anastomose mit betroffen und erfordert eine gefäßchirurgische Korrektur. Dazu wird auf Kapitel O5 verwiesen.

Serom, Lymphfistel

Jedes Serom und jede Lymphfistel sind als infektionsgefährdend anzusehen. Wenn noch eine Drainage nach außen besteht, sollte sie belassen werden.

> **!**
> Eine Lymphzyste sollte nicht ohne unbedingte Notwendigkeit in eine Lymphfistel umgewandelt werden.

Maximal ein bis zwei Punktionen einer Lymphzyste (Punktionskanal von oben nach unten) mit anschließender dosierter Kompression sind zu empfehlen. Eine Lymphfistel kann bei reizlosen Wundverhältnissen mit Fibrinkleber zur Ausheilung gebracht werden. Von einer operativen Ausräumung einer Lymphzyste bzw. Lymphfistel ohne zwingenden Grund ist abzuraten.

Sensible Nervenläsionen

Es handelt sich hier um sensible Nervenläsionen ohne oder mit Parästhesien. Gerade letztere Schmerzzustände empfindet der Patient als sehr unangenehm. Die Literaturangaben darüber sind sehr spärlich. Strauch et al. berichteten nach infrainguinalen Gefäßrekonstruktionen über 4% Nervenläsionen nach Primäreingriffen. Nach Rezidivoperationen lag die Rate wesentlich höher (33%). Diese Komplikation ist daher unbedingt aufklärungspflichtig. Bei erheblichem Leidensdruck ist eine Schmerztherapie anzuraten. Chirurgische Korrekturen führen nur selten zum Erfolg.

Allgemeine Komplikationen

In Anbetracht einer geringeren intraoperativen Belastung ist mit allgemeinen Komplikationen wesentlich seltener zu rechnen als nach Korrektur aortoiliakaler Verschlussprozesse.

6.8.2 Frühkomplikationen

Frühverschluss

Definitionsgemäß versteht man unter einem Frühverschluss einen Verschluss zwischen dem dritten Tag und einem Jahr nach Operation. Auch für diesen können technische Fehler verantwortlich sein. Es ist jedoch eher mit einer im Anastomosenbereich liegenden, v. a. Kunststoffprothesen betreffenden Intimamyohyperplasie zu rechnen. Aber auch zunehmende periphere Abflussbehinderungen durch Fortschreiten der Arteriosklerose sowie Einflussbehinderungen kommen als Ursachen vor. Eine angiographische Abklärung ist immer angezeigt. Die Korrektur kann häufig nur kombiniert gefäßchirurgisch und endovaskularchirurgisch vorgenommen werden, meist mit gutem Erfolg. Eine Bypass-Verlängerung lässt sich dadurch meist vermeiden. Von den nicht seltenen Mikroemboli aus dem Bypass-Abschnitt, v. a. bei Kunststoffprothesen, können Embolisationen in das kapilläre Stromgebiet ausgehen. Dies führt häufig zu rezidivierenden Verschlüssen nach Bypass-Korrektur und ist auch durch eine zusätzliche intraoperative Lysebehandlung oft nicht dauerhaft zu korrigieren (Embolisation in die kleineren Arterien).
Das Korrekturverfahren richtet sich nach der Ursache. Ein weites therapeutisches Spektrum steht zur Auswahl. Einstromblockaden lassen sich oft erfolgreich dilatieren, Abstrombehinderungen, zumal im kruralen Abschnitt, seltener. Anastomosenstenosen werden am günstigsten durch einen zentralen „Over-Bypass" oder durch distale Bypass-Verlängerung umgangen.

Frühinfekt

Siehe Kapitel O5.

Perigraftreaktion

Diese Komplikation ist typisch für Kunststoffprothesen und oberflächliche Platzierungen. Sie tritt erst später auf und kann durchaus zu rezidivierenden Bypass-Verschlüssen wie auch zu Anastomosenblutungen führen. Bezüglich der Therapie wird auf Kapitel O6 verwiesen.

6.8.3 Spätkomplikationen

Spätverschluss

Der Bypass-Spätverschluss (jenseits des ersten postoperativen Jahres) beruht zunehmend häufiger auf einer Progression der arteriosklerotischen Veränderungen im Sinne einer Abflussverschlechterung und Einstrombehinderung. Eine angiographische Diagnostik ist unerlässlich. Die Revision richtet sich nach den Ursachen. Gerade bei distalen Abflussverschlechterungen kann der Bypass nicht selten durch eine kombinierte Thrombektomie und Angioplastie der distalen Anastomose und/oder der Run-off-Arterien wiedereröffnet werden (Abb. F6-15). Die Offenheitsrate liegt nach einem Jahr bei 79%. Oft sind aber Bypass-Verlängerungen auf ein distales Segment mit meist kruralem Anschluss erforderlich.

Anschlussaneurysma

In der Peripherie, besonders inguinal, tritt dieses Problem mit einer Häufigkeit von ca. 5% auf, häufiger nach aortofemoralen Rekonstruktionen. Es handelt sich durchweg um Spätkomplikationen, die bis mehrere Jahre nach der Operation auftreten. Frühaneurysmen sind ein Hinweis auf einen Infekt. In aller Regel sind diese bereits palpatorisch als pulsierender Tumor im Anastomosenbereich festzustellen. Bei den früher häu-

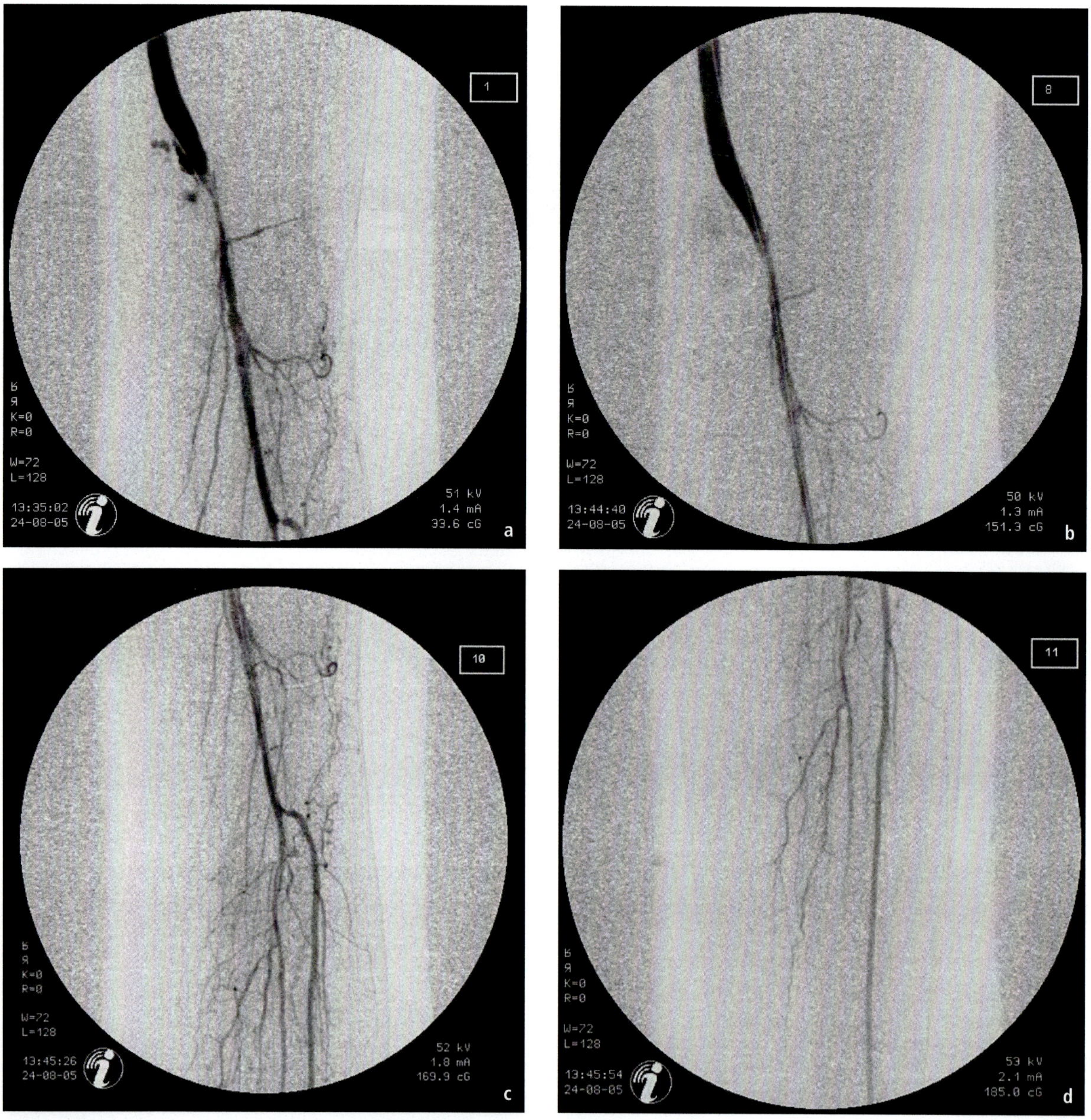

Abb. F6-15 a–d Thrombektomie eines verschlossenen femoropoplitealen PI-Dacron®-Bypasses mit simultaner Angioplastie der Ausstrombahn.
a: Z.n. transfemoraler Thrombektomie.
b: Z.n. Angioplastie der poplitealen Ausstrombahn.
c und d: Freier Abstrom über eine krurale Arterie (A. tibialis anterior).

fig verwendeten biologischen Grafts sah man auch aneurysmatische Veränderungen im gesamten Verlauf der Bypass-Führung.
Die operative Korrektur ist aus mehreren Gründen angezeigt: Diese Aneurysmen sind partiell thrombosiert und neigen daher zur peripheren Embolisation. Außerdem handelt es sich überwiegend um falsche Aneurysmen, die im weiteren Verlauf eine Größenzunahme aufweisen.
Therapeutisch besteht die Korrekturoperation an der distalen Anastomose meist in einer Bypass-Verlängerung auf ein peripheres Segment. Inguinal muss immer so rekonstruiert werden, dass der Abgang der A. profunda femoris suffizient erhalten bleibt.

!

Hierbei wird häufig ein femoroprofundaler Bypass angelegt, in den der alte Bypass reinseriert wird. Der Anschluss auf die A. profunda femoris hat wegen ihrer kollateralen Bedeutung immer Vorrang (siehe auch Kap. O8).

Die Ausschaltung von postoperativen Aneurysmen durch Covered-Stent-Grafts hat sich im femoropoplitealen Abschnitt im Gegensatz zu den Poplitea-Aneurysmen bisher als nicht ausreichend wirksam erwiesen.

Spätinfekt

Die Prognose des Spätinfekts, der meist auf ein kleineres Areal beschränkt bleibt, ist grundsätzlich günstiger als die des Frühinfekts. Zur Therapie wird auf Kapitel O5 verwiesen.

Rezidivstenose

Hierbei handelt es sich in aller Regel um eine Zunahme der Arteriosklerose im Zu- oder Ausstromgebiet. Auch Anastomosenstenosen sowie Stenosen im Bypass-Verlauf treten auf, letztere besonders beim reversed und orthogradem Venen-Bypass durch Devaskularisation.
Diagnostisch ist auch hier eine angiographische Abklärung bis in die Peripherie wichtig. Je nach Stenosenlokalisation muss die Korrektur erfolgen, wobei auch hier zunehmend kombiniert gefäßchirurgisch/endovaskularchirurgisch korrigiert wird. Überwiegend besteht die Korrektur jedoch in einer Bypass-Verlängerung nach distal, auch Bypass-Neuanlagen (oft als Over-Bypass) werden erforderlich.

Auch wenn eine Revision wegen unzureichenden peripheren Abflusses nicht mehr möglich ist, muss dies nicht zur Amputation führen. Wenn ein Bypass-Verschluss erst nach einer längeren Periode auftritt, weisen die Patienten durch das zwischenzeitliche Gehtraining und die dadurch verbesserte Kollateralisierung auch bei präoperativem Stadium IV sehr häufig nur noch ein Stadium IIb auf. Konservative Maßnahmen sind dann durchaus angezeigt und erfolgversprechend.

6.9 Literatur

Albers M, Romiti M, Pereira CA et al.: Meta-analysis of allograft bypass grafting to infrapopliteal arteries. Eur. J. Vasc. Endovasc. Surg. 28 (2004) 462–472

Alexander K (Hrsg.): Innere Medizin der Gegenwart: Gefäßkrankheiten, Urban & Schwarzenberg, München–Wien–Baltimore 1993

Berguer R, Higgins RF, Cotton LT: Geometry, Blood Flow and Reconstruction of the Deep Femoral Artery. Am J Surg 130 (1975) 68–73

Brunner U (Hrsg.): Breitner Chirurgische Operationslehre, Band XIII Gefäßchirurgie, Urban & Schwarzenberg, München–Wien–Baltimore 1996

Fischer M, Sakriss U, Stalke J, Schulte KL: Hemobahn-Endoprothese: Erfahrungen mit der perkutanen Anwendung in der Arteria femoralis superficialis. Zentralbl. Chir. 126 (2001) 138–143

Hamann H, Krawczynski H, Mayer W et al.: Der supragenuale femoropopliteale Bypass – Vene vs. Gefäßprothese. Gefäßchirurgie 3 (1998) 14–19

Hepp W: Operative Strategie in der Gefäßchirurgie zur Infektionsprophylaxe. In: Häring R (Hrsg.): Infektionsverhütung in der Chirurgie. Blackwell, Berlin 1991

Hepp W (Hrsg.): Operative Gefäßzugänge. Steinkopff, Darmstadt 1995

Kogel H: Der laterale Zugang zur A. poplitea – Indikation und Technik. In: Hepp W (Hrsg.): Operative Gefäßzugänge. Steinkopff, Darmstadt 1995

Leitz KH: Zugangswege in der Gefäßchirurgie. Springer, Berlin–Heidelberg–New York 1981

Luther B: Das Over-Bypassverfahren – eine einfache, schnelle und sichere Methode zur arteriellen Rekonstruktion bei Rezidivverschlüssen. In: Hepp W (Hrsg.): Operative Gefäßzugänge. Steinkopff, Darmstadt 1995

Sigala F, Bannach C, Menenakos C et al.: Die Angioplastie der distalen Anastomose und Run-off-Arterien bei verschlossenen infrainguinalen Bypässen. Zentralbl. Chir. 131 (2006) 31–36

Strauch JT, Busch T, Sirbu H et al.: Nervenläsionen der unteren Extremitäten nach peripherer Gefäßrevaskularisation. Gefäßchirurgie 3 (1998) 140–144

Vollmar J: Rekonstruktive Chirurgie der Arterien. Thieme, Stuttgart–New York 1996

Wylie EJ, Stoney RJ, Ehrenfeld WK et al.: Manual of Vascular Surgery, Volume II. Springer, Berlin–Heidelberg–New York 1986

F7 Chronische krurale Verschlussprozesse

W. Hepp

7.1 Ätiologie und Pathogenese

7.1.1 Pathogenese

Die Arteriosklerose ist mit über 90% die häufigste Ursache chronischer kruraler Verschlussprozesse. Die Endangiitis obliterans wird mit einer Häufigkeit von bis zu 4% angegeben. Über 60% der erkrankten Patienten sind Diabetiker; andernorts werden auch Zahlen um 90% genannt, dies scheint aber nicht flächendeckend der Fall zu sein. Beim Diabetiker bestehen als Besonderheiten die Erkrankung des Hauptstammes der A. profunda femoris und der weitaus häufiger auftretende, mehr peripher gelegene Verschluss. Typisch ist hierbei die Mönckeberg-Mediasklerose („Gänsegurgelarterien“ = Verkalkung der Media ohne wesentliche Lumeneinengung).

7.1.2 Verschlusstypen und kollaterale Versorgung

Anatomisch gehören zum kruralen Abschnitt der Truncus tibiofibularis und die drei Unterschenkelarterien A. tibialis anterior, A. tibialis posterior, A. fibularis sowie die A. dorsalis pedis als Endast der A. tibialis anterior und die A. plantaris als Endast der A. tibialis posterior. Im Rahmen der Kollateralversorgung sind die beiden Rr. communicantes anterior et posterior wichtig, die die A. fibularis, die keinen direkt zum Fuß führenden Endast hat, in das Versorgungsgebiet der beiden anderen Unterschenkelarterien mit einbeziehen. Besondere Bedeutung hat auch der arterielle Hohlfußbogen.

!

Am seltensten ist die A. fibularis erkrankt. Aber gerade diese Arterie wird bei der angiologischen Diagnostik oft nicht ausreichend berücksichtigt. Sie ist jedoch bei einem Verschluss der A. tibialis anterior und posterior meistens adaptiv weit gestellt und bildet ein wichtiges Kollateralgefäß, v.a. durch ihre distalen Rr. communicantes anterior und posterior zu den distalen Abschnitten der beiden anderen Unterschenkelarterien sowie zur A. dorsalis pedis und A. plantaris. Sie spielt als Anschlussarterie für die krurale Gefäßchirurgie eine zunehmend wichtigere Rolle.

Im angloamerikanischen Schrifttum wird nicht selten auch der Endabschnitt der A. poplitea in den kruralen Abschnitt (infragenual) mit einbezogen. Dies schlägt sich auch in der Definition des „femorodistal bypass“ nieder, der alle Umleitungen mit distaler Anastomose unterhalb des Kniegelenks umfasst.

Überwiegend wird die A. tibialis anterior als häufiger betroffen angegeben, es gibt dazu aber auch gegenteilige Angaben. Eine einzige bis in die Peripherie frei perfundierte Unterschenkelarterie ohne vorgeschaltete Gefäßläsion zeigt meistens eine völlige Beschwerdefreiheit.

Selten sind lokalisierte Veränderungen vorhanden. Typisch ist dies beim M. Winiwarter-Buerger an der distalen A. poplitea oder auch bei Segmentverschlüssen einer einzelnen Unterschenkelarterie. Meistens bestehen jedoch multifokale Läsionen mit entsprechend schwererer Symptomatik. Häufig ist der hohe Querschnittsverschluss der Unterschenkelarterien, der die Endstrecke der A. poplitea (P III), den Truncus tibiofibularis und die Anfangsabschnitte der Unterschenkelarterien mit einbezieht. Oft geht ein solcher Verschluss von einer okkludierenden Arteriosklerose überwiegend atheromatösen Charakters im Segment P III mit konsekutiver deszendierender Thrombose aus.

Typisch für Diabetiker ist dagegen der multifokale Befall aller drei Unterschenkelarterien, häufig mit dem angiographischen Bild des so genannten leeren Unterschenkelarterien-Angiogramms. Dies ist der tiefe oder eigentliche Querschnittsverschluss der Unterschenkelarterien. Nicht selten ist hierbei am distalen Unterschenkel/Fuß wenigstens noch ein kurzes Segment einer Stammarterie oder zumindest eine Fußarterie mit erhaltenem Fußbogen perfundiert.

Die kollaterale Versorgung ist bei Verschluss der Trifurkation erheblich beeinträchtigt, gleichfalls beim multifokalen Befall.

7.1.3 Kombinationsverschlüsse

Häufig sind zusätzlich vorgeschaltete Gefäßläsionen der Becken- und Oberschenkeletage vorhanden. Allein der Oberschenkelverschlusstyp ist in 40% mit Läsionen im Unterschenkelarterienabschnitt kombiniert.

Beim Diabetiker kommt die oft anzutreffende langstreckige Miterkrankung der A. profunda femoris hinzu, so dass diese bei vorgeschalteten Erkrankungen der Oberschenkelarterien als Kollateralgefäß allenfalls ungenügend einspringen kann. Dies ist bei der Auswahl des Behandlungsverfahrens unbedingt mit in die Überlegungen einzubeziehen.

7.1.4 Häufigkeit und Geschlechterverteilung

Die Geschlechterverteilung entspricht der bei den femoropoplitealen Verschlussprozessen, bei den Diabetikern sind jedoch beide Geschlechter zu gleichen Teilen betroffen. Das mittlere Lebensalter liegt bei Diabetikern bei 71 Jahren.

7.2 Symptomatik

Stenosen und Verschlüsse der Unterschenkelarterien, meist in Kombination mit vorgeschalteten Prozessen und mit Befall der poplitealen Trifurkation, weisen klinisch ein wesentlich fortgeschritteneres Stadium, d. h. häufiger Stadium III und IV, auf, wobei das Stadium III meist nur als kurzfristiges Übergangsstadium nach IV anzusehen ist. Hier liegt also wesentlich häufiger eine Extremitätenbedrohung vor, die sich durch deszendierende Thrombose relativ rasch weiter verschlechtern kann.

> **!** Die Verschlussprozesse beginnen klinisch meist einseitig, jedoch in über 50% sind zu diesem Zeitpunkt bereits kontralateral asymptomatische Läsionen festzustellen. Das zeitliche Limit bis zum Auftreten einer auch kontralateralen Symptomatik ist wesentlich kürzer als im Oberschenkelarteriensegment.

7.3 Diagnostik

7.3.1 Klinik

Besonders wichtig sind trophische Störungen der Peripherie beim „diabetischen Fußsyndrom“, vereinfacht meist „diabetischer Fuß“ genannt. Die Zahl dieser Patienten nimmt stetig zu. Etwa 30000 Amputationen werden jährlich in Deutschland bei Diabetikern durchgeführt. Die generelle Amputationsrate bei Diabetikern ist in Deutschland nach einer Erhebung von Stiegler um das 35fache höher als beim Nichtdiabetiker, bei Makroamputationen ist sie 20fach höher. Eine noch höhere Inzidenz von bis zu 45fach wird von Standl berichtet. Nach bereits 2 Jahren sind nach Unterschenkelamputation am kontralateralen Bein ebenfalls ernste Läsionen festzustellen. 5 Jahre nach Amputation war jeder zweite Betroffene auch kontralateral amputiert. In der WHO-Deklaration von San Vincente 1989 hatten sich die europäischen Gesundheitsminister verpflichtet, u. a. dafür Sorge zu tragen, dass innerhalb von 5 Jahren diese unvertretbar hohe Amputationsrate auf die Hälfte reduziert wird. Stiegler führte 5 Jahre nach seiner ersten Erhebung in denselben Krankenhäusern eine zweite Erhebung durch und stellte fest, dass die Amputationsrate bei Diabetikern um 5% zugenommen hatte. Diese Patientengruppe stellt also unverändert ein außerordentlich großes Problem dar.

!

Spezialisierte diabetische Fußambulanzen mit interdisziplinärem Behandlungsteam konnten eine Senkung der Amputationsrate um 60% erreichen. Das Ziel der Deklaration von San Vincente ist also durchaus erreichbar.

Der diabetische Fuß wird häufig falsch oder zumindest nicht rechtzeitig diagnostiziert. Er wird in drei Typen eingeteilt (Tab. F7-1), wobei beim neuropathisch infizierten diabetischen Fuß keine Makroangiopathie vorliegt. Die diabetische Makroangiopathie und der angiopathisch-neuropathische Fuß müssen möglichst frühzeitig diagnostiziert werden. Dies ist anhand der in Kapitel F8 ausführlich genannten Kriterien mit relativ einfachen Mitteln möglich. Ein wichtiges Unterscheidungskriterium ist die Lokalisation der Gewebeläsionen: Bei der Angiopathie sind sie wie bei der Arteriosklerose an den Akren lokalisiert, bei begleitender Neuropathie oder alleiniger Neuropathie sind sie überwiegend an der Fußsohle und hier wieder bei über 90% am Vorfußballen zu finden.

!

Eine neuropathisch bedingte Vorfußläsion kann über einen Vorfußabszess durch Kompression der Digitalarterien und -venen auch zu einer lokalisierten akralen Nekrose führen.

Tab. F7-1 Klassifikation des diabetischen Fußsyndroms (nach Edmonds 1991).

Typ	Häufigkeit
neuropathisch infizierter Fuß	ca. 62%
diabetische Makroangiopathie	ca. 13%
makroangiopathisch-neuropathischer Fuß	ca. 25%

7.3.2 Funktionsuntersuchungen

Bei chronischen kruralen Verschlussprozessen gilt hinsichtlich der Funktionsuntersuchungen sinngemäß das im Abschnitt zu den femoropoplitealen Verschlüssen Gesagte (siehe Kap. F6). Die standardisierte Bestimmung der schmerzfreien Gehstrecke wie auch die Ratschow-Lagerungsprobe sind nur im Stadium II indiziert, kommen also meist nicht in Frage.

7.3.3 Doppler-Sonographie

Auch bei dieser Verschlusslokalisation nimmt die Doppler-Sonographie eine wichtige Stellung ein, sowohl als Screening-Methode wie auch im späteren Verlauf.

!

Bei Diabetikern ist allerdings zu beachten, dass die Mönckeberg-Mediasklerose (Röntgen-Leeraufnahme des Unterschenkels), die eine fehlende oder verspätete Komprimierbarkeit der Arterien bewirkt, zu falsch positiven hohen Druckwerten von bis zu 300 mmHg führen kann.

In den letzten Jahren wurde auf die Wichtigkeit des Großzehendrucks hingewiesen (bei 30 mmHg liegt eine kritische Ischämie vor), bewiesen ist die Wertigkeit dieser Methode aber nicht. Bei hohem Bein-Arm-Index bei Diabetikern wird aber die Bestimmung des dopplersonographischen Drucks in der Großzehenarterie zumindest empfohlen.

!

Bei der Bestimmung des Referenzdrucks am Arm soll, gerade auch beim Diabetiker, nicht mehr die A. radialis, sondern die A. brachialis, die nur ausgesprochen selten von der Arteriosklerose befallen ist, verwendet werden.

Die Kollateraläste der A. fibularis sollten bei der Erhebung des dopplersonographischen Gefäßstatus immer mit einbezogen werden, besonders bei Diabetikern.

7.3.4 Bildgebende Verfahren

Bei chronischen kruralen Verschlussprozessen gilt hinsichtlich des Einsatzes bildgebender Verfahren sinngemäß das im Abschnitt zu den femoropoplitealen Verschlüssen Gesagte (siehe Kap. F6). Die Aussagekraft der Duplexsonographie ist am Unterschenkel jedoch deutlich geringer als am Oberschenkel.
Wichtig ist eine präoperative Angiographie, die für eine exakte Therapieplanung eine Darstellung bis in die Peripherie erfordert. Die distalen Unterschenkelarterien, die Fußarterien und die Fußbögen sollten dargestellt bzw. ihr Verschluss belegt sein. Bei komplettem tiefem Querschnittsverschluss der Unterschenkelarterien ist häufig noch ein, wenn auch meist nur sehr kurzes, distales krurales oder pedales Anschlusssegment vorhanden. Dieses eignet sich durchaus zur Aufnahme

eines Bypasses. Unterbleibt die Darstellung der Peripherie, dann wird bei manchem „leeren" Angiogramm der Unterschenkelarterien fälschlicherweise eine lokale Inoperabilität angenommen. Besonders empfehlenswert ist eine i.a. DSA als transfemorale Katheter-DSA (ist nach wie vor der Goldstandard). In manchen Fällen ungenügender peripherer Darstellung wird zusätzlich noch eine transfemorale i.a. Feinnadel-DSA erforderlich, mit der eine exakte periphere Darstellung ermöglicht wird. Eine i.v. DSA ist für die Darstellung im kruralen Segment völlig ungeeignet. Die CO_2-Angiographie hat sich bei Kontraindikationen zur Angiographie in den letzten Jahren zunehmend als gute Alternative erwiesen. Die NMR-Angiographie weist dagegen im kruralen und pedalen Abschnitt immer noch erhebliche Qualitätsdefizite auf.

7.3.5 Risikoabklärung

Neben der Abklärung der Allgemeinsituation ist bei kruralen Gefäßläsionen, einem weit fortgeschrittenen Stadium der AVK, auch eine subtile kardiologische Diagnostik und Abklärung der gehirnversorgenden Arterien erforderlich. Bezüglich der Operationsletalität und Überlebensprognose gilt Analoges wie im Kapitel F6. Da es sich hier überwiegend um amputationsbedrohte Extremitäten handelt, ist jedoch dringend ein rascher Handlungsbedarf zur Perfusionsverbesserung gegeben.

7.4 Indikation

Bei den Arterien dieses Abschnitts handelt es sich um kleine Arterien mit einem Kaliber von unter 5 mm, nicht selten ist ein inneres Kaliber von 1–2 mm. Die Ausstrombahn ist hinsichtlich der Länge meist sehr limitiert. Operative Verfahren weisen daher, auch schon aufgrund ihrer schwierigeren Technik, ungünstigere Ergebnisse als in den höheren Abschnitten auf.

Viele dieser Patienten kommen auch erst mit erheblicher zeitlicher Verzögerung in angiologische bzw. gefäßchirurgische Behandlung. Dies betrifft vor allem den Diabetiker. Die trophischen Störungen sind daher nicht selten bereits weit fortgeschritten. Die Neuropathie des Diabetikers mit Minderung oder Ausfall auch der sensiblen Nervenbahnen ist einer der Hauptgründe für eine verspätete Diagnosestellung.

Vorrangiges Ziel jedweder Behandlung ist die Extremitätenerhaltung. Da die periphere Perfusion rasch verbessert werden muss, sind lumeneröffnende Maßnahmen als Behandlungsmethode erster Wahl heute allgemein anerkannt. Sind diese Verfahren jedoch wegen des lokalen gefäßmorphologischen Befunds nicht durchführbar, von vornherein nicht erfolgversprechend, durch vorausgegangene mehrfache Operationen nicht mehr durchführbar oder lehnt der Patient selbst ein lumeneröffnendes Verfahren ab, werden vor der Entscheidung zur Amputation konservative Behandlungsmethoden eingeleitet. Ein nicht mehr zu erhaltender Fuß ist jedoch keine Indikation zu einer konservativen Behandlung.

Der Beurteilung der lokalen Operabilität kommt hierbei große Bedeutung zu:

- Zuerst wird unter funktionellen Gesichtspunkten geprüft, ob das „Erfolgsorgan" Fuß durch eine Gefäßrekonstruktion überhaupt noch zu erhalten ist. Ein noch erhaltungsfähiger Rückfuß ist dabei immer besser als eine Unterschenkelprothese.
- *Eine* durchgängige Unterschenkelarterie reicht für die Aufnahme eines Bypasses aus. Ein verschlossener tiefer Fußbogen oder Läsionen der Endäste der Stammarterien im Fußbereich sind zwar ungünstig, stellen aber keine Kontraindikation dar.
- Schon ein kurzes tibiales oder auch pedales Segment (tiefer Querschnittsverschluss der Unterschenkelarterien) kann ausreichen, um einem kurzen Venenbypass ausreichenden Abfluss zu bieten.
- Die Mönckeberg-Mediasklerose bewirkt durch ihre Spangenbildung eine Versteifung der Arterienwand, jedoch keine wesentliche Strombahnbehinderung. Sie bedeutet daher per se keine Inoperabilität. Hier empfehlen sich oft eine intraluminale Blutungskontrolle durch Ballonkatheter und eine sparsame ovaläre Wandexzision am Ort der geplanten Anastomose.

In seltenen Fällen kann bei einem ausgeprägten lokalen Befund, bei entsprechend schlechter Gefäßmorphologie und ungünstigster Behandlungsprognose auch eine primäre Makroamputation angezeigt sein. Dies gilt ganz besonders für den bettlägerigen, nicht mehr rehabilitationsfähigen Patienten. Keinesfalls ist dies allerdings eine Indikation zur grundsätzlichen primären Oberschenkelamputation, da auch der bettlägerige oder im Rollstuhl sitzende Patient noch einen Vorteil von einem längeren Stumpf haben kann.

Im Stadium II haben dagegen konservative Maßnahmen Vorrang. Allenfalls ist das Stadium der Zimmergehstrecke (10–15 m), in dem der Patient nicht einmal mehr in der Lage ist, sich selbst zu versorgen, einzukaufen u.a., eine Indikation für lumeneröffnende Maßnahmen. Im angloamerikanischen Schrifttum wird dieses Stadium mit dem des Ruheschmerzes und der Nekrosen unter dem Begriff „chronisch kritische Ischämie" subsumiert.

Mit der Verbesserung der endovaskulären und operativen Behandlungsergebnisse auch kruraler Gefäßprozesse scheint in jüngster Zeit im schlechten Stadium IIb eine gewisse Ausdehnung invasiver Behandlungsmaßnahmen für die Zukunft vorstellbar und vertretbar zu sein. Dies sollte allerdings sehr restriktiv gehandhabt werden.

7.5 Therapie

7.5.1 Zielsetzung

!

In den Stadien III und IV ist das vorrangige Ziel die Erhaltung der Extremität. Daher haben invasive Behandlungsmethoden als Verfahren der ersten Wahl (Angioplastie, Bypass-Verfahren) Vorrang vor konservativen Maßnahmen (Zeitfaktor).

7.5.2 Vorbereitung

Die Risikofaktoren sind vor der Operation abzuklären und ggf. zu behandeln (siehe Kap. F5 und F6). Eine Blutzuckereinstellung ist dringend erforderlich. Mancher Diabetiker mit Gangrän kommt mit entgleistem Diabetes mellitus oder zumindest erhöhten Blutzuckerwerten zur Aufnahme. Zur Normalisierung des Blutzuckerspiegels ist nicht die Entfernung des Infektherds durch Amputation, sondern eine beinerhaltende Behandlung mit rascher lokaler Infektbehandlung und Verbesserung der peripheren Durchblutung notwendig. Sinnvoll ist es hierbei, die Therapie vorübergehend auf häufigere Altinsulingaben umzustellen.

Eingriffe unterhalb des Leistenbands sind in aller Regel mit geringem Blutverlust durchführbar, so dass eine Eigenblutspende (Zeitfaktor!) nur in Ausnahmefällen indiziert und eine Retransfusion wegen des hohen Aufwands nicht gerechtfertigt ist. Es ist ausreichend, prophylaktisch zwei Erythrozytenkonzentrate zur Verfügung zu stellen.

Infrainguinale Rekonstruktionen können fast ausnahmslos in Regionalanästhesie (Spinalanästhesie, Periduralanästhesie) durchgeführt werden. Wir bevorzugen die Periduralanästhesie und belassen den Katheter zur Durchführung einer suffizienten Schmerztherapie postoperativ noch für einige Tage. Als Nebeneffekt erreicht man damit auch eine bessere Durchblutung der Peripherie. Eine Dosierung, die auch zu einer Beeinträchtigung der Motorik der Beine führt, muss dabei vermieden werden. Eine frühzeitige Mobilisierung ist auch bei diesen Patienten wichtig.

Im Stadium IV, v. a. bei Einbringen von Kunststoffimplantaten, ist eine routinemäßige Antibiotikaprophylaxe erforderlich. Das Antibiotikum sollte nach Antibiogramm und Resistenzbestimmung gewählt werden. Da dies zeitlich meist nicht zum Zeitpunkt der Operation vorliegt, geben wir meist als zweifache Gabe ein Cephalosporin der zweiten Generation mit längerer Halbswertszeit, wie wir es auch bei der routinemäßigen antibiotischen Prophylaxe verwenden.

7.5.3 Operative Standardverfahren

!

Die Verwendung einer Lupenbrille bringt bei allen Eingriffen an den infragenualen Arterien entscheidende Vorteile.

Taktisches Konzept

Um eine möglichst große Beinlänge zu erhalten, ist das IRA-Prinzip (**I**nfektionsbehandlung, **R**evaskularisation, **A**mputation) von entscheidender Bedeutung. Dies bedeutet, dass sofort bei Aufnahme eine lokale Infektbehandlung (Anheben von Nekrosen, für Abfluss sorgen, antiseptische Verbände) sowie beim Diabetiker eine systemische Antibiose durchgeführt wird. Es folgen die rasche angiologische Diagnostik und anschließend die invasive Therapie. Bei Besserung der Durchblutungssituation wird etwa 5–8 Tage nach Rekonstruktion in der nekrobiotischen Grenzzone eine Nekrosenabtragung oder Minoramputation (siehe auch Kap. I2) vorgenommen. Wird diese Regel nicht beachtet, lässt sich eine Makroamputation oft nicht mehr vermeiden. Beim Diabetiker kommt obligat die schuhorthopädische Versorgung hinzu: bis zum Abheilen der Wunde als Therapieschuh und danach langfristig als orthopädischer Schuh (IRAS-Prinzip: **I**nfektionsbehandlung, **R**evaskularisation, **A**mputation, orthopädische **S**chuhversorgung).

Endovaskuläre Maßnahmen

Thrombendarteriektomie

Die Ausschälung kommt allenfalls bei isolierten Prozessen der Endstrecke der A. poplitea in Frage. Diese sind sehr häufig kombiniert mit deszendierenden Thrombosen bis in den proximalen Abschnitt der Unterschenkelarterien (hoher Querschnittsverschluss der Unterschenkelarterien). Typisch ist dies für den M. Winiwarter-Buerger. Eine Operationsindikation ist nur selten gegeben. Gelingt es, den arteriosklerotischen Zylinder retrograd komplett auszuschälen und die Unterschenkelarterien zu thrombektomieren, so ist dies ein sehr effektiver Eingriff. Der Zugang erfolgt standardisiert von medial mit hockeyschlägerförmigem

Hautschnitt und Durchtrennung des Pes anserinus. Die Arteriotomie wird mit einem schlanken Venen- oder Kunststoffpatch verschlossen.

Angioplastie

Bis vor wenigen Jahren hat die Angioplastie für die Region unterhalb des Kniegelenks noch keine Bedeutung gehabt. Kurzstreckige Stenosen in der Endstrombahn der A. poplitea, des Truncus tibiofibularis und der Anfangsabschnitte von A. tibialis posterior, A. fibularis und auch A. tibialis anterior (nicht verkalkend) sind durchaus auch für eine Angioplastie geeignet (Abb. F7-1). Limitierender Faktor ist die Sondierbarkeit der Stenose. Beim Diabetiker ist diese Maßnahme, auch bei sonst inoperablem Anschlusssegment, oft in Kombination mit lokaler Lyse, ein Verfahren, um die Extremität erhalten zu können.

!

Meist liegen jedoch multiple oder auch längerstreckige femoro-popliteo-trunkale Läsionen vor. Bei kurzstreckigen Läsionen genügt es oft, nur den supragenualen Arterienabschnitt aufzuweiten und damit die Perfusion des Unterschenkels ausreichend zu verbessern.

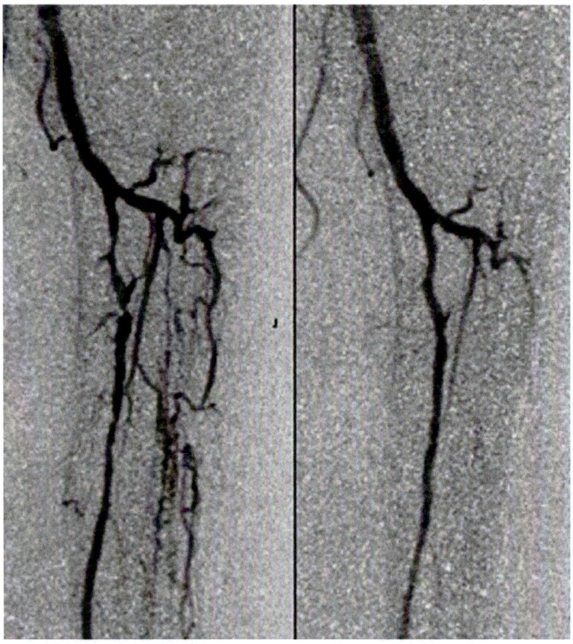

Abb. F7-1a und b a: Hochgradige Stenose des Truncus tibiofibularis und des Abganges der A. fibularis bei Verschluss von A. tib. anterior und posterior im Stadium IVb.
b: Zustand nach Trunkus- und Fibularis-Angioplastie zeigt diese Abschnitte voll aufgedehnt bei freiem Abfluss über die A. fibularis und nachfolgender Grenzzonenamputation mit Übergang vom Stadium IVb in IIb und Abheilung der Wunde.

Wir führen diese Maßnahmen als so genannte kontrollierte Angioplastie durch. Bei schweren trophischen Störungen ist die einzeitige Korrektur des Einstroms aber meist nicht ausreichend. Hier bietet sich die einzeitige kombinierte Therapie (zentrale intraoperative Angioplastie und periphere infragenuale Bypass-Rekonstruktion) an.

Bypass-Verfahren

Je kleinkalibriger die Empfängerarterie ist, desto mehr gewinnt die Vene an Bedeutung als Bypass-Material. Sie ist in diesem Abschnitt prothetischem Material vorzuziehen. Ausnahmen sind ältere Patienten oder Patienten mit limitierter Lebenserwartung. Hier kann es, auch

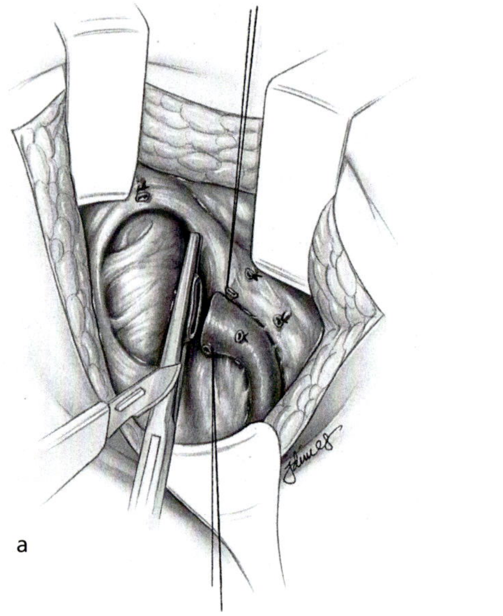

a

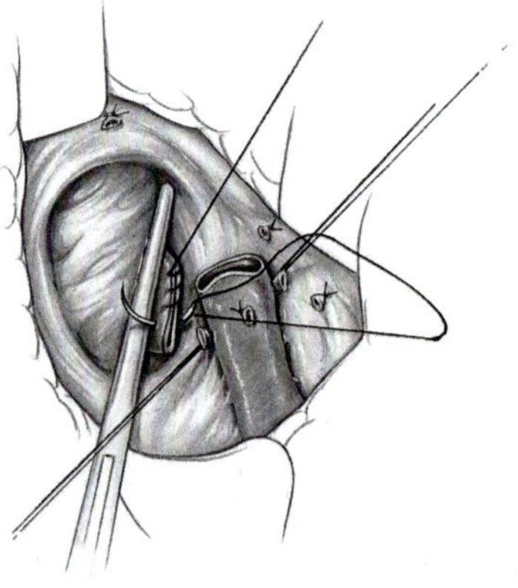

b

Abb. F7-2a und b Entnahme der V. saphena magna.
a: Die V. saphena magna wird direkt an ihrer Einmündung in die V. femoralis abgesetzt.
b: Verschluss der Einmündungsstelle durch eine fortlaufende atraumatische Naht (Brunner 1996).

um die Operationszeit zu reduzieren, durchaus gerechtfertigt sein, primär Kunststoffe zu verwenden.
Die gängige Bypass-Vene ist die ipsilaterale, selten auch die kontralaterale V. saphena magna. In einigen Arbeitsgruppen finden auch die V. saphena parva oder Armvenen Verwendung. Vor letzteren muss beim Diabetiker jedoch abgeraten werden (evtl. spätere Dialysepflichtigkeit mit Bedarf an tauglichen Armvenen für den Dialyseshunt).
Die V. saphena magna findet Verwendung in drei Modifikationen:

- reversed Bypass (umgedrehte Vene)
- In-situ-Vene
- orthograde Vene.

Umgedrehtes (reversed) Transplantat

Hierbei wird die Vene in der benötigten Länge (meist von mehreren kleineren Inzisionen aus) atraumatisch durch Ligatur oder Hämoclipverschluss der Seitenäste entnommen (größere Äste durch Durchstichligatur), mit heparinisierter physiologischer Kochsalzlösung oder Blut schonend gedehnt und auf Dichtigkeit geprüft. Eventuell verbliebene Lecks verschließt man mit PDS der Stärke 6-0 oder 7-0. Anschließend wird die Vene in der Spülflüssigkeit gelagert. Teils wird auch eine Kardioplegielösung nach Bretschneider oder Euro-Collins-Lösung verwendet. Selten müssen enge oder lädierte kurzstreckige Segmente exzidiert und die Venenstümpfe End-zu-End reanastomosiert werden. Um möglichst viel Venenlänge, v.a. beim In-situ-Bypass, zu gewinnen, wird die V. saphena magna direkt an ihrer Einmündung in die V. femoralis abgesetzt und die Einmündung durch eine fortlaufende atraumatische Naht (PDS 5-0) verschlossen (Abb. F7-2). Das kleiner kalibrige Venenende wird proximal mit dem größeren Arterienkaliber und das größerkalibrige Venenende distal mit dem kleineren Arterienkaliber anastomosiert. Wegen dieser Kaliberinkongruenzen können Anastomosenstenosen (proximal) und -turbulenzen (distal) die Folge sein. Deshalb wird an der oberen Anastomose häufig ein zusätzlicher erweiternder Venenstreifen erforderlich (Abb. F7-3). Manchmal bietet sich ein einmündender Venenast (V. epigastrica superficialis) zur Erweiterung des Anastomosenkalibers an (Abb. F7-4).

In-situ-Vene und orthograde Vene

Bei der *In-situ-Vene* und beim *orthograden* Transplantat müssen die Venenklappen wegen der Blutstromrichtung atraumatisch diszidiert werden (Abb. F7-5). Dies geschieht durch entsprechende Instrumente oder Scheren, was in jedem Fall eine intraoperative Lumenkontrolle erforderlich macht (Endoskopie, DSA). Beim In-situ-Bypass werden nur die anastomosennahen Venenabschnitte freipräpariert und zur Spender- und Empfängerarterie transponiert, der überwiegende Venenstamm verbleibt im alten Venenbett. Beim orthograden Venen-Bypass wird die gesamte Vene in Verlaufsrichtung verlagert. Ein Vorteil des In-situ-Bypasses besteht darin, dass die Vasa vasorum im längerstreckigen Verlauf der Vene nicht unterbrochen werden. Der Vorteil beider Modifikationen ist, dass die Vene mehr lumenkongruent angeschlossen werden kann. Bei

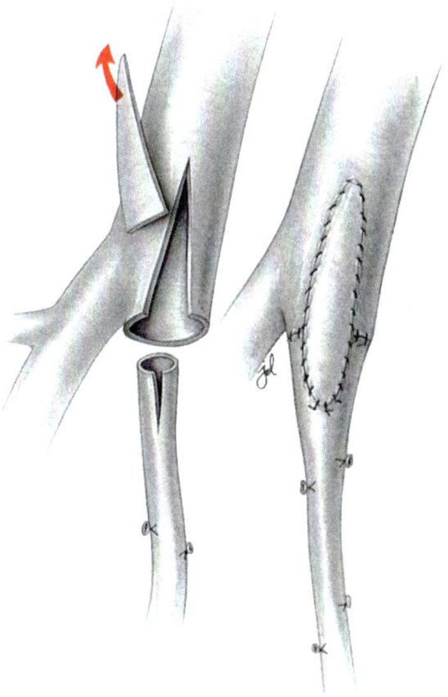

Abb. F7-3 Zentraler Venenpatch bei zentraler Kaliberinkongruenz bei „reversed" Vene (Brunner 1996).

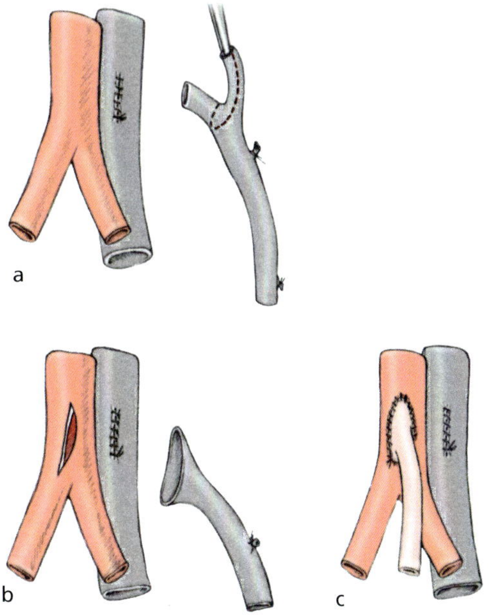

Abb. F7-4 a–c Trichterförmige proximale Anastomose bei Reversed-Saphena-Bypass.

der In-situ-Vene reicht die Länge zentral oft nicht aus, um die Anastomose mit der A. femoralis communis in Gabelhöhe herzustellen. Die Anastomose mit der A. femoralis superficialis sollte bei langstreckigem Bypass wegen der rasch einsetzenden Arteriosklerose dieser Arterie nicht in deren proximalem Bereich angelegt werden. Hier bietet sich die Verlängerung der Vene durch Miteinbeziehung der V. epigastrica superficialis in die Anastomose an. Je nach lokaler Situation ist eine zusätzliche Profundaplastik, z. B. als proximale Anastomose, erforderlich. Die zentrale Anastomose des Bypasses kann auch in eine Profundaplastik platziert werden.
Beim In-situ-Bypass müssen intraoperativ die Seitenäste identifiziert (Endoskopie, DSA) und gezielt unterbrochen werden.
Der orthograde Venen-Bypass wird in der eigenen Klinik bevorzugt für kurze popliteotibiale bzw. tibiopedale Bypässe verwendet. Er kann auch als von medial her geführter Venen-Bypass zur A. tibialis anterior mit Fensterung der Membrana interossea eingesetzt werden. Auch eine die Tibia kreuzende Platzierung (nach Veith) kann in Frage kommen.

In-situ-Bypass mit der V. saphena parva

In Bauchlage kann die V. saphena parva mit dorsalem Zugang als popliteofibularer In-situ-Bypass verwendet werden.
Für einen Kunststoff-Bypass kommt dünnwandiges PTFE zum Einsatz. Bei Kniegelenksüberschreitung verwenden wir diese Prothese nur mit externer Ring- oder Spiralenverstärkung.

> **!** Nach prothetischem kruralem Bypass kommt es an der distalen Anastomose oft sehr rasch und ausgeprägt zur Intimamyohyperplasie, die rasch zum Bypass-Versagen führt. Die Entwicklung dieser Hyperplasie kann durch Zwischenschaltung eines Venenabschnitts zwischen Prothese und Unterschenkelarterie deutlich reduziert werden.

Dies kann als Linton- oder Taylor-Venenpatch, Miller-Cuff oder als kurzstreckiges Veneninterponat erfolgen (Abb. F7-6). Die Anastomose des Implantats erfolgt dann mit der interponierten Vene.
Obligat ist bei kruraler Rekonstruktion eine intraoperative Kontrolle (Endoskopie, DSA). Wir selbst bevorzugen die angiographische Darstellung durch Punktion der Arterie oberhalb der proximalen Anastomose bei offenem Bypass. Zur besseren Darstellung kann es angezeigt sein, die A. profunda femoris während der Kontrastmittelgabe abzuklemmen. Nicht ausreichend durchtrennte Klappen, Thromben, Graftknickung u. a.

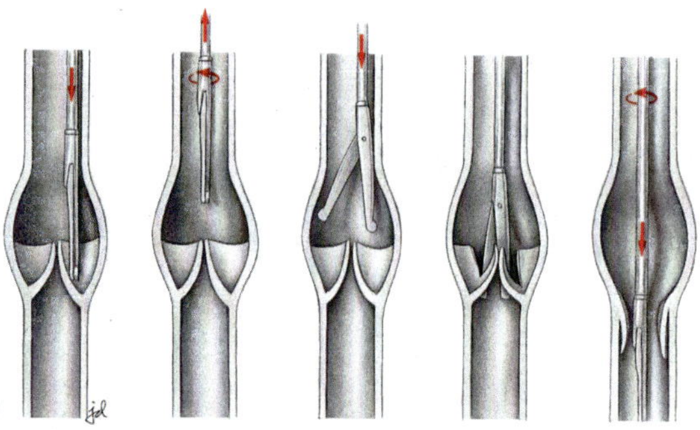

a

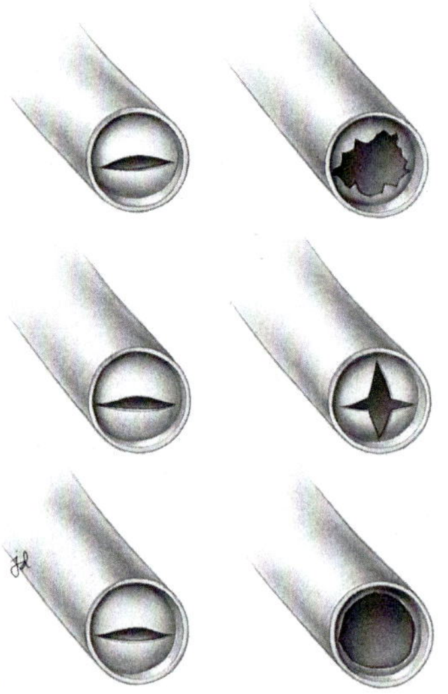

b

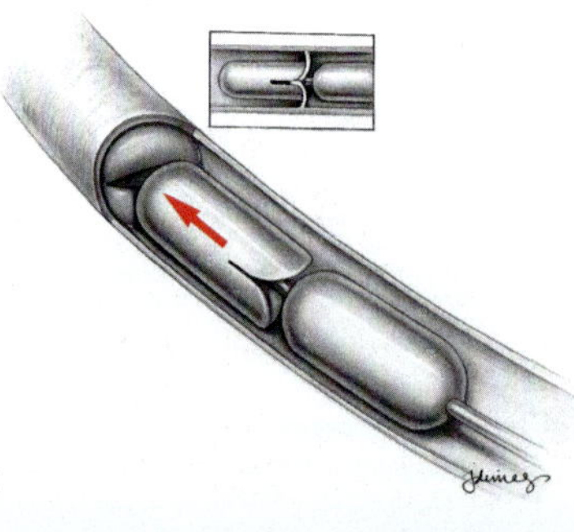

c

Abb. F7-5a–c Atraumatische Ausschaltung der Venenklappen durch Schere oder Valvulotom.
a: Klappenausschaltung mit der Schere.
b: Die Ausschaltung mit der Schere führt zu zipfelförmigen Restklappen (oben), bei Ausschaltung mit dem Valvulotom verbleiben keine Restklappen (unten).
c: Ausschaltung von Venenklappen mit dem Valvulotom (Brunner 1996).

werden so noch intraoperativ diagnostiziert und können sofort korrigiert werden.

Wichtig ist außerdem die intraoperative lokale oder systemische Heparingabe und systemische Weiterführung postoperativ. Nach wenigen Tagen wird bei unauffälliger Wundheilung auf eine Antikoagulation für mindestens ein halbes Jahr übergegangen. Die Prophylaxe durch einen Thrombozytenaggregationshemmer ist das Verfahren zweiter Wahl.

Als adjuvante Maßnahme hat sich die a.v. Fistel langfristig nicht bewährt. Selten wird noch die lumbale Sympathektomie als CT-gesteuertes Verfahren eingesetzt. Dagegen hat sich die adjuvante PGE_1-Behandlung bei schlechtem Abfluss als günstige Maßnahme erwiesen. Zwei Applikationsverfahren haben sich etabliert: eine Direktinjektion von 20 mg PGE_1 in den Bypass und die postoperative Weiterbehandlung als i.v. oder i.a. Infusion durch einen Katheter, der über einen länger belassenen Venenseitenast in das Graft eingeführt wird.

Jedes Höhenniveau der Unterschenkelarterien kann durch einen Bypass angeschlossen werden (Abb. F7-7).

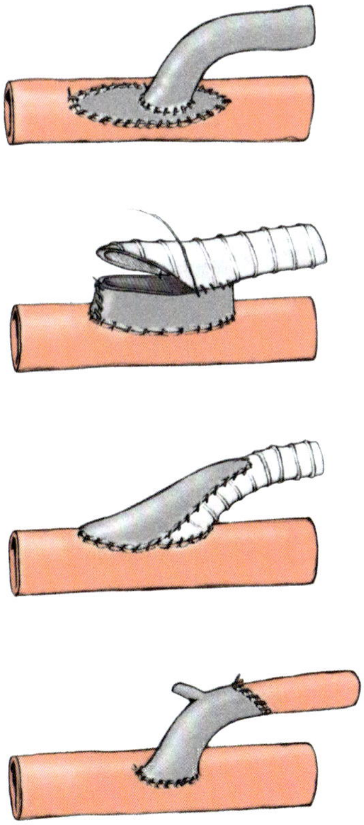

Abb. F7-6a–d Distale Veneninterposition bei kruralem Prothesen-Bypass.
a: Linton-Patch.
b: Miller-Kragen.
c: Taylor-Patch.
d: Kurzes Veneninterponat (Alemany).

Anatomische und auch extraanatomische (z.B. lateraler A.-tibialis-anterior-Bypass) Bypass-Führungen sind Standard. Die Zugänge zur distalen Arterie können von medial, lateral und auch dorsal erfolgen.

Truncus tibiofibularis

Ist wenigstens noch die A. tibialis posterior oder A. fibularis langstreckig perfundiert, wird der Truncus tibiofibularis für die distale Anastomose gewählt, sofern er nicht erkrankt ist. Der Zugang erfolgt wie zur A. poplitea von medial. Zu beachten ist, dass der Truncus tibiofibularis häufig in ein ausgedehntes Venengeflecht eingehüllt ist, was die Präparation schwierig gestalten kann. Hier bietet sich ein In-situ-Bypass an.

Arteria tibialis posterior

Die A. tibialis posterior ist in ihrer gesamten Länge bis in den Bereich ihres Endasts der A. plantaris hinein als Anschlussgefäß verwendbar. Die Anschlusshöhe sollte so gewählt werden, dass unterhalb davon keine wesentlichen Stenosen mehr vorliegen. In Ausnahmefällen kann auch ein nur kurzes Segment der Arterie anastomosiert werden. Der In-situ-Venen-Bypass stellt auch hier die Methode erster Wahl dar. Der Zugang erfolgt in gesamter Länge von medial in standardisierter Weise.

Arteria tibialis anterior

An die A. tibialis anterior kann ein Bypass von medial unter Fensterung der Membrana interossea oder von lateral mit extraanatomischer Platzierung des Grafts

F7

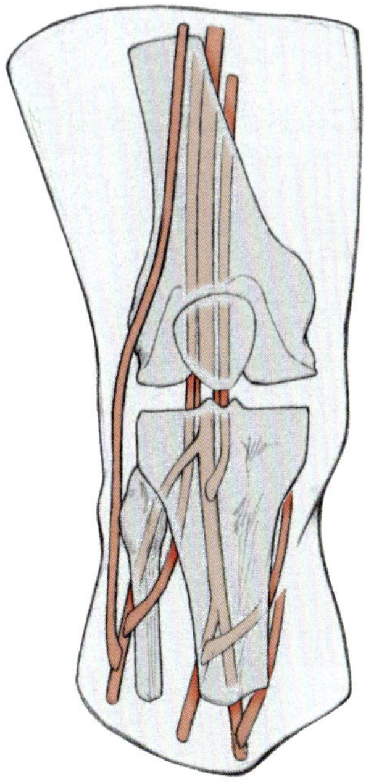

Abb. F7-7 Varianten des femorokruralen Bypasses.

herangeführt werden. In jedem Fall erfolgen die Darstellung der Arterie und die Anastomosierung von einem lateralen Zugang aus. Bei uns hat sich der von Stockmann favorisierte laterale Tibialis-anterior-Bypass mit extern verstärkter PTFE-Prothese bewährt, wobei wir bei Anastomosierung im distalen Arterienabschnitt einen Venenpatch oder ein kurzstreckiges Interponat zwischen Prothese und Arterie setzen (s. Abb. F7-6). Für die von uns nur in Ausnahmefällen durchgeführte Graft-Führung von medial eignen sich der In-situ-Bypass, das orthograde Transplantat und die Reversed-Vene. Auch eine Prothese kann verwendet werden. Letztere führen wir grundsätzlich am Oberschenkel subfaszial und orthotop durch die Fossa poplitea.

A. fibularis

Diese in der Vergangenheit äußerst selten verwendete Arterie stellt sehr häufig die einzige noch offene und kaliberadaptierte Unterschenkelarterie dar und gilt heutzutage als sehr geeignetes Empfängergefäß. In manchen Arbeitsgruppen nimmt dieser Arterienanschluss zahlenmäßig inzwischen die erste Stelle ein. Die Arterie kann von lateral (mit oder ohne Segmentresektion der Fibula, von dorsal und auch von medial) freipräpariert werden. Der mediale Zugang hat sich bei nicht zu muskelstarken Patienten in gesamter Länge der Arterie bewährt. Auch hier ist der In-situ-Bypass bevorzugtes Graft-Material. Bei der Präparation sind ausgedehnte periarterielle Venengeflechte zu beachten.

Andere Bypass-Modifikationen

Der kniegelenküberschreitende femoro-krurale *Zweisprung-Bypass* (auch Hitch-hike-Bypass genannt) findet gelegentlich durch Zwischenschaltung eines kurzen Segments der supragenualen A. poplitea in verschiedenen Modifikationen Anwendung (Abb. F7-8). Sein Ziel ist die Erniedrigung des peripheren Abflusswiderstands durch Anastomosierung auf zwei Arterien. Er ist in aller Regel als Composite-Bypass aus zentraler Prothese und peripherer Vene kombiniert. In seiner typischen Form wird er auch als Lambda-Bypass (Abb. F7-9a) bezeichnet. Die obere distale Anastomose erfolgt auf die supragenuale A. poplitea. Von diesem Prothesen-Bypass aus wird dann durch Seit-zu-End-Anastomose eine Vene zur Unterschenkelarterie herabgeführt. Kommt es zum Verschluss des distalen Bypasses, kann der proximale Bypass-Anteil durchaus noch offen bleiben. Daher ist der erste Sprung auf die A. poplitea einem durchgehenden Composite-Bypass vorzuziehen.

Um den Abflusswiderstand zu senken, wurde der

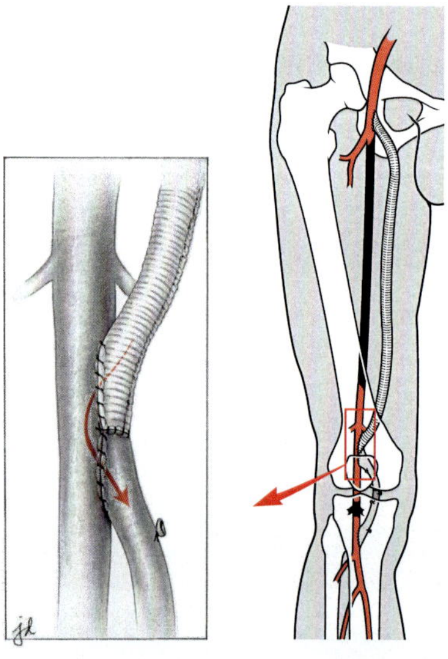

Abb. F7-8 Zweisprung-Bypass (Brunner 1996).

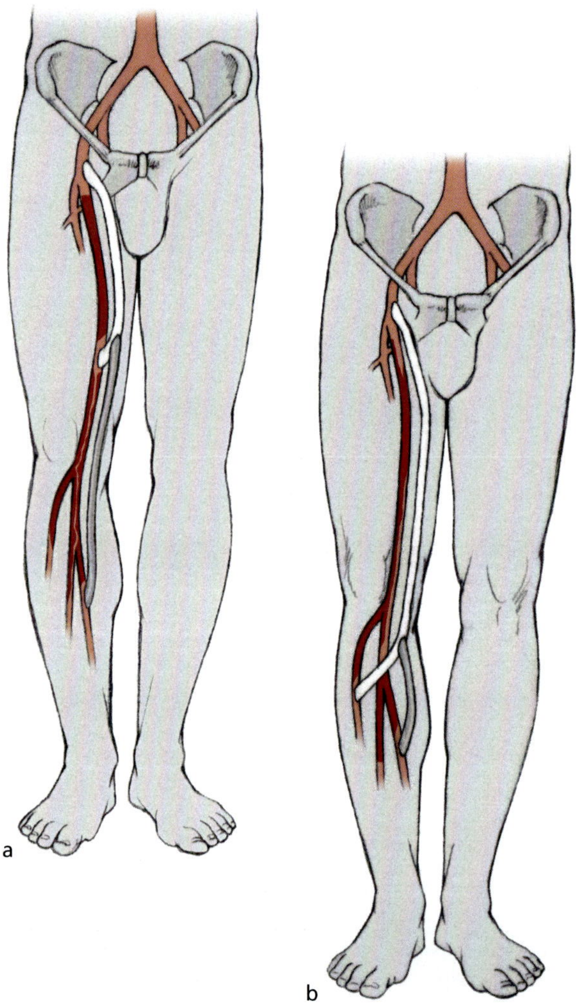

Abb. F7-9a und b Lambda-Bypass (a) und Sequential-Bypass (b).

Sequential-Bypass entwickelt (Abb. F7-9b). Hierbei werden zwei oder drei Unterschenkelarterien mit einbezogen, auch als Brückentransplantat ist dies möglich (Abb. F7-10). Kritisch ist jedoch anzumerken, dass eine derartige Situation in der kruralen Gefäßchirurgie nur außerordentlich selten angetroffen wird. Bevorzugtes Bypassmaterial ist die autologe Vene.

Besonderheiten beim diabetischen Fuß

Auf den für den Diabetiker typischen Querschnittsverschluss der Unterschenkelarterien wurde schon mehrfach hingewiesen. Häufig ist hierbei die Oberschenkelstrombahn noch weitgehend funktionstüchtig. Weist sie kurz- oder langstreckige Läsionen auf, dann werden diese durch Angioplastie (intraoperativ einzeitig), Ausschälung (nur sehr selten möglich) oder kurzen supragenualen Bypass korrigiert. Die krurale Rekonstruktion auf ein kurzes distales krurales oder pedales Segment erfolgt dann durch einen kurzen Bypass in popliteotibialer oder popliteopedaler Position oder auch mit proximaler Anastomose an einer Unterschenkelarterie als orthograder Venen-Bypass. Dieser kurze Bypass stellt die ideale Indikation für einen orthograden Venen-Bypass dar. Je kurzstreckiger ein Transplantat ist, desto höher ist seine Chance, offen zu bleiben.

!

Es muss ausdrücklich darauf hingewiesen werden, dass auch sehr kurzstreckige distale Arteriensegmente von nur wenigen Zentimetern Länge zur Aufnahme eines derartigen Bypasses geeignet sind. Auch eine sehr enge räumliche Nähe zu Nekrosen im Fußbereich oder zu infizierten Arealen stellt keine Kontraindikation für einen autologen Venen-Bypass dar.

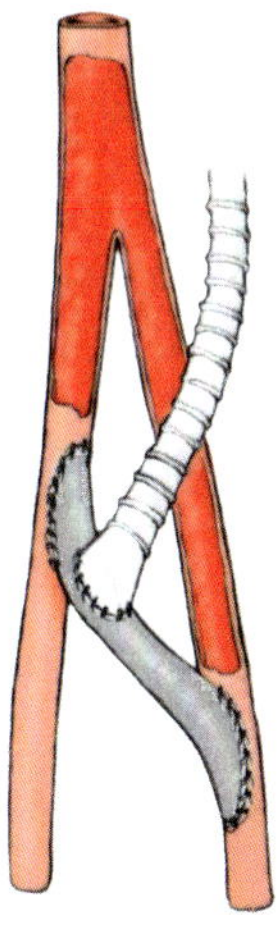

Abb. F7-10 Krurales Brückentransplantat.

Für Venentransplantate sollte nur mittelfristig degradierbares Nahtmaterial (z. B. Polydioxanon) verwendet werden. Damit verbleibt langfristig kein Fremdmaterial in situ, so dass auch im ausgedehnten Stadium IV häufig eine Primärheilung zu erzielen ist. Dieser kurze orthograde infragenuale Venen-Bypass beim diabetischen Fuß hat die Ergebnisse bei dieser Patientengruppe erheblich verbessern können. Weiteres findet sich in Kapitel F8.

Kombiniertes Vorgehen: Operation und Angioplastie

Auch bei kruralen arteriellen Verschlussprozessen hat das kombinierte Vorgehen seit einiger Zeit Einzug gehalten. Die Kombination einer zentralen Angioplastie der Oberschenkeletage mit einem infragenualen Bypass bietet die Voraussetzung, langstreckige Transplantate zu vermeiden. Wenn dies in einer Sitzung durchgeführt werden kann, sollte man davon Gebrauch machen.

7.5.4 Intraoperative Kontrollmethoden

Direktionale Doppler-Sonographie. Siehe Kap. 15 (Allgemeiner Teil) und Kap. F6.

Gefäßendoskopie. Diese hat sich zunehmend als geeignetes intraluminales Kontrollverfahren etabliert. Dies gilt besonders für den In-situ-Bypass zur Kontrolle einer vollständigen Klappendiszision und zur Lokalisation der Seitenäste. Außerdem können angioskopisch die distale Anastomose und die aufnehmende Unterschenkelarterie überprüft werden. Letztere Untersuchung setzt allerdings kleinste endoskopische Kaliber voraus.

DSA. Mit der DSA kann der gesamte Bypass einschließlich des Abflusses überprüft werden. Die Darstellung erfolgt durch Punktion oberhalb der zentralen Anastomose mit einer dünnen Kanüle und Injektion des Kontrastmittels.

Intraoperative Abflusswiderstandsmessung. Der Abflusswiderstand ist nur ein Faktor unter vielen, die die Bypass-Prognose beeinflussen. Morphologische Scores wie der Rutherford-Score und der Morton-Index (Abb. F7-11) haben die anfangs in sie gesetzten Erwartungen nicht erfüllen können. Die Messung des Abflusswiderstands scheint den morphologischen Scores überlegen zu sein. Aber auch die Abflusswiderstandsmessung hat die in sie gesetzten Erwartungen nicht erfüllt. Die hydraulische Impedanz scheint die komplexe dynamische Abflusskapazität besser beurteilen zu können, ihre Messung bedingt aber einen großen zeitlichen Aufwand und ist daher als intraoperative Messmethode nicht geeignet. Technisch einfacher ist die Abflusswiderstandsmessung. Aufgrund dessen wird man bei gezielter Fragestellung (z. B. zusätzliche adjuvante Verfahren) weiterhin die Widerstandsmessung anwenden können. Ein Routineverfahren stellt sie aber nicht dar.

7.6 Alternative operative Verfahren

7.6.1 Extraanatomischer Bypass

Auf den extraanatomischen lateralen Tibialis-anterior-Bypass wurde im vorangegangenen Abschnitt schon hingewiesen. Er stellt trotz seiner exponierten Lage ein Verfahren dar, das anderen Bypass-Führungen nicht nachsteht. Andere extraanatomische Verfahren sind je nach Wundsituation auch am Unterschenkel durchführbar. Auch prätibial kreuzende Bypass-Verfahren wurden beschrieben.
Die Ergebnisse der kruralen Rekonstruktionen haben in den letzten Jahren mit verbesserter operativer Technik und v. a. durch den routinemäßigen Einsatz intraoperativer Kontrollmethoden deutlich zugenommen. Die 3- und 5-Jahres-Ergebnisse weisen bei Ventransplantaten eine Funktionsrate von bis zu 80% auf. Bei reinen Kunststoffimplantaten liegen sie um ca. 30% niedriger. Bei Taylor-Patch u. a. sind bisher langfristige Ergebnisse noch nicht im Sinne großer multizentrischer Studien verfügbar, jedoch sind aus einzelnen Berichten durchaus Tendenzen für diese Veneninterposition erkennbar.

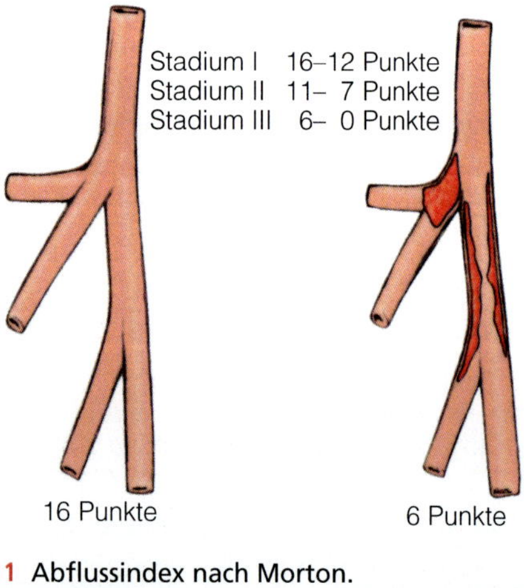

Abb. F7-11 Abflussindex nach Morton.

7.7 Konservative Therapie

Die konservativen Behandlungsmöglichkeiten bei chronischen kruralen Verschlussprozessen entsprechen denen bei chronischen femoropoplitealen Verschlussprozessen (siehe Kap. F6).

7.8 Komplikationen und deren Behandlung

7.8.1 Sofortkomplikationen

Der Sofortverschluss ist fast immer auf technische Fehler zurückzuführen und bedarf einer umgehenden Revision. Beim Venen-Bypass ist an eine Bypass-Torsion, eine Knickung bei zu langem Graft und belassene Venenklappen zu denken. Liegt die Ursache an der distalen Anastomose, sollte eine Bypass-Verlängerung auf ein distaleres Segment vorgenommen werden (siehe auch Kap. F6).

7.8.2 Frühkomplikationen

Überwiegend liegt hier ursächlich eine Intimamyohyperplasie an der distalen Anastomose vor. Zur Korrektur wird der Bypass freigelegt und eine Thrombektomie mit intraoperativer DSA durchgeführt. Früher verwendete Patch-Plastiken der distalen Anastomosen haben eher enttäuschende Ergebnisse gezeigt. Besser bewährt hat sich eine Transplantatverlängerung nach distal (siehe auch Kap. F6). Auch eine Angioplastie kann in Erwägung gezogen werden.

7.8.3 Spätkomplikationen

Spätverschluss

Nicht jeder Spätverschluss führt bei präoperativem Stadium IV wieder in dieses Stadium zurück. Häufig bemerkt der Patient, besonders nach längerfristiger Bypass-Funktion, nur eine akut bis subakut aufgetretene Reduzierung der schmerzfreien Gehstrecke. Je nach Gefäßsituation, Länge des Grafts, Höhe der distalen Anastomose, klinischer Beeinträchtigung und dem Allgemeinzustand kann auf eine Revision verzichtet werden.

> **!** Besteht jedoch ein extremitätenbedrohendes Stadium, ist eine Revision dringend indiziert.

Beim akuten Verschluss ist eine präoperative Angiographie meist verzichtbar. Das geeignetste Vorgehen besteht in einer Freilegung der distalen Anastomose, einer intraoperativen Angiographie und einer Bypass-Verlängerung. Je nach Progression der Arteriosklerose, die als Ursache des Spätverschlusses anzusehen ist, muss der Bypass auch manchmal aufgegeben werden. Aus den vorstehend genannten Gründen ist manchmal auch eine frühzeitige Amputation die bessere Lösung. Bei den meisten Patienten liegt der Verschluss aber schon einige Tage bis Wochen zurück. Hier ist eine angiographische Abklärung dann unverzichtbar.

Anschlussaneurysma

Anschlussaneurysmen sind nach kruralen Rekonstruktionen deutlich seltener als in inguinaler Position. Bezüglich der Therapie siehe Kapitel F6.

Spätinfekt

Beim Venen-Bypass kann in aller Regel mit den üblichen lokalen und systemischen Behandlungsmethoden (siehe Kap. O5) eine Ausheilung erreicht werden. Problematischer sieht die Situation beim Kunststoffimplantat aus, zumal hier häufig eine ausreichend schützende Weichteilschicht über dem Bypass fehlt. Liegt bereits ein Bypass-Verschluss vor, wird der Bypass entfernt. Besteht nur ein lokalisierter Infekt, kann möglicherweise durch eine aseptische Umleitung die Funktion des Bypasses wiederhergestellt und die Extremität erhalten werden (siehe Kap. O5).

Rezidivstenose

Es handelt sich in aller Regel um eine Zunahme der Arteriosklerose im Abstromgebiet, seltener auch im Zustromgebiet. Dies betrifft v. a. kurze infragenuale Transplantate. Eine präoperative angiographische Abklärung ist obligat. Vorgeschaltete Stenosen können dilatiert werden, auch Stenosen im Verlauf eines Venen-Bypasses oder venöse Anastomosenstenosen sind bei kurzstreckiger Ausdehnung einer Angioplastie zugängig. Alternativmaßnahmen sind eine Bypassverlängerung bzw. ein Bypassaustausch (partiell oder total).

7.9 Literatur

Brown PS, McCarthy WJ, Yao JS, Pearce WH: The popliteal artery as inflow for distal bypass grafting. Arch. Surg. 129 (1994) 596–602

Brunner U (Hrsg.): Gefäßchirurgie. Breitner Chirurgische Operationslehre, Band XIII. Urban & Schwarzenberg, München–Wien–Baltimore 1996

Debus ES, Larena A, Sailer MA, Moll R, Franke S: Der dorsolaterale Fibularis-Bypass – Beschreibung des Zugangsweges und erste klinische Erfahrungen. Gefäßchirurgie 7 (2002) 89–93

Dur AHM, Mackay AJC, Rauwerda JA et al.: Stellenwert des Zehendruckes bei der Diagnostik des diabetischen Fußes. In: Hepp W (Hrsg.): Der diabetische Fuß. Blackwell, Berlin–Wien 1996

Edmonds M: Management of the diabetic foot. Crit Ischemia 1 (1991) 5–13

Gruss JD: Der kniegelenküberschreitende In-situ-Bypass der V. saphena. Vorteile, Ergebnisse. Chir. Praxis 65 (2005/2006) 75–85

Hang M, Nowak G: Der mediale Zugang zur Arteria tibialis anterior. Gefäßchirurgie 7 (2002) 28–30

Hepp W (Hrsg.): Der diabetische Fuß. Blackwell, Berlin–Wien 1996

Hepp W (Hrsg.): Stellenwert des Abflußwiderstandes in der kruralen Gefäßchirurgie. Vasa Suppl. 36 (1992)

Hepp W, Hegenscheid M (Hrsg.): Stellenwert des Abflußwiderstandes in der kruralen Gefäßchirurgie (2). Vasa Suppl. 48 (1997)

Largiardier J: Lehrbuch und Atlas der Gefäßchirurgie am Unterschenkel. Huber, Bern 1987

Leitz KH: Zugangswege in der Gefäßchirurgie. Springer, Berlin–Heidelberg–New York 1981

Pappas PJ, Hobson II RW, Meyers MG et al.: Patency of infrainguinal polytetrafluoroethylene bypass grafts with distal interposition vein cuffs. Cardiovasc Surg 6 (1998) 19–26

Rutherford RB, Jones DN, Bergentz SE et al.: Factors affecting the patency of infrainguinal bypass. J Vasc Surg 8 (1988) 236–246

Schmiedt W, Neufang A, Dorweiber B et al.: Krurale und pedale Bypass-Chirurgie bei kritischer Ischämie und nicht heilenden Fußläsionen. Gefäßchirurgie 8 (2003) 252–258

Sigala F, Menenakos C, Sagelas P et al.: Transluminal angioplasty of isolated crural arterial lesions in diabetics with critical limb ischemia. Vasa 34 (2005) 186–191

Steckmeier BM: Gedanken zur Entwicklung der vaskulären und endovaskulären Kombinationsverfahren. Gefäßchirurgie 3 (1998) 129–131

Veith FJ, Gupta SK, Samson RH et al.: Superficial femoral and popliteal arteries as inflow sites for distal bypasses. Surgery 90 (1981) 980–990

Vollmar J: Rekonstruktive Chirurgie der Arterien. Thieme, Stuttgart–New York 1996

WHO/IDF Europe: Diabetes Care and Research in Europe. The Saint Vincent Declaration. Diabetes Med 7 (1990) 360

Wölfle, KD, Tsantilas H, Bruijnen H et al.: Distale Rekonstruktionen beim Querschnittsverschluß der Unterschenkelarterien und kritischen Fußischämie: Lohnt sich der Aufwand? Vasomed Akt 11 (1991) 12–16

F8 Das diabetische Fußsyndrom

K. D. Wölfle und R. Jakob

Das Bewusstsein um die Probleme des diabetischen Fußsyndroms (DFS) ist nach wie vor unzureichend ausgeprägt. So werden nach einer Übersicht von Stiegler et al. (1995) selbst in Diabetesambulanzen nur 12% der Patienten an den Füßen untersucht. Demzufolge kommt es auch heute noch bei etwa 15–25% der Diabetiker zu behandlungsbedürftigen Fußproblemen und ihr Risiko, eine Gangrän zu entwickeln, ist 17- bis 50-mal höher als bei Nichtdiabetikern. Es bleibt leider auch eine tragische Tatsache, dass in den USA, bei einem angenommenen Diabetikeranteil von 3–5%, an dieser Bevölkerungsgruppe 50–66% der nichttraumatischen Majoramputationen vorgenommen werden (Gibbons 1987, Gleckman und Roth 1985, Joseph und Cavuoto 1991, Levin 1993, Schweiger und Lang 1992).

Die folgende Darstellung befasst sich mit den chirurgischen Behandlungsoptionen bei den verschiedenen Formen des DFS. Zusammen mit präventiven Maßnahmen könnte dadurch bereits heute die Hauptforderung der Deklaration von San Vincente erfüllt werden, die eine Halbierung der Amputationen wegen diabetischer Gangrän fordert.

8.1 Ätiologie und Pathogenese

Die Entstehung eines DFS basiert auf der Präsenz einer Neuropathie, einer Ischämie sowie einer verminderten Infektresistenz, wobei diese Faktoren zumeist in Kombination vorhanden sind.

8.1.1 Diabetische Neuropathie

Bei Diabetikern liegt üblicherweise eine distale, symmetrische Polyneuropathie mit sensorischer, motorischer und autonomer Komponente vor. Dabei ist die *sensible* Polyneuropathie durch ein vermindertes bzw. aufgehobenes Empfindungsvermögen für Temperatur, Vibration, Berührung und Schmerz in strumpfförmiger Ausdehnung charakterisiert (Reike 1993). Die Schädigung der distalen Motoneurone führt infolge ausbleibender Impulse zu einer Atrophie der Fußbinnenmuskulatur mit einem konsekutiven Übergewicht der langen Beuger und Strecker (Reike 1993). Daraus resultiert die typische Klauenstellung mit Überstreckung im Metatarsophalangealgelenk sowie Flexion im proximalen Interphalangealgelenk. In der Folge verändern sich die Belastungspunkte des Fußes mit einer massiven Druckzunahme in der Region unter den Metatarsalköpfchen. Die *autonome* Neuropathie beinhaltet neben einer Anhidrosis, mit trockener Haut im Fußbereich (Begünstigung von Fissuren), v.a. funktionelle Störungen mit arteriovenösen Kurzschlussverbindungen und reduzierter Hyperämiereserve (inadäquate Infektabwehr bzw. Wundheilung).

8.1.2 Ischämie (Makro-/Mikroangiopathie)

Die diabetische Makroangiopathie weist insgesamt ein typisches Verteilungsmuster sowie auch eine charakteristische Beschaffenheit auf. Zum einen findet sich bei den für die Entstehung eines DFS im Vordergrund stehenden infrainguinalen Verschlussprozessen eine auffällige Betonung der infrapoplitealen Arterien, wobei oftmals nur ein sog. Querschnittsverschluss der Unterschenkelarterien vorliegt. Zum anderen weisen die Arterien häufig eine röhrenförmige Sklerosierung der Tunica media auf, die als Mönckeberg-Mediasklerose bezeichnet wird.
Die Vorstellung von der Beschaffenheit der diabetischen Mikroangiopathie im Fußbereich hat sich im Laufe der Zeit erheblich gewandelt. Die anfängliche Annahme von diabetesspezifischen Okklusionen auf arteriolärer Ebene (Goldenberg et al. 1959), die gefäßrekonstruktive Maßnahmen quasi obsolet erscheinen ließ, ist heute widerlegt (Chantelau 1993, LoGerfo und Coffman 1984). Insgesamt wird die Mikroangiopathie derzeit als ein komplexer Prozess gesehen, der gleichermaßen morphologische, hämorrheologische bzw. hämostaseologische sowie funktionelle Komponenten enthält (Wölfle et al. 2000a).

8.1.3 Verminderte Infektresistenz

Aufgrund des klinischen Eindruckes scheint bei Diabetikern ein lokales Immundefizit vorzuliegen, mit einer daraus resultierenden eingeschränkten Fähigkeit zur Demarkation von Infektherden, die typischerweise von einer aerob/anaeroben Mischflora besiedelt sind. Als Ursache für diese „Immunopathie" wird v.a. eine herabgesetzte Funktionstüchtigkeit der Granulozyten und Gewebsmakrophagen im Rahmen der zellulären Erregerabwehr diskutiert (Perschel et al. 1995). Die vermuteten Defekte beziehen sich auf eine Behinderung der Chemotaxis, Phagozytose und intrazellulären Erregerabtötung und sind wieder von der Stärke der Stoffwechselentgleisung abhängig. Als Konsequenz dieser Immundefizienz kann es neben einer fehlenden lokalen Abgrenzung des Infektherdes zu lebensbedrohlichen Krankheitsverläufen infolge massiver regionaler (z.B. nekrotisierende Fasziitis) und auch systemischer Erregerausbreitung kommen.

8.2 Symptomatik

Das DFS lässt sich hinsichtlich seiner Entstehung in drei Varianten unterteilen, in:
- den neuropathischen Fuß
- den ischämischen Fuß
- den neuropathisch-ischämischen Fuß.

Hinsichtlich der Häufigkeit des Vorkommens waren bei Edmonds (1991) 62% der Fußläsionen neuropathisch bedingt, 13% hatten eine rein ischämische Ursache und in 25% der Fälle lag eine Kombination beider Formen vor. Insgesamt kann man aus gefäßchirurgischer Sicht davon ausgehen, dass in etwa der Hälfte der Fälle dem DFS eine makroangiopathische Ursache mit zugrunde liegt.

8.2.1 Neuropathische Läsion

Die Hauptursache für die Entstehung eines neuropathischen Ulkus (Malum perforans) ist die durch die diabetische Neuropathie bedingte eingeschränkte Schmerz-

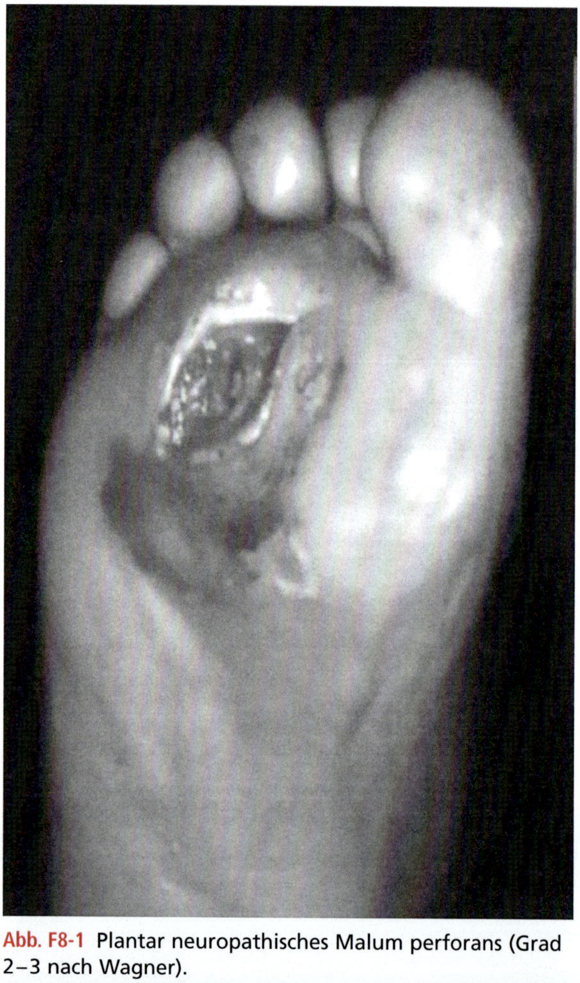

Abb. F8-1 Plantar neuropathisches Malum perforans (Grad 2–3 nach Wagner).

perzeption, wodurch es in Verbindung mit der eingangs beschriebenen Klauenstellung der Zehen zu einer für den Patienten nicht wahrnehmbaren chronisch repetitiven Überlastung, vorwiegend im Bereich der Metatarsalköpfchen I und V, kommt (Abb. F8-1).

Unter den vielen, z.T. komplexen Klassifikationen (Rümenapf 2002) hat speziell für das neuropathische Malum perforans die klassische Stadieneinteilung nach Wagner die größte Bedeutung erlangt (Tab. F8-1). Dabei bezeichnet Grad 1 eine oberflächliche Ulzeration. Im Grad 2 liegt dann ein Malum perforans vor, das bis an knöcherne Strukturen reicht. Grad 3 beinhaltet eine zusätzliche Mitbeteiligung von Knochen und Gelenken und im Grad 4 bzw. 5 besteht darüber hinaus eine umschriebene bzw. nicht mehr begrenzte Nekrose des Fußes. Die fortgeschrittenen Stadien sind in der Regel durch massive, perifokale Entzündungszeichen (Rötung, Ödem, Lymphangiitis) gekennzeichnet, wenngleich die zunächst erkennbare Infektausdehnung oft nur die Spitze des Eisbergs darstellt.

Zu der neuropathischen Variante des DFS muss auch die Osteoarthropathie (Charcot-Fuß) gerechnet werden (Abb. F8-2), als deren Ursache v.a. eine hyperperfusionsbedingte Osteoklastenaktivierung mit vermehrtem Knochenabbau sowie dadurch begünstigten wiederholten Mikrofrakturen des Fußskelettes anzunehmen ist (Joseph und Cavuoto 1991). Zu einem Charcot-Fuß kommt es bei ca. 3% aller Diabetiker und bei 10% aller Diabetiker mit Polyneuropathie (Rümenapf 2002); am häufigsten tritt er in der 5. und 6. Dekade bei insulinabhängigen Patienten auf (Klenerman 1996). Die Entwicklung der Osteoarthropathie geht über drei Stadien und kann mehrere Jahre dauern (Sanders und Frykberg 1993). In der Anfangsphase ist der Prozess gekennzeichnet durch Schwellung, Erythem und Überwärmung des Fußes mit Luxationen und knöchernen Resorptionen. Danach kommt es bei abnehmender Ödemneigung zur Absorption des knöchernen Detritus und letztendlich nach weiterem Umbau zu einer osteosklerotischen Stabilisierung mit paradoxen Fußdeformitäten (Klenerman 1996, Sanders und Frykberg 1993). Von der anatomischen Einteilung des Charcot-Fußes in 5 Untergruppen sind v.a. die Typen I bis III von Bedeutung (s. Abb. F8-3), da sie zahlenmäßig am häufigsten vorkommen und meist mit plantaren Läsionen einhergehen: Beim Typ I sind dafür groteske Verformungen der Metatarsalknochen („licked peppermint stick") verantwortlich, die die Fußsohle perforieren. Die Ursache für die plantaren Defekte beim Typ II bzw. III ist in einem Malalignement der tarsometatarsalen (Lisfranc) bzw. talonavikularen (Chopart) Gelenklinie mit konsekutivem Zusammenbruch des Fußgewölbes zu suchen (Sanders und Frykberg 1993).

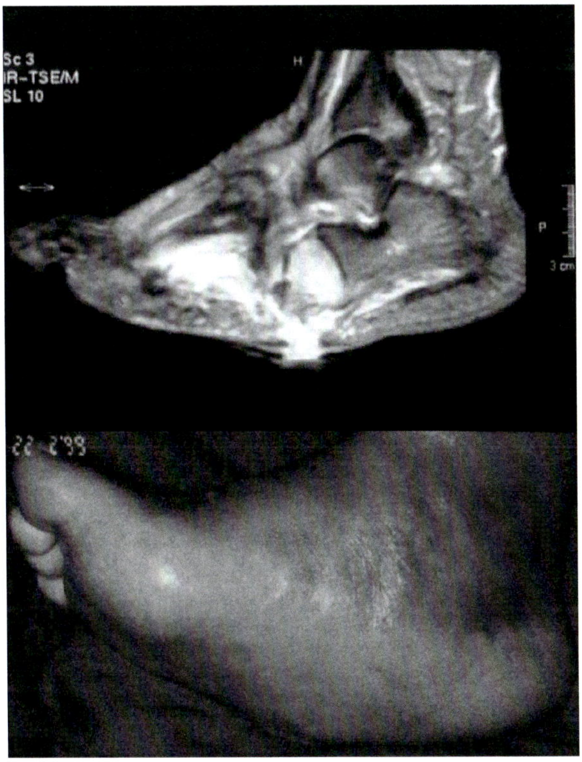

Abb. F8-2 Diabetische Osteoarthropathie Typ III nach Sanders und Frykberg (1993) mit charakteristischem Tintenlöscherfuß durch Zusammenbruch des Fußgewölbes.

8.2.2 Ischämische und neuroischämische Läsion

Das Erscheinungsbild der rein makroangiopathisch-ischämischen Form ist der Symptomatik einer AVK im Stadium IV bei Nichtdiabetikern vergleichbar. Die Patienten berichten über Ruheschmerzen sowie das spontane Auftreten von Nekrosen, die zumeist akral anzu-

Tab. F8-1 Neuropathisches Ulkus: Klassifikation nach Wagner (1981).

Grad 0	keine Läsion ggf. Fußdeformation oder Zellulitis
Grad 1	oberflächliche Ulzeration
Grad 2	tiefes Ulkus bis zur Gelenkkapsel, Sehnen oder Knochen
Grad 3	tiefes Ulkus mit Abszedierung, Osteomyelitis, Infektion der Gelenkkapsel
Grad 4	begrenzte Nekrose im Vorfuß- und Fersenbereich
Grad 5	Nekrose des gesamten Fußes

treffen sind. Der betroffene Fuß ist blass, feucht und kalt, die infrainguinalen Pulse sind ausgelöscht. Bei der kombinierten neuroischämischen Variante finden sich zudem Zeichen der Neuropathie.

> **!** Bei der neuroischämischen Variante ist von einer ungünstigeren Prognose auszugehen als bei Vorliegen eines rein neuropathischen oder ischämischen Fußes.

8.3 Diagnostik

8.3.1 Klinik

Die für die weitere Therapieplanung erforderliche fundamentale Unterscheidung in eine neuropathische bzw. ischämische Läsion kann bereits weitgehend an Hand klinischer Parameter getroffen werden (Tab. F8-2).
Neben der Präsenz eines warmen, trockenen Fußes weisen v.a. eine Abschwächung der Muskeleigenreflexe (ASR = Achillessehnenreflex, PSR = Patellarsehnenreflex) sowie die Verminderung der Vibrations- bzw. Berührungsempfindung auf das Vorliegen einer Polyneuropathie hin. Die beiden letztgenannten Parameter können dabei ohne großen Aufwand mittels kalibrierter Stimmgabel (nach Rydell-Seiffer) bzw. unter Verwendung von feinen Filamenten mit definiertem Biegeverhalten (Semmes-Weinstein-Monofilament) semiquantitativ überprüft werden.

8.3.2 Funktionsuntersuchungen

Aufgrund des hohen Anteils einer ischämischen Komponente beim DFS ist eine sorgfältige Evaluierung der Durchblutungsverhältnisse von allergrößter Bedeutung. Als Basisuntersuchungen bieten sich hierzu die Erhebung des Pulstastbefundes und die dopplersonographische Erfassung der systolischen Knöcheldrücke an, die sowohl als Absolutwerte oder in Bezug zum Systemdruck (ABI = Ankle-Brachial-Index; Bein-Arm-Index) angegeben werden können.

Tab. F8-2 Differenzialdiagnosen des DFS an Hand von klinischen Parametern.

neuropathischer Fuß	ischämischer Fuß
– tastbare Fußpulse	– fehlende Fußpulse
– schmerzloses Ulkus	– Ruheschmerz
– warmer, trockener Fuß	– kalter, feuchter Fuß
– Läsion über Belastungszonen lokalisiert	– akrale Lokalisation der Läsion
– Hyperkeratosen (Kallus)	– minimale Granulationen
– ABI > 1,0	– ABI < 1,0

ABI = Ankle-Brachial-Index, Bein-Arm-Index

> **!** Dabei ist ab einem ABI < 0,9 definitiv von obliterierenden Veränderungen der Beinarterien auszugehen. Eine direkte Bedrohung des Beines liegt dann vor, wenn die Knöchel- bzw. Zehendrücke absolut < 50 bzw. < 30 mmHg betragen.

Allerdings sind auch entsprechende Werte von < 70 bzw. < 50 mmHg mit einer kritischen Ischämie vereinbar (Second European Consensus Document 1992, TASC 2000).

> **!** Bei etwa 30% der Patienten mit Diabetes zeigen die Knöcheldrücke falsch hohe Werte an, die nicht die tatsächliche Perfusion widerspiegeln.

Die Ursache hierfür ist in der meist mit einer Neuropathie assoziierten diabetischen Mediasklerose zu suchen, messtechnisch erkennbar an einem ABI > 1,3 (Orchard und Strandness 1993).
In solchen Fällen bietet sich der Pole-Test (Smith et al. 1994) als ein Hilfsmittel zur Bestimmung eines kritischen Druckniveaus dar. In Rückenlage des Patienten wird das zu untersuchende Bein so weit angehoben, bis das Doppler-Signal über der gerade abgeleiteten Knöchelarterie verschwindet. Die Höhe der erreichten Elevation über Herzhöhe ist dann das Maß für die tatsächlichen Druckverhältnisse, wobei eine Umrechnungsrelation von 13 cm Höhe entsprechend 10 mmHg zugrunde gelegt wird. Auf diese Weise ist es möglich, die Druckschwelle von etwa 50 mmHg zu erfassen, die eindeutig die Grenze für eine kritische Beinischämie markiert. Da die Trennschärfe bei der Erfassung der Zehendruckwerte noch besser ist, sollte die Registrierung der Messung an den Knöchelarterien vorgezogen werden (Lang 2002).
Ergänzend kann bei erschwerter Beurteilbarkeit der Knöcheldrücke infolge inkompressibler Arterien neben der Oszillographie auch die transkutane Sauerstoffdruckmessung ($TCPO_2$) zum Einsatz kommen. Insgesamt zeigt dabei ein $TCPO_2$-Wert um den Wundbereich von < 10 mmHg bei einem liegenden Patienten eine kritisch durchblutungsgeminderte Situation an. Andererseits kann bei Werten > 40 mmHg von einer Wundheilung ausgegangen werden (TASC 2000).

8.3.3 Bildgebende Verfahren

Eine Indikation für eine Gefäßdarstellungsgraphie ergibt sich dann, wenn aufgrund der Schwere der Ischämie invasive Therapieverfahren notwendig erscheinen. Zur Planung einer Revaskularisation mit dazu erforderlicher Darstellung der Fußgefäße gilt derzeit noch die i.a. DSA als Goldstandard (Akbari und Lo-Gerfo 2001, Lang 2002). Als Alternative zur DSA gewinnen sowohl die farbkodierte Duplexsonographie als auch die NMR-Angiographie zunehmend an Bedeutung. Diesen beiden Verfahren wird unter bestimmten Voraussetzungen bereits eine Überlegenheit gegenüber der konventionellen Kontrastmittelangiographie attestiert (Wölfle et al. 2002, Lang 2002).

8.4 Therapie

8.4.1 Initiale Maßnahmen

Bei allen Patienten mit fortgeschrittenen Schweregraden eines DFS sollte zunächst eine Rehydrierung erfolgen und in enger Kooperation mit Diabetologen eine Nahe-Normoglykämie (Glukosewerte < 200 mg/dl) angestrebt werden. Gleichzeitig muss in Einklang mit dem IRA-Prinzip von Vollmar eine Infektspaltung mit vollständigem Wunddébridement sowie Eröffnung aller Retentionshöhlen vorgenommen werden, um eine zentrale Infektprogression zu verhindern.

!

Für die mikrobiologische Untersuchung ist die Entnahme eines nur oberflächlichen Abstrichs ungenügend; vielmehr empfiehlt sich eine Materialgewinnung aus der Tiefe der Wunde.

Gleichzeitig wird mit einer *kalkulierten* Antibiose begonnen, wobei bei diabetischen Fußläsionen grundsätzlich von einer polymikrobiellen Besiedelung auszugehen ist. Hierfür hat sich die initiale Verabreichung von β-Lactamase-stabilen Penicillinen mit Aktivität auch im anaeroben Bereich bewährt; eine gute Alternative stellen auch Gyrasehemmer, kombiniert mit Metronidazol, dar. Nach Erhalt der Testung erfolgt dann im Bedarfsfall die Anpassung der antibiotischen Therapie. Ergänzend werden während der akuten Entzündungsphase zur Reduktion der Keimbesiedelung lokal Verbände mit antiseptikagetränkten (z.B. Octenidin-Lösung) Kompressen aufgebracht. Das Einhalten von Bettruhe ist in dieser Phase absolut erforderlich. Eine angefertigte Röntgen-Aufnahme des Fußskelettes informiert über das evtl. Vorhandensein von Fremdkörpern, das Ausmaß einer Osteodestruktion bzw. über eine Gasbildung in den Weichteilen.

8.4.2 Neuropathische Läsionen

Da neuropathische Läsionen vorwiegend durch Fehlbelastung verursacht sind, besteht der grundsätzliche Therapieansatz für diese Variante des DFS in der Druckentlastung bzw. Ruhigstellung des betroffenen Fußes. Für den Grad 1 nach Wagner genügt insgesamt eine ambulante Basisbehandlung, die die Beseitigung der Hyperkeratosen sowie ein steriles Abdecken des zumeist plantar gelegenen Defektes umfasst. Die schon erwähnte Druckreduzierung kann sowohl durch einen Vorfußentlastungsschuh als auch durch Aufkleben einer speziellen Polsterung („felted foam") auf die Fußsohle erreicht werden, wobei für die erforderliche Lokalbehandlung das eigentliche Ulkus ausgespart bleibt (Joseph und Cavuoto 1991). Die Entnahme eines Abstriches sowie die Gabe von Antibiotika sind in diesem Stadium entbehrlich.

Höhergradige plantar-neuropathische Läsionen erfordern dagegen eine stationäre Aufnahme mit Einhalten von Bettruhe und Einleiten der oben erwähnten Initialtherapie. Im Vordergrund steht dabei das chirurgische Wunddébridement mit konsekutiver Infektsanierung, flankiert von einer testgerechten i.v. Antibiose. Vorgabe für die Wundbehandlung ist das Erreichen eines feuchten Wundmilieus, die Art der Wundauflagen ist der jeweiligen Wundphase anzupassen. Eine in Kombination mit dem Wunddébridement durchgeführte vorsichtige Sondierung erlaubt üblicherweise eine sichere Beurteilung der Läsionsausdehnung. Dabei ist die Sondierbarkeit knöcherner Strukturen im Bereich des Ulkus mit einem positiven prädiktiven Wert von 89% ein sehr zuverlässiger Hinweis für die Präsenz einer Osteitis bzw. Osteomyelitis (Rümenapf 2002, Pomposelli und Dormening 2004). Nur in Einzelfällen ist eine weiterführende Diagnostik zum Nachweis verborgener Pus-Retentionen bzw. einer Osteomyelitis erforderlich, wofür sich dann aufgrund einer hohen Sensitivität und ausreichenden Spezifität von 80% am ehesten die Durchführung eines MRT anbietet (Pomposelli und Dormening 2004).

!

Infizierte Knochenanteile bzw. Gelenke heilen beim DFS auf konservativem Wege so gut wie nie aus.

Statt einer lang dauernden Antibiose ist hier einer Grenzzonenamputation bzw. einer Resektion des betroffenen Gelenkes der Vorzug zu geben (Rümenapf 2002, Pomposelli und Dormening 2004). Auch wenn primäre Majoramputationen in der Behandlung des neuropathischen DFS heute keinen Platz mehr haben sollten, können in Einzelfällen weit fortgeschrittene Befunde, z. B. bei tief reichenden thermischen Schäden der gesamten Fußsohle, trotz allem zur Durchführung einer solchen Maßnahme zwingen.

Die Behandlung des akuten Charcot-Fußes umfasst eine mehrmonatige absolute Druckentlastung mit unterstützender Hochlagerung. Bei differenzialdiagnostischen Zweifeln gegenüber einem bakteriellen Fußinfekt ist auch hier eine kalkulierte Antibiose erforderlich. Der Einsatz von Bisphosphonaten erscheint zur Osteoklastenhemmung sinnvoll. Die Dauer der Entlastung mittels Orthese richtet sich nach der Art der Frakturen und dem Heilungsverlauf, der sich an Hand der Röntgen-Befunde und der Klinik (cave: neuerliche Überwärmung des Fußes) beurteilen lässt.

Chronische Stadien mit Fehlstellungen sind nach Objektivierung der plantaren Belastungsverhältnisse primär mittels sorgfältiger Bettung des betroffenen Fußes zu versorgen. Eine Aufrichtung eines kollabierten Fußgewölbes ist nach den derzeitigen Erkenntnissen (Sanders und Frykberg 1993) nicht zu empfehlen, da nach Osteosynthesen mit der Gefahr einer Pseudarthrose, eines Infekts bzw. eines Wiederaufflackerns des destruktiven Knochenprozesses zu rechnen ist und die verursachenden Faktoren ohnehin nicht zu beeinflussen sind. Sonderfälle für ein chirurgisches Vorgehen bestehen nur ausnahmsweise. So können hochgradig veränderte Metatarsalknochen, die die Fußsohle zu durchspießen drohen, reseziert werden, ebenso wie extreme Knochenprominenzen, die einer Schuhanpassung im Wege stehen. Des Weiteren ist auch eine Versorgung völlig instabiler Fußanteile im Sinne einer Arthrodese durch Minimalosteosynthese zulässig.

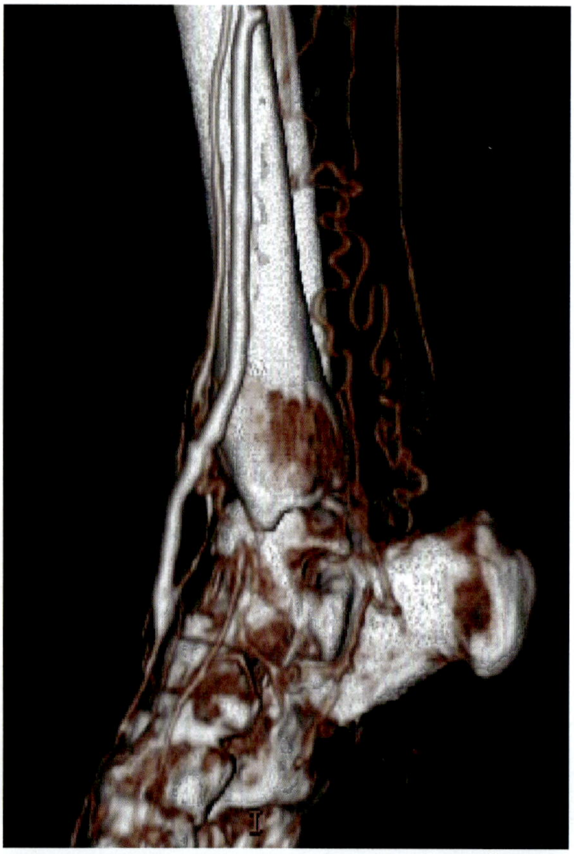

Abb. F8-3 Popliteopedaler Venen-Bypass mit Anschluss auf die A. dorsalis pedis.

8.4.3 Ischämische Läsionen

Nachdem der Mythos einer okkludierenden Mikroangiopathie bei Diabetikern definitiv überwunden war (Chantelau 1993, LoGerfo und Coffman 1984), haben infrainguinale Revaskularisationen endgültig einen festen Platz im Therapiekonzept des ischämisch bedingten DFS gefunden. Allerdings müssen auch für diese Patientengruppe ähnlich strenge Auswahlkriterien zur Anwendung kommen, wie sie vom Transatlantic Intersociety Consensus generell für periphere Bypass-Operationen formuliert wurden (TASC 2000). So kommen dafür nur Patienten mit potentiell funktionsfähigen Beinen ohne schwerwiegende Paresen bzw. Kontrakturen in Betracht. Gleichermaßen gelten auch Fälle, in denen nach Absetzen der gangränösen Fußareale keine belastbaren Fußanteile mehr zurückbleiben, als klare Kontraindikation für eine Bypass-Operation. Weitere Einschränkungen ergeben sich auch bei Dialysepatienten mit Fersengangrän und erheblicher kardialer Komorbidität (Wölfle et al. 2003b).

> **!** Als Hauptprinzip der Bypass-Chirurgie bei Diabetikern gilt der Gebrauch von autologem Material, wobei die angewandte Bypass-Technik (reversed oder in situ) von sekundärer Bedeutung ist.

Die Verwendung der kontralateralen V. saphena magna sollte dabei mit Bedacht erfolgen, da in bis zu 60% der Fälle innerhalb von 3 Jahren auch eine Gefäßrekonstruktion auf der Gegenseite erforderlich wird (Akbari und LoGerfo 2001). Als alternatives autologes Material kommen die V. saphena parva sowie Armvenen – ggf. auch zusammengesetzt – in Betracht. Ziel der Revaskularisation zur Beseitigung einer kritischen Fußischämie muss, gerade beim Diabetiker, die Herstellung einer direkten Kontinuität zu den Fußgefäßen sein. Pedal angeschlossene Rekonstruktionen (Abb. F8-3) erfüllen diese Voraussetzung optimal; andererseits haben aber auch peroneale Bypässe mit nur kollateraler

Verbindung zum Fuß tibialen Revaskularisationen hinsichtlich der Verbesserung der Hämodynamik als ebenbürtig zu gelten (TASC 2000).

Was die Bypass-Permeabilität angeht, so weisen Diabetiker im Vergleich zu Nichtdiabetikern vergleichbare Offenheitsraten auf (Wölfle et al. 2002). Insgesamt kann in Abhängigkeit von den Patientencharakteristika mit infrainguinalen Venen-Bypässen nach 5 Jahren eine primäre Durchgängigkeit zwischen 50 und 80% erzielt werden. Die für Diabetiker typischen kruropedalen Rekonstruktionen weisen zu diesem Zeitpunkt Offenheitsraten von 60% auf. Auch die Abheilung der pedalen Defekte geht bei Diabetikern nach Revaskularisation gleichermaßen vonstatten (Wölfle et al. 2003a). So ist es nicht verwunderlich, dass sich die Beinerhaltungsraten von ca. 80% nach 5 Jahren nicht von denen bei Nichtdiabetikern unterscheiden. Bei größeren Weichteildefekten, gerade im Fersenbereich, kann in geeigneten Fällen der Versuch unternommen werden, eine Defektdeckung durch mikrovaskulären Lappentransfer oder durch gestielte Lappenplastiken zu versorgen. Angesichts einer Untersuchung von Holstein et al. (2001) ist davon auszugehen, dass mit steigender Frequenz peripherer Rekonstruktionen eine Reduktion an Majoramputationen bei Diabetikern um 75% erreichbar ist.

Nach den vorliegenden Mitteilungen können Bypass-Operationen bei Diabetikern mit wenigen Ausnahmen genauso sicher wie bei Nichtdiabetikern mit einer perioperativen Mortalität meist unter 5% vorgenommen werden. Allerdings scheint das weitere Überleben bei Diabetikern nach den Ergebnissen mehrerer Studien deutlich eingeschränkt zu sein (Wölfle et al. 2002). Insbesondere führt dabei die Koexistenz einer dialysepflichtigen Niereninsuffizienz zu einer dramatischen Verkürzung der verbleibenden Lebenserwartung (Wölfle et al. 2003b).

Ergänzend sei noch darauf hingewiesen, dass sich bei kurzstreckigen Gefäßveränderungen mittlerweile im femoropoplitealen Abschnitt auch gute radiologisch-interventionelle Therapiemöglichkeiten eröffnen. Nach Roth et al. (1988) beträgt dabei der Primärerfolg einer PTA bei Nichtdiabetikern und Diabetikern in dieser Region gleichermaßen 79%, wenngleich bei letzteren deutlich schlechtere Langzeitergebnisse zu erwarten sind (Capek et al. 1991). Ähnlich bietet sich auch bei kurzstreckigen, tibioperonealen Verschlüssen ein Revaskularisationsversuch mittels PTA an. Die hierzu berichteten Behandlungsergebnisse mit Beinerhaltungsraten von 82% nach 2 Jahren (Wölfle et al. 2000b, Sigala et al. 2005) erscheinen durchaus Erfolg versprechend. Dagegen hat der Stellenwert der lumbalen Sympathektomie zur indirekten Durchblutungssteigerung erheblich an Bedeutung verloren. Zumindest bei Patienten mit eindeutig nachweisbarer, neuropathisch bedingter Autodenervierung ergibt sich keine Indikation mehr für die Durchführung einer chirurgischen oder chemischen Sympathektomie. Im Zweifelsfall lässt sich durch eine vorübergehende, probatorische Sympathikolyse der zu erwartende Effekt hinsichtlich einer Verbesserung der peripheren Zirkulation an Hand eines etwaigen $TCPO_2$-Anstieges untersuchen. Noch ungesichert und heftig umstritten ist auch die Wertigkeit der spinalen Rückenmarkstimulation (SCS) bei der Behandlung der kritischen Beinischämie (LoGerfo 1991).

8.5 Nachbehandlung und prophylaktische Maßnahmen

Nach Abheilung der Läsion sind die weiteren Behandlungsschritte auf eine sorgfältige Patienteninstruktion sowie eine adäquate Schuhversorgung zu richten (Rümenapf et al. 2004). Insgesamt erfordern diese prophylaktische Umorientierung des Diabetikers sowie die Vermittlung eines Problembewusstseins für den „diabetischen Fuß“ ein erhebliches diplomatisches Geschick. Die Bedeutung für die Verordnung spezieller Schuhe, v.a. bei der neuropathischen Komponente des DFS, geht dabei aus einer Studie von Edmonds (Übersicht bei Stiegler et al. 1995) hervor, in der die Ulkusrezidivrate durch das konsequente Tragen von speziellen Schuhen von 83 auf 26% gesenkt werden konnte.

8.6 Zusammenfassung

Infolge der multifaktoriellen Genese kommt bei der Behandlung des DFS nur eine Team-Arbeit in Frage, wozu eine enge Kooperation von Diabetologen, Gefäßchirurgen, Orthopäden, Radiologen, Neurologen und medizinischen Fachberufen (Schulungsschwestern, Fußpfleger, orthopädische Schuhmacher) erforderlich ist. Sicher stellt die Einsichtsvermittlung in die komplexen Probleme des Diabetes sowie daraus hergeleitete präventive Verhaltensweisen die wichtigste Strategie für die Vermeidung eines DFS dar. Doch selbst bei Vorliegen gravierender Fußläsionen ist ein therapeutischer Nihilismus nicht länger gerechtfertigt. Neuropathisch verursachte Befunde können unter Entlastung, zumeist durch lokalchirurgische Maßnahmen, erfolgreich behandelt werden. Aber auch im Falle ischämischer Läsionen ist v.a. durch die jüngsten Fortschritte der peripheren Gefäßchirurgie bei der Mehrzahl der Patienten ein längerfristiger Beinerhalt möglich geworden.

8.7 Literatur

Akbari CM, LoGerfo FW: Distal bypass in the diabetic patient. In: Yao JST, Pearce WH (eds.): Current techniques in vascular surgery. Mc Graw-Hill, New York 2001, 285–296

Capek P, McLean GK, Berkowitz HD: Femoropopliteal angioplasty: Factors influencing long-term success. Circulation 83 (Suppl. 1) (1991) S 70–S80

Chantelau E: Obliterierende diabetische Mikroangiopathie am diabetischen Fuß – Tatsache oder Trugschluß. Z. Ges. Innere Med. 48 (1993) 376–380

Edmonds M: Management of the diabetic foot. Critical Ischaemia 1 (1991) 5–13

Gibbons GW: The diabetic foot: Amputation and drainage of infection. J. Vasc. Surg. 5 (1987) 791–793

Gleckman RA, Roth RM: Diabetic foot infections – Prevention and treatment. West. J. Med. 142 (1985) 263–265

Goldenberg S, Alex M, Joshi RA, Blumenthal HT: Nonatheromatous peripheral vascular disease of the lower extremity in diabetes mellitus. Diabetes 8 (1959) 261–273

Holstein P, Ellitsgaard B, Bornefeldt O, Ellitsgaard V: Decreasing incidence of major amputation in people with diabetes. Vasa 58 (Suppl.) (2001) 28–31

Joseph R, Cavuoto JW: The latest theories and treatment for diabetic foot complications. Clin. Podiatr. Med. Surg. 8 (1991) 249–272

Klenerman L: The diabetic foot. Curr. Orthop. 10 (1996) 43–48

Lang W: Arterielle Gefäßdiagnostik beim diabetischen Fußsyndrom. Gefäßchirurgie 7 (2002) 122–127

Levin ME: Diabetic foot ulcers: Pathogenesis and management. J. ET. Nurs. 20 (1993) 191–198

LoGerfo FW, Coffman JD: Vascular and microvascular disease of the foot in diabetes. N. Engl. J. Med. 311 (1984) 1615–1619

LoGerfo FW: Epidural spinal cord electrical stimulation: an unproven methodology for management of lower extremity ischaemia. J. Vasc. Surg. 13 (1991) 518–519

Orchard TJ, Strandness DE: Assessment of peripheral vascular disease in diabetes. Circulation 88 (1993) 819–828

Perschel WT, Langefeld TW, Federlin K: Infektanfälligkeit bei Diabetes – Einflüsse auf den Stoffwechsel. Immun. Infekt 23 (1995) 196–200

Pomposelli FB, Dormenig C: Diabetic foot problems. In: Hallett JW, Mills JL, Earnshaw JJ, Reekers JA (eds.): Comprehensive Vascular and Endovascular Surgery. Mosby, Edinburgh 2004, 177–188

Reike H: Pathophysiologie und Klinik. In: Reike H (Hrsg.): Das diabetische Fußsyndrom. Upjohn Media, Heppenheim 1993, 105–117.

Roth FJ, Heimig Th, Berliner P, Grün B, Köppers B, Krings W: Perkutane Rekanalisation peripherer Gefäße. In: Günther RW, Thelen M (Hrsg.): Interventionelle Radiologie. Thieme, Stuttgart 1988, 20–42.

Rümenapf G: Diabetisches Malum perforans und diabetische neuropathische Osteoarthropathie. Gefäßchirurgie 7 (2002) 128–135

Rümenapf G, Neufang A, Schmiedt W, Wölfle KD, Lang W: Gefäßchirurgie bei Diabetikern mit Fußproblemen. Deutsches Ärzteblatt 101 (2004) B2835–B2841

Sanders LJ, Frykberg RG: Charcot foot. In: Levin ME (ed.): The diabetic foot. Mosby, St. Louis 1993, 149–180

Schweiger H, Lang W: Die diabetische Gangrän bei peripheren Gefäßverschlüssen: Extremitätenerhalt durch popliteopedalen Venen-Bypass. Chirurg 63 (1992) 438–442

Second European Consensus Document on Chronic Critical Limb Ischaemia: Eur. J. Vasc. Surg. 6 (Suppl. A) (1992) 1–32

Sigala F, Menenakos C, Sigalas P, Baunach C, Langer S, Papalambros E, Hepp W: Transluminal angioplasty of isolated crural arterial lesions in diabetics with critical limb ischemia. Vasa 34 (2005) 186–191

Smith FCT, Shearman CP, Simms MH, Gwynn BR: Falsely elevated ankle pressure in severe leg ischaemia – the Pole test, an alternative approach. Eur. J. Vasc. Surg. 8 (1994) 408–412

Stiegler H, Standl R, Standl E, Hillebrand B: Der Diabetische Fuß: Die wesentliche Rolle spielt die Prävention. Deutsches Ärzteblatt 92 (1995) B429–B432

TransAtlantic Intersociety Consensus: Management of peripheral arterial disease. Eur. J. Vasc. Endovasc. Surg. 19 (Suppl A) (2000) S1–S250

Wagner FW: The dysvascular foot. A system in diagnosis and treatment. Foot Ankle 2 (1981) 84–122

WHO/IDF Europe: Diabetes care and research in Europe – the Saint Vincent Declaration. Diabet Med 7 (1990) 360

Wölfle KD, Lembcke O, Loeprecht H: Das diabetische Fußsyndrom – Chirurgische Aspekte. Chir. Praxis 56 (2000a) 87–110

Wölfle KD, Bruijnen H, Reeps C, Haeusser H, Bohndorf K, Loeprecht H: Tibioperoneal arterial lesions and critical foot ischaemia: Successful management by the use of short vein grafts and percutaneous angioplasty. Vasa 29 (2000b) 207–214

Wölfle KD, Bruijnen H, Loeprecht H: Die ischämische Form des diabetischen Fußsyndroms. Gefäßchirurgie 7 (2002) 136–142

Wölfle KD, Bruijnen H, Loeprecht H for the Trialists: Graft patency and clinical outcome of femorodistal arterial reconstruction in diabetic and nondiabetic patients: Results of a multicentre comparative analysis. Eur. J. Vasc. Endovasc. Surg. 25 (2003a) 229–234

Wölfle KD, Schaal J, Rittler S, Bruijnen H, Loeprecht H: Infrainguinale Bypassoperationen bei Patienten mit terminaler Niereninsuffizienz und kritischer Beinischämie: Lohnt sich der Aufwand? Zentralbl. Chir. 128 (2003b) 709–714

F9 Bedeutung von Mehretagenverschlüssen

H. Kogel

9.1 Symptomatik und Indikation

Mehretagenstenosen oder -verschlüsse der aortoiliakalen, femoropoplitealen und kruralen Strombahn können durch ihre morphologische Vielfalt unterschiedliche Beschwerden verursachen. Diese reichen von der typischen Claudicatio cruris bis zur Oberschenkelclaudicatio bzw. Claudicatio glutealis. Auch können die Symptome durchaus miteinander kombiniert sein, wenn mehrere kollaterale Spender- und Empfängersegmente blockiert sind (Abb. F9-1). Während isolierte femoropopliteale oder solitäre iliakale Verschlussprozesse praktisch nie akrale Nekrosen verursachen (mit Ausnahme peripherer Embolisation bei plötzlichem thrombotischem Verschluss einer vorbestehenden Stenose), sind Verschlussprozesse in allen drei Etagen häufig mit einer AVK Stadium III oder IV vergesellschaftet. Die Anamnese ist in Bezug auf Claudicatio intermittens und Begleiterkrankungen wie KHK, Diabetes mellitus oder Hypertonus meist lang. Besonders problematisch ist häufig die Situation bei Diabetikern mit multifokaler Arteriosklerose, da auch andere Gefäßregionen (Koronargefäße, Karotiden, Nierenarterien) betroffen sein können und die gesamte Abwehrlage einschließlich der lokalen Infektkontrolle eingeschränkt ist. Die Blockade wichtiger Kollateralsegmente, wie z. B. des iliakalen oder femoroprofundalen Systems, des Empfängersegments P I/P II sowie des Verteilersegments der kruralen Etage (Abgang der A. tibialis anterior und Truncus tibiofibularis), führt bei Mehretagenverschlüssen regelmäßig zu einer schlecht kompensierten AVK (Abb. F9-2), was besondere Therapiekonzepte erforderlich macht.

Im Stadium II sollte bei meist schlechter Ein- und Ausstrombahn die Indikation zur Operation zurückhaltend gestellt werden. Vor allem gilt es, sich bei arteriellen Rekonstruktionen auf effektive Teilkorrekturen derartiger Mehretagenverschlüsse und Stenosen zu beschränken. Patienten im Stadium II sollten möglichst lange konservativ behandelt werden, sofern die Gehstrecke ausreichend ist (>100 m). Die operative Behandlung bei Mehretagenverschlüssen erfolgt vorwiegend bei Patienten in den Stadien III und IV.

9.2 Diagnostik

9.2.1 Klinische Diagnostik

Die klinische Untersuchung umfasst einen kompletten angiologischen Status einschließlich der klinischen Beurteilung sämtlicher Organfunktionen (Herz, Leber,

Lunge und Nieren). Femoropopliteale Stenosegeräusche vor und nach Belastung (z. B. nach Kniebeugen) geben Hinweise auf hämodynamisch wirksame Stenosen. Hautkolorit, Hauttemperatur und ggf. akrale Nekrosen müssen ebenfalls berücksichtigt werden, um den Schweregrad der Ischämie zu beurteilen.

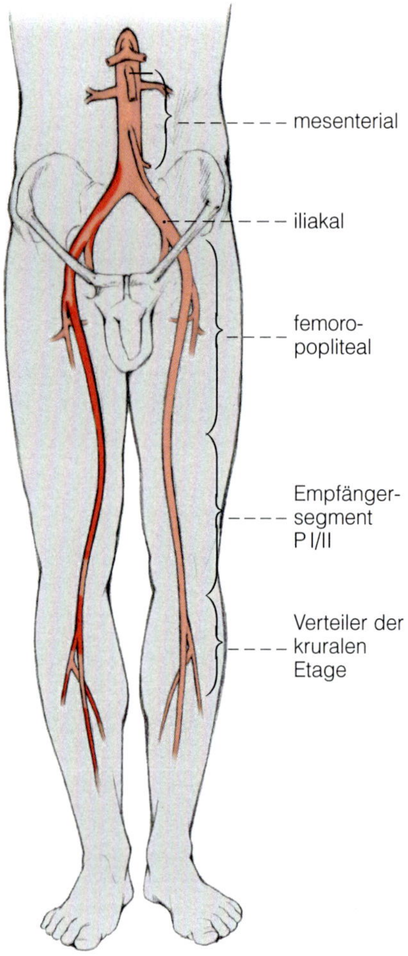

Abb. F9-1 Anfälligkeit definierter Kollateralsysteme bei Mehretagenverschlüssen.

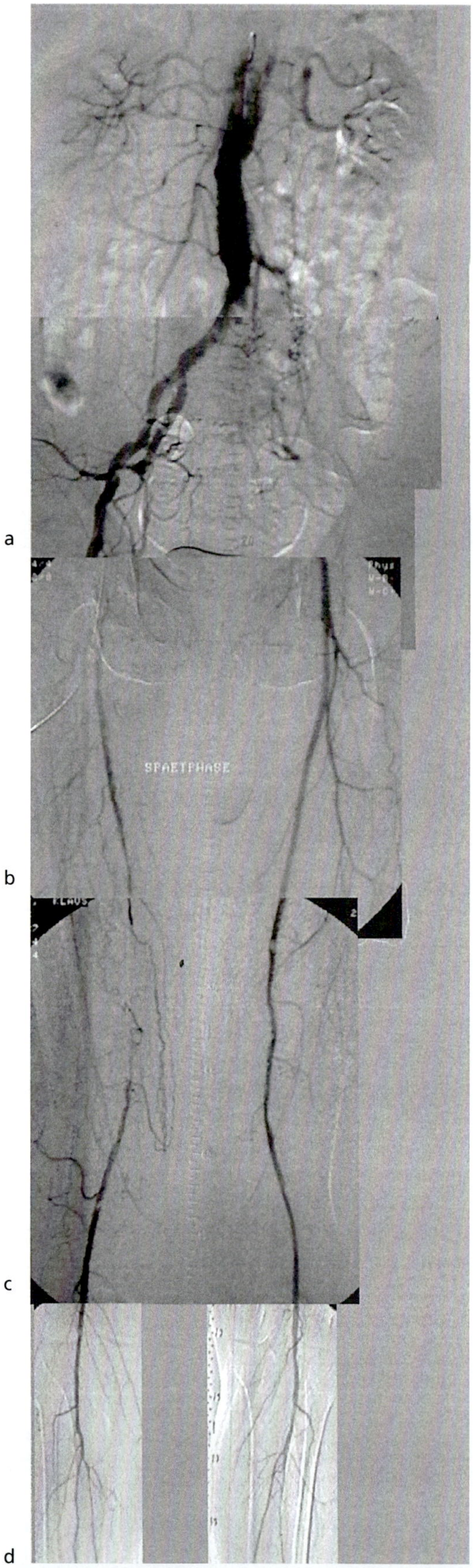

Abb. F9-2a–d Mehretagenverschluss bei einem 73-jährigen Patienten mit multiplen Risikofaktoren (Diabetes mellitus, Hyperlipidämie, Nikotinabusus, KHK, Z. n. Apoplex bei Karotisstenose) und AVK Stadium III.
a: Iliakale Blockade links.
b: Femorale Stenose- und Verschlussprozesse.
c: Langstreckiger Verschluss der A. femoralis superficialis rechts.
d: Krurale Gefäßverschlüsse beidseits.

9.2.2 Funktionsuntersuchungen

Doppler-Sonographie

Die dopplersonographische Ermittlung der Verschlussdrücke an den unteren Extremitäten im Vergleich zu den Druckwerten der oberen Extremitäten (Doppler-Index) gestattet eine Aussage über die Perfusionsqualität an den Extremitäten. Kombiniert mit Belastungsproben, wie z. B. Kniebeugen, kann das Ausmaß der Ischämie noch besser beurteilt werden, da es bei zentralen Stenosen zu einem deutlichen peripheren Druckabfall kommt. Bei Vorliegen einer Mediasklerose, insbesondere bei Patienten mit über viele Jahre bestehendem Diabetes mellitus, sind allerdings die Doppler-Werte irreführend. Sie können falsch hoch sein, weil die Druckmanschette die sklerotischen Arterien nicht komprimieren kann.

Gehstreckentest

Häufig weichen die subjektiven Angaben der beschwerdefreien Gehstrecke, v. a. bei Diabetikern (Polyneuropathie), erheblich von der objektiven Gehstrecke ab. Daher sollte die schmerzfreie Gehstrecke immer unter standardisierten Bedingungen auf dem Laufband ermittelt werden. Abhängig von der Kondition des Patienten kann bei der Messung eine Geschwindigkeit von 5–6 km/h (120–134 Schritte) bei einem Anstiegswinkel des Laufbands von 12,5° zugrunde gelegt werden. Wenn sich Patienten auf dem Laufband unsicher fühlen (Polyneuropathie, orthopädische Beinleiden, Z. n. Minoramputation), kann der Gehstreckentest z. B. auf einem Flur von 30 Meter Länge mit einer Geschwindigkeit von 120 Schritten/min (Metronom) durchgeführt werden.

> **!**
> Bei Mehretagenverschlüssen gilt es bei der präoperativen Diagnostik, gravierende arterielle Durchblutungsstörungen mit Gehstrecken unter 100 m zu eruieren.

9.2.3 Bildgebende Verfahren

Ultraschalldiagnostik

Die Ultraschalluntersuchung des Abdomens soll begleitende Aneurysmen und Erkrankungen der Oberbauchorgane ausschließen. Zusätzlich sind die Duplexsonographie der hirnversorgenden Arterien und eine Echokardiographie zu empfehlen, da vor allem bei Diabetikern nicht selten eine multifokale Arteriosklerose mit Beteiligung der hirnversorgenden Arterien und Koronargefäße (s. u.) vorliegt.

Angiographie

Die MR-Angiographie ist eine geeignete Screening-Methode. Vorwiegend wird auch bei Mehretagenverschlüssen die i. a. DSA angewandt, da bei i. v. Angiographie höhere Kontrastmitteldosen erforderlich sind. Ein weiterer Grund ist die wesentlich bessere Bildqualität der intraarteriellen Darstellung gegenüber der i. v. Angiographie (s. Abb. F9-2). Konventionelle Angiographien sind heute weitgehend verlassen worden.

9.2.4 Risikoabklärung

Patienten mit Mehretagenverschlüssen stellen eine Gruppe dar, bei denen die Arteriosklerose bereits weit fortgeschritten ist. Die multifokale Arteriosklerose steht dabei im Vordergrund, so dass eine Screeningdiagnostik des Herzens (Fahrrad- oder Ruderergometrie, Echokardiographie), Nierenfunktionsuntersuchungen (Retentionswerte, Kreatinin-Clearance), Überprüfung der supraaortischen Äste (Karotis-Doppler) erforderlich ist. Bei pathologischem Testergebnis sind weiterführende diagnostische Maßnahmen wie Myokardszintigraphie und Koronarangiographie zur Festlegung des therapeutischen Procedere (koronare vor zerebraler und vor peripherer Revaskularisation) zu fordern. Bei größeren abdominellen Eingriffen empfiehlt es sich, präoperativ auch eine Lungenfunktionsuntersuchung vorzunehmen, zumal ein Großteil der Patienten durch langjähriges Rauchen und aufgrund des Alters erheblich beeinträchtigt ist. Eine besondere Patientengruppe sind Diabetiker mit schwerer diabetischer Retinopathie und Nephropathie, insbesondere wenn bereits eine dialysepflichtige Niereninsuffizienz eingetreten ist. Die Toleranzbreite bei operativen Eingriffen ist bei diesen Patienten besonders stark eingeschränkt.

> **!**
> Nicht selten finden sich morphologisch erhebliche Veränderungen des Myokards (z. B. bei Sektionen), ohne dass durch präklinische funktionelle Untersuchungen eine eindeutige koronare Durchblutungsstörung nachgewiesen werden konnte. Es ergeben sich intraoperativ meist überraschend schwere Kreislaufinstabilitäten, die nur schwierig zu beherrschen sind und auch in der postoperativen Phase einen hohen intensivmedizinischen Aufwand erfordern.

Darüber hinaus ist bei diesen Patienten die Wundheilung erheblich beeinträchtigt, so dass es nicht selten zu Einheilungsstörungen von Prothesen, zu Wundkomplikationen in der Leiste (Lymphfisteln, Infektionen) und zu Wundrandnekrosen kommt. Bei diesen Patienten ist besonders die präoperative Risikoabklärung von Bedeutung, um eine ideale Rekonstruktionsmöglichkeit mit möglichst geringem Risiko festzulegen.

9.3 Operative Therapie

9.3.1 Zielsetzung

Eine Korrektur aller drei Etagen (aortoiliakal, femoropopliteal, krural) ist bei den o. g. Risikopatienten meist weder angebracht noch erforderlich. Hier gilt die Devise, mit einem wenig belastenden Eingriff möglichst viel zu erreichen. Besonders für diese Patientengruppe ist das gesamte moderne operative und interventionelle Spektrum der Therapiemodalitäten gefordert. Entscheidend ist es, die Patienten aus einer AVK Stadium III oder IV in ein Stadium I bzw. II zurückzuführen.

> **!**
> Es muss in diesem Zusammenhang besonders darauf hingewiesen werden, dass die Gefäßchirurgie einen rein palliativen Charakter bei nicht kurablem Grundleiden wie der Arteriosklerose hat. Auch aus diesem Grund sind Totalkorrekturen unerwünscht und eher falsch.

9.3.2 Vorbereitung

Die präoperative Risikoabklärung gibt Auskunft darüber, welche zusätzlichen Maßnahmen erforderlich sind, um eine Operation oder Intervention mit einem möglichst hohen Therapieerfolg und einer möglichst geringen Komplikationsrate durchführen zu können. Hierzu gehören präoperativ eine optimale internistische Vorbereitung (kardial, pulmonal, renal), intraoperativ ggf. ein umfassendes Monitoring und postoperativ eine optimale intensivmedizinische Betreuung. Bei dialysepflichtiger Niereninsuffizienz erfolgt eine Absprache mit der Dialyseabteilung. Für den Patienten ist es beispielsweise zu belastend, sich am Tag der Dialyse einem operativen Eingriff zu unterziehen, die Operation sollte möglichst an einem dialysefreien Tag geplant werden. Auch ein schwer einstellbarer Diabetes mellitus verlangt intra- und perioperativ eine optimale Blutzuckerführung.

Bei größeren Eingriffen wie aortoiliakalen bzw. -femoralen Rekonstruktionen (Prothesen-Bypass), die bei dieser Patientengruppe eher die Ausnahme darstellen, sollte von der intraoperativen Blutrückgewinnung (Cell-saving) Gebrauch gemacht werden. Bei manifester Koronar- oder Herzinsuffizienz ist eine präoperative Eigenblutspende oder unmittelbar präoperativ eine Hämodilution nicht ratsam, weil die Gefahr der koronaren Ischämie zu groß wäre. Daher lässt sich in diesen Fällen eine Transfusion von Fremdblut häufig nicht vermeiden, und 3–5 Konserven sollten bei aortoiliakalen und ileofemoralen Rekonstruktionen unbedingt bereitgestellt werden.

> **!**
> Prämedikation, Narkose und postoperative Betreuung müssen eine schlechte kardiale Funktion sowie eine beeinträchtigte Nieren- und Leberfunktion unbedingt mit berücksichtigen.

Zur Schonung der Haut sollte eine chemische Epilation einer Rasur vorgezogen werden. Die Durchführung eines präoperativen Bads mit antiseptischen Seifenlösungen sowie im Stadium IV eine perioperative Antibiotikaprophylaxe sind zusätzliche Maßnahmen, die die Wundheilung sichern können.

9.3.3 Operative Standardverfahren

Gerade bei Patienten mit Mehretagenstenosen bzw. Verschlüssen können operative Standardverfahren nicht angegeben werden. Große aortoiliakale Rekonstruktionen im Sinne eines aortofemoralen Bifurkations-Bypasses stellen eher die Ausnahme dar und beschränken sich auf Patienten, die vom Allgemeinzustand und vom Risikoprofil her einen solchen belastenden Eingriff auch tolerieren. Ein großer Teil der Patienten mit schwerem Diabetes mellitus oder terminaler Niereninsuffizienz ist für derartige Verfahren ungeeignet. Vielmehr gilt es zu überprüfen, ob andere Verfahren, wie z. B. eine Dilatation oder Stent-Implantation (evtl. auch eine Kombination beider Verfahren), eine bessere Alternative darstellen. Insbesondere ist an eine zusätzliche zentrale oder periphere Dilatation während der operativen Rekonstruktion zu denken.

Nur bei Hindernissen für interventionelle Maßnahmen in der aortoiliakalen Etage kommt eine aortoiliakale Teilkorrektur im Sinne einer aortofemoralen Bifurkationsprothese mit Profundaplastik und lumbaler Sympathektomie (Triadenoperation) in Frage. In den meisten Fällen ist auf diese Art eine ausreichende Verbesserung der arteriellen Durchblutungsstörung erreichbar. Bei Patienten mit peripherer AVK im Stadium IV und zusätzlichen Verschlüssen in der femorokruralen Strombahn sind meist Bypass-Prolongationen in einer zweiten Sitzung erforderlich.

!

Es sollte unbedingt versucht werden, lange aortofemoropopliteale Rekonstruktionen zu vermeiden.

Eine Auswahl der zahlreichen Variationsmöglichkeiten operativer Korrekturen in Kombination mit Dilatationsverfahren ist der Tabelle F9-1 zu entnehmen. Dilatationen können je nach Situation teils perkutan, teils am freigelegten Gefäß durchgeführt werden. Bei eingeschränkter Ausstrombahn mit Teilverschlüssen der Unterschenkelarterien empfiehlt es sich, als Bypass-Material der ersten Wahl autologe Venen zu benutzen. Die bisherigen Studien haben keine eindeutigen Unterschiede zwischen autologem Venen-Bypass, reversed Bypass, orthogradem Bypass und In-situ-Bypass nachgewiesen. Bei schlechter Ausstrombahn durch popliteokrurale Zweietagenverschlüsse kann an die Möglichkeit der „poplitée suspendue" gedacht werden (Anastomose auf ein ausgeschaltetes Popliteasegment, das ausreichend Kollateralen besitzt). Auch hier sollte wegen der höheren Offenheitsrate im Vergleich zum prothetischen Ersatz einer autologen Vene der Vorzug gegeben werden. Nur bei nicht verfügbarer autologer Vene kann eine langstreckige Rekonstruktion mit Prothese auf eine der Unterschenkelarterien vorgenommen werden, wobei wir der Variante mit Verwendung eines Venen-Patchs wegen der besseren Anastomosierbarkeit und einer möglicherweise besseren Offenheitsrate den Vorzug geben. Für langstreckige Rekonstruktionen bevorzugen wir glatte Prothesen vom Typ expanded PTFE mit äußerer Ring- oder Spiralverstärkung.

9.3.4 Intraoperative Kontrollmethoden

Die Kombination verschiedener Therapieverfahren wie eines Bypass zusammen mit einer zentralen oder peripheren Dilatation erfordert zwingend eine intraoperative DSA mit Road-mapping-Technik. Gefäßendoskopie und intraoperative Sonographie haben sich bei rekonstruktiven Eingriffen im femorokruralen Bereich bislang noch nicht durchsetzen können.

➡ Eine unmittelbar postoperative sonographische Kontrolle der Knöchelarterien ist jedoch bei nicht tastbaren Pulsen dringend anzuraten, um ggf. sofort eine notwendige Korrektur anzuschließen.

9.3.5 Ausweichverfahren

Bei Hochrisikopatienten können extraperitoneale Varianten (ileofemoraler unilateraler Bypass oder ileofemoraler Crossover-Bypass) oder auch extraanatomische femorofemorale Bypass-Verfahren und axillofemorale bzw. axillobifemorale Verfahren dem Patienten eine ausreichende Verbesserung der peripheren AVK bringen. Zu Bedenken ist hierbei, dass bei axillobifemoralen Verfahren schlechtere Offenheitsraten zu erwarten sind als bei anatomischer Rekonstruktion (80 bis 90% versus 70 bzw. 40% für axillofemorale unilaterale Bypässe nach Ablauf von 2 Jahren). Außerdem treten bei extraanatomischen Bypass-Verfahren Komplikationen wie Infektion, Wundheilungsstörung und Perigraftreaktion in einem höheren Prozentsatz der Fälle auf. Um jedoch Patienten aus einem Stadium III oder IV in ein Stadium II bzw. I zurückzuführen, sind diese Methoden unter palliativen Aspekten sinnvoll einsetzbar.

Tab. F9-1 Häufige gefäßchirurgische Rekonstruktionen bei Mehretagenverschlüssen bzw. -stenosen, ggf. in Kombination mit interventionellen Verfahren.

aortoiliakale Etage	femoropopliteale Etage	krurale Etage
aortofemoraler Bypass und lumbale Sympathektomie (Triadenoperation)	Profundaplastik	keine Maßnahmen
aortofemoraler Bypass	Dilatation	keine Maßnahmen
aortoiliakale TEA	Dilatation	keine Maßnahmen
Dilatation	autologer oder Kunststoffbypass	evtl. Dilatation
Dilatation	Dilatation	evtl. Dilatation oder Bypass
keine Maßnahmen	Dilatation	keine Maßnahmen oder Dilatation
keine Maßnahmen	autologer oder Kunststoffbypass	keine Maßnahmen oder Dilatation
keine Maßnahmen	Dilatation	autologer Bypass

9.4 Interventionelle Verfahren

Dilatationen von Stenosen, die ggf. mit Stent-Implantationen kombiniert werden können, sollten sich bei Mehretagenverschlüssen auf kurzstreckige Stenosen bzw. kurzstreckige Verschlüsse, die nicht älter als 3 Monate sind, beschränken. Langstreckige Dilatationen haben eine schlechte Prognose und stellen kein gutes Feld für den Einsatz interventioneller Verfahren dar. Die Kunst besteht darin, interventionelle mit operativen Methoden sinnvoll zu kombinieren (Abb. F9-3a–d). Hier sind das Geschick des Gefäßchirurgen und das gemeinsame Therapiekonzept von Angiologen, interventionellem Radiologen und Gefäßchirurgen besonders gefragt (s. Tab. F9-1). Die Ergebnisse interventioneller Maßnahmen wie Dilatation und Stent-Implantation konnten durch einen zusätzlichen Einsatz verschiedener Arteriektomieverfahren und Laser bislang nicht signifikant verbessert werden.

9.5 Konservative Therapie

Konservative Methoden sind v. a. im Stadium II bei Mehretagenverschlüssen einsetzbar. Eine Operationsindikation ergibt sich erst dann, wenn konservative Maßnahmen versagt haben und die Gehstrecke kurz ist (< 100 m). Allerdings gelingt es selten, Patienten mit Mehretagenverschlüssen und einer AVK im Stadium IV durch eine alleinige medikamentöse und rheologische Therapie zu verbessern. Unterstützend sollte die medikamentöse Therapie v. a. perioperativ eingesetzt werden (Nitrofurylderivate, Papaveron, Heparin). Bei einer Hämodilution muss aber auf eine KHK, bei Gabe von HAES auf Einschränkungen der Nierenfunktion geachtet werden.

9.6 Komplikationen und deren Behandlung

9.6.1 Sofortkomplikationen

Im Vordergrund stehen Sofortverschlüsse nach Bypass-Rekonstruktionen, die auf einen schlechten Run-in oder schlechten Run-off zurückzuführen sind. Eine ausgeprägte transmurale Verkalkung von Gefäßen kann besonders im kruralen Bereich eine Anastomosierung erschweren, so dass nur durch Kunstgriffe, wie Cracking der Gefäßwand, eine Nahtverbindung zwischen Arterie und Transplantat herstellbar ist. Derartige Anastomosen sind auch anfälliger für Verschlüsse durch Dissektionen und wandständige Thrombenbildung. Auch Embolisationen aus der zentralen, hochgradig veränderten Strombahn in die Peripherie sind nicht selten Ursache für Sofortverschlüsse aufwändiger Bypass-Rekonstruktionen. Hämodynamisch wirksame Nachblutungen oder solche, die zu einer erheblichen Flüssigkeitsansammlung um die Prothese herum führen, sollten operativ korrigiert werden, um das ungestörte Einheilen des Transplantats zu gewährleisten und eine Kompression des Blutleiters von außen zu verhindern.

➡ Die Kompensationsbreite der meist schwerkranken Patienten ist äußerst gering, so dass die Revision bei Blutung so früh wie möglich erfolgen sollte.

Aufgrund der schlechten Abwehrlage, besonders bei Diabetikern, und wegen der schlechten peripheren Durchblutungsverhältnisse sind Wundheilungsstörungen und Infektionen des Transplantatbetts häufiger anzutreffen als in anderen Fällen.

➡ Im Stadium IV sollte daher generell eine Antibiotikaprophylaxe über mindestens 5 Tage angewendet werden.

9.6.2 Frühkomplikationen

Innerhalb des ersten Jahres sind Verschlüsse meist auf technische Fehler zurückzuführen. Allerdings sieht man bei einem Großteil der Patienten nach Bypass-Rekonstruktion innerhalb kurzer Zeit eine Progression der Grunderkrankung in der Peripherie. Insbesondere bei femoropoplitealen und femorokruralen Rekonstruktionen mit Kunststoffmaterialien erkennt man in der Angiographie (v. a. nach Bypass-Verschluss) nach einer erfolgreichen Thrombektomie eine „Wipfeldürre" (Fehlen von kleinsten Kollateralen in der Peripherie). Am ehesten sind hierfür rezidivierende Embolien aus dem künstlichen Blutleiter mit Verschluss der Kapillaren verantwortlich zu machen, die ein schleichendes Bypass-Versagen zur Folge haben. Die Prognose nach solchen Bypass-Thrombektomien ist ausgesprochen schlecht, weil es sich bei den Patienten um eine multifokale Arteriosklerose mit darüber hinaus noch schlechter Ausstrombahn im kapillären Bereich handelt. Auch durch eine intraoperative Lyse ist wegen alter, organisierter Thromben keine Besserung zu erreichen. Bei einem Schaden der kapillären Strombahn der bypassführenden Unterschenkelarterie sollte der krurale Bypass mit Anschluss auf eine andere, nicht vorgeschädigte Unterschenkelarterie (soweit vorhanden) komplett neu implantiert werden.

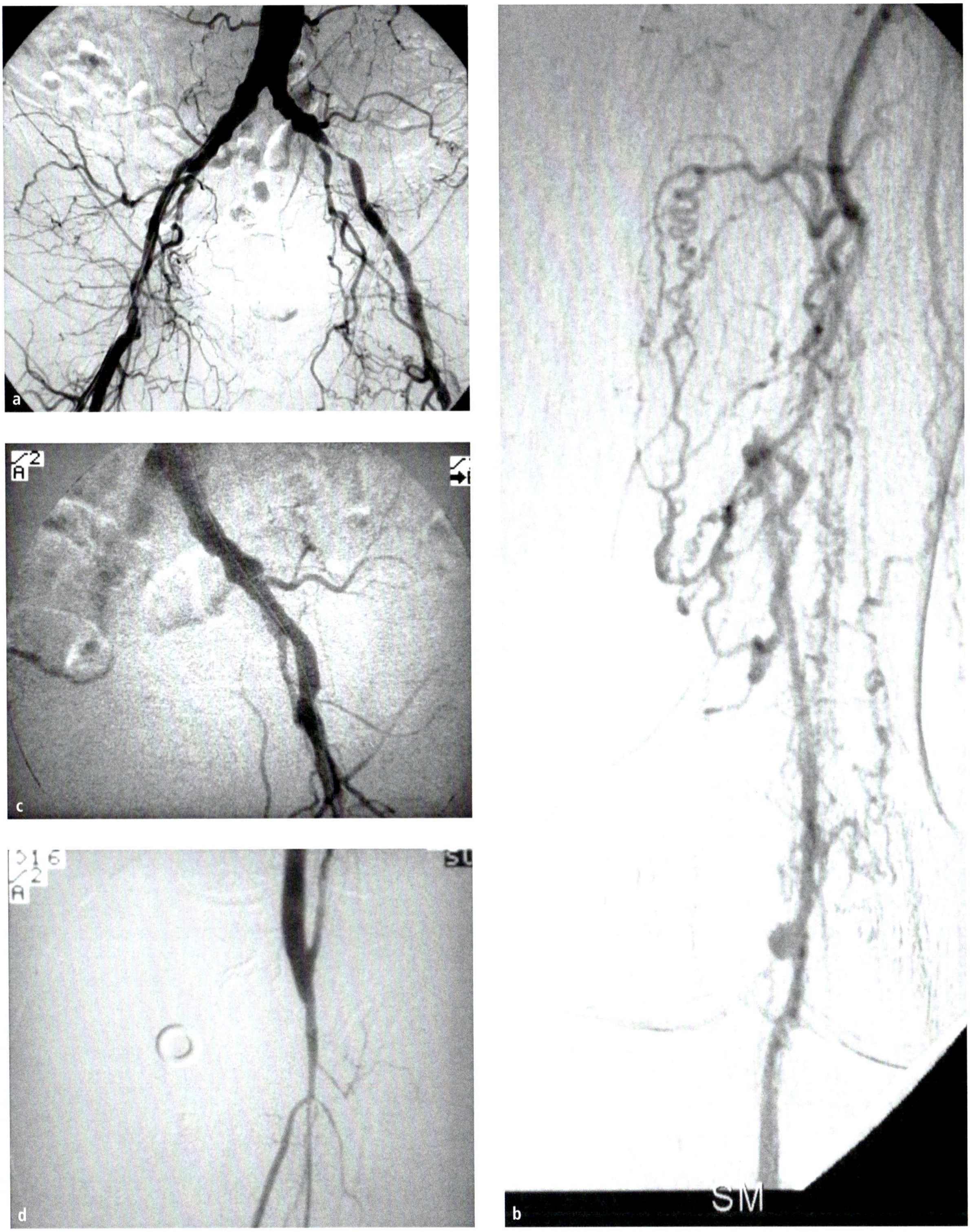

Abb. F9-3a–d

a: Subtotale Stenose der A. iliaca externa bei langstreckigen arteriosklerotischen Veränderungen der terminalen Aorta und Beckenstrombahn links bei einem 77-jährigen Patienten mit AVK Stadium links.

b: A. femoralis superficialis und PI-Verschluss links bei demselben Patienten.

c: Dilatation der A.-iliaca-externa-Stenose links bei demselben Patienten (Stent-Implantation war nicht notwendig). Die Anlage eines femoropoplitealen Bypasses erfolgte in der gleichen Sitzung.

d: Periphere Anschlussstelle eines femoropoplitealen Kunststoff-Bypasses auf PIII bei demselben Patienten.

9.6.3 Spätkomplikationen

Spätkomplikationen sind nach mehr als einem Jahr Verlaufsbeobachtung vorwiegend durch die Progression der Grunderkrankung mit Rezidivstenosen und Verschlüssen in der vor- oder nachgeschalteten Etage der Bypass-Rekonstruktion verursacht. Demgegenüber werden Infektionen des Transplantatbetts im Vergleich eher seltener gesehen.

9.7 Nachbehandlung und Nachsorge

Nach aufwändigen Rekonstruktionen von Mehretagenverschlüssen bzw. Stenosen ist eine intravenöse Heparinbehandlung (z. B. 10000–15000 I. E. über 24 Stunden) bis zum Abschluss der Wundheilung sinnvoll. Hiernach erfolgt eine Behandlung mit Aggregationshemmern oder, wie von manchen Autoren nach wie vor gefordert, mit oralen Antikoagulanzien (z. B. Cumarine). Da jedoch die Einstellung einer adäquaten Cumarintherapie vielfach schwieriger ist und häufig Schwankungen zu befürchten sind und da im Falle eines Bypass-Verschlusses die Operationsvorbereitung um ein Mehrfaches aufwändiger ist (Verabreichung von Gerinnungsfaktoren mit gleichzeitiger Gegensteuerung durch Heparin), bevorzugen wir den Einsatz von Aggregationshemmern und Kalziumantagonisten, um einer Neointimahyperplasie entgegenzuwirken. Regelmäßige Nachuntersuchungen der Patienten sind erforderlich, um bypassbedingte Probleme und wiederauftretende Stenosen rechtzeitig zu erkennen. Nur so können die Patienten einer Serviceoperation frühzeitig zugeführt werden, bevor es zum Bypass-Verschluss kommt. Allerdings lassen neuere Untersuchungen mit Kosten-Nutzen-Analysen an diesem Prozedere der Früherkennung Zweifel aufkommen.

9.8 Literatur

Allenberg J: Hybrid procedure, Wie sieht der zukünftige Gefäßchirurg aus? Gefäßchirurgie 3 (2003) 147

Bormann B v., Weiler J, Aulich S: Autologe Hämotherapie in der Gefäßchirurgie. Gefäßchirurgie 3 (1996) 135–141

Gruß JD, Hiemer W, Uy J: Wert der adjuvanten PGE_1-Therapie bei peripheren Rekonstruktionen. In: Bürger K (Hrsg.): Grenzfälle aus der gefäßchirurgischen Praxis, Steinkopff, Darmstadt 1993

Günther RW, Thelen M (Hrsg.): Interventionelle Radiologie. Thieme, Stuttgart–New York 1996

Heberer G, Dongen RJAM v. (Hrsg.): Kirschnersche allgemeine und spezielle Operationslehre – Gefäßchirurgie. Springer, Heidelberg–Berlin–New York 1987

Illuminti G: Results of axillofemoral bypass for aorto-iliac occlusive disease. Langenbecks Arch Chir 381 (1996) 212–217

Jorgensen B, Skovgaard N, Norgad J et al.: Percutaneous transluminal angioplasty in 226 iliac artery stenoses: Role of the superficial femoral artery for clinical success. Vasa 21 (1992) 382–386

Menges HW, Ockert D: Die gefäßchirurgische Bedeutung endovaskulärer Angioplastie-Verfahren bei aortoiliakaler AVK. In: Hepp W (Hrsg.) Aortoiliakale Verschlußprozesse. Steinkopff, Darmstadt 1992

Paes EHJ, Vollmar JF, Prantner J: Extraanatomic bypassprolongation after aorto- respectively ilio-femoral inflow repair. Vasa 1 (1992) 63–68

Scharrer-Pauler R, Kapfer X, Orend K-H, Sunder-Plassmann L: Der iliofemorale Crossover-Bypass kombiniert mit intraoperativer aortoiliacaler Stent-Einlage. Gefäßchirurgie 6 (2001) 145–150

Scharrer-Pauler R, Kapfer X, Sunder-Plassmann L: Die Technik der endovaskulären Kombinationseingriffe vom Beckentyp. Gefäßchirurgie 3 (2003) 159–169

Steckmeier BM: Intraoperative Kombinationsverfahren. In: Allenberg JR, Kallinowski F, Raithel D (Hrsg.) Endovasculäre Chirurgie 1. Aufl., Barth, Heidelberg–Leipzig (1998) 13–37

Vollmar JF: Rekonstruktive Chirurgie der Arterien. Thieme, Stuttgart–New York 1996

Zeitler E: Katheterverfahren bei der peripheren arteriellen Verschlußkrankheit. Dtsch Ärztebl 89 (1992) 2668–2673

F10 Chronische Verschlussprozesse des Truncus coeliacus

H. G. Hamann

10.1 Ätiologie und Pathogenese

Mögliche organische Ursachen der chronischen Mangeldurchblutung der Baucheingeweide sind:

- arteriosklerotische Verschlussprozesse (meist an den Gefäßabgängen und dem Anfangsteil des Gefäßhauptstamms)
- entzündliche Arteriopathien
  - Thrombangitis obliterans
  - Takayasu-Arteriitis
  - Periarteriitis nodosa
- fibromuskuläre Dysplasie
- externe Arterienkompression
  - Kompressionssyndrom des Truncus coeliacus
  - Narbenbildungen
  - Tumoren
- konnatale Gefäßanomalien
  - Coarctatio aortae abdominalis
  - a.v. Fisteln
- funktionelle Durchblutungsinsuffizienz („mesenteric steal effect", siehe Kap. F11).

Hauptursache chronischer Verschlussprozesse des Truncus coeliacus und auch der übrigen Arterien, die an der Blutversorgung des Gastrointestinaltrakts beteiligt sind, nämlich die unpaare A. mesenterica superior und inferior und die paarige A. iliaca interna, ist die Arteriosklerose. Pathologisch-anatomisch handelt es sich meistens um Intimaverdickungen der Aortenwand, die zur konzentrischen Einengung der Gefäßabgangstrichter führen.

Entzündliche Arteriopathien, wie z. B. die Thrombangitis obliterans, aber auch die Takayasu-Arteriitis und die Periarteriitis nodosa, finden sich im Bereich der Viszeralarterien außerordentlich selten und betreffen so gut wie nie die Hauptstämme, sondern v. a. die kleineren Äste.

Bei jungen Patienten mit Dominanz des weiblichen Geschlechts und (renovaskulärer) Hypertonie kann die fibromuskuläre Dysplasie nicht nur an den Nierenarterien, sondern auch an den Eingeweidearterien zu chronischen Stenosen führen.

Konnatale Stenosen am Truncus coeliacus, an der A. mesenterica superior und auch an den Nierenarterien werden am häufigsten durch die seltene Coarctatio aortae abdominalis verursacht.

Durch das Lig. arcuatum medial des Diaphragmas kann eine äußere Kompression des Truncus coeliacus und seiner umgebenden Strukturen hervorgerufen werden. Man spricht vom „Kompressionssyndrom des Truncus coeliacus", vom „neurovaskulären Kompressionssyndrom des Hiatus aorticus" oder auch vom „Ligamentum-arcuatum-Syndrom". Als Folge dieser Kompression wird neben einer gestörten Hämodynamik eine mechanische Irritation des Plexus coeliacus diskutiert.

Die viszeralen Gefäßetagen sind untereinander durch präformierte Kollateralbrücken verbunden (Abb. F10-1). Eine langsam entstehende Stenose einer der drei Hauptarterien (Truncus coeliacus, A. mesenterica superior, A. mesenterica inferior) führt zur Drucksenkung in der betreffenden Gefäßetage, wodurch es zur Öffnung dieser Kurzschlussbrücken kommt. Deren Funktionstüchtigkeit unterliegt allerdings einer erheblichen individuellen Schwankungsbreite und benötigt eine relativ lange Entwicklungszeit von meist mehreren Monaten. Unter der Voraussetzung, dass die Verschlussprozesse sich langsam entwickeln und dass ein suffizienter Kollateralkreislauf via A. iliaca interna vorliegt, ist es möglich, dass Zweietagenverschlüsse (Truncus coeliacus und A. mesenterica superior) und sogar Dreietagenverschlüsse (Truncus coeliacus, A. mesenterica superior und A. mesenterica inferior) asymptomatisch bleiben.

10.2 Symptomatik und Diagnostik

Leitsymptom der durch Verschlussprozesse der Viszeralarterien ausgelösten Durchblutungsinsuffizienz ist die Angina intestinalis, d. h. intermittierende Schmerzattacken in zeitlichem Zusammenhang mit der Nahrungsaufnahme. In 15–20% der Fälle besteht infolge der gefäßbedingten Resorptionsstörung des Intestinaltrakts gleichzeitig ein Malabsorptionssyndrom. Dieses und die freiwillige Einschränkung der Nahrungszufuhr aus Angst vor den drohenden postprandialen Schmerzen führen zu einer zunehmenden Abmagerung des Betroffenen.

!

Neben den klinischen Symptomen der Angina intestinalis bzw. des Malabsorptionssyndroms (mit Gewichtsabnahme und dem Nachweis von Fett und Muskelfasern im Stuhl) weisen häufig auskultatorisch nachweisbare Gefäßgeräusche (Stenosegeräusche oder so genannte kollaterale Gefäßgeräusche), meist im Oberbauch, auf mögliche Verschlussprozesse der Viszeralarterien hin.

Als Screening-Methode eignet sich beim Verdacht auf eine chronische Darmischämie die farbkodierte Duplexsonographie. Nach dopplersonographischen Kriterien sprechen systolische Spitzengeschwindigkeiten von über 200 cm/sec für eine mindestens 70%ige Stenose.

Die Sicherung der Diagnose erfolgt durch die Arteriographie in anterior-posteriorem und seitlichem Strahlengang (Abb. F10-2).

Hierdurch lassen sich Lokalisation, Schweregrad und Ausdehnung der Läsionen ebenso identifizieren wie konkomittierende Verschlussprozesse der Nieren- und Beckenarterien und die Benutzbarkeit der infrarenalen oder thorakalen Aorta als Spendergefäß. CT- und NMR-Angiographie werden derzeit bei Studienpatienten eingesetzt. Mit einer weiteren Verbesserung der Software ist ihre routinemäßige Verwendung nur eine Frage der Zeit.

10.3 Operationsindikation

Bei dem Vorliegen einer Angina intestinalis und dem Nachweis eines Verschlusses oder einer hämodynamisch relevanten (d. h. über 50%igen) Stenose des Truncus coeliacus (bzw. der A. mesenterica superior)

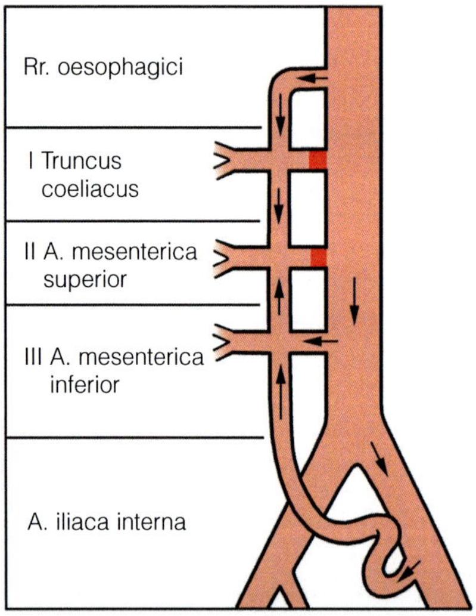

Abb. F10-1 Schematische Darstellung der viszeralen Gefäßetagen (I, II, III) mit ihren Kollateralbrücken untereinander sowie zur iliakalen und interkostalen bzw. ösophagealen Gefäßversorgung (nach Vollmar).

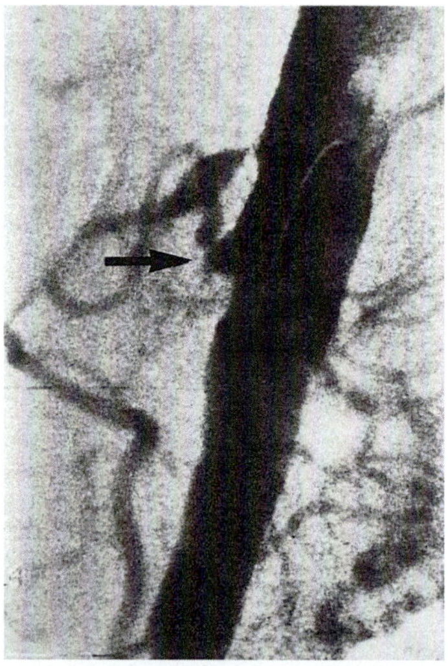

Abb. F10-2 Seitliches Arteriogramm (i. a. DSA): hochgradige Abgangsstenose des Truncus coeliacus (mit poststenotischer Dilatation) und Verschluss der A. mesenterica superior.

ist eine eindeutige therapeutische Operationsindikation gegeben.

!

Die Revaskularisation der Abdominalorgane hat nicht nur das Ziel, den Patienten von seinen Beschwerden zu befreien, sondern auch einem (oft tödlich verlaufenden) Mesenterialinfarkt vorzubeugen.

Ein prophylaktischer rekonstruktiver Eingriff beim asymptomatischen Patienten ist nur unter folgenden Voraussetzungen angezeigt, nämlich wenn

- Zweietagen- bzw. Doppelverschlüsse (oder -stenosen) vorliegen, z. B. Verschlüsse des Truncus coeliacus und der A. mesenterica superior
- gleichzeitig Verschlussprozesse oder Aneurysmen anderer Arterien korrigiert werden müssen, wie z. B. solche der Aorta abdominalis
- bei einer Operation eine als Kollateralarterie fungierende Arterie ligiert wird. Meist handelt es sich um die A. mesenterica inferior oder die A. colica sinistra, deren Ligatur (z. B. im Rahmen einer Aortenaneurysmaresektion) bei gleichzeitigem Verschluss der A. mesenterica superior fatale Folgen für die Darmdurchblutung haben kann
- eine Nierenarterienrekonstruktion zur Behandlung eines renovaskulären Hochdrucks durchgeführt wird, da infolge der Blutdrucksenkung der viszerale Kollateralkreislauf insuffizient werden kann.

10.4 Operative Therapie

Die Wahl des Operationsverfahrens richtet sich nach der Ursache, der Lokalisation und der Ausdehnung der Verschlussprozesse.

Beim Kompressionssyndrom des Truncus coeliacus mit – im Vergleich zur echten vaskulär bedingten Angina intestinalis – atypischen Beschwerden ist eine Spaltung des Lig. arcuatum mit Resektion des Plexus coeliacus und periarterieller Sympathektomie der proximalen Trunkusäste sinnvoll. Nach medianer Oberbauchlaparotomie, rechtsseitigem Paramedianschnitt oder querer Oberbauchlaparotomie in Rückenlage des Patienten erfolgt der Zugang durch das Omentum minus oder das Lig. gastrocolicum. Nach Spalten des Retroperitoneums in Längsrichtung werden Truncus coeliacus, A. hepatica communis und A. splenica dargestellt und angeschlungen (Abb. F10-3). Es folgen die Skelettierung und periarterielle Sympathektomie der proximalen Äste des Truncus coeliacus sowie die Resektion des Plexus coeliacus im Bereich der Trunkusvorderwand (cave: Verletzung der eventuell dünnwandigen Trunkusvorderwand). Schließlich wird das Lig. arcuatum des Zwerchfells mit einer Präparierklemme unterfahren und mit dem Skalpell zwischen den Klemmenbranchen scharf durchtrennt. Nach der Spaltung des Ligaments erfolgt die Freilegung der Aortenvorder- und -seitenwand und die Entfernung des umgebenden Nervengewebes sowie die Resektion des Plexus coeliacus zwischen Trunkus und Abgang der A. mesenterica superior.

Wenn sich trotz der Beseitigung der externen Kompression, d. h. nach Spalten des Bands mittels blutiger Blutdruckmessung, ein Druckgradient zwischen Aorta und der A. hepatica communis bzw. der A. splenica

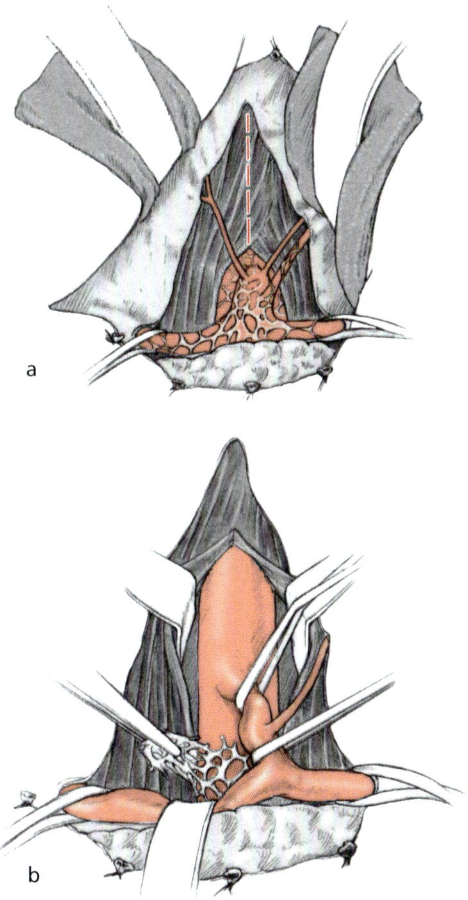

Abb. F10-3a und b Operative Maßnahmen beim Kompressionssyndrom des Truncus coeliacus.
a: Spalten des Retroperitoneums, Präparation des Truncus coeliacus, Anschlingen von A. hepatica communis und A. splenica. Skelettierung und periarterielle Sympathektomie der proximalen Trunkusäste, Plexusresektion. Spalten des Lig. arcuatum und der hinteren Zwerchfellschenkel.
b: Entfernung des zöliakalen Nervengeflechts zwischen dem Abgang der A. mesenterica superior und des Truncus coeliacus.

F10

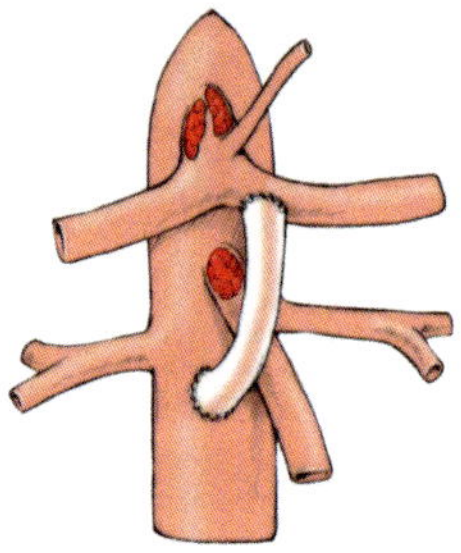

Abb. F10-4 Aortotrunkaler Bypass.

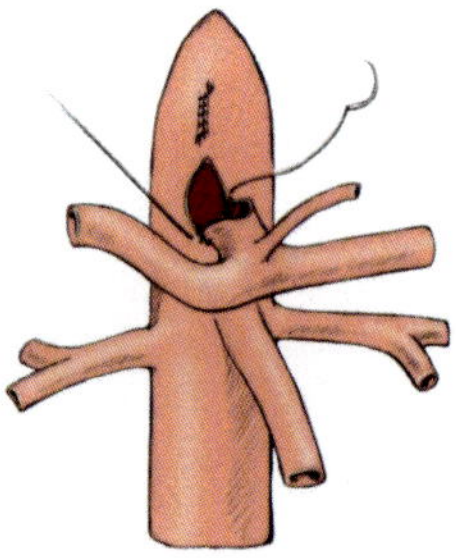

Abb. F10-5 Stenoseresektion und Trunkusreimplantation zwischen dem übernähten Trunkusstumpf und dem Abgang der A. mesenterica superior.

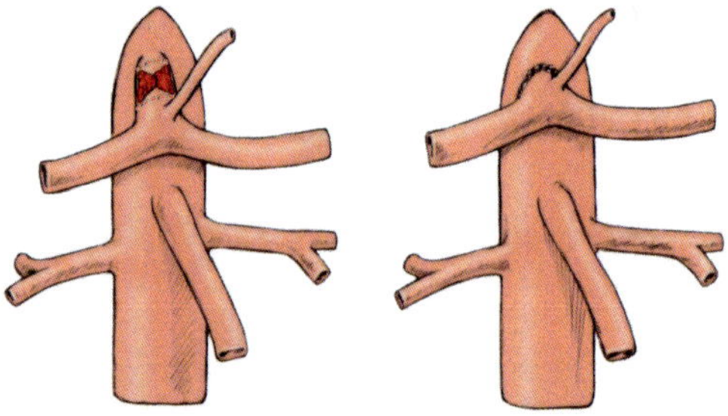

Abb. F10-6a und b Stenoseresektion (a) und End-zu-End-Anastomose (b).

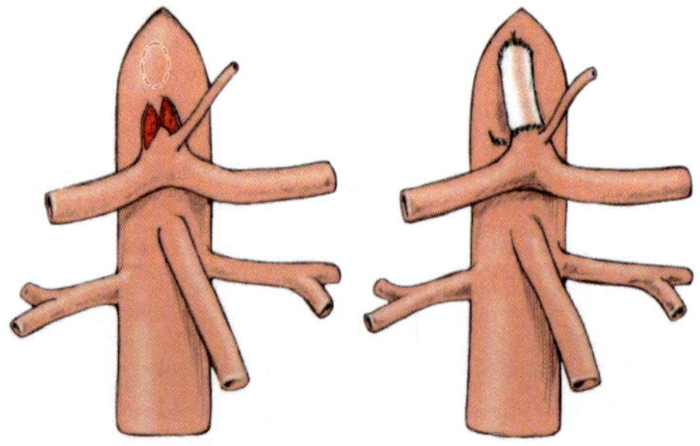

Abb. F10-7a und b Stenoseresektion (a) und Transplantatinterposition (b).

nachweisen lässt, muss unter Berücksichtigung von Klinik und Angiogramm über eine eventuell notwendige Gefäßrekonstruktion entschieden werden. Hierfür kommen folgende Verfahren in Betracht:

- aortotrunkaler Bypass
- Stenoseresektion und Reimplantation
- Stenoseresektion mit End-zu-End-Anastomose
- Stenoseresektion und Transplantatinterposition.

10.4.1 Aortotrunkaler Bypass

Die technisch einfachste Operationsmethode ist ein Bypass von der infrarenalen Aorta zum Truncus coeliacus oder zur A. hepatica communis bzw. zur A. splenica (Abb. F10-4). Hierfür wird zunächst die Aorta ausgeklemmt und die Aortenvorderwand ovalär exzidiert. Es folgt das Einnähen des Transplantats (am besten autologe V. saphena magna) End-zu-Seit in die Aorta. Anschließend kann der Blutstrom in die Aorta freigegeben (Gefäßklemme am Transplantat) und die distale Anastomose End-zu-Seit durchgeführt werden.
Grundsätzlich kann das Transplantat auch an die proximale (suprarenale) Aorta angeschlossen werden. Hierbei ist auf eine möglichst kurze Unterbrechung der Nierenperfusion zu achten.

10.4.2 Stenoseresektion

Bei einem ausreichend langen Aortensegment zwischen dem Abgang des Truncus coeliacus und der A. mesenterica superior kann hier durch ovaläre Exzision ein neues Ostium geschaffen und das poststenotische Segment des Trunkus in die Aorta reimplantiert werden. Der proximale Trunkusstumpf wird übernäht (Abb. F10-5). Bei Anschluss des Transplantats an die proximale (suprarenale) Aorta soll die Unterbrechung der Nierenperfusion nur so kurz wie möglich sein.
Wenn proximal der Kompressionsstelle ein normalkalibriges Trunkussegment vorhanden ist, kommt auch die Stenoseresektion mit End-zu-End-Anastomose in Frage (Abb. F10-6). Bei der Technik der Stenoseresektion und Transplantatinterposition wird nach Ausklemmung eines proximalen Aortensegments und sämtlicher Trunkusäste die Aortenvorderwand ovalär exzidiert, der Trunkus durchtrennt und der proximale Trunkusstumpf übernäht. Es folgt die Wiederherstellung der Gefäßkontinuität durch Interposition eines Transplantats (V. saphena magna). Zunächst wird die aortale Anastomose hergestellt und der Blutstrom in die Aorta freigegeben, anschließend wird die angeschrägte End-zu-End-Anastomose zwischen Transplantat und dem distalen Truncus coeliacus genäht (Abb. F10-7).

10.4.3 Splenoaortaler In-situ-Bypass

Eine kaliberstarke Milzarterie, die frei von arteriosklerotischen Veränderungen ist, eignet sich für den splenoaortalen In-situ-Bypass (Abb. F10-8). Hierbei wird die A. splenica von ihrem Ursprung aus dem Trunkus bis zum Milzhilus freigelegt (zeitaufwändige Präparation am Pankreasoberrand). Nach hilusnaher Ligatur (eine Entfernung der Milz ist nicht erforderlich) wird die Arterie vor oder hinter dem Pankreas durch einen Tunnel in der Mesenterialwurzel bis zur infrarenalen Aorta geleitet und mit dieser End-zu-Seit anastomosiert.
Dieses Verfahren kann auch für die Behandlung von arteriosklerotischen Verschlussprozessen des Truncus coeliacus angewandt werden.

10.4.4 Offene TEA

Die offene TEA mit Streifenplastik auf transabdominellem Weg (durch das Omentum minus) ist technisch schwierig (großer präparatorischer Aufwand, unsichere Aortenabklemmung) und sollte deshalb mittels eines linksseitigen thorakoabdominellen Zugangs durchgeführt werden. Da diese Operationsmethode mit dem Nachteil eines Zweihöhleneingriffs belastet ist, wird sie sehr selten durchgeführt.

10.4.5 Transsektion und Reimplantation in die Aorta

Hierbei wird der Truncus coeliacus distal des Verschlusses durchtrennt und in die Aorta reimplantiert. Die Reimplantation ist nur auf thorakoabdominellen Weg möglich, da sie auf höherem Niveau (in die thorakale Aorta) erfolgen muss. Aufgrund des Nachteils eines Zweihöhleneingriffs wird auch dieses Verfahren nur selten angewendet.

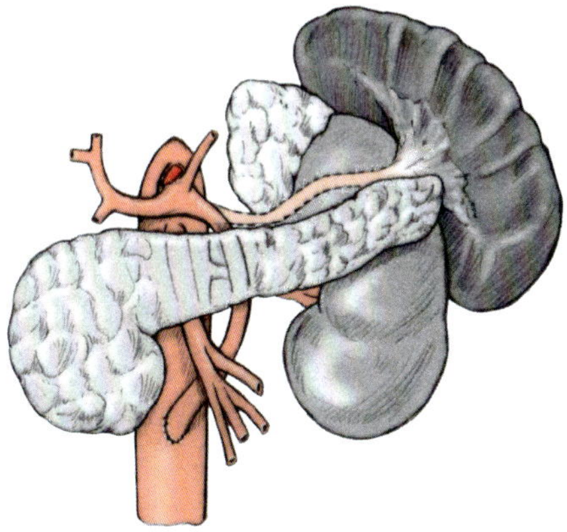

Abb. F10-8 Splenoaortaler In-situ-Bypass.

10.4.6 Bypass-Plastiken von der thorakalen oder infrarenalen Aorta

Das technisch einfachste Rekonstruktionsverfahren ist die Bypass-Plastik mit Anschluss des Transplantats an die thorakale oder abdominelle Aorta.

!

Trotz günstigerer Hämodynamik beim thorakalen Anschluss wird dem ausschließlich abdominellen Zugang mit Abgang des Transplantats aus der infrarenalen Aorta der Vorzug gegeben, da hierdurch ein Zweihöhleneingriff vermieden wird.

Die infrarenale Aorta wird entweder infrakolisch oder rechts retrokolisch freigelegt. Zunächst erfolgt die End-zu-Seit-Anastomose zwischen dem Bypass-Transplantat (V. saphena magna) und der ausgeklemmten Aorta. Nach Freigabe des Blutstroms in die Aorta wird das Transplantat mit der A. hepatica communis oder der A. splenica anastomosiert.
Bei der rechts retrokolischen Aortenfreilegung wird das Transplantat in einem leichten Bogen hinter dem Pankreas geführt.
Bei der infrakolischen Freilegung wird für das Transplantat ein Tunnel zwischen dem Operationsfeld und der Bursa omentalis hinter dem Isthmus des Pankreas und entlang dem Anfangsteil der A. mesenterica superior geschaffen (Abb. F10-9). Auf dem Weg zur A. hepatica communis verläuft das Transplantat zwischen Pfortader und Ductus choledochus (cave: Abknickung).

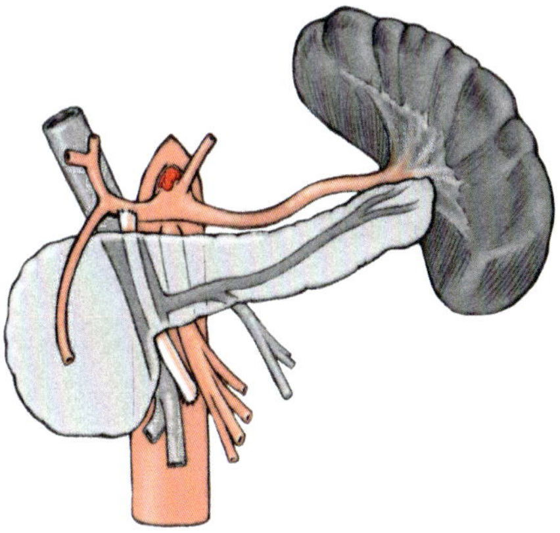

Abb. F10-9 Aorta-Hepatica-Bypass nach infrakolischer Freilegung der infrarenalen Aorta. Das Transplantat verläuft vom infrakolischen Operationsfeld hinter dem Isthmus des Pankreas entlang dem Anfangsteil der A. mesenterica superior durch das Lig. hepatoduodenale (Tunnelierung zwischen Ductus choledochus und V. portae) zur distalen A. hepatica communis unmittelbar proximal der Abzweigung der A. gastroduodenalis.

F10

10.5 Alternative Verfahren

In letzter Zeit wird in zunehmendem Maß von erfolgreichen Ballondilatationen (PTA) mit und ohne Stent-Implantation stenosierter oder verschlossener Viszeralarterien berichtet (siehe Kap. F11).
Wegen der im Vergleich zu den operativen Verfahren hohen Rate an Rezidivstenosen bzw. -verschlüssen sollten die interventionellen Eingriffe älteren Hochrisikopatienten vorbehalten bleiben.

10.6 Komplikationen und deren Behandlung

Blutungen und Sofort- bzw. Frühverschlüsse erfordern eine unverzügliche Reintervention. Je früher diese durchgeführt wird, umso einfacher ist sie technisch machbar (noch keine Verwachsungen und Narbenbildungen). Da ein Rezidivverschluss in der Regel zunächst asymptomatisch, d. h. ohne die klinischen Zeichen einer Darmischämie, beginnt, wird er allerdings meist erst zu einem späteren Zeitpunkt diagnostiziert.
Bei einer frühen Reintervention gelingt es in aller Regel, das Transplantat zu desobliterieren und den technischen Fehler zu korrigieren. Bei einer späten Reintervention ist der direkte Zugang zum ursprünglichen Operationsgebiet häufig technisch schwierig oder unmöglich, so dass die Revaskularisation des Truncus coeliacus mit einem (venösen) Bypass-Transplantat oder einem splenorenalen In-situ-Bypass erfolgen sollte.

10.7 Literatur

Brower TC: Acute and chronic arterial mesenteric ischemia. In: Hallet JW Jr., Mills JW, Earnhaw JJ et al. (eds): Comprehensive vascular and endovascular surgery. Mosby, 2004, 285–293

Cho JS, Carr JA, Jacobsen G et al.: Long-term outcome following mesenteric artery reconstruction: a 37-year experience. J. Vasc. Surg. 35 (2002) 25–48

Derrick JR, Pollard HS, Moore RM: The pattern of arteriosclerotic narrowing of the coeliac and superior mesenteric arteries. Ann. Surg. 149 (1959) 684–691

Dongen van RJAM, Schwilden ED: Reinterventionen an den Vizeral- und Nierenarterien. Chirurg 51 (1980) 7–13

Kasirajan K, O'Hara PJ, Fray BA et al.: Chronic mesenteric ischemia: Open surgery versus percutaneous angioplasty and stenting. J. Vasc. Surg. 33 (2001) 63–71

Lipschütz B: A composite study of the celiac axis artery. Ann. Surg. 65 (1917) 159–166

Luther BLP: Intestinale Durchblutungsstörungen. Steinkopff, Darmstadt 2001

Moneta GL, Lee RW, Yeager RA et al.: Mesenteric duplex scanning: a blinded prospective study. J. Vasc. Surg. 17 (1993) 79

Park WM, Cherry KJ, Chua HK et al.: Current results of open revascularization for chronic mesenteric ischemia: a standard for comparison. J. Vasc. Surg. 35 (2002) 853–859

Palubinskas AJ, Pepley HR: Fibromuscular hyperplasia in extrarenal arteries. Radiology 82 (1964) 451–459

Sulkowski U, Wolters H: Das Syndrom des Lig. arcuatum medianum mit Zwerchfellbeteiligung. Gefäßchirurgie 1 (2000) 49–52

Vollmar JF: Rekonstruktive Chirurgie der Arterien. 4. Aufl. Thieme, Stuttgart–New York 1996

F11 Chronische Verschlussprozesse der Arteria mesenterica superior

H. G. Hamann

11.1 Ätiologie und Pathogenese

Bezüglich ihrer Ätiologie unterscheiden sich die chronischen Verschlussprozesse der A. mesenterica superior nicht von denen des Truncus coeliacus (siehe Kap. F10). Hauptursache ist auch hier die Arteriosklerose, seltener finden sich fibromuskuläre Stenosen, entzündliche Gefäßveränderungen und konnatale Stenosen sowie traumatische oder angeborene a. v. Fisteln.
Zu einer funktionellen Durchblutungsinsuffizienz des Intestinums kann es trotz frei durchgängiger Viszeralarterien kommen, wenn ein Verschluss der Aortenbifurkation vorliegt und es über einen mesenterikoiliakalen Kollateralkreislauf über die A. iliaca interna zu einem Steal-Syndrom zugunsten der Beingefäße kommt (Abb. F11-1).

11.2 Symptomatik und Diagnostik

Beim Vorliegen einer Angina intestinalis im Verein mit Zeichen der Malabsorption und einem auskultierbaren Gefäßgeräusch sollte stets eine angiographische Abklärung erfolgen. Zu berücksichtigen bleibt, dass die genannte Symptomentrias nur selten anzutreffen ist.

!

Gefäßgeräusche sind ein infrequentes Phänomen und können darüber hinaus von benachbarten Arterien stammen (Aorta, Nierenarterien).

Eine vaskulär bedingte intestinale Resorptionsstörung findet sich nur in 15–20% der Fälle. Sie scheint am häufigsten beim vollständigen Hauptstammverschluss der A. mesenterica superior oder beim Kombinationsverschluss von A. mesenterica superior und Truncus coeliacus vorzukommen.

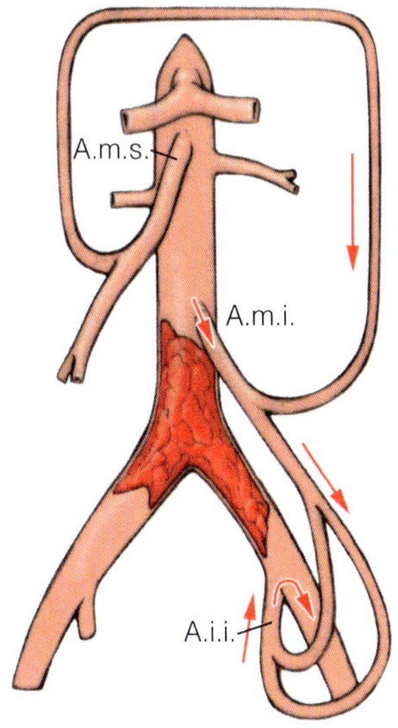

Abb. F11-1 Iliofemorales Steal-Syndrom: Blutentzug über die iliomesenteriale Gefäßbrücke mit relativer Darmischämie zugunsten der unteren Extremitäten bei körperlicher Anstrengung (d. h. bei reduziertem Strömungswiderstand der Beinarterien) = belastungsabhängige Angina intestinalis (nach Vollmar). A. m. s. = A. mesenterica superior, A. m. i. = A. mesenterica inferior, A. i. i. = A. iliaca interna

Bei der Kontrastmitteldarstellung der A. mesenterica superior ist wie beim Truncus coeliacus der seitliche Strahlengang für die genaue Beurteilung des Gefäßabgangs entscheidend. Folgende Befunde im anterior-posterioren Aortogramm können allerdings bereits als Hinweise auf das Vorliegen eines Verschlusses der A. mesenterica superior angesehen werden:

- verzögerte Darstellung der Äste der A. mesenterica superior
- Phasenverschiebung zwischen Füllung der Nierenarterien und A. mesenterica superior zugunsten der Nierenarterien
- auffallende Weitstellung der linken A. iliaca interna, der A. colica media oder der A. mesenterica inferior
- Nachweis von Gefäßbrücken zwischen den verschiedenen Gefäßetagen – z. B. Riolan-Anastomose (Abb. F11-2).

Typisch für den Verschluss der A. mesenterica superior ist der Typ II der Riolan-Anastomose: kontinuierlicher Übergang des verbreiterten Stamms der A. mesenterica inferior in die erweiterte und geschlängelte A. colica sinistra bei kaudokranialer Stromrichtung (dagegen Typ I der Riolan-Anastomose: Ausbildung eines charakteristischen Winkels zwischen A. colica sinistra und R. descendens der A. mesenterica inferior bei kraniokaudaler Stromrichtung).

CT- und NMR-Angiographie werden zurzeit noch nicht routinemäßig eingesetzt. Als Screening-Methode hat sich die farbkodierte Duplexsonographie bewährt. Ein dopplersonographisch gemessener systolischer Spitzenfluss von über 275 cm/sec in der A. mesenterica superior ist beweisend für eine über 70%ige Abgangsstenose dieses Gefäßes.

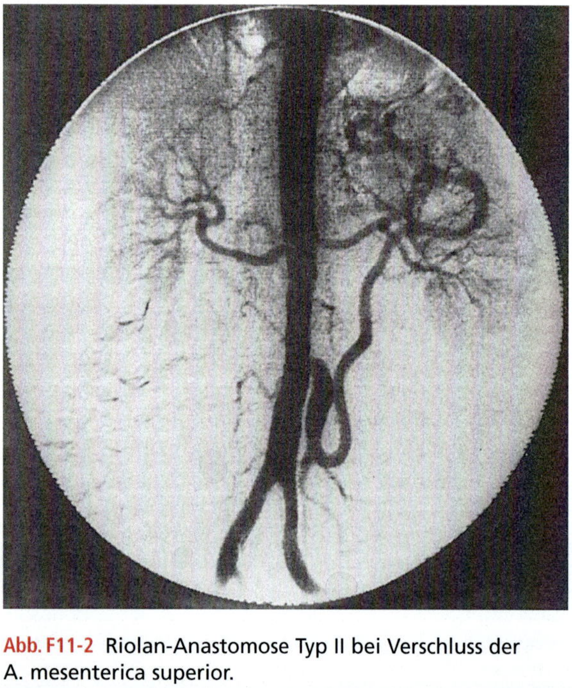

Abb. F11-2 Riolan-Anastomose Typ II bei Verschluss der A. mesenterica superior.

11.3 Operative Therapie

Der symptomatische Verschluss der A. mesenterica superior kann operativ von einem linksseitigen thorakoabdominellen Zugang (mit leichter Seitendrehung des Patienten nach rechts und Anhebung der linken Thoraxhälfte durch ein Kissen bei gleichzeitiger Elevation des linken Arms) oder von einem rein abdominellen Zugang aus korrigiert werden.

Der thorakoabdominelle Zugang erfolgt von einem pararektalen Oberbauchschnitt links mit Fortsetzung in den siebten Interkostalraum. Nach Durchtrennen des Zwerchfells wird das Peritoneum lateral des Colon descendens inzidiert und die linke Kolonhälfte zusammen mit Milz und Pankreas nach rechts abpräpariert. Es folgt das Freilegen des Abgangs der A. mesenterica superior aus der Aorta. Anschließend wird der Hauptstamm der A. mesenterica superior angeschlungen und die Aorta mit dem Abgang der A. mesenterica superior tangential ausgeklemmt.

Auf rein abdominellem Weg kann die A. mesenterica superior mittels eines infrakolischen oder eines rechtsseitigen retro- bzw. suprakolischen Zugangs freigelegt werden. Orientierungspunkt beim infrakolischen Zugang ist die Kreuzungsstelle der Mesenterialwurzel mit der Pars inferior des Duodenums (Abb. F11-3 und F11-4).

Für die rechtsseitige retro- oder suprakolische Freilegung muss das Peritoneum entlang der lateralen Umschlagsfalte des Colon ascendens gespalten, das Duodenum nach Kocher mobilisiert und müssen Kolon und Duodenum nach medial geschlagen werden. An-

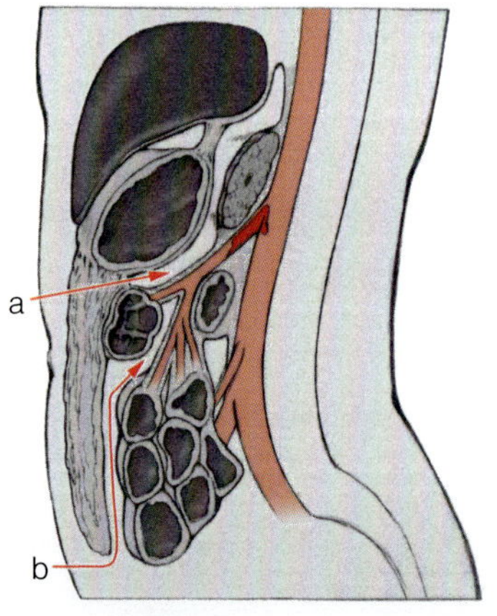

Abb. F11-3 a und b Abdominelle Zugangswege zur A. mesenterica superior: suprakolisch durch das Lig. gastrocolicum (a) und infrakolisch (b).

schließend wird die Vorderfläche der unteren Hohlvene freigelegt. Nach Ligatur und Durchtrennung der rechten V. spermatica (bzw. ovarica) erfolgen die Freilegung der Pars horicontalis des Duodenums und die palpatorische Identifizierung der A. mesenterica superior, die möglichst weit proximalwärts freipräpariert und angeschlungen wird (Abb. F11-5). Die Rekonstruktionsverfahren entsprechen denen des Truncus coeliacus (siehe unten und Kap. F10).

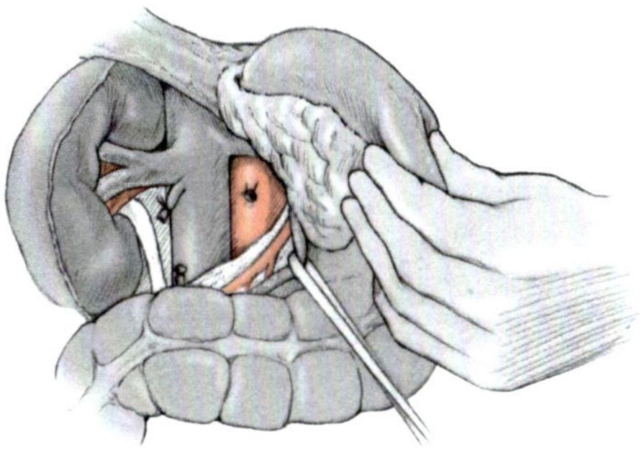

Abb. F11-5 Rechtsseitige retro- oder suprakolische Freilegung der A. mesenterica superior und der infrarenalen Aorta über einen rechtsseitigen Pararektalschnitt mit kurzstreckiger Erweiterung über den Rippenbogen hinaus in den 7. Interkostalraum.

11.3.1 Offene TEA

Der Zugang erfolgt auf linksseitigem thorakoabdominellem Weg (Nachteil: Zweihöhleneingriff) oder auf ausschließlich transabdominellem Weg infrakolisch bzw. durch die Bursa omentalis (Nachteil: unsichere Aortenabklemmung, daher nur für die seltenen, distal im Stamm gelegenen Stenosen der A. mesenterica superior geeignet).

11.3.2 Transsektion und Reimplantation in die Aorta

Hierbei wird nach der Transsektion der Stumpf der A. mesenterica superior mit der infrarenalen Aorta anastomosiert. Die Freilegung von A. mesenterica superior bzw. der Aorta erfolgt infrakolisch bzw. auf links- oder rechtsseitigem retrokolischem Weg. Um eine spannungsfreie Reimplantation zu erreichen, kann es notwendig sein, ein Venensegment zu interponieren (Abb. F11-6).

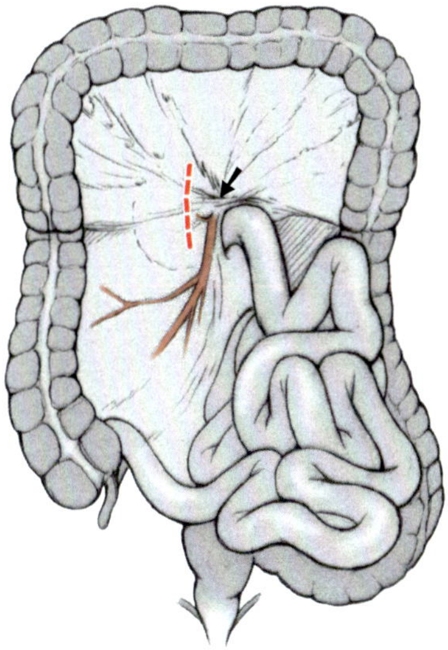

Abb. F11-4 Infrakolische Freilegung der A. mesenterica superior. Kreuzungsstelle der Mesenterialwurzel mit der Pars inferior duodeni (Pfeil).

!

Wenn die V. saphena magna als Interponat nicht zur Verfügung steht, sollte nach Möglichkeit trotzdem autologes Material Verwendung finden, wie z. B. die V. saphena parva oder die A. iliaca externa (mit prothetischem Ersatz), keinesfalls aber die A. iliaca interna (Opferung einer unter Umständen lebenswichtigen Kollaterale).

Nur in Ausnahmefällen kommt eine PTFE-Gefäßprothese in Frage.

11.3.3 In-situ-Plastiken

Bei frei durchgängigem Truncus coeliacus und einer kaliberstarken, arteriosklerotisch nicht veränderten A. splenica kann diese als splenomesenterialer In-situ-Bypass verwendet werden. Hierbei wird die freipräparierte Milzarterie prä- oder retropankreatisch durch einen Tunnel in der Mesenterialwurzel in den infrakolischen Bereich durchgezogen und End-zu-Seit mit der postokklusiven A. mesenterica superior anastomosiert (Abb. F11-7).

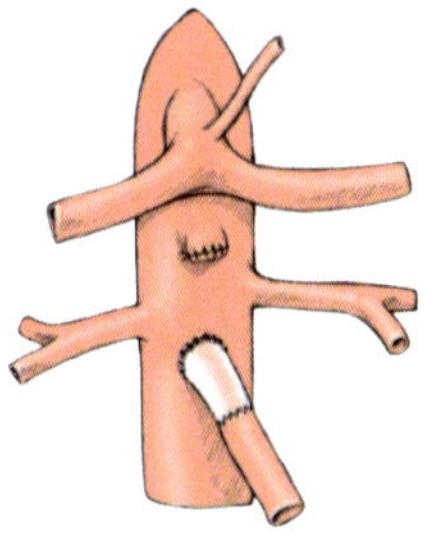

Abb. F11-6 Transsektion und Reimplantation der A. mesenterica superior in die infrarenale Aorta mit Veneninterposition.

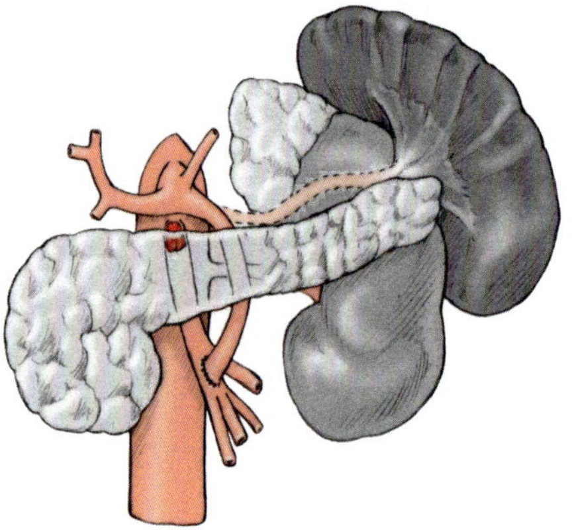

Abb. F11-7 Splenomesenterialer In-situ-Bypass.

11.3.4 Bypass-Plastiken

Wie bei der Revaskularisation des Truncus coeliacus ist das Bypass-Verfahren beim proximalen Verschluss der A. mesenterica superior die Operationsmethode der Wahl. Nach retrokolischem Freilegen der infrarenalen Aorta und der A. mesenterica superior wird das Bypass-Transplantat zunächst End-zu-Seit mit der infrarenalen Aorta oder der (meist rechtsseitigen) A. iliaca communis anastomosiert und anschließend, nach Freigabe des Blutstroms in die Aorta bzw. A. iliaca communis und Ausklemmen der Nahtreihe, mit der Rückseite der A. mesenterica superior End-zu-Seit anastomosiert (cave: zu langes Transplantat mit Gefahr der Abknickung bei der Zurückverlagerung des Mesenteriums in die Bauchhöhle; Abb. F11-8 und F11-9).

11.3.5 Rekonstruktion von Doppelverschlüssen

Bei Mehretagenverschlüssen (A. mesenterica superior und Truncus coeliacus) kommt der Revaskularisation der A. mesenterica superior eindeutige Priorität zu (klinische Heilung in über 90%). Für die Rekonstruktion beider Gefäße können die verschiedenen Operationsverfahren in Kombination vorgenommen oder die so genannte Brückenplastik durchgeführt werden (Abb. F11-10).

Hierbei wird nach infrakolischer Freilegung der infrarenalen Aorta das venöse Transplantat (vorher Venenklappen beseitigen) Seit-zu-Seit mit einem schrägovalen Fenster in die rechte Wand der infrarenalen Aorta eingenäht. Es folgen die Abklemmung der beiden Brückenarme und die Freigabe des Blutstroms in die Aorta. Anschließend wird der obere Brückenarm retropankreatisch zur A. hepatica communis und der untere Brückenarm zur A. mesenterica superior durchgezogen und End-zu-Seit mit der entsprechenden Arterie anastomosiert.

11.4 Endovaskuläre Verfahren

Die PTA mit und ohne Stent-Implantation spielt als Behandlungsmethode der chronischen intestinalen Ischämie eine untergeordnete Rolle, und zwar zum einen wegen des relativ seltenen Krankheitsbilds und zum anderen wegen der potentiellen katastrophalen Komplikationen beim Misslingen der Dilatation, v. a. wegen der Gefahr einer akuten intestinalen Ischämie (Mesenterialinfarkt). Hinzu kommt, dass infolge des spitzwinkeligen Abgangs des Truncus coeliacus und der A. mesenterica superior aus der Aorta ihre Katheterisierung technisch schwierig oder unmöglich ist. Manchmal gelingt die Dilatation via A. brachialis oder A. axillaris, wobei jedoch ein erhöhtes Morbiditätsrisiko für die punktierte Arterie (Verschluss, Perforation, Dissektion, Embolisation) in Kauf genommen werden muss.

Dennoch wurde diese Methode bei einer Reihe von Patienten mit symptomatischen Verschlussprozessen der A. mesenterica superior und auch des Truncus coeliacus sicher und erfolgreich angewandt, und zwar bei arteriosklerotischen wie auch fibromuskulären Stenosen. Ungeeignet für die Ballondilatation sind Stenosen aufgrund einer externen Kompression sowie Ostiumstenosen, da diese weniger das morphologische Substrat einer Erkrankung der Viszeralarterien als vielmehr das einer Erkrankung der Aortenwand darstellen.

!

Im Vergleich zur chirurgischen Revaskularisation sind die Langzeitergebnisse der PTA deutlich schlechter, da es in einem hohen Prozentsatz (ca. 50%) innerhalb der ersten 2 Jahre zur Ausbildung von Rezidivstenosen kommt.

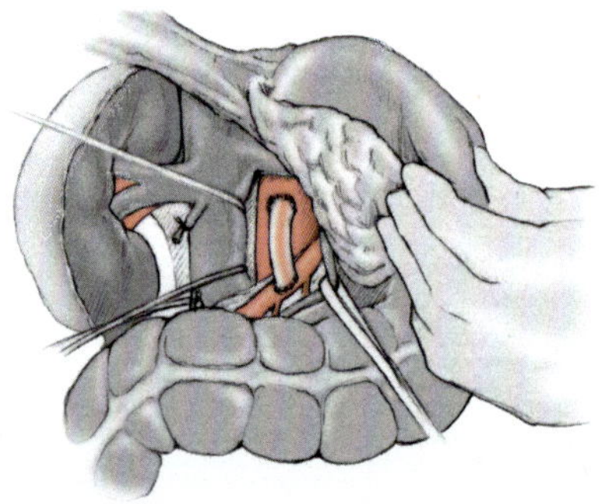

Abb. F11-8 Aortomesenterialer Venen-Bypass nach rechtsseitiger retrokolischer Freilegung der A. mesenterica superior und der infrarenalen Aorta.

11.5 Prognose

Die Prognose chronischer Verschlussprozesse der Viszeralarterien ist schlecht, besonders wenn es sich um Mehretagen- oder symptomatische Verschlüsse (Angina intestinalis, Malabsorptionssyndrom) handelt. Wegen der Gefahr der weiteren Progression droht der Übergang in ein akutes Verschlusssyndrom mit terminaler Organinfarzierung. Bei nahezu jedem zweiten Patienten mit einer akuten Mesenterialarterienthrombose gibt es in der Anamnese Hinweise auf eine vorausgegangene transitorische ischämische Durchblutungsinsuffizienz.

Die operative Revaskularisation verbessert die Prognose quoad functionem und quoad vitam entscheidend: Über 90% der Überlebenden (die Operationsleta-

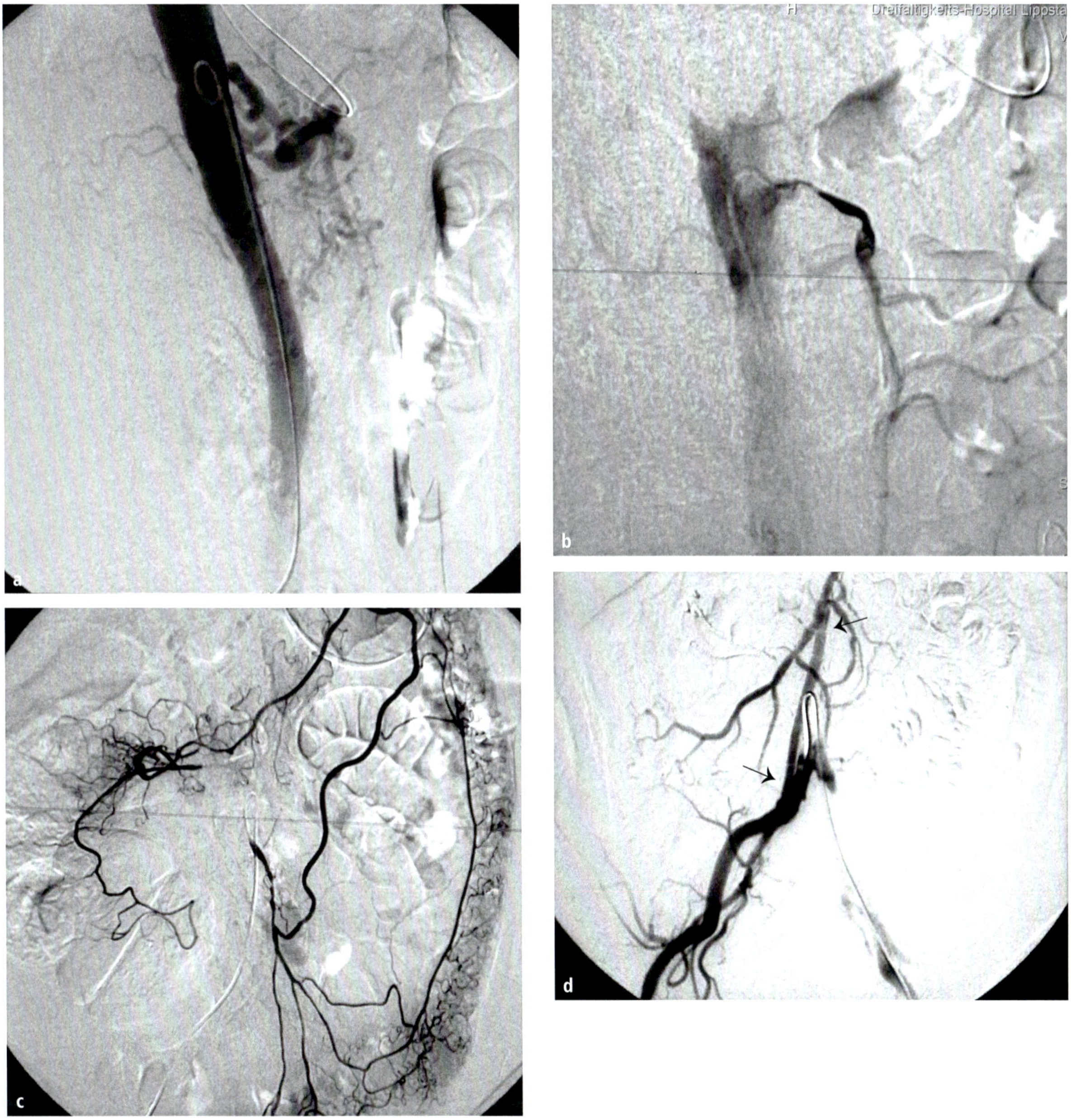

Abb. F11-9a–c Angiogramm (i.a. DSA) bei einem 74-jährigen Mann mit Ischämie des rechten Hemikolons: Stenosen des Truncus coeliacus, der A. mesenterica superior und der A. mesenterica inferior.
d: Postoperatives Angiogramm nach retrogradem Bypass (reversed V. saphena magna) von der rechten A. iliaca communis (End-zu-Seit) zur A. mesenterica superior (End-zu-Seit). (Mit freundlicher Genehmigung von Dietrich Wagner, Chefarzt Dreifaltigkeits-Hospital, Lippstadt).

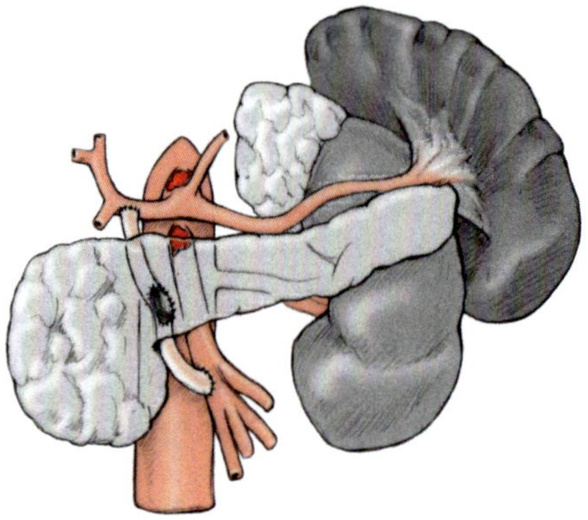

Abb. F11-10 Venöse Brückenplastik zur Rekonstruktion von Doppelverschlüssen (Truncus coeliacus und A. mesenterica superior).

lität beträgt ca. 5%) kehren in ein asymptomatisches Stadium zurück.

11.6 Literatur

Bowersox JC, Zwolak RM, Walsh DB, et al.: Duplex ultrasonography in the diagnosis of coeliac and mesenteric artery occlusive disease. J. Vasc. Surg. 14 (1991) 780

Diemel H, Rau G, Schmitz-Dräger HG: (1964) Die Riolan'sche Kollaterale. Ihre diagnostische Bedeutung für die Angiographie bei fortgeschrittenen Verschlusskrankheiten der Mesenterialarterien. Fortschr. Röntgenstr 101 (1964) 253–258

Foley MI, Moneta GL, Abou-Zamzam AM Jr., et al.: (2000) Revascularization of the superior mesenteric artery alone for treatment of intestinal ischemia. J. Vasc. Surg. 32 (2000) 37–47

Gryboski JD, Clementt A: Congenital hepatic artery aneurysm with superior mesenteric artery insufficiency: A steal syndrome. Pediatrics 39 (1967) 344–350

Luther BLP: Intestinale Durchblutungsstörungen. Steinkopff, Darmstadt 2001

Maspes F, di Pietralata GM, Gandini R: Percutaneous transluminal angioplasty in the treatment of chronic mesenteric ischemia: results 3 years of follow-up in 23 patients. Abdom. Imaging 23 (1998) 358–363

Matero BB, O'Hara PJ, Hertzer NR, et al.: Elective surgical treatment of symptomatic chronic mesenteric occlusive disease: early results and late outcome. J. Vasc. Surg. 29 (1999) 821–832

Moawad J, McKinsey JF, Wyble CW, et al.: Current results of surgical therapy for chronic mesenteric ischemia. Arch. Surg. 132 (1997) 613–619

Odurny A, Sniderman KW, Colapinto RF: Intestinal angina: Percutaneous transluminal angioplasty of the coeliac and superior mesenteric arteries. Radiology 167 (1988) 59–62

Sheeran SR, Murphy TP, Kwaja A, et al.: Stent placement for treatment of mesenteric artery stenosis or occlusion. J. Vasc. Radiol. 10 (1999) 861–867

Tayler LM, Moneta GL, Porter JM, et al.: Treatment of chronic visceral ischemia. In: Rutherford RB (ed): Vascular surgery, 5th edition, WB Saunders, Philadelphia 2000, 1532–1541

Thomas JH, Blake K, Pierce GE, et al.: The clinical course of asymptomatic mesenteric arterial stenosis. J. Vasc. Surg. 27 (1998) 840–844

Uflacker R, Goldani MA, Constant S: Resolution of mesenteric angina with percutaneous transluminal angioplasty of the superior mesenteric artery stenosis using a balloon catheter. Gastrointest. Radiol. 5 (1980) 367–369

Vollmar JF: Rekonstruktive Chirurgie der Arterien. 4. Aufl. Thieme, Stuttgart–New-York 1996

Vollmar JF: Steal-Syndrome. MMW 113 (1971) 501–506

F12 Chronische Verschlussprozesse der Arteria mesenterica inferior

H. Kogel

12.1 Ätiologie und Pathogenese

Chronische Verschlussprozesse der A. mesenterica inferior besitzen als Erkrankung sui generis eine untergeordnete Bedeutung, weil meistens ein Kollateralkreislauf via A. mesenterica superior und A. iliaca interna in hervorragender Weise ausgebildet ist und er die Aufgabe der Blutversorgung voll übernimmt. Nur selten ereignen sich chronisch-rezidivierende Ischämien an zwei Stellen im Intestinum, nämlich im Bereich des Sigmas (Einzugsgebiet A. mesenterica inferior) und im Bereich des Zäkums (A. iliocolica), insbesondere bei Patienten mit terminaler Niereninsuffizienz, ggf. auf dem Boden eines Diabetes mellitus. Diese Veränderungen sind jedoch am ehesten im Sinne einer „Non-occlusive-Disease" zu interpretieren. Die Durchblutungsverhältnisse im Einstromgebiet der A. mesenterica inferior spielen jedoch eine besondere Rolle im Rahmen aortoiliakaler Rekonstruktionsverfahren. Wenn die Sigmaperfusion durch die Gefäßrekonstruktion gesenkt wird (via A. mesenterica inferior), besteht eine erhöhte Gefahr einer postoperativen ischämischen Kolitis. Daher konzentriert sich die Beschreibung der Durchblutungsverhältnisse im Stromgebiet der A. mesenterica inferior im Folgenden in erster Linie auf diese Komplikation.

12.1.1 Anatomische Voraussetzungen für das Verständnis der kollateralen Durchblutung

Das Gebiet der A. mesenterica inferior steht sowohl mit den Kollateralen der A. iliaca interna als auch v. a. kraniokaudal mit denen der A. mesenterica superior in Verbindung. Eine seltene direkte Verbindung zwischen dem Hauptstamm der A. mesenterica superior und der A. mesenterica inferior stellt die Anastomose nach William und Klop dar (Abb. F12-1). Im Bereich der linken Flexur sind zwei Kollateralsysteme zu unterscheiden, nämlich die Drummond-Arkade, die sich darmnah befindet, und die Riolan-Arkade, die weiter medial gelegen ist. Als Verbindungssystem zwischen A. rectalis superior und A. rectalis media sind kleine Gefäßverbindungen ausgebildet, die dann von Bedeutung sind, wenn der Blutstrom beim Mesenterica-inferior-Verschluss über die A. iliaca interna und die A. rectalis media verläuft. Die Randarkaden nach Drummond und Riolan sind bei einigen Patienten nicht angelegt (2%), was bei der Beurteilung der kollateralen Darmdurchblutung, v. a. nach aortoiliakalen Rekonstruktionen, eine besondere Bedeutung besitzt. In der überwiegenden Mehrzahl findet bei Blockade der A. mesenterica inferior ersatzweise eine Durchblutung über die A. mesenterica superior statt.

Bei aortoiliakalen Rekonstruktionen ergibt sich die

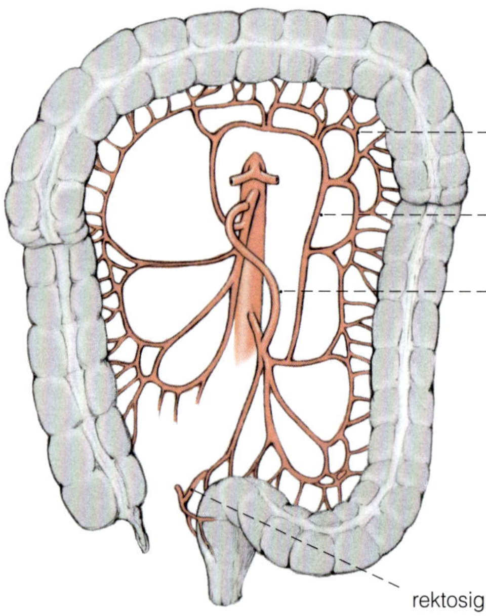

Abb. F12-1 Kollaterale Brückenbildung zur A. mesenterica inferior.

Notwendigkeit, die Durchblutungsverhältnisse der A. mesenterica inferior präoperativ zu berücksichtigen (Analyse des präoperativen Angiogramms) und das Rekonstruktionsverfahren hierauf abzustimmen, um eine postoperative ischämische Kolitis a priori zu vermeiden. In klar definierten Fällen ergibt sich daher die Notwendigkeit (s. u.), den orthograden Einstrom in die A. mesenterica inferior durch eine geeignete aortoiliakale Rekonstruktion zu erhalten.

12.2 Diagnostik

12.2.1 Klinische Diagnostik

Primäre hämodynamische Insuffizienzzeichen bei Verschlussprozessen der A. mesenterica inferior sind nicht bekannt. Allerdings ist bei Mehretagenverschlüssen, wie z. B. bei Verschlussprozessen der A. mesenterica superior, und zusätzlichen Veränderungen der A. mesenterica inferior mit einer Angina intestinalis zu rechnen, die dann eine Rekonstruktion der A. mesenterica superior notwendig macht (siehe Kap. F11).

12.2.2 Funktionsuntersuchungen

Im Rahmen aortoiliakaler Rekonstruktionsverfahren bietet sich zur Überprüfung der Durchblutungsverhältnisse im Stromgebiet der A. mesenterica inferior die intraoperative Doppler-Sonographie mit Überprüfung der Richtung der Blutströmung, insbesondere unter temporärem manuellem Abklemmen der A. mesenterica superior und der Aorta infrarenal, an. Hierdurch lässt sich feststellen, ob die A. mesenterica superior oder das Iliaca-interna-Stromgebiet die wichtigsten Kollateralfunktionen übernehmen kann. Eine einfache Möglichkeit bietet die so genannte Zweigefäßabklemmung, die bei der Wahl des geeigneten Rekonstruktionsverfahrens nützlich ist (Abb. F12-2). Wenn die A. mesenterica superior das entscheidende Kollateralsystem unterhält, so ist bei Abklemmen derselben dopplersonographisch keine Perfusion in der A. mesenterica inferior mehr nachzuweisen, oder es kommt zu einer Flussumkehr über die A. iliaca interna. Falls bei offener A. mesenterica inferior während der Stumpfdruckmessung primär hohe Werte von 80 mmHg auf 40 mmHg oder weniger sinken, so reicht die Kollateralfunktion über die A. mesenterica superior aus. Kommt es jedoch bei offener A. mesenterica superior und Abklemmen der infrarenalen Aorta zu einem Druckabfall auf 40 mmHg und weniger, so stellt die A. iliaca interna das wichtigste Kollateralsystem dar und muss bei der Rekonstruktion berücksichtigt werden (evtl. Fehlen der Riolan- und Drummond-Arkade). Die Reimplantation einer offenen A. mesenterica inferior sollte dann erwogen werden, wenn die Stumpfdruckmessung primär einen Druck unter 40 mmHg ergibt. Trotz aller Untersuchungen hat sich jedoch die Stumpfdruckmessung als alleiniges Kriterium für die Voraussage einer postoperativen ischämischen Kolitis nicht als absolut zuverlässig erwiesen. Falsch-negative Werte fanden sich bei 2,8%, falsch-positive Werte bei 2,9%.

12.2.3 Bildgebende Verfahren

Entscheidend für die Beurteilung der Perfusionsverhältnisse der A. mesenterica inferior ist die Analyse des präoperativen Angiogramms. Hierbei ist auf die Strömungsrichtung der A. mesenterica superior zu achten, außerdem auf die Ausbildung von kaliberstarken Kollateralsystemen, auf die Offenheit der A. mesenterica inferior und auf den Zustand der Beckenarterien für den kollateralen Einstrom über die A. iliaca interna. Bei Verschlussprozessen der A. mesenterica superior kann die A. mesenterica inferior das entscheidende Kollateralsystem darstellen. Dies ist v. a. dann wichtig, wenn bei der Angiographie keine seitliche Darstellung der A. mesenterica superior vorgenommen wurde.

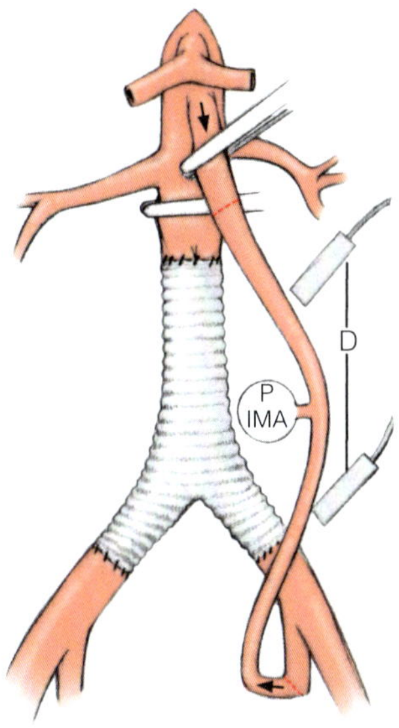

Abb. F12-2 Zweigefäßabklemmung nach aortoiliakaler Rekonstruktion.
Clamping I: Einzelabklemmung der infrarenalen Aorta.
Clamping II: Einzelabklemmung der A. mesenterica superior.
Mögliche Ergebnisse:
1. Bei Clamping I Abfall des Stumpfdrucks in der A. mesenterica inferior auf unter 40 mmHg bedeutet Dominanz der A. iliaca interna. Konsequenz: Rekonstruktion einer oder beider Aa. iliacae internae.
2. Bei Clamping II Abfall des Stumpfdrucks in der A. mesenterica inferior auf unter 40 mmHg bedeutet Dominanz der A. mesenterica superior. Konsequenz: keine weitere Maßnahme, wenn der initiale Druck über 60 mmHg beträgt.
3. Weder bei Clamping I noch bei Clamping II kommt es zum Druckabfall in der A. mesenterica inferior. Ein Ausgangsdruck über 40 mmHg, aber unter 60 mmHg bedeutet unzureichende Kollateralen über die A. mesenterica superior und A. iliaca interna. Konsequenz: dopplersonographische Flusskontrolle in der A. mesenterica superior und den Kollateralen der linken Flexur. Bei Hauptstammstenose der A. mesenterica superior Mitkorrektur, sonst Reinsertion der A. mesenterica inferior oder Revaskularisation einer A. iliaca interna.
D = Druckdifferenz, P IMA = Druck in der A. mesenterica inferior

> **!** Die Opferung der A. mesenterica inferior im Rahmen aortoiliakaler Rekonstruktionen führt bei Patienten mit vorbestehendem Verschluss der A. mesenterica superior zu einer Ischämie des gesamten Dünndarms und Dickdarms bis hin zum Sigma.

Die Endstrecke der A. mesenterica inferior lässt sich am besten an der Aufzweigung der A. rectalis superior erkennen, die wie ein auf den Kopf gestelltes „Y" das Rektum umgreift.

12.2.4 Risikoabklärung

Ein erhöhtes Risiko für die Entwicklung einer postoperativen ischämischen Kolitis nach aortoiliakalen Rekonstruktionen weisen besonders Patienten mit perforiertem Aortenaneurysma auf (Einfluss von Schock, Distension der Darmarkaden durch retroperitoneales Hämatom, intraoperativer Hakendruck und Verletzung der A. mesenterica inferior an ihrer Aufzweigung). Das Risiko liegt bei 5,8%. Bei geschlossenen Aortenaneurysmen beträgt es lediglich 1,6%. Bei arterieller Verschlusskrankheit beträgt die Inzidenz einer postoperativen ischämischen Kolitis 1,4%. Hier sind besonders Patienten gefährdet, bei denen der retrograde Einstrom in die A. iliaca interna aufgrund von Beckenarterienstenosen und Verschlussprozessen nicht gewährleistet ist und ungeachtet dessen die A. mesenterica inferior, die präoperativ offen war, intraoperativ ligiert wurde.

> **!** Eine weitere Gefahr ergibt sich bei einer falschen Technik der Ligatur der A. mesenterica inferior. Diese sollte unbedingt aortennah und nicht an ihrer Aufzweigung durchgeführt werden.

12.3 Operative Therapie

12.3.1 Zielsetzung

Durch genaue Analyse des präoperativen Angiogramms, durch intraoperative Doppler-Untersuchung und Stumpfdruckmessung kann in Zweifelsfällen die Bedeutung der A. mesenterica inferior abgeschätzt werden. Die intraoperative Bestimmung der Sauerstoffsättigung in der Rektumschleimhaut, eine intestinale pH-Metrie und andere Verfahren haben sich wegen ihrer methodischen Anfälligkeit nicht durchgesetzt.

> **!**
> Entscheidend ist, dass früh genug, nämlich prä- oder intraoperativ, ein geeignetes Rekonstruktionsverfahren ermittelt wird, bei dem das Risiko einer ischämischen Kolitis möglichst gering ist.

12.3.2 Vorbereitung

Nach Darstellung der aortoiliakalen Strombahn ist es notwendig, die A. mesenterica inferior genau zu identifizieren und die Randarkaden des Sigmas und des linken Hemikolons palpatorisch zu ermitteln. Die A. mesenterica superior sollte nicht freipräpariert werden, sondern durch digitale Kontrolle einer Kompression zugänglich sein. Wie oben beschrieben, erfolgt die dopplersonographische Messung der Strömungsrichtung in Zweifelsfällen. Sie gibt bei der Zweigefäßabklemmung zuverlässige Information über die Hauptrichtung des kollateralen Einstroms (s. Abb. F12-2). Bei primär verschlossener A. mesenterica inferior sollte nicht durch eine lokale TEA oder Manipulationen eine langstreckige Dissektion der A. mesenterica inferior provoziert werden, weil dies unvermeidlich zu einer ischämischen Kolitis führen würde.

12.3.3 Operative Standardverfahren

Aortoiliakale Rekonstruktionen sollten aus hämodynamischen Gründen möglichst hoch infrarenal angeschlossen werden. Hierbei ist, wenn möglich, auf den Einstrom in der iliakalen Etage über die A. iliaca interna Rücksicht zu nehmen. Um eine postoperative ischämische Kolitis zu vermeiden, ist eine Reimplantation der A. iliaca interna bei Berücksichtigung anderer Rekonstruktionsverfahren (Abb. F12-3) allerdings nicht notwendig.

12.3.4 Alternative operative Verfahren

Statt Prothesenrekonstruktion bietet sich v. a. in geeigneten Fällen mit AVK eine aortoiliakale TEA an, bei der der orthograde Einstrom in die A. mesenterica inferior meist erhalten werden kann. Die Reimplantation der A. mesenterica inferior in eine Gefäßprothese garantiert nicht eine ausreichende Perfusion, weil dennoch akute thrombotische Verschlüsse und Dissektionen nach lokaler TEA des Abgangstrichters der A. mesenterica inferior zu einer Minderdurchblutung des Sigmas führen können.

12.3.5 Intraoperative Kontrollmethoden

Nach erfolgter aortoiliakaler Rekonstruktion können die Perfusionsverhältnisse im Stromgebiet der A. mesenterica inferior durch Doppler-Sonographie erneut überprüft werden.

> **!**
> Wenn die Durchblutung dennoch zweifelhaft und eine alternative Rekonstruktion nicht möglich ist, müssen postoperative engmaschige rektoskopische Kontrollen und ein Laktat-Monitoring die drohende Komplikation der ischämischen Kolitis früh genug aufdecken.

Nur dadurch lässt sich die Letalität beim Schweregrad C (transmurale Dickdarmnekrose) von 50 auf 13,6% senken. Von anderen Autoren wird, wie oben erwähnt, u.a. die Messung des Sauerstoffpartialdrucks oder des pH-Werts über die Rektumschleimhaut empfohlen. Wir selbst machen hiervon keinen Gebrauch, weil die Methode aus unserer Sicht unsicher ist und das direkte Gefahrengebiet des Sigmas nicht erfasst.

12.4 Interventionelle Verfahren

Dilatationen, Stent-Implantationen und der Einsatz von endoluminalen aortoiliakalen Prothesen bei Aortenaneurysmen stellen Erweiterungen der bisher verfügbaren Rekonstruktionsmöglichkeiten dar. Jedoch muss auch bei diesen Rekonstruktionen die prospektive Durchblutung des Sigmas über die A. mesenterica inferior berücksichtigt werden. Zurzeit liegen jedoch zu wenig Erfahrungen vor, um hierzu eine definitive Aussage machen zu können.

12.5 Komplikationen und deren Behandlung

Eine Minderperfusion im Stromgebiet der A. mesenterica inferior tritt v. a. dann ein, wenn die A. mesenterica inferior eine wichtige Kollateralfunktion für eine verschlossene A. mesenterica superior darstellt. Weiterhin sind besonders Patienten gefährdet, deren Beckenetage derartig durch Stenosen oder Verschlüsse blockiert ist, dass auch eine Kollateralisierung über die A. iliaca interna nicht mehr in ausreichender Form vorhanden

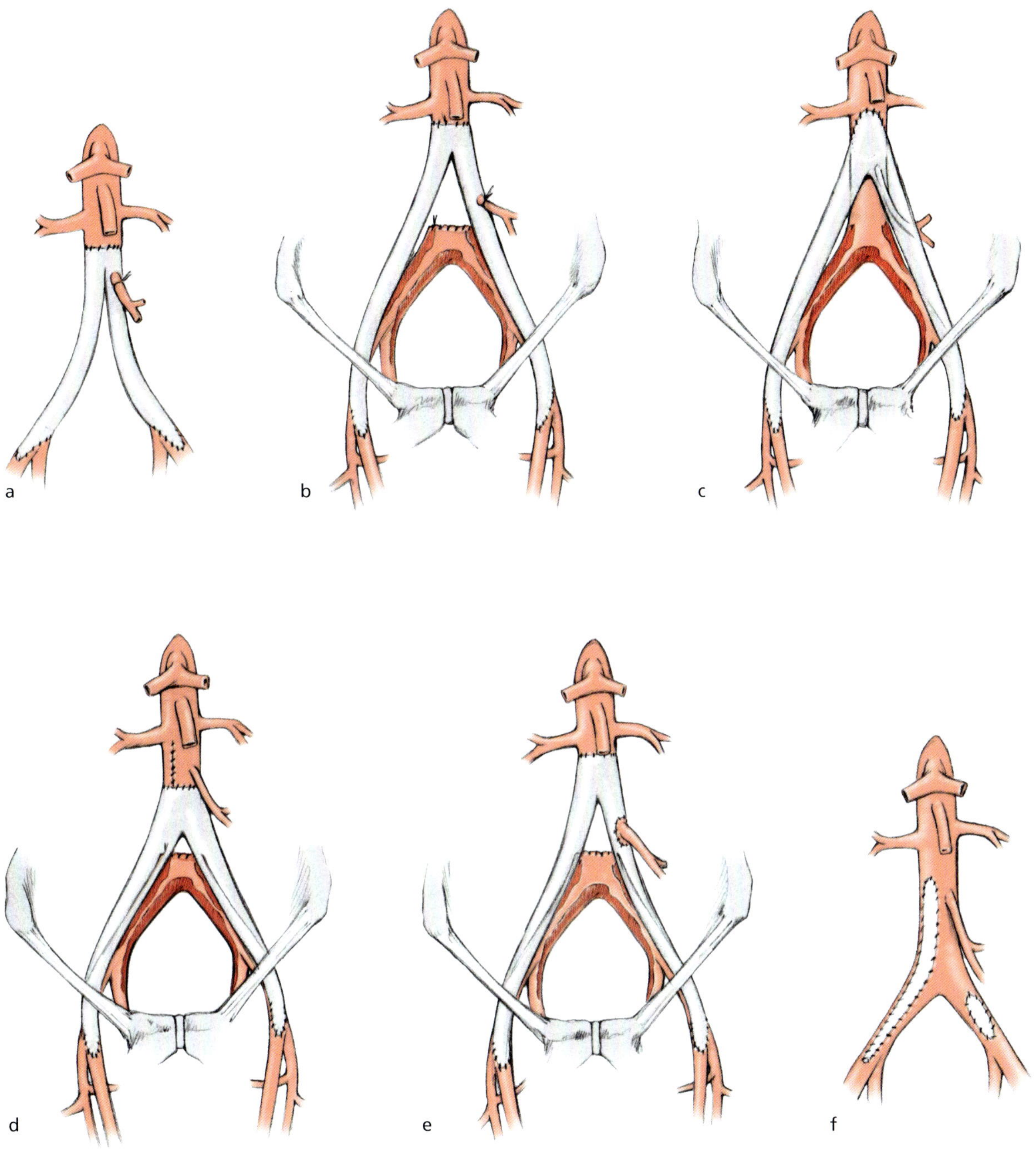

Abb. F12-3a–f Aortoiliakale Rekonstruktionsverfahren.
a: Ligatur der A. mesenterica inferior und zentrale End-zu-End-Anastomose bei beidseits erhaltenem orthogradem Einstrom in die A. iliaca interna.
b: Ligatur der A. mesenterica inferior und zentrale End-zu-End-Anastomose bei Stenose der A. iliaca communis und beidseits retrogradem Einstrom in die A. iliaca interna.
c: Zentrale End-zu-Seit-Anastomose mit orthogradem Einstrom in die A. mesenterica inferior bei beidseitigem Verschluss der A. iliaca interna.
d: Infrarenale TEA der Aorta mit Erhaltung des orthograden Einstroms in die A. mesenterica inferior bei beidseitigem Verschluss der A. iliaca interna.
e: Reimplantation der A. mesenterica inferior in die Bifurkationsprothese bei beidseitigem Verschluss der A. iliaca interna.
f: Aortoiliakale TEA mit Erhaltung des orthograden Einstroms in die A. mesenterica inferior.

ist. Ein weiteres Problem stellen jene Patienten dar, bei denen die präformierten Kollateralen an der linken Kolonflexur (Riolan-Arkade, Anastomosen nach Drummond) nicht angelegt sind. Hier ist der kollaterale Einstrom über die A. mesenterica superior blockiert. Aufgrund anderer pathogenetischer Faktoren sind besonders Patienten mit perforiertem Aortenaneurysma gefährdet, postoperativ eine ischämische Kolitis zu entwickeln (Schock, retroperitoneale Einblutung, Verletzung von Darmarkaden u. a.).

Bei der postoperativen ischämischen Kolitis werden drei Schweregrade unterschieden. Beim Schweregrad A handelt es sich um oberflächliche Veränderungen der Schleimhaut, die aufgrund einer geringgradigen Klinik v. a. dann leicht übersehen werden, wenn nicht routinemäßig rektoskopische Kontrollen durchgeführt werden. Beim Schweregrad B sind auch tiefere Wandschichten betroffen. Hier finden sich rektoskopisch Hämorrhagien und kleinere Ulzera. Beim Schweregrad C handelt es sich um eine transmurale Ischämie mit der Gefahr der Perforation und Durchwanderungsperitonitis. Die Dickdarmschleimhaut zeigt sich hier tiefrot bis schwarz, und es lassen sich lokale Zeichen einer Peritonitis nachweisen.

Ein wichtiges diagnostisches Kriterium bei ausgedehnten Ischämien stellt das Serumlaktat dar. Klinisches Krankheitsbild, Serumlaktatspiegel und rektoskopischer Befund entscheiden über das weitere Vorgehen. Während bei Schweregrad A eine konservative Therapie versucht werden kann, allerdings unter engmaschiger rektoskopischer Kontrolle und klinischem Monitoring, ergibt sich zuweilen bei Schweregrad B und v. a. bei Schweregrad C die Notwendigkeit einer sofortigen Sigmaresektion mit der Anlage einer Hartmann-Situation. Eine primäre Anastomosierung in einem ischämisch gestörten Darmabschnitt verbietet sich.

Ischämische Kolitiden vom Schweregrad A können vollständig ausheilen, andererseits können jedoch auch lokale Strikturen entstehen, die zu einem späteren Zeitpunkt eine operative Korrektur erforderlich machen. In jedem Fall ist bei ischämischer Kolitis eine postoperative Behandlung mit Antibiotika erforderlich, die das Spektrum der Darmflora erfassen. Wenn bei Schweregrad B oder C eine Hartmann-Situation notwendig wurde, so können zu einem späteren Zeitpunkt in der überwiegenden Mehrzahl der Patienten eine Rückverlagerung des Anus praeter und eine Reanastomosierung mit dem Rektumstumpf erfolgen. Auch hier gilt es, einen ausreichenden antibiotischen Schutz über mehrere Tage vorzunehmen, damit es nicht sekundär zu einem Protheseninfekt kommt. Sollte die Gefäßprothese (besonders linker Prothesenschenkel) keine ausreichende Weichteildeckung in der Nachbarschaft der Darmanastomose besitzen, so ist ggf. von einer Netzummantelung des Prothesenschenkels Gebrauch zu machen.

12.6 Literatur

Avino AJ, Oldenburg WA, Gerviczky P et al.: Inferial mesenteric venous sampling to detect colonic ischaemia: a comparison with laser-Doppler-flowmetry and photoplethysmography. Vasc Surg 22 (1995) 271–279

Bernstein WC, Bernstein EF: Ischemic ulcerative colitis following inferior mesenteric arterial ligation. Dis Colon Rectum 6 (1963) 54–61

Ernst CB: Intestinal ischemia following abdominal reconstruction. In: Bernhard VM, Towne JB (ed.): Complications in Vascular Surgery. Grune & Stratton, New York–London–Toronto 1985

Hagmüller GW, Janda A, Denck H: Diagnose akuter intestinaler Gefäßverschlüsse mittels Serumlaktat. Langenbecks Arch Chir 361 (1993) 717–721

Kogel H, Vollmar JF, Zelesny T, Witter B: Prophylaxe der postoperativen ischämischen Colitis bei aorto-iliacaler Gefäßrekonstruktion. Chirurg 63 (1992) 44–49

Kaiser MM: Ischämische Colitis nach gefäßchirurgischer Rekonstruktion des Bauchaortenaneurysmas. Stellenwert der Rekonstruktion der A. mesenterica inferior – Nutzen erweiterter perioperativer Diagnostik. Chirurg 67 (1996) 380–386

Pfeiffer M, Kogel H, Hemyer B: Cholesterinkristall – Embolisation, eine seltene Ursache postoperativer ischämischer Colitis. Vasa 19 (1990) 54–58

Rob C, Snyder M: Chronic intestinal ischemia: A complication of surgery of the abdominal aorta. Surgery 60 (1966) 1141–1146

Schwilden ED: Zur Terminologie der kollateralen Gefäßverbindung zwischen A. mesenterica superior und inferior. Angio 4 (1982) 155–159

Vahe AC, Nautag HM, van Rij GH et al.: Sigmoidal ischemia after aortic grafting, detected by endoluminal pulse oximetry. Cardiovasc Surg 4 (1996) 345–350

F13 Chronische Verschlussprozesse der Nierenarterien

H. G. Hamann

13.1 Ätiologie und Pathogenese

Laut Sektionsstatistiken an über 5000 Verstorbenen beträgt die Prävalenz chronischer Verschlussprozesse der Nierenarterien 4,3%. Diabetiker haben in 8,3% und Patienten mit infrarenalen Bauchaortenaneurysmen in 22% relevante Nierenarterienstenosen.

Als Ursachen chronischer Verschlussprozesse der Nierenarterien kommen zahlreiche Erkrankungen und Verletzungen in Betracht:

- Arteriosklerose (80%)
- fibromuskuläre Dysplasie
  - fibromuskuläre Hyperplasie
  - Intimafibrose
  - Mediadysplasie
  - subadventitielle Dysplasie
- konnatale Anomalien
  - Multiplizität
  - atypischer Abgang
  - Knickstenose
  - Coarctatio aortae abdominalis
- Aneurysma
- Embolien
- Trauma.

Am weitaus häufigsten sind stenosierende Veränderungen der Nierenarterien arteriosklerotischen Ursprungs (Abb. F13-1). Bei über 90% der Erkrankten liegen auch obliterierende Veränderungen an der Aorta sowie der Becken- und Beinarterien vor.

An zweiter Stelle kommt als Ursache eine Fibrodysplasie in Frage, die gefäßmorphologisch in vier Unterformen differenziert werden kann: Bei der fibromuskulären Hyperplasie kommt es infolge der Verstärkung der arterieneigenen Muskulatur zu einer ringförmigen Stenose. Auch die so genannte Intimafibrose führt zu ringförmigen Veränderungen mit poststenotischer Dilatation. Die Mediahyperplasie ist durch sich abwechselnde Stenosen und aneurysmatische Erweiterungen gekennzeichnet (Perlschnurphänomen, Abb. F13-2).

Dysplastische Veränderungen treten häufig doppelseitig und in Kombination mit einer Ren mobilis auf und können auch an anderen Organarterien (z. B. Truncus

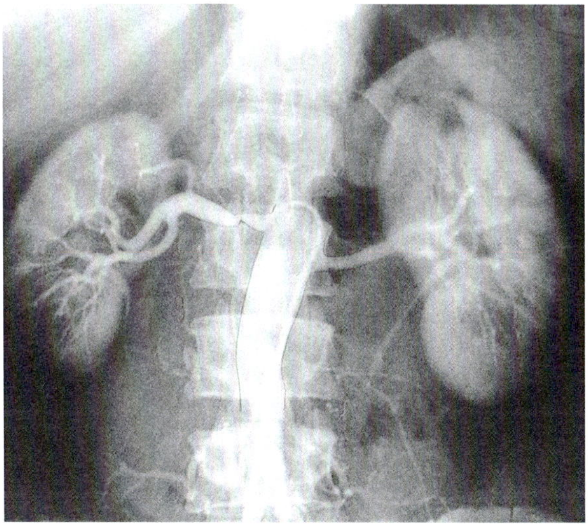

Abb. F13-1 Renovasogramm eines 43-jährigen Patienten mit medikamentös nicht einstellbarem Hypertonus: arteriosklerotische Nierenarterienstenose rechts mit poststenotischer Dilatation.

coeliacus, A. mesenterica superior, A. carotis interna, A. iliaca) vorkommen. Auffällig sind die zahlenmäßige Dominanz des weiblichen Geschlechts und das relativ jugendliche Manifestationsalter.
Von den konnatalen Anomalien disponieren die Multiplizität der Nierenarterien, der atypische Abgang der Nierenarterien aus der Aorta, Knickstenosen und die Coarctatio aortae abdominalis zur Entstehung eines renovaskulären Hochdrucks (Abb. F13-3).
Aneurysmen der Nierenarterien, aber auch solche der Aorta (einschließlich des Aneurysma dissecans) sind in ca. 4% Ursache einer renovaskulären Hypertonie.
In seltenen Fällen ist nach embolischen Nierenarterienverschlüssen mit einer Hochdruckentstehung zu rechnen, z. B., wenn durch die nicht vollständige Verlegung der Strombahn eine Stenose resultiert.
Gelegentlich sind eine externe Kompression (sympathische Nervenfasern, Narbenzüge, Tumoren), die Abknickung einer Nierenarterie (bei Senknieren) oder traumatische Gefäßläsionen (mit Intimadissektion) Ursachen von Nierenarterienstenosen.
Formalgenetisch führt die Verminderung der Nierendurchblutung zu einer Abnahme der Filtrationsrate und damit zum Rückgang der tubulären Natriumkonzentration. Dadurch wird vermehrt Renin aus den juxtaglomerulären Zellen des Vas afferens freigesetzt, was einen Angiotensin-II-Anstieg mit einer Konstriktion des Vas efferens und eine Blutdrucksteigerung zur Folge hat (Renin-Angiotensin-System).

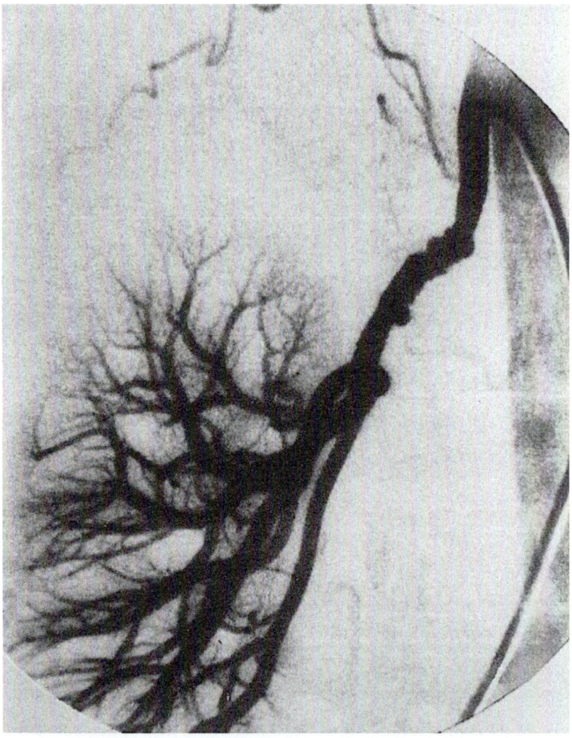

Abb. F13-2 Perlschnurphänomen bei einer 35-jährigen Patientin mit fibromuskulärer Dysplasie der rechten Nierenarterie (Ren mobilis).

13.2 Symptomatik und Diagnostik

Patienten mit chronischen Verschlussprozessen der Nierenarterien sind nicht nur von der Entwicklung eines renovaskulären Hochdrucks, sondern auch von einer progredienten Niereninsuffizienz bedroht. Bei ca. 15% aller dialysepflichtigen Patienten wird als Ursache des terminalen Nierenversagens ein Nierenarterienverschluss verantwortlich gemacht.
Als Screening-Methode haben sich bei Verdacht auf eine Nierenarterienstenose die Ultraschalluntersuchung zur Bestimmung von Nierengröße und -form sowie die farbkodierte Duplexsonographie zur Beurteilung von Flussgeschwindigkeit und Fließeigenschaften (Turbulenzen?) bewährt. Bei einer über 60%igen Stenose beträgt die systolische Spitzengeschwindigkeit mehr als 180–200 cm/sec. Der sog. Widerstandsindex (RI = renal artery resistance index = [1 – enddiastolische Flussgeschwindigkeit/maximale systolische Geschwindigkeit] × 100) erlaubt eine Prognose bezüglich einer möglichen Verbesserung des Blutdrucks und der Nierenfunktion. Bei einem RI von über 80 ist der diesbezügliche Erfolg einer Intervention fraglich. Für die Indikationsstellung des therapeutischen Vorgehens ist eine Gefäßdarstellung unverzichtbar. Die i. a. DSA erlaubt nicht nur eine Aussage über die Gefäßmorpholo-

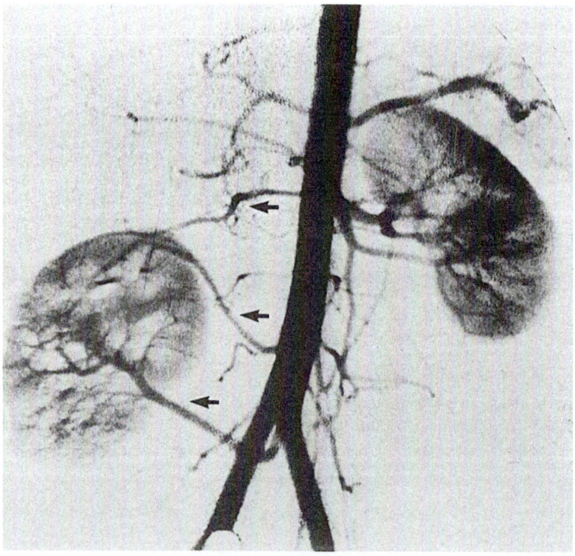

Abb. F13-3 35-jähriger Hypertoniker mit atypisch gelegener rechter Niere, die von drei Nierenarterien (Pfeile) versorgt wird (DSA).

gie, sondern auch über den Funktionszustand der betroffenen Niere: Eine verspätete Parenchymfärbung und eine Verminderung der Parenchymgröße lassen auf eine hämodynamisch wirksame Nierenarterienstenose schließen. Möglicherweise kann die in DSA-Technik vorgenommene Arteriendarstellung in naher Zukunft von der minimal invasiven MR-Angiographie oder der CT-Angiographie abgelöst werden.
Letztere hat bezüglich eines Stenosegrades von über 50% eine Sensitivität von 89% und eine Spezifität von 98%. Eine NMR-Angiographie ist beim Vorliegen einer Niereninsuffizienz angezeigt, da hierfür kein nephrotoxisches Kontrastmittel notwendig ist. Validitätsstudien zeigen eine über 95%ige Sensitivität und eine über 90%ige Spezifität. Schwierig ist allerdings die Differenzierung zwischen mittel- und hochgradigen Verschlussprozessen.

!

Unerlässlich für die Einschätzung des Revaskularisationserfolgs ist eine Funktionsdiagnostik, d.h. der Nachweis eines ursächlichen Zusammenhangs zwischen Nierenarterienstenose und Hypertonus bzw. Niereninsuffizienz. Mit der Captopril-Renographie (= ACE-Inhibitor-Szintigraphie mit 99m-Diethylentriaminpentasäure oder Mercaptoazetyltriglyzin) lassen sich neben der Globalfunktion die seitengetrennte prozentuale Verteilung und die Clearance präoperativ (und postoperativ) bestimmen.

Bei einseitiger Nierenarterienstenose ist eine Voraussage des Therapieerfolgs mit dem Captopril-Test (Messung der Plasma-Reninaktivität 1 Stunde nach oraler Gabe von 25 mg Captopril) mit einer Sensitivität und Spezifität von je über 90% möglich.

13.3 Indikation zur operativen bzw. interventionellen Therapie

Indikationen zur Beseitigung einer Nierenarterienstenose sind

- Ausschaltung der Hochdruckursache
- Beseitigung (oder Verhinderung) einer prärenalen Niereninsuffizienz.

Hierfür kommen grundsätzlich offene chirurgische Rekonstruktionsverfahren und eine PTA, ggf. mit Stent-Implantation, in Frage. Wegen der – wenn auch geringen – Gefahr einer schwerwiegenden Komplikation bei der PTA, die einen notfallmäßigen Eingriff notwendig macht, gelten für die Angioplastie grundsätzlich dieselben allgemeinchirurgischen Kontraindikationen wie für die Operation: Patienten mit schweren internistischen Begleiterkrankungen (KHK, zerebrovaskuläre Insuffizienz) oder stark reduzierter Lebenserwartung sind oft keine Kandidaten für interventionelle lumeneröffnende Maßnahmen. Ebenso sollten Patienten mit medikamentös gut einstellbarem Hypertonus und solche mit ausgedehnten intrarenalen Gefäßveränderungen weder operiert noch dilatiert werden.
Für die chirurgische Therapie von Nierenarterienstenosen gelten folgende Indikationen:

- PTA aus anatomischen Gründen nicht möglich oder unsicheres Ergebnis
  - Ostiumstenose (hohe Rezidivstenoserate trotz Stent-Einbringung von 18–21% mit potentieller Verschlechterung der Nierenfunktion)
  - Nierenarterienverschluss
  - Nierenarterienaneurysma
  - Knickstenose
- Simultanoperation (z. B. beim infrarenalen Aortenaneurysma)
- nicht gelungene PTA oder Komplikationen bei PTA.

Die arteriosklerotische Ostiumstenose und der Totalverschluss der Nierenarterie sind die wichtigsten Operationsindikationen. Aus anatomischen Gründen sind auch das Nierenarterienaneurysma und ein ungünstiger Gefäßverlauf (Kinking) sowie periphere Stenosen der intrarenalen Äste der PTA häufig nicht zugänglich.

!

Organ- oder lebensbedrohliche Komplikationen nach PTA wie Perforation mit starker Blutung oder Dissektion mit konsekutivem Nierenarterienverschluss sind Indikationen für einen Noteingriff.

Eine nicht gelungene PTA mit und ohne Stenting mit hämodynamisch wirksamer (Rest-)Stenose kann dagegen einem elektiven chirurgischen Eingriff zugeführt werden. Hauptindikationen für interventionelle Methoden (PTA, Stent) sind die uni- oder bilaterale Stammstenose und die fibrodysplastische Stenose (Abb. F13-4).

13.4 Operative Therapie

Im Rahmen einer Operation wegen eines Bauchaortenaneurysmas oder wegen aortoiliakaler Verschlussprozesse werden ein- oder doppelseitige Nierenarterienstenosen in derselben Sitzung operativ mit korrigiert.

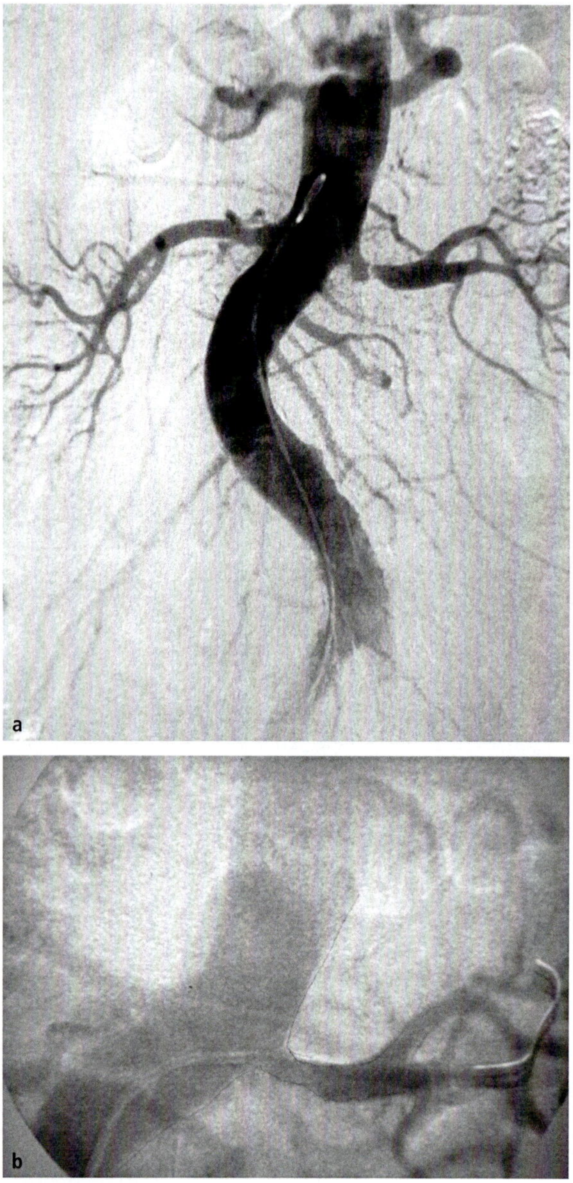

Abb. F13-4a und b
a: Subtotale Nierenarterienstenose links bei einem 72-jährigen Mann mit medikamentös nicht einstellbarem Hypertonus; Begleiterkrankungen: KHK, Hyperlipidämie, Adipositas; keine Niereninsuffizienz bzw. ischämische Nephropathie.
b: Nach PTA und Stent-Implantation (5 mm).

13.4.1 Operativer Zugang

Der operative Zugang zu den Nierenarterien erfolgt in Rückenlage des Patienten. Nach medianer oder querer Oberbauchlaparotomie wird entweder suprakolisch durch Abpräparation der rechten oder der linken Kolonflexur (je nachdem welche Nierenarterie rekonstruiert werden soll) oder infrakolisch durch das Mesokolon eingegangen.

Der suprakolische Zugang (Abb. F13-5) empfiehlt sich für die Rekonstruktion von Nierenarterienveränderungen, die weit nach peripher reichen. Um zur linken Nierenarterie zu gelangen, wird das Lig. gastrocolicum durchtrennt und die linke Kolonflexur nach rechts mobilisiert. Es folgt die Freilegung der linken Nierenvenen (evtl. mit Ligatur und Durchtrennung der V. spermatica bzw. ovarica und der V. suprarenalis). Anschließend lässt sich die linke Nierenarterie bis zu ihrem Abgang aus der Aorta freilegen.

Der Zugang zur rechten Nierenarterie gelingt nach Mobilisation der Flexura hepatica und des Duodenums (Kocher-Manöver) nach rechts. Nach Identifizierung der Nierenvene wird die Nierenarterie, die sich unter

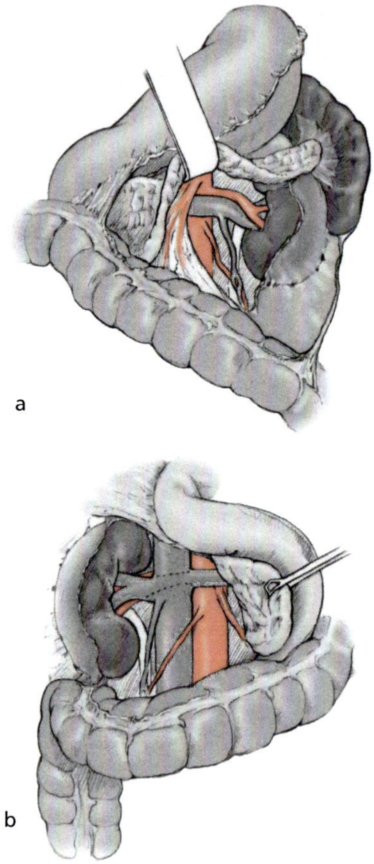

Abb. F13-5a und b Suprakolischer Zugang für die Rekonstruktion von Nierenarterienstenosen.
a: Freilegung der linken Nierenarterie. Durchtrennung des Lig. gastrocolicum, Auslösen der linken Kolonflexur, die mit dem zugehörigen Mesokolon nach medial geschlagen wird. Freilegen der linken Nierenvene und der darunter liegenden Nierenarterie.
b: Freilegung der rechten Nierenarterie. Spalten des Retroperitoneums, Ablösen des Duodenums und der rechten Kolonflexur von der Nierenfettkapsel. Freilegen der rechten Nierenvene. Die rechte Nierenarterie liegt unter dem von der V. cava inferior und den beiden Nierenvenen gebildeten Venenkreuz.

dem von der untereren Hohlvene und den beiden Nierenvenen gebildeten Venenkreuz befindet, freipräpariert.
Bei aortennahen Verschlussprozessen oder extremer Adipositas ist der infrakolische Zugang dem suprakolischen vorzuziehen (Abb. F13-6). Hierbei werden Querkolon und großes Netz nach oben geschlagen, die Flexura duodenojejunalis und das Mesenterium abpräpariert und das Peritoneum über der Aorta längs inzidiert. Nach dem Freilegen, Anschlingen und Mobilisieren der linken, die Aorta kreuzenden Nierenvene (Ligatur und Durchtrennung der in sie einmündenden V. suprarenalis und V. spermatica bzw. ovarica) findet sich die linke Nierenarterie in Höhe der Kreuzungsstelle der linken Nierenvene mit dem linken Rand der Aorta.
Um zur rechten Nierenarterie zu gelangen, kann es notwendig sein, die untere Hohlvene (nach Unterbindung und Durchtrennung von Lumbalvenen und nach Freilegung auch der rechten Nierenvene) nach rechts zu mobilisieren.

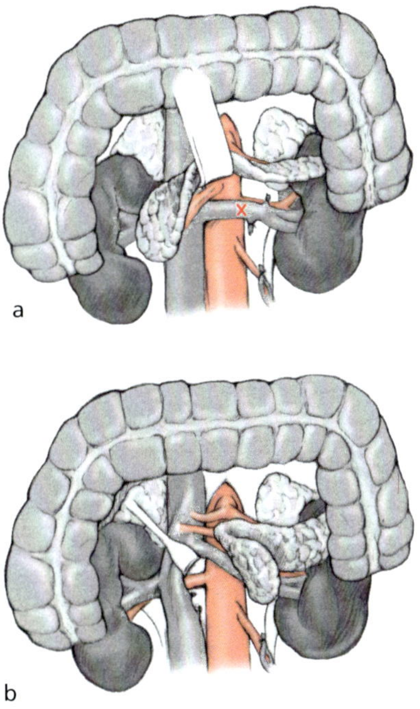

Abb. F13-6a und b Infrakolischer Zugang für die Rekonstruktion von Nierenarterienstenosen. Colon transversum nach kranial hochgeschlagen, Flexura duodenojejunalis retroperitoneal abgelöst.
a: Freilegung der linken Nierenarterie. Präparation und Mobilisation der linken Nierenvene. V. suprarenalis und V. spermatica (bzw. V. ovarica) durchtrennt. Nierenarterienabgang an der Kreuzungsstelle der linken Nierenvene mit dem linken Aortenrand.
b: Freilegung der rechten Nierenarterie. V. cava inferior nach Ligatur und Durchtrennung zweier Lumbalarterien nach rechts verzogen. Abgang der rechten Nierenarterie unter dem Venenkreuz (s. Abb. F13-5b).

13.4.2 Operative Standardverfahren

Die Wahl des Rekonstruktionsverfahrens richtet sich nach der Art, der Lokalisation und der Ausdehnung des Verschlussprozesses. Zur Verfügung stehen:

- Desobliterationsverfahren
  - direkte Endarteriektomie
  - indirekte transaortale Endarteriektomie
- Resektion der Stenose
  - mit End-zu-End-Naht
  - mit Transplantatinterposition
- Resektion der Stenose und Reinsertion
  - an den Aortenabgang
  - am Ort der Wahl
- aortorenale Transplantatinterposition
- extraanatomische Rekonstruktionen
- Ex-situ-Repair und Autotransplantation.

!

Bei der Abklemmung der Nierenarterie muss die ischämische Toleranzzeit der Niere berücksichtigt werden. Als Faustregel gilt, dass eine vollständige Durchblutungsunterbrechung von über 1 Stunde zu vermeiden ist. Gegebenenfalls muss eine Kaltperfusion zur Temperatursenkung in der Niere durchgeführt werden.

Bei unilateraler Rekonstruktion mit voller Funktionstüchtigkeit der kontralateralen Niere kann die Blutstromunterbrechung in der Regel auch ohne Kaltperfusion auf eine Dauer von 90 Minuten ausgedehnt werden.
Beim Vorliegen einer aortennahen arteriosklerotischen Nierenarterienstenose kommen die Desobliterationsverfahren in Frage. Für die direkte Endarteriektomie einer unilateralen Stenose wird der Nierenarterienabgang aus der Aorta ausgeklemmt und die Nierenarterie über die Stenose hinaus längs eröffnet (Abb. F13-7). Nach der Ausschälung des stenosierenden Intimazylin-

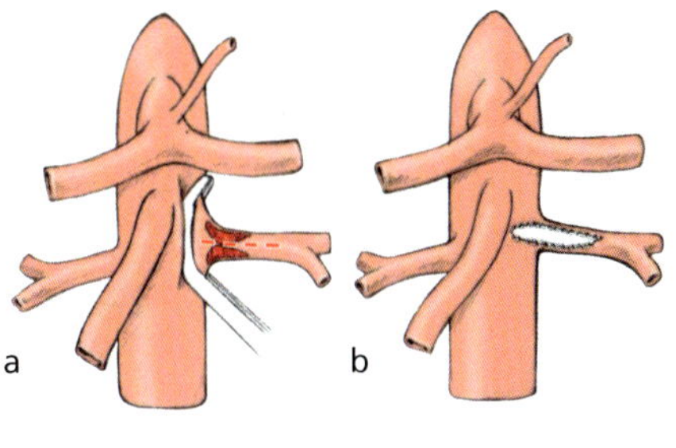

Abb. F13-7a und b Endarteriektomie einer unilateralen Nierenarterienstenose.
a: Ausklemmen des Nierenarterienabgangs, Längseröffnung und Ausschälung der Nierenarterie.
b: Arteriotomieverschluss mit einem Venen-Patch.

ders unter Sicht (cave: distale Intimastufe) wird die Längsarteriotomie durch fortlaufende Naht oder durch das Einnähen eines Venenpatches verschlossen.

Bilaterale Stenosen lassen sich transaortal über eine Quer- oder Längsinzision der Aorta desobliterieren (Abb. F13-8). Da das periphere Verschlussende nach Längseröffnung der Aorta in der Regel nicht einzusehen ist, sollte die indirekte Endarteriektomie auf diesem Weg nur bei unmittelbar an den Nierenarterienabgängen lokalisierten Verschlussprozessen durchgeführt werden.

Die Resektion der Stenose mit End-zu-End-Naht oder mit Interposition eines Veneninterponats kommt in Betracht, wenn kurzstreckige Verschlussprozesse im Hauptstamm der Arterie (z. B. eine ringförmige fibromuskuläre Stenose) vorliegen (Abb. F13-9).

Beim Vorliegen einer elongierten Nierenarterie lassen sich kurzstreckige aortennahe Stenosen nach Durchtrennung der Nierenarterie ca. 1 cm distal ihres Abgangs und nach Desobliteration der Gefäßstümpfe durch Reimplantation in den Aortenabgang oder am Ort der Wahl korrigieren (Abb. F13-10).

Das am häufigsten angewandte Revaskularisationsverfahren ist die aortorenale Transplantatinterposition (am besten mit autologer V. saphena magna), da sich hierdurch sowohl kurz- wie langstreckige Verschlussprozesse korrigieren lassen (Abb. F13-11a). Hierbei wird zunächst die aortale Anastomose mit dem Venentransplantat durch Exzision einer entsprechend großen Öffnung aus der seitlichen Aortenwand und Einnähen des vorbereiteten Interponats mit einem Erweiterungs-Patch hergestellt. Anschließend wird die Nierenarterie abgangsnah unterbunden (Durchstichligatur) und durchtrennt. Schließlich erfolgt die Herstellung einer angeschrägten End-zu-End-Anastomose der poststenotischen Arterie mit dem Transplantat. Auf der rechten Seite wird das Transplantat vor der unteren Hohlvene platziert.

Für die Revaskularisation von bilateralen Nierenarterienstenosen bietet sich der Brücken-Bypass nach van Dongen an (Abb. F13-11b).

Falls die Milzarterie frei von arteriosklerotischen Veränderungen ist, kann sie als Spenderarterie für die linke Niere verwendet werden (splenorenale End-zu-End-Anastomose, Abb. F13-12a). Als weitere extraanatomische Rekonstruktionen kommen die iliakorenale Veneninterposition (Abb. F13-12c) sowie Interpositionen zwischen A. mesenterica superior und linker Nierenarterie bzw. zwischen A. hepatica und rechter Nierenarterie (Abb. F13-12b) in Betracht.

Beim Vorliegen von peripheren (meist fibromuskulären) Stenosen der extrarenalen Nierenarterienbifurkationen bzw. der Segmentarterien oder für die Sanierung anderer hilusnaher Gefäßläsionen (Aneurysmen, a. v. Fisteln) kann eine partielle Ex-situ-Korrektur notwendig werden. Hierbei wird die Niere suprakolisch freigelegt, aus der Fettkapsel freipräpariert und nach ventral und kaudalwärts verlagert (Anteposition der Niere). Die Kontinuität der Nierenvene und des Harnleiters bleibt erhalten. Anschließend erfolgt die Korrektur der hilusnahen Gefäße unter Einsatz mikrochirurgischer Techniken (evtl. in Kombination mit Kaltperfusion). In Ausnahmefällen wird man sich zu einer Autotransplantation der Niere (analog zur homologen Nierentransplantation) mit Verlagerung der Niere in das kleine Becken unter Kontinuitätserhaltung des Ureters entschließen müssen (Ex-vivo-Repair).

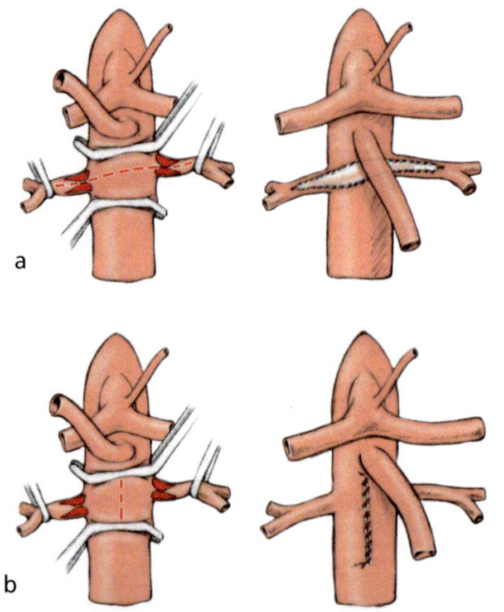

Abb. F13-8a und b Transaortale Endarteriektomie von bilateralen Nierenarterienstenosen.
a: Direkte transaortale Endarteriektomie.
b: Indirekte transaortale Endarteriektomie.

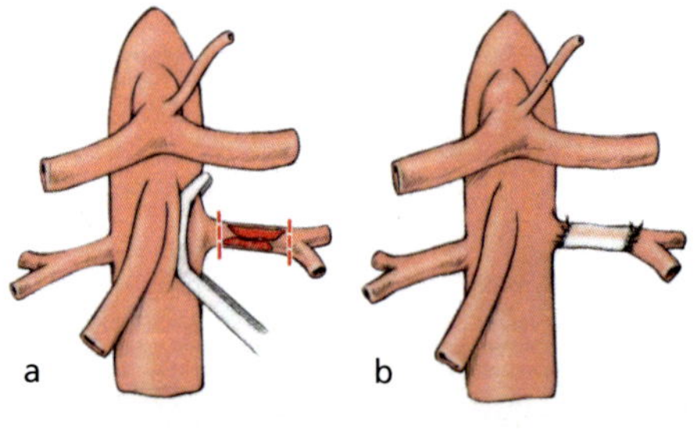

Abb. F13-9a und b Stenoseresektion mit Transplantatinterposition.
a: Ausklemmen des Arterienabgangs und Resektion des stenotischen Gefäßabschnitts.
b: Rekonstruktion mit Veneninterponat.

13.5 Prognose

Nierenarterienläsionen mit über 50%iger Lumeneinengung haben ein hohes Risiko der Stenoseprogression: Innerhalb von wenigen Jahren kommt es bei ca. 10% der Erkrankten zum Totalverschluss der Nierenarterie. Durch invasive Behandlungsmethoden (Operation, PTA, Stenting) wird bei jedem zweiten der Patienten eine Normotonie erreicht, bei einer entsprechenden Selektionierung sogar in 80–90% der Fälle. Dasselbe gilt für die Abwendung bzw. Verbesserung einer Niereninsuffizienz.

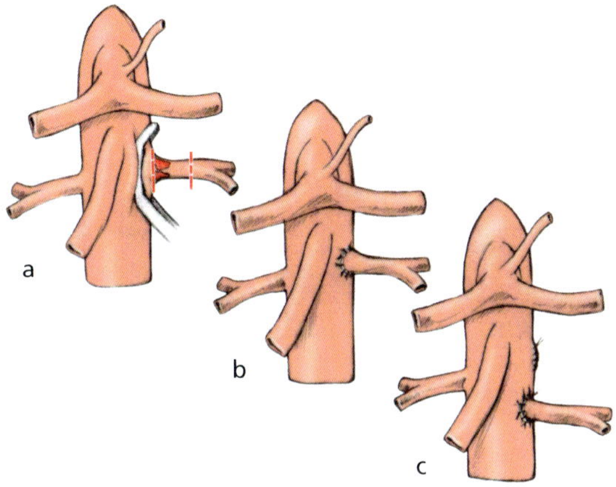

Abb. F13-10a–c Stenoseresektion mit Arterienreimplantation.
a: Resektion des stenotischen Gefäßabschnitts.
b: Reimplantation am Abgangsort (nach Endarteriektomie des Ostiums).
c: Reimplantation am Ort der Wahl.

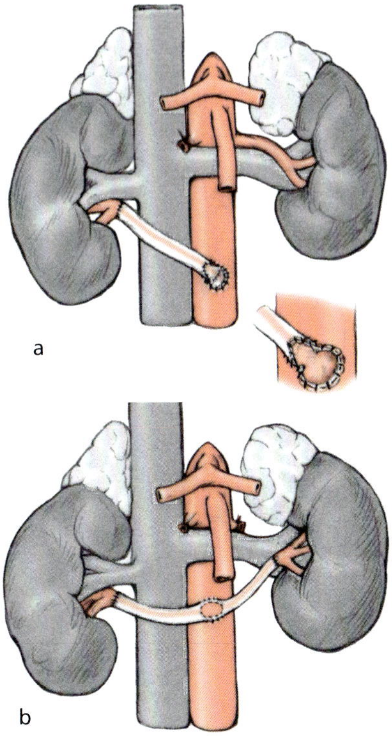

Abb. F13-11a und b Aortorenale Transplantatinterposition.
a: Bei unilateraler (rechtsseitiger) Nierenarterienstenose
b: Bei bilateraler Nierenarterienstenose („Brücken-Bypass").

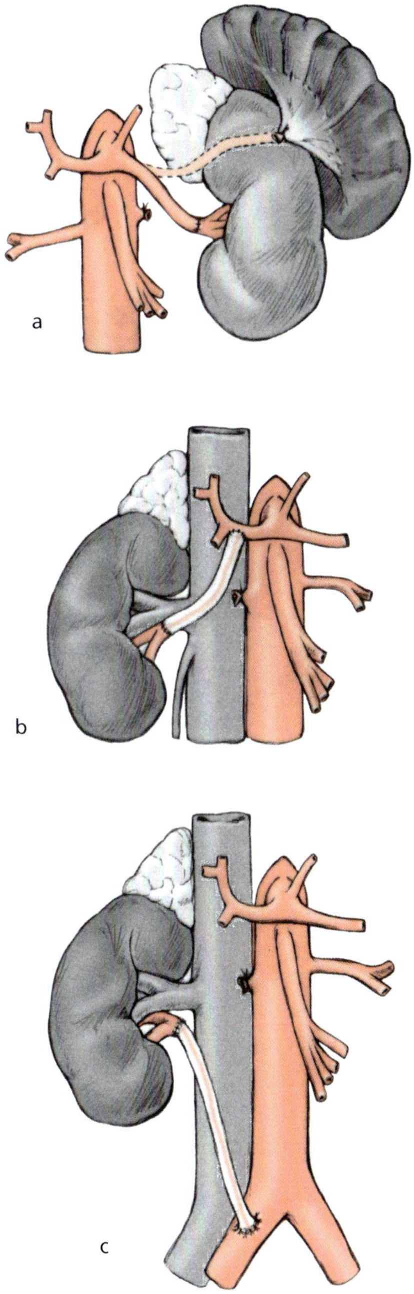

Abb. F13-12a–c Extraanatomische Rekonstruktionen.
a: Splenorenale End-zu-End-Anastomose.
b: Hepatikorenaler Bypass.
c: Iliakorenale Interposition.

F13

Hierbei sind die offenen chirurgischen Revaskularisationsmaßnahmen und die PTA nicht konkurrierende, sondern sich ergänzende Verfahren. Nach neueren Untersuchungen sind die chirurgisch behandelten Patienten bezüglich der primären Erfolgsrate und der Rezidivstenoserate den Patienten mit PTA zwar überlegen, die Daten sind aber statistisch nicht signifikant. Eingerechnet ist die höhere Operationsletalität (ca. 4%).

13.6 Literatur

Bush RL, Najibi S, MacDonald M, et al.: Endovascular revascularization of renal artery stenosis: Technical and clinical results. J. Vasc. Surg. 933 (2001) 1041–1049

Chiche L, Kieffer E, Sabatier J: Renal autotransplantation for vascular disease: Late outcome according to etiology. J. Vasc. Surg. 37 (2003) 353–361

Dean RH, Oskin TC: Surgery of the renal arteries. Indication, technique and results. Gefäßchirurgie 1 (2000) 6–13

Dorros G: Multicenter Palmaz stent renal artery stenosis revascularization registry report: Four-year follow-up of 1058 successful patients. Catheter Cardiovasc Interv 55 (2002) 182–188

Edwards MS, Cherr GS, Hansen KJ: Treatment of renovascular disease: Surgical therapy. In: Hallet JW Jr., Mills JW, Earnshaw JJ, et al. (eds): Comprehensive vascular and endovascular surgery. Mosby 2004, 326–359

Grabensee B, Voiculescu A: (2003) Nierenarterienstenose und renovaskuläre Hypertonie. Klinikarzt 10 (2003) 334–339

Grüntzig A, Kuhlmann U, Vetter W: (1988) Treatment of renovascular hypertension with percutaneous transluminal dilatation of a renal artery stenosis. Lancet 1 (1988) 801–802

Hupp T, Clorius JH, Tofighnia F, et al.: Wandel der Indikation zur chirurgischen Therapie, Vorhersage des Therapieerfolges. Nierenhochdruckkrankh. 22 (1993) 420–428

Krumme B, Blum U, Schwertfeger E, et al.: Diagnosis of renovascular disease by intrarenal and extrarenal Doppler scanning. Kidney Int. 50 (1996) 1288–1292

Moss JG: Treatment of renovascular disease: Endovascular therapy. In: Hallet JW Jr., Mills JW, Earnshaw JJ, et al. (eds): Comprehensive vascular and endovascular surgery. Mosby 2004, 326–336

Rademacher J: Use of Doppler ultrasonography to predict the outcome of therapy for renal artery stenosis. N. Engl. J. Med. 2 (2001) 410–417

Reyes R, Carreira I, Prado MD et al.: Utility of gadolinium as a contrast medium in endovascular therapeutic procedures. Radiologica 43 (2001) 435–438

Roditi G: Contrast-enhanced magnetic resonance angiography. Br. J. Surg. 89 (2002) 817–820

Sherr GS, Hansen KJ, Craven TE, et al.: Surgical management of atherosclerotic renovascular disease. J. Vasc. Surg. 35 (2002) 236–145

Spies K-P, Schulte KL, van Gemmeren D, et al.: Colour coded duplex sonography, 99Tc-DTPA scintigraphy and plasma renin activity (PRA) before and after captopril in the diagnosis of renal artery stenosis. Clin. Exp. Hypertonus 12 (1990) 490

Tayler SM, Langan EM, Snyder BA, et al.: Concomitant renal revascularization with aortic surgery: are the risks of the combined procedures justified? Am. Surg. 66 (2000) 768–762

Tollefson DFJ, Ernst CB: Natural history of atherosclerotic renal artery stenosis associated with aortic disease. J. Vasc. Surg. 14 (1991) 327–334

Weibull J, Bergquist D, Bergentz SE, et al.: Percutaneous transluminal renal angioplasty vs. surgical reconstruction of atherosclerotic renal artery stenosis: A prospective randomized study. J. Vasc. Surg. 18 (1993) 841–851

Yutan E, Glickerman DJ, Caps MT et al.: Percutaneous transluminal revascularization for renal artery stenosis: Veterans Affairs Puget Sound Health Care System Experience. J. Vasc. Surg. 34 (2001) 685–693

Zierler RE, Bergelin RO, Isaacson JA, et al.: Natural history of atherosclerotic renal artery stenosis: A prospective study with duplex ultrasonography. J. Vasc. Surg. 19 (1994) 250–259

G

Extraanatomische Verfahren

G1

G1 Extraanatomische Bypass-Chirurgie

H. Kogel

1.1 Indikation

Die Weiterentwicklung von Bypass-Materialien mit besserem bindegewebigem Einbau und besserer externer Verstärkung hat die therapeutischen Möglichkeiten in der Gefäßchirurgie erheblich erweitert.
Da in bestimmten Fällen anatomische Rekonstruktionen nur unter hohem Risiko vorgenommen werden können, ist ein Ausweichen auf andere, insbesondere extraanatomische Verfahren zuweilen notwendig.
Bei Vorliegen lokal begrenzter Infekte bzw. chronisch-entzündlicher intraabdomineller Prozesse (chronische Pyelonephritis, chronisch-rezidivierende nekrotisierende Pankreatitis, M. Crohn oder Colitis ulcerosa u. a.) in der Nachbarschaft eines potentiellen Transplantatlagers ist die extraanatomische Umgehung derartiger Problemzonen mit Kunststoff sinnvoll.
Auch bei ausgedehnten Vernarbungen im potentiellen Operationsgebiet, wie z. B. nach Radiatio der Beckenorgane oder bei ausgedehnten Verwachsungen nach abdominellen Operationen und gleichzeitig erhöhtem allgemeinem Risiko, kann die Indikation für ein extraanatomisches Bypass-Verfahren gegeben sein. Ein typisches Beispiel für letzteren Fall ist der Zustand nach ausgedehnter Kolonresektion (z. B. wegen eines Karzinoms) bei vorbestehender Leberzirrhose.
Bei der Rekonstruktion der supraaortischen Äste haben sich in jüngster Zeit extraanatomische, extrathorakale Bypass-Verfahren gegenüber den direkten Rekonstruktionen mit Sternotomie durchgesetzt. Hierdurch konnten Morbidität und Letalität von 10 % auf unter 1 % gesenkt werden. Derartige extraanatomische Verfahren sind für den Patienten weniger belastend als Eingriffe mit Sternotomie. Sie weisen darüber hinaus – bei gleich guten Ergebnissen – eine geringere Rate typischer Komplikationen wie z. B. Nervenläsionen, Lymphfisteln und Sternumosteomyelitis auf.
Liegen für anatomische Verfahren, insbesondere in der Aortenchirurgie, sehr hohe allgemeine Operationsrisiken vor, ist bei AVK alternativ eine Rekonstruktion durch einen extraanatomischen Bypass (z. B. einen axillofemoralen Bypass) bei geringem Operationsrisiko möglich. Auch der diagonale iliakofemorale Crossover-Bypass mit zentraler extraperitonealer Freilegung und quere iliakale bzw. femorofemorale Crossover-Methoden gehören zum extraanatomischen Repertoire (Abb. G1-1). Mit Hilfe dieser Verfahren können auch betagte Menschen mit AVK und großem Operationsrisiko effektiv behandelt werden.
Eine weitere Indikation, nämlich die axillobifemorale Umgehung bei Vorliegen eines allgemein nicht operablen Aortenaneurysmas, ist heutzutage mehr als umstritten. Die ursprüngliche Vorstellung, durch Umgehung der Aorta abdominalis eine Drucksenkung zu bewirken, um dadurch die Rupturgefahr eines Aortenaneurysmas zu reduzieren, gilt als fragwürdig und ist

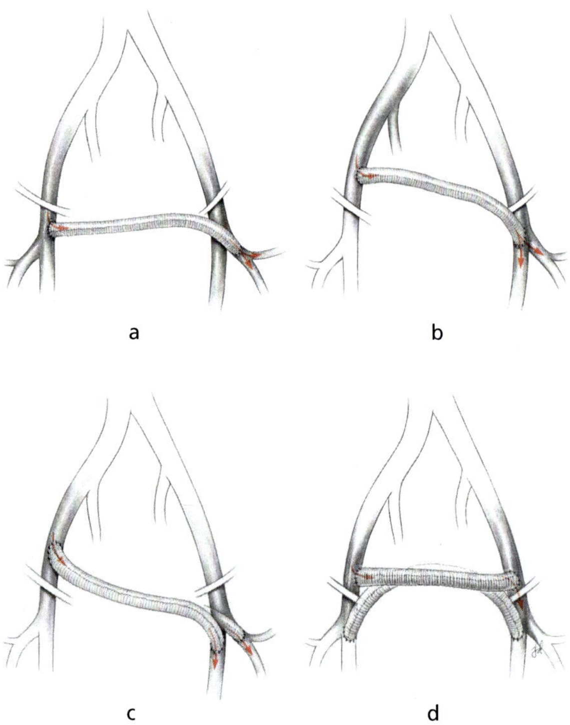

Abb.G1-1a–d Crossover-Bypass-Verfahren.
a: Infrainguinal femorofemoral von rechts nach links.
b: Diagonal iliofemoral (auch A. iliaca communis möglich) von rechts nach links.
c: Diagonal iliofemoral angeschrägte zentrale Anastomose.
d: Supra- oder infrainguinaler Crossover (nach Brunner 1996)

bislang in keinster Weise bewiesen. Die Implantation endoluminaler Stent-Prothesen ist bei Risikopatienten die Methode der ersten Wahl, sofern die Gefäßkonfiguration hierzu geeignet ist.

Indikationen für extraanatomische Bypassverfahren:
- Umgehung einer Infektzone (meist Protheseninfekt)
- Umgehung wegen lokaler Risiken (Narbengebiet) nach Radiatio bzw. nach Voroperationen
- Ausweichverfahren zur Reduzierung lokaler Komplikationen (supraaortisch)
- Ausweichverfahren bei allgemein erhöhtem Operationsrisiko.

1.2 Klinischer Befund

Die klinische Untersuchung entspricht dem üblichen gefäßchirurgisch-angiologischen Vorgehen. Ein kompletter Pulsstatus sollte erhoben, Begleiterkrankungen sollten berücksichtigt und klinisch orientierend Spender- und Empfängerarteriensegmente für den extraanatomischen Bypass bereits festgelegt werden.
Bei Vorliegen von lokalen Infekten gilt es, die Ausdehnung des Entzündungsprozesses zu bestimmen, um den Sicherheitsabstand der extraanatomischen Bypass-Führungen richtig beurteilen zu können.
Bereits präoperativ sollten peripher gelegene Infekte durch vorsichtiges Débridement und Drainage sowie durch systemische antibiotische Behandlung unter Berücksichtigung des Resistogramms behandelt werden.
Anamnestische Angaben einschließlich auswärtiger Operationsberichte geben Auskunft über das mögliche Ausmaß von intraabdominellen postoperativen Verwachsungen und lassen eine Beurteilung des lokalen Risikos bei anatomischen Verfahren zu. Regionen, die einer therapeutischen Bestrahlung ausgesetzt waren, eignen sich in der Regel nicht für den Durchzug von Kunststoffprothesen, da die lokale Infektabwehr reduziert ist und örtliche Komplikationen (z. B. Ureterverletzungen in der iliakalen Etage) sowie mangelndes Einheilen der Kunststoffarterien zu befürchten sind.
Laboruntersuchungen, insbesondere BSG und Leukozytenzahl, ermöglichen in den meisten Fällen die Beurteilung des Schweregrads einer Protheseninfektion vor einer geplanten extraanatomischen Umgehung.

1.3 Diagnostik

1.3.1 Funktionsuntersuchungen

Die Funktionsuntersuchungen zur Erfassung des Schweregrads der Ischämie beschränken sich im Wesentlichen auf die Ermittlung der Doppler-Verschlussdrücke. Bei AVK der unteren Extremitäten wird ggf. durch Gehstreckentest der Schweregrad der Claudicatio intermittens bestimmt.

1.3.2 Bildgebende Verfahren

Bildgebende Verfahren sind für die Beurteilung von Protheseninfekten von entscheidender Bedeutung.
Da bei lokalen Protheseninfekten meist eine periprothetische Flüssigkeitsansammlung vorliegt, können mit Hilfe der Duplexsonographie die Perfusion des Transplantates, die Ausdehnung der periprothetischen Flüssigkeitsansammlung und die Beteiligung der Anastomosenregion beurteilt werden (siehe Kap. O5).

➡ Einen noch höheren Stellenwert besitzen CT und MRT, weil sie nicht nur in ihrer Aussagekraft genauer sind, sondern vor allem auch die Beziehung zu benachbarten Gewebsstrukturen darstellen und Infiltrationen erkennen lassen.

Durch die angiographische Diagnostik, meist in Form einer intraarteriellen DSA (selten i.v. DSA), ist nicht nur die infizierte Transplantatregion zu beurteilen, sondern darüber hinaus auch festzulegen, welche Empfänger und welche Spendersegmente für das extraanatomische Verfahren in Frage kommen.

Bei der Darstellung der A. axillaris für einen bevorstehenden axillofemoralen Bypass reicht jedoch die duplexsonographische Beurteilung der Axilla aus, da diese meist auch bei fortgeschrittener Arteriosklerose wenig verändert ist.

1.3.3 Risikoabklärung

Extraanatomische Bypass-Verfahren stehen immer dann zur Diskussion, wenn es sich um Patienten mit überhöhtem lokalem oder allgemeinem Risiko handelt. Das Wesen extraanatomischer Verfahren liegt vor allem in der Reduktion der Operationsbelastung für den Patienten, weil die Bypass-Führung meist subkutan oder subfaszial erfolgt und die operativen Zugänge meist klein und begrenzt sind.
Häufig liegen schwere Begleiterkrankungen vor wie:
- koronare Durchblutungsstörungen
- Leberfunktionsstörungen
- Nierenfunktionsbeeinträchtigung
- schwere allgemeine Infekte
- Diabetes mellitus.

Da extraanatomische Verfahren meist am Ende der Möglichkeiten einer therapeutischen Kette in Frage kommen und es entweder eine Amputation oder Lebensbedrohung zu verhindern gilt, wird die Indikation zur Operation bei kritischer Extremitätenischämie oder Protheseninfekten eher großzügig gestellt.
Das geringe Operationsrisiko extraanatomischer Umleitungen und fehlende Alternativen am Ende einer AVK-Behandlung implizieren meist, dass der extraanatomische Bypass einen Weg ohne Wahl darstellt. Bei der Abklärung der Risikofaktoren stellt sich nicht so sehr die Frage der allgemeinen Operabilität, sondern es muss vielmehr untersucht werden, ob der Zustand der Patienten durch eine internistische medikamentöse Therapie für den geplanten Eingriff in absehbarer Zeit verbessert werden kann.

1.4 Therapie

1.4.1 Taktische Überlegungen

Die Wahl extraanatomischer Verfahren richtet sich nach der Lokalisation der so genannten Problemzone,

Tab. G1-1 Extraanatomische Verfahren in Abhängigkeit von der Problemzone.

Problemzone	Bypass-Führung
supraaortisch	Crossover quer, diagonal, retropharyngeal, unilateral
thorakale Aorta	ascendens-abdominal axillofemoral
aortoiliakal	axillofemoral descendofemoral
femoral	iliopopliteal-lateral Obturator-Bypass axillopopliteal
femoropopliteal	femoropopliteal(PIII)-lateral
popliteal	femorokrural-lateral

die durch einen Protheseninfekt, Verwachsungen oder durch die stenosierte Gefäßregionen bestimmt wird (Tab. G1-1).
Wenn bei Vorliegen von Protheseninfekten keine autologen oder homologen Rekonstruktionen in Frage kommen und ein extraanatomisches Verfahren mit Prothese gewählt werden muss, lassen sich bei der Operationsplanung immer zwei Operationsvarianten unterscheiden.
- Bei Vorliegen von septischen **Anastomosenblutungen** muss als Erstes eine Revision der infizierten Prothese im rupturierten Anastomosenbereich vorgenommen werden. Die Gefäßstümpfe werden in einem gesunden Abschnitt aufgesucht, die infizierten Enden nachreseziert und ein Verschluss der Gefäßstümpfe durch einfache oder doppelte Naht vorgenommen. Ggf. ist die Deckung mit gesundem Gewebe wie z. B. Omentum majus, Muskel oder Faszie erforderlich, um eine späte Arterienstumpfblutung zu verhindern.
- Bei **Protheseninfekten,** die nicht zu einer Anastomosenruptur geführt haben, erfolgt nach medikamentös-konservativer Therapie, antibiotischer Abdeckung und evtl. CT-gesteuerter Punktion und Drainage zunächst die extraanatomische Umleitung. Abhängig vom Allgemeinzustand des Patienten erfolgt der septische Teil der Operation mit Entfernung des infizierten Prothesenmaterials in einer zweiten Sitzung mit Aufschub von mindestens vier Tagen.

Die Bypass-Führung und die alternativen Möglichkeiten werden bestimmt durch die Problemzone, die es zu umgehen gilt. Extraanatomische Umgehungen haben folgende Vorteile:
- Anastomosierung an leicht zugänglichen Gefäßregionen
  - kleiner Schnitt
  - geringes Weichteiltrauma

G1

- subkutane oder subfasziale Bypass-Führung mit Tunnelierer oder langer Kornzange
  – geringes Trauma
  – unangetastete Weichteildeckung
- großräumige Umgehung der Problemzone
  – Minderung der allgemeinen Belastung

1.4.2 Operative Verfahren

Supraaortische Umgehungen

Der Zugang zu den supraaortischen Ästen erweist sich, was sowohl die verschiedenen Abschnitte der A. carotis als auch die A. axillaris betrifft, als relativ einfach. Hier bieten sich Crossover-Verfahren und diagonale Bypässe an.

➡ Die Transpositionen stellen, insbesondere bei Vorliegen von Infekten, die Methode der ersten Wahl dar.

Weiträumige Umleitungen, wie z. B. axillokarotideal oder femorokarotideal, sind seltene Verfahren. Auch die retropharyngeale Bypass-Führung wird selten angewandt, obgleich sie eine wesentlich kürzere Umgehung im Karotisbereich erlaubt als der prätracheale Verlauf (Abb. G1-2).

Umgehung der thorakalen Aorta

Infekte im Bereich der Aorta descendens thoracalis können extraanatomisch durch Aszendens-Bypass mit peripherem Anschluss an die Aorta abdominalis oder die Beckenarterien nach Sternotomie unter subfaszialer präperitonealer Bypass-Führung korrigiert werden (Abb. G1-3).

Eine Alternative ohne Eröffnung des Sternums stellt der axillofemorale Bypass dar (Abb. G1-4). Die zentrale Darstellung der A. axillaris erfordert die Berücksichtigung zweier Faktoren:

- Von vielen Autoren wird zur Exposition der A. axillaris bei der Lagerung eine Abspreizung des Arms empfohlen. Nach eigener Erfahrung verschwindet

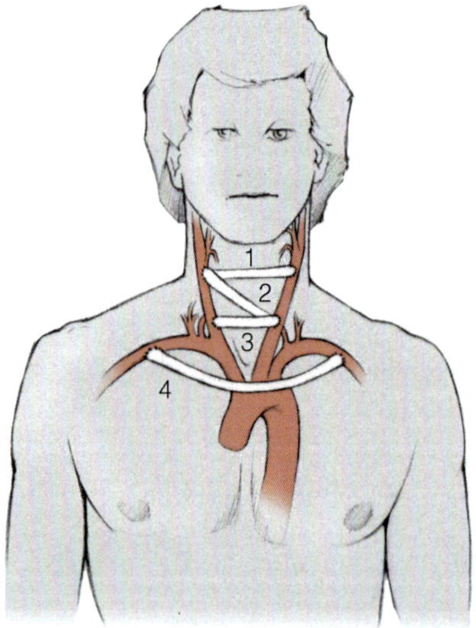

Abb. G1-2 Extraanatomische supraaortische Bypass-Führungen.
1: Querer Crossover-Bypass auf A.-carotis-bulbus-Ebene.
2: Diagonaler Crossover-Bypass. 3: Querer Crossover-Bypass auf A.-carotis-communis-Ebene. 4: Axilloaxillärer Bypass.

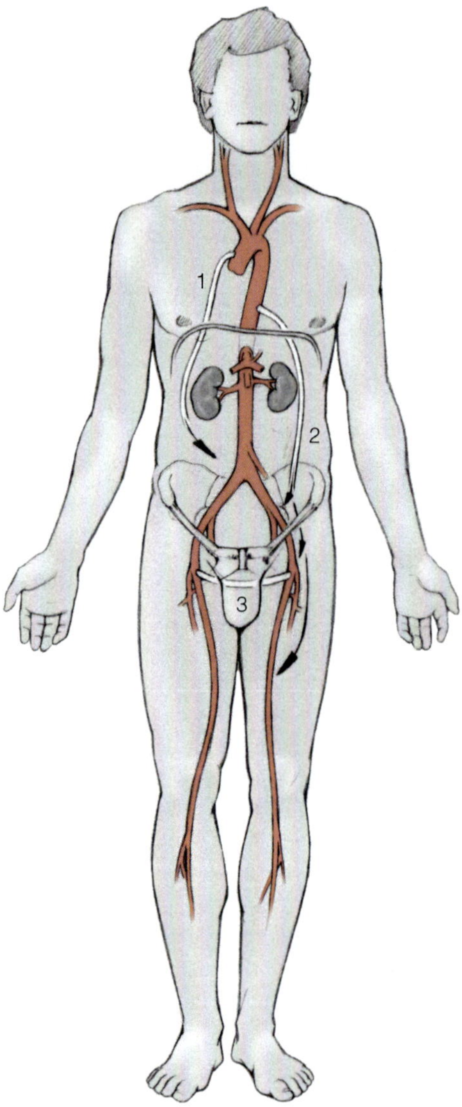

Abb. G1-3 Extraanatomische Bypass-Führung um die Problemzone Aorta thoracica descendens bzw. abdominalis.
1: Sternotomie mit Aorta-ascendens-Aorta-abdominalis-Bypass. 2: Linksseitige Thorakotomie und extraperitonealer Zugang (sparsam) links für einen Aorta-descendens-iliakalen oder -femoralen Bypass. 3: Femorofemoraler Crossover in Kombination mit 1 oder 2.

jedoch die A. axillaris dadurch mehr in der Tiefe, so dass eine Präparation erschwert wird. Bei Anlagerung des Arms (meist rechter Arm) gestattet der direkte Zugang über die Mohrenheim-Grube mit partiellem Abtrennen des M. pectoralis major infraklavikulär einen direkten Zugang zur A. axillaris. Kaudal-lateral wird der M. pectoralis minor eingekerbt, so dass eine ausreichende Exposition leicht möglich wird. Der Truncus thoracoacromialis wird ligiert und abgesetzt, damit in diesem Bereich eine problemlose schräge Anastomosierung End-zu-Seit erfolgen kann.

- Der zentrale, angeschrägte End-zu-Seit-Anschluss sollte so zentral wie möglich (d.h. nahe unter der Klavikula) erfolgen, damit die Exkursionen des Bypasses bei Bewegung des Arms möglichst gering bleiben. Nach eigenen Erfahrungen lässt sich hierdurch am ehesten ein Ausreißen der Prothese vermeiden. Bei ausreichendem Einkerben des M. pectoralis minor kann der Bypass vor diesem und unter dem M. pectoralis major geführt und dann in einem subkutanen Tunnel in der vorderen Axillarfalte bis zur Leiste durchgezogen werden. Die Verfügbarkeit industriell vorgefertigter axillobifemoraler Prothesen mit so genanntem Flow-Devider erleichtern die Arbeit, weil hierdurch statt vierer nur drei Anastomosen (eine zentral, zwei peripher) angelegt werden müssen. Darüber hinaus ist eine zusätzliche Hilfsinzision bei Verwendung langer Tunnelierer im Unterbauch auf ein Minimum von ca. 3–4 cm zu beschränken.

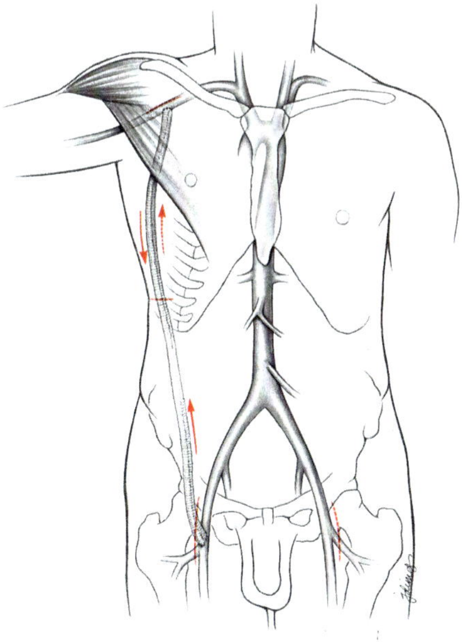

Abb. G1-4 Schematische Darstellung eines axillo(bi)femoralen Bypasses. Die gestrichelten Linien bezeichnen die Hautinzisionen (nach Brunner 1996).

Aortoiliakale Umgehung

Auch bei der aortoiliakalen Umgehung steht die axillofemorale bzw. bifemorale Variante zur Verfügung. Die Wahl eines Aorta-descendens-femoralen Bypasses gestattet die Implantation eines größeren Prothesendurchmessers, wenn der Bypass als Y-Prothese geplant ist.
Der zentrale Anschluss erfolgt nach posterolateraler Thorakotomie im 6. bis 7. ICR.

> **!** Es ist nicht notwendig, die Aorta descendens zirkulär freizulegen – cave: Verletzung des Ductus thoracicus.

Meist ist ein tangentiales Ausklemmen mit zwei großen Satinsky-Klemmen ausreichend, um die Anastomosierung vornehmen zu können.
Ein kleiner extraperitonealer Zugang im linken Unterbauch gestattet nach Beiseiteschieben des Peritonealsacks eine exakt retroperitoneale Bypass-Führung unilateral links.
Für die Crossover-Schenkel nach rechts muss entweder ein subfaszial präperitonealer Weg im Unterbauch oder ein femorofemoraler Crossover gewählt werden. Bei fehlendem retroperitonealem Infekt ist auch der retroperitoneale Durchzug auf der Vorderseite der Aortenbifurkation von links bis zur rechten Leiste möglich.

Femorale Umgehung

Die Drehscheibe der meisten Gefäßrekonstruktionen ist die Leiste. Da hier jedoch auch am häufigsten lokale Komplikationen in Form von Lymphzysten, Lymphfisteln und somit auch von Infektionen anzutreffen sind, haben die extraanatomischen Umleitungen zur Umgehung dieser Region größte Bedeutung.
Folgende Bypass-Führungen bieten sich hier an:

- Der **iliopopliteale laterale Bypass,** bei dem jedoch der Prothesenverlauf eine starke Kurve in Höhe der Beckenschaufel macht und durch die Bewegung des Beins stärkeren Belastungen ausgesetzt ist.
- Der **axillopopliteale Bypass,** dessen Nachteil darin besteht, dass die Prothesenstrecke bei kleinem Kaliber (6–8 mm) relativ lang ist.
- Der so genannte **Obturator-Bypass** (Abb. G1-5 und G1-6), der das Verfahren der ersten Wahl darstellt.

Bei letzterem wird über einen extraperitonealen, suprainguinalen Zugang das Foramen obturatorium dargestellt. Medial der A. obturatoria, direkt unterhalb des tastbaren Schambeins, wird die Membrana obturatoria mit der Schere gespalten und gespreizt, so dass eine ausreichende Lücke für die Transplantatführung ent-

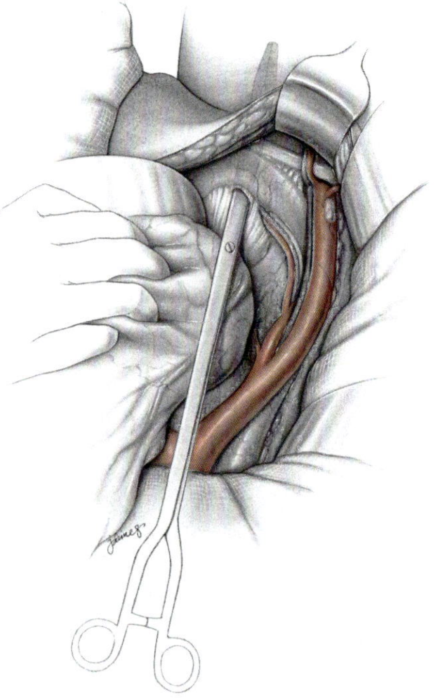

Abb. G1-5 Obturator-Bypass. Zentrale Freilegung extraperitoneal links. Sondierung von zentral nach peripher. Unter dem tastbaren scharfrandigen Schambein medial des Nervus und der Vasa obturatoria instrumentelles Durchstoßen der Faszie (nach Brunner 1996).

steht. Über eine mediale Inzision am Oberschenkel wird nach Freilegung der A. poplitea unmittelbar distal des Adduktorenkanals der M. sartorius nach medial abgedrängt und zwischen den Adduktoren eine geeignete Faszienschicht aufgesucht.
Die Bypass-Führung kann auf dem M. adductor magnus oder dem M. adductor longus erfolgen. Ob nun der Tunnelierer von peripher nach zentral oder von zentral nach peripher geführt werden soll, wird unterschiedlich beurteilt. Nach eigener Erfahrung ist es leichter, von zentral nach peripher vorzugehen, da der Tunnelierer bei umgekehrter Sondierung in dem sehr derben Foramen obturatorium kaum tastbar und dadurch die Gefahr der Verletzung des N. obturatorius relativ groß ist.

Popliteale Umgehungen

Bei Protheseninfekten im Abschnitt I der A. poplitea besteht die Möglichkeit der lateralen Freilegung der A. poplitea im Abschnitt II oder III (Abb. G1-7 und G1-8). Dadurch kann eine laterale Bypass-Führung ilio- oder femoropopliteal vorgenommen werden. Bei Infekten im Abschnitt III der A. poplitea ist eine laterale Bypass-Führung zur kruralen Etage nötig, meist zur A. tibialis anterior.

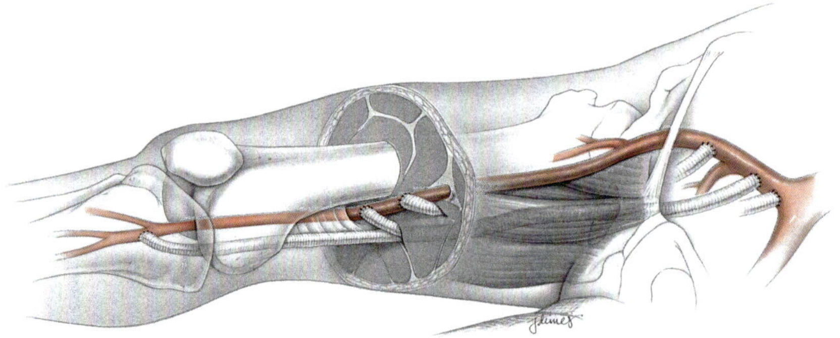

a

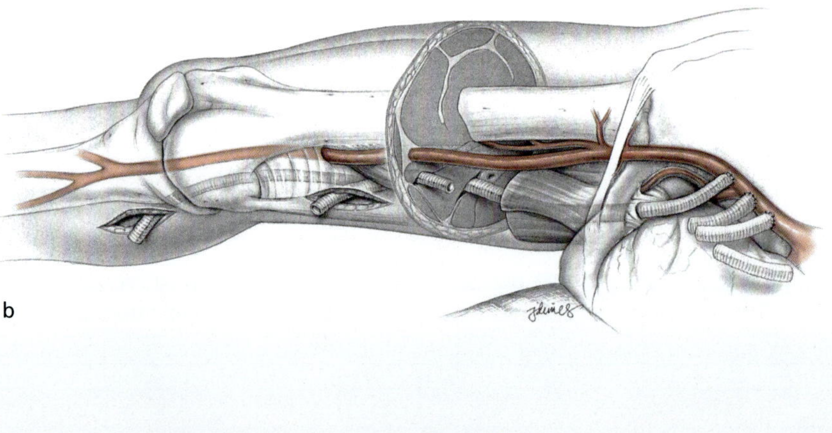

b

Abb. G1-6 a und b Obturator-Bypass. Bypass-Führung entweder auf dem M. adductor magnus (a) oder dem M. adductor longus (b). Zentrale und periphere Anschlussmöglichkeiten je nach lokaler Situation variabel (nach Brunner 1996).

1.5 Komplikationen und deren Behandlung

1.5.1 Sofortkomplikationen

- Sofortkomplikationen sind z. B. postoperative Nachblutungen, die nach den üblichen Regeln zu behandeln sind (siehe Kap. O2).
- Bei Vorliegen eines Bypassverschlusses erfolgt die quere Eröffnung des Bypasses oberhalb der peripheren Anastomose mit Thrombektomie. Eine intraoperative angiographische Kontrolle nach peripher und zentral ist erforderlich, um sowohl periphere als auch zentrale technische Handicaps zu erkennen und richtig interpretieren zu können.
- Extraanatomische Umgehungen bei Protheseninfekten besitzen trotz Einhalten aller Sicherheitsregeln wie Antibiotikaprophylaxe, strenger Asepsis sowie der Trennung von aseptischen und septischen Operationsgebieten ein erhöhtes Infektrisiko. Genaue Infektraten können jedoch nicht angegeben werden, da es sich um kleine Patientenkollektive handelt.

1.5.2 Frühkomplikationen

Komplikationen innerhalb des ersten Jahres sind in erster Linie charakterisiert durch Bypassverschluss infolge Stenosenbildung bei myointimaler Proliferation oder aber durch Abknicken der Prothese.
Bei axillofemoralem Bypass sind Anastomosenausrisse, vor allem aus der A. axillaris, beschrieben worden und sehr gefürchtet.

➡ Durch korrekte Bypass-Anlage – so weit zentral wie möglich – und durch genaue Aufklärung des Patienten – Verbot der Elevation des Arms über 90° – lassen sich diese Komplikationen jedoch weitgehend vermeiden.

Weitere typische Komplikationen subkutaner Bypass-Führung sind die Perigraftreaktion (siehe Kap. O6) und das Dekubitalulkus (s. u.).

1.5.3 Spätkomplikationen

Spätkomplikationen sind in erster Linie geprägt durch Bypass-Verschlüsse (Fortschreiten der AVK, wandständige Thrombenbildung, Embolisation, Anastomosenstenosen, Anschlussaneurysmen), die eine Thrombektomie und ggf. eine Verlängerung der Prothesenführung erforderlich machen.
Die Offenheitsraten iliakofemoraler Diagonal-Bypass-Verfahren kommen direkten aortoiliakalen Rekonstruktionen etwa gleich. Sie liegen zwischen 80 und 90 % nach 4 Jahren.
Anders verhält es sich bei unilateralen axillofemoralen Rekonstruktionen, bei denen nach 2 Jahren meist nur noch 40 % offen sind.

G1

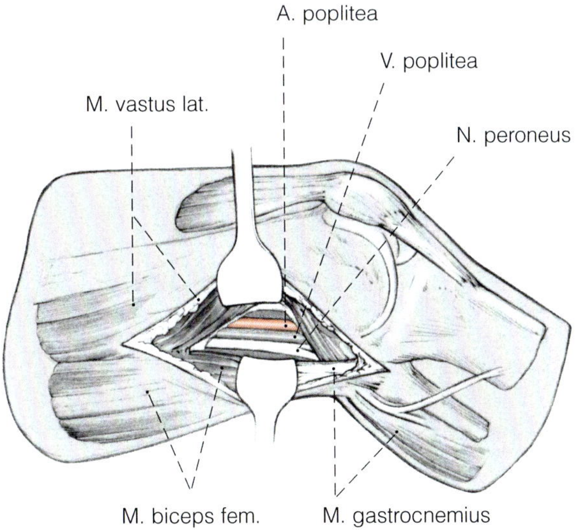

Abb. G1-7 Lateraler Zugang zur A. poplitea im Abschnitt I.

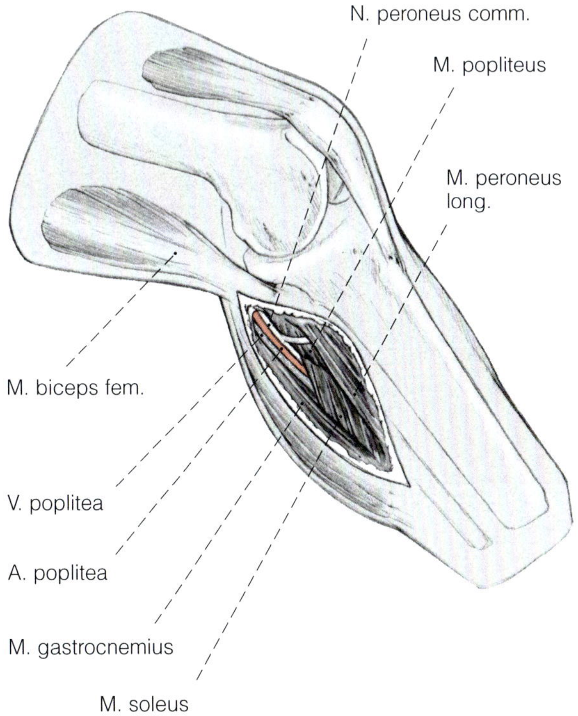

Abb. G1-8 Lateraler Zugang zur A. poplitea im Abschnitt III.

Axillobifemorale Prothesenverläufe haben aufgrund der höheren Flussrate eine bessere Prognose, so dass nach Ablauf von 2 Jahren meist eine Offenheitsrate von über 70% zu beobachten ist.

1.6 Nachbehandlung und Nachsorge – Prognose

Insbesondere bei extraanatomischen Bypass-Verfahren müssen wegen der höheren Gefahr von Prothesenverschlüssen im Vergleich zu anatomischen Rekonstruktionen regelmäßige Kontrolluntersuchungen durchgeführt werden. Hierbei ist die Funktionsfähigkeit der Spender- und Empfängerarterien ebenso zu berücksichtigen wie die Anastomosenregionen (cave: Anschlussaneurysma).

Prothesendilatation bei Verwendung von gestricktem Dacron und Elongationen können zur Bypass-Abknickung führen. Bei sehr hageren Patienten ist in vereinzelten Fällen durch die externe starre Prothesenverstärkung ein Dekubitus der Haut zu beobachten, der eine plastische Deckung mit Hautlappenverschiebung sowie Versenken der Prothese subfaszial erforderlich macht.

Die seltenen Perigraftreaktionen bei subkutaner Bypass-Führung müssen durch einen partiellen Prothesenaustausch behandelt werden.

Auch wenn es sich bei dem dargestellten Patientengut meist um betagte Patienten mit erheblichen Risikofaktoren handelt, deren Lebenserwartung deutlich reduziert ist, sind kurzfristige Nachuntersuchungen im ersten Jahr in dreimonatigen Abständen, ab dem zweiten Jahr in halbjährigen Abständen erforderlich, um die Lebensqualität bei Auftreten von Komplikationen durch so genannte Service-Operationen zu erhalten.

1.7 Literatur

Hepp W: Extraanatomische Umleitungen bei Subclavia-Stenosen und -Verschlüssen. In: Husfeldt KJ, Roth FJ (Hrsg.): Konkurrierende Verfahren in der Gefäßchirurgie. Steinkopff, Darmstadt 1995, 37–46

Hepp W (Hrsg.): 3. Extraanatomische Umleitungen. In: Aortoiliacale Verschlußprozesse, Steinkopff, Darmstadt 1992, 81–134

Kogel H: Der laterale Zugang zur Arteria poplitea – Indikation und Technik. In: Hepp W (Hrsg.): Operative Gefäßzugänge, Steinkopff, Darmstadt 1995, 79–86

Kogel H, Vollmar FJ, Gatter J: Rezidiveingriffe in der aortoiliacalen Gefäßetage – Taktik zielgerechter Therapie. In: Hepp W (Hrsg.): Aortoiliacale Verschlußprozesse, Steinkopff, Darmstadt 1992, 251–259

Prenner K, Rendl K-H, Kretschmer G: Extraanatomische Brücken: Rumpf, Becken und Leiste. In: Brunner U: Gefäßchirurgie. Breitner Chirurgische Operationslehre Band XIII. Urban & Schwarzenberg, München–Wien–Baltimore 1996, 187–198

Schwilden ED: Extraanatomische Umleitungen bei Verschlüssen der Aorta und der Iliacalgefäße. In: Husfeld KJ, Roth FJ (Hrsg.): Konkurrierende Verfahren in der Gefäßchirurgie. Steinkopff, Darmstadt 1995, 131–138

Stoney RJ, Effeney DJ: Complications requiring reoperation. Wylie's Atlas of Vascular Surgery. Lippincott, Philadelphia 1992

Vollmar JF: Rekonstruktive Chirurgie der Arterien, 4. Aufl. Thieme, Stuttgart–New York 1996, 416–419

H

Gefäßchirurgische Zugangseingriffe

H1 Gefäßchirurgische Zugangseingriffe zur Hämodialyse

W. Hepp und S. Langer

1.1 Vorbemerkung

Der terminal niereninsuffiziente Patient bedarf zum Überleben einer regelmäßigen Dialysebehandlung. Dies setzt einen langlebigen, intermittierend benutzbaren und funktionstüchtigen Zugang zum Gefäßsystem oder zur Bauchhöhle voraus.
In der Anfangsphase der Behandlung des akuten Nierenversagens war eine Hämodialyse nur möglich durch Verwendung peripherer Gefäße, die technikbedingt dabei jeweils aufgebraucht wurden und die Dialyse daher von vornherein zeitlich limitierten. Der entscheidende Durchbruch zur Behandlung des chronischen Nierenversagens erfolgte durch die Einführung des partiell implantierbaren Kunststoff-Shunts nach Quinton und Scribner 1960. Dieser war aber aufgrund seines intra- und extrakorporalen Verlaufs von vornherein mit einer hohen Infektionsrate und dadurch auch zeitlichen Limitierung auf Wochen bzw. Monate belastet. Der Beginn der modernen intermittierenden Hämodialysebehandlung begann mit der Entwicklung der inneren direkten arteriovenösen Fistel durch Cimino und Hurwich 1966. Ergänzt wurde dies Ende der 70er bzw. Anfang der 80er Jahre des 20. Jahrhunderts durch Implantation direkt punktierbarer arteriovenöser Kunststoffinterponate.

1.2 Präoperative Diagnostik

1.2.1 Klinik

Die Palpation der Vene unter Oberarmstauung und Faustschlussdurchführung wie vor jeder Blutabnahme genügt meistens, um die Venen am Unterarm zu bewerten. Der Allen-Test reicht zur Beurteilung einer suffizienten arteriellen Handdurchblutung aus.
Bei unzureichender klinischer Beurteilungsmöglichkeit von Arterien und Venen vor der Erstanlage eines Shunts sollte die Gefäßsituation duplexsonographisch oder angiographisch weiter abgeklärt werden.

1.2.2 Duplexsonographie

Die Duplexsonographie, am besten in ihrer farbkodierten Form, stellt als nichtinvasives Verfahren heute die Methode der bildgebenden Primärdiagnostik dar. Bei Verwendung hochauflösender Linearschallköpfe mit

7,5 MHz liefert sie sehr gute morphologische und funktionelle Informationen. Die Methode ist unkompliziert und beliebig oft wiederholbar, so dass sie sich auch zur Verlaufskontrolle eignet. Die Farbkodierung erlaubt die rasche Orientierung über Gefäßverläufe, insbesondere bei komplexeren anatomischen Verhältnissen, und identifiziert stenotische oder thrombotische Bereiche durch Änderung der Farbe zuverlässig. Sie weist daher bei fehlender Farbbelegung sicher auf verschlossene Segmente hin.

1.2.3 Angiographie

Die Indikation zur Angiographie besteht vor allem nach Voroperationen, vor allem im Stadium einer Dysfunktion, die die Shunt-Funktion bedroht. Eine Angiographie sollte nurmehr als digitale intraarterielle Subtraktionsangiographie (DSA) in Form einer Feinnadel-Brachialis-DSA mit den bekannten Vorteilen gegenüber der konventionellen Technik durchgeführt werden.
Eine transfemorale Arteriographie in Seldinger-Technik kann erforderlich werden bei arteriellen Darstellungen am Oberarm und im Schulterbereich und bleibt damit Ausnahmesituationen vorbehalten.
Alternativ kann bei Kontrastmittelunverträglichkeit und Niereninsuffizienz auch die CO_2-Angiographie zum Einsatz kommen. In einzelnen Zentren kommt sie mittlerweile fast ausschließlich zur Anwendung.

1.3 Operatives Vorgehen

1.3.1 Zielsetzung

Die regelmäßige Punktion (üblicherweise 3-mal wöchentlich) mit zwei Kanülen stellt eine Traumatisierung sowohl der arterialisierten Vene als auch des Kunststoffinterponates dar. Damit ergibt sich auch hier von vornherein eine zeitliche Limitierung jeder einzelnen Fistel, wobei allerdings Funktionszeiten von mehreren Jahren erreichbar sind. Da heutzutage praktisch keine Kontraindikationen mehr gegen die Aufnahme einer Hämodialysebehandlung bestehen und die Überlebenszeit terminal niereninsuffizienter Patienten unter Dialysebehandlung etwa 50% der der Normalbevölkerung beträgt, muss von vornherein mit den zur Verfügung stehenden Gefäßen sparsam umgegangen werden.
Das Ziel bei der Herstellung von Gefäßzugängen zur Hämodialysebehandlung ist daher, möglichst langfristig funktionstüchtige Gefäßzugänge herzustellen und bei der Planung und Auswahl von Spender- und Empfängergefäßen so zu verfahren, dass nach deren Versagen immer noch eine weitere Möglichkeit für eine neue Fistelanlage besteht.

➡ Man geht bei der Shunt-Anlage von peripher nach zentral vor.

1.3.2 Vorbereitung

Interdisziplinäre Planung

Eine gemeinsame Planung zwischen behandelndem Nephrologen und Shunt-Chirurgen bietet die besten Voraussetzungen für das Gelingen einer Shunt-Operation. Der Operateur sollte die Art der Shunt-Operation frühzeitig planen.

„Safe the veins"

Die Venen, die für eine Shunt-Anlage wichtig sind, dürfen für Punktionen zur Blutentnahme oder intravenöse Infusionen nicht mehr benutzt werden, wenn eine Dialysebehandlung potentiell erforderlich ist. Das betrifft am Arm die V. cephalica in ihrem gesamten Verlauf. Wichtigster Ort ist jedoch der Abschnitt am distalen Unterarm. Das gilt auch für eine kräftige V. basilica. Die Venen im Ellenbeugenbereich sind ebenfalls obsolet.

Training des Patienten

Nicht bei jedem Patienten sind die subkutanen Venen am Unterarm ausreichend ausgeprägt und daher oft weniger geeignet. Durch Training können subkutane Venen jedoch entwickelt werden. Dazu ist aber Zeit notwendig. Man lässt den Patienten durch kontinuierliche Faustschlussübungen ein Training durchführen, das zu einem erhöhten Blutdurchfluss durch die Venen mit deren konsekutiver Erweiterung führt. Unterstützend gibt man dabei einen kleinen Schwamm oder Ball in die Hand. Die zusätzliche Anlage eines Tourniquets am Oberarm, der nur die subkutanen Venen passager verschließen soll, führt zur Verstärkung des Trainingseffektes.

1.3.3 Shunt-Modifikationen und Shunt-Lokalisation

Die längsten Funktionszeiten und niedrigsten Komplikationsraten sind mit der direkten Fistel (Shunt I. Ordnung), üblicherweise als Cimino-Fistel am distalen Unterarm, zu erzielen. Ist dies nicht oder nicht mehr möglich, stehen alternativ die Ulnaris-, die Unterarm-

(in dessen Verlauf) und die Brachialisfistel zur Verfügung. Manchmal wird auch die Cimino-Fistel als Shunt I. Ordnung und werden die anderen direkten Fisteln als Shunts II. Ordnung bezeichnet. Ein arteriovenöses Interponat, bei dem nicht mehr die körpereigene Vene, sondern das Interponat punktiert wird, ist ein Shunt II. bzw. III. Ordnung.

!

Die Anlage arteriovenöser Interponate ist, solange noch eine direkte Fistel möglich ist, obsolet. Sie führt in den meisten Fällen dazu, dass periphere, ursprünglich noch taugliche Gefäße bei Versagen des Interponats nicht mehr zu verwenden sind.

- Shunt-Lokalisation I. Ordnung ist grundsätzlich der Unterarm. Dies gilt auch für das arteriovenöse Interponat.
- Shunt-Lokalisation II. Ordnung ist der Oberarm, auch hier rangiert die direkte Fistel als Brachialisfistel vor dem Interponat.
- Shunt-Lokalisation III. Ordnung ist der Oberschenkel.
- Als Shunt-Lokalisation IV. Ordnung kann der Schultergürtel angesehen werden.

Die erstmalige Anlage eines arteriovenösen Interponats am Oberarm oder gar noch weiter zentral muss eine wohlbegründete Ausnahme bleiben.

➡ Da am Oberschenkel die Leistengefäße benötigt werden – ein Ort mit eindeutig höherer Infektionsinzidenz –, sollten vor Anlage eines Shunts am Oberschenkel alle Shunt-Möglichkeiten an den oberen Extremitäten ausgenutzt worden sein.

Auch die Händigkeit des Patienten ist zu beachten. Der nicht dominante Arm wird bei geeigneten Gefäßverhältnissen für die erste Shunt-Anlage gewählt. Damit wird der Patient – auch wenn der Shunt im täglichen Leben kaum zu Beeinträchtigungen führt – so wenig wie möglich auf der dominanten Seite gehandicapt.

1.3.4 Operative Standardverfahren

Anästhesie

Grundsätzlich sind alle Ersteingriffe in Infiltrationsanästhesie durchführbar. Nachteile sind jedoch die erschwerte Präparation und die Vasokonstriktion. Wird bei schwierigeren Gefäßverhältnissen ein Wechsel des Operationsgebietes erforderlich, kann dies unter Lokalanästhesie problematisch werden. Die Regionalanästhesie belastet den Patienten am wenigsten und hat den Vorteil einer gewissen lokal-medikamentös induzierten Vasodilatation.

Eine Allgemeinnarkose bleibt bei Ersteingriffen absoluten Ausnahmefällen vorbehalten. Darunter fallen polymorbide und nicht kooperative Patienten. Bei Revisionseingriffen wird in Abhängigkeit von der Anzahl der Voroperationen und der Shunt-Lokalisation die Allgemeinnarkose öfter eingesetzt; aber auch hier sollte die Regionalanästhesie an den Armen Vorrang behalten.

Direkte Fisteln

Brescia-Cimino-Fistel

Typischerweise ist dies eine direkte Anastomose zwischen der A. radialis und der V. cephalica am distalen Unterarm. Auch ein Zugang in der Tabatière ist möglich, um den distalen Unterarm vorerst noch auszusparen.

➡ Die Cimino-Fistel stellt den häufigsten Dialysefisteltyp dar. Sie wird als Goldstandard des Gefäßzuganges zur Dauerdialysebehandlung angesehen.

Operationstechnik. So weit distal wie möglich wird am Unterarm ein so genannter Radiuskantenlängsschnitt, der ulnarseitig zur A. radialis versetzt sein soll oder auch genau über dieser verlaufen kann, vorgenommen.

➡ Der Radiuskantenlängsschnitt ist wichtig, weil die Narbe nicht im Bereich der später zu punktierenden Vene liegen soll.

Man überzeugt sich zuerst über ein ausreichendes Kaliber der Vene, ohne diese gleich zu isolieren, um einen frühzeitigen Venenspasmus zu vermeiden. Nun erfolgen Längsspaltung der Faszie über der Arterie und ihre Darstellung unter Schonung des R. superficialis des N. radialis. Liegt dieser Nerv im Operationsgebiet, sollte er langstreckig freipräpariert und medial der A. radialis gelagert werden. Die Seitenäste werden mit monofilem resorbierbarem Nahtmaterial ligiert, um lästige Blutungen zu vermeiden.

Erst danach erfolgt die weitere Präparation der V. cephalica aus ihrem subkutanen Bett. Häufig findet man in dieser Höhe einen kräftigen Zufluss vom dorsalen Unterarm und Handrücken her. Dann wird diese Gabel etwa 1 cm distal davon abgesetzt, und die distalen Stümpfe werden ligiert. Die Vene wird unter Vermeidung eines spitzen Winkels zur Arterie gebracht. Manchmal bietet sich hierfür eine kleine Schleife an.

Ist der soeben beschriebene Seitenast vorhanden, erfolgt nun die Inzision der Vene vom Hauptstamm bis in diesen Seitenast hinein. Dies hat den Vorteil, dass die Anastomose sicherer als so genannte Trompetenanastomose hergestellt werden kann. Die Arteriotomie erfolgt erst, wenn die Position der Arteriotomie durch Längenbestimmung der Vene gesichert ist (Abb. H1-1).

➡ In aller Regel sollte die Länge der Anastomose nicht mehr als das 2- bis 2,5fache des Venenkalibers betragen.

Die Arteriotomie wird mehr zur Vene hin seitlich vorgenommen, und die Vene selbst erhält, um spätere Torquierungen zu vermeiden, eine leichte Außenrotation (Abb. H1-2).

Während die Arterie mit zwei feinen Bulldog-Klemmen abgeklemmt wird, erfolgt die Okklusion der Vene mittels eines Gummi-Tourniquets oder digital, um jedwede Traumatisierung zu vermeiden. In Arterie und Vene wird nun Heparin-Kochsalzlösung instilliert und die Vene durch digitale Kompression der zentralen V. cephalica etwas aufgedehnt.

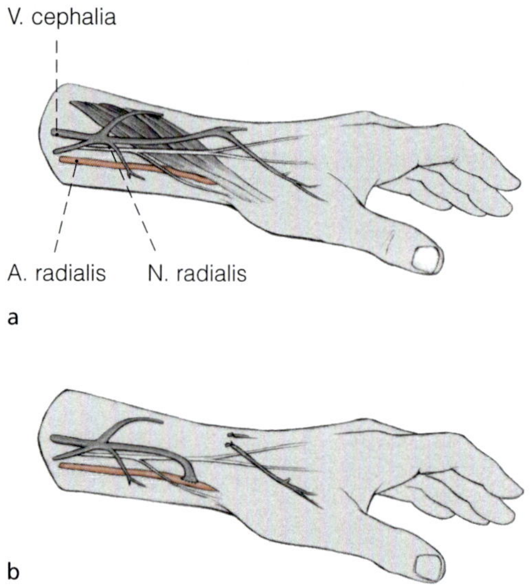

Abb. H1-1a und b Situation vor (a) und nach (b) Anlegen einer Cimino-Fistel.

➡ Bei einwandfreiem Abfluss und guter Aufdehnbarkeit der Vene ist eine grundsätzliche Ballonkathetersondierung mit Aufdehnung der Vene obsolet. Auch die Arterie wird nur bei unzureichendem Zufluss und kleinem Kaliber mit dem Ballonkatheter sondiert und etwas aufgedehnt.

Die Naht wird in der Mitte der Arteriotomie auf der dem Operateur gegenüberliegenden Seite begonnen. Es wird in inwendiger Technik bis zum oberen Nahtpol und dann noch einige Stiche nach unten genäht. Analog wird sodann mit dem anderen Fadenende verfahren. Alternativ kann die Naht auch am oberen Nahtpol begonnen werden. Bei allen direkten Fisteln kommt heute monofiles, mittelfristig resorbierbares Nahtmaterial (Polydioxanon) der Fadenstärken 6-0 und 7-0 zur Anwendung (Abb. H1-3).

Vor Knüpfen des Fadens erfolgen ein arterieller Flush und die Prüfung des venösen Rückstroms. Sofortiges Einsetzen des typischen Schwirrens ist der Beweis für die Funktionstüchtigkeit. In jedem Fall wird mit einem sterilen Stethoskop über der Arterie und dem Venenverlauf auskultiert. Bei lautem typischem Shunt-Geräusch ist die Funktion einwandfrei. Im überschaubaren subkutanen Abschnitt wird die Vene nun inspiziert und an der Vorderwand freipräpariert, damit sie sich hier gut aufdehnen kann. Bestehen noch kleinere Strikturen oder kurzstreckige enge Segmente, kann eine zentrale Venenkompression dies schnell beseitigen. Gegebenenfalls müssen Adventitiastränge noch gesondert durchtrennt werden.

Haben Arterie und Vene eine Entfernung von bis zu 2 cm, bereitet es keine Schwierigkeiten, die Vene in einen hämodynamisch günstigen Verlauf zur Arterie zu

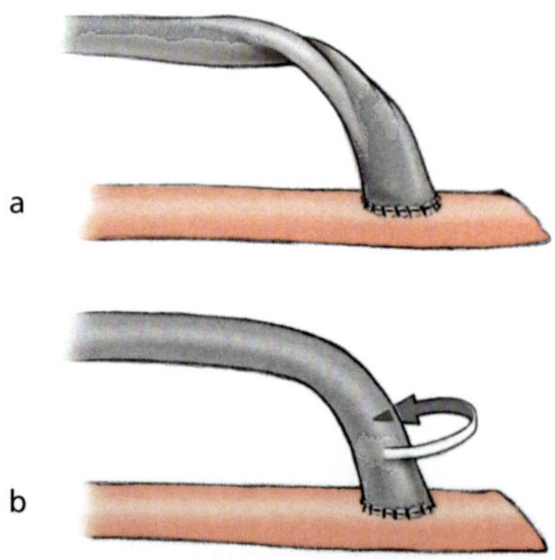

Abb. H1-2 a und b Cimino-Fistel: Um Torquierungen (a) zu vermeiden, erhält die V. cephalica eine leichte Außenrotation (b).

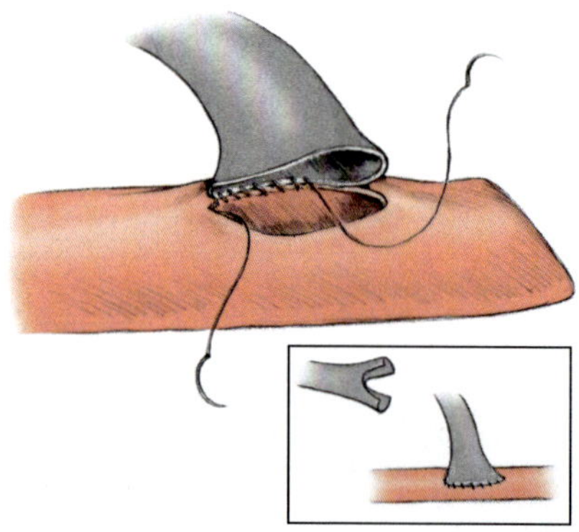

Abb. H1-3 Nahttechnik bei Cimino-Fistel; Trompetenanastomose (Inset).

bringen. Ist der Abstand größer, muss die Hautinzision proximal etwas verlängert werden. Man findet dann meist einen die Vene in ihrem Bett fixierenden, von dorsal einstrahlenden Seitenast, der mit Durchstichligatur versorgt und durchtrennt wird. Sodann lässt sich die Vene problemlos zur Arterie verlagern.

!

Die Arterie sollte keinesfalls zur Vene hin verlagert werden. Dies kann zu Knickstenosen und damit zur raschen Funktionsbeeinträchtigung des Shunts führen.

Seit-zu-Seit-Anastomosen sind hämodynamisch nicht günstig. In seltenen Fällen unübersichtlicher anatomischer Situationen oder eines tiefen Situs kann es hilfreich sein, zuerst eine Seit-zu-Seit-Anastomose herzustellen und dann durch distale Venenligatur diese in eine Seit-zu-End-Anastomose umzuwandeln. Dies ist häufig mit einer Verziehung der Arterie und einem hämodynamisch ungünstigen spitzen Winkel der Anastomose verbunden.
End-zu-End-Anastomosen werden nicht primär angelegt, sie sind in ausgewählten Fällen Revisionseingriffen vorbehalten (bei verschlossenem distalem Arteriensegment).
Ein Wundhämatom sollte vermieden werden. Daher wird an jede Fistelanastomose grundsätzlich für 24 Stunden eine Saugdrainage (Ziehharmonika-Redon) gelegt.

➡ Der Wundverschluss erfolgt einschichtig als Einzelknopfnaht der Haut (Allgöwer-Naht), um durch zusätzliche subkutane Nähte keine Einengung der Vene hervorzurufen.

Beim Diabetiker findet man oft ein starres, jedoch nicht stenosiertes Arterienrohr. Dies ist kein Grund zur Beendigung des Eingriffs als Probefreilegung. Man sollte das Arterienrohr jedoch intraluminal blockieren und eine sparsame ovaläre Wandexzision vornehmen, in die man dann die Venenanastomose fügt.

Ulnarisfistel

Eine Ulnarisfistel ist indiziert, wenn eine Cimino-Fistel nicht oder nicht mehr möglich ist. Dennoch meiden sehr viele Shunt-Chirurgen diesen Fisteltyp, da er einige lokale Nachteile aufweist:

- problematischere Punktion
- Lagerungsprobleme während der Dialyse
- Flussprobleme während der Dialyse (der Arm liegt auf der Seite der arterialisierten V. basilica)
- häufigere Intimaproliferationen der Vene bis zu langstreckigen perlschnurartigen Veränderungen.

Operationstechnik. Diese ist analog zur Cimino-Fistel. Die distale V. basilica wird End-zu-Seit mit der distalen A. ulnaris anastomosiert. Da die Sehne des M. flexor carpi ulnaris etwas in das Operationsgebiet hineinragt, muss die Arterie ausreichend langstreckig mobilisiert werden, um Abknickungen zu vermeiden.
Lediglich eine Veröffentlichung von Keller hat sich mit der Ulnarisfistel ausführlicher beschäftigt. Er konnte trotz kumulativ schlechterer Funktionsrate dennoch bei etwa der Hälfte der Ulnarisfisteln durchaus gute langfristige Ergebnisse erreichen. Man sollte daher nicht auf einen Prothesen-Shunt übergehen, ohne die Möglichkeiten einer Ulnarisfistel überprüft zu haben.

Unterarmfistel

Ist eine typische Cimino-Fistel nicht möglich, kann im gesamten Verlauf der A. radialis auch eine direkte Fistel mit der V. cephalica hergestellt werden (Technik wie bei der Cimino-Fistel). Die V. basilica sollte hierzu nicht verwendet werden, da sie langstreckig mobilisiert und zur A. radialis herübergeschlagen werden muss. Dies führt im denudierten Venensegment rasch zu langstreckigen Stenosen.

Brachialisfistel

Die Indikation besteht bei ungeeigneten Unterarmgefäßen oder nach einer Thrombosierung der Unterarmgefäße.
Operationstechnik. In Ellenbeugenhöhe wird die A. brachialis mit der V. cephalica oder der V. basilica anastomosiert. Dies kann Seit-zu-Seit oder Seit-zu-End erfolgen. Die Seit-zu-Seit-Technik ist sehr häufig wegen zu großer Entfernung zur Arterie, besonders bei der V. cephalica, nicht möglich. Verbindungsvenen (V. cubiti mediana) können dann verwendet werden.
Die Seit-zu-End-Anastomose mit distaler Venenligatur ist im Hinblick auf eine gute Aufdehnung der arterialisierten Vene jedoch vorzuziehen. Gracz berichtet über eine spezielle Technik. Er verwendet zur Anastomosierung einen in die Tiefe abgehenden R. perforans, der die V. basilica sowie auch die V. cephalica speist. Dadurch ist es möglich, beide Venen zu arterialisieren. Als Anastomosenweite werden 4 mm angegeben (Abb. H1-4).
Die Schnittführung erfolgt in der Ellenbeuge quer, bei der Gracz-Fistel kann ein Längsschnitt günstiger sein. Wird es erforderlich, die V. cephalica oder die V. basilica längerstreckig freizupräparieren, wird der Schnitt medial- oder lateralseitig bogenförmig nach proximal verlängert.

➡ Die V. basilica verläuft sehr häufig tief, meist sogar über eine lange Strecke subfaszial. Eine derartige arterialisierte Vene ist schwierig oder gar nicht zu punktieren. Hier muss dann der Eingriff häufig mit einer Venenvorverlagerung verbunden werden. Die meisten bevorzugen eine Vorverlagerung erst in der 2. Sitzung. Bei bereits dilatierter Vene ist der Eingriff einfacher.

Beim Diabetiker wird man häufiger auf die Brachialisfistel angewiesen sein. Konner berichtete, dass in seinem Patientenkollektiv bei 63% der Diabetiker die Brachialisfistel beim Ersteingriff der bevorzugte Fisteltyp war.

Andere direkte Fisteln

Am Oberschenkel kann durch Anastomosierung der V. saphena magna mit der A. femoralis oder der A. poplitea als Schleife bzw. in gestreckter Form auch eine direkte Fistel hergestellt werden. Diese Fistelformen haben sich jedoch vor allem dann, wenn die Vene langstreckig verlagert werden muss, nicht bewährt, wenngleich in Einzelfällen durchaus gute Langzeitergebnisse verzeichnet wurden. Die Indikation ist daher sehr individuell zu stellen.

Die Naht sollte bei diesem Fisteltyp mit Prolene durchgeführt werden. Damit wird eine Erweiterung der Anastomose vermieden, was eine Steal-Prophylaxe darstellt.

Arteriovenöse Standardinterponate

Als Interponat wurde früher eine Reihe von unterschiedlichen Materialien verwendet:

- autologe V. saphena magna
- homologe Kälberkarotis
- andere homologe bzw. heterologe Materialien
- Kunststoffprothesen.

Bewährt hat sich langfristig nur die PTFE-Prothese.

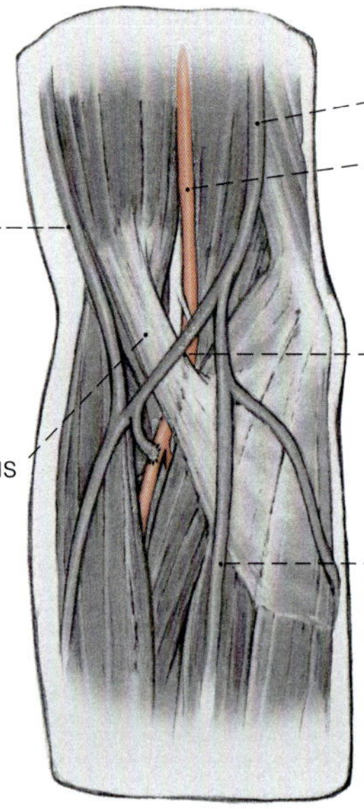

Abb. H1-4 Brachialisfistel nach Gracz.

Arteriovenöse Interponate werden in der Standardform am Unterarm, Oberarm, Oberschenkel, Schultergürtel oder am ventralen Brustkorbbereich in aufsteigender Indikation als Schleife oder in gestreckter Form implantiert (Abb. H1-5). Kröning hat für die Oberarmlokalisation die besondere Modifikation des „Brezel"-Shunts kreiert.

Am Unterarm, der Lokalisation I. Ordnung, ist ein gestreckter Shunt-Verlauf (Straight-Shunt) unter Verwendung der A. radialis nur dann indiziert, wenn durch längerfristig gute Funktion eines Cimino-Shunts die Arterie eine adaptative Weitstellung erreicht hat. Dennoch ist der in aller Regel spitze Anastomosenwinkel hämodynamisch ungünstig. Alternativ kann er in Gegenrichtung angelegt und hier in leichter Schleifenform nach oben geführt werden. Zum Anschluss eignen sich in erster Linie die oberflächlichen Venen (V. cubiti mediana, V. cephalica, V. basilica) knapp unterhalb oder schon auch gelenküberschreitend oberhalb der Ellenbeuge. Nur wenn diese nicht geeignet oder nicht mehr verwendungsfähig sind, sollte eine subfasziale Vene angeschlossen werden. Die Anastomosen werden überwiegend in End-zu-Seit-Technik (PTFE-Faden 5-0 oder 6-0) hergestellt, was bei Verwendung der tiefen Vene zu venösen Stauungserscheinungen, die sich meistens nach einigen Wochen wieder beheben, führen kann.

Operationstechnik. Die Schnittführung erfolgt entsprechend der festgelegten Gefäße. In der Ellenbeuge ist dies meist eine quere Inzision, die bogenförmig zum Oberarm oder auch zum Unterarm verlängert werden kann. Der Straight-Shunt wird mit dünnkalibrigen Instrumenten ohne Behelfsinzision in der subkutanen Schicht, bei adipösen Patienten in der oberen subkutanen Schicht platziert. Als Durchzugsinstrumente haben sich solche am besten erwiesen, die einen schlanken Stamm aufweisen und bei denen sich nur das Maul der Klemme öffnen lässt. Das umgebende Gewebe soll die Prothese ohne Bildung größerer Wundkanäle umschließen, Kornzangen erfüllen diese Forderung nicht. Beim Unterarm-Loop-Shunt, dessen tiefster Punkt im mittleren oder distalen Unterarmbereich liegen sollte, werden entweder eine quere oder zwei seitliche schräge oder bogenförmige Behelfsinzisionen erforderlich. Diese sollten so platziert werden, dass sie außerhalb des Verlaufs der Prothese zu liegen kommen.

➡ Bei Patienten mit schlankem Unterarm kann eine Prothese mit einer kurzstreckigen externen Stabilisierung im Loop-Bereich hilfreich sein, um am tiefsten Punkt Knickbildungen zu vermeiden (Abb. H1-6).

Analog kann am Oberarm verfahren werden. Kröning hat die *Brezel-Modifikation* am Oberarm eingeführt, um längere Punktionsstrecken zur Verfügung zu haben.

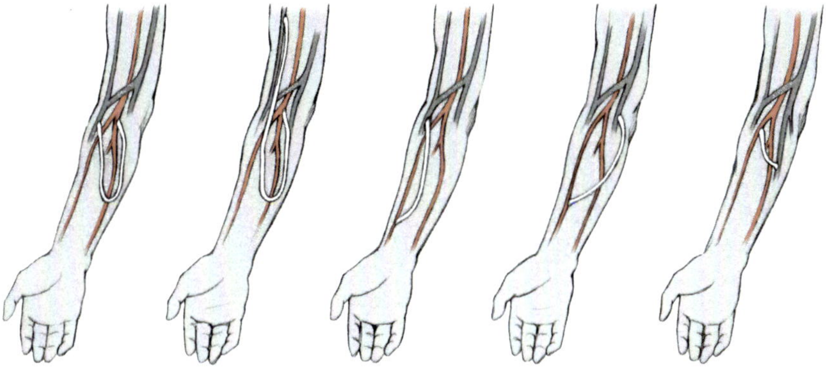

a

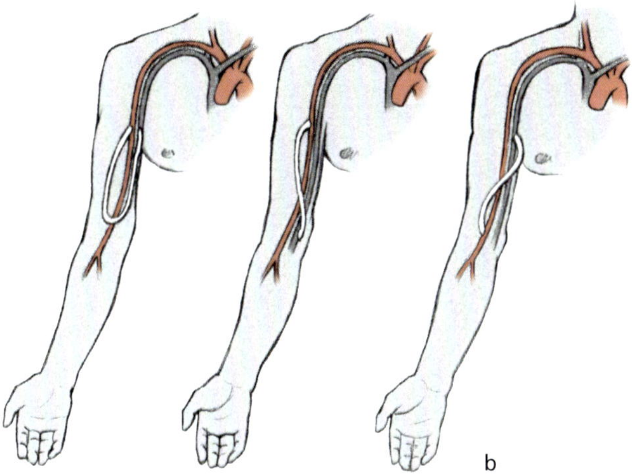

b

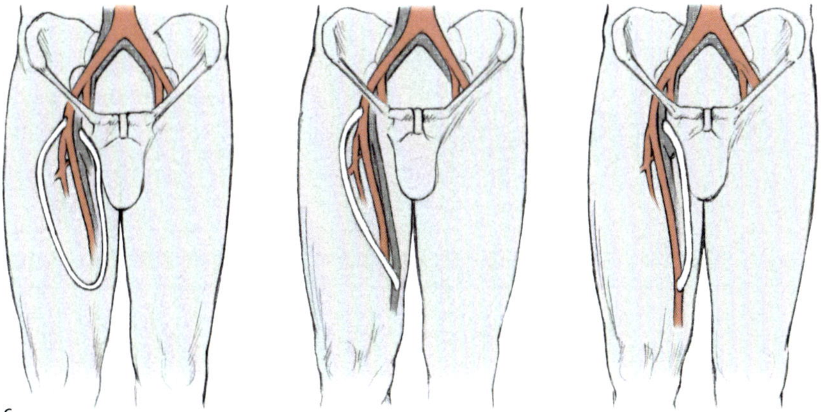

c

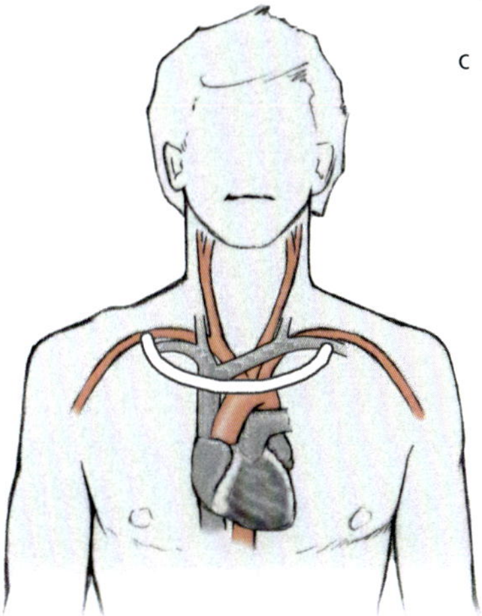

d

Abb. H1-5a–d Modifikationen arteriovenöser Interponate.
a: Loop-Shunt am Unterarm, Loop-Shunt mit ellenbogenüberquerendem Shunt-Verlauf und venöser (oder auch arterieller) Anastomose oberhalb der Ellenbeuge, gestreckter (Straight-)Shunt zur V. cephalica, gestreckter (Straight-)Shunt zur V. basilica, kurzer proximaler Unterarm-Shunt.
b: Oberarm-Shunt in Loop- und Straight-Konfiguration.
c: Shunt am Oberschenkel als Schleife mit inguinalen Anastomosen, Straight-Shunt mit zentraler bzw. peripherer Anastomose.
d: Querer subklaviosubklavialer Shunt (sog. Collier-Shunt).

Analoge Möglichkeiten gibt es am Oberschenkel als Straight- und auch als Loop-Shunt. Von Nachteil ist, dass wenigstens eine Anastomose, beim Loop-Shunt oft beide Anastomosen inguinal lokalisiert sind, wobei dies der Ort der höchsten Infektionsinzidenz ist. Bei Ausschöpfung aller Möglichkeiten an den oberen Extremitäten ist es jedoch nur ausgesprochen selten notwendig, ein Kunststoffinterponat am Oberschenkel zu implantieren.

Alternative Interponatsformen

Wenn keine Standardinterpositionen mehr durchführbar sind, bleiben noch Shunt-Konfigurationsmöglichkeiten im Bereich des Schultergürtels. Folgende alternative Shunt-Formen wurden beschrieben:
- querer subklaviosubklavialer Shunt (s. Abb. H5d)
- brachiosubklaviale Shunts (Anzapfung der distalen A. brachialis und der V. subclavia mit sub- oder supraklavikulärem Durchzug) in Loop- oder Straight-Form
- Shunts mit Anzapfung der V. jugularis interna

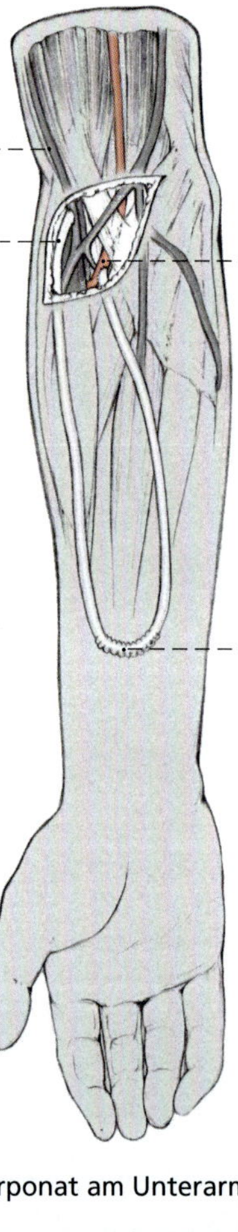

Abb. H1-6 Loop-Interponat am Unterarm mit externer Verstärkung des Loops.

- subklaviojugularer Schleifen-Shunt an der vorderen Thoraxwand
- iliakoiliakaler Prothesen-Shunt (transmuskulärer, in die Subkutanschicht der Bauchdecken geführter Schleifenshunt).

Man muss bei diesen zentral positionierten Shunt-Formen jedoch immer berücksichtigen, dass das wesentlich höhere Shunt-Volumen häufiger zu einer kardialen Mehrbelastung, wenn nicht gar zu einer kardialen Überlastung führen kann. Auf kurze (nicht länger als 8 mm) Anastomosen ist daher zu achten. Resorbierbares Nahtmaterial ist obsolet.

Arterioarterieller Shunt

Ist kein venöser Zugang mehr möglich, kann auch auf diese Möglichkeit zurückgegriffen werden, z. B. als axilloaxillärer Shunt in Schleifenform am ipsilateralen Arm.

Vorhofkatheter

Bei Fehlen weiterer Gefäßzugänge und entsprechenden Shunt-Problemen hat sich ein doppellumiger Vorhofkatheter (Demers-Katheter) zur Weiterführung der Hämodialyse bewährt. Indiziert ist dieser vor allem dann, wenn es sich um multimorbide Patienten mit limitierter Lebenserwartung handelt (letzte Shunt-Möglichkeit). Diese Katheter stellen eine Weiterentwicklung des in der Onkologie verwendeten Hickman-Katheters dar. Sie werden durch Punktion der V. jugularis interna oder operativ eingebracht.

Peritonealdialyse

Auch die großflächige peritoneale Oberfläche kann zur Dialyse genutzt werden. Eine Indikation für die Peritonealdialyse (CAPD, continuous ambulatory peritoneal dialysis) ist bei Shunt-Problemen wegen ungeeigneter Anschlussgefäße gegeben. Zur CAPD werden entsprechende Kunststoffkatheter (PTFE) durch die Bauchdecke geleitet und permanent implantiert. Die Katheter werden entweder durch Punktion oder chirurgisch unter Sicht, neuerdings auch endoskopisch eingebracht. Nach entsprechender Anleitung des Patienten und einer Hilfsperson kann diese Dialyseform auch als Heimdialyse durchgeführt werden.

1.3.5 Nichtoperative Verfahren

Ein temporärer Dialysezugang kann durch die Punktion großkalibriger Venen (V. subclavia, V. jugularis interna, V. femoralis) mit Einbringen entsprechender Katheter in Lokalanästhesie geschaffen werden. Die Indikation hierfür besteht bei:

- akutem Nierenversagen
- unzureichender Dialysemöglichkeit über einen bereits bestehenden Dialysezugang (z.B. bei akuter Shunt-Dysfunktion, bei Shunt-Verschluss, während der Reifezeit des Shunts).

Ganz grundsätzlich begünstigen diese Verfahren – insbesondere im Bereich der oberen Extremität (Shaldon-Katheter) und bei langfristigem bzw. wiederholtem Gebrauch – die Entstehung venöser Thrombosen. Langer hat derartige zentrale Strombahnblockaden angiographisch in 17% der Fälle nachgewiesen. Diese Gefäßprozesse erhöhen den peripheren venösen Druck und sind damit sehr häufig die Ursache für rezidivierende Shunt-Verschlüsse. Sie stellen daher nur eine vorübergehende Behandlungsmaßnahme dar und bedürfen einer strengen Indikationsstellung.

1.4 Komplikationen und deren Behandlung

1.4.1 Shunt-Dysfunktion

Bei jeder Shunt-Dysfunktion („failing" Shunt) sollte die Ursache durch ein bildgebendes Verfahren abgeklärt werden. Die Methode der Wahl hierfür ist die farbkodierte Duplexsonographie. Aber auch die Feinnadel-DSA und die CO_2-Angiographie kommen in Frage. Eine Shunt-Dysfunktion liegt vor, wenn folgende Kriterien erfüllt sind:

- Durchflussvolumen ≤ 200 ml/min
- Punktionsschwierigkeiten
- erhöhte venöse Rücklaufdrücke
- abnehmendes bzw. fehlendes Schwirren
- abnehmendes Shunt-Geräusch.

Kommt der Patient erst im Stadium des Shunt-Verschlusses („failed" Shunt) zur Korrekturoperation, so muss der Operateur die Verschlussursache intraoperativ feststellen. Dies ist oft nicht möglich und führt durch ausgedehntere Eingriffe mit längeren und mehrfachen Inzisionen gerade an der für die Hämodialyse so wichtigen Extremität zu einer wesentlich größeren Gewebetraumatisierung. Dies wiederum erhöht die Infektionsgefahr und kann letztendlich zu einer Mitbeeinträchtigung der Shunt-Funktion, wenn nicht gar zu frühzeitiger Shunt-Aufgabe führen. Eine frühzeitige und gezielte Revision ermöglicht einen geplanten und effektiveren Eingriff mit geringerem zeitlichem Aufwand.

➡ Operiert man erst im Stadium des Shunt-Verschlusses, so werden Folgeeingriffe in weitaus höherer Zahl erforderlich, da die alleinige Shunt-Thrombektomie meist nicht ausreichend ist.

Direkte a.v. Fistel

Anastomosennahe Stenose

Bei anastomosennaher Venen- oder Arterienstenose einer typischen Cimino-Fistel mit noch langstreckig punktierbarer Venenstrecke ist eine Neuanastomosierung auf höherem Niveau (Proximalverlagerung) wenige Zentimeter höher die einfachste und effektivste Methode. Dadurch bleibt dem Patienten die Punktionsstrecke meist subtotal erhalten, und die nächste Dialyse kann, wenn erforderlich auch noch am Operationstag, wieder über diese Fistel erfolgen (Abb. H1-7).

Shunt-Venenstenose

Bei längerstreckiger Stenose der Shunt-Vene oder nach einer Neuanastomosierung auf höherem Niveau würde eine weitere direkte Neuanastomosierung oft zu einer erheblichen Verkürzung der Punktionsstrecke führen. Hier hat sich eine kurzstreckige arteriovenöse PTFE-Interposition, die das stenosierte Segment ausschaltet, bewährt.

! Punktiert wird die alte Venenstrecke, das PTFE-Interponat darf nicht punktiert werden, um wenigstens die Nachteile des durch mehrfache Punktion traumatisierten Kunststoffs auszuschalten.

Ähnlich kann bei längerstreckiger Shunt-Venenstenose mit Erhalt eines kaliberkräftigen postanastomotischen Venensegments verfahren werden. Durch venovenöse Interposition eines PTFE-Segments wird die Venen-

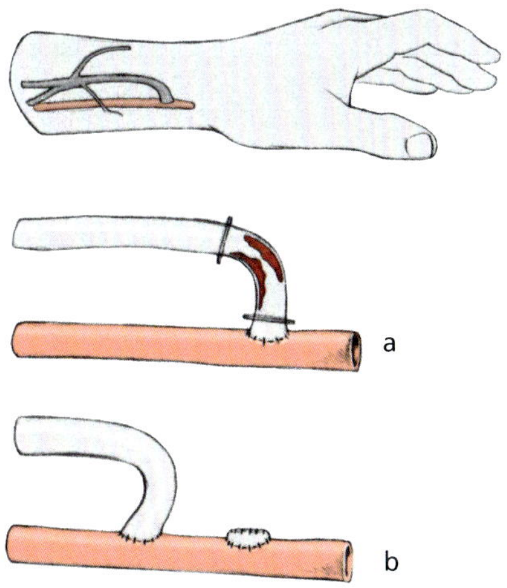

Abb. H1-7a und b Neuanastomosierung auf höherem Niveau bei anastomosennaher Venenstenose einer Cimino-Fistel.
a: Vor Korrektur.
b: Nach Korrektur.

punktionsstrecke ausreichend langstreckig erhalten. Das Punktionsverbot des PTFE-Interponats gilt auch hier (Abb. H1-8).

Betrifft die Stenose jedoch den gesamten Abschnitt der Punktionsstrecke, ist eine direkte Revision nicht mehr möglich. In diesem Fall ist vorrangig zu klären, ob die Möglichkeit einer Cimino-Fistel am kontralateralen Arm besteht oder ob ipsilateral eine Unterarm-, Brachialis- oder Ulnarisfistel möglich ist. Einzig und allein im Falle einer bereits seit langem bestehenden Cimino-Fistel mit adaptativer Weitstellung der speisenden A. radialis kann am Unterarm auch noch ein Straight-Interponat indiziert sein. Alle anderen Interpositionsreeingriffe sind zu diesem Zeitpunkt noch nicht indiziert.

Arteriovenöse Interponate

Bei venöser Anastomosenstenose eines Loop-Shunts am Unterarm ist die Shunt-Verlängerung zum distalen Oberarm die einfachste und sicherste Revisionsmethode (Abb. H1-9). Die alte Punktionsstrecke kann auch hier sofort wieder verwendet werden. Analog verfährt man bei der wesentlich selteneren Stenose im Bereich der arteriellen Anastomose.

Eine langstreckige Stenosierung im venösen oder arteriellen Prothesenschenkel lässt sich in wenigen Fällen durch Ringdesobliteration korrigieren. Meist ist man jedoch besser beraten, hier einen partiellen Graft-Austausch vorzunehmen. Es verbleibt noch mindestens die halbe Länge des Grafts, die sich zur frühzeitigen Punktion anbietet. Können vorübergehend nicht zwei Nadeln eingebracht werden, kann passager über eine Single Needle dialysiert werden (Abb. H1-10).

Die Möglichkeiten der Angioplastie sollten im Interesse eines sparsamen Umgangs mit den Gefäßen in das therapeutische Repertoire mit einbezogen werden:

- als alleiniges Verfahren (meist proximaler Venenabschnitt)
- als kombiniertes Verfahren, wobei folgende Maßnahmen in einer Sitzung durchgeführt werden:
  - Thrombektomie
  - Rekonstruktion
  - Angioplastie (meist im venösen Abschnitt).

Das kombinierte Verfahren hat die günstigeren Aussichten.

Stenosen und Verschlüsse im abführenden Venenschenkel können zu rezidivierenden Shunt-Verschlüssen führen. Bei zentraler Position besteht die Möglichkeit der Shunt-Angioplastie (V. subclavia), ggf. mit Stent-Implantation, in Ausnahmefällen kann eine gefäßchirurgische Rekonstruktion zum Erfolg führen. Selten treten auch anastomosenferne Läsionen im Bereich der V. brachialis auf. Diese können durch Angioplastie (evtl. mit Stent), Patch-Plastik oder PTFE-Interposition korrigiert werden. Auch periphere Schwellungszustände, selten mit Ulzerationen verbunden, können auf diese Weise unter Erhalt des Shunts korrigiert werden.

Die dargestellten Methoden wurden in den 80er Jahren des 20. Jahrhunderts zum Standardverfahren. Dieses Management führte dazu, dass in einem erheblichen Umfang direkte Fisteln funktionstüchtig erhalten werden konnten und primäre PTFE-Interpositionen weitestgehend verzichtbar waren.

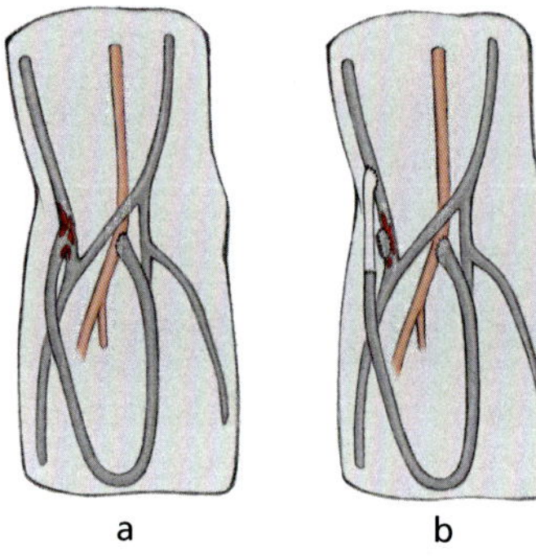

Abb. H1-9a und b Loop-Shunt am Unterarm: Verlängerung zum distalen Oberarm bei venöser Anastomosenstenose.
a: Vor Korrektur.
b: Nach Korrektur.

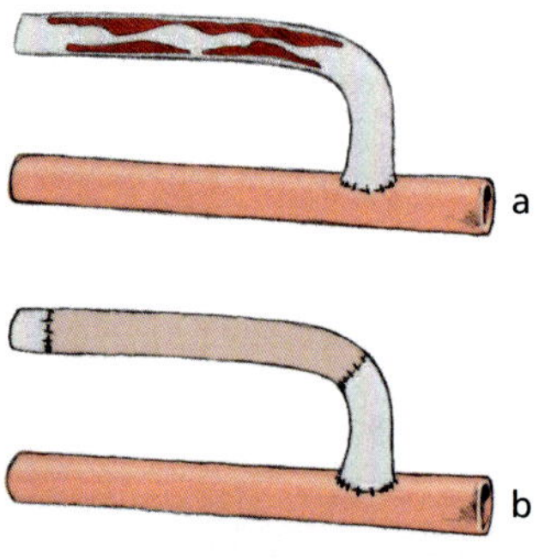

Abb. H1-8a und b Venovenöse PTFE-Interposition bei längerstreckiger Venenstenose mit Erhalt eines kurzen postanastomotischen Venensegments.
a: Vor Korrektur.
b: Nach Korrektur.

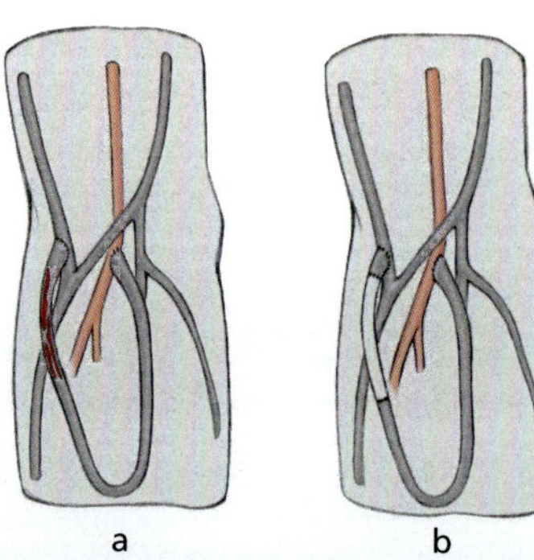

Abb. H1-10a und b Partieller Austausch eines PTFE-Loops am Unterarm.
a: Vor Korrektur.
b: Nach Korrektur.

1.4.2 Shunt-Aneurysmen

Arterialisierte Shunt-Venen dilatieren langstreckig und zeigen sich dann überwiegend als kräftige Vene mit geschlängeltem Verlauf. Auch lokalisierte Dilatationen werden häufig beobachtet, oft als Folge ungeeigneter Punktionstechnik (siehe Abschnitt H1.5.3). Shunt-Aneurysmen stellen per se keine Operationsindikation dar. Sind sie jedoch mit einer Funktionsminderung durch eine postaneurysmatische Stenose oder Knickung oder bei zunehmender Größe mit Bedrohung der Hautdurchblutung verbunden, ist eine Korrektur notwendig. Operatives Ziel soll auch hier sein, möglichst viel von der Punktionsstrecke zu erhalten. Prinzipiell erfolgt die Korrektur analog zu den Korrekturverfahren bei Shunt-Dysfunktion.
Da die Interponatsaneurysmen häufig auf einem Punktionsdefekt (Punktionsfehler!) beruhen, ist hier eine Operationsindikation häufiger gegeben.

!

Shunt-Aneurysmen sollten nicht nur abgetragen und der Gefäßwanddefekt mit einem Patch wieder verschlossen werden, da dies zwangsläufig zu einem Rezidiv führt.

1.4.3 Infektion

Aufgrund der bestehenden Abwehrschwäche stellt bei Patienten mit terminaler Niereninsuffizienz jede Infektion eine erhöhte Gefahr dar. Zudem gefährdet eine Infektion auch den Shunt und damit die lebensnotwendige Hämodialyse. Die Häufigkeit von Shunt-Infektionen wird in der Literatur bei den direkten Fisteln mit bis zu 3,8% und bei den Kunststoffinterponaten mit bis zu 7,8% angegeben. Sie liegt damit deutlich höher als in der sonstigen Gefäßchirurgie.

Direkte Fisteln

Da diese Fisteln oberflächlich platziert sind, liegt bei sekundärer Wundheilung oder einem Spätinfekt die Fistel fast immer frei. Da hier nur autologes Material vorhanden ist, ist jedoch – sofern die Gefäßnaht von vitalem Gewebe bedeckt ist – mit den üblichen lokalen Maßnahmen manchmal eine Ausheilung zu erzielen. Plastische Deckungen durch Verschiebelappen sind selten erfolgreich.
Führt die lokale Wundbehandlung nicht rasch zum Erfolg, muss der Shunt aufgegeben und ein neuer Shunt angelegt werden. Die Shunt-Neuanlage sollte am kontralateralen Arm erfolgen und frühzeitig vorgenommen werden, wobei der direkten Fistel immer der Vorzug zu geben ist.

!

Der infizierte Shunt sollte im infektfreien Areal noch so lange wie möglich benutzt werden, um in der Zwischenzeit den neu angelegten Shunt reifen zu lassen.

Arteriovenöse Interponate

Bei infizierten Kunststoffinterponaten ist die Situation problematischer. Liegt nur ein Hautdefekt mit ansonsten blander Umgebung vor, so kann in absoluten Ausnahmefällen eine Abheilung erreicht werden. In aller Regel ist aber eine aseptische Umleitung der sicherere Weg (Abb. H1-11).

1.4.4 Perigraft-Reaktion

Diese aus der Gefäßchirurgie seit ca. 20 Jahren als sog. biologische Unverträglichkeit von Dacron®- oder PTFE-Prothesen bekannte Komplikation tritt bei arteriovenösen PTFE-Interponaten mit bis zu 8% deutlich häufiger auf. Das klinische Bild ist in der Frühphase, ähnlich wie bei einer Infektion, gekennzeichnet durch:

- Ödem
- Rötung
- ausgeprägten Druckschmerz über dem Shunt.

Im Gegensatz zur sonstigen Gefäßchirurgie tritt diese Reaktion bei Shunt-Prothesen bereits einige Tage bis zu mehreren Monaten post operationem auf. Die Ursache hierfür ist nicht bekannt.
Therapeutisch kann man mit folgenden konservativen Maßnahmen durchaus eine Rückbildung der Symptomatik erreichen:

- Schonung der Extremität
- Hochlagerung
- lokale antiphlogistische Behandlung.

Bei schwereren, zunehmenden Befunden sind die Neuimplantation an anderer Stelle und die Explantation dieses Shunts unumgänglich.

1.4.5 Steal-Syndrom

Diese Komplikation tritt gehäuft unter folgenden Voraussetzungen auf:

- großkalibrige arteriovenöse Verbindung
- zentrale und damit großkalibrige Spenderarterie
- hohes Shunt-Volumen.

Hierbei wird den peripheren Extremitätenanteilen Blut entzogen und es kommt zur Minderdurchblutung mit den Symptomen

- blasse Finger
- blasse Hand
- Belastungsschmerz

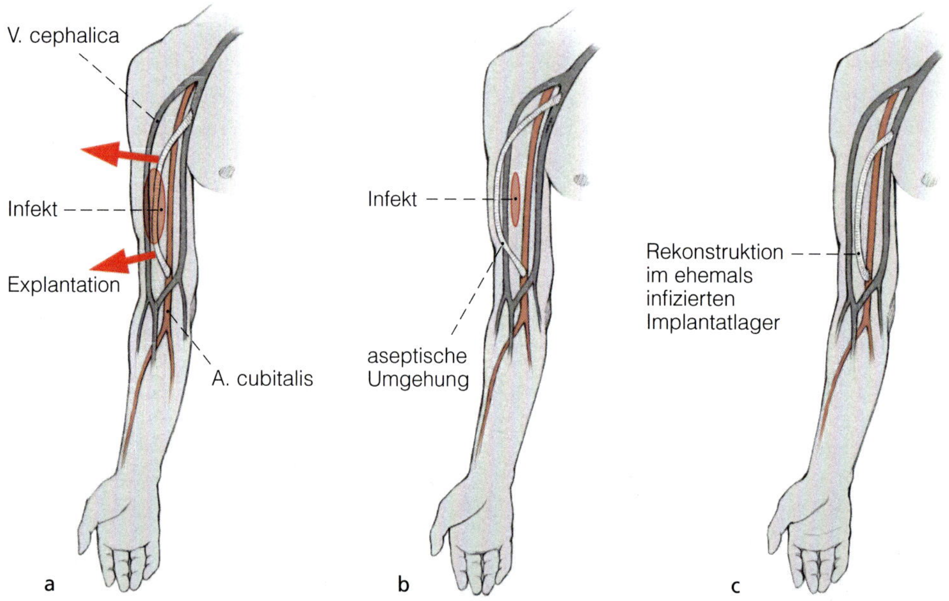

Abb. H1-11a–c Aseptische Umleitung bei infiziertem Prothesen-Shunt am Oberarm. Analog kann auch bei Unterarm- und Oberschenkellokalisation verfahren werden.
a: Explantation der infizierten Shunt-Prothese und Wunddébridement.
b: Anlage eines mit genügendem Sicherheitsabstand zum Infekt positionierten Prothesen-Shunts, wobei auch die früheren Prothesen-Anastomosensegmente mitverwendet werden können. Am vorliegenden Beispiel wurde nach vollständiger Prothesenentfernung die neue arterielle Anastomose an alter Stelle platziert, während die venöse Anastomose etwas weiter zentral angelegt wurde. Am günstigsten ist folgende operative Reihenfolge: zuerst aseptische Umleitung und nach Verschluss der aseptischen Wunden Explantation der infizierten Shunt-Prothese. Dies kann ein- oder zweizeitig erfolgen (siehe auch Kap. O5).
c: Auch eine alleinige Entfernung des infizierten Shunts und neue Fistelanlage am kontralateralen Arm sind möglich. Nach Abheilung der Wundinfektion kann bei Bedarf wieder an alter Stelle eine neue Kunststoffprothese implantiert werden (zeitlicher Mindestabstand 6 Monate!).

- Ruheschmerz
- Fingerkuppennekrosen.

➡ Unter der Dialyse nimmt die Symptomatik des Steal-Syndroms mit zunehmendem Entzug arteriellen Blutes zu.

Am wichtigsten ist hier die Prophylaxe, d.h., es müssen von vornherein langstreckige Anastomosen bzw. bei den Prothesen-Shunts großkalibrige Interponate vermieden werden. 6-mm-Interponate reichen völlig aus; damit gibt es kaum eine Steal-Problematik. Es werden auch sog. Tapered-Prothesen eingesetzt, die mit einem reduzierten Kaliber beginnen, um sich nach kurzer Strecke auf ein größeres, leichter punktierbares Kaliber auszudehnen (4–7 mm, 5–8 mm).
Auch eine Raffung im Bereich der arteriellen Anastomose bei Prothesen-Shunts wird als Prophylaxe angesehen. Zu fordern ist für einen funktionierenden Dialyse-Shunt ein Durchflussvolumen von mindestens 200 ml/min, das im Laufe der Zeit allerdings durchaus auf 500–1200 ml ansteigen kann, ohne dass dies zu derartigen Problemen führen muss.

An operativen Behandlungsmöglichkeiten stehen zur Verfügung:

- Banding: Darunter versteht man eine extern induzierte Verringerung des Shunt-Querschnitts direkt jenseits der arteriellen Anastomose. Dies kann mit einem um den Shunt geknüpften Merselenebändchen durchgeführt werden. Diese alte Methode ist aber relativ unsicher, zumal wenn sie ohne intraoperative Flow-Messung durchgeführt wird. Bei PTFE-Prothesen ist eine intraoperative Flow-Messung nicht durchführbar. Alternativ bieten sich daher die kurzstreckige Resektion des Shunts an dieser Stelle und der Austausch gegen ein PTFE-Segment dünneren Kalibers von 4–4,5 mm an. Damit lässt sich das Shunt-Volumen deutlich reduzieren.
- Hoher Oberarm-Loop: Darunter versteht man die Transposition eines Brachialis-Shunts oder Oberarmprothesen-Shunts mit der arteriellen Anastomose zur A. subclavia oder A. axillaris unter Verwendung der alten venösen Shunt-Strecke. Die Ergebnisse sprechen dafür, dass man damit ein Steal-Syndrom korrigieren kann. Die Methode hat aber den Nachteil,

dass dabei durchaus noch geeignete periphere Gefäßstrecken vorzeitig aufgegeben werden.

- DRIL(distale Revaskularisation und Intervallligatur)-Verfahren: Dabei wird die A. brachialis unterhalb der arteriovenösen Fistel ligiert und eine Revaskularisation des Unterarmes durch einen überbrückenden Bypass (möglichst mit autologer Vene) durchgeführt (Abb. H1-12). Eine Fistelligatur lässt sich damit meist vermeiden.

1.4.6 Zentralvenöse Strombahnblockaden

Nach End-zu-Seit-Anastomosen mit einer tiefen Vene kommt es sukzessive auch zu einem retrograden Fluss in die Peripherie. Ein zunehmendes Ödem, manchmal verbunden mit Ulzerationen im Handbereich, ist die Folge. Andererseits führen auch zentral gelegene Strombahnblockaden durch bereits bestehende und nicht erkannte oder neu aufgetretene Venenthrombosen zu diesem Beschwerdebild.

Therapeutisch lassen sich die zentral gelegenen Venenstenosen angioplastisch behandeln. Alternativ oder bei fehlender Indikation zur Angioplastie kommen auch operative Verfahren, allerdings mit höherem Operationsrisiko, in Frage. Zentralvenöse Strombahnblockaden sind häufig die Ursache für rezidivierende Shunt-Verschlüsse. Sie müssen daher auch im Interesse einer sicheren Dialysebehandlung nach Möglichkeit korrigiert werden. Alternativ ist dann auch eine Shunt-Neuanlage in Erwägung zu ziehen.

1.4.7 Kardiale Überlastung

Bei zunehmender Erhöhung des Shunt-Volumens kann es durch zu starke Erhöhung des Herzzeitvolumens zu einer kardialen Belastung kommen, die eine Indikation zur Reduktion des Shunt-Kalibers oder auch zur Aufgabe des Shunts darstellen kann.

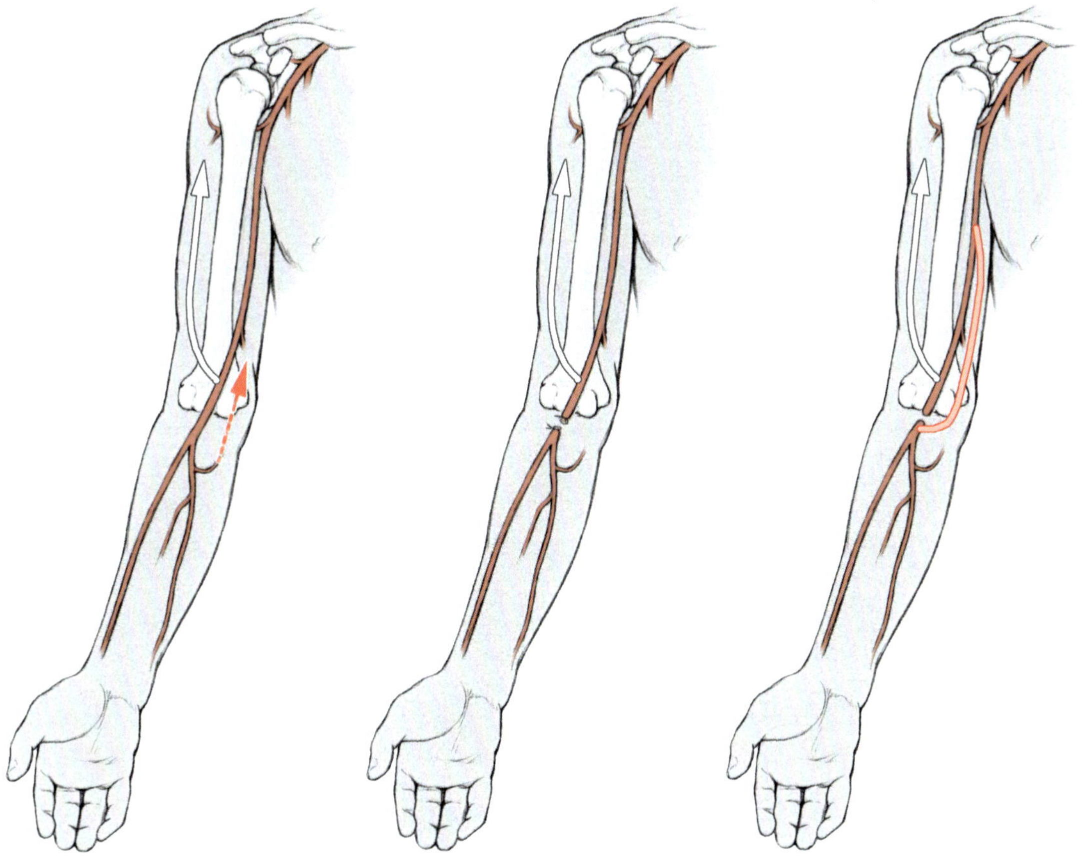

Abb. H1-12 a–c
a: Situation mit Steal: der Unterarm wird über Kollateralen versorgt.
b: Intervallligatur der A. brachialis: der Steal wird dadurch korrigiert, die distale Ischämie bleibt aber bestehen.
c: Distale Revaskularisation durch brachiobrachialen oder -radialen Venen-Bypass und Brachialisligatur.

1.5 Nachbehandlung und Nachsorge

1.5.1 Frühe postoperative Nachbehandlung

Postoperativ wird die Hand für die ersten Tage auf einem Kissen oder einer entsprechenden Schiene hochgelagert. Zirkuläre Verbände sollten vermieden werden. Eine Ruhigstellung auf einer Kramer-Schiene halten wir nicht für angezeigt. Dies bleibt unruhigen und nicht kooperativen Patienten vorbehalten.

In der Phase der Wundheilung erfolgen regelmäßige sterile Verbandwechsel bis zur endgültigen Abheilung. Das Nahtmaterial wird, gerade weil es sich hier um oberflächlich platzierte Fisteln handelt und weil auch bei der direkten Fistel nur ein einschichtiger Wundverschluss erfolgt, mindestens 2, manchmal auch 3 Wochen belassen.

Frühzeitige Bewegung der Finger, auch gegen Widerstand, ist zu empfehlen.

1.5.2 Reifezeit des Shunts

Direkte Fisteln

Direkte Fisteln und arteriovenöse Interponate können bei neu angelegten Punktionsstrecken nicht sofort zur Dialysebehandlung verwendet werden. Die Shuntvene muss beim direkten Shunt erst durch das zunehmend höhere Durchflussvolumen erweitert werden, um eine sichere, regelmäßig durchzuführende Punktion zu gewährleisten und auch um ein ausreichendes Dialysevolumen von mindestens 200 ml/min zu bewältigen. Hierzu ist in aller Regel eine Reifezeit von 2–4 Wochen erforderlich. Die Entwicklung der Shunt-Vene kann durch die beim Venentraining schon geschilderten Trainingsmaßnahmen noch weiter unterstützt werden.

Kunststoffinterponate

Das arteriovenöse Kunststoffinterponat muss vor Aufnahme der Dialyse invasiv inkorporiert sein. Das bedeutet, dass umgebendes und einsprossendes Gewebe den Shunt so fixieren muss, dass durch die Punktion kein die Prothese umgebendes Hämatom entstehen kann.

> **!**
> Jedes Hämatom nach Shunt-Punktion gefährdet den Shunt und damit die weitere Dialyse, in erster Linie durch die hohe Gefahr von Fehlpunktionen und Infektionen. Für das Interponat sind 4 Wochen Reifezeit zu fordern, vor Ablauf von 2 Wochen sollte auf keinen Fall punktiert werden.

Um bei der Einhaltung dieser Reifezeiten nicht unter zeitlichen Druck wegen drohenden Dialysebeginns zu geraten, ist eine frühzeitige Planung der Shunt-Anlage wichtig.

Neue Prothesentypen, bei denen eine Reifezeit aufgrund der besonderen Textilstruktur nicht notwendig ist, müssen sich erst noch für den Routinebetrieb bewähren.

1.5.3 Punktion

Eine sorgfältige Punktionstechnik ist ein wesentlicher Faktor für die langfristige Erhaltung eines Dialyse-Shunts.

> **!**
> Die Strickleiterpunktionsmethode ist die sicherste Punktionstechnik, um die arterialisierte Vene oder das Interponat möglichst wenig zu traumatisieren und um ausreichend Zeit zur Abheilung des Punktionskanals zu geben. Es wird in aufsteigender oder absteigender Folge die gesamte Shunt-Strecke punktiert (Abb. H1-13).

Punktiert man nur an einigen wenigen Stellen, wird sich bald ein sehr unregelmäßiges Shunt-Kaliber mit sich abwechselnden stenotischen und dilatierten Abschnitten bilden. Patienten, wie auch Pflegepersonal, neigen dazu, immer wieder in den dilatierten Abschnitten zu punktieren, da die Punktion hier wesentlich einfacher ist. Dies ist jedoch ein folgenreicher Fehler. Man kann durch Punktion in den enger gestellten Abschnitten diese Kaliber durchaus „aufpunktieren".

> **!**
> Punktiert man nur in den dilatierten Bezirken, so wird deren aneurysmatische Tendenz zunehmen.

Krug hat die Knopflochpunktion als die beste Methode beschrieben. Hier punktiert man in regelmäßigen Abständen im selben Winkel an nur drei Stellen (insgesamt also sechs Punktionsstellen), um immer wieder denselben Punktionskanal zu treffen (s. Abb. H1-13).

Von der Erklärung her ist diese Technik überzeugend, sie ist jedoch außerordentlich schwer zu praktizieren, so dass sie nur in wenigen Arbeitsgruppen Anwendung findet.

Genauso wichtig wie die Punktion ist die anschließende wohldosierte Kompression. Sie sollte den Druck

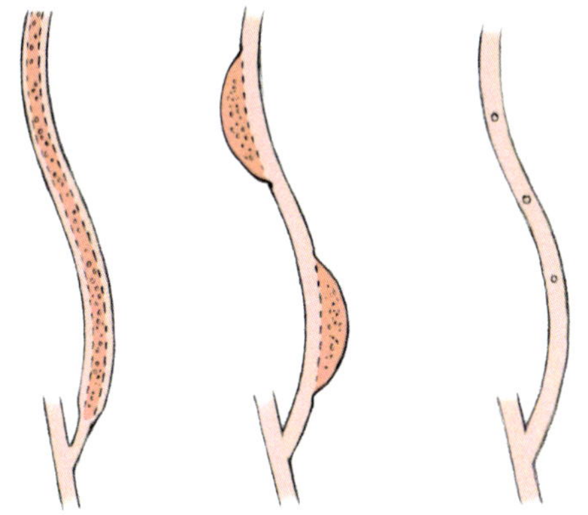

Abb. H1-13 Punktionstechniken bei Dialyse-Shunts.

im rechten Winkel auf den schräg geführten Punktionskanal bewirken, um ihn möglichst klein zu halten und damit auch möglichst wenig Bindegewebe einsprossen zu lassen.

Die Nichtbeachtung standardisierter Punktionstechniken – aus Bequemlichkeit und auch aus Unwissenheit – stellt heute noch ein großes Problem in der Dialysebehandlung dar.

1.5.4 Shunt-Pflege

Ein ebenso elementarer Faktor, um einen Shunt langfristig funktionstüchtig zu erhalten, ist die Shunt-Pflege. Punktionskanäle müssen nach den Regeln der sterilen Wundbehandlung versorgt werden (siehe auch entsprechende nephrologische Literatur).

1.5.5 Funktionskontrolle

Jeder Patient muss angelernt werden, seinen Shunt zwischen den Dialysen selbst zu kontrollieren und sich bei Dysfunktion umgehend vorzustellen.

Im Rahmen der drei Dialysebehandlungen, die pro Woche stattfinden müssen, erhält man vor und während jeder Dialyse eine Aussage über die Shunt-Funktion.

!

Treten zunehmende Zeichen einer Funktionsminderung bis hin zur Dysfunktion auf, darf nicht bis zum Shunt-Verschluss gewartet werden. Bereits in der Phase abnehmender Funktion und spätestens in der Phase der Dysfunktion muss eine bildgebende Abklärung und Darstellung der Verschlussursache mit farbkodierter Duplexsonographie oder Angiographie (DSA oder CO_2-Angiographie) erfolgen.

Dann hat der Shunt-Chirurg die Möglichkeit, frühzeitig, gezielt und sparsam einen Serviceeingriff durchzuführen. Dieser belastet den Patienten wesentlich weniger, als wenn er erst im Stadium des Shunt-Verschlusses zur Aufnahme kommt, und in der Mehrzahl der Fälle kann die Dialyse über einen Teil der bisherigen Punktionsstrecke weitergeführt werden. Hier kommt also dem Nephrologen und dem Dialysepersonal eine ganz wichtige Aufgabe zu.

1.5.6 Prognose

Die *direkten arteriovenösen Fisteln* (überwiegend Cimino-Fisteln) weisen mittlere kumulative primäre Funktionszeiten von 3,5 Jahren auf, wobei sich durch gezielte Revisionen die mittlere Shunt-Funktionszeit um mehr als 1 Jahr verlängern lässt. Differenziert man dieses unter dem Gesichtspunkt der durchgeführten Verfahren alleinige Thrombektomie, Thrombektomie und Patch-Erweiterung bzw. Neuanastomose auf höherem Niveau, so ergibt sich eine erfolgreiche Reoperation bei letzterer Methode in 93%, bei der Patch-Plastik in 71% und bei der alleinigen Thrombektomie in nur 66%. Die mittlere sekundäre Funktionszeit bei alleiniger Thrombektomie beträgt 323 Tage, bei Neuanastomosierung auf höherem Niveau ist dies mit 1174 Tagen ein ca. 3,5-mal größerer zeitlicher Gewinn.

Bei den *arteriovenösen Interponaten* am Unterarm beträgt die mittlere unkorrigierte Funktionsdauer etwas über 2 Jahre. Unter Differenzierung der Operationsverfahren ist am günstigsten die Neuanastomosierung, die hier in einer Shunt-Verlängerung und Neuanastomosierung besteht. Mit signifikant längeren Funktionszeiten dominierte der Loop-Shunt, Gleiches gilt für das 6-mm-Kaliber gegenüber den anderen Interponatsdurchmessern.

Dies zeigt, dass gezielten Revisionseingriffen ein hoher Stellenwert zukommt und damit die sekundäre Funktionszeit erheblich verlängert werden kann.

1.6 Literatur

Bender MHM, Bruyninckx CMA, Gerlag PGG: The Gracz arteriovenous fistula evaluated: Results of the brachiocephalic elbow fistula in hemodialysis angio-access. Eur J Vasc Endovasc Surg 10 (1995) 294–297

Brittinger WD, Twittenhoff WD: Anschlussverfahren an die künstliche Niere, Dialyseshunts: Operationsverfahren, Punktion, Komplikationsmanagement. Thieme, Stuttgart–New York 2005

Gradman WS, Bressmann P, Sernaque JD: Subclavian vein repair in patients with an ipsilateral arteriovenous fistula. Ann Vasc Surg 8 (1994) 549–556

Haug M, Popescu M, Vonderbank E et al.: Die Rekonstruktion mediastinaler Venen beim gleichseitigen Dialyseshunt. Zentralbl Chir, Gefäßchirurgisches Schwerpunktheft 10 (1998)

Hepp W, de Jonge K, Scholz A et al.: Behandlung beim „failing"-Dialyse-Shunt. TW Urologie Nephrologie 7 (1995) 751–756

Hepp W, Koch M, Konner K (Hrsg.): Dialyseshunts – Grundlagen, Operationen, Komplikationen, 2. Aufl., Steinkopff, Darmstadt im Druck.

Kantermann RY, Vesely TM, Pilgram TK: Dialysis access grafts: Anatomic location of venous stenoses and results of angioplasty. Radiology 195 (1995) 135–139

Krönung G: Plastic deformation of Cimino-fistule by repeated puncture. Dial. Transpl. 13 (1984) 635–638

Krönung G: Die Bedeutung der CO_2-Angiographie in der Dialyseshunt-Chirurgie. In: Hepp W, Koch M, Konner K (Hrsg.) Dialyseshunts – Grundlagen, Operationen, Komplikationen. 2. Auflg., Steinkopff, Darmstadt, im Druck

Ploss C, Kuez P, Ritter R, Schmendra TC, Schmitz-Rixen T: Das DRIL-Manöver: ein effektives Verfahren zur Therapie der stealbedingten Ischämie nach Dialyseshunt. 121. Jahreskongress der Deutschen Gesellschaft für Chirurgie, Berlin 2004

Schober-Halstenberg HJ: Nierenersatztherapie in Deutschland, Bericht über Dialysebehandlung und Nierentransplantation. Projektgruppe Qualitätssicherung in der Nierenersatztherapie (QuaSi-Niere), Berlin 1996

Schönweiß G (Hrsg.): Dialysefibel, 2. Aufl. Abakis, Bad Kissingen 1996

Sommoggy St v, Maurer PC (Hrsg.): Hämodialyse, Shuntchirurgie: Shuntzugangswege, Shuntstrategie, Shuntkatheter, Shuntmaterialien, Shuntüberwachungsverfahren, Shunt beim Gefäßkranken, Shunt-Reeingriffe. Alois Erdl KG, Trostberg 1995

Sommoggy St v (Hrsg.): Hämodialyse-Shuntchirurgie; Qualitäts-Bestandsaufnahme, Qualitäts-Dokumentation, Qualitäts-Verbesserung, Qualitäts-Zusicherung. Alois Erdl KG, Trostberg 1998

H2 Gefäßchirurgische Zugangseingriffe zur regionalen Chemotherapie

M. Hegenscheid

2.1 Vorbemerkung

Die zuverlässige und permanente intravasale Zufuhr von Medikamenten ist bei Patienten mit Akuterkrankungen und sich anschließender Langzeitbehandlung sowie bei chronischen Erkrankungen notwendig. Bei der Anlage eines zentralvenösen Katheters droht eine Bandbreite von Komplikationen. Somit bedarf es sowohl bei der Katheterimplantation als auch bei der Katheternutzung einer erhöhten Wachsamkeit und regelmäßiger Kontrollen, um Komplikationen frühzeitig zu bemerken und schwere Schäden zu vermeiden.

! Katheterinfektionen und Kathetersepsis gehören zu den gefährlichsten nosokomialen Infektionen. Die Erreger können die Blutbahnen über die äußere Katheteroberfläche oder durch das Lumen des Katheters erreichen.

Perkutane zentralvenöse Kathetersysteme weisen wegen des Infektionsrisikos nur eine mittlere Haltbarkeit von bis zu 6 Wochen auf und sind für Langzeittherapien nicht geeignet. Perkutane getunnelte Katheter sind mit einem kurzen Dacron®-Muff versehen, der direkt unter der Hautdurchtrittsstelle zu liegen kommt und nach Einheilung den Katheter fixiert und eine Infektionsbarriere darstellt.

Nach Implantation doppellumiger externer Katheter treten bei Patienten mit hämatologischen Tumoren signifikant mehr Komplikationen (3,6 Episoden bei 100 Kathetertagen) auf als nach voll implantierbaren Systemen (0,9 Episoden/100 Kathetertage). Auch AV-Fisteln sind mit vielfältigen Komplikationen behaftet.

Die großlumigen zentralvenösen perkutanen und getunnelten Katheter erfordern einen hohen Pflegeaufwand und haben eine Infektionsrate von bis zu 50%. Durch die Entwicklung und den ersten Einsatz einer implantierbaren Pumpe auf Gasdruckbasis zur intravasalen Langzeitapplikation von Heparin 1981 (Infusaid-Pumpe Modell 100®) wurde die Idee eines zuspritzbaren Systems verwirklicht. Von der Firma Norfolk aus den USA wurde im gleichen Jahr ein voll implantierbares System zur perkutanen Punktion angeboten. Von Niederhuber et al. (1982) wurden die ersten Erfahrungen beschrieben. Seitdem werden modifizierte Systeme von verschiedenen Herstellern angeboten (Abb. H2-1). Subkutan implantierbare Port-Systeme sind aus der Medizin nicht mehr wegzudenken. Implantierbare Port-Systeme sind stets das Mittel der Wahl für intensive Chemotherapieschemata, bei der Notwendigkeit zu wiederholten Venenpunktionen für Injektionen, bei der Flüssigkeits- und Faktorensubstitution und bei der parenteralen Ernährung zu Hause oder der Schmerztherapie.

Die beobachtete mittlere komplikationslose Funktions- und Liegedauer der Systeme beträgt 240–315 Tage (de Gregorio et al. 1996). Eine Einteilung zentralvenöser Kathetersysteme findet sich in Tabelle H2-1.

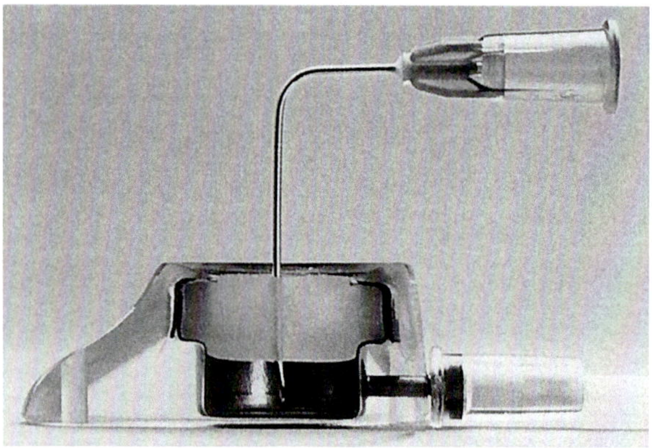

Abb. H2-1 Port-Kathetersystem mit nichtstanzender Nadel.

Tab. H2-1 Einteilung zentralvenöser Kathetersysteme.

nichtgetunnelte Katheter	– ein- und mehrlumige ZVK – Shaldon-/Quinton-Katheter – peripher inserierter ZVK (PICC)
getunnelte Katheter	– Hickman-/Broviac-/Quinton-/Hemaport-Katheter – Mahurkar-Katheter – Permcath-Dialyse-Katheter
Port-Systeme	– Port-a-Cath u. a. – Dialyse-Port-Systeme (Dialock®) – Pumpen

2.2 Indikation

Die nach Anwendung unterschiedlichen Katheter der Port-Systeme können folgendermaßen platziert werden (Abb. H2-2):
- intraarteriell
- intravenös
- intraperitoneal
- epidural
- intrathekal.

Indiziert ist das Port-Kathetersystem bei allen Patienten, die auf eine wiederholte parenterale medikamentöse Therapie angewiesen oder bei denen periphervenöse Zugänge aufgebraucht sind. Auch bei HIV-Patienten werden Medikamente gegen Virus-, Bakterien- oder Pilzinfektionen über diese Systeme appliziert. In der Mehrzahl betrifft dies aber Patienten mit onkologischen und hämatologischen Erkrankungen, die eine adjuvante, kurative oder palliative antineoplastische Chemotherapie erhalten.

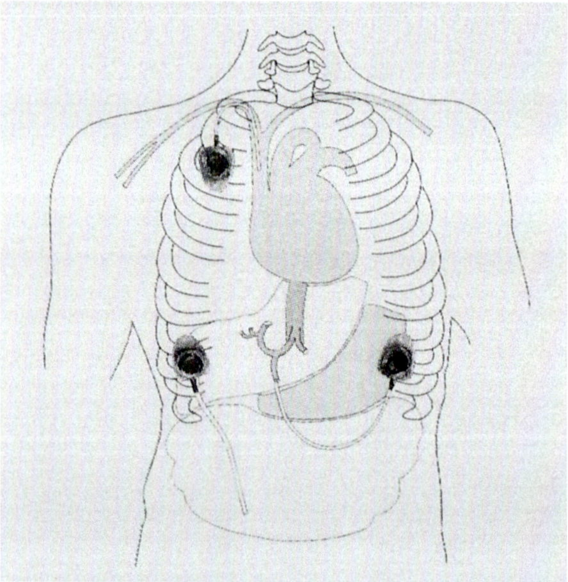

Abb. H2-2 Implantationsorte für Port-Katheter.

Für die systemische Therapie erfolgt die Katheteranlage zentralvenös.
Für die regionale Therapie erfolgt die Katheteranlage intraarteriell.

Letztere erreicht hohe Ansprech- und Remissionsraten bei geringen systemischen Nebenwirkungen. Insbesondere bei soliden Tumoren kann somit die Heilungsrate gesteigert werden.

Eine neue Studie zeigte, dass bei 30 Patientinnen mit fortgeschrittenen rezidivierenden oder hochmalignen Endometrium- und Zervixkarzinomen mittels Chemotherapie in die infrarenale Aorta abdominalis über arterielle Port-Katheter bei 7 Patientinnen eine komplette und bei 3 eine partielle Remission erreicht wurde.

Weiterhin konnte gezeigt werden, dass die repetitive transarterielle Chemoembolisation von Leberzellkarzinomen über einen arteriell implantierten Port-Katheter der konventionellen angiographischen Technik überlegen ist.

Auch beim sog. Dünndarmsyndrom oder einer Mangelernährung wird eine parenterale Langzeiternährung über ein Port-System ermöglicht.

Endokrine Erkrankungen und Hormonmangelzustände können über Port-Systeme mit intravenösen, subkutanen oder intraperitonealen Kathetern behandelt werden.

Bei Patienten mit chronischen Schmerzzuständen, wie Tumorschmerzen oder benignen Schmerzen, die auf hohe Dosen zentral wirksamer Analgetika angewiesen sind, kann mit periduraler oder intrathekaler Applikation eine Schmerzlinderung erreicht werden, ohne systemische Nebenwirkungen.

Im Vergleich zur systemischen Applikation wird bei der intrathekalen Applikation nur 1/30 und bei der periduralen Applikation nur 1/8 der Schmerzmitteldosierung benötigt, um die gleiche Analgesie zu erreichen. Indiziert sind die intrathekalen Port-Katheter bei Patienten, bei denen die orale analgetische Therapie nicht suffizient ist, bei denen die parenterale Therapie in kurzen Intervallen erfolgen muss oder die systemische Therapie mit kardiopulmonalen Nebenwirkungen verbunden ist.

!

Beträgt der Tagesbedarf weniger als 20 mg Morphinderivat, ist die peridurale Katheterlage ausreichend, bei einem Bedarf über 20 mg sollte die Applikation intrathekal vorgenommen werden.

Auch zur Behandlung der chronischen Spastizität ist eine rückenmarksnahe Katheterplatzierung zur Medikamentengabe indiziert (Abb. H2-3).

Akute, mit vitalen Bedrohungen einhergehende Zustände wie Anfallsleiden, chronisches Asthma bronchiale sowie chronische Erkrankungen wie die pAVK sind ebenfalls Indikationen für die Anlage eines Port-Katheters. Speziell für die Hämodialyse ist das vollständig subkutan implantierbare System, der Dialock®-Port-Katheter, seit 1999 in Europa verfügbar. Der Titan-Port D® für die Hämodialyse verfügt über eine oder zwei Port-Kammern, an die ein großlumiger Katheter (12,5 oder 13,5 F) für die venovenöse Hämodialyse konnektiert ist. Die Indikation zur Implantation dieser Systeme besteht erst nach Ausschöpfen sämtlicher Möglichkeiten zur Bildung einer Nativfistel. Die Implantation sollte zur Minimierung der Komplikationsrate in Einrichtungen mit großer Patientenzahl und Erfahrung erfolgen (Arnold et al. 2002).

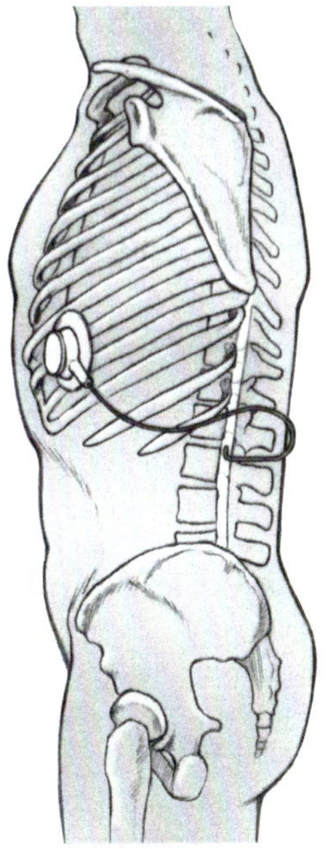

Abb. H2-3 Rückenmarksnahe Applikation des Port-Katheters.

Die höheren Kosten der Systeme im Vergleich zu perkutanen Kathetersystemen werden durch die längere Haltbarkeit, geringere Infektionsgefährdung des Patienten und die höhere Lebensqualität ausgeglichen. Erst das Port-System ermöglicht durch die permanente parenterale Therapie eine ambulante Behandlung.

Folgende Zustände sind nicht geeignet für die Implantation eines Port-Katheters:

- floride Infektionen
- chronische systemische Infektionen
- Infektionen am Implantationsort
- Thrombosen der zuführenden Gefäße
- Kachexie
- Gerinnungsstörungen.

Die Implantation soll nicht in Körperregionen erfolgen, über denen eine Strahlentherapie erfolgte.

H2

2.3 Port-Kathetersystem und Zubehör

Entsprechend dem Implantationsort des Katheters und den individuellen Faktoren des Patienten stehen verschiedene Katheterarten und Port-Kammern zur Verfügung. Port-Kammern für das venöse oder arterielle Gefäßsystem werden mit Einzel- oder Doppelkammern aus Titan, Keramik oder Kunststoff angeboten (Abb. H2-4). Alle Port-Kammern sind einer MRT-Untersuchung zugänglich. Allerdings erzeugen die metallischen Kammern vermehrt Artefakte, die die Beurteilung pulmonaler Prozesse erschweren können. Die Katheter bestehen aus Polyvinylchlorid (PVC), Polyurethan (PUR) oder Silikon. PUR-Katheter haben bei gleichem Außendurchmesser einen größeren Innendurchmesser und verringern so den Durchflusswiderstand; sie sind aber nicht so flexibel und knickresistent wie Silikonkatheter. In-vitro- und In-vivo-Untersuchungen belegen eine verstärkte Adhäsion von Mikroorganismen an Kathetern aus PVC und Polyäthylen. Eine erhöhte Infektresistenz zeigen Silikonkatheter (Moss et al. 1988).

Die doppellumigen Systeme ermöglichen die simultane Zufuhr nichtkompatibler Lösungen. Für Kinder stehen kleine Kammern als so genannte Miniports zur Verfügung. Für die intrathekale oder peridurale Platzierung

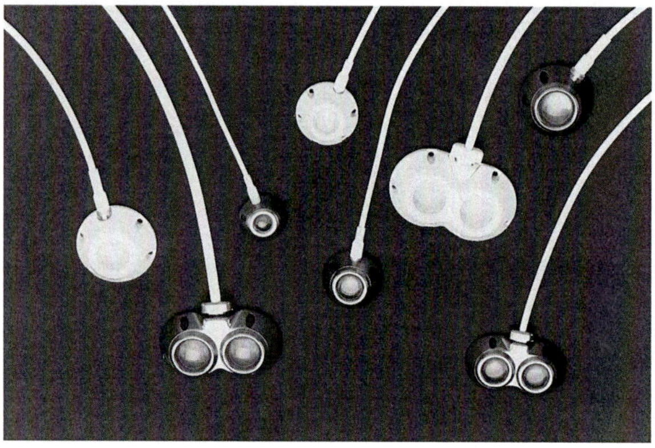

Abb. H2-4 Port-Katheter für verschiedene Indikationen.

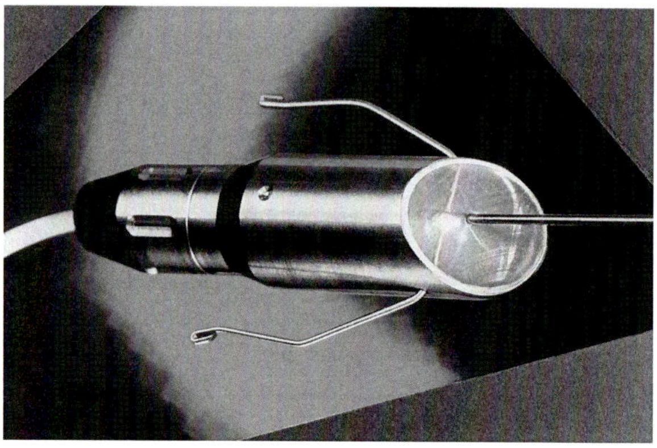

Abb. H2-5 Perkutan implantierbarer Port (PIPS®).

können feinlumige, weiche Katheter mit flachen Kammern implantiert werden. Zur Verhinderung des spontanen Refluxes von Blut oder Luft haben Groshong®-Katheter ein Ventil an der Spitze, das sich nur bei positivem oder negativem Druck öffnet.

Die verschiedenen kommerziell verfügbaren Systeme sind z.B. Port-A-Cath®, Intraport®, Implantofix®, Infuse-A-Port®, BardPort® und Multiport®. Eine Weiterentwicklung stellt das PIPS® (percutaneous implantable port system) dar (Abb. H2-5). Es ist subkutan implantierbar und wird tangential punktiert. Bei fehlender Implantationsmöglichkeit im Körperstammbereich bietet sich mit dem PAS-Port® und dem Titan-Port UA/Seitenport® mit einer Positionierung im Ober- und Unterarmbereich an.

Der prinzipielle Aufbau der Punktionskammer besteht aus der punktierbaren Silikonmembran und dem festen Boden aus Kunststoff, Keramik oder Titan. Ports mit Kunststoffboden reduzieren das Trauma der Spitze der Huber-Nadel und schützen dadurch das Septum beim Entfernen der Nadel (OptiLock Port®).

Die Kammer ist aus Gründen der Hämodynamik für einen freien Lösungsmittelstrom rund geformt. Der Katheterstutzen sitzt lateral an der Kammer. Bei Clearflow-Kammern ist zur Verminderung von Sludge-Phänomenen der Ausgang tangential angeordnet und die Kammer elliptisch geformt (NuPort®).

➡ Die Punktion der Silikonmembran darf nur mit speziellen, nichtstanzenden Kanülen, den so genannten Huber- oder Surecan®-Nadeln, vorgenommen werden, die eine abgewinkelte Spitze mit seitlicher Kanülenöffnung aufweisen. Herkömmliche Injektionsnadeln stanzen in die Silikonmembran einen Zylinder, der zum Austritt des Kammerinhaltes in die Port-Tasche im Anschluss an die Nadelentfernung führt und den weiteren Einsatz des Systems verbietet.

Die einsetzbaren Nadelstärken betragen 19–22 Gauge. Für Dauerinfusionen werden **rechtwinklig abgewinkelte** Nadeln eingesetzt. Bolusinjektionen erfolgen mit **geraden** Kanülen. Die Zahl der möglichen Punktionen wird bei 19-G-Nadeln mit 1000 und bei 22-G-Nadeln mit 2000 angegeben. Je nach Ausführung und Indikation beträgt das Volumen der Portkammer im Mittel 0,5 bis 1,0 ml, die Höhe des Ports zwischen 10 und 16 mm und der Durchmesser der Silikonmembran 10 bis 12 mm. Die Durchflussraten sind abhängig vom Katheterdurchmesser und betragen bei Verwendung einer 19-G-Nadel und einer Kathetergröße von 6 F (Innendurchmesser 0,5 mm) 130 ml/h und bei 8 F (Innendurchmesser 1,5 mm) bis 1800 ml/h.

Port-Kathetersysteme müssen folgende Anforderungen erfüllen:
- sichere Fixation des Katheters an der Kammer
- stabiles Septum
- große Auflagefläche zum Schutz vor Rotation
- Biokompatibilität
- geringes Gewicht.

2.4 Implantation des Port-Kathetersystems

Die Indikation zur Implantation und der Eingriff selbst sind von einem darin erfahrenen Arzt vorzunehmen. Die aseptischen Bedingungen eines chirurgischen Eingriffsraumes oder OPs sind erforderlich. Der Eingriff ist wenig belastend und ambulant in Lokalanästhesie durchführbar. Der notwendige Zeitaufwand beträgt weniger als 60 Minuten. Die Katheterplatzierung erfolgt nach Indikation im zentralen Venenbereich, im Bereich einer organversorgenden Arterie oder im intrathekalen bzw. Periduralraum.

Bei zentralvenöser Kathetereinlage erfolgt die Port-Platzierung in der Fossa infraclavicularis auf der Faszie des M. pectoralis major. Auf der Thoraxvorderfläche liegen günstige Punktionsbedingungen vor, mit ausrei-

chender Dicke der Subkutis, sicherer Fixation auf der Faszie und knöchernem Widerlager.
Jedoch sollten die individuellen Gegebenheiten des Patienten Berücksichtigung finden. Die Platzierung ist in einer Region möglich, in der folgende Kriterien erfüllt sind:
- ausreichende Stabilität für die Port-Kammer ohne dass der Patient in seiner Mobilität eingeschränkt ist,
- Druckpunkte können nicht entstehen
- ausreichende Dicke der Subkutis.

Die optimale Stärke der bedeckenden Hautschicht soll 0,5–2 cm betragen.
Unter Röntgen-Kontrolle wird der Katheter mit dem Mandrin über die Vv. subclavia, cephalica, jugularis interna oder externa vorgeschoben, bis die Spitze in der V. cava superior in Höhe des Ansatzes der 5. bis 7. Rippe zu liegen kommt. Um eine Migration der Katheterspitze in die V. jugularis oder in die V. subclavia zu vermeiden, ist die optimale Katheterposition vor dem rechten Vorhof. Deshalb wird die perioperative Röntgen-Kontrolle oder ggf. die transösophageale Ultraschallechokardiographie zur exakten Positionierung der Katheterspitze in Höhe der atriokavalen Region empfohlen.
Alternativ kann anhand der EKG-Registrierung die Lage der Katheterspitze ermittelt werden. Über einen an das EKG angeschlossenen Führungsdraht wird die optimale Lage im rechten Vorhof registriert und der Katheter anschließend vorgeschoben und positioniert (Cheng et al. 2002).
Der Katheter kann sowohl über Venae sectio als auch über Punktion der V. subclavia mit dem Seldinger-Besteck eingeführt werden. Dazu liegt den Sets ein Peel-Apart®-Einführungsbesteck mit folgenden Bestandteilen bei:
- Punktionskanüle
- Führungsdraht mit J-Spitze
- Dilatator
- Einführungshilfe.

➡ Zur Vermeidung einer Luftaspiration wird der Patient während des Eingriffes in eine Trendelenburg-Lagerung gebracht.

Zur Reduzierung thrombotischer Ereignisse sollte die Implantationsstrecke kurz gehalten werden, da Katheterimplantationen über die V. basilica bis zu 4,5% Venenthrombosen hervorrufen.
Nach Platzierung der Katheterspitze schließen sich die Entfernung des Mandrins, die Kürzung des Katheters und die Konnektion mit der vorher entlüfteten Kammer an. Eine sichere Verbindung ist garantiert, wenn der Katheter und der Katheterverschluss fest am Port auf dem Katheteransatz sitzen.

! Der Katheterverlauf darf keine Knickstellen aufweisen.

Die Port-Kammer wird dann mit nichtresorbierbaren Fäden in der vorher präparierten Port-Tasche auf der Pektoralisfaszie fixiert. Unter Berücksichtigung einer sofortigen Nutzung soll die Kammer nicht direkt unterhalb der Inzision fixiert werden. Ist eine Tunnelung zwischen dem Kathetereinführungsort und der Port-Tasche erforderlich, wird vor dem perkutanen Durchzug des Katheters der Katheterverschluss entfernt und anschließend wieder aufgesetzt.
Vor dem Verschluss wird die Operationswunde mit einem lokalen Antibiotikum getränkt. Zum Abschluss der Implantation erfolgen im Operationsraum mit der Röntgen-Durchleuchtung die Dokumentation und Kontrolle der Port-Kammerlage und des Katheterverlaufes unter Injektion von Kontrastmittel (Abb. H2-6 und

H2

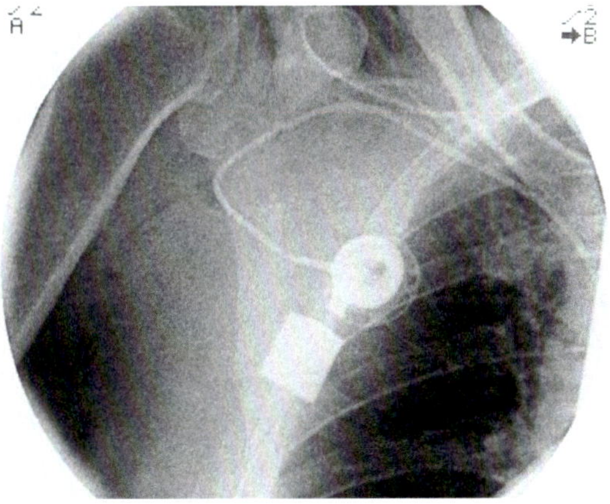

Abb. H2-6 Intraoperative Röntgen-Kontrolle mit Kontrastmittel nach Implantation des Port-Katheters.

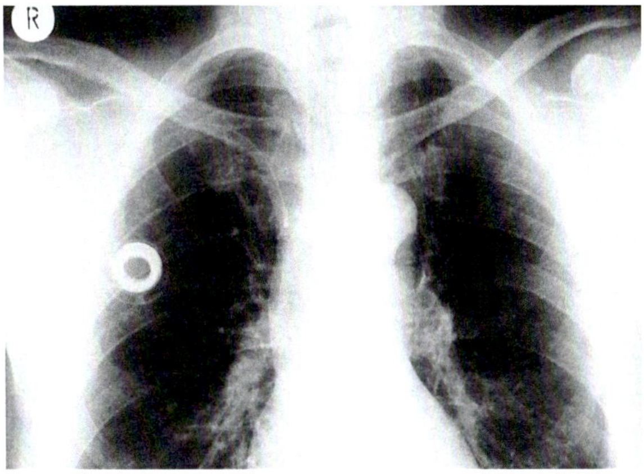

Abb. H2-7 Thorax-Röntgen-Aufnahme mit Katheterspitze in der V. cava.

H2-7). Mit einer Heparin-Kochsalzlösung (1000 I.E./100 ml) wird das System perkutan abschließend gespült. Bei Thrombose der V. cava superior kann der Katheter über die V. epigastrica in die V. cava inferior platziert werden. Die Port-Kammer wird dann subkutan im lateralen Unterbauch fixiert.
Der Patient erhält im Anschluss einen Identifikationspass mit folgenden Angaben:
- implantiertes System
- Implantationsort
- Datum der Implantation
- Einrichtung, in der der Eingriff vorgenommen wurde.

2.5 Postoperative Nutzung

Das voll implantierbare Port-Kathetersystem ist unter Beachtung der Besonderheiten bei der Nutzung anderen Kathetersystemen bezüglich Komplikationen und Langzeitanwendung überlegen.

➡ Davon unberührt besteht bei allen zentralvenösen Kathetern durch Lage der Katheterspitze vor dem rechten Vorhof die Gefahr einer fulminanten Lungenembolie bei Verwendung offener Infusionssysteme, weshalb stets eine Injektionskappe, verschiedene Typen von Konnektoren (Tab. H2-2) oder ein Dreiwegehahn zwischengeschaltet werden müssen.

Statt belüfteter Infusionen sind immer Infusionspumpen einzusetzen.

! Jeder Anwender des Systems hat sich vor der ersten Nutzung des neu implantierten Systems mit den allgemeinen Besonderheiten des Port-Systems und dem speziellen beim Patienten implantierten System vertraut zu machen.

Auch der Patient ist ausführlich und schriftlich über das Kathetersystem und die möglichen Komplikationen aufzuklären. Kooperable Patienten können in die Selbstmedikation über den Port eingewiesen werden.

Tab. H2-2 Typen von Katheterkonnektoren.

Konnektor	Hersteller
SegurLock®	Inibsa
BD Posiflow®	Becton Dickinson
Connecta Clave®	Ohmeda BV
Bionecteur®	Vygon
SmartSite®	Alaris Medical Systems

Vor der Punktion, die unter sterilen Bedingungen zu erfolgen hat, erfolgt eine mehrfache Hautdesinfektion mit sterilen Kompressen, die auswärts kreisend bewegt werden. Nach Überstreifen steriler Handschuhe tastet die linke Hand die subkutan liegende Kammer und mit der rechten Hand wird die steril angereichte Nadel senkrecht zwischen den tastenden Fingern der linken Hand durch die bedeckende Haut und die Silikonmembran bis zum harten Widerstand des Kammerbodens gestoßen. Durch eine Blutaspiration wird die korrekte Nadellage bestätigt.

! Schräges oder unvollständiges Einführen kann zur Beschädigung der Membran, zur Fehlinjektion und mangelnden Perfusion führen.

An die Kanüle wird vor Punktion ein Dreiwegehahn oder Konnektor angeschlossen, um eine unkontrollierte Aspiration oder Injektion zu vermeiden. Für Bolusinjektionen sind gerade Nadeln geeignet, für Dauerinfusionen werden abgewinkelte Nadeln angeboten. Bei Dauerinfusionen wird an der Injektionsstelle ein steriles Gazeröllchen unter der Nadel platziert. Darüber erfolgt eine Abdeckung mit transparenter Klebefolie zum Schutz vor einer Dislokation.

2.5.1 Medikamentenapplikation

Vor und im Anschluss an die Medikamentenapplikationen sind ausreichende Spülungen des Port-Systems vorzunehmen. Erfolgt die fraktionierte Gabe mehrerer Medikamente, so ist nach jeder Einzelgabe eine Spülung mit 10 ml Kochsalzlösung vorzunehmen. Zur Vermeidung einer Thrombose ist das System nach Abschluss der Medikamentengabe wieder mit einer Kochsalzlösung zu spülen, ein Zusatz von Heparin wird aktuell nicht mehr gefordert. Anschließend wird die Nadel unter positivem Spritzendruck abgezogen.

➡ Bei manuellen Injektionen sind Spritzen mit einem Volumen von 20 ml einzusetzen. Mit Spritzen von 2 oder 5 ml Volumen werden durch den Kolben manuell Drücke über 4 bar erreicht, die zur Berstung oder Dekonnektion des Port-Systems führen. Bei Port-Systemen für die arterielle Platzierung beträgt die Drucktoleranz der Membranen 14 bar.

Port-Katheter eignen sich für die regionale intraarterielle Therapie, da so 200- bis 400fach höhere Konzentrationen der Zytostatika appliziert werden können (Chen und Gross 1980). Zur Therapie von Metastasen oder primären Leberkarzinomen wird der Katheter in

die A. gastroduodenalis, in die A. gastrica sinistra oder A. mesenterica superior eingelegt (Balch und Urist 1984).
Auch für die Therapie fortgeschrittener arterieller Durchblutungsstörungen mit Vasodilatanzien oder Prostazyklinen wird der Katheter in die zuführende Arterie, z. B. die A. femoralis, platziert.

2.5.2 Pflege des Port-Systems

Bei venösen Blutabnahmen über das Port-System sind die ersten 5 ml aspirierten Blutes zu verwerfen, mit einer zweiten Spritze erfolgt die Blutabnahme. Aufgrund eines erhöhten Thromboserisikos erfolgt im Anschluss eine erneute Spülung.
Mehrtägige Infusionen sollten nicht länger als über 6 Tage erfolgen, dabei ist eine tägliche Spülung mit einer Kochsalzlösung vorzunehmen. Ein Wechsel der Infusionsmaterialien ist entsprechend den Richtlinien der CDC (Centers for Disease Control, http://www.cdc.gov) nach 48 Stunden und der ONC (Oncology Nursing Society) wöchentlich zu empfehlen.
Jeder Nichtgebrauch des Systems über 4 Wochen hinaus erfordert eine Spülung. Diese sollte mit einer hochvolumigen Kochsalzlösung (mind. 50,0 ml) erfolgen. Ein Zusatz von Heparin ist auch aus der eigenen Erfahrung nicht unbedingt erforderlich, da immer das Risiko einer heparininduzierten Thrombozytopenie besteht.

➡ Bei Mazeration der Haut über einem Port-Kathetersystem ist die Anwendung von Salben zu vermeiden, da diese nicht steril sind und Feuchtigkeit begünstigen. Zur epidermalen Keimreduktion sind Lösungen mit 70%igem Alkohol anderen keimreduzierenden Detergenzien, wie wasserlösliches Chlorhexidin, vorzuziehen. Die sicherste Desinfektion wird durch Alkohol in Kombination mit Polyvinylpyrrolidonjod erreicht.

Tab. H2-3 Sofortkomplikationen nach Port-Katheterimplantation.

- Pneumothorax
- Hämatothorax
- Hydropneumothorax
- arterielle Blutung
- Punktionsblutung
- Dislokation
- Dysfunktion
- Taschenhämatom
- AV-Fistel
- Embolie
- Arrhythmie
- Nervenläsion

! Ist die Indikation für die Katheteranwendung erloschen, so ist das System zu explantieren.

2.6 Komplikationen und deren Behandlung

2.6.1 Sofortkomplikationen

Sofortkomplikationen (Tab. H2-3) können bei der Katheteranlage als Hämato- und Pneumothorax, Sofortinfektion, Verletzung des Plexus brachialis oder des Ductus thoracicus sowie als Gefäßläsion auftreten. Mit dem gehäuften Auftreten dieser Komplikationen ist v. a. bei Fehlen einer präparierbaren V. cephalica durch die alternative Punktion der V. subclavia zu rechnen.

2.6.2 Spätkomplikationen

Retrospektive Studien verschiedener Zentren zeigen die Sicherheit und Akzeptanz der Systeme. Bei 500 Patienten und 519 implantierten Systemen zeigte sich eine mittlere Funktionsdauer von 353 Tagen. Davon waren 427 (82,2%) Systeme ohne Komplikationen. Frühkomplikationen zeigten sich mit Hämatomen, Phlebitiden der V. jugularis externa und einer Tascheninfektion. Bei Spätkomplikationen traten 43 Infektionen (0,23/1000 Kathetertage), 11 Verschlüsse (0,06/1000 Kathetertage) und 14 Subklaviavenenthrombosen (0,07/1000 Kathetertage) auf. 101 Katheter wurden entfernt, davon 35 wegen Komplikationen und 66 wegen Beendigung der Therapie. Eine Analyse von 2359 chirurgisch implantierten Port-Systemen zeigte 147 Komplikationen. Sofort- und Frühkomplikationen waren Hämatome und Pneumothoraces (nach Punktion der V. subclavia). Als Spätkomplikationen traten Infektionen (2,4%), Thrombosen (2,0%), 11 Katheterdislokationen, 5 Kammerpenetrationen, 3 Diskonnektionen, 2 Extravasationen und eine Katheterembolie (nach 403 Tagen) auf (Stein und Wagner 2005).
Die Rate der berichteten Spätkomplikationen beträgt bis zu 22%, die der Explantationen bis zu 11%. Die häufigsten und selteneren Spätkomplikationen sind in Tabelle H2-4 zusammengestellt. Ventrikuläre Tachykardien bei liegendem Port-Kathetersystem können durch Migration und Embolisation eines Katheters hervorgerufen werden, sie sind eine seltene Komplikation. Patienten mit hämatologisch-onkologischen Erkrankungen weisen doppelt so häufig Komplikationen auf als jene mit Organmalignomen.

Tab. H2-4 Spätkomplikationen der Port-Kathetersysteme.

- Infektion des Systems
- Thrombose mit Okklusion
- Systemdekonnektion mit Kathetermigration
- fehlende Punktierbarkeit
- Medikamentenextravasat
- Tascheninfektion
- Hydro- oder Infusothorax
- Unverträglichkeitsreaktion auf das Implantat mit Hautnekrose
- Kathetermigration
- kardiale Arrhythmien
- kardiale Tamponade
- Katheterbruch
- Thrombose der V. cava

Pinch-off-Syndrom

Das sog. Pinch-off-Zeichen (Abb. H2-8) tritt auf, wenn der Katheter zwischen Klavikula und 1. Rippe noch außerhalb der V. subclavia liegt und komprimiert wird oder bricht. Nachfolgend kann das fragmentierte Katheterende embolisieren. Eine Häufigkeit von bis zu 40% ist beschrieben (Jordan et al. 2001).

Diese Komplikation tritt gehäuft nach perkutaner Punktion auf, wenn die Punktion zu nahe am Sternoklavikulargelenk erfolgt. Diese Komplikation kann mit der offenen präparativen Implantation (cut-down) vermieden werden. Weitere Vorteile gegenüber der perkutanen Punktion oder rein radiologischer Vorgehensweisen ist die Reduktion schwerwiegender bis letaler Komplikationen wie Hämatothorax, Irritation des Plexus brachialis und Verletzung des Ductus thoracicus, Perforation arterieller Gefäße, ggf. mit Induktion von AV-Fisteln, und Embolien (Rauthe und Altmann 1998).

Migration des Katheters

Die spontane Kathetermigration ist eine seltene Komplikation, die in 0,9–1,8% innerhalb von 5 bis 9 Monaten auftreten kann (Biffi et al. 1998). Bei Fehllage in der V. jugularis können Schmerzen im Hals- und Schulterbereich auftreten. Durch plötzliche thorakale Drucksteigerung ist eine sekundäre Katheterfehllage möglich. Als Folgekomplikationen können eine Infektion, Phlebitis, venöse Thrombose und neurologische Symptome auftreten. Zur Abklärung untypischer Beschwerden ist die röntgenologische Diagnostik erforderlich.

2.6.3 Behandlung von Komplikationen

Thrombose des Katheters

Ist die Medikamentenapplikation nicht möglich oder sind zur Perfusion des Systems erhöhte Drücke erforderlich, ist eine Thrombose des Systems auszuschließen. Bei Einsatz von Spritzen unter 10 ml Fassungsvermögen kann durch den hohen Kolbendruck eine Ruptur oder Dekonnektion provoziert werden. Unter Bildwandlerkontrolle ist mit einer Kontrastmittelinjektion über eine Huber-Nadel eine Darstellung des Systems anzustreben. Der zentrale Verschluss einer Port-Kammer ist von der Thrombose eines Katheters

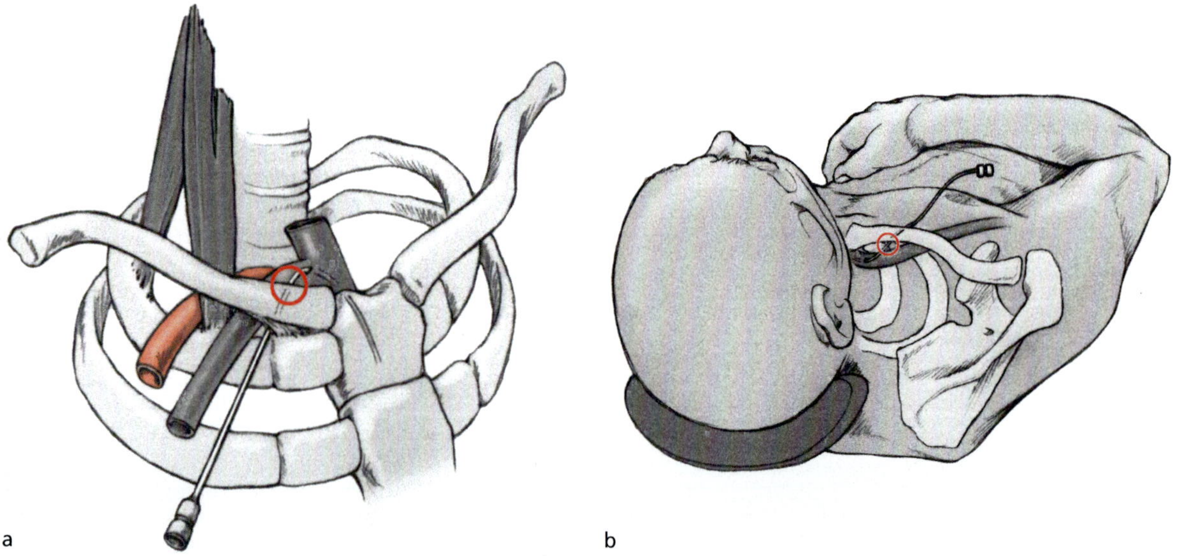

a b

Abb. H2-8 Pinch-off-Zeichen durch Abknicken des Katheters zwischen 1. Rippe und Klavikula.

und der drainierenden Vene zu unterscheiden. Zentrale Thrombosen werden durch Blutkoagele oder Stanz- und Kratzpartikel hervorgerufen.

Zur Behandlung von Katheter- und Kammerthrombosen kann das System mit Urokinase (4000 I.U.) oder rt-PA (2,5 mg) ein- oder mehrfach in 2-Stunden-Abstand aufgefüllt und lysiert werden.

Infektionen

Die Richtlinien des Robert-Koch-Institutes umfassen einen Katalog von Präventivmaßnahmen, die für periphere, zentralvenöse und implantierbare Katheter zu unterscheiden sind.
Als häufigste Sofort- und Spätkomplikation tritt die Infektion auf. Bei bis zu 25% aller implantierten Kathetersysteme kann eine lokale oder systemische Infektion auftreten, die eine Revision erfordert. Bezogen auf die Nutzungsdauer, findet sich beim Port-Katheter die niedrigste Komplikationsrate aller Kathetersysteme von 0,11 Episoden auf 1000 Kathetertage (Hengartner et al. 2004) (Tab. H2-5).
Sobald die Erreger den Kontakt mit der Katheteroberfläche gefunden haben sind sie adhärent und bilden einen Biofilm aus. Bei positivem Nachweis sensibler Erreger besteht eine Resistenz, auch gegen die getesteten Antibiotika. In weniger als 5% der Katheterseptikämien sind die Zeichen einer lokalen Infektion sichtbar. In der internationalen Literatur wird bei der Sepsis (BSI, bloodstream infection) zwischen der möglichen Kathetersepsis (catheter-associated BSI) und der manifesten Sepsis (catheter-related BSI) unterschieden. Letztere führt immer zur Katheterexplantation. Zur Differenzierung eignet sich allein die mikrobiologische Diagnostik. Dazu werden zwei Entnahmen von Blutkulturen, simultan aus dem Katheter und der peripheren Vene, vorgenommen. Das Verhältnis zwischen Bakterienzahl im Katheterblut vs. Bakterienzahl im peripheren Blut als entscheidender Grenzwert beträgt 5:1 bis 10:1. Alternativ kann die Differenzialzeit bei gleichzeitiger Blutkultur aus dem Katheter und der Vene unter Nutzung eines automatisierten Blutkulturinkubationssystems ermittelt werden. Hier liegt der Grenzwert bei der Differenz zum positiven Signal zwischen beiden Proben bei über 2 Stunden. Voraussetzungen sind hier ein 24 Stunden besetztes Labor und eine Transportzeit von unter 6 Stunden.
Das Erregerspektrum wird durch die Hautflora bestimmt. Häufigste Erreger sind koagulasenegative Staphylokokken (bis 40%), gefolgt von Staphylococcus aureus (bis 10%), Enterococcus spp. (bis 6%), Candida spp., Enterobacter spp., Acinobacter spp., Serratia spp. (Bouza et al. 1998). Patienten auf Intensivstationen erkranken häufiger an gramnegativen Erregern, bei neutropenischen Patienten, z.B. unter Chemotherapie, finden sich mehr koagulasenegative Staphylokokken und bei parenteraler Ernährung häufiger Candida spp. sowie Staphylococcus aureus.
Die Infektionsrate kann durch die Ausbildung zur aseptischen Implantation, zur korrekten Pflege und zum Einsatz des richtigen Katheters abhängig vom Infusionsbedarf auf ein Minimum reduziert werden.
Für Hochrisikopatienten (v.a. Transplantations- und Verbrennungspatienten) stehen antibiotika- (Minocyclin/Rifampicin), antiseptika- (Chlorhexidin/Silbersulfadiazin) und silberbeschichtete Katheter zur Verfügung (Widmer 2005). Sie sind aber bei handelsüblichen Port-Kathetersystemen derzeit nicht erhältlich. Der antimikrobielle Effekt reduziert sich innerhalb von Wochen, so dass keine Langzeitwirkung zu erwarten ist.

Bei Fieber sollte durch Nachweis einer negativen Blutkultur der Verdacht auf eine Kathetersepsis ausgeschlossen werden, da nicht jede Septikämie unklarer Genese die routinemäßige Entfernung rechtfertigt.

!

Erst die klinisch nachweisbare Infektion der Port-Kammertasche erfordert die Explantation des Systems (Tab. H2-6). Eine Neuimplantation soll nur im Intervall und an einer entfernten Position erfolgen.

Bei katheterassoziierten Infektionen mit grampositiven Erregern kann ein Erhaltungsversuch des Systems mit einer Therapie aus den Kombination verschiedener Antibiotika mit und ohne Heparin zur Port-Blockung mit Erfolg vorgenommen werden. Bei dieser Antibioticlock-Technik werden vorrangig Glykopeptide, v.a.

Tab. H2-5 Häufigkeit der Kathetersepsis nach Kathetertyp (modifiziert nach Crinch und Maki 2002).

Katheterart	Mittelwert/1000 Kathetertage	95%-Konfidenzintervall
peripherer zentralvenöser Katheter	2,3	2,0–2,4
getunnelter zentralvenöser Katheter	1,2	1,0–1,3
Port-a-Cath	0,2	0,1–0,2

Tab. H2-6 Indikationen zur Katheterentfernung bei Infektion (modifiziert nach Bouza et al. 2002).

Indikation zur Entfernung eines Katheters (ein Kriterium ausreichend)
- leicht wechselbarer Katheter
- Fieber/systemische Infektionszeichen > 48–72 Stunden
- lokale Komplikationen an der Insertionsstelle (Tunnel- oder Tascheninfektion)
- Komplikationen durch Erregerabsiedlung (z. B. Endokarditis, septische Pulmonalembolie)
- Nachweis stark pathogener Erreger (Staphylococcus aureus, Bacillus spp., Corynebacterium, Pseudomonas, Mykobakterien, Pilze)
- rezidivierende Katheterinfektionen nach Beendigung der Antibiose

Indikation zum abwartenden Verhalten (alle Kriterien müssen erfüllt sein)
- dringend benötigter oder implantierter Katheter
- keine Taschen- oder Tunnelinfektion
- hämodynamisch stabiler Patient
- keine Absiedlung der Infektionsherde
- nach zwei Tagen Neubewertung: Ansprechen der Antibiose innerhalb von 48 bis 72 Stunden und Nachweis von sensiblen Erregern, die nicht den o. g. Erregern entsprechen

Vancomycin aufgrund seiner geringeren Eiweißbindung, eingesetzt. Eine bessere Passage des Biofilms wird mit Linezolid erreicht (Curtin et al. 2003). Alternativ wurden Amikazin, Ciprofloxazin, Teicoplanin und Gentamycin erfolgreich appliziert.

Extravasate und Funktionsstörungen

Durch Parainfusionen können sterile Entzündungen provoziert werden, die zur Hautnekrose und zur anschließenden Kammerprotrusion führen können.

Gibt der Patient bei der Injektion oder Infusion Schmerzen und Druckgefühl im Bereich der Kammer an, ist die Fixation und Lage der Nadel, ggf. mit Röntgen-Diagnostik, zu kontrollieren. Durch Kathetermigration, Dekonnektion oder Bruch an Katheterbiegungsstellen können Medikamentenextravasate entstehen, die eine Revision des Systems erfordern. Ähnlich einer Extravasation kann ein Rücklauf der Infusion (sog. back tracking) auftreten, wenn der Katheter intravaskulär von einem Fibrinmantel („fibrin sheath“) eingescheidet und zur Bildung eines zweiten Lumens führt (Teichgräber et al. 2004).

Infolge von Katheterdislokationen werden Gefäßrupturen mit Hämorrhagien, Infusionen in das Mediastinum und die Thoraxhöhle und Herzbeuteltamponaden beobachtet.

Bei Periduralkathetern zur Schmerztherapie kann nach längerer Liegedauer eine Dosiserhöhung des Analgetikums erforderlich sein, die durch Toleranzsteigerung im Rahmen der Grunderkrankung oder einer Fibrosierung des Spinalraumes hervorgerufen wird.

2.7 Literatur

Arnold WP, Altmann SD, Beathard GA: Vascular access centers, an innovative approach for vascular access care. Dialysis access, a multidisciplinary approach. Lippincott Williams & Wilkins 2002

Balch CM, Urist MM: Intraarterielle Chemotherapie mit einer implantierbaren Infusionspumpe bei Lebermetastasen kolorektaler Tumoren und Hepatomen. Chirurg 55 (1984) 485–488

Biffi R, Braud F, Orsi F, et al.: Totally implanted central venous access ports for long-term chemotherapy. Ann. Oncol. 9 (1998) 767–773

Bouza E, Burillo A, Munoz P: Catheter-related infections: diagnosis and intravascular management. Clin. Microbiol. Infect. 8 (2002) 265–274

Chen HSG, Gross JF: Intraarterial infusions of anticancer drugs. Theoretic aspects of drug delivery and review of response. Cancer Treatm. Rep. 64 (1980) 31–33

Cheng KI, Chu KS, Chen LT, et al.: Correct positioning of the venous port-a-cath catheter: Anaesth. Intens. Care 30 (2002) 603–607

Crnich CJ, Maki DG: The promise of novel technology for the prevention of intravascular device-related bloodstream infection. Clin. Infect. Dis. 34 (2002) 1232–1242

Curtin J, Cormican M, Fleming G, et al.: Linezolid compared with eperozolid, vancomycin, and gentamicin in an in vitro model of antimicrobial lock therapy for staphylococcus epidermidis central venous catheter-related biofilm infections. Antimicrob. Agents Chemother. 47 (2003) 3145–3148

de Gregorio MA, Miguelena JM, Fernandez JA, et al.: Subcutaneous ports in the radiology suite: an effective and safe procedure for care in cancer patients. Eur. Radiol. 6 (1996) 748–752

Hengartner H, Berger C, Nadal D, et al.: Port-a-cath infections in Children with cancer. Eur. J. Cancer 40 (2004) 2452–2458

Johansson E, Björkholm M, Björvell H, et al.: Totally implantable subcutaneous port system versus central venous catheter placed before induction chemotherapy in patients with acute leukaemia – a randomized study. Supp. Care Cancer 12 (2004) 99–105

Jordan K, Behrmann C, Rie C, et al.: Pinch-off-Zeichen: Management einer ungewöhnlichen Portkomplikation. Onkologe 7 (2001) 438–442

Moss AH, McLaughlin MM, Lempert KD, et al.: Use of a silicone catheter with a Dacron® cuff for dialysis short-term vascular access. Am. J. Kidney Dis. 12 (1988) 492–498

Niederhuber JE, Ensminger WD, Gywes JW, et al.: Totally implanted venous and arterial access system to replace external catheter in cancer treatment. Surgery 92 (1982) 706–712

Rauthe G, Altmann C: Complications in connection with venous port systems: prevention and therapy. Eur. J. Surg. Oncol. 24 (1998) 192–199

Stein M, Wagner RH: Komplikationen zentralvenöser Portsysteme: Erfahrungsbericht über 2359 Implantationen. DMW 130 (2005) 1129–1132

Strecker EP, Heber R, Boos I, et al.: Preliminary experience with locoregional intraarterial chemotherapy of uterine cervical or endometrial cancer using the peripheral implantable port system (PIPS): a feasibility study. Cardiovasc. Interv. Rad. 26 (2003) 118–122

Teichgräber UKM, Gebauer B, Benter T, et al.: Langfristige zentralvenöse Zugänge und deren Komplikationsmanagement. Fortschr. Röntgenstr. 176 (2004) 944–952

Widmer AF: Infektion und Sepsis durch intravenöse Katheter. Internist 46 (2005) 643–651

Wolosker N, Yazbek G, Nishinari K, et al.: Totally implantable venous catheters for chemothrapy: experience in 500 patients. Sao Paulo Med. J. 122 (2004) 147–151

Nicht rekonstruktive flankierende Eingriffe

11 Sympathektomie

Th. Bürger

1.1 Pathophysiologie

Eine Sympathektomie zur Verbesserung der peripheren Durchblutungssituation an den oberen und unteren Extremitäten hat durch die Fortschritte der gefäßrekonstruktiven Therapien in den letzten Jahren zunehmend an Bedeutung verloren. Ihr Wert als alleiniges oder ergänzendes Therapieverfahren wird auch heute noch sehr unterschiedlich beurteilt. Meist bleibt sie jedoch seltenen Indikationsstellungen vorbehalten. Durch eine sympathische Denervierung werden folgende gefäßwandwirksame Neuropeptide beeinflusst:

- Neuropeptid Y
- Substanz P
- Calcitonin-gene-related-Peptid.

Neben einer dabei entstehenden indirekten Hyperämie ist auch ein positives Einwirken auf Entzündungsreaktionen und Schmerzzustände möglich. Bei arteriellen Verschlussprozessen ist die Druckreserve distal eines Arterienverschlusses erniedrigt.

> **!** Eine Sympathikolyse kann mit einem dadurch bedingten weiteren Absinken des peripheren arteriovenösen Widerstandes in der Endstrombahn zu einer weiteren Verschlechterung der Durchblutungssituation führen (paradoxer Effekt).

Zusätzlich sind in einem peripher ischämischen oder entzündlichen Bereich die Mikrogefäße aufgrund der schlechten Versorgungslage (Nutritionsreflex) bereits unter Ruhebedingungen kompensatorisch oder bei einer diabetischen Neuropathie durch eine spontane Sympathikolyse dilatiert.

1.2 Thorakale Sympathektomie

1.2.1 Indikation

Anfallsartige, symmetrische Weißverfärbungen der Finger mit einer umschriebenen Ischämie, gefolgt von einer Zyanose und einer anschließenden Hyperämie (Trikolorephänomen), sind die typischen Symptome eines primären oder sekundären Raynaud-Syndroms. Trophische Störungen mit akralen Nekrosen weisen auf folgende organische Ursachen hin:

- Kollagenosen
- Angiitiden
- Vibrationstraumata
- peripher-embolische Verschlüsse
- thrombotische arterielle Verschlüsse.

Selten können auch neurogene Ursachen eine derartige klinische Symptomatik auslösen:

- Krankheiten des Nervensystems (Neuritis, multiple Sklerose, Polymyelitis, Postapoplexie, spinale Tumoren, Syringomyelie)
- neurovaskuläre Kompressionssyndrome der oberen Thoraxapertur (TOS)
- Karpaltunnelsyndrom
- Intoxikationen (Ergotamine, Schwermetalle).

Die Indikation zu einer thorakalen Sympathektomie besteht immer dann, wenn ein konservativer Therapieversuch mit konsequenter Behandlung der Grunderkrankung erfolglos bleibt und ein erheblicher Leidensdruck besteht. In Einzelfällen kann bei arteriellen Mehretagenverschlüssen eine zentrale arterielle Gefäßrekonstruktion mit einer thorakalen Sympathektomie zur Verbesserung der peripheren Ausstrombahn indiziert sein. Eine exzessive Hyperhidrose der Hände oder der Axilla stellt eine weitere Hauptindikation dar. Bei einem sekundären Raynaud-Syndrom (v. a. Sklerodermie) ist kein klinischer Nutzen zu erwarten.

1.2.2 Präoperative Diagnostik

Eine klinische Verdachtsdiagnose eines Raynaud-Syndroms kann meist nach Erheben der Anamnese und einer gründlichen körperlichen Untersuchung gestellt werden.
In der Differenzialdiagnostik sind folgende Untersuchungen von Bedeutung:

- Funktionsdiagnostik:
  - Doppler- und Duplexsonographie
  - Kälteexpositionstest
  - Fingeroszillogramm
  - Kapillarmikroskopie
  - Stellatumblockade (um den zu erwartenden Effekt einer Sympathektomie präoperativ beurteilen zu können; Abb. I1-1).
- Laborparameter:
  - ANAa
  - dDNS
  - ANCAa
  - p-ANCA
  - ENA-Westernblot
  - HLA-Antigene (spez. HLA-B18)
  - Kryoglobuline
  - Rheumafaktoren.
- Bildgebende Verfahren:
  - konventionelle Röntgen-Aufnahmen der betroffenen Hand
  - Duplexsonographie
  - Angiographie, ggf. mit Funktionsaufnahmen zum Ausschluss eines Kompressionssyndroms der oberen Thoraxapertur
  - CT/MRT bei speziellen Fragestellungen.

1.2.3 Therapieverfahren

Operative Therapie

Standardverfahren

Unter den operativen Verfahren ist die *endoskopische thorakale Sympathektomie* heute die Methode der Wahl.
Der Eingriff erfolgt in Intubationsnarkose mit Doppellumentubus und Seitenlagerung des Patienten. In der mittleren Axillarlinie wird im 8. ICR ein Kameratrokar stumpf eingebracht. Danach wird die entsprechende Lunge aus ihrer Belüftung genommen und die Thoraxhöhle inspiziert. Zwei weitere Arbeitstrokare sind dreieckförmig mit ausreichendem Abstand zu platzieren (Abb. I1-2). Nach Darstellen des durchscheinenden Ganglion stellatum und des Grenzstranges erfolgt die

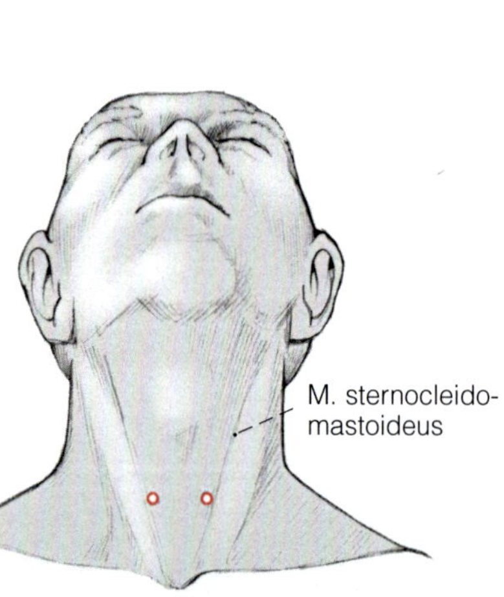

a

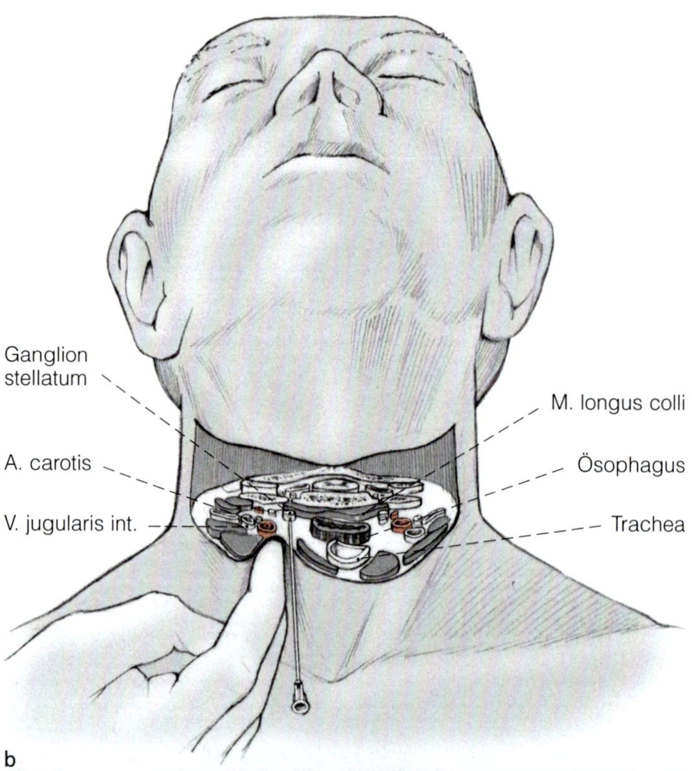

b

Abb. I1-1 Einstichpunkte bei der Stellatumblockade von vorne (Herget).

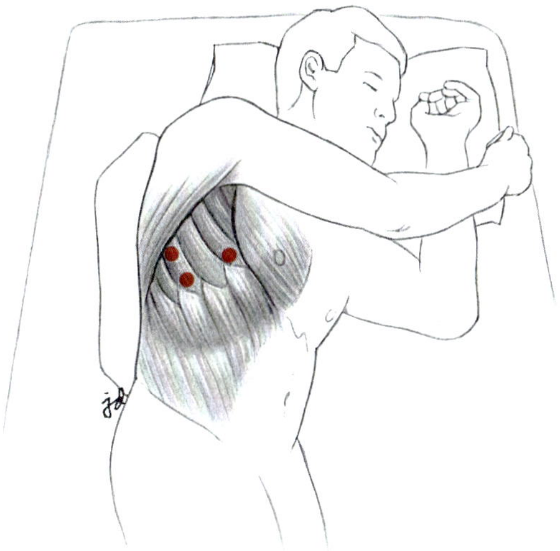

Abb. I1-2 Zugänge bei der thorakalen Sympathektomie. Vermeidung der muskelstarken Region, der Nerven und Interkostalgefäße sowie des engen Bereichs der oberen Thoraxapertur. Deshalb zwischen den 3. und 8. ICR die Inzision für das Einführen des Trokars setzen (Brunner 1996).

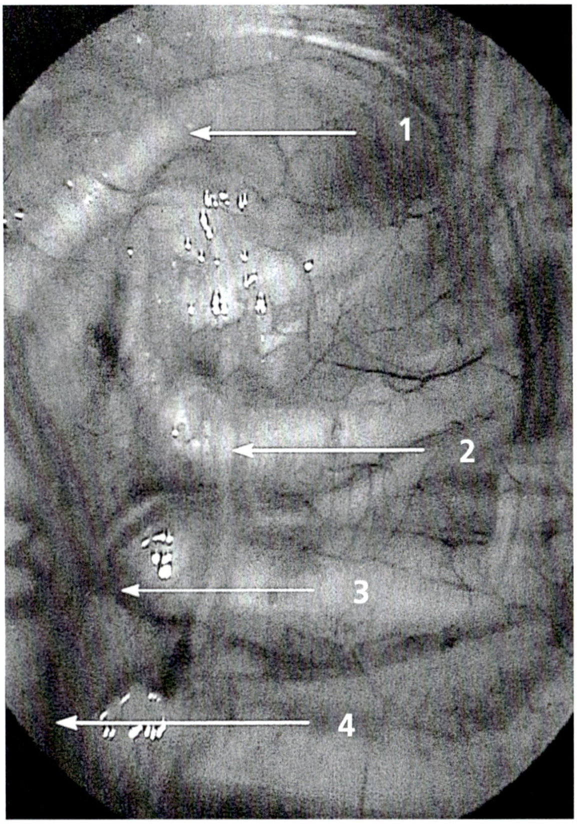

Abb. I1-3 Operationssitus. 1: A. subclavia dextra. 2: Truncus sympathicus. 3: V. hemiazygos. 4: Aorta thoracica.

Längsinzision der darüber liegenden Pleura von distal Th3/Th4 bis Th1/Th2 (Abb. I1-3). Als Orientierungshilfe ist die aus der A. subclavia entspringende obere Interkostalarterie mit ihrem meist parallelen Verlauf zum Trunkus (Abstand ca. 10 mm) geeignet. Nach der Längsinzision der Pleura wird der sympathische Grenzstrang zwischen Th2 und Th4 unter Schonung des Ganglion stellatum reseziert.

I1

!

Die Elektrokoagulation sollte hierbei vermieden werden.

Alternativverfahren

Als alternative Operationsmethode ist vor allem die *transaxilläre Thorakotomie* nach Atkins von Bedeutung (Abb. I1-4). Hierbei liegt der Hautschnitt bogenförmig im Bereich des 2. oder 3. ICR. Nach Durchtrennen der Serratusmuskulatur in Faserrichtung wird der Thorax eröffnet, der Oberlappen nach lateral und kaudal abgedrängt und die Pleura parietalis über dem Grenzstrang eröffnet. Auch hier erfolgt eine Resektion der Sympathikusganglien von Th2–Th3/4 nach Identifizieren des Ganglion stellatum (Abb. I1-5). Das Ausmaß der erreichten Sympathikolyse lässt sich bereits intraoperativ durch Messung der ipsilateralen akralen Hauttemperatur, die gegenüber der gleichseitigen fazialen Temperatur ansteigt, abschätzen. Der resezierte Grenzstranganteil wird zusätzlich histologisch aufgearbeitet.

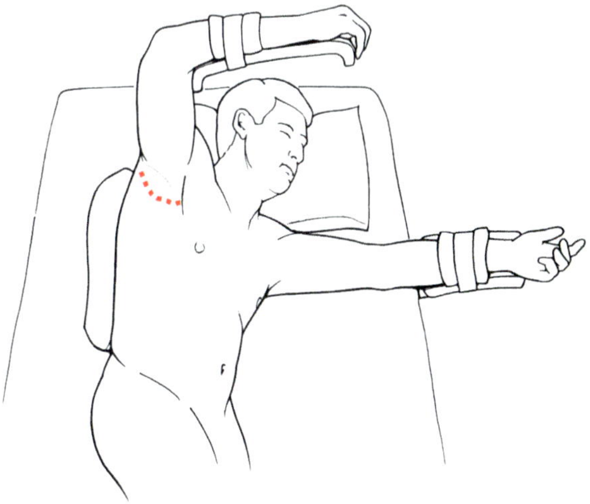

Abb. I1-4 Seitenlagerung für die einseitige thorakale Sympathektomie. Quere Hautinzision am Unterrand der Achselhöhlenbehaarung zwischen seitlichem Rand des M. pectoralis major vorne und des M. latissimus dorsi hinten (Brunner 1996).

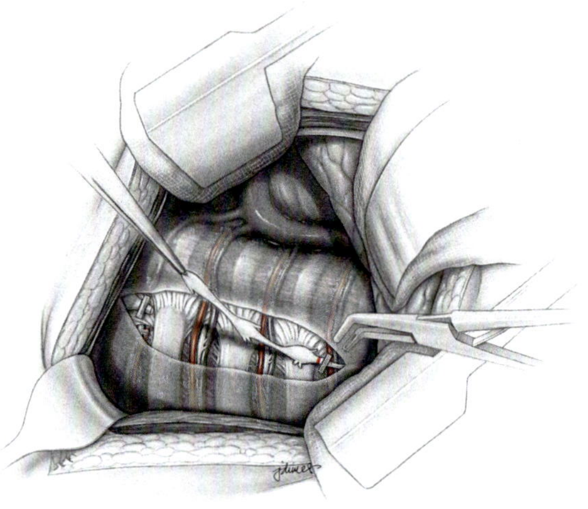

Abb. I1-5 Resektion der thorakalen Ganglien von Th2 bis Th3/4 (Brunner 1996).

Nichtoperative Verfahren

Alternativ zu einer chirurgischen Sympathikusresektion besitzt eine CT-gestützte Infiltration der Nerven (Alkoholgemisch) die größte klinische Bedeutung. Die Installation sklerosierender Agenzien in den subpleuralen Raum neben die Nerven oder die elektrischen Blockaden (Physiotherapie) sind ebenfalls möglich.

1.2.4 Komplikationen und deren Behandlung

Mögliche intraoperative Gefahren und Komplikationen, wie Verletzungen von Interkostalgefäßen bzw. -nerven oder Schädigung des Ganglion stellatum mit konsekutivem Horner-Syndrom, sind durch Sorgfalt und entsprechende Schulung zu vermeiden. Selten werden Dysästhesien im Bereich der Zugangswege, Interkostalneuralgien oder orthostatische Dysregulationen beobachtet.

1.2.5 Prognose

Unabhängig von der Wahl des therapeutischen Vorgehens kann nach 1–2 Jahren ein Nachlassen des hyperämisierenden Effektes beobachtet werden. Bei der Behandlung der Hyperhidrosis ist der Erfolg für die Extremität meist definitiv, allerdings tritt häufig kompensatorisch ein vermehrtes Schwitzen im Bereich des Gesichtes und des Körperstammes auf. Hier sind die Ergebnisse bei früher Behandlung günstiger.

1.3 Lumbale Sympathektomie

1.3.1 Indikation

Indikationen zu einer isolierten lumbalen Sympathektomie können vasospastische Gefäßerkrankungen oder eine chronische arterielle Verschlusskrankheit mit kritischer Extremitätenischämie ohne Ansprechen einer medikamentösen Therapie und fehlenden Möglichkeiten einer Gefäßrekonstruktion sein. Der Wert einer alleinigen Sympathektomie mit dem Ziel einer Verbesserung der peripheren Durchblutungssituation bei chronischen arteriellen Verschlüssen wird sehr unterschiedlich beurteilt, da bisher überzeugende wissenschaftlich fundierte Studien mit Berücksichtigung des Spontanverlaufs bei einem oft sehr inhomogenen Patientengut fehlen.

➡ Die Mehrdurchblutung nach Sympathektomie kommt überwiegend der Haut und den Akren zugute. Die Muskeldurchblutung bleibt weitgehend unbeeinflusst. Wegen der Möglichkeit des Auftretens einer paradoxen Reaktion sollte vor einer definitiven Sympathikolyse unbedingt ein ausreichender postokklusiver Druck (30–40 mmHg, brachiokruraler Index > 0,3) vorhanden sein.

Auch wird der Stellenwert einer Sympathektomie im Therapiekonzept einer nicht gefäßrekonstruktiv zu versorgenden Thrombangiitis obliterans kontrovers diskutiert. Bewährt hat sich die Sympathektomie als additive Maßnahme bei gleichzeitiger gefäßrekonstruktiver Verbesserung des arteriellen Einstroms (Triadenoperation). Es wurde auch über bessere Offenheitsraten kruraler oder pedaler Gefäßrekonstruktionen berichtet. Nach unseren Erfahrungen ist eine Sympathektomie bei einem Diabetiker nur mit einem noch nicht völlig aufgehobenen Vasomotorentonus sinnvoll.

1.3.2 Präoperative Diagnostik

Neben einer Doppler-Sonographie mit arterieller Druckmessung ist eine angiographische Diagnostik zur Beurteilung der Verschlussprozesse und ihrer lokalen Operabilität erforderlich. Eine vorerst temporäre Sympathikolyse (Periduralanästhesie) ist als diagnostisches Kriterium bei umstrittenen Indikationen sinnvoll.

1.3.3 Therapieverfahren

Die lumbalen Ganglien können alternativ durch folgende Techniken ausgeschaltet werden:
- perkutane CT-gesteuerte Sympathikolyse
- offene chirurgische Resektion
- videoendoskopische Resektion.

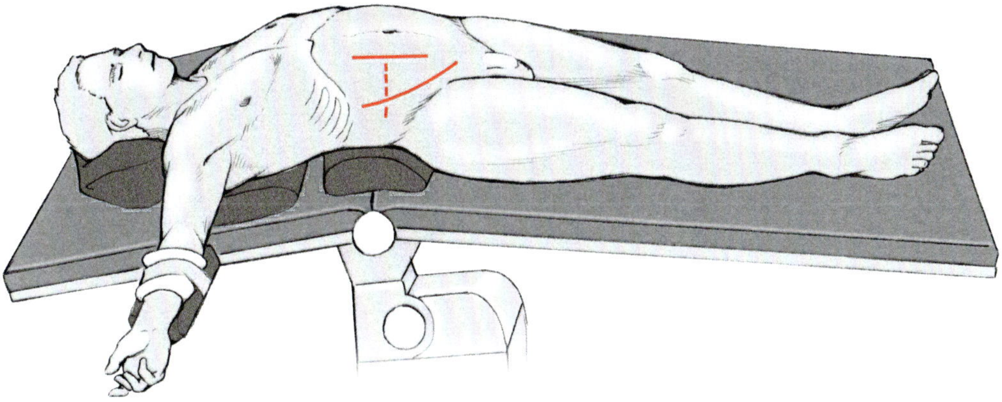

Abb. I1-6 Lagerung bei schräger, pararektaler Inzision.

Perkutane CT-gesteuerte Sympathikolyse

Therapieform der 1. Wahl einer alleinigen Sympathikolyse ist die radiologisch-chemische Neurolyse mit einem Gemisch aus absolutem Alkohol und einem Lokalanästhetikum. Sie ist einfach, kostengünstig und im Vergleich mit allen operativen Verfahren mit einer deutlich geringeren Komplikationsrate behaftet.

Die exakte CT-gestützte Steuerung mit korrektem Zugang in Höhe des dritten LWK verhindert ein Ausschalten der Ganglien bei L1, so dass auch bei einer bilateralen Sympathikolyse bisher über keine Störungen der Sexualfunktion berichtet wurde. Die klinischen Erfolgsraten bewegen sich im gleichen Bereich (65 bis 80%) wie die operativen Verfahren.

Operatives Standardverfahren

Die konventionelle offene Sympathektomie erfolgt über einen extraperitonealen Zugang. Hierzu sind folgende Schnittführungen möglich:

- Querschnitt in Nabelhöhe lateral der Rektusscheide
- pararektaler Längsschnitt
- schräge pararektale Inzision (Abb. I1-6).

Nach Abdrängen der Muskulatur der vorderen Bauchwand in Faserrichtung erfolgt das vorsichtige, meist stumpfe Präparieren (Stieltupfer, manuell) des uneröffneten Peritonealsacks nach medial. Der Peritonealsack mit dem ihm anliegenden Ureter wird so weit mobilisiert, bis der Grenzstrang zwischen medialem Rand des M. iliopsoas und der Wirbelsäule links etwas retroaortal, rechts retrokaval zu erkennen ist (Abb. I1-7). Nach Isolieren des Grenzstranges erfolgt im Allgemeinen die Resektion der Ganglien von L2 bis L5 mit Durchtrennen der Rr. communicantes. Dabei ist sorgsam auf die überkreuzenden, bei Verletzung oft stark blutenden Lumbaläste der V. cava zu achten (Abb. I1-8).

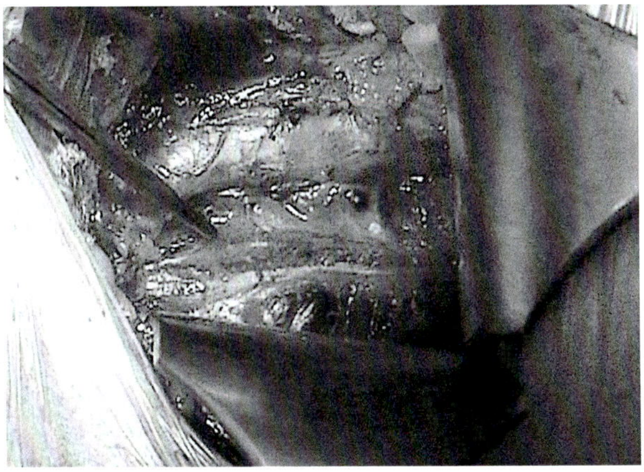

Abb. I1-7 Intraoperativer Situs nach extraperitonealem Zugang.

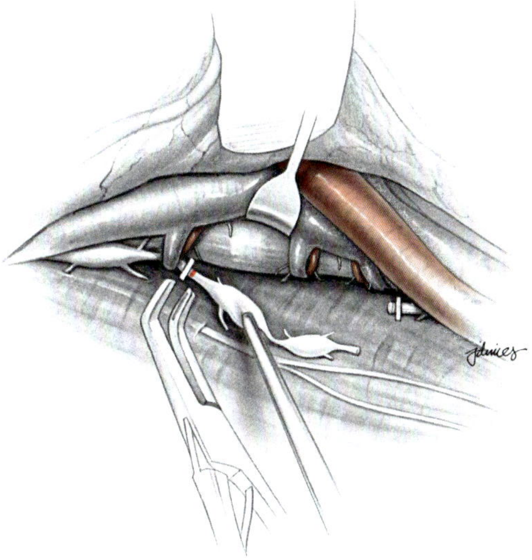

Abb. I1-8 Resektion des lumbalen Grenzstrangs nach vorsichtiger Präparation (Brunner 1996).

Endoskopische Operationsverfahren

Das endoskopische Operationsverfahren bietet bisher keine überzeugenden Vorteile. Der Vorteil des minimal invasiveren Zugangs hebt die beschriebenen Nachteile einer fehlenden Radikalität, einer schwierigen Blutstillung bei Verletzung von Lumbalgefäßen bei Verletzung großer Venen und der längeren Operationszeit nicht auf.

1.3.4 Komplikationen und deren Behandlung

Eine typische Komplikation sind die in ca. 3–5% auftretenden brennenden Schmerzen im Bereich des Oberschenkels. Sie bilden sich allerdings nach 4–6 Wochen meist spontan zurück (Postsympathektomie-Neuralgie). Eine Behandlung dieses Symptoms kann mit Carbamazepin (Finlepsin®, Tegretal®) erfolgen.

Methodenabhängig sind im Einzelfall weitere spezifische Komplikationen möglich. Als Rarität können bei der CT-gestützten chemischen Sympathikusblockade benachbarte Nerven und der Ureter durch Ausbreiten der Alkohollösung bzw. des Phenols in Mitleidenschaft gezogen werden.

Seltene Komplikationen des operativen Vorgehens können sein:

- Ureterverletzungen
- Nachblutungen
- Wundheilungsstörungen
- Hernien oder Ödeme durch eine Denervierung der kontraktilen Aktivität der Lymphbahnen.

1.3.5 Nachbehandlung und Nachsorge

Da hier grundsätzlich die Therapie der bestehenden Gliedmaßenischämie im Vordergrund steht, ist eine interdisziplinäre Nachsorge (Angiologe, Gefäßchirurg) anzustreben.

1.4 Literatur

Alexander JP: Chemical lumbar sympathectomy in patients with severe limb ischaemia. Ulster Med J 63 (1994) 137–143

Hausstein UF: Raynaud-Phänomen und Sklerodermie. Hautarzt 47 (1996) 336–340

Lee BY, Da Silva MC, Aquino-Chu G, et al.: Surgery of the sympathetic nervous system. J Spinal Cord Med 19 (1996) 20–26

Licht PB, Pilegaard H: Severity of compensatory sweating after thoracoscopic sympathectomy. Ann Thorac Surg 78 (2004) 427–431

Loscertales J, Tristan AA, Loscertales C, et al.: Thoracoscopic sympathectomy for palmar hyperhidrosis: immediate results and postoperative quality of life. Arch Bronconeumol 40 (2004) 67–71

Mashiah A, Soroker D, Pasik S, Mashiah T: Phenol lumbar sympathetic block in diabetic lower limb ischemia. J Cardiovasc Risk 2 (1995) 467–469

Rajesh YS, Pratap CP, Woodyer AB: Thoracoscopic sympathectomy for palmar hyperhidrosis and Raynaud's phenomenon of the upper limb and excessive facial blushing: a five year experience. Postgrad Med J 78 (2002) 682–684

Rieger H, Schoop W: Klinische Angiologie. Springer, Berlin–Heidelberg–New York 1998

Ueyama T, Ueyama K, Ueyama K, Matsumoto Y: Thoracoscopic Sympathetic Surgery for Hand Sweating. Ann Thorac Cardiovasc Surg 10 (2004) 4–8

Vollmar J: Rekonstruktive Chirurgie der Arterien, 4. A. Thieme, Stuttgart 1996

Watarida S, Shiraishi S, Fujimura M, et al.: Laparoscopic lumbar sympathectomy for lower-limb disease. Surg Endosc 16 (2002) 500–503

Weyland A, Weyland W, Lamersdorf A, et al.: Neurolytische Blockaden des lumbalen Grenzstrangs in fortgeschrittenen Stadien der peripheren arteriellen Verschlusskrankheit. Anaesthesiol Intensivmed Notfallmed Schmerzther 28 (1993) 420–425

Wilkinson HA: Percutaneous radiofrequency upper thoracic sympathectomy: a new technique. Neurosurgery 15 (1984) 811–814

12 Amputationen der unteren Extremitäten

W. Hepp

2.1 Indikation

Die Voraussetzung für eine Amputation ist, dass eine Strombahnwiederherstellung mit Verbesserung der peripheren Durchblutung nicht mehr möglich ist oder das Erfolgsorgan (Zehe, Fuß, Bein) aufgrund eines bereits eingetretenen ischämischen Gewebeschadens von einer Durchblutungsverbesserung nicht mehr profitieren würde. Solche ischämischen Gewebsschäden sind:

- Nekrose
- Gangrän
- Blasenbildung
- ausgedehnte Weichteildefekte
- Bypass-Infektion (selten).

Die Entscheidung setzt in jedem Fall eine angiologische Diagnostik und eine fachspezifische Beurteilung voraus.

2.2 Präoperative Diagnostik

2.2.1 Klinische Diagnostik

Die klinische Beurteilung der Extremität steht an erster Stelle. Hierbei sind folgende Punkte zu klären:

- Möglichkeit zur Verbesserung des ischämischen Gewebsschadens durch vaskuläre Rekonstruktion
- Möglichkeit zum Erhalt des Rückfußes
- Vorliegen von akralen Nekrosen
- Nekrose der Planta pedis
- abszedierende Veränderung der Planta pedis (Diabetiker)
- Vorliegen einer aszendierenden Lymphangitis.

2.2.2 Bildgebende Verfahren

Für die direkte Amputationsindikation sind sie nicht hilfreich. Sie können nur eingesetzt werden zur Prüfung der lokalen vaskulären Rekonstruktionsmöglichkeit (Angiographie, Doppler, Duplex), um eine Extremität vollständig oder auch partiell (zentrale Rekonstruktion zum Verschieben der Amputationsebene nach peripher) zu erhalten.

2.2.3 Diagnostische Maßnahmen zur präoperativen Bestimmung der idealen Amputationshöhe

Bildgebende Verfahren besitzen hier keine Wertigkeit. Auch andere Methoden, wie die transkutane O_2- und

CO_2-Bestimmung oder nuklearmedizinische Durchblutungsmessungen, haben sich nicht ausreichend bewährt. Für die intraoperative Festlegung des Amputationsniveaus sind folgende Kriterien entscheidend:
- Farbe beim Muskelanschnitt
- lokale Durchblutung
- Kontraktilität der Muskulatur.

Gegebenenfalls muss ein weiterer Probeschnitt wenige Zentimeter höher, d.h. noch auf demselben oder auf dem nächsthöheren Amputationsniveau, erfolgen.

2.3 Operatives Vorgehen

2.3.1 Allgemeine Vorbemerkungen

Der Erfolg einer Amputation beim Gefäßkranken mit Bildung eines prothesenfähigen Stumpfes hängt im Gegensatz zu anderen Indikationen (Traumatologie, Onkologie) weit mehr von der lokalen Durchblutung ab. Oft wird bewusst im Bereich einer grenzwertigen Durchblutung abgesetzt (Minoramputationen), um einen längeren und für die Rehabilitation entsprechend günstigeren Stumpf zu erhalten.

> **!**
> Amputationen, bei denen bradytrophe Strukturen (tendo-, myo- und osteoplastische Amputationen) zur Stumpfbildung mit verwendet werden, sind für den Gefäßkranken wegen verzögerter oder gar fehlender Wundheilung nicht geeignet.

Folglich ergeben sich nur wenige Amputationshöhen, die in zwei Gruppen untergliedert werden:
- Minoramputationen
- Majoramputationen.

Grundlegender Unterschied ist, dass bei der Majoramputation zur vollen Rehabilitation eine Prothesenversorgung unverzichtbar wird.

2.3.2 Amputationshöhe

Für die Majoramputationen stehen fünf und für die Minoramputationen zwei Absetzungshöhen zur Verfügung (Tab. I2-1). Die Definition der Minoramputationen ist nicht klar festgelegt. In diesem Kapitel werden alle Amputationen, die keine Prothesenversorgung im Sinne eines Kunstbeins benötigen, darunter subsumiert. Die Syme-Amputation, bei der es zu einer geringen Beinverkürzung kommt, steht eigentlich zwischen diesen beiden Gruppen. Sie wird hier dennoch zu den Majoramputationen gerechnet.

➡ Je länger ein Stumpf ist, desto höher ist die Chance für eine Prothesenversorgung und volle Rehabilitation.

Eine Indikation zur primären Oberschenkelamputation ist heute nur selten gegeben:
- keine Möglichkeit zu tieferer Amputation
- bettlägriger Patient
- multimorbider Patient
- Verschluss der A. femoris profunda
- fehlender Beckenarterieneinstrom.

Da jeder Gefäßpatient als ein potentieller Kandidat für eine kontralaterale Amputation in einem mehr oder weniger langen Zeitraum angesehen werden muss (beim Diabetiker nach 5 Jahren in bis zu 50%), ist unter dem Gesichtspunkt der Rehabilitation eine möglichst periphere Amputation anzustreben. Unter diesem Aspekt sind Nachamputationen oft nicht vermeidbar. Eine Amputation unterhalb des Oberschenkelniveaus ist unter folgenden Voraussetzungen nicht mehr möglich:
- ausgedehnte periphere Nekrosen
- Wundheilungsstörungen nach fehlgeschlagenen infragenualen Gefäßrekonstruktionen
- unzureichende Durchblutung im peripheren Amputationsniveau
- Kniegelenkskontraktur mit dadurch bedingten Hautläsionen
- ausgedehnte periphere Infektion
- infizierter peripherer Amputationsstumpf
- Sepsis
- tiefer Wundinfekt, Szilagyi Grad III.

2.3.3 Lagerung

- Bei Majoramputationen muss das Bein in Rückenlage in gesamter Länge desinfiziert und steril abgedeckt werden, um intraoperativ jederzeit auf höherem Niveau amputieren zu können. Die Abdeckung muss so erfolgen, dass das Hüftgelenk frei beweglich bleibt.
- Bei Minoramputationen müssen der gesamte Fuß und der distale Unterschenkel in Rückenlage des-

Tab. I2-1 Amputationshöhen beim Gefäßkranken.

Minoramputation	Majoramputation
Zehe	Syme
Vorfuß	Unterschenkel
	Kniegelenk
	Oberschenkel
	Hüftgelenk

infiziert und steril abgedeckt werden. Der distale Unterschenkel wird etwas unterlagert.

2.3.4 Allgemeine Richtlinien

- Es sollte keine Blutsperre angelegt werden, da diese zu einer arteriellen Thrombose und damit zur Durchblutungsverschlechterung im Bereich des Amputationsstumpfes führen kann.
- Eine Dissektion von Haut und Muskulatur ist unbedingt zu vermeiden, da diese zu einer lokalen Durchblutungsverschlechterung und damit zur Gefährdung des gewählten Amputationsniveaus führen kann.
- Die Blutstillung soll nur punktuell erfolgen. Massenligaturen oder Massenkoagulationen müssen vermieden werden, da insbesondere Massenkoagulationen die lokale Durchblutung gefährden und damit ebenfalls die Wundheilung beeinträchtigen.
- Bei den Majoramputationen ist das Einlegen zweier, sich submuskulär kreuzender Wunddrainagen obligat, welche durch gesonderte mediale und laterale Stichinzisionen ausgeleitet werden.
- Das Drainagesystem muss ein geschlossenes System sein, bei septischer Amputation ist eine Spül-Saug-Drainage erforderlich.

!

Jedes verbleibende Hämatom kann die primäre Stumpfheilung bedrohen.

2.3.5 Minoramputationen

Das Behandlungskonzept bei Minoramputationen entspricht dem IRAS-Prinzip:

- Infektionskontrolle
- Revaskularisation
- Amputation
- orthopädische Schuhversorgung.

Die Infektionskontrolle (lokal durch Inzision oder Fensterung, bei aszendierender Infektion und beim diabetischen Fuß durch eine systemische Antibiose) sowie eine ausreichende Durchblutung (IRAS-Prinzip) sind obligat. Die Schuhversorgung ist unverzichtbarer Therapiebestandteil.

Zehenamputation

Zehenamputationen werden fast ausschließlich als Grenzzonenamputationen durchgeführt. Hierbei wird exakt an der nekrobiotischen Grenzzone quer und offen abgesetzt (Abb. I2-1). Es handelt sich hier überwiegend um Amputationen nach erfolgreicher Revaskularisation (IRA-Prinzip).

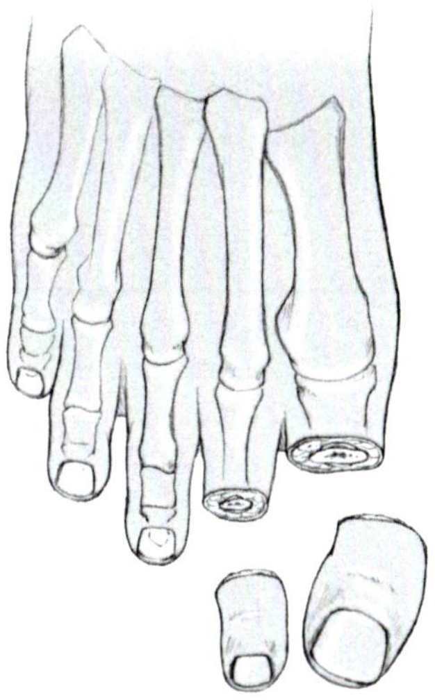

Abb. I2-1 Grenzzonenamputation Digitus I und II, modifiziert nach (Brunner 1996).

Nach der Revaskularisation wartet man einige Tage ab, bis sich die periphere Durchblutung gebessert und eine gewisse Demarkation eingesetzt hat. Der nun bereits bestehende Granulationswall zentral der Nekrose muss belassen werden, der Knochen wird etwas tiefer abgesetzt. Gelenkflächen sollten nicht freiliegen, ansonsten kann in beliebig notwendiger Zehenphalanxhöhe (sparsam!) abgesetzt werden. Die Wunde heilt rasch sekundär. Vor einem primären Wundverschluss muss gewarnt werden. Eine hierzu notwendige Lappenbildung im Bereich einer oft grenzwertigen Durchblutung verschlechtert die lokale Durchblutung, führt zur Lappennekrose und verursacht damit eine Nekrose und eine Infektion im Vorfußbereich. Eine orthopädische Schuhversorgung ist langfristig nicht erforderlich.

Vorfußamputation

Sie wird beim Gefäßkranken als transmetatarsale Vorfußamputation ausgeführt. Sie kann partiell erfolgen oder alle Mittelfußknochen betreffen. Dies hängt vom Ausmaß der Vorfußnekrose ab. Auch ein alleiniger Erhalt des ersten oder des ersten und zweiten Strahls kann für die Restfunktion bedeutsam sein.

Die Absetzung erfolgt klassischerweise quer am Fußrücken unter Belassung der Basis (zentrales Drittel) der Mittelfußknochen, welche mit einem schmalen Blatt der oszillierenden Säge (auch Gigli-Säge möglich) durchtrennt werden (Abb. I2-2). Der Stumpf wird mit einem nach oben geschlagenen plantaren Lappen gedeckt.

!

Beim Diabetiker mit oft nekrotischer Planta pedis versagt diese Standardmethode.

Ein Lappen vom Fußrücken ist wegen fehlender Belastbarkeit nicht zur Stumpfdeckung geeignet. Hier bietet sich, um einen möglichst großen Anteil des Fußes zu erhalten, die offene transmetatarsale Amputation an. Die verbleibende Planta pedis sollte den offenen Stumpf um 1–2 cm überragen, so dass sie im Verlauf der Wundheilung durch die Wundkontraktion etwas nach oben gezogen wird und damit belastungsfähige Haut den unteren Amputationsrand sicher bedeckt. Nach Granulationsbeginn wird der offene Stumpf durch ein Meshgraft-Transplantat gedeckt. Auch sekundäre Heilungsabläufe sind möglich, aber zeitlich aufwändiger; manchmal ist es notwendig, passager auch die Madentherapie und/oder die Vakuumversiegelung zum Einsatz zu bringen.

Mal perforans

Das Mal perforans und mutilierende Fußulzerationen bei diabetischer Polyneuropathie und Polyneuropathie anderer Genese bedürfen einer anderen Behandlung. Amputationen sind hier meist nicht indiziert.
Durch Veränderungen des muskulären und knöchernen Fußskeletts mit Subluxation und Luxation der Köpfchen der Mittelfußknochen (als Ausdruck des diabetischen Spätschadens) wird das Mal perforans verursacht und unterhalten. Oft sind Osteitiden vorhanden, welche meist sekundär durch das Mal perforans verursacht werden.

Zweiter bis vierter Strahl
Hier empfiehlt es sich, die distalen zwei Drittel des betroffenen Mittelfußknochens und die Basis der Grundphalanx zu entfernen. Dies erfolgt von einem Längsschnitt am Fußrücken aus (Abb. I2-3). Nach dem

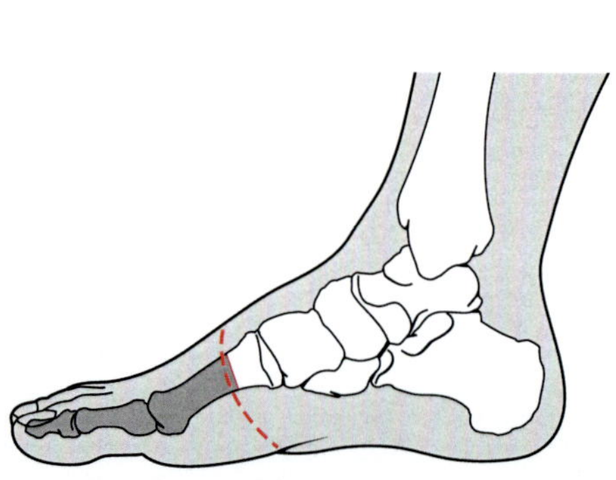

Abb. I2-2 Transmetatarsale Vorfußamputation (Brunner 1996).

Wundverschluss wird plantar das Mal perforans sparsam kraterförmig angefrischt, so dass dadurch eine plantare Drainage gewährleistet wird.

Erster und fünfter Strahl
Am ersten und fünften Strahl verfährt man besser im Sinne einer medialen bzw. lateralen Vorfußverschmälerung (Abb. I2-4). Ein primärer Wundverschluss sollte hier angestrebt werden, ist aber meist nicht möglich. Bei entsprechendem Weichteildefekt kann die Wundheilung auch partiell (distale Wunde) oder komplett offen erfolgen. Bis zur vollständigen Wundheilung ist ein Vorfußentlastungsschuh unerlässlich, danach ist ein orthopädischer Schuh obligat.

!

Jede plantare Inzision (mit Ausnahme einer sparsamen Ulkusanfrischung) ist zu vermeiden, um die belastungsfähige Haut nicht in Mitleidenschaft zu ziehen.

Bei einem Plantarabszess erfolgt die Inzision medial, selten auch lateral.

Aseptische Sehnendurchtrennung

Nekrosen und Infektionen breiten sich entlang den Sehnen sehr rasch nach zentral aus. Manche Grenzzonenamputation wird dadurch gefährdet. Daher wird eine möglichst hohe Absetzung der Sehnen vom Amputationsstumpf aus gefordert. Die Zehenamputationen, be-

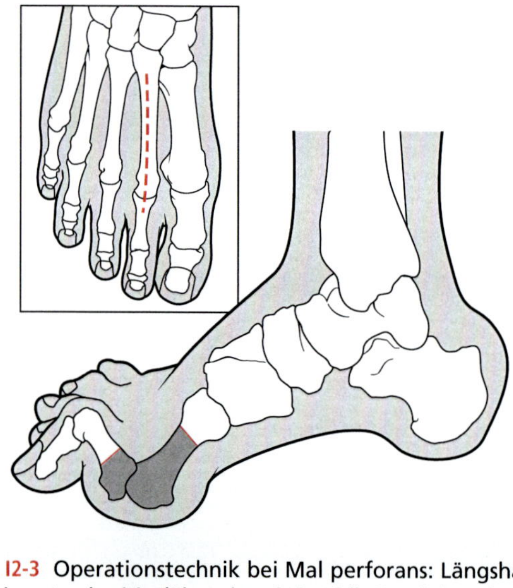

Abb. I2-3 Operationstechnik bei Mal perforans: Längshautinzision streckseitig (über dem 2. Strahl), Resektion der distalen zwei Drittel des Mittelfußknochens und der Basis der Grundphalanx (Strahl I) (Brunner 1996).

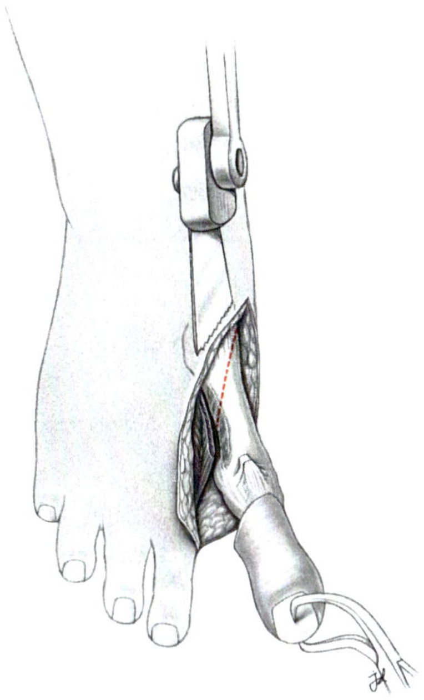

Abb. I2-4 Mediale Vorfußverschmälerung (Brunner 1996).

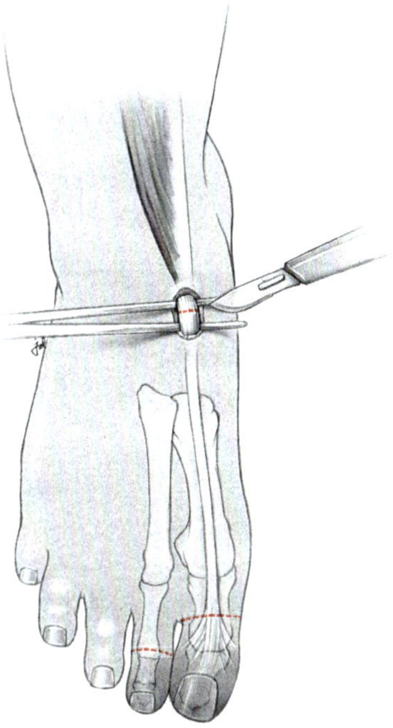

Abb. I2-5 Aseptische Sehnendurchtrennung (Brunner 1996).

sonders der Großzehe, lassen sich durch die aseptische Sehnendurchtrennung sichern.

- Zuerst werden die Streck- und die Beugesehne in Höhe des oberen Sprunggelenks von zwei kleinen Inzisionen aus aufgesucht, identifiziert, durchtrennt und die Wunden wieder verschlossen.
- Danach erfolgt die Grenzzonenamputation, und die durchtrennten Sehnen werden isoliert oder en bloc mit dem Amputat entfernt (Abb. I2-5).

2.3.6 Majoramputationen

Syme-Amputation

Diese in den angloamerikanischen Ländern relativ beliebte Amputationshöhe stellt eine Alternative zur Unterschenkelamputation dar, wenn keine transmetatarsale Vorfußamputation mehr möglich ist. Die Absetzung erfolgt im oberen Sprunggelenk mit zusätzlichem Absetzen der Malleolen und der tibialen Gelenkfläche. Damit erhält man einen endbelastungsfähigen Stumpf, der relativ einfach mit Kunststoffschalen orthopädisch versorgt werden kann.

Einzeitiges operatives Vorgehen

Es wird in Rückenlage mit leichter Rollenunterlagerung gelagert, so dass die Ferse frei schwebt.

Die Schnittführung erfolgt von ca. 1 cm unterhalb und vor den Malleolenspitzen schräg zum Fußrücken und zur Planta pedis (Abb. I2-6). Die Präparation erfolgt fußrückenseitig und seitlich zum oberen Sprunggelenk. Gelenkkapsel und Seitenbänder werden durchtrennt, und der Talus wird nach vorne luxiert. Hierfür eignet sich die Skalpellpräparation am besten.

Danach wird die Achillessehne durchtrennt und der Kalkaneus schrittweise mit dem Raspatorium ausgehülst. Hierbei ist darauf zu achten, dass keine Knopflöcher an der sehr fest haftenden Fersenhaut entstehen, denn der gesamte Fersenweichteilbereich wird zum Wundverschluss nach vorn und oben verbracht.

Abschließend werden mit der oszillierenden Säge die Malleolen und die tibiale Gelenkfläche (nicht mehr als 1 cm) quer abgesetzt, die Wunde drainiert und die Haut einschichtig locker verschlossen. Bei einem dicken Haut-Subkutis-Mantel erfolgt der Wundverschluss zweischichtig.

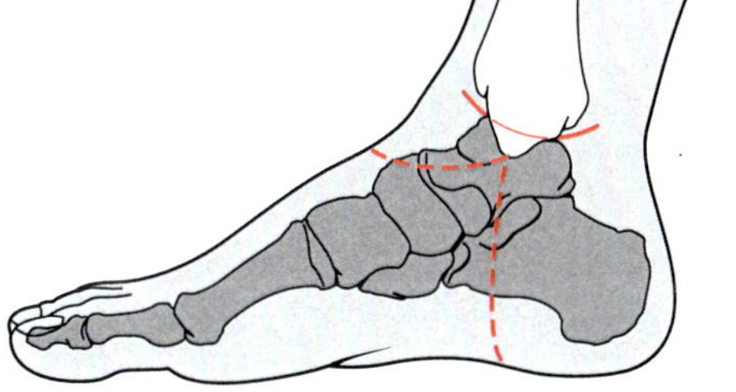

Abb. I2-6 Syme-Amputation: Schnittführung (Brunner 1996).

Zweizeitiges operatives Vorgehen
Da meist nur eine geringe räumliche Distanz zur superinfizierten Nekrose oder Gangrän besteht, wird von Wagner ein zweizeitiges Vorgehen zur Infektionsprophylaxe empfohlen.
In erster Sitzung erfolgt die Aushülsung des Rückfußes einschließlich des Talus. 4–8 Wochen nach erfolgter Wundheilung wird in einer zweiten Sitzung die Resektion der Malleolen und des distalen Tibiaplateaus vorgenommen, wobei eventuell verbliebene seitliche Ohren reseziert werden können. Dies soll bei dem einzeitigen Vorgehen oder in der ersten Sitzung des zweizeitigen Vorgehens vermieden werden, um die lokale Durchblutung und damit die Wundheilung nicht zu gefährden.

Belassen von Malleolen und distalem Tibiaplateau
Man kann auf die Absetzung der Malleolen und des tibialen Plateaus auch verzichten. Durch entsprechende Einbettung und Vermeidung des Belastungsdrucks auf die Malleolen lassen sich derartige Stümpfe auch orthopädisch mit voller Endbelastung gut versorgen (Mitteilung von Neff und Hepp).

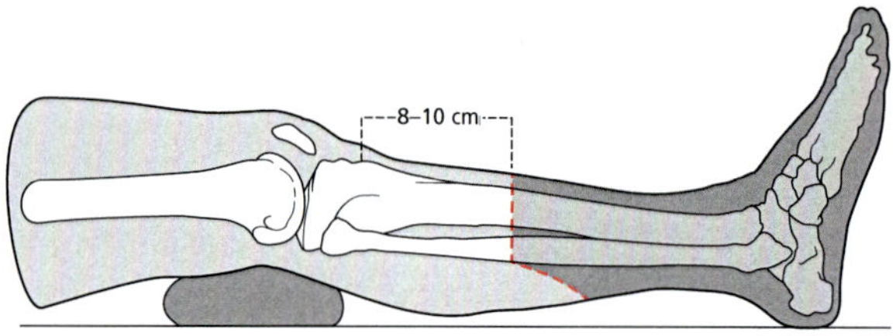

Abb. I2-7 Unterschenkelamputation: Schnittführung (Brunner 1996).

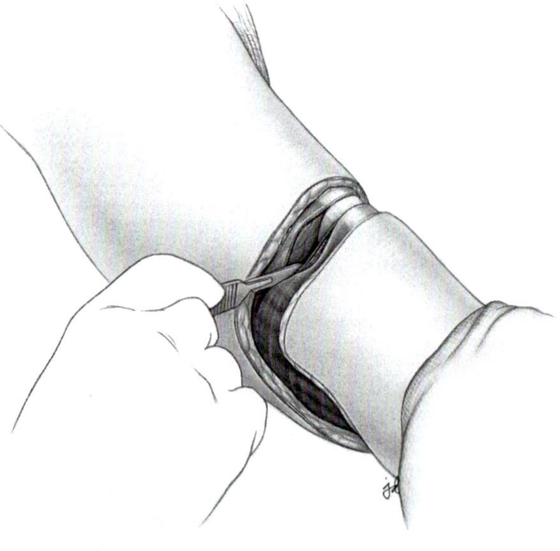

Abb. I2-8 Unterschenkelamputation: Das Skalpell des Chirurgen legt mit der Kontraktilitätsprüfung die Amputationshöhe fest (Brunner 1996).

Unterschenkelamputation

Die Lagerung erfolgt durch eine leichte Unterlagerung im Kniegelenk.

Schnittführung
8–10 cm unterhalb der Tuberositas tibiae wird eine quere, etwas mehr als halbzirkuläre Inzision bis auf Tibia und Faszie mit Bildung eines schräg geführten dorsalen Hautmuskellappens durchgeführt (Abb. I2-7). Die Länge beider Lappen sollte identisch sein, so lassen sich beim Wundverschluss seitliche „Ohren" vermeiden.

Operatives Vorgehen
Muskulatur und Periost der vorderen und lateralen Kompartimente werden mit dem Skalpell durchtrennt (Abb. I2-8). Hierbei erfolgt die Prüfung der Muskeldurchblutung. Kontraktile und rosige Muskulatur spricht für eine gute Durchblutung. Die A. und V. tibialis anterior werden sofort mit Durchstechungsligaturen versorgt. Wenn der N. peroneus sichtbar ist, erfolgen die Klemmenquetschung und Kürzung um ca. 2–3 cm. Danach wird das Tibiaperiost 1–2 cm nach oben abgeschoben und die vordere Tibiakante mit der von oben schräg geführten oszillierenden Säge in Keilform ange-

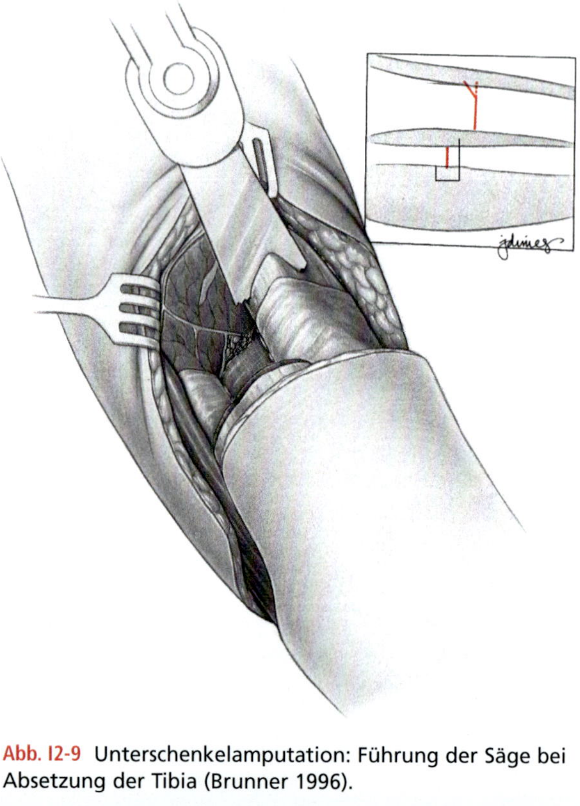

Abb. I2-9 Unterschenkelamputation: Führung der Säge bei Absetzung der Tibia (Brunner 1996).

schnitten. Anschließend folgt die quere Durchtrennung der Tibia und der Fibula 2–3 cm höher (Abb. I2-9).

> **!**
> Splitterungen der Fibula sowie Belassen von spitzen Knochenfragmenten durch andere Absetzungstechniken und -instrumente (Lüer, Knochenschere) sind unbedingt zu vermeiden, da sie zu erheblichen Behinderungen bei und nach der Prothesenversorgung führen können.

Die Knochenkanten werden sorgfältig mit der Feile abgerundet. Mit einem in den Markkanal eingesetzten scharfen Einzinkerhaken kann nun der Stumpf durch einen Assistenten angehoben werden, was das weitere Vorgehen sehr erleichtert. Der N. tibialis und die Hauptgefäße (A. und V. tibialis posterior und fibularis) werden gesondert dargestellt, wobei ein Zug des Nervs vermieden werden muss. Der Nerv wird 2 cm höher abgesetzt und zur Vermeidung einer Neurinombildung mit einer Klemme gequetscht. Einer Neurinombildung kann auch durch Injektion von Alkohol in den Nervenstumpf vorgebeugt werden. Es folgt die Ligatur des Nervs mit mittelfristig degradierbarem Nahtmaterial. Arterien und Venen werden gesondert mit Durchstechungsligaturen versorgt.
Es ist wichtig, den M. soleus und die tiefen Unterschenkelflexoren zu exzidieren, da sie eine schlechtere Durchblutung aufweisen als die Gastroknemiusgruppe. Dies ist auch aus reinen Platzgründen für eine konische Stumpfgestaltung notwendig (Abb. I2-10). Die Flexoren werden teils stumpf, teils scharf exzidiert. Nun wird der N. suralis aufgesucht und um 3–5 cm gekürzt, damit er nicht in Naht und Narbe gerät. Gleiches gilt für den N. saphenus, dieser sollte keinesfalls in die Ligatur der V. saphena magna und natürlich auch nicht in die Narbe geraten. Als nächster Schritt wird der M. gastrocnemius nach vorn geschlagen und mit dem Tibiaperiost und der Faszie der beiden vorderen Kompartimente mit mittelfristig degradierbarem geflochtenem oder monofilem Nahtmaterial verbunden. Die abgeschrägte vordere Tibiakante muss sicher bedeckt sein. Der Wundverschluss erfolgt durch durchgreifende Haut-Subkutis-Einzelknopfnähte (Abb. I2-11).

➡ Sind sog. Ohren entstanden, sollten sie belassen werden. Sie kontrahieren sich meistens ausreichend spontan. Ihre primäre Resektion kann zur Verschlechterung der Lappendurchblutung und damit zur Gefährdung des Unterschenkelstumpfes führen. Stören sie bei der Prothesenversorgung, so können sie sekundär in Lokalanästhesie entfernt werden.

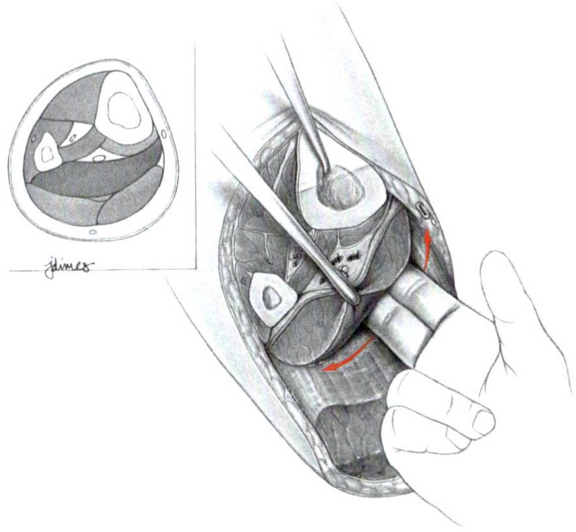

Abb. I2-10 Unterschenkelamputation: Exzision des M. soleus und der tiefen Flexoren (Brunner 1996).

Knieexartikulation

Dieses Verfahren hat erst in den letzten 25 Jahren in Mitteleuropa zunehmende Verbreitung gefunden. Es ist immer einer Oberschenkelamputation vorzuziehen und weist heute durch leichtere Prothesenversorgung und Prothesenhandhabung mit endbelastungsfähigem Stumpf deutliche Vorteile für die Rehabilitation auf.

Schnittführung

In rechtwinkliger Kniebeugung wird 5 cm unterhalb der Tuberositas tibiae ein Zirkelschnitt mit leichter ventraler und dorsaler Anhebung bis auf die Faszie geführt (Abb. I2-12).

Operatives Vorgehen

Die Aushülsung des Unterschenkels aus dem Weichteilmantel erfolgt mit dem Skalpell. Zuerst wird das

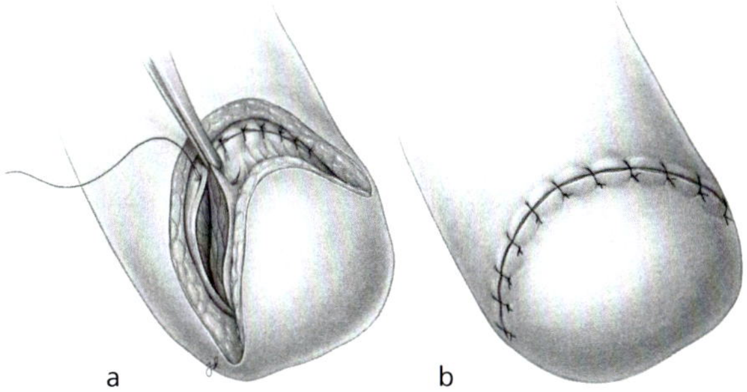

Abb. I2-11a und b Unterschenkelamputation.
a: Adaptation der Faszie des M. gastrocnemius.
b: Hautnaht (Brunner 1996).

Lig. patellae quer durchtrennt und mit einem Haltefaden nach oben angehoben. Anschließend erfolgen die Darstellung des vorderen Tibiaplateaus, Drehen des Skalpells um 90° und die quere Inzision der vorderen Gelenkkapsel (Abb. I2-13). Die Seitenbänder und die Kreuzbänder werden durchtrennt. In mehr als 90°-Beugung wird nun der Tibiakopf nach vorn luxiert (vordere Schublade), die hintere Gelenkkapsel wird inzidiert, und Nerven und Gefäße werden dargestellt (Abb. I2-14).

Die Versorgung des N. tibialis und der poplitealen Gefäße erfolgt wie bei der Unterschenkelamputation. Der N. peroneus wird gekürzt, jedoch nicht ligiert. Analog wird mit dem N. saphenus verfahren. Der M. biceps femoris und die ischiokrurale Muskulatur werden im Sehnenbereich durchtrennt und sodann die Aushülsung des Unterschenkels komplettiert. Die Gastroknemiusköpfe können bei unzureichender Durchblutung vollständig exzidiert werden, so dass keine muskulären Wundflächen, die Anlass zu schlechter Wundheilung geben könnten, verbleiben. Alle bradytrophen Gewebestrukturen werden reseziert:

- Lig. patellae
- Gelenkkapsel
- Seitenbänder
- Menisken
- Kreuzbänder.

Die Patella rutscht durch den Muskelzug etwas nach oben. Dies hat den Vorteil der besseren Wundheilung und garantiert bei der Prothesenversorgung eine Rotationsstabilität des Stumpfes durch den nun exzentrischen Sitz der Patella. Die Knorpelflächen der Femurkondylen werden mit einer Feile etwas angeraut. Der Hautverschluss erfolgt üblicherweise als dorsale Längsnaht (Abb. I2-15).

➡ Primär sollte man immer einen längeren Haut-Subkutis-Schlauch vorbereiten, da dessen Kontraktionsfähigkeit erheblich ist. Das Zurechtschneiden nach Absetzung des Unterschenkels ist immer noch möglich.

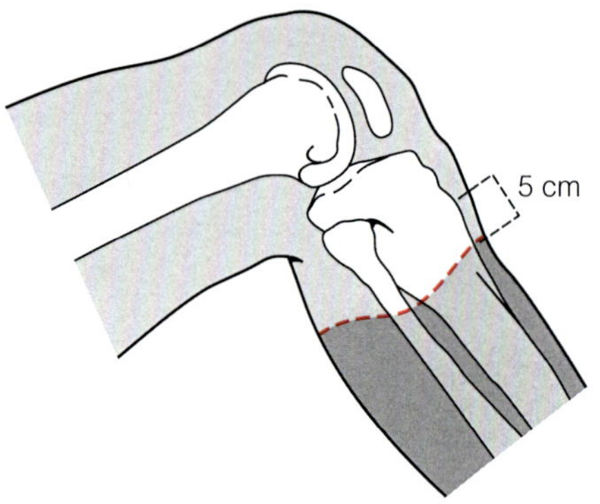

Abb. I2-12 Knieexartikulation: Hautschnitt (Brunner 1996).

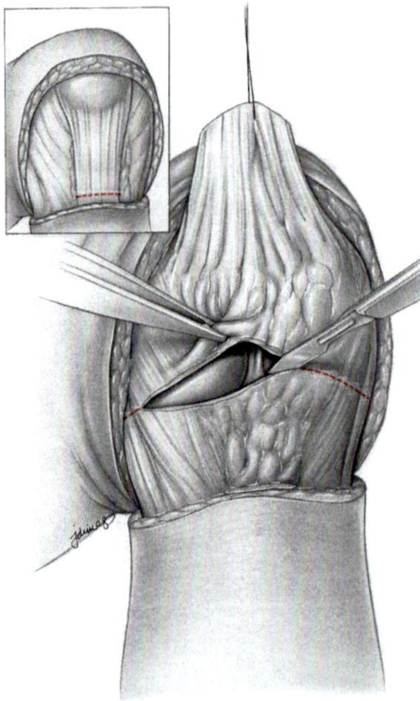

Abb. I2-13 Knieexartikulation: Durchtrennung des Lig. patellae (Inset) und Inzision der vorderen Gelenkkapsel (Brunner 1996).

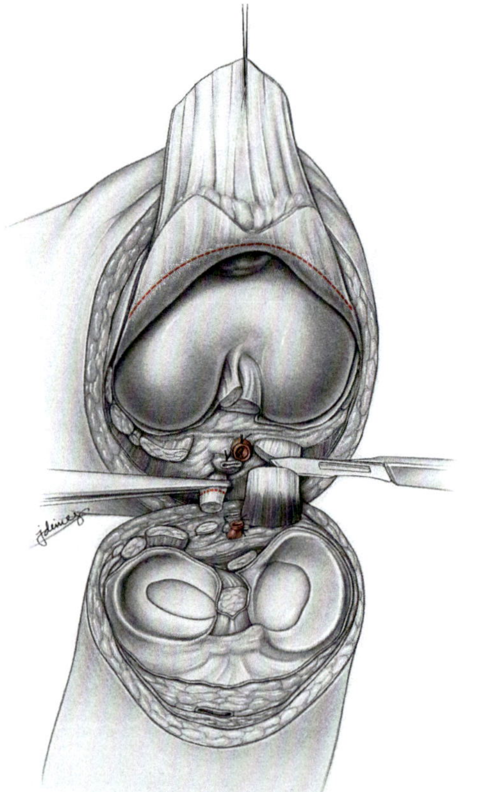

Abb. I2-14 Knieexartikulation: Vervollständigung der Exartikulation mit Resektion aller bradytrophen Strukturen, Versorgung von Gefäßen und Nerv und Durchtrennung der Gastroknemiusköpfe (Brunner 1996).

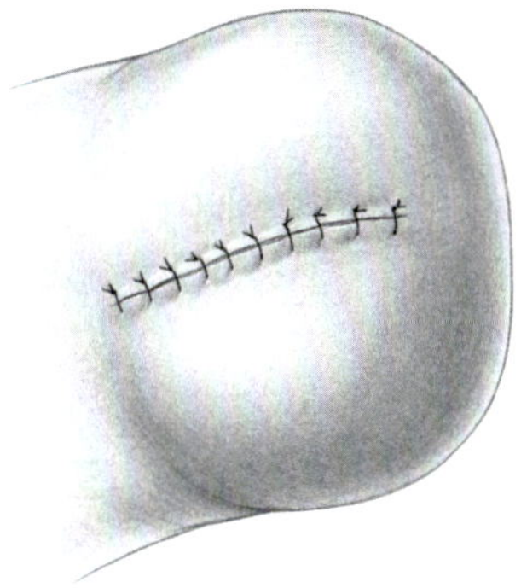

Abb. I2-15 Knieexartikulation: dorsal verlaufende Standardhautnaht (Brunner 1996).

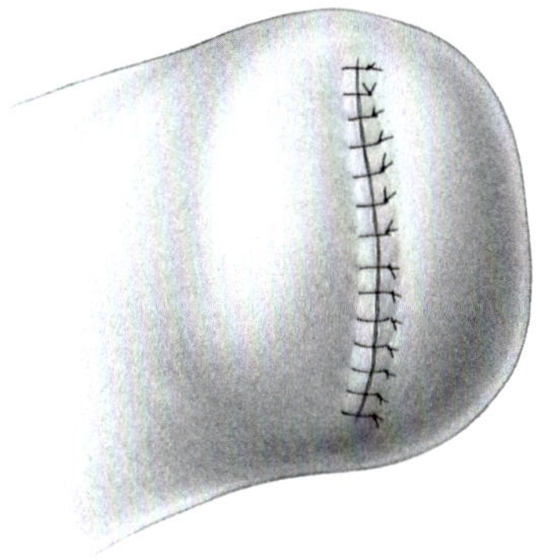

Abb. I2-16 Knieexartikulation: modifizierte quer verlaufende Naht (Brunner 1996).

Bei knappem Weichteilmantel können die hinteren Partien der Femurkondylen reseziert werden. Dadurch wird viel Platz gewonnen, und der Wundverschluss ist spannungsfrei möglich. Es kann aber auch ausnahmsweise ein querer oder mercedessternförmiger Hautverschluss erfolgen (Abb. I2-16). Überlängen des Weichteilmantels gleichen sich durch Kontraktion des Gewebes fast immer aus und stehen einer frühzeitigen Prothesenversorgung durch eine Interimsprothese selten im Wege.

Oberschenkelamputation

Lagerung
Das Gesäß und der proximale Oberschenkel werden leicht unterlagert.

Schnittführung
Im distalen Oberschenkeldrittel, bei entsprechend schlechter Durchblutung auch höher, erfolgt die quere vordere, etwas mehr als halbkreislange Inzision bis auf die Faszie (Abb. I2-17). Es wird ein schräger dorsaler Haut-Muskel-Lappen analog zur Unterschenkelamputation gebildet. Die Fischmaul-Schnittführung wird bei uns seit langem nicht mehr durchgeführt.

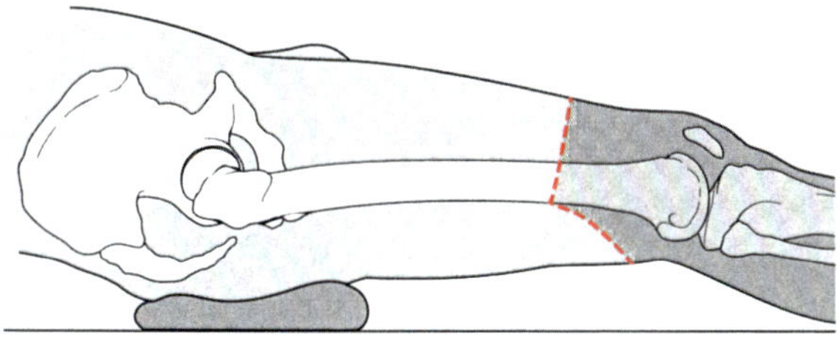

Abb. I2-17 Oberschenkelamputation: Schnittführung (Brunner 1996).

Operatives Vorgehen
Die Streckmuskulatur wird bis auf das Femur durchtrennt, das Periost wird gespalten und 2–3 cm nach proximal bis zur Absetzungshöhe des Knochens abgeschoben (Abb. I2-18). Es folgen die schräge Durchtrennung der dorsalen Muskulatur mit dem langen Amputationsmesser und das Absetzen des Femurs mit der oszillierenden Säge. Hierbei besteht die Gefahr der Verletzung des dorsalen Hautlappens.
Die Versorgung von Nerven und Gefäßen erfolgt in bereits beschriebener Weise. Der dorsale Haut-Muskel-Lappen wird als Stumpfpolster nach vorn geschlagen, und die Faszienränder werden mit Einzelknopfnähten adaptiert. Um den Femurstumpf in der Muskelhülle zu halten, sind einige seitliche Fasziennähte erforderlich. Der Hautverschluss erfolgt mit Einzelknopfnähten (Abb. I2-19).

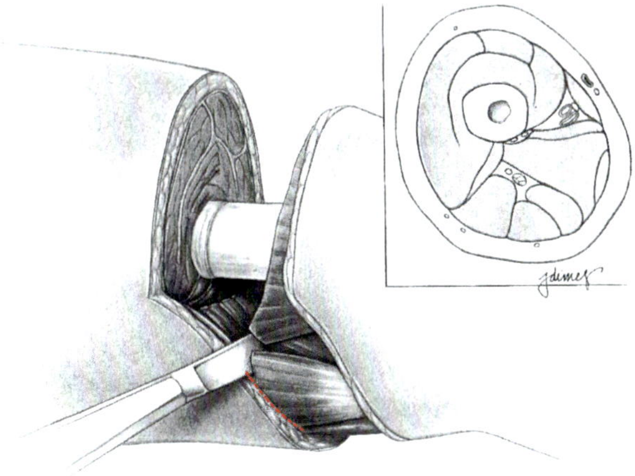

Abb. I2-18 Oberschenkelamputation: Durchtrennung der dorsalen Oberschenkelmuskulatur. Inset: Querschnitt des Oberschenkels in Amputationshöhe (Brunner 1996).

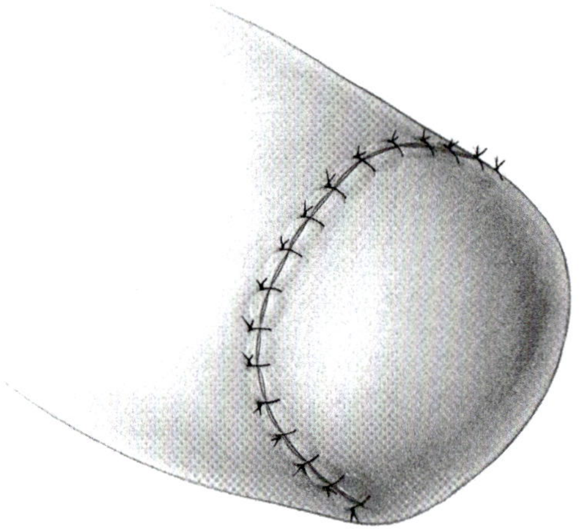

Abb. 12-19 Oberschenkelamputation: Hautnaht (Brunner 1996).

Hüftexartikulation

Sie ist nur ausgesprochen selten erforderlich:
- bei ausgedehnten aortoiliakalen Verschlussprozessen mit schlechtem Kollateralkreislauf
- bei ausgedehnten peripheren Infektionen
- bei nekrotischem Oberschenkelstumpf.

Daher wird hierzu auf die gängigen Lehrbücher verwiesen.

2.4 Komplikationen und deren Behandlung

2.4.1 Phlebothrombose

Durch Absetzen und Ligatur der meist noch offenen tiefen Leitvenen entsteht bis zum nächsthöheren größeren Zufluss (meist V. femoris profunda) ein thrombotischer Verschluss dieses Abschnitts, der oft zur Lungenarterienembolie führt. Thromboseprophylaxe durch subkutan verabreichtes Heparin ist daher unerlässlich, ebenso wie eine frühzeitige Mobilisation. Bei bereits bestehender Phlebothrombose (veraltete arterielle Ischämie mit konsekutiver Phlebothrombose) ist die systemische Heparingabe angezeigt.

2.4.2 Stumpfnekrose und Stumpfinfekt

Sie treten in 40% der Fälle auf. Eine Nekrosenabtragung kann häufig einen Stumpferhalt auf demselben Niveau gewährleisten. In 30–40% der Fälle muss auf dem nächsthöheren Niveau nachamputiert werden. Bei dem Ziel, einen möglichst langen Stumpf zu erhalten, sind diese Komplikationen weitgehendst unvermeidbar.

2.4.3 Postoperative Letalität

Da es sich meist um alte oder multimorbide Patienten handelt, ist die Letalität mit 15–20% hoch.

➡ Je höher die Extremität amputiert wurde, desto höher liegt die Letalität.

2.5 Nachbehandlung und Nachsorge

2.5.1 Minoramputationen

- Fußende des Bettes tief stellen
- täglicher Verbandwechsel
- frühzeitiges Wunddébridement
- bei offener Vorfußamputation nach Einsetzen der Granulationen Meshgraft-Deckung (evtl. passagere Madentherapie und/oder Vakuumversiegelung)
- keine Bettruhe
- frühzeitige Mobilisation mit Vorfußentlastungsschuh als Therapieschuh
- definitive orthopädische Schuhversorgung nach ca. einem halben Jahr.

2.5.2 Majoramputationen

Lagerung

Grundsätzlich soll der Stumpf so gelagert werden, dass Gelenkkontrakturen vermieden werden.

➡ Der Oberschenkelstumpf darf nicht hochgelagert werden, der Unterschenkelstumpf soll nicht in der Kniekehle unterlagert werden.

Das Fußende des Bettes soll horizontal gestellt werden, da eine Tieflagerung die Bildung von Stumpfödemen unterstützen kann.

Stumpfkompression

Der Stumpf sollte bereits auf dem Operationstisch mit nach zentral abnehmendem Druck gewickelt werden (Kurzzugbinden). Ein Stumpfgips hat sich beim Gefäßkranken unserer Erfahrung nach nicht bewährt. Bei primärer Wundheilung erfolgt frühzeitig das Anpassen eines Kompressions-Stumpf-Strumpfes zur Formung eines konischen, prothesenfähigen Stumpfes.
Eine Interimsprothese wird bei primärer Wundheilung nach Entfernung des Nahtmaterials angepasst. Eine sekundäre Wundheilung verzögert dies entsprechend. Die definitive Prothese wird erst nach ca. einem halben Jahr

bei Abschluss der endgültigen Stumpfformung angepasst.

Rehabilitation

In Anbetracht von Risikofaktoren und Alter ist eine volle Rehabilitation (Gehfähigkeit mit oder ohne Prothese) nur bei 50 % der Amputierten zu erreichen. Je höher die Absetzungsebene liegt, desto schlechter ist hierbei die Prognose. Doppelamputierte werden nur ausgesprochen selten wieder gehfähig. Ein Drittel der Betroffenen bleibt bettlägerig bzw. im Rollstuhl ohne die Fähigkeit, selbst zu fahren.

2.6 Literatur

Baumgartner R, Botta P: Amputation und Prothesenversorgung der unteren Extremität. Enke, Stuttgart 1989

Deutsche Gesellschaft für Gefäßchirurgie: Leitfaden zu Diagnostik und Therapie in der Gefäßchirurgie. Deutscher Ärzteverlag 1998

Hepp W, Müser M: Langzeitverlauf nach Amputation der unteren Extremität wegen AVK unter dem Gesichtspunkt der Rehabilitation. Vasa 17 (1988) 186–192

Hepp W, Patschan R: Wann besteht beim Gefäßkranken die Indikation zur primären Oberschenkelamputation? Zentralbl Chir 115 (1990) 865–871

Hepp W: Amputationen: Ober- und Unterschenkel. In: Brunner U (Hrsg.): Gefäßchirurgie. Breitner Chirurgische Operationslehre, Bd. XIII. Urban & Schwarzenberg, München–Wien–Baltimore 1996, 375–383

Hepp W (Hrsg.): Der diabetische Fuß. Blackwell, Berlin–Wien 1996

Kostnick FJP, Gillespie R: Amputationstechnik und Rehabilitation. Springer, Berlin–Heidelberg–New York–Toronto 1985

Moore WS, Malone JM (eds.): Lower extremity amputation. Saunders, Philadelphia–London–Toronto–Montreal–Sydney–Tokyo 1989

Poredos P, Rakovec S, Guzic-Salobiv B: Determination of amputation level in ischaemic limbs using $tcPO_2$ measurement. Vasa 34 (2005) 108–112

Toursarleissian B, Hagino RT, Khan K, et al.: Healing of transmetatarsal amputation in the diabetic patient: is angiography predictive? Ann. Vasc. Surg. 19 (2005) 769–773

Wagner FW: Amputation am Fuß bei Gefäßkranken. Med Orthop Technol 107 (1987) 10–13

Vollmar J: Rekonstruktive Chirurgie der Arterien. Thieme, Stuttgart–New York 1996

Voss EU: Grenzzonenamputationen und Minoramputation. In: Brunner U (Hrsg.): Gefäßchirurgie. Breitner Chirurgische Operationslehre, Bd. XIII. Urban & Schwarzenberg, München–Wien–Baltimore 1996, 367–374

13 Faszioptomie

W. Hepp

3.1 Vorbemerkungen

Postoperatives Gliedmaßenödem, Reperfusionssyndrom und Kompartmentsyndrom sind unterschiedliche, jedoch miteinander in Zusammenhang stehende postoperative Folgeerscheinungen, die unter therapeutischen und prognostischen Gesichtspunkten streng voneinander zu trennen sind.

Gliedmaßenödem
Das postoperative Gliedmaßenödem tritt bevorzugt nach femoropoplitealen und femoropopliteokruralen Rekonstruktionen in den Stadien III und IV, sehr selten im Stadium II der pAVK auf. Es ist für den Patienten zwar lästig, bildet sich aber innerhalb einiger Monate in aller Regel wieder vollständig zurück.

Reperfusionssyndrom
Das Reperfusionssyndrom tritt dagegen nach Spätrevaskularisation akuter, kompletter und inkompletter Ischämiesyndrome auf und hat durch eine hypoxiebedingte kapilläre Membranpermeabilitätsschädigung einen weiteren, verstärkten Flüssigkeitsaustritt in die Skelettmuskulatur zur Folge. Durch Flüssigkeitsverschiebung nach extravasal, Austritt von wichtigen Stoffwechselprodukten und Myoglobinzerfall kann es zu systemischen Komplikationen kommen, die Nieren, Lunge, Herz und letztlich auch den Gesamtkreislauf betreffen können.
Der Flüssigkeitseinstrom in die Skelettmuskulatur hat eine lokale Drucksteigerung in den Faszienlogen zur Folge, die rasch zu einer Kompression des Logeninhalts und damit zu einer lokalen Reduzierung der arteriellen Durchblutung und der Sauerstoffversorgung führen kann. Betroffen ist fast ausschließlich der Unterschenkel mit seinen vier Kompartimenten.
Die Definition dieses Kompartmentsyndroms beinhaltet vier Faktoren:
- geschlossener, nicht dehnungsfähiger Raum
- erhöhter Gewebedruck
- Verminderung der Gewebedurchblutung
- Störung der neuromuskulären Funktion.

3.2 Indikation

Beim ansprechbaren Patienten ist das Leitsymptom des Kompartmentsyndroms der subakut bis akut einsetzende, zunehmende brennend-bohrende Schmerz. Er kann auch krampfartigen Charakter haben. Zuerst werden nervale Strukturen durch den Druck und die Minderdurchblutung beeinflusst. Hierbei ist vor allem das vordere Kompartiment mit dem N. peroneus betroffen, weshalb die Fußheberschwäche ein frühes Symptom darstellt.
Palpatorisch ist die Kompartmentmuskulatur hart und äußerst druckschmerzhaft. Die passive Überdehnung der Muskulatur führt zur Schmerzzunahme.

➡ Ein subkutanes Ödem fehlt in der Frühphase meist.

Typisch sind eine zunehmende Sensibilitätsminderung und die Einschränkung der Motorik. Peripherer Pulsverlust oder reduzierte dopplersonographische Signale treten oft erst im Spätstadium auf, in dem häufig nur noch mit einer Defektheilung gerechnet werden kann.

➡ Im Zeitalter der modernen Schmerztherapie werden Kompartmentsyndrome nicht selten verspätet festgestellt, da der Schmerz oft mit einer Erhöhung der Analgetikadosis therapiert wird.

Die typische klinische Symptomatik stellt – neben subfaszialen Drücken ≥ 30 mmHg (s. Abschnitt 3.3.2) – die Indikation zur Fasziotomie dar.
Durch frühzeitige Fasziotomie lassen sich bleibende nervale und muskuläre Ausfälle mit Defizitheilung oder sogar Amputationsnotwendigkeit verhindern. Ein übersehenes oder erst verspätet diagnostiziertes und behandeltes Kompartmentsyndrom führt häufig zu Schadensersatzansprüchen und juristischen Auseinandersetzungen.

3.3 Präoperative Diagnostik

3.3.1 Klinische Diagnostik

Folgende Symptome sind klinisch relevant:
- Zunahme der typischen Schmerzsymptomatik bei passiver Überdehnung der Muskulatur
- Umfangsvermehrung der Extremität mit prall gespannten und druckschmerzhaften Kompartimenten, bevorzugt in der vorderen Muskelloge (Streckerloge)
- sensible und motorische Beeinträchtigung bis hin zum Ausfall der Nervenfunktion
- Fußheberschwäche als Frühsymptom.

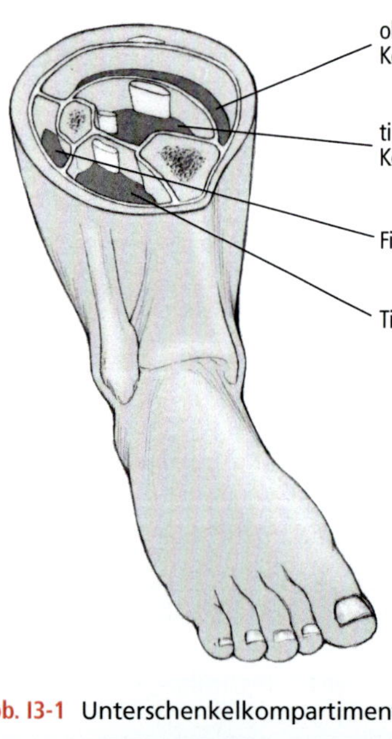

Abb. I3-1 Unterschenkelkompartimente.

3.3.2 Funktionsdiagnostik

Die Funktionsdiagnostik beschränkt sich bei Verdacht auf ein Kompartmentsyndrom auf die subfasziale kontinuierliche Druckmessung. Die Messung erfolgt am besten in der Tibialis-anterior-Loge. Bei Drücken ab 30 mmHg (normaler Gewebedruck 10 mmHg) bei normaler Kreislaufsituation besteht eine Gefährdung der Logenstrukturen und ist die Indikation zur Fasziotomie gegeben.
Bei einem Kompartmentdruck von 40 mmHg sistiert die kapilläre Durchblutung. Bei instabiler Kreislaufsituation wird diese bedrohliche Situation schon bei niedrigeren Logendrücken erreicht. Die Druckmessung wird weitaus häufiger in der Unfallchirurgie als in der Gefäßchirurgie angewendet. In der Gefäßchirurgie reicht die klinische Beurteilung meist aus.

3.4 Operatives Vorgehen

3.4.1 Zielsetzung

Ziel der Therapie ist die Dekompression der vier Unterschenkelkompartimente (Abb. I3-1):
- Tibialis-anterior-Gruppe
- Fibularis-(Peroneus-)Loge
- tiefes dorsales Kompartiment (tiefe Flexorenloge)
- oberflächliches dorsales Kompartiment (oberflächliche Flexorenloge).

Je später die Dekompression erfolgt, desto häufiger ist mit einer Defektheilung mit bleibender Spitzfußstellung und muskulären Defekten bis hin zum Extremitätenverlust bei ausgedehnten Muskelnekrosen zu rechnen.
Bei einer Spätrevaskularisation, bei der häufig mit einem Kompartmentsyndrom zu rechnen ist, ist bereits vor der Revaskularisation in schweren Fällen die *prophylaktische Fasziotomie* zu empfehlen. Es erfolgt in einer Sitzung zuerst die Fasziotomie und dann die Revaskularisation. Damit wird von vornherein eine weitere Kompression der wiederzueröffnenden Gefäße und anderer Logenstrukturen vermieden.

3.4.2 Operative Standardverfahren

Wichtig ist die komplette Spaltung aller Kompartimente der betroffenen Region.

Grundsätzlich wird unterschieden in:
- subkutane Fasziotomie
- offene Fasziotomie.

Lässt sich die Haut ohne Spannung über der Fasziotomie wieder verschließen (subkutane Fasziotomie), sollte dies immer durchgeführt werden.

Ist ein spannungsfreier Hautverschluss nicht möglich, so wird die Haut offen belassen. Besteht dennoch die dringende Notwendigkeit eines primären Hautverschlusses (Bypass in der Tiefe, insbesondere Kunststoffprothese), kann ein Hautverschluss über der Fasziotomie durch einen dorsalen Entlastungsschnitt erreicht werden. Letzterer wird dann durch Kunsthaut (Epigard) gedeckt.

Parafibularer Zugang

- Zur Spaltung der vier Unterschenkelkompartimente erfolgt eine langstreckige Längsinzision von Haut und Subkutis entlang dem Fibulaschaft. Zur besseren Übersicht sollte die Haut proximal und distal sofort etwas unterminiert werden (Abb. I3-2).
- Zunächst werden die Faszien der anterolateralen Logen quer gespalten, um beide Logen sicher darzustellen (Identifikation des vorderen Septum intermusculare). Mit einer langen Metzenbaum-Schere werden nun die Faszien beider Logen in gesamter Länge gespalten. Zu beachten ist die relativ oberflächliche Lage des N. peroneus superficialis im lateralen Kompartiment direkt dorsal des Septums. Die Faszie wird daher in Fibulaschafthöhe gespalten.
- Danach wird das vordere Kompartiment knapp vor dem intermuskulären Septum fasziotomiert (proximal in Richtung der Patellaspitze, nach distal in Richtung der Großzehe).
- Das oberflächliche dorsale Kompartiment erreicht man durch Weghalten des Haut-Subkutis-Mantels nach dorsal.
- Zur Eröffnung der tiefen dorsalen Muskelloge werden die Mm. peronei nach ventral und die oberflächlichen Flexoren nach dorsal abgedrängt. Dadurch spannt sich in der Tiefe des hinteren Abschnitts des lateralen Kompartiments die Faszie zwischen Fibula und dem tiefen Blatt der Unterschenkelfaszie an. Dieses wird ebenfalls langstreckig gespalten.

Bilateraler Zugang

- Die laterale Inzision von Haut und Subkutis erfolgt im proximalen bis mittleren Unterschenkeldrittel ca. 2 cm vor der Fibula. Von hieraus werden die anterolateralen Logen gespalten, das Vorgehen erfolgt wie bei der parafibularen Fasziotomie.
- Die beiden dorsalen Kompartimente werden von einer posteromedialen Inzision ca. 2 cm dorsal der hinteren Tibiakante aus gespalten. Das distale Unterschenkeldrittel ist bevorzugter Zugangsort.
- Nach Weghalten von V. saphena magna und N. saphenus nach ventral erfolgt zuerst eine quere Fasziotomie, um die beiden dorsalen Kompartimente zu differenzieren.
- Zuerst erfolgt die Spaltung der oberflächlichen Loge, danach die Spaltung der tiefen Loge. Der Zugang wird deshalb am distalen Unterschenkel gewählt, weil hier der M. soleus nicht mehr störend wirkt. Zur sicheren Dekomprimierung empfiehlt sich die Identifizierung des M. flexor digitus longus.

Zugangswahl

Die Wahl des Zugangs hängt von lokalen Faktoren und den vorausgegangenen gefäßchirurgischen Eingriffen ab:
- Bei muskelstarken Patienten und ausgedehnter Umfangsvermehrung ist der bilateralen Inzision der Vorzug zu geben.
- Erfolgte die vaskuläre Voroperation über einen medialen Zugang zur A. poplitea und zu den Unter-

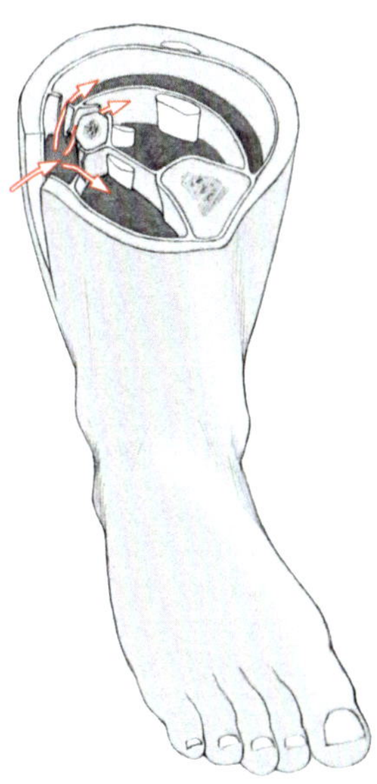

Abb. I3-2 Parafibularer Zugang zur Dekompression der vier Unterschenkelkompartimente.

I3

schenkelarterien, ist bei in dieser Höhe befindlichen vaskulären Bypass-Rekonstruktionen die parafibulare Fasziotomie zu bevorzugen, um keinen Kontakt zum Bypass zu bekommen und die Weichteilschicht über diesem zu erhalten.

- Bei anderer Situation kann man natürlich auch bilateral vorgehen. Die Entscheidung ist individuell zu gestalten.

3.4.3 Alternative operative Verfahren

Ist das Kompartmentsyndrom eindeutig auf die anterolateralen Logen oder gar nur auf das vordere Kompartiment beschränkt (Tibialis-anterior-Kompressionssyndrom; siehe Kap. C6), so kann die Fasziotomie auf diese Logen beschränkt bleiben. Engmaschige postoperative Kontrollen sind aber unverzichtbar, um rasch mit einer Dekompression auch der Flexorenlogen reagieren zu können.

3.5 Komplikationen und deren Behandlung

3.5.1 Sofortkomplikationen

Eine unzureichende Faszienspaltung muss frühzeitig erkannt werden und erfordert die sofortige Wundinspektion und Nachspaltung verbliebener Faszienbündel oder -streifen.

3.5.2 Früh- und Spätkomplikationen

Postoperative Zunahme des Kompartmentsyndroms

Nicht selten nimmt nach Faszienspaltung der extravasale Flüssigkeitsaustritt in der Frühphase noch zu. Dies kann bei subkutaner Faszienspaltung zu einem kutanen Kompartmentsyndrom führen. Sofortige Wiedereröffnung des Hautmantels und langstreckige Spaltung des oberflächlichen Weichteilmantels sind dann unerlässlich. Eine unzureichende Spaltung der Haut führt an den kutanen Wundpolen zu einer einschnürenden Wirkung und zu einer weiteren Zunahme des Kompartmentsyndroms. Regelmäßige Inspektionen mit Bereitschaft zur weiteren Spaltung sind notwendig.

Entwicklung von Muskelnekrosen

Das Ausmaß von Muskelnekrosen ist bei der Fasziotomie noch nicht sicher beurteilbar und manchmal, zumindest partiell, erholungsfähig. Sind Muskelabschnitte nicht mehr ausreichend kontraktil oder ist die Farbe der Muskulatur verdächtig auf eine Minderperfusion, sollten diese Muskelabschnitte bei der Fasziotomie noch nicht exzidiert werden. Im Interesse eines größtmöglichen Gewebeerhalts wartet man zu und führt die Exzision erst bei einem Second-look-Manöver durch. Der oberflächliche Weichteilmantel wird bei diesem Verdacht nicht verschlossen.

Wundinfektionen

Offen verbliebene Wunden sowie Nekrosen sind der ideale Nährboden für eine Superinfektion. Nekrosen sollten daher wenige Tage nach Fasziotomie entfernt werden. Ansonsten wird nach den üblichen lokalen Kriterien behandelt.

3.6 Nachbehandlung und Nachsorge – Prognose

- In den ersten Tagen sind mehrmalige tägliche Wundinspektionen und nervale Funktionskontrollen notwendig, um auf verbliebene oder neu aufgetretene Kompressionen sofort reagieren zu können.
- Das Bein wird horizontal gelagert und gegen Druckulzera geschützt. Bei gutem arteriellem Einstrom kann die Extremität auch etwas hochgelagert werden.
- Bei offen verbliebenen Wunden wird eine frühzeitige Abdeckung mit Kunsthaut vorgenommen, sobald die Wundsekretion abgenommen hat. Alternativ kann auch eine sofortige Bedeckung mit Kunsthaut, die zum Sekretabfluss multipel inzidiert wird, erfolgen. Zwischenzeitlich kann auch die Lokalbehandlung mit Vakuumversiegelung zur Anwendung kommen.
- Bildet sich die Umfangvermehrung innerhalb von 14 Tagen zurück, kann ein direkter sekundärer Wundverschluss vorgenommen werden. Alternativ erfolgt eine plastische Deckung mit Meshgraft.

Bei frühzeitiger Dekompression ist die Prognose gut. Ein Kompartmentsyndrom kann in der Gefäßchirurgie vereinzelt auch am Oberschenkel und an der oberen Extremität auftreten und erfordert eine Dekompressionsbehandlung.

3.7 Literatur

Echtermeyer W: Das posttraumatische Kompartmentsyndrom. In: Hepp W (Hrsg.): Neurovaskuläre Kompressionssyndrome. Blackwell, Berlin–Wien 1996, 106–117

Rüter A, Trentz O, Wagner M: Unfallchirurgie. Urban & Schwarzenberg, München–Wien–Baltimore 1995

Tscherne H: Kompartmentsyndrom. Unfallheilkunde 85 (1982)

Vollmar J: Rekonstruktive Chirurgie der Arterien. Thieme, Stuttgart–New York 1996

J

Vaskuläre Tumorchirurgie

J1 Karotisglomustumor

H. Kogel

1.1 Ätiologie und Pathogenese

Paragangliome des Glomus caroticum stellen seltene Tumorbildungen in der Gefäßchirurgie dar. Ihre Frequenz liegt in unseren Breitengraden unter 0,01%. Anders verhält es sich offenbar bei Menschen, die ständig in größeren Höhen von 3000–4000 m leben. Hier wurden vermehrt so genannte Karotisglomustumoren, z. T. bilateral, beobachtet. Bei Patienten, die an einem chronischen Sauerstoffmangel leiden (z. B. angeborene zyanotische Herzfehler), treten Paragangliome des Karotisglomus ebenfalls häufiger auf.
Darüber hinaus konnte vereinzelt eine familiäre Häufung zervikaler Paragangliome beobachtet werden. Sie treten vor allem in der 2. bis 4. Lebensdekade auf, werden autosomal-rezessiv mit hoher Penetranz und zum Teil dominant vererbt. Sie weisen ein aggressiveres biologisches Verhalten auf; so kommt es durch das verdrängende Wachstum fast regelmäßig zu Hirnnervenläsionen. In der Arbeitsgruppe „Innsbruck“ wurden zwei Familien (45 Patienten) systematisch beobachtet. Hierbei lag bei 22% der Familienmitglieder ein Glomustumor vor, davon waren 70% bilateral. Da größere Tumoren über 2 cm eine höhere lokale Komplikationsrate aufweisen, wird v. a. eine konsequente genetische Analyse der Verwandten empfohlen, um eine Operation bereits bei kleinen, asymptomatischen Tumoren vorzunehmen.

Pathologisch-anatomisch sind Karotisglomustumoren streng von den übrigen Glomustumoren zu unterscheiden, die vorwiegend subungual an den Fingern und Zehen als schmerzhafte, rötliche Knötchen sichtbar werden und bei denen es sich embryologisch um neuromyoarterielle Tumoren handelt. Anders verhält sich die Situation bei den so genannten Paragangliomen des Glomus caroticum. Diese nehmen ihren Ausgang von dem 3–4 mm großen Glomus caroticum, welches sich an der dorsomedialen Aufzweigung der Karotisgabel befindet. Embryologisch leitet sich dieser Tumor einerseits von der Neuralleiste ab, andererseits stammt die Gefäßversorgung dieses Gewächses vom Mesoderm. Derartige Paragangliome können in 5–25% multipel auftreten und befinden sich:

- an der Schädelbasis als Paraganglioma tympanicum, jugulare oder vagale
- im Mediastinum, meist in der Nähe des Aortenbogens oder der supraaortischen Gefäßabgänge

Nur selten sind derartige Tumoren mit einem medullären Schilddrüsenkarzinom oder einem Phäochromozytom vergesellschaftet. Die meisten Paragangliome des Glomus caroticum sind in ihrer Dignität benigne, wachsen langsam und führen lediglich durch ihr verdrängendes Wachstum zu folgenden lokalen Komplikationen:

- Rekurrensparese
- Hypoglossusparese

- Horner-Syndrom
- Arrosion der Schädelbasis
- Dysphagie.

Histologie

Die hormonelle Aktivität des Karotistumors bildet die Ausnahme. Durch Chromaffinitätsnachweis zeigt sich nur in Einzelfällen Katecholaminproduktion. Folgende zwei Zelltypen werden im Verhältnis 60:40 in diesen Tumoren nachgewiesen:
- Hauptzellen
- Stützzellen.

Nach Le Compte (1951) werden drei verschiedene Tumortypen unterschieden:
- paraganglionärer Typ, der den ursprünglichen Zellen des Glomus caroticum am ähnlichsten ist
- adenomatöser Typ, bei dem es sich um epithelähnlich angeordnete Zellformationen handelt
- eine angiomatöse Wachstumsform, die sich besonders durch eine starke Vaskularisation des Stromas auszeichnet und modifizierte Typ-I-Zellen enthält.

Viele der Karotisglomustumoren stellen jedoch so genannte Mischtypen dar, die in unterschiedlichem Ausmaß die morphologischen Eigenschaften von Typ-I-, Typ-II- oder auch Typ-III-Tumoren in sich vereinigen. Da jedoch die histologische Klassifizierung keinerlei klinische Relevanz besitzt, ist die pathologische Untersuchung bis jetzt (mit Ausnahme der Tatsache, dass vereinzelte Tumoren tatsächlich Hormone wie z.B. Serotonin, Katecholamine produzieren können) lediglich in Bezug auf eine maligne Entartung von Bedeutung.

1.2 Symptomatik

Aufgabe des Glomus caroticum, eines Chemorezeptors, ist es, physiologischerweise die Änderungen von pCO_2, pO_2 und pH zu registrieren und dies über vegetative Fasern des N. glossopharyngeus weiterzuleiten. Dennoch geht das Vorliegen derartiger Tumoren normalerweise nicht mit einer Steigerung der Chemosensitivität einher. Allerdings kann die unmittelbare Nachbarschaft zu den vaskulären Pressorezeptoren des Sinus caroticum zu einem hypersensitiven Karotissinus mit Bradykardie und Bewusstlosigkeit (Charcot-Weiss-Baker-Syndrom) führen.

Nur selten ist der Karotisglomustumor mit einer arteriellen Hypertension vergesellschaftet. Die wenn auch seltene Produktion von Katecholaminen innerhalb von Karotisglomustumoren lässt sich nur schwer erklären, da eine Innervation mit sympathischen Fasern nicht vorliegt. Die maligne Entartung von Paragangliomen des Glomus caroticum stellt ein seltenes Ereignis dar (≤5%) und ist nur dann bewiesen, wenn eine Metastasierung in die regionären Lymphknoten oder in die Lunge vorliegt.

Symptome des Karotisglomustumors werden vom Patienten selbst meist erst dann wahrgenommen, wenn sie eine Größe von 2–3 cm oder mehr erreicht haben.

1.3 Diagnostik

1.3.1 Klinik

Die folgenden klinischen Untersuchungsmethoden weisen eine hohe Spezifität auf, sind aber wenig bekannt.

Zeichen nach Fontaine

Das Mobilitätszeichen nach Fontaine ist ein wichtiges Kriterium: Der Tumor wird zwischen den Fingern gefasst und ist in der Horizontalebene, nicht jedoch in der Vertikalebene verschieblich. Dies erklärt sich daraus, dass bei vertikaler Bewegung die Karotisgabel eine derartige Verschiebung nicht zulässt. Dadurch lassen sich Karotisglomustumoren klar von entzündlichen oder tumorösen Lymphknotenveränderungen abgrenzen, da diese meist mit der Umgebung fest verwachsen sind oder bei geringeren entzündlichen Begleitreaktionen in allen Ebenen verschieblich bleiben.

Kocher-Zeichen

Es gibt folgende Kocher-Zeichen:
- Das Pulsationszeichen (erstes Kocher-Zeichen): Mittelfinger und Daumen umfassen den Tumor, und der Zeigefinger befindet sich tastend auf dem Tumor. Hierbei können von Mittelfinger und Daumen die Pulsationen der Karotisgabel wahrgenommen werden, während unter dem Zeigefinger, anders als bei Aneurysmen der Karotisgabel, keinerlei pulssynchrone Bewegungen vorhanden sind.
- Das Lokalisationszeichen (zweites Kocher-Zeichen): Der Tumor kann bidigital mit der palpierenden Hand von außen und synchron mit dem Zeige- und Mittelfinger der anderen Hand von der Mundhöhle aus oberhalb der Tonsillengrube ertastet werden. Mit dieser Untersuchungstechnik können Karotisglomustumoren von Tumoren des weichen Gaumens eindeutig abgegrenzt werden.

Hirnnervenbeteiligung

Die folgenden Nerven liegen in unmittelbarer Nachbarschaft des Karotisglomustumors und können bei ex-

pansivem Wachstum des Tumors Druckschäden mit der Folge einer Funktionsstörung erleiden. Auf begleitende bestehende Hirnnervenläsionen sollte deshalb besonders geachtet werden:
- N. vagus – Heiserkeit
- N. hypoglossus – Zungenschiefstand
- N. glossopharyngeus – Schluckstörung
- sympathischer Grenzstrang – Horner-Syndrom.

1.3.2 Funktionsuntersuchungen

Kardiologische Abklärung

Bei einem hypersensitiven Karotissinus und vorliegendem Glomustumor der Karotisgabel sollte eine kardiologische Abklärung mit einem Langzeit-EKG zur Überprüfung der Indikation eines temporären Schrittmachers veranlasst werden.

Doppler-Sonographie

Die Überprüfung der Flussgeschwindigkeit in den hirnzuführenden Arterien zur Beurteilung der hämodynamischen Bedeutsamkeit einer eventuell vorhandenen Stenose ist im Rahmen der präoperativen Diagnostik unabdingbar. Eine Halbseitensymptomatik ist wegen des langsamen progredienten Wachstums auch bei fortgeschrittenen Karotisglomustumoren selten.

Ösophagusbreischluck

Bei Vorhandensein von Schluckstörungen lassen sich aufgrund eines Ösophaguskymogramms mechanische Behinderungen von rein funktionellen Störungen unterscheiden.

Bronchoskopie

Bei Verlagerung der Trachea ist es sinnvoll, prä-, spätestens jedoch intraoperativ eine Bronchoskopie vorzunehmen. Durch die Bronchoskopie und ggf. Ösophagoskopie lassen sich bei ausgedehnten Tumoren Neubildungen anderer Organstrukturen (Plattenepithelkarzinom von Pharynx und Ösophagus) differenzialdiagnostisch klar unterscheiden.

1.3.3 Bildgebende Verfahren

Entscheidend für die präoperative Diagnostik sind nichtinvasive Untersuchungsmethoden:
- Duplexsonographie der hirnzuführenden Gefäße
- MRT und CT der Halsweichteile
- MRT und CT des Schädels.

Mit diesen Verfahren kann die typische Spreizung der Karotisgabel, hervorgerufen durch den Glomustumor und eine Stenosierung der Karotisgabel oder der A. carotis interna, dargestellt werden (Abb. J1-1).

Duplexsonographie

Die Duplexsonographie leistet als Screening-Methode hervorragende Dienste und weist eine Sensitivität von nahezu 100% auf.

CT und MRT

Die Schnittbilddiagnostik mit CT oder MRT zur präoperativen Abklärung ist unabdingbar, um die Beziehung des Tumors zu den Nachbarstrukturen der Karotisgabel, zur V. jugularis interna sowie die genaue Ausdehnung des Prozesses festzulegen (Abb. J1-2). Hier ergeben sich bereits erste Hinweise auf:
- die lokale Operabilität
- die einzuschlagende Operationstaktik
- das Operationsausmaß.

Ausgedehnte Tumoren mit Arrosion der Schädelbasis und Penetration in die Keilbeinhöhle sind nur ausnahmsweise unter Anwendung spezieller, kombinierter gefäßchirurgisch-neurochirurgischer Präparationstech-

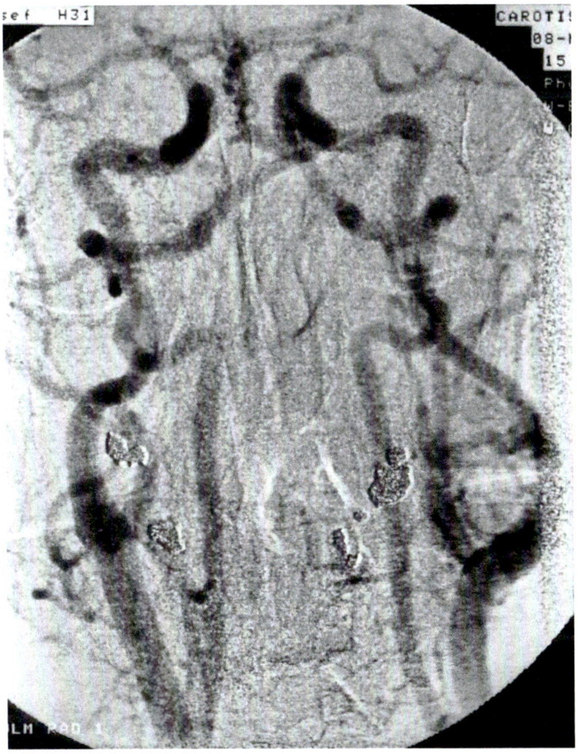

Abb. J1-1 DSA der extrakraniellen, hirnzuführenden Gefäße eines 69-jährigen Patienten mit linksseitigem Karotisglomustumor. Deutliche Spreizung der Karotisgabel (Kogel et al. 1992).

nik radikal operabel. Darüber hinaus sind die seltenen Fälle mit multiplem Vorkommen von paragangliomatösen Tumoren in anderer Lokalisation (Paraganglioma jugulare, vagale, bilaterales Vorkommen, mediastinale Prozesse) von vornherein mit zu berücksichtigen.

Digitale Subtraktionsangiographie

Die intraarterielle, digitale Subtraktionsangiographie (DSA) oder ein Angio-CT sind als präoperative diagnostische Maßnahme unverzichtbar, da sie eine klare dreidimensionale Vorstellung von der Karotisgabel und den benachbarten Gefäßen vermitteln und somit entscheidenden Einfluss auf die Operationstaktik haben. Mit beiden Methoden, nämlich Schnittbilddiagnostik und Angiographie, lässt sich der klinische Typ des Karotisglomustumors präoperativ festlegen. Da Karotisglomustumoren vorwiegend extensiv über Äste der A. carotis externa versorgt werden und nur selten darüber hinaus Zuflüsse aus dem Truncus thyreocervicalis oder der kontralateralen A. carotis externa erhalten, erscheinen Paragangliome des Glomus caroticum in der Angiographie als hypervaskularisierte Tumoren (Abb. J1-3).

Für die klinische Klassifikation der Karotisglomustumoren hat sich bereits vor der Ära von Schnittbilddiagnostik und DSA die Einteilung nach Linder (1953) bewährt. Hierbei werden die folgenden drei Tumortypen unterschieden (Abb. J1-4):

- Beim Typ I liegt ein gut abgrenzbarer Tumor innerhalb der Karotisgabel vor, der sich in der Regel rela-

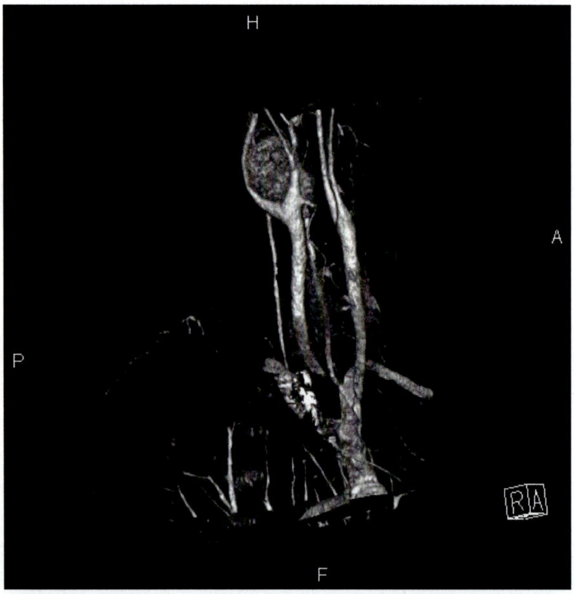

Abb. J1-2 Spiral-CT eines 54-jährigen Mannes mit einem ausgedehnten Karotisglomustumor Typ III nach Linder (mit freundlicher Genehmigung von D. Wagner, Radiologische Gemeinschaftspraxis Lippstadt).

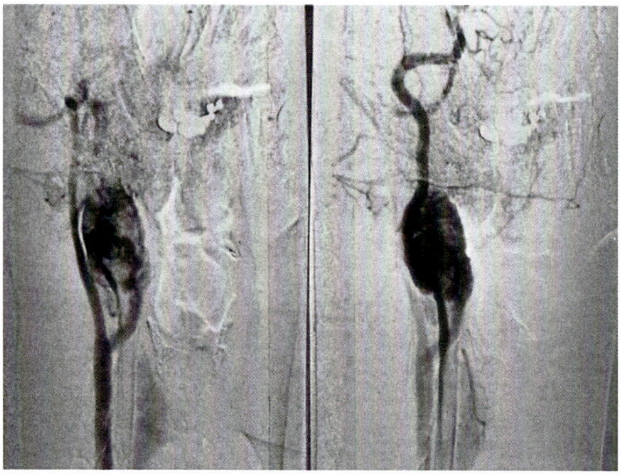

Abb. J1-3 Selektive Angiographie der linken A. carotis communis bei einer 28-jährigen Patientin mit einem Karotisglomustumor. Starke Vaskularisation des Tumors über die Äste der A. carotis externa.

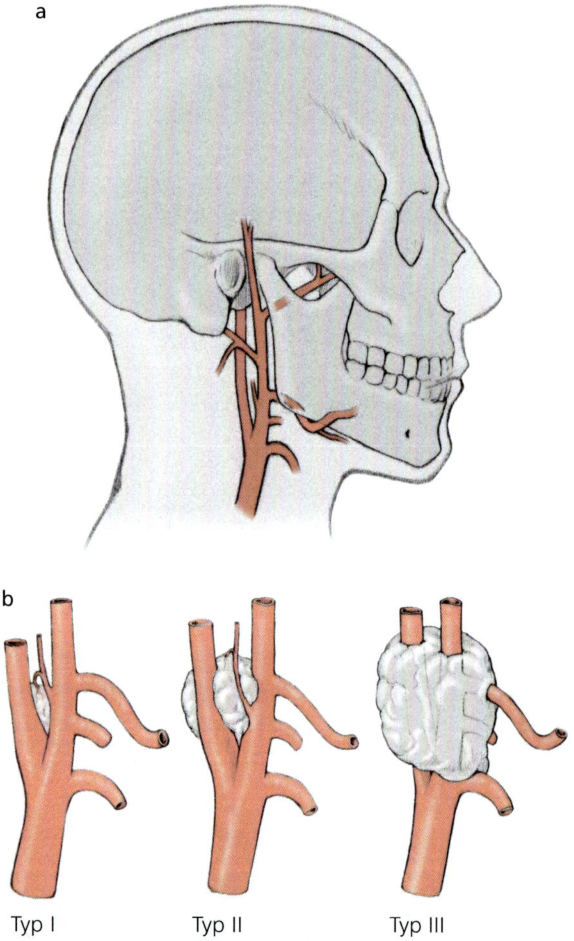

Abb. J1-4a und b Karotisgabel.
a: Normaler anatomischer Situs.
b: Einteilung der Wachstumsformen des Karotisglomustumors in Typ I–III.

tiv leicht ohne aufwändigere Gefäßrekonstruktion operativ entfernen lässt.
- Beim Typ II handelt es sich um einen größeren, ausgedehnteren Tumor, der semizirkulär die A. carotis communis, die A. carotis externa und die A. carotis interna bereits von dorsal her eingeschlossen hat.
- Der Typ III stellt eine Geschwulst dar, die die gesamte Karotisgabel zirkulär umklammert hat und dadurch einen höheren präparatorischen Aufwand bei der Operation verlangt.

Bei Typ II, vor allem aber bei Typ III muss von vornherein mit möglichen Verletzungen der Karotisgabel während der Präparation und mit der Notwendigkeit einer autologen oder alloplastischen Transplantatinterposition gerechnet werden.

1.3.4 Risikoabklärung

Zum Ausschluss von Metastasen ist eine Röntgenübersicht der Thoraxorgane notwendig, da die Metastasierung häufig als erstes in die Lunge erfolgt. Bei Vorliegen einer pulmonalen Filialisierung muss ein komplettes Staging, vor allem durch eine Ganzkörperszintigraphie, vorgenommen werden. Der Nachweis gelingt leicht, da es sich auch bei den Metastasen meist um gut vaskularisierte Tumoren handelt.
Zur Vermeidung intraoperativer Komplikationen während der anästhesiologischen Überwachung ist eine kardiologische Diagnostik bei folgenden Erkrankungen indiziert:
- Charcot-Weiss-Baker-Syndrom (hypersensitiver Karotissinus)
- arterieller Hypertonus
- Phäochromozytom.

1.4 Therapie

1.4.1 Zielsetzung

Primäre Intention ist es, den Karotisglomustumor radikal zu entfernen. Zur radikalen Totalexstirpation des Tumors gibt es keine echte Alternative. Da es sich sowohl bei benignen als auch bei malignen Tumoren des Glomus caroticum um gut differenzierte, langsam wachsende Geschwülste handelt, ist nachweislich weder eine Chemo- noch eine Bestrahlungstherapie in der Lage, das Tumorwachstum zu kontrollieren.
Auch die modernen interventionellen Verfahren können in Form von Tumorgefäßembolisation nicht zu einer Geschwulstheilung führen, da das gesamte Tumorgewebe hierbei nicht zerstört werden kann. Daher besteht die einzige sinnvolle Therapie in der lokalen Totalexstirpation des Tumors, die nach speziellen gefäßchirurgischen Skelettierungsmethoden vorgenommen werden muss. Durch die Fortschritte in der rekonstruktiven Gefäßchirurgie und die Kenntnis der speziellen Tumorversorgung konnten in den letzten 50 bis 60 Jahren die Schlaganfallsrate von 23 auf 2,7% (Mayo-Klinik nach Hallet et al.), die Operationsletalität von 6 auf 0% und die radikale Resektionsrate von unter 80 auf 98% verbessert werden.

! Probeexzisionen sind gefährlich und kontraindiziert. Teilexstirpationen des Tumors sind nicht nur risikoreich, sondern führen darüber hinaus zu einem fortbestehenden Tumorwachstum. Zusätzlich muss in 5% der Fälle mit einer späteren malignen Entartung gerechnet werden.

1.4.2 Vorbereitung

Der Patient wird wie bei einer Karotisrekonstruktion vorbereitet. Hierzu gehören die Enthaarung von Hals und Brust (eventuell in Notfallsituationen bei ausgedehnten Tumoren Durchführung einer primären Sternotomie) und die Bereitstellung von 2–3 Blutkonserven. Die Verwendung von Monitoring-Verfahren, wie transkranieller Doppler-Sonographie, somatosensorisch evozierten Potentialen und EEG, ist nicht unbedingt erforderlich.

! Bei zu erwartenden Clamping-Zeiten von mehr als 15 Minuten sollte ein intraluminärer Shunt angelegt werden.

1.4.3 Operative Standardverfahren

Lagerung und Zugang

Der Patient wird rekliniert gelagert, wobei der Kopf zur kontralateralen, gesunden Seite gedreht wird. Hierbei sollte das Operationsgebiet (Orientierung Ohrläppchen) den höchsten Punkt darstellen. Der Zugang erfolgt über einen Schrägschnitt am Vorderrand des M. sternocleidomastoideus, der bogenförmig noch unterhalb der tast- oder sichtbaren Parotis nach dorsal kranial geführt wird.

Präparation

Nach Lateralisation der V. jugularis interna und Ligatur der lateralen Kapselvene der Schilddrüse (Kocher-Vene) wird als erstes die A. carotis communis umfahren und angeschlungen. Damit ist die zentrale Blutungskontrolle erreicht. Hieraufhin erfolgt die vorsichtige Präparation nach kranial mit Durchtrennung der V. facialis zwischen Durchstechungsligaturen. Danach kommt die Karotisbifurkation mit dem Tumor zur Ansicht. Je nach Tumorausdehnung sollte versucht werden, als erstes die A. carotis externa an ihrem Abgang aus der A. carotis communis zwischen Ligaturen abzusetzen, da der Tumor meist über Äste der A. carotis externa versorgt wird. Hierdurch lässt sich die Blutfülle des Tumors erheblich reduzieren, die Präparation ist dadurch meist erleichtert. Bei unübersichtlichen Verhältnissen kann es sinnvoll sein, die A. thyreoidea superior oder weitere Äste der A. carotis externa weiter peripher vom Tumor primär oder im weiteren Operationsverlauf zusätzlich zu ligieren.

- Bei Typ-I-Tumoren nach Linder gelingt es meistens, die versorgenden Äste der A. carotis externa klar zu lokalisieren und gezielt zu ligieren und schließlich den Tumor subadventitiell aus der Karotisgabel herauszuschälen.
- Bei Typ-II- oder Typ-III-Tumoren sollte nach Absetzen der A. carotis externa unter Zug an dem peripheren Ende der A. carotis externa der Tumor vorsichtig hochgeschlagen und aus der Umgebung herauspräpariert werden.

Präparation des Tumors und Blutungskontrolle

Mit Hilfe der Transsektionstechnik nach Vollmar kann der Tumor direkt auf der A. carotis interna längs gespalten und die A. carotis interna vorsichtig aus dem Tumor scharf herauspräpariert werden (Abb. J1-5, Abb. J1-6). Kommt es bei dieser Präparation versehentlich zu Einrissen an der A. carotis interna oder an der A. carotis communis, so können die A. carotis communis zentral und die A. carotis interna meist peripher abgeklemmt werden, so dass eine bluttrockene Präparation durchgeführt werden kann. In den Fällen, in denen die periphere Blutungskontrolle über die A. carotis interna aufgrund des kranialwärts fortgeschrittenen Tumorwachstums noch nicht zu bewerkstelligen ist, muss entweder vorübergehend peripher ein Ballonblockadekatheter in die A. carotis interna eingelegt oder aber direkt ein passender intraluminärer Shunt (meist 5 mm) eingeführt werden. Auf diese Art und Weise kann die Clampingzeit verschwindend gering gehalten werden.

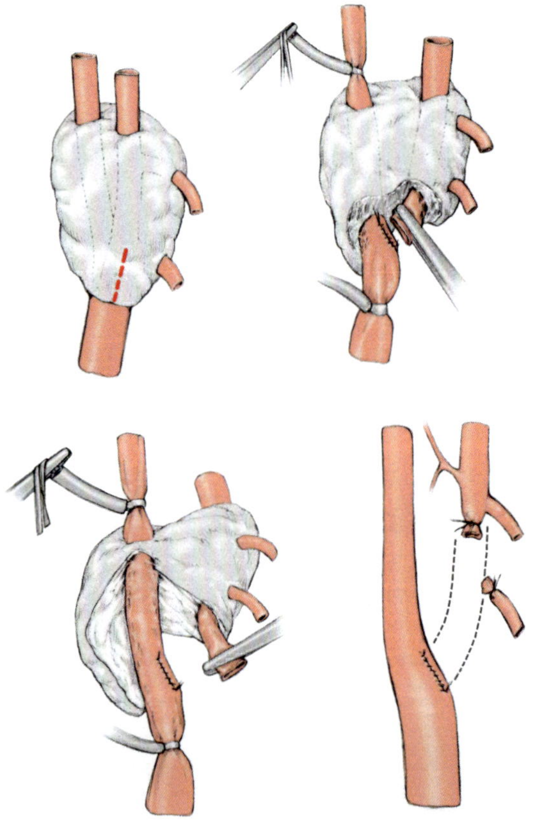

Abb. J1-5 Transsektionstechnik nach Vollmar bei Paragangliomen des Glomus caroticum Typ II und Typ III.

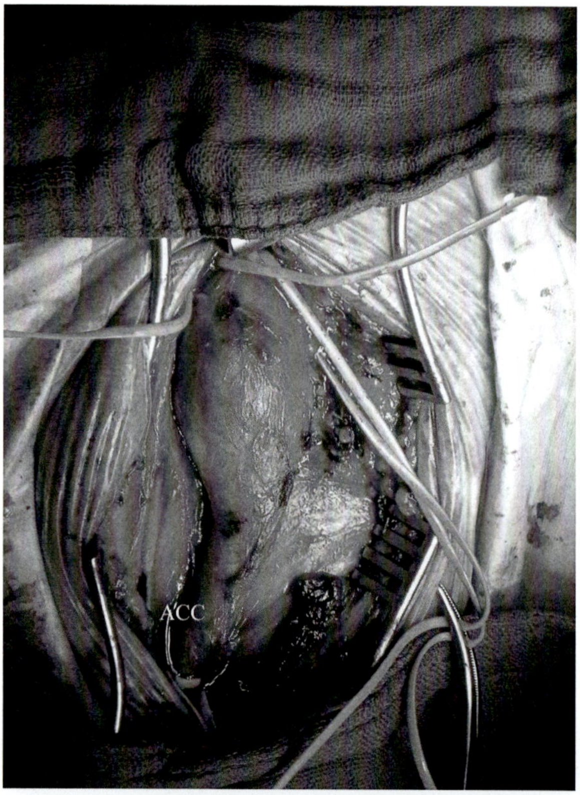

Abb. J1-6 Situs eines 54-jährigen Mannes mit Karotisglomustumor Typ III nach Linder rechts; OP: Dissektionsmethode.

Besonderheiten bei Typ-III-Tumoren
Bei ausgedehnten Tumoren vom Typ III, bei denen eine Resektion der A. carotis externa und der A. carotis interna sowie teilweise auch der A. carotis communis erforderlich ist, muss eine Interposition mit autologer Vene oder Prothesenmaterial (z. B. 6-mm-PTFE) vorgenommen werden. Aufgrund der präoperativen Diagnostik ist es möglich, sich auf diese Situation von vornherein bei entsprechender Tumorgröße vorzubereiten.

Tumorteilresektion
Tumorteilresektionen sollten nur in Ausnahmefällen angewandt werden, bei denen die Tumorausdehnung folgende lokale Komplikationen verursacht:
- Luftnot
- Schluckstörungen
- kosmetische Entstellung.

Das weitere Tumorwachstum und seine lokale destruierende Verdrängung können durch eine Teilresektion nicht verhindert werden. Darüber hinaus ist bei großen Tumoren mit einem erheblichen Blutverlust zu rechnen, so dass vorbereitend ca. zehn Blutkonserven zur Verfügung stehen sollten. Bei Teilentfernung eines Karotisglomustumors mit Arrosion der Schädelgrube sollten zusätzliche interventionelle Maßnahmen wie Embolisation erwogen werden.

1.4.4 Alternative operative Verfahren

Alternative operative Verfahren sind derzeit weder beschrieben noch anerkannt. Denkbar sind kombinierte gefäßchirurgisch-neurochirurgische Interventionen, wenn der Tumor die Schädelbasis penetriert hat. Derartige Überlegungen werden aber auf wenige Fälle beschränkt bleiben, so dass klare Richtlinien hier nicht vorliegen.

1.4.5 Nichtoperative Verfahren

Weder interventionelle Eingriffe noch konservative Behandlungsmethoden führen zu einer Heilung. Embolisationen stellen allenfalls flankierende Maßnahmen zur Operation dar. Weder Strahlentherapie noch Chemotherapie sind sinnvoll anwendbar.

1.5 Komplikationen und deren Behandlung

1.5.1 Sofortkomplikationen

Blutungen

Als intraoperative Komplikationen sind vor allem massive Blutungen aus dem Tumor oder der Karotisbifurkation nach Verletzung der A. carotis communis, A. carotis externa oder A. carotis interna zu nennen. Entscheidend ist hierbei die zentrale Blutungskontrolle nach Anzügeln der A. carotis communis, bevor weitere Präparationsschritte unternommen werden. Die periphere Blutungskontrolle kann in den Fällen, in denen eine Klemme noch nicht gesetzt werden kann, durch intraoperative Ballonblockade oder aber durch direkte Einlage eines intraluminären Shunts geeigneten Durchmessers erfolgen. Neurologische Defizite, vor allem durch Schlaganfälle, lassen sich dadurch meist vermeiden. Bei starker Infiltration der V. jugularis interna kann diese zwischen Ligaturen geopfert werden, ohne dass hieraus ein Nachteil für den Patienten entsteht.

Hirnnervenverletzungen

Auf Verletzungen der verschiedenen Hirnnerven wurde bereits vorher hingewiesen. Diese lassen sich nicht in allen Fällen vermeiden. Wenn es jedoch zu einer versehentlichen Durchtrennung des N. vagus oder des N. hypoglossus kommt, kann eine Nervennaht mit Lupenbrille oder mit Hilfe eines Mikroskops erwogen werden. Die Prognose bezüglich der Wiedererlangung der Nervenfunktion muss als ungünstig bezeichnet werden.

Verletzungen von Trachea und Ösophagus

Verletzungen von Trachea oder Ösophagus sind nach den Regeln viszeralchirurgischer Therapie zu versorgen.

1.5.2 Früh- und Spätkomplikationen

Früh- und Spätkomplikationen betreffen lediglich das lokale Tumorrezidiv, wenn keine radikale Exstirpation vorgenommen wurde. Bei Verwendung von Patch-Plastiken der Karotisgabel oder Interpositionen können im weiteren Verlauf folgende Komplikationen auftreten:
- Sofort- oder Frühverschluss
- Rezidivstenosen
- Patch-Aneurysmen
- Früh- und Spätinfekte.

Die Indikation zur Korrektur richtet sich nach klinischen und angiographischen Kriterien.

Nach Teilentfernung des Tumors mit zusätzlicher Embolisation bei besonders fortgeschrittenen Prozessen muss mit sekundären Wundheilungen infolge lokaler Nekrosebildungen gerechnet werden. In diesen Fällen sind Sekundäreingriffe mit plastischen Verschiebungen der Haut zur Deckung der Defekte unter Umständen notwendig.

1.6 Nachbehandlung und Nachsorge

Nach Resektion von Karotisglomustumoren sollten in regelmäßigen Abständen Kontrolluntersuchungen in Form von klinischer Überwachung und dopplersonographischen Screening-Methoden vorgenommen werden. Hierdurch werden das ipsilaterale Tumorwachstum und die mögliche Entstehung kontralateraler Prozesse verfolgt, und ein neues Tumorwachstum kann so früh wie möglich behandelt werden.

Bei den meist benignen Karotisglomustumoren ist die Prognose als ausgesprochen günstig zu bezeichnen. In den Mitteilungen verschiedener Zentren sind Lokalrezidive nach totaler Tumorexstirpation bislang nicht beschrieben worden.

Anders verhält es sich natürlich bei maligne entarteten Karotisglomustumoren, die je nach Differenzierungsgrad und Art der Metastasierung unterschiedlich bewertet werden müssen. Genaue Zahlen liegen jedoch hierüber nicht vor.

!

Es gilt als eindeutig belegt, dass die histologische Klassifizierung keinen Einfluss auf die Entstehung eines Malignoms oder auf den klinischen Verlauf hat. Die Nachsorge sollte wegen möglicher bilateraler oder multilokulärer Paragangliome lebenslang erfolgen.

1.7 Literatur

Berguer R, Kieffer E: Surgery of the Arteries to the Head. Springer, Heidelberg 1992 (201–204)

Cordell AR, Myers AT, Hightower F: Carotid body tumors. Ann Surg 165 (1967) 880–887

Glenner GG, Grimly PM: Tumor of the extra-adrenal paraganglion system (including chemoreceptors). Atlas of Tumor Pathology, Armed Forces Institute of Pathol, 55–60 (1974)

Hallet JW, Hollier LH, Jerry KJ et al.: Trends in neurovascular complications of surgical management for carotid body and cervical paragangliomas: a 50 year experience with 153 tumors. J Vasc Surg 7 (1988) 284–291

Hamann H, Voss EU: Rekonstruktive Eingriffe in der Geschwulstchirurgie. In: Heberer G, van Dongen RJAM (Hrsg.): Gefäßchirurgie. Kirschner'sche Operationslehre. Springer, Berlin–Heidelberg 1987 (700)

Jackson CG, Harris PF, Glassock III ME et al.: Diagnosis and Management of paragangliomas of the skull base. Am J Surg 159 (1990) 389–393

Koch CA, Kohlmeyer AO, Zhuang U, et al.: New insights in the genetics of familial chromaffin cell tumors. Ann. N.Y. Acad. Sci. 970 (2002) 11–28

Kogel H, Vollmar JF, Mohr W et al.: Paragangliome des Glomus caroticum – ein oft verkanntes Krankheitsbild. Vasa 1 (1992) 57–62

Linder F: Tumoren der Karotisdrüse. Langenbecks Arch Chir 276 (1953) 156–161

Pacheco-Ojeda L, Durango E, Rodriguez C et al.: Carotid body tumors at high altitudes: Quito, Ecuador. World J Surg 12 (1988) 856–860

Parry DM, Li FP, Strong LC, et al.: Carotid body tumors in humans genetics and epidemiology. J. Natl. Cancer. Inst 68 (1992) 573–578

Vollmar J: Rekonstruktive Chirurgie der Arterien. Thieme, Stuttgart 1996 (390–394)

J2 Rekonstruktive Gefäßchirurgie im Rahmen erweiterter Tumorchirurgie

P. Hohenberger und M. Schwarzbach

2.1 Symptomatik und Indikation

Bei einer Reihe von Tumoroperationen kommt der gefäßchirurgischen Operationstaktik und der Rekonstruktion resezierter tumorbefallener Arterien- und Venenabschnitte entscheidende Bedeutung zu, um ein Malignom in toto (R0-Resektion) zu entfernen. Neben einer kleinen Gruppe von Tumoren, die primär von den Blutgefäßen ausgehen (meist Leiomyosarkome, z. B. der V. cava inferior oder der Beckenvenen, Schwarzbach et al. 1997) stellt die Resektion von Tumoren mit Infiltration neurovaskulärer Bündel einen chirurgisch-onkologischen Spezialeingriff dar, der interdisziplinärer Planung und Durchführung bedarf.

Der Einsatz gefäßchirurgischer Maßnahmen bei der Resektion von Tumoren verfolgt im Wesentlichen drei Ziele:

- Die Resektion von Blutgefäßen überwindet präparatorisch anatomische Grenzen und ermöglicht einen radikalen Eingriff.
- Arterielle rekonstruktive Maßnahmen sichern die Durchblutung und Funktionsfähigkeit der Gewebe, die peripher des resezierten Gefäßabschnittes liegen.
- Venöse Rekonstruktionen sichern solange den Blutabstrom aus den peripher der Resektion gelegenen Gefäßprovinzen, bis ausreichende Kollateralen vorliegen.
- Venöse Rekonstruktionen der V. cava inferior sichern den venösen Abstrom der Niere und damit ihre Funktion.

Zum technischen Aspekt der Revaskularisation treten auch taktisch präparatorische Maßnahmen. Hierzu gehören die Resektion von Muskelabschnitten, deren Durchblutung durch die Resektion versorgender Arterienäste zerstört ist (z. B. M. sartorius nach Resektion der A. femoralis superficialis), so dass im günstigsten Fall vernarbendes Gewebe, ungünstigstenfalls aber eine sekundär infizierte Muskelnekrose bleibt.

Folgende Tumorsituationen können eine gefäßchirurgische Problematik bedingen:

- Pankreaskopf/-korpuskarzinome durch Infiltration der V. portae oder der Mesenterialgefäße (Trede et al. 1998, Siriwardana und Siriwardana 2006)
- lokal fortgeschrittene Weichgewebe- oder Knochensarkome der Extremitäten oder des Stammes mit Infiltration neurovaskulärer Bündel
- Knochentumoren, bei denen im Rahmen einer Segmentamputation (z. B. nach Borggreve) eine Gefäßresektion erforderlich ist (Koperna et al. 1996).
- Nierentumoren mit endovaskulärer Ausbreitung in der V. cava inferior (Yoshidome et al. 2006, Rigaud et al. 2006)
- Lymphknotenmetastasen, die fest mit Gefäßwänden verbacken sind (z. B. Seminom, Melanom, in die Leiste metastasierende Tumoren)
- primär im Mediastium sich entwicklende Tumoren (Thymom), lokal fortgeschrittene Bronchialkarzinome und Metastasen mit Ummauerung der V. anonyma bzw. des Truncus brachiocephalicus (Abb. J2-1) (Shiraishi et al. 2005)

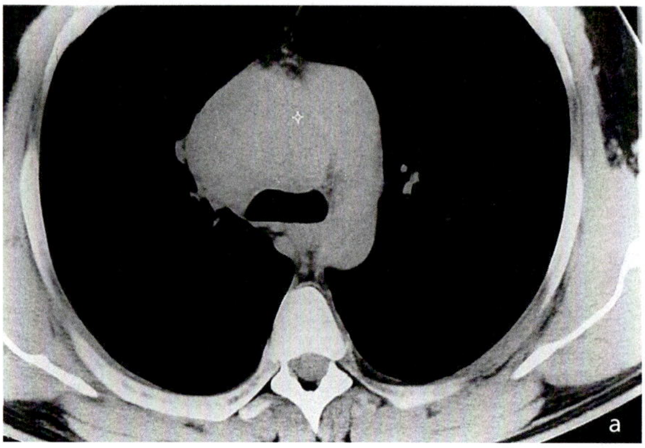

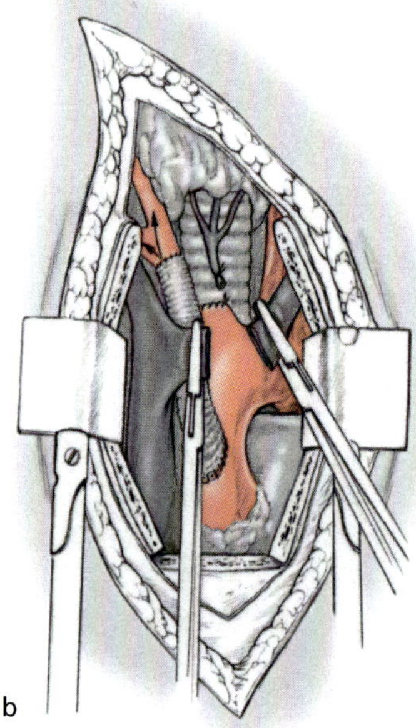

Abb. J2-1a und b
a: Vorgehen bei einem metastasierten Schilddrüsenkarzinom mit mediastinalen Lymphknotenmetastasen und bilateralen Lungenmetastasen. Tumorrezidiv bei Z. n. Sternotomie wegen aortokoronarem Bypass. Zur Erleichterung der mediastinalen Dissektion erfolgt bei der Resternotomie die passagere Durchtrennung der V. anonyma.
b: Rekonstruktion durch 10 mm ringverstärktes ePTFE-Interponat.

- retroperitoneale Tumoren und Tumorrezidive mit Bezug zu den Beckengefäßen bzw. Aorta und V. cava inferior (Weichgewebesarkom, Karzinommetastasen oder beim kolorektalen Karzinom).

Die Indikation zur Gefäßresektion- und rekonstruktion ergibt sich, wenn hierdurch ein radikaler Eingriff ermöglicht wird, der dem Patienten eine Kurationschance eröffnet. Als Palliativmaßnahme kann ein erweiterter Eingriff unter Einschluss gefäßchirurgischer Maßnahmen gelegentlich bei exulzerierten Tumoren indiziert sein (Hohenberger 1998). Neben der chirurgisch technischen Machbarkeit des Eingriffes muss auch dessen Sinnhaftigkeit im Behandlungskonzept überprüft werden. Fernmetastasen als prognosebestimmende Tumormanifestationen sollten ausgeschlossen werden. Des Weiteren gilt es stets zu überlegen, inwieweit durch präoperative Maßnahmen (Strahlen-, Chemotherapie) eine Tumorverkleinerung (Downstaging) bzw. Devitalisierung von Tumoren erreicht werden kann. Wenn dies auch aus Radikalitätsüberlegungen nicht zum Verzicht auf eine ursprünglich indizierte Gefäßresektion verleiten sollte, kann damit doch häufig sichergestellt werden, dass tumorfreie Resektionsränder erreicht werden können.

!

Eine entscheidende Überlegung ist die, eine präoperative Strahlentherapie durchzuführen und sich nicht nach Gefäßrekonstruktion auf die additive postoperative Radiatio zu verlassen!

Durch die Verlagerung des Dünndarms in das Operationsgebiet, z. B. nach Resektion voluminöser Sarkome des Retroperitoneums, ist eine Strahlentherapie oft unmöglich durchzuführen. Es ist deshalb sinnvoller, präoperativ das eigentliche Tumorsubstrat zu bestrahlen. Im Rahmen der Indikationsstellung sind additive Therapiemaßnahmen für den Fall einer R1-Resektion zu diskutieren.

Die meisten der beschriebenen Tumorentitäten mit Beziehung zu großen Gefäßen sind relativ selten. **Symptome** können auftreten, wenn durch den Tumor eine Kompression und venöse Abflussbehinderung, ggf. mit Venenverschluss, induziert wird. Durch den Einbruch in ein neurovaskuläres Bündel können auch Neuralgien bzw. Lymphödeme eine Tumorsymptomatik darstellen.

2.2 Diagnostik

Neben der Erhebung des Pulsstatus sind **präoperativ** der Extremitätenumfang, Überwärmung oder Abkühlung als Zeichen einer Minderdurchblutung bzw. der venösen Abflussbehinderung sowie Sensibilitätsstörungen im Ausbreitungsgebiet von Nerven des neurovaskulären Bündels zu untersuchen. Bei Z. n. Strahlentherapie ist eine genaue Kenntnis des Bestrahlungsfeldes, der Gesamtherddosis und deren Verteilung wichtig (Hohenberger 1998).

Beim Ersteingriff und bei Tumorrezidiven ist eine exakte Beurteilung der Tumorbeziehung zu den Blutgefäßen von entscheidender Bedeutung. Hierbei zählt nicht nur die Festlegung der betroffen Gefäßregion, sondern insbesonders die genaue Analyse, ob arterielle und venöse Gefäße zusammen, isoliert oder gar nicht befallen sind. Bei bestimmten Tumorformen, wie z.B. den Weichgewebesarkomen, kann sowohl ein gefäßverdrängendes als auch gefäßinfiltratives Wachstum (sekundäre Gefäßbeteiligung) oder ein primärer Gefäßwandursprung vorliegen (s.u.). Die Unterscheidung zwischen Tumorinfiltration und Verdrängung von Gefäßen ist für das intraoperative Vorgehen entscheidend. Sofern die Grenzschichten des neurovaskulären Bündels intakt sind, kann durch Dissektion dieser Ebenen (Epineurektomie, subadventitielle Dissektion der Gefäße) eine Gefäßresektion vermieden werden. Beim Reeingriff mit Tumorlokalisation in Gefäßnähe lässt sich eine eindeutige Differenzierung zwischen Tumorinfiltration und Narbe meist nicht erreichen.

Das Standardverfahren zur Beurteilung der Tumorausdehnung und Gefäßbeteiligung ist die **CT**. Das Standardprotokoll sollte eine Schichtdicke von 1 oder 2 mm mit einem Inkrement von 0,8 oder 1,8 aufweisen, eine Kontrastmittelgabe ist unerlässlich, genauso wie eine biphasische Bildakquisition mit arterieller und venöser Phase.

Alternativ kann eine kontrastmittelverstärkte MRT durchgeführt werden, wobei eine Feldstärke von mindestens 1,5 Tesla zu fordern ist (Panicek et al. 1997, Frassica et al. 2000, De Schepper et al. 2000). Die MRT-Bilder können in transversaler, saggitaler oder koronarer Orientierung beurteilt werden und ermöglichen ebenfalls die dreidimensionale Rekonstruktion. Darüber hinaus ermöglicht der intravaskuläre Ultraschall die beste nichtinvasive Beurteilung, ob ein Tumor in die Gefäßwand eingewachsen ist (bzw. aus dieser entspringt) oder die Gefäßwand komprimiert (Hünerbein et al. 2006). Eine sichere Unterscheidung ist in dieser Frage präoperativ nicht in allen Fällen möglich (Schwarzbach et al. 2005, 2006).

Der **endovaskuläre Ultraschall** (Hünerbein et al. 2006) gibt Aufschluss über die Distanz zwischen Gefäßwand und Tumor. Die Anwendung bei Tumoren der Leber und Gallenwege, des Pankreas und bei Weichgewebesarkomen ermöglicht festzulegen, ob mit einer subadventitiellen Dissektion ein ausreichender Gewebeabstand zum Tumor eingehalten werden kann.

Entsprechend den allgemeinen Prinzipien der Gefäßchirurgie ist sicherzustellen, dass nach Eingriffen mit Gefäßresektion am Oberschenkel und der Fossa poplitea ein Abstrom der Unterschenkelarterien zur Fußarkade vorliegt. Bei Resektion von Arteriensegmenten des Unterarmes ist der Hohlhandbogen zu beurteilen.

Eine **Phlebografie** (MRT, CT oder konventionelles Röntgen) ist bei entsprechender Klinik indiziert, um eine Thrombose durch Gefäßverschluss zu erkennen. Liegt ein venöser Kollateralkreislauf vor, erübrigt sich bei Resektion des befallenen Venenabschnittes meist die gefäßchirurgische Rekonstruktion. Bei Tumoren (z.B. beim Nierenzellkarzinom) mit Infiltration in die V. cava inferior und endovaskulärer Ausbreitung ist eine Kenntnis der Lokalisation des kranialen Endes der Tumorzapfen wünschenswert.

In der präoperativen **Funktionsdiagnostik** ist bei Tumoren des Retroperitoneums, bei denen eine Resektion und Rekonstruktion von Nierenarterien bzw. -venen erforderlich ist, eine seitengetrennte Nierenfunktions-Clearance vorzunehmen. Für Tumoren mit Infiltration in die V. anonyma bzw. vom Aortenbogen abgehenden Gefäßen, bei denen zur Resektion eine Aortenabklemmung notwendig ist, muss eine kardiopulmonale Abklärung der Belastungsfähigkeit erfolgen. Bei Tumoren des Abdominalraumes mit längerfristiger Unterbrechung des Pfortadergebietes ist ggf. eine Überprüfung der Leberfunktionsreserve und der Ausschluss einer Leberzirrhose (z.B. durch Laparoskopie) erforderlich.

Bei peripheren gefäßchirurgischen Rekonstruktionen ist keine schwerwiegende kardiopulmonale Belastung zu erwarten. Meist handelt es sich bei den für die beschriebenen Eingriffe anstehenden Patienten um Gefäßgesunde ohne schwerwiegende Co-Morbidität. Zu berücksichtigen sind jedoch die durch eine multimodale Therapie (präoperative Chemo- oder Strahlentherapie) erfolgten Beeinträchtigungen der Immun- und Infektabwehr bzw. der Erythro- und Thrombopoese.

2.3 Therapie

2.3.1 Zielsetzung

Beim Fehlen von Fernmetastasen ist das Ziel eines Tumoreingriffes unter Einschluss von Gefäßresektion und Rekonstruktion die örtliche Tumorkontrolle durch R0-Resektion. Tumoren mit Gefäßinfiltration weisen meist ungünstige Prognosefaktoren (geringe Differenzierung, Grading III) auf. Durch den erweiteren chirurgischen Eingriff soll eine Situation geschaffen werden, die hinsichtlich der lokalen Kontrolle der entspricht, die gelten würde, wenn der Tumor nicht in Blutgefäße infiltrierte. Die von den Tumorcharakteristika abgeleiteten Prognosefaktoren für eine systemische Metastasierung bleiben durch den erweiterten lokalen Eingriff unbeeinflusst.

2.3.2 Vorbereitung

Die Tumorerkrankung per se stellt keine Kontraindikation gegen Eigenblutspenden dar. Bei der Verwendung der intraoperativen Autotransfusion (cell saver) bestehen keine Bedenken, wenn das operative Vorgehen den Gesetzen einer No-touch-Isolation, d.h. ohne Eröffnung des Tumors und Kontamination des Operationsfeldes durch Tumorzellen erfolgt.
Bei Notwendigkeit der Abklemmung der Aorta oder V. cava inferior ist auf die Möglichkeit einer arteriellen Blutdruckmessung sowie der Volumensubstitution über mehrere Gefäßzugänge zu achten. Die Anlage eines transurethralen Katheters ist bei Eingriffen an den Extremitäten oder dem Mediastinum indiziert, bei Eingriffen mit Eröffnung der Abdominalhöhle sollte eine suprapubische Blasenfistel intraoperativ angelegt werden. Ist ein Gefäßersatz durch ein autologes V. saphena magna Transplantat geplant, soll die Vene präoperativ angezeichnet und auf ihre Verwertbarkeit geprüft werden.

2.3.3 Chirurgisch-onkologische Überlegungen

Meist ist die Resektion eines Tumors in Gefäßnähe oder mit Gefäßinfiltration ein herausfordernder Eingriff. Es darf jedoch nicht übersehen werden, dass sowohl was die lokale Rezidivrate, als auch was die Überlebenszeit des Patienten anbetrifft, der Erfolg nicht nur vom chirurgischen Vorgehen abhängt. So ist für Sarkome mit niedriger Differenzierung (high-grade Tumoren) eine präoperative Therapie (Strahlen- oder Chemotherapie, Extremitätenperfusion (Hohenberger 2005) insbesondere dann indiziert, wenn es sich um ein Lokalrezidiv handelt. Knochentumoren sollten im Rahmen kooperativer Therapiestudien (COSS oder EICESS) therapiert werden. Für retroperitoneal metastasierte Seminome, Teratokarzinome oder maligne Lymphome sind die Möglichkeiten der systemischen Chemotherapie zu prüfen. Die Tumorresektion ist danach meist im Sinne der Resektion von Residualtumor anzustreben. In jedem Fall ist die Indikation zu einer adjuvanten postoperativen Therapie zu überdenken, um den Erfolg eines gefäßchirurgisch erweiterten Eingriffes zu maximieren.

2.3.4 Perioperative Maßnahmen

Bei Verwendung alloplastischen Materials sollte eine antibiotische Abschirmung mit einem Cephalosporin der 2. Generation (z.B. Cefuroxim) für 3–5 Tage erfolgen. Bei Rekonstruktionen in vorbestrahltem Gebiet gelten besondere Maßnahmen, da hier eine Einheilung von Gefäßprothesen nur eingeschränkt erwartet werden kann. Antibiose- bzw. Drainage müssen ggf. länger erfolgen. Im Rahmen der Resektion von Tumoren der Extremitäten können gestielte oder myokutane Lappenplastiken zur Defektdeckung erforderlich sein. Diese sind präoperativ im interdisziplinären Behandlungsabsatz abzusprechen (Steinau et al. 1993) und anzuzeichnen.

2.3.5 Detailaspekte chirurgischer Technik

Aufgrund des breiten Spektrums sowohl der Tumorlokalisationen als auch der zugrunde liegenden Tumorentitäten kann nur auf einzelne Bereiche eingegangen werden. Keine der angegebenen Operationen ist als Standardverfahren anzusehen. Ausführliche Hinweise finden sich im Literaturverzeichnis.
Stets ist für eine Kontrolle der Gefäße proximal und distal des Tumors und des zu resezierenden Gefäßabschnittes zu sorgen. Hierbei sollten, die **aus der allgemeinen Gefäßchirurgie bekannten Zugänge** angewandt werden. Eine Minimierung der zu resezierenden Gefäßstrecke, wie z.B. in (Denck und Brunner 1997) angegeben, ist aus onkologischer Sicht nicht erforderlich und aus gefäßchirurgischer Sicht ein unbedeutender Vorteil. Bei Zweifeln zwischen dem Vorliegen einer Narbe bzw. einer echten Infiltration sollte der Gefäßresektion stets der Vorzug gegeben werden. Ein Lokalrezidiv im Gefäßnervenbündel ist schwieriger zu therapieren als ein Gefäßersatz zu bewerkstelligen.
Im Gegensatz zur rekonstruktiven Chirurgie im Rahmen der Arteriosklerose müssen Lymphbündel bei Gefäßresektion wegen Tumorinfiltration stets mitentfernt werden. Da **Lymphozelen und Lymphfisteln** häufig Infekte von Gefäßprothesen nach sich ziehen und so notwendige Zusatztherapien verzögern, sind die Lymphwege mit nichtresorbierbaren Durchstechungen zu versorgen.
Bei Rekonstruktionen nach Gefäßresektion im thorakalen, abdominalen und retroperitonealen Bereich sind ePTFE-Prothesen am günstigsten verwendbar. Für Rekonstruktionen der Extremität sollte, wenn möglich, ein autologes V.-saphena-magna-Transplantat der kontralateralen Seite verwendet werden. Je höher das Infektrisiko und je ungünstiger die Weichteildeckung, desto eher ist ein Venen-Bypass indiziert. Ein alloplastischer Gefäßersatz sollte möglichst extraanatomisch angelegt werden, um nicht mit einem Hämatom oder postoperativer Strahlentherapie zu interferieren. Hierfür bieten sich die bekannten Umleitungen (z.B. Foramen obturatorium, iliaco-femoraler Cross-over, lateraler Anterior-Bypass) an.

Weichgewebssarkome

Die Beteiligung von Blutgefäßen durch Weichgewebssarkome beträgt lokalisationsabhängig bis zu ca. 10% (Schwarzbach et al. 2005) und 18% von 141 Patienten, die wegen eines **retroperitonealen** Sarkoms operiert wurden, wiesen eine Gefäßbeteiligung auf (Schwarzbach et al. 2006).

Formen der Blutgefäßbeteiligung durch Sarkome

Von einer **primären Gefäßbeteiligung** wird gesprochen werden, wenn ein Sarkom von der Gefäßwand ausgeht (Schwarzbach et al. 2005, 2006), was am häufigsten für das Leiomyosarkom zutrifft. Als Prädilektionsstelle wird die untere Hohlvene beschrieben, wobei besonders im infrarenalen Abschnitt, gefolgt vom mittleren und suprarenalem Abschnitt Leiomyosarkome auftreten (Hollenbeck et al. 2003, Mingoli et al. 1991). Daneben wurden weitere Lokalisationen wie die Beckenvene, die Kniekehlenvene oder die intrathorakalen Venen beschrieben (Hollenbeck et al. 2003). Für große Arterien, mit Ausnahme der Pulmonalarterien, sind in der Literatur lediglich Einzelfallbeschreibungen verfügbar (Ockert et al. 2004, Chiche et al. 2003).

Maligne vaskuläre Tumoren, wie z.B. Angiosarkom, malignes epitheloides Hämangioendotheliom, malignes Hämangioperizytom oder Lymphangiosarkome, entstehen zumeist in kleinen Gefäßen (Arteriolen oder Venolen) aus den Gefäßendothelien oder Gefäßwandzellen. Große Gefäße, die ein gefäßchirugisches Vorgehen erforderlich machen, sind dabei zumeist nicht betroffen (Leowardi et al. 2005, Karpeh et al. 1991).

Eine **sekundäre Gefäßbeteiligung** liegt vor, wenn Tumoren nicht von der Gefäßwand ausgehen, sondern benachbarte Blutgefäße befallen. Typische Beispiele hierfür sind die Weichteilsarkome der Extremitäten, des Retroperitoneums oder des Mediastinums (Schwarzbach et al. 2005 und 2006, Hohenberger et al. 1999). An den Extremitäten führen vor allem maligne fibröse Histiozytome und Klarzellsarkome zu einer sekundären Gefäßbeteiligung (Fortner et al. 1977, Nambisan und Karakousis 1987, Hohenberger et al. 1999, Schwarzbach et al. 2005). Im Retroperitoneum handelt es sich zumeist um Leiomyosarkome. Sarkome können auch durch Bindegewebe vom Blutgefäß getrennt sein oder innerhalb einer so genannten Pseudokapsel verlaufen. Bei fortschreitendem Tumorwachstum werden die Blutgefäße partiell oder komplett in den Tumor einbezogen.

Einteilung der Blutgefäßbeteiligung durch Sarkome

Eine klinisch sinnvolle Einteilung, um Gefäßersatzmaterialien bzw. rekonstruktive Strategien zu planen, ist: Befall von Arterie und Vene wird als Typ I, Befall der Arterie als Typ II, Befall einer Vene als Typ III und kein Blutgefäßbefall als Typ IV klassifiziert (Schwarzbach et al. 2005, 2006). Entsprechend dieser Einteilung finden sich lokalisationsabhängig unterschiedliche Verteilungsmuster. An den Extremitäten dominiert der Typ I (81%) gefolgt von den Typen II (14%) und III (5%). Im Gegensatz zu den Extremitäten ist im Retroperitoneum die alleinige venöse Beteiligung mit 64% vorherrschend (Typ II 20% und Typ I 16%).

Tumorresektion bei Gefäßbeteiligung

Eine kurative Resektion der Typen I bis III ist mit einer onkologischen Gefäßresektion verbunden (Hohenberger et al. 1999, Schwarzbach et al. 2005, 2006). In Abhängigkeit der beteiligten Blutgefäße ist eine monobloc Tumorgefäßresektion vorzunehmen. Dabei werden die großen arteriellen und oder venösen Gefäße proximal und distal des Tumor dargestellt. An den Grenzen des Resektats (weite oder kompartmentorientierte Resektion) werden die Gefäße abgesetzt und mit dem Operationspräparat entfernt. Lediglich in Sonderfällen, z.B. lokale Tumorkontrolle bei metastasiertem Tumorstadium, kann eine Gefäßausschälung den morbiditätsärmeren Eingriff darstellen. Ein weiterer Sonderfall ist der Gefäßverlauf in der Pseudokapsel bei niedrig malignen Sarkomen. Hier ist eine subadventitielle Dissektion möglich. Damit wird die Gefäßadventitia komplett zum Tumorresektat geschlagen. Dieses Vorgehen beinhaltet jedoch die Gefahr eines ultraknappen Sicherheitsabstandes und erfordert eine additive Strahlentherapie.

Gefäßersatz bei Extremitätensarkomen

Der Algorithmus der Gefäßrekonstuktion ergibt sich aus dem Typ der Blutgefäßbeteiligung. (Abb. J2-2). Zur Minimierung der Ischämiezeit wird zunächst eine arterielle Rekonstruktion vorgenommen. Arterielle Rekonstruktionen sind auch nach Typ-II-Resektionen regelhaft notwendig. Auf iliofemoralem Niveau werden vornehmlich ePTFE- oder Dacron®-Prothesen mit einem Durchmesser von 8 mm verwendet. Für weiter distal gelegene Resektionen kann neben alloplastischen Interponaten (6 oder 8 mm) auch kontralaterale V. saphena magna verwendet werden. Bei Resektionen der Abgangsregion der A. femoralis profunda ist entweder eine Ligatur der tiefe Oberschenkelarterie oder besser die Einbeziehung in die Rekonstruktion als End-zu-Seit Anastomose durchzuführen. Die häufigste gefäßchirurgische Erweiterung in der Chirurgie von Extremitätensarkomen ist entsprechend der Häufung dieser Tumoren in der Oberschenkeletage die Anlage eines femoropoplitealen Bypasses als Arterienersatz. Die Offenheitsraten der arteriellen Rekonstruktionen sind aufgrund des guten peripheren Run-Offs zufriedenstellend (Abb. J2-3). Erlaubt die Tumorsituation den Erhalt der ipsilateralen V. saphena magna, auch bei Typ-III-Resektionen, kann auf eine Rekonstruktion der tiefen Leitvenen verzichtet werden (ausreichende Kollateralisierung) (Abb. J2-4). Der Vorteil dieses Vorgehens besteht aus dem Verzicht von Prothesenmaterial und dem Erhalt begleitender Lymphbündel. Die venöse Rekonstruktion wird zur Vermeidung eines chronischen Stauungsödems für erforderlich erachtet (Fortner et al. 1977). Insgesamt sind venöse Rekonstruktionen an der Extremität in etwa zwei Drittel der Fälle notwendig. Der Ersatz richtet sich nach der Tumorlokalisation und kann iliofemorale, femorofemorale oder femoropopliteale Bypass-Anlagen erforderlich machen (Hohenberger et al. 1999, Schwarzbach et al. 2005). Als alloplastischer Ersatz werden vornehmlich ePTFE-Prothesen (8 bis 12 mm im Durchmesser) verwendet. Für den venösen Ersatz kann prinzipiell auch ein autologes Venentransplantat interponiert werden (z.B. kontralate-

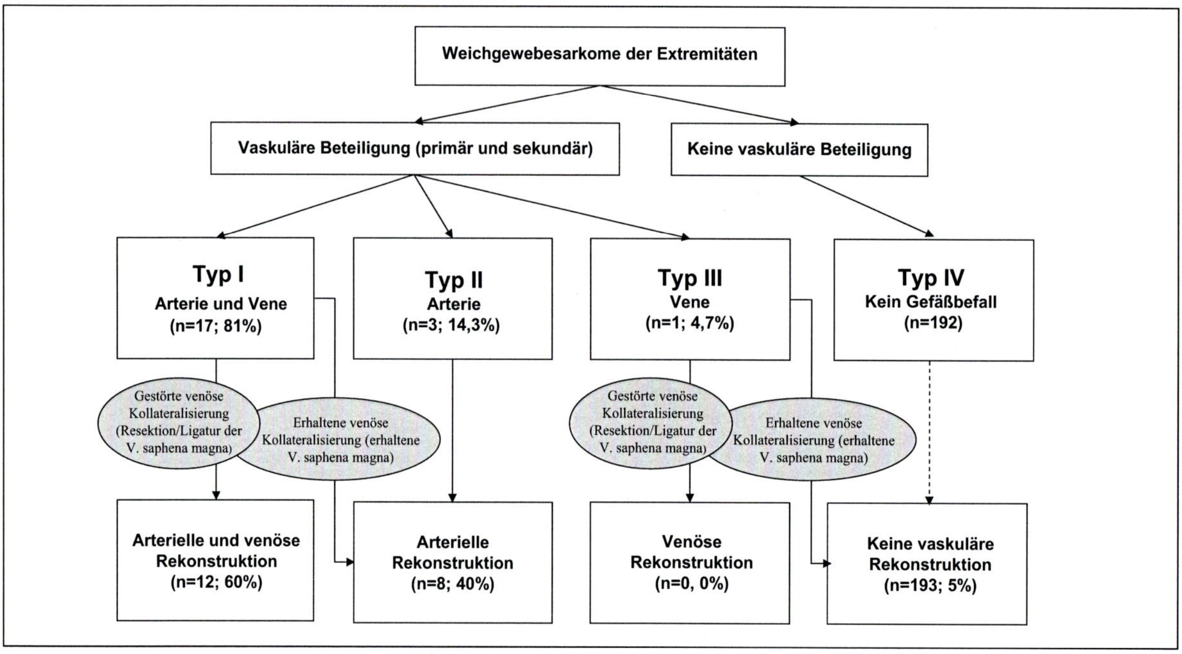

Abb. J2-2 Typ und Häufigkeiten der vaskulären Beteiligung durch Weichgewebssarkome im Retroperitoneum mit vaskulärem Rekonstruktionsalgorithmus.

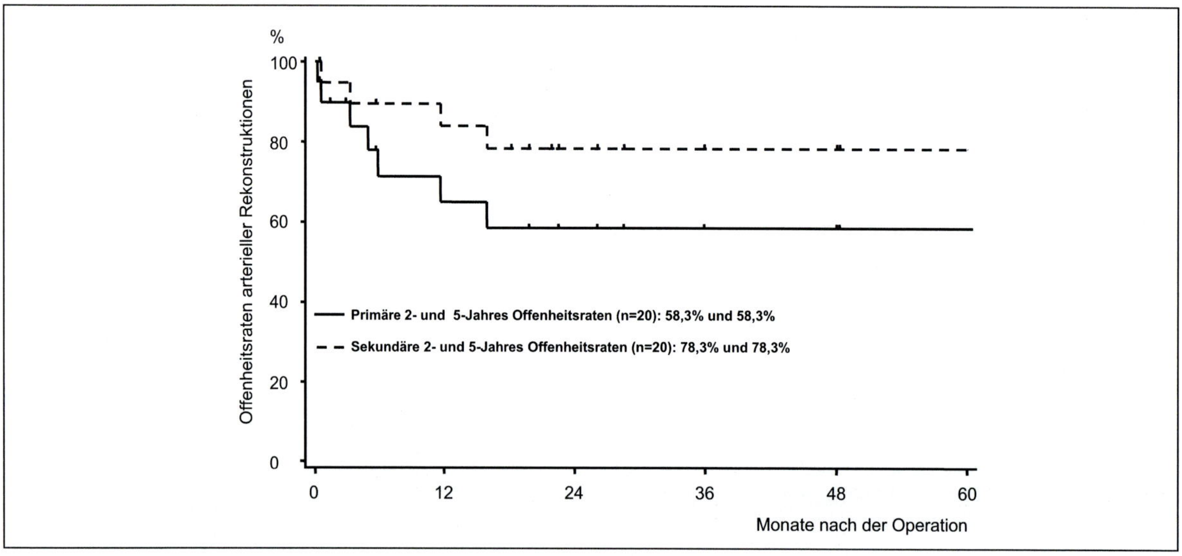

Abb. J2-3 Offenheit der arteriellen Rekonstruktionen an der unteren Extremität nach Sarkomresektion und Gefäßersatz (Kaplan-Meier Darstellung).

rale V. saphena magna). Der Gefäßersatz der tiefen Bein- oder Bein-/Beckenvenen besitzt zum Teil eine passagere Funktion. Kommt es im Verlauf zu einem Verschluss (3–4 Wochen postoperativ) ist in der Regel eine Revision bei ausreichender Kollateralbildung nicht weiter erforderlich (Hohenberger et al. 1999). Zur Minimierung der lokalen Morbidität ist eine optimale Hautweichteildeckung (plastische Rekonstruktion) wichtig. Dieses ist höher einzuschätzen als bei gefäßchirurgischen Rekonstruktionen wegen AVK, dass bedeckende und nutritive Muskelareale bei der Sarkomresektion mit dem Resektat wegfallen. Eine Alternative stellt daher die extraanatomische Bypassanlage (z.B. als iliakofemoraler extraanatomischer Foramen-obturatorium-Bypass) dar. Gegen eine anatomische Rekonstruktion im Operationsgebiet spricht, dass ein Hämatom stets ein Infektrisiko für den Bypass birgt.

Bei **Tumorresektion und Gefäßrekonstruktion im Strahlengebiet** kann eine primäre Wundheilung nicht erwartet werden. Bei Verwendung von Allografts ist deshalb fast stets eine myokutane Lappenplastik zur Sicherung der Wundheilung erforderlich. Berücksichtigt werden muss auch, dass sämtliches durch die Bestrahlung geschädigtes Gewebe zu resezieren ist, was zu großen Weichteildefekten führt und die nutritive Blutversorgung des zurückbleibenden und für die Wundheilung verantwortlichen Weichgewebes beeinträchtigt.

Gefäßersatz bei retroperitonealen und mediastinalen Tumoren

Gefäßchirurgische Maßnahmen und Techniken stehen auch zur Verfügung, um radikale Eingriffe zu ermöglichen. Dies gilt sowohl für die passagere Durchtrennung der Nierenvenen zur Dissektion retroperitonealer Lymphknotenpakete, als auch für die passagere Durchtrennung der V. anonyma, um mediastinale Tumoren sicher resezieren zu können. Während eine direkte Naht der V. renalis stets möglich ist, ist die V. anonyma oft nur durch alloplastisches Interponat (siehe Abb. J2-1) zu ersetzen. Eine Reanastomisierung der V. anonmya nach mediastinaler Dissektion ist auch zur Minimierung des Risikos einer Nachblutung aus Kollateralen anzustreben. Dies gilt evtl. auch, wenn z.B. die Vena cava schon thrombosiert war.

Hinsichtlich der retroperitonealen Weichgewebesarkome ist festzustellen, dass zumeist Typ-III-Tumoren reseziert werden, die konsekutiv venöse Rekonstruktionen erforderlich machen. Aber auch bei kombiniertem

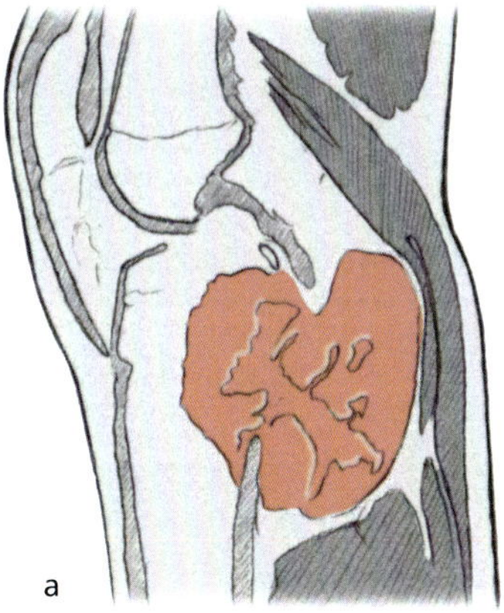
a

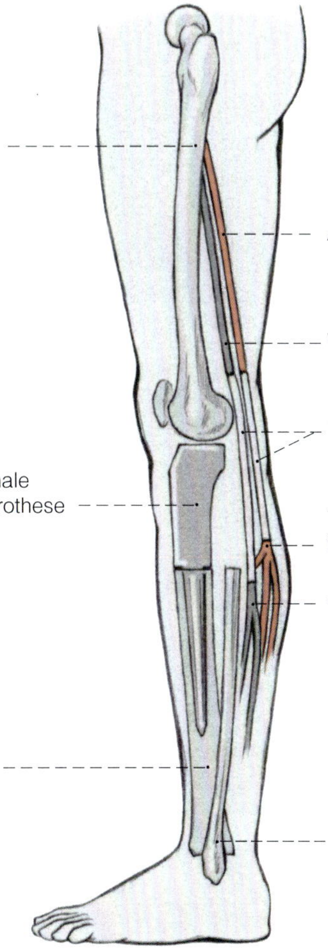

b

Abb. J2-4a und b
a: Tumorausdehnung eines malignen fibrösen Histiozytoms (des distalen Femur mit Infiltration der A. und V. poplitea Pars I.
b: Implantation einer Tumorendprothese und nach mono bloc Resektion des Tumors zusammen mit den Blutgefäßen. Rekonstruktion durch Veneninterponate, die die Poplitealabschnitte von I bis III überbrücken.

arteriellen und venösem Befall (Typ I) werden zentrale Venenabschnitte ersetzt (Abb. J2-5). Bei breitflächiger Infiltration ist auch der komplette Ersatz der V. cava inferior möglich und erforderlich (Abb. J2-6). Hierbei finden ePTFE-Prothesen mit einem Durchmesser von 16 bis 20 mm Verwendung. Partielle Venenwanddefekte werden mittels Venoplastik (sog. tailoring venoplasty) oder durch Implantation eines ePTFE-Patches rekonstruiert (Schwarzbach et al. 2006). Prinzipiell kann im infrarenalen Abschnitt auf eine Rekonstruktion der V. cava verzichtet werden, wenn dies situativ erforderlich ist (vorbestehende Venenthrombose, Blutungskomplikation, massive Stuhlkontamiantion, lange Operationszeit) (Vollmar et al. 1973, Hollenbeck et al. 2003). Höher gelegene Resektionen erfordern regelhaft venöse Rekonstruktionen unter Einbeziehung der Nierenvenen oder der retrohepatischen Lebervenen um Organschäden zu vermeiden (Vollmar et al. 1973, Schwarzbach et al. 1997). Nach der Hohlvenenrekonstruktion werden die Nierenvenen reimplantiert oder mittels eines autologen Venen-Bypass oder ePTFE-Bypass (8 mm Durchmesser) rekonstruiert. Bei komplexer Rekonstruktion kann auch eine Autotransplantation der Niere oder Leber sinnvoll sein. Die Offenheitsraten der zentralvenösen Rekonstruktionen sind sehr gut (>90%) (Schwarzbach et al. 2006). Arterieller Befall retroperitonealer Gefäße (Typ I und Typ II) betrifft in erster Linie die Aorta in ihrem infrarenalem Abschnitt. Der Aortenersatz wird mit handelsüblichen Rohr- oder Bifurkationsprothesen durchgeführt. Sind die viszeralen Arterien betroffen, müssen diese mit Ausnahme der A. mesenterica inferior stets in die Rekonstruktion miteinbezogen werden (siehe Abb. J2-5). Nach zentralem arteriellen Ersatz werden ebenfalls zufriendenstellende Offenheitsraten (>80%) erreicht (Schwarzbach et al. 2006).

Für andere Tumoren des Retroperitoneums wie Seminome oder Teratokarkarzinomen ist stets davon auszugehen, dass die Metastasen fest in die Adventitia eingewachsen sind. Dies unterscheidet sie von Lymphknotenmetastasen z.B. maligner Lymphome. Insofern muss häufig von der Notwendigkeit eines partiellen Aortenersatzes oder zumindest einer längerstreckigen Patch-Plastik der Aortenvorderwand (siehe Abb. J2-6) gerechnet werden. Diese Eingriffe sind stets Einzelfallentscheidungen, so dass auch in der Literatur nur kasuistische Berichte vorzufinden sind, die eine Gesamtbeurteilung ihrer Sinnhaftigkeit nicht erlauben.

Pankreaskarzinom

Infiltrationen der V. portae beim Pankreaskarzinom können häufig durch Segmentresektion mit direkter Anastomosierung therapiert werden. Bei langstreckiger Einbeziehung des Gefäßes in das Tumorgeschehen kann jedoch der Ersatz durch ein ePTFE-Interponat in End-zu-End-Position indiziert sein. Die Möglichkeiten der Gefäßchirurgie sind auch bei der Einbeziehung arterieller Gefäße im Rahmen der Pankreaschirurgie gefordert (Trede et al. 1998, Übersicht bei Siriwardana

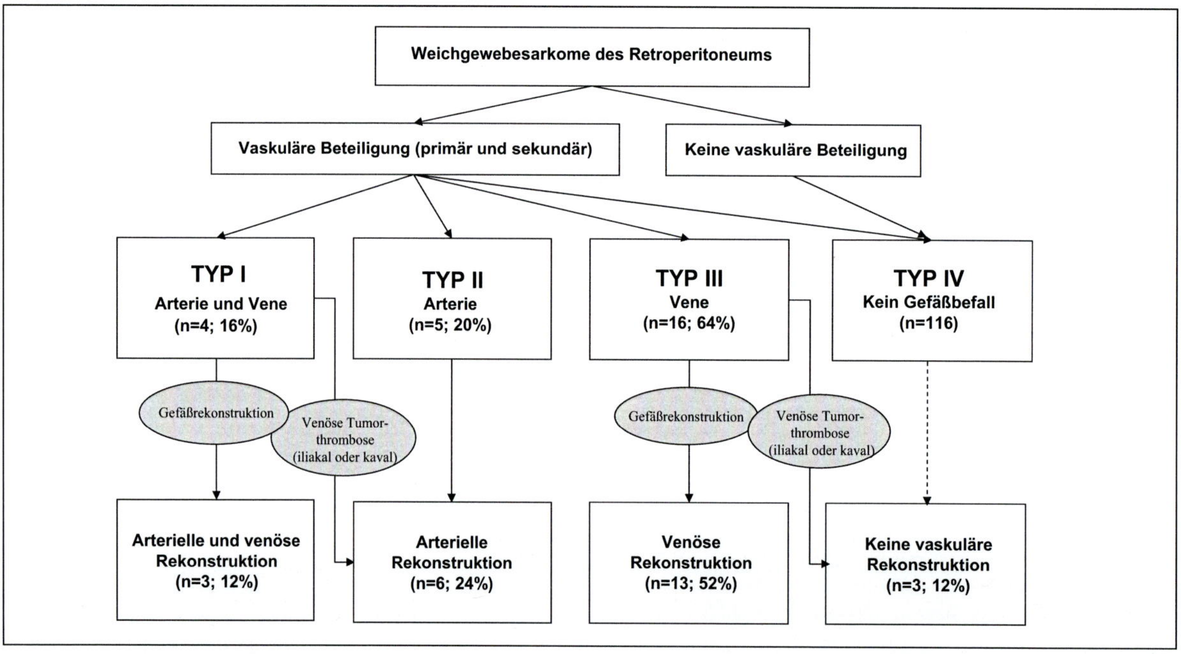

Abb. J2-5 Typ und Häufigkeiten der vaskulären Beteiligung durch Weichgewebssarkome im Retroperitoneum mit vaskulärem Rekonstruktionsalgorithmus.

und Siriwardana 2006). Hier sind gelegentlich die Resektion der A. hepatica communis bei begrenztem Tumorbefall durch Segmentresektion und direkte Naht bzw. Gefäßersatz durch ein Veneninterponat oder eine ePTFE-Prothese anzuwenden. Auch die Mesenterialwurzel infiltrierende Tumoren können durch Resektion der A. mesenterica superior mit Rekonstruktion durch einen Venen- oder ePTFE-Bypass im Einzelfall sinnvoll und erforderlich sein.

Alle Möglichkeiten gefäßchirurgischer Rekonstruktion im Bereich des Truncus coeliacus oder der A. und V. mesenterica superior stellen Grenzbefunde der Resektabilität dar. Während Resektionen der V. portae beim Pankreaskarzinom bei etwa 10% der Kausch-Whipple-Operation erforderlich sind (Trede et al. 1998), werden Rekonstruktionen der Mesenterialgefäße oder des Truncus coeliacus nur aus aktueller Notwendigkeit und nicht aus onkologisch-chirurgischer Planung vorgenommen.

2.4 Komplikationen und deren Behandlung

Jeder **Sofortverschluss** einer arteriellen oder venösen Gefäßrekonstruktion ist entsprechend den allgemeinen Prinzipien in der Gefäßchirurgie zu behandeln. In Abhängigkeit von Lokalisation und angewendeten operativem Verfahren muss zwischen der Reoperation mit Thrombektomie und interventionellen Möglichkeiten einer Thrombolyse abgewogen werden.

Die Prinzipien der **Antikoagulation** der meist gefäßgesunden Patienten müssen mit den Bedürfnissen einer tumorspezifischen Therapie in Einklang gebracht werden. Perioperativ erfolgt eine Antikoagulation mit niedermolekularem Heparin als prophylaktische Antithrombosetherapie. Da in den meisten Fällen ein normaler peripherer arterieller Abstrom ohne arterielle Verschlusskrankheit vorliegt, wird lediglich bei infragenualen Rekonstruktionen eine orale Dauerantikoagulation mit Phenprocuomon empfohlen (Schwarzbach et al. 2005). Eine Behandlung mit Thrombozytenaggregationshemmern zur Verbesserung der Bypass-Offenheit ist in der rekonstruktiven vaskulären Sarkomchirurgie nicht belegt.

Bei **Verschluss eines venösen Bypasses mehr als 3 bis 4 Wochen postoperativ** ist meist wegen der sich zwischenzeitlich entwickelnden Kollateralisation keine Revision erforderlich. Lymphozelen bzw. Lymphfisteln sind durch antibiotische Abschirmung und sterile Punktion mit einem Punktionsweg durch unbeteiligte Gewebeschichten zu entlasten. Für den Fall der Ent-

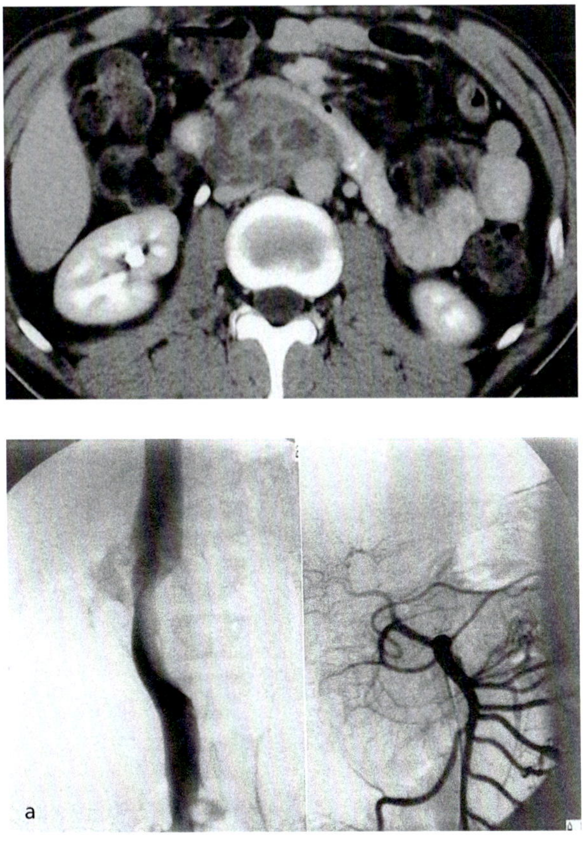

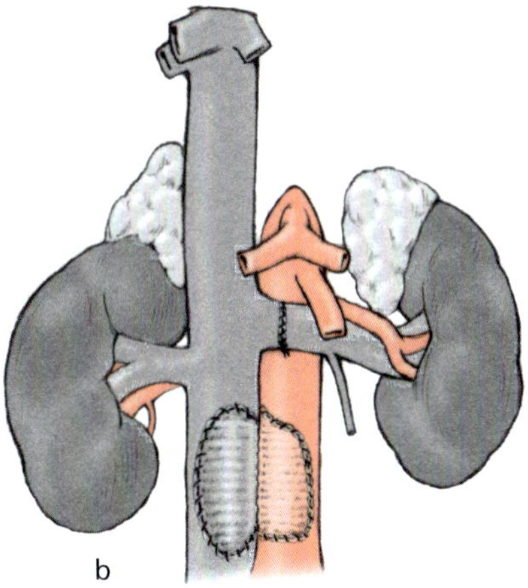

Abb. J2-6a und b
a: Gefäßbezug eines retroperitonealen Lymphknotenpakets bei metastasiertem Seminom. Kompression und partielle Ummauerung der V. cava, Verdrängung der A. mesenterica superior.
b: Retroperitoneale Dissektion unter passagerer Durchtrennung der V. renalis links mit direkter Naht, partieller Resektion der Aorten und V.-cava-Wand mit Defektdeckung durch einen ePTFE-Patch. Aufgrund der Sensibilität von Seminomen gegenüber einer Strahlen- oder Chemotherapie muss lokal eine Exzision lediglich knapp im Gesunden erfolgen. Kontrolle der Vollständigkeit der Tumorentfernung durch Tumormarkerverlauf!

wicklung eines **Wund- und/oder Protheseninfektes** nach Verwendung von Allograft-Material muss dieses entfernt und durch extraanatomische Rekonstruktionen ersetzt werden. Ist dies nicht möglich, so kann eine Ausheilung durch freie oder gestielte myokutane Lappenplastik oder Omentumtransposition erreicht werden.

An Spätkomplikationen können sich **Anastomosenstenosen** bzw. bei Verwendung eines Venen-Bypasses auch **Abknickungen durch Venenüberdehnung** entwickeln. Narbige Stenosen können die Folge einer postoperativen Strahlentherapie des Operationsgebietes sein. Zur Korrektur bieten sich die Möglichkeiten der Stent-Implantation an, da häufig eine Freilegung der Rekonstruktion im vernarbten Gebiet erheblich erschwert ist.

2.5 Nachsorge

Das Anliegen der gefäßchirurgischen Nachsorge ist die Dokumentation eines offenen Bypasses bzw. Erkennen von sich entwickelnden Anastomosenstenosen. Dies sollte in Absprache mit der Tumornachsorge erfolgen. So sind Kontrollen in dreimonatigen Abständen zum Ausschluss eines Lokalrezidivs bzw. von Fernmetastasen durch Ultraschall, Röntgen-Bild des Thorax in 2 Ebenen, ggf. CT oder MRT der Primärtumorlokalisation erforderlich. In Abhängigkeit vom Primärtumor sind auch Kontrollen von Tumormarkern im Serum (z.B. β-HCG, αFP, CA 19-9) indiziert.

2.6 Prognose

Das Ziel, durch Gefäßresektion und Rekonstruktion ein radikales Vorgehen und hinsichtlich der Prognose des Patienten ein ähnliches Ergebnis zu erzielen wie bei Tumoren ohne Gefäßbeteiligung, wird nicht erreicht. Aufgrund der Seltenheit dieser Tumorsituationen und des stark individuell geprägten operativ-technischen und chirurgisch-onkologischen Vorgehens liegen nur für einige Tumorentitäten langfristige Nachbeobachtungen einer ausreichend großen Zahl von Patienten vor.

Bei Patienten mit Pfortaderresektion wegen eines Pankreaskopfkarzinoms zeigt sich, dass der Anteil der R0-Resektionen zwar nicht signifikant verschieden von derjenigen Patientengruppe ohne Gefäßresektion ist, die mediane Überlebenszeit ist jedoch signifikant kürzer (Siriwardana 2006).

Bei Weichgewebesarkomen der Extremitäten lassen sich durch Gefäßresektion eine langfristige lokale Tumorfreiheit mit ähnlichen lokalen Rezidivraten wie bei Tumoren ohne Gefäßbeteiligung erzielen (Karakousis et al. 1996, Zelefsky et al. 1990, Schwarzbach et al. 2005). Damit ist es möglich auch bei Patienten mit vaskulärem Sarkombefall an den Extremitäten in nahezu allen Fällen langfristig eine Amputation zu vermeiden (Hohenberger et al. 1999, Schwarzbach et al. 2005). Da es sich jedoch überwiegend um high-grade Tumoren handelt, ist die Rate von pulmonalen Fernmetastasen relativ hoch und bestimmt die Überlebenszeit (Hohenberger et al. 1999, Schwarzbach et al. 2005). Prognostisch von entscheidender Bedeutung ist der Befund der histopathologisch nachgewiesenen Gefäßinfiltration. Liegt diese vor, ist die Gesamtprognose als ungünstig einzustufen (Schwarzbach et al. 2005).

Bei Patienten mit retroperitonealen Weichgewebesarkomen kann ein onkologisches Ergebnis erzielt werden, das vergleichbar ist mit den Ergebnissen retroperitonealer Sarkomchirurgie ohne Gefäßbeteiligung (Lewis et al. 1998, Hollenbeck et al. 2003, Schwarzbach et al. 2006).

2.7 Abschließende Wertung

Der gefäßchirurgische Beitrag im Rahmen der erweiterten Tumorchirurgie ist keinesfalls ein nur rein technischer. Die Möglichkeiten der Gefäßchirurgie erweitern das Spektrum der Tumorchirurgie zu einem Mehr an Radikalität, jedoch auch ein Mehr an Funktionalität. Keinesfalls ist die Infiltration von Gefäßen bei den genannten Tumorlokalisationen allein ein Kriterium der Inoperabilität bzw. eine Indikation zur Amputation. In diesem Sinn bildet der Gefäßchirurg ein entscheidendes Bindeglied zwischen chirurgischer Onkologie, medizinischer Onkologie, Strahlentherapie und plastischer Chirurgie.

2.8 Literatur

Chiche L, Mongredien B, Brocheriou I, Kieffer E: Primary tumors of the thoracoabdominal aorta: surgical treatment of 5 patients and review of the literature. Ann Vasc Surg (2003) 17: 354–364

Denck H, Brunner U (Hrsg.): Breitner Chirurgische Operationslehre Band XIII, 2. Aufl., München: Urban & Schwarzenberg (1997), Kap. 28, Tumor, S. 361–366

De Schepper AM, De Beuckeleer L, Vandevenne J, Somville J: Magnetic resonance imaging of soft tissue tumors. Eur Radiol (2000) 10: 213–23

Fortner JG, Kim DK, Shiu MH: Limb-preserving vascular surgery for malignant tumors of the extremities. Arch Surg (1977) 112: 391–394

Frassica FJ, Khanna JA, McCarthy EF: The role of MR imaging in soft tissue tumor evaluation: perspective of the orthopedic oncologist and musculoskeletal pathologist. Magn Reson Imaging Clin N Am (2000) 8: 915–927

Hohenberger P, Allenberg JR, Schlag PM, Reichardt P: Results of surgery and multimodal therapy for patients with soft tissue sarcoma invading to neurovascular bundles. Cancer 85 (1999) 396

Hohenberger P: Chirurgische Therapie von Weichgewebesarkomen. Onkologie (1995) 1: 101

Hohenberger P, Hohenberger W: Extremitätenperfusion beim Weichgewebssarkom und malignen Melanom. In: Schmoll HJ, Höffken K, Possinger K (Hrsg.) Kompendium Internistische Onkologie, 4. Aufl., Springer-Verlag, Berlin Heidelberg NewYork (2005), S. 2475–2488

Hollenbeck ST, Grobmyer SR, Kent KC, Brennan MF: Surgical treatment and outcomes of patients with primary inferior vena cava leiomyosarcoma. J Am Coll Surg (2003) 197: 575–579

Hünerbein M., Hohenberger P, Stroszczynski C., Bartelt N., Schlag PM, Tunn PU: Resection of soft-tissue sarcoma of the lower extremity after evaluation of vascular invasion with intraoperative ultrasound. Br J Surg (2006) (accepted for publication)

Karakousis CP, Karmpaliotis C, Driscoll DL: Major vessel resection during limb-preserving surgery for soft tissue sarcoma. World J Surg (1996) 20: 345

Karpeh MS Jr., Caldwell C, Gaynor JJ, Hajdu SI, Brennan MF: Vascular soft-tissue sarcomas. An analysis of tumor-related mortality. Arch Surg. (1991)126: 1474–1481

Koperna T, Teleky B, Vogl S, Windhager R, Kainberger F et al.: Vascular reconstruction for limb salvage in sarcoma of the lower extremity. Arch Surg (1996) 131: 1103

Leowardi C, Hinz U, Hormann Y, Wente MN, Mechtersheimer G, Willeke F, Böckler D, Friess H, Allenberg J-R, Herfarth C, Büchler MW, Schwarzbach MHM: Malignant vascular tumors: Clinical presentation, surgical therapy, and long term prognosis. Ann Surg Oncol (2005) 12: 1090–1101

Lewis JJ, Leung D, Woodruff JM, Brennan MF. Retroperitoneal soft-tissue sarcoma. Analysis of 500 patients treated and followed at a single institution. Ann Surg (1998) 228:355–65

Mingoli A, Feldhaus RJ, Cavallaro A, Stipa S: Leiomyosarcoma of the inferior vena cava: analysis and search of world literature on 141 patients and report of three new cases. J Vasc Surg (1991) 14: 688–699

Nambisan RN, Karakousis CP: Vascular reconstruction for limb salvage in soft tissue sarcomas. Surgery (1987) 101: 668–677

Ockert S, Schumacher H, Boeckler D, Schwarzbach M, Rotert H, Allenberg JR: Intraluminal mass lesions of the thoracic aorta. Chirurg (2004) 11: 41–48

Panicek D, Go SD, Healey JH: Soft-tissue sarcoma invading bone or neurovascular structures: MR imaging prognostic factors. Radiology (1997) 205: 871–875

Rigaud J, Hetet JF, Braud G, Battisti S, Le Normand L, Glemain P, Karam G, Bouchot O: Morbidity and mortality of renal cancer with inferior vena cava extention according to various types of surgical management. Prog Urol. (2006) 16: 145–150

Schwarzbach MHM, Hormann Y, Hinz U, Leowardi C, Böckler D, Mechtersheimer G, Friess H, Büchler MW, Allenberg J-R: Clinical results of surgery for retroperitoneal sarcoma with major blood vessel involvement. J Vasc Surg (2006) (in press)

Schwarzbach MHM, Hormann Y, Hinz U, Bernd L, Willeke F, Mechtersheimer G, Böckler D, Schumacher H, Herfarth C, Büchler M, Allenberg J-R: Results of limb-sparing surgery with vascular replacement for soft tissue sarcoma in the lower extremity. J Vasc Surg (2005) 42: 88–96

Schwarzbach MHM, Willeke F, Hoffmann V, Mechtersheimer G, Otto G: Leiomyosarcoma of the inferior vena cava. DMW (1997) 439–444

Shiraishi T, Shirakusa T, Miyoshi T, Yamamoto S, Hiratsuka M, Iwasaki A, Kawahara K: Extended resection of T4 lung cancer with invasion of the aorta: is it justified? Thorac Cardiovasc Surg. (2005) 53: 375–379

Siriwardana HP, Siriwardena AK: Systematic review of outcome of synchronous portal-superior mesenteric vein resection during pancreatectomy for cancer. Br J Surg. (2006) 93(6): 662–673

Steinau HU, Hussmann J, Hebebrand D: Rekonstruktionsmöglichkeiten nach erweiterter Resektion maligner Weichteilgeschwülste. Chirurg (1993) 64: 517

Trede M, Rumstadt B, Storz LW: Gefäßchirurgie im Rahmen viszeralchirurgisch-onkologischer Eingriffe. Chirurg (1998) 69(1): 816

Vollmar J, Loeprecht H, Nadjafi AS: Acute interruption of the inferior vena cava: ligature or reconstruction. Münch. Med. Wschr. (1973) 21: 978–985

Yoshidome H, Takeuchi D, Ito H, Kimura F, Shimizu H, Ambiru S, Togawa A, Ohtsuka M, Kato A, Miyazaki M: Should the inferior vena cava be reconstructed after resection for malignant tumors? Am J Surg (2006) 189: 419–424

Zelefsky MJ, Nori D, Shiu MH, Brennan MF: Limb salvage in soft tissue sarcomas involving neurovascular structures using combined surgical resection and brachytherapy. Int J Radiat Oncol Biol Phys (1990) 19: 913

K

Epifasziales Venensystem

K1

K1 Primäre und sekundäre Varikose

G. Salzmann

1.1 Anatomische Grundlagen

Die Venen der unteren Extremität können unter anatomischen Gesichtspunkten in ein oberflächliches und ein tiefes System unterteilt werden. Sie sind durch die Muskelfaszie des Ober- und Unterschenkels getrennt, stehen aber über eine Vielzahl von Perforansvenen miteinander in Verbindung. Für den Abfluss des Blutes haben die intrafaszialen Leitvenen die vorherrschende Bedeutung. Die primäre Varikose betrifft zunächst nur das oberflächliche Venensystem. Trotz aller Variationen lassen sich zwei oberflächliche Venenstämme unterscheiden.

1.1.1 V. saphena magna

Die V. saphena magna geht aus dem medialen Venenbogen am Fußrücken hervor und zieht vor dem Innenknöchel an der Innenseite des Beines bis zur Leiste. In der Fossa ovalis 2–3 cm unterhalb des Leistenbandes mündet sie in die V. femoralis. In ihrem Verlauf münden in die V. saphena magna am Unterschenkel die vordere und hintere Bogenvene und am Oberschenkel variabel unterhalb der Leiste die V. accessoria medialis und lateralis. Direkt in der Leistenregion bilden die folgenden einmündenden Venen den Venenstern:

- V. epigastrica superior
- V. pudenda externa
- V. circumflexa iliaca superficialis
- V. accessoria lateralis.

Die Zahl der Venenklappen ist variabel, die Abstände betragen meist 5–10 cm.

➡ Für die Entstehung der Stammvarikose sind die Mündungsklappe und die in kurzen Abständen nachfolgenden Schleusenklappen von besonderer Bedeutung.

1.1.2 V. saphena parva

Die V. saphena parva geht aus dem lateralen Schenkel des Fußrückenbogens hervor, zieht hinter dem Außenknöchel zur Dorsalseite des Unterschenkels und mündet in sehr variabler Höhe oberhalb des Kniegelenkspaltes in die V. poplitea. Vorher nimmt sie die vom Oberschenkel kommende V. femoropoplitea auf. Der proximale Teil der V. saphena parva verläuft in unterschiedlicher Länge subfaszial.

1.1.3 Vv. perforantes

Die Vv. perforantes verbinden das epi- und subfasziale Venensystem. Die Klappen in diesen Venen sind so ausgerichtet, dass der Blutfluss nur von der Oberfläche in die tiefen Venen möglich ist. Am ganzen Bein wurden über 150 derartige Perforansvenen beschrieben und benannt. Die für die Venenchirurgie wichtigsten sind in dem entsprechenden Kapitel abgehandelt.

1.1.4 Intrafasziale Venen

Die intrafaszialen Leitvenen verlaufen neben den gleichnamigen Arterien und können ebenfalls viele Variationen aufweisen. Am Unterschenkel sind die Vv. tibiales anteriores und posteriores in der Regel doppelt angelegt, auch die V. fibularis ist meist gedoppelt und weist eine regionäre Phlebektasie auf. Die aus dem Zusammenfluss der Unterschenkelvenen entstehende V. poplitea nimmt die Muskelvenen der Unterschenkelmuskulatur und die V. saphena parva auf. Sie kann gedoppelt oder auch dreiteilig sein. Im Adduktorenkanal geht sie in die V. femoralis superficialis über. Nach Einmündung der V. femoralis profunda und der V. saphena magna bildet sich die V. femoralis communis, die dann oberhalb des Leistenbandes in die Beckenvene übergeht.

1.2 Primäre Varikose

1.2.1 Symptomatik

Die primäre Varikose ist eine degenerative Erkrankung der subkutanen und intrakutanen Venen. Wesentliche Ursache ist eine familiäre Disposition. Für die Progredienz entscheidend sind:
- Lebensalter
- Schwangerschaften
- Übergewicht
- berufliche Belastung durch Stehen oder Sitzen.

Beschwerden werden von den Patienten sehr unterschiedlich angegeben. Muskelkräftige Männer zeigen oft Varizen erheblichen Ausmaßes ohne jegliche subjektive Beschwerden. Ein im Laufe des Tages zunehmendes Schweregefühl und Spannungsgefühl, vor allem an warmen Tagen, wird häufig als erstes Symptom genannt. Diese Beschwerden treten vor allem nach längerem Stehen oder Sitzen auf und bessern sich bei Bewegung. Frauen haben manchmal prämenstruell lokalisierte Schmerzen auch im Bereich kleinerer Varizen.

→ Heftige und andauernde Schmerzen sind nie durch eine primäre Varikose verursacht, es sei denn, es liegt eine akute Varikophlebitis vor. Auch nächtliche Wadenkrämpfe haben in der Regel nichts mit Krampfadern zu tun. Kribbelparästhesien, Brennen und so genannte Restless-legs weisen eher auf neurologische Krankheitsbilder hin.

Differentialdiagnostisch müssen die subjektiven Beschwerden immer von anderen Ursachen wie
- orthopädischen Erkrankungen
- neurologischen Erkrankungen
- dermatologischen Erkrankungen
- rheumatologischen Erkrankungen

abgegrenzt werden. Manchmal bestehen Varizen sichtbar über Jahre und Jahrzehnte und Beschwerden durch allmählich auftretende degenerative Veränderungen der Gelenke werden den erkennbar kranken Venen zugeordnet. Auch die Entstehung eines Ödems kann auf verschiedene Ursachen zurückgeführt werden. Eine differentialdiagnostische Abgrenzung ist erforderlich.

Chronisch-venöses Stauungssyndrom

Eine Corona phlebectatica ist häufig erster Hinweis auf ein beginnendes chronisch-venöses Stauungssyndrom. Im fortgeschrittenen Stadium finden sich:
- Hyperpigmentierungen
- Dermatoliposklerose
- Atrophie der Haut
- Verlust der Haare sowie der Talg- und Schweißdrüsen.

Auf diesem Boden entsteht leicht das Ulcus cruris venosum, das im Bereich einer Atrophie blanche sehr schmerzhaft sein kann. Die typische Lokalisation ist die Region des Innenknöchels und des medialen, distalen Unterschenkels.

Formen der primären Varikose

Es lassen sich verschiedene Formen der primären Varikose differenzieren:
- Die Stammvarikose der V. saphena magna ist oft erst am proximalen Unterschenkel erkennbar, weil die Oberschenkelanteile etwas tiefer im Subkutangewebe gelegen sind und aufgrund der relativ kräftigen Wandstruktur weniger Schlängelungen oder Venektasien aufweisen.
- Am Oberschenkel schon oberflächlich sichtbare Varizen sind entweder Seitenäste der V. saphena magna, oder es handelt sich um eine Varikose der V. accessoria lateralis.
- Seitenastvarizen können isoliert auftreten oder auch in Verbindung mit einer Perforansvarikose.
- Retikuläre Varizen können überall am Bein sichtbar werden. Es handelt sich dabei um isolierte variköse Veränderungen des Venennetzes, das oberflächlich unter der Haut die ganze Extremität umspannt und keine direkten Verbindungen zum tiefen Venensystem hat.
- Die direkt in der Haut gelegenen Besenreiservarizen besitzen keinerlei hämodynamische Bedeutung.

Häufig sind die verschiedenen Formen der Varizenbildung kombiniert, so dass ein differenziertes therapeutisches Vorgehen erforderlich ist.

1.2.2 Operationsindikation

Die Indikation zur operativen Behandlung besteht im strengen Sinn nur, wenn durch Insuffizienz der Venenklappen Verbindungen zum tiefen Venensystem nachweisbar sind. Ist das der Fall, sollte der operative Eingriff in einem frühen Stadium der Krankheit erfolgen, bevor eine sehr ausgedehnte sichtbare Varikose entstanden ist und bevor sekundäre Schäden am tiefen Venensystem oder auch an der Haut manifest geworden sind. Ein wesentliches Argument für die Operationsindikation ist die Progredienz des Leidens (Abb. K1-1). Es handelt sich dabei um ein physikalisches, strömungsbedingtes Phänomen und weniger um ein biologisches Fortschreiten der Krankheit.

➠ Varizen bilden sich in keinem Fall ohne Therapie zurück, sie verschlimmern sich langsam, aber stetig.

Das Fortschreiten der Krankheit lässt sich klinisch und phlebographisch dokumentieren. Es ist nur eine Frage der Zeit, wann die primär asymptomatische Varikose zu zunehmend stärkeren subjektiven Beschwerden führt.

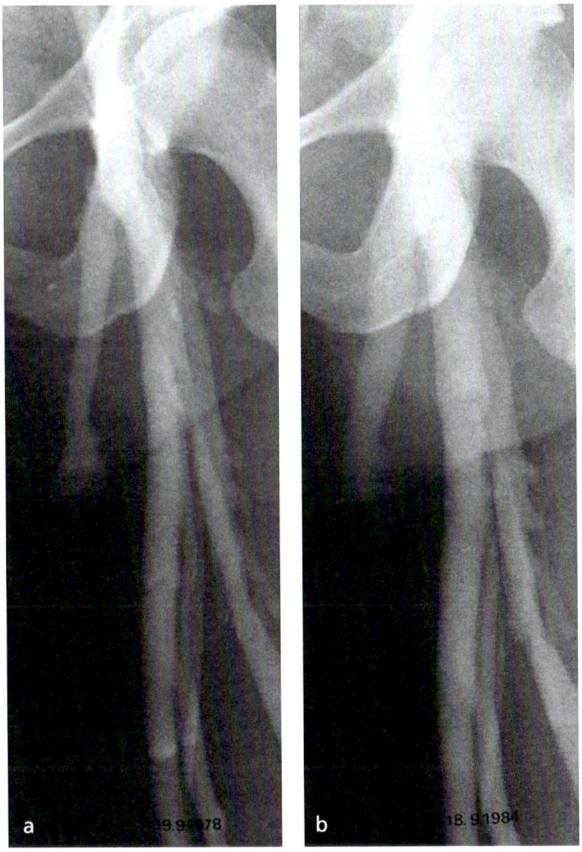

Abb. K1-1a und b Primäre Varikose.
a: 33-jährige Patientin mit Stammvarikose der V. saphena magna, Operation wurde empfohlen.
b: Sechs Jahre später ohne Therapie eine deutliche Zunahme des Kalibers der Stammvene.

Indikation zur Operation bei Komplikationen der primären Varikose

Varikophlebitis

Auch beschwerdefreie Varizenträger werden zu Patienten, wenn Komplikationen der Varikose auftreten. Die häufigste Komplikation ist die Varikophlebitis, die mit starken Schmerzen und lokalen Entzündungszeichen einhergeht. Dieses Krankheitsbild wird heute viel ernster genommen, weil in einem hohen Prozentsatz auch eine begleitende Thrombose des tiefen Venensystems festgestellt wurde.

➠ Es besteht eine Emboliegefahr durch direktes Einwachsen der oberflächlichen Thrombose in das tiefe Venensystem. Manchmal führen auch rezidivierende Mikroembolien zu einer kardiopulmonalen Insuffizienz, so dass aus diesem Grund die Indikation zur Operation besteht.

Ohne Beseitigung der Ursache der Varikophlebitis besteht eine hohe Rezidivhäufigkeit.

Varizenblutung

Eine weitere, meist sehr dramatische Komplikation der Varikose ist die Varizenblutung, die folgende Notmaßnahmen erfordert:

- Kompression
- Hochlagerung
- lokale Sklerosierung
- eventuell lokale Umstechung der Blutungsquelle.

Anschließend ist eine Sanierung der zugrunde liegenden Varikose indiziert.

Sekundäre Insuffizienz der tiefen Leitvenen

Eine weitere Komplikation der primären Varikose, die sich nicht klinisch dramatisch, sondern im Verlauf der Jahre und Jahrzehnte schleichend einstellt, ist die sekundäre Insuffizienz der tiefen Leitvenen. In den hämodynamisch wichtigen Venenstämmen des oberflächlichen Systems fließt das Blut wegen der fehlenden Klappenfunktion, der Schwerkraft folgend, in das Bein zurück. Über Seitenäste und Perforansvenen gelangt es wieder in das tiefe Venensystem und wird erneut in Richtung Herz abgepumpt. Dieses Phänomen hat Trendelenburg 1891 als **Privatkreislauf** bezeichnet. Hach hat 1991 diesen Gedanken aufgegriffen und das pathophysiologische Modell des **Rezirkulationskreislaufs** entwickelt (Abb. K1-2). Durch die Rezirkulation von im Laufe der Zeit immer größer werdenden Blutvolumina kommt es schließlich zu einer Überlastung der tiefen Venen, die sich in einer Dilatation und Elonga-

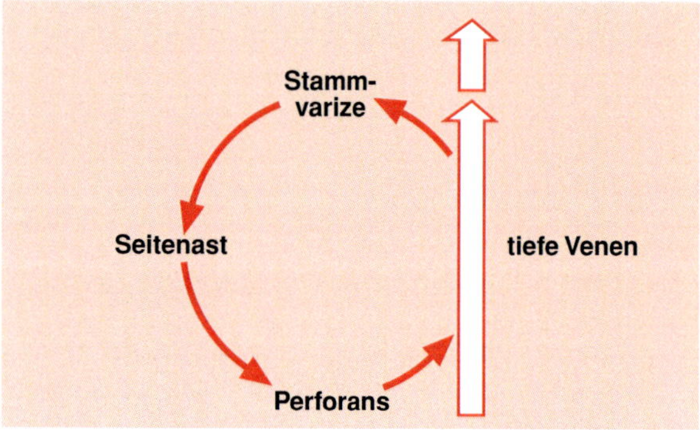

Abb. K1-2 Kompensierter Rezirkulationskreislauf (Hach 1991) der primären Varikose mit intaktem tiefem Venensystem.

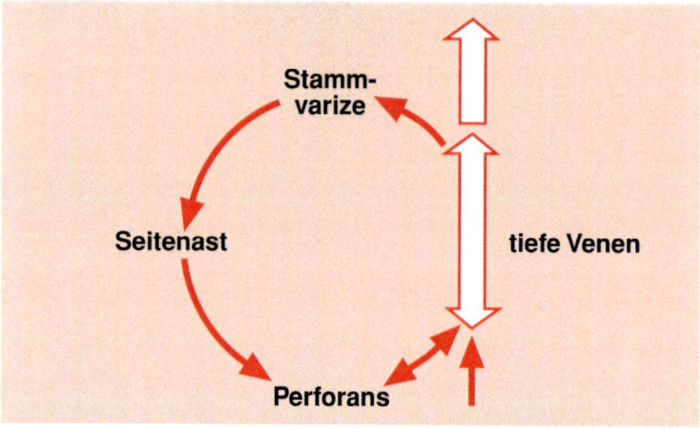

Abb. K1-3 Dekompensierter Rezirkulationskreislauf (Hach 1991) mit sekundärer Dilatation und Elongation und daraus resultierender Klappeninsuffizienz der tiefen Venen.

tion mit relativer Klappeninsuffizienz dokumentiert (Abb. K1-3). Solange dieser Rezirkulationskreislauf durch kräftige Muskelfunktion kompensiert bleibt, bestehen keine wesentlichen subjektiven Beschwerden. Erst im Zustand der Dekompensation mit retrogradem Fluss auch in den tiefen Venen ist eine Progredienz in Richtung chronisch-venöses Stauungssyndrom zu erwarten. Die operative Entfernung der Varikose ist auch bei bereits manifesten Schäden am tiefen Venensystem indiziert. Inwieweit sich nach Wegfall des Rezirkulationsvolumens die tiefen Venen wieder regenerieren und die Klappen wieder suffizient schlussfähig werden, ist bisher nicht durch entsprechende Studien belegt.

Chronisch-venöses Stauungssyndrom

In direktem pathophysiologischem Zusammenhang mit der Dekompensation des Rezirkulationskreises kommt es vor allem durch Perforansinsuffizienz im Bereich des distalen Unterschenkels (Cockett-Gruppe) zu einer dynamisch venösen Hypertension, die direkt zu Mikrozirkulationsstörungen und schlechter Sauerstoffversorgung der Haut und des subkutanen Gewebes führt. Die Folgen sind die typischen Veränderungen des chronisch-venösen Stauungssyndroms. Auch nach Sanierung der Varikose bleiben die dann schon irreversiblen Schäden bestehen, eine weitere Progredienz kann jedoch verhindert werden.

1.2.3 Diagnostik

Klinische Diagnostik

Die klinische Untersuchung sollte immer im Stehen und im Liegen am völlig entkleideten Bein vorgenommen werden. Zur Erkennung von suprapubischen Kollateralen muss auch der Unterbauch inspiziert werden. Bei schlanken Patienten sind die im Stehen gefüllten varikösen Venen meist gut zu erkennen und den einzelnen Varizenformen zuzuordnen. Der proximale Insuffizienzpunkt ist vor allem bei der V. saphena parva klinisch nicht ohne weiteres erkennbar, weil die proximale Strecke des Gefäßes subfaszial verläuft. Im Liegen ist ein eventuell vorhandenes Ödem besser zu beurteilen, das in seiner diskretesten Form in der Bisgard-Kulisse erkennbar ist.

Zur Dokumentation können vergleichende Umfangsmessungen vorgenommen werden. Wichtige Hinweise auf ein chronisch-venöses Stauungssyndrom sind durch Inspektion der distalen Unterschenkel- und Knöchelregion zu finden. Folgende klinische Symptome können auftreten:

- Hyperpigmentierungen
- Corona phlebectatica
- Hautatrophie
- eventuell Atrophie blanche
- Stauungsekzeme
- tastbare Indurationen der Haut und des Unterhautfettgewebes.

Im Bereich der insuffizienten Perforansvenen sind Lücken im subkutanen Fettgewebe tastbar. Es handelt sich dabei nicht um Faszienlücken, sondern um ektatische Venenanteile.

Zur klinischen Untersuchung gehört die Abklärung der arteriellen Durchblutung. Zusätzlich ist eine Überprüfung der Gelenkfunktion obligat. Insbesondere sollte das Bewegungsausmaß des oberen Sprunggelenks wegen der venösen Pumpfunktion nach der Neutral-Null-Methode (Abb. K1-4) untersucht und dokumentiert werden (arthrogenes Stauungssyndrom).

Funktionsuntersuchungen

Die Funktionstests wurden entwickelt, als noch keine apparativen Untersuchungsmöglichkeiten zur Verfügung standen. Sie sind in der Regel nach ihren Erstbeschreibern benannt. Alle diese Tests spielen heute in der klinischen Routine keine Rolle mehr und werden von uns nicht mehr durchgeführt. Die Aussagekraft ist für eine invasive Therapie in keinem Fall ausreichend.

Doppler-Sonographie
Durch eine zusätzliche apparative Diagnostik kann die klinisch gestellte Diagnose bestätigt und weiter differenziert werden. Direkt im Anschluss an die klinische Untersuchung erfolgt die Doppler-Sonographie mit einem Taschen-Doppler, mit dem Strömungen und Strömungsgeschwindigkeiten akustisch dargestellt werden können. Dadurch ist eine orientierende Untersuchung über die Strömungsverhältnisse der tiefen Venen im Becken und Oberschenkel möglich.
Beim Pressversuch oder im Stehen können Refluxe bei Klappeninsuffizienz der Stammvenen und Perforansvenen nachgewiesen werden. Dadurch ist in den meisten Fällen die Aussage möglich, ob ein invasives Behandlungsverfahren in Frage kommt. Anschließend kann die bildgebende Diagnostik eingeleitet werden.

Lichtreflexionsrheographie, Photoplethysmographie und Venenverschlussplethysmographie
Diese Untersuchungsmethoden können nur globalvenöse Funktionsstörungen nachweisen und eignen sich eher für Verlaufskontrollen. In speziellen Fällen kann durch die Phlebodynamometrie eine gezielte Aussage möglich sein, die für die Indikation zur Operation von Bedeutung ist (siehe Abschnitt 1.3).

Bildgebende Verfahren

Duplexsonographie
Vor jedem operativen Eingriff ist eine suffiziente Untersuchung des tiefen und oberflächlichen Venensystems mit einem bildgebenden Verfahren zu fordern. Bei der Duplexsonographie mit oder ohne Farbkodierung wird die Morphologie abgebildet, gleichzeitig sind funktionelle Informationen über den Blutfluss möglich. Alle wichtigen Punkte des Venensystems können so differenziert untersucht werden. Je genauer, desto zeitaufwändiger ist das Verfahren, und es kommt nur das zur Darstellung, was untersucht wird. Es ist ein punktuelles Untersuchungsverfahren, bei dem die Erfahrung und Zuverlässigkeit des Untersuchers eine entscheidende Rolle spielt. Auch ist die Dokumentation und Befundübertragung nur eingeschränkt möglich. Der wesentliche Vorteil ist die fehlende Invasivität.

Phlebographie
Die Phlebographie, vor allem als aszendierende Pressphlebographie, ist nach wie vor am besten geeignet, eine komplette Aussage über das tiefe und oberflächliche Venensystem zu dokumentieren und dem Operateur alle für seinen Eingriff notwendigen Informationen nachvollziehbar zu übermitteln. Die Invasivität ist bei den modernen Kontrastmitteln und kurzen Durchleuchtungszeiten minimal. Für wissenschaftliche Fragestellungen ist die Phlebographie nach wie vor der Goldstandard.

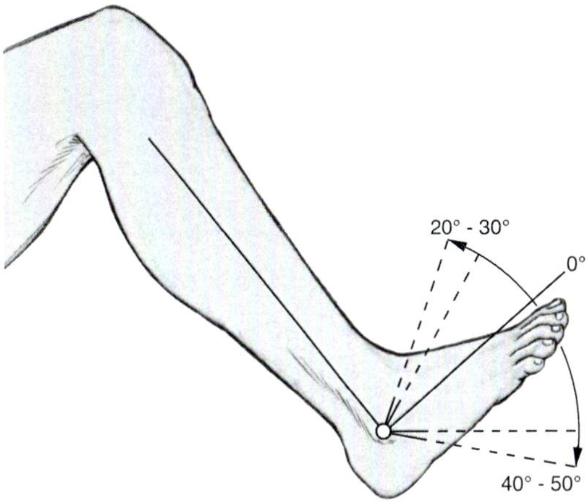

Abb. K1-4 Bewegungsumfang im oberen Sprunggelenk nach der Neutral-Null-Methode.

1.2.4 Risikoabklärung

Zur Risikoabklärung für eine Varizenoperation gehören die allgemeine Beurteilung der Operationsfähigkeit und die Beachtung folgender Kontraindikationen:
- akute Bein-Becken-Venenthrombose
- oberflächliche Venen mit Kollateralfunktion
- suffiziente Venenanteile, die als Transplantatmaterial erhalten bleiben sollen
- Störungen der Hämostase
- arterielle Verschlusskrankheit je nach Schweregrad
- Schwangerschaft
- Infekte im Operationsgebiet.

1.2.5 Therapie

Zielsetzung

Das Ziel der operativen Behandlung besteht in einer Normalisierung oder Verbesserung der venösen Hämodynamik. Damit werden Komplikationen der primären Varikose wie Varikophlebitis und Varizenblutung vermieden. Die Ausbildung einer sekundären Leitveneninsuffizienz und eines chronisch-venösen Stauungssyndroms bis zum Ulcus cruris venosum wird verhindert. Die subjektiven Beschwerden durch chronische

Venenstauung werden gebessert oder ganz beseitigt. Die Operation sollte kompromisslos die insuffizienten transfaszialen Verbindungen beseitigen und die pathophysiologischen Gesichtspunkte der Rezirkulationskreise berücksichtigen. Gewebeschonende Operationstechniken unter Berücksichtigung lymphologischer und kosmetischer Gegebenheiten sollten zur Anwendung kommen. Schnittfreie Methoden und minimalinvasive Chirurgie sind werbende Modeworte, soweit sie sich auf die korrekte operative Behandlung beziehen. Oft verbergen sich dahinter insuffiziente Behandlungsverfahren, die die pathophysiologischen Grunderfordernisse nicht berücksichtigen und sich nur an den sichtbaren Varizen orientieren.

Operationsvorbereitung

Die operative Therapie ist je nach Ausbildung der Varikose und begleitender Komplikationen ein leichter bis mittelschwerer chirurgischer Eingriff. Eine spezielle Vorbereitung, außer der Rasur des Operationsgebietes, ist nicht erforderlich. Eine Unterbrechung der Kontrazeption ist nicht notwendig. Der Blutverlust ist während der Operation, außer bei großvaskulären Komplikationen, immer überschaubar, so dass eine Bestimmung der Blutgruppe oder sogar die Bereitstellung von Blutkonserven nicht erforderlich ist. Die Varizenoperation ist ein elektiver Eingriff, der beim Auftreten akuter Erkrankungen immer zurückgestellt werden kann.

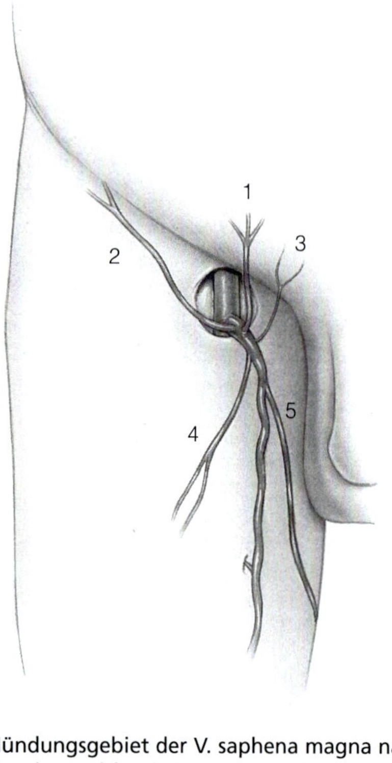

Abb. K1-5 Mündungsgebiet der V. saphena magna nach Kubik und Staubesand (nach Brunner 1996).
1 = V. epigastrica superficialis
2 = V. circumflexa ilium superficialis
3 = Vv. pudendae externae
4 = V. saphena accessoria lateralis
5 = V. saphena accessoria medialis

Operative Standardverfahren

Varikose der V. saphena magna

Präparation der V. saphena magna. Die Operation beginnt mit einer 3–4 cm langen Inzision direkt in der Leistenfalte medial der tastbaren A. femoralis communis. Der Zugang ist erleichtert, wenn das Bein leicht abgewinkelt ausgelagert wird.

→ Nach querer Durchtrennung der ersten Subkutanschicht und der Subkutanfaszie erfolgt die Präparation streng in Längsrichtung, um eine Verletzung der begleitenden Lymphgefäße zu vermeiden (Abb. K1-5).

Die V. saphena magna wird freigelegt und eindeutig identifiziert. Erst nach Lokalisation der Einmündungsstelle in die tiefe Beinvene (V. femoralis communis) wird die V. saphena magna zwischen zwei Klemmen durchtrennt. Dadurch wird zur Präparation des Saphenatrichters mehr Mobilität erreicht. Unmittelbar paravasal wird in Richtung der Einmündung in die tiefe Vene präpariert. Nach der Identifikation des Mündungsbereichs wird dieser mit einem Overholt umfahren und eine erste nichtresorbierbare Ligatur gelegt. Alle durch die Präparation identifizierten einmündenden Krossenäste werden nach peripher mit resorbierbaren Fäden ligiert und durchtrennt. Zur Vermeidung von Gefäß-

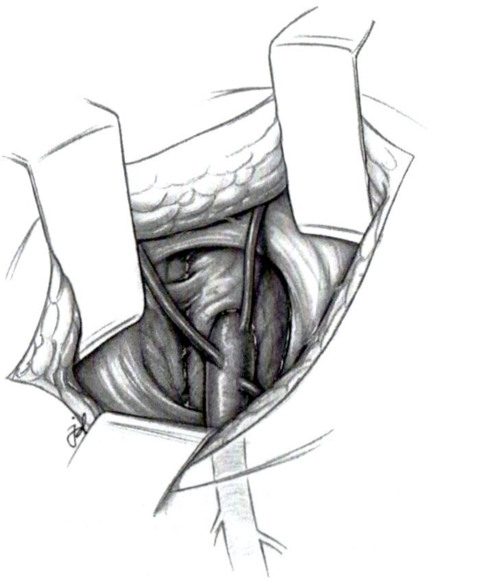

Abb. K1-6 Identifikation des Mündungstrichters der V. saphena magna mit allen Zuflüssen (nach Brunner 1996).

kurzschlüssen sollte die Ligatur peripher der ersten größeren Aufzweigung erfolgen, vor allem im Bereich der V. accessoria lateralis.
Nach peripherer Ligatur aller einmündenden Äste wird der Mündungsbereich des Saphenatrichters nochmals inspiziert (Abb. K1-6). Lateral und medial wird die V. femoralis communis dargestellt. Hier direkt einmündende Äste werden isoliert und mit nichtresorbierbarem Faden ligiert und nicht durchtrennt. In der Krosseregion ist die Anatomie der einmündenden Äste sehr variabel, und man muss auf alle Möglichkeiten eingestellt sein.

Es ist besonders wichtig, die anatomisch relativ konstante V. accessoria lateralis darzustellen und sie durch die Saphenastumpfligatur auszuschalten, denn sie ist bei tiefer Einmündung die häufigste Ursache für eine Rezidivvarikose.

Die subtile Präparation und Darstellung der Mündungsregion ist der essentielle Teil der Varizenoperation (Abb. K1-7). Hier sollten keinerlei Kompromisse eingegangen werden. Der Operateur muss aber auch in der Lage sein, Komplikationen in dieser Region zu beherrschen. Das sind in erster Linie Blutungen aus leicht verletzlichen Seitenästen oder durch Verletzung der V. femoralis selbst.

Entfernung des insuffizienten Saphenastammes. Nach Versorgung des Saphenastumpfes erfolgt die Entfernung des insuffizienten Anteils des Saphenastammes. Von der Leistenwunde wird entlang der V. saphena magna nach distal präpariert, um eventuell die V. accessoria medialis gezielt zu unterbinden. Die Sondierung erfolgt retrograd und ist wegen der Klappeninsuffizienz nahezu immer möglich. Unter Umständen ist es erforderlich, durch externe Manipulation die Sonde in die präoperativ angezeichnete Region zu dirigieren. In den allermeisten Fällen ist die Sondierung bis handbreit unterhalb des Kniegelenks ausreichend, weil dann der distale Anteil der Stammvene suffizient ist und die Varikose in die hintere und vordere Bogenvene übergeht. Durch eine kleine Stichinzision kann die Sonde ausgeleitet werden, die retrograde Exhairese erfolgt mit einem Kopf, der dem Kaliber der Varize angepasst ist. Durch Einbinden eines kleinen Kopfes kann eine Invagination erreicht werden. Die gestrippte Vene wird durch die Stichinzision herausgezogen, und die nach distal weiterführenden Venenanteile werden abgeklemmt, durchtrennt und später ligiert. Die entfernte Vene wird längenmäßig auf ihre Vollständigkeit überprüft.

Die präoperativ angezeichneten Seitenäste werden mit Hilfe feiner Instrumente von Stichinzisionen aus entfernt. Dabei muss man sich im Klaren sein, dass derartige Miniphlebektomien eine erhebliche Komplikationsrate an neurologischen und lymphatischen Störungen haben und nur im Zusammenhang mit einer Strippingoperation und nicht als eigenständige Operation durchgeführt werden sollten. Man muss dabei immer abwägen, ob nicht alternativ eine postoperative Sklerosierungsbehandlung das weniger invasive Verfahren ist.

Der partiellen Saphenaresektion liegt die stadiengerechte Entfernung der V. saphena magna zugrunde (Abb. K1-8). Dadurch bleiben suffiziente Anteile der Stammvene für eventuell notwendige spätere Transplantationen im arteriellen Gefäßsystem erhalten (Abb. K1-9), und die Gefahr neurologischer Störungen durch Verletzung des N. saphenus wird verringert, weil erst im Unterschenkel die Nähe von Nerv und Vene besteht. Seit der intraluminalen Sondierung der Varizen von Babcock 1906 wurden zahlreiche Variationen angege-

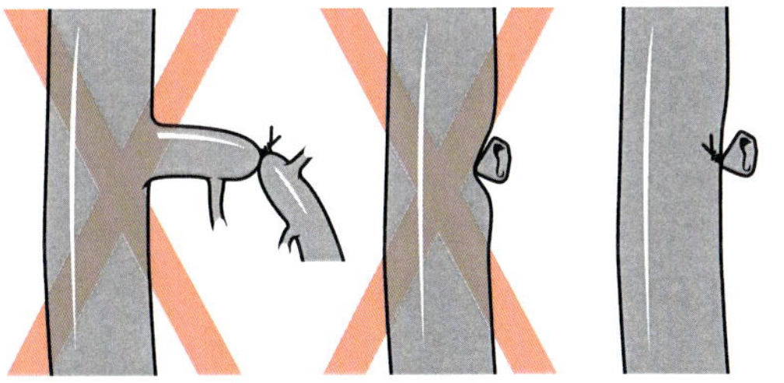

Abb. K1-7 Korrekte Ligatur der V. saphena magna (nach Brunner 1996).

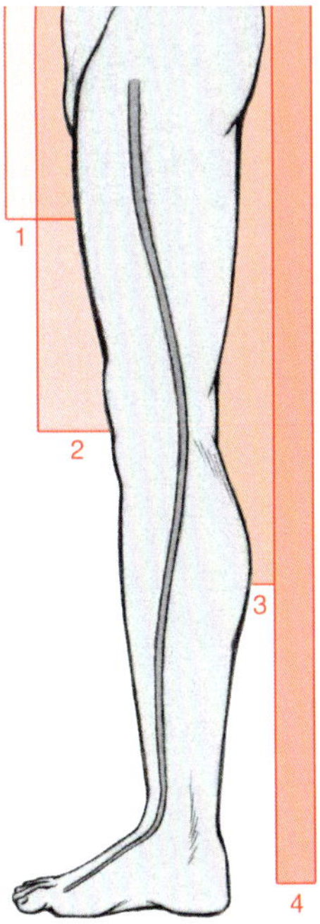

Abb. K1-8 Stadien der insuffizienten V. saphena magna.

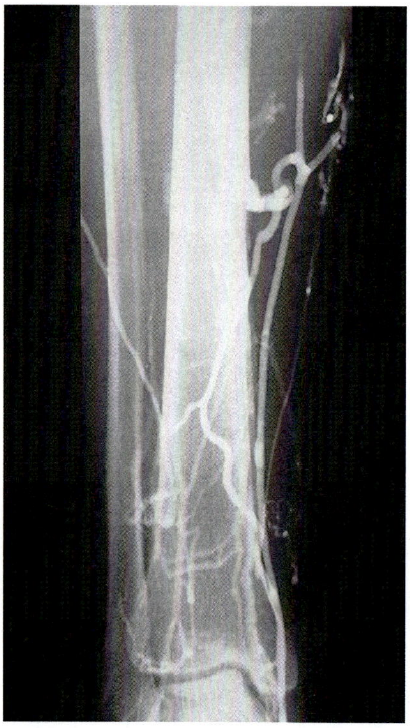

Abb. K1-9 Funktionsfähiger Unterschenkelanteil der V. saphena magna Jahre nach der partiellen Resektion der Stammvene.

ben. Sie sind prinzipiell akzeptabel, solange sie ihren Zweck erfüllen und zu keiner erhöhten Traumatisierung führen.

Varikose der Vena saphena parva

Bei einer Stammvarikose der V. saphena parva wird die Operation in Bauchlage durchgeführt. Zur Entspannung der Kniekehlenregion wird das Bein auf dem Instrumententisch hochgelagert. Nur dadurch ist die

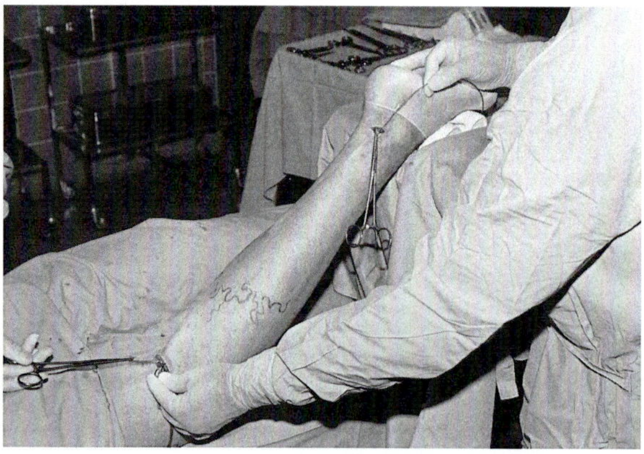

Abb. K1-10 Lagerung bei der Entfernung einer Stammvarikose der V. saphena parva.

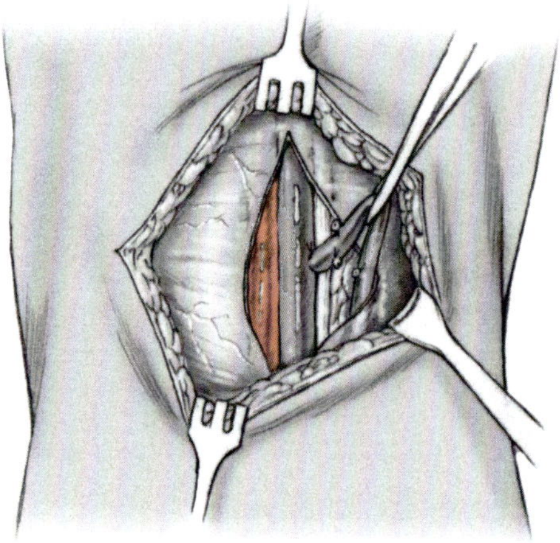

Abb. K1-11 Operationssitus bei der V. saphena parva.

eindeutige Darstellung der oft schwierigeren anatomischen Situation möglich (Abb. K1-10). Die Variationen im Einmündungsbereich sind wesentlich größer und sollten durch exakte präoperative Diagnostik geklärt sein. Die quere Inzision erfolgt in der Kniekehle oder bei hoher Einmündung entsprechend höher. Die Faszie wird längs eröffnet und die darunter liegende V. saphena parva identifiziert (Abb. K1-11), freipräpariert und zwischen Klemmen durchtrennt. Es erfolgt die weitere Präparation nach proximal bis zur Einmündung in die V. poplitea, die häufig von lateral erfolgt. Wichtigster Ast ist hier die V. femoropoplitea. Von distal einmündende Muskelvenenäste werden im Einmündungsbereich der V. saphena parva in die V. poplitea belassen. Prinzipiell ist die bündige Ligatur zur V. poplitea in Analogie zur V. femoralis bei der Stammvarikose der V. saphena magna zu fordern. Rezidive der V. saphena parva sind nur mit größerem Risiko zu operieren. Auch bei der V. saphena parva erfolgen die retrograde Sondierung und die Exhairese entsprechend der Insuffizienzstrecke entweder partiell oder bis in die Region des Außenknöchels.

Seitenastvarikose

Die Varikose der V. accessoria lateralis kann als selbstständiges Krankheitsbild oder zusammen mit der Stammvarikose der V. saphena magna auftreten. In jedem Fall besteht über dem Saphenamündungstrichter eine insuffiziente transfasziale Verbindung und damit eine Operationsindikation. Es wird dann immer die komplette Krossektomie durchgeführt und die Vene im weiteren großkalibrigen Verlauf durch partielle Sondierung und lokale Exhairese entfernt (Abb. K1-12). Kleinere Ausläufer werden sklerosiert.

Andere Formen von Seitenastvarikosen ohne transfasziale Insuffizienz aufgrund einer primären Wandschwäche sind vorzugsweise für eine Sklerosierungsbehandlung geeignet. Es handelt sich dabei um Seitenäste einer suffizienten V. saphena magna, vordere und hintere Bogenvenen am Unterschenkel und andere individuell ausgeprägte Seitenäste.

Inkomplette Stammvarikose der V. saphena magna
Bei der inkompletten Stammvarikose beginnt die Insuffizienz proximal nicht im Bereich der Krosse, sondern durch einen distal davon gelegenen insuffizienten Zufluss. Klinisch ist die Unterscheidung in der Regel nicht möglich, aber die Kenntnis ist für die Operationstaktik von Bedeutung. Phlebographisch lassen sich drei Haupttypen unterscheiden:

- Seitenasttyp: Zufluss über die V. accessoria lateralis (Abb. K1-13)
- Perforanstyp: Zufluss über eine insuffiziente Dodd-Perforansvene (Abb. K1-14)
- dorsaler Typ: Zufluss über insuffizienten V.-saphena-parva-Trichter, V. femoro-poplitea, Giacomini-Anastomose, V. accessoria medialis (Abb. K1-15).

Auch über andere Perforansvenen oder Querverbindungen aus dem Gebiet der V. saphena parva können inkomplette Stammvarikosen verursacht werden.

Insuffizienz der Perforansvenen (Abb. K1-16)
Cockett-Perforansvenen. Entsprechend der präoperativen Diagnostik ist auch in Kombination mit der Exhairese der Stammvene die Versorgung insuffizienter Perforansvenen erforderlich. Dies betrifft am häufigsten die Cockett-Gruppe. Die mittlere Cockett-Perforansvene spielt dabei die größte Rolle. Wenn die Hautverhältnisse in dieser Region intakt sind, erfolgt die direkte Inzision über dem tastbaren „blow out". Epifaszial wird die insuffiziente Perforansvene dargestellt und bis an den Fasziendurchtritt präpariert. Durch Hervorziehen der Vene und Ligatur erfolgt eine subfasziale Ligatur (Abb. K1-17). Das Gefäß wird dann durchtrennt, ein Verschluss der Faszienlücke erfolgt nicht.
Boyd- und Sherman-Perforansvenen. Bei Insuffizienz der Boyd- oder Sherman-Perforansvene am proximalen Unterschenkel wird ebenfalls eine selektive subfasziale Ligatur mit Durchtrennung des Gefäßes durchgeführt.
Dodd-Perforansvenen. Die Dodd-Perforansvene am Oberschenkel drainiert direkt in die V. saphena magna. Nach einer duplexsonographischen Ortung kann die Fasziendurchtrittsstelle für die Operation markiert werden. Bei der phlebographischen Darstellung ist die ganz exakte Höhenlokalisation nicht möglich und die klini-

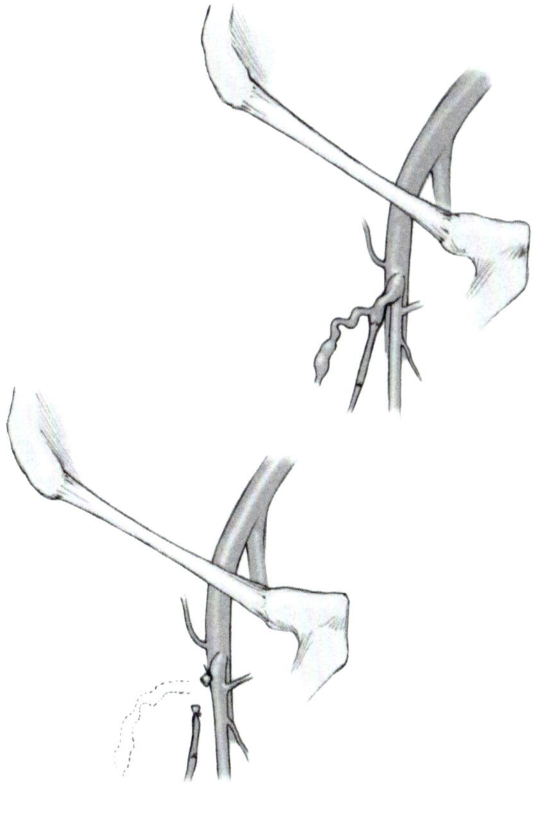

Abb. K1-12 Operation der Seitenastvarikose der V. accessoria lateralis.

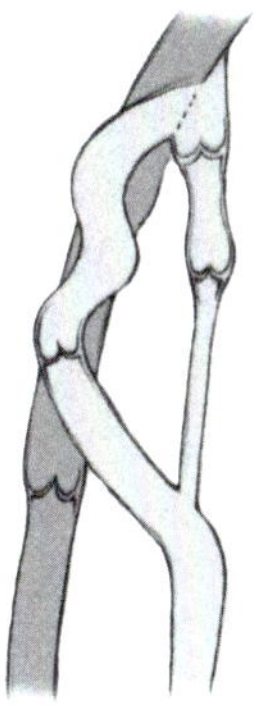

K1-13

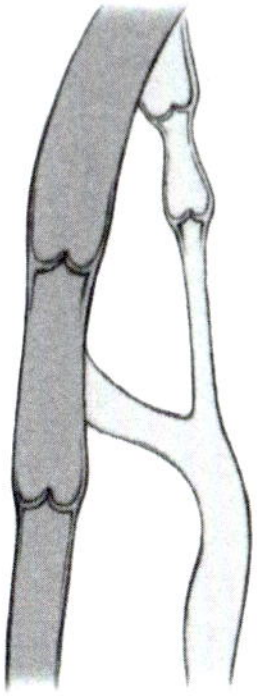

K1-14

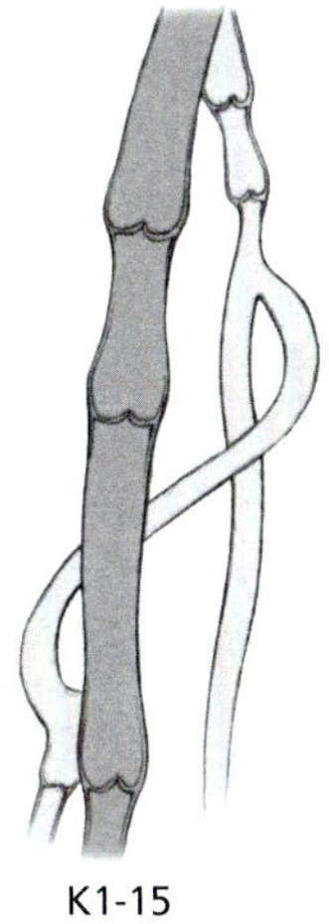

K1-15

Abb. K1-13 Inkomplette Stammvarikose vom Seitenasttyp.

Abb. K1-14 Inkomplette Stammvarikose vom Perforanstyp.

Abb. K1-15 Inkomplette Stammvarikose vom dorsalen Typ.

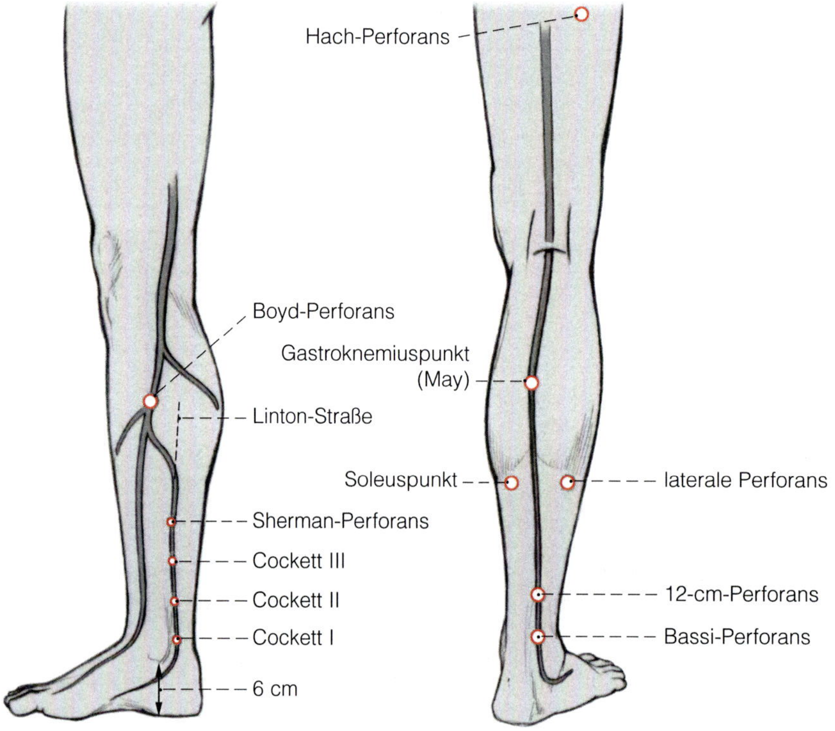

Abb. K1-16 Die klinisch wichtigsten Perforansvenen an der unteren Extremität.

sche Diagnostik ist vor allem bei ausgeprägter subkutaner Fettschicht sehr unsicher. Deswegen empfiehlt es sich, zunächst die V. saphena magna zu sondieren und bei liegender Sonde in der vermuteten Höhe eine Längsinzision durchzuführen. Durch Präparation entlang der durch die Sonde leicht lokalisierbaren Stammvene gelingt es meist, die Dodd-Perforansvene zu identifizieren. Ist das nicht der Fall, erfolgt die vorsichtige retrograde Exhairese, bis der Sondenkopf in der Oberschenkelinzision erscheint. Wenn dadurch die Dodd-Perforansvene immer noch nicht dargestellt werden kann, wird nach Umwechseln des Sondenkopfes vorsichtig von distal nach proximal entfernt. So kann die Perforansvene erreicht werden, wenn die Hautinzision zu hoch angelegt wurde. Die Dodd-Vene wird ebenfalls bis zum Fasziendurchtritt freigelegt und subfaszial ligiert.

➡ Es ist streng darauf zu achten, dass keine epifaszialen Äste erhalten bleiben, denn daraus könnte sich ein Rezidiv entwickeln.

Eine flächenhafte epifasziale Suche analog zu den Cockett-Venen ist am Oberschenkel nicht möglich, da

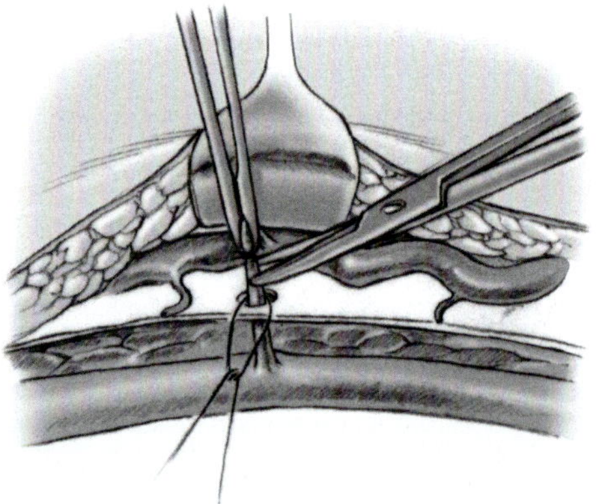

Abb. K1-17 Schema der selektiven subfaszialen Perforansligatur.

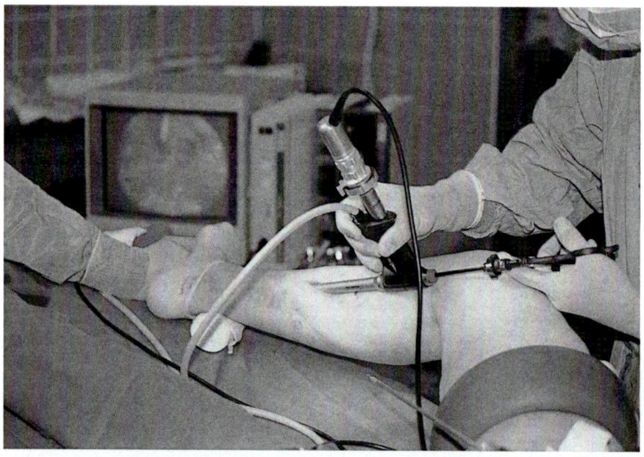

Abb. K1-18 Endoskopische Perforansdissektion.

viele subkutane Verwachsungsstränge das subkutane Fettgewebe verankern. Die Chance, eine insuffiziente Vene auf diese Weise zu finden, ist minimal. Es entsteht dann eine große Wundhöhle mit ausgeprägter Hämatomneigung und erheblichen postoperativen Beschwerden. Eine nicht ausreichend versorgte Dodd-Perforansvene ist andererseits ein häufiger Ausgangspunkt für eine Rezidivvarikose.

Kniekehlenperforans. Eine insuffiziente Kniekehlenperforans verursacht ein Varizenkonvolut. Bei der operativen Sanierung sollte an der Fasziendurchtrittsstelle die Faszie längs eröffnet werden. Der intrafasziale Verlauf ist analog der Operation der V. saphena parva bis zur Einmündung in die V. poplitea zu verfolgen, da sonst sehr leicht Rezidive auftreten.

Profundaperforans. Die Profundaperforans (Hach) stellt eine insuffiziente Verbindung oberflächlicher Seitenäste mit der V. profunda femoris dar, die an der Außen- und Rückseite des Oberschenkels lokalisiert ist. Auch hier sollte eine subfasziale Perforansligatur durchgeführt und der geschlängelte epifasziale Verlauf durch lokale Exhairese oder Sklerosierung beseitigt werden.

Chronisch-venöses Stauungssyndrom

Bei der Pathogenese des chronisch-venösen Stauungssyndroms spielen insuffiziente Perforansvenen besonders der Cockett-Gruppe eine wesentliche Rolle. Sie befinden sich oft im Bereich des indurierten Gewebes oder in unmittelbarer Nähe von Ulzerationen. Die ausgedehnten Operationen von Linton und Cockett nahmen auf die trophisch gestörte Haut keine Rücksicht. Mit langen Inzisionen wurde die Muskelfaszie eröffnet und wurden alle Perforansvenen in diesem Bereich unterbunden und durchtrennt. Nach langer Krankheitsdauer bei bis zu 60 % Wundheilungsstörungen war der Langzeiterfolg dieser Operation gut, aber der Weg dahin war langwierig und schmerzvoll.

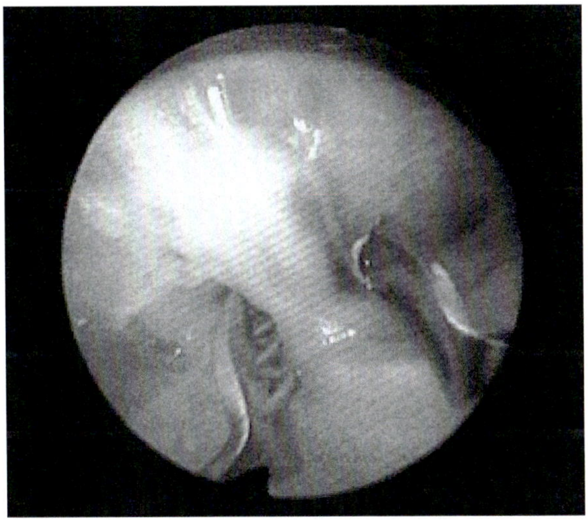

Abb. K1-19 Endoskopische Darstellung der insuffizienten Perforansvene mit angelegter Koagulationszange.

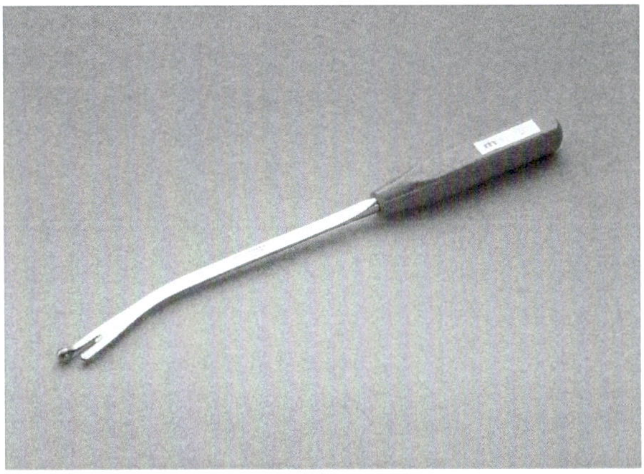

Abb. K1-20 Fasziotom für die paratibiale Fasziotomie (nach Hach).

Endoskopische Perforansvenendissektion. Hauer entwickelte das Verfahren der endoskopischen Perforansdissektion, bei der die Hautinzision außerhalb des trophisch gestörten Areals erfolgt (Abb. K1-18) und die Perforansvenen unter Sicht im Subfaszialraum bipolar koaguliert oder geklippt und dann durchtrennt werden (Abb. K1-19). Die Komplikationsrate dieses atraumatischen Verfahrens ist sehr gering.

Nichtselekive Perforansvenendissektion und paratibiale Fasziotomie. Parallel dazu entwickelte Hach die Methode der nichtselektiven Perforansdissektion. Hierbei werden die Perforansvenen subfaszial mit einem Spatel durchtrennt. Ergänzend wird eine paratibiale Fasziotomie mit einem speziellen Fasziotom durchgeführt (Abb. K1-20). Dabei werden die Perforansvenen der anterioren Gruppe, die in einer Duplikatur des Tibiaperiosts verlaufen, sicher mit durchtrennt. Die konsequente Faszienspaltung hat einen zusätzlichen Effekt auf die Mikrozirkulation. Bei schwersten Formen des chronisch-venösen Stauungssyndroms greifen die sklerosierenden Veränderungen auch auf die Fascia cruris über. Es handelt sich dann um eine Dermatolipofasziosklerose. Staubesand hat in elektronenmikroskopischen Studien nachgewiesen, dass die Faszie ihre gleichmäßige Textur im Scherengitter verliert und damit die Compliance der Faszie gestört wird (Abb. K1-21). Es kommt zu einer Druckerhöhung in den Muskelkompartimenten, wobei das tiefe, dorsale Kompartiment am stärksten betroffen ist (Abb. K1-22). Diese Druckerhöhung ist lediglich im Stehen nachweisbar und geht mit der Schwere des chronisch-venösen Stauungssyndroms einher (Abb. K1-23). Durch die

K1

paratibiale Faszienspaltung entsteht eine Druckentlastung der Kompartimente, und nach der Gradiententheorie entsteht dadurch eine bessere Gewebedurchblutung. Als Parameter zeigt die transkutane Sauerstoffdruckmessung nach der Fasziotomie dauerhaft bessere Ergebnisse (Abb. K1-24). Der Abfall der Kompartmentdrücke kann durch prä- und postoperative Messungen objektiviert werden (Abb. K1-25). Klinisch kommt es in den meisten Fällen zu einer raschen und anhaltenden Abheilung von Ulzerationen. Das gilt so-

a

b

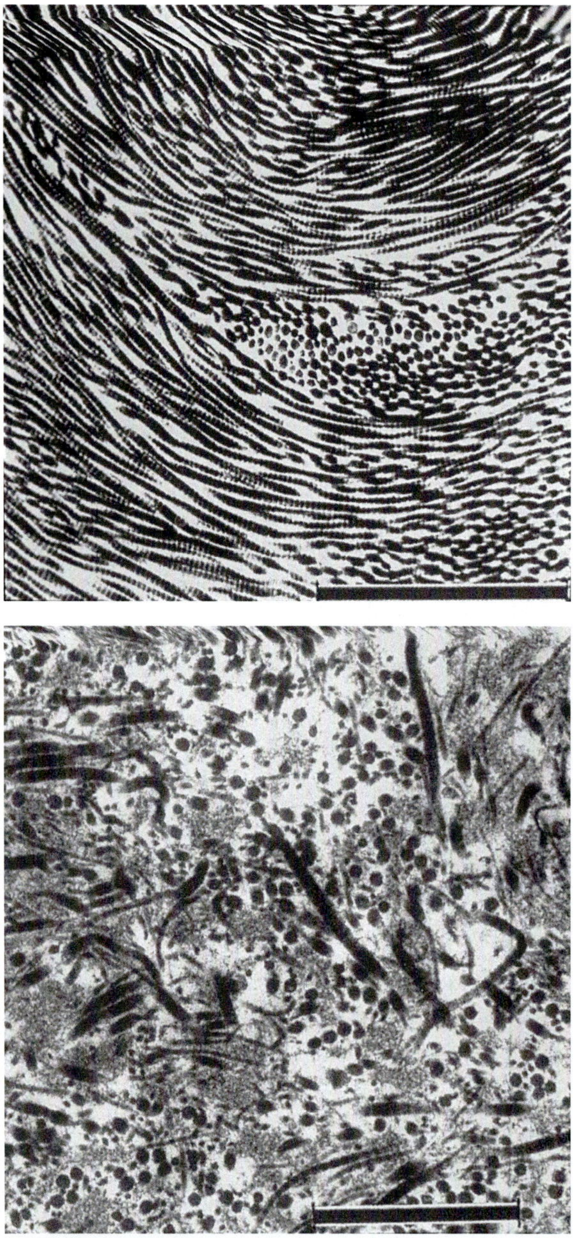

Abb. K1-21 a und b Fascia cruris.
a: Geordnete Fibrillenstruktur bei gesunder Fascia cruris im Elektronenmikroskop.
b: Chaotische Fibrillenstruktur bei Dermatolipofasziosklerose.

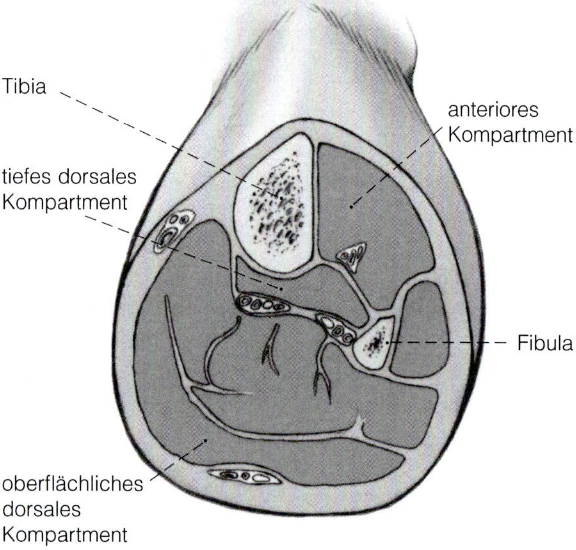

Abb. K1-22 Querschnitt durch den distalen Unterschenkel mit Darstellung der Kompartimente.

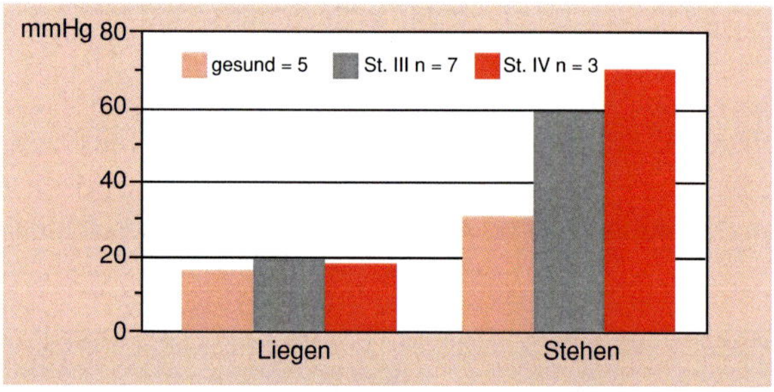

Abb. K1-23 Druckwerte im tiefen dorsalen Kompartment bei verschiedenen Schweregraden des chronisch-venösen Stauungssyndroms.

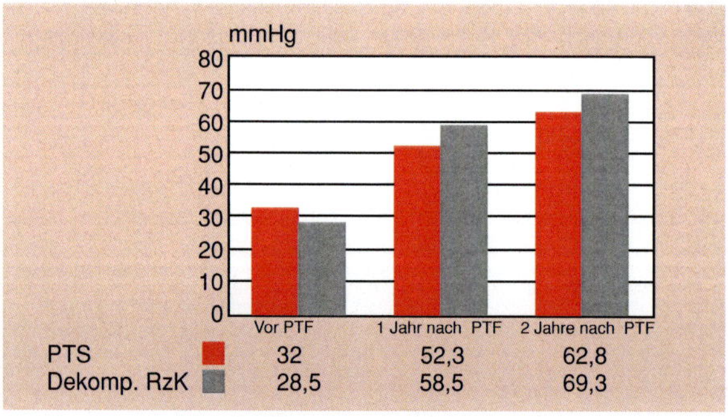

Abb. K1-24 Transkutaner Sauerstoffpartialdruck vor und bis 2 Jahre nach paratibialer Fasziotomie (PTF).

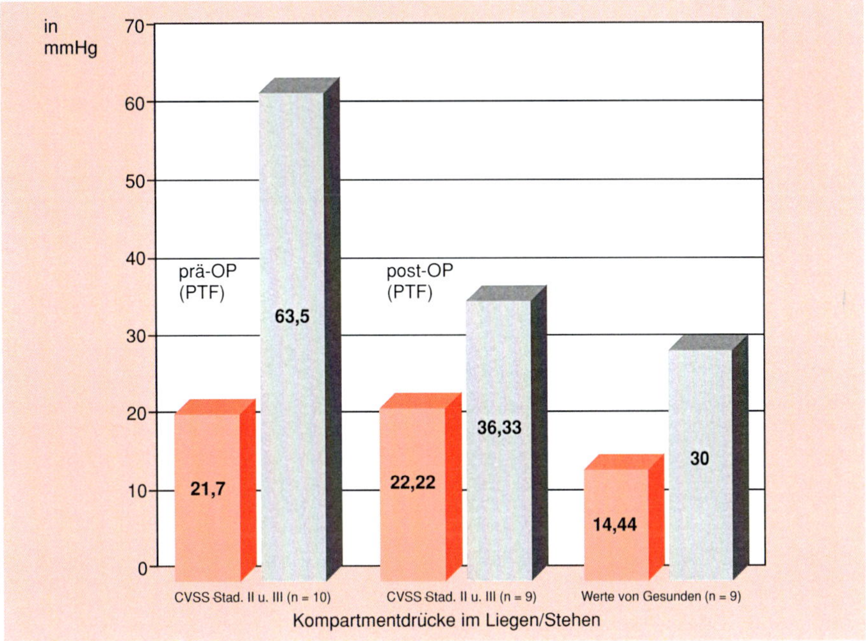

Abb. K1-25 Kompartmentdrücke vor und nach paratibialer Fasziotomie (PTF) im Vergleich zu Gesunden.

wohl für das chronisch-venöse Stauungssyndrom auf dem Boden einer primären Varikose als auch für ein postthrombotisches Syndrom.

Akute Varikophlebitis

Operationen bei akuter Varikophlebitis werden zunehmend diskutiert, vor allem wenn es sich um eine aszendierende Form handelt, bei der das Einwachsen in das tiefe Venensystem droht (Abb. K1-26). Häufig sind gleichzeitig auch multifokale Thrombosen in den tiefen Venen nachweisbar.

Ist ein Einwachsen des Thrombus an der Einmündungsstelle der Stammvenen duplexsonographisch nachgewiesen, stellt das eine dringliche Operationsindikation dar. Von dem bei der Krossektomie üblichen Zugang wird die thrombosierte V. saphena magna dargestellt. Sie wird nicht angeschlungen oder angeklemmt, um eine Abscherung und damit Embolisation des Thrombus zu vermeiden.

Nach Längseröffnung etwa 2 cm von der Mündungsregion entfernt wird mit einem Fogarty-Katheter der zentrale Abstrom in die tiefe Vene blockiert. Mit einer Thrombusfasszange oder ähnlichen Instrumenten werden die Thromben der Mündungsregion unter Sicht entfernt, der Zustrom aus der Peripherie spült fraktionierte Thrombuspartikel zusätzlich heraus. Der Fogarty-Katheter wird mit einem aufgeblasenen Ballon durch die Mündungsregion zurückgezogen, und nach kräftigem retrogradem Flushing wird die Mündungsregion abgeklemmt und unterbunden. Der thrombosierte Venenstamm wird nach peripher in Etappen entfernt, wobei theoretisch die Gefahr besteht, dass über großlumige Perforansvenen Thromben in das tiefe Venensystem gedrückt werden. Trotzdem ist die möglichst

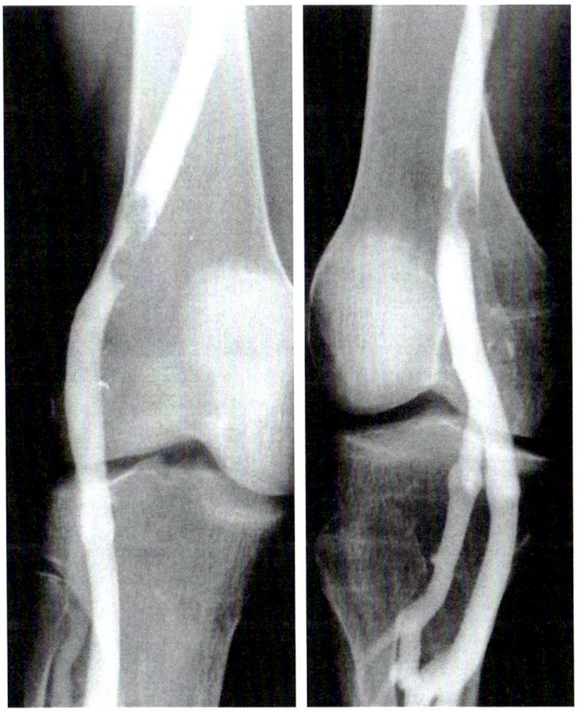

Abb. K1-26 Von der thrombosierten V. saphena parva in die V. poplitea einwachsender Thrombus.

vollständige Entfernung der thrombosierten Varizen einschließlich der Venenwände anzustreben. Der postoperative Verlauf entspricht dann dem einer normalen Varizenoperation. Komplikation und Ursache – nämlich die Varikose – sind gleichzeitig therapiert.

Rezidivvarikose

Rezidivvarikose ist ein sehr weiter Begriff, der sich auf alle Krampfadern in einem zuvor behandelten Gebiet bezieht. Das kann operationstechnisch oder krankheitsbedingt sein. Im Bereich der Stammvenen handelt es sich meist um einen Saphenastumpf infolge unterlassener oder unvollständiger Krossektomie. Bei der Reoperation kann beim langen Stumpf die normale Krossektomie relativ unkompliziert durchgeführt werden. Beim kurzen Stumpf ist der Eingriff wesentlich anspruchsvoller und erfordert entsprechende Erfahrung. Durch einen Zugang außerhalb des Narbengewebes, vorzugsweise von kranial oder lateral, gelingt die Darstellung der Vorderwand der V. femoralis und des verbliebenen Saphenastumpfes (Abb. K1-27). Dieser wird doppelt ligiert und gegebenenfalls durchtrennt. Der weitere Eingriff orientiert sich an den noch bestehenden Seitenästen oder Teilen der Stammvenen, die durch lokale Exhairese oder partielle Sondierung beseitigt werden. Der Rezidiveingriff gestaltet sich in der Kniekehle häufig wesentlich schwieriger als in der Leistenregion und ist dauerhaft nur erfolgreich, wenn präpopliteal der Stumpf der V. saphena parva bündig mit der tiefen Vene ligiert wird.

1.2.6 Endoluminale Verfahren

Die konventionelle Verödungsbehandlung der Stammvarikose war wegen schlechter Ergebnisse durch Rekanalisation weitgehend verlassen worden. Durch Aufschäumen der Verödungsmittel wird offenbar ein anhaltender Sklerosierungseffekt erzielt, so dass diese Methode auch bei der Stammvarikose eine Renaissance erlebt. In den letzten Jahren wurden neue thermische endoluminale Obliterationsverfahren entwickelt, bei denen entweder Radiowellen (VNUS) oder Laserenergie (EVLT) über Sonden eingesetzt werden. Beobachtungsstudien weisen nach, dass der dauerhafte Verschluss der Stammvenen bei einem hohen Prozentsatz auch nach über 5 Jahren erreicht werden kann.

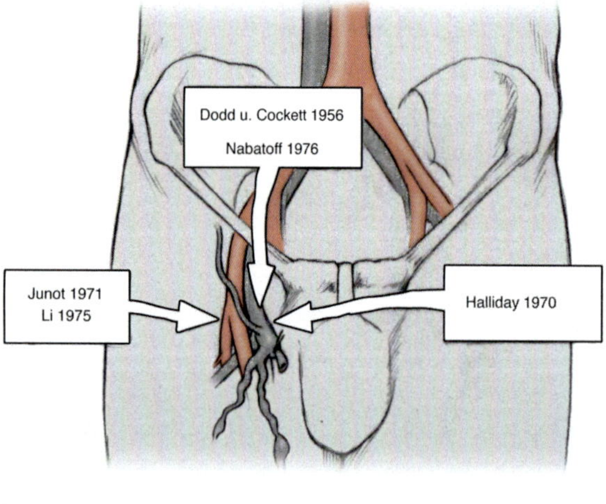

Abb. K1-27 Zugangswege zum Krosserezidiv mit Angabe der jeweiligen Autoren.

Wie wir aus jahrzehntenlangen Erfahrungen bei der operativen Therapie wissen, löst die Beseitigung oder Obliteration des Venenstammes nicht die Probleme der primären Varikose. Hämodynamisch relevante Rezidive, die eventuell einer erneuten Operation bedürfen, gehen meist von belassenen Krosseästen aus. Die Krosseregion wird aber bei diesen Obliterationsverfahren, auch bei der Schaumsklerosierung, überhaupt nicht tangiert, weil die Behandlung erst ein bis zwei Zentimeter distal der Mündungsregion beginnt. Es verbleibt methodisch bedingt ein Zustand, der einer inkompletten Krossektomie entspricht. Im Rezirkulationskreislauf bleibt die insuffiziente Verbindung zwischen oberflächlichem und tiefem Venensystem an dieser Stelle bestehen. Damit verlässt diese Therapie eindeutig die bisher erarbeiteten pathophysiologischen Prinzipien. Zusätzlich besteht bei allen Obliterationsverfahren die Gefahr einer Stumpfthrombose, die in das tiefe Venensystem übergehen und embolisieren kann.

Da die Obliteration nur den Venenstamm verschließt, müssen bei Seitenast- und Perforansvarikose zusätzliche „konventionelle" OP-Techniken eingesetzt werden. Protagonisten der Laser- und Radiowellenbehandlung negieren einerseits die grundsätzliche Bedeutung der Krosse, zitieren aber paradoxerweise chirurgische Arbeiten, in denen über Jahre zunehmend Krosserezidive beschrieben werden. Da die endoluminalen Verfahren als „minimal invasiv" kritiklos in den Medien propagiert werden, induziert das eine gezielte Nachfrage potenzieller Patienten. Mancher Therapeut, vor allem Dermatologen, sieht sich deshalb aus Marketinggründen gezwungen, auf dieser Welle mitzuschwimmen. Dahinter stehen ganz massive Interessen der Industrie, die neben ihren Grundgeräten für 20000–30000 Euro teure Einmalgeräte, beim Laser ca. 200 Euro, bei Radiowellen ca. 500 Euro, verkaufen will. Deswegen werden die meisten Anwendungsregister auch von den entsprechenden Firmen finanziert.

Die gesetzlichen Krankenkassen erstatten die zusätzlichen Kosten nicht, Privatkassen verhalten sich unterschiedlich. In der Regel verbleibt für den Patienten ein hoher finanzieller Eigenanteil. Die anerkannte Standardmethode der Behandlung der Stammvarikose ist nach wie vor die Operation. Für die Obliterationsmethoden gibt es bisher nur Anwendungsregister und diese Therapieformen haben nach wie vor experimentellen Charakter, solange nicht randomisierte Vergleichsstudien vorliegen, die mit statistisch ausreichend hohen Fallzahlen einen direkten Vergleich mit der operativen Behandlung ermöglichen (Mundy et al. 2005).

1.2.7 Komplikationen

Sofortkomplikationen

Die wichtigste intraoperative Komplikation ist eine Blutung im Krossenbereich durch Verletzung des Saphenastumpfes oder der tiefen Vene. Bei nicht exakter Präparation können auch dünnwandige Seitenäste unkontrolliert einreißen und so die anatomische Übersicht erheblich erschweren. Die Beherrschung einer derartigen Situation, einschließlich der Nahtversorgung eines Defektes der tiefen Vene, ist die Grundvoraussetzung für die Durchführung der Venenchirurgie. Auch Verletzungen der großen Arterien oder sogar langstreckige Exhairese der Arterien werden immer wieder in Einzelfällen publiziert. Insgesamt ist die Anzahl großvaskulärer Komplikationen in Relation zur Häufigkeit des Eingriffs sehr gering.

Früh- und Spätkomplikationen

Nervenläsionen
Viel häufiger sind sensible Nervenläsionen vor allem der die Venenstämme begleitenden N. saphenus und N. suralis. Durch retrogrades Stripping, partielle Saphenaresektion und allgemein gewebsschonendes Operieren kann die Zahl dieser Komplikationen deutlich reduziert werden. Die lokale Varizen-Exhairese hat 8–10% lokale Nervenläsionen zur Folge.

Schädigung der Lymphgefäße
Auch die Schädigung kleinster Lymphgefäße ist bei der lokalen Varizenexhairese nachweisbar, was sich auch in der Ausbildung von Lymphfisteln oder Lymphzysten zeigt. Eine grundsätzliche Schonung der Lymphbahnen ist ein wichtiges Gebot der Venenchirurgie.

Hämatombildung
Postoperativ ist ein mehr oder weniger ausgeprägtes Hämatom im Venenkanal und im Bereich der entfernten Seitenäste direkt durch die Operationsmethode bedingt und bedarf keiner speziellen Behandlung. Eine Nachblutung im Bereich der peripheren Gefäße ist durch lokale Verstärkung der Kompression zu beherrschen. Revisionsbedürftige Nachblutungen im Bereich der Krossen oder Perforansinzisionen sind sehr selten.

Wundheilungsstörungen
Wundheilungsstörungen treten am ehesten im Bereich der Perforansvenen auf, vor allem wenn intraoperativ eine stärkere Gewebstraumatisierung erfolgte. Außer der gezielten Ligatur der Perforansvene sind alle weiteren Manipulationen im Bereich dieser Inzision zu vermeiden. Im Falle eines chronisch-venösen Stauungssyndroms kann man den direkten Zugang durch die endoskopische Perforansdissektion – und damit mögliche Wundheilungsstörungen – umgehen.

Kompartmentsyndrom
Komplikationen der Kompressionsverbände sind mit die häufigste Ursache von Regressansprüchen. Ein zu fest angelegter Kompressionsverband postoperativ kann zu einem akuten Kompartmentsyndrom mit sekundären Nervenläsionen führen.

!

Wie beim Gipsverband gilt der Grundsatz, dass der Patient immer Recht hat, wenn er über Beschwerden klagt. Der Verband muss abgenommen und die Schmerzursache eruiert werden. Stark wirkende Analgetika sind gefährlich und verschleiern die mögliche Ursache.

Phlebothrombose
Postoperative Thrombosen des tiefen Venensystems werden nur selten beobachtet. Die Patienten sind eher aufgrund ihrer Erfahrungen aus anderen Gebieten der operativen Medizin geängstigt. Als Maßnahmen zur Vermeidung einer postoperativen Venenthrombose erfolgen die Anlage des Kompressionsverbandes unmittelbar nach der Operation (Beschleunigung des Blutstroms), Frühmobilisation und perioperative Prophylaxe mit niedermolekularem Heparin so lange, bis der Patient voll mobilisiert ist.

1.2.8 Nachbehandlung und Nachsorge

Der postoperative Verlauf ist in den meisten Fällen komplikationslos. Am Nachmittag des Operationstages werden die Patienten unter pflegerischer Überwachung erstmals mobilisiert. Der erste Pflasterwechsel erfolgt am zweiten postoperativen Tag, und der Kompressionsverband wird durch den präoperativ angemessenen Kompressionsstrumpf der Klasse II ersetzt. Wenn eine Perforansinzision der Cockett-Gruppe erforderlich war, kann eine zusätzliche Kompressionsbinde über dem Strumpf in dieser Region angepasst werden. Sie sollte so lange getragen werden, wie die zusätzliche Kompression als angenehm empfunden wird. Die Hautfäden an den Stichinzisionen werden am vierten postoperativen Tag entfernt, an den Perforansinzisionen am 8.–10. postoperativen Tag. Die Leisten- und Kniekehlenwunde wird in der Regel mit resorbierbaren Fäden intrakutan genäht. Die mehr oder weniger ausgedehnten Hämatome werden innerhalb von 2–3 Wochen vollständig resorbiert.

Bei unkomplizierten Krankheitsbildern empfehlen wir die Kompressionstherapie für ca. 4 Wochen, bis keine Schwellungsneigung mehr besteht. Bei chronisch-venösem Stauungssyndrom mit entsprechenden Hautveränderungen und vor allem bei sekundärer Leitveneninsuffizienz ist eine langfristige – wenn auch nur auf den Unterschenkel beschränkte – Kompressionstherapie erforderlich. Regelmäßige Kontrolluntersuchungen mit Überprüfung der venösen Hämodynamik sind zu empfehlen.

Die Prognose der unkomplizierten Stamm- und Seitenastvarikose mit kompensiertem Rezirkulationskreislauf ist durch die Operation sehr gut. Die venöse Hämodynamik ist normalisiert, später erneut auftretende konstitutionsbedingte retikuläre oder Besenreiservarizen haben mehr kosmetische Bedeutung und können durch Sklerosierung beseitigt werden. Ein operationsbedürftiges Rezidiv in der bereits operierten Region ist durch entsprechend exakte Diagnostik und Operationstechnik bei der Erstoperation vermeidbar.

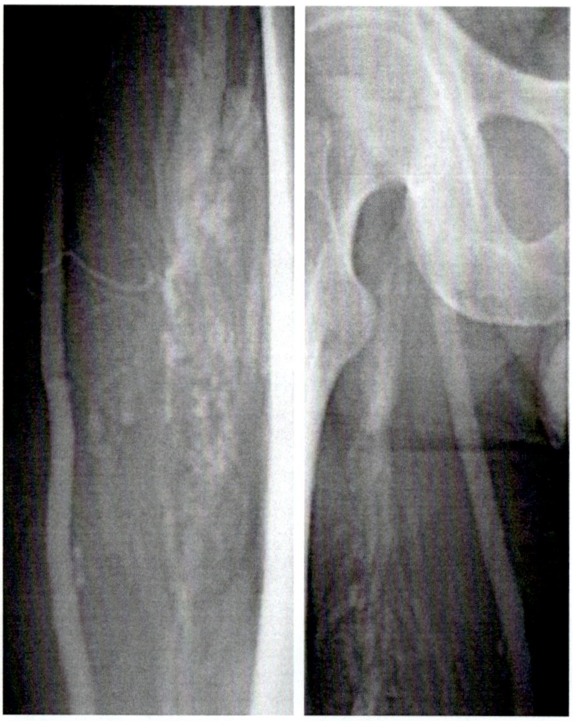

Abb. K1-28 Postthrombotisch geschädigtes tiefes Venensystem mit Kollateralkreislauf über die V. saphena magna.

Wenn sich beim dekompensierten Rezirkulationskreislauf als Spätfolge der langjährigen primären Varikose mit hohem Rezirkulationsvolumen eine sekundäre Leitveneninsuffizienz ausgebildet hat, ist die Prognose auch nach korrekter Varizenoperation nicht günstig. Entscheidend für die Prognose ist, ob in den tiefen Venen nach Wegfall des Rezirkulationsvolumens wieder ein suffizienter Klappenschluss möglich ist. Verbleibt eine Insuffizienz des tiefen Venensystems, sind die Auswirkungen einem postthrombotischen Syndrom – mit allen möglichen Komplikationen – vergleichbar. Eine Kompressionstherapie auf Dauer ist unter Umständen erforderlich, um eine Progredienz in ein chronisch-venöses Stauungssyndrom zu verhindern. Ein Unterschenkelstrumpf der Klasse II ist ausreichend, um die Wirkung der Wadenmuskelpumpe zu unterstützen. Diese Form der Kompression ist dem Patienten auch auf Dauer zumutbar, und die Compliance ist wesentlich besser als bei einem Kompressionsstrumpf bis zur Leiste.

1.3 Sekundäre Varikose

1.3.1 Ätiologie und Pathogenese

Der Begriff sekundäre Varikose bezieht sich im Wesentlichen auf Veränderungen der epifaszialen Stammvenen im Rahmen eines postthrombotischen Syndroms oder kongenitaler Dysplasien. Durch die Abflussbehinderung im tiefen Venensystem bildet sich über das oberflächliche Venensystem ein Kollateralkreislauf aus, der durch kompensatorische Ektasie zu einer wesentlichen Verbesserung des Blutabflusses aus der Extremität beiträgt (Abb. K1-28). Mit zunehmender Überlastung kann sich das Lumen der V. saphena magna ausdehnen, bis die Klappen ihre Schlussfähigkeit verlieren. Damit wird eine retrograde Blutströmung möglich. Mit fortschreitender Degeneration entsteht eine sekundäre Stammvarikose. Damit verliert der Kollateralkreislauf seine Funktion, und es entsteht das postthrombotische Spätsyndrom.

1.3.2 Diagnostik und Therapie

Die operative Sanierung des epifaszialen Venensystems kann eine wesentliche Verbesserung der Hämodynamik herbeiführen. Deshalb besteht die Notwendigkeit einer exakten präoperativen Diagnostik, um die Indikation zu diesem Eingriff zu stellen.

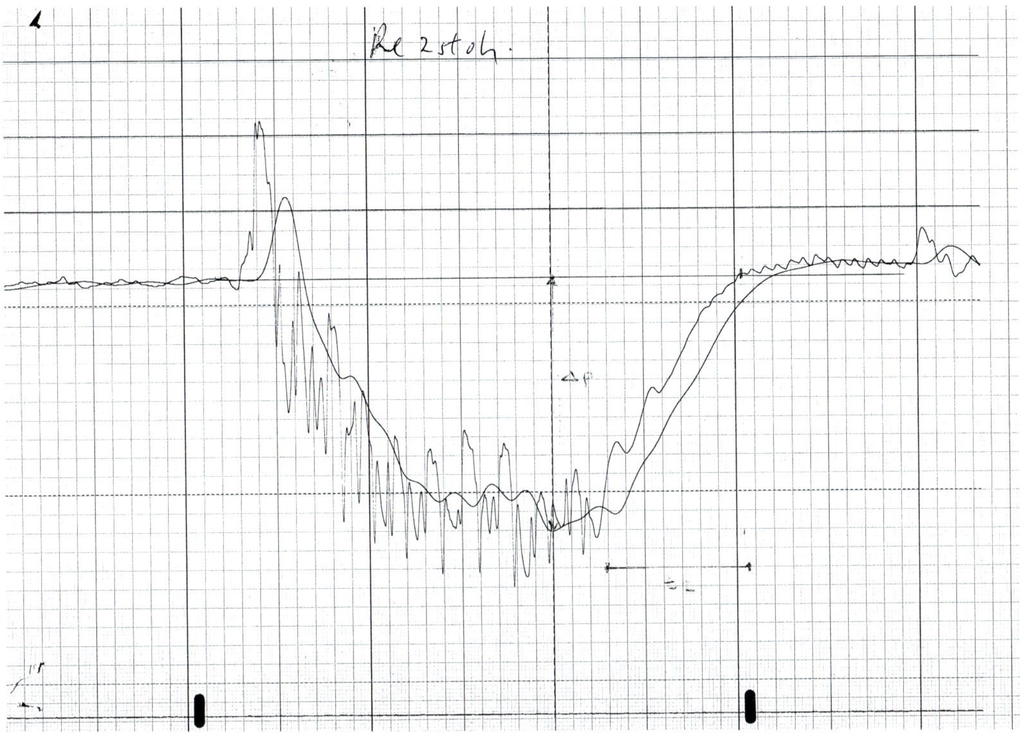

a

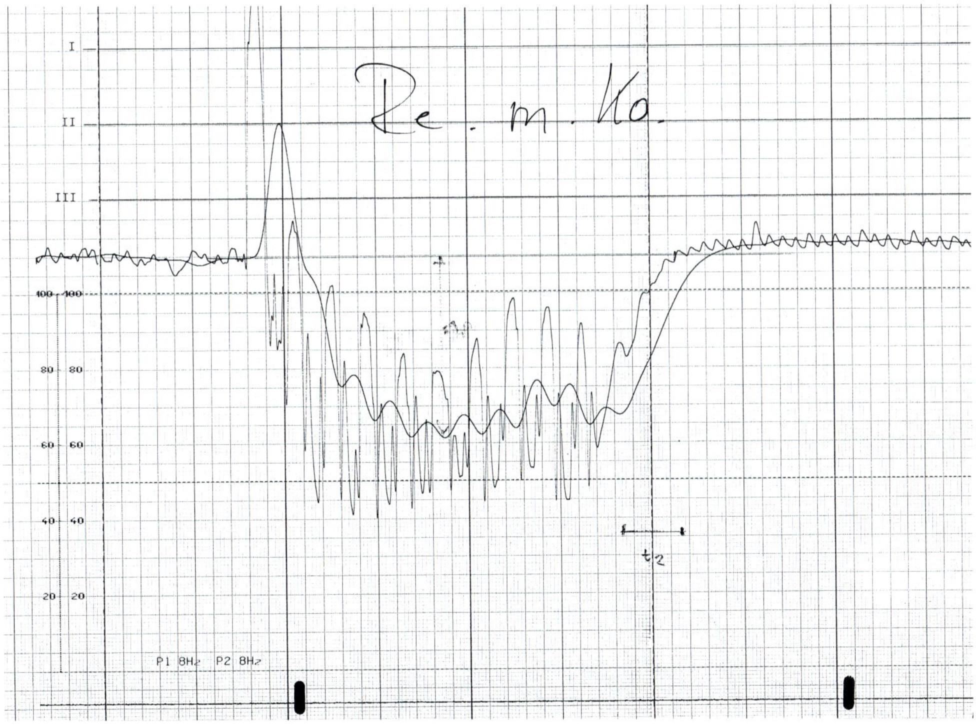

b

Abb. K1-29a und b Phlebodynamometrie.
a: Phlebodynamometrie mit Zehenstandsübung mit Darstellung des Mitteldrucks. Wesentliche Parameter sind Δp, absoluter Druckabfall und t_2, die Wiederauffüllzeit.
b: Verschlechterung der venösen Hämodynamik durch Ausschalten des Kollateralkreislaufs mit gezielter Kompression der V. saphena magna. Diese V. saphena magna darf nicht operativ entfernt werden.

Phlebographie

Im Phlebogramm zeigen sich neben der kompensatorischen Dilatation Zeichen der Stammvarikose mit retrogradem Blutfluss.

Duplexsonographie

Auch duplexsonographisch lässt sich in der epifaszialen Stammvene eine retrograde Blutströmung nachweisen.

Phlebodynamometrie

Die sicherste Aussage und damit Basis der Operationsindikation ist die Phlebodynamometrie. Hierbei werden Druckabfall Δp und Druckausgleichszeit t_2 mit und ohne Ausschaltung des epifaszialen Kollateralkreislaufs gemessen und dokumentiert. Die Ausschaltung der V. saphena magna als Kollaterale sollte durch gezielte Kompression gegen den Knochen in Höhe der Femurkondylen erfolgen. Tourniquets führen möglicherweise auch zu einer Einengung der rekanalisierten tiefen Venen oder anderer Kollateralkreisläufe, so dass keine eindeutige Beurteilung möglich ist.

➡ Wenn beim Kompressionstest in der Phlebodynamometrie eine Verbesserung der venösen Hämodynamik nachweisbar ist, sollte der insuffizient gewordene Kollateralkreislauf über die V. saphena magna durch operative Entfernung ausgeschaltet werden.

Der Eingriff erfolgt nach den gleichen Kriterien wie bei der primären Varikose. Die Prognose ist im Wesentlichen durch das weiterhin bestehende postthrombotische Syndrom der tiefen Venen bestimmt.

➡ Wenn aber beim Kompressionstest eine Verschlechterung der venösen Hämodynamik festgestellt wird, darf die V. saphena magna als notwendiges Kollateralgefäß auf keinen Fall entfernt werden (Abb. K1-29).

Operative Behandlungsmöglichkeiten bestehen dann nur in der Ausschaltung insuffizienter Perforansvenen der Cockett-Gruppe in Form der selektiven subfaszialen Ligatur oder bei entsprechender Hautveränderung als endoskopische Perforansdissektion. Beim postthrombotisch verursachten chronisch-venösen Staungssyndrom ist nach den oben genannten Kriterien unter Umständen eine paratibiale Fasziotomie indiziert.

1.4 Literatur

Brunner U: Venenchirurgie – oberflächliches Venensystem (Varizen). In: Brunner U (Hrsg.): Gefäßchirurgie. Breitner Chirurgische Operationslehre Bd. XIII, 2. Aufl. Urban & Schwarzenberg, München–Wien–Baltimore 1996

Gloviczki P, Yao JST: Handbook of Venous Disorders. Chapman & Hall, London 1996

Glüss HG, Noppenei T, Gerlach H, Braunbeck W, Ehresmann U, Fischer R, Hermann HJ, Langer C, Nöhlen H, Salzmann G, Schimmelpfennig L: Leitlinie zur Diagnostik und Therapie des Krampfaderleidens. Phlebol 33 (2004) 211–221

Hach W: Venenchirurgie, Schattauer, Stuttgart–New York 2005

Hach W, Hach-Wunderle V: Phlebographie der Bein- und Beckenvenen, 4. Aufl. Schnetztor, Konstanz 1996

Hauer G, Staubesand J, Li Y et al.: Die chronisch-venöse Insuffizienz. Chirurg 67 (1996) 505–514

May R: Primäre Varikosis. In: Heberer G, van Dongen RIAM (Hrsg.): Gefäßchirurgie. Kirschnersche allgemeine und spezielle Operationslehre. Springer, Berlin 1993

Mundy L, Merlin TL, Fitridge RA, Hiller JE: Systematic review of endovenous laser treatment for varicose veins. Br J Surg 92 (2005) 1189–1194

Salzmann G: Indikation zur Varizenoperation. Med Welt 43 (1992) 983–984

Salzmann G: Operationstechnik der Rezidivvarikose. Angio Archiv 24 (1993) 119–120

Stranzenbach W, Hach W: Diagnostik der sekundären Popliteal- und Femoralveneninsuffizienz bei Stammvarikose. Vasa 19,1 (1990) 30–34

L

Tiefes Venensystem – akute Verschlussprozesse

L1 Akute Venenthrombose der oberen Extremität

H. G. Hamann

1.1 Ätiologie und Pathogenese

Venenthrombosen im Einzugsgebiet der oberen Hohlvene machen nur 1–3% aller Phlebothrombosen aus. Sie treten damit zahlenmäßig gegenüber den Phlebothrombosen der unteren Körperhälfte weit in den Hintergrund. Hierfür sind unterschiedliche hämodynamische und anatomische Faktoren verantwortlich:

- kürzerer Weg zum Herzen
- niedrigerer hydrostatischer Druck
- Fehlen eines venösen Netzwerks analog den Soleusvenen
- geringere Zahl an Venenklappen.

Am häufigsten betroffen ist die V. subclavia (Achselvenenthrombose). Diese muss im Bereich der oberen Thoraxapertur mehrere physiologische Engen passieren, die durch Elevation und Außenrotation des Armes noch verstärkt werden. Bei ungewohnten Bewegungen kann es zu einer Dehnungsverletzung der Venenwand mit Intimaläsionen und konsekutiver Thrombenbildung kommen (Paget-von-Schrötter-Syndrom, thrombose par effort). Diese kann sich in die V. axillaris bzw. die V. brachialis fortsetzen.

An folgenden anatomischen Engstellen kann eine Venenläsion erfolgen:

- kostoklavikuläre Enge zwischen der Klavikula und der ersten Rippe (Abb. L1-1)
- zwischen dem Lig. costocoracoideum und der ersten Rippe
- zwischen dem M. pectoralis minor und dem knöchernen Thorax (Abb. L1-2)
- zwischen dem M. subclavius und der ersten Rippe
- zwischen dem Humerus und dem M. subscapularis.

Weitere Ursachen für die Entstehung der Achselvenenthrombose sind:

- Halsrippen
- Tumoren der Lunge
- Tumoren des Mediastinums
- knöcherne Verletzungen der oberen Thoraxapertur (Frakturen der Klavikula oder der ersten Rippe mit

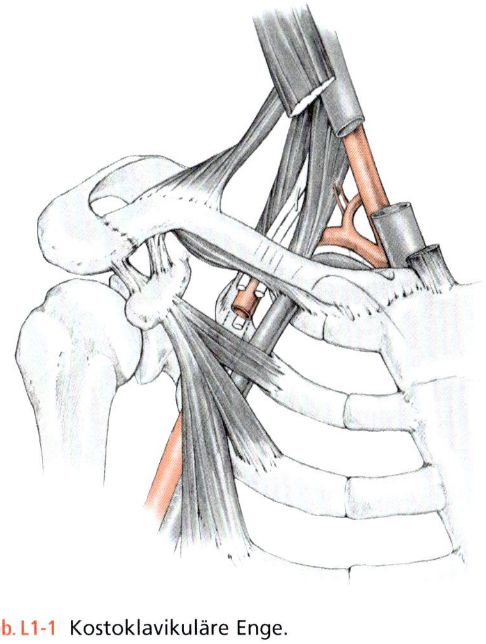

Abb. L1-1 Kostoklavikuläre Enge.

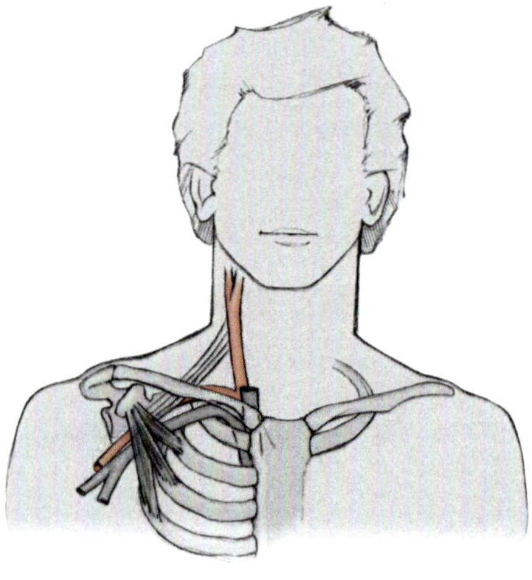

Abb. L1-2 Pectoralis-minor-Enge.

überschießender Kallusbildung oder Ausheilung in Fehlstellung)
- Operationsnarben
- Strahleninduration nach Ablatio mammae
- zentralvenöse Katheter
- Infusionen von Medikamenten (hypertone Lösungen, Zytostatika).

1.2 Symptomatik

Der akute thrombotische Verschluss der V. subclavia imponiert durch die Trias:
- Schmerzen im Bereich des Unterarms, des Oberarms und der Schulter
- Schwellung des gesamten Arms
- Zyanose des Arms.

Über den tiefen Venen supra- und infraklavikulär, eventuell auch axillär und entlang dem medialen Bizepsrand besteht häufig eine Druckempfindlichkeit. Bereits wenige Tage nach Verlegung der venösen Strombahn kann ein sichtbarer Kollateralkreislauf (vermehrte Venenzeichnung der Hautvenen im Schultergürtel- und Brustwandbereich) entstehen.

1.3 Diagnostik

1.3.1 Klinische Diagnostik

Im Gegensatz zu den Venenthrombosen der unteren Extremitäten ist die Sensitivität der rein klinischen Untersuchung beim thrombotischen Venenverschluss der oberen Gliedmaßen gut. Mit Hilfe einer genauen Anamnese ist es möglich, erste Rückschlüsse auf die Pathogenese der Thrombose zu ziehen und wesentliche Prädispositionsfaktoren zu erfassen. Für die Bestätigung der klinischen Verdachtsdiagnose ist der Einsatz apparativer Verfahren jedoch unentbehrlich.

1.3.2 Funktionsuntersuchungen

Von den nicht invasiven Untersuchungsmethoden haben die Venenverschlussplethysmographie (VVP) und die Continuous-Wave-Doppler-Sonographie (CW) eine Sensitivität von über 90%. Diese beträgt für die farbkodierte Duplexsonographie nahezu 100% bei einer Spezifität von ca. 95%. Deshalb ist diese Kombination aus hämodynamischer Information (CW-Doppler) und einem bildgebenden Verfahren (B-Mode-Sonographie) als die Untersuchungsmethode der ersten Wahl anzusehen.

1.3.3 Bildgebende Verfahren

Eine präoperative Phlebographie ist indiziert, wenn keine effizienten Ultraschallmethoden verfügbar sind oder der auf nicht invasivem Weg erhobene Befund zweifelhaft ist (ungünstige Ultraschallbedingungen). Bei Verdacht auf Verschluss der oberen Hohlvene, bei gutachterlichen Fragen und fakultativ vor thrombolytischer oder operativer Therapie ist eine Phlebographie ebenfalls indiziert (Abb. L1-3).

1.4 Therapie

Diese kann grundsätzlich konservativ (therapeutische Heparinisierung, Thrombolyse) oder operativ (Thrombektomie) durchgeführt werden. Für die Wahl des Therapieverfahrens ist das Thrombosealter entscheidend,

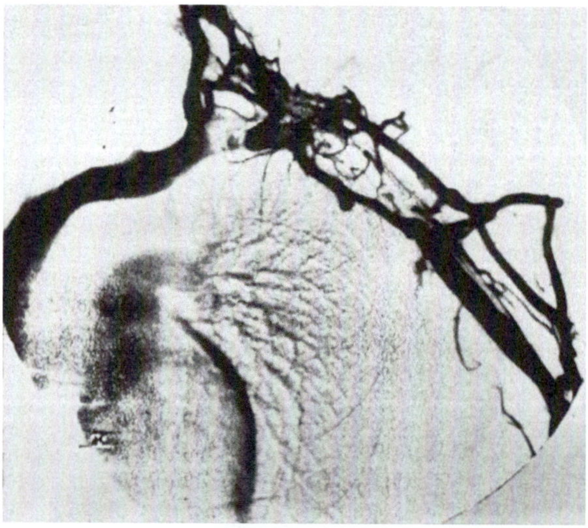

Abb. L1-3 Die digitale Subtraktions-Angiographie über die V. cubitalis zeigt eine linksseitige V.-subclavia-Thrombose.

aber auch das Lebensalter des Patienten und seine körperlichen Aktivitäten in Beruf und Freizeit sollten hierbei mitberücksichtigt werden.

1.4.1 Konservative Therapie

In der Regel bilden sich die Symptome unter folgenden therapeutischen Maßnahmen innerhalb weniger Tage zurück:

- Kompression durch elastische Wickelung des betroffenen Arms
- Hochlagerung
- Subkutane Heparinisierung mit einem niedermolekularen Heparin (NMH). Die Dosierung ist abhängig vom Typ des Heparins und vom Körpergewicht des Patienten und grundsätzlich doppelt so hoch wie bei der prophylaktischen Antikoagulation. Zahlreiche Studien konnten aufzeigen, dass die subkutane Gabe eines NMH bezüglich der Reduktion der Thrombusgröße effizienter ist als die Applikation von unfraktioniertem Heparin.

1.4.2 Interventionelle Verfahren

Bei jüngeren Patienten mit erheblicher Stase sind die Thrombolyse oder die Thrombektomie in Erwägung zu ziehen. Deren Ergebnisse hängen vor allem vom Alter der Thrombose ab. Sie verschlechtern sich bei mehr als 7–10 Tagen alten Verschlüssen deutlich. Folgende Thrombolytika stehen zur Verfügung:

- Streptokinase
- Urokinase
- rt-PA
- APSAC

Welches Thrombolytikum in welcher Dosierung (konventionelle Lyse vs. ultrahochdosierte Kurzzeitlyse) zu den besten Ergebnissen führt, ist bislang nicht geklärt.

Bei Kontraindikationen zur Lysetherapie, nach erfolgloser Lyse und bei der im Bereich der oberen Gliedmaßen extrem seltenen Phlegmasia coerulea dolens ist die chirurgische Strombahnwiederherstellung angezeigt. Kontraindikationen zur Lysetherapie sind:

- hämorrhagische Diathese
- gastroduodenale Ulzera
- Hypertonie
- Zerebralsklerose
- Sepsis
- Endocarditis lenta
- akute Pankreatitis
- postoperativ
- nach Unfallverletzung
- postpartal
- nach Abort
- nach Arterienpunktion
- Emboliequellen (Aneurysmen, Vorhofflimmern, Karotisstenose)
- Schwangerschaft
- Lebensalter > 65.

Seit der Einführung interventioneller Verfahren im arteriellen Bereich wird auch von der direkten venösen Thrombolyse (lokoregionale Thrombolyse mit Urokinase oder rt-PA) und, in Einzelfällen, von der venösen Angioplastie, gegebenenfalls mit zusätzlicher Stent-Implantation, Gebrauch gemacht.

Die einfache Aspiration von Thromben mit speziellen Kathetern ist im venösen Niederdrucksystem aufgrund des Kollapses der Venenwand wenig erfolgreich. Umstritten sind die Thrombusentfernung mit einem Maschenkorb oder mit einem hydrodynamischen Katheter (Venturi-Effekt) bzw. die Thrombusfragmentierung mit

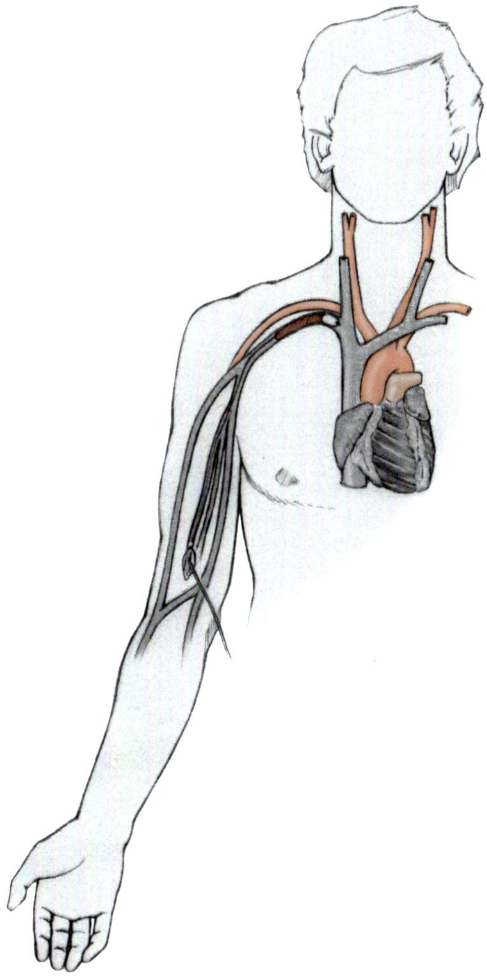

Abb. L1-4 Indirekte Thrombektomie der V. subclavia mittels Ballonkatheter via V. brachialis. Nach Einführen des Katheters über die Verschlussstrecke hinaus wird der Ballon aufgefüllt. Extraktion des Gerinnsels durch Zurückziehen des Ballons.

einem schnell rotierenden Rotationskörper (Amplatz-Katheter, Impeller-Katheter).

1.4.3 Operative Therapie

Die Desobliteration der V. subclavia erfolgt via V. brachialis im Sulcus bicipitalis medialis mit einem Ballonkatheter (Abb. L1-4). Die wiedereröffnete Strombahn wird anschließend endoskopisch oder venographisch überprüft. Im Falle einer stärkeren Schädigung der Venenwand, beispielsweise nach der Extraktion von älteren, wandhaftenden Thromben oder bei zurückgebliebenen, nicht zu entfernenden Restgerinnseln, empfiehlt sich die Anlage einer temporären arteriovenösen Fistel in Höhe des Handgelenks oder des Oberarms. Diese wird nach drei Monaten wieder verschlossen.
Beim Nachweis einer Kompression der Vene infolge einer anatomischen Abnormalität sollte diese in derselben Sitzung oder zu einem späteren Zeitpunkt mitkorrigiert werden. In erster Linie handelt es sich hierbei um die transaxilläre Resektion der ersten Rippe (Abb. L1-5 und L1-6, siehe auch Kap. C2).

1.5 Komplikationen

Die Prognose beim thrombotischen Venenverschluss der oberen Extremitäten ist hinsichtlich sowohl der Früh- als auch der Spätkomplikationen wesentlich besser als die der Phlebothrombosen im Bereich der unteren Körperhälfte. Lungenembolien treten in weniger als 2% (bei Bein- und Beckenvenenthrombosen in ca. 50%) auf, und die Entwicklung eines postthrombotischen Syndroms mit Bildung von Geschwüren analog dem venösen Ulcus cruris stellt eine ausgesprochene Rarität dar.

1.6 Nachbehandlung

Zur Vermeidung eines Thromboserezidivs bzw. einer Thrombusapposition ist im Anschluss an die Akutbehandlung die Umstellung der antithrombotischen Therapie auf Cumarine für ca. 3 Monate erforderlich. Diese sollte überlappend mit niedermolekularem Heparin über 4–5 Tage erfolgen, wobei eine INR (international normalized ratio) von 2,0–3,0 anzustreben ist.

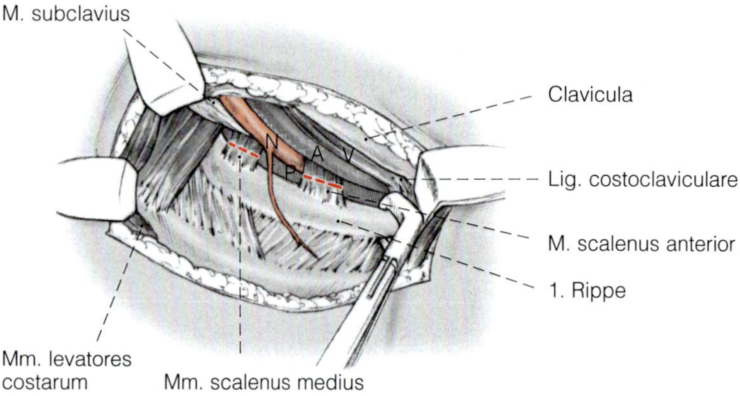

Abb. L1-5 Transaxilläre Resektion der ersten Rippe. Für die Freilegung der ersten Rippe werden Mm. scalenus anterior und medius im mittleren Anteil der Rippe, die Mm. levatores costarum am hinteren Ende und die Sehne des M. subclavius sowie das Lig. costoclaviculare am vorderen Ende durchtrennt.

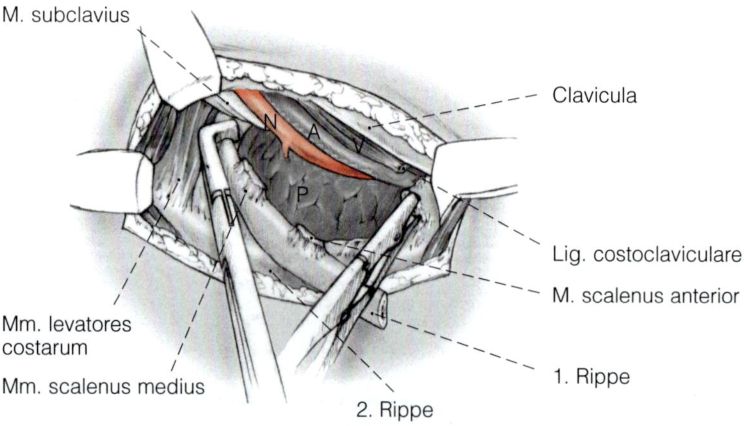

Abb. L1-6 Durchtrennung der ersten Rippe am vorderen und hinteren Ende mit Rippenschere. Glätten der Rippenstrümpfe mit Rangeur.

1.7 Literatur

Baarslag HJ, van Beek EJR, Koopman MMW et al.: Prospective comparative study of color duplex ultrasonography and contrast venography in patients suspected of having upper extremity deep vein thrombosis. Ann Intern Med 136 (2002) 865–872

Breddin HK, Hach-Wunderle V, Nakov R et al.: Effects of low molecular weight heparin on thrombus regression and recurrent thromboembolism in patients with deep vein thrombosis. N Engl J Med 344 (2001) 626–631

Burihan E, Poli De Figueiredo LF, Francisco JR et al.: Upper-extremity deep venous thrombosis: analysis of 52 cases. J Cardiovasc Surg (1993) 19–22

Campbell GB, Chandler JG, Tegtmeyer CJ et al.: Axillary, subclavian and brachiocephalic vein obstruction. Surgery 82 (1977) 816–825

Dolmez M, Beregi JP, Willoteaux S et al.: Mechanical thrombectomy in patients with deep venous thrombosis. Cardiovasc Intervent Radiol 24 (2001) 42–48

Günther RW: Venöse Thrombolyse und Thrombektomie. In: Günther RW, Thebau M (Hrsg.): Interventionelle Radiologie, 2. Aufl. Thieme, Stuttgart–New York, 206–210

Kong TT, Oudkerk M, van Beek EJR: Deep vein thrombosis and pulmonary embolism. In: Hallet JW jr., Mills JW, Earnshaw JJ et al. (eds.): Comprehensive vascular and endovascular surgery. Mosby 2004, 625–663

L2 Akute Venenthrombosen – Vena cava, Beckenvenen, Nierenvenen

H. G. Hamann

2.1 Ätiologie und Pathogenese

Bei mehr als 90% aller Phlebothrombosen handelt es sich um solche der unteren Körperhälfte. Die Thrombose der V. cava inferior entwickelt sich meist auf dem Boden einer ein- oder beidseitigen aszendierenden Beckenvenenthrombose und stellt eine lebensbedrohliche Erkrankung mit der Gefahr einer fulminanten Lungenembolie dar.

Die zweithäufigste Ursache ist mit ca. 25% eine tumoröse Infiltration. Infolge der steigenden Anzahl von Schirmfilterimplantationen nehmen iatrogene Kavathrombosen immer mehr an Bedeutung zu.

➡ Beckenvenenthrombosen finden sich links doppelt so häufig wie rechts (links: 60%, rechts: 30%, beidseits: 10%).

Die Ursache hierfür ist anatomisch bedingt. Wegen der Überkreuzung der linken V. iliaca communis durch die rechte A. iliaca communis mit mehr oder weniger starker Kompression der Vene und infolge der bindegewebigen Einengung des Venenlumens durch einen Venensporn ist die Strömungsgeschwindigkeit des Blutes links wesentlich niedriger als rechts.

➡ Eine auf die V. iliaca interna begrenzte Thrombose ist ein seltenes Ereignis, welches aber immer dann in Betracht gezogen werden muss, wenn Lungenembolien bei unauffälligem Venensystem der unteren Extremitäten auftreten.

Nierenvenenthrombosen kommen bei Neugeborenen und Säuglingen mit schwerer Dyspepsie vor und führen zu massiven Störungen der Nierenfunktion und des Allgemeinzustands. Beim Erwachsenen kann ein Verschluss der unteren Hohlvene auf die Nierenvenen übergreifen. Weitere Ursachen sind Entzündungen der Niere bzw. deren Nachbarorgane sowie Tumoren, insbesondere das Nierenzellkarzinom. Dieses wächst in 4–10% zapfenförmig in die Nierenvenen vor und kann sich über die V. cava inferior bis in den rechten Vorhof ausbreiten. Hierbei besteht neben der Gefahr der Embolisation die Möglichkeit, dass sich das durch den Tumorzapfen zunächst nur partiell verlegte Lumen infolge einer Appositionsthrombose vollständig verschließt.

Eine Mesenterialvenenthrombose (primäre = idiopathische oder sekundäre im Gefolge einer mit Hyperkoagulabilität einhergehenden Erkrankung – vor allem bei Polyzythämien, Neoplasmen und der heparininduzierten Thrombozytopenie Typ II) ist eine seltene Ursache für eine mesenteriale Ischämie.

2.2 Symptomatik

Die Symptomatik wird in erster Linie von der Lokalisation und der Ausdehnung des thrombotischen Verschlusses bestimmt.

2.2.1 Verschluss der suprarenalen V. cava inferior

Ein akuter Verschluss der unteren Hohlvene kranial der Einmündungen der Nierenvenen führt zur Anurie und geht häufig mit einer schweren Schocksymptomatik einher. Nur die sofortige Beseitigung der Strombahnblockade eröffnet eine Überlebenschance.

2.2.2 Verschluss der V. cava inferior unter Einschluss der Lebervenen

Ein thrombotischer Verschluss der subdiaphragmalen V. cava inferior unter Einschluss der Lebervenen verursacht ein Budd-Chiari-Syndrom mit folgenden Symptomen:

- Ikterus
- Aszites
- massiv schmerzhafte Hepatomegalie
- Ausbildung eines ausgedehnten Kollateralkreislaufs seitlich an Abdomen und Thorax.

2.2.3 Verschluss der V. mesenterica superior

Die Symptome der häufig letal endenden Mesenterialvenenthrombose sind unspezifisch und ähneln denen des Mesenterialarterienverschlusses.

2.2.4 Verschluss der infrarenalen V. cava inferior

Bei der infrarenalen Kavathrombose klagen die Patienten häufig über lumbale oder abdominale Schmerzen, die bis in die Beine ausstrahlen können, sowie über Miktions- und Defäkationsstörungen. Eine Periphlebitis mit entzündlicher Reaktion des M. psoas führt zur Beugekontraktur der Oberschenkel. In Abhängigkeit von der Kollateralisationsmöglichkeit, vor allem über die Lumbalvenen, kommt es zu einem mehr oder weniger stark ausgeprägten Ödem der unteren Körperhälfte bis zum Nabel (einschließlich der Genitalien).

2.2.5 Verschluss der Beckenvenen

Im Gegensatz zu den Mehretagenphlebothrombosen bzw. zur aszendierenden Bein-/Beckenvenenthrombose (iliofemorale Venenthrombose) verursachen die auf die Beckenvenen begrenzten Thrombosen in der Regel kein Ödem. Beim Stehen kommt es zur Blauverfärbung des gleichseitigen Beins. Es besteht meist eine unklare Schmerzsymptomatik im Bereich des Beckens, der Genitalorgane oder der LWS (ischialgiforme Beschwerden).

2.3 Diagnostik

Von den in Tabelle L2-1 aufgelisteten diagnostischen Maßnahmen besitzen bei der Hohlvenenthrombose die Kavographie (Abb. L2-1) und die Computertomographie die höchste Sensitivität und Spezifität.

2.3.1 Duplexsonographie

Beckenvenenthrombosen lassen sich mit einer 95- bis 97%igen Sensitivität und Spezifität mittels farbkodierter Duplexsonographie erkennen.

Tab. L2-1 Diagnostische Maßnahmen bei Phlebothrombosen der unteren Körperhälfte.

Verfahren	Lokalisation der Thrombose
Venenverschlussplethysmographie – Sensitivität: 92% – Spezifität: 98%	femoral popliteal
CW-Dopplersonographie – Sensitivität: 88% – Spezifität: 88%	femoral popliteal
Kompressionssonographie – Sensitivität: 97% – Spezifität: 97%	femoral popliteal
farbkodierte Duplexsonographie – Sensitivität: 95% – Spezifität: 97%	iliokaval femoral popliteal krural
Phlebographie	iliokaval femoral popliteal krural
Computertomographie	iliokaval
MR-Phlebographie	iliokaval

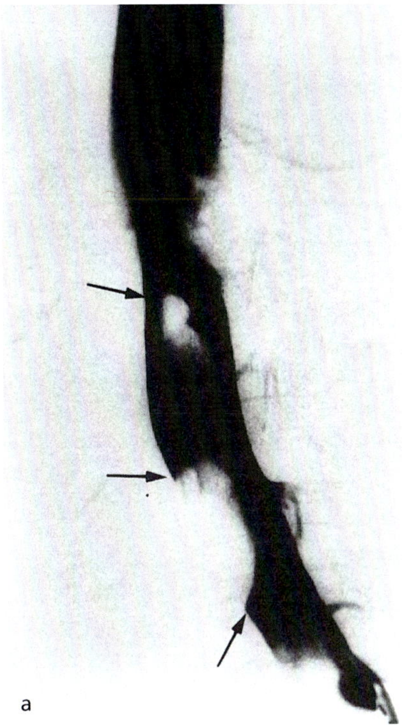

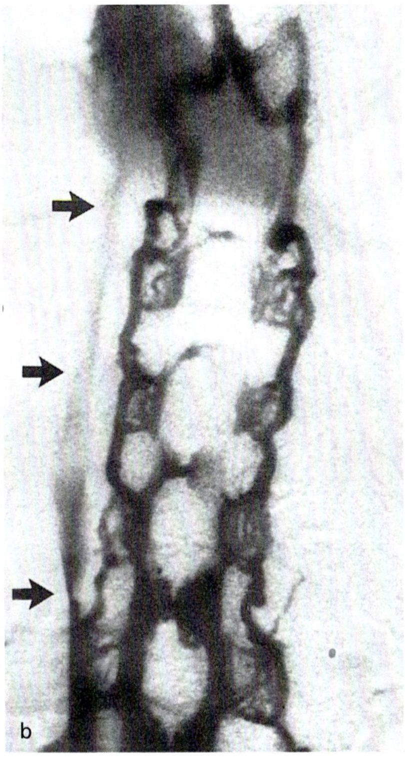

Abb. L2-1a und b Kavographie (digitale Subtraktions-Angiographie).
a: Umspülter bzw. flottierender V.-cava-Thrombus.
b: Thrombotischer Verschluss der infrarenalen Hohlvene mit Umgehungskreislauf über das lumbovertebrale Venengeflecht.

2.3.2 Phlebographie

Die seltenen isolierten Verschlüsse der Vv. iliacae internae bzw. Vv. renales können meist nur phlebographisch über eine selektive Sondierung sichtbar gemacht werden.

2.3.3 MR-Phlebographie

Wegen ihrer beschränkten Verfügbarkeit und der hohen Kosten ist die MR-Phlebographie nur für spezielle Fragestellungen, z. B. bei Schwangerschaftsthrombosen, anzuwenden.

2.4 Therapie

Da Phlebothrombosen der unteren Hohlvene in ca. 20% zu schweren Lungenembolien führen, sollte eine rasche, sichere und vollständige Beseitigung der Thromben oberstes Therapieziel sein. Dies gewährleistet in erster Linie die chirurgische Ausräumung der Emboliequelle.

Durch die chirurgische Strombahnwiederherstellung gelingt es nicht nur, die Gefahr der Lungenembolie, sondern auch bei über 90% der Operierten ein postthrombotisches Syndrom zu verhindern. Operationsmethode der Wahl ist die transperitoneale Kavathrombektomie, ggf. in Kombination mit einer transfemoralen Thrombektomie der iliofemoralen Strombahn (Abb. L2-2).

Die Freilegung der Hohlvene erfolgt durch ein erweitertes Kocher-Manöver bis subdiaphragmal. Je nach

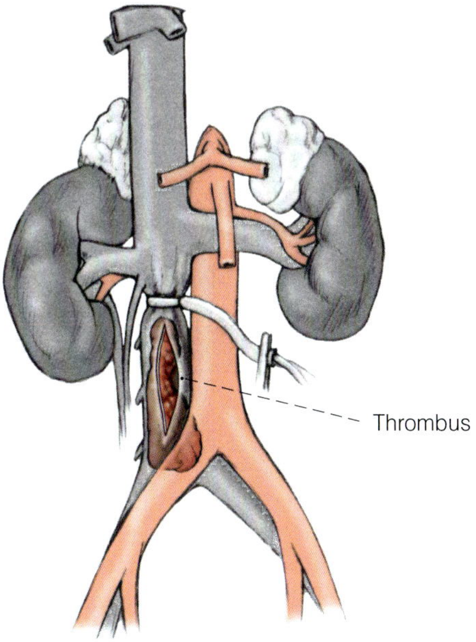

Abb. L2-2 Transperitoneale Thrombektomie der V. cava inferior. Diese ist infrarenal angezügelt. Manuelle Thrombusexpression nach Längskavotomie.

Ausdehnung der Thrombose wird die V. cava kranial oder kaudal der Nierenvenenmündung mit Silikonbändchen angezügelt. Endet das proximale Thrombusende infrarenal oder in Höhe der Nierenvenenmündung, so wird die Hohlvene infrarenal längs inzidiert. Daraufhin lassen sich die Gerinnsel manuell exprimieren. Bei einer zusätzlichen Thrombosierung der Beckenvenen werden diese über die V. femoralis communis nach deren Freilegung in beiden Leisten mit Ballonkathetern desobliteriert. Nach inspektorischer (Hohlvene) und phlebographischer oder endoskopischer Kontrolle (Beckenvenen) der Strombahn auf Durchgängigkeit und kompletter Beseitigung des thrombotischen Materials wird die Kavotomie mit einem fortlaufenden 5-0 Polypropylenefaden verschlossen.

2.4.1 Mehretagenphlebothrombose

Im Falle einer Mehretagenphlebothrombose folgen nun die transfemorale Thrombektomie und das Anlegen einer uni- oder bilateralen arteriovenösen Fistel.

2.4.2 Suprarenaler thrombotischer Verschluss der V. cava inferior

Reicht der thrombotische Hohlvenenverschluss bis suprarenal, wird die Kavotomie in Höhe der Nierenvenenmündung vorgenommen. Anschließend erfolgt die Thrombektomie der Hohlvene und, falls erforderlich, der Nierenvenen mit einem entsprechend großen Ballonkatheter.
Die Gefahr einer Lungenembolie als Folge der Operation ist gering, es sei denn, für den thrombotischen V.-cava-Verschluss ist der in der Hohlvene vorwachsende Tumorzapfen eines Nierenzellkarzinoms verantwortlich.

2.4.3 Verschluss der V. cava inferior bei Nierenzellkarzinom

Nach Neves und Zincke werden hierbei vier Gruppen unterschieden:

- Gruppe I: Tumorzapfen in der Nierenvene und der Hohlvene bis 2 cm vor der Nierenvenenmündung
- Gruppe II: Tumorzapfen bis subhepatisch vorgewachsen
- Gruppe III: Befall der intrahepatischen V. cava
- Gruppe IV: subdiaphragmale oder atriale Ausbreitung.

Das Risiko der Embolisation ist in den Gruppen I und II am höchsten. Deshalb muss bei der chirurgischen Entfernung des Tumorzapfens die Blutstromunterbrechung in der Hohlvene durch Anschlingen mit einem Silikonzügel stets kranial des Tumors bzw. des Appositionsthrombus durchgeführt werden. Die Freilegung des Nierentumors erfolgt mit Nierengefäßen, Aorta und Hohlvene nach Kocher-Manöver und ggf. Mobilisation der rechten bzw. der linken Kolonflexur.
Bei Ausdehnung des Tumorzapfens bis in die Höhe der Lebervenenmündungen oder darüber hinaus (Gruppen III und IV) ist für das kontrollierte Anschlingen der Hohlvene eine rechtsseitige Thorakotomie oder mediane Sternotomie erforderlich.
Bei einem Tumorwachstum bis in das rechte Herz empfiehlt es sich, die Operation unter dem Schutz eines kardiopulmonalen Bypasses durchzuführen.
Bei Patienten der Gruppen I und II wird die Operation in sechs Schritten vorgenommen (Abb. L2-3):

- Anschlingen der Hohlvene kranial und kaudal des Tumorzapfens
- Freilegen der Hohlvene im Bereich des Tumors und der Nierenvenen
- Ligatur der Nierenarterie
- laterale Kavotomie im Bereich und unter Einbeziehung der entsprechenden Nierenvene
- Enukleation des Tumorzapfens
- Versorgung der Kavotomie durch direkte Naht oder, wenn wegen einer Verwachsung des Tumors mit der Venenwand diese teilweise reseziert werden musste, mit Patchplastik (autologe Vene oder PTFE).

Anschließend erfolgt die Tumornephrektomie in typischer Weise mit Resektion der Fettkapsel, der Nebenniere und der regionalen Lymphknoten. Nach einer eventuell notwendig gewordenen Resektion eines tumortragenden Hohlvenensegments sollte eine End-zu-End-Anastomose der beiden V.-cava-Enden versucht werden. Hierfür muss die Hohlvene möglichst weit nach kranial und nach kaudal hin mobilisiert werden. Wenn dies technisch nicht möglich ist, erfolgt die Wiederherstellung der Gefäßkontinuität durch Interposition einer ringverstärkten PTFE-Prothese. Eine kavale oder iliofemorale Appositionsthrombose wird durch eine venöse Thrombektomie und das Anlegen einer arteriovenösen Fistel behandelt.

2.4.4 Beckenvenenthrombose und iliofemorale Venenthrombose

Bei isolierten Beckenvenenthrombosen und den iliofemoralen Venenthrombosen stehen therapeutisch drei unterschiedliche Modalitäten zur Verfügung (Abb. L2-4):

- Antikoagulation
- Thrombolyse
  - Streptokinase
  - Urokinase

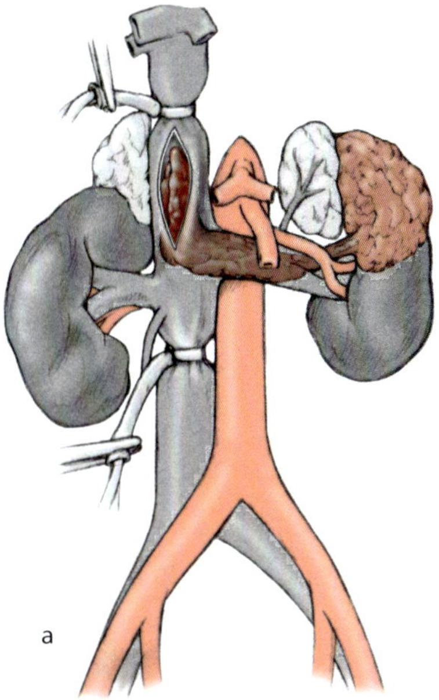

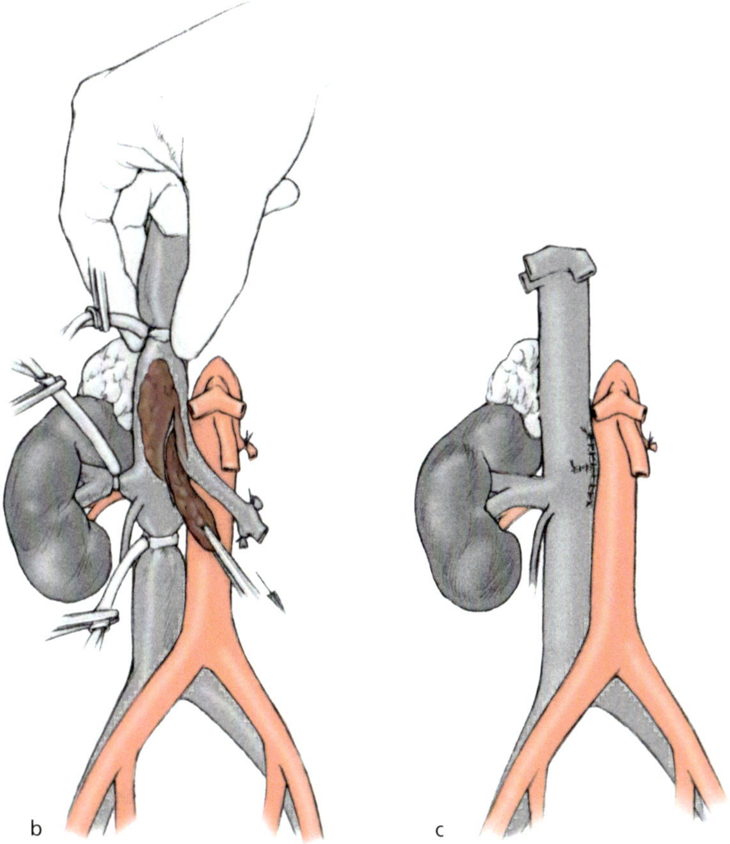

Abb. L2-3a–c Tumorzapfen in der V. cava inferior bei linksseitigem Nierenzellkarzinom.
a: Mediane Ober- und Unterbauchlaparotomie, Freilegen der Hohlvene im Bereich des Tumors und der Nierenvenen, Ligatur der linken Nierenarterie, laterale Kavotomie im Bereich und unter Einbeziehung der linken Nierenvene.
b: Enukleation des Tumorzapfens durch digitalen Schub nach kaudal, Hohlvene kranial und kaudal angeschlungen.
c: Verschluss der Kavotomie durch direkte Naht, Tumornephrektomie in typischer Weise.

  – rt-PA
  – Pro-Urokinase
- operative Behandlung.

Die vermeintlich konkurrierende Situation zwischen diesen Therapieformen erfährt ihre differentialindikatorische Klärung durch die Berücksichtigung der jeweiligen Kontraindikationen für das einzelne Verfahren. Einigkeit über die Indikation zur Operation besteht bei:

- Phlegmasia coerulea dolens
- embolisierenden Phlebothrombosen
- proximalen Thrombosen mit Beteiligung der unteren Hohlvene
- isolierten Kava- und Beckenvenenthrombosen
- Vier-Etagen-Phlebothrombosen unter Einbeziehung der
  – tiefen Unterschenkelvenen
  – V. poplitea
  – Oberschenkelvenen
  – Beckenvenen

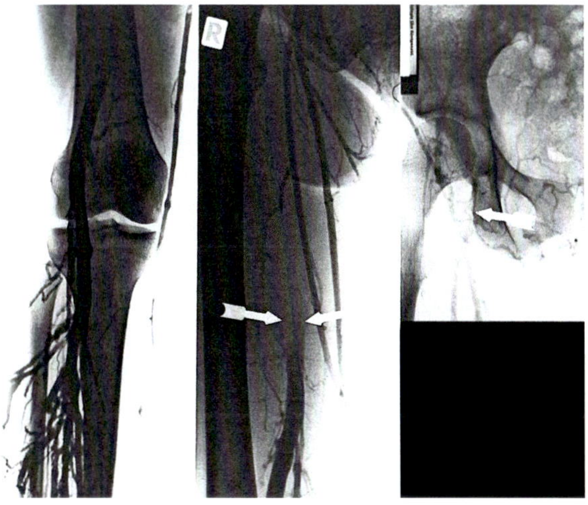

Abb. L2-4 Aszendierende Phlebographie: iliofemorale Venenthrombose rechts (18-jährige Patientin).

- Schwangerschaftsphlebothrombosen
- thromboembolischen Komplikationen nach Kavafilterimplantationen
- Thrombosen, die aus technischen oder medizinischen Gründen nicht lysiert werden können (z. B. innerhalb der ersten sieben Tage nach Operation, Unfallverletzung, Entbindung, Abort).

Kontraindikationen für die venöse Thrombektomie stellen ein malignes Grundleiden mit kurzer Lebenserwartung, Vorerkrankungen mit Ausschluss einer Antikoagulanzientherapie und ein hohes kardiopulmonales Risiko dar.

Die chirurgische Therapie verfolgt zwei Ziele:

- die Lumenwiederherstellung mit Erhaltung schlussfähiger Venenklappen und Vermeidung eines postthrombotischen Syndroms
- die Ausschaltung eines potentiellen Embolusstreuherds und die Vermeidung einer eventuell deletären Lungenembolie.

Wie bei der konservativen Therapie ist für den operativen Behandlungserfolg das verstrichene Zeitintervall entscheidend. Jenseits des 7. Tages nach klinischem Krankheitsbeginn sind die Gerinnsel in der Regel so weit fixiert, dass ihre vollständige Entfernung technisch meist nicht mehr möglich ist. Für die lokale Operabilität sind außerdem zwei gefäßmorphologische Befunde von ausschlaggebender Bedeutung:

- Zum einen liegen bei den meisten klinisch relevanten Beckenvenenthrombosen zusätzliche Verschlüsse der Ober- und Unterschenkeletage vor, d. h., der Operateur hat sich in jedem Fall auf eine langstreckige Desobliteration einzustellen.
- Ein zweites, wichtiges Kriterium bezüglich der lokalen Operabilität ist die Tatsache, dass die linksseitige Iliakalvenenthrombose in rund 50% der Fälle mit einem so genannten Beckenvenensporn vergesellschaftet ist (Abb. L2-5).

Die Chancen einer vollständigen Strombahnwiederherstellung sind links deshalb 4–5-mal geringer als auf der rechten Seite. Häufig ist ein zweiter korrigierender Eingriff erforderlich.

Neben einer kritischen Indikationsstellung trägt die chirurgische Technik wesentlich zur Erfolgssicherung bei. Das standardisierte operationstechnische Verfahren umfasst drei wesentliche Elemente:

- Die transfemorale, rein instrumentelle kombinierte Ballon- und Ringdesobliteration in Anti-Trendelenburg-Lagerung von 30° mit Überdruckbeatmung (PEEP 10 mmHg) und endinspiratorischem Atemstillstand beim Einführen des Thrombektomiekatheters durch das zentrale Gerinnsel. Intraoperative Lumenüberprüfung durch Venographie oder Gefäßendoskopie (Abb. L2-6).
- Bei Mehretagenverschlüssen Desobliteration der

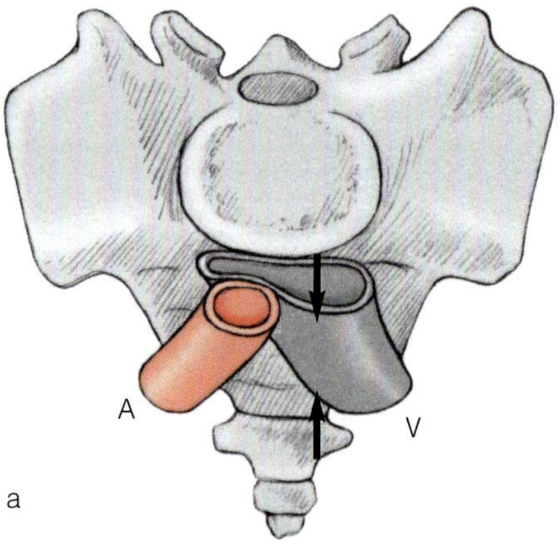

a

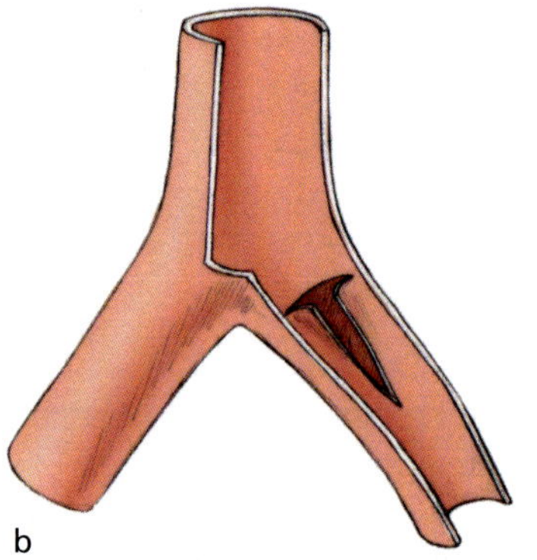

b

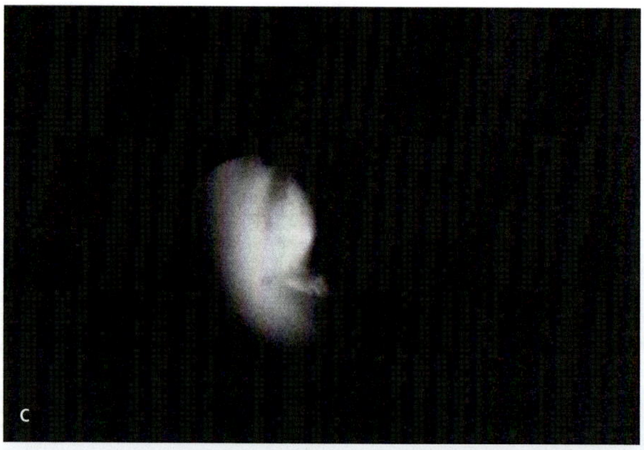

c

Abb. L2-5a–c Beckenvenensporn.
a: Kompressionseffekt der pulsierenden überkreuzenden rechten A. iliaca communis (A) auf die vor dem Promontorium eingeklemmte linke V. iliaca communis (V).
b: Pfeilförmige Septierung der V. iliaca communis sin. (Venensporn) durch Intimaproliferation der Venenwand.
c: Gefäßendoskopischer Befund.

Ober- und Unterschenkeletage durch manuelle Kompression und stramme Auswickelung. In Einzelfällen orthograde Desobliteration mit speziellem Ballonkatheter von einem peripheren Zugang aus.
- Der routinemäßigen Einsatz einer temporären arteriovenösen Fistel (Korbhenkel-Shunt zwischen einem Ast der V. saphena magna und der A. femoralis communis oder superficialis), die nach drei Monaten wieder verschlossen wird (Abb. L2-7).

Der temporären arteriovenösen Fistel kommt unter den verschiedenen protektiven Maßnahmen die größte praktische Bedeutung aus folgenden Gründen zu:
- Die fistelbedingte Zunahme der Strömungsgeschwindigkeit und des Durchflussvolumens hält das Lumen offen.
- Eine vollständige Lumenwiederherstellung bei inkompletter Desobliteration bzw. bei Reststenosen kann im Laufe der folgenden Monate erreicht werden.
- Bei persistierender zentraler Blockade ist eine Offenhaltung der teildesobliterierten Gefäßstrecke gewährleistet und damit die Voraussetzung für eine Reintervention wie Katheterdilatation, Stent-Implantation, Patch-Plastik oder Bypass in zweiter Sitzung geschaffen.

2.4.5 Venovenöser Saphena-Bypass nach Palma und Esperon

Wenn bereits im Rahmen der intraoperativen Kontrolluntersuchung durch Venographie oder Endoskopie ein Venensporn im Bereich der linken V. iliaca communis aufgedeckt wird, empfehlen sich Ballondilatation und Stent-Implantation in derselben Sitzung.

Ist dieser Eingriff technisch nicht durchführbar oder misslungen, dann kommt als kollateralisierende Maßnahme in erster Linie der venovenöse Saphena-Bypass nach Palma und Esperon in Frage (Abb. L2-8). Dabei wird die V. saphena magna am kontralateralen Oberschenkel mobilisiert und suprapubisch subkutan zur linken Seite durchgezogen, wo sie nach Möglichkeit mit der dortigen V.-saphena-magna-Krosse anastomosiert wird. Bei geeignet hohem Druckgradienten wird dadurch eine zusätzliche Kollaterale geschaffen, die auch unter variköser Entartung eine gute Förderkapazität behält.

Beim so genannten hohen Palma wird anstelle der V. saphena magna eine ring- oder spiralverstärkte PTFE-Gefäßprothese als querer ilioiliakaler Bypass eingesetzt (Abb. L2-9). Dabei wird über einen Schrägschnitt am Unterbauch 2 cm kranial des Leistenbands beidseits die V. iliaca externa präperitoneal freigelegt. Die Platzierung der Gefäßprothese erfolgt zwischen der Rückfläche der geraden Bauchmuskulatur und dem

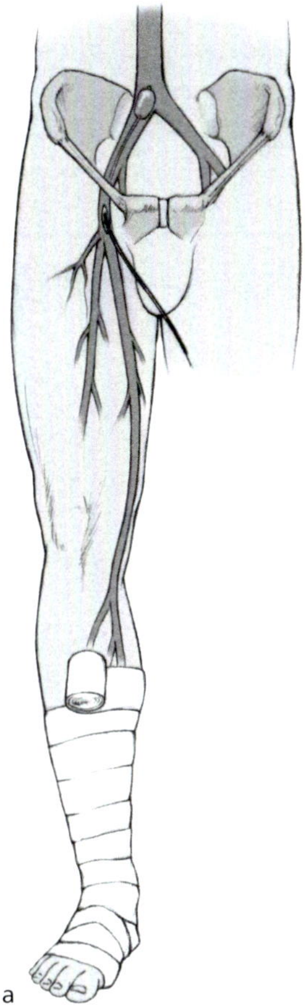
a

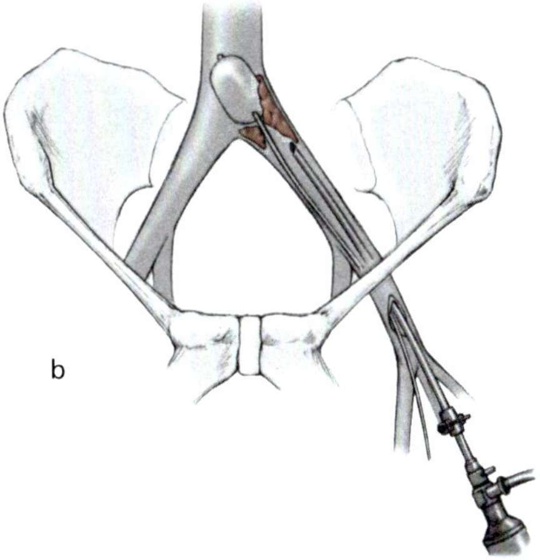
b

Abb. L2-6a und b Operationstaktisches Vorgehen bei der venösen Thrombektomie im iliofemoralen Abschnitt.
a: Zugangsweg der Wahl: V. femoralis communis; indirekte Desobliteration in Strom- und Gegenstromrichtung mit Ballonkatheter, strammes Auswickeln von Unter- und Oberschenkel.
b: Intraoperative Kontrollendoskopie: zentrale Abflussblockade im Hohlvenenbereich über einen aufgeblasenen Ballonkatheter; transfemorales Einführen des Endoskops mit Kaltlichtanschluss und Spüleinrichtung.

Peritoneum oberhalb des Blasenscheitels. Nach ovalärer Exzision der Venenwand wird die End-zu-Seit-Anastomose mit der PTFE-Prothese mit einem Durchmesser von 10–12 mm durchgeführt.

Eine Lysetherapie mit Urokinase oder Streptokinase ist nur ausnahmsweise bei allgemeiner oder lokaler Inoperabilität indiziert.

Die Indikation zur Implantation eines Kavafilters ist wegen dessen hoher Eigenkomplikationsrate äußerst kritisch zu stellen:

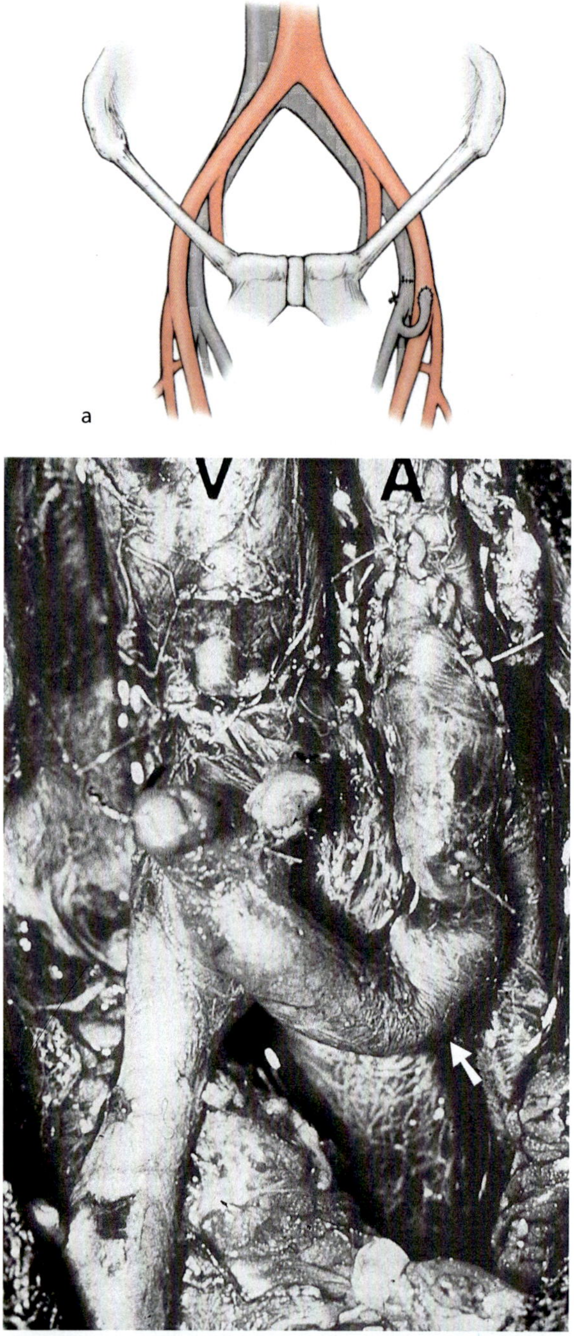

Abb. L2-7a und b Temporäre arteriovenöse Fistel als protektive Maßnahme nach venöser Thrombektomie links.
a: Schematisch.
b: Operationssitus.
V = V. femoralis communis; A = A. femoralis communis

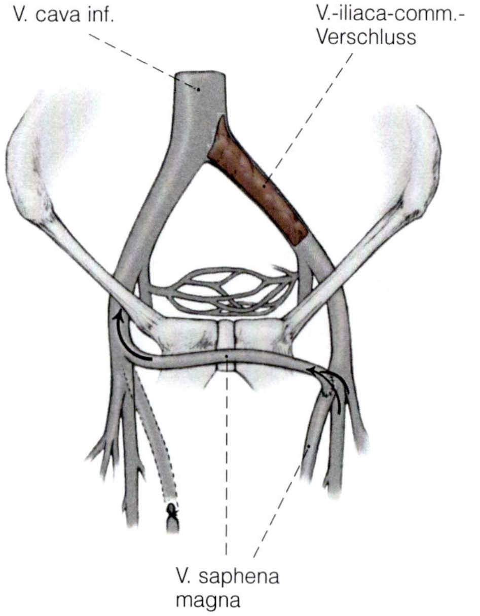

Abb. L2-8 Operation nach Palma und Esperon für die Korrektur älterer unilateraler Beckenvenenblockaden.

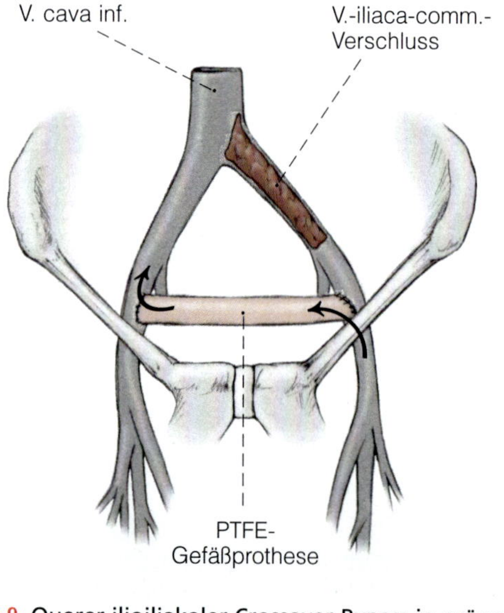

Abb. L2-9 Querer ilioiliakaler Crossover-Bypass in präperitonealer Position (so genannter hoher Palma) mit einer ring- oder spiralverstärkten PTFE-Gefäßprothese.

- Fortschreiten der Thrombose
- Lungenembolien trotz Schirmfilter
- Migration oder Penetration

2.4.6 Mesenterialvenenthrombose

Unmittelbar nach Diagnosestellung mittels CT ist eine Antikoagulation erforderlich. Bestehen die klinischen Zeichen einer Peritonitis, ist eine unverzügliche explorative Laparatomie, gegebenenfalls mit Resektion der infarzierten Darmabschnitte, anzustreben.

2.5 Nachbehandlung und Nachsorge – Prognose

Die operative Behandlung der iliokavalen Thrombosen eröffnet im Vergleich zu den konservativen Therapiemaßnahmen (Heparinisierung, Thrombolyse) bei Beachtung der genannten Kontraindikationen die größte Chance, eine eventuell tödliche Lungenembolie und ein postthrombotisches Syndrom zu verhindern. Bei einer primären Wiedereröffnungsrate von ca. 80% kommt es bei 75% aller Operierten zu einer Restitutio ad integrum, d. h. zu einer Normalisierung der venösen Drainagefunktion.

Zur Vermeidung einer Rethrombosierung ist unmittelbar postoperativ auf eine adäquate Antikoagulation zu achten. Die sich anschließende, überlappend eingeleitete Antikoagulation mit Marcumar® sollte bei einer Intensität der INR-Werte von 2,0–3,0 über 6 Monate durchgeführt werden.

2.6 Literatur

Aquino RV, Rhee RY 2004: Mesenteric venous thrombosis. In: Hallet JW jr., Mills JW, Earnshaw JJ et al. (eds.): Comprehensive vascular and endovascular surgery. Mosby 295–301

Caprini JA, Arcelus JI, Reyna JJ et al.: Deep venous thrombosis outcome and the level of oral anticoagulation therapy. J Vasc Surg 30 (1999) 805–812

Grimm W, Schneider G, Wagner T: Fibrinolytische Therapie tiefer Venenthrombosen mit Urokinase, ultrahoch dosierter Streptokinase und rekombinantem Gewebsplasminogenaktivator. Medwelt 46 (1995) 150–155

Kniemeyer HW, Abbara M, Luther B et al.: Chirurgische Behandlung der V.-cava-inferior-Thrombose. Technisches Vorgehen, Früh- und Spätergebnisse. Gefäßchirurgie 2 (1997) 69–77

Lang W, Schweiger H, Hofmann-Preiss K: Results of long-term venacavography study after placement of a Greenfield vena caval filter. J Cardiovasc Surg 5 (1992) 573–578

Plate G, Eklof B, Nogren L et al.: Venous thrombectomy for iliofemoral venous thrombosis – 10 year results of a prospective randomized study. Eur J Vasc Endovasc Surg 14 (1997) 333–343

Turbon EP, Caughlin PA, Berridge DC et al.: A survey of deep venous thrombosis management by consultant vascular surgeons in the United Kingdom and Ireland. Eur Vasc Endovasc Surg 21 (2001) 558–563

Vollmar J, Loeprecht H, Hutschenreiter S: Advances in vascular endoscopy. Thorax Cardiovasc Surg 35 (1987) 334–341

Weber J: Ballondilatation und Gefäß-Endoprothesen venöser Stenosen. vasomed 6 (1992) 383–387

L3 Akute Venenthrombose der unteren Extremität

H. G. Hamann

3.1 Ätiologie und Pathogenese

Mehrere klinische Studien mit markiertem Fibrinogen haben gezeigt, dass der Großteil aller Beinvenenthrombosen im Bereich der Soleus- und Gastroknemiusvenen beginnt. Während hiervon 20–30% spontan lysiert werden, persistieren ca. 50%. In 20–30% breiten sich die Thrombosen weiter nach proximal aus.

3.1.1 Direkte Gewalteinwirkung

Ein häufig anzutreffender Entstehungsmechanismus für eine Phlebothrombose der unteren Extremitäten ist die direkte Gewalteinwirkung auf das tiefe Venensystem. Tiefe Quetschungen der Weichteile, aber auch scharfe Durchtrennungen der tiefen Venen führen zunächst zu einer lokalisierten Gerinnselbildung. Durch sich sekundär aufpfropfende, deszendierende und aszendierende Thrombosen imponieren sie jedoch zu einem späteren Zeitpunkt als langstreckige tiefe Venenthrombosen.
Zu den direkten Gewalteinwirkungen zählen auch frakturbedingte Zerreißungen benachbarter Gefäße. Typisches Beispiel ist die Unterschenkelfraktur mit stärkerer Dislokation der Fragmente oder der Zerreißung der Membrana interossea.

➡ 30–50% aller Unterschenkelfrakturen gehen mit einer Schädigung der tiefen Unterschenkelvenen einher.

Aber auch weniger schwere Traumata wie Muskelprellungen, Muskelzerrungen, Hämatome und Distorsionen können Läsionen der Venenwände oder – durch deren Kompression – eine Stagnation des Blutstroms verursachen und infolgedessen zu einer Venenthrombose führen. Hierzu gehören auch die akuten Thrombosen der V. poplitea, die vielfach bei Venengesunden durch Kompression von außen infolge einer Baker-Zyste oder eines Aneurysmas der A. poplitea, aber auch nach langen Auto- oder Flugreisen beobachtet werden.

3.1.2 Fernthrombose

Für die Entstehung so genannter Fernthrombosen, d. h. Venenthrombosen abseits von einer direkten oder indirekten Gewalteinwirkung auf das tiefe Venensystem, sind in erster Linie die Verlangsamung des Blutstroms und eine erhöhte Gerinnbarkeit verantwortlich. Hierzu gehören die Venenthrombosen nach operativen Eingriffen und im Wochenbett. Beim Unfallverletzten können sie eine mittelbare Unfallfolge darstellen, wenn nämlich der Ort der Verletzung und der Ort des tiefen Venenschadens nicht übereinstimmen. Klassisches Beispiel ist das Auftreten einer spontanen Fernthrombose in der kontralateralen, nicht traumatisierten Gliedmaße.

3.1.3 Thrombophlebitis

Auch eine Thrombophlebitis, d. h. ein thrombotischer Verschluss epifaszial gelegener Venenabschnitte, kann Startpunkt für eine Phlebothrombose sein. Dies geschieht durch Ausbreitung des Thrombus über die Vv. perforantes, die V.-saphena-magna- oder die V.-saphena-parva-Mündung in das tiefe Venensystem (Kragenknopfthrombose, Abb. L3-1). Eine Thrombosierung der Krosse stellt wegen ihrer potentiellen Emboliegefahr eine Indikation für operative Maßnahmen (Krossektomie und Saphenektomie) dar.

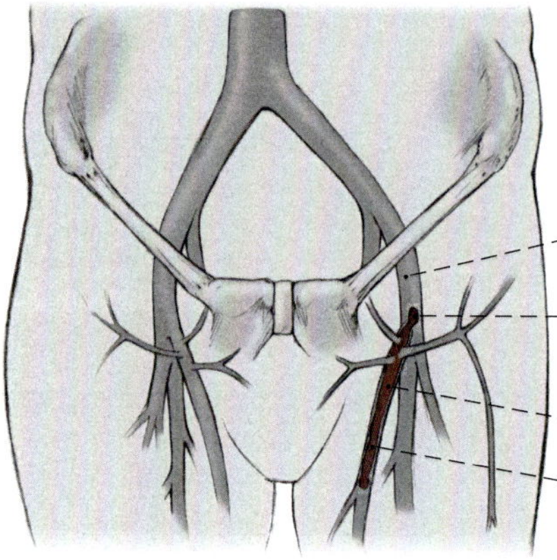

Abb. L3-1 Thrombophlebitis der V. saphena magna mit Thrombuspropagation in die V. femoralis communis (Kragenknopfthrombose).

3.2 Symptome

Bei weniger als 1/3 der symptomatischen Patienten finden sich die klassischen Symptome:

- Spannungsschmerzen der Wade
- Ödem
- Erweiterung der epifaszialen Venen (Pratt-Warnvenen)
- Schmerzen in der Wade bei Dorsalflexion des Fußes (Homan-Zeichen).

Häufig wird lediglich über ein Schweregefühl des betroffenen Beins geklagt, gelegentlich mit Schmerzen beim Husten. Im Stehen kann es zu einer Blauverfärbung der Extremität kommen. Bei der isolierten V.-poplitea-Thrombose werden in der Regel bei der Palpation in der Kniekehle Schmerzen angegeben.

3.3 Diagnostik

3.3.1 Duplexsonographie

Trotz einer relativ langen Untersuchungszeit bietet sich als nichtinvasive Methode die farbkodierte Duplexsonographie als Untersuchungsverfahren der ersten Wahl mit hoher Sensitivität und Spezifität an. Diese beträgt für die Thrombosen der V. femoralis und V. poplitea 95% bzw. 97% und für die Unterschenkelphlebothrombosen 89% bzw. 92%.

3.3.2 Phlebographie

Alternativ ist prätherapeutisch die aszendierende Phlebographie mit einer nahezu 100%igen Treffsicherheit indiziert. Die Vor- und Nachteile der Duplexsonographie im Vergleich zur Phlebographie sind in Tabelle L3-1 aufgelistet.

3.3.3 Laborparameter

Thrombosen unklarer Ätiologie erfordern ein Thrombophilie-Screening. Hierzu gehört die Abklärung folgender Störungen:

Tab. L3-1 Vor- und Nachteile der Duplexsonographie gegenüber der Phlebographie (nach Diehm et al.).

Vorteile	Nachteile
sichere Darstellung der Krosse, der V. profunda femoris, von Muskel- und doppelläufigen Venen	schlechte Dokumentation
präzise differentialdiagnostische Abgrenzung (Hämatom, Baker-Zyste, a.v.-Fistel) und Beurteilung der Venenwand (Tumor)	lange Untersuchungszeit (ca. 20 Minuten pro Bein)
Beurteilung der Thrombusbeschaffenheit	untersucherabhängig
Nichtinvasivität bei vergleichbarer Treffsicherheit	lange Ausbildungszeit
beliebige Wiederholbarkeit	Lungenembolie unter Kompression
bedside monitoring	keine flächendeckende Versorgung

- hereditärer Antithrombin(AT)-III-Mangel
- hereditärer Protein-C- und Protein-S-Mangel
- autosomal-dominant vererbte APC-Resistenz (Faktor-V-Leiden-Genmutation)
- angeborene oder erworbene Hyperhomozysteinämie
- erworbenes Antiphospholipid-Antikörper(APL-AK)-Syndrom.

3.4 Therapie

3.4.1 Konservative Therapie

Die Behandlung der tiefen Beinvenenthrombose erfolgt grundsätzlich konservativ. Therapie der ersten Wahl ist die Antikoagulation mit einem niedermolekularen Heparin, übergehend auf eine (meist zeitlich befristete) orale Antikoagulation. Während bei der isolierten Unterschenkelphlebothrombose keine Immobilisation erforderlich ist, sollten Patienten mit proximalen oder Mehretagenphlebothrombosen über sieben Tage Bettruhe einhalten. Die Notwendigkeit der Bettruhe ist allerdings umstritten, nachdem neuere Studien gezeigt haben, dass bei sofort mobilisierten Patienten keine signifikant höhere Lungenembolierate zu verzeichnen war, wenn eine optimale Kompressionstherapie mit täglich erneuerten Kurzzugbinden durchgeführt wurde. Die Behandlung mit unfraktioniertem Heparin (UFH) ist heute nicht mehr zu vertreten, nachdem eine Vielzahl von Studien belegt hat, dass niedermolekulare Heparine bei täglich 1-maliger gewichtsadaptierter, subkutaner Injektion ebenso wirksam sind wie das UFH. Die Vorteile der subkutanen LMWH-Therapie im Vergleich zur intravenösen UFH sind:

- einfachere Applikation
- Wegfall von Laborkontrollen (PTT)
- geringere Inzidenz unerwünschter Nebenwirkungen, wie:
  - Blutungskomplikationen
  - Heparin-induzierte Thrombozytopenie
  - Osteoporose
- Möglichkeit der ambulanten Behandlung.

Bereits am Tag 1 der subkutanen Heparininjektion wird überlappend mit der Gabe eines Vitamin-K-Antagonisten (z. B. Phenprocoumon = Marcumar®) begonnen. Während die orale Antikoagulation für 3–6 Monate weiter durchgeführt wird, kann die Heparinapplikation nach ca. 5 Tagen bzw. nach Erreichen eine INR von > 2,0 abgesetzt werden.

3.4.2 Thrombolyse

Eine Thrombolyse mit Urokinase, Streptokinase, rt-PA oder APSAC ist beim Vorliegen einer Mehretagenphlebothrombose, einem mutmaßlichen Thrombosealter von weniger als sieben Tagen und nach Ausschluss sämtlicher Kontraindikationen in Erwägung zu ziehen (Abb. L3-2).

3.4.3 Operative Therapie

Die chirurgische Therapie (Thrombektomie) ist indiziert bei:

- Phlegmasia coerulea dolens (phlebité bleue, Abb. L3-3) mit drohender Gangrän und Verlust der Extremität
- frei flottierenden Thromben, wie sie bei ca. 10% aller Beinvenenthrombosen duplexsonographisch oder phlebographisch (Abb. L3-4) gefunden werden
- Thrombose der Krosse (V. saphena magna und parva) eventuell mit Thrombusausbreitung in die tiefen Leitvenen (V. femoralis communis, V. poplitea).

Technisch unterscheidet sich die venöse Thrombektomie der Beinvenen grundsätzlich nicht von der der Beckenvenen bei isolierten Iliaka- oder ilio-femoralen Phlebothrombosen. Der Gefäßzugang erfolgt in Abhängigkeit von der Lokalisation und der Ausdehnung der Thromben von:

- inguinal: bei Thrombosen der V. femoralis communis, superficialis oder profunda und bei Mehretagenphlebothrombosen
- popliteal: V. poplitea
- in Ausnahmefällen auch von malleoär (Abb. L3-5).

3.5 Nachbehandlung und Prognose

3.5.1 Prognose

Die Entwicklung eines postthrombotischen Venenschadens im Bereich der unteren Extremitäten ist von folgenden Faktoren abhängig:

- Lokalisation der Thrombose
- durchgeführte Therapie
- Häufigkeit eines Rezidivs.

➡ Für den Schweregrad eines postthrombotischen Syndroms sind eine Schädigung des Klappenapparats mit konsekutiven Refluxen in stärkerem Maße verantwortlich als persistierende Verschlüsse in den proximalen Stammabschnitten.

Während nach isolierten Unterschenkelphlebothrombosen nur selten mit schweren Spätkomplikationen, wie z. B. einem Ulcus cruris, zu rechnen ist, stellt die Mitbeteiligung der V. poplitea beim primären Throm-

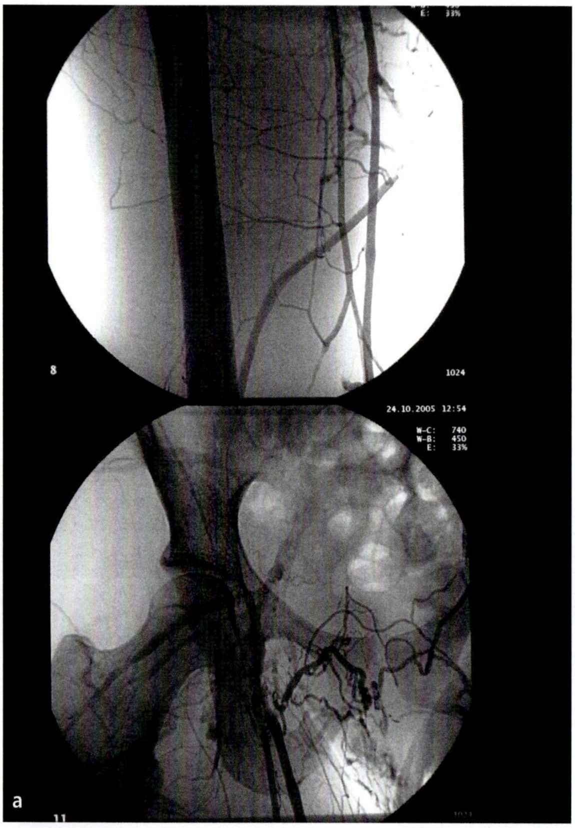

busgeschehen einen ungünstigen Prognosefaktor dar. Dasselbe gilt – unabhängig von der Lokalisation – für das Auftreten einer Rezidivthrombose, die es durch eine konsequente Kompressionsbehandlung und eine Antikoagulation mit Phenprocoumon (Marcumar®) zu verhindern gilt.

3.5.2 Rezidivprophylaxe

Die Dauer der Antikoagulation zur Rezidivprophylaxe ist abhängig von der Lokalisation der Phlebothrombose:

- isolierte Unterschenkelphlebothrombose: 3 Monate
- Mehretagenphlebothrombose: 6 Monate
- Rezidiv einer Mehretagenphlebothrombose: 12 Monate

Der INR-Wert sollte zwischen 2,0 und 3,0 betragen. Bei Kontraindikationen gegen Cumarine kann für denselben Zeitraum ein niedermolekulares Heparin subkutan verabreicht werden. Nach Thrombosen bei APC-

Abb. L3-2 17-jährige Frau mit einer 2 Tage alten rechtsseitigen 2-Etagen-Phlebothrombose (Becken/Oberschenkel). Aszendierende Phlebographie vor (a) und nach 4-tägiger Streptolyse (b): freie Durchgängigkeit der tiefen Becken- und Oberschenkelvenen.

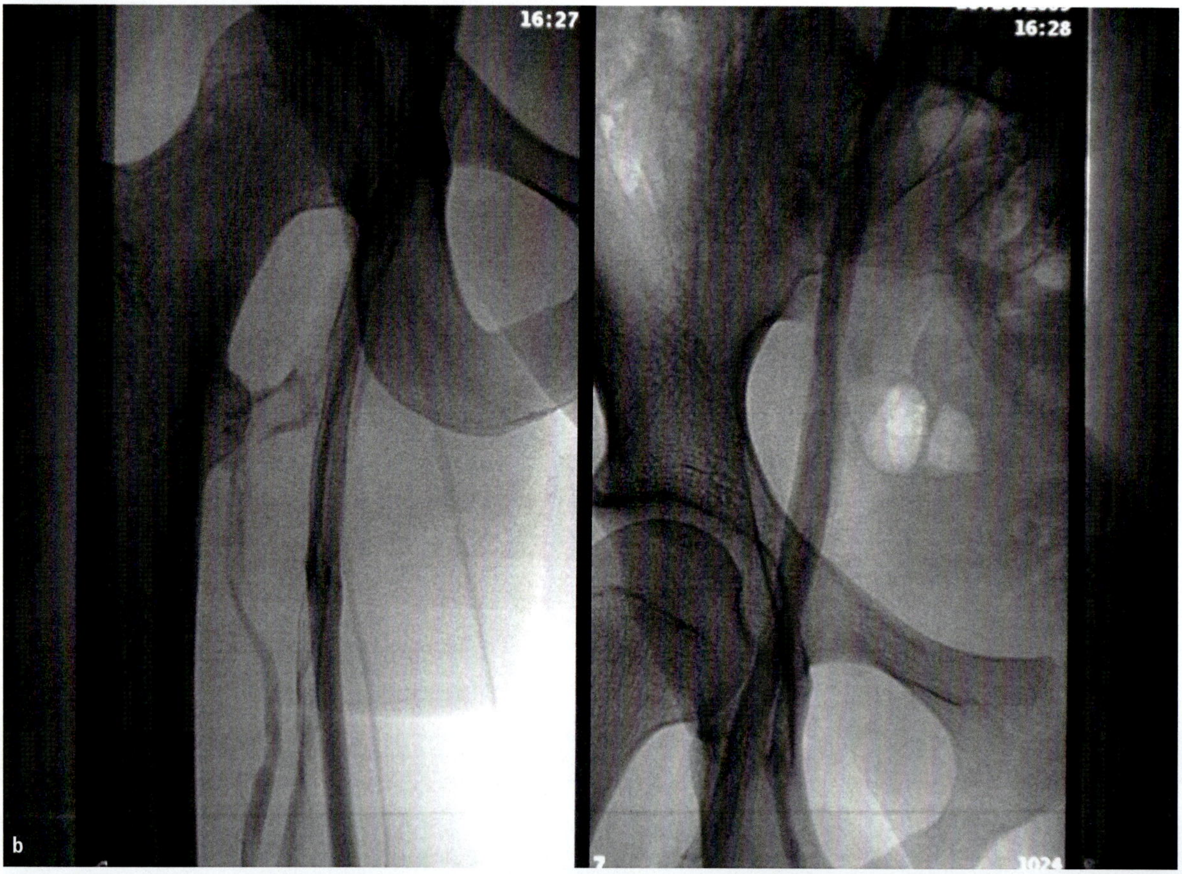

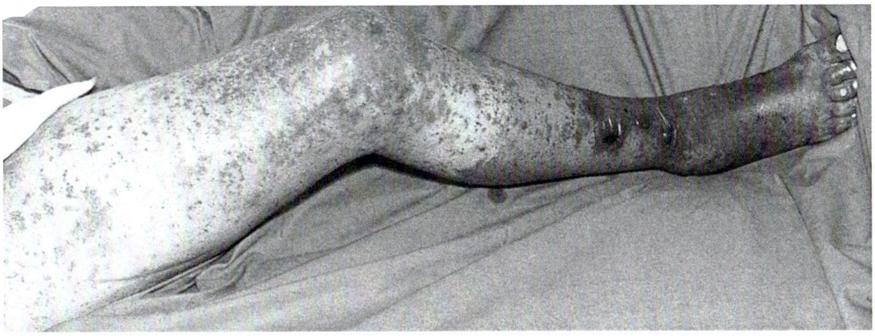

Abb. L3-3 Phlegmasia coerulea dolens bei einem 63-jährigen Mann infolge einer 14 Tage alten Mehretagenphlebothrombose des rechten Beins im Rahmen eines paraneoplastischen Syndroms bei metastasierendem Prostatakarzinom.

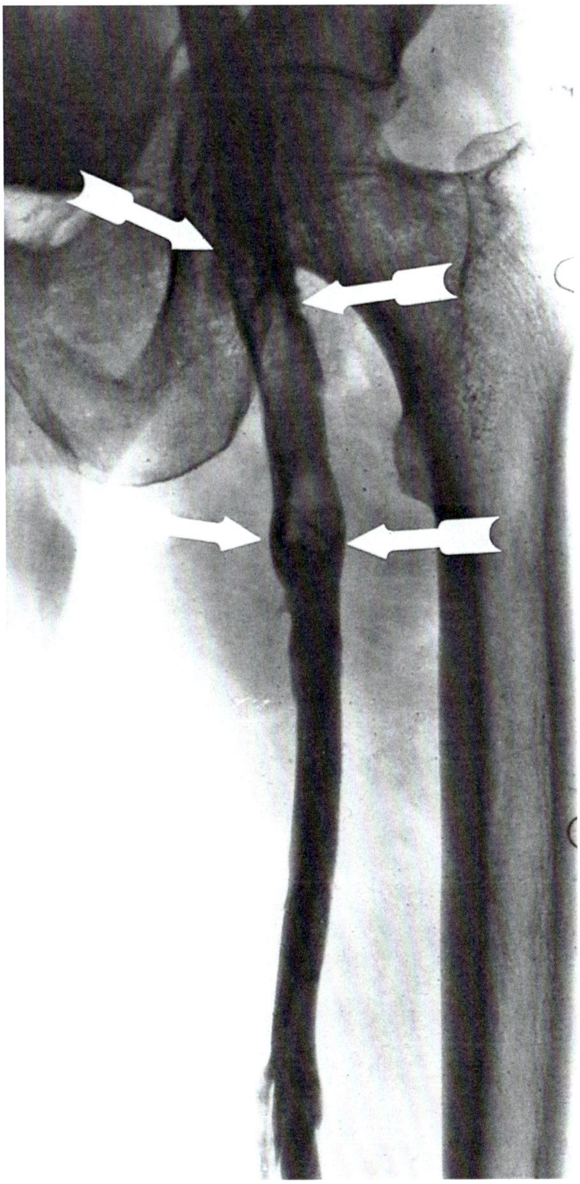

Abb. L3-4 Aszendierende Phlebographie des linken Beins: umspülter Thrombus in der V. femoralis communis et superficialis.

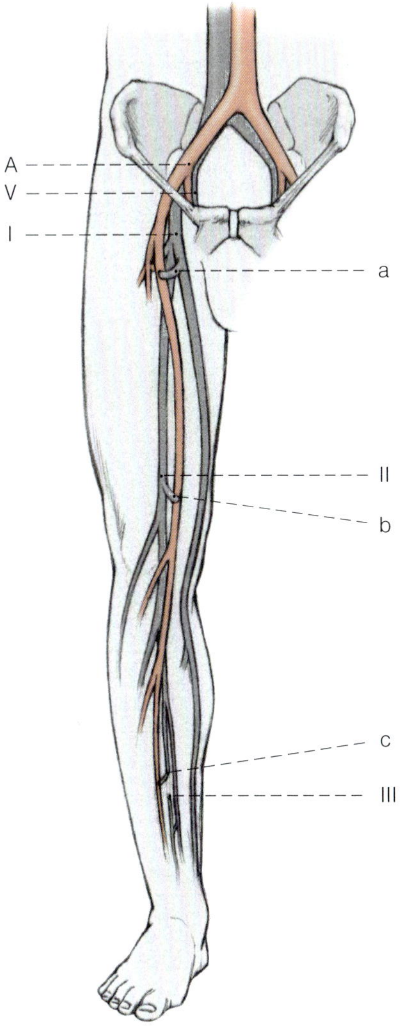

Abb. L3-5 Gefäßzugänge für die Thrombektomie in Abhängigkeit von der Lokalisation der Phlebothrombose. A = A. iliaca externa, V = V. iliaca externa; I = V.-femoralis communis-Thrombektomie der iliofemoralen Strombahn, II = V.-poplitea-Thrombektomie der femoropoplitealen Strombahn, III = V.-tibialis-posterior-Thrombektomie der popliteokruralen Strombahn; a = a.v.-Fistel mit einem Ast der V. saphena magna, b = a.v.-Fistel mit einem Ast der A. poplitea, c = a.v.-Fistel mit V. tibialis posterior.

Resistenz bzw. einer erworbenen oder hereditären Thrombophilie empfiehlt sich eine langfristige, eventuell lebenslange Antikoagulation mittlerer Intensität mit einem INR-Wert zwischen 2,0 und 3,0. Bei rezidivierenden Thrombosen ist eine intensivierte Antikoagulation mit einem INR-Wert zwischen 3,0 und 4,5 erforderlich.

3.6 Literatur

Diehm C, Stammler F: Therapie der tiefen Venenthrombose. Medikamentöse, operative und physikalische Maßnahmen. Arzneimitteltherapie 6 (1999) 188–198

Eckstein HH, Kraus T: Gibt es noch eine Indikation zur chirurgischen Therapie der tiefen Becken-Beinvenenthrombose? Chir Praxis 59 (2002) 455–464

Hamann H: Tiefe Bein-/Beckenvenenthrombose – Sekundärprophylaxe mit einem niedermolekularen Heparin? Derm 4 (1998) 169–172

Harenberg J: Diagnose und Therapie der akuten tiefen Beinvenenthrombose, Vasomed 6 (2003) 212–217

Partsch H: Therapie der tiefen Venenthrombose mit niedermolekularem Heparin, Beinkompression und sofortigem Gehen. Vasa 3 (2001) 195–205

L4 Portale Hypertension und Pfortaderthrombose

M. Wolff, A. Hirner

4.1 Vorbemerkungen zur portalen Hypertension

Die Pfortaderchirurgie umfasst im Wesentlichen Eingriffe an der extrahepatischen Pfortader und ihren Zuflüssen bei portaler Hypertension. Die Indikationsstellung und die chirurgische Behandlung erfordern besondere Kenntnisse in der Pathophysiologie von Lebererkrankungen und eine enge Zusammenarbeit mit dem Hepatologen. Die Häufigkeit chirurgischer Maßnahmen bei portaler Hypertension ist in den letzten Jahren deutlich gesunken. Die Gründe hierfür sind die Verbesserungen bei den semiinvasiven, palliativen Verfahren, insbesondere endoskopischen Methoden (Sklerotherapie oder Varizenligatur), zur Kontrolle der akuten Blutung und die Einführung des transjugulären intrahepatischen portosystemischen Stent-Shunts (TIPS). Hinzu kommen die verbesserten Ergebnisse der Lebertransplantation bei ca. 880 Patienten/Jahr (2004) in der BRD, wovon etwa 30% eine Varizenblutung in der Anamnese aufweisen. Unter dem Gesichtspunkt dieser inzwischen etablierten Therapieformen ist die Pfortaderchirurgie stets im Rahmen eines interdisziplinären Behandlungskonzepts zu sehen.

4.2 Physiologie und Pathophysiologie der portalen Hypertension

Die gesamte Leberdurchblutung über die A. hepatica und die V. portae beträgt etwa 1,5 l/min und damit 25% des Herzzeitvolumens (HZV). Die Pfortader sammelt das venöse Blut aus Magen, Darm, Pankreas und Milz (Abb. L4-1). Bei Nüchternheit beträgt der Blutfluss in der V. portae ca. 1000 ml/min mit einer Sauerstoffsättigung von 85%, in der A. hepatica ca. 300–500 ml/min.

Beide Zuflüsse versorgen die Leber zu jeweils etwa 50% mit Sauerstoff. Der Fluss in der V. portae ist abhängig von der Splanchnikusdurchblutung: Er sinkt bei körperlicher Aktivität und steigt beträchtlich nach Nahrungsaufnahme. Eine Verringerung der Pfortaderperfusion kann durch eine kompensatorische Steigerung der arteriellen Leberdurchblutung hinsichtlich des O_2-Angebotes gut ausgeglichen werden. Der Mechanismus beruht auf einem autonomen intrahepatischen Adenosin-Auswaschmechanismus (arterial buffer response) und ist nicht reziprok.

Der normale Pfortaderdruck beträgt 3–8 mmHg (4–11 cmH_2O), der Druckgradient zwischen V. portae und zentralem Venendruck 1–6 mmHg. Der Pfortaderdruck P wird nach dem Ohm-Gesetz im Wesentlichen bestimmt durch den intrahepatischen Widerstand R und die Splanchnikusdurchblutung I ($P = R \times I$). Sowohl ein erhöhter portaler Widerstand (Backward-Theorie) als auch ein erhöhter Blutfluss im Splanchnikusgebiet (Forward-Theorie) tragen in individuell unterschiedlichem Ausmaß zur portalen Hypertension bei. Zahlreiche Mediatoren mit vasokonstriktorischem Einfluss auf perisinusoidale Myofibroblasten können den sinusoidalen Widerstand erhöhen: Angiotensin II, Endothelin-1, Eikosanoide. Andere vasodilatierende Mediatoren sind an dem erniedrigten peripheren Gefäßwiderstand, dem erhöhten Herzzeitvolumen (10–15 l/min) und der portalen Hyperperfusion bei Zirrhose beteiligt: Adenosin, Glukagon, Endotoxine, Prostazyklin, Serotonin, Stickstoffmonoxid (NO). Ein Pfortaderhochdruck mit Ausbildung blutungsgefährdeter Varizen besteht ab einem Pfortaderdruck von $\geq$ 12 mmHg.

Jede Form der chronischen Druckerhöhung im Pfortadersystem führt zur Wiedereröffnung oder Erweiterung von Kollateralen, die die Leber umgehen und zur oberen oder unteren V. cava ziehen (siehe Abb. L4-1).

➡ Klinisch am bedeutsamsten sind Kollateralen, die über die V. coronaria ventriculi sowie über die Vv. gastricae breves zu submukösen Venen der Kardia und des unteren Ösophagus ziehen und von hier über das Azygossystem in die obere Hohlvene münden. Die Venen des gastroösophagealen Überganges stellen somit eine Art Wasserscheide zwischen portalem und systemischem Venenabfluss dar. Bei portalem Hochdruck entwickeln sich hieraus die besonders rupturgefährdeten Ösophagus- und Fundusvarizen.

Über die kurzen Magenvenen kann es auch zu einem spontanen splenorenalen Shunt kommen, der allerdings nicht in der Lage ist, den Pfortaderdruck wirkungsvoll zu senken. An der vorderen Bauchwand können sich Umgehungskreisläufe entwickeln, die jedoch harmlos sind. Zwischen dem linken Pfortaderast, der wiedereröffneten V. umbilicalis und den epigastrischen Venen können sich Verbindungen ausbilden (Caput medusae, Cruveilhier-Baumgarten-Syndrom). Duodenal-, Kolon- und Rektumvarizen (letztere sind von Hämorrhoiden zu unterscheiden) sind relativ selten Quelle einer Blutung. Vorausgegangene Abdominaloperationen begünstigen die Ausbildung ektoper Varizen in Verwachsungen zwischen großem Netz oder Darmschlingen und der Bauchwand. Blutungsgefährdete Varizen können so auch an intestinalen Stomata entstehen. Weitere Kollateralen können zwischen Leberoberfläche oder Milz zum Zwerchfell hin (Sappey-Venen) oder retroperitoneal verlaufen.

4.3 Ätiologie

Erkrankungen, die zu einer portalen Hypertension führen können, sind in Tabelle L4-1 aufgeführt. Es werden prä-, intra- und posthepatische Blockformen unterschieden. Für Prognose und Therapie sind die Ätiologie und die Einschränkung der Leberfunktion entscheidend. In den westlichen Ländern sind die intrahepatischen Formen des Pfortaderhochdruckes durch Zirrhose (Alkohol und chronische Virushepatitis) am häufigsten (>90%). Die weltweit häufigste Ursache hingegen ist die Schistosomiasis.

4.4 Symptomatik

Die klinischen Folgen der portalen Hypertension sind:

- Varizenblutung
- Hypersplenismus
- Aszites
- Enzephalopathie.

4.4.1 Varizenblutung

50–60% aller Zirrhotiker haben zum Zeitpunkt der Diagnosestellung Varizen. Etwa jeder dritte Varizenträger erleidet im Verlauf eine Varizenblutung, in 90% aus Ösophagusvarizen, seltener aus Fundusvarizen oder einer Gastropathia hypertensiva. Die Krankenhausletalität bei einer Blutung ist abhängig von der Leberfunktion und erreicht im Child-Pugh-Stadium C etwa 50%.

4.4.2 Splenomegalie

Die Splenomegalie ist ein regelmäßiges Symptom der portalen Hypertension und führt zum Hypersplenismus mit:

- hämolytischer Anämie
- Leukopenie
- Thrombozytopenie.

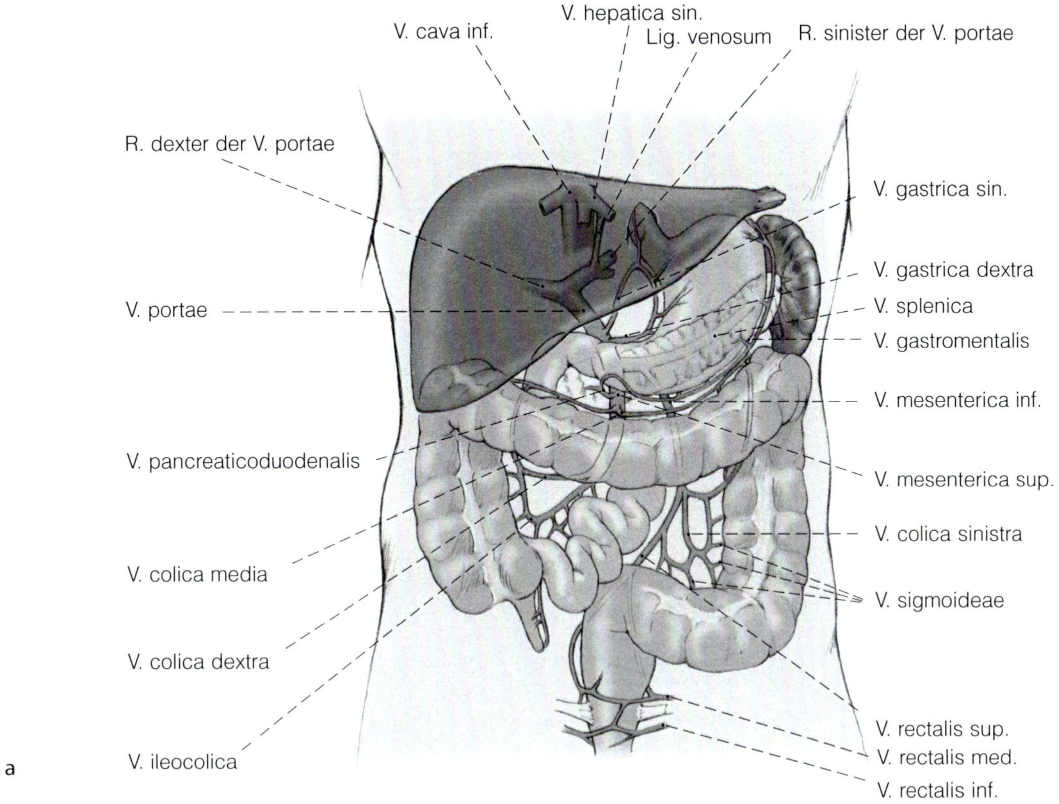

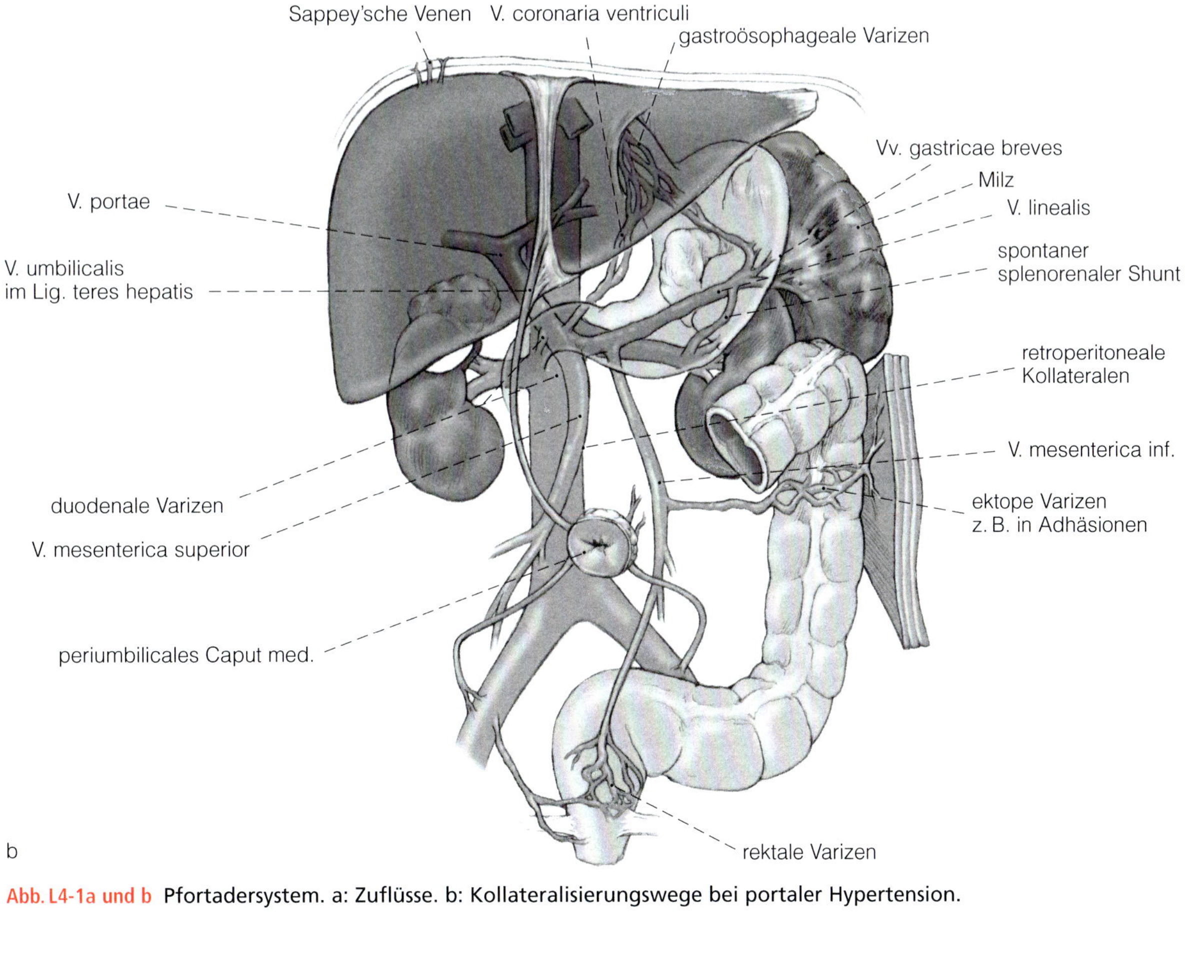

Abb. L4-1a und b Pfortadersystem. a: Zuflüsse. b: Kollateralisierungswege bei portaler Hypertension.

Tab. L4-1 Formen der portalen Hypertension.

Lokalisation Leber	Sinusoide	Beispiele
prähepatisch		Pfortaderthrombose a. v.-Fistel
intrahepatisch	präsinusoidal	primär biliäre Zirrhose primär sklerosierende Cholangitis Schistosomiasis
	sinusoidal	postnekrotische Zirrhose (Alkohol, Hepatitis B und C)
	postsinusoidal	Budd-Chiari-Syndrom veno-occlusive disease
posthepatisch		Rechtsherzinsuffizienz Pericarditis constrictiva Thrombose oder Kompression der Lebervenen

Zur Thrombozytopenie trägt auch eine verminderte hepatische Thrombopoetin-Bildung bei.

4.4.3 Aszites

Für die Pathogenese des Aszites ist die portale Hypertension mit erhöhtem Lymphfluss ein Faktor, der jedoch alleine – z. B. bei Pfortaderthrombose – zu dessen Bildung nicht ausreicht. Zusätzlich sind eine Verminderung der Lebersyntheseleistung und eine Erhöhung des sinusoidalen Druckes erforderlich, um über humorale oder nervale Stimuli die Natriumretention in der Niere zu erhöhen. Beim Leberzirrhotiker findet sich meist eine Umkehr des arterioportalen Durchblutungsverhältnisses. Der portale Durchblutungsanteil ist auf 20–40% reduziert (Lebersequenzszintigraphie), der Fluss in der Leberarterie entsprechend gesteigert. Aufgrund des erhöhten HZV kann die absolute Pfortaderdurchblutung jedoch normal sein (Duplexsonographie).

4.4.4 Einschränkung der Leberfunktion

Die Einschränkung der Leberfunktion beruht teils auf spontanen portosystemischen Shunts und teils auf einer Verringerung der hepatozellulären Masse. Beispiele hierfür sind die hepatische Enzephalopathie mit Ammoniakerhöhung und Änderungen der Pharmakokinetik von Medikamenten, v. a. solchen mit hohem First-pass-Effekt. Hormone aus dem Pfortadergebiet werden am Zielorgan Leber vorbeigeleitet (Insulin, Glukagon) und weisen erhöhte Plasmaspiegel auf (Östrogen, Aldosteron, Gastrin).

Patienten mit portaler Hypertension haben eine gestörte intestinale Mukosabarriere mit vermehrter Translokation von Bakterien. Zusätzlich ist die Clearance-Funktion der Kupffer-Zellen gestört. Beides führt zu erhöhten systemischen Endotoxinspiegeln und Bakteriämien, die neuerdings auch als Auslöser von Varizenblutungen angesehen werden.

4.4.5 Kardiopulmonale Symptome

Viele Patienten mit portaler Hypertension weisen eine hyperdyname Kreislaufsituation auf:

- erniedrigter peripherer Gefäßwiderstand
- Steigerung des HZV bis zum 2- bis 3fachen der Norm
- verminderte Sensitivität für Katecholamine.

Klinisches Korrelat hierfür sind:

- Tachykardie
- Hypotonie
- Palpitationen
- warme Extremitäten (Palmarerythem)
- verminderte Belastungsfähigkeit.

Als Ursache werden arteriovenöse Shunts (z. B. Spider-Nävi) in der peripheren und hepatischen Zirkulation sowie vasodilatatorische Mediatoren mit verminderter Degradation in der Leber diskutiert. Durch Dilatation von Lungenkapillaren mit funktionellem Rechts-links-Shunt kann ein hepatopulmonales Syndrom mit schwerer Hypoxämie resultieren.

4.4.6 Hepatische Enzephalopathie

Die hepatische Enzephalopathie (HE) ist eine komplexe, funktionelle, potentiell reversible zentralnervöse Störung mit einer Vielzahl neuropsychiatrischer Symptome. Sie kann subklinisch oder manifest sein. Je nach Definition und Untersuchungsmethode haben bis zu 70% der Patienten mit einer Leberzirrhose im Spontanverlauf eine zumindest subklinische HE. Eine subklinische HE kann mit psychometrischen Tests (Zahlen-Verbindungs-Test, Flimmertest) erfasst werden. Für die klinische Symptomatik unterscheidet man vier Grade:

- Grad I: Persönlichkeitsstörung, Schlafstörung, Depression, Euphorie; geringe Ataxie, flapping tremor
- Grad II: Müdigkeit, Lethargie, unangemessenes Verhalten, hyperaktive Reflexe
- Grad III: Somnolenz, Sprachstörungen, Desorientiertheit, hyperaktive Reflexe
- Grad IV: Koma, Babinski-Reflex positiv.

4.5 Indikationen zur Shunt-Chirurgie

Shunt-Operationen sind bei Zirrhose palliative Eingriffe zur Behandlung des Symptoms der Varizenblutung. In Bezug zum Zeitpunkt der Blutung ergeben sich unterschiedliche Indikationskategorien mit fließendem Übergang:

- Notfall-Shunt
- Früh-Shunt
- elektiver Shunt.

Shunt-Operationen sollten nur zur Verhinderung einer rezidivierenden Varizenblutung durchgeführt werden (sekundäre Prophylaxe), wenn ein hohes Blutungsrisiko oder rezidivierende Blutungen trotz endoskopischer Therapie (Sklerosierung, Varizenligatur) bestehen.

➡ Primär prophylaktische Eingriffe sind wegen des nur schlecht vorhersehbaren Blutungsrisikos und des Enzephalopathierisikos nicht indiziert.

Nach einer ersten Blutung aus Varizen ist allerdings das Rezidivblutungsrisiko mit 70% hoch, davon erleiden 50% der Patienten eine zweite Blutung innerhalb der ersten 10 Tage. Sowohl das Risiko der Rezidivblutung als auch deren Letalität nehmen mit schlechterer Leberfunktion zu. Es sollte daher noch während des Krankenhausaufenthaltes nach einer ersten Varizenblutung festgelegt werden, welches Verfahren zur Verhinderung einer Rezidivblutung angewandt werden soll. Die wesentlichen Therapien und Ergebnisse zeigt Tabelle L4-2.

4.6 Diagnostik

4.6.1 Abklärung der Blutungsquelle und des Blutungsrisikos

Bei jedem Patienten mit möglicher portaler Hypertension sollte eine Ösophagogastroduodenoskopie durchgeführt werden. Neben der Leberfunktion bestimmen das endoskopische Erscheinungsbild der Varizen (Lokalisation, Größe, Dünnstellen, red colour signs) und der Varizendruck das Blutungsrisiko. Der Pfortaderdruck kann bei sinusoidalen Blockformen über den transhepatischen Druckgradienten (Lebervenenverschlussdruck – freier Lebervenendruck) oder bei der Endoskopie als Varizenkompressionsdruck abgeschätzt

Tab. L4-2 Verfahren zur Behandlung der rezidivierenden Varizenblutung.

Therapieverfahren	Rezidivblutung (%)	Enzephalopathie (%)
Betablocker	50	10
Dauersklerosierung/Ligatur	30–50	10
Sperroperation	0–25	10
chirurgischer Shunt	0–10	15–30
▪ PCS	5–15	20–40
▪ Warren-Shunt	≤5	10–25
TIPS	20–30	15–30
Spontanverlauf	70	10
Lebertransplantation	kurativ	kurativ

werden. Blutungen aus Magenvarizen haben ein hohes Risiko der Rezidivblutung und Letalität.
30–40% der oberen gastrointestinalen Blutungen bei Leberzirrhotikern stammen nicht aus Varizen, sondern aus Ulzera, einer Gastropathia hypertensiva oder einem Mallory-Weiss-Einriss. Da das Rezidivblutungsrisiko nach einer ersten Varizenblutung im Einzelfall nicht vorhergesagt werden kann, sind Maßnahmen zur Verhinderung einer erneuten Blutung grundsätzlich immer indiziert. Die Varizenblutung kann durch Teerstuhl oder durch Hämatemesis auffallen. Die Stärke einer Varizenblutung sollte am Abfall des Hämoglobingehalts und am Verbrauch von Erythrozytenkonzentraten gemessen werden.

4.6.2 Funktionsdiagnostik

Leberfunktionsprüfung

Standardparameter sind üblicherweise ausreichend:
- Proteinbiosynthese
  - Albumin
  - Quick-Test
  - Cholinesterase
- Metabolismus
  - Bilirubin
  - Ammoniak
- Leberschädigung
  - ALT
  - AST
  - LDH.

Der Child-Pugh-Score (Tab. L4-3) hat eine hohe Aussagekraft für die Abschätzung von Prognose und Operationsrisiko bei Zirrhosekranken.
In der Zukunft wird der MELD-Score (Model of End Stage Liver Disease), der neben Bilirubin- und Quick-Wert die Nierenfunktion (Serum-Kreatinin) berücksichtigt, an Bedeutung gewinnen.

Tab. L4-3 Child-Pugh-Score.

Parameter	Punktezahl 1	Punktezahl 2	Punktezahl 3
Bilirubin (mg/dl)	≤2	2–3	≥3
Albumin (g/dl)	≥3,5	2,8–3,5	≤2,8
Quick (%)	≥70	50–70	≤50
Aszites	keiner	mäßig	viel
Enzephalopathie	keine	I und II	III und IV
Score		**Punktezahl**	
A		5–6	
B		7–9	
C		10–15	

Quantitative Leberfunktionstests

Dagegen haben quantitative Leberfunktionstests keine große praktische Bedeutung erlangt:
- Messung der metabolischen Kapazität (Elimination von Galaktose oder Indocyaningrün)
- Messung der Funktion gemischtfunktioneller Oxidasen (Aminopyrin-Atemtest, Lidocain-Metabolismus im MEGX-Test)
- Messung der funktionellen Leberperfusion (Clearance von Galaktose, Indocyaningrün oder Bromsulphthalein).

4.6.3 Bildgebende Verfahren

Abdomensonographie

Die Ultraschalluntersuchung des Abdomens bei portaler Hypertension ermöglicht folgende Befunde:
- Abschätzung der Leber- und Milzgröße
- Suche nach fokalen Leberläsionen
- Pankreasveränderungen
- Beurteilung der Aszitesmenge.

Duplexsonographie

Die Duplexsonographie ermöglicht eine Bestimmung der Flussgeschwindigkeit (Norm 15–20 cm/s) und der Flussrichtung in der Pfortader und ihren Kollateralen (hepatopetal oder hepatofugal).

CT und MRT

Computertomographie und Magnetresonanztomographie dienen zur Abklärung von fokalen Leberläsionen. Im CT mit Kontrastmittelbolus kann in der portalen Phase eine gute Darstellung des Pfortadersystems erzielt werden.

Angiographie

Die Angiographie (DSA) in Form der Zöliakomesenterikographie mit indirekter Splenoportographie ist weiterhin der Goldstandard vor Shunt-Operationen. Vor der Anlage hilusnaher Shunts sollten Varianten der Leberarterien (z. B. rechte A. hepatica aus der A. mesenterica superior) bekannt sein. Die venöse Phase zeigt Kollateralkreisläufe und extrahepatische Thrombosen im Pfortadersystem. Durch langsame Flussgeschwindigkeit und Versacken des Kontrastmittels in den Kollateralen und in der Milz kann die Darstellung von offenen Segmenten des Pfortadersystems, z. B. bei prähepatischen Blockformen, schwierig sein. Bei therapeutischer Konsequenz kann hier eine Magnetresonanz-Angiographie (MRA) zusätzlich indiziert sein.

4.6.4 Risikoabklärung

Die Selektion von geeigneten Patienten für eine Shunt-Operation setzt eine Abwägung des operationsbedingten Risikos voraus. Dies ist nur im blutungsfreien Intervall differenziert möglich. Die Risikoevaluation muss neben der Lebererkrankung das allgemeine Risiko durch Einschränkungen anderer Organsysteme abschätzen. Hervorzuheben sind hier:

- Echokardiographie
- Blutgasanalyse unter Belastung (alkoholtoxisch bedingte Kardiomyopathie, hepatopulmonales Syndrom)
- Untersuchung der Kreatinin-Clearance
- Untersuchung der Natriumexkretion (hepatorenales Syndrom).

Das erhebliche Risiko eines postoperativen Entzugsdelir sollte bekannt sein. Ein wichtiges Kriterium ist der Ernährungsstatus. Bezüglich der Leber ist das Risiko eines Leberversagens und der Enzephalopathie abzuschätzen.

! Bei manifester Enzephalopathie und nach hydropischer Dekompensation (Aszites/Ödeme) im blutungsfreien Intervall sollten Shunt-Operationen vermieden werden.

4.7 Therapie

4.7.1 Zielsetzung

Unter portosystemischen Shunts werden künstliche Verbindungen zwischen dem Pfortader- und Hohlvenensystem verstanden, die den Druck in den Varizen und damit das Blutungsrisiko senken sollen. Theoretisch lassen sich folgende Shunt-Typen unterscheiden:

- kompletter (totaler) Shunt
- inkompletter (partieller) Shunt
- selektiver Shunt.

Die Aufrechterhaltung einer nutritiven Leberdurchblutung über die Pfortader wurde als wichtiger Faktor für die Vermeidung von portosystemischer Enzephalopathie und Verschlechterung der Leberfunktion erkannt.

Partielle Shunts haben zum Ziel, den Druck im Pfortadersystem zu senken und gleichzeitig eine orthograde Pfortaderperfusion zu ermöglichen.
Selektive Shunts dekomprimieren lediglich die Varizen im gastroösophagealen Gebiet unter Aufrechterhaltung des Pfortaderdruckes.

➡ Da im Verlauf der intrahepatische Widerstand ansteigen kann, sich neue Kollateralen bilden und das Bestreben eines Druckausgleichs im Pfortadersystem besteht, gehen die als partiell und selektiv angelegten Shunts mit einer Häufigkeit von 20% bis zu 75% in totale Shunts mit teilweise retrogradem Pfortaderfluss über.

4.7.2 Auswahlkriterien für den Shunt-Typ

Portosystemische Shunts senken das Blutungsrisiko akut und auf Dauer besser als alle anderen palliativen Verfahren. Die Verminderung der portalen Leberperfusion ist Kennzeichen sowohl der unbehandelten portalen Hypertension als auch von therapeutischen Shunts, seien sie chirurgisch oder als TIPS angelegt. Folglich besteht bezüglich des therapeutischen Effektes (Senkung des Blutungsrisikos) und bezüglich der Risiken (De-novo-Enzephalopathie und Verschlechterung der Leberfunktion) nur ein gradueller Unterschied.
Aufgrund der komplexen Wechselwirkung zwischen Stadium und Progredienz der Grunderkrankung, hämodynamischer Ausgangssituation und Veränderung durch einen Shunt kann ein allgemein „bester Shunt" nicht empfohlen werden. Nur eine individuelle Selektion, die dem Prinzip randomisierter Studien entgegensteht, zeigt gute Ergebnisse. Für selektive und partielle Shunts ist die Rate schwerer Enzephalopathien geringer.
Kriterien für die Wahl des adäquaten Shunt-Typs sind:

- Leberfunktion
  - Lebervolumen
  - Child-Pugh-Stadium
  - Aszites
- Leberhämodynamik
- anatomische Situation
  - Thrombosen
  - Pankreatitis
- Dringlichkeit im Verhältnis zum Blutungsrisiko
- persönliche Erfahrung des Operateurs
- Frage der späteren Lebertransplantation.

Die Operationsletalität beträgt in den Child-Pugh-Stadien A und B etwa 0–10% und steigt im Stadium Child C und bei notfallmäßig durchgeführten Operationen auf über 30%. In der heute seltenen Notfall- oder frühelektiven Situation sollte ein technisch einfacher Shunt mit sofortiger guter Drucksenkung gewählt werden (portokavaler End-zu-Seit-Shunt oder portokavaler H-Shunt).

Bei elektiver Situation und später ggf. nötiger Lebertransplantation bevorzugen wir je nach anatomischer Gegebenheit einen englumigen mesenterikokavalen oder portokavalen H-Shunt. Kommt eine Lebertransplantation nicht in Frage, sollte ein Warren-Shunt angelegt werden.

Die Splenomegalie allein stellt auch bei erheblicher Leuko- und Thrombozytopenie keine Begründung für eine dekomprimierende Maßnahme oder eine Splenektomie dar. Eine Splenektomie sollte grundsätzlich aus folgenden Gründen vermieden werden:

- ein selektiver Shunt im Bereich der Milzvene ist nicht mehr möglich
- spontane retroperitoneale Kollateralisierungsmöglichkeiten entfallen
- der Shunt-Fluss über die V. coronaria ventriculi wird gefördert
- die resultierende Thrombozytose fördert das ohnehin erhöhte Risiko für eine Pfortaderthrombose.

Die verschiedenen Typen eines portosystemischen Shunts sind in Abbildung L4-2 dargestellt.

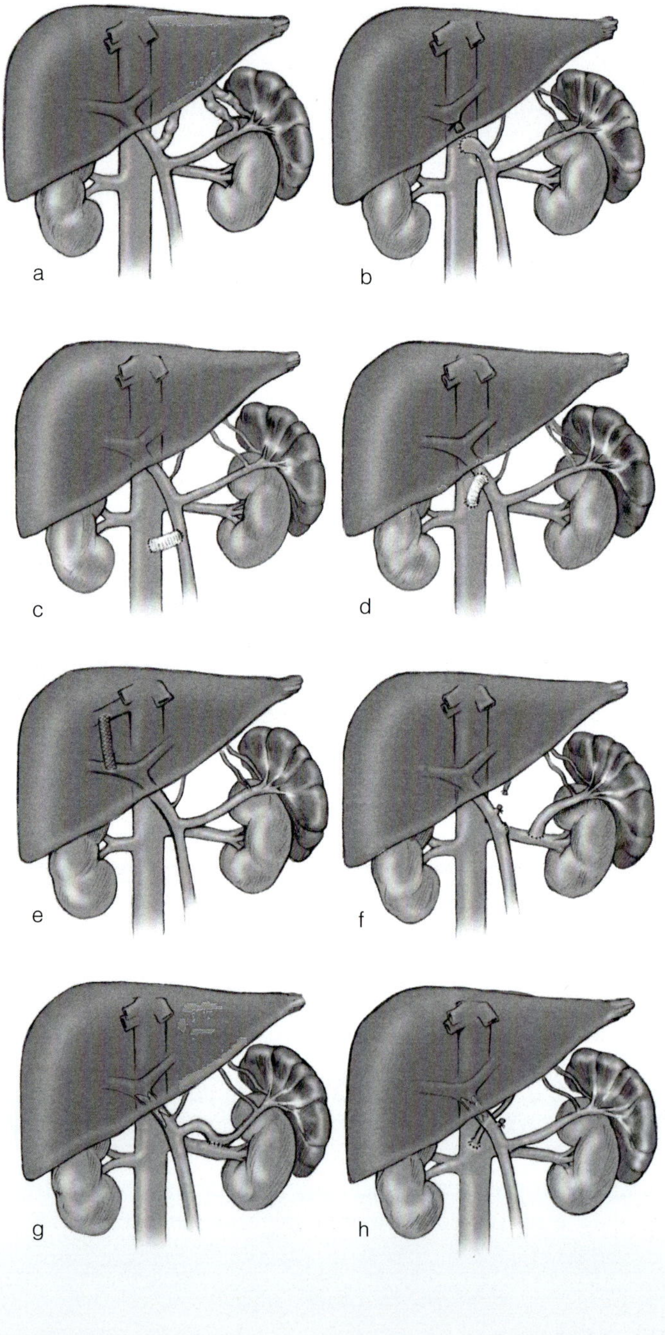

Abb. L4-2a–h Formen portosystemischer Shunts.
a: Schematische Darstellung des Pfortader- und V.-cava-Systems und des Operationsprinzips verschiedener Shuntformen.
b: Portokavaler End-zu-Seit-Shunt.
c: Mesenterikokavaler H-Shunt (Drapanas).
d: Portokavaler H-Shunt (Sarfeh).
e: Transjugulärer intrahepatischer portosystemischer Stent-Shunt (TIPS).
f: Distaler splenorenaler Shunt (Warren).
g: Latero-lateraler splenorenaler Shunt (Cooley).
h: Koronariokavaler Shunt (Gütgemann) mit V.-saphena-Interponat.

4.7.3 Operationsvorbereitung

Bei eingeschränkter Leberfunktion sollte präoperativ eine orale Substitution mit Vitamin K erfolgen.
Wegen des erhöhten Infektionsrisikos bei Zirrhosekranken und bei Implantation von Prothesenmaterial sollte eine perioperative Antibiotikaprophylaxe erfolgen (Cephalosporin oder Gyrasehemmer).
Die Substitution mit gerinnungsaktiven Blutbestandteilen (z. B. Frischplasma, AT III, Thrombozyten) sollte in Absprache mit einer gerinnungsphysiologischen Fachabteilung erfolgen.
Wegen des Blutungsrisikos ist die Bereitstellung von Erythrozytenkonzentraten (zusätzlich ggf. Benutzung eines Cell Saver) obligat.

4.7.4 Operative Standardverfahren

Totale Shunts

Portokavaler End-zu-Seit-Shunt

Der portokavale End-zu-Seit-Shunt (PCS) ist relativ einfach durchzuführen, gut zu standardisieren und mit einer Operationszeit von 1–2 Stunden grundsätzlich auch als Notoperation geeignet. Nachteil ist der akute Entzug der gesamten Pfortaderperfusion und damit ein prinzipiell erhöhtes Risiko gegenüber selektiven Shunts, postoperativ eine Enzephalopathie oder ein Leberversagen auszulösen. Allerdings ist bei geringem portalem Perfusionsanteil (< 30%) mit entsprechender arterieller Mehrdurchblutung (besonders in den Child-Pugh-Stadien A und B) dieses Risiko vertretbar gering.
Der Zugang erfolgt über einen Rippenbogenrandschnitt rechts und die Darstellung des Ligamentum hepatoduodenale (Abb. L4-3). Die dorsal verlaufende Pfortader

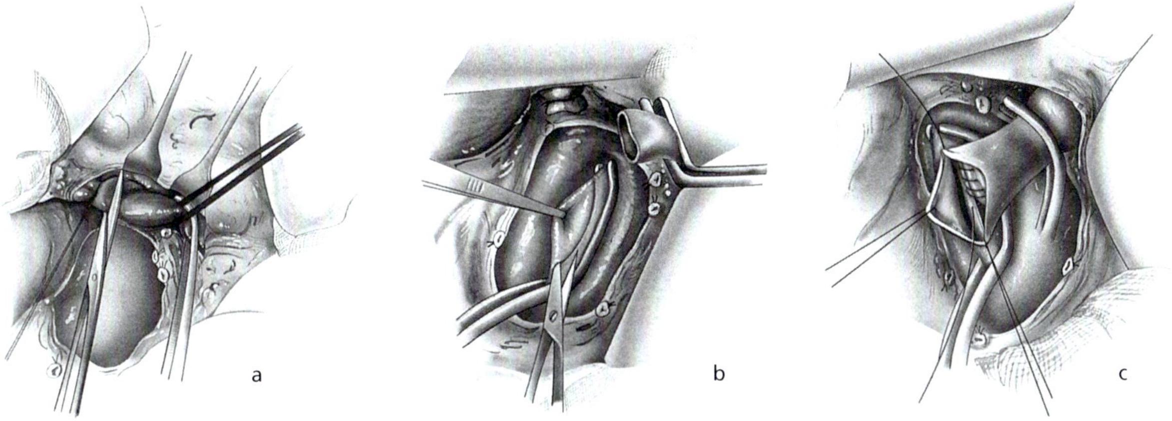

Abb. L4-3a–e Portokavaler End-zu-Seit-Shunt.
a: Hilusnahe Ligatur und Durchstichligatur der Pfortader. Abklemmen mit einer gebogenen Glover-Klemme und Durchtrennung der Vene dicht vor der Ligatur.
b: Nach medial konvexe Inzision der V. cava.
c: Nach Knüpfen der proximalen Ecknaht intraluminale Naht der Hinterwand von proximal nach distal. Die distale Ecknaht wird nach 3–4 Nahtstichen geknüpft.
d: Nach Beendigung der Anastomose erneute Druckmessung sowohl in der Pfortader als auch in der V. cava.
e: Fehlerhafte portokavale Anastomose (Häring und Karavias 1992).

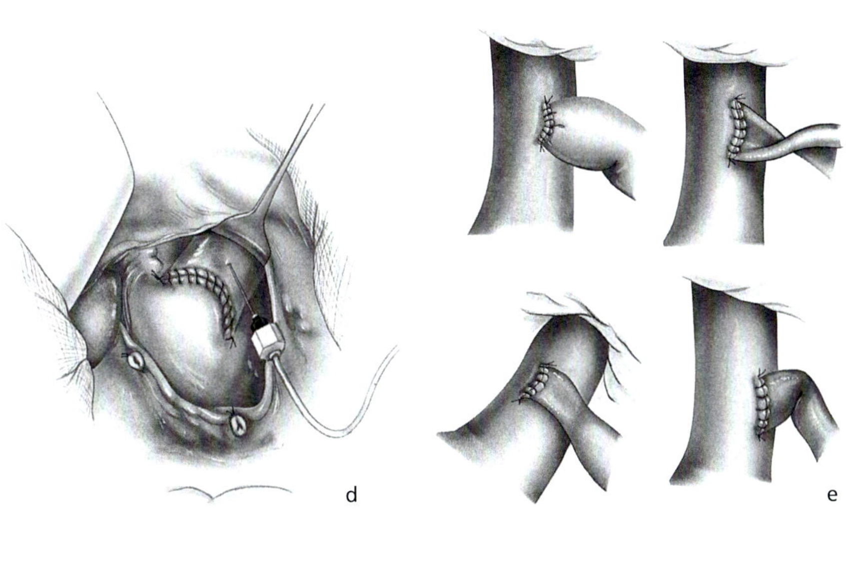

wird zwischen Pankreaskopf und Aufzweigung im Hilus dargestellt. Pannusartiges Gewebe aus Lymphbahnen, Nerven und Kollateralen muss sorgfältig zwischen Ligaturen durchtrennt werden, um kein Hypomochlion zu erzeugen. Falls die A. hepatica dextra aus der A. mesenterica superior entspringt, verläuft sie rechts dorsal im Ligament und muss sorgfältig geschont werden. Die infrahepatische V. cava wird an der Vorderseite freigelegt, so dass sie mit einer Satinsky-Klemme partiell ausgeklemmt werden kann. Obligat ist die Druckmessung in der Pfortader und in der V. cava. Für den End-zu-Seit-Shunt wird die Pfortader lebernah nach Durchstichligatur abgesetzt. Die Anastomose sollte möglichst weit kranial erfolgen, damit es zu keiner Abknickung kommt. Die Inzision an der medialen Vorderseite der V. cava wird bogenförmig angelegt. Die Anastomose erfolgt mit 5-0 Prolene in fortlaufender Technik. Eine erneute Druckmessung nach Freigabe des Shunts sollte eine Reduktion des Druckgradienten um mindestens 50% zeigen.

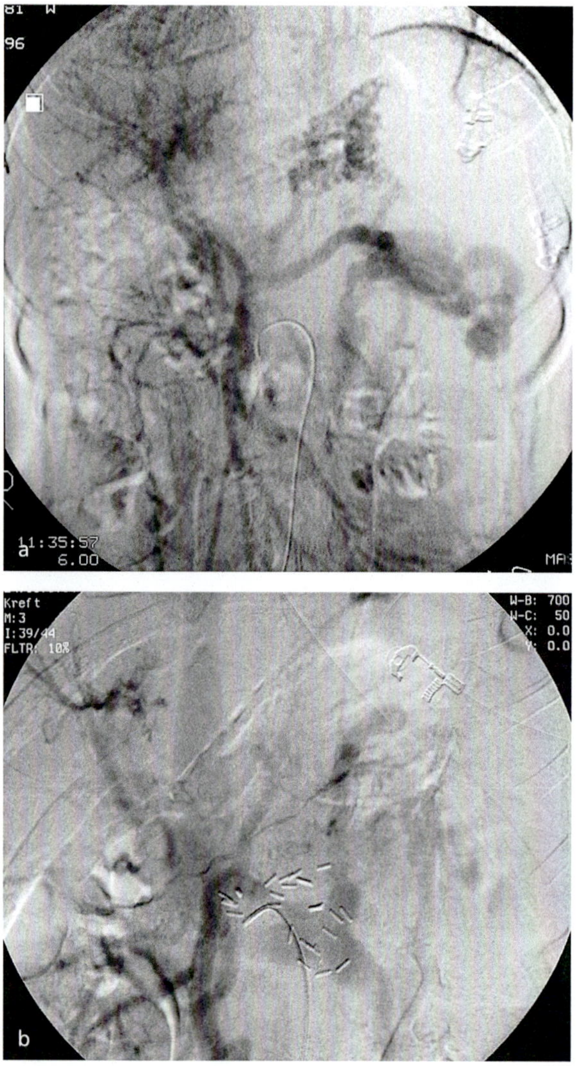

Abb. L4-4a und b Indirekte venöse Mesenterikographie vor und nach latero-lateralem splenorenalem Shunt (Cooley) bei Pfortaderthrombose (15-jähriges Mädchen, Z.n. Nabelvenensepsis, normale Leber).
a: Präoperativer Befund mit kavernös transformierter Pfortader, ausgeprägter V. coronaria ventriculi und retrograder Füllung der Milzvene.
b: Postoperative Kontrolle mit gutem Shuntfluss aus der V. mesenterica superior über V. lienalis und linke Nierenvene in die V. cava. Ein erhaltener hepatopetaler Fluss über Kollateralen im Lig. hepatoduodenale füllt die intrahepatische Pfortader.

Portokavaler Seit-zu-Seit-Shunt

Der portokavale Seit-zu-Seit-Shunt ist funktionell ebenfalls komplett. Eine sinnvolle Anwendung besteht bei retrogradem Pfortaderfluss mit Aszites, z. B. beim Budd-Chiari-Syndrom. Durch das regelhaft einsetzende intrahepatische arterioportale Steal-Syndrom sind eine schlechtere Leberfunktion und eine geringere Überlebensrate im Vergleich zum End-zu-Seit-Shunt zu erwarten.

Zentraler splenorenaler Shunt (Linton)

Der zentrale splenorenale Shunt hat wegen einer relativ hohen Rezidivblutungsrate und der obligatorischen Splenektomie sowie der hohen Rate von Pfortaderthrombosen seine Bedeutung verloren.

Laterolateraler splenorenaler Shunt (Cooley)

Der laterolaterale splenorenale Shunt eignet sich v. a. bei Kindern mit Pfortaderthrombose durch die Vermeidung von Prothesenmaterial und die anatomische Nachbarschaft zwischen Milz- und linker Nierenvene (Abb. L4-4). Der Zugang entspricht dem des Warren-Shunts. Die meist vergrößerte linke Nebennierenvene sollte durchtrennt und kann gelegentlich mit der Milzvene anastomosiert werden.

Inkomplette Shunts

Durch Interposition von englumigen Prothesen kann eine limitierte Drucksenkung mit nur partieller Umleitung des Pfortaderblutes erreicht werden. Diese funktionellen Seit-Seit-Shunts können folgendermaßen angelegt werden:

- portokavaler Shunt
- mesenterikokavaler Shunt
- intrahepatischer Stent-Shunt (TIPS).

Möglicherweise liegt in der nicht so abrupten Unterbrechung der portalen Perfusion ein Vorteil gegenüber dem PCS.

➡ Allgemein gilt: Je schmaler, desto inkompletter (d. h. sicherer hinsichtlich der Enzephalopathie) ist der Shunt, aber auch desto höher ist das Risiko von Stenose, Verschluss und Rezidivblutung.

Schmalkalibriger portokavaler Interpositionsshunt
Der schmalkalibrige portokavale Interpositions-Shunt wird über den gleichen Zugang wie ein PCS angelegt. Es wird eine möglichst kurze (1–3 cm) ringverstärkte PTFE-Prothese (8–10 mm) zwischen Pfortader und suprarenaler V. cava angelegt, um Knickungen oder Stauchungen zu vermeiden. Vor dem Ausklemmen der Gefäße wird eine Heparinisierung (ca. 30–60 U/kg) durchgeführt. Eine partielle Resektion des hypertrophierten Lobus caudatus ist selten nötig. Kollateralen über die Vv. umbilicalis, gastroepiploica und coronaria ventriculi können ligiert werden. Die Thromboserate dieses Shunts liegt unter 10%. Die Enzephalopathierate ist geringer als bei totalen Shunts.

Mesenterikokavaler Interpositions-Shunt oder H-Shunt
Der mesenterikokavale Interpositions-Shunt oder H-Shunt wird meist über einen Oberbauchquerschnitt angelegt (Abb. L4-5). Das Mesokolon transversum wird nach kranial, das übrige Mesenterium nach kaudal gezogen. An der Gekrösewurzel wird rechts neben der zu tastenden A. mesenterica superior die V. mesenterica superior freigelegt. Kleinere Seitenäste können zwischen Ligaturen durchtrennt werden. Die V. cava wird nach dem Kocher-Manöver bis etwa 3 cm unterhalb des Duodenalknies an der Vorderseite dargestellt. Bei Voroperationen oder ausgeprägten Kollateralen im Bereich des Leberhilus kann die V. cava auch transmesokolisch (zwischen Vasa colica dextra und ileocolica) dargestellt werden. Es entsteht so ein kurzer Tunnel, der wegen der Gefahr der Shunt-Abknickung und Darmarrosion nicht zu nah am unteren Duodenalknie liegen sollte. Im Gegensatz zu den früheren großlumigen Prothesen werden für die Interposition heute ringverstärkte PTFE-Prothesen mit einem Durchmesser von 8–10 mm verwendet. Nach Heparinisierung wird die V. cava mit einer Satinsky-Klemme an der vorderen Zirkumferenz ausgeklemmt und die End-zu-Seit-Anastomose mit der Prothese hergestellt. Die V. mesenterica superior wird im freigelegten Abschnitt atraumatisch ausgeklemmt. Die Vene wird von rechts dorsolateral längs inzidiert. Die Prothese wird gekürzt, so dass eine knickfreie Verbindung resultiert. Nach Vorlegen von Eck- und Haltefäden erfolgt zunächst die Naht der Hinterwand transluminär und dann die der Vorderwand. Nach Blutstillung kann der Verschluss des Retroperitoneums mit fortlaufender Naht erfolgen.

Transjugulärer intrahepatischer portosystemischer Stent-Shunt (TIPS)
Der transjuguläre intrahepatische portosystemische Stent-Shunt (TIPS) kann unter Durchleuchtung in Lokalanästhesie angelegt werden (Abb. L4-6). Nach Punktion der V. jugularis interna wird die rechte Lebervene sondiert. Über einen speziellen Katheter wird unter Durchleuchtung und Ultraschallkontrolle die Pfortader (meist der rechte Ast) durch das Leberparenchym hindurch punktiert und ein Führungsdraht eingelegt. Über einen Angiographiekatheter erfolgen Portographie und Druckmessung. Der intrahepatische Shunt wird mit einem Metallgitterstent (Palmaz) geschient. Mit einem Ballonkatheter kann der Stent so weit aufgedehnt werden, bis die gewünschte Senkung des Druckgradienten zwischen Pfortader und Vorhof (10–15 mmHg) eintritt. Bei TIPS-Stenosen oder Verschlüssen können eine Nachdilatation oder auch Stent-Verlängerungen vorgenommen werden.

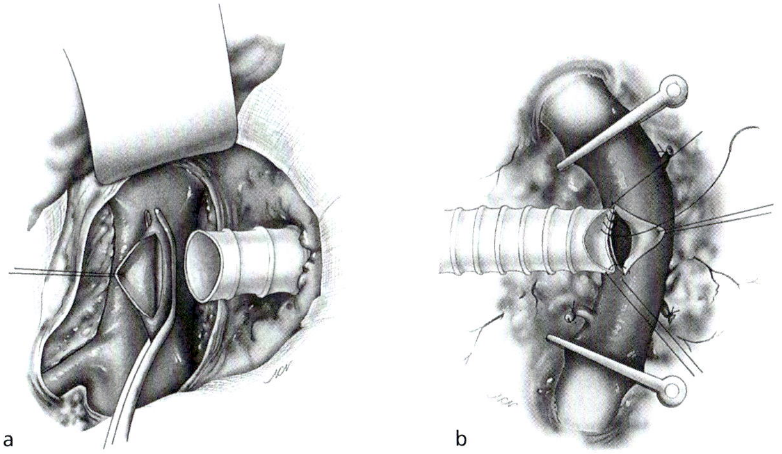

Abb. L4-5 a und b Mesenterikokavaler Shunt (H-Shunt).
a: Herstellen der kavalen Anastomose in üblicher Weise.
b: V. mesenterica superior ist infraduodenal freipräpariert und abgeklemmt. Bogenförmige Inzision und Bildung eines Läppchens. Entsprechende Exzision aus der Vorderwand der ringverstärkten PTFE-Prothese. Intraluminale Nahttechnik wie beschrieben (Häring und Karavias 1992).

Selektive Shunts

Distaler splenorenaler Shunt (Warren)

Bei selektiven Shunts erfolgt eine Dekompression der Varizen ohne eigentliche Senkung des Pfortaderdruckes (Abb. L4-7). Das Prinzip des distalen splenorenalen Shunts ist die Kompartimentierung der Pfortaderzuflüsse im linken Oberbauch, um die gastroösophagealen Varizen über die kurzen Magenvenen und die Milzvene in die linke Nierenvene abzuleiten (Abb. L4-8).

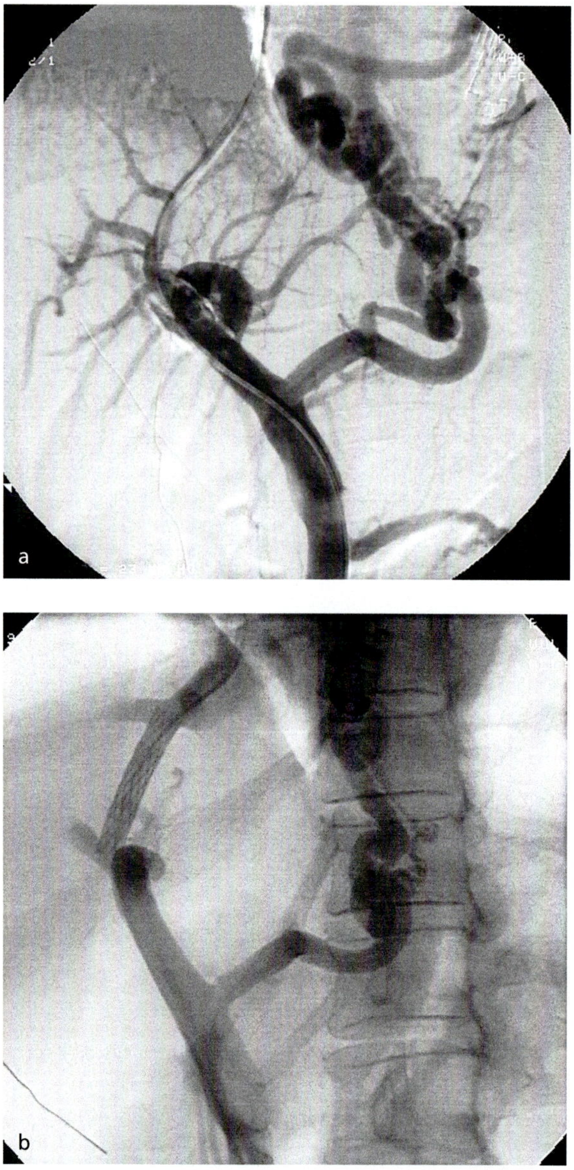

Abb. L4-6a und b Direkte transjuguläre Portographie vor und nach intrahepatischem Stent-Shunt.
a: Große V. coronaria ventriculi, die die Varizen speist.
b: Nach Anlage des TIPS deutlicher Rückgang des Kollateralflusses, aber auch der nutritiven portalen Leberperfusion.

Der Zugang erfolgt über eine quere Oberbauchlaparotomie. Die Freilegung von Milz- und Nierenvene wird nach Skelettierung des Lig. gastrocolicum durch die Bursa omentalis vorgenommen. Möglich ist auch der infrakolische Zugang, bei dem die V. mesenterica inferior als Leitstruktur zum Konfluens benutzt werden kann. Nach Inzision des Peritoneums unterhalb des Pankreaskorpus wird dieses mit Lidhäkchen nach kranial gehalten. Etwa 6–8 in einer Doppelreihe angeordnete Venen drainieren aus dem Pankreas in die Milzvene und müssen zwischen Ligaturen oder Clips durchtrennt werden. Die Mobilisierung erfolgt über 5–7 cm bis zum Konfluens.

➡ Bei einer chronischen Pankreatitis kann die Präparation schwierig bis unmöglich werden und sollte dann zugunsten eines anderen Shunt-Typs abgebrochen werden.

Nach Heparinisierung und Abklemmung der Milzvene wird diese abgesetzt und pfortadernah mit einer Durchstichligatur versorgt. Kaudal des Pankreas wird die linke Nierenvene im retroperitonealen Fettgewebe aufgesucht, das bei portaler Hypertension pannusartig verdickt und mit Kollateralen und Lymphbahnen durchsetzt ist. Dieses Gewebe sollte zwischen Ligaturen durchtrennt werden, um ein Hypomochlion für den Shunt und eine postoperative Lymphfistelung zu vermeiden. Die Nebennierenvene kann durchtrennt werden, die linke V. ovarica bzw. testicularis sollte als Ausflusstrakt für den Shunt erhalten werden. Die V. mesenterica inferior kann ebenfalls ligiert werden.

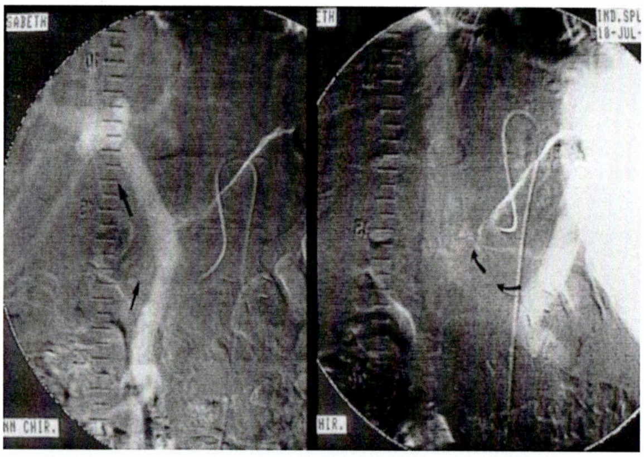

Abb. L4-7 Indirekte Splenoportographie nach distalem splenorenalem Shunt (Warren): Orthograde Pfortaderperfusion nach Injektion des KM in die A. mesenterica superior (links) und Abstrom des KM über die stark vergrößerte Milz, Milzvene und Nierenvene in die V. cava inferior (rechts).

Die Milzvene wird nun bogenförmig unter Vermeidung einer Knickbildung zur Nierenvene geführt und entsprechend gekürzt. Die Nierenvene wird mit einer Satinsky-Klemme ausgeklemmt und bogenförmig inzidiert. Nach Vorlegen von Eckfäden und einem Haltefaden wird die Hinterwand der Anastomose fortlaufend von intraluminal mit Prolene 6-0 genäht und dann die Vorderwand (ggf. mit Einzelknopfnähten) komplettiert. Vor Fertigstellung der Anastomose sollte der Shunt mit heparinisierter Kochsalzlösung gespült werden.

Die Kompartimentierung zwischen dem portalen Hochdruckgebiet und dem lienalen Niederdruckgebiet kann für längere Zeit nur aufrechterhalten werden, wenn eine weitgehende Diskonnektion beider Gebiete durch eine Ligatur möglicher Kollateralen vorgenommen wird. In jedem Fall sollten die V. coronaria ventriculi und V. gastroepiploica dextra ligiert werden. Nach Druckmessung und Blutstillung wird das Retroperitoneum verschlossen.

→ Drainagen sollten zur Vermeidung von Lymphfisteln nur bei Blutungsneigung eingelegt werden.

Koronariokavaler Shunt (Gütgemann)

Ein koronariokavaler Shunt kann selektiv (pfortadernahe Ligatur der Vene und Ableitung des Varizenblutes) oder nichtselektiv (kardianahe Ligatur der Vene

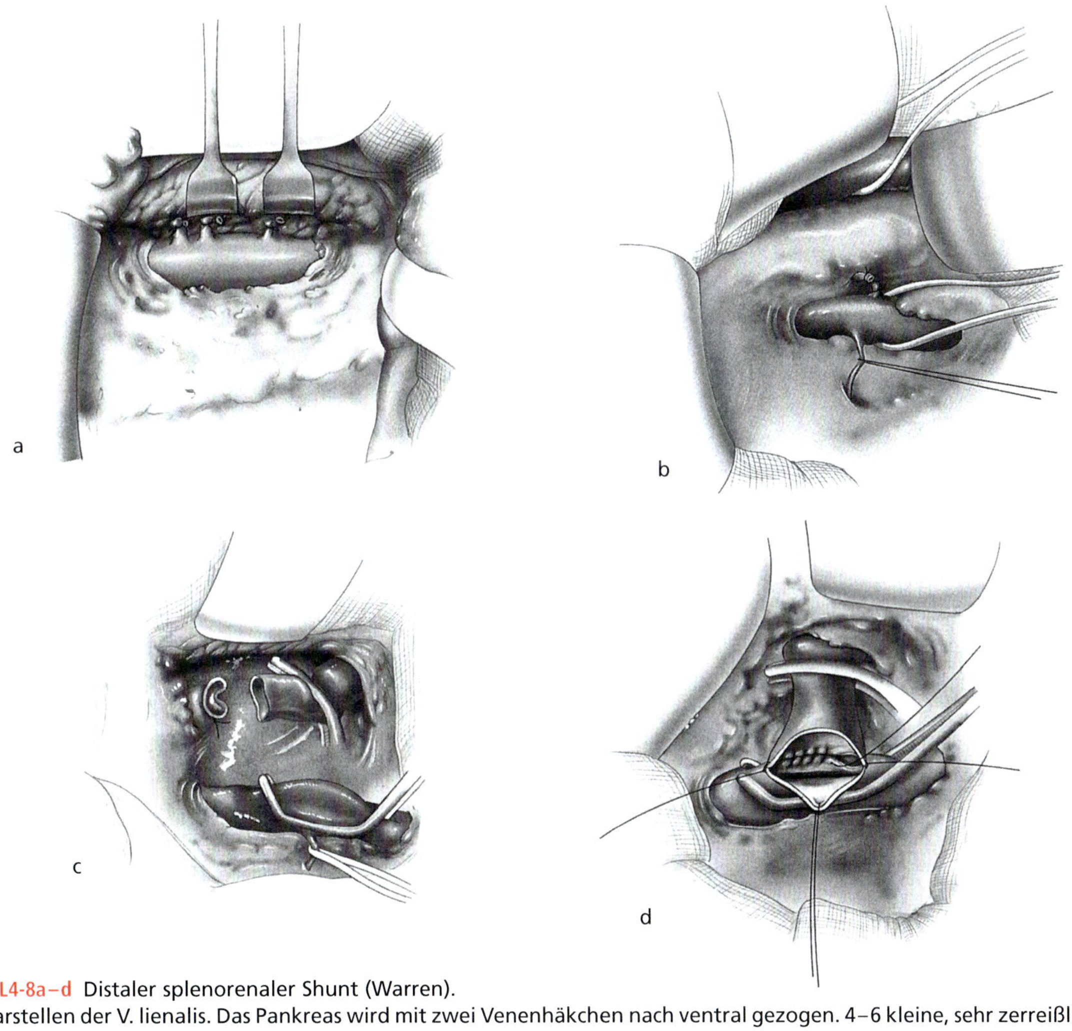

Abb. L4-8a–d Distaler splenorenaler Shunt (Warren).
a: Darstellen der V. lienalis. Das Pankreas wird mit zwei Venenhäkchen nach ventral gezogen. 4–6 kleine, sehr zerreißliche Venen werden zwischen feinsten Ligaturen durchtrennt.
b: Ligatur der V. suprarenalis und gegebenenfalls der V. testicularis bzw. der V. ovarica zur besseren Mobilisierung der Nierenvene. Anschlingen des Gefäßes mit Gefäßzügel.
c: Durchstich- und Umschlingungsligatur der V. lienalis direkt am Zusammenfluss mit der V. mesenterica superior. Nach Abklemmen Durchtrennung unmittelbar vor der Durchstichligatur. Die V. renalis wird mit der Satinsky-Klemme abgeklemmt.
d: Bogenförmige Venotomie der Nierenvene. Bildung eines Läppchens, das mit Haltenaht nach kaudal gehalten wird. Exzision eines korrespondierenden Segments aus der Vorderwand der V. lienalis. Intraluminale fortlaufende Naht der Hinterwand (Häring und Karavias 1992).

und Ableitung des Pfortaderblutes) durchgeführt werden. Die selektive Form kann mit Hilfe eines V.-saphena-Interponats bei Pfortaderthrombosen zur Anwendung kommen, wenn kein anderes shuntfähiges Gefäß zur Verfügung steht.

Lebertransplantation

Die Lebertransplantation ist die einzige Therapie mit deutlicher Verbesserung der Überlebenszeit nach Varizenblutung, da alle anderen Verfahren nur palliativen Charakter haben. Die Indikation besteht jedoch in der irreversibel schlechten Leberfunktion (Child B/C) und nicht in der Varizenblutung selbst.

➡ Eine vorangegangene Shunt-Operation ist keine Kontraindikation für eine Transplantation. Falls diese bei Patienten mit noch guter Leberfunktion später in Frage kommt, sollten Eingriffe im Bereich des Leberhilus vermieden werden, auch wenn die Auflösung eines portokavalen Shunts meist möglich ist.

Shunts sollten im Rahmen einer Lebertransplantation möglichst ligiert werden, um die Pfortaderperfusion des Transplantats nicht zu behindern. Günstig vor einer Transplantation sind Shunts, die ein geringes Risiko einer Pfortaderthrombose aufweisen:
- portokavaler Shunt (End-zu-Seit oder Interposition nach Sarfeh, siehe Abb. L4-2)
- mesenterikokavaler Shunt
- TIPS.

Allerdings konnte für den TIPS kein positiver Effekt bei einer Lebertransplantation hinsichtlich Operationszeit, Konservenverbrauch oder Komplikationsrate nachgewiesen werden.
Ein Vorschlag für einen therapeutischen Entscheidungsalgorithmus ist in Abbildung L4-9 dargestellt. Die Therapieformen sind eher komplementär bzw. sequentiell als alternativ einzusetzen. Die Erfahrung im Umgang mit den einzelnen Verfahren ist bei der Entscheidung für die palliativen Therapieverfahren wichtig, um die Komplikationsrate so gering wie möglich zu halten.

4.7.5 Nichtoperative Verfahren

Die wesentlichen Kriterien zum Vergleich der Therapieoptionen sind:
- methodenbedingte Letalität und Morbidität
- Rezidivblutungsrate
- De-novo-Enzephalopathierate
- Langzeitüberleben (Tab. L4-4).

Konservative Methoden
Zur Primärprophylaxe einer Varizenblutung bei endoskopisch nachgewiesenen Varizen sind derzeit nichtselektive Betablocker zur Reduktion der Splanchnikusdurchblutung etabliert (z. B. Propanolol). Bei akuter Blutung stehen die Kreislaufstabilisierung und die endoskopische Kontrolle der Blutungsquelle im Vordergrund. Die optimale Therapie besteht in der endoskopischen Sklerosierung oder Gummibandligatur, mit der sich in ca. 80–90% eine primäre Blutstillung erzielen lässt. Eine medikamentöse Therapie (Somatostatin/Oktreotid oder Vasopressin/Terlipressin) sollte bei fehlge-

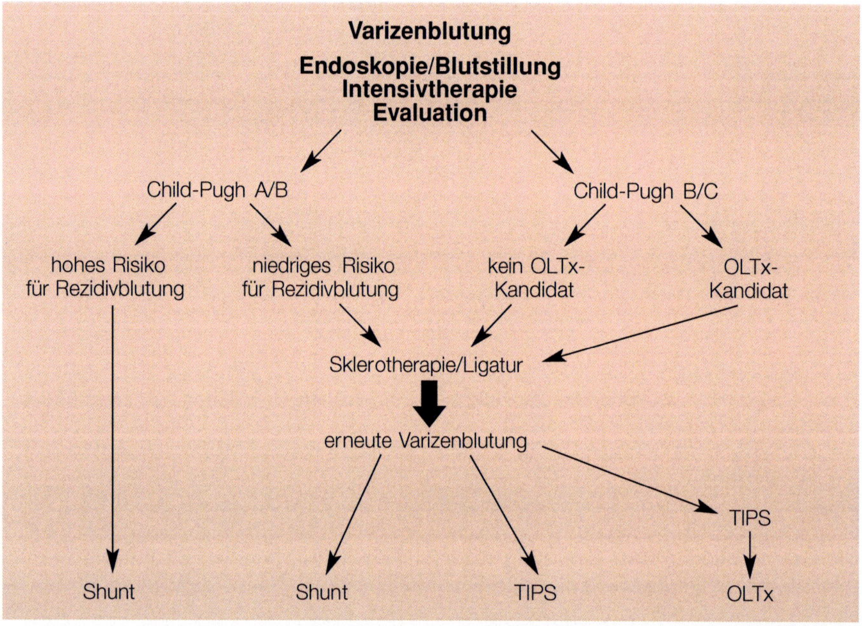

Abb. L4-9 Vereinfachter Algorithmus zur Therapieentscheidung bei rezidivierender Varizenblutung (OLTx = orthotope Lebertransplantation, TIPS = intrahepatischer Stent-Shunt).

Tab. L4-4 Indikationen zur Shunt-Chirurgie.

Allgemeine Voraussetzungen	Verhinderung der frühen Rezidivblutung während des Krankenhausaufenthalts	Kontraindikationen zur Shunt-Chirurgie
■ Sekundärprophylaxe nach einer ersten Blutung ■ Versagen der endoskopischen Therapie (surgical rescue) ■ längerfristige Prognose (bei Lebererkrankung ≥ 1 Jahr, Child A, B; prähepatischer Block) ■ hohes Rezidivblutungsrisiko nach endoskopischen Kriterien	■ Blutung aus Fundusvarizen, Gastropathia hypertensiva ■ schwere erste Blutung (≥ 4 EK) ■ frühe Rezidivblutung (≤ 48 h) ■ Rezidivblutung nach zwei Sklerotherapiesitzungen ■ langfristige Blutungsprophylaxe nach elektiver Evaluation und Aufklärung über Behandlungsalternativen	■ Sepsis, Multiorganversagen ■ hepatorenales oder hepatopulmonales Syndrom ■ fortgeschrittenes hepatozelluläres Karzinom ■ chronische Enzephalopathie bei Verschlechterung der Leberfunktion ■ Panthrombose des Pfortadersystems (ggf. Sperroperation)

schlagener Endoskopie oder als Überbrückung bis zur Endoskopie eingesetzt werden. Gleiches gilt auch für die Kompression mit einer Ballonsonde (Linton-Nachlas-Sonde insbesondere bei Fundusvarizen oder Sengstaken-Blakemore-Sonde). Bei anhaltender Blutung trotz aller konservativer Maßnahmen kann ein dekomprimierendes Verfahren (Shunt oder TIPS) indiziert sein.

➡ Ein chirurgischer Not-Shunt sollte jedoch wegen der hohen Letalität (30–50%) möglichst vermieden werden. Wahrscheinlich ist dann die Anlage eines TIPS vorzuziehen, auch wenn die Letalität ähnlich hoch ist.

4.8 Besondere Formen der portalen Hypertension und deren Behandlung

4.8.1 Segmentale (lienale) portale Hypertension

Hierunter versteht man die Varizenbildung im gastroösophagealen Bereich aufgrund einer Milzvenenthrombose. Die häufigste Ursache ist eine chronische Pankreatitis mit oder ohne Pseudozysten. Es besteht klinisch meist die Trias:

- Varizenblutung (häufig Fundusvarizen)
- normale Leberfunktion
- massive Splenomegalie mit Hypersplenismus.

Die kurative Therapie besteht in der Splenektomie. Bei interventionell durchgeführten Embolisationen der Milzarterie besteht die Gefahr von Milzabszessen.

4.8.2 Pfortaderthrombose

Ein Verschluss der Pfortader kann durch kongenitale Atresie, Thrombose oder einen Tumor bedingt sein. Bei Kindern ist eine Pfortaderthrombose die häufigste Ursache (60%) für eine portale Hypertension, bei Erwachsenen ist sie selten (ca. 3%). Ursachen der Pfortaderthrombose können sein:

- Abdominaltrauma
- Pylephlebitis
  - Nabelvenenkatheter
  - Appendizitis, Divertikulitis
  - M. Crohn, Colitis ulcerosa
- Hyperkoagulabilität
  - APC-Resistenz
  - Protein-C- oder Protein-S- oder AT-III-Mangel
  - myeloproliferatives Syndrom
  - Thrombozytose
- Stase
  - Zirrhose
  - Tumor
  - Pfortaderaneurysma
- Splenektomie: bis zu 10% aller Patienten erleiden nach Splenektomie, insbesondere bei hämatologischer Indikation, eine aszendierende Pfortaderthrombose.

Akute Pfortaderthrombose

Die akute Pfortaderthrombose bleibt klinisch meist stumm. Erst bei akutem Appositionswachstum des Thrombus entwickeln sich – je nach Ausdehnung – folgende klinische Symptome:

- diffuse abdominelle Schmerzen

- Fieber
- Leukozytose
- Zeichen des Leberversagens oder Milzinfarkt.

Das Hauptrisiko besteht im venösen (hämorrhagischen) Mesenterialinfarkt. Ausdehnung und Verlauf der Thrombose können mittels Kontrastmittel-CT oder Duplexsonographie beurteilt werden. Die optimale Therapie ist bisher nicht festgelegt. Die in Einzelfällen angegebenen Möglichkeiten reichen von systemischer Heparinisierung, systemischer oder regionaler Lyse, Thrombektomie mit nachfolgender lokaler Lyse bis zur transhepatischen Pfortadersondierung mit Lyse und Anlage eines TIPS. Eine Behandlung, Abklärung der Ursache, Kontrolluntersuchungen und ggf. Antikoagulation sind bei den oft jungen Patienten immer erforderlich, da die akute Letalität hoch ist (> 20%) und langfristig die Folgen der portalen Hypertension drohen.

Chronische Pfortaderthrombose

Im chronischen Verlauf kann der Thrombus sich rekanalisieren oder von einem tumorartigen Konvolut dünnwandiger Kollateralen umgangen werden (kavernöse Transformation der Pfortader). Hierüber kann eine beträchtliche portale Perfusion aufrechterhalten werden. Klinisch stehen die Varizenblutung oder Folgen der ausgeprägten Splenomegalie im Vordergrund.

Die Indikation zu einer chirurgischen Senkung des Pfortaderdruckes besteht bei:

- stattgehabter Blutung als Rezidivprophylaxe
- chronischer Anämie, die auf okkulte hypertensionsbedingte Blutungen (Gastropathia hypertensiva) zurückgeführt werden kann
- stark blutungsgefährdeten Varizen vor allem im Fundusbereich.

Aufgrund der normalen Leberfunktion sind zwar die Varizenblutungen selten letal, andererseits haben chirurgische Shunts hier eine geringe Letalität und Morbidität mit dem Vorteil einer einmaligen, langfristig dekomprimierenden Maßnahme.

Therapie

Die Art des Shunts wird im Wesentlichen von der Anatomie noch shuntfähiger Pfortaderzuflüsse bestimmt. Ob selektive Shunts hinsichtlich einer langfristigen Enzephalopathie einen Vorteil bieten, ist zweifelhaft. Bei offener Milzvene bevorzugen wir insbesondere bei Kindern einen Cooley-Shunt, da so Gefäßprothesen vermieden werden können. Bei verschlossener Milzvene bieten sich ein mesokavaler Interpositions-Shunt oder bei geeigneter V. coronaria ventriculi ein koronariokavaler Shunt an. Nur bei hohem Rezidivblutungsrisiko und Panthrombose des Pfortadersystems führen wir eine Sperroperation mit zirkulärer Skelettierung des proximalen Magens und des distalen Ösophagus durch. Die Milz sollte erhalten bleiben.

Bei kurzstreckigen Pfortaderthrombosen im Kindesalter, insbesondere nach Lebertransplantation kann ein mesenterikoportaler Bypass (Meso-Rex-Shunt) angelegt werden. Hierbei wird zwischen V. mesenterica superior und dem im Recessus rex freigelegten linken Pfortaderast ein Venen-Bypass angelegt (z. B. mit autologer V. jugularis interna).

4.8.3 Budd-Chiari-Syndrom (BCS)

Hierunter versteht man eine inhomogene Gruppe von Verschlüssen der Lebervenen unterschiedlicher Ursache (angeborene Anomalien, Thrombophilie). In ca. 50% lässt sich eine hämatologische Grunderkrankung (z. B. myeloproliferatives Syndrom) eruieren. Ein Verschluss kleiner Lebervenen (veno-occlusive disease) kann nach Chemotherapie (Alkaloide) und Knochenmarktransplantation auftreten.

Die Symptomatik besteht in:

- Aszites
- Ödemen der unteren Körperhälfte
- Hepatosplenomegalie
- Symptomen der portalen Hypertension
- zirrhotischem Umbau der Leber.

Therapie

Die Dynamik des Verlaufes ist sehr unterschiedlich und schwer vorherzusehen. Die therapeutischen Optionen umfassen:

- Lebertransplantation
- palliativ dekomprimierende Shunts
- TIPS.

Entscheidend ist die individuelle Beurteilung von Verlauf der Erkrankung und Ausmaß der Leberschädigung, die stets mit einer Biopsie beurteilt werden sollte. Bei Verläufen mit therapierefraktärem Aszites, Varizenblutung und stabiler bzw. potentiell reversibler Leberschädigung durch die Stauung kann primär ein Shunt angelegt werden. Hierbei muss berücksichtigt werden, dass beim BCS der Pfortaderfluss im Sinne eines Ausflusstraktes aus der Leber hepatofugal sein kann und der Lobus caudatus häufig hypertrophiert ist, so dass eine Kompression der V. cava resultiert. Es kommt bei niedrigem Druckgradienten zwischen infra- und suprahepatischer V. cava vornehmlich ein mesokavaler H-Shunt in Frage. Eine Kavakompression kann durch einen Stent beseitigt werden oder es kann ein mesoatrialer Shunt zum rechten Herzvorhof angelegt werden. Zur Verhinderung von Shunt-Thrombosen und Fortschreiten der Erkrankung ist langfristig eine Antikoagulation mit Marcumar® erforderlich.

4.8.4 Hyperkinetische portale Hypertension (arterioportale Fisteln)

Pathologische Kurzschlussverbindungen zwischen splanchnischen Arterien und Zuflüssen des Pfortadersystems können zu einer hyperkinetischen portalen Hypertension führen. Betroffen sind meist Leber- oder Milzhilus und Mesenterialgefäße aufgrund traumatisch-iatrogener Ursachen:
- Leberpunktion
- Massenligaturen am Milzhilus
- Schuss- oder Stichverletzung.

Klinisch führende Symptome sind:
- Varizenblutung bei normaler Leberfunktion
- Splenomegalie
- Aszites
- typisches abdominelles Maschinengeräusch.

Es besteht grundsätzlich eine Indikation zur Therapie. Kleinere, insbesondere intrahepatische Fisteln können embolisiert werden. Bei größeren Fisteln ist je nach Lokalisation eine organerhaltende Auflösung der Fistel und Rekonstruktion der Gefäße anzustreben.

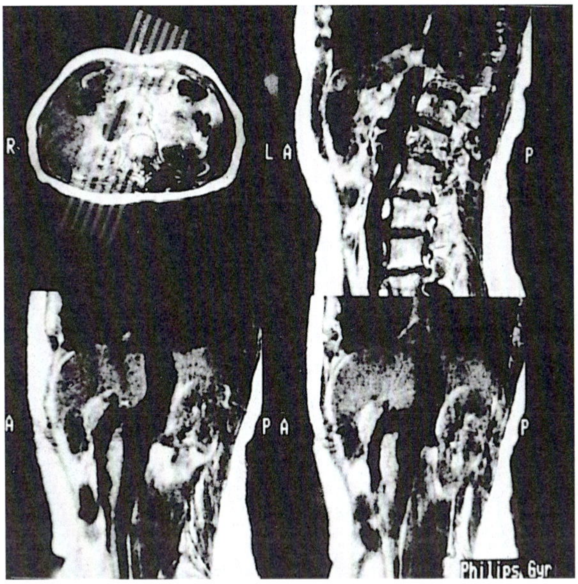

Abb. L4-10 Magnet-Resonanz-Angiographie (MRA) nach portokavalem End-zu-Seit-Shunt. Die MR-Technik ermöglicht die Darstellung des Shunts nichtinvasiv und in einer beliebig wählbaren Ebene. Pfortader und V. cava erscheinen schwarz.

4.9 Komplikationen und deren Behandlung

Zu den frühen Komplikationen nach Shunt-Chirurgie zählen:
- Shunt-Thrombose mit dem Risiko der Rezidivblutung
- Verschlechterung der Leberfunktion
- Aszitesbildung
- Nachblutung.

Da sich die meisten Shunt-Thrombosen im frühen postoperativen Verlauf ereignen, ist eine Dokumentation der Shuntoffenheit noch während des stationären Aufenthaltes angezeigt. Die Darstellung der Shunts kann folgendermaßen erfolgen:
- Duplexsonographie
- Angiographie als indirekte Splenoportographie
- Angiographie über die V. cava
- MR-Angiographie (Abb. L4-10).

Bei frühzeitigem Erkennen der Shuntthrombose kann eine operative Revision oder radiologisch-interventionelle Maßnahme (Lyse, ggf. Stent) die erneute Durchgängigkeit erzielen. Eine vorübergehende Verschlechterung der Leberfunktion ist nicht ungewöhnlich und bessert sich häufig bereits während der ersten zwei Wochen nach Shuntanlage. In Einzelfällen, insbesondere bei therapierefraktärer Enzephalopathie, kann eine Okklusion des Shunts indiziert sein. Aszitesbildung durch Eröffnung retroperitonealer Lymphkollateralen kann durch Diuretikagabe (Spironolacton, Furosemid) und fettarme Ernährung gemildert werden und ist ein meist vorübergehendes Problem.

4.10 Nachbehandlung und Prognose

Shunt-Chirurgie bei portaler Hypertension ist im Wesentlichen eine palliative Therapie und sekundäre Prophylaxe hinsichtlich des Symptoms der Varizenblutung. Für keines der dekomprimierenden Verfahren ist eine wesentliche Verlängerung der Überlebenszeit gezeigt worden. Bei Zirrhose hängt diese von der Progression der zugrunde liegenden Lebererkrankung ab. Einzig bei alkoholtoxisch bedingter Lebererkrankung kann dieser Verlauf durch Alkoholkarenz positiv beeinflusst werden. Der Nachsorge mit psychosozialen Programmen zur Vermeidung eines weiteren Alkoholkonsums kommt daher eine besondere Bedeutung zu. Die Nachsorge befasst sich ferner mit der Überwachung und Beratung hinsichtlich der Enzephalopathie (Proteinreduktion auf 40–60 g) und der Früherkennung und Behandlung von Infektionen mit einer großzügigen Antibiotikaprophylaxe.

Eine akute, episodisch auftretende Form der Enzephalopathie ist von der chronischen Form zu unterscheiden. Auslösend für eine akute Enzephalopathie können sein:

- gastrointestinale Blutung
- Diätfehler
- Infektionen (spontane bakterielle Peritonitis)
- Dehydratation durch Überdosierung von Diuretika und Laktulose.

Durch Ausschaltung der Ursache lässt sich diese Form meist gut behandeln. Schwere Enzephalopathien sind Ausdruck der endgradigen Leberinsuffizienz, können eine stationäre Behandlung erfordern und sind selten nach Shuntchirurgie (< 5%). Das Rezidivblutungsrisiko sollte durch Überwachung der Varizen (Endoskopie) und der Shunt-Offenheit (Duplexsonographie, ggf. MR-Angiographie) beurteilt werden. Wichtig ist die Überwachung hinsichtlich der Entstehung eines hepatozellulären Karzinoms (α-Fetoprotein, Ultraschall) und der Festlegung des Zeitpunktes für eine mögliche Lebertransplantation.

Die Prognose der Zirrhosepatienten wird im Wesentlichen von der Leberfunktion bestimmt und unterscheidet sich nicht zwischen Patienten, die mit Shunt oder Sklerotherapie behandelt wurden. Die 5-Jahres-Überlebensraten für Child-A-, -B- und -C-Patienten liegen bei 70, 50 und 20%. Bei prähepatischen Blockformen ist die Lebenserwartung nach erfolgreicher Shuntoperation prinzipiell nicht eingeschränkt, wenn man von der zugrunde liegenden Ursache (z. B. myeloproliferatives Syndrom) und der weiteren Thromboseneigung absieht.

4.11 Literatur

D'Amico G, Pagliaro L, Bosch J: The treatment of portal hypertension: a meta-analytic review. Hepatology 22 (1995) 332–354

de Franchis R: Evolving consensus in portal hypertension. Report of the Baveno IV consensus workshop on methodology of diagnosis and therapy in portal hypertension. J Hepatol 43 (2005) 167–176

Häring R, Hirner A: Chirurgische Eingriffe beim Pfortaderhochdruck. In: Heberer G, van Dongen RJAM (Hrsg.): Kirschnersche allgemeine und spezielle Operationslehre. Gefäßchirurgie. Springer, Berlin–Heidelberg–New York 1993

Häring R, Karavias T: Chirurgische Eingriffe bei portaler Hypertension. In: Encke A (Hrsg.): Breitner Chirurgische Operationslehre, Bd. V, Chirurgie des Abdomens 3. Urban & Schwarzenberg, Münchn–Wien–Baltimore 1992

Henderson JM, Gilmore GT, Hooks MA et al.: Selective shunt in the management of variceal bleeding in the era of liver transplantation. Ann Surg 216 (1992) 248–215

Orloff MJ, Orloff MS, Girard B, Orloff SL: Bleeding esophagogastric varices from extrahepatic portal hypertension: 40 years' experience with portal-systemic shunts. J Am Coll Surg 194 (2002) 717–730

Paquet KJ, Lazar A, Koussouris P et al.: Mesocaval interposition shunt with small-diameter polytetrafluoroethylene grafts in sclerotherapy failure. Br J Surg 82 (1995) 199–203

Ringe B, Lang H, Oldhafer KJ et al.: Which is the best surgery for Budd-Chiari syndrome: Venous decompression or liver transplantation? A single-center experience with 50 patients. Hepatology 21 (1995) 1337–1344

Rosemurgy AS, Bloomston M, Zervos E et al.: Transjugular intrahepatic portosystemic shunt versus H-graft portacaval shunt in the management of bleeding varices: A cost-benefit analysis. Surgery 122 (1997) 794–800

Sarfeh JJ, Rypins EB: Partial versus total portacaval shunt in alcoholic cirrhosis. Ann Surg 219 (1994) 353–361

Shiffman ML, Jeffers L, Hoofnagle JH et al.: The role of transjugular intrahepatic portosystemic shunt for treatment of portal hypertension and its complications. Hepatology 22 (1995) 1591–1596

Wolff M, Hirner A: Current state of portosystemic shunt surgery. Langenbecks Arch Surg 388 (2003) 141–149

L5 Lungenarterienembolie

H. G. Hamann

5.1 Ätiologie und Pathogenese

Die Lungenarterienembolie ist eine häufige Frühkomplikation und oft das erste klinische Symptom einer tiefen Venenthrombose. Die in den tiefen Körpervenen entstandenen Gerinnsel können sich teilweise oder komplett vom Venenendothel lösen und als Emboli in die arterielle Lungenstrombahn geschwemmt werden.

➡ Über 90% aller Gerinnsel stammen aus der unteren Körperhälfte (V. cava inferior, Beckenvenen, Beinvenen), wobei das Emboliersiko mit der Ausdehnung der Phlebothrombose zunimmt. Mehrere klinische Studien belegen, dass über die Hälfte aller Patienten mit Becken-/Beinvenenthrombosen eine Lungenarterienembolie erleiden, die meist oligo- oder asymptomatisch ist.

Beim Vorliegen eines Rechts-links-Shunts infolge eines offenen Foramen ovale oder eines Vorhof- oder Ventrikelseptumdefekts kann eine paradoxe Embolie mit Verschleppung der Gerinnsel in den großen Kreislauf auftreten.

Zum Zeitpunkt der Diagnosestellung einer Phlebothrombose ist die Gefahr einer Lungenarterienembolie weitgehend gebannt. Eine tödliche Lungenarterienembolie bei diagnostizierter und adäquat behandelter Phlebothrombose stellt ein seltenes Ereignis mit einer Häufigkeit von <1% dar.

5.2 Symptomatik

Die klinische Symptomatik ist abhängig von folgenden Faktoren:

- Sitz der Strombahnverlegung (zentral, peripher)
- Ausmaß der Strombahnverlegung
- Lungenfunktion zum Zeitpunkt der Embolisation.

Weniger schwere Verlaufsformen führen vor allem zur Dyspnoe, objektivierbar durch die stets vorhandene Tachypnoe (Tab. L5-1). Gelegentlich werden Schmerzen im Brustbereich angegeben, die entweder durch die bei der akuten Rechtsherzbelastung eintretende Drehung des Herzens um seine Achse mit konsekutivem Reiz an der Hiluswurzel oder im Sinne einer Angina pectoris infolge der koronaren Minderdurchblutung bei Abnahme des Aortendrucks entstehen können. Bei Ausbildung eines Lungeninfarkts kommt es zu Husten und Hämoptoe, später entwickelt sich eine schmerzhafte Pleuritis mit Pleurareiben. Bei der akuten Verlaufsform steht der Kreislaufschock ganz im Vordergrund.

Tab. L5-1 Klinische Symptomatik der Lungenarterienembolie.

perakuter Krankheitsverlauf	subakuter Krankheitsverlauf	
	subjektiv	objektiv
Hypotonie Halsvenenstauung Bewusstlosigkeit Schock Oligo-Anurie Kreislaufversagen	Dyspnoe Brustschmerz Herzklopfen Husten Hämoptoe fieberhafter Zustand	Tachypnoe Zyanose Pleurareiben Tachykardie Blutdruckabfall Rhythmusstörungen gespaltener 2. Herzton Rasselgeräusche über der Lunge Körpertemperatur ≥ 38 °C Schweißausbruch

5.3 Diagnostik

Die Diagnose der Lungenarterienembolie wird aufgrund anamnestischer Daten, der klinischen Symptomatik und des kombinierten Einsatzes verschiedener Techniken gestellt.

5.3.1 Röntgen-Thorax

Die Röntgen-Untersuchung des Thorax zeigt in der Regel einen Zwerchfellhochstand auf der Embolieseite. Typisch sind Gefäßabbrüche der hilusnahen Gefäße (so genannte Hilusamputation = Westermark-Zeichen). Es kann der Eindruck einer einseitig hellen Lunge entstehen. Keilförmige Verschattungen mit der zum Hilus gerichteten Spitze sind Zeichen des sich entwickelnden Lungeninfarkts.

5.3.2 EKG

Das EKG zeigt bei 50% der Patienten eine Sinustachykardie, bei 40% Rhythmusstörungen und bei 25% einen akut aufgetretenen Rechtsschenkelblock. In derselben Häufigkeit findet sich das charakteristische McGinn-White-Syndrom mit ST-Hebungen in Ableitung III (S_I Q_{III}-Typ).

5.3.3 Laborparameter

Labordiagnostisch sind Veränderungen der Blutgase im Sinne einer Hypoxämie mit Verminderung des arteriellen Sauerstoffdrucks und einer Hypokapnie mit Verringerung des CO_2-Gehalts im Blut infolge der Hyperventilation nachweisbar.

5.3.4 D-Dimer

Bei einer hohen Sensitivität für einen großen Embolus schließt ein negativer Test subsegmentale Embolien nicht aus.

5.3.5 Perfusionsszintigraphie

Die Perfusionsszintigraphie der Lunge mit Technetium-markiertem Humanalbumin besitzt eine hohe Sensitivität bei geringer Spezifität. Sie kann auch bei anderen

Tab. L5-2 Stadieneinteilung der Lungenarterienembolie.

Befund	Schweregrad			
	I (klein)	II (submassiv)	III (massiv)	IV (fulminant)
Perfusionsausfall	< 25%	25–50%	40–80%	60–100%
Kreislauf	normal	normal, evtl. Tachykardie	beginnender Schock	voll ausgebildeter Schock
Pulmonalisdruck	normal	normal bis leicht erhöht (10–20 mmHg)	> 30 mmHg	> 30 mmHg
pO_2	normal (>90 mmHg)	60–90 mmHg	40–60 mmHg	< 50 mmHg

Lungenerkrankungen wie Pneumonien oder Lungenfibrosen positiv ausfallen. Ihre Treffsicherheit wird durch eine zusätzliche Ventilationsszintigraphie mit radioaktiv markiertem Xenon erhöht (> 85 %).

5.3.6 Angiographie der A. pulmonalis

Bei den so genannten submassiven Embolien (Tab. L5-2) besteht die Indikation zur Pulmonalisangiographie, am besten in DSA-Technik mit Injektion des Kontrastmittels in den rechten Vorhof oder direkt in die A. pulmonalis (Abb. L5-1).

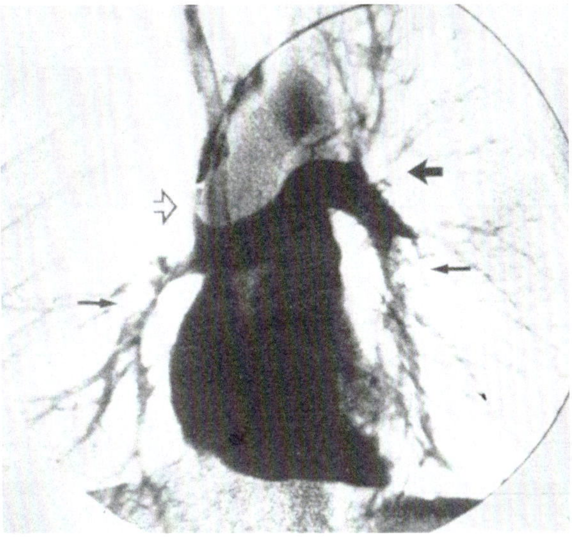

Abb. L5-1 Pulmonalisangiographie in DSA-Technik: massive Lungenarterienembolie (Pfeile).

5.3.7 Spiral-CT

Als primäre apparative Untersuchungsmaßnahme wird heutzutage in den meisten Kliniken bei Verdacht auf eine Lungenembolie anstelle einer Lungenszintigraphie die Spiral-CT nach Bolusinfusion von 130 bis 150 ml Kontrastmittel vorgenommen. Sie besitzt eine hohe Sensitivität und Spezifität auch bei kleineren, subsegmentalen Embolien.

5.3.8 Echokardiographie

Der Einsatz der Echokardiographie ist sinnvoll bei Patienten mit Kreislaufkollaps, akuter Dyspnoe und thorakalen Schmerzen. Hierbei können nicht nur größere Emboli sichtbar gemacht, sondern auch andere Ursachen für die lebensbedrohliche Symptomatik wie Aortendissektion, Herzinfarkt und Perikardtamponaden ausgeschlossen werden. Typische Zeichen für eine Lungenembolie sind rechtsventrikuläre Dilatation, dilatierte Pulmonalarterien, trikuspidale Regurgitation und gestörter Blutfluss in der rechtsventrikulären Ausstrombahn.

5.3.9 MR-Angiographie

Mit zunehmender Verbesserung der Bildqualität wird die MR-Angiographie wahrscheinlich als nichtinvasive Maßnahme zur Methode der Wahl für die Diagnostik beim Verdacht auf eine Lungenembolie werden. Neuere Studien haben gezeigt, dass ihre Treffsicherheit der der Spiral-CT-Untersuchung entspricht.

5.4 Therapie

5.4.1 Basistherapie

Als Basistherapie sind bereits beim Verdacht auf das Vorliegen einer Lungenarterienembolie Erstmaßnahmen zu veranlassen, die geeignet sind, eventuelle pathophysiologische Folgeerscheinungen zu mildern. Hierzu gehören:

- Immobilisation
- geeignete Lagerung
- Sedierung
- Schmerzbekämpfung
- O_2-Zufuhr (ca. 3 l/min)
- zentraler Venenkatheter
- Eruieren der Emboliequelle (Phlebothrombose).

5.4.2 Konservative Therapie

Bei kleineren Lungenarterienembolien ist eine Antikoagulation mit einem niedermolekularen Heparin und gleichzeitiger oraler Phenprocoumon(Marcumar®)-Gabe angezeigt, um die Entstehung von Appositionsthromben und die Entstehung einer weiteren Phlebothrombose zu verhindern.

Submassive und massive Lungenarterienembolien erfordern eine rasche Senkung des pulmonalen Drucks und eine Entlastung des rechten Ventrikels durch eine thrombolytische Wiedereröffnung der Pulmonalgefäße. Folgende Schemata stehen zur Verfügung:

- Streptokinase mit einem initialen Bolus von 250 000 bis 1 Mio. E und anschließender Dauerinfusion von 100 000 E/h
- Urokinase mit einem initalen Bolus von 300 000 bis 350 000 E und anschließender Dauerinfusion von ca. 300 000 E/h
- rt-PA in einer Dosis von 100 mg (Abb. L5-2).

Beim Verschluss des Pulmonalishauptstamms ist zusätzlich die Thrombuszersprengung mittels eines Bal-

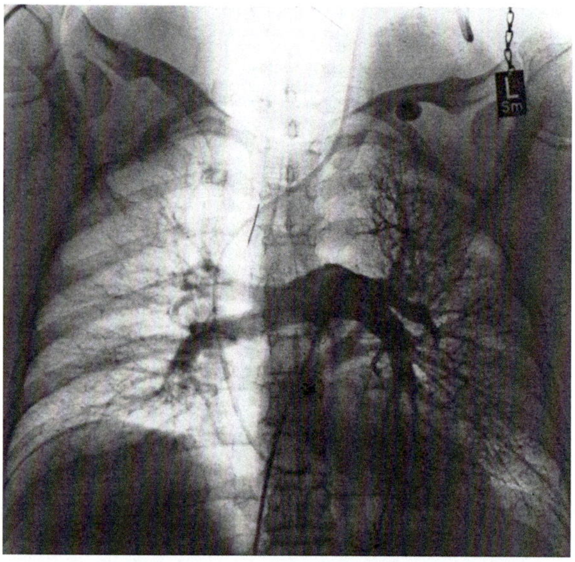

Abb. L5-2 Pulmonalisangiographie nach Thrombolyse mit Streptokinase: Restthrombus in der rechten Oberlappenarterie.

lonkatheters oder die Desobliteration mit Hilfe der Katheterembolektomie nach Fragmentierung des Thrombus sinnvoll. Die Indikation zur Thrombektomie besteht, wenn sich während der Lysetherapie die Zeichen des Schocks verstärken:

- systolischer Druck ≤ 100 mmHg
- Urinproduktion ≤ 20 ml/h
- pO_2 ≤ 50 mmHg trotz O_2-Zufuhr.

5.4.3 Operative Therapie

Bei der fulminanten Lungenarterienembolie bietet die Thrombektomie die größte Überlebenschance.

Nur wenn eine operative Möglichkeit an Ort und Stelle nicht gegeben ist, sollte alternativ eine hochdosierte Fibrinolyse in Kombination mit einer Ballondilatation oder einer Katheterembolektomie durchgeführt werden.

Ein foudroyanter Verlauf mit akutem, oft dramatischem Beginn rechtfertigt die Thrombektomie nach dem Trendelenburg-Prinzip in der Modifikation nach Vossschulte (Abb. L5-3). Die Abklemmung der oberen und unteren

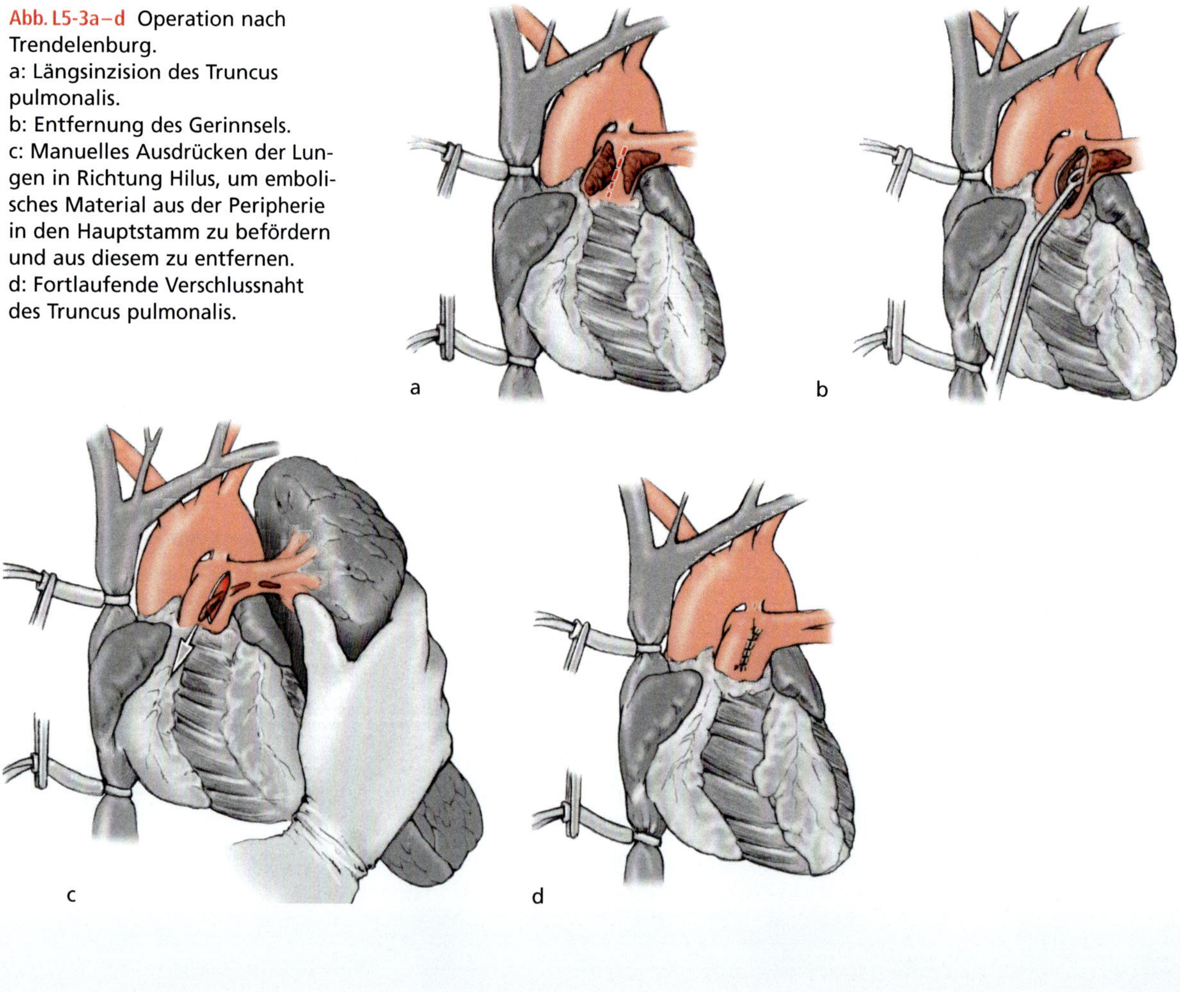

Abb. L5-3a–d Operation nach Trendelenburg.
a: Längsinzision des Truncus pulmonalis.
b: Entfernung des Gerinnsels.
c: Manuelles Ausdrücken der Lungen in Richtung Hilus, um embolisches Material aus der Peripherie in den Hauptstamm zu befördern und aus diesem zu entfernen.
d: Fortlaufende Verschlussnaht des Truncus pulmonalis.

Hohlvene kann innerhalb weniger Minuten durchgeführt werden. Im Falle eines Herzstillstands zu Beginn des Eingriffs oder bei offenem Situs ist nach Absaugung der Gerinnsel aus dem Hauptstamm und den beiden Seitenästen der A. pulmonalis eine effiziente Herzmassage und damit eine Rettung des Patienten möglich. Als Notoperation am Sterbenden besitzt die Trendelenburg-Operation eine extrem hohe Mortalitätsrate. Diese lässt sich zwar durch die Anwendung der kardiopulmonalen Bypass-Technik deutlich senken, setzt aber die Leistungsfähigkeit einer herzchirurgischen Abteilung voraus. Die Indikation für die pulmonale Embolektomie unter Einsatz der Herz-Lungen-Maschine ist bei der fulminanten Lungenarterienembolie und bei Fällen mit aussichtsloser Fibrinolysebehandlung gegeben.

5.5 Nachbehandlung und Nachsorge

5.5.1 Prophylaxe

Unabhängig vom therapeutischen Vorgehen ist nach einer abgelaufenen Lungenarterienembolie die Sekundärprophylaxe mit Cumarinen für 12 Monate von ausschlaggebender Bedeutung, um eine zweite Lungenarterienembolie zu verhindern, die oft tödlich verläuft oder bei nicht tödlichem Verlauf zur Ausbildung eines chronischen Cor pulmonale führt. Es ist wichtig, die Emboliequelle zu identifizieren und diese gegebenenfalls zu behandeln. In den meisten Fällen handelt es sich um eine Phlebothrombose der unteren Körperhälfte.

Nach einer erfolgreichen pulmonalen Embolektomie empfiehlt sich die Implantation eines Kavaschirmfilters (Abb. L5-4). Es gibt folgende Indikationen für eine Schirmfilterimplantation:

- rezidivierende Lungenarterienembolien trotz suffizienter Antikoagulation

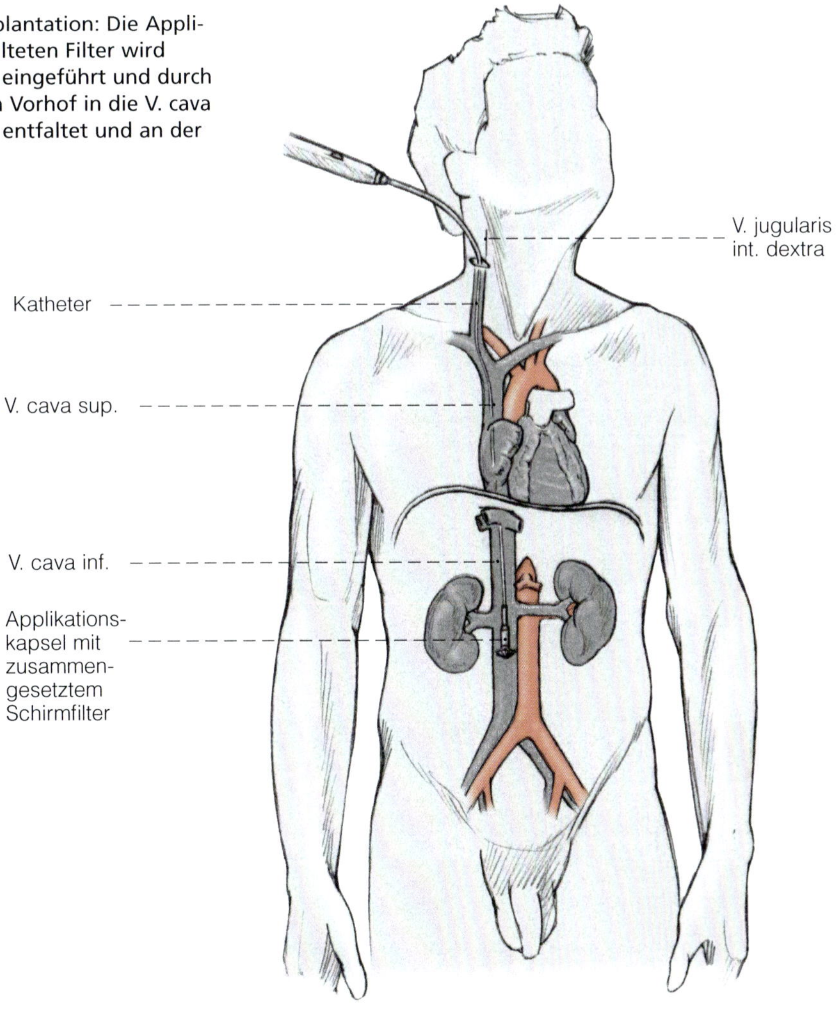

Abb. L5-4 Technik der Schirmfilterimplantation: Die Applikatorkapsel mit dem zusammengefalteten Filter wird durch die rechte V. jugularis interna eingeführt und durch die V. cava superior und den rechten Vorhof in die V. cava inferior eingeschoben, wo der Filter entfaltet und an der Venenwand fixiert wird.

L5

- Antikoagulation nach Lungenarterienembolie nicht durchführbar oder kontraindiziert
- Zustand nach pulmonaler Embolektomie.

5.5.2 Therapie bei pulmonaler Hypertonie

Bei 0,5–4% aller Patienten führen rezidivierende oder chronisch persistierende Lungenarterienembolien zur Entwicklung eines pulmonal-vaskulären Hochdrucks, der meist erst im späten Stadium, mit der Manifestation der kardialen Dekompensation, diagnostiziert wird. Bei einer Erhöhung des Lungengefäßwiderstands in Ruhe auf Werte >300 dyn$\times$s$\times$cm^{-5} und einem NYHA-Stadium III oder IV (Belastungs- oder Ruhedyspnoe) besteht die Indikation zur Operation. Technisch ist die Operabilität gegeben, wenn die Gefäßveränderungen nachweislich in Höhe oder proximal der Lobärarterienabgänge beginnen. Nach Thoraxeröffnung (mediane Sternotomie) und Anschluss an die Herz-Lungen-Maschine werden die linke und rechte Lungenarterie vom Perikard aus seitengetrennt eröffnet. Anschließend erfolgt die Desobliteration der Pulmonalgefäße im Sinne einer Thrombendarteriektomie. Wegen des starken Kollateralflusses über die Bronchialarterien kann die periphere Präparation der Lungengefäße nur unter periodischem Kreislaufstillstand und Entbluten des Patienten in die Herz-Lungen-Maschine erfolgen. Sofern nicht bereits präoperativ erfolgt, wird der Eingriff mit dem Platzieren eines Kavafilters vom rechten Vorhof aus beendet. Lebenslange Antikoagulation ist obligat.

Durch die erfolgreiche Desobliteration der Pulmonalarterien lässt sich die progrediente, medikamentös nicht beherrschbare pulmonale Hypertonie mit einem akzeptablen Risiko signifikant senken, was eine höhere Lebenserwartung und eine bessere Lebensqualität für den Patienten bedeutet. Als alternative Therapie steht heutzutage nur die Herz-Lungen-Transplantation zur Verfügung.

5.6 Literatur

Athanasoulis CA, Kaufmann JA, Halpern EF et al.: Inferior vena cava filters: review of a 26 year single center clinical experience. Radiology 216 (2000) 54–66

Bounameaux H: Integrierte Diagnostik bei Verdacht auf tiefe Venenthromben und Lungenembolie. Vasa 1 (2002) 15–22

Bucek RA, Maca T, Ahmadi R et al.: Temporäre Vena-Cava-Filter verhindern nicht immer eine tödliche Lungenembolie. Vasa 4 (2000) 292–294

Cooley DA, Beall AC jr.: A technique of pulmonary embolectomy using temporary cardiopulmonary bypass. Clinical and experimental considerations. J Cardiovasc Surg 2 (1961) 3–11

Heidrich H: Klinik, Diagnostik und Notfallmaßnahmen bei Verdacht auf Lugenarterienembolie. Vasomed 1 (2000) 6–9

Jamieson SW, Anger WR, Fedullo PF et al.: Experience and results of 150 pulmonary thrombendarterectomy operations over a 29-month period. J Thorac Cardiovasc Surg 106 (1993) 116–127

Jerjes-Sanchez C, Ramirez-Rivera A, De Lourdes Garcia M et al.: Streptokinase and heparin versus heparin alone in massive pulmonary embolism: a randomized controlled trial. J Thromb Thrombolys 2 (1995) 227–229

Trendelenburg F: Über die operative Behandlung der Embolie der Lungenarterie, Arch Klin Chir 86 (1908) 686–693

Uflacker R: Interventional therapy for pulmonary embolism. J Vasc Interv Radiol 12 (2001) 147–162

van Beek EJR, Brouwers EMJ, Bongaerts AH et al.: Lung scintigraphy and helical computed tomography in the diagnosis of pulmonary embolism: a meta-analysis. Clin Appl Thromb Hemost 7 (2001) 87–97

M

Tiefes Venensystem – chronische Verschlüsse

M1

M1 Chronisch-venöse Verschlussprozesse

H. Kogel

1.1 Ätiologie

1.1.1 Entwicklungsstörungen und Fehlbildungen

Nicht nur im arteriellen, sondern auch im venösen System fällt eine Vielzahl von Gefäßfehlbildungen auf. Dies ist nach Ansicht der Embryologen als Zeichen dafür zu werten, dass das menschliche Gefäßsystem sich noch auf einer relativ frühen Entwicklungsstufe befindet. Eine Vielzahl von Mutationen im Venensystem treten folgendermaßen in Erscheinung:

- Duplikaturen
- Membranstenosen
- Hypoplasien
- Agenesien.

Als Beispiel für Entwicklungsstörungen seien die Verlaufsanomalien der V. cava aufgeführt, deren Erklärung der schematischen Übersicht zu entnehmen ist (Abb. M1-1). Häufig beschriebene Anomalien der V. cava sind:

- Doppelungen der V. cava inferior
- Membranstenosen in Höhe der Lebervenen (Abschnitt III der V. cava)
- Hypoplasien der V. cava inferior
- Agenesien der V. cava inferior.

1.1.2 Postthrombotische Verschlussprozesse

Thrombosen der Becken- und Beinvenen führen zu Blockaden des venösen Rückstroms mit klinischen Zeichen der Stauung. Als Folge treten Schwellneigung und spätere Hautveränderungen (postthrombotisches Syndrom) auf.

Isolierte Thrombosen der V. cava inferior sind selten zu beobachten. Mögliche Ursachen für eine isolierte V.-cava-inferior-Thrombose sind:

- Vaskulitis
- fortgeleitete Entzündungen von Nachbarorganen
- Schwangerschaft
- Tumorkompression, -infiltration.

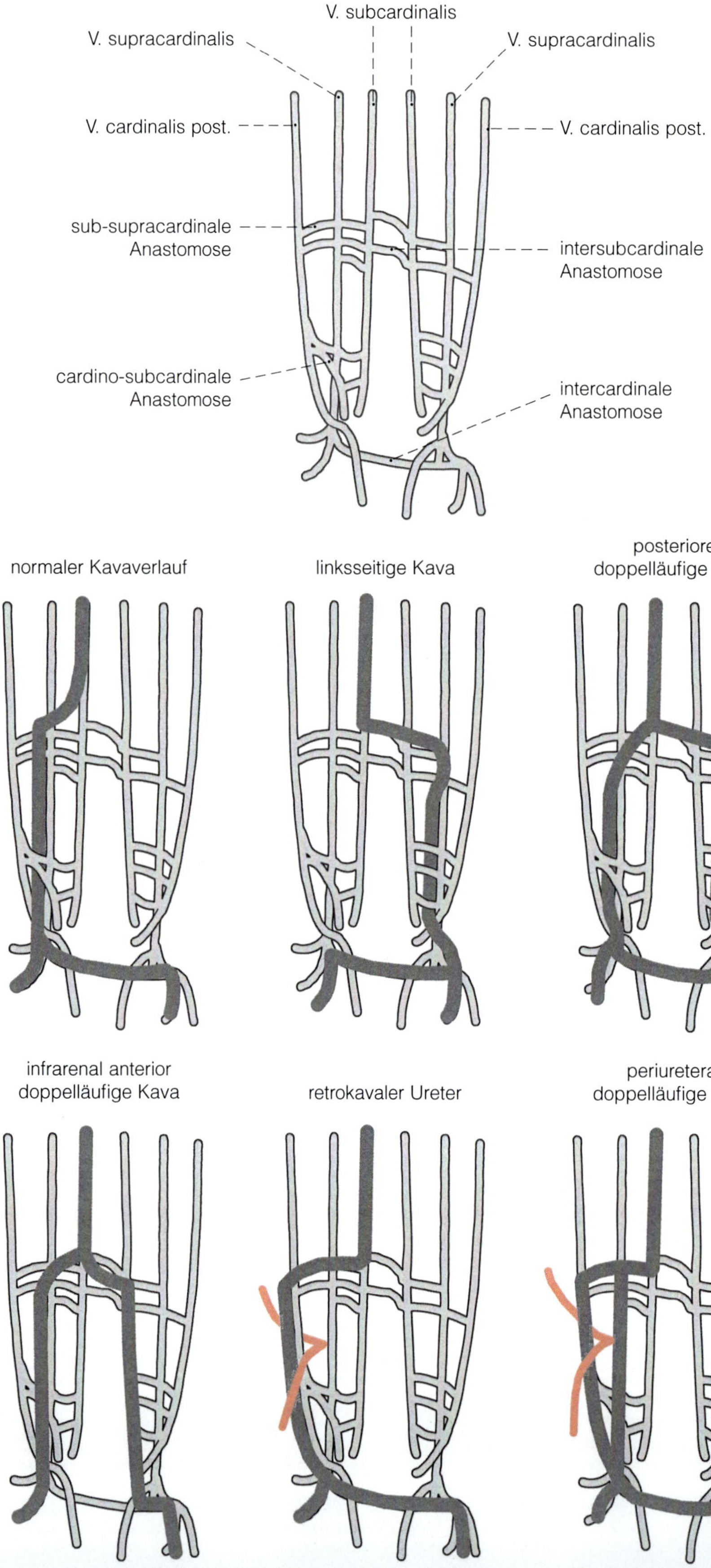

Abb. M1-1a und b Embryonales Grundgerüst (a) und Verlaufsvarianten (b) der V. cava.

Da jedoch die Möglichkeit der Kollateralisierung über andere Venen besteht, ist in recht unterschiedlicher Ausprägung mit Stauungsbeschwerden zu rechnen. Kollateralkreisläufe können über folgende Venen entstehen:

- Vv. lumbales
- Vv. ascendentes
- suprapubische Venen
- präsakraler Plexus
- ureterale Venen.

Auch können selten entzündliche Veränderungen der Nieren zu Nierenvenenthrombosen und schließlich Thrombosen des renalen V.-cava-Segments (Abschnitt II) führen.

➡ Blockaden des Abschnitts II der V. cava bedeuten unter Umständen eine Gefahr für die Nierenfunktion.

1.1.3 Tumoren

Primäre Tumoren der V. cava superior oder inferior (vorwiegend Leiomyosarkome) sind seltene Ursachen einer Blockade. Da es sich meistens um maligne Tumoren handelt, ist die Indikation zur Operation oft gegeben. Auch der sekundäre Übergriff von Tumoren eines anderen Ursprungsortes (retroperitoneale Lymphome) kann eine V.-cava-inferior-Stenose bzw. -Thrombose mit den entsprechenden klinischen Zeichen hervorrufen.

Während sich bei primären Tumoren der V. cava inferior – soweit lokale und allgemeine Operabilität besteht – in vielen Fällen eine Operationsindikation ergibt, ist diese z. B. bei retroperitonealen Lymphomen auf dem Boden eines metastasierenden Kolonkarzinoms in den seltensten Fällen gegeben, da eine radikale Entfernung auch nach prothetischem Gefäßersatz nicht möglich ist. Die zusätzliche Infiltration des renalen Aortensegments gilt als Inoperabilitätskriterium.

1.1.4 Posttraumatische Genese und andere seltene Ursachen

Folgende Komplikationen nach operativen Eingriffen führen zu chronisch-venösen Verschlussprozessen:

- akzidentelle Ligatur der V. iliaca externa im Rahmen gynäkologischer Eingriffe
- Einengung der V. iliaca externa oder der V. femoralis communis nach Schenkelhernienoperation.

Verletzungen des Retroperitoneums und des Beckens führen zu ausgedehnten retroperitonealen Hämatomen, die bei konservativer Therapie sekundär zu einer Thrombose der V. cava inferior oder der Beckenvenen führen können. Bei operativer Revision derartiger Verletzungen erfolgt meist eine Ligatur großer Leitvenen, da die Rekonstruktion zu aufwändig und zu risikoreich ist. Hier ergibt sich zu einem späteren Zeitpunkt unter definierten Bedingungen die Indikation zur Rekonstruktion.

! Verschlussprozesse der V. cava inferior und der Beckenvenen sind auch als Komplikation nach ausgedehnter Bestrahlung infolge gynäkologischer oder retroperitonealer Tumoren beschrieben. Hier verbietet sich eine anatomische Rekonstruktion, bestenfalls sind extraanatomische Verfahren – je nach Beschwerdebild und Prognose – zu diskutieren.

1.2 Symptomatik und Operationsindikation

1.2.1 Obere Extremitäten

Chronische Verschlussprozesse an den oberen Extremitäten sind klinisch lediglich bei Blockaden der V. subclavia relevant. Als Ursache findet sich meistens ein Zustand nach thrombotischem Verschluss infolge eines Thoracic-inlet-Syndroms oder iatrogen, z. B. nach Subklaviakatheter. Klinisch stehen Stauungszeichen im Vordergrund, die sich an den oberen Extremitäten unter konservativer Therapie weitgehend zurückbilden.

Die Operationsindikation derartiger chronischer Verschlussprozesse wird allgemein bis auf das Thoracic-inlet-Syndrom sehr angezweifelt, da die Kollateralisierung ausgezeichnet ist und die Patienten unter konservativer Therapie (Kompression, Antikoagulation) nach kurzer Zeit weitgehend beschwerdefrei sind. Auch eine Blockade durch Tumoren stellt nur selten eine Indikation zur operativen Therapie dar, dann meist mit dem primären Ziel, den Tumor zu entfernen. In der Mehrzahl der Fälle handelt es sich hierbei um Pancoast-Tumoren, deren Operabilität wegen ausgedehnter Infiltrationen der Wirbelkörper und des Nervenplexus oft eingeschränkt ist.

1.2.2 Untere Extremitäten

Auch an den unteren Extremitäten stehen klinisch Stauungszeichen im Vordergrund. Permanente hypostatisch bedingte Gewebsschwellungen sind besonders an den unteren Extremitäten die Regel. Als Spätfolgen gelten:

- Stauungsdermatose in Höhe des Sprunggelenkes
- Indurationen des Subkutangewebes
- Ulcera cruris.

!

Bei geplanten Rekonstruktionen sind als wesentliche Voraussetzungen der Anschlussgebiete ein weitgehend ungestörter Einstrom und ein freier Abstrom zu fordern.

Diese Voraussetzungen sind lediglich bei den seltenen segmentären Einetagenblockaden großer Leitvenen (V. iliaca communis) gegeben.

1.2.3 V. cava inferior und Iliakalvenen

Blockaden der V. cava inferior (VCI) im renalen Segment bzw. Nierenvenenblockaden führen vorübergehend zur Proteinurie und Erythrozyturie. Im chronischen Verlauf kann es zur erheblichen Reduktion der Nierenfunktion kommen. In diesen Fällen ist nach Klärung der allgemeinen und lokalen Operabilität eine Rekonstruktion anzustreben, um die Organfunktion zu erhalten. Ähnliches trifft für die Blockade der V. cava in Höhe der Einmündungsstellen der Lebervenen zu. Der posthepatische Block führt zu histologischen Veränderungen der Leber mit erheblicher Funktionsbeeinträchtigung. Zeichen einer portalen Hypertension sind die Folge. Daher ergibt sich in diesen Fällen die Indikation zum kavoatrialen oder mesenterikoatrialen Bypass.
Während Rekonstruktionen im Abschnitt I der V. cava inferior (infrarenal) durch Protheseninterposition möglich sind, erfordert die unmittelbare Nachbarschaft von Nierenvenen, Lebervenen und rechtem Vorhof im Abschnitt II oder III der V. cava wegen nur schwer durchführbarer direkter Exposition in den meisten Fällen ein indirektes Rekonstruktionsverfahren (Bypass-Methode). Durch partielles Ausklemmen der großen intraabdominellen Leitvenen und der V. cava superior oder des rechten Vorhofes sind derartige Rekonstruktionsverfahren auch ohne extrakorporale Zirkulation und mit geringem Blutverlust möglich. Ähnliche Rekonstruktionen kommen auch bei Membranstenosen im Abschnitt II der V. cava und beim Budd-Chiari-Syndrom in Frage.

1.2.4 V. cava superior

Die Indikation zur Rekonstruktion der V. cava superior (VCS) ergibt sich vorwiegend bei Tumoren im oberen Mediastinum, die entweder primär von der V. cava superior ausgehen oder sekundär diese ergriffen haben. Resektionen der V. cava superior ohne Rekonstruktion haben eine massive Schwellung der oberen Extremitäten und des Kopfes zur Folge. Der postoperative Verlauf ist durch ein kritisches Hirnödem und eine lange Rekonvaleszenz gekennzeichnet. In den meisten Fällen kommen hier Protheseninterpositionen, ggf. unter Zuhilfenahme der extrakorporalen Zirkulation, in Frage.

1.2.5 V. jugularis interna

Verschlussprozesse der V. jugularis interna stellen, sofern sie einseitig oder metachron zweiseitig auftreten, keine Indikation zur Rekonstruktion dar. Die Bedeutung der V. jugularis interna wird klinisch von Unerfahrenen häufig überschätzt. Allerdings stellen septische Thrombosen der V. jugularis interna eine Lebensbedrohung dar. Die Kollateralisierungstendenz der V. jugularis interna ist allgemein als gut zu bezeichnen. Insbesondere kommt bei Tumorresektionen eher eine Ligatur der V. jugularis interna in Frage als eine aufwändige Rekonstruktion. Erfahrungen bei Resektion zervikaler Tumoren mit Neck-Dissection unter Opferung der V. jugularis interna haben dies vielfach belegt.

1.3 Diagnostik

1.3.1 Klinik

Blockaden großer Leitvenen an den unteren oder oberen Extremitäten ziehen eine venöse Stauung mit erheblicher Ödemneigung nach sich. Die klinische Untersuchung berücksichtigt folgende Punkte:
- Konsistenz des subkutanen Gewebes
- Seitendifferenzen der Extremitätenumfänge
- sekundäre Störungen
  - Stauungsdermatose
  - Induration des Subkutangewebes
  - Corona phlebectatica an den Sprunggelenken.

Eine sekundäre Varizenbildung und deutliche subkutane Umgehungskreisläufe suprapubisch (spontaner Palma) oder an den oberen Extremitäten im Bereich der Brust- und Schulterregion geben Hinweise auf eine zentrale Venenblockade.
Die Messpunkte der Extremitätenumfänge liegen an den typischen Stellen, die auch in der Unfallchirurgie und bei gutachterlichen Untersuchungen üblich sind. An den unteren Extremitäten werden am besten die Umfänge in Höhe des Kniegelenks, 15 cm oberhalb und unterhalb sowie an den Sprunggelenken gemessen. Ähnlich verfährt man an den oberen Extremitäten gemessen.

→ Umfangsdifferenzen von mehr als 2 cm sind in den meisten Fällen als pathologisch zu werten.

Das Ausmaß der Beschwerden und der Leidensdruck ergeben erste Anhaltspunkte bezüglich einer Indikation zur Rekonstruktion, sofern die konservative Therapie versagt. Ein kompletter Pulsstatus und eine gründliche klinische Untersuchung, die auch intraabdominelle oder intrathorakale Tumorbildungen zu berücksichtigen hat, gehören zur Routine. Anamnestische Hinweise auf frühere Thrombosen, gynäkologische oder chirurgische Voroperationen und Tumorleiden tragen zur Klärung der Diagnose bei.

1.3.2 Funktionsuntersuchungen

Duplexsonographie

Der direktionale Doppler stellt lediglich ein geeignetes Screening-Verfahren dar, das die Flow-Messung sowohl von Extremitätenvenen als auch von zervikalen Venen ermöglicht. Die intrathorakalen und intraabdominalen großen Leitvenen entziehen sich jedoch der direkten Untersuchung.
Die farbkodierte Duplexsonographie ist nicht nur zur Überprüfung der Flussgeschwindigkeit, sondern auch zur Beurteilung des durchströmten Lumens und benachbarter Strukturen einsetzbar. Sie ist besonders für die Untersuchung intraabdomineller Gefäße und deren Nachbarstrukturen geeignet.

Verschlussplethysmographie

Ein weiteres diagnostisches Verfahren stellt die Verschlussplethysmographie dar, bei der die Venenkapazität und die Venenentleerungsgeschwindigkeit wichtige Hinweise auf den Zustand des gesamten Venensystems an den Extremitäten geben.

➡ Der Seitenvergleich zwischen der linken und rechten Extremität ist wichtiger als der absolute Wert der Messung.

Venendruckmessung

Ähnlich verhält es sich mit der Venendruckmessung, die eine wichtige Voraussetzung vor venösen Rekonstruktionen, vor allen Dingen für die unteren Extremitäten, darstellt. Auch hier ist der Seitenvergleich entscheidend. Der Venendruck wird nicht nur an den Fußrückenvenen, sondern auch in der Leiste gemessen.

➡ Nur eine ausreichende Druckdifferenz zwischen der linken und der rechten Extremität garantiert eine erfolgreiche Venenrekonstruktion mit geringer Verschlussrate. Der Druckgradient entscheidet über die Langzeitprognose eines Umgehungs-Bypasses bei Venenblockaden.

Lichtreflexionsrheographie

Die Lichtreflexionsrheographie hat sich für die Diagnostik pathologischer Prozesse auch im Venensystem nicht durchgesetzt. Sie unterliegt zahlreichen Fehlinterpretationen.

1.3.3 Bildgebende Verfahren

Aszendierende Phlebographie

Entscheidend für die morphologische Beurteilung der lokalen Operabilität segmentärer Venenblockaden ist jedoch die aszendierende Phlebographie, ggf. in Feinnadelpunktionstechnik, von beiden Leisten zur Darstellung der Beckenvenen sowie der V. cava inferior. Durch Einbringen von entsprechenden Angiographiekathetern über die oberen oder unteren Extremitäten lassen sich auch die zentralen Regionen in DSA-Technik leicht und exakt darstellen. Die Herstellung einer gefäßchirurgischen Landkarte ist ausschlaggebend für die Wahl des geeigneten Rekonstruktionsverfahrens.

Computertomographie

CT oder Spiral-CT liefern bei Prozessen der V. cava in ihren verschiedenen Abschnitten Informationen sowohl über Wandbeschaffenheit und innere Struktur als auch über die Beziehung zu Nachbarorganen. Dies bedeutet eine wesentliche Hilfe nicht nur für die Indikationsstellung, sondern auch für die Planung einer geeigneten Operationstaktik.
Weitere Fortschritte sind in Zukunft von der Schnittbilddiagnostik zu erwarten. Insbesondere die Einmündung der Nieren- und der Lebervenen lässt sich durch Katheterangiographie nur schwer darstellen. Hier ist das CT in seiner Aussagekraft überlegen. Voraussetzung für die exakte Darstellung segmentärer Stenosen oder Membranbildungen im Abschnitt II und III der V. cava durch Schnittbildverfahren ist die Herstellung dünner Schichten.
Wenn eine Kontrastmittelgabe vermieden werden soll, kann die MR-Angiographie als alternatives Verfahren eingesetzt werden.

1.3.4 Risikoabklärung

Bei den venösen Rekonstruktionen handelt es sich nicht um absolute Operationsindikationen. Es geht in den meisten Fällen um eine Verbesserung der Lebensqualität, selten handelt es sich um eine vitale Indikation. Der Aspekt des Organerhalts bleibt auf nur wenige Fälle mit einer Blockade der Nieren- oder Lebervenen beschränkt. Die strengen Anforderungen, die an

einen elektiven Eingriff gestellt werden, spiegeln sich in der subtilen Abklärung der Risikofaktoren (kardiopulmonal, renal, Leberfunktionen) wider.
Auch vor Behebung von Venenblockaden an den unteren Extremitäten gilt zu klären, ob der Patient von einer Operation einen ausreichenden Gewinn erwarten kann. Da bis zur Entwicklung des Vollbilds eines postthrombotischen Syndroms 15–20 Jahre vergehen, sind Patienten mit einem Lebensalter über 65 Jahre nur selten Kandidaten für eine größere Venenrekonstruktion zur Behebung segmentärer Venenblockaden im iliofemoralen Bereich. Bei schweren Begleiterkrankungen, die die Lebenserwartung wesentlich beeinträchtigen, wie Malignomen, Nierenfunktionsstörungen und kardialen Risiken, sollte eine konservative Therapie angestrebt werden.

1.4 Therapie

1.4.1 Zielsetzung

In der rekonstruktiven Gefäßchirurgie stellen Protheseninterposition und Bypass-Verfahren von Venen bei isolierten Einetagenvenenblockaden nur einen kleinen Teil möglicher gefäßchirurgischer Operationsverfahren dar. Die Frequenz derartiger Rekonstruktionsverfahren erreicht heutzutage auch in entsprechenden Zentren maximal 2–3 Fälle pro Jahr.
Da akute Venenthrombosen nur selten primäre Bypass-Verfahren erfordern, beschränkt sich die Bypasschirurgie in erster Linie auf die Behandlung des postthrombotischen Syndroms unter Berücksichtigung strenger Indikationskriterien.
In der klinischen Praxis wird die Indikation zum Ersatz großer Leitvenen im Rahmen der erweiterten Tumorchirurgie und nach traumatischen Venenschäden gegenwärtig nur selten gestellt, da die Krankheitsbilder und deren Korrekturmöglichkeit bislang zu wenig bekannt sind bzw. selten an mögliche operative Ansätze gedacht wird. Möglicherweise kann durch eine bessere medizinische Aufklärung die Zuweisungspraxis derartiger Krankheitsfälle intensiviert werden.
Die Therapie von chronischen Venenblockaden verfolgt im Prinzip zwei Ziele:

- Beseitigung einer venösen Stauung und Linderung der Beschwerden
  - Schwellung
  - Stauungsschmerzen
  - Bewegungsbeeinträchtigung
- Organerhalt
  - Rekonstruktion von Nierenvenen
  - Umgehung eines posthepatischen Blocks bei Stenose oder Blockade der Lebervenen.

1.4.2 Vorbereitung

Bei den meisten venösen Rekonstruktionen kann es unerwartet zu einem hohen Blutverlust kommen, weshalb der Einsatz eines Autotransfusionssystems und die Bereitstellung von 4–6 Blutkonserven ratsam sind. Da es sich meist um elektive Eingriffe handelt, kann von einer Eigenblutspende Gebrauch gemacht werden.
Während bei peripheren Rekonstruktionen bis in Höhe der Leiste keine hohen Anforderungen an die Belastbarkeit des Patienten gestellt werden, ist vor Rekonstruktion der V. cava superior oder inferior gegebenenfalls eine Verbesserung der kardialen, pulmonalen oder renalen Funktion anzustreben.
Intraoperativ ist ein großes Monitoring mit arterieller Blutdruckmessung und Rechtsherzkatheter zur bedarfsgerechten Beurteilung der Volumensubstitution empfehlenswert. Periphere und zentrale Zugänge sind so zu planen, dass sie mit den venösen Rekonstruktionen lokal nicht kollidieren.

1.4.3 Operative Standardverfahren

Die Rekonstruktionen großer Leitvenen weisen eine besondere Anfälligkeit auf. Hierfür gibt es folgende Ursachen:

- Niederdrucksystem der Venen
- geringe Flussgeschwindigkeit
- Verletzlichkeit des bindegewebigen Aufhängeapparates
- dünne Venenwände.

Daher sind in der modernen Venenchirurgie folgende technische Voraussetzungen für die Erfolge derartiger Rekonstruktionen zu fordern:

- verfeinerte Nahttechnik (Suture suspendue nach Kunlin = aufgehängte Venennaht)
- Einsatz von Polsterklemmen
- Verfügbarkeit geeigneter Prothesen.

Die experimentellen Prothesen vom Typ expanded-PTFE (e-PTFE) mit erhöhter Porosität und äußerer Ringverstärkung liefern die besten Ergebnisse, da eine spontane Endothelauskleidung innerhalb kürzester Zeit (6 Wochen) zu erwarten ist.
Schließlich ist der Einsatz einer temporären protektiven a.v.-Fistel ein wichtiges technisches Detail, um durch Erhöhung der Flussgeschwindigkeit die Offenheitsrate zu steigern. Um den bindegewebigen Aufhängeapparat so weit als möglich zu schonen, sollte eine zirkuläre Freilegung weitgehend vermieden werden. Eine Ausnahme hierfür ist der Anastomosenbereich.

Stellenwert autologer Rekonstruktionen

Wenn der Einsatz autologer Venen auch wünschenswert erscheint, weil sie biologisch ideal sind, so überwiegen jedoch beim Ersatz großkalibriger Venen eindeutig deren Nachteile. Diese sind begründet im Verlust des bindegewebigen Aufhängeapparats und damit einer Kollaps- und Kompressionsinstabilität. Zusammengesetzte Transplantate (Spiraltransplantate) sind in ihrer Herstellung sehr aufwändig und durch eine lange Nahtreihe erhöht thrombogen. Der hohe Präparationsaufwand steht oft in einem Missverhältnis zum Erfolg. Der meist geringe Querschnitt erlaubt nur geringe Flussvolumina, die die Langzeitoffenheitsrate gefährden.
Demgegenüber weisen künstliche Blutleiter heutzutage durch Außenverstärkung eine hohe Kollaps- und Kompressionsstabilität auf. Eine aufgehängte Venennaht nach Kunlin an den Ringen ist möglich. Es bleibt bei einem geringen Präparationsaufwand, da kein Gefäßtransplantat gewonnen werden muss. Ein großer Querschnitt des gewählten Blutleiters garantiert ein hohes Flußvolumen.
Eine V.-jugularis-externa-Umkehrplastik bei Blockade der V. subclavia oder eine klassische femoro-femorale Umleitung nach Palma stellen typische Bypassrekonstruktionen dar, bei denen mittelkalibrige Venen benutzt werden. Hierher gehören auch die historischen Bypassmethoden nach Kunlin und Hardin, die in ihren Ergebnissen enttäuscht haben (Abb. M1-2).

Protheseninterposition

Rekonstruktionen der V. cava inferior erfolgen meist durch Protheseninterpositionen mit ringverstärkter e-PTFE-Prothese (12–14 mm, Abb. M1-3). Auch in femoropoplitealer Position sind derartige 8 mm große Prothesen als Interposition nach ausgedehnten Weichteiltumorresektionen anwendbar. So stehen auch bei Vorliegen von Kavatumoren, eines V.-cava-Thrombus mit Stenosierung der V. cava oder bei hypernephroidem Karzinom zahlreiche Rekonstruktionsverfahren der V. cava inferior zur Verfügung (Abb. M1-4, M1-5 und M1-6).

Bypass-Methoden

Insbesondere in iliakofemoraler Position ist ein Prothesen-Bypass (quere Modifikation oder diagonal) als einfacheres Verfahren gegenüber anatomischen Rekonstruktionen im schwer zugänglichen, präparatorisch aufwändigen kleinen Becken vorteilhaft. Auch zur Umgehung der schwer zugänglichen anatomischen Region der Abschnitte II und III der V. cava eignen sich besonders atriokavale Bypass-Methoden (Abb. M1-7). Durch tangentiales Ausklemmen der großen Leitvenen und des rechten Vorhofs lassen sich Blutverlust und präparatorisches Trauma auf ein Minimum reduzieren.

Historische Verfahren

Klassischer Palma

Eine gute Rekonstruktionsmöglichkeit in Höhe des Bewegungssegments der Leiste bei unilateralen Beckenvenenblockaden stellt der klassische Crossover-Bypass nach Palma und Esperon (1958) dar. Mit einem Durchflussvolumen von maximal 140 ml/Min. (aufgrund des geringen Querschnitts der V. saphena magna) ist er allerdings nur begrenzt einsetzbar.
Auf der gesunden Seite in der Oberschenkeletage wird die V. saphena magna präpariert und bogenförmig subkutan bis zur kontralateralen Leiste durchgezogen. Eine Knickbildung muss hierbei vermieden werden. Es

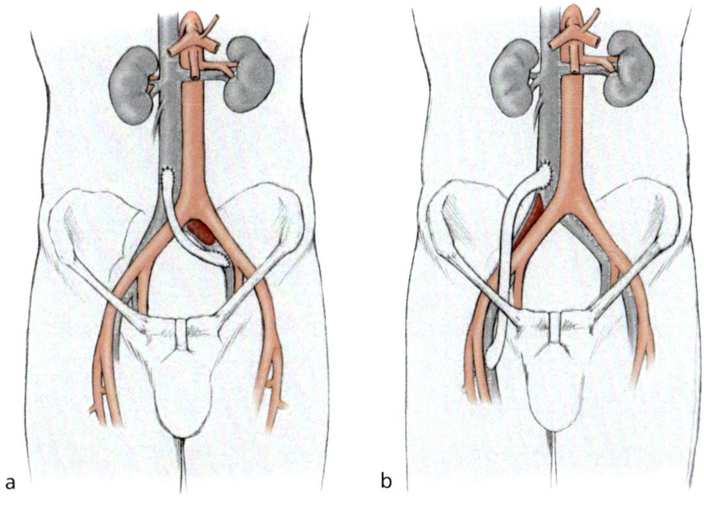

Abb. M1-2a und b Autologe Venen-Bypass-Verfahren.
a: Umgehungsoperation (Hardin, 1962).
b: Überbrückung (Kunlin, 1950).

M1

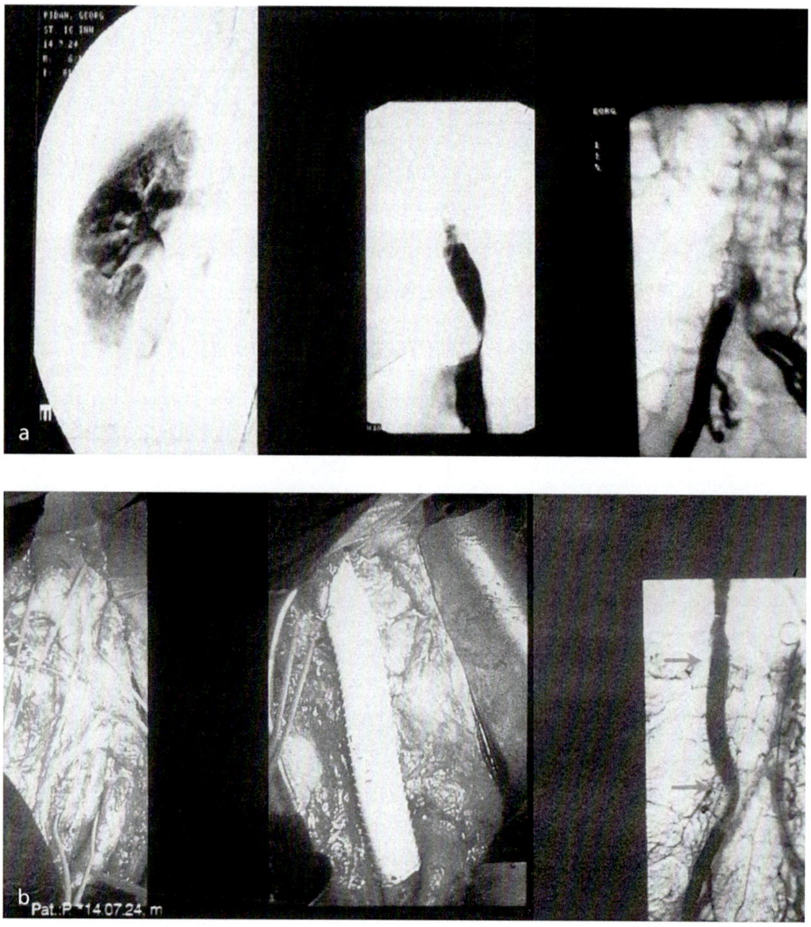

Abb. M1-3a und b 58-jähriger Patient mit Thrombose der V. cava inferior bei Thrombophilie (Paraproteinämie).
a: Postthrombotisches Syndrom beider Beine und progrediente Niereninsuffizienz bei Blockade des renalen Segments. Irreversible Schädigung der linken Niere.
b: Resektion und Ersatz der VCI durch eine ringverstärkte PTFE-Prothese (14 mm Durchmesser) unter Erhalt der rechten Nierenvene.

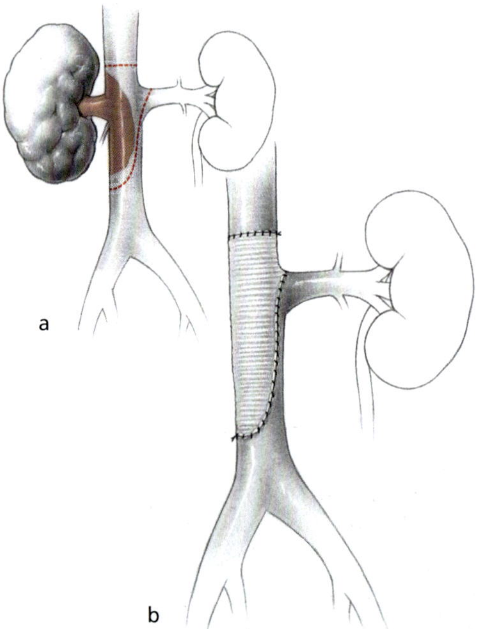

Abb. M1-4a und b Rekonstruktion der V. cava inferior bei Hypernephrom.
a: Tumorinfiltration der V. cava inferior.
b: Resektion der rechten Niere und des renalen Kavasegments (I/II) mit Erhalt der linken Nierenvene (besser: komplette Resektion der VCI mit Tubeninterposition mittels ringverstärkter PTFE-Prothese und Reimplantation der linken Nierenvene) (nach Brunner 1996).

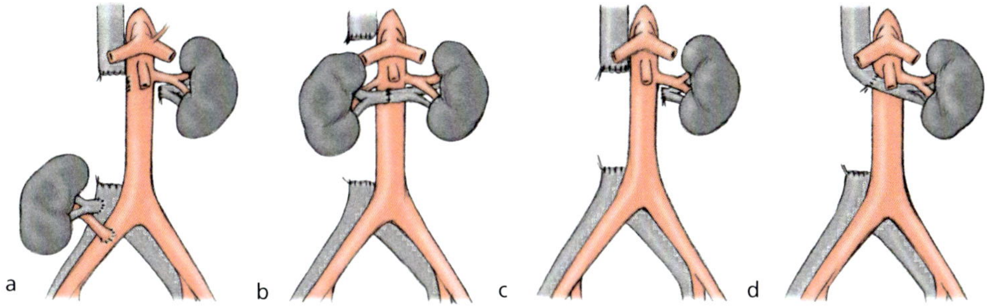

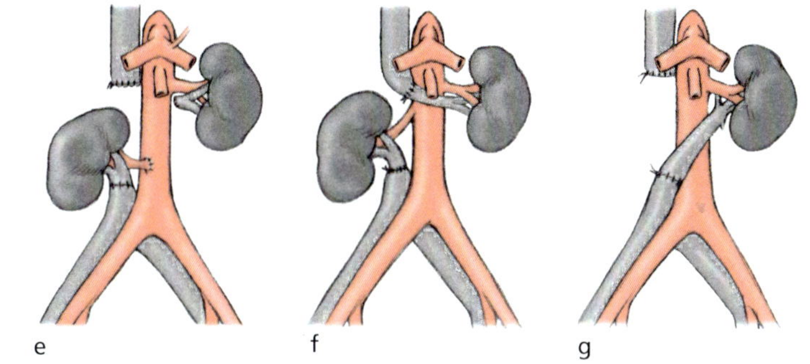

Abb. M1-5a–g Alternative Resektionsmöglichkeiten von Kavatumoren.
a: Resektion ohne Rekonstruktion mit Reimplantation der rechten Niere.
b: Anastomose beider Nierenvenen.
c: Nephrektomie rechts und Kavaresektion.
d: Nephrektomie rechts und renokavale Anastomose links.
e: Resektion und Autotransplantation der rechten Niere.
f: Reanastomosierung beider Nierenvenen mit den V.-cava-Stümpfen.
g: Nephrektomie rechts und renokavale Anastomose links (kaudal).

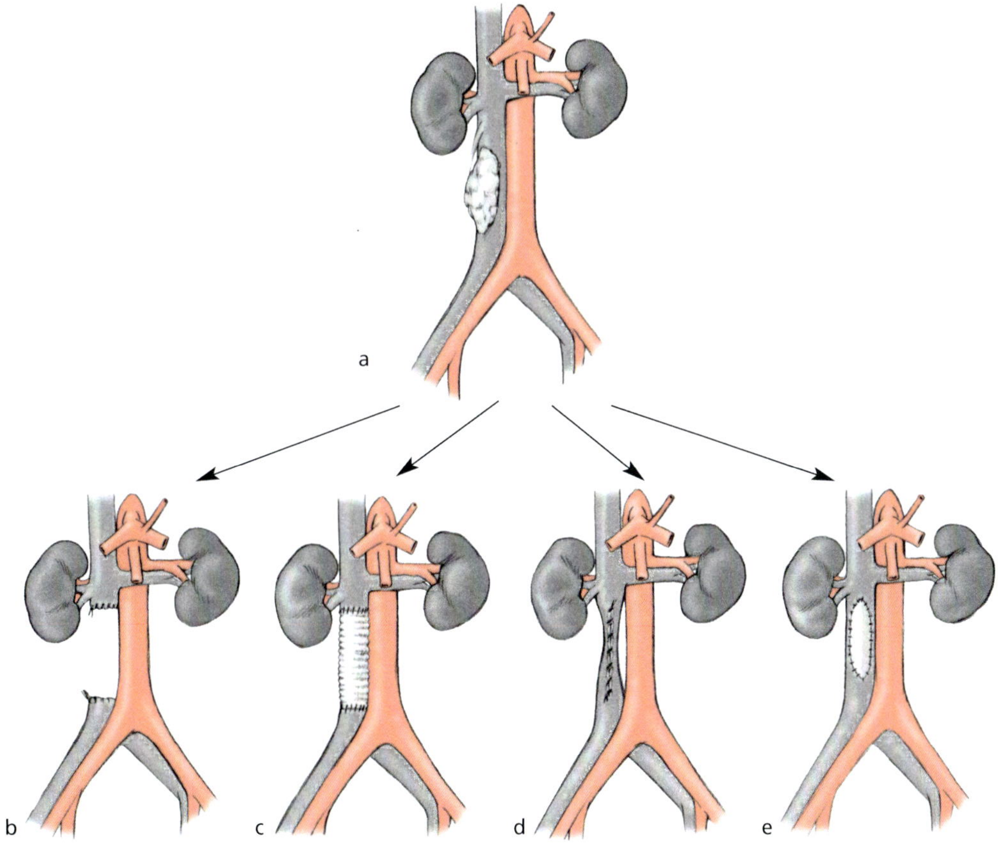

Abb. M1-6a–e Primäre Tumoren der V. cava inferior. Einfache Resektion und Möglichkeiten der Rekonstruktion.
a: Tumorinfiltration der VCI.
b: Resektion ohne Rekonstruktion.
c: Kavokavale Protheseninterposition.
d: Direktnaht (schlechte Lösung).
e: Patchplastik.

erfolgt eine Anastomosierung mit der offenen V. femoralis communis des betroffenen Beines bei einem Verschluss der V. iliaca communis oder der V. iliaca externa. Eine protektive a.v.-Fistel, die für ein halbes Jahr belassen werden sollte, hilft, die Offenheitsrate durch Erhöhung der Flussgeschwindigkeit zu verbessern (s. Abb. M1-8 und M1-9).

Hoher Palma

Für dieses Rekonstruktionsverfahren eignen sich nur wenige Fälle (z. B. unilaterale Blockaden der V. iliaca communis). Meist liegt ein Zustand nach linksseitiger Beckenvenenblockade, beispielsweise auf dem Boden eines Beckenvenensporns, vor. Bei den wenigen Patienten, bei denen trotz Thrombose die V. iliaca externa der erkrankten Seite offen bleibt, bietet sich ein querer suprapubischer Prothesen-Bypass ilioiliakal an.
Über suprainguinale Inzisionen beidseits wird extraperitoneal die V. iliaca externa freigelegt. Nach tangentialem Ausklemmen der V. iliaca externa wird unter Verwendung einer 10–12 mm e-PTFE-Prothese der quere Bypass implantiert. Auch hier empfiehlt sich die Anlage einer protektiven a.v.-Fistel in der Leiste der erkrankten Seite, die nach 6–9 Monaten verschlossen werden kann. Die Bypass-Führung erfolgt subfaszial präperitoneal (Abb. M1-10).

1.4.4 Alternative operative Verfahren

Weiträumige Bypass-Methoden

Anatomische Unwegsamkeiten im Retroperitonealraum nach Voroperationen oder Entzündungsreaktionen verlangen bei Vorliegen von Blockaden oder Stenosen der V. cava eine weiträumige Prothesenumgehung, soweit die Indikation gegeben ist.

➡ Die Gefahr einer Bypass-Thrombose nimmt mit der Länge der venösen Rekonstruktion bzw. des venösen Blutleiters zu.

Da intraabdominelle autologe Rekonstruktionen wegen der mangelnden Kompressionsstabilität in der Regel nicht durchgeführt werden, bleibt die Bypass-Thrombose vor allem auf künstliche Blutleiter beschränkt. Bei posthepatischem Block durch Membranstenosen oder eine Hypoplasie der V. cava inferior in den Abschnitten II bis III und Vorliegen einer portalen Hypertension bietet sich die Anlage eines langen portoatrialen Bypasses mit dorsaler retroperitoneothorakaler oder ventraler abdominothorakaler Transplantatführung an.

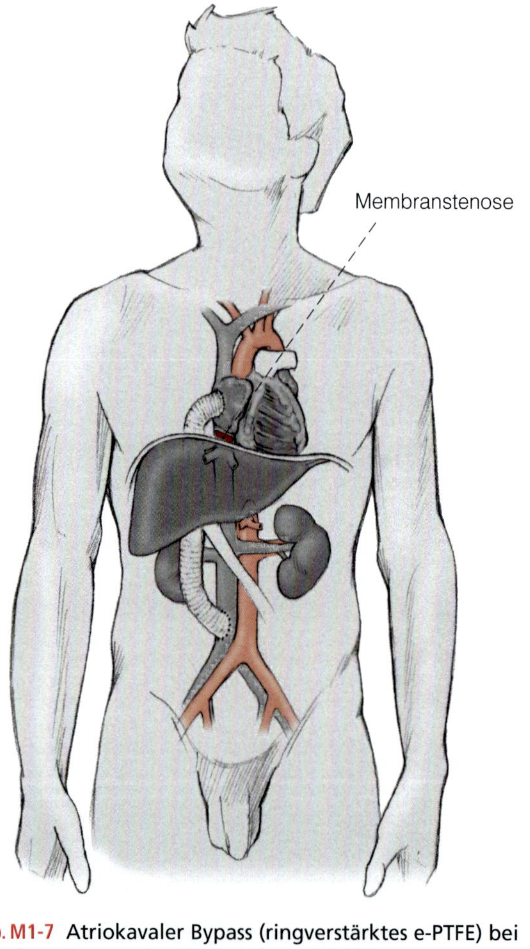

Abb. M1-7 Atriokavaler Bypass (ringverstärktes e-PTFE) bei Membranstenose der VCI im Abschnitt II/III.

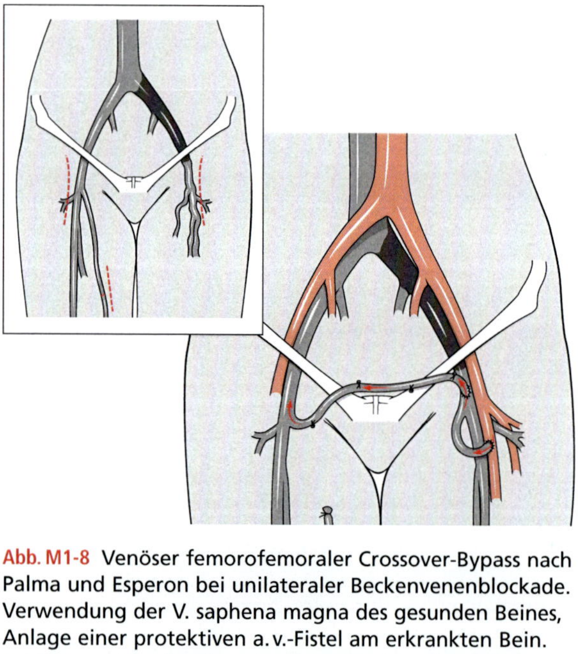

Abb. M1-8 Venöser femorofemoraler Crossover-Bypass nach Palma und Esperon bei unilateraler Beckenvenenblockade. Verwendung der V. saphena magna des gesunden Beines, Anlage einer protektiven a.v.-Fistel am erkrankten Bein. Subkutanes Durchziehen des Transplantates (nach Brunner 1996).

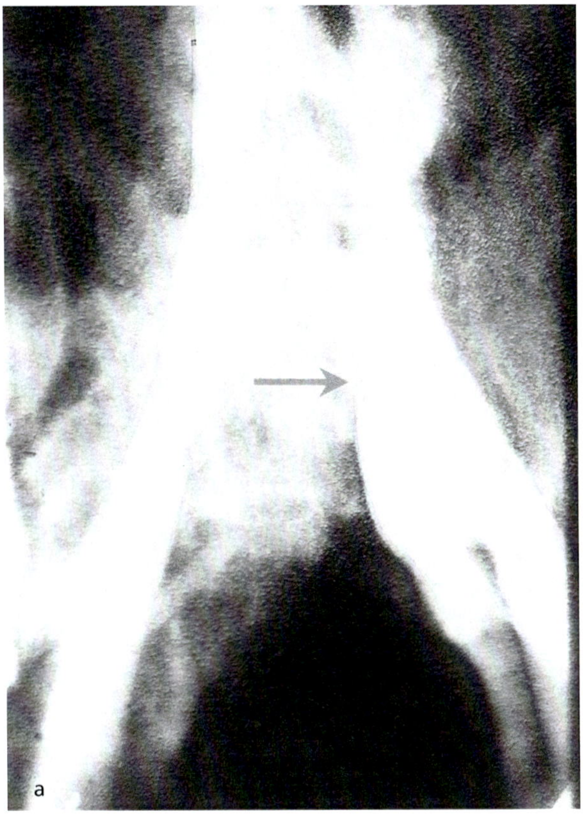

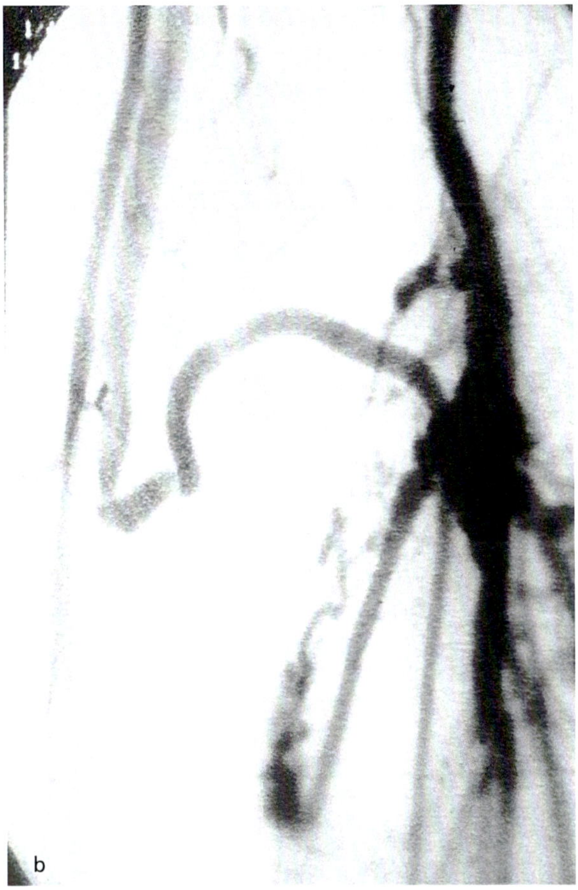

Abb. M1-9a und b Unilaterale Beckenvenenblockade links bei einem 55-jährigen Patienten.
a: Zustand nach posttraumatischer Dreietagenphlebothrombose mit partieller Rekanalisierung der Ober- und Unterschenkeletage und PTS Stadium III.
b: Klassischer Palma mit protektiver a.v.-Fistel in der linken Leiste.

Partielle Rekonstruktionen

Durch die Verfügbarkeit geeigneter Blutleiter sind partielle Venenrekonstruktionen, wie sie vor allem bei V.-cava-inferior-Tumoren oder hypernephroiden Karzinomen mit Übergriff auf die V. cava vorkommen, eine Seltenheit. Eine kurze Übersicht über die vielen Variationsmöglichkeiten bieten die Abbildungen M1-4 bis M1-6 und M1-11.

Die Unzulänglichkeit der partiellen Rekonstruktionen ergibt sich aus folgenden Gründen:

- persistierende Stauung der unteren Extremitäten
- Beeinträchtigung der Organfunktion (abhängig vom individuellen postoperativen Verlauf).

1.4.5 Intraoperative Kontrollmethoden

Zur intraoperativen Kontrolle stehen folgende Untersuchungen zur Verfügung:

- Gefäßendoskopie
- Angiographie
- intraoperative digitale Subtraktionsangiographie.

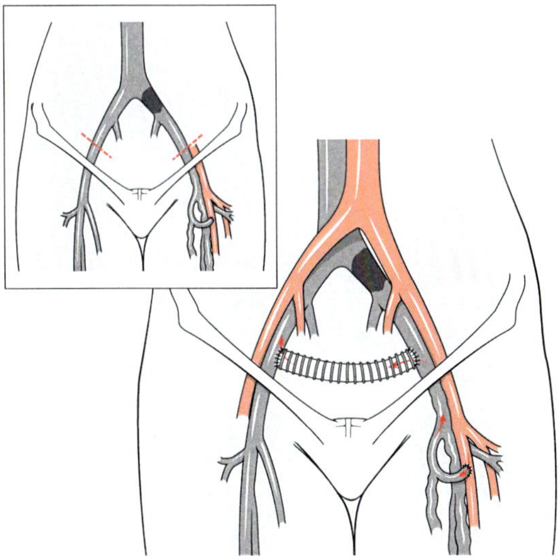

Abb. M1-10 Venöser iliakoiliakaler Bypass nach Vollmar (hoher Palma). Freilegen der V. iliaca externa über sparsame suprainguinale Inzisionen. Bypass-Führung subfaszial präperitoneal. Protektive a.v.-Fistel auf der erkrankten Seite (nach Brunner 1996).

Die intraoperative Duplexuntersuchung hat sich bislang wegen der schwierigen Durchführung unter sterilen Bedingungen nicht durchgesetzt.

1.4.6 Ausweichverfahren

Unterbrechung und Ligatur

Bei ausgedehnten tumorösen Befunden der V. cava inferior oder der Beckenvenen wird man sich bei Tumorresektionen ggf. für eine Unterbrechung ohne Rekonstruktion bzw. zu einer Ligatur entschließen. Allerdings werden hierbei eine Stauung der unteren Extremitäten und ein postthrombotisches Syndrom in Kauf genommen.

!

Bei Opferung der Nierenvenen oder der Lebervenen ist mit einer erheblichen Funktionsbeeinträchtigung dieser Organe zu rechnen. Daher sollte nur bei septischer Kontamination des Retroperitoneums oder bei Tumoren mit lokaler Inoperabilität von einer Rekonstruktion Abstand genommen werden.

Vena-cava-Plikatur, Vena-cava-Clip und Vena-cava-Schirm

Der chronische Verschluss der iliokavalen Etage kann in seltenen Fällen zu rezidivierenden Thrombosen führen, die v. a. bei mehr oder weniger frischer iliokavaler Thrombose zu erwarten sind. Es ergibt sich daher nur selten eine Indikation zur Unterbrechung der V. cava.

➡ Clip und Plikatur der V. cava sind seit Einführung der verschiedenen Modifikationen des V.-cava-Schirms verlassen worden, weil sie im Vergleich zur perkutan-transjugulär durchgeführten Filterimplantation ein zu hohes allgemeines und lokales Risiko beinhalten. Allerdings ist zu berücksichtigen, dass Kavafilter weitere Embolisationen durch wandständige Thromben nicht in allen Fällen verhindern (Inzidenz ca. 16%).

Auch sind Filterkomplikationen (Filterruptur, transduodenale Penetration, Dislokation von Bruchstücken in den rechten Vorhof oder Ventrikel) zu berücksichtigen. Die Implantation von Filtern stellt daher eine bestenfalls palliative Methode dar.

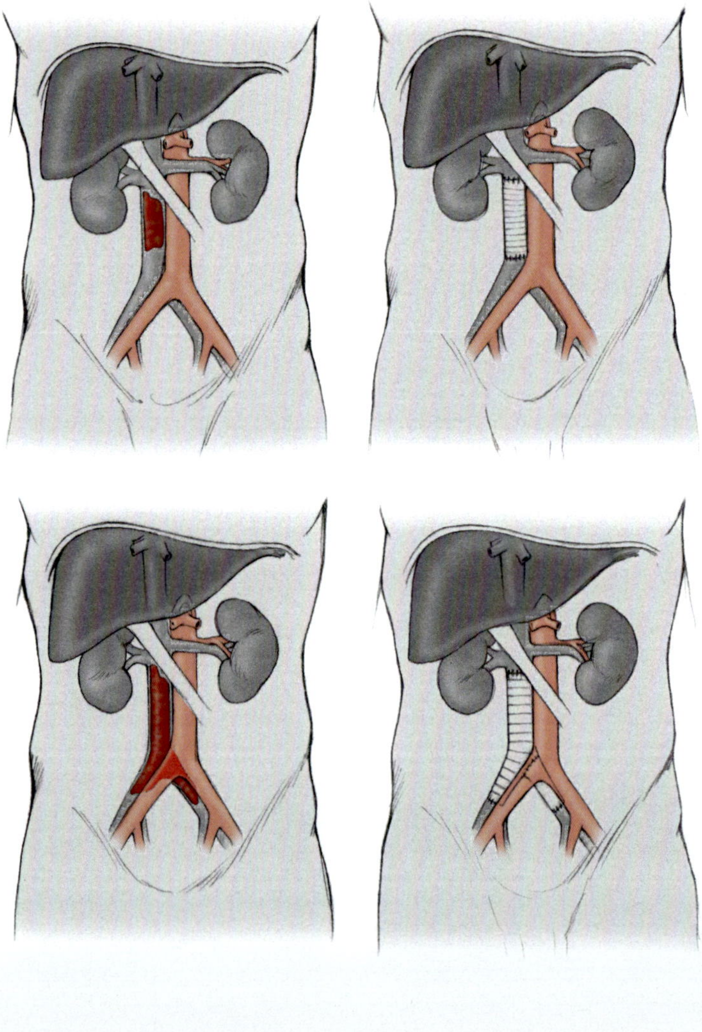

a

b

Abb. M1-11a und b V.-cava-inferior-Ersatz bei Thrombose oder Tumorinfiltration.
a: Kurzstreckige Blockade der VCI mit kavokavalem Prothesenersatz.
b: Iliokavale Blockade rekonstruiert durch biiliakokavale Protheseninterposition.

1.4.7 Nichtoperative Verfahren

Interventionelle Verfahren

Dilatation und Stent-Implantation

Stenosen der V. cava in ihren gesamten Abschnitten und der Beckenvenensporn stellen heutzutage eine klare Indikation zur Dilatation und Stent-Implantation dar (Abb. M1-12). Auch die Rezidivstenosebildung nach iliokavaler Thrombektomie kann schonend mit interventionellen Methoden der Dilatation und Stent-Implantation perkutan behandelt werden. Besonders Patienten mit inkurablen, weit fortgeschrittenen retroperitonealen Tumoren oder Tumoren im oberen Mediastinum profitieren von den neuen interventionellen Methoden insofern, dass mit geringem Risiko die Lebensqualität verbessert werden kann.

A. v.-Fistelverschluss

Die Anlage einer protektiven a.v.-Fistel bei Venenrekonstruktionen impliziert, dass diese nach Ablauf von 6–9 Monaten wieder verschlossen werden sollte. Der operative Verschluss ist technisch aufwändig und für nicht geübte Gefäßchirurgen schwierig.

> **!**
> Verletzungen von Arterie und Vene im unmittelbaren Fistelbereich führen vereinzelt zu postoperativen Stenosen.

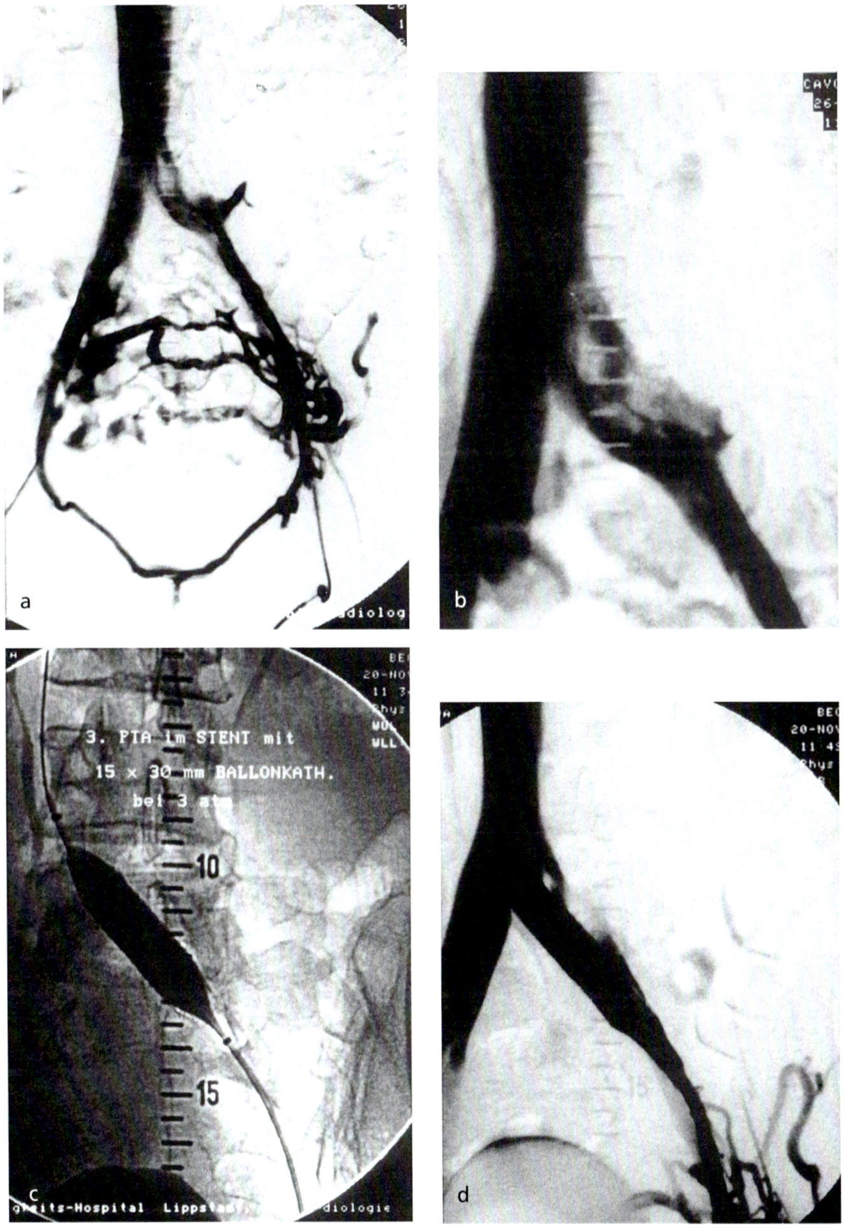

Abb. M1-12a–d Z. n. erfolgreicher Lyse einer linksseitigen Beckenvenenthrombose bei einer 54-jährigen Patientin.
a und b: Beckenvenensporn mit Stauungszeichen des linken Beines.
c: Dilatation des Beckenvenensporns.
d: Implantation eines Wall-Stents (Dinitol) (nach Vollmar und Hutschenreiter 1980).

Auch hier bietet die interventionelle Technik eine gute Möglichkeit, um perkutan (per Katheter) Coils in die Fistelvene einzubringen. Inwieweit die Implantation einer kleinen femoralen Stent-Prothese in Zukunft gleiche Dienste leisten kann, bleibt abzuwarten.

Konservative Methoden

Eine Schwellneigung an der oberen oder unteren Extremität infolge chronischer Venenblockaden lässt sich durch konsequente Kompression (Bandage, Kompressionsstrumpf Klasse II) wirkungsvoll behandeln. Das konsequente Anlegen einer Kompression hilft auch, Spätschäden weitgehend zu vermeiden. Abhängig vom klinischen Krankheitsbild ist eine vorübergehende oder bleibende Antikoagulation notwendig.

→ Eine lebenslange Antikoagulation ist nur bei Patienten zwingend indiziert, die eine laborchemisch nachgewiesene Thrombophilie aufweisen.

Bevorzugt wird diese Antikoagulation mit Marcumar® durchgeführt. Die Wirksamkeit von Aggregationshemmern ist bei diesen Patienten bislang nicht ausreichend belegt.

1.5 Komplikationen und deren Behandlung

1.5.1 Sofortkomplikationen

An erster Stelle ist der thrombotische Verschluss einer Bypassrekonstruktion zu nennen. Da in der überwiegenden Mehrzahl derartige Verschlüsse auf technische Handicaps oder falsche Indikationsstellung zurückzuführen sind, sind Revisionen des Operationsgebietes und intraoperative Qualitätskontrolle empfehlenswert.

! Je früher die Revision erfolgt, desto leichter ist der Eingriff technisch durchführbar. Nach Ablauf von mehr als 5 Tagen machen ausgedehnte Verwachsungen im Anastomosengebiet, vor allen Dingen bei extraperitonealer und intraabdomineller Position, eine Revision der Anastomosenregion nahezu unmöglich.

Bei autologen Rekonstruktionen der V. cava ist die ausgeprägte Narbenbildung retroperitoneal ein Hinderungsgrund für eine erneute autologe Rekonstruktion. Wenn überhaupt technisch durchführbar, sind diese Rekonstruktionen nur unter Zuhilfenahme einer Gefäßprothese möglich. Bei Auftreten von Rezidivstenosen iliokaval bietet sich hier die interventionelle Methode als die Technik der ersten Wahl an.

1.5.2 Frühkomplikationen

Innerhalb des ersten Jahres nach Operation stehen Rezidivthrombosen auf dem Boden von Anastomosenstenosen im Vordergrund. Die häufigsten Ursachen für ein Versagen des Implantates sind:

- Klemmschäden der zarten Venenwand proximal oder distal der Anastomose
- neointimale Hyperplasie
- wandständige Thrombenbildung mit progredienter Stenose wegen schlechter Flussverhältnisse (mangelnder Einstrom oder mangelnder Abstrom).

1.5.3 Spätkomplikationen

Spätkomplikationen sind ebenfalls geprägt durch progrediente Stenosen der autologen Venen, die durch einen Präparationsschaden den bindegewebigen Aufhängeapparat verloren haben.

! Je geringer die Flussrate in den Transplantaten ist, insbesondere bei Prothesenimplantationen, desto dicker wird die wandständige Neointima, die ihrerseits die Flussrate weiter reduziert.

Protektive a.v.-Fisteln können wegen der Belastung des Herzens nicht beliebig lange belassen werden. Rekonstruktionen mit einem geringen Druckgradienten sind sehr anfällig und Spätverschlüsse nicht in jedem Fall vermeidbar.

1.6 Nachbehandlung und Nachsorge

Die unmittelbare postoperative Behandlung nach zentralen Rekonstruktionen erfolgt vorzugsweise auf der Intensivstation. Eine sofortige Heparinisierung, beginnend mit 10000 I.E./24 h und schließlich, abhängig vom Körpergewicht, eine Steigerung bis zur Verdoppelung der PTT für die folgenden Tage, ist ratsam.
Eine frühe Mobilisation des Patienten ist anzustreben, um Venenthrombosen an den unteren Extremitäten zu vermeiden.
Bei zentralen Rekonstruktionen mit Wiederherstellung von Nierenvenen oder der Abschnitte II/III der V. cava ist eine Kontrolle der Nieren- und Leberfunktion sowie des Urins (auf Eiweiß und Erythrozyten) notwendig (Abb. M1-13).

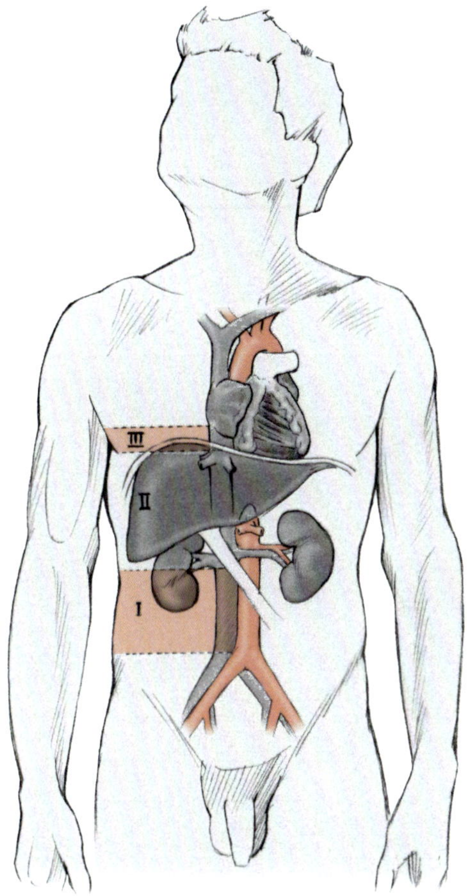

Abb. M1-13 Segmenteinteilung der V. cava inferior.

Bei Rekonstruktion der Bein- und Beckenvenen ist eine Kompression und Hochlagerung der Beine anzuraten. Die Langzeitbehandlung erfolgt mit Marcumar®. Hierbei sind folgende Kontraindikationen zu beachten:

- Tumorleiden
- arterieller Hypertonus
- Ulkusleiden
- Nephrolithiasis.

Regelmäßige klinische Kontrolluntersuchungen mit Überprüfung des Transplantats durch Duplexsonographie gehören ebenso zum Programm wie Funktionsuntersuchungen. Bei klinischem Verdacht auf eine Rezidivstenose im Bereich der venösen Rekonstruktionen ist eine digitale Subtraktionsangiographie der entsprechenden Region erforderlich. Als Konsequenz kann sich eine Service-Operation oder eine interventionelle Therapie mit Dilatation und Stent-Implantation ergeben.

1.7 Literatur

Hutschenreiter S, Kogel H, Czornik M: Rekonstruktive Eingriffe an der V. cava inferior. Langenb Arch Chir Suppl II: (1988) 191–195

Kalra M, Gloviczki P: Surgical Treatment of Chronic Venous Insufficiency. In: Hallet JW jr, Mills JL, Earnshaw JJ, Reekers JA (eds.): Vascular and Endovascular Surgery. Mosby 2004, 601–624

Kieffer E (ed.): Chirurgie de la veine cave inférieure et de ses branches. Expansion Scientifique Française, Paris 1985

Kogel H, Vollmar JF, Proschek P et al.: New Vascular Prostheses with increased microporosity for the replacement of large-caliber veins. In: Kogel, H (ed.): The prosthetic substitution of blood vessels – actual state and future development. Quintessenz, München 1991, 111–116

Kogel H, Mutschler W: Rekonstruktive Gefäßchirurgie im Rahmen erweiterter Tumorresektionen. In: Bürger K (Hrsg.): Grenzfälle aus der gefäßchirurgischen Praxis. Steinkopff, Darmstadt 1993, 125–132

Kogel H: Unilaterale Beckenvenenblockaden – Wandel der Behandlungsoptionen. Vasomed 5 (2004) 167–171

Mathias K: Stentimplantation bei zentralen venösen Obstruktionen. In: Günther RW, Thelen M (Hrsg.): Interventionelle Radiologie, 2. Aufl. Thieme, Stuttgart 1996, 185–188

May R: Chirurgie der Bein- und Beckenvenen. Thieme, Stuttgart 1974

Palma EC, Esperon R: Vein transplants and grafts in the surgical treatment of the postphlebitic syndrome. J Cardiovasc Surg 1 (1960) 94–107

Schanzer H, Skladany M: Complex venous reconstruction for chronic iliofemoral vein obstruction. Cardiovasc Surg 4, 6 (1996) 837–840

Vollmar JF, Laubach K: Die Rekonstruktion unilateraler Beckenvenenverschlüsse. Aktuelle Chir 2 (1970) 75–83

Vollmar JF, Hutschenreiter S: Der quere Beckenvenenbypass („hoher Palma"). Vasa 9 (1980) 62–65

N

Lymphgefäßsystem

N1

N1 Chirurgie des Lymphgefäßsystems

R. G. H. Baumeister

1.1 Vorbemerkungen

Gefäßchirurgisch galt das Lymphgefäßsystem lange Zeit als nicht adäquat angehbar. Hatte die Durchführung von Bypässen aus autologen oder artefiziellen Materialien bereits lange die Chirurgie des arteriellen Verschlussleidens revolutioniert, so war im Bereich des Lymphgefäßsystems ein entsprechendes direktes Vorgehen an einzelnen Gefäßen undenkbar. Man behalf sich mit resezierenden Maßnahmen:

- Entfernung von Teilen des lymphödematösen Subkutangewebes
- Entfernung des gesamten epifaszialen Gewebes
- Resektion überschüssiger Haut
- Deckung der entstehenden Defekte durch dünne Hautlappenplastiken oder durch Spalthaut.

Lympholymphatische kapilläre Anastomosierung
Eine weitere prinzipielle Möglichkeit zur Verbesserung der Ableitung von Lymphe besteht in der Ermöglichung spontaner lympholymphatischer Anastomosen. Hautlappenplastiken, großes Netz oder mukosektomierte gestielte Dünndarmtransplantate wurden in das ödematöse Gebiet verlagert. Über die Ausbildung kapillärer lympholymphatischer Verbindungen sollte dadurch ein verbesserter lymphatischer Abstrom erreicht werden.

Lymphovenöse Anastomosen
Eine weitere extraanatomische Ableitungsmöglichkeit besteht in der Anlage lymphovenöser Anastomosen peripher des Venenwinkels. Frühere Methoden verwendeten dazu speziell geschliffene Nadeln, mit denen Lymphgefäße in große Venen eingefädelt werden konnten. Modernere Verfahren praktizieren mikrochirurgische End-zu-End- oder End-zu-Seit-Anastomosen zwischen einzelnen Lymphbahnen und kleineren Venen. Auch Ableitungen über eingeführte Seidenfäden oder Kunststoffröhren wurden versucht.

Lymphatisches Bypass-Verfahren
Erst mit der Einführung stark vergrößernder Operationsmikroskope sowie feinsten Nahtmaterials mit einem Durchmesser bis 0,001 mm und feinster Präparierinstrumente aus Titan wurde es möglich, Bypass-Verfahren auch am Lymphsystem anzuwenden.

1.2 Pathophysiologische Grundlagen der Lymphchirurgie

Das Lymphgefäßsystem hat die Aufgabe, eiweißreiche Flüssigkeit aus dem Interstitium in das Venensystem abzuleiten. Entwicklungsgeschichtlich bestehen zunächst ubiquitär periphere lymphovenöse Anastomosen, die sich aber, wohl aufgrund des höheren Drucks im Venensystem, bis auf die zentralen lymphovenösen Anastomosen zurückbilden.
Der Rückstrom der Lymphe in das Venensystem erfolgt durch die Kontraktion einzelner Lymphbahnsegmente, der Lymphangiome. Sie sind durch Klappen begrenzt, die die Flussrichtung nach zentral bestimmen.
Die Wand der Lymphgefäße ist daran adaptiert, ihren Sauerstoffbedarf aus dem im Vergleich zum Blut deutlich niedrigeren Sauerstoffgehalt der Lymphe zu stillen. Die Dünnwandigkeit und Zartheit der Wand ist hierfür von zusätzlichem Vorteil.
Diejenige Menge an eiweißreicher Flüssigkeit, die pro Zeiteinheit aus einem Gewebeareal über das Lymphgefäßsystem abtransportiert werden muss, bezeichnet man nach Földi als lymphpflichtige Last. Ihr steht das Vermögen des Lymphgefäßsystems gegenüber, eine maximale Menge an eiweißreicher Lymphe abtransportieren zu können. Sie wird als lymphatische Transportkapazität bezeichnet. Sie ist abhängig von der Zahl und Funktion der zur Verfügung stehenden Lymphbahnen und der Passagemöglichkeit durch die Lymphknoten. Im Normalfall übertrifft die lymphatische Transportkapazität die lymphatische Last um ein Vielfaches. Dies erklärt auch die relative Unempfindlichkeit des Lymphgefäßsystems gegenüber akzidentellen oder beabsichtigten Unterbrechungen.

→ Ist die Transportkapazität in den Bereich der lymphpflichtigen Last abgesunken, so droht bei einer nur geringen weiteren Erhöhung der lymphpflichtigen Last, die durch Infektion, Blutentnahme, Blutdruckmessen sowie kleinere Verletzungen entstehen kann, die Entwicklung des Vollbildes eines klinisch manifesten Lymphödems.

Hierbei kommt es zu Sekundärveränderungen, die bei einer zeitlich stark verzögerten Rekonstruktion eine Restitutio ad integrum unmöglich machen können. Zum einen kommt es zu Fibrosierungen der Lymphkollektoren, so dass deren Funktion mit einer aktiven Propulsion massiv beeinträchtigt bzw. unmöglich gemacht wird. Es kommt dann nur ein passiver Lymphabfluss zustande. Zum anderen führt der Rückstau der eiweißreichen Flüssigkeit im Interstitium zu Bindegewebsneubildungen, Fettgewebsvermehrung und Fibrosierungen, die auch nach einer Rekonstruktion der Lymphabstrombahn den Grund für eine persistierende Volumenvermehrung darstellen.

1.3 Symptomatik und Stadieneinteilung

1.3.1 Primäre Lymphödeme

Veränderungen des Lymphgefäßsystems können sich anlagebedingt bereits bei der Geburt oder auch im Laufe des Lebens und hier insbesondere in der Pubertät oder während der Gravidität manifestieren. Anlagebedingte Ursachen sind:
- Aplasien
- Hypoplasien
- Dysplasien.

Schwellungen von Körperabschnitten sind hierbei das führende Symptom. Auch Lymphansammlungen in Form eines Chyloperikards, chylöser Pleuraergüsse (Chylothorax) und eines Chyloperitoneums (Chylaskos) können Folge einer derartigen Störung sein. Schließlich kann auch eine eiweißverlierende Enteropathie auftreten.

1.3.2 Lymphangiome

Gutartige Hamartome der Lymphgefäße treten als Lymphangiome auf. Bereits im Kleinkindesalter können sie als Hygrome in Form weicher, teigiger Tumormassen in Erscheinung treten. In der Haut und in der Subkutis, aber auch an anderen Körperstellen treten Lymphangiome in Form von Gruppen hirsekorngroßer Bläschen auf. Zystische Erweiterungen von Lymphgefäßen können sich auch unabhängig von anlagebedingten Veränderungen durch eine zentrale Blockierung entwickeln.

1.3.3 Lymphozelen

Von besonderer Bedeutung sind Lymphansammlungen infolge einer iatrogenen Verletzung mit Blockierung von Lymphabflusswegen, die iatrogenen Lymphozelen. Sie zeigen sich als flüssigkeitsgefüllte Hohlräume, die bei einem Anschluss an das periphere Lymphgefäßsystem klare Lymphe beinhalten und meist prall elastisch sind.

1.3.4 Sekundäre Lymphödeme

Von größerer klinischer und gefäßchirurgisch-therapeutischer Bedeutung sind die sekundären Lymphödeme. Sie können folgendermaßen entstehen:

- posttraumatisch
- postoperativ-iatrogen
- parasitär
- postentzündlich
- neoplastisch.

Eine Sonderform stellt das artefizielle Lymphödem dar. Hier findet sich unter Umständen eine zentrale Schnürfurche als Hinweis auf die Selbstbeschädigung.

Die Lymphödeme entwickeln sich dabei als ödematöse Schwellungen meist langsam zentripetal, seltener auch zentrifugal. Bei Lymphödemen der unteren Extremität ist die Einbeziehung des Fußrückens charakteristisch. Dies ist für die klinische Differenzierung zu den häufig vorkommenden Lipodystrophien, die als untere Grenze der Schwellung die Knöchelregion aufweisen, von Bedeutung.

1.3.5 Stadieneinteilung

Lymphödeme können in verschiedene Stadien eingeteilt werden.

- Stadium 0: Latenzstadium. Klinisch ist noch keine Schwellung nachzuweisen, jedoch ist die lymphatische Transportkapazität vermindert.
- Stadium I: Charakteristisch ist eine weiche, eindrückbare Schwellung, die Dellen hinterlässt, aufgrund der Akkumulation eiweißreicher Flüssigkeit im Gewebe.
- Stadium II: Durch eine zunehmende Fibrosklerose kommt es zu einer zunehmenden Verhärtung des Gewebes.
- Stadium III: Vollbild einer elephantiastischen Schwellung.

Auf dem Boden eines sekundären Lymphödems kann sich ein Lymphangiosarkom entwickeln, das durch Auftreten von bläulichen Flecken und geröteten Knötchen, die später zerfallen können, charakterisiert ist.

1.4 Operationsindikation

Für die operativ-rekonstruktiven Therapieverfahren sind die in Europa zahlenmäßig häufigsten Lymphödeme, die postoperativen iatrogenen Lymphödeme und hier insbesondere das Armlymphödem nach Brusteingriffen von Bedeutung.

Einseitige Beinödeme nach traumatischer Lymphsystemunterbrechung in der Leiste oder auch nach Lymphadenektomie im Becken stellen ebenfalls eine Indikation zur mikrochirurgischen Lymphbahnrekonstruktion dar.

Auf diese Weise therapierbar sind auch periphere lokale Lymphbahnunterbrechungen, z. B. im Zuge von Varizenoperationen sowie Genitallymphödeme bei erhaltenem Lymphabstrom über zumindest ein Bein.

Von den primären Lymphödemen der unteren Extremität ist die Variante einer einseitigen Atresie im Leisten-/Beckenbereich durch Lymphgefäßtransplantation therapierbar.

Insgesamt gilt, dass operative Verfahren bei Lymphödemen die Therapie der zweiten Wahl darstellen. Vorrangig ist, für zumindest ein halbes Jahr, die Durchführung konservativer Maßnahmen: manuelle Lymphdrainage, elastische Kompressionsstrumpfverordnung nach Maß und entstauende Übungsbehandlung. Führen diese Maßnahmen nicht zu einer dauerhaften Entödematisierung, so sollte ab Stadium I eine Rekonstruktion des unterbrochenen Lymphgefäßsystems durchgeführt werden.

Auch in den Stadien II und III sind vorrangig rekonstruktive Maßnahmen in Betracht zu ziehen. Allerdings wird mit Zunahme der Sekundärveränderungen die Chance einer Rehabilitation allein durch rekonstruktive Maßnahmen immer geringer. Eventuell müssen additiv resezierende Maßnahmen als eine tertiäre Therapieoption hinzukommen.

Ein aktives Tumorgeschehen stellt eine Kontraindikation für ein operativ-rekonstruktives Therapieverfahren dar. Insofern ist bei einer Tumoranamnese der sichere Ausschluss eines Rezidivs notwendig. Das Einziehen von Transplantaten in vorbestrahltem Gebiet ist so lange unproblematisch, als nicht massivste fibrotische Gewebeveränderungen oder Ulzerationen vorliegen.

Vor einer Lymphgefäßtransplantation muss ein normaler Lymphabfluss eines Beines festgestellt werden. Anamnestisch dürfen hier keine vorbestehenden Ödeme berichtet werden, der ungestörte lymphatische Abfluss muss durch eine Lymphsequenzszintigraphie bestätigt werden.

1.5 Diagnostik

1.5.1 Klinik

Lymphödeme zeichnen sich durch eine Konsistenzvermehrung von Haut und Subkutangewebe aus. Insbesondere bei länger bestehenden Ödemen lässt sich keine zirkumskripte Delle mehr eindrücken. Schließlich kann es zu einer massiven Verhärtung des Subkutangewebes und der Haut mit zum Teil papillomatösen Veränderungen (insbesondere an den Unterschenkeln) kommen.

Die Patienten geben oft ein Spannungsgefühl an, Schmerzen sind nicht unmittelbar mit dem Lymphödem vergesellschaftet. Bei Auftreten eines Erysipels mit häufig fleckiger Rötung, Fieber und allgemeinem

Krankheitsgefühl kann es allerdings zu heftigen Schmerzen kommen.
Für Lymphödeme charakteristisch ist das **Stemmer-Zeichen:** Insbesondere an den Zehen, aber auch an den Fingern kann die Haut aufgrund des peripheren Ödems nicht wie üblich in einer schlanken Falte abgehoben werden. Die klinische Diagnostik und der Ausschluss eines Phlebödems sowie eines Tumorleidens als Ödemursache sind zumeist für eine zunächst konservative Therapie bei einseitigem Ödem ausreichend.

1.5.2 Bildgebende Verfahren

Lymphsequenzszintigraphie

In Zweifelsfällen und bei der Abklärung einer möglichen operativen Therapie ist eine weitergehende Diagnostik notwendig. Hier kommt in erster Linie die Lymphsequenzszintigraphie in Betracht. Durch subdermale Injektion eines Technetium-Präkolloids, das vorzugsweise in die Lymphbahnen aufgenommen wird, lässt sich semiquantitativ der Lymphabstrom erfassen. Zusätzlich können damit folgende Strukturen beurteilt werden:
- Lymphkollektoren aufgrund von Aktivitätsstraßen
- Lymphknotenstationen
- Transportgeschwindigkeit der Lymphe.

Indirekte Lymphographie

Ergänzend kann durch eine indirekte Lymphographie mit wasserlöslichem Kontrastmittel eine direkte Darstellung von Lymphbahnen in der Umgebung des Kontrastmitteldepots sowie dessen Konfiguration erfolgen. Hierbei lassen sich eine retrograde Flussrichtung sowie pathologische Veränderungen der Lymphgefäße erkennen.

> !
> Die indirekte Lymphographie ist nicht zu verwechseln mit der direkten Lymphographie, bei der öliges Kontrastmittel in eröffnete Lymphbahnen injiziert wird. Diese sollte zur Abklärung von Lymphödemen nicht mehr durchgeführt werden, da die Gefahr einer Ödemprogredienz besteht.

Intravitalmikroskopie

Schließlich kann die initiale lymphatische Strombahn noch mit Hilfe der Intravitalmikroskopie beobachtet werden.

1.6 Therapie

1.6.1 Zielsetzung

Das optimal anzustrebende Ziel bei der Therapie von Lymphödemen ist die Normalisierung der lymphatischen Transportkapazität. Diese lässt sich – in einer dem physiologischen Zustand am ehesten entsprechenden Weise – durch eine Defektüberbrückung mittels autologer Lymphgefäßtransplantate, insbesondere bei Lymphödemen aufgrund einer lokalen Blockade erreichen.
Hierbei erfolgt die Rekonstruktion innerhalb des Lymphsystems. Es werden sowohl vor als auch nach der Blockade jeweils lympholymphatische Anastomosen angelegt. Probleme mit höheren Drücken im venösen System im Vergleich zum lymphatischen System sowie die höhere Thrombosierungsrate lymphovenöser Anastomosen entfallen dadurch.
Ist eine Lymphgefäßtransplantation nicht möglich, so kommen ableitende Verfahren, wie die Schaffung peripherer lymphovenöser Anastomosen, oder in Sonderfällen resezierende Verfahren zur Anwendung.

1.6.2 Vorbereitung

Vor einer operativen Maßnahme sollte ein konservativer Therapieversuch mit folgenden Maßnahmen vorausgegangen sein:
- komplexe physikalische Entstauungstherapie
- krankengymnastische Übungen
- Anpassung eines maßgefertigten Kompressionsstrumpfes.

Damit lässt sich auch die erforderliche Latenzzeit von etwa einem halben Jahr ab Ödembeginn überbrücken, die abgewartet werden sollte, um auch einer spontanen Rückbildungsmöglichkeit des Ödems Raum zu geben.
- Mit einer Lymphsequenzszintigraphie auch am Spenderbein sollen die Verhältnisse hinsichtlich des Lymphabstroms abgeklärt werden. Dabei können auch präklinische Lymphabstromstörungen erfasst werden, die eine Transplantatentnahme verbieten würden. Eine Transplantatentnahme verbietet sich auch bei vorbestehenden Ödemen am Spenderbein.
- Bei einer Tumoranamnese ist ein Rezidiv auszuschließen.
- Eine allgemeine Operabilität muss gegeben sein.

1.6.3 Operative Standardverfahren

Mikrochirurgische Lymphgefäßtransplantation

Transplantatentnahme (Abb. N1-1)

- Am Spenderbein wird nach Narkoseeinleitung in den ersten und zweiten Interdigitalraum am Fuß Patent-Blau subdermal injiziert.
- Durch passive Bewegungen im Sprunggelenk und im Knie wird der Abtransport in Richtung auf die Leistenlymphknoten forciert.
- Nach etwa 15 Minuten ist eine deutliche Blauverfärbung von Lymphkollektoren am Oberschenkel im Subkutangewebe zu erkennen.
- Das Aufsuchen der Transplantate beginnt einige Zentimeter unterhalb der Leiste im Subkutangewebe, medial der tastbaren A. femoralis, lateral und um die V. saphena magna. Die größeren Lymphkollektoren verlaufen dabei epifaszial.
- Die Inzision wird schrittweise nach peripher erweitert, entsprechend dem Verlauf der als Transplantate gewählten Lymphbahnen, und oberhalb der Knieregion beendet.

Auf diese Weise können, abhängig von der Länge der Oberschenkel, Transplantate in einer Länge von bis zu 30 cm entnommen werden.

➡ Bei der Entnahme werden die Engstellen des Lymphgefäßsystems, die Leistenlymphknoten und die Innenseite des Knies nicht tangiert.

Die blaugefärbten Lymphbahnen lassen sich im Subkutangewebe relativ leicht identifizieren. Sie werden vorsichtig, u. U. mit einer Lupenbrille, stumpf präpariert und segmental mit Vessel-Loops, die statt mit Klemmchen mit den leichteren Mini-Bulldogs angeklemmt werden, angeschlungen.

Quer abgehende kleine Äste werden nach doppelter Ligatur mit resorbierbarem Fadenmaterial der Stärke 6-0 durchtrennt. Am Transplantatende werden sie als zusätzliche Anschlussmöglichkeiten erhalten, präpariert und zusammen mit dem Haupttransplantatgefäß entnommen.

Die Präparation der Transplantate erfolgt häufig simultan mit der Präparation im Ödemgebiet.

Es empfiehlt sich aber auch bei sequentiellem Vorgehen, die Transplantate erst nach exakter Darstellung des Anschlussgefäßes mit Bestimmung der erforderlichen Transplantatlänge zu entfernen bzw. die Transplantatpräparation nach Klärung der Situation im Ödem- und Leitungsgebiet zu beginnen. In diesem Fall erfolgt die Patent-Blau-Gabe erst nach Beginn der Operation, da die Färbung der Transplantate mit der Zeit nachlässt.

Ist die Transplantatlänge festgelegt, wird das Spenderlymphgefäß peripher der Transplantatstrecke ligiert, um die Entstehung einer Lymphfistel zu verhindern. Das Transplantat selbst wird bei einer Verpflanzung zum Oberarm peripher offen gelassen. Am zentralen

Abb. N1-1a und b Zustand vor (a) und nach Transplantatentnahme (b) am Oberschenkel aus dem ventro-medialen Bündel.

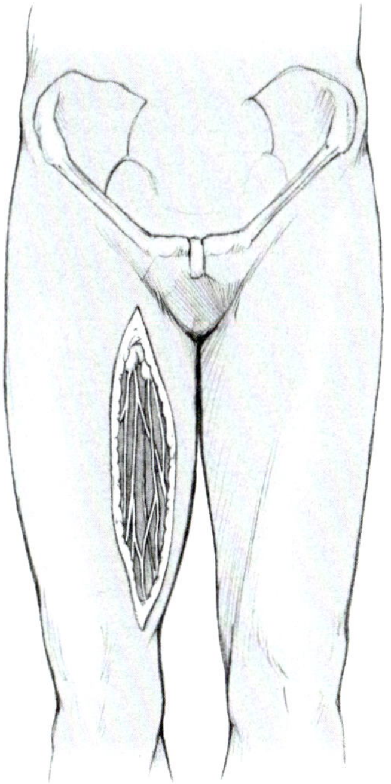

a

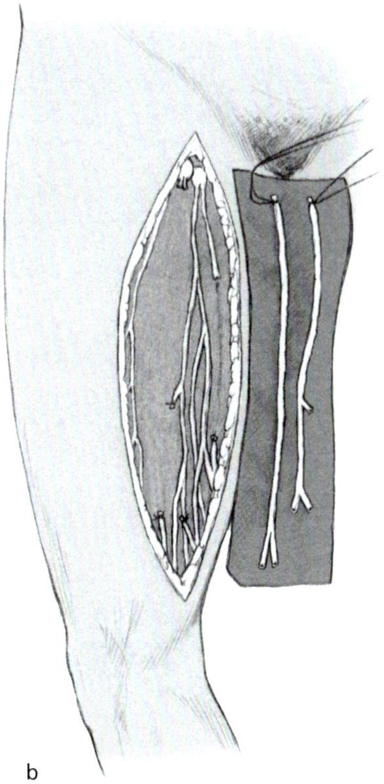

b

Ende der Transplantate wird mit 6-0-Faden ligiert, wobei die Fäden lang gelassen werden. Bei einer Überleitung zum kontralateralen Bein bleiben die Transplantate zentral gestielt und werden peripher ligiert, um sie zur Gegenseite ziehen zu können.

Die Transplantate werden auf ein gut befeuchtetes Tuch gelegt, um ein Austrocknen zu vermeiden.

Technik der Lymphgefäßanastomosierung (Abb. N1-2)

Neben den winzigen Dimensionen (die Hauptkollektoren der Oberschenkel besitzen einen Durchmesser von etwa 0,3 mm), stellt die Zerreißlichkeit der Lymphbahnwand bei seitlicher Zugrichtung ein Hauptproblem für die Anastomosierung dar.

- Erforderlich für die Anastomosierung ist ein hochauflösendes Operationsmikroskop mit einer bis zu 45fachen Vergrößerungsmöglichkeit. Das Instrumentarium sollte besonders fein gearbeitet sein. Als Nahtmaterial wird resorbierbares Nahtmaterial aus Polyglactin der Stärke 10-0, armiert mit einer BV-6-Nadel, verwendet. Eine seitliche Zugspannung auf die Gefäßwand wird durch die so genannte zugfreie Anastomosierungstechnik weitgehend vermieden.
- Es werden Einzelknopfnähte appliziert, wobei die Knoten natürlicherweise nach außen zu liegen kommen, beginnend mit dem dem Operateur gegenüberliegenden Eckfaden.
- Es wird nun nicht ein weiterer Eckfaden geknüpft, sondern die Rückwand durch Adaptation von angrenzenden Gefäßwandanteilen mittels 1–2 Einzelknopfnähten verschlossen.
- Die Gefäßwand wird dabei nicht gedreht. Nach Knüpfen des zweiten Eckfadens wird die Vorderwand wieder mit 1–2 Knoten verschlossen.
- Die Durchgängigkeit der Anastomosen wird durch die Beobachtung des jeweils zentralen Lymphbahnsegmentes kontrolliert. Dieses muss sich durch einströmende Lymphe aufblähen.

Unter Umständen kann eine lympholymphatische End-zu-Seit-Anastomose notwendig werden. Hier empfiehlt es sich, vor der seitlichen Inzision des Lymphgefäßes die Wand mit einer Naht zu fixieren, damit die kollabierende Vorderwand von der Rückwand abgehoben werden kann.

Das gleiche Ziel verfolgt bei End-zu-End-Anastomosen das Aufschwemmen der Gefäßenden mittels einiger Tropfen einer Heparinlösung.

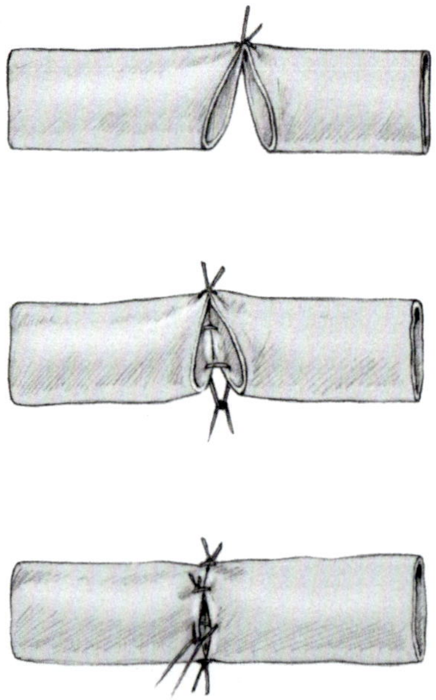

Abb. N1-2 Schema der zugfreien Anastomosierungstechnik von Lymphgefäßen.

Lymphgefäßtransplantation bei Armödemen

Bei Armödemen infolge einer Blockade der axillären Lymphstrombahn werden die Lymphbahnen am Oberarm durch eine quere Inzision an der Innenseite aufgesucht. Da im Ödemgebiet Farbstoffe zumeist über die Hautlymphnetze transportiert werden, wird hier nicht injiziert, sondern das Gewebe unter dem Operationsmikroskop nach Lymphbahnen durchgemustert (Abb. N1-3).

Finden sich ausnahmsweise keine epifaszialen Lymphbahnen, wird die Suche zwischen A. und V. brachialis fortgesetzt. Hier finden sich immer noch Lymphgefäße.

Für das Aufsuchen der Lymphgefäße am Hals hat sich die Injektion von Patent-Blau im Schläfenbereich in die behaarte Kopfhaut als hilfreich erwiesen.

Von einer queren Inzision, beginnend etwa 2–3 Querfinger oberhalb der Klavikula im dorsalen Bereich des M. sternocleidomastoideus, lassen sich im Fettgewebe lateral der V. jugularis interna Lymphbahnen nachweisen. Diese werden nun entweder End-zu-Seit oder End-zu-End mit den Transplantatenden anastomosiert, wobei die Anastomose im letzteren Fall natürlich mit dem zum Venenwinkel führenden Gefäßabschnitt durchgeführt wird.

Die Transplantate werden schonend im Subkutangewebe vor der Anastomosierung in Position gebracht, indem ein möglichst dicker Redonschlauch nach manueller und instrumenteller Präparation zwischen den Inzisionen eingebracht wird. Dieser gekürzte Redonschlauch enthält einen starken Faden der Stärke 1-0. An diesen werden die lang gelassenen zentralen Unterbindungsfäden der Transplantate geknüpft. Nach Durch-

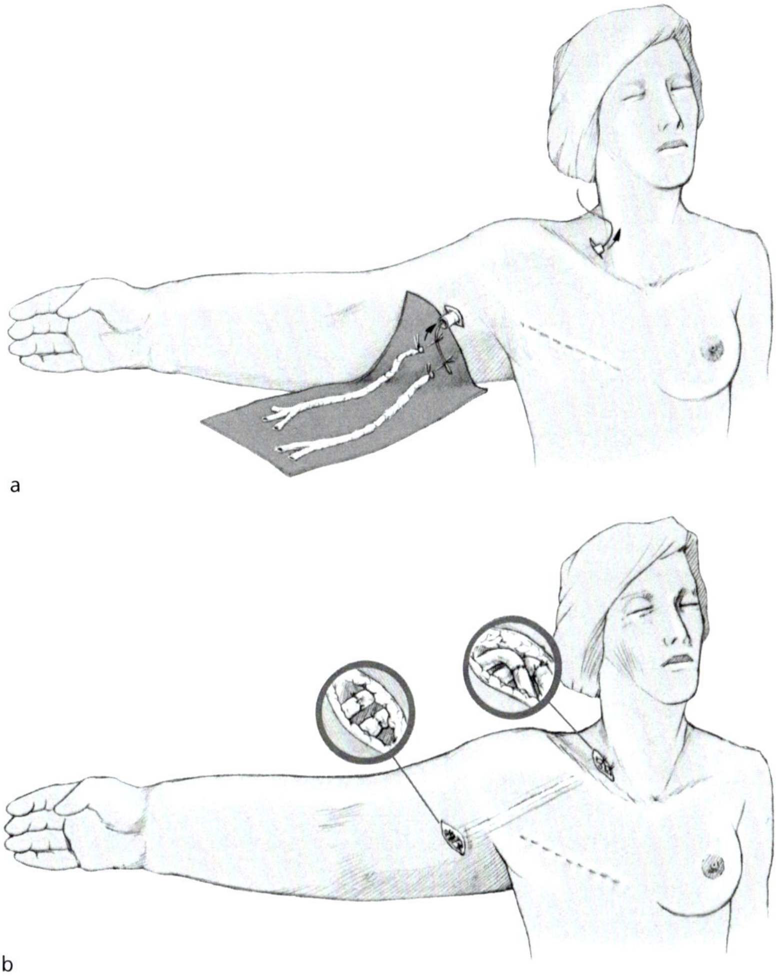

Abb. N1-3a und b Lymphgefäßtransplantation bei Armödem.
a: Einziehen der auf einem feuchten Tuch gelagerten Lymphgefäßtransplantate mit Hilfe eines Fadens durch einen Redonschlauch.
b: Transplantate in Position und anastomosiert nach Entfernung des Redonschlauches.

spülung des Schlauches mit Elektrolytlösung werden dann die Transplantate nach zentral durchgezogen. Sind sie in Position, wird der Redonschlauch bei zentral manuell fixierten Transplantaten nach peripher herausgezogen. Die Transplantate liegen dann spannungsfrei im Subkutangewebe (siehe Abb. N1-3).

Lymphgefäßtransplantation bei einseitigen Beinödemen

Bei Lymphödemen eines Beines bleiben die Transplantate an den Leistenlymphknoten der Spenderzone gestielt. Am ödematösen Bein werden aufsteigende Lymphbahnen am Oberschenkel, unterhalb der Leiste, medial der A. femoralis, aufgesucht. Auch hier wird ein dicker Redonschlauch passager zwischen den Inzisionen eingeführt, so dass schließlich die Transplantate bogenförmig oberhalb der Symphyse zu liegen kommen (Abb. N1-4).

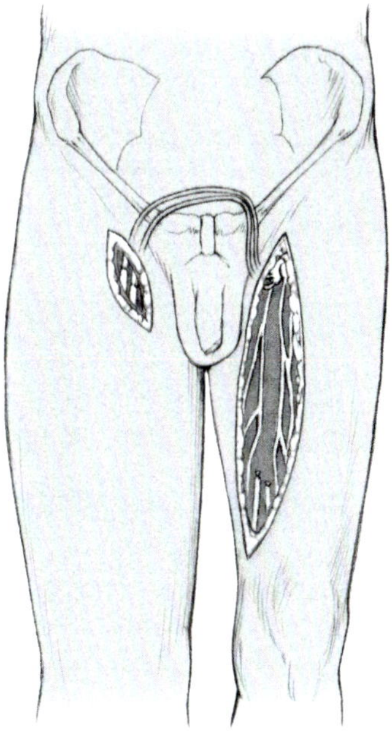

Abb. N1-4 Lymphgefäßtransplantation bei einem rechtsseitigen Beinlymphödem.

Die Lymphe fließt nach Fertigstellung der Anastomose vom erkrankten Bein zu den Leistenlymphknoten der gesunden Seite und von dort über die lymphatische Beckenstrombahn ab.

Lymphgefäßtransplantation bei peripheren lokalen Blockaden

Bei peripheren lokalen Blockaden kann eine lokale Überbrückung durch kurzstreckige Transplantate erfolgen, etwa bei einer Blockade an der Innenseite des Knies (Abb. N1-5).

Lymphgefäßtransplantation bei Genitallymphödemen

Findet sich ein Lymphödem des äußeren männlichen Genitales bei normalem Lymphabfluss zumindest eines Beines, so können hier auch Transpositionen kurzer, an den Leistenlymphknoten gestielter Transplantate erfolgen, die mit ableitenden Lymphbahnen an der Penis- und Skrotalwurzel anastomosiert werden (Abb. N1-6).

1.6.4 Ausweichverfahren

Lymphovenöse Anastomosierung

Ist eine direkte Rekonstruktion durch autologe Lymphgefäßtransplantation nicht möglich, kann auf die ältere Methode der Fertigung lymphovenöser Anastomosen zurückgegriffen werden.

➜ Voraussetzung für eine lymphovenöse Anastomose ist, dass keine erkennbare venöse Druckerhöhung vorliegt, die dann die Gefahr eines retrograden Flusses aus der Blutstrombahn in die Lymphbahnen noch weiter erhöht.

Es werden Lymphbahnen im Subkutangewebe der Ellenbogen-, Oberschenkel- oder Knieregion aufgesucht und mit subkutanen kleinen Venen End-zu-End anastomosiert. Hierfür sollte zentral noch ein suffizienter Venenklappenapparat vorhanden sein (Abb. N1-7).

Resektionsmethoden

Es gibt folgende Resektionsmethoden:
- segmentale Resektionen überschüssiger Haut und überschüssigen Subkutangewebes nach entstauender Therapie
- große, die gesamte Längsachse der Extremität erfassende Resektionen mit nachfolgenden Lappenplastiken
- Resektion des gesamten Haut- und Unterhautfettgewebes mit nachfolgender Spalthauttransplantation.

Das Einbringen von Lappenplastiken, gestieltem Omentum und von Dünndarmsegmenten wurde mit dem Ziel einer spontanen lympholymphatischen, kapillären Ana-

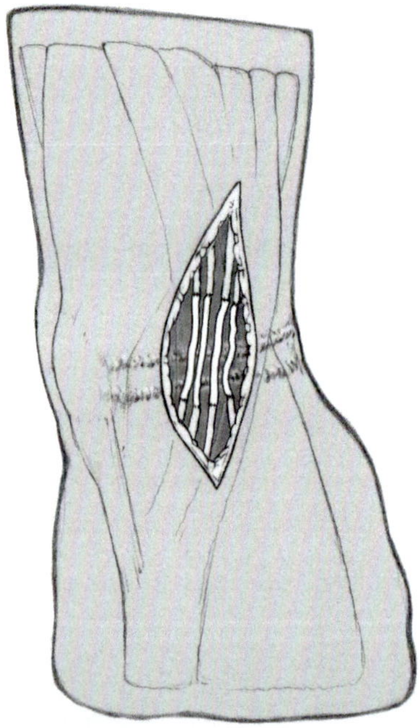

Abb. N1-5 Überbrückung einer lokalen narbigen Lymphabflussblockade an der Innenseite des Knies durch kurze Lymphgefäßtransplantate.

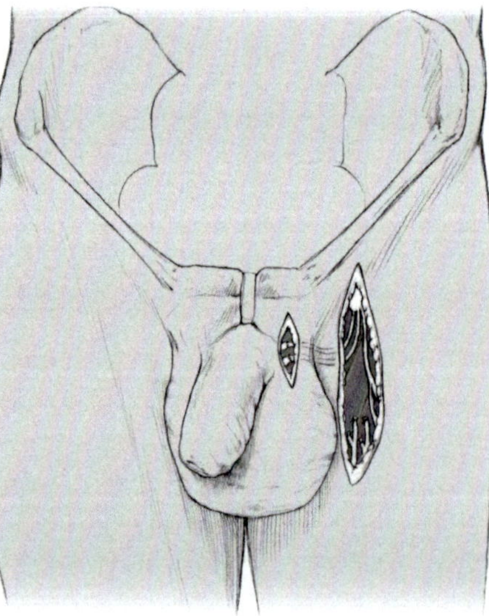

Abb. N1-6 Ableitung von Lymphe aus dem Penis- und Skrotalbereich durch transponierte, zentral gestielte Lymphgefäße.

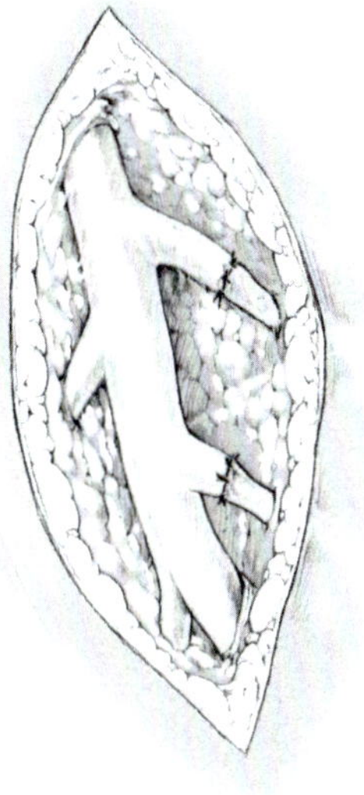

Abb. N1-7 Schema der lymphovenösen Anastomosierung an zwei venösen Seitenästen.

stomosierung im Ödemgebiet beschrieben. Hierdurch sollte ein verbesserter Lymphabstrom erreicht werden. Das Einziehen von Lymphkunststoffschläuchen im Ödemgebiet mit freien Endigungen in einer ödemfreien Rumpfpartiezone sollte ebenfalls zu einem verbesserten Lymphabstrom führen.
Über Fettabsaugungen wird eine Gewebereduktion erreicht, allerdings mit der Notwendigkeit einer kontinuierlichen Kompressionsbehandlung.

1.7 Komplikationen

Als Frühkomplikation ist das Auftreten von Erysipelen bekannt, wenn nicht perioperativ und in der frühen postoperativen Phase Antibiotika verabreicht werden. Eine weitere mögliche Frühkomplikation stellt die venöse Thrombosierung dar.
Als Spätkomplikation ist die Entstehung von Lymphozelen im Entnahmegebiet bekannt. Eine Ödembildung aufgrund der Lymphbahnentnahme ist theoretisch möglich; in Nachuntersuchungen bei Patienten mit therapierten Armlymphödemen ließ sich allerdings kein Unterschied zwischen dem operierten Bein (Spenderbein) und der gesunden kontralateralen Extremität feststellen.

In unserem Krankengut traten vor Einführung einer routinemäßigen Antibiotikagabe zwei Fälle eines frühpostoperativen Erysipels auf. Bei einer Patientin entwickelte sich an der Entnahmestelle eine Lymphozele, die durch Punktionen erfolgreich therapiert werden konnte.

1.8 Nachbehandlung

Intraoperativ erhalten die Patienten ein Antibiotikum, das für etwa ein halbes Jahr als Erysipelprophylaxe weitergegeben werden sollte.
Am Ende der Operation werden Infusionen verabreicht, um den Fluss der Lymphe durch die Anastomosen zu verstärken. Die Extremität wird hochgelagert und elastisch gewickelt. Für ein halbes Jahr wird das Tragen eines elastischen Gummistrumpfes, der während des stationären Aufenthaltes angemessen wird, empfohlen. Danach wird dieser effektabhängig abtrainiert.
Klinische Nachuntersuchungen sollten anfänglich möglichst in vierteljährlichem Abstand durchgeführt werden. Hierbei wird gegebenenfalls der Gummistrumpf neu angemessen und rezeptiert. Etwa nach 1 Jahr findet eine Kontroll-Lymphsequenzszintigraphie statt.
Patienten, die weit entfernt wohnen, sollten ermuntert werden, sich telefonisch zu melden, um Fragen bezüglich des Verhaltens bei Änderungen der Extremitätenvolumina rasch beantworten zu können.

1.9 Literatur

Baumeister RGH, Siuda S: Treatment of Lymphedemas by Microsurgical Lymphatic Grafting: What is Proved? Plast Reconstr Surg 85 (1990) 64–74

Baumeister RGH, Frick A: Die mikrochirurgische Lymphgefäßtransplantation. Handchir Mikrochir Plast Chir 35 (2003) 202–209

Frick A, Baumeister RGH: Die autogene Lymphgefäßtransplantation zur mikrochirurgischen Rekonstruktion des Lymphgefäßsystems. Phlebol 25 (1996) 83–88

Weiss M, Baumeister RGH, Tatsch K et al: Lymphsequenzszintigraphie für die nicht invasive Langzeitbeobachtung des funktionellen Therapieerfolges nach Transplantation autologer Lymphgefäße. Nuklearmedizin 35 (1996) 236–242

Weiss M, Baumeister RGH, Hahn K: Therapieplanung und Erfolgskontrolle der autologen Lymphgefäßtransplantation mittels nuklearmedizinischer Lymphabflussszintigraphie. Handchir Mikrochir Plast Chir 35 (2003) 210–215

Weissleder H, Schuchardt Ch (Hrsg.): Erkrankungen des Lymphgefäßsystems, 2., erw. Auflage. Kagerer Kommunikation, Bonn 1996

O

Postoperative Komplikationen in der Gefäßchirurgie

01 Einleitung

H. Kogel

Die Arteriosklerose als Hauptursache für Krankheitsbilder, die eine gefäßchirurgische Therapie notwendig machen, betrifft in erster Linie Patienten mit einem Durchschnittsalter von 60–65 Jahren.

Die perioperativen Komplikationen werden durch die Multimorbidität und die begleitenden Risikofaktoren der Patienten mitbestimmt:

- hohes Alter
- arterieller Hypertonus
- Diabetes mellitus
- Hyperlipidämie
- Adipositas
- Nikotinabusus u. a.

Die Komplikationen, die unter Umständen das Überleben des Patienten gefährden können, werden in prä-, intra- und postoperative Komplikationen eingeteilt (Abb. O1-1).

Bei den postoperativen Komplikationen unterscheidet man **Sofortkomplikationen** (zwischen dem 1. und 3. postoperativen Tag) und **Frühkomplikationen** (innerhalb des 1. Jahres). In diesem Zeitabschnitt finden sich typischerweise Probleme, die in erster Linie auf technische Handicaps und Fehlindikationen zurückzuführen sind. Erst nach Ablauf eines Jahres treten Veränderungen wie Progression der Grunderkrankung, Neointimahyperplasie und Biodegradation von Gefäßersatzmaterialien in den Vordergrund. Diese gefäßchirurgischen Probleme, die erst nach Ablauf eines Jahres zu erwarten sind, werden als **Spätkomplikationen** bezeichnet.

Die Palette der möglichen Komplikationen in der Gefäßchirurgie ist so groß, dass deren vollständige Darstellung den Rahmen des Buchs sprengen würde. Daher sind die möglichen allgemeinen und lokalen Komplikationen in Form von Übersichten in der Tabelle O1-1 aufgeführt.

Im Folgenden wird schwerpunktmäßig auf die wichtigsten postoperativen Komplikationsmöglichkeiten, vorwiegend im ersten postoperativen Jahr, eingegangen.

Das Schicksal eines Patienten entscheidet sich häufig bereits beim Ersteingriff. Fehlindikationen, technische Probleme und intraoperative Fehlentscheidung können zu einer Häufung schwer korrigierbarer Komplikationen führen (Abb. 01-2).

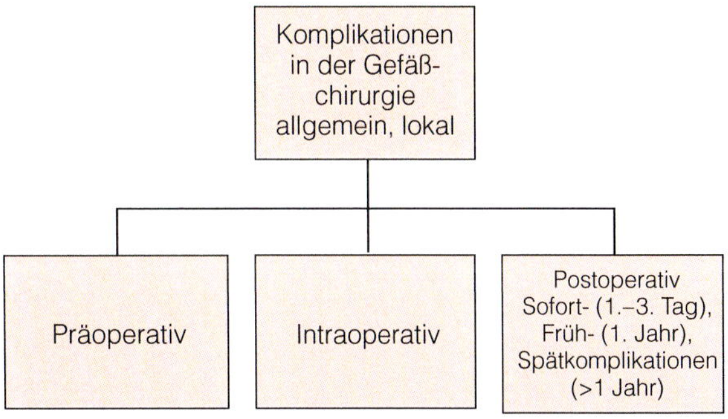

Abb. 01-1 Komplikationen in der Gefäßchirurgie.

Tab. 01-1 Gefäßchirurgische Komplikationen.

lokale Komplikationen	allgemeine Komplikationen
Nachblutung – aus dem betroffenen Gefäß – aus Nachbarorganen (z. B. Milz) – Gerinnungsstörungen	kardiale Komplikationen – Myokardinfarkt – Koronarinsuffizienz – Herzrhythmusstörungen – Herzinsuffizienz
Hämatom	pulmonale Komplikationen – pulmonale Insuffizienz – Infekt – ARDS – pulmonales Ödem bei Linksherzinsuffizienz
Serom	zerebrale Komplikationen – Durchgangssyndrom – Schlaganfall – HOPS – Korsakov-Syndrom
Lymphzyste	metabolische Komplikationen – diabetische Entgleisung – Niereninsuffizienz – Nebenniereninsuffizienz – Leberversagen
Lymphfistel	Gerinnungsstörungen – Thrombophilie – Blutungsneigung – HIT I und II
Reperfusionssyndrom	
postoperatives Gliedmaßenödem	
Lymphödem	
Postischämiesyndrom – Tourniquet-Syndrom – Crush-Syndrom – Haimovici-Syndrom	
Nervenläsion	
Infekt	
paraprothetische Fistel	
Anastomosenaneurysma	
Nahtruptur	
Gefäßverschluss	
sexuelle Dysfunktion	
Ureterkomplikationen – Kompression – Verletzung	
Neointimahyperplasie	
graftspezifische Komplikationen – Perigraftreaktion – Degradation – Kanzerogenität (?)	

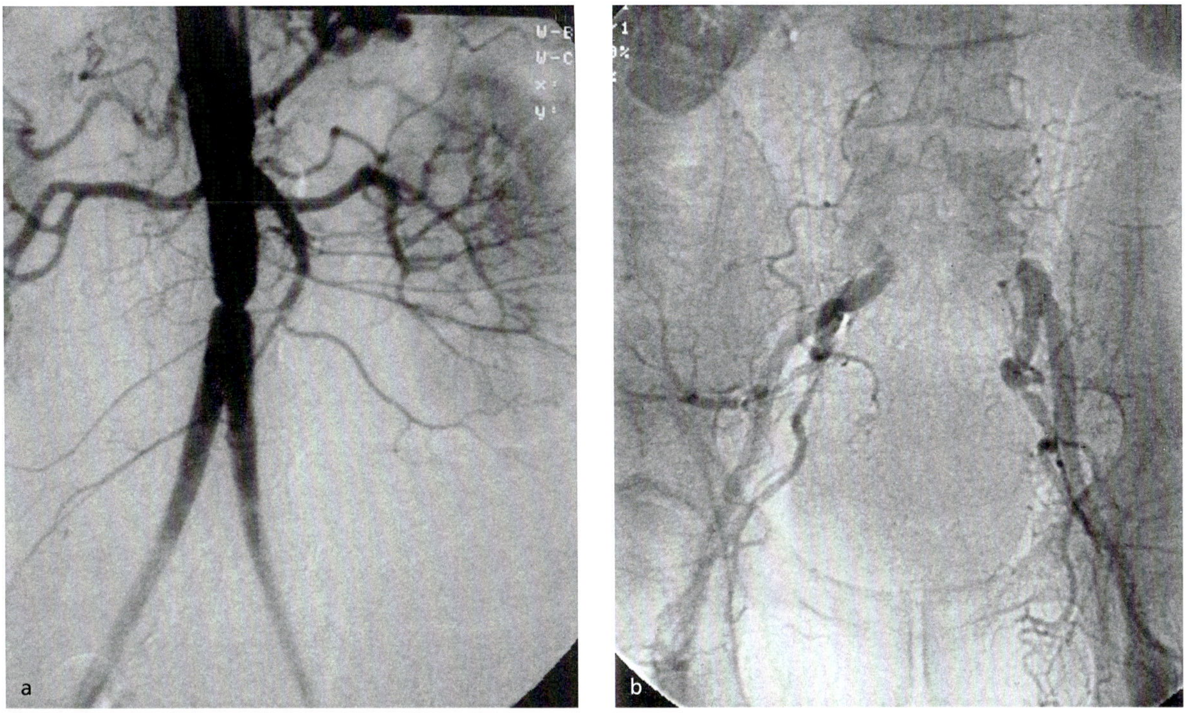

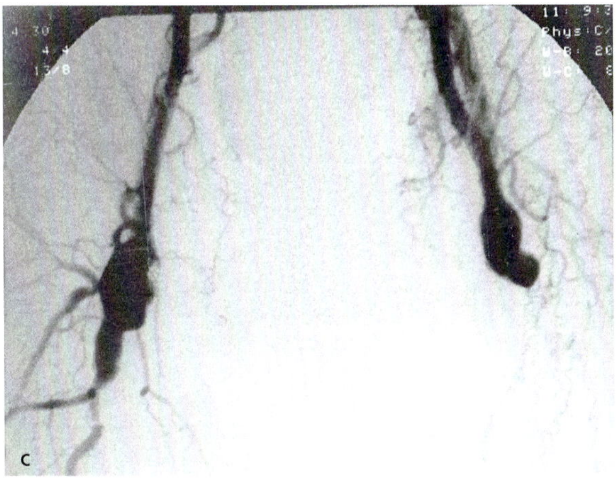

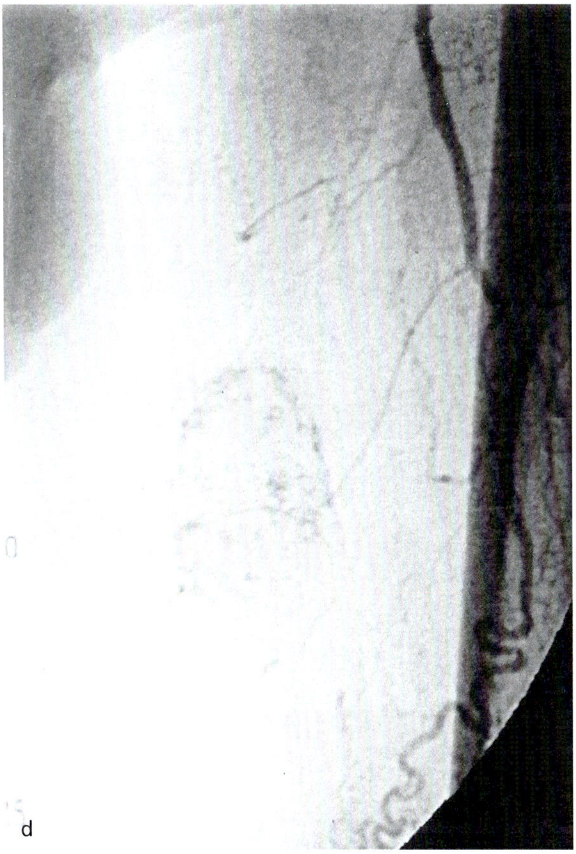

Abb. 01-2a–d Intraarterielle DSA eines 62-jährigen Patienten 5 Jahre nach Implantation einer aortofemoralen Bifurkationsprothese in einem auswärtigen Krankenhaus. AVK Stadium II beider Beine, links führend, entzündlicher Tumor der linken Oberschenkelmitte. Außergewöhnliche Häufung lokaler Komplikationen.
a: Zentrale, hämodynamisch nicht wirksame Anastomosenstenose.
b: Retrograde Füllung intakter Beckenarterien (Indikation zur Y-Prothese primär gegeben?).
c: Anschlussaneurysmen beider Leisten, Profundastenosen rechts, Profundaverschluss links.
d: Zurückgelassene Kompresse als Ursache des lokalen Transplantatlagerinfekts.

O2 Nachblutung

H. Kogel

2.1 Pathogenese

Die Nachblutung im Rahmen gefäßchirurgischer Rekonstruktionen gehört zu den akuten postoperativen Komplikationen und wird im Allgemeinen mit einer Häufigkeit von 0,5–2,7% angegeben.
Bei über 50% der Nachblutungen sind technische Fehler während der Operation als pathogenetische Ursache verantwortlich zu machen. Die überwiegende Mehrzahl dieser Fehler ist vermeidbar. Das zeigt sich in der Praxis darin, dass Operateure mit langjähriger gefäßchirurgischer Erfahrung weniger postoperative Kompliktionen zu verzeichnen haben (Abb. O2-1).
Bei den postoperativen Nachblutungen unterscheidet man:

- Blutungen in der Nahtlinie, z. B. Stichkanalblutungen
- persistierende Blutungen aus so genannten Tüten, die durch eine geraffte Gefäßwand und zu weite Abstände der Stiche entstehen
- Nahtrupturen mit der Ausbildung falscher Aneurysmen.

Während bei Stichkanalblutungen ein geduldiges Zuwarten meist zu einer Abdichtung führt und nur in wenigen Fällen ein Fibrinkleber oder ein Hämostyptikum eingesetzt werden muss, erfordern so genannte Tüten Nachstiche.
Echte Nahtrupturen können einerseits durch Ausreißen der Fäden aus dem Transplantat oder aus der zu dünnen Wirtsarterie, andererseits durch Nahtmaterialrisse hervorgerufen werden. In diesen Fällen lässt sich die Nachblutung auf technische Operationsfehler zurückführen.

> **!** Wurde zu wenig Transplantat oder zu wenig Wirtsarterie gefasst, kommt es infolge mechanischer Schwäche zum Ausreißen der Naht.

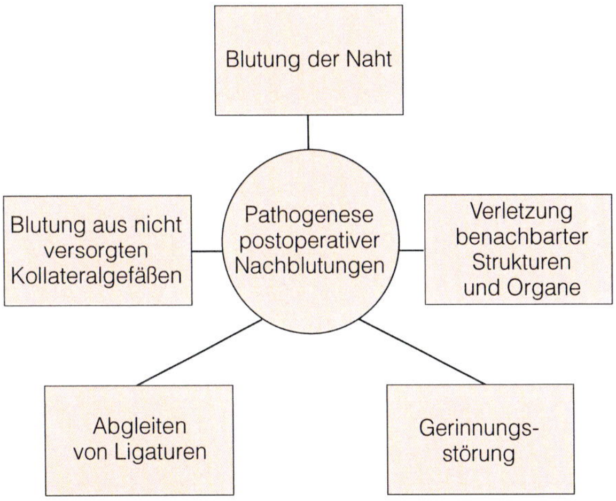

Abb. O2-1 Pathogenese postoperativer Nachblutungen.

Nahtrupturen werden unter Umständen dadurch verursacht, dass das monophile Nahtmaterial durch traumatische Instrumente (Pinzetten, Klemmen) geschädigt wurde und an den Sollbruchstellen schließlich eine verminderte mechanische Resistenz vorliegt.
Weitere Ursachen für Nachblutungen finden sich im Transplantatbett durch:

- Blutung aus nicht versorgten Kollateralgefäßen
- Blutungen aus Arterien oder Venen infolge abgerutschter Ligaturen
- Verletzungen von benachbarten Strukturen und Organen, z. B. großes Netz, Milz.

Auch diese Probleme lassen sich durch eine exakte Operationstechnik in der Mehrzahl der Fälle vermeiden. Dies wird dadurch belegt, dass die Komplikationsrate bei Rezidiveingriffen, z. B. in der aortoiliakalen Etage, im Vergleich zur Nachblutungshäufigkeit bei Primäreingriffen in vereinzelten Mitteilungen nicht höher beziffert wird. Sie liegt bei Rezidiveingriffen bei 2,2% gegenüber 2,4–3,8% bei Primäreingriffen (Tab. O2-1). Dies lässt sich dadurch erklären, dass Rezidiveingriffe vorwiegend von den erfahrensten Operateuren mit einem höheren technischen Niveau vorgenommen werden.
Eine weitere pathogenetische Ursache für postoperative Nachblutungen stellen Gerinnungsstörungen dar:

- präexistente Gerinnungsstörungen
  - nicht diagnostizierte Hämophilie
  - angeborene oder erworbene Thrombopenie
  - Thrombozytenfunktionsstörung, vor allem bei Dialysepatienten
  - fortgeschrittene Leberfunktionsstörung mit Herabsetzung der Gerinnungsfaktoren
- iatrogen induzierte Gerinnungsstörungen
  - inadäquate Heparintherapie (zu hohe Dosierung, fehlende Antagonisierung)
  - Verschlechterung der Funktion einer vorgeschädigten Leber durch nicht angepasste Narkoseverfahren mit konsekutiver Gerinnungsstörung
  - Massentransfusion ohne adäquate Substitution von Frischplasma
  - Transfusion inkompatibler Blutkonserven
  - heparininduzierte Thrombopenie mit embolischen Komplikationen.

Blutungen aus der Gefäßprothese selbst sind heutzutage selten, da die Qualitätskonstanz künstlicher Blutleiter als relativ hoch anzusehen ist. Bei Verwendung von primär nicht dichten Gefäßprothesen ist ein entsprechendes Preclotting, z. B. nach der Methode von Sauvage, notwendig, um einen hohen Blutverlust zu vermeiden.

Tab. O2-1 Häufigkeit postoperativer Nachblutungen in der Gefäßchirurgie.

Eingriff	Häufigkeit [%]
allgemein	0,5–2,7
aortoiliakale Primäreingriffe	2,4–3,8
aortoiliakale Sekundäreingriffe	2,2
Karotis-TEA konventionell	8,6; 0,7% revisionsbedürftig
Karotiseversions-TEA	5,6
femoropoplitealer Bypass	1,5

➡ Dennoch kann es auch bei Textilprothesen, die durch Kollagen, Gelatine oder Albumin beschichtet wurden, infolge unsachgemäßer Handhabung, z. B. Abklemmung der Prothese vor Einlegen in Kochsalzlösung oder Verwendung inadäquater traumatischer Klemmen, zu Nachblutungen kommen. Bei fehlerhaften oder geschädigten Prothesen ist es notwendig, die entsprechenden Prothesensegmente total auszutauschen und gegen intakte künstliche Blutleiter auszuwechseln.

Immer wieder finden sich postoperative Nachblutungen bei Verwendung autologer Venentransplantate, bei denen die Abzweigungen nur durch Clips oder einfache Ligaturen, nicht aber durch Durchstechungsligaturen versorgt wurden.
Beim Durchziehen derartiger autologer Blutleiter durch das Transplantatbett kann es zum Abscheren der Clips oder Ligaturen kommen. Nicht selten treten die Blutungen erst dann auf, wenn ein intraoperativ niedriger Blutdruck postoperativ auf ein höheres Niveau ansteigt. Auch diese Handicaps sind bei entsprechender Erfahrung durch richtiges technisches Vorgehen vermeidbar.

2.2 Symptomatik

Bei peripheren Rekonstruktionen (Extremitäten, supraaortale Äste) werden postoperative Nachblutungen meist schnell durch die entstehende Schwellung bemerkt.

! In der Halsregion, z. B. nach Karotis-TEA, sind Nachblutungen besonders gefährlich, weil durch Einengung des Hypopharynx und Larynx relativ schnell eine lebensbedrohliche Ateminsuffizienz eintritt. Nicht selten bereitet die Reintubation des Patienten erhebliche Probleme, falls der Kehlkopf nicht mehr einsehbar ist. In dieser Situation ist es wichtig, sich relativ schnell zu einer operativen Revision mit Entlastung des Hämatoms und Stillung der Blutung zu entschließen.

In den meisten Fällen finden sich folgende Leitsymptome für eine postopertive Nachblutung:
- Schwellung des Operationsgebiets
- pulsierendes Hämatom
- Schmerzangaben des Patienten
- Blutverlust durch die Wunde oder die liegenden Drainagen.

In der unmittelbar postoperativen Phase ist durch Analgesie die Schmerzangabe des Patienten nicht als alleiniges Kriterium verwertbar.
Intraabdominelle, retroperitoneale, thorakale und mediastinale Nachblutungen entziehen sich häufig der direkten Beobachtung, so dass man sich auf keinen Fall auf den fehlenden Austritt von Blut aus den Drainagen oder die fehlende Auftreibung des Abdomens verlassen kann.

Hier stehen vielmehr die klinischen Zeichen des Schocks im Vordergrund:
- Tachykardie
- kreislaufwirksamer Blutdruckabfall
- substitutionsbedürftige, scheinbar okkulte Blutung
- mangelnde Urinausscheidung infolge Hypovolämie.

Da in der Gefäßchirurgie in einem großen Prozentsatz multimorbide Patienten mit schwerwiegenden Begleiterkrankungen von Herz, Lunge, Nieren oder Stoffwechsel behandelt werden, ergibt sich die Notwendigkeit, schnell zu handeln.

2.3 Operationsindikation

Die Beeinträchtigung der lokalen Infektabwehr bei Patienten mit Durchblutungsstörungen und schlechter Wundheilungstendenz sowie der hohe Prozentsatz an Implantation von Fremdmaterialien und die Multimorbidität der Patienten gestatten bei postoperativen Nachblutungen mit Hämatombildung in den seltensten Fällen ein konservatives Vorgehen.
Bei zu langem Zuwarten oder konservativem Vorgehen ist vor allem zu rechnen mit:
- protrahiertem Schock mit Multiorganversagen
- lokalen Wundheilungsstörungen mit Infekt
- Wundrandnekrosen
- Transplantatthrombose durch Kompression
- Serombildung mit mangelnder Einheilung des Transplantats.

Daher ist die Indikation zum Revisionseingriff zum baldmöglichsten Zeitpunkt gegeben, sofern es sich nicht um eine primäre Gerinnungsstörung oder ein akutes postoperatives Leberversagen handelt.

Vor allem bei perforierten Aortenaneurysmen, die primär erfolgreich rekonstruiert wurden, ist zu bedenken, dass es bei einem hohen Blutumsatz intra- und postoperativ zu erheblichen Gerinnungsstörungen kommen kann. Hier gilt der Grundsatz, dass bei technisch einwandfrei durchgeführter Operation erst die Gerinnungsstörung zu behandeln ist. Nur bei massiven Blutungen aus dem Retroperitoneum oder der Leistenregion, die auf eine chirurgische Blutung hinweisen, sollte die Indikation zur Revision gestellt werden.

2.4 Diagnostik

2.4.1 Klinik

Bei Nachblutungen infolge peripherer Gefäßeingriffe stehen folgende Symptome im Vordergrund:
- Schwellung mit pulsierendem Hämatom
- lokale Schmerzangabe
- ggf. Blutverlust über Wunden oder Drainagen.

Befunderhebung:
- Der Lokalbefund wird unter sterilen Kautelen manuell untersucht.
- Die Offenheit der peripheren Rekonstruktion muss überprüft werden, da es durch Kompression zu einem Bypassverschluss kommen kann.
- Bei Einblutungen in Körperhöhlen ist man oft auf indirekte Zeichen wie Kreislaufparameter und Urinausscheidung angewiesen.

Nach großen gefäßchirurgischen Eingriffen der thorakalen oder abdominellen Aorta oder bei langwierigen femoropoplitealen und kruralen Rekonstruktionen finden sich ggf. primär eine Zentralisation und Unterkühlung des Patienten.

In der Phase der Wiederaufwärmung kann die dann wiedereröffnete Peripherie so viel an Volumen aufnehmen, dass primär der Eindruck eines Blutverlustes in Körperhöhlen entstehen kann. Verwechselungen sind bei der Beurteilung durch unerfahrene Ärzte möglich.

Die adäquate Therapie besteht im ZVD-gesteuerten Volumenersatz durch Erythrozytenkonzentrate, Plasmaexpander und Frischplasma. Erst wenn durch diese Maßnahmen innerhalb kurzer Zeit keine Stabilisierung des Patienten zu erreichen ist, auch nicht unter Anwendung von Katecholaminen in mittlerer Dosierung, ist an die Möglichkeit einer postoperativen Nachblutung zu denken und entsprechende weitere Diagnostik zu veranlassen sowie eine schnelle Revision anzustreben.

2.4.2 Funktionsuntersuchungen

Die weiterführende Diagnostik umfasst
- die kontinuierliche Registrierung der Kreislaufparameter (RR, Puls, ZVD, ggf. HZV, Pulmonalarteriendruck)
- die Überwachung der Laborparameter, z. B. um substitutionsbedürftigen Volumenmangel diagnostizieren zu können
- die Registrierung der Urinausscheidung und der Körpertemperatur, um die Phase des Wiedereröffnens der Peripherie möglichst genau beurteilen zu können

Weitere apparative Diagnostik erübrigt sich bis auf wenige Ausnahmen, weil durch sie keine zusätzliche Information zu erwarten ist.

2.4.3 Bildgebende Verfahren

Im Vordergrund der postoperativen Diagnostik bei Nachblutung und Hämatombildung steht die B-Bild-Sonographie mit geeigneten mobilen Geräten, die sowohl auf der Intensivstation als auch auf einer peripheren Station einsetzbar sind. Der Transport des Patienten zu einem fest installierten Ultraschallgerät ist wenig sinnvoll, da viel Zeit verloren gehen würde und die Patienten in der postoperativen Phase nur eingeschränkt transportabel sind.
Die Computertomographie ist in den seltensten Fällen eine diagnostische Hilfe, da bei postoperativen Nachblutungen schnelle Entscheidungsprozesse erforderlich sind, um den Patienten nicht durch einen Volumenmangel zu gefährden.

2.5 Therapie

2.5.1 Zielsetzung

Um lokale Hämatom- und Serombildung sowie Infektionen (vor allem in der Leistenregion) von vornherein zu vermeiden, sollte die Indikation zur Revisionsoperation frühzeitig gestellt werden.
- Die frühzeitige Entleerung eines Hämatoms bedeutet z. B. nach Eingriffen an der A. carotis, schwerwiegende respiratorische Komplikationen zu vermeiden.
- Bei intrathorakalen Hämatomen gilt es, pulmonale Probleme mit Reduktion der Atemfläche zu verhindern.
- Ausgedehnte retroperitoneale Hämatome führen in der postoperativen Phase ohne entsprechende Korrektur, vor allem bei fehlender Drainage, zu protrahierten Funktionsstörungen des Magen-Darm-Kanals und zum paralytischen Ileus.

Nicht selten sind retroperitoneale Hämatome und Hämatome in der Leistenregion Ausgangspunkte für einen ausgedehnten lokalen Infekt. Daher ist es sinnvoll, die Indikation zum Revisionseingriff relativ früh zu stellen, vor allem bevor es zu einem ausgeprägten Volumenmangelschock mit der Gefahr eines postoperativen Multiorganversagens kommt.

2.5.2 Vorbereitung

Wichtig ist vor allem, durch eine schnelle Diagnostik eine evtl. vorliegende korrekturbedürftige Gerinnungsstörung zu erfassen. Diese sollte zunächst durch Frischplasma, ggf. durch Gabe von Konakion bei Leberfunktionsstörungen, und gezielte Substitution von Gerinnungsfaktoren (z. B. AT-III) ausgeglichen werden. Ist die Indikation zum Revisionseingriff gestellt, sollten genügend Konserven gruppengleichen Blutes zur Verfügung stehen und der Eingriff zügig begonnen werden. Bereits intraoperativ sollte die Indikation zum Einsatz breitwirkender Antibiotika großzügig gestellt werden. Die Einmalgabe reicht dabei völlig aus, um einen entsprechenden Schutz zu gewährleisten.

2.5.3 Operative Standardverfahren

Nach entsprechender Flächendesinfektion und Abdeckung wird das Operationsgebiet schnell durch Entfernen der Fäden eröffnet. Bei durch Druck und Dehnung überlasteten, lividen Wundrändern können diese zu einem späteren Zeitpunkt nach Stillen der Blutung sparsam exzidiert werden, um beim Wundverschluss wieder vitale Hautränder aufeinander zu bringen. Da die Hämatome in der überwiegenden Mehrzahl aus koaguliertem Blut bestehen, kann von einer Blutrückgewinnung kein Gebrauch gemacht werden. Sickerblutungen können nach Entfernen der Koagele und Kochsalzspülung identifiziert werden. Man muss gründlich nach abgerutschten Ligaturen und Begleitverletzungen von Nachbarorganen suchen. Auch nach Identifizierung einer eindeutigen Blutungsquelle muss das Operationsgebiet nach weiteren Blutungsquellen abgesucht werden. In Einzelfällen lässt sich nach Entfernen der Koagele keine Blutungsquelle nachweisen; dies kann zwei verschiedene Ursachen haben:
- Es kann sich um ein vorübergehendes mechanisches Problem gehandelt haben (z. B. Stichkanalblutung, kleine Vene, die sich spontan verschlossen hat, ungleiche Nahtspannung der Anastomose).
- Es kann während des Revisionseingriffes ein hypotoner Blutdruckwert vorliegen, der nur scheinbar zum Sistieren der Blutung geführt hat. Bei Anheben des Blutdrucks durch den Anästhesisten kommt es in diesen Fällen zur Demaskierung der eigentli-

chen Blutungsquelle, die entsprechend zu versorgen ist.
Massive Blutungen aus einer Nahtruptur sind zunächst durch digitale Kompression zu kontrollieren, um dann gezielt die zentrale und periphere Blutungskontrolle durch Klemmen zu bewerkstelligen.

→ Während der Abklemmphase sollte eine lokale Heparinisierung durchgeführt werden (keine systemische Verabreichung), um eine lokale Thrombose zu vermeiden.

Die Blutstillung besteht vorwiegend in der erneuten Ligatur von übersehenen Kollateralgefäßen oder Venenstümpfen, in Nachstichen an der Anastomose oder Versorgung von benachbarten Strukturen.

2.5.4 Alternative operative Verfahren

In seltenen Fällen kann es zum Ausreißen des Transplantats aus der Wirtsarterie oder zum Einschneiden von Nähten im Transplantat kommen. In diesen Fällen ist es unter Umständen erforderlich, eine völlig neue Anastomose unter Interposition von autologem oder alloplastischem Material vorzunehmen.
Bei sehr kurzen infrarenalen Aortenstümpfen, die in der mechanischen Resistenz anlässlich des Revisionseingriffs unzureichend erscheinen, kann durch Unterlegen eines entsprechenden Widerlagers (Prothesen-Patch, Durastreifen) die erneute Naht vor dem Ausreißen gesichert werden. Der zusätzliche Einsatz von Fibrinkleber oder Hämostyptika kann erforderlich werden.
Insbesondere bei perforierten Aortenaneurysmen mit Arrosion der Wirbelkörper kann es zu unstillbaren Blutungen aus dem Knochen kommen, die ein erhebliches technisches Problem darstellen. Hier lässt sich nach Implantation der aortalen Prothese durch einen gestielten Netzzipfel eine Tamponade herstellen, über die die ehemalige Aortenwand eng, ohne Drainage verschlossen wird. In diesen Fällen lässt sich so eine hervorragende Blutstillung erreichen.

2.5.5 Nichtoperative Verfahren

Bei peripheren Nachblutungen, außer am Hals, ist eine konservative Therapie durch lokale Kompression mit Sandsack oder Kompressionsverband möglich.

! Das Abklemmen von Redondrainagen stellt keine geeignete Maßnahme dar, weil hierdurch lokal ein erhebliches Hämatom entsteht, das die Wundheilung im späteren Verlauf beeinträchtigt. Stattdessen kann jedoch der Sog aus den Redondrainagen entfernt und die Redondrainage allein auf Ablauf gestellt werden.

Bei starker Kompression peripherer Blutungen muss jedoch diese Maßnahme gegen die Gefahr eines akuten Transplantatverschlusses abgewogen werden. Auch hieraus resultiert die Notwendigkeit, eine konservative Therapie nicht überzustrapazieren und möglichst frühzeitig eine Revision vorzunehmen, um weitere postoperative Komplikationen zu vermeiden.

2.6 Komplikationen und deren Behandlung

Erneute Nachblutungen unterliegen denselben, oben aufgeführten Regeln der adäquaten Therapie. Die größten Probleme bei der postoperativen Nachblutung verursachen in der Initialphase Gerinnungsstörungen (nach entsprechendem Verbrauch an Gerinnungsfaktoren bzw. infolge einer Massentransfusion).

2.6.1 Volumenmangelschock

Durch einen Volumenmangelschock kommt es zur Fehlfunktion sämtlicher Organsysteme, die einen erheblichen intensivmedizinischen Aufwand zur Folge hat. Da die Patienten nicht selten koronar, pulmonal oder renal erhebliche Vorschäden aufweisen, sind es auch in erster Linie diese Organe, die in der postoperativen Phase ihre Funktion einstellen. Die Unterstützung der Herzfunktion durch langfristige Gabe von Katecholaminen ist dann erforderlich, um weitere Organschäden zu verhindern. Vor allem bei alten arteriosklerosekranken Patienten ist die Kompensationsfähigkeit nach derartigen Komplikationen ausgesprochen gering.

2.6.2 Intensivmedizinische Problematik

Der postoperative Erfolg ist auch von einer optimalen intensivmedizinischen Versorgung abhängig. Die kritische Situation wird nicht selten unterschätzt, so dass unzureichende intensivmedizinische Maßnahmen durchgeführt werden. Während bei jungen polytraumatisierten Patienten ein niedriges Hämoglobin, geringe Blutdruckwerte zwischen 80 und 100 mmHg und eine geringe Urinausscheidung meist ohne langfristige

Folgen gut toleriert werden, ist dies bei älteren, meist multimorbiden Patienten zum großen Teil nicht gegeben.

Der Mangel an Sauerstoffträgern führt durch ein interstitielles Ödem und eine Verlängerung der Transportstrecke für Metaboliten zu irreversiblen Veränderungen an den Schockorganen Lunge, Niere und Herz. Dies kann zum irreversiblen Organversagen führen. Daher gilt es, bei gefäßchirurgischen Patienten die Indikation zum Einsatz folgender Therapiemaßnahmen großzügig und schnell zu stellen:

- Gabe von Erythrozytenkonzentraten
- Einsatz von Katecholaminen
- Beatmung bei respiratorischer Insuffizienz.

Nur so lässt sich die Prognose postoperativer Komplikationen verbessern.

2.6.3 Gerinnungsstörungen

Ein weiteres Problem in der postoperativen Phase einer Revision wegen Nachblutung stellen Gerinnungsstörungen dar. Seltene, präoperativ bestehende Ursachen für Hämostasestörungen, wie z. B. Hämophilie, Hepatopathie, Nephropathie mit Thrombozytenfunktionsstörung, müssen gezielt durch Substitution von spezifischen Gerinnungsfaktoren und Thrombozytenkonzentraten bzw. von Frischplasma behandelt werden.

> **!** Vor einem unsachgemäßen Einsatz von Antikoagulanzien und Fibrinolytika ist dringend zu warnen, da der Ausgleich mit Antagonisten einen erheblichen labortechnischen Aufwand und ein subtiles gerinnungsphysiologisches Verständnis voraussetzt.

Durch eine in Gang gesetzte Gerinnung und einen disseminierten intravasalen Verbrauch von Faktoren und Thrombozyten kommt es in der Initialphase zunächst zu einer Hyperkoagulabilität, die den Einsatz von Heparin in niedriger Dosierung unter gleichzeitiger Substitution von Gerinnungsfaktoren in Form von Frischplasma und ggf. AT-III erforderlich macht. In der Spätphase kommt es zu einem Anstieg von Fibrinspaltprodukten, zu einem weiteren Abfall von AT-III, Thrombozyten und Fibrinogen, was sich in einer Hypokoagulabilität des Blutes bemerkbar macht.

> ➡ In dieser Phase ist die Applikation von Heparin kontraindiziert, weil zunächst das Einsetzen einer Gerinnung nach Substitution der entsprechenden Gerinnungsfaktoren abgewartet werden muss.

Selten ereignet sich eine Hyperfibrinolyse, verursacht durch Ausschwemmung von Aktivatoren aus Lunge oder Prostata. In allen Fällen gilt der Grundsatz, dass eine chirurgische Korrektur nur Erfolg haben kann, wenn gleichzeitig die Gerinnung adäquat korrigiert wird.

Selten ist man konfrontiert mit Gerinnungsstörungen bei heparininduzierter Thrombozytopenie (siehe Kap. 7).

2.7 Literatur

Balzer K: Technik und Ergebnisse der lokalen Desobliteration der A. carotis. In: Husfeldt KJ, Roth FJ (Hrsg.): Konkurrierende Verfahren in der Gefäßchirurgie. Steinkopff, Darmstadt 1995, 15–24

Greinacher A: Heparin-induzierte Thrombozytopenie. In: Müller-Berghaus G, Pötzsch B (Hrsg.): Hämostaseologie. Springer, Berlin –Heidelberg–New York 1999, 83–92

Kapsch DN, Silver D: Complications and failures of anticoagulant therapy. In: Bernhard, VM, Towne B: Complications in Vascular Surgery. Grune & Stratton, Orlando–San Diego–New York, 1985, 405–420

Kogel H, Vollmar JF, Gatter J: Rezidiveingriffe in der aortoiliakalen Gefäßetage – Taktik zielgerichteter Therapie. In: Hepp, W (Hrsg.): Aortoiliakale Verschlussprozesse. Steinkopff, Darmstadt 1992, 251–259

Madlener K, Pötzsch B: Disseminierte intravasale Gerinnung. In: Müller-Berghaus G, Pötzsch B (Hrsg.): Hämostaseologie. Springer, Berlin–Heidelberg–New York 1999, 441–446

Towne JB: Hypercoagulable states and unexplained vascular thrombosis. In: Bernhard VM, Towne B: Complications in Vascular Surgery. Grune & Stratton, Orlando–San Diego–New York 1985, 381–404

Vollmar J: Rekonstruktive Chirurgie der Arterien, 4. Aufl. Thieme, Stuttgart–New York 1996

03 Akuter postoperativer Verschluss

H. Kogel

3.1 Pathogenese

Postoperative Verschlüsse gehören zu den häufigsten Komplikationen in der Gefäßchirurgie. International übereinstimmend werden sie meist nach dem Zeitpunkt ihres Auftretens eingeteilt (Abb. O3-1). Da die zugrunde liegenden Ursachen in den verschiedenen Zeitabschnitten akuter Verschlüsse z. T. sehr unterschiedlich sind (Abb. O3-2) und sich hieraus auch verschiedene therapeutische Ansätze ergeben, erscheint diese Einteilung sinnvoll. Hierbei werden **Sofortverschlüsse** zwischen dem 1. und 3. postoperativen Tag, **Frühverschlüsse** zwischen dem 4. Tag bis zu einem Jahr und **Spätverschlüsse**, die nach mehr als einem Jahr auftreten, unterschieden.

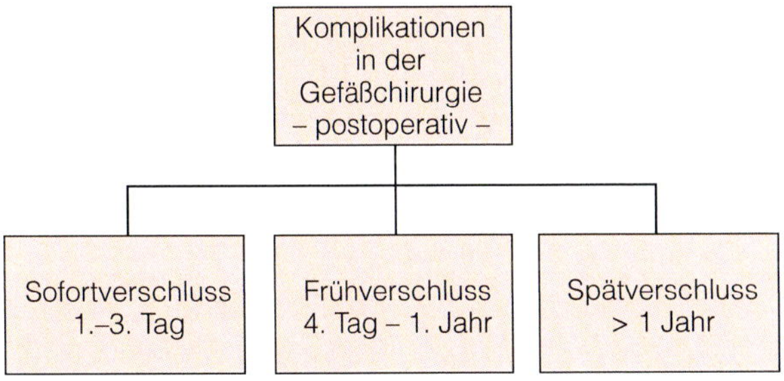

Abb. 03-1 Einteilung der postoperativen Komplikationen in der Gefäßchirurgie.

Die Häufigkeit postoperativer Verschlüsse wird je nach Gefäßregion unterschiedlich beziffert. So liegt die Verschlussrate nach Karotisdesobliteration meist weit unter 1 %. Demgegenüber bewegen sich Frühverschlüsse bei aortoiliakalen Primäreingriffen zwischen 0,6 und 11,1 %, bei Rezidiveingriffen in der aortoiliakalen Strombahn zwischen 10 und 17,7 %. Bei weit peripheren Rekonstruktionen mit schlechter Ausstrombahn (krurale Gefäßchirurgie) liegen die Sofortverschlussraten verständlicherweise höher und erreichen ≥ 20 %, konsekutiv auch mit hoher Rezidivverschlussrate.

3.1.1 Sofort- und Frühverschlüsse

Besonders Sofort- und Frühverschlüsse, die vorwiegend durch technische Fehler verursacht werden, können durch exakte OP-Technik beim Ersteingriff vermieden werden. Nicht selten entscheidet sich das Schicksal eines Patienten beim Primäreingriff. Technische Fehler vermeiden gelingt nur, wenn die pathogenetischen Ursachen für postoperative Verschlüsse bekannt sind. Hierzu zählen:

- Intimadissektion, vor allem bei sog. Blätterteigarterien
- Nahtstenosen durch falschen Zuschnitt des Transplantats

- falsch indizierte Direktnaht oder nicht korrekt angebrachte Nachstiche
- unsachgemäße Manipulation am Gefäßsystem
- unzureichende, intraoperative lokale Heparinisierung während der Gefäßabklemmung, die zur Embolisation und Thrombose in der zuführenden oder abführenden Strombahn führen kann
- Transplantattorsion bei:
  - langstreckigen femoralen Transplantatrekonstruktionen
  - autologem femoropoplitealem Bypass
  - autologem kruralem Bypass
- Abknickung des Transplantates bei zu lang gewähltem Transplantat
- Kreislaufdepression mit Hypozirkulation und konsekutiver Transplantatthrombosierung
- heparininduzierte Thrombozytopenie II.

!

Fehlindikationen bezüglich der Verfahrenswahl ergeben sich bei Rekonstruktionen peripher von hämodynamisch wirksamen Stenosen (mangelnder Einstrom) ebenso wie bei Rekonstruktionen mit erheblichen peripheren Stenosen, die nicht gleichzeitig korrigiert wurden (mangelnder Ausstrom).

3.1.2 Spätverschlüsse

Bei den Spätverschlüssen sind folgende Veränderungen ausschlaggebend:

- Neointimahyperplasie
- Progression der Grunderkrankung Arteriosklerose
- Transplantatversagen in Form von:
  - Transplantatdetoriationen
  - Prothesendegradationen
  - biologischem Abbau von kollagenen Blutleitern (Abb. O3-2).

Die Progression der Grunderkrankung und Transplantatdegradation treten meist nicht vor Ablauf eines Jahres auf und werden damit zu den Spätkomplikationen gerechnet.

Neointimahyperplasie

Mit einem Auftreten der Neointimahyperplasie ist frühestens gegen Ende des ersten Jahres nach Transplantatrekonstruktion zu rechnen. Die Intimapolsterbildung an den Anastomosen ist in erster Linie durch Schädigung subintimaler Schichten und Aktivierung des Myozytenwachstums durch Freisetzung verschiedener, zellulär gebundener Wachstumsfaktoren zu erklären. Sie entsteht aber auch an den typischen Stellen von End-zu-Seit-Anastomosen (an Anastomosen-Ferse, -Spitze, -Grund).

➡ Diese Intimaverdickungen entstehen an hämodynamisch ungünstigen Stellen, vorwiegend von End-zu-Seit-Anastomosen, die durch Turbulenzen und Totwasserzonen chronisch geschädigt werden.

Der vermehrte Einsatz von angeschrägten End-zu-End- und längerstreckigen End-zu-Seit-Anastomosen, die

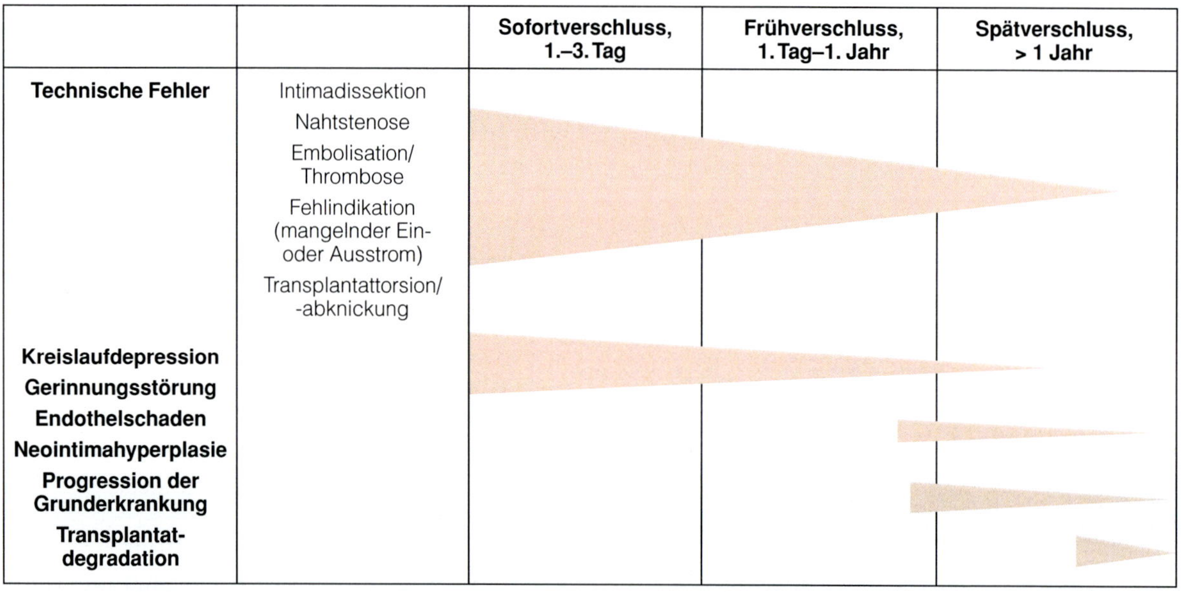

Abb. O3-2 Ursachen postoperativer Gefäßverschlüsse.

hämodynamisch einer End-zu-End-Anastomose näher kommen, reduziert nachweislich die Neointimahyperplasie. Einen weiteren pathogenetischen Faktor für die Neointimahyperplasie stellt das Missverhältnis des Dehnungsverhaltens zwischen Transplantat und Wirtsgefäß dar, das als Compliance-Mismatch bezeichnet wird.

3.1.3 Postoperativer Verschluss nach Rezidiveingriffen

Bei Rezidiveingriffen liegt nicht selten ein ausgedehnter Endothelschaden vor, der folgende Ursachen hat:
- Arteriosklerose
- rezidivierende periphere Embolien via Prothesenimplantat
- mehrfache Fogarty-Manöver.

Hierbei ist die Sekretion von gerinnungshemmenden Substanzen (z. B. rTPA) z. T. reduziert.
Dies kann eine der pathogenetischen Ursachen für ein Transplantatversagen bei peripheren kruralen oder pedalen Rekonstruktionen anlässlich einer Revision sein.

3.1.4 Postoperativer Verschluss bei Gerinnungsstörungen

!

Eine hochwirksame vasokonstriktorische Substanz wie das Endothelin, das sich vorwiegend an der dem Lumen abgewandten Seite der Endothelzelle befindet, kann bei einem ausgedehnten Endothelschaden freigesetzt werden und in geringster Konzentration bereits zu irreversiblen peripheren Vasokonstriktionen führen, die pharmakologisch nicht mehr zu beinflussen sind.

Einen weiteren, seltenen Pathomechanismus postoperativer Verschlüsse stellt die Gerinnungsstörung dar, die vorübergehend oder dauernd zur Hyperkoagulabilität des Blutes führt. Das Auftreten von vorwiegend grauen intraluminalen Gerinnseln muss an eine massive Aggregation von Thrombozyten denken lassen, die vor allem infolge paradoxer heparininduzierter Thrombose auftritt. Die heparininduzierte Immunantwort in Form einer Thrombozytopenie tritt in zwei Erscheinungsformen auf:
- Die fulminante Thrombozytopenie tritt innerhalb der ersten 3 Behandlungstage auf und verläuft besonders schwer mit konsekutiver sekundärer Blutungsneigung und Organversagen, nach initialer disseminierter intravasaler Gerinnselbildung.
- Die moderate Form der Thrombozytopenie tritt erst nach Ablauf von 11 Tagen Heparintherapie auf.

Die initiale disseminierte intravasale Gerinnung führt zur Ablagerung von vorwiegend weißgrauen Gerinnseln, die nicht selten anlässlich eines Fogarty-Manövers aus Kunststoffmaterialien gewonnen werden können.
Weiterhin gelten als Thromboseursache:
- APC-Resistenz (Faktor-V-Leiden-Mutation)
- AT-III-Mangel mit entsprechender Heparinresistenz
- Protein-C- und Protein-S-Mangel.

Diese Veränderungen führen nicht nur im venösen, sondern auch im arteriellen Gefäßsystem zu einer erhöhten Thromboseneigung. Nach neuen Untersuchungen ist damit zu rechnen, dass jeder zwanzigste in unserer Bevölkerung Träger einer Faktor-V-Leiden-Genmutation ist, für den das Thromboserisiko um das 5fache gesteigert ist. Andere pathogenetische Thrombosefaktoren erhöhen das Risiko ihrerseits.

3.2 Symptomatik

Der postoperative Gefäßverschluss ist durch eine Ischämie gekennzeichnet, die je nach Gefäßregion und präexistenten Kollateralkreisläufen als inkomplette oder komplette Ischämie in Erscheinung tritt.

!

Sofortverschlüsse und ein Teil der Frühverschlüsse nach Karotisdesobliteration führen unmittelbar zum akuten Schlaganfall, der ein sofortiges operatives Vorgehen nach entsprechender Ultraschalldiagnostik verlangt. In noch stärkerem Maße als bei anderen Verschlusslokalisationen ist der Erfolg vom gewählten Zeitpunkt der Revision nach Eintreten des akuten Ereignisses ausschlaggebend (siehe Kap. E2 und O4).

Während Verschlüsse nach aortoiliakalen und aortofemoralen Rekonstruktionen häufig eine inkomplette Ischämie aufweisen, tritt bei weiter peripher gelegenen Rekonstruktionen im kruralen oder pedalen Bereich meist eine Ischämie auf, die ein Zurückgleiten in ein Stadium III oder IV nach Fontaine bedeutet. Die günstigsten Voraussetzungen für eine Wiedereröffnung der Strombahn bei ausgeprägter Ischämie sind innerhalb der ersten 4 Stunden gegeben. Ein weiteres Zuwarten durch eine vorübergehende konservative Therapie bis zum nächsten Tag ist nur in wenigen Fällen gerechtfertigt, z. B. bei Vorliegen langsamer, über Tage sich einstellender arterieller Thrombosen mit inkompletter Ischämie.

3.3 Operationsindikation

Bei akutem Karotisverschluss, der meist durch eine neurologische Symptomatik auffällt, ist unmittelbar

postoperativ die Indikation zur sofortigen Revision gegeben, sofern die Duplexsonographie einen akuten Verschluss sichert. Periphere Embolisationen nach Karotis-TEA lassen sich naturgemäß durch einen Revisionseingriff nicht beeinflussen. Verschlüsse der A. carotis interna durch Dissektion, Nahtstenose und lokale Thrombose anderer Ursache lassen sich jedoch durch einen sofortigen Reeingriff technisch leicht beheben. Nur so kann auf eine Besserung der neurologischen Symptomatik postoperativ gehofft werden.
Eine sofortige Revision ist ebenfalls indiziert bei:
- Transplantatverschluss der oberen Extremitäten
- Transplantatverschluss der aortoiliakalen Strombahn
- femoropoplitealem Transplantatverschluss
- kruralem Transplantatverschluss.

➡ Nur bei überhohen Risikofaktoren und Vorliegen einer inkompletten Ischämie kann eine Versorgung mit aufgeschobener Dringlichkeit vertreten werden, um den Patienten durch konservative Maßnahmen in einen operationsfähigen Zustand zu bringen (z. B. Elektrolytentgleisung bei Niereninsuffizienz, kardiopulmonale Dekompensation).

3.4 Diagnostik

3.4.1 Klinik

- Nach Karotisdesobliteration treten neurologische Symptome im Sinne einer Halbseitensymptomatik, ggf. mit motorischer Aphasie und Bewusstseinstrübung als Zeichen einer akuten Verlegung, auf.
- Bei aortoiliakalen und peripheren Rekonstruktionen stehen Pulslosigkeit der Extremität, Kälte und Blässe, Herabsetzung von Sensibilität und Motorik sowie Schmerzen im Vordergrund.

Diese klinischen Zeichen sollten Anlass geben, unmittelbar minimalapparative Untersuchungen wie Doppler-Sonographie anzuschließen, um die Diagnose zu sichern. Der Allgemeinzustand des Patienten bezüglich der kardiopulmonalen Situation, der Stoffwechselfunktion und des Gerinnungssystems sollte mit in die klinische Beurteilung eingehen, um das Risiko eines Revisionseingriffs zu definieren und präoperativ noch eine Korrektur vorzunehmen. Eine weitere aufwändige klinische und apparative Diagnostik ist nicht indiziert, da die Korrektureingriffe entweder als Notfall oder mit aufgeschobener Dringlichkeit zu erfolgen haben.
Ausnahmen stellen lediglich periphere akute Verschlussprozesse dar, die klinisch inapparent verlaufen und anlässlich der Routineuntersuchungen entdeckt wurden. Hier bleibt genügend Zeit für eine präoperative Diagnostik einschließlich bildgebender Verfahren.

3.4.2 Bildgebende Verfahren

Bei der Beurteilung akuter postoperativer Verschlüsse bietet die farbkodierte Duplexsonographie die besten diagnostischen Möglichkeiten. Sie ist meist ausreichend, um eine Indikation zum Revisionseingriff zu stellen, sofern eine intraoperative DSA zur Verfügung steht.
Weiterführende präoperative bildgebende Untersuchungsmethoden wie DSA oder CT stellen heutzutage bei dieser Fragestellung Umwege dar und verursachen eine Zeitverzögerung, die zu einer Verschlechterung der Prognose führen kann. Die intraoperative Angiographie, am besten als DSA, ist bezüglich der Beurteilung von Ein- und Ausstrombahn der verschlossenen Rekonstruktion notwendig.

3.5 Therapie

3.5.1 Zielsetzung

Primäre Intention ist, durch einen geeigneten Korrektureingriff eine möglichst vollständige Strombahnwiederherstellung zu erreichen und damit das akute Ischämiesyndrom zu beheben. Bei akutem Verschluss nach Karotis-TEA geht es nicht alleine darum, eine Halbseitensymptomatik zur Rückbildung zu bringen, sondern unter Umständen auch darum, das Leben des Patienten zu retten. Die Therapie erfolgt daher unter starkem Zeitdruck, weil der ischämischen Toleranz des Gehirns enge Grenzen gesetzt sind.
Bei aortoiliakalen und peripheren Revisionseingriffen gilt es, mit dem kleinstmöglichen Aufwand und möglichst geringem Risiko eine volle Lumenwiederherstellung mit guter Prognose zu erreichen. Diesem Ziel sind aufgrund der Schwere der Veränderung bei der Grunderkrankung Arteriosklerose und aufgrund der begleitenden Risikofaktoren (kardial, renal, Adipositas, Diabetes) Grenzen gesetzt.
Bei Verwendung autologer Transplantate lässt sich die Notwendigkeit späterer Thrombektomiemanöver aufgrund besserer Offenheitsraten im Vergleich zu Kunststoffen reduzieren. Dies gilt vor allem für femoropopliteale und krurale Rekonstruktionen, was dazu geführt hat, dass in den letzten Jahren vermehrt autologen Rekonstruktionen auch im femoropoplitealen Bereich supragenual der Vorzug gegeben wurde.

3.5.2 Vorbereitung

In jedem Fall gilt es, möglichst schnell zur Operation zu kommen und wenn nötig die Vitalparameter für den Patienten zu sichern. Das Anästhesieverfahren (Allgemeinnarkose, Regionalanästhesie, Lokalanästhesie)

muss der besonderen Situation des Patienten und dem Risikoprofil angepasst werden. Periphere Thrombektomiemanöver sind beim kooperativen Patienten in Lokalanästhesie durchführbar, sofern eine Ausweitung des Eingriffs mit Transplantatverlängerung zentral oder peripher unwahrscheinlich erscheint.
Eine Anämie ist zu beheben, ebenso wie eine Hyperglobulinämie mit Hämatokriterhöhung, weil durch letztere eine erneute Transplantatthrombose durch hohe Viskosität und Thrombogenität zu befürchten ist. Der Ausgleich einer Hyperglobulinämie erfolgt am besten in mehreren Etappen intraoperativ gegen Ende der eigentlichen Operation bei suffizienten Kreislaufverhältnissen und schließlich während der postoperativen Phase.
Gerinnungsstörungen mit Hyperkoagulabilität oder Hypokoagulabilität des Blutes müssen analysiert werden, um die Ursache durch gezielten Einsatz von Antikoagulanzien bzw. von Gerinnungsfaktoren (z. B. AT-III, Frischplasma) zu beseitigen. Bei Heparinunverträglichkeit oder Heparinresistenz ist alternativ die postoperative Anwendung von Aggregationshemmern oder Cumarinderivaten in das therapeutische Konzept mit einzubeziehen. Die Therapie mit Hirudin und Heparinoiden ist schwierig und perioperativ risikoreich (siehe Spezialliteratur Kap. 7).

3.5.3 Operative Strategie

Verschluss nach femoropoplitealer TEA

Die häufigste Ursache für das Auftreten von postoperativen Sofortverschlüssen bis zum 3. Tag betrifft Handicaps an der peripheren Anastomose. Daher sind Revisionseingriffe mit Thrombektomie und peripherer Korrektur der Anastomose in der Überzahl der Fälle erfolgreich. Das Versagen aortoiliakaler oder femoropoplitealer Thrombendarteriektomien muss an folgende technische Fehler denken lassen:

- zurückgelassene Intimapolster, vor allem bei retrograd geschlossener Ringsondendesobliteration
- Dissekate
- Reste der Verschlusszylinder

Diese sind in der überwiegenden Zahl der Fälle für das Versagen des an sich biologisch idealen Rekonstruktionsverfahrens verantwortlich zu machen.
Vermeidbar sind diese Komplikationen durch:

- Thrombendarteriektomie von Bifurkation zu Bifurkation in halbgeschlossener Weise
- Einsatz von intraoperativer Gefäßendoskopie
- intraoperative DSA.

! Das Austasten der desobliterierten Strecke mit dem Fogarty-Ballon oder dem Ring als alleiniges Kontrollverfahren ist oft unzureichend.

Unter endoskopischer Kontrolle können Intimadissekate, Thromben und Verschlusszylinder meist gut lokalisiert und instrumentell entfernt werden.

Verschluss nach Karotis-TEA

Dissektionen nach Karotis-Endarteriektomie, distale Nahtstenosen oder verbliebene Reststenosen wegen unzureichender peripherer Präparation erfordern entweder eine hohe Freilegung mit ausgedehnter TEA und Patchplastik oder eine Interposition mit autologer Vene, wobei hierfür auch die autologe, ipsilaterale V. jugularis interna herangezogen werden kann, wenn die Vena saphena magna nicht zur Verfügung steht. Unter Zeitdruck kann auch eine Interposition mit einer Kunststoffprothese erfolgen. Eine Transposition der A. carotis externa auf den distalen Stumpf der A. carotis interna ist ebenfalls möglich.

Transplantatverschluss

Nach Verwendung von Prothesenmaterial für zentrale und periphere Rekonstruktionen, vor allem im aortoiliakalen und aortofemoralen Bereich, sollte die Freilegung der Prothese unmittelbar oberhalb der peripheren Anastomose durch Längs- oder Querinzision erfolgen. Die Operabilität entscheidet sich in der Peripherie, daher ist eine Thrombektomie auch erst nach peripher vorzunehmen. Bei peripheren Dissektionen und Anastomosenstenosen kommen Overpatching oder distale Verlängerung durch Protheseninterposition oder autologes Material im Sinne eines Compositegrafts in Frage (Abb. O3-3 und O3-4).
Bei der Feststellung von zentralen Handicaps muss entschieden werden, ob bei aortoiliakalen Rekonstruktionen dem Patienten eine Wiedereröffnung des Abdomens mit Freilegung der aortalen Anastomose aufgrund seines Allgemeinzustandes zugemutet werden kann. Knickbildungen von Prothesenschenkeln, Torsion von Transplantaten im aortoiliakalen, femoropoplitealen Bereich oder an den oberen Extremitäten müssen durch Korrektur des Transplantats (Kürzen, Detorquieren) beseitigt werden (Abb. O3-5).
Bei autologen Venentransplantaten gilt es, die Richtung des Thrombektomiemanövers abhängig von den Venenklappen festzulegen, sofern keine Klappenzerstörung durchgeführt wurde.
In allen Fällen von Revisionseingriffen müssen ein aus-

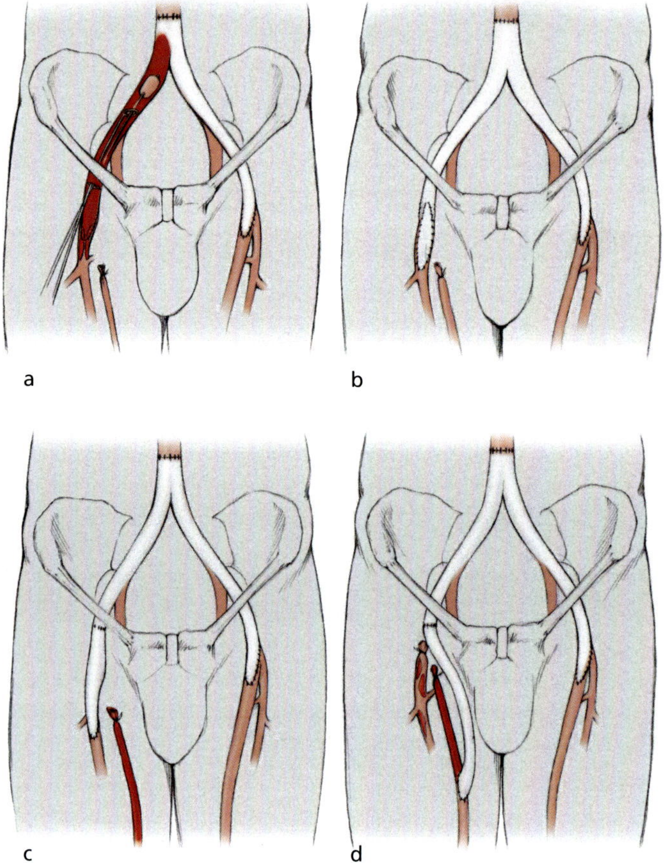

Abb. 03-3a–d Prothesenverschluss wegen Anastomosenstenose nach Profundaplastik.
a: Thrombektomie durch Ring und Ballon.
b: Korrektur der Stenose durch Patch-Plastik.
c: Korrektur der Stenose durch Protheseninterposition.
d: Korrektur durch Prothesenverlängerung bei nicht mehr anschlussfähiger A. profunda femoris.

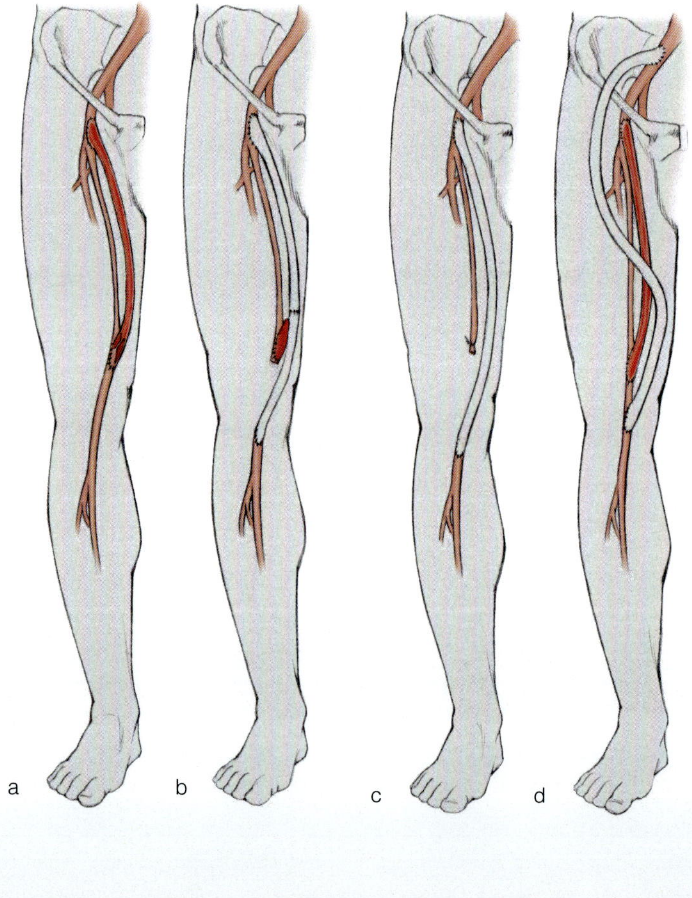

Abb. 03-4a–d Thrombotischer Bypass-Verschluss bei peripherer Stenose.
a: Ausgangssituation.
b: Bypass-Verlängerung mit Kunststoff und Vene (composite graft).
c: Bypass-Neuanlage mit peripherer Verlängerung.
d: Overbypass, z. B. iliakopoplitealer extraanatomischer Bypass.

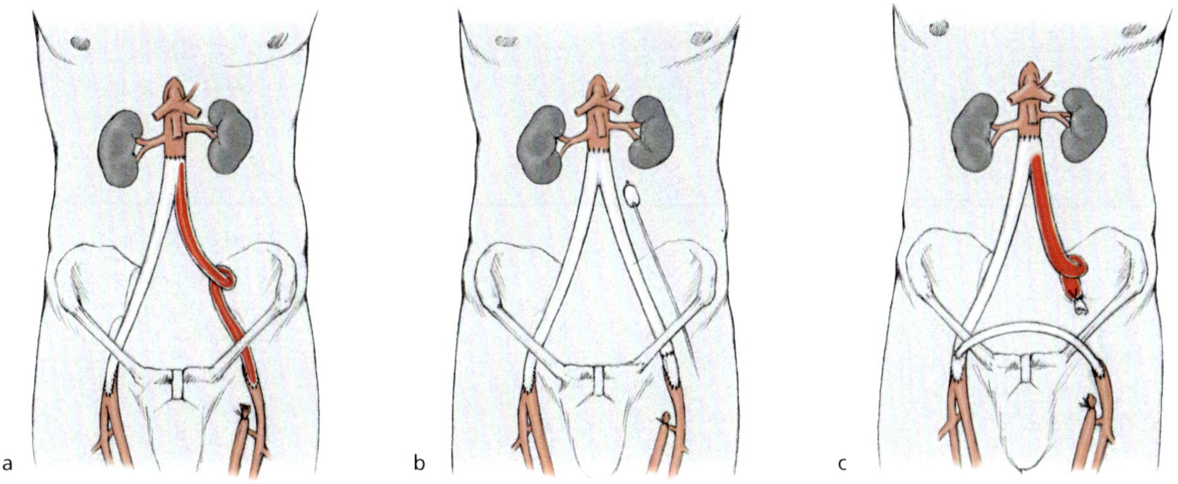

Abb. O3-5a–c Aortofemoraler Bifurkationsbypass.
a: Verschluss des linken Prothesenschenkels durch Torsion.
b: Quere Durchtrennung des Prothesenschenkels, Eröffnen der Bauchhöhle, Detorquieren des Prothesenschenkels. Thrombektomie und Reanastomosierung End-zu-End.
c: Extraanatomische femorofemorale Umleitung und Ligatur des verschlossenen Prothesenschenkels bei hohem OP-Risiko.

reichender Rückstrom aus der Peripherie und ein guter pulsatiler Zustrom von zentral hergestellt sein. Als technische Möglichkeiten stehen Interpositionen zentral und peripher zur Verfügung. Transplantatverlängerungen, wie oben angeführt, und der so genannte Overbypass, sofern es sich um Verschlüsse nach Korrektur bereits seit langem implantierter Transplantate handelt, sind möglich (siehe Abb. O3-4).

Da vor allem Textiltransplantate mit Veloursoberfläche so fest im Transplantatbett einheilen, dass eine Entfernung bei Früh- und Spätverschlüssen technisch ohne großen Schaden nicht möglich ist, wird das Durchziehen eines neuen Transplantats in unmittelbarer Nähe, in einem neuen Transplantatbett (Gewährleistung eines normalen Einheilens), mit zentraler bzw. peripherer Verlängerung erforderlich.

!

Auch wenn das alte Transplantat entfernbar ist, so sollte ein neuer Blutleiter nicht in dem vernarbten, schlecht durchbluteten Transplantatbett zu liegen kommen, weil mit Wundheilungsstörungen gerechnet werden muss.

Bei Revisionseingriffen sollte prophylaktisch ein geeignetes Breitspektrumantibiotikum intraoperativ verabreicht werden (siehe Kap. 6).

3.5.4 Alternative operative Verfahren

Bei Thrombosen rekonstruierter Gefäßabschnitte können lokale oder allgemeine Risikofaktoren zu einem abweichenden Verfahren zwingen. Hierzu gehören:

- lokale Infektionen im ehemaligen Operationsgebiet
- irreversible Verschlussprozesse durch ausgedehnte Dissektion der Wirtsarterie
- langstreckige Stenosen, ohne Aussicht auf rekonstruktive Möglichkeiten
- ausgedehnte Vernarbungen, vor allem nach Mehrfacheingriffen in der Leistenregion.

So erscheint es beispielsweise technisch oft nicht möglich, die A. profunda femoris an derselben Stelle mehr als zweimal freizulegen, da nahtfähige Gefäßbereiche meist nicht mehr vorhanden und Begleitverletzungen der tiefen Beinvene zu befürchten sind. Zu den allgemeinen Faktoren zählen schlechter Allgemeinzustand durch Fehlfunktionen anderer Organsysteme. Mit Hilfe alternativer (insbesondere extraanatomischer) operativer Verfahren gelingt es, die Gefahrenzone zu umgehen. Bei erhöhtem allgemeinem Risiko wird ein weniger belastendes Rekonstruktionsprinzip gewählt. So erscheint es unter Umständen gerechtfertigt, bei einem Transplantatverschluss nach aortoiliakaler Rekonstruktion und erhöhtem kardiopulmonalem Risiko ein extraanatomisches Verfahren (z. B. femorofemorale Umleitung) zu wählen. Die gesamte Palette extraperitonealer und extraanatomischer Verfahren gilt es in diesen Fällen zu kennen und zu beherrschen (siehe Kap. G1).

➡ Gerade bei Rezidivverschlüssen ist es für den Gefäßchirurgen wichtig, sämtliche interventionellen flankierenden Techniken zu beherrschen und zum Wohle des Patienten einzusetzen. Lokale Lyse, Dilatationen oder Stent-Implantation können hierbei das Operationstrauma wesentlich reduzieren.

3.5.5 Intraoperative Kontrollmethoden

Vor allem bei Revisionseingriffen ist die Anwendung intraoperativer Kontrollverfahren zur Qualitätssicherung unabdingbar. Hierzu gehören:

- intraoperative DSA
- intraoperative Duplex-Untersuchung
- direktionaler Doppler
- intraoperative Gefäßendoskopie.

Thrombektomierte Prothesenschenkel lassen sich durch endoskopische Verfahren überprüfen und gestatten eine einwandfreie Beurteilung in Bezug auf Restgerinnsel und Neointimapolster. Vor allem bei unmittelbar postoperativen Rezidivverschlüssen nach aortoiliakaler und femoropoplitealer Thrombendarteriektomie kann durch Gefäßendoskopie dieses biologische Rekonstruktionsprinzip beibehalten werden, indem nur gezielt die technischen Handicaps beseitigt werden.
Über die intraluminale Sonographie liegen noch zu wenig klinische Erfahrungen vor, um hieraus einen Stellenwert in der intraoperativen Qualitätssicherung anlässlich von Revisionseingriffen abzuleiten.

3.5.6 Nichtoperative Verfahren

➡ Konservative Behandlungsmaßnahmen mit Heparinisierung, Infusion vasoaktiver Substanzen und hämorheologischer Behandlung sind nur indiziert bei gut kompensierter inkompletter Ischämie, überhohen Risikofaktoren mit Vorliegen allgemeiner Inoperabilität oder bei präoperativ bekannter lokaler Inoperabilität (z. B. Versagen einer femoropoplitealen Rekonstruktion mit Verschlüssen aller Unterschenkelarterien und fehlenden Fußarkaden).

Anderenfalls sind derartige konservative Therapieverfahren nur zur Überbrückung bis zum Erreichen allgemeiner Operabilität indiziert.
Lysetherapie, Kathetermethoden und andere interventionelle Maßnahmen haben nur ein begrenztes Einsatzfeld bei postoperativen Rezidivverschlüssen.

> **!** In der unmittelbar postoperativen Phase, d. h. in den ersten 14 Tagen, verbietet sich eine systemische Lysetherapie wegen der Gefahr unbeherrschbarer Blutungskomplikationen.

Sofortverschluss

Bei unmittelbar postoperativen Verschlussereignissen können zentrale und periphere Stenosen während einer erfolgreichen intraoperativen Thrombektomie unter DSA-Kontrolle durch Dilatation und Stentimplantation beseitigt werden. Eine intraoperative lokale Lyse bietet sich ebenfalls als Verfahren bei separater angiographischer „Wipfeldürre" der Ausstrombahn an.

Frühverschluss

Bei Frühverschlüssen während des ersten Jahres sollte bei kompletter Ischämie mit sensiblem und motorischem Defizit der operativen Beseitigung des Strombahnhindernisses der Vorzug gegeben werden. Bei inkompletter Ischämie, bei der wenige Stunden Zeit bis zur Revaskularisation bleibt, können Lyseverfahren unter Berücksichtigung der Kontraindikation zur Anwendung gelangen. Hierbei haben alleinige Lyseverfahren in den bisher vorgestellten retrospektiven Untersuchungen enttäuscht, da mit einer hohen Rezidivrate zu rechnen ist. Dies ist auf das Belassen technischer Handicaps in der Einstrombahn, der Ausstrombahn oder der Transplantatstrecke zurückzuführen. Daher gilt es, durch eine erfolgreiche Lyse die Ursachen für das Transplantatversagen festzustellen. Es schließt sich eine Korrektur von zentralen oder peripheren Stenosen wegen Neointimahyperplasie sowie von Transplantathandicaps wie Abknickung an.
In geeigneten Fällen können interventionelle Maßnahmen wie Dilatation und Stent-Implantation herangezogen werden, um das Behandlungsergebnis zu verbessern und den Eingriff zu minimieren. Jedoch zeigen auch hier die bisherigen Studien nach Dilatation von Anastomosenstenosen, abhängig von der Gefäßregion, hohe Versagerquoten im weiteren Verlauf. Daher erscheint eine Lysebehandlung nur bei inkompletter Ischämie indiziert zu sein, um Transplantathandicaps aufzudecken und zentrale oder periphere Stenosen zusätzlich zu dilatieren. Es gilt zu berücksichtigen, dass durch die intraoperative DSA und die intraoperative Anwendung interventioneller Maßnahmen eine schnelle und schonende operative Thrombektomie möglich geworden ist.

3.6 Komplikationen und deren Behandlung

Die Komplikationsarten von Rezidiveingriffen ähneln denen der Primäreingriffe, auch die Palette der therapeutischen Möglichkeiten bleibt gleich. Unterschiede manifestieren sich vor allem aber in einer höheren Komplikationsrate nach Revisionseingriffen, wenn sie nicht von erfahrenen Gefäßchirurgen vorgenommen werden.

➡ Die Reverschlussrate ist im aortoiliakalen bzw. -femoralen Bereich mit 10–28% doppelt so hoch wie beim Primäreingriff. Das Risiko des Infektes ist bei Rezidiveingriffen um das 3fache erhöht. Vor allem bei femoropoplitealen und femorokruralen Rekonstruktionen ist, abhängig von der peripheren Ausstrombahn, die Amputationsrate beim Rezidiveingriff um ein Mehrfaches erhöht.

3.7 Nachbehandlung und Nachsorge – Prognose

Die Nachbehandlung nach Rezidiveingriffen erfolgt wie nach Primäreingriffen. Postoperative Antikoagulation, postoperative Überwachung der Vitalparameter und der Durchblutungsverhältnisse sowie Kontrolle der Organfunktionen sind Voraussetzungen für das Erreichen guter postoperativer Ergebnisse.

➡ Die Anwendung von Antibiotika ist nur intraoperativ notwendig (Ausnahme: Patienten mit Stadium IV einer AVK).

Gerinnungsphysiologische Untersuchungen und das Risikoprofil des Patienten haben Einfluss auf die postoperative antikoagulatorische Behandlung, insbesondere auf die Langzeittherapie.

➡ Bei Vorliegen einer multifokalen AVK mit Thrombophilie ist der Anwendung von Marcumar® der Vorzug zu geben.

Patienten, bei denen ein Rezidiveingriff wegen Transplantatverschluss vorgenommen werden musste, haben – in Abhängigkeit von der Lokalisation – in einem höheren Prozentsatz mit Rezidivverschlüssen zu rechnen. Die Reduktion der Risikofaktoren (Rauchen, Adipositas, Lipidämie, Hyperurikämie, Diabetes mellitus) hat entscheidenden Einfluss auf die weitere Prognose. Regelmäßige klinische Untersuchungen in der Nachsorge sind zwar kostenintensiv, helfen jedoch, erneute Komplikationen durch so genannte Service-Operationen bereits im Vorfeld zu beherrschen.

3.8 Literatur

Bassenge E, Zauzinger J: Endothelin: Biochemie, Molekularbiologie, Physiologie und Pathophysiologie. In: Müller-Berghaus G, Pötzsch B (Hrsg.): Hämostaseologie. Springer, Berlin–Heidelberg–New York 1999, 436–348

Greinacher, A: Heparininduzierte Thrombozytopenie. In: Müller-Berghaus G, Pötzsch B (Hrsg.): Hämostaseologie. Springer, Berlin–Heidelberg–New York 1999, 83–92

Kogel H, Vollmar JF, Gatter J: Rezidiveingriffe in der aortoiliakalen Gefäßetage – Taktik zielgerechter Therapie. In: Hepp, W (Hrsg.): Aortoiliakale Verschlussprozesse. Steinkopff, Darmstadt 1992, 251–259

Pruß A, Koscielny J, Latza R et al.: Diagnostik und Therapie der hämorrhagischen Diathese in der perioperativen Situation. Gefäßchirurgie 4 (1999) 5–12

Towne JB: Hypercoagulable states and unexplained vascular thrombosis. In: Bernhard VM, Towne B: Complications in Vascular Surgery. Ed. Grune & Stratton, Orlando–San Diego–New York 1985, 381–404

Vollmar JF, Voss EU: Reinterventions after aorto-iliac (femoral) vascular reconstructions. Rev Bras Angiol, E-cir Vasc 16 (1986) 165–172

Wagner HJ: Periphere arterielle Fibrinolyse und Thrombektomie. In: Günther RW, Thelen M (Hrsg.): Interventionelle Radiologie, 2. Aufl. Thieme, Stuttgart–New York 1996, 195–204

Zukauskas G, Klevicius H, Janusanskas E: Re-do operations after failed multisegmental reconstructive arterial surgery for critical limb ischaemia. Cardiovasc Surg 5 (1997) 419–423

04 Akuter Schlaganfall und kardiopulmonale Komplikationen

H. Kogel

4.1 Pathogenese intra- und postoperativer Störungen

Gefäßpatienten mit degenerativen, stenosierenden und aneurysmatischen Gefäßveränderungen stellen insofern ein besonderes Krankengut dar, als infolge der Multimorbidität die perioperativen Risiken im Vergleich zu anderen Kranken deutlich erhöht sind. Große gefäßchirurgische Eingriffe, die ein Eröffnen von Körperhöhlen mit thorakalem oder abdominellem Aortenclamping erfordern, stellen besonders hohe Anforderungen an die Funktionsfähigkeit des Myokards, die pulmonalen Reserven und die übrigen Organfunktionen, vor allem von Leber und Niere. So wundert es nicht, dass die postoperative Letalitätsrate in über 90% der Fälle durch kardiopulmonale Komplikationen verursacht wird. Der akute Schlaganfall als Komplikation unabhängig von Karotisdesobliterationen stellt demgegenüber ein seltenes Ereignis dar und liegt weit unter 1%. Ebenso sind venöse Thrombosen und Lungenembolien seltene Komplikationen (1%) nach arteriellen Rekonstruktionen, möglicherweise weil die vis a tergo bei erfolgreicher Resvaskularisation verbessert wird und der gesteigerte Flow sowie die intraoperative Heparinisierung die Thrombogenität herabsetzen.

Wurden größere arterielle Gefäßabschnitte abgeklemmt, kommt es beim Declamping durch den abrupten Abfall des peripheren Widerstands nicht nur zu hämodynamischen Veränderungen mit Rückwirkung auf die Kompensationsfähigkeit des Herzens, sondern darüber hinaus zu einer Belastung des Organismus durch folgende ischämisch bedingte Metaboliten:

- Sauerstoffradikale
- Mediatorsubstanzen mit kardiomyodepressiver Wirkung
- Veränderungen des Gerinnungssystems, ggf. mit Auslösung einer disseminierten, intravasalen Gerinnung.

Der intra- und postoperative Stress bedeutet eine Belastung der Nebennieren ggf. mit Erschöpfung ihrer Reserven. In der postoperativen Phase werden häufig intensivmedizinische Maßnahmen mit Substitution von Katecholaminen, diuretischen Pharmaka und Korrektur der Elektrolyte notwendig, zumal die Autoregulation beeinträchtigt ist.

Vor allem bei Patienten mit erheblicher präoperativer Leistungseinschränkung (z. B. bei peripherer AVK Stadium IV) ist aufgrund mangelnden Trainings von einer reduzierten Herz-, Skelettmuskel-, Stoffwechsel- und Lungenfunktion auszugehen. Während bei Elektiveingriffen eine präoperative Trainingsphase vorangestellt werden kann, sind diese Möglichkeiten bei Notfalleingriffen oder Operationen mit aufgeschobener Dringlichkeit nicht gegeben. Der häufig langjährige Zigarettenkonsum trägt zur Fehlfunktion des kardiopulmonalen Systems bei. Daher gilt es, bereits präoperativ die vorhandenen Risiken zu erkennen und ggf. prophylaktische Maßnahmen zu ergreifen, um die oben beschriebenen Fehlfunktionen so weit wie möglich zu verhindern.

Die Kenntnis immunologischer Reaktionen auf ein operatives Trauma, die sich bisher auf wenige Bausteine eines großen pathophysiologischen Mosaiks beschränkt, steht noch am Anfang der Forschungen, so dass klinisch relevante therapeutische Ansätze fehlen.

4.2 Kardiale Komplikationen

4.2.1 Klinik

Viele Studien sind unternommen worden, das präoperative Risiko durch entsprechende Scores genauer zu definieren. Hierzu gehört beispielsweise die Goldman-Klassifizierung, ein Versuch von Internisten, Kardiologen und Anästhesiologen, über ein Punktesystem präoperativ relevante Risikoparameter zu werten. Eine andere Klassifizierung betrifft die Schweregradeinteilung kardialer Risiken entsprechend der New York Heart Association (NYHA) oder aber die ASA-Klassifikation (American Society of Anesthesiologists). Sämtliche aufgeführten Versuche einer Objektivierung klinischer Risikofaktoren und einer prospektiven Abschätzung von Letalitäts- und Komplikationsraten sollen helfen, bei Elektivfällen im Wesentlichen drei Fragen zu beantworten:

- Wie hoch ist das intra- und postoperative Risiko?
- Ist die geplante Operation indiziert oder sollte ein anderes Verfahren angewandt werden zur Korrektur der Erkrankung, bzw. liegt Inoperabilität vor?
- Ist durch eine internistische Vorbehandlung die Ausgangssituation für das Gelingen der geplanten Operation zu verbessern?

So konnte in großen Serien verschiedener Untersuchungsgruppen herausgearbeitet werden, dass bei Patienten mit einer klinisch relevanten myokardialen Erkrankung die postoperative Myokardinfarktrate ca. um das 8fache erhöht ist:

- liegt der Infarkt weniger als 3 Monate zurück, beträgt die Letalität 37%
- liegt der Infarkt 4–6 Monate zurück, beträgt sie 16%
- liegt der Infarkt mehr als 6 Monate zurück, so beträgt die Letalität lediglich 4,5%.

➡ Bei Auftreten eines postoperativen Myokardinfarkts ist die Letalität mit 65–83% zu veranschlagen.

Hollier und Hertzer konnten in verschiedenen Studien feststellen, dass der Myokardinfarkt in der Folge einer Aortenaneurysmaresektion eine Todesrate von ca. 38% zur Folge hat. Anamnestische Angaben des Patienten sind unzuverlässig, zumal bei Resektion von Aortenaneurysmen eruiert werden konnte, dass 19% der Patienten bereits ohne klinische Zeichen eine therapiebedürftige KHK besaßen.

> **!** Die klinischen Zeichen einer Koronarischämie sind postoperativ durch die veränderte Situation des Patienten (durch Stress und Medikamente veränderte Schmerzgrenze, Postaggressionssyndrom) oft uncharakteristisch und werden in ihrer Schwere häufig unterschätzt.

4.2.2 Diagnostik

Viele Versuche wurden unternommen, durch subtile präoperative Diagnostik die Risikofaktoren genau zu definieren, was sich in den verschiedenen Score-Systemen widerspiegelt. Da jedoch eine aufwändige, ungezielte Diagnostik im Vergleich zu den hohen materiellen Ausgaben in ihrer Effektivität gering ist, wurde in jüngster Zeit versucht, die Diagnostik auf ein notwendiges Maß an Untersuchungen mit hoher Aussagekraft zu reduzieren. Folgende Untersuchungen erscheinen vor großen Elektiveingriffen unverzichtbar:

- EKG
- Röntgen-Thoraxuntersuchung
- Laboranalysen
- Belastungs-EKG.

Da die anamnestischen Angaben bezüglich einer Koronarischämie nicht zuverlässig sind, gilt das Belastungs-EKG als beste Screeningmethode, klinisch stumme Ischämien zu verifizieren.

➡ Belastungshypertonie und ST-Strecken-Senkungen bei niedriger Belastungsstufe (unter 50 Watt) zeigen klar die kardialen Grenzen für große gefäßchirurgische Eingriffe auf.

Da bei einem Großteil der Patienten wegen peripherer arterieller Verschlusskrankheit im Stadium II–IV eine Fahrradergometrie nicht möglich ist, ergibt sich als Alternative die Ruderergometrie. Aber auch hier sind einige Patienten nicht in der Lage, eine derartige Belastung durchzuführen. In diesem Fall empfiehlt es sich, die Ruhefrequenz des Herzens zu ermitteln und durch leichte Belastungen, z. B. durch aktive Lagewechsel der Patienten vom Liegen ins Sitzen, die Pulsfrequenzänderung festzustellen.

!

Eine Herzfrequenz < 40/Min. in Ruhe ist beim Untrainierten als kritisch zu bewerten, Frequenzen von 20/Min. bedeuten eine absolute Inoperabilität ohne entsprechende medikamentöse Vorbehandlung oder Schrittmacherimplantation. Ähnliches trifft zu für Pulsfrequenzen über 100/Min. (kritischer Wert), wobei Frequenzen über 120/Min. gleichfalls eine Inoperabilität anzeigen können.

Bei positiver myokardialer Anamnese, pathologischem Belastungs-EKG oder anderen Belastungstests ist die Notwendigkeit zur weiterführenden Diagnostik gegeben:
- Echokardiographie
- Myokardszintigraphie
- Koronarangiographie.

Hier gilt es die Frage zu klären, ob vor einem elektiven Eingriff an Aorta oder peripheren Gefäßen eine koronare Revaskularisation durchgeführt werden muss, die in jeder Hinsicht Vorrang hat.
Pasternak, Imperato u. a. wandten präoperativ eine Radionuklidangiographie an. Sie konnten folgendes feststellen:
- Bei Ejektionsfraktionen von 56–85% traten postoperativ keinerlei myokardialen Problemen auf.
- Bei einer Ejektionsfraktion von 36–55% lag die Inzidenz von Myokardinfarkten bei 20%. In dieser Gruppe traten jedoch keine Todesfälle auf.
- Bei einer Ejektionsfraktion von 27–35% lag die erwartete Myokardinfarktrate bei 80%.

4.2.3 Therapie

Bei Elektiveingriffen besteht die präoperative Therapie in erster Linie in einer Prävention, die darauf ausgerichtet ist, durch kardiologische Maßnahmen die Herzfunktion und eine bestehende Herzrhythmusstörung medikamentös zu verbessern. Hierbei stehen positiv inotrope Substanzen und Nachlastsenker (Alpha- oder Betablocker) im Vordergrund.
Während der intra- und postoperativen Phase ist in erster Linie mit supraventrikulären Tachykardien zu rechnen, die medikamentös behandelt werden sollten.

!

Blutdruckwerte von 80 mmHg intra- oder postoperativ dürfen in keinem Fall länger toleriert werden, da ein hypoxischer Schaden schnell zu einer Multiorganfunktionsstörung wegen mangelhafter Versorgung mit Sauerstoff führt.

Schockspezifische Organveränderungen treten vor allem auf bei:
- Mangel an Sauerstoffträgern (Blut)
- länger dauernder Hypotension um 80 mmHg oder niedriger
- respiratorischer Insuffizienz
- länger dauernden Ischämien.

Bei den meist älteren Menschen mit vielfachen arteriosklerotisch bedingten Organerkrankungen ist die Toleranz begrenzt, so dass der Schaden bereits nach wenigen Stunden irreversibel sein kann.

!

Low-Flow-Bedingungen des kardiozirkulatorischen Systems können postoperativ nach erfolgter Gefäßrekonstruktion eine Embolie oder eine arterielle Thrombose an den Extremitäten vortäuschen.

Dies lässt sich durch dopplersonographische Untersuchungen, im Zweifelsfall durch Angiographie ausschließen. Folgende therapeutische Maßnahmen sind zur Sicherung des Operationsergebnisses und des Überlebens des Patienten entscheidend:
- postoperative ZVD-orientierte (ggf. Pulmonalarteriendruck-gesteuerte) Volumengabe
- Bereitstellung von Sauerstoffträgern
- Unterstützung des Herzens durch Katecholamine, soweit indiziert
- ausreichende postoperative Nachbeatmung (so kurz wie nötig)
- schnelles Erreichen einer normalen Körpertemperatur
- wirkungsvolle Schmerzbekämpfung.

4.3 Pulmonale Komplikationen

4.3.1 Klinik

Aufgrund des oft fortgeschrittenen Alters der arteriosklerosekranken Patienten, des langjährigen Nikotinabusus und mangelnden Trainings ist die Lungenfunktion meist bereits präoperativ eingeschränkt. Damit sind postoperative pulmonale Komplikationen in einem großen Prozentsatz der Fälle bereits vorprogrammiert. Folgende Risikofaktoren fördern das Auftreten postoperativer Pneumonien zusätzlich:
- Länge des operativen Eingriffs mit lang dauernder maschineller Beatmung
- Aspiration aus dem Intestinaltrakt
- Keimaszensionen aus dem Intestinaltrakt
- Der routinemäßige Einsatz von Antazida führt zu einer Überwucherung der gastrointestinalen Schleimhaut mit pathogenen Keimen.
- Lange Hospitalisation und konsumierende Erkran-

kungen steigern die Gefahr der Infektion mit hospitalspezifischen Problemkeimen.
- Durch eine schlechte kardiale Funktion mit Linksherzinsuffizienz kommt es zum Rückstau in die Lungenvenen und damit zu einem erhöhten intrapulmonalen Druck mit der Gefahr der interstitiellen Ödembildung.

Ein postoperatives pulmonales Versagen und das Auftreten des Vollbildes eines ARDS (Adult Respiratory Distress Syndrome) werden folgendermaßen begünstigt:
- schlechte kardiale Funktion
- Postaggressionsstoffwechsel
- disseminierte intravasale Gerinnsel
- Freisetzung von Mediatoren
- Verlust des Antiatelektasefaktors.

Atelektasen und Pneumonien gefährden den postoperativen Verlauf durch Reduktion der Gasaustauschfläche, Bakteriämie und Freisetzung toxischer Substanzen.

4.3.2 Diagnostik

Bei großen Eingriffen ist eine präoperative Lungenfunktionsuntersuchung notwendig, um das operative Risiko zu definieren. Weiterhin beinhaltet die präoperative Diagnostik neben der klinischen Untersuchung der Lunge die Röntgen-Untersuchung des Thorax in zwei Ebenen, um folgendes auszuschließen:
- Infiltrate
- malignomverdächtige Strukturen
- Stauungssymptome.

Bei eingeschränkter Lungenfunktion kann eine präoperative Broncholyse die Ausgangssituation durchaus verbessern. Das präoperative Atemtraining hilft dem Patienten nicht nur, Vitalkapazität und Sekundenkapazität zu steigern (was nur zum Teil möglich ist), sondern versetzt ihn in die Lage, durch apparative Atemtrainer bereits in der Vorphase einer Operation die künstliche Beatmung kennen zu lernen, und erleichtert somit die postoperative Therapie auf der Intensivstation. Der Einsatz von so genannten präoperativen Intensive Care Units, der in den 70er und 80er Jahren propagiert wurde, hat sich wegen der geringen Effektivität und des zum Teil sehr hohen apparativen und personellen Aufwands nicht durchgesetzt.

4.3.3 Therapie

Ziel ist es, präoperativ bestehende infiltrative Prozesse der Lunge wirkungsvoll zu behandeln. Bronchitische Veränderungen werden durch
- Broncholyse
- Atemtraining
- Rauchverbot

korrigiert, um den Patienten in einen operationsfähigen Zustand zu bringen.

Das Risiko einer postoperativen Lungenfunktionsstörung steigt mit der Größe und Dauer des Eingriffs. Dem Anästhesisten ist es in die Hand gegeben, intraoperativ durch Aufrechterhaltung der Herz-Kreislauf-Situation, durch Volumensubstitution, ausreichende Oxygenierung und andere Maßnahmen ein physiologisches Gleichgewicht aufrechtzuerhalten.

In der postoperativen Phase kommt es darauf an, für eine ausreichende Sauerstoffversorgung zu sorgen und anhand definierter Parameter den Zeitpunkt für die postoperative Extubation festzulegen. Diese kann bei großen abdominellen und thorakalen gefäßchirurgischen Eingriffen erst durchgeführt werden, wenn:
- sich die Körpertemperatur normalisiert hat
- die Kreislaufsituation stabil ist
- die Sauerstoffsättigung unter Raumluftbeatmung ausreichend ist.

> **!**
> In dem Moment, in dem sich der Patient postoperativ infolge überhoher Atemarbeit erschöpft, steigen die Risiken postoperativer kardiopulmonaler Komplikationen exponentiell an. Der Zeitpunkt für eine Reintubation und maschinelle Beatmung muss also in der postoperativen Phase anhand der Blutgasanalyse, der Kreislaufsituation und der Atemfrequenz früh genug gewählt werden. Bei zu langem Zuwarten sind die aufgetretenen Schäden nicht selten irreversibel.

Beim Auftreten von Pneumonien sind gezielt entsprechend der Austestung geeignete Antibiotika, ggf. in Mehrfachkombination, zu verabreichen.

4.4 Akuter Schlaganfall

4.4.1 Klinik

Der akute Schlaganfall abseits von Operationen an der A. carotis und den herznahen Gefäßen stellt vergleichsweise ein seltenes Ereignis dar. Da nur 30% aller Schlaganfälle auf stenosierende Veränderungen der hirnzuführenden Gefäße zurückzuführen sind, ist die klinische Relevanz im Rahmen großer chirurgischer Eingriffe als gering einzustufen.

Patienten mit neurologischen Ereignissen in der Anamnese (Schlaganfall, TIA) sind bei größeren chirurgischen Eingriffen, die mit Blutdruckschwankungen einhergehen können, gefährdet. Hier gilt es, durch die präoperative Diagnostik Stenosen der hirnzuführenden Arterien zu sichern oder auszuschließen. Bei Patienten mit asymptomatischen stenosierenden Prozessen im Karotisstromgebiet gelten die sonst üblichen Indikationskriterien.

Patienten mit hochgradigen, über 70%igen Stenosen (vor allem bei Mehrgefäßerkrankungen der hirnzuführenden Arterien) sollten nach unserer Ansicht, sofern möglich, zunächst an der A. carotis korrigiert werden.

Der Anteil von Patienten mit Karotisstenosen bei klinisch relevanter Arteriosklerose in anderen Gefäßregionen wird unterschiedlich angegeben.

- Bei Aortenaneurysmen beträgt der Anteil an Karotiserkrankungen 20–30% und der der begleitenden koronaren Erkrankung ca. 30–40%.
- Bei Patienten mit arterieller Verschlusskrankheit der Beine im Stadium IV steigt der Anteil der Karotismiterkrankung auf über 40% und der der koronaren Durchblutungsstörung auf 40–50% an.

Mehrere Studien unter Einschluss von Patienten, die zu einer Koronarrevaskularisation anstanden, konnten nachweisen, dass der Benefit eines Simultaneingriffs (Koronarrevaskularisation und Karotis-TEA) relativ gering zu veranschlagen ist. Nur bei wenigen Patienten, vorwiegend solchen mit aufgehobener Autoregulationsreserve des Gehirns, sollte einer Simultanoperation (z. B. Herz, A. carotis) der Vorzug gegeben werden.

Ähnliches ist nach unserer Ansicht auch auf große gefäßchirurgische Eingriffe in anderen Regionen (thorakale und abdominelle Aorta, Viszeralarterien) zu übertragen. Hierbei sollte der gefäßchirurgische Eingriff in zwei Sitzungen, und zwar zunächst an der A. carotis, durchgeführt werden.

4.4.2 Diagnostik

Patienten, die in der Anamnese neurologische Symptome aufweisen, die klar auf eine Stenose der hirnzuführenden Arterien zurückzuführen sind, sollten zunächst nichtinvasiv mit Hilfe der Duplexsonographie untersucht werden. Bei Vorliegen von hämodynamisch relevanten Stenosen ergibt sich hier die Notwendigkeit, die Indikation zur Karotisdesobliteration im Vorfeld einer anderen gefäßchirurgischen Operation zu klären. Hierzu gehört die präoperative DSA, um alle hirnzuführenden Gefäße beurteilen zu können, auch diejenigen Gefäße, die außerhalb des einsehbaren Bereichs der Duplexsonographie und des transkraniellen Dopplers liegen.

Bei Auftreten eines intra- oder postoperativen Schlaganfalls muss mittels DSA oder MR-Angiographie geklärt werden, ob es sich hierbei lediglich um periphere intrakranielle Astverschlüsse handelt, die weder einer operativen Therapie noch einer Behandlung durch Lyse zugänglich sind.

4.4.3 Therapie

Für akute Schlaganfälle anlässlich eines Verschlusses der A. carotis interna gelten die in Kapitel E2 dargestellten Indikationskriterien. In allen anderen Fällen besteht die Behandlung in:

- Aufrechterhaltung suffizienter Kreislaufverhältnisse
- Gewährleistung ausreichender Sauerstoffversorgung
- ggf. Beatmung.

Zusätzliche konservative Maßnahmen wie Verabreichung von Barbituraten und Kalziumantagonisten werden zwar empfohlen, basieren jedoch vorwiegend auf experimentellen und weniger auf klinischen Ergebnissen (siehe Kap. E2).

4.5 Nachbehandlung und Nachsorge – Prognose

Während Patienten sich nach Abschluss der stationären Behandlung bezüglich der Einstellung der Risikofaktoren nur z. T. an die ärztlichen Anordnungen halten (insbesondere was das Rauchverbot betrifft), ergibt sich dagegen meist die Möglichkeit, die Kranken von der Notwendigkeit einer kardiologisch-internistischen Nachbehandlung zu überzeugen, wenn eine relevante koronare Durchblutungsstörung vorhanden ist. Da die Patienten aufgrund ihrer Arterioskleroseerkrankung und Operationserfahrung bereits kundig sind, ist bei Fortschreiten der koronaren Durchblutungsstörung die Einsicht sowohl für notwendige Diagnostik als auch für die einzuschlagende Therapie in der Regel gegeben. Patienten, die perioperativ einen Myokardinfarkt erlitten, weisen eine reduzierte Lebenserwartung für die nächsten Jahre auf. So liegt die Sterberate bei diesen Patienten nach 1 bzw. nach 3 und 5 Jahren bei 22% bzw. bei 26% und 31%.

4.6 Literatur

Babu SC, Shah PM, Clauss RH et al.: Prevention and management of cardiopulmonary problems. In: Bernhard, VM, Towne B: Complications in Vascular Surgery. Grune & Stratton, Orlando–San Diego–New York 1985, 275–290

Landesberg G, Einar S, Christopherson R et al.: Perioperative ischemia and cardiac complications in major vascular surgery: Importance of the preoperative twelve-lead electrocardiogram. Vasc Surg 26 (1997) 570–578

Nawaz I, Lord RSA, Kelly RP: Myocardial ischemia, infarction and cardiac-related death following carotid endarterectomy, risk as-

sessment by thallium myocardial perfusion scan compared with clinical examination. Cardiovasc Surg 4 (5) (1996) 596–601
Pasternack PR, Imparato MM, Riles TS: The value of radionuclide angiogram in the prediction of perioperative myocardial infarction in patients undergoing lower extremity revascularization procedures. Circulation 72 Suppl. 2 (1985) 13–17

O5 Postoperative Infekte

W. Hepp

5.1 Symptomatik

5.1.1 Einteilung

Infektionen nach operativen Eingriffen stellen eine typische Komplikation in der Chirurgie dar. In der Gefäßchirurgie haben sie wegen der schwerwiegenden Folgeerscheinungen bei Beteiligung der Gefäßstrecke eine besondere Bedeutung, da häufig eine Bedrohung für die betroffene Extremität und das Leben besteht. Daher kommt einer oberflächlichen Infektion gegenüber einer tiefen, die Gefäßstrecke beteiligenden Infektion ein völlig anderer therapeutischer und prognostischer Stellenwert zu. In besonderer Weise betrifft dies von der Infektion betroffene Kunststoffprothesen.

Während oberflächliche, nicht mit der Gefäßrekonstruktion in Verbindung stehende Infektionen den üblichen chirurgischen Behandlungsregeln unterliegen, ist die Behandlung der tiefen Infektionen problematisch. In Abhängigkeit von der Infektausdehnung wurden verschiedene Klassifikationen der Infektion entwickelt. In den morphologischen Klassifikationen nach Szilagyi, van Dongen und Zühlke/Harnoss werden drei Schweregrade unterschieden (Tab. O5-1).

5.1.2 Lokalisation

Wundinfektionen in der Gefäßchirurgie betreffen überwiegend Eingriffe an den Becken- und Beinarterien. Selten ist der thorakale Abschnitt befallen. Ein Infekt nach Karotisrekonstruktion und Rekonstruktion im sonstigen hirnversorgenden Arterienabschnitt ist die absolute Ausnahme. Der Befall der Leistenregion ist 2- bzw. 3-mal so häufig wie der Befall anderer Regionen.

5.1.3 Häufigkeit

Tiefe Wundinfektionen treten in der Gefäßchirurgie mit einer Inzidenz von 0,2–6% auf. Sie sind in Abhängigkeit von der Lokalisation überwiegend immer noch mit einer Letalität von 25–75% belastet. Über die Gesamtinzidenz der Wundinfektionen in der Gefäßchirurgie (oberflächlich und tief) wird nur außerordentlich selten berichtet, sie ist in einer Größenordnung von ca. 10% anzusetzen.

Tab. 05-1 Klassifikation von Infektionen nach gefäßchirurgischem Eingriff.

Infektionsgrad	Szilagyi	van Dongen	Zühlke/Harnoss
Grad I	oberflächlich, auf die Haut begrenzt	oberflächlich, auf die Haut begrenzt	Protheseninfektion ohne Beteiligung einer Anastomose
Grad II	oberflächlich, die Subkutis mit betreffend	oberflächlich, die Subkutis mit betreffend	Protheseninfektion mit Beteiligung mindestens einer Anastomose ohne weitere Komplikationen
Grad III	tiefe postoperative Infektion mit Befall der Gefäßstrecke	Befall des arteriellen Implantates a: ohne sekundäre Komplikation b: mit geringeren sekundären Komplikationen (Sickerblutung oder einmalige starke Anastomosenblutung) c: mit ernsten sekundären Komplikationen (wiederholte Blutung, Transplantatthrombose, Sepsis)	Protheseninfektion mit Beteiligung mindestens einer Anastomose und Komplikationen wie Anastomosenblutung oder Implantatverschluss

5.1.4 Komplikationen der Infektion

Typisch für die Frühkomplikation sind:
- akut einsetzende Nahtblutung
- akut einsetzende Anastomosenblutung.

Bei Spätinfekten ist das falsche Aneurysma mit folgenden klinischen Symptomen typisch:
- akut einsetzende Hypovolämie bei Ruptur an der Aorta und dem sonstigen Retroperitonealraum
- raumfordernde Penetration in die Umgebung ohne die akuten Zeichen einer massiven Blutung bei Ruptur in der Peripherie.

Gemeinsame Symptome von Früh- und Spätkomplikationen sind:
- lokale Abszessbildung
- Gefäßthrombose
- Sepsis.

➡ Akute Nahtinsuffizienz und falsches Aneurysma stellen die schwersten lokalen Akutkomplikationen dar und müssen notfallmäßig versorgt werden. Hier ist an der Diagnose nicht mehr zu zweifeln. Sie stellt aber auch die schlechteste Ausgangssituation für eine erfolgreiche Behandlung dar.

Eine infektiös-thrombotisch verschlossene Gefäßprothese zeigt sich überwiegend durch die Symptome der akuten oder auch chronischen Minderdurchblutung, sehr häufig jedoch ohne akute Extremitätenbedrohung.
Eine Sonderform stellen die aortoenterischen oder aortointestinalen Fisteln (AEF) dar. Sie sind zu differenzieren in primäre und sekundäre (nach Voroperation) Fisteln und werden in Kapitel O9 gesondert dargestellt.

5.2 Prophylaxe

5.2.1 Risikofaktoren

Als Risikofaktoren für Infektionen sind bekannt:
- Anämie
- Hypovolämie
- Hypoxie
- Diabetes mellitus
- Fettsucht
- schlechter Ernährungszustand
- Kortisontherapie
- Immunsuppression
- interkurrente Infektionen.

Die höhere Infektionsrate in der Dialyse-Shunt-Chirurgie, speziell bei Verwendung von Kunststoffinterponaten, ist hierfür beispielhaft. Wo es möglich ist, sollten diese Faktoren ausgeschaltet oder zumindest gebessert werden. Auch beim Diabetiker ist die Infektinzidenz erhöht.
Folgende operativ-taktische Maßnahmen sind zur Prophylaxe einer Wundinfektion geeignet:
- Antibiotikakurzzeitprophylaxe (wird aber kontrovers diskutiert)
- Wahl des operativen Zeitpunktes nach präoperativer Angiographie
- Schnittführung
- zeitliche Reihenfolge der unterschiedlichen Gefäßexpositionen
- Wundspreizer
- Transplantatposition
- postoperative Wunddrainierung (geschlossenes System).

Lokale Maßnahmen beinhalten die konsequente Einhaltung antiseptischer Maßnahmen an der Haut, die Beachtung strenger Asepsis und eine gewebeschonende Operationstechnik.

5.2.2 Antibiotikaprophylaxe

Allgemeine Maßnahmen beinhalten in erster Linie die systemische Anwendung von Antibiotika. Randomisierte Studien sprechen für die Wirksamkeit einer Antibiotikaprophylaxe auch bei gefäßchirurgischen Eingriffen.

➡ Dabei hat sich gezeigt, dass die perioperative Anwendung volle Wirksamkeit gewährleistet und durch eine zusätzliche lokale Anwendung von Antibiotika nicht mehr gesteigert werden kann. Die Dominanz der Staphylokokken und auch das Vorkommen gramnegativer Keime, vor allem im Leistenbereich, lassen die Anwendung von Breitbandantibiotika sinnvoll erscheinen.

Eine Infektion mit multiresistentem Staphylococcus aureus gewinnt in den letzten Jahren bei zunehmender Häufigkeit an Bedeutung.
Unter perioperativer Antibiotikaprophylaxe wird heute allgemein die Single-Shot- bzw. die 2fache Gabe (zweite Gabe 4–6 Stunden nach der ersten Verabreichung) bei länger dauernden Eingriffen verstanden. Bewährt haben sich vor allem Cephalosporine der zweiten Generation mit längerer Halbwertszeit.
Von entscheidender Bedeutung ist die Verabreichung des Antibiotikums vor der Implantation von Kunststoff, am zweckmäßigsten bei Narkoseeinleitung.

➡ Eine antibiotische Prophylaxe ist bei allen Eingriffen, bei denen auch nur in einem minimalen Prozentsatz mit dem Einbringen von Kunststoffmaterial zu rechnen ist, indiziert.

Ob antibiotikabeschichtete Gefäßprothesen oder lokal implantierbare antibiotikahaltige resorbierbare Träger zu einer weiteren Verbesserung führen können, ist derzeit noch nicht endgültig abzuschätzen. Daher ist auch ihre routinemäßige Anwendung nicht indiziert.
Die Vermeidung ausgedehnter präoperativer invasiv-diagnostischer Maßnahmen im Operationsgebiet, vor allem im Leistenbereich, ist ebenso wesentlich wie die Vermeidung von postoperativen Hämatomen, Lymphfisteln und Hautnekrosen. Nach Landreneau ist die inguinale Infektionsrate nach vorausgegangener transfemoraler Angiographie zwischen dem 2. und 7. Tag am höchsten (3,8% bei Erst- und 4,5% bei Reeingriffen). Zühlke und Harnoss forderten daher, eine Gefäßrekonstruktion entweder innerhalb von 24 Stunden (Infektionsrate bei Landreneau 1,8%) oder erst nach Ablauf von sieben Tagen unter Miteinbeziehung dieses Leistenbereiches vorzunehmen oder alternativ präoperativ eine transaxilläre Angiographie durchzuführen. Diese Empfehlung ist sicher wesentlich bei der Durchführung einer konventionellen Blattfilmangiographie und bei der Verwendung großkalibriger Kathetersysteme bei der DSA.

➡ Bei nur einseitiger Symptomatik muss der Radiologe darauf hingewiesen werden, die kontralaterale asymptomatische Seite zu punktieren.

5.2.3 Operationstechnische Prophylaxe

Die Platzierung der distalen Kunststoffprothese bei aortofemoraler Rekonstruktion oberhalb statt unterhalb des Leistenbandes kann als chirurgische Infektionsprophylaxe bezeichnet werden. Da aber bei etwa zwei Drittel aller aorto- bzw. iliofemoralen Rekonstruktionen die Indikation zu einer zusätzlichen Profundaplastik gegeben ist (kombinierter Becken- und Oberschenkelarterienverschlusstyp), würde dieses Verfahren zu einer erheblichen operativen Zeitverlängerung führen, da die Gefäßrekonstruktion im Leistenbereich einschließlich der Profundaplastik mit langstreckiger autologer Vene oder Patch aus der A. femoralis superficialis durchgeführt werden müsste. Auf die gleichzeitige Profunda-Revaskularisierung darf in diesen Fällen wegen der wesentlich günstigeren langfristigen Ergebnisse nicht verzichtet werden. Es erscheint daher wesentlicher, auf eine schonende Behandlung der Leistenregion zu achten. Dazu gehören:

- Schonung der Lymphbahnen durch Jalousietechnik (hohe inguinale Längsinzision)
- Einsetzen der Wundspreizer nur in die Faszie
- Entlastung der Wundspreizer bei passagerer Operation in anderem Operationsgebiet
- zeitlich möglichst kurze Exposition der Leistenwunden
- nach Möglichkeit simultanes Operieren inguinal beidseits
- Verschluss der Leistenwunden sofort nach Freigabe des Blutstromes und Blutstillung.

Ein Einfluss der präoperativen Hospitalisierungszeit auf die Infektionsrate wurde nachgewiesen, diese Zeit sollte möglichst kurz gehalten werden.

➡ Lokale, latente Infekte bei peripheren Nekrosen im Stadium IV spielen für die Entstehung einer Infektion in der Leiste eine statistisch relevante Rolle.

Lorentzen fand bei 22 Patienten mit postoperativen tiefen Wundinfektionen identische Erreger in den peripheren Nekrosen der unteren Extremitäten.

Akute Stadien der Zirkulationsstörungen mit lokaler Inflammation und aufsteigender Lymphangitis und Lymphadenitis sind grundsätzliche potentielle Gefahrenherde für eine zentrale Infektion. Diese sollten zumindest vorbehandelt werden, wie es das IRA-Prinzip nach Vollmar (siehe Spezieller Teil „Chronische arterielle Verschlussprozesse“) fordert.

Auch Reinterventionen sind besonders gefährdet für Wundentzündungen. Das Over-Bypass-Verfahren beim Reeingriff ist in diesem Zusammenhang auch als Infektionsprophylaxe anzusehen. Eine oberflächliche Transplantatposition (axillofemoral, femorofemoral crossover, subkutan platzierte Transplantate in femoropoplitealer und femorokruraler Position) ist wesentlich infektionsgefährdeter als eine tiefe Transplantatposition. Eine Hautnekrose bzw. ein oberflächlicher Infekt kann das darunter liegende Transplantat rasch in Mitleidenschaft ziehen. Bei axillofemoralem Bypass ist eine subkutane Position vorgegeben. Ein querer femorofemoraler Bypass kann aus infektionsprophylaktischen und hämodynamischen Gründen sicherer retromuskulär platziert werden, bei iliofemoraler Bypass-Führung ist das von vornherein bereits der Fall, da der heute auch weit verbreitete gekreuzte iliofemorale Bypass ebenfalls tief verläuft. An den Extremitäten erscheint es daher sinnvoll, einen femoropoplitealen oder femorokruralen Kunststoff-Bypass subfaszial mit orthotoper Führung durch die Fossa poplitea zu platzieren. Oberflächliche Wundinfektionen heilen so überwiegend ohne Komplikationen aus.

Zum Schutz der aortalen retroperitonealen Prothese bietet sich ein zweifacher Verschluss des Retroperitoneums an, wobei darauf zu achten ist, dass durch diese Naht das Duodenum nicht vor der Prothese fixiert wird. Einen derartigen Schutz stellt auch die Manschettierung einer Aortenprothese durch die in situ verbleibende Aneurysmawand (Dissektionsmethode/Inlay-Methode) dar. In Ausnahmefällen kann der primäre Schutz mit einem gestielten Omentum-majus-Lappen vorgenommen werden.

Durch die in den letzten Jahren zunehmende endovaskuläre Chirurgie haben postoperative Infekte im Retroperitoneum und auch im Leistenbereich zahlenmäßig deutlich abgenommen.

5.3 Behandlungsindikation

Die oberflächlichen, das Gefäßlager nicht betreffenden Infektionen werden nach den üblichen Maßnahmen der lokalen Infektionsmaßnahmen therapiert.

Bei einer Infektionsausbreitung in die Tiefe oder bei bereits primärem Befall der Gefäßstrecke ist rasches aktives Handeln notwendig. Leben und Extremität sind bedroht, wobei das Leben Vorrang vor der Extremität hat. Rasche Diagnostik und Aufstellen einer exakten präoperativen Taktik sind wesentlich.

5.4 Diagnostik

5.4.1 Klinik

Es empfiehlt sich, auch bezüglich des therapeutischen Vorgehens, eine zeitliche Unterscheidung der tiefen Wundinfekte in Frühinfekte innerhalb von 4 Wochen postoperativ und Spätinfekte jenseits der 4. Woche. Die Diagnostik der Spätinfekte kann problematisch sein.

Frühinfektion

Es zeigt sich an den Extremitäten und insbesondere bei oberflächlichem Transplantatverlauf am Ort der Inzision eine Wundentzündung mit der Entzündungstrias Rötung, Schwellung und Schmerz. Wegweisend sind des Weiteren:

- Fieber
- Leukozytose
- BKS-Erhöhung.

Bei thorakalen und retroperitonealen Infekten sind Fieber und Laborparameter differentialdiagnostisch wegweisend. Unklarer thorakaler und retroperitonealer Schmerz sowie ischialgiforme Schmerzen mit Ausstrahlung zur linken Leiste sind ebenfalls als verdächtig anzusehen.

> **!** Hb-Abfall und subakut bzw. akut einsetzende Hypovolämie bis hin zum Kreislaufschock sind als Zeichen einer Nahtdehiszenz mit Infektionsblutung anzusehen.

Spätinfektion

Die Spätinfektion kann latent verlaufen. Eine Fistelbildung (meist inguinal oder suprainguinal) ist fast immer das Zeichen einer vom Kunststoff ausgehenden Infektion.

5.4.2 Bildgebende Verfahren

Röntgen-Darstellung

Eine röntgenologische Fisteldarstellung bringt meist Klarheit, sollte heute aber doch anderen Methoden hintangestellt werden.

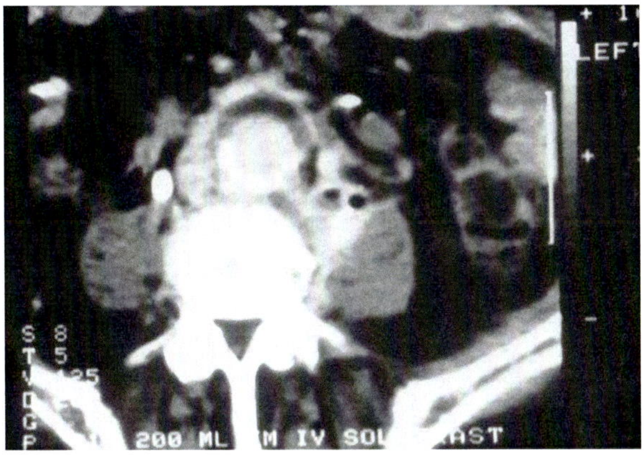

Abb. 05-1 Periprothetisches Enhancement und Gaseinschlüsse bei infizierter aortofemoraler Y-Prothese.

Sonographie, CT und MRT

Sonographisch und computertomographisch stellen Luft- und Flüssigkeitsansammlungen um die Gefäßprothese, gerade an den lokal schwer beurteilbaren Abschnitten des aortoiliakalen und thorakalen Bereiches, indirekte Zeichen eines Infektes dar. Das Enhancement-Zeichen im CT ist beweisend für einen Infekt (Abb. O5-1).
Gleichfalls lässt sich die MR-Tomographie für die Diagnostik eines tiefen Wundinfektes einsetzen. Radiologische Zeichen eines Infektes sind:

- verwaschener Psoasschatten
- Verdrängung des Ureters
- Verdrängung des Nierenbeckens.

Angiographie

Die Angiographie kann zur Diagnosestellung meistens keinen wesentlichen Beitrag leisten.

Szintigraphie

Szintigraphische Methoden haben bisher trotz vereinzelt beschriebener hoher Treffsicherheit weitgehend versagt. Jedoch kann die Technetium- bzw. Jod-Szintigraphie mit dem monoklonalen Antikörper NCA95 einen wesentlichen Beitrag zur Frühdiagnostik des tiefen Wundinfektes leisten. Diese Untersuchung wird 4 Stunden und 24 Stunden nach Injektion durchgeführt und die Anreicherung verglichen mit dem Blutpool bzw. der Knochenmarksaktivität (Abb. O5-2).

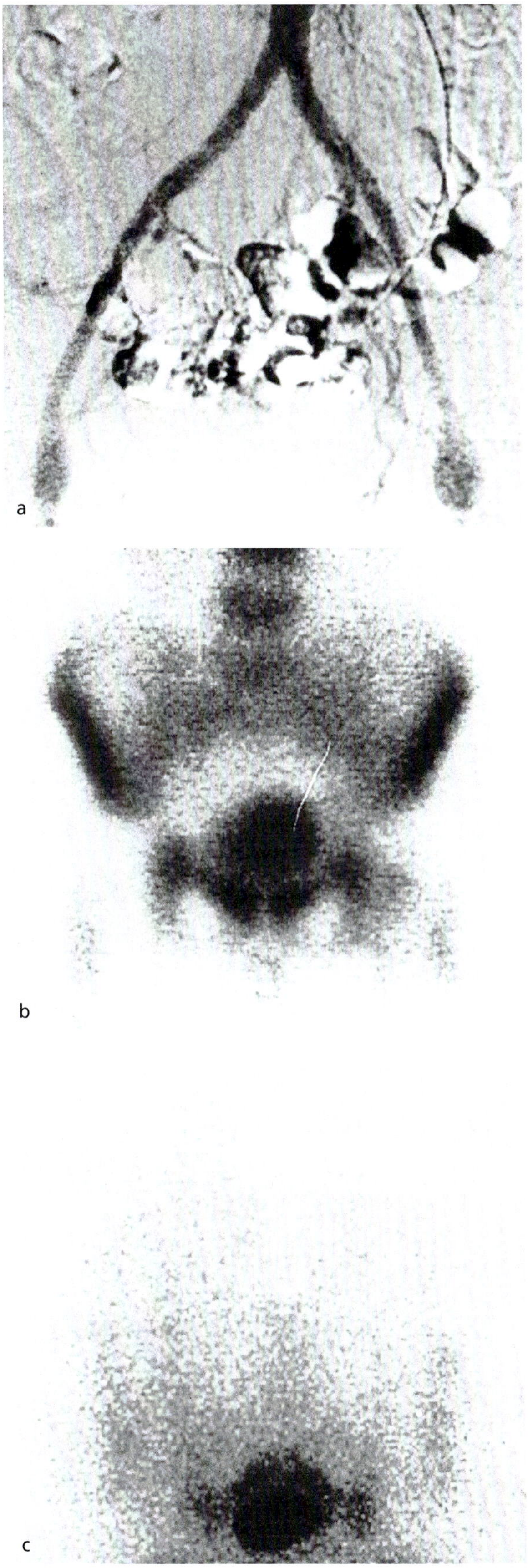

Abb. 05-2a–c Anreicherung nach Technetium-Szintigraphie bei mykotischem inguinalem Aneurysma.
a: Angiographische Darstellung eines linksseitigen inguinalen Aneurysmas.
b: Mehranreicherung in Position auf das Aneurysma.
c: Unauffälliger postoperativer szintigraphischer Befund.

Bakteriologie

Wundabstrich und Blutkulturen (bei septischen Temperaturen) sind obligat.

Chirurgische Diagnostik

In weiterhin fraglichen Fällen des Frühinfektes muss eine Wundspreizung zur Beurteilung der Tiefe des Infektes vorgenommen werden. Eine Probepunktion oder sogar eine operative Probefreilegung des fraglichen Kunststoffbereiches kann als letzte diagnostische Möglichkeit angesehen werden, um eine Infektion sicher ausschließen zu können.

5.5 Therapie

5.5.1 Zielsetzung und taktische Planung

Vorrangiges Ziel ist die rasche Infektausheilung unter Erhalt von Leben und Extremität, wobei das Leben Vorrang vor der Extremität hat. Besonders Infektionen im Aorten- und Iliakalbereich gefährden das Leben *und* die Extremität des Patienten.

Eine rasche Diagnostik ist für eine erfolgreiche Therapie ausschlaggebend. Präoperativ muss das gesamte Ausmaß der infizierten Gefäßrekonstruktion bekannt sein. Auch wenn prinzipiell individuell therapiert werden muss, so wird dennoch eine präoperative Therapieplanung notwendig, die aggressiv sein muss, um die Infektion so schnell wie möglich auszuschalten. Stellt man erst intraoperativ fest, dass die Gefäßprothese wesentlich langstreckiger infiziert ist als präoperativ eingeschätzt, dann muss das therapeutische Schema unter der Operation, oft zum Schaden des Patienten, umgestellt werden.

Eine im Rahmen einer Infektion bereits aufgetretene Blutung, die den Allgemeinzustand des Patienten entscheidend verschlechtert, erfordert den Noteingriff. Jedoch können dann die später dargestellten therapeutischen Konzepte unter Hinsicht auf Erhalt von Leben und Extremität oft nicht durchgeführt werden.

Die neuerliche Rekonstruktion mit folgenden therapeutischen Möglichkeiten im infizierten Gebiet soll helfen, das Leben und die Extremität zu erhalten:

- Sanierung der Infektion durch Entleerung des Abszesses
- Entfernung von Kunststoff (der die Keimbesiedelung unterhält) – wenn möglich und vertretbar auch nur partiell – und additive lokale Maßnahmen
- Wiederherstellung der Strombahn mit Hilfe autologen Materials, vorwiegend durch Venen.

Die Verwendung von resorbierbarem atraumatischem Nahtmaterial wird dieses Vorgehen weiter erleichtern. Die zeitliche Reihenfolge ist von eminenter Bedeutung. Sie muss beim geplanten Vorgehen präoperativ festgelegt sein.

5.5.2 Allgemeinmaßnahmen

Die Allgemeinmaßnahmen dürfen nur als unterstützende Maßnahmen zur operativen Sanierung angesehen werden. Eine systemische, sofort einsetzende Antibiose ist zwingend. Sie sollte initial breit abdeckend und blind beginnen und sofort nach Vorliegen des Antibiogrammes gezielt erfolgen. Sie hat primär die Aufgabe, die Entzündung regional zu begrenzen, unter Kontrolle zu halten oder eine bereits bestehende Bakteriämie bzw. Sepsis mit zu behandeln.

Lokaltherapie

Die lokalen Maßnahmen sind abhängig von:

- Infektlokalisation
- Infektausmaß
- der Art der primären Rekonstruktion (Vene oder Prothese)
- Anzahl der Anastomosen
- Allgemeinzustand des Patienten
- Erfahrung des Gefäßchirurgen
- Art der Infektion (Septikämie mit Keimabsiedelung in der Pseudointima)
- Zeitpunkt des Korrektureingriffs.

In jedem Fall wichtig sind:

- regelmäßige Inspektion der Wunde
- Sicherstellung eines ausreichenden Sekretabflusses
- Abklärung der Infekttiefe.

Die lokale antiseptische Behandlung nach Abstrichentnahme (Abstrich aus der Tiefe der Wunde, möglichst mit Gewebspartikel) ist ebenfalls eine grundlegende Maßnahme.

Behandlung der infizierten Gefäßstrecke

Die lokale Sanierung durch:

- radikale Unterbrechung der arteriellen Zirkulation
- Entfernung des infizierten Fremdmaterials mit lokaler Umstechung und Ligatur im infizierten Gebiet
- meist offene Wundbehandlung
- gleichzeitige sofortige Wiederherstellung der Zirkulation durch extraanatomische Umleitungsoperation im nicht infizierten Gebiet (sog. aseptische Umleitung)
- evtl. Sekundärnaht

ist heute einer wesentlich differenzierteren Behandlung gewichen. Die zur Verfügung stehenden Behandlungsverfahren kann man, auch in historischer Reihenfolge der letzten 40 Jahre, in drei Hauptgruppen einteilen:

- Standardverfahren
  - Bypass-Explantation
  - aseptische Umleitung
  - offene transplantaterhaltende Behandlung
  - autogene In-situ-Rekonstruktion
- alternative Verfahren
  - prothetischer In-situ-Repair
  - konservative Behandlung der infizierten Prothese
  - Vakuumversiegelung
- adjuvante Verfahren
  - Omentum-Plastik
  - Muskelplastiken
  - gestielte myokutane Lappen
  - antibiotikumhaltige Träger.

5.5.3 Operative Standardverfahren

Bypass-Explantation

In den ersten beiden Jahrzehnten der rekonstruktiven Gefäßchirurgie war dies die einzige Möglichkeit, um das Leben und die Extremität zu erhalten. Die Letalität betrug, auch abhängig vom Ort der Infektion, bis zu ca. 75%. Die Amputation bewegte sich bei fehlender Rekonstruktion ebenfalls auf diesem Niveau.
Bei schwerster Sepsis und multimorbidem Patienten kann es auch heute noch kurativ durchaus sinnvoll sein, nur zu explantieren und gegebenenfalls auf die Extremität zu verzichten. Vor allem sollte immer die infizierte thrombosierte Gefäßplastik entfernt werden, wobei bei einem älteren Verschluss meist keine Bedrohung der Extremität besteht. Eine notwendige Revaskularisation lässt sich später im infektfreien Intervall durchführen. Dies gilt besonders für eine infizierte Gefäßprothese, wenn vor der Prothesenimplantation ein nicht extremitätenbedrohendes Stadium bestanden hat.

Aseptische Umleitung

Das Grundprinzip besteht in:
- Umgehung der infizierten Gefäßstrecke auf extraanatomischem Weg
- Explantation des infizierten Fremdmaterials
- ausgiebigem lokalem Wunddébridement.

Die Führung der aseptischen Rekonstruktion sollte in einem ausreichend weiten Abstand zum Ort der Infektion durchgeführt werden. Bei Entscheidung über diese Verfahren steht immer die Frage im Vordergrund, ob die Prothese in gesamter Länge infiziert und ob die Leistenregion betroffen ist (Abb. O5-3).
Folgende Verfahren stehen zur Verfügung:
- Obturator-Bypass bei der infizierten Leistenregion
- axillofemoraler Bypass zur Ausschaltung einer retroperitonealen Entzündung

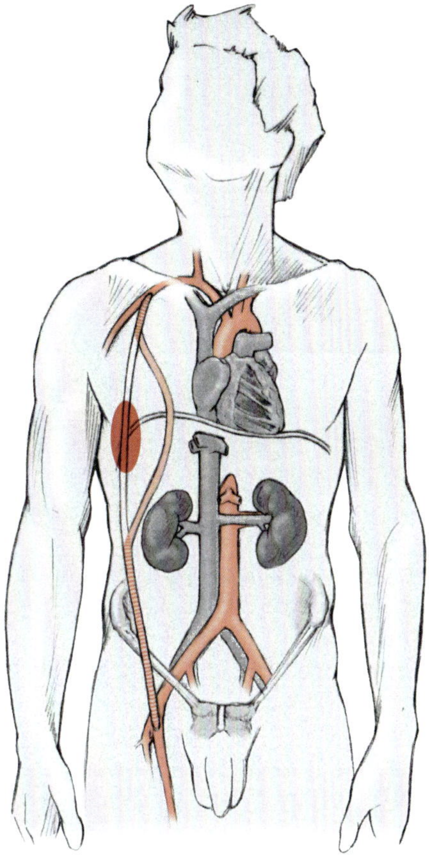

Abb. O5-3 Aseptische Umleitung (Dacron®) bei anastomosenfernem, lokal begrenztem, tiefem Weichteilinfekt eines axillofemoralen Dacron®-Bypasses.

- lateraler beckenkammkreuzender axillofemoraler Bypass zur Ausschaltung des infizierten Retroperitoneums und/oder der infizierten Leiste
- axillopoplitealer Bypass zur Umgehung des infizierten Retroperitoneums und der infizierten Leiste
- thorakoaortofemoraler Bypass, entweder als Aorta ascendens oder descendens oder als subdiaphragmaler Bypass, wobei das Transplantat innerhalb der Rektusscheide submuskulär nach distal geleitet wird (Abb. O5-4).

Obturator-Bypass

Bei einseitigem Leisteninfekt nach Y-Prothese kann die Sanierung durch einen Obturator-Bypass erfolgen.

> **!** Vor der retroperitonealen Freilegung des Prothesenschenkels muss dessen zentrale Infektfreiheit gesichert werden.

Die Granulozytenszintigraphie und Computertomographie versetzen uns heute weitgehend in die Lage, dies zu diagnostizieren.

Der Eingriff beginnt mit dem aseptischen Teil:

- retroperitoneale Freilegung der Gefäßprothese
- quere Absetzung
- distale Ligatur
- kurzstreckige Freipräparation nach distal.

Die zentrale Anastomose erfolgt mit einer neuen Gefäßprothese End-zu-End. Danach folgt der Prothesendurchzug durch das Foramen obturatorium, wobei der Bypass am Oberschenkel geschützt in der Adduktorengruppe verläuft und distal mit der A. femoralis superficialis, A. poplitea oder auch einer Unterschenkelarterie anastomosiert werden kann (Abb. O5-5).

Nach Verschluss der aseptischen Wunden und deren Folienabdeckung erfolgt die inguinale Freilegung des infizierten Bypasses. Dieser wird einschließlich des Nahtmaterials an der Anastomose ausgelöst und aus dem Retroperitoneum herausgezogen. Die Versorgung der aufnehmenden Femoralisgabelgefäße hatte früher in Durchstichligatur und konsekutivem thrombotischem Gefässverschluss bestanden. Unter dem Gesichtspunkt des Erhaltes einer ausreichenden Kollateralisierung über die beiden Aa. circumflexae femoris, aber auch einer evtl. später erforderlichen orthotopen Rekonstruktion waren dabei die Femoralisgabel und die A. profunda femoris als distales Anschlussgefäß meistens verloren.

Die Femoralisgabel kann im infizierten Gebiet durch eine so genannte autogene Femoralisgabelplastik fast immer erhalten werden. Zumindest bleibt das Lumen der A. profunda femoris durchströmt.

Der nach Auslösung der Prothese resultierende Gefäßwanddefekt kann auch nach längerer Profunda-Plastik durch einen von der dorsalen Wandung der A. femoralis communis herübergeschlagenen Patch verschlossen werden. Auch hier ist die Verwendung mittelfristig degradierbaren Nahtmaterials von mitentscheidender Bedeutung (Abb. O5-6).

Auch der alleinige Erhalt der tiefen Oberschenkelarterie durch einen Superfizialislappen oder einen Venenstreifen kann deren Perfusion garantieren (Abb. O5-7).

Wichtig für die Kollateralisation ist der Erhalt aller Seitenäste im Bereich der Femoralisgabel und im Bereich der A. profunda femoris.

Lokal wird zusätzlich ein Sulmycin-tragender Kollagenschwamm implantiert (Refobacin-Ketten wurden

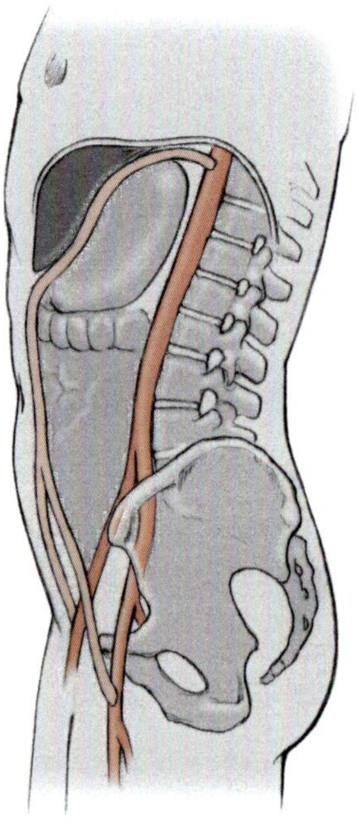

Abb. O5-4 Infradiaphragmale Umgehung einer Infektion der infrarenalen Aorta durch die vordere Bauchwand.

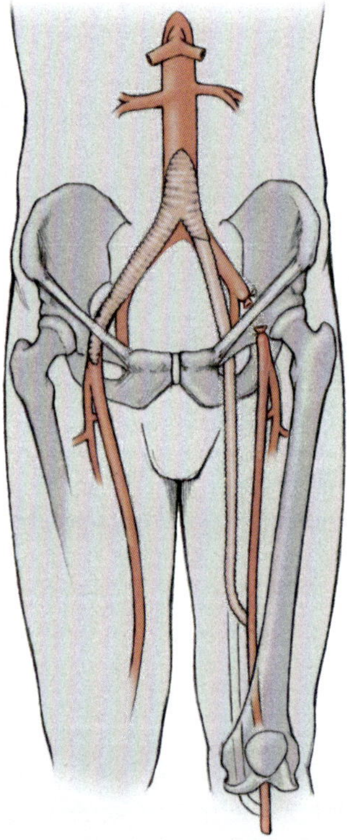

Abb. O5-5 Infizierter Leistenabschnitt nach Y-Prothese: Umgehung durch Obturator-Bypass auf die distale A. femoralis superficialis oder die A. poplitea.

durch dieses Material abgelöst). Das Kollagen wird vollständig resorbiert. Durch diese Maßnahme ist trotz infizierter Leiste eine Primärheilung zu erreichen. Bei sekundärer Heilung kann die Vakuumversiegelung eingesetzt werden. Die Perfusion der Gefäße, zumindest die der A. profunda femoris, bleibt erhalten, und falls erforderlich, kann schon 3–4 Monate nach abgeschlossener Wundheilung in diesem Gebiet wieder eine Kunststoffprothese implantiert werden. Oft genügt aber der Erhalt des Kollateralkreislaufs zum langfristigen Extremitätenerhalt.

Prothesenmaterial

Das am besten geeignete Prothesenmaterial ist grundsätzlich die autologe Vene oder Arterie. Aus Kalibergründen oder fehlender Verfügbarkeit ist die Vene (epifasziale Venen, meist V. saphena magna) häufig nicht verwendbar. Einen neuen Aspekt haben Arbeiten mit Verwendung der tiefen Oberschenkelvene gebracht. Dennoch wird bei den extraanatomischen Umleitungen überwiegend Fremdmaterial unvermeidbar sein. Ein ausgesprochener Nachteil dieser Verfahren ist die nicht unbeträchtliche Infektionsgefahr des neu implantierten Bypass-Materials sowie beim retroperitonealen Infekt die hohe perioperative Belastung des Patienten.

Vorgehen bei Infektion einer Y-Prothese in gesamter Länge

➡ Ist eine Y-Prothese in gesamter Länge infiziert, so muss sie in toto exstirpiert werden.

Das einzeitige Vorgehen in der Reihenfolge Transplantatexplantation vor Revaskularisation weist nach Angaben der San-Francisco-Gruppe eine Letalität, Amputationsfrequenz und Infektionsrate des neuen Transplantats von jeweils 38% und höher auf. Durch Änderung der zeitlichen Operationstaktik (Revaskularisation vor Transplantatexplantation) sanken zwar die Amputationshäufigkeit und die Infektionsinzidenz des neu implantierten Transplantats, die Letalität blieb aber fast unverändert hoch. Deshalb hat sich im Verlauf des letzten Jahrzehnts unter dem Einfluss der San-Francisco-Gruppe zunehmend das zweizeitige Prinzip etabliert:

- in erster Sitzung aseptische Umleitung und damit Erhalt der Extremität
- in zweiter Sitzung, einige Tage bis längstens 2 Wochen nach Stabilisierung des Allgemeinzustandes, Explantation des infizierten Materials.

In einer septischen Situation erfolgt die Explantation natürlich frühzeitiger. Damit war die Letalität auf 18% zu senken. Dieses Therapieschema ist aber nicht durchführbar bei bereits bestehender Sepsis oder einer akuten Blutung.

Offene transplantaterhaltende Behandlung

Die heute verwendeten doppelvelourbesetzten Dacron®-Prothesen wie auch die PTFE-Transplantate besitzen durch ihre rasche invasive Inkorporation eine gewisse Infektresistenz. Dadurch kann ein Protheseninfekt durchaus lokalisiert bleiben, sofern er frühzeitig entlastet wird. Darin liegt begründet, warum heute langstreckige, von Anastomose zu Anastomose reichende Infekte mit eitrig umspülter Prothese nur noch selten gesehen werden. Daraus leitete sich die offene Wundbehandlung mit Erhalt des infizierten Transplantates ab (Abb. O5-8).

Die Behandlung hängt aber von folgenden Vorbedingungen ab:

- keine Sepsis
- kein Aneurysma
- keine Anastomosenblutung
- Gefäßnähte nicht mit einbezogen
- lokal begrenzter Infekt
- oberflächliche Transplantatposition

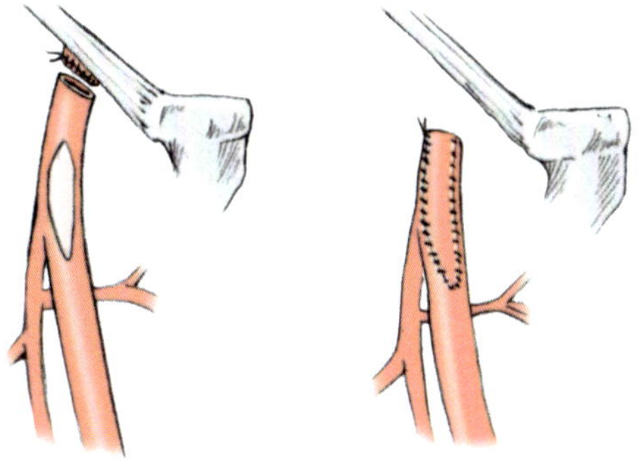

Abb. 05-6 Autogene Femoralisgabel-Plastik durch Patch aus der dorsalen Wand der A. femoralis communis unter Erhalt der Seitenäste.

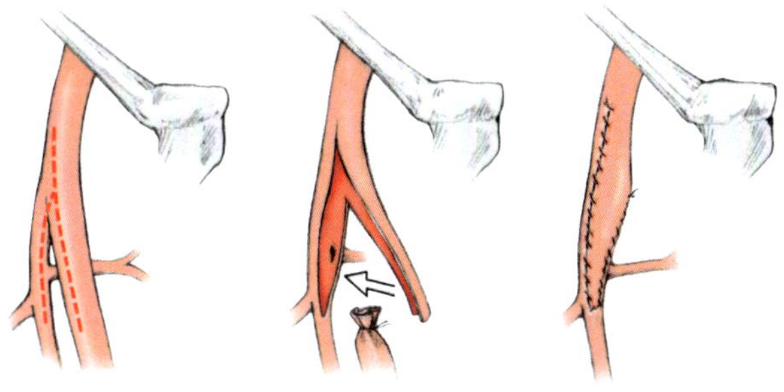

Abb. 05-7 Autogener Verschluss der A. profunda femoris durch herübergeschlagenen Patch aus der (desobliterierten) A. femoralis superficialis.

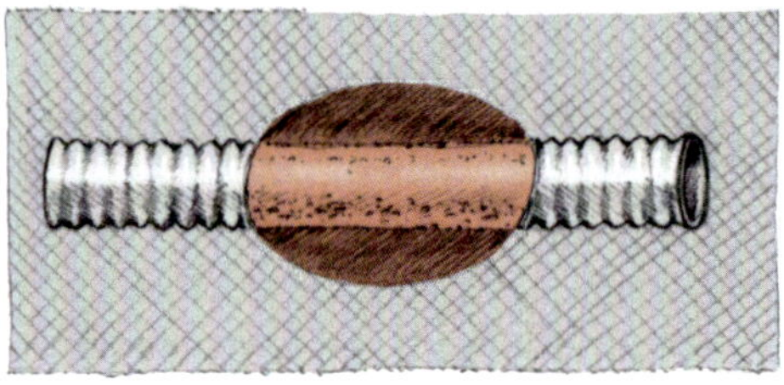

Abb. O5-8 Lokale Begrenzung der Protheseninfektion bei Verwendung invasiv inkorporierbarer Gefäßprothesen oder bei autologer Vene.

- invasiv inkorporierbares Implantat
- autologes Transplantat.

Dabei ist eine oberflächliche Blutleiterposition von entscheidender Voraussetzung. Die Methode beschränkt sich daher von vornherein auf:

- subkutane extraanatomische Transplantate
- infrainguinale Gefäßchirurgie
- Dialyse-Shunt-Chirurgie
- Infektionen im Bereich der hirnversorgenden Arterien (Abb. O5-9).

Die Vakuumversiegelung kann entscheidend zum Erhalt des Transplantates beitragen. Auch wird dadurch die Behandlungszeit abgekürzt.

Autogene In-situ-Rekonstruktion

Die therapeutischen Möglichkeiten wurden durch die autogene orthotope Rekonstruktion erweitert, die im Wesentlichen durch Ehrenfeld und Mitarbeiter entwickelt wurde. In einer Sitzung wird das infizierte Fremdmaterial komplett entfernt und in situ durch körpereigenes Gewebe ersetzt. Hierbei gelten folgende Prinzipien:

- Verwendung autologer Vene oder Arterie
- Gebrauch mittelfristig degradierbaren Nahtmaterials
- ggf. zusätzlicher Einsatz eines biologischen Umhüllungsverfahrens
- Applikation antibiotikumhaltiger Kollagenträger
- Vermeidung extraanatomischer Umleitungen
- Vermeidung erneuten Fremdmaterials
- simultane Entfernung des infizierten Materials und neue Rekonstruktion.

Dies betrifft ganz herausragend den retroperitonealen Abschnitt und vor allem die infizierte Aorten- und Y-Prothese. Ein Aortenstumpfverschluss mit seinen möglichen schwerwiegenden Komplikationen (massive Blutung bei Stumpfruptur) wird dadurch vermieden. Auch im infrainguinalen Abschnitt und bei einer infizierten Karotisrekonstruktion kann dieses Verfahren angewendet werden.

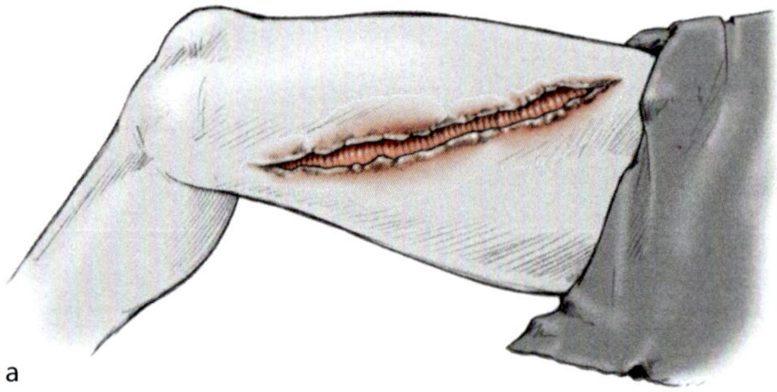

Abb. O5-9a–c Taktisches Vorgehen bei der offenen transplantaterhaltenden Behandlung.
a: Langstreckige Freilegung der infizierten Gefäßprothese in gesamter Länge der Infektion.
b: In der Folge offene lokale Behandlung mit täglichem Verbandswechsel und Wunddébridement bis zum Einsetzen von Granulationen.
c: Versenkungsoperation mit sekundärem Hautverschluss.

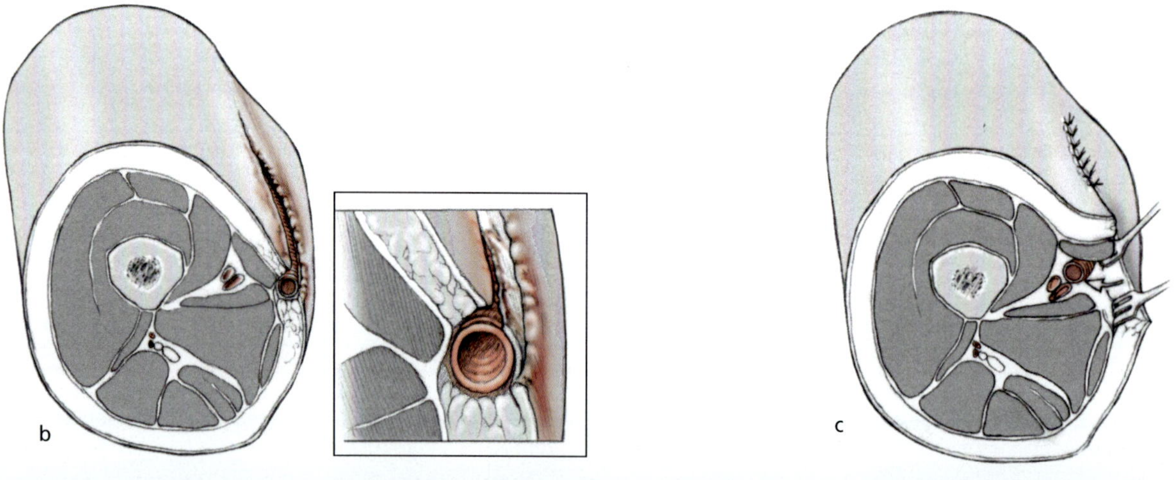

OP-Technik bei zentraler End-zu-Seit-Anastomose

Bei AVK und zentraler End-zu-Seit-Anastomose einer infizierten Y-Prothese wird nach Explantation des infizierten Fremdmaterials und ausgiebigem retroperitonealem Débridement die aortoiliakale Strombahn halbgeschlossen ausgeschält und die Arteriotomien werden mit Venen- oder Arterienstreifen verschlossen.

Gelingt nur eine einseitige iliakale TEA, kann die Durchblutung des kontralateralen Beines durch einen femorofemoralen Crossover-Bypass gesichert werden. Ist der Leistenbereich nicht infiziert, so ist bei Fehlen weiteren autologen Materials nach Verschluss aller septischen Wunden auch Kunststoffmaterial (Silber-Dacron®-Prothese, rifampicingetränkte Gelatine-Dacron®-Prothese) zu vertreten. Davor ist allerdings die Verwendung der tiefen Oberschenkelvene in Betracht zu ziehen. Alternativ bietet sich auch die Entnahme einer verschlossenen oder auch noch offenen A. femoralis superficialis an. In ersterer Situation muss die Arterie ausgeschält (Ringstripper, Eversionstechnik) werden, in letzterer Situation die periphere Zirkulation einseitig als femoropoplitealer (P1) Dacron®-Bypass wiederhergestellt werden. Bei dieser Technik ist darauf zu achten, dass ein genügend langes proximales Superfizialissegment in situ verbleibt, das von einer gesonderten infrainguinalen Inzision aus freigelegt werden kann. Auch die zentrale Anzapfung der distalen A. femoralis profunda ist hier in den Bereich der technischen Möglichkeiten mit einzubeziehen.

➡ Der Arterien-Patch lässt sich von einer verschlossenen A. femoralis superficialis gewinnen. Er ist wegen geringer Dilatationsneigung einem Venen-Patch in dieser Position vorzuziehen.

OP-Technik bei zentraler End-zu-End-Anastomose

Bei Zustand nach Operation eines Aortenaneurysmas oder einer AVK mit zentraler End-zu-End-Anastomose (Zustand nach infrarenalem Aortenverschluss) ist keine für dieses Verfahren taugliche Aorta mehr verfügbar. Wurde eine Rohrprotheseninterposition durchgeführt, kann die noch vorhandene Aortengabel einschließlich einer anhängenden unilateralen A. iliaca communis im Sinne einer Trompetenplastik zum infrarenalen Aortenstumpf verlagert und mit diesem anastomosiert werden. Die A. iliaca wird mit der kontralateralen Beckenarterie anastomosiert. Hier muss dann in jedem Fall noch ein querer Bypass zur Sicherstellung der Durchblutung des anderen Beines angelegt werden (Abb. O5-10).

OP-Technik bei Y-Prothese mit iliakalem oder femoralem Anschluss bei aortoiliakaler Aneurysmaausdehnung

Wurde bei aortoiliakaler Aneurysmaausdehnung eine Y-Prothese mit iliakalem oder femoralem Anschluss implantiert, ist eine rein autogene Rekonstruktion problematisch. Hier kommen folgende Verfahren in Frage:

- extraanatomische Umleitung durch aortobifemoralen Bypass (suprarenale oder thorakale Aorta als Spenderarterie)
- extraanatomische Umleitung durch beidseitigen axillofemoralen Bypass
- kombiniertes alloplastisch-autogenes Verfahren.

Die Durchblutung der unteren Extremitäten wird bei letzterer Lösung durch einen einseitigen lateralen beckenkammkreuzenden axillofemoralen Bypass unter Umgehung der infizierten Leistengefäße gesichert (Abb. O5-11).

Die distale Anastomose erfolgt von einem lateralen Zugang aus unter Abschieben des M. sartorius nach me-

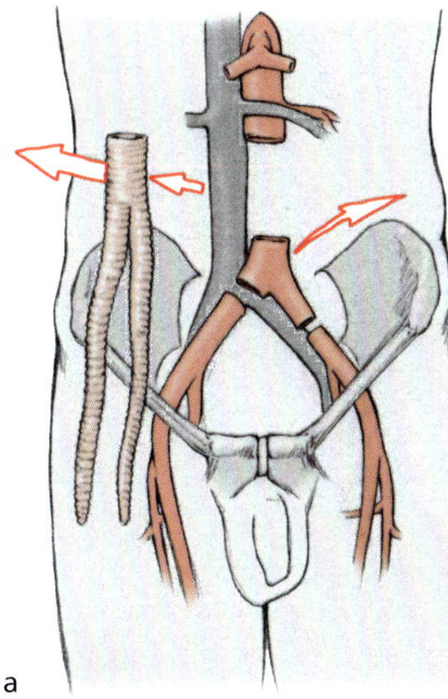

a

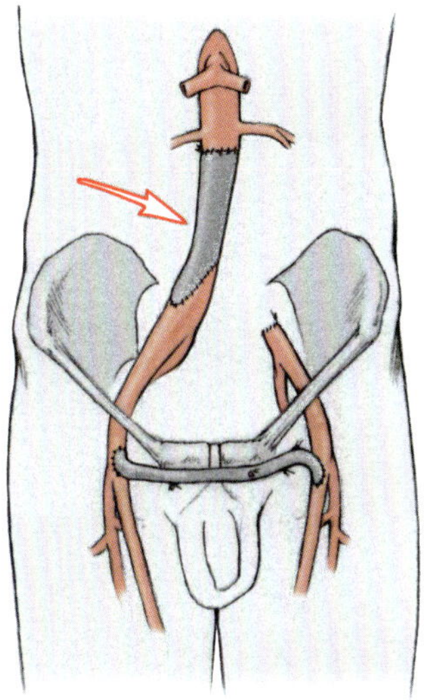

b

Abb. O5-10a und b Autogene Rekonstruktion des aortoiliakofemoralen Gefäßabschnittes.
a: Bypass-Explantation und Vorbereitung zur aortalen Trompetenplastik.
b: Einseitiger iliakaler Anschluss und Perfusionssicherung durch femorofemoralen Crossover-Bypass.

dial mit dem mittleren Bereich der A. femoralis superficialis. Auch die distale A. profunda femoris kann hier angeschlossen werden, sie ist jedoch wegen der nur noch kurzen Ausflussstrecke ungünstiger. Als Ultima Ratio kommen auch weiter distal gelegene Arterienabschnitte in Frage. Atypische Gefäßzugänge wie lateraler Zugang zur A. poplitea oberhalb oder unterhalb des Kniegelenkes u. a. können erforderlich werden.

Nach Verschluss der aseptischen Wunden des unilateralen Bypasses werden die infizierten Leistengefäße freigelegt, das Prothesenmaterial einschließlich des Nahtmaterials in diesem Bereich entfernt und die Durchblutung der kontralateralen Seite durch einen queren Venen-Bypass gesichert (s. Abb. O5-11). Durch retrograden Zufluss kann dabei das Versorgungsgebiet zumindest einer A. iliaca interna erhalten werden.

Es wird bei diesem Verfahren in zwei Schritten vorgegangen:

- 1. Schritt: arterielle Rekonstruktion
- 2. Schritt (einige Tage später): Entfernung der infizierten Prothese
  - Entfernung des retroperitonealen Fremdmaterials über einen transperitonealen Zugang
  - blinder Verschluss der infrarenalen Aorta mit zusätzlicher biologischer Sicherung
  - Applikation eines antibiotikumhaltigen Kollagenträgers.

!

Bezüglich der Rekonstruktion bei tiefem Wundinfekt im aortoiliakalen Abschnitt soll auch auf die seltene, aber ernst zu nehmende Bedrohung durch ischämischen Dekubitus bzw. Glutealnekrosen hingewiesen werden. Diese können bei akuter Unterbrechung der Blutzufuhr via A. mesenterica inferior bzw. A. iliaca interna zu den Glutealarterien auftreten. Die autogene Rekonstruktion oder wenigstens eine retrograde Blutzuführung zur inneren Beckenschlagader bietet die Möglichkeit, dies zu vermeiden.

5.5.4 Alternative operative Verfahren

Prothetischer In-situ-Repair

Dieses Verfahren wird vereinzelt propagiert bei der aortoenteralen Fistel, speziell der paraprothetisch-enteralen Form. Einzelberichte gibt es auch bei der periprothetischen Infektion. Überwiegend sind dies jedoch Patienten, denen man den großen Eingriff einer asepti-

Abb. O5-11a und b Aortofemorale Y-Prothese.
a: Langstreckige Protheseninfektion
b: Kombinierte Rekonstruktion durch lateralen beckenkammkreuzenden axillofemoralen Bypass und Durchblutungssicherung des kontralateralen Beines durch queren femorofemoralen Venen-Bypass und retrograde Sicherung der Durchblutung wenigstens einer A. iliaca interna.

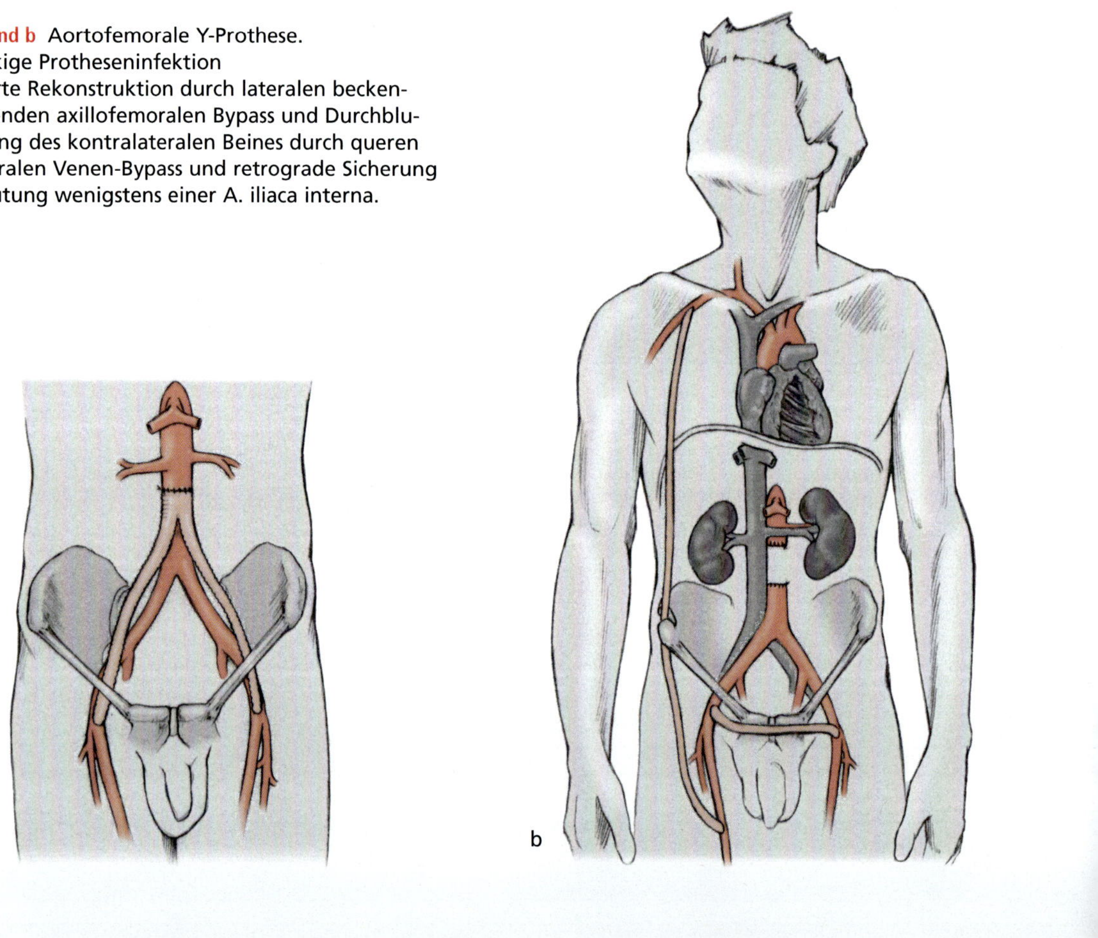

a

b

schen Umleitung nicht zumuten wollte oder konnte oder bei denen erhebliche lokale Probleme vorlagen. Dazu zählen auch Infektionen thorakaler Aortenrekonstruktionen. Auch bei nicht ausgedehnter Infektion einer Y-Prothese wurden erfolgreiche Verfahren dieser Art publiziert. Die bisherigen Ergebnisse der prothetischen In-situ-Rekonstruktionen (sog. Typ-B-Repair, siehe auch Kap. O9) scheinen die Weiterführung dieser Therapie bei nicht unbeträchtlichen Komplikationen, aber nur bei speziellen Indikationen, zu rechtfertigen.
In jüngster Zeit wurden vermehrt erfolgreiche Erfahrungen über den In-situ-Einsatz von Homotransplantaten berichtet. Letzteres betrifft ausschließlich den thorakalen und abdominalen Bereich.

5.5.5 Adjuvante Verfahren

Omentum-Plastik

Die gestielte Omentum-Plastik hat ihre herausragende Indikation beim retroperitonealen Infekt. Sie wird hier additiv eingesetzt bei:

- In-situ-Rekonstruktionen
- extraanatomischen Umleitungen zur Sicherung des Aortenstumpfes
- transplantaterhaltender Behandlung (Abb. O5-12).

Sie kann darüber hinaus so verlängert werden, dass sie auch iliakale und femorale Infektionsherde bedecken kann. Sie wurde in der Zeit vor der autogenen Rekonstruktion sehr forciert angewendet.

> **!** Sind Anastomosen mit betroffen, sollte man vor alleinigem Einsatz dieser Technik immer die Exstirpation und autogene Rekonstruktion sowie auch die aseptische Umleitung auf ihre Einsatzmöglichkeiten überprüfen.

Muskelplastiken

Die gebräuchlichste Muskelplastik ist die Sartorius-Plastik zur Sanierung inguinaler Infekte. In Frage kommt auch die Gracilis-Plastik. Freiliegende Gefäßprothesenstrecken mit nicht beteiligten Anastomosen werden nach Wunddébridement durch den mobilisierten Muskel eingehüllt (Abb. O5-13).
Bei mit befallener Anastomose ist aber die aseptische Umleitung oder autogene Rekonstruktion ohne Zweifel die sicherere Methode.

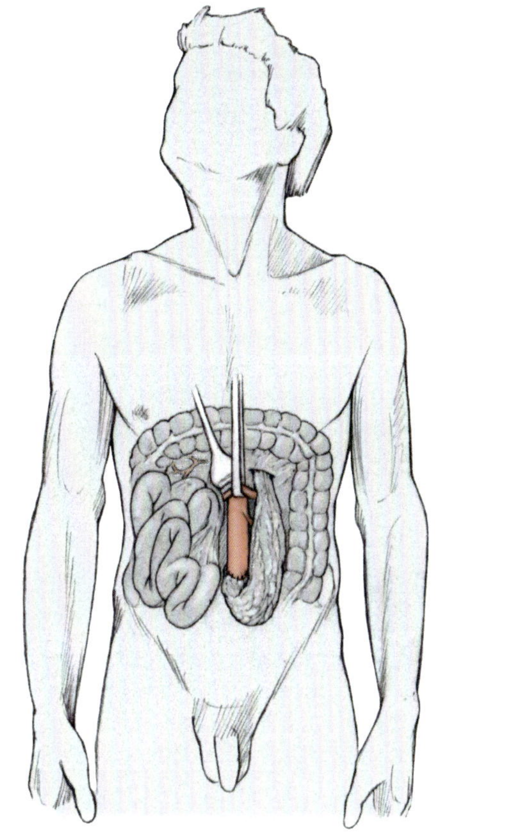

Abb. O5-12 Gestielte Omentum-Plastik, retrokolisch herabgeführt, zur Sicherung aortaler Gefäßnähte.

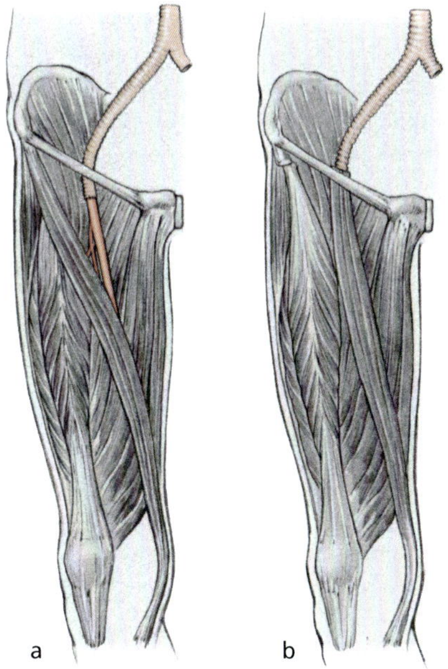

Abb. O5-13a und b Sartorius-Plastik: Transposition des M. sartorius zur infizierten Gefäßstrecke, Platzierung um Prothese und Arterie und Fixation am Leistenband.
a: Präoperativ.
b: Nach Sartorius-Plastik.

05

Gestielte myokutane Lappen

Diese wurden in den vergangenen Jahren neu in die Therapie gefäßchirurgischer Wundinfektionen wie auch nekrotischer Weichteildefekte eingebracht. Sie haben die Aufgabe, infizierte Bereiche durch Vaskularisation schneller zur Abheilung zu bringen. Bei freiliegenden, gut wunddébridierten, inguinalen Prothesenarealen ist dies durchaus eine Methode der Wahl. Voraussetzung ist, dass die Anastomose nicht in den infektiösen Prozess mit einbezogen ist.
Beispielhaft kommt bei einer Infektion unter Einbeziehung der Anastomose ein M.-rectus-abdominis-Lappen in Frage. Aber auch freie myokutane Lappen (z. B. Latissimus-dorsi-Lappen) können, in diesem Fall besonders an der unteren Extremität, zur Behandlung eingesetzt werden.

Vakuumversiegelung

Sie kommt in den letzten Jahren zunehmend auch in der Gefäßchirurgie zur Anwendung (siehe Kap. 14). Dies betrifft auch die offene transplantaterhaltende Behandlung, sofern die Anastomosen gedeckt sind.

Antibiotikumhaltige Träger

Sie kommen zusätzlich zur Rekonstruktion im infizierten Gebiet wie bei der autogenen Rekonstruktion oder auch beim In-situ-Repair zum Einsatz. Sie scheinen auch nach Exstirpation des infizierten Prothesenmaterials auf die rasche Abheilung der infizierten Wunden einen günstigen Effekt zu haben. Der zeitliche Abstand bis zum erneuten Einbringen von prothetischem Material in das alte Transplantatlager lässt sich dadurch erheblich abkürzen.

5.5.6 Konservative Behandlung infizierter Aortentransplantate

Hierbei wird folgendermaßen vorgegangen:
- extraperitoneale Drainierung der gesamten Transplantatlänge
- intermittierende Antibiotikairrigation
- Polyvinylpyrrolidonjod-Irrigation über 4 Wochen
- systemischer antibiotischer Schutz.

Unter diesen Maßnahmen konnten einige Transplantate erhalten und zur Ausheilung gebracht werden. Aber auch diese Behandlung erscheint nur bei Patienten indiziert, denen ein größerer Eingriff nicht zumutbar ist, und in sonst ausweglosen Situationen.

5.6 Komplikationen und deren Behandlung

5.6.1 Reinfektion als Früh- oder Spätinfekt

Bei partiellem Belassen von Fremdmaterial und Durchführung einer aseptischen Umleitung kann die primäre Einschätzung eines nicht infizierten proximalen Prothesenanteiles durchaus täuschen und das erneute Aufflackern der Infektion die Folge sein. Es kann auch durch zu enge räumliche Nähe der aseptischen Umleitung und auf hämatogenem Wege zur Infektion des neu eingebrachten Implantates kommen. Analoges gilt für autologes Material, jedoch ist hier die Chance für eine erfolgreiche lokale Behandlung (gerade auch bei Einsatz der Vakuumversiegelung) günstiger.

5.6.2 Transplantatverschluss

Ein Transplantatverschluss ist besonders bei langen aseptischen Umleitungen wie dem axillofemoralen Bypass häufiger zu erwarten, wobei es zur Gefährdung der Extremität kommen kann. Ist die Extremität nicht akut bedroht, so sollte auf eine Wiedereröffnung derartiger Transplantate eher verzichtet werden. Bei chronischem Belastungsschmerz kann dieser nach einigen Monaten bis zu einem Jahr durch eine orthotope Rekonstruktion hämodynamisch günstiger therapiert werden.

5.7 Nachbehandlung und Nachsorge – Prognose

Die Nachbehandlung entspricht den grundsätzlichen Regeln in der Infektionschirurgie, die Nachsorge denen nach gefäßchirurgischen Rekonstruktionen.
Eine Infektion nach Gefäßrekonstruktion gefährdet in erster Linie die Extremität und in zweiter Linie das Leben des Patienten. Der gut organisierten Prophylaxe sowie einer klaren Planung und differenzierten Therapie der Infektion nach Arterienrekonstruktionen kommt eine immense Bedeutung zu.

5.8 Literatur

Alemany, J.: Die infizierten Leistenaneurysmen nach gefäßchirurgischen Operationen: Behandlungsmethoden, Ergebnisse. XIX International Workshop, Obergurgl 1998

Cordes M, Hepp W, Barzen G, Langer R: Diagnostic evaluation of radioimmunscintigraphy (RJS) with use of Iodine-123-labeled

antibodies against human granulocytes. J. Vasc. Surg. 14 (1991) 703–704
Gastmeier P, Chaberny J, Hamann R, Brandt C, Sohr D, Rüden H: Postoperative Wundinfektionen in der Gefäßchirurgie – Surveillance als Basis für die Prävention. Gefäßchirurgie 8 (2003) 85–91
Gomes, M. N., S. L. Spear: Predicted muscle flaps in the management of infected aorto-femoral grafts. Cardiovasc. Surg. 2 (1994) 70–77
Hegenscheid, M., W. Hepp: Kurzzeitantibiose in der Gefäßchirurgie – Ergebnisse einer prospektiven randomisierten Studie. 10. Jahrestagung der Deutschen Gesellschaft für Gefäßchirurgie. Düsseldorf 1994
Hepp, W.: Operative Gefäßzugänge (BGR Bd. 6). Steinkopff, Darmstadt 1995, 79–85
Hepp W, Vollmar J: Der ischämische Dekubitus. Akt. Chir. 17 (1982) 162–169
Hernandez-Richter T, Schardeg HM, Wittmann F, et al.: Rifampicin and Triclosan but not silver is effective in preventing bacterial infection of vascular Dacron® graft material. Eur. J. Vasc. Endovasc. Surg. 26 (2003) 500–557
Kniemeyer, H.W., G. Torsello, N. Hennes et al.: Frisches homologes Arterientransplantat als aorto-iliakao-femoraler Gefäßersatz bei Protheseninfektion. Vasa 23 (1994) 268–273
Langer S, Sigala F, Bannach C, Hepp W: Erste Erfahrungen mit der Behandlung des Gefäßprotheseninfektes mit der Vakuumversiegelung. Wundkongress Koblenz 2005
Luther, B., E.-D. Schwilden: Das Overbypassverfahren: eine einfache, schnelle und sichere Methode zur arteriellen Rekonstruktion bei Rezidivverschlüssen. In: Hepp, W.: Operative Gefäßzugange (BGR Bd. 6) Steinkopff, Darmstadt 1995, 67–77
Porter, J. M.: The yearbook of vascular surgery, p. 346 (Comment). Mosby, St. Louis 1995
Reilly, L. M.: Autogenous conduits in the management of prosthetic aortic graft infection. Quality Medical Publishing, St. Louis 1994, 95–105
Sladen, J.D., J. D. S. Raid, M. Maxwell et al.: Superficial femoral vein: A useful autogenous harvest site. J. Vasc. Surg. 20 (1994) 947–952
Venz, S., M. Cordes, B. Grünert et al.: ^{123}J-anti-NCA95-Antikörper in der Diagnostik bakterieller Wundinfektion und prothetischer Gefäßersatz – Vergleich mit der Computertomographie. Vasa 23 (1994) 138–144
Zühlke HV, Harnoss BM: Septische Gefäßchirurgie. Ueberreuter, Wien–Berlin 1988

O6 Perigraftreaktion

H. Kogel

6.1 Pathogenese

Die Perigraftreaktion ist eine seltene Komplikation nach Gefäßersatz durch Kunststoffprothesen, die seit über 20 Jahren bekannt ist und eine Inzidenz von lediglich 0,8–0,9‰ aufweist. Hierbei handelt es sich um eine aseptische Unverträglichkeitsreaktion, bei der es zu einer Flüssigkeitsansammlung um die Prothese kommt. Pathogenetisch werden verschiedene Faktoren dafür verantwortlich gemacht:

- chronisch mechanisches Trauma, vor allem bei extraanatomischer, subkutaner Bypassführung
- physikalisch chemische Irritation des Transplantatlagers (Detergenzien, Weichmacher)
- humorale Hemmung des Fibroblastenwachstumsfaktors.

Insbesondere bei Verwendung von glatten Prothesen vom Typ e-PTFE kommt es zu Bewegungen des Prothesenmaterials, so dass eine mangelnde Einheilung und Pseudokapselbildung die Folge sein kann. Eine weitere Hypothese beinhaltet die Annahme einer physikalisch-chemischen Irritation des Transplantatlagers durch Abspaltung von Monomeren, Detergenzien oder Weichmachern aus dem Prothesengerüst. Die Tatsache, dass die Perigraftreaktion durch Implantation eines andersartigen Kunststoffs in der überwiegenden Mehrzahl der Fälle zur Ausheilung gebracht werden kann, lässt vermuten, dass diese Theorie ebenfalls richtig ist. Schließlich wird von einzelnen Autoren eine humorale Hemmung des Fibroblastenwachstumsfaktors angenommen. Wie experimentell festgestellt werden konnte, befanden sich in der Flüssigkeit der Perigraftzyste tatsächlich Substanzen, die in der Zellkultur eine Hemmung des Fibroblastenwachstums verursachen. Die früher postulierte These der Antigen-Antikörper-Reaktion lässt sich nach eigenen Erfahrungen nicht weiter aufrechterhalten, zumal sich in der Zystenflüssigkeit bislang keinerlei biochemische Hinweise für eine derartige Reaktion fanden. Vielmehr handelt es sich um ein Plasmafiltrat: Bei einigen Patienten konnte wenige Minuten nach i. v. Applikation eines sog. Tracers (^{99m}Tc-DTPA) dieser in der Perigraftzyste szintigraphisch nachgewiesen werden. Die Entstehung der Perigraftflüssigkeit wird durch zwei Hypothesen erklärt:

- **Transsudathypothese.** Demzufolge kommt es zu einem primären oder sekundären Dichtigkeitsverlust der Gefäßprothese mit transluminalem oder transmuralem Flüssigkeitsaustritt in die Perigraftzyste (Abb. O6-1).
- **Exsudationshypothese.** Demgemäß soll es durch mechanische Irritation zu einer sog. Pseudokapsel-

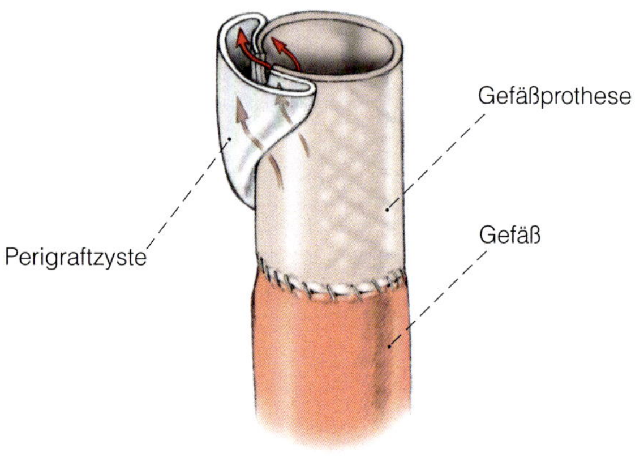

Abb. 06-1 Transsudationshypothese. Primärer oder sekundärer Dichtigkeitsverlust der Gefäßprothese mit transmuralem Plasmaaustritt.

bildung kommen, die eine intensive kapilläre Durchblutung aufweist. Über diese Kapillaren des Perigraftgewebes kommt es via Kapsel zu einer Exsudation in die Zystenhöhle (Abb. 06-2).

Die histologischen Untersuchungen bestätigen praktisch beide Thesen insofern, als eine Perigraftzyste mit typischen Fremdkörperreaktionen und einer glatten inneren Oberfläche ausgestattet ist und eine gute Kapillarisierung aufweist. Der Durchtritt des oben genannten Tracers nach wenigen Minuten unterstützt beide Hypothesen. Im Prothesengerüst finden sich regelmäßig eine große Menge amorpher Ablagerungen und eine geringgradige zelluläre Infiltration, die wesentlich geringer ausgeprägt ist, als es bei gut eingeheilten Prothesen üblich ist.

Während die meisten Perigraftzysten die wiedergegebene Transsudations- und Exsudationshypothese unterstützen, sind von uns vereinzelt Fälle von sog. xanthogranulomatösen Formen beschrieben worden. Ausgusspräparate haben bislang keine Stütze für einen Transsudationsmechanismus bei dieser speziellen morphologischen Variante zu erkennen gegeben. Pathoanatomisch findet sich in diesen Fällen eine tumorähnliche Zystenwand von gelblicher Farbe und krümeliger Wandbeschaffenheit mit trübem Exsudat. Histologisch sind typische Fremdkörperreaktionen mit Fremdkörperriesenzellen sowie granulozytäre Infiltrationen zu finden. Die Zystenwand beinhaltet vor allem kollagenreiches Gewebe mit Fibroblasten sowie Fibrinbelägen auf der inneren Oberfläche.

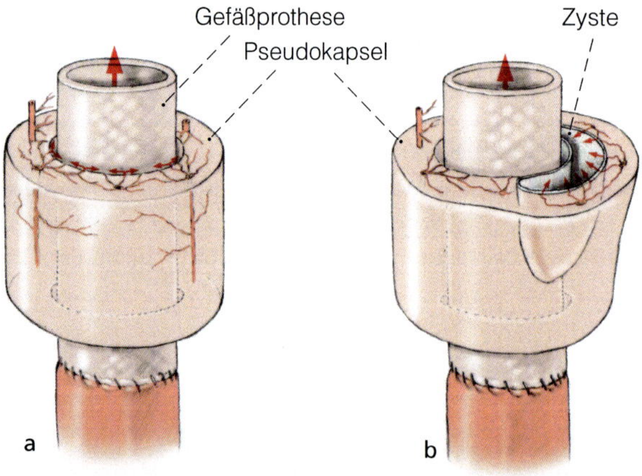

Abb. 06-2a und b Exsudationshypothese.
a: Entstehung einer Pseudokapsel durch mechanische Irritation.
b: Plasmafiltration über eine Perigraftkapillare via Kapsel.

6.2 Symptomatik

Klinisch findet sich meist eine schmerzlose, fluktuierende Schwellung im Verlauf der implantierten Gefäßprothesen, vorwiegend bei extraanatomischer Position (s. Abb. 06-3a).

➡ Während Perigraftreaktionen bei extraanatomischer Lage leicht zu sehen und zu tasten sind, entzieht sich bei retroperitonealer Bypassführung eine derartige Zystenbildung sehr häufig einer frühen Diagnose und wird erst diagnostiziert, wenn typische Komplikationen auftreten.

Die mittlere Latenzzeit zwischen Operation und klinischem Beginn der Perigraftreaktion betrug in den eigenen beobachteten Fällen ca. 7 Monate. Die Abgrenzung von Perigraftzysten gegenüber Lymphzysten stützt sich in erster Linie auf den biochemischen Nachweis eines Ultrafiltrats im Gegensatz zu eiweißreicher Flüssigkeit. Schließlich ist die Perigraftreaktion differentialdiagnostisch von den Phänomen der sog. Weaping-Protheses, z. B. nach Blalock-Taussig-Operation, abzugrenzen, sie entsteht im Gegensatz zur Perigraftreaktion nicht in der späten, sondern in der frühen postoperativen Phase durch einen sekundären Abdichtungsverlust des Kunststoffes.

6.3 Operationsindikation

Die Indikation zur operativen Korrektur einer Perigraftreaktion ist bis auf wenige Ausnahmen (überhohes Risiko) praktisch immer gegeben, um mögliche Komplikationen zu vermeiden. Die Indikation stützt sich auf die klinische Diagnose einer aseptischen Flüssigkeitsansammlung ohne Entzündungsreaktion sowie auf die bildgebende Diagnostik (Sonographie oder CT).

6.4 Diagnostik

6.4.1 Klinik

Die klinische Untersuchung ergibt das Vorliegen einer langstreckigen, teils gekammerten Flüssigkeitsansammlung um die Prothese herum. In diesem Fall spricht man von einer schwimmenden Prothese, die in den eigenen beobachteten Fällen in mindestens 75% bei extraanatomischer Position zu finden ist. Schwierig ist die klinische Diagnostik bei tiefliegenden Perigraftzysten, z. B. im Retroperitoneum. Die klinischen Symptome und Beschwerden betreffen daher an dieser Stelle in erster Linie die Raumforderung und die Komplikationen in Form von Bypass-Thrombose oder Anastomosenruptur.

> **!** Vor mehrfachen Punktionen der Perigraftzysten ist dringend zu warnen, da hierbei leicht ausgedehnte Infektionen auftreten können, die die Wahl einer geeigneten gefäßchirurgischen Rekonstruktion bei den meist risikobehafteten Patienten enorm erschweren.

Fieberreaktionen sind in Abgrenzung zu Protheseninfektionen nicht vorhanden.

6.4.2 Funktionsuntersuchungen

Präoperativ sind die Perfusionsdrücke der Spenderarterie bei extraanatomischer Position und der Empfängerregion zu überprüfen. Blutbild, Blutsenkung, Immunstatus und Immunelektrophorese zeigen keinen pathologischen Befund.

6.4.3 Bildgebende Verfahren

Der Nachweis von Perigraftreaktionen erfolgt durch Sonographie, CT und ggf. MRT. Hierdurch lässt sich die Ausdehnung der periprothetischen Zystenbildung genau definieren. Gleichzeitig ist festzulegen, ob eine Totalentfernung der Prothese oder ein partieller Prothesenaustausch in Frage kommt (Abb. O6-3).

> ➡ Bei eindeutig offenem Bypass ohne Anastomosenstenosen und ohne Beeinträchtigung der Einstrom- und Ausstrombahn kann auf eine Angiographie verzichtet werden.

Die szintigraphische Untersuchung bringt keine zusätzliche Information, sie genügt lediglich wissenschaftlichem Interesse.

6.4.4 Risikoabklärung

Da in 75% der Fälle ein extraanatomischer Bypass vorliegt, ist leicht abzuleiten, dass es sich überwiegend um Patienten mit hohem Risikoprofil handelt. Da die Indikation zur Operation in den meisten Fällen gege-

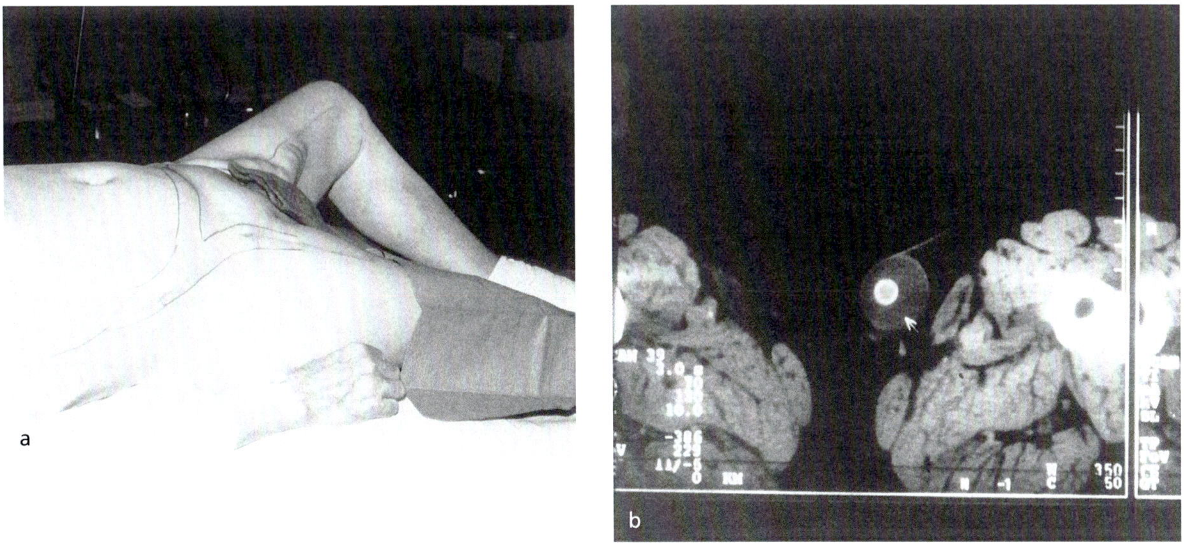

Abb. 06-3a und b Perigraftreaktion.
a: 69-jähriger Patient mit Perigraftreaktion 4 Monate nach Implantation eines axillo(bi)femoralen Bypasses (e-PTFE). Zystenbildung im angezeichneten Bereich.
b: Computertomographischer Befund des gleichen Patienten mit periprothetischer Zystenbildung um den PTFE-Bypass am linken Bein in Oberschenkelmitte.

ben ist, stellt sich regelmäßig die Frage, ob der Zustand des Patienten mit einem erhöhten Risikoprofil durch konservative kardiologisch-internistische Maßnahmen noch verbessert werden kann.

Bei extraperitonealem und extraanatomischem Bypassverlauf stellt selbst der Wiederholungseingriff (Prothesenaustausch) ein relativ kleines Trauma dar, das auch Risikopatienten zugemutet werden kann.

Anders verhält es sich bei retroperitonealem Prothesenverlauf, bei dem eine ausreichende Belastbarkeit des Patienten, wie bei anderen großen Eingriffen, genau zu definieren ist:

- Abklärung der kardiopulmonalen Funktion
- Überprüfung der Nierenfunktion
- Überprüfung der Leberfunktion
- Überprüfung des Gerinnungssystems.

6.5 Therapie

6.5.1 Zielsetzung

Ziel der Behandlung ist es, folgende Komplikationen der Perigraftreaktion zu vermeiden:

- Anastomosenaneurysmabildung
- Hautarrosion
- thrombotischer Bypass-Verschluss
- externe Bypass-Kompression
- sekundäre Infektion.

Auch hier gilt es, den Eingriff so klein wie möglich zu halten, ein Prothesenaustausch ist lediglich in dem Gefäßabschnitt erforderlich, der von einer Perigraftzyste umgeben ist.

6.5.2 Vorbereitung

Präoperativ sind eine vollständige Enthaarung des Patienten im Operationsgebiet durch Enthaarungscreme, eine gründliche Säuberung der Haut und eine Antibiotikaprophylaxe (one shot) erforderlich. Bei extraanatomischem Prothesenverlauf sind höchstens 2 Konserven bereitzustellen, bei anatomischem (z. B. retroperitonealem) Verlauf sind dagegen 4–6 Konserven vorzuhalten.

6.5.3 Operative Standardverfahren

Die Rezidivhäufigkeit ist bei Verwendung andersartiger Kunststoffe deutlich geringer, sie liegt unter 10% versus 78% bei Verwendung gleicher Kunststoffprothesen. Nur der durch Perigraftreaktion betroffene Transplantatabschnitt muss ausgetauscht werden. Bei ausgedehnten Perigraftzysten empfiehlt es sich, nicht das gesamte Transplantatlager zu exstirpieren, sondern ein neues Transplantatlager in der Nachbarschaft zu suchen und sowohl das neue Transplantatlager als auch das alte durch Redondrainagen zu versorgen. Welchen Einfluss die Wahl von beschichteten Kunststoffprothesen auf den Gesamtverlauf hat, kann derzeit wegen der geringen Anzahl der Fälle noch nicht eindeutig beurteilt werden.

6.5.4 Alternative operative Verfahren

Der Vorschlag anderer Autoren, lediglich die Zystenwand zu entfernen und eine partielle intramuskuläre Verlagerung der Prothese unter Belassung der Anastomosenregionen zu versuchen, ist bei kleinen Zystenbildungen durchaus gerechtfertigt. Bei ausgedehnten Perigraftreaktionen über eine große Transplantatlänge hinweg würde dies jedoch ein großes Weichteiltrauma mit der Gefahr postoperativer Wundkomplikationen und Infektionen bedeuten.
Sofern das allgemeine Risikoprofil derartiger Patienten es zulässt, ist zu überlegen, ob ein extraanatomisches Verfahren aufzugeben ist und stattdessen eine anatomische Rekonstruktion durchgeführt werden sollte. Dies würde in erster Linie Patienten betreffen, die aufgrund eines Protheseninfekts in anatomischer Position ehemals eine aseptische extraanatomische Umleitung erhielten. Da jedoch gerade bei diesen Patienten eine Rückoperation, z. B. ins Retroperitoneum, sich als technisch sehr aufwändig erweist, wird diese Alternative in den seltensten Fällen sinnvoll erscheinen. Bei wiederholtem Rezidiv trotz Prothesenaustauschoperation mit andersartigem Kunststoff ist in speziell gelagerten Fällen der Ersatz mit autologen Materialien (Vene, Arterie) die Methode der Wahl.

6.5.5 Intraoperative Kontrollmethoden (Qualitätssicherung)

Sofern die Anastomosen in situ belassen werden können, weil sie von der Perigraftreaktion nicht betroffen sind, kann auf eine intraoperative Angiographie verzichtet werden. Anders verhält es sich, wenn aufgrund der lokalen Verhältnisse eine neue zentrale oder peripherwärts verschobene Anastomosierung erforderlich wird. Hier gelten die gleichen Grundregeln wie bei anderen rekonstruktiven Maßnahmen, die eine intraoperative Angiographie notwendig machen.

6.5.6 Nichtoperative Verfahren

Folgende konservative Methoden stehen zur Verfügung:
- Instillation von Fibrinkleber
- Instillation von Tannin
- Plasmapherese.

➡ Diese Verfahren kommen jedoch nur für Patienten in Frage, die nicht operabel erscheinen. Da die Punktion der Zystenflüssigkeit meistens mehrfach durchgeführt werden muss, entsteht ein hohes Risiko bezüglich der lokalen Infektion.

Derartige Behandlungsmethoden kommen daher bei den meisten Patienten nicht zur Anwendung. Heilungen sind zwar bei den genannten Therapieformen beschrieben, sie betreffen jedoch nur Einzelbeobachtungen.

6.6 Komplikationen und deren Behandlung

Durch die stark vaskularisierte Perigraftkapsel kann es postoperativ zu einer Blutung in das ehemalige Transplantatlager kommen. Diese Komplikation kann vermieden werden durch:
- ausreichende Drainage intraoperativ
- Immobilisation des Patienten für mindestens 5 Tage
- vorsichtige Heparinisierung (max. 10000 I. E./24 h).

Da die Gefahr eines Protheseninfektes bei Rezidiveingriffen immer gegeben ist, ist eine intraoperative Antibiotikaprophylaxe dringend zu empfehlen.

! Bei Verwendung gleichartiger Kunststoffe als Neuimplantat nach Perigraftreaktion ist mit einer Rezidivrate von 75% in den ersten Monaten zu rechnen.

Das Übergreifen der Perigraftreaktion auf die Anastomosenregion beinhaltet die Gefahr der Anastomosenruptur. Zunehmende Flüssigkeitsfiltration in eine Perigraftzyste hinein, Kompression der Gefäßprothese und extraanatomischer Verlauf begünstigen das Auftreten eines thrombotischen Transplantatverschlusses.

6.7 Nachbehandlung und Nachsorge

Wie oben erwähnt, sind eine Immobilisation des Patienten für 5 Tage und eine vorsichtige Heparinisierung mit 10000 I. E./24 h erforderlich. Der obligate intraoperative Abstrich gibt Auskunft, ob es sich um eine typische Perigraftreaktion oder aber um eine Perigraftreaktion mit lokalem Infekt handelt. Daher konzentriert sich die weitere postoperative Beobachtung und Nachsorge in erster Linie auf:
- mögliche Infektbildung
- eventuelles Auftreten eines Perigraftrezidivs
- Beurteilung der Anastomosenregion.

Regelmäßige Kontrollen mittels klinischer Untersuchung und Sonographie (nach 6 Wochen, 3 Monaten, 6 Monaten und nach 1 Jahr) sind erforderlich und gehören in die Hand eines Gefäßchirurgen, der mit dem Krankheitsbild vertraut ist.

6.8 Literatur

Ahn SS, Machleder HI, Gupta R et al.: Perigraft seroma: Clinical, histologic and serologic correlates. Am J Surg 154 (1987) 173–178

Baker JD: Bleeding through PTFE grafts. Eur J Vasc Surg 1 (1989) 41–43

Blumenberg RM, Gelfand ML, Dale A: Perigraft seromas complicating arterial grafts. Surgery 97 (1985) 194–230

Le Blanc J, Albus R, Williams WC et al.: Serous fluid leakage: A complication following the modified Blalock-Taussig-Shunt. J Thorac Cardiovasc Surg 88 (1994) 259–262

Bolton W, Cannon JA: Seroma formation associated with PTFE vascular grafts used as arteriovenous fistulae. Dial f Transplantation 10 (1981) 60–64

Kaupp HA, Matulewicz TJ, Lattiner GH et al.: Graft infection or graft reaction? Arch Surg 114 (1979) 1419–1422

Sladen JG, Mandl MAJ, Grossman M et al: Fibroblast inhibition: A new and treatable cause of prosthetic graft failure. Am J Surg 149 (1985) 587–590

Paes E, Vollmar JF, Mohr W et al.: Perigraft reaction: Incompatibility of synthetic vascular grafts? New aspects on clinical manifestation, pathogenesis and therapy. World J Surg 12 (1988) 750–755

Paes E, Vollmar JF, Mohr W et al.: Complications in the healing process of artificial vascular grafts. In: Kogel HC (eds.): The prosthetic substitution of blood vessels. Quintessenz, München 1991, 187–193

Vollmar JF, Hesse G, Mohr W: Infektion oder Unverträglichkeit von Kunststoffprothesen? Akt Chir 17 (1982) 19–24

07 Prothesendegradation

H. Kogel

7.1 Pathogenese

Fortschritte der Gefäßchirurgie sind eng verbunden mit der Verfügbarkeit geeigneter künstlicher Blutleiter. Der groß- bis mittelkalibrige Gefäßersatz ist die Domäne für den Einsatz von Kunststoffmaterialien bei der Rekonstruktion von Arterien und Venen. Die eingeschränkte Verfügbarkeit autologer Gefäße (V. saphena magna, V. saphena parva, V. cephalica und A. mammaria interna) macht bei Patienten mit fortgeschrittener Arteriosklerose durch Verbesserung der Überlebenschance auch im kleinkalibrigen Bereich < 5 mm vermehrt den Einsatz von Kunststoffen oder heterologen Materialien erforderlich. Hiermit sind auch folgende Nachteile des prothetischen Gefäßersatzes verbunden:

- Graftthrombosen
- Spätinfektionen
- mechanische Anfälligkeit infolge Knickbildung in Gelenkbereichen
- Auftreten von Abbauprozessen, mit dem Verlust der mechanischen Resistenz in Zeitabhängigkeit.

Derzeit stehen im Prinzip vier verschiedene Kunststoffmaterialien zur Verfügung, die als Gefäßersatz in Frage kommen. Hierzu gehören:

- Textilprothesen aus Dacron® (Polyäthylenterephthalat)
- Teflon® (gerecktes Polytetrafluoräthylen)
- Polyurethan
- kollagene Blutleiter.

Die letztgenannten Gefäßprothesen sind größtenteils mit einem äußeren Dacronnetz versehen, um die mechanische Langzeitresistenz zu erhöhen (konservierte homologe und heterologe Transplantate). Zusätzlich existieren zusammengesetzte Kunststoffe (Dacron® mit Teflon®-Überzug), biodegradable Compositgrafts (bislang nur experimentell Polylactit und Polyurethan) und andere Modifikationen.

7.1.1 Dacron®-Prothesen

➡ Textilprothesen aus Dacron® stehen in gestrickter, gewirkter und gewebter Form zur Verfügung. Die mechanische Resistenz nimmt in dieser Reihenfolge zu, so dass Dilatationen vor allem bei gestricktem Dacron® beobachtet werden können.

In der Initialphase nach aortoiliakalen Rekonstruktionen sind sonographisch und computertomographisch durchschnittlich 17,4%ige Dilatationen zu beobachten. Die Dilatationen erreichen ein Maximum von 57%. Diese Veränderungen sind bereits seit den 70er Jahren bekannt. Ultradünne Dacron®-Prothesen, ehemals vom Typ Millinit oder Mikronit, mussten sehr bald vom Markt genommen werden, da Rupturen der Gewebetextur zu Blutungen und Aneurysmabildungen führten. Dies erscheint insofern von aktueller Bedeutung, da mit den endoluminalen Stent-Prothesen zum Teil wieder ähnlich dünne Prothesen implantiert werden, deren Langzeitverhalten nicht bekannt ist. Endoluminale Prothesen der ersten Generation wiesen bereits in einem hohen Prozentsatz Materialrupturen auf. Gewebte Dacron®-Prothesen gelangen vorwiegend in thorakaler Position zum Einsatz.

Der äußere oder innere Veloursbesatz bewirkt eine bessere Haftung sowohl der Neointima als auch der Neoadventitia, wobei jedoch das narbig veränderte Transplantatbett in der Folgezeit die mechanische Resistenz der Prothese weder ersetzen noch verbessern kann. So erfährt auch das initiale Dehnungsverhalten von Gefäßprothesen durch den bindegewebigen narbigen Einbau eine Veränderung, die nur schwer messbar ist. Die Angaben über Compliance-Mismatch beziehen sich daher nahezu ausschließlich auf experimentelle Kurzzeitversuche, bei denen die Transplantate noch nicht definitiv eingeheilt sind.

Bei Dacron® kommt es mehrere Jahre nach Implantation zu Abbauveränderungen, hervorgerufen durch folgende Faktoren:

- Hydrolyse
- chemische Alteration
- enzymatischer Angriff von Fremdkörperriesenzellen
- Zerreißungen der Mikrofilamente infolge mechanischer Beanspruchung.

Bei einer Pulsfrequenz von ca. 90/Min. und einem Blutdruck zwischen 80 und 120 mmHg wird die Prothese während einer Liegedauer von 25 Jahren von ca. 1,18 Billionen Pulswellen getroffen. Unklar ist bislang, inwieweit eine Beschichtung von Gefäßprothesen das Langzeitverhalten in Bezug auf die mechanische Resistenz verändert. Experimentelle Untersuchungen an Hunden lassen den Schluss zu, dass nach 20 Jahren eine gefährliche Dilatation der Kunststoffblutleiter zu erwarten ist. Nach Ablauf von ca. 30 Jahren muss mit einer kompletten Degradation gerechnet werden. Da Patienten vor allem nach Resektion von abdominellen Aortenaneurysmen z. T. eine längere Lebenserwartung aufweisen, sind derartige Komplikationen bei genügend langer Beobachtungszeit zu erwarten. Nach den ersten Revisionseingriffen wegen mechanischen Versagens von Gefäßprothesen der ersten Generation kommen derzeit bereits vermehrt Prothesen der zweiten Generation zur Korrektur.

7.1.2 Teflon®-Prothesen

Der initiale Einsatz von Teflon®-Prothesen vor mehr als 20 Jahren führte zu Transplantatrupturen infolge mangelnder mechanischer Resistenz. Zunächst wurde dieses Problem durch zusätzliches Anbringen einer äußeren Umwicklung wirkungsvoll gelöst. Später erfolgte ein modifiziertes Polymerisationsverfahren und die Herstellung einer dickeren Prothesenwand, um die mechanische Resistenz zu erhöhen.

Bei Polytetrafluoräthylenprothesen der neuen Generation konnte ein biologischer Abbau bislang nicht nachgewiesen werden, obgleich die histologische Reaktion mit dem Aufbau einer fibrösen bindegewebigen Kapsel und dem Auftreten von Fremdkörperriesenzellen ähnlich derjenigen ist, wie sie bei Dacron® beobachtet werden konnte. Während das Einheilungsverhalten von Dacron®-Prothesen durch erhöhte Porosität intensiver ist, lassen PTFE-Prothesen der üblichen Mikroporosität von 30 µm Fibrillenlänge ein komplettes Einwachsen von Bindegewebe in das Maschenwerk der Prothese vermissen. Dennoch werden Wundheilungsstörungen im Transplantatbett bei PTFE nicht häufiger beobachtet als bei Dacron®. Um die Probleme der Knick- und Rissbildung des Kunststoffs bei Gelenküberschreitung zu vermeiden, sind externe Verstärkungen in Form von Ringen oder Spiralen eingeführt worden, die die mechanische Resistenz der Prothese weiter verbessert haben.

7.1.3 Polyurethanprothesen

Polyurethanprothesen und zusammengesetzte Prothesen (Polyurethan mit Polylactit-biodegradable) haben bislang die in sie gesetzten Erwartungen nicht erfüllen können. Zwar gestattet das Polyurethan, ein besseres Compliance-Matching zu erreichen, die biologische Stabilität ist jedoch langfristig bisher nicht gegeben. Folgende Probleme wurden bei Polyurethanen verschiedener chemischer Zusammensetzung vermehrt beschrieben:

- erhöhte initiale Thrombogenität
- Nachteile beim Einbau
- mangelnde Biostabilität.

Aneurysmabildungen durch biologischen Abbau des Polyurethans waren die Folge. Bei künstlichen Blutleitern liegt die kritische Grenze (Nagelprobe), nach der sich aneurysmatische Veränderungen des Kunststoffs zeigen können, bei 4–5 Jahren. Langzeitbeobachtungen über mehr als 5 Jahre mit entsprechenden detaillierten Aufstellungen über die mechanische Resistenz von Polyurethanen liegen bisher nicht in ausreichender Anzahl vor.

7.1.4 Kollagenprothesen

Ähnlich verhält es sich mit kollagenen Blutleitern (homologer und heterologer Gefäßersatz). Die Herstellungsverfahren wurden ständig verändert und verfeinert, wobei zwei Ziele verfolgt wurden:

- Herabsetzung der immunologischen Komponente, damit der Blutleiter nicht zu einer Graft-versus-Host-Reaktion führt, die initial eine Bypass-Thrombose und im späteren Verlauf einen biologischen Abbau zur Folge hat.
- Verbesserung der Biostabilität durch Vernetzung der Kollagenstrukturen, z. B. mit Formaldehyd, sowie externe Ummantelung durch ein grobes Netz aus Dacron® mit dem Ziel, die mechanische Resistenz gegen die pulsatile Belastung des Blutstroms zu verbessern.

Nach einer Implantationsdauer von mehr als 4 Jahren wurden in der Literatur vermehrt Dilatationen und Aneurysmabildungen beschrieben. Initial kommt es innerhalb der Dacron®-Netze zu typischen Einschnürungen und ziehharmonikaartigen Veränderungen, bis schließlich die Dacron®-Netze ihre mechanische Resistenz verlieren und es zu ausgeprägten Aneurysmen der Prothese kommt (Abb. O7-1).

7.2 Symptomatik

Bei Verlust der mechanischen Resistenz der künstlichen Blutleiter kommt es entweder im Transplantatverlauf oder in der Anastomosenregion zu Defekten, die zunächst noch durch den bindegewebigen Mantel gehalten werden. Kommt es zur Aneurysmabildung im Transplantatverlauf oder an den Anastomosen, so können folgende typische Komplikationen auftreten:

- gedeckte oder freie Ruptur
- periphere Embolisation durch Verschleppung wandständiger Gerinnsel
- Verdrängung von Nachbarstrukturen
- Nervenirritationen durch lokale Druckwirkung.

Das klinische Bild ist daher geprägt durch:

- Bypassthrombose
- Ruptur
- Schmerzen.

7.3 Operationsindikation

Bei drohendem mechanischem Versagen eines Gefäßtransplantats ist im arteriellen System die Indikation zur Korrektur dringend gegeben. Hier kommen je nach Situation in Frage:

- partieller Prothesenaustausch
- totaler Prothesenersatz

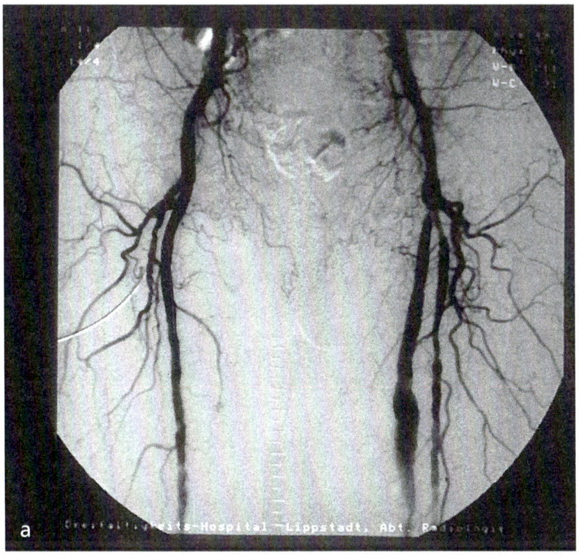

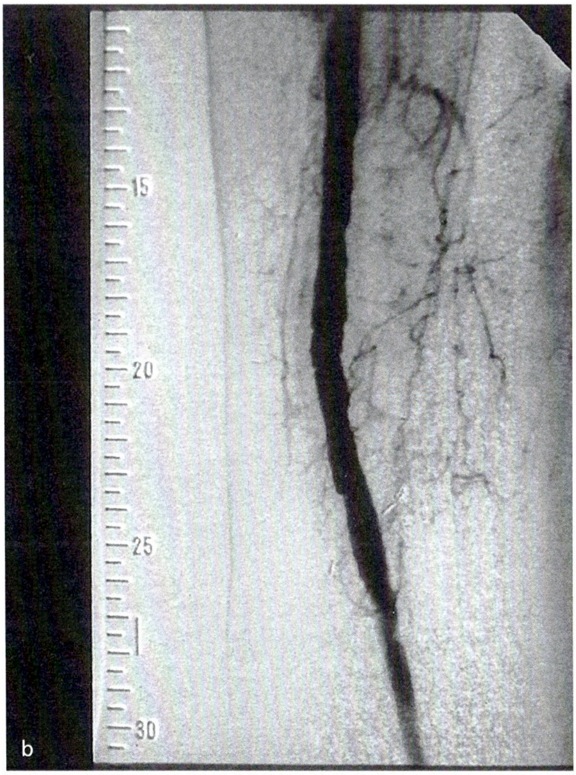

Abb. 7-1a und b 83-jähriger Patient, 5 Jahre nach Implantation einer Umbilikalvene in femoropoplitealer Position.
a: Die intraaterielle DSA (Übersicht) zeigt eine Degeneration der Umbilikalvene in femoropoplitealer Position.
b: Zusätzlich findet sich ein Aneurysma von 5 cm Durchmesser mit randständigen Thromben. Therapie: subtotaler Ausbau und Ersatz durch eine PTFE-Prothese.

- Prothesenausschaltung und Überbrückung durch einen andersartigen Bypass.

So stellen z. B. Anastomosenaneurysmen im Leistenbereich für die meisten Gefäßchirurgen bei einer Größe von 2 cm und mehr eine klare Indikation zur Operation dar. Besondere Vorsicht und eine Ablehnung zuwartenden Verhaltens ist bei exzentrischer Aneurysmabildung gegeben.

7.4 Diagnostik

7.4.1 Klinik

Die klinische Untersuchung ergibt nur in folgenden Situationen Hinweise auf eine mangelhafte mechanische Resistenz des Bypasses:

- Bypass-Verlauf im Bereich der Extremitäten
- subkutaner Bypass-Verlauf
- Bypass-Verlauf im Bereich des Halses.

Transplantate in Körperhöhlen entziehen sich der direkten klinischen Untersuchung, es sei denn, es handelt sich um große Aneurysmen, die leicht tastbar sind. Anamnestisch ist unbedingt zu eruieren, wie lange die Gefäßprothese bereits implantiert ist und um welche Art von Prothese es sich handelt.

➡ Prothesenstücke sollten nach Explantation zur genauen Analyse an spezialisierte Zentren geschickt werden, um eine genaue Bestandsaufnahme und Zuordnung durchführen zu können. Auch bei kleineren Aneurysmen ist auf periphere Verschlussprozesse zu achten, die unter Umständen auf Embolisationen zurückzuführen sind.

7.4.2 Funktionsuntersuchungen

Hierzu gehören die Ermittlung der Perfusionsdrücke an den Extremitäten mittels Doppler-Sonographie und eine Laufbanduntersuchung bei AVK der unteren Extremitäten. In-vivo-Untersuchungsmethoden, die Aufschluss über den mechanischen Zustand von künstlichen Blutleitern geben könnten, gibt es bislang noch nicht.

7.4.3 Bildgebende Verfahren

Farbkodierte duplexsonographische Untersuchungen liefern wertvolle Hinweise bei der postoperativen Verlaufsbeobachtung nach prothetischem Gefäßersatz. Da die graftspezifischen Komplikationen, vor allem die Detoriation von Gefäßprothesen, noch nicht zum allgemeinmedizinischen Wissensgut gehören und vorwiegend nur dem Spezialisten bekannt sind, sollten derartige Nachuntersuchungen in der Hand von Gefäßspezialisten bleiben.

Zusätzlich können die Computertomographie oder die Kernspintomographie bei klinischem oder sonographischem Verdacht wichtige Hinweise liefern auf:

- Ausdehnung
- Schweregrad von Dilatationen
- Aneurysmabildung künstlicher Blutleiter.

Auch die Beziehung zu benachbarten Organen kann hierdurch leicht definiert werden, so dass die Indikation zur Operation aufgrund dieser bildgebenden Verfahren für einen Gefäßchirurgen leicht zu stellen ist. Die digitale Subtraktionsangiographie liefert vor einem geplanten Korrektureingriff Informationen zur operativen Strategie in Abhängigkeit von Einstrom und Ausstrom.

7.4.4 Risikoabklärung

Das Risikoprofil der meist älteren Patienten sollte durch entsprechende Voruntersuchungen genau festgelegt werden, um ein geeignetes Korrekturverfahren zu wählen. Bis auf Patienten, die notfallmäßig in die Klinik wegen Ruptur oder Bypass-Thrombose kommen, lässt sich in allen Fällen das Risikoprofil durch entsprechende Voruntersuchungen präoperativ genau eruieren. Hierzu gehören:

- EKG
- Laboruntersuchungen
- bei positiver Anamnese eine weiterführende kardiale Diagnostik mit Echokardiographie und Funktionsprüfung.

7.5 Therapie

7.5.1 Zielsetzung

Im Vordergrund der primären Intention steht die Abwendung typischer Graft-Komplikationen, die durch das mechanische Versagen von Kunststoffen oder kollagenen Blutleitern hervorgerufen werden. Hierzu gehört in erster Linie die Abwendung einer Perforation und in zweiter Linie das Vermeiden peripherer Embolisation durch wandständige Thromben und Verhindern eines Bypass-Verschlusses.

➡ Da die künstlichen Blutleiter häufig nicht in ihrer gesamten Länge mechanisch versagt haben, reicht in vielen Fällen ein partieller Prothesenaustausch mit Interposition eines neuen Kunststoffs aus. Bei ausgedehnten Veränderungen von Kunststoffen im Sinne einer Biodegradation sollte allerdings dem totalen prothetischen Ersatz der Vorzug gegeben werden.

Die Ausdehnung der Veränderungen lässt sich präoperativ durch bildgebende Verfahren klären. Abhängig vom Risikoprofil des Patienten kommen orthotope Ersatzoperationen oder aber Ausschaltungsverfahren mit extraanatomischem Bypass in Frage. Somit lässt sich bei derartigen Revisionseingriffen auf die große Palette abgestufter, risikoorientierter Rekonstruktionsverfahren zurückgreifen.
Eine weitere Option stellt in geeigneten Fällen die Versorgung mit endoluminalen Prothesen dar.

7.5.2 Vorbereitung

Elektiveingriffe lassen sich in üblicher Weise planen, so dass der Patient nach Abklärung der Risikofaktoren auf die Operation vorbereitet werden kann, ggf. auch eine Verbesserung der kardiopulmonalen Situation und der Nierenfunktion sowie eine Korrektur etwaiger Stoffwechselveränderungen angestrebt werden können. Bei stattgehabter freier oder gedeckter Ruptur erfolgt die Operation ohne Zeitaufschub, um die Lebensgefahr abzuwenden.

➡ Da in der überwiegenden Mehrzahl die Patienten in der gleichen Klinik behandelt werden, in der der Primäreingriff vorgenommen worden ist, sind die graftspezifischen klinischen Angaben bekannt, so dass ohne Verzug eine geeignete operative Therapie erfolgen kann. In anderen Fällen erweist es sich als sinnvoll, in der Notfallsituation den kleinstmöglichen Korrektureingriff vorzunehmen.

Die Bereitstellung von 2–3 Konserven bei peripheren und von 4–6 Konserven bei zentralen Rekonstruktionen ist ebenso wie die Möglichkeit der Blutrückgewinnung zu empfehlen.

7.5.3 Operative Standardverfahren

Hier sind ein totaler oder partieller Prothesenaustausch an erster Stelle zu nennen. Die Rekonstruktion erfolgt vorwiegend im Sinne einer erneuten Interposition einer Gefäßprothese oder eines Overbypasses.

➡ Da die meisten Dacron®-Prothesen so fest eingewachsen sind, dass eine Entfernung des alten Blutleiters ohne Begleitverletzungen technisch nicht möglich ist, wird dieser in situ belassen und die neue Prothese in unmittelbarer Nachbarschaft in einen gesunden Gewebsbereich im Sinne eines Overbypasses implantiert.

Im aortoiliakalen Abschnitt ist bei derartigen Operationen vor allem auf den Ureter zu achten, der oft eine innige Verwachsung mit den Prothesenschenkeln aufweist und daher verletzungsgefährdet ist. Die Zugänge richten sich nach der Bypass-Position und werden beeinflusst durch exzessive narbige Veränderungen, die in Einzelfällen zu umgehen sind.

7.5.4 Alternative operative Verfahren

Bei erhöhtem Risiko wie z. B. bei Z. n. nach Radiatio, Z. n. mehrfachen Gefäßeingriffen mit massiver Vernarbung, lokalem Infekt, kardialer, pulmonaler oder renaler Vorerkrankung kommen folgende Ausweichverfahren in Frage:
- Ausschaltung des veränderten Prothesenanteils
- Bypass in gesunden, unberührten Abschnitten zentral oder peripher der ehemaligen Rekonstruktion
- bekannte extraanatomische Verfahren.

7.5.5 Intraoperative Kontrollmethoden

Auch bei derartigen Revisionseingriffen stehen folgende intraoperative Untersuchungen zur Qualitätssicherung zur Verfügung:
- Doppler-Sonographie
- DSA
- Gefäßendoskopie.

Bei peripheren Rekonstruktionen sollte in jedem Fall eine intraoperative Angiographie erfolgen, um die Anastomosenverhältnisse und die periphere Ausstrombahn beurteilen zu können.

! Technische Handicaps sollten sofort beseitigt werden, da vor allem beim Revisionseingriff auch kleine technische Fehler zu einer erhöhten Verschlussrate führen können.

7.5.6 Nichtoperative Verfahren

Konservative Behandlungsmethoden bei mechanischem Versagen von künstlichen Blutleitern sind ebenso obsolet wie ein weiteres Zuwarten. Darstellungen von Korrekturen zentraler Anastomosenaneurysmen nach aortoiliakalen Rekonstruktionen mittels endoluminaler Prothesen wurden publiziert und stellen neue therapeutische Ansätze dar.

7.6 Komplikationen und deren Behandlung

Beim Einsatz von künstlichen Blutleitern können Komplikationen entstehen, die in der Gefäßchirurgie auch andernorts bekannt sind. Hierzu gehören:

- thrombotischer Bypass-Verschluss
- Infektion
- Nahtruptur
- Nachblutung.

Die Behandlung richtet sich nach den Prinzipien, die in den entsprechenden Kapiteln aufgestellt wurden.

> **!**
> **Bei partiellem Prothesenaustausch können vereinzelt in unmittelbarem zeitlichem Zusammenhang zum erfolgten Korrektureingriff Degradationszeichen der belassenen Prothesenreste beobachtet werden. Hier gilt es, eine Korrekturoperation in Form einer Ausschaltungsoperation mit Umgehung oder in Form eines Overbypasses anzuschließen.**

7.7 Nachbehandlung und Nachsorge

- Bei Bypass-Infektion und zusätzlicher Degradation sowie bei Patienten mit Stadium IV einer pAVK ist eine intra- und postoperative Antibiotikaprophylaxe bzw. -therapie notwendig, ansonsten reicht eine einmalige intraoperative Gabe aus.
- Postoperativ sollte eine kurzzeitige Heparinisierung in niedriger Dosierung (10000 I.E./d) vorgenommen werden, um die Offenheit einer anfälligen Bypassrekonstruktion zu gewährleisten.
- Nach einer Konsolidierungsphase von 5–8 Tagen kann schließlich auf Aggregationshemmer oder nach Abschluss der Wundheilung auf Marcumar®, je nach Notwendigkeit, übergegangen werden.

Vor allem ist anzuraten, die Patienten in ein entsprechendes gefäßchirurgisches Nachsorgeprogramm aufzunehmen, um den weiteren Erfolg der Rekonstruktion zu gewährleisten und um neu auftretende Komplikationen rechtzeitig erkennen und zielgerecht behandeln zu können.

7.8 Literatur

Abbott WM: Incidence and significance of aneurysmal degeneration in umbilical vein grafts. In: Veith FJ (ed.): Current Critical Problems in Vascular Surgery. Quality Medical Publishing, St. Louis Missouri 1989, 67–71

Broyn T, Christensen O, Fossdal JE et al.: Early complications with a new bovine arterial graft (Solcograft-P®) Acta Chir. Scand. 152 (1986) 263–266

Guidoin R, Domurado D, Couture J et al.: Chemically processed bovine heterografts of the second generation as arterial substitutes: A comparative evaluation of three commercial prostheses. J Cardiovasc Surg 30 (1989) 202–209

Hallett JW, Marshall DM, Petterson TM et al.: Graft-related complications after abdominal aortic aneurysm repair: Reassurance from a 36-year population-based experience. J Vasc Surg 25 (1997) 277–286

Imig H, Schröder A, Peiper U et al.: Biologischer Gefäßersatz, experimentelle Erwartung, klinische Realität. In: Zehle A (Hrsg): Der krurale Gefäßverschluß. Zuckschwerdt, Germering 1990, 158–159

Schröder A, Riepe G, Imig H et al.: Dilatation of knitted double velour grafts after aortic reconstruction. In: Kogel H (ed.): The Prosthetic Substitution of Blood Vessels – Actual State and Future Development. Quintessenz, München 1991, 165–171

Peterson MJ, Abbott WM, H'Doubler PB et al.: Hemodynamics and aneurysm development in vascular allografts. J Vasc Surg 18 (1993) 955–964

Riepe G, Kleingräf G v., Imig H: Prothesendilatation nach Aortenersatz. Angio 11 (1989) 153–157

Veith FJ, Gupta SK, Ascer A: Complications of expanded polytetrafluoroethylene grafts. In: Bernard VM, Towne JB: Complications in Vascular Surgery. Grune & Stratton, Orlando–San Diego–New York 1985, 611–617

Vohra R, Leiberman DP: Late false aneurysm at the factory-sutured junction in an umbilical vein graft. A case report. Vasc Surg 25 (1991) 16–150

08 Anschlussaneurysmen und Nahtrupturen

H. Kogel

8.1 Pathogenese

Die häufigsten Anastomosenaneurysmen befinden sich in femoraler Position, bei denen lange aortofemorale Rekonstruktionen mit Kunststoffprothesen die führende Rolle spielen. So wird die Frequenz von Leistenanschlussaneurysmen in der Literatur sehr einheitlich zwischen 2,3 und 2,8% angegeben. Die Häufigkeit zentraler Anschlussaneurysmen nach aortoiliakalen oder aortofemoralen Rekonstruktionsverfahren tritt demgegenüber in seiner Bedeutung weit zurück, da sie nur 0,3% bei AVK und ca. 0,6% bei Resektion von Aortenaneurysmen beträgt. Generell müssen echte Aneurysmen von falschen Aneurysmen unterschieden werden (Abb. O8-1).

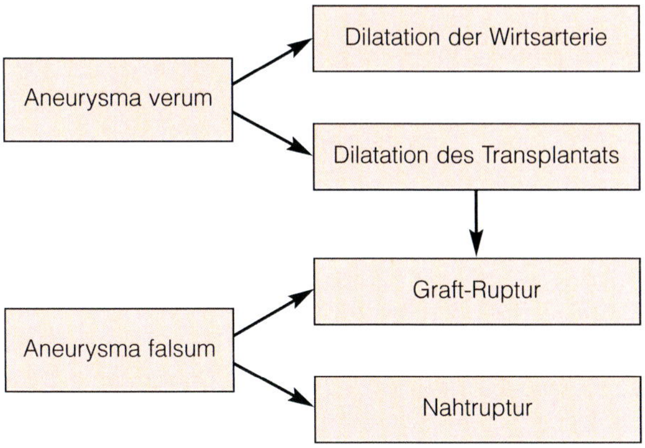

Abb. 08-1 Beziehung zwischen Form und Ursache bei Anastomosenaneurysmen.

Verschiedene Mechanismen sind für die Entstehung von Anastomosenaneurysmen verantwortlich zu machen:

- überhohe Anastomosenspannung
- Compliance-Mismatch
- Kaliber-Mismatch
- lokaler Infekt
- Einheilungsstörung.

8.1.1 Dilatation

Anschlussaneurysmen treten in verschiedenen Varianten in Erscheinung. Echte Aneurysmen entstehen durch:

- Dilatation einer ausgedünnten Wirtsarterie, z. B. nach ausgedehnter femoraler Ausschälung oder auch bei primär dünner Gefäßwand mit reduzierter mechanischer Resistenz (Neigung zur Aneurysmabildung)
- Dilatation des Transplantats selbst (z. B. gestricktes Dacron®).

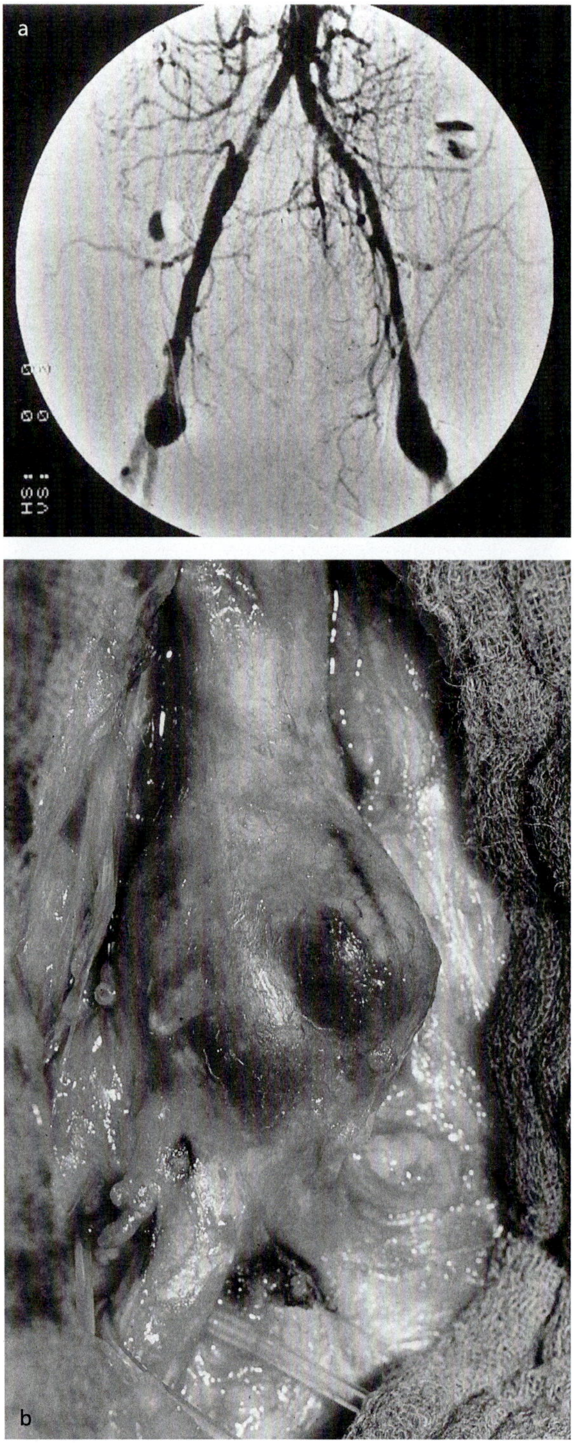

Abb. O8-2a und b 59-jähriger Patient, 12 Jahre nach Implantation einer aortofemoralen Bifurkationsprothese.
a: Die Angiographie zeigt Anschlussaneurysmen beidseits, bedingt durch Materialermüdung.
b: Anatomischer Situs des gleichen Patienten mit Leistenanschlussaneurysmen.

Die primäre Dilatation von derartigen Dacron®-Prothesen liegt bei durchschnittlich 23% innerhalb der ersten Monate und hat die meisten Gefäßchirurgen dazu veranlasst, auch gewirkte Dacron®-Prothesen primär knapp zu bemessen. So kommen beispielsweise aortofemoral vorwiegend Prothesen der Abmessung 16 × 8 × 8 zur Anwendung.

!

Größere Durchmesser in der femoralen Anschlussstelle führen infolge der Dilatation zur mechanischen Überbeanspruchung der Anastomosenregion mit Zunahme axialer und radialer Scherkräfte. Hierdurch kann es zu einer Ausdünnung der Wirtsarterie und zum Einreißen der Nähte kommen. Darüber hinaus kann eine zunehmende Prothesendegradation beispielsweise zur Graft-Ruptur, mit dem typischen Bild eines pulsierenden Hämatoms (falsches Aneurysma), führen.

8.1.2 Materialfehler und mechanisches Versagen

Vorgeschädigtes Nahtmaterial nach Pinzettendruck, nach unsachgemäßem Anwenden von Klemmen oder einer mechanischen Überlastung des Fadens führt zur Nahtruptur.

!

Die mangelnde Inkorporation einer Kunststoffprothese in das Wirtsgefäß bewirkt stets eine Defektheilung, so dass resorbierbare Nähte bei Verwendung von Kunststoffprothesen auf Dauer der pulsatilen intraluminalen Belastung nicht standhalten.

Das mechanische Versagen von Naht oder Graft kann zur Aneurysmabildung führen (Abb. O8-2).

Besonders bei aortofemoralen Bifurkationsprothesen kann durch eine überhohe Längsspannung der ständige Zug im Leistenbereich zu einer chronischen Schädigung der Wirtsgefäßwand führen, so dass es schließlich zum Anastomosenausriss kommt. Auch bei narbigen Verwachsungen der Prothese unter dem sehr engen Leistenband ist bei Bewegungen im Hüftgelenk mit einer mechanischen Überbelastung der Anastomosenregion zu rechnen. Daher praktizieren viele Gefäßchirurgen ein Einkerben des Leistenbandes, um den Prothesenschenkeln bei der Passage hinter dem Leistenband mehr Bewegungsfreiheit zu verschaffen. Weiterhin führt ein Compliance-Mismatch zwischen Prothese und Arterie zu unterschiedlichen pulsatilen Bewegungen, die ebenfalls eine Ermüdung der Anastomosenregion nach sich ziehen können.

8.1.3 Diameter-Mismatch

Die Überkorrektur einer Anastomosenregion durch Wahl eines zu großen Prothesendurchmessers führt zum sog. Diameter-Mismatch, was ebenfalls infolge Turbulenzen, Totwasserzonen und erhöhter Scherkräfte eine mechanische Überlastung der Verbindungsstelle Prothese/Arterie zur Folge hat (Abb. O8-3).

8.1.4 Einheilungsstörungen

Einheilungsstörungen, die auf Stoffwechselanomalien des Bindegewebes (vor allem des Kollagenstoffwechsels) zurückzuführen sind, stellen ebenfalls eine mögliche Ursache für die Entstehung von Anastomosenaneurysmen dar. So treten bei Aneurysmaträgern gehäuft zentrale oder periphere Anschlussaneurysmen auf. Schließlich sind lokale Infekte zu nennen, die ihrerseits eine Einheilungsstörung verursachen und meist in Form eines schleichenden Infektes, vorwiegend auf der Basis eines Staphylococcus aureus, eine mangelnde Inkorporation und Gefügestörung induzieren.

8.2 Symptomatik

- Vor allem in der Leiste, an den Extremitäten sowie am Hals sind Anastomosenaneurysmen der klinischen Beobachtung leicht zugänglich. Verbreiterte Pulsationen können im Anastomosenbereich perkutan getastet werden.
- Rötung und Überwärmung gelten als Hinweise entweder für einen schleichenden Infekt oder eine drohende Ruptur.
- Bei falschen Aneurysmen wühlt sich das pulsierende Hämatom durch das Narben- und Subkutangewebe weiter vor, besitzt im chronischen Verlauf eine bindegewebige Kapsel und kann schließlich in der Spätphase zu Hautulzerationen und somit zur freien Ruptur mit lebensbedrohlicher Blutung führen.
- Schmerzen sind Zeichen eines erhöhten Gewebedrucks oder der Irritation peripherer Nerven.

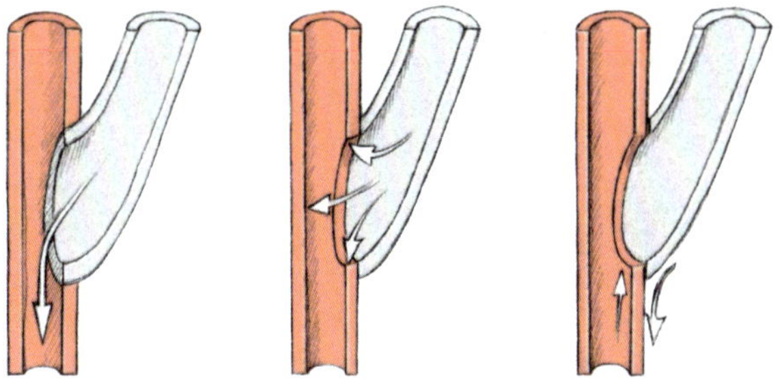

Abb. 08-3 Flussdynamische Mechanismen bei der Entstehung von Anschlussaneurysmen. Wirkung von Dehnungs- und Scherkräften.

Typische Komplikationen der Anastomosenaneurysmen bestehen in Ruptur, Infektion, peripherer Embolisation durch Verschleppung wandständiger Thromben und schließlich dem Prothesenverschluss.
Anastomosenaneurysmen in Körperhöhlen und im Retroperitoneum entziehen sich, sofern sie klein sind, der direkten klinischen Beobachtung und werden daher meist spät oder anlässlich einer akuten Blutung bemerkt, sofern die Patienten nicht regelmäßig mit Ultraschall nachuntersucht werden.

8.3 Operationsindikation

Anschlussaneurysmen, die nicht auf eine Pseudodilatation durch überdimensionierte Anastomose zurückzuführen sind, sollten zum baldmöglichsten Zeitpunkt einer operativen Korrektur zugeführt werden, um gravierende Komplikationen im Vorfeld bereits zu verhindern.

> **!** Bei Dilatation im Leistenbereich über 2 cm wird im Allgemeinen die Indikation zur Operation gesehen. Bei zentralen aortalen End-zu-Seit-Anastomosen sind Pseudodilatationen durch falschen Zuschnitt der Prothese und des Wirtsgefäßes von echten Aneurysmabildungen abzugrenzen.

Bei peripheren Korrekturen sollte die Indikation großzügig gestellt werden, da die Eingriffe in der Regel wenig belastend sind und ein geringes Komplikationsrisiko aufweisen. Bei zentralen aortalen Anastomosenaneurysmen allerdings muss vor allem das allgemeine Risiko berücksichtigt und abgewogen werden. Schwere kardiopulmonale Erkrankungen, Leberfunktionsstörungen, zerebrale Beeinträchtigung können Kontraindikationen zur Operation darstellen. Hier gilt es zu überprüfen, ob interventionell intraluminal eine Ausschaltung des Anschlussaneurysmas technisch durchführbar ist.

8.4 Diagnostik

8.4.1 Klinik

Eine Prominenz im Transplantat- oder Anastomosenbereich gilt als wichtigster Hinweis für das Vorliegen eines Anastomosenaneurysmas. Der verbreiterte Puls und der pulsierende Tumor sind bei der Untersuchung wegweisend. Der Verdacht auf das Vorliegen einer gleichzeitigen Infektion oder drohenden Perforation besteht bei folgenden Symptomen:
- lokale oder flächenhafte Rötungen
- Schmerzen
- Überwärmung
- Fieber.

Diese Feststellung ist umso wichtiger, als hiervon andere taktische Maßnahmen für eine mögliche Rekonstruktion abhängig gemacht werden müssen. Die Untersuchung der peripheren Pulse hilft, stattgehabte periphere Embolisationen bereits klinisch zu eruieren.

! Entscheidend ist, dass bei Patienten mit komplexen Rekonstruktionen und mehreren Anastomosen auch die anderen Nahtregionen klinisch und apparativ weiter untersucht werden, um auch hier Anastomosenaneurysmen in statu nascendi zu verifizieren.

8.4.2 Funktionsuntersuchungen

Da in den meisten Fällen eine operative Korrektur anzustreben ist, gehören bei Elektiveingriffen diagnostische Maßnahmen, wie die Überprüfung einer arteriellen Verschlusskrankheit mittels Laufband und dopplersonographische Ermittlung der Verschlussdrücke, zum Routineprogramm. In den meisten Fällen können jedoch die anstehenden Untersuchungen auf ein Mindestmaß reduziert werden, zumal in der überwiegenden Mehrzahl periphere Rekonstruktionen zu erwarten sind.

8.4.3 Bildgebende Verfahren

Duplexsonographie

Für die Screening-Untersuchung in der Sprechstunde reicht die Duplexsonographie völlig aus. Durch eine Farbkodierung lässt sich die Aussagefähigkeit und Genauigkeit weiter steigern. Mit Hilfe dieser Maßnahme lassen sich sowohl periphere als auch zentrale Anastomosenaneurysmen, die sich sonst der direkten Untersuchung entziehen können, leicht entdecken. Ein genaues Ausmessen der Aneurysmen ist möglich; durch Beurteilung der bindegewebigen Hülle, begleitender Anastomosenstenosen und wandständiger Thromben lassen sich die Charakteristika eines Aneurysmas weiter definieren.

CT und MRT

Vor allem im Retroperitoneum und im thorakalen Bereich leisten Schnittbildverfahren wie CT und MRT beste Dienste, nicht zuletzt, um die Beziehung zu benachbarten Organstrukturen zu beurteilen. Stenosen der Ureteren mit Harnstauungsniere infolge einer Kompression durch ein retroperitoneales Anschlussaneurysma und andere Veränderungen können in CT und MRT zur Darstellung kommen.

Angiographie

Die angiographische Darstellung der Rekonstruktionsstrecke gibt Auskunft über die Ein- und Ausstrombahn, über den Zustand der Lumina von Prothesen oder autologen Blutleitern, so dass anhand eines sog. Mappings die taktische Vorgehensweise für einen Korrektureingriff festgelegt werden kann.

8.4.4 Risikoabklärung

Während die Risikoabklärung bei peripheren Aneurysmen eine geringere Rolle spielt, steht diese bei zentralen Aneurysmen, bei denen eine Eröffnung der Körperhöhle notwendig ist, im Vordergrund.

! Überhohe Risiken von Seiten anderer Organsysteme, die bei betagten und multimorbiden Patienten nahezu regelmäßig anzutreffen sind, entscheiden über das therapeutische Vorgehen bei zentralen Anschlussaneurysmen.

Hier muss überprüft werden, inwieweit der Patient durch konservativ-medikamentöse Maßnahmen in einen besseren Allgemeinzustand gebracht werden kann, um schließlich eine Operation realisieren zu können. Zur Risikoabklärung sind folgende Untersuchungen notwendig:
- EKG
- kardiale Diagnostik mit Echokardiographie und ggf. Belastungs-EKG
- Lungenfunktionsuntersuchung bei intrathorakalen und abdominellen Revisionseingriffen
- Überprüfung der Nierenfunktion
- Überprüfung der Leberfunktion.

8.5 Therapie

8.5.1 Zielsetzung

Um mögliche Komplikationen, die von Anastomosenaneurysmen ausgehen, a priori zu vermeiden, kommt es darauf an, frühzeitig derartige Aneurysmen durch geeignete rekonstruktive Verfahren auszuschalten. Sofern eine elektive Operation realisierbar ist, liegt jeweils die besondere Situation eines Rezidiveingriffs vor, bei dem durch starke Vernarbungen andere Präparationstechniken als üblich angewandt werden (s. Kap. 8). Zwei Ziele werden in erster Linie verfolgt – nämlich:
- Strombahnwiederherstellung und Aufrechterhalten einer ausreichenden Perfusion
- Ausschaltung der Gefahrenquelle Aneurysma.

Dies gilt es mit möglichst geringem technischem Aufwand ohne großes lokales und allgemeines Risiko zu erreichen.
Eine besondere Situation ergibt sich in Notfällen bei gedeckter oder freier Perforation. Schnelle Entscheidungen, exaktes Operationsdesign und Beschränkung auf ein notwendiges, minimales Präparationstrauma beeinflussen den postoperativen Verlauf und Erfolg.

8.5.2 Vorbereitung

Bei Notfällen bleibt wenig Zeit für eine entsprechende Vorbereitung. Hier genügt ein Minimalprogramm mit Laboruntersuchungen (Blutbild, Elektrolyte, Gerinnung, Blutgruppe), bei peripheren Aneurysmen die Bereitstellung von 3–4 Konserven und bei zentralen Aneurysmen die Bereitstellung von ca. 6 Konserven. Da eine vitale Indikation besteht, bleibt oft keine Zeit für ein präoperatives EKG oder eine Röntgen-Übersicht des Thorax.

!

Eine Substitution mit Blut sollte erst erfolgen, nachdem eine zentrale und periphere Blutungskontrolle hergestellt ist. Bei freier Perforation darf auf eine präoperative Stabilisierung nicht gewartet werden!

In allen anderen elektiven Fällen bleibt genügend Zeit für eine präoperative Diagnostik, die es gestattet, die Risiken genau zu definieren. Vor Elektiveingriffen ist eine chemische Enthaarung der Rasur vorzuziehen, soweit keine allergischen Reaktionen vorliegen. Wie bei allen Rezidiveingriffen empfiehlt sich die intraoperative Verabreichung eines Breitspektrumantibiotikums als einmalige Gabe.

8.5.3 Operative Standardverfahren

Blutungskontrolle

Sowohl bei Notfällen mit gedeckter oder freier Ruptur als auch bei Elektiveingriffen gilt es, zunächst die zentrale und periphere Blutungskontrolle zu gewährleisten. Bei großen Aneurysmen in der Leiste ist hierzu bei einer Unterwühlung des pulsierenden Hämatoms bis unter das Leistenband eine suprainguinale, schräge Inzision oder ein extraperitonealer Zugang notwendig, damit zentral eine Abklemmung erfolgen kann.

!

Probleme können vor allem bei großen, zentralen, aortalen, infrarenalen Anschlussaneurysmen auftreten, die eine sichere infrarenale Abklemmung aufgrund des kurzen Aortenstumpfes nicht mehr zulassen. Hier ergibt sich die Möglichkeit einer infradiaphragmalen Abklemmung oder einer Ballonblockade.

Bei primärer oder intraoperativ plötzlich erfolgter Perforation wird eine manuelle Kompression und Blutungskontrolle durch den ersten Assistenten vorgenommen, um nach der Präparation eine zentrale und periphere Blutungskontrolle zu erreichen.
Bei starken Verwachsungen, Zeitdruck oder präparatorischen Problemen kann am einfachsten von der intraluminalen Ballonblockade Gebrauch gemacht werden. Diese ist nach eigener Erfahrung bei rupturierten Aneurysmen jeder Art leicht durchführbar (z. B. Durchführung der zentralen aortalen Blockade mit einem großkalibrigen Harnblasenkatheter, dessen Lumen einfach mit einer Klemme verschlossen wird). Nach zentraler und peripherer Blockade kann das Aneurysma längs eröffnet werden. Kleinere Seitenäste werden entweder umstochen oder mit Blockadeballons verschlossen (Abb. O8-4).

Operationstechnik

Nach Ausräumung der intraluminalen Thromben kann eine Protheseninterposition wie üblich vorgenommen werden. Hierbei ist es wichtig, zentral und peripher mechanisch zuverlässige, gesunde Areale mit der Gefäßnaht zu fassen.

!

Ein Abstrich des Aneurysmas sollte zur mikrobiologischen Untersuchung immer entnommen werden, da in einem geringen Prozentsatz mit schleichenden Infektionen durch Staphylococcus aureus gerechnet werden muss, der für die Entstehung des Aneurysmas mit verantwortlich ist.

!

Für eine ausreichende Weichteildeckung muss gesorgt werden. Dies ist besonders intraabdominell wichtig, um einen direkten Kontakt des Darmes mit der Gefäßprothese zu vermeiden (Gefahr der Entstehung einer paraprothetischen Fistel).

Intraabdominell eignet sich vor allem eine Deckung der Prothese durch eine gestielte Netzmanschette. In folgenden zwei Fällen kann es notwendig werden, die Anastomosenanschlussstelle aufzugeben:

- Bei unzureichendem Run off, bei dem die Hauptäste der abführenden Arterien verschlossen sind (arteriosklerotisch oder alt embolisch) und eine Desobliteration technisch nicht gelingt. Hier erfolgt eine Bypass-Verlängerung auf die nächstmögliche periphere Etage.
- Bei Vorliegen einer lokalen Infektion im Aneurysmagebiet ohne Perforation. Hier muss bei Elektivfällen, in denen keine Perforation vorliegt, die Region zunächst aseptisch extraanatomisch umgangen werden. Erst nach dem aseptischen Operationsakt sollte das infizierte Gebiet eröffnet und das Resttransplantat entfernt werden.

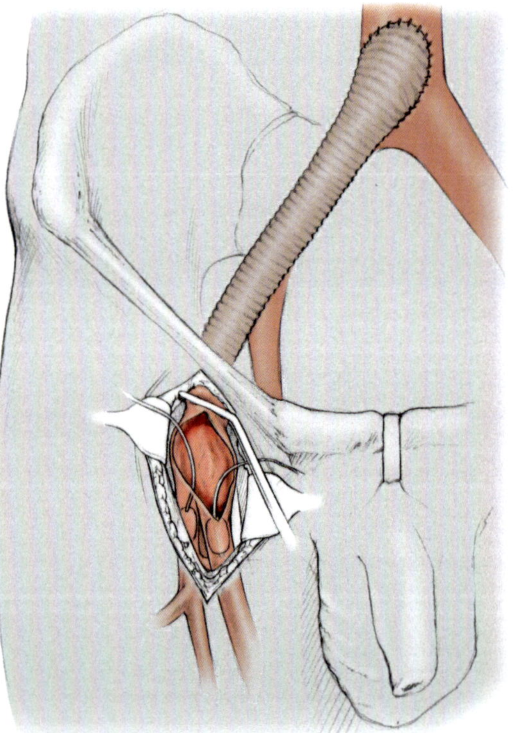

Abb. O8-4 Blutungskontrolle bei Leistenaneurysma.

Die verschiedenen extraanatomischen Varianten sind in Kapitel G ausführlich beschrieben. Bei thrombosiertem Aneurysma reichen die Ligatur des zuführenden Schenkels und die Implantation eines Overbypasses auf die nächste periphere Stufe aus.

8.5.4 Alternative operative Verfahren

In seltenen Fällen wird bei instabilen Kreislaufverhältnissen oder überhohen allgemeinen Risiken eine alleinige Ligatur des zuführenden Schenkels des Aneurysmas vorgenommen. Dies stellt jedoch eine schlechte Alternative dar, weil die ischämischen Folgen und Amputationsraten je nach Lokalisation hoch zu veranschlagen sind. So können bei der Ligatur eines zentralen Aneurysmas mit Opferung der A. iliaca interna Ischämien im kleinen Becken auftreten, die sowohl die Durchblutung des Darmes als auch die Durchblutung der Glutealregion und der Oberschenkeletage gefährden (Abb. O8-5).

Die Letalität liegt über 80%. In anderen Fällen kann eine extraanatomische Umgehung nach Ligatur des Aneurysmas meist schnell durchgeführt werden und stellt eine sinnvolle Variante dar. Bei Vorliegen von Infekten mit reduziertem Allgemeinzustand ohne Vorliegen einer freien oder gedeckten Perforation ergibt sich die Möglichkeit, die Operation in zwei Sitzungen vorzunehmen. In der ersten Phase wird ein extraanatomischer Bypass angelegt und in der zweiten Phase das infizierte Transplantat wenige Tage später entfernt.

8.5.5 Intraoperative Kontrollmethoden

Bei peripheren Rekonstruktionen an den Extremitäten gilt es eine intraoperative DSA zur Beurteilung der peripheren Abstromverhältnisse vorzunehmen. Hiervon sind Rekonstruktionen mit Profundaanschluss bei verschlossener A. femoralis superficialis ausgenommen.

Bei starker Neointimabildung in der Gefäßprothese und wandständigen Thromben mit der Gefahr der peripheren Embolisation kann nach dem Thrombektomiemanöver mit Ring und Ballon die intraoperative Gefäßendoskopie wertvolle Dienste leisten, um die Vollständigkeit der Thrombektomie zu überprüfen.

8.5.6 Nichtoperative Verfahren, Intervention

Eine konservative Therapie bei relevanten Anastomosenaneurysmen ist bis auf wenige Ausnahmen mit Vorliegen einer allgemeinen Inoperabilität nicht indiziert. Die zunehmende Verbesserung interventioneller Maßnahmen erlaubt es in gesonderten Fällen, intraluminale Stentprothesen zu implantieren, mit denen eine Überbrückung zentraler und peripherer Anschlussaneurysmen technisch möglich ist. Die bisher vorliegenden Mitteilungen sind zahlenmäßig noch zu gering, um hier eine definitive Aussage in Bezug auf Effektivität und Prognose machen zu können. Insbesondere fehlen bei Stent-Prothesen generell noch Langzeitergebnisse, die beweisen müssen, dass die ultradünnen Prothesen auf Dauer dem pulsatilen Druck standhalten.

!

Dennoch gehören interventionelle Techniken zur Ausschaltung von Anschlussaneurysmen zum Repertoire des modernen Gefäßchirurgen. Sie sollten in keiner Spezialabteilung für Gefäßchirurgie fehlen.

8.6 Komplikationen und deren Behandlung

Typische Komplikationen nach Resektion von Anschlussaneurysmen sind:

- periphere Ischämie bei Dissektionen
- Nahtstenosen
- unzureichender Abstrom
- periphere Embolisationen mit Verschluss von Arm- oder Unterschenkelarterien.

Die intraoperative Angiographie als Qualitätssicherungsmaßnahme hilft, derartige Handicaps aufzudecken und sie noch in gleicher Sitzung zu korrigieren. Da die mechanische Resistenz der benachbarten Gefäßareale oft vermindert ist, können Nahtausrisse mit Nachblutung in einem höheren Prozentsatz (2- bis 3fach gesteigert) auftreten. Die Infektionsrate bei Revisionseingriffen liegt doppelt bis dreifach so hoch wie bei Primäreingriffen (7% versus 3%).

Durch die schwierigen präparatorischen Verhältnisse anlässlich der Revisionseingriffe sind Verletzungen benachbarter Organe und Nervenverletzungen ebenfalls in höherer Frequenz anzutreffen. Als Frühkomplikation ist weiterhin das Wiederauftreten eines Anschlussaneurysmas zu nennen, entweder aufgrund einer Dis-

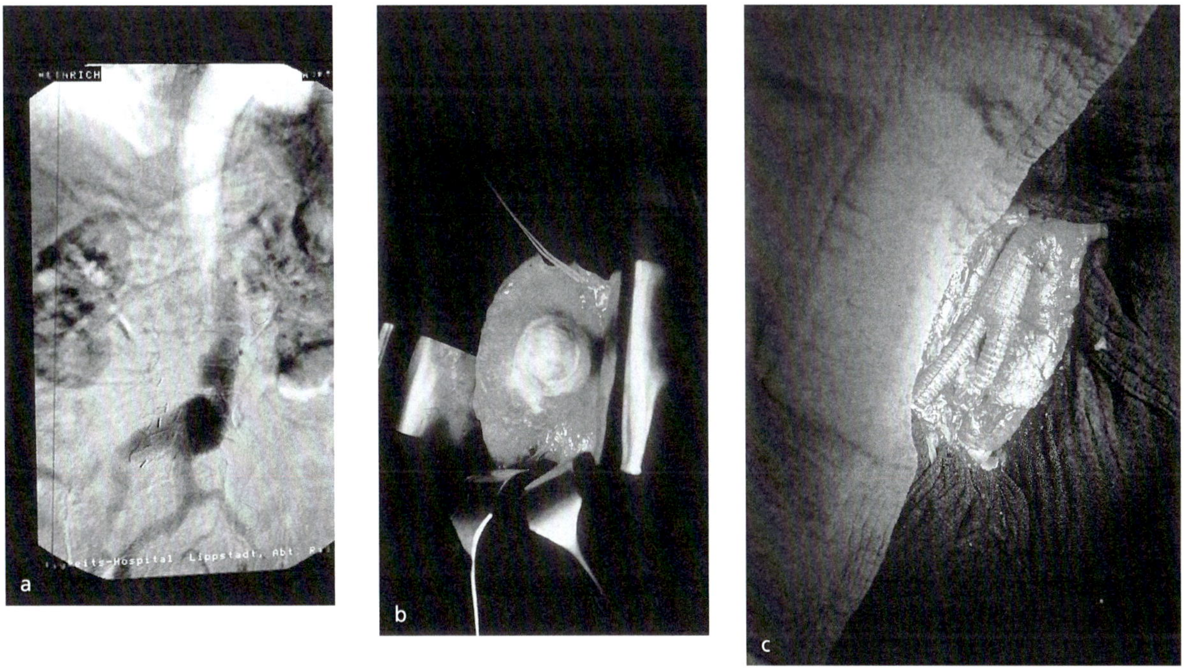

Abb. 08-5a–c 79-jähriger multimorbider Patient, 15 Jahre nach Implantation eines unilateralen aortofemoralen Bypasses mit Oberschenkelamputation links.
a: Die intravenöse DSA zeigt die Entstehung eines zentralen Anschlussaneurysmas. Der Patient lehnte einen elektiven Eingriff zur Korrektur ab.
b: Anatomischer Situs bei gedeckter Ruptur retroperitoneal ca. 1 Jahr später.
c: Prothetischer Ersatz durch Implantation einer Y-Prothese unilateral mit Anschluss der rechten A. iliaca externa und interna. Postoperativ Entwicklung einer Oberschenkel- und Glutealnekrose links mit letalem Ausgang nach 4 Tagen.

Abb. 08-6a und b a: I. a.-DSA: iliakales Aneurysma (Anastomosenausriss) links 12 Jahre nach Implantation einer aortoiliakalen Bifurkationsprothese wegen AVK, männlicher Patient 65 Jahre alt.
b: I. a.-DSA: Ausschalten des Anschlussaneurysmas durch endoluminale Prothese bei demselben Patienten.

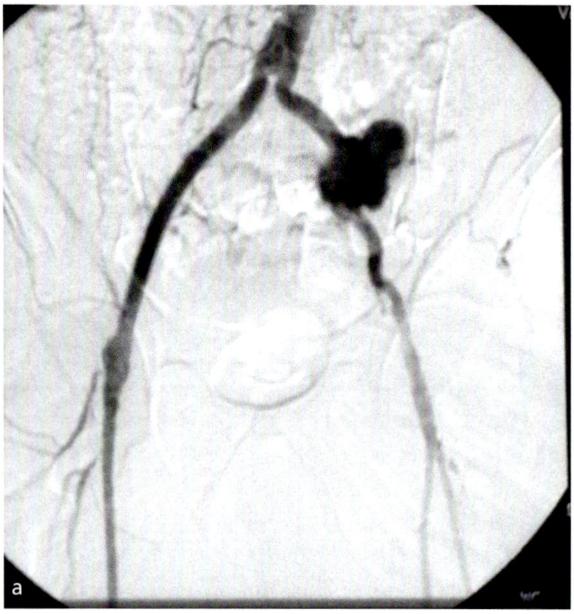

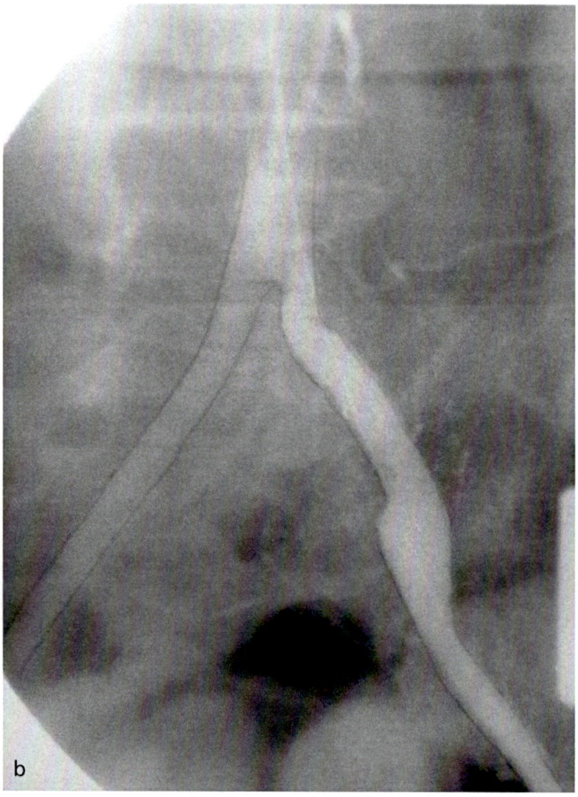

position oder aufgrund einer unzureichenden Freilegung gesunder Gefäßabschnitte.

8.7 Nachbehandlung und Nachsorge – Prognose

Die Nachbehandlung in der unmittelbar postoperativen Phase unterscheidet sich nicht von der bei Primäreingriffen. Vorübergehende postoperative Heparinisierung bei peripheren Rekonstruktionen, nur vorsichtige postoperative Mobilisation sind ebenso zu nennen wie regelmäßige Wundkontrollen, um die Entstehung eines Sofortinfektes rechtzeitig zu bemerken. Da derartige Patienten häufiger zu Rezidiven von Anastomosenaneurysmen neigen, sind kurzfristige angiologisch gefäßchirurgische Kontrollen im Nachsorgeprogramm erforderlich (6 Wochen, 3 Monate, 6 Monate, 1 Jahr). Hierzu reichen klinische Untersuchungen nicht aus, sie müssen durch bildgebende Verfahren, in erster Linie durch die Duplexsonographie, vervollständigt werden. Eine Langzeitbehandlung mit Aggregationshemmern oder bei multifokaler Arteriosklerose auch mit Marcumar® sollen die Bildung wandständiger Thromben im Transplantat verhindern.

8.8 Literatur

Agrifoglio G, Constantini A, Lorrenzi G et al: Femoral noninfected anastomotic aneurysms. J Cardiovasc Surg 31 (1990) 453–456

Allen RC, Schneider J, Longenacker L, Shmit III RM et al: Para-anastomotic aneurysms of the abdominal aorta. J Vasc Surg 18 (1993) 424–432

Becker HM, Stelter WJ, Kortmann H et al: Anastomotic arterial aneurysms. Thorac Cardiovasc Surgeon 31 (1983) 2–7

Courbier R, Aboulater R: Progress in the treatment of anastomotic aneurysms. World J Surg 12 (1988) 742–749

Evans WE, Hayers JP, Vermilion B: Anastomotic femoral false aneurysms. In: Bernhard VM, Towne JB (eds.) Complications in Vascular Surgery. Grune & Stratton, Orlando–San Diego–New York 1985, 205–212

Kogel H, Vollmar JF, Gatter G: Rezidiveingriffe in der aortoiliakalen Gefäßetage – Taktik zielgerechter Therapie. In: Hepp W (Hrsg.): Aortoiliakale Verschlußprozesse. Steinkopff, Darmstadt 1992, 251–259

Di Marzo L, Strandness EL, Schultz et al: Reoperation for femoral anastomotic false aneurysm. Ann Surg 206 (1987) 168–172

Melliere D, Becquemin F, Cervantes-Monteil F et al: Recurrent femoralanastomotic false aneurysms: is long-term repair possible? Cardiovasc Surg 4 (4), (1996) 480–482

Sciamanneo F, Ronca P, Caselli M et al: The anastomotic aneurysms. J Cardiovasc Surg 34 (2), (1993) 145–151

Vollmar J: Rekonstruktive Chirurgie der Arterien, 4. Aufl. Thieme, Stuttgart–New York 1996

09 Paraprothetische Fistel

H. Kogel

9.1 Pathogenese

Während primäre aortoenterische Fisteln mit einer Frequenz von 0,04–0,7% ein ausgesprochen seltenes Ereignis darstellen, sind sekundäre paraprothetische Fisteln mit Arrosion des Darmes durch eine pulsierende Gefäßprothese zwischen 1,5 und 4% anzutreffen. Pathogenetisch werden verschiedene Ursachen verantwortlich gemacht. Hierzu gehören:

- akute oder schleichende Infektion des retroperitonealen Transplantatlagers
- aortales oder iliakales Anschlussaneurysma mit Kontakt zum Darm
- selten Biodegradation der Prothese (vor allem bei Bioprothesen)
- ungenügende Deckung der implantierten Prothese durch retroperitoneales Lymph- und Fettgewebe beim Ersteingriff und dadurch direkter Kontakt des Darmes mit der pulsierenden Prothese
- versehentliches Anheften der Flexura duodenojejunalis durch Naht an die Gefäßprothese
- Darmwandnekrose
- bakterielle Kontamination.

! Vor allem bei Rezidiveingriffen werden in der aortoiliakalen Etage paraprothetische Fisteln gehäuft beobachtet, weil in erster Linie Probleme bei der Prothesendeckung mit vitalem Gewebe auftreten.

Zentrale End-zu-Seit-Anastomosen sind technisch schwerer durch eine retroperitoneale Weichteildeckung vom Darm zu separieren, so dass vereinzelt das vermehrte Auftreten von paraprothetischen Fisteln beschrieben wird. Bei den paraprothetischen Fisteln werden drei verschiedene Typen unterschieden (Abb. O9-1):

- Typ Ia: Hier tritt eine zentrale Nahtruptur auf, die direkt Anschluss an das Intestinum gewinnt und zu einer akuten Massenblutung führt, die in den meisten Fällen unmittelbar zum Tode führt, so dass keine Zeit für die Vorbereitung zu einer Operation bleibt.
- Typ Ib: Hier führt eine kleine Nahtinsuffizienz zu einem pulsierenden Hämatom (falsches Aneurysma). Diese arrodiert die Darmwand und verursacht intermittierende, stärkere Blutungen, die durch Selbsttamponade mit Thromben im Aneurysma zeitweise sistieren können.
- Typ II: Diese Form ist am häufigsten anzutreffen. In diesen Fällen kommt es durch Pulsationen oder

einen schleichenden Infekt zu einer mechanischen Arrosion der Darmwand. Die intestinale Blutung kommt hierbei nicht aus der Prothese bzw. der Gefäßanastomose, sondern entsteht in der entzündlich veränderten arrodierten Darmwand selbst, und zwar innerhalb des Granulationswalls einer ulkusähnlichen Läsion.

9.2 Symptomatik

Das klinische Erscheinungsbild wird im Wesentlichen durch eine Symptomentrias geprägt:

- septische Fieberschübe
- chronische Infektanämie
- gastrointestinale Blutung.

Septische Fieberschübe und eine chronische Infektanämie sind in über 80% der Fälle vorzufinden, eine positive Blutkultur findet sich in ca. 40% der Fälle. Die gastrointestinale Blutung ist selten akut lebensbedrohlich, meistens verläuft sie als chronisch-rezidivierende Sickerblutung.

Andere Symptome wie Schmerzen oder pulsierender Tumor im Oberbauch sind in den meisten Fällen nicht zu erwarten.

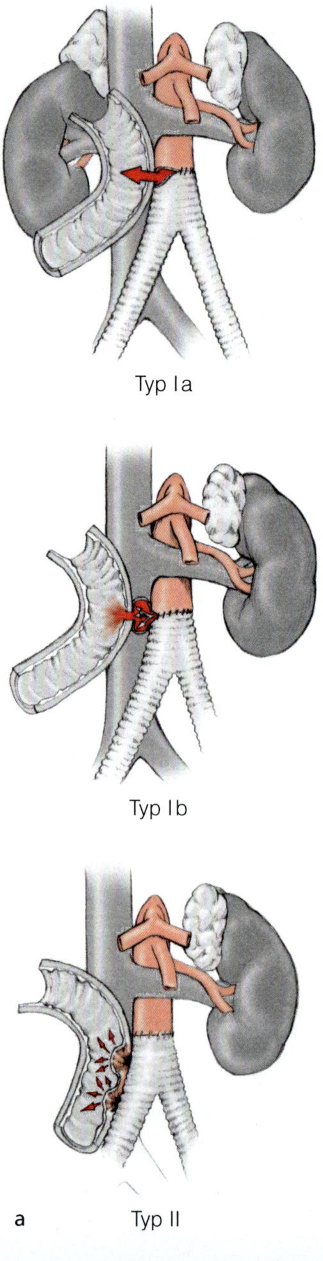

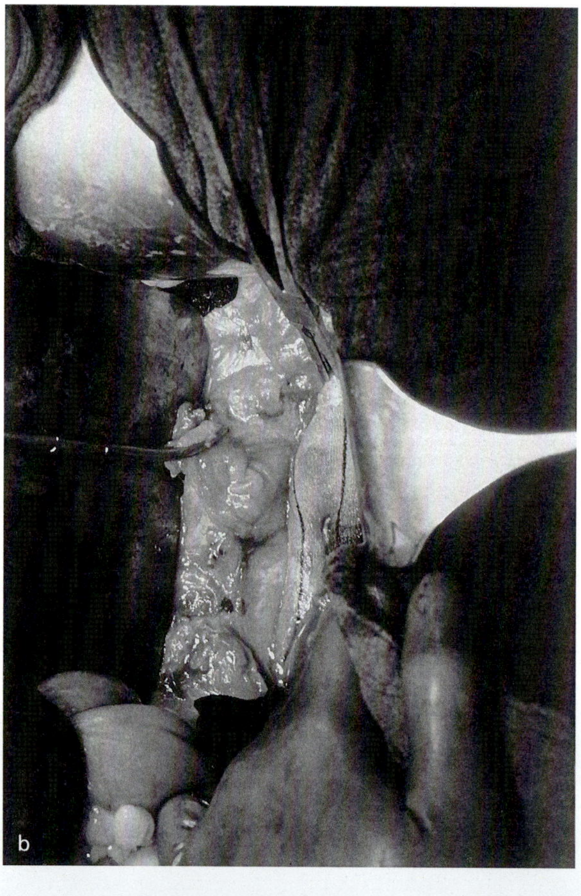

Abb. 09-1a und b Paraprothetische Fisteln.
a: Unterschiedliche Formen paraprothetischer Fisteln.
b: Anatomischer Situs einer paraprothetischen Fistel Typ II. Gallige Inbibierung der Prothese durch Arrosion der Flexura duodenojejunalis. Endoskopisch sind eine Arrosionsblutung der Darmränder und die freiliegende Prothese sichtbar.

9.3 Operationsindikation

> **!** Die Indikation zur Operation ist bei Sicherung der Diagnose grundsätzlich immer gegeben, da der Spontanverlauf mit einer Letalität von 100% einhergeht.

Bei akuter oberer Gastrointestinalblutung und einem Zustand nach Implantation einer aortoiliakalen oder aortofemoralen Bifurkationsprothese mit fehlendem Nachweis eines Ulkus im Magen, Pylorus oder oberen Duodenum ist die Indikation zur Notfalloperation gegeben.

Nur bei chronisch-rezidivierenden, hämodynamisch kaum wirksamen Blutungen bleibt Zeit für genauere Diagnostik. Die Kombination von septischen Fieberschüben, mehr oder weniger akuter oberer gastrointestinaler Blutung und Zustand nach Implantation einer Gefäßprothese aortoiliakal sollte in erster Linie an eine sekundäre paraprothetische Fistel denken lassen. Weitere Diagnostik kann angeschlossen werden, soweit stabile Kreislaufverhältnisse vorliegen.

9.4 Diagnostik

9.4.1 Klinik

Im Vordergrund der klinischen Diagnose steht das Darandenken, sobald oben genannte Symptomentrias vorliegt.

> **!** Die entscheidende Untersuchung besteht in der Gastroduodenoskopie mit genauer Inspektion bis zur Flexura duodenojejunalis, weil in der überwiegenden Mehrzahl der Fälle sich die paraprothetische Fistel in der Pars III des Duodenums befindet. Viel seltener treten paraprothetische Fisteln an tieferer Stelle im Dünndarm oder aber im Bereich des Sigmas auf.

Chronisch-rezidivierende septische Fieberschübe und eine Infektanämie mit einer deutlichen Leukozytose weisen auf die richtige Diagnose hin. Gleichzeitig bestehen eine erheblich erhöhte Blutsenkungsreaktion und eine Erhöhung des CRP. Die klinische Untersuchung des Abdomens bleibt im Übrigen in den meisten Fällen unauffällig.

9.4.2 Funktionsuntersuchungen

Sämtliche in der Angiologie üblichen Funktionsuntersuchungen sind für die Diagnose der paraprothetischen Fistel irrelevant. Die Perfusionsdrücke der unteren Extremität oder andere Parameter geben keinerlei Hinweise für das Fehlen oder das Vorhandensein einer derartigen postoperativen Komplikation. Meistens tritt eine paraprothetische Fistel nach Ablauf von mehr als einem Jahr oder sogar früher auf.

9.4.3 Bildgebende Verfahren

Sonographie

Die Sonographie des Abdomens ergibt keine Zeichen, die mit einer paraprothetischen Fistel in Zusammenhang stehen können, es sei denn, es zeigt sich ein zentrales Anschlussaneurysma.

Digitale Subtraktionsangiographie

Die digitale Subtraktionsangiographie der aortoiliakalen Strombahn ergibt meistens keine zusätzlichen Hinweise beim Vorliegen einer paraprothetischen Fistel. Eine Typ-Ia-Fistel mit einer zentralen Nahtruptur und direktem Übertritt in das Duodenum entzieht sich der angiographischen Diagnostik, da in diesen Fällen ein akuter hämorrhagischer Schock auftritt und die Patienten meistens nicht lebend den Operationstisch erreichen. In allen anderen Fällen (Typ Ib, Typ II) ergibt die Angiographie ebenfalls keinerlei relevante Information.

CT

Anders verhält es sich, wenn genügend Zeit bleibt, eine CT des Abdomens durchzuführen. Paraprothetisch finden sich hier Luftansammlungen, die auf gasbildende Keime oder Gasaustritt aus dem Darm hindeuten (Abb. O9-2). Gute Möglichkeiten eröffnet das Spiral-CT, das eine dreidimensionale Darstellung des Gefäßbaumes ermöglicht (Abb. O9-3).

Szintigraphie

Die Anwendung von szintigraphischen Methoden mit Lymphozytenmarkierung ist klinisch ohne Bedeutung. Von ihr kann ein positives Ergebnis nur erwartet werden, wenn gleichzeitig ein ausgedehnter Infekt des Retroperitoneums vorliegt.

9.4.4 Risikoabklärung

Da es sich in der überwiegenden Mehrzahl der Fälle um mehr oder weniger akute obere gastrointestinale

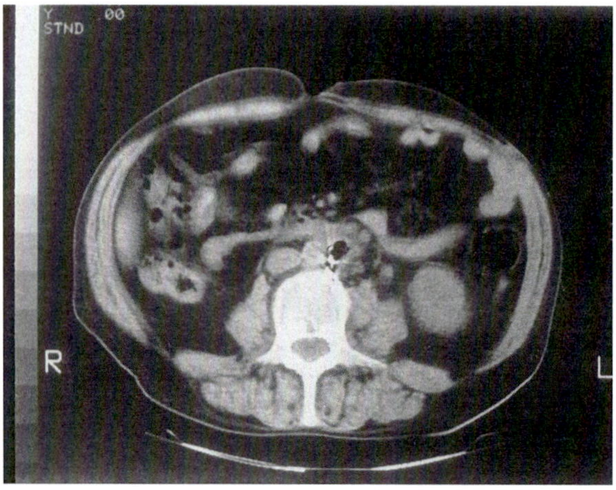

Abb. 09-2 Computertomographie des Abdomens bei einem 55-jährigen Patienten. Zustand nach Implantation eines aortofemoralen Bifurkationsbypasses 2 Jahre zuvor. Paraprothetisch Luftansammlung. Die Diagnose lautet paraprothetische Fistel Typ II.

Blutungen handelt, die keinen Zeitaufschub gewähren, bleibt kein Spielraum für eine ausführliche präoperative Risikoabklärung. Das Durchschnittsalter der Patienten liegt bei 60 Jahren, solche mit arterieller Verschlusskrankheit sind häufiger vertreten als Aneurysmaträger.

Wegen des meist erhöhten Risikoprofils infolge der Grunderkrankung, der hämorrhagischen Begleitkomponente, der meist verschleppten Diagnose mit einer Latenz von mindestens 5–6 Tagen und des zusätzlichen septischen Krankheitsbildes ist das Operationsrisiko deutlich erhöht. Hierauf muss bei der einzuschlagenden Operationstaktik Rücksicht genommen werden.

9.5 Therapie

9.5.1 Zielsetzung

In erster Linie gilt es:

- die akute obere gastrointestinale Blutung unter Kontrolle zu bringen
- die Kontinuität des Darmkanals wiederherzustellen
- das potentiell infizierte Gebiet des Prothesenlagers zu sanieren
- eine sichere, neue Revaskularisation vorzunehmen.

Die Operation erfolgt entweder notfallmäßig akut ohne Aufschub bei massiver gastrointestinaler Blutung, die konservativ nicht beherrschbar ist, oder aber mit aufgeschobener Dringlichkeit bei Sickerblutung nach endoskopischer Kontrolle des oberen Gastrointestinaltrakts und Vorbereitung des Patienten. Ein längeres Zuwarten über Tage hinweg ist jedoch in keinem Fall anzuraten.

9.5.2 Vorbereitung

Sofern keine hämodynamisch wirksame, lebensbedrohliche Blutung vorliegt, die durch Substitution von Blut- und Plasmaexpandern nicht therapiert werden kann, reichen folgende Untersuchungen aus:

- Sonographie des Abdomens
- CT des Oberbauchs
- EKG
- Röntgen-Untersuchung des Thorax
- übliche Labordiagnostik.

Das Bereitstellen von 6 Konserven sowie die Möglichkeit der intraoperativen Blutrückgewinnung (sofern kein Infekt vorliegt) sind erforderlich, um akute Situationen intraoperativ zu beherrschen.

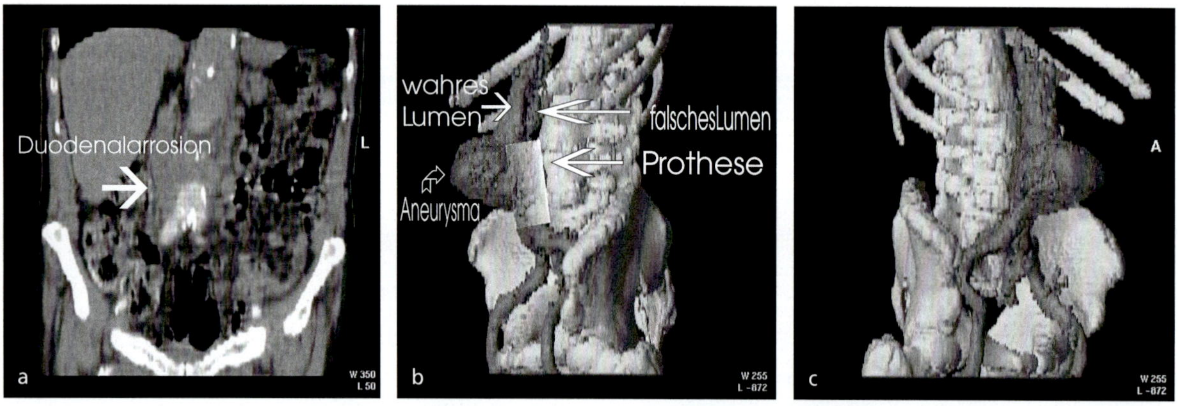

Abb. 09-3a–c Spiral-CT: 79-jähriger Patient mit paraprothetischer Fistel Typ Ib. Zustand nach Aortenaneurysmaresektion mit Rohrprotheseninterposition infrarenal 17 Jahre zuvor bei chronisch-disseziierendem Aortenaneurysma Typ B. CT im Längsschnitt sowie Gefäßrekonstruktion mit dreidimensionaler Darstellung (in verschiedenen Rotationen, a–c). Rekonstruktion durch Typ-B-Repair in 2 verschiedenen Sitzungen (Schritt 1: axillofemoraler Bypass, Schritt 2: „In-situ-Repair") mit einer Latenz von 4 Tagen. Komplikationsloser postoperativer Verlauf.

(Für die zur Verfügung gestellten Röntgen-Bilder danken wir den Kollegen Dr. L. Rühe und D. Wagner, Radiologische Gemeinschaftspraxis, Lippstadt.)

9.5.3 Operative Standardverfahren

Gut dokumentierte Untersuchungsserien in den letzten 10–12 Jahren konnten Vor- und Nachteile verschiedener operativer Behandlungskonzepte klar herausarbeiten.

Typ-A-Repair

Während in früheren Jahren die radikale Totalkorrektur, bekannt als Typ-A-Repair, zur Anwendung gelangte, wurde diese von vielen Zentren wegen ihrer hohen Letalität von 52% weitgehend verlassen. Unter dem Typ-A-Repair versteht man:

- primären transabdominellen Ausbau der aortoiliakalen Prothese
- Direktnaht des Darmes
- Blindverschluss des zentralen Aortenstumpfs und der peripheren Gefäßstümpfe
- unmittelbar im Anschluss hieran Rekonstruktion der Gefäßachse durch axillofemoralen bzw. axillobifemoralen Bypass (Abb. O9-4).

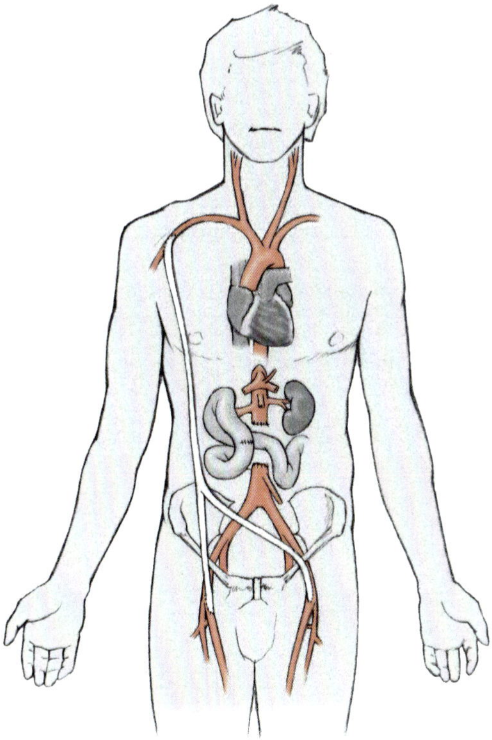

Abb. O9-4 Typ-A-Repair: Explantation der potentiell infizierten Prothese, Blindverschluss des Aortenstumpfs, zweireihiger Nahtverschluss des Duodenums, im Anschluss extraanatomisch axillo(bi)femoraler Bypass.

> **!** Da hierbei bis zum rekonstruktiven Akt eine lange Aortenverschlusszeit von ca. 4 Stunden zu erwarten ist, führen die ischämischen Komplikationen des kleinen Beckens und des Darmes sowie der Beine zu einer hohen Letalitätsrate.

Lediglich bei weniger akuten Verläufen ist es möglich, die axillobifemorale Rekonstruktion durch extraanatomischen Bypass voranzustellen und in der zweiten Phase nach wenigen Tagen schließlich das Retroperitoneum transabdominell zu eröffnen, um die potentiell infizierte Prothese zu entfernen und den zentralen Aortenstumpf blind zu verschließen. Aber auch bei diesem Verfahren sind Spätkomplikationen in einem hohen Prozentsatz zu erwarten.

Typ-B-Repair

Die alternative, schonendere Methode, der Typ-B-Repair, wurde in den letzten Jahren favorisiert. Er kann in den Fällen angewandt werden, in denen kein ausgedehnter retroperitonealer Infekt vorliegt. Diese Rekonstruktionsmethode besteht in:

- direktem transabdominellem Prothesenausbau
- partiellem Austausch der Prothese
- Säuberung des Retroperitoneums durch desinfizierende Lösungen
- Implantation einer neuen, ggf. antibiotikaimprägnierten Prothese aortoiliakal
- Deckung der Prothese durch eine gestielte Netzmanschette
- Verschluss des Darmdefekts (Abb. O9-5).

Diese Rekonstruktionsmethode zeichnet sich durch eine kürzere Operationsdauer, kürzere Clamping-Zeit, geringere Belastung für Patienten und Operationsteam und eine geringere Letalität von 26% aus.

9.5.4 Alternative operative Verfahren

Andere Verfahren, wie die alleinige Wiederherstellung des Intestinaltrakts oder der Ausbau der Prothese und Blindverschluss der Aorta ohne weitere Rekonstruktion, können nicht empfohlen werden, weil sie eine Letalität von über 75% aufweisen.

Problematisch ist die Versorgung bei zentral zu kurzem infrarenalem Aortenstumpf, bei dem ein infrarenales Clamping technisch nicht mehr durchführbar ist. Hier ist unter digitaler Kontrolle der Blutungsquelle entweder eine infradiaphragmale Freilegung der Aorta mit Abklemmen notwendig, ggf. auch eine thorakale Abklemmung, oder aber die Anwendung einer intraluminalen Ballonblockade zu empfehlen. Die Versorgung eines derartig kurzen Aortenstumpfs ohne Opferung oder Neuimplantation einer Nierenarterie ist nur selten möglich.

> **!**
> Das Einnähen eines autologen Arterien-Patchs zur Versorgung des Aortenstumpfs ist von einer noch höheren Rate an Aortenstumpfrupturen gefolgt, als dies ohnehin schon der Fall ist (15–40%).

In jedem Fall ist nach Eröffnung des Abdomens und Lösen sämtlicher Darmschlingen darauf zu achten, dass die eigentliche Blutungsquelle des arrodierten Darmes dargestellt wird. Erst nach totaler Freilegung der gesamten Prothese im Retroperitonealraum kann die Blutungsquelle sicher ausgemacht werden. Zwei räumlich getrennte, arrodierte Darmabschnitte sind zwar selten anzunehmen, jedoch sollte an diese Möglichkeit bei der Freilegung gedacht werden.

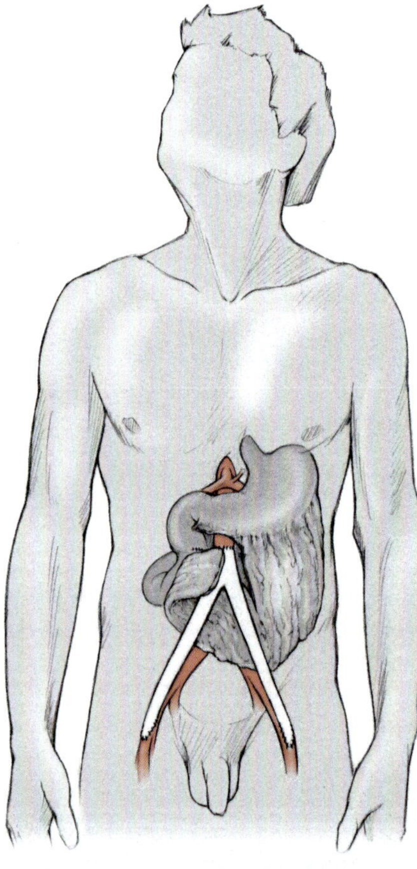

Abb. 09-5 Typ-B-Repair: partieller zentraler Prothesenaustausch, Säuberung des Transplantatlagers, zweireihige Naht des Defekts der Flexura duodenojejunalis, Einscheiden der neuen Gefäßprothese mit gestielter Netzmanschette.

Die Überbrückung einer paraprothetischen Fistel mittels endoluminaler Prothese stellt lediglich eine Interimslösung bei stärkerer Blutung und hohem Risikoprofil des Patienten dar. Eine definitive Heilung ist auch nach eigener Erfahrung nicht zu erwarten.

9.5.5 Intraoperative Kontrollmethoden

Da es sich um zentrale Rekonstruktionen handelt, bei denen lokal nach peripher Heparin instilliert werden kann, ist mit einer Thrombenbildung in der peripheren Ausstrombahn normalerweise nicht zu rechnen. Insofern erübrigen sich in den meisten Fällen periphere Qualitätskontrollen. Die postoperative Überprüfung der peripheren Pulse und der kapillären Durchblutung ist jedoch wie immer erforderlich.

Da es präparationsbedingt durch Begleitverletzung von Darmgefäßen zu einer Ischämie des Intestinums kommen kann, müssen intraoperativ die Darmarkaden auf Pulsation und die kapilläre Durchblutung der Darmwand überprüft werden. Im Zweifelsfall ist die intraoperative Anwendung einer Doppler-Sonde zum Flussnachweis in den Darmarterien anzuraten. Nur so kann eine ischämische Kolitis mit ihrer hohen Letalitätsrate vermieden werden.

Das wichtigste technische Detail bei derartigen Rekonstruktionen besteht in der ausreichenden Deckung des retroperitonealen Transplantatbetts durch geeignetes Gewebe, um den Darm von der Prothese zu separieren.

9.5.6 Nichtoperative Verfahren

Eine konservative Behandlung der paraprothetischen Fistel führt nicht zum Erfolg. Zuwarten bedeutet unweigerlich Inkaufnahme von typischen Komplikationen der paraprothetischen Fistel wie Multiorganversagen, tödliche akute obere gastrointestinale Blutung oder Gerinnungsstörungen (Waterhouse-Friderichsen-Syndrom) infolge einer Sepsis.

> **!**
> Die Letalitätsrate konservativer Therapieverfahren liegt in der Literatur bei 100%.

9.6 Komplikationen und deren Behandlung

9.6.1 Rezidivblutung

Beim Typ-A-Repair gilt als typische Komplikation die Rezidivblutung aus einer Nahtruptur des zentralen Aortenstumpfs (blow out). Diese ist in ca. 15% der Fälle zu erwarten. Die Therapie besteht soweit noch möglich in:
- erneuter notfallmäßiger Revision
- Kürzung des Aortenstumpfs bis ins gesunde Gewebe
- Deckung des Aortenstumpfs durch vitales Gewebe wie Omentum majus.

In solchen Fällen ist der Erhalt der Nierenarterien am Aortenstumpf unter Umständen nicht mehr gegeben. Daher sind unter Verwendung autologer Transplantate ggf. Bypass-Rekonstruktionen zu den Nierenarterien erforderlich. Als Spenderarterie steht die suprarenale Aorta zur Verfügung. Derartige Eingriffe sind technisch ausgesprochen schwierig oder technisch inoperabel, weil in dem entzündlich veränderten Gewebe nach Voroperation eine Feinpräparation der wenige Millimeter im Durchmesser großen und zarten Nierenarterien nur unter erheblichem technischem Aufwand und mit großer Erfahrung durchführbar ist.

9.6.2 Retroperitoneale Infektion

Eine weitere postoperative Komplikation besteht in einer ausgedehnten retroperitonealen Infektion, die dann nach den bisher beschriebenen Operationsvarianten therapiert werden muss:
- extraanatomisches Verfahren wie beim Typ-A-Repair
- autologe In-situ-Rekonstruktion
- Einsatz homologer Transplantate
- Implantation antibiotikaimprägnierter Prothesen.

Da selbst an gefäßchirurgischen Zentren nur wenige Fälle mit derartigen Komplikationen operativ versorgt werden, können verbindliche Aussagen über das beste Rekonstruktionsverfahren bislang nicht gemacht werden.

9.7 Nachbehandlung und Nachsorge

Eine postoperative Nachbehandlung mit Heparin ist nicht erforderlich. Die Drainagen des Retroperitoneums können je nach Sekretion meist nach 48 Stunden entfernt werden. In allen Fällen ist eine breite antibiotische Behandlung über mindestens 5 Tage, z. B. mit einem Cephalosporin, erforderlich, bis ein entsprechendes Resistogramm des intraoperativ gewonnenen Abstrichs genaue Informationen liefert und eine gezielte antibiotische Abdeckung möglich macht.

Die Durchblutungsverhältnisse der Extremitäten, des Gesäßes und des Darmes gilt es postoperativ ständig zu überprüfen. Das sog. Laktat-Monitoring gibt Aufschluss über ischämische Veränderungen, vor allem im Bereich des Darms. Bei blutig schleimigen Durchfällen innerhalb der ersten Stunden postoperativ muss sofort eine rektoskopische Kontrolle zur Beurteilung der Darmschleimhaut durchgeführt werden.

Nach stationärer Entlassung sollten regelmäßige Kontrollen durch einen Gefäßchirurgen erfolgen.

9.8 Literatur

Criado FJ, Classen JN, Wilson TH: Secondary aorto-enteric fistulas: Prosthetic and paraprosthetic. Am Surgeon 47 (1981) 313–321

Higgins RSD, Steel TB, Julian et al: The management of aortoenteric and paraprosthetic fistulae. J Cardiovasc Surg 31 (1990) 81–86

Kleinman LH, Towne TB, Bernhard VM: A diagnostic and therapeutic approach to aortoenteric fistulas: Clinical experience with twenty patients. Surgery 86 (1979) 868–878

Kogel H, Vollmar JF: Die aortoenterische Fistel. Eine seltene, aber wichtige Ursache gastrointestinaler Blutungen. DMW 49 (1986) 1892–1896

Mackey WC: Aortic graft infections and aortoenteric erosions/fistulae. Diagnosis and management. Vasc Surg 30 (3), (1996) 179–189

Schmitt DD, Seabrock GR, Bandyk DF et al: Graft excision and extra-anatomic revascularization: the treatment of choice for septic aortic prosthesis. J Cardiovasc Surg 31 (1990) 327–332

Vollmar JF, Belz R, Balmer K: Aortoenterische Fisteln – Pathogenese, Klinik und Therapie. Langenb Arch Chir 365 (1985) 249–266

Vollmar JF, Kogel H: Aorto-enteric fistulas as postoperative complication. J Cardiovasc Surg 28 (5), (1987) 479–484

Vollmar J: Rekonstruktive Chirurgie der Arterien, 4. Aufl. Thieme, Stuttgart–New York 1996

Walker WE, Cooley DA, Ducan JM et al: The management of aortoduodenal fistula by in situ replacement of the infected abdominal aortic graft. Am Surg 205 (6), (1987) 727–731

Sachregister

B

C

D

E

F

H

L

N

O

Q

R

S

U

W

X

Y

Z